# 今日の精神疾患治療指針

## 第2版

**編集**

樋口輝彦　国立精神・神経医療研究センター・名誉理事長
市川宏伸　東京医科歯科大学非常勤講師・精神科
神庭重信　九州大学大学院教授・精神病態医学
朝田　隆　東京医科歯科大学特任教授
中込和幸　国立精神・神経医療研究センター精神保健研究所・所長

医学書院

## ご注意

本書に記載されている治療法に関しては，出版時点における最新の情報に基づき，正確を期するよう，著者，編集者ならびに出版社は，それぞれ最善の努力を払っています．しかし，医学，医療の進歩から見て，記載された内容があらゆる点において正確かつ完全であると保証するものではありません．

したがって実際の治療，特に新薬をはじめ，熟知していない，あるいは汎用されていない医薬品の使用にあたっては，まず医薬品添付文書で確認のうえ，常に最新のデータに当たり，本書に記載された内容が正確であるか，読者御自身で細心の注意を払われることを要望いたします．

本書記載の治療法・医薬品がその後の医学研究ならびに医療の進歩により本書発行後に変更された場合，その治療法・医薬品による不測の事故に対して，著者，編集者ならびに出版社は，その責を負いかねます．

株式会社　医学書院

---

今日の精神疾患治療指針

| 発　行 | 2012 年 2 月 15 日　第 1 版第 1 刷 |
|---|---|
| | 2013 年 6 月 15 日　第 1 版第 2 刷 |
| | 2016 年 10 月 15 日　第 2 版第 1 刷© |
| | 2022 年 3 月 15 日　第 2 版第 2 刷 |

編　集　樋口輝彦・市川宏伸・神庭重信・朝田　隆・中込和幸

発行者　株式会社　医学書院
　　　　代表取締役　金原　俊
　　　　〒113-8719　東京都文京区本郷 1-28-23
　　　　電話　03-3817-5600（社内案内）

印刷・製本　大日本法令印刷

本書の複製権・翻訳権・上映権・譲渡権・貸与権・公衆送信権（送信可能化権を含む）は株式会社医学書院が保有します．

ISBN978-4-260-02484-6

本書を無断で複製する行為（複写，スキャン，デジタルデータ化など）は，「私的使用のための複製」など著作権法上の限られた例外を除き禁じられています．大学，病院，診療所，企業などにおいて，業務上使用する目的（診療，研究活動を含む）で上記の行為を行うことは，その使用範囲が内部的であっても，私的使用には該当せず，違法です．また私的使用に該当する場合であっても，代行業者等の第三者に依頼して上記の行為を行うことは違法となります．

JCOPY 〈出版者著作権管理機構　委託出版物〉
本書の無断複製は著作権法上での例外を除き禁じられています．複製される場合は，そのつど事前に，出版者著作権管理機構（電話 03-5244-5088，FAX 03-5244-5089，info@jcopy.or.jp）の許諾を得てください．

＊「今日の治療指針」は株式会社医学書院の登録商標です．

# 執筆者一覧(執筆順)

| | | |
|---|---|---|
| 中嶋 義文 | 三井記念病院・精神科部長 |
| 中込 和幸 | 国立精神・神経医療研究センター精神保健研究所・所長 |
| 有馬 邦正 | 小諸高原病院・院長 |
| 三島 和夫 | 国立精神・神経医療研究センター精神保健研究所・精神生理研究部部長 |
| 橋本 衛 | 熊本大学大学院准教授・神経精神医学 |
| 池田 学 | 大阪大学大学院教授・精神医学分野 |
| 岩波 明 | 昭和大学教授・精神医学 |
| 針間 博彦 | 東京都立松沢病院・精神科部長 |
| 永田 利彦 | なんば・ながたメンタルクリニック・院長 |
| 菅原 裕子 | 熊本大学医学部附属病院・神経精神科 |
| 坂元 薫 | 赤坂クリニック坂元薫うつ治療センター・センター長 |
| 高橋 祥友 | 筑波大学医学医療系教授・災害・地域精神医学 |
| 宮地 英雄 | 北里大学講師・精神科 |
| 宮岡 等 | 北里大学主任教授・精神科/北里大学東病院・院長 |
| 針間 克己 | はりまメンタルクリニック・院長 |
| 成瀬 暢也 | 埼玉県立精神医療センター・副病院長 |
| 笹本 彰彦 | 京都大学大学院・精神医学 |
| 村井 俊哉 | 京都大学教授・精神医学 |
| 兼子 幸一 | 鳥取大学教授・精神行動医学 |
| 堤 祐一郎 | 恩方病院・院長 |
| 加藤 大慈 | 戸塚西口りんどうクリニック・院長 |
| 平安 良雄 | 横浜市立大学大学院主任教授・精神医学 |
| 阿部 隆明 | 自治医科大学教授・とちぎ子ども医療センター子どもの心の診療科 |
| 水野 雅文 | 東邦大学教授・精神神経医学 |
| 林 拓二 | 豊郷病院・精神科 |
| 古茶 大樹 | 聖マリアンナ医科大学教授・神経精神医学 |
| 大久保善朗 | 日本医科大学大学院教授・精神・行動医学 |
| 野上 和香 | 慶應義塾大学・精神・神経科学 |
| 稲垣 中 | 青山学院大学国際政治経済学部教授 |
| 山之内芳雄 | 国立精神・神経医療研究センター精神保健研究所・精神保健計画研究部部長 |
| 長田 泉美 | 鳥取大学・精神行動医学 |
| 本田 秀夫 | 信州大学医学部附属病院・子どものこころ診療部部長 |
| 稲見 康司 | 西条道前病院 |
| 堀口 淳 | 島根大学教授・精神医学 |
| 永嶌 朋久 | 聖マリアンナ医科大学特任講師・神経科学 |
| 岸本 年史 | 奈良県立医科大学教授・精神医学 |
| 三浦 智史 | 九州大学病院講師・精神科神経科 |
| 神庭 重信 | 九州大学大学院教授・精神病態医学 |
| 井上 猛 | 東京医科大学主任教授・精神医学分野 |
| 高江洲義和 | 東京医科大学講師・精神医学分野 |
| 杉山 暢宏 | 信州大学教授・実践作業療法学 |
| 高橋 由佳 | 信州大学大学院博士課程 |
| 市来 真彦 | 東京医科大学准教授・精神医学分野 |
| 白川 治 | 近畿大学教授・精神神経科学 |
| 寺尾 岳 | 大分大学教授・精神神経医学 |
| 加藤 忠史 | 理化学研究所脳科学総合研究センター精神疾患動態研究チーム・チームリーダー |
| 伊賀 淳一 | 愛媛大学大学院准教授・精神神経科学講座 |
| 大森 哲郎 | 徳島大学大学院教授・精神医学分野 |
| 小笠原一能 | 名古屋大学大学院客員研究者・精神医学 |
| 尾崎 紀夫 | 名古屋大学大学院教授・精神医学 |
| 西田 朗 | 医療法人同仁会海星病院・院長 |
| 上瀬 大樹 | 神経研究所附属晴和病院 |
| 松浪 克文 | 公立学校共済組合関東中央病院メンタルヘルスセンター・センター長 |
| 大前 晋 | 国家公務員共済組合連合会虎の門病院・精神科部長 |
| 秋田 怜香 | 桜ヶ丘記念病院・精神科 |
| 三村 將 | 慶應義塾大学教授・精神・神経科学 |
| 山田 和男 | 東京女子医科大学東医療センター教授・精神科 |
| 大谷 真 | 東京大学医学部附属病院特任講師(病院)・心療内科 |
| 秋山 剛 | NTT東日本関東病院・精神神経科部長 |
| 岸本泰士郎 | 慶應義塾大学専任講師・精神・神経科学 |
| 貝谷 久宣 | 医療法人和楽会パニック障害研究センター・代表 |
| 松永 寿人 | 兵庫医科大学主任教授・精神科神経科学 |
| 朝倉 聡 | 北海道大学大学院准教授・精神医学/同大学保健センター |
| 岩崎 弘 | 東京慈恵会医科大学・精神医学 |
| 中山 和彦 | 東京慈恵会医科大学教授・精神医学 |
| 大坪 天平 | JCHO東京新宿メディカルセンター精神科・主任部長 |
| 中尾 智博 | 九州大学病院講師・精神科神経科 |

## 執筆者一覧

| | | |
|---|---|---|
| 生地　新 | 北里大学大学院教授・発達精神医学 | |
| 簡野　宗明 | 山形大学医学部附属病院精神科 | |
| 森岡由起子 | 大正大学心理社会学部教授・臨床心理学科 | |
| 石塚佳奈子 | 名古屋大学大学院・精神医学 | |
| 本城　秀次 | ささがわ通り心・身クリニック・院長 | |
| 野間　俊一 | 京都大学大学院講師・精神医学 | |
| 細井　昌子 | 九州大学病院講師・心療内科 | |
| 吉原　一文 | 九州大学病院講師・心療内科 | |
| 岡野憲一郎 | 京都大学大学院教授 | |
| 佐々木恵美 | 筑波技術大学保健科学部保健学科准教授 | |
| 柴山　雅俊 | 東京女子大学現代教養学部教授・心理学 | |
| 白川美也子 | こころとからだ・光の花クリニック・院長 | |
| 井上　弘寿 | 自治医科大学・精神医学 | |
| 加藤　敏 | 小山富士見台病院・院長 | |
| 中野　明德 | 別府大学大学院教授・臨床心理学専攻 | |
| 平島奈津子 | 国際医療福祉大学教授・精神科 | |
| 小川　豊昭 | 名古屋大学大学院教授・精神健康学 | |
| 池田　暁史 | 文教大学教授・臨床心理学 | |
| 増子　博文 | 福島県総合療育センター(発達障がい者支援センター)・センター長 | |
| 山内　常生 | 大阪市立大学大学院講師・神経精神医学 | |
| 井上　幸紀 | 大阪市立大学大学院教授・神経精神医学 | |
| 武田龍太郎 | 武田病院・院長 | |
| 小畠　秀吾 | 国際医療福祉大学大学院准教授・臨床心理学 | |
| 秋葉　繭三 | 筑波心理科学研究所 | |
| 竹村　道夫 | 赤城高原ホスピタル・院長 | |
| 松田　文雄 | 松田病院・理事長/院長 | |
| 松本　英夫 | 東海大学教授・精神科学 | |
| 尾畠　知里 | 国際医療福祉大学大学院・臨床心理学 | |
| 阿部　輝夫 | あべメンタルクリニック・院長 | |
| 山下　洋 | 九州大学病院特任講師・子どものこころの診療部 | |
| 西　大輔 | 国立精神・神経医療研究センター精神保健研究所・精神保健計画研究部システム開発研究室長 | |
| 金　吉晴 | 国立精神・神経医療研究センター精神保健研究所・成人精神保健研究部部長 | |
| 賀古　勇輝 | 北海道大学大学院講師・精神医学 | |
| 久住　一郎 | 北海道大学大学院教授・精神医学 | |
| 日野原　圭 | 慈政会小柳病院 | |
| 野村　俊明 | 日本医科大学教授・医療心理学 | |
| 大宮司　信 | 北翔大学教育文化学部教授・精神医学 | |
| 西園マーハ文 | 白梅学園大学子ども学部発達臨床学科教授 | |
| 山下　達久 | 京都府立こども発達支援センター・所長 | |
| 松本　俊彦 | 国立精神・神経医療研究センター精神保健研究所・薬物依存研究部部長 | |
| 切池　信夫 | 大阪市立大学名誉教授 | |
| 奥寺　崇 | クリニックおくでら・院長 | |
| 佐藤　浩代 | 前 足利赤十字病院神経精神科 | |
| 船山　道隆 | 足利赤十字病院神経精神科・部長 | |
| 市川　宏伸 | 東京医科歯科大学非常勤講師・精神科 | |
| 中島　洋子 | まな星クリニック・院長 | |
| 神尾　陽子 | 国立精神・神経医療研究センター精神保健研究所・児童・思春期精神保健研究部部長 | |
| 小平　雅基 | 総合母子保健センター愛育クリニック・小児精神保健科部長 | |
| 補永　栄子 | 兵庫県立光風病院 | |
| 田中　究 | 兵庫県立光風病院・院長 | |
| 渡部　京太 | 広島市こども療育センター | |
| 金生由紀子 | 東京大学大学院准教授・こころの発達医学分野 | |
| 田中　哲 | 東京都立小児総合医療センター・副院長 | |
| 田中　康雄 | こころとそだちのクリニックむすびめ・院長 | |
| 近藤　直司 | 大正大学心理社会学部臨床心理学科教授 | |
| 齊藤　卓弥 | 北海道大学大学院特任教授・児童思春期精神医学講座 | |
| 宮崎　哲治 | 川崎医科大学講師・精神科学 | |
| 青木　省三 | 川崎医科大学主任教授・精神科学 | |
| 新里　和弘 | 東京都立松沢病院認知症疾患医療センター・センター長 | |
| 朝田　隆 | 東京医科歯科大学特任教授 | |
| 新井　平伊 | 順天堂大学大学院教授・精神行動科学 | |
| 宇高不可思 | 住友病院・副院長 | |
| 小阪　憲司 | 横浜市立大学名誉教授 | |
| 寺田　整司 | 岡山大学大学院准教授・精神神経病態学 | |
| 桑名　信匡 | 東京共済病院・顧問/同院正常圧水頭症センター・センター長 | |
| 山田　正仁 | 金沢大学大学院教授・脳老化・神経病態学(神経内科学) | |
| 天野　直二 | 岡谷市民病院・院長 | |
| 小宮山徳太郎 | 飯田病院・副院長 | |
| 水上　勝義 | 筑波大学大学院教授・人間総合科学研究科 | |
| 藤本　直規 | 藤本クリニック・理事長 | |
| 奥村　典子 | 藤本クリニックデイサービスセンター・所長 | |
| 奥村由美子 | 帝塚山大学心理学部教授・臨床心理学 | |
| 馬場　元 | 順天堂大学大学院准教授・精神行動学 | |
| 笠原　洋勇 | 東京慈恵会医科大学客員教授 | |
| 越野　好文 | アイリスメディカルクリニック・院長 |

# 執筆者一覧

|  |  |
|---|---|
| 吉田　祥 | 吉田診療所・院長 |
| 清水　徹男 | 秋田大学大学院教授・精神科学 |
| 三山　吉夫 | 大悟病院老年期精神疾患センター長 |
| 功刀　弘 | くぬぎクリニック・名誉院長 |
| 玉岡　晃 | 筑波大学大学院教授・神経内科学 |
| 村田　美穂 | 国立精神・神経医療研究センター病院・院長 |
| 神田　隆 | 山口大学大学院教授・神経内科学 |
| 高橋　克朗 | 長崎県精神医療センター・院長 |
| 青木　正志 | 東北大学大学院教授・神経内科学 |
| 古川　迪子 | 東京医科歯科大学大学院・脳神経病態学分野(神経内科) |
| 三條　伸夫 | 東京医科歯科大学大学院特任教授・脳神経病態学分野(神経内科) |
| 小林　祥泰 | 島根大学医学部特任教授 |
| 今井　公文 | 国立国際医療研究センター病院・精神科診療科長 |
| 町田　明 | 土浦協同病院・神経内科 |
| 横田　隆徳 | 東京医科歯科大学大学院教授・脳神経病態学分野(神経内科) |
| 阿部　康二 | 岡山大学大学院教授・脳神経内科学 |
| 銭谷　怜史 | 東京医科歯科大学大学院・脳神経病態学分野(神経内科) |
| 藤田　浩司 | 徳島大学大学院・臨床神経科学分野(神経内科) |
| 湯浅　龍彦 | 鎌ヶ谷総合病院千葉神経難病医療センター・センター長 |
| 小路　純央 | 久留米大学准教授・神経精神医学 |
| 開道　貴信 | 国立病院機構奈良医療センター・脳神経外科医長 |
| 唐澤　秀治 | 総合病院国保旭中央病院脳神経外科脳神経疾患センター・センター長 |
| 藤木　稔 | 大分大学教授・脳神経外科学 |
| 田平　武 | 順天堂大学大学院客員教授・神経学講座 |
| 土井　永史 | 茨城県立こころの医療センター・院長 |
| 米良　仁志 | 東京都保健医療公社荏原病院・麻酔科部長 |
| 竹内　啓善 | トロント大学・精神科 |
| 渡邊　衡一郎 | 杏林大学教授・精神神経科学 |
| 堀川　直史 | 埼玉医科大学客員教授・かわごえクリニックメンタルヘルス科 |
| 國保　圭介 | コクボ診療所 |
| 加藤　昌明 | むさしの国分寺クリニック・院長 |
| 吉村　匡史 | 関西医科大学総合医療センター病院准教授・精神神経科 |
| 木下　利彦 | 関西医科大学教授・精神神経科学 |
| 船木　桂 | 慶應義塾大学・精神・神経科学 |
| 丸山　哲弘 | まるやまファミリークリニック・理事長 |
| 湯本　洋介 | 久里浜医療センター・アルコール科 |
| 樋口　進 | 久里浜医療センター・院長 |
| 佐藤　晋爾 | 埼玉県立大学准教授・精神医学 |
| 井上　雅之 | 三井記念病院・精神科 |
| 高橋　晶 | 筑波大学医学医療系准教授・災害・地域精神医学 |
| 佐藤　明 | 筑波大学医学医療系准教授・循環器内科 |
| 石井　映美 | 筑波大学医学医療系・保健管理センター・精神科 |
| 鷲見　幸彦 | 国立長寿医療研究センター・副院長 |
| 西村　勝治 | 東京女子医科大学教授・精神医学 |
| 川村　諭 | 東京慈恵会医科大学講師・精神医学 |
| 小林　和人 | 飯野クリニック・副院長 |
| 小金丸　博 | 筑波大学医学医療系講師・感染症科 |
| 伊藤　聡 | 新潟県立リウマチセンター・副院長 |
| 鈴木　浩明 | 筑波大学医学医療系准教授・内分泌代謝・糖尿病内科 |
| 若山　吉弘 | 昭和大学名誉教授 |
| 中村　重信 | 洛和会京都新薬開発支援センター・所長 |
| 安田　貢 | 水戸医療センター救命救急センター長・脳神経外科部長 |
| 西原　桜子 | 高知大学・消化器内科 |
| 西原　利治 | 高知大学教授・消化器内科 |
| 楊　景堯 | 筑波大学医学医療系解剖学・発生学教室 |
| 井上　真一郎 | 岡山大学病院・精神科神経科 |
| 内富　庸介 | 国立がん研究センター中央病院支持療法開発センター・センター長 |
| 飯塚　高浩 | 北里大学准教授・神経内科学 |
| 田ヶ谷　浩邦 | 北里大学医療衛生学部教授・健康科学科 |
| 松浦　雅人 | 田崎病院・副院長 |
| 粥川　裕平 | かゆかわクリニック・院長 |
| 平田　幸一 | 獨協医科大学教授・内科(神経)講座 |
| 小鳥居　望 | 久留米大学講師・神経精神医学講座 |
| 内村　直尚 | 久留米大学教授・神経精神医学講座 |
| 本多　真 | 東京都医学総合研究所・睡眠プロジェクトリーダー |
| 亀井　雄一 | 国立精神・神経医療研究センター睡眠障害センター・センター長 |
| 佐々木　三男 | 太田総合病院睡眠科学センター |
| 佐藤　萌子 | 睡眠総合ケアクリニック代々木 |
| 井上　雄一 | 東京医科大学教授・睡眠学講座 |
| 海老澤　尚 | 和楽会横浜クリニック・院長 |
| 佐藤　雅俊 | 横手興生病院 |
| 水野　創一 | 福山医療センター・精神科医長 |
| 兼本　浩祐 | 愛知医科大学教授・精神医学 |
| 渡辺　雅子 | 新宿神経クリニック・院長 |
| 渡辺　裕貴 | 国立精神・神経医療研究センター病院・精神科医長 |

## 執筆者一覧

| | | | |
|---|---|---|---|
| 小国　弘量 | 東京女子医科大学教授・小児科学 | | 心身医学 |
| 藤井　明子 | 長崎県立こども医療福祉センター・小児科 | 村上　伸治 | 川崎医科大学講師・精神科学 |
| | | 石川　正憲 | 目白大学人間学部人間福祉学科教授 |
| 岩佐　博人 | 社会医療法人社団同仁会木更津病院/きさらづてんかんセンター・センター長 | 稲田　俊也 | 名古屋大学大学院准教授・精神生物学 |
| | | 山本　暢朋 | 榊原病院・精神科診療部長 |
| 兼子　　直 | 湊病院北東北てんかんセンター・センター長 | 豊嶋　良一 | 埼玉医科大学かわごえクリニック客員教授 |
| 齋藤　貴志 | 国立精神・神経医療研究センター病院・小児神経科 | 多田真理子 | 東京大学大学院・精神医学分野 |
| | | 荒木　　剛 | 東京大学大学院特任准教授・ユースメンタルヘルス講座 |
| 吉岡　伸一 | 鳥取大学教授・地域・精神看護学 | | |
| 前垣　義弘 | 鳥取大学教授・脳神経小児科学 | 舘野　　周 | 日本医科大学准教授・精神医学 |
| 中川　栄二 | 国立精神・神経医療研究センター病院・小児神経科外来部長 | 上田　敬太 | 京都大学医学部附属病院・精神科神経科 |
| | | 津川　律子 | 日本大学文理学部教授・心理学科 |
| 田邉　卓也 | 田辺こどもクリニック小児神経内科・院長 | 石郷岡　純 | CNS薬理研究所・主幹 |
| | | 稲田　　健 | 東京女子医科大学講師・神経医学講座 |
| 吉野　相英 | 防衛医科大学校教授・精神科学 | 吉村　玲児 | 産業医科大学教授・精神医学 |
| 西田　拓司 | 静岡てんかん・神経医療センター・精神科医長 | 中村　　祐 | 香川大学教授・精神神経医学講座 |
| | | 上島　国利 | 昭和大学名誉教授 |
| 伊藤ますみ | 上善神経医院・院長 | 野崎　昭子 | 東京武蔵野病院・精神神経科 |
| 三國　信啓 | 札幌医科大学教授・脳神経外科 | 大野　　裕 | 認知行動療法研修開発センター・理事長 |
| 久保田英幹 | 静岡てんかん・神経医療センター・統括診療部長 | 水島　広子 | 水島広子こころの健康クリニック・院長 |
| | | 岩田　和彦 | 大阪府立精神医療センター・医務局長 |
| 松下　幸生 | 久里浜医療センター・副院長 | 狩野力八郎 | 元　小寺記念精神分析研究財団・理事長 |
| 小林　桜児 | 神奈川県立精神医療センター・専門医療部長 | 北川　信樹 | 北大通こころのクリニック・院長 |
| | | 中村　伸一 | 中村心理療法研究室・室長 |
| 荒井　　稔 | 東京臨海病院・精神科部長/同院健康医学センター長 | 中村　　敬 | 東京慈恵会医科大学附属第三病院・病院長/教授 |
| 大熊　智子 | 東京臨海病院・薬剤科科長 | 長谷川洋介 | 東京マインドフルセンター・センター長 |
| 八田耕太郎 | 順天堂大学医学部附属練馬病院・メンタルクリニック科長 | | |
| | | 竹元　隆洋 | 指宿竹元病院・会長 |
| 和田　　清 | 埼玉県立精神医療センター・依存症治療研究部長 | 高江洲義英 | いずみ病院・理事長 |
| | | 村林　信行 | 医療法人社団信俊会心療内科アーツクリニック大崎・院長 |
| 宮里　勝政 | 府の森メンタルクリニック・院長 | | |
| 斎藤　　学 | 家族機能研究所・代表 | 武野　俊弥 | 武野クリニック・院長 |
| 中山　秀紀 | 久里浜医療センター・精神科 | 磯他雄二郎 | 焼津病院・副院長 |
| 須藤　信行 | 九州大学大学院教授・心身医学 | 内山登紀夫 | 大正大学教授・児童精神医学 |
| 福土　　審 | 東北大学大学院教授・行動医学/東北大学病院・心療内科長 | 久保木富房 | 楽山病院・名誉院長/東京大学名誉教授 |
| | | 岩永竜一郎 | 長崎大学大学院医歯薬学総合研究科准教授・作業療法学 |
| 稲光　哲明 | 及川病院・緩和ケア・心療内科部長 | | |
| 村松　芳幸 | 新潟大学教授・保健学科 | 本多　正道 | 本多クリニック・院長 |
| 村松公美子 | 新潟青陵大学大学院教授・臨床心理学研究科 | 上田　　諭 | 日本医科大学講師・精神医学 |
| | | 鬼頭　伸輔 | 国立精神・神経医療研究センター病院・精神先進医療科医長 |
| 小牧　　元 | 国際医療福祉大学教授・心身医学 | | |
| 羽白　　誠 | はしろクリニック・院長 | 越前屋　勝 | えちぜんや睡眠メンタルクリニック・院長 |
| 金光　芳郎 | 福岡歯科大学・心療内科学 | | |
| 村上　正人 | 国際医療福祉大学教授/山王病院・心療内科部長 | 浅野　　誠 | 桜並木心療医院・院長 |
| | | 田村　昌士 | 茨城県立こころの医療センター精神科 |
| 吉内　一浩 | 東京大学大学院准教授・ストレス防御・ | 太刀川弘和 | 筑波大学医学医療系准教授・精神医学 |

## 執筆者一覧

| | | |
|---|---|---|
| 林　　直樹 | 帝京大学教授・精神神経科学講座 | |
| 一瀬　邦弘 | 多摩中央病院・精神科 | |
| 上條　吉人 | 埼玉医科大学教授・救急科 | |
| 粟田　主一 | 東京都健康長寿医療センター研究所・自立促進と介護予防研究チーム・チームリーダー | |
| 白波瀬丈一郎 | 慶應義塾大学特任准教授・精神・神経科学 | |
| 新井　久稔 | 北里大学講師・救命救急医学 | |
| 森脇龍太郎 | 千葉労災病院・救急・集中治療部長 | |
| 伊良部真一郎 | 千葉労災病院・救急・集中治療部 | |
| 高村　卓志 | 千葉労災病院・救急・集中治療部 | |
| 加藤　正樹 | 関西医科大学准教授・精神神経科学 | |
| 宮田　量治 | 山梨県立北病院・副院長 | |
| 窪田　　彰 | 錦糸町クボタクリニック・理事長 | |
| 佐藤　嘉孝 | 岡山県精神科医療センター・リハビリ部 | |
| 佐藤さやか | 国立精神・神経医療研究センター精神保健研究所・社会復帰研究部精神保健相談研究室室長 | |
| 高木　俊介 | たかぎクリニック・院長 | |
| 植田　俊幸 | 鳥取医療センター精神科訪問チーム | |
| 坂田　増弘 | 国立精神・神経医療研究センター病院・精神科医長 | |
| 原田　誠一 | 原田メンタルクリニック・院長 | |
| 菊池安希子 | 国立精神・神経医療研究センター精神保健研究所・司法精神医学研究部専門医療・社会復帰研究室長 | |
| 最上多美子 | 鳥取大学大学院教授・臨床心理学 | |
| 奥山　真司 | トヨタ自動車株式会社・主査・統括精神科医 | |
| 池淵　恵美 | 帝京大学教授・精神神経科学 | |
| 黄野　博勝 | 東京武蔵野病院・副院長 | |
| 本田　　明 | 東京武蔵野病院・内科医長 | |
| 泉　　正樹 | 東京武蔵野病院・副院長 | |
| 高畑　圭輔 | 慶應義塾大学・精神・神経科学 | |
| 本田真理子 | 東京慈恵会医科大学・泌尿器科 | |
| 大槻　穣治 | 東京慈恵会医科大学附属第三病院救急部 | |
| | | 准教授 |
| 太田　晴久 | 昭和大学発達障害医療研究所・講師 | |
| 加藤　進昌 | 昭和大学発達障害医療研究所・所長 | |
| 栗林　理人 | 弘前大学大学院附属子どものこころの発達研究センター | |
| 田中　克俊 | 北里大学大学院教授・産業精神保健学 | |
| 内田千代子 | 福島大学人間発達文化学類教授/同大学子どものメンタルヘルス支援事業推進室 | |
| 藤原　雅樹 | 岡山大学病院・精神科神経科 | |
| 稲垣　正俊 | 岡山大学病院講師・精神科神経科 | |
| 山口　創生 | 国立精神・神経医療研究センター精神保健研究所・社会復帰研究部援助技術研究室長 | |
| 伊藤順一郎 | メンタルヘルス診療所しっぽふぁーれ・院長 | |
| 小山明日香 | 熊本大学大学院・神経精神医学 | |
| 竹島　　正 | 川崎市精神保健福祉センター・所長 | |
| 太田　敏男 | 埼玉医科大学教授・神経精神科・心療内科 | |
| 永田　貴子 | 国立精神・神経医療研究センター病院・第二精神診療部 | |
| 平林　直次 | 国立精神・神経医療研究センター病院・第二精神診療部長 | |
| 中林　哲夫 | 医薬品医療機器総合機構新薬審査第三部・スペシャリスト（臨床医学担当） | |
| 猿田　克年 | 医薬品医療機器総合機構・審議役 | |
| 鈴木友理子 | 国立精神・神経医療研究センター精神保健研究所・成人精神保健研究部災害等支援研究室長 | |
| 野村総一郎 | 六番町メンタルクリニック・所長 | |
| 大塚公一郎 | 自治医科大学看護学部教授 | |
| Peter Bernick | 長崎大学障がい学生支援室 | |
| 吉川　和男 | 吉川クリニック・院長 | |
| 岩本　邦弘 | 名古屋大学大学院講師・精神医学 | |
| 下寺　信次 | 高知大学准教授・神経精神科学教室 | |
| 分島　　徹 | 陽和病院・院長 | |

### 【薬剤情報査読協力】

| | | |
|---|---|---|
| 田島　芳夫 | 国立精神・神経医療研究センター病院・薬剤部長 | |
| 栗井　良卓 | 国立精神・神経医療研究センター病院・薬剤部 | |
| 白井　　毅 | 国立精神・神経医療研究センター病院・薬剤部 | |
| 大竹　将司 | 国立精神・神経医療研究センター病院・薬剤部 | |
| 原　　恵子 | 国立精神・神経医療研究センター病院・薬剤部 | |
| 市川　　暁 | 小諸高原病院・薬剤科 | |

# 第2版　序

　近年は精神科領域にも専門医制度が導入されるなど，精神科医は技能を高めることはもちろん，標準的な治療法に対する知識・情報が今まで以上に求められる時代となった．そうした状況の中，2012年2月，『今日の治療指針』シリーズの一冊として『今日の精神疾患治療指針』を出版した．臨床医が日常で遭遇しうる精神疾患とそれに関わる諸問題を網羅し，最新かつ実践的な臨床情報をまとめた内容は，多くの読者諸氏から好評いただき，編集者一同非常に喜ばしく思っている．

　初版の発行から4年あまりが経過し，その間DSM-5の登場や薬剤の適応拡大など，精神医学の分野においてさまざまな変化が生じていることを踏まえ，ここに第2版を上梓する運びとなった．

　第2版の編集方針は初版に準拠しているが，章立てはDSM-5での変更点などをもとに若干の変更を加えている．具体的には初版の第3章「気分障害」を「双極性障害および抑うつ障害とその関連障害群」とし，第4章「神経症性障害（身体表現性障害も含む）」は「不安症・強迫症とその関連障害群」「解離症・身体症状症とその関連障害群」の2つの章に分けた．また初版第6章「行動異常」は項目の内容に応じて「秩序破壊的・衝動制御・素行症群」と「性嗜好障害・性機能不全・性別違和」に分類し，第15章「物質使用障害」は「物質関連障害および嗜癖性障害群」と名称を変更したうえでギャンブル障害などの新たな疾患概念についても取り上げている．その結果，項目立ては初版の全23章・341項目と比べ，第2版は全25章・345項目と若干増加することとなった．

　各項目については，初版同様，詳細な処方例をはじめ，検査や鑑別診断，心理・社会的療法，リハビリテーション，患者・家族説明のポイントなどについてより具体的に解説をしている．第2版も「これ1冊あれば必ず何らかの有益な情報が得られる」と読者諸氏に感じていただける内容になったのではないかと自負している．

　最後になるが，お忙しい中，ご執筆をお引き受けいただいたご執筆者各位にこの場を借りて御礼を申し上げるとともに，本書が読者諸氏の日常診療の一助となることを切に願っている．

2016年9月

編者一同

# 初版の序

　『今日の治療指針』は，1959年から今日に至るまで，毎年項目と執筆者を全面改訂し，第一線で活躍する医師の最新の治療内容をまとめた実践書である．同書では内科疾患をはじめ様々な領域の疾患を網羅的にカバーしているが，限られた紙面での解説では書き切れない面もあり，そのため各領域に特化した治療指針シリーズも刊行され，それぞれ好評を博しているとのことである．ただ，こと精神疾患に関しては，諸般の事情から，これまで同シリーズでは取り上げられてこなかった．

　しかし近年，精神科医療を取り巻く状況は大きく変化している．精神科領域にも専門医制度が導入され，精神科医は技能を高めることはもちろん，標準的な治療法に対する知識・情報が今まで以上に必要とされる時代となった．時を同じくして，精神疾患ごとの治療ガイドラインも徐々に充実してきており，代表的な疾患については標準的な治療法が確立されつつあるものも少なくない．また，精神疾患患者の急増に伴い，一般内科医・かかりつけ医をはじめ精神科領域以外の医療従事者にも最低限の精神疾患に関する知識が求められつつある．そして，2011年7月の精神疾患の「5大疾患」への"格上げ"は，その診療にあたる医療従事者にさらなる研鑽の必要性を求めていると言っても過言ではない．

　上記のような状況を踏まえ，今回，満を持して『今日の精神疾患治療指針』を上梓する運びとなった．

　本書では，臨床現場で遭遇する精神疾患について，日常的に経験するものはもちろん，比較的まれな疾患についてもできる限り取り上げ，それぞれについて第一線で活躍する300人以上のエキスパートに最新かつ最高の治療法を具体的かつ実践的にまとめていただいている．その結果，項目立ては全23章・341項目に及ぶこととなった．それぞれの項目において，治療指針シリーズの大きな特徴である詳細な処方例はもちろん，検査や鑑別診断，心理・社会的療法，患者・家族説明のポイントなどについて具体的に解説し，特に処方例については病期や重症度別に細かく用法・用量を提示し，副作用対策や代替薬についても記載している．また，精神科リハビリテーションや身体合併症の治療とケアなど，精神科臨床で知っておきたいテーマについても紹介しており，臨床上の疑問点については何らかの情報にたどり着ける一冊にまとまったのではないかと自負している．

　最後に，本書の企画にご賛同くださり，多忙な時間を割いてご執筆をお引き受けくださった先生方に心から深甚の謝意を表するとともに，本書が読者諸氏の日常診療の一助となることを切に願う次第である．

2012年1月

編者一同

# 凡例

**℞ 処方例**
処方例は原則として，薬剤(商品)名，剤形，規格単位，投与量，用法を記してある．

〔記載例〕
**℞ 処方例** 下記のいずれかを用いる．
1) リーマス錠(200 mg) 1回1錠 1日2回 朝・夕食後
2) デパケンR錠(200 mg) 1回1錠 1日2回 朝・夕食後

　本書は発行時点における最新最高の治療法を眼目としており，必ずしも経済面での配慮はなされていない．しかしながら，昨今の薬剤を取り巻く状況に配慮し，薬剤の保険適用外使用については **保外** として及ぶ限り記した．なお，**保外** は保険適用外の使用を推奨するものではなく，また **保外** の有無によって保険適用か否かを保証するものではないことに留意されたい．保険適用外の薬剤の使用にあたっては読者自身で細心の注意を払われたい．
　**保外** では，効能・効果(適応症)以外の保険適用外使用について，その理由(用法，用量，薬価基準未収載など)を併記した．

# 精神科医はそのときどう考えるか
## ケースからひもとく診療のプロセス

**兼本浩祐** 愛知医科大学精神科学講座 教授
愛知医科大学病院こころのケアセンター 部長

## これぞ精神科のリアル・ワールド！

豊富な症例提示を通して精神科医が身につけるべき思考プロセスや臨床上の着眼点について解説するとともに、精神医療・精神医学に関する著者のフィロソフィーをふんだんに盛り込んだ1冊。精神科全般に精通する臨床家として有名な著者の、長年の臨床経験を凝縮したライフワーク的な内容は、精神医学の初学者からベテランまで、どのレベルの読者が読んでも得るものがあるだろう。

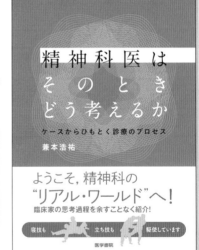

 **目次**
- 第1章 心と脳の境界線を引く
- 第2章 「主訴」を探る,「主訴」を決める
- 第3章 枠組みをつくる,距離をとる
- 第4章 人権を制限する
- 第5章 心を覆う・覆いをとる,浅く診察する・深く診察する
- 第6章 精神科医の寝技と立ち技
- 付 録 小精神薬理学

● A5 頁182 2018年 定価：3,740円（本体3,400円＋税10%）
[ISBN978-4-260-03612-2]

 **医学書院**
〒113-8719 東京都文京区本郷1-28-23 [WEBサイト]https://www.igaku-shoin.co.jp
[販売・PR部]TEL:03-3817-5650 FAX:03-3815-7804 E-mail:sd@igaku-shoin.co.jp

# 目次

## 1 症候，主訴からのアプローチ

| 項目 | 著者 | 頁 |
|---|---|---|
| 意識障害 | 中嶋 義文 | 2 |
| 幻覚 | 中込 和幸 | 5 |
| 記憶障害（健忘） | 有馬 邦正 | 8 |
| 睡眠の異常 | 三島 和夫 | 12 |
| 失認，失行，失語 | 橋本 衛／池田 学 | 18 |
| 思路障害 | 岩波 明 | 21 |
| 妄想 | 針間 博彦 | 24 |
| 強迫 | 永田 利彦 | 28 |
| 不安（解離，離人症） | 永田 利彦 | 31 |
| 恐怖 | 永田 利彦 | 33 |
| パニック発作 | 永田 利彦 | 34 |
| 抑うつ気分 | 菅原 裕子／坂元 薫 | 37 |
| 多幸 | 菅原 裕子／坂元 薫 | 40 |
| 感情鈍麻 | 針間 博彦 | 41 |
| 意欲低下（制止） | 菅原 裕子／坂元 薫 | 43 |
| 食欲低下・亢進 | 菅原 裕子／坂元 薫 | 44 |
| 自傷，自殺 | 高橋 祥友 | 45 |
| 身体症状 | 宮地 英雄／宮岡 等 | 48 |
| 性行動の異常 | 針間 克己 | 52 |
| 衝動行為 | 成瀬 暢也 | 53 |

## 2 統合失調症とその他の精神病性障害

| 項目 | 著者 | 頁 |
|---|---|---|
| 統合失調症の疾患概念 | 笹本 彰彦／村井 俊哉 | 58 |
| 統合失調症の治療予測因子 | 兼子 幸一 | 62 |
| 統合失調症の急性期 | 堤 祐一郎 | 66 |
| 統合失調症の回復・安定期 | 加藤 大慈／平安 良雄 | 73 |
| 統合失調感情障害 | 阿部 隆明 | 76 |
| 妄想性障害 | 針間 博彦 | 79 |
| 減弱精神病症候群 | 水野 雅文 | 82 |
| 非定型精神病 | 林 拓二 | 85 |
| 遅発性統合失調症 | 古茶 大樹 | 88 |
| 緊張病（カタトニア） | 大久保善朗 | 91 |
| 治療抵抗性統合失調症 | 野上 和香／稲垣 中 | 93 |
| 抗精神病薬の減量・スイッチングの方法 | 山之内芳雄 | 96 |
| 統合失調症における物質・アルコール使用障害 | 長田 泉美／兼子 幸一 | 97 |
| 統合失調症と自閉スペクトラム症 | 本田 秀夫 | 99 |
| 遅発性ジスキネジアへの対応 | 稲見 康司／堀口 淳 | 100 |
| 水中毒への対応 | 永嶌 朋久／岸本 年史 | 101 |

## 3 双極性障害および抑うつ障害とその関連障害群

| 項目 | 著者 | 頁 |
|---|---|---|
| 双極性障害および抑うつ障害の疾患概念 | 三浦 智史／神庭 重信 | 106 |
| うつ病（DSM-5）／大うつ病 | 井上 猛／高江洲義和 | 110 |
| うつ病・大うつ病性障害（幻覚妄想を伴う） | 杉山 暢宏／高橋 由佳 | 115 |
| 難治性うつ病 | 井上 猛／市来 真彦 | 119 |
| 双極性障害，抑うつエピソード | 白川 治 | 122 |
| 双極性障害，躁病エピソード | 寺尾 岳 | 125 |
| 双極性障害の維持療法 | 加藤 忠史 | 128 |
| 抗うつ薬と躁転 | 伊賀 淳一／大森 哲郎 | 131 |
| 混合性病相 | 小笠原一能／尾崎 紀夫 | 133 |
| 季節性感情障害 | 西田 朗 | 135 |
| ラピッドサイクラー | 加藤 忠史 | 136 |
| 気分変調症 | 上瀬 大樹／松浪 克文 | 137 |
| 軽症うつ病あるいはメランコリー親和型うつ病 | 大前 晋 | 141 |
| 非定型うつ病 | 大前 晋 | 144 |

| 血管性うつ病 | 秋田 怜香／三村 將 | 146 |
| --- | --- | --- |
| 月経前不快気分障害 | 山田 和男 | 148 |
| 気分障害の併存疾患（物質，不安障害，パーソナリティ障害など） | 大谷 真／秋山 剛 | 151 |
| 双極スペクトラム | 菅原 裕子／坂元 薫 | 154 |

## 4 不安症・強迫症とその関連障害群

| 不安症・強迫症の疾患概念 | 岸本泰士郎／三村 將 | 160 |
| --- | --- | --- |
| パニック症（広場恐怖症） | 貝谷 久宣 | 166 |
| 特定の恐怖症（限局性恐怖症） | 松永 寿人 | 170 |
| 社交不安症 | 朝倉 聡 | 174 |
| 全般不安症 | 岩崎 弘／中山 和彦 | 178 |
| 混合性不安抑うつ障害 | 大坪 天平 | 181 |
| 強迫症 | 中尾 智博 | 184 |
| 醜形恐怖症 | 宮地 英雄／宮岡 等 | 189 |
| 抜毛症 | 生地 新／簡野 宗明 | 190 |
| 分離不安症／分離不安障害 | 森岡由起子／生地 新 | 192 |
| 選択性緘黙 | 石塚佳奈子／本城 秀次 | 194 |

## 5 解離症・身体症状症とその関連障害群

| 身体化障害（身体症状症） | 山田 和男 | 198 |
| --- | --- | --- |
| 変換症／転換性障害 | 野間 俊一 | 200 |
| 心気症（病気不安症） | 松永 寿人 | 203 |
| 身体症状症（疼痛が主症状のもの） | 細井 昌子 | 206 |
| 慢性疲労症候群 | 吉原 一文 | 208 |
| 作為症／虚偽性障害 | 岡野憲一郎 | 209 |
| ポリサージェリー | 佐々木恵美 | 211 |
| 解離性健忘 | 柴山 雅俊 | 212 |
| 解離性同一症 | 柴山 雅俊 | 213 |
| 離人症性障害 | 白川美也子 | 215 |

## 6 パーソナリティ障害

| パーソナリティ障害の概念 | 井上 弘寿／加藤 敏 | 218 |
| --- | --- | --- |
| パーソナリティ障害の評価スケール | 中野 明德 | 222 |
| 境界性パーソナリティ障害 | 平島奈津子 | 224 |
| 自己愛性パーソナリティ障害 | 小川 豊昭 | 226 |
| パーソナリティ障害と気分障害 | 池田 暁史 | 230 |
| パーソナリティ障害と広汎性発達障害 | 増子 博文 | 234 |
| パーソナリティ障害と摂食障害 | 山内 常生／井上 幸紀 | 236 |
| パーソナリティ障害の精神療法 | 岡野憲一郎 | 239 |
| パーソナリティ障害の薬物療法 | 平島奈津子 | 241 |
| パーソナリティ障害の入院治療 | 武田龍太郎 | 243 |

## 7 秩序破壊的・衝動制御・素行症群

| 病的放火 | 小畠 秀吾／秋葉 繭三 | 246 |
| --- | --- | --- |
| 病的窃盗 | 竹村 道夫 | 247 |
| 素行障害（素行症） | 松田 文雄 | 249 |
| 反抗挑発症 | 松本 英夫 | 253 |

## 8 性嗜好障害・性機能不全・性別違和

| 性嗜好障害 | 小畠 秀吾／尾畠 知里 | 256 |
| --- | --- | --- |
| 性機能不全群 | 阿部 輝夫 | 258 |
| 性別違和 | 針間 克己 | 260 |

## 9 ストレス反応と適応障害，反応性精神病

| 反応性アタッチメント障害 | 山下 洋 | 264 |
| --- | --- | --- |
| 心的外傷後ストレス障害 | 西 大輔／金 吉晴 | 266 |
| 急性ストレス障害 | 西 大輔／金 吉晴 | 271 |
| 適応障害 | 賀古 勇輝／久住 一郎 | 274 |

| | | |
|---|---|---|
| 感応性妄想性障害 | 日野原 圭<br>加藤 敏 | 277 |
| 急性一過性精神病性障害 | 阿部 隆明 | 278 |
| 拘禁反応 | 野村 俊明 | 281 |
| 祈祷性精神病 | 大宮司 信 | 282 |

## 10 食行動障害および摂食障害群

| | | |
|---|---|---|
| 神経性やせ症 | 西園マーハ文 | 286 |
| 神経性過食症 | 山下 達久 | 290 |
| 摂食障害の関連症状（自傷，過量服薬） | 松本 俊彦 | 292 |
| 摂食障害における認知行動療法 | 切池 信夫 | 295 |
| 摂食障害におけるその他の精神療法 | 奥寺 崇 | 298 |
| 重症摂食障害患者の身体管理・入院治療 | 永田 利彦 | 299 |
| 異食症 | 佐藤 浩代<br>船山 道隆 | 303 |

## 11 児童・青年期の精神疾患と精神医学的諸問題

| | | |
|---|---|---|
| 児童・青年期にみられる精神疾患の概説 | 市川 宏伸 | 306 |
| 知的能力障害（知的発達症） | 中島 洋子 | 310 |
| 自閉スペクトラム症 | 神尾 陽子 | 313 |
| 限局性学習症 | 小平 雅基 | 318 |
| コミュニケーション症 | 補永 栄子<br>田中 究 | 319 |
| 注意欠如・多動症/注意欠如・多動性障害 | 渡部 京太 | 321 |
| 運動症群/運動障害群 | 金生由紀子 | 326 |
| 虐待 | 田中 哲 | 329 |
| からかい，いじめ | 田中 康雄 | 332 |
| 不登校，ひきこもり | 近藤 直司 | 335 |
| 児童・青年期の統合失調症 | 松本 英夫 | 338 |
| 児童・思春期の気分障害 | 齊藤 卓弥 | 340 |
| 児童・青年期の不安症・強迫症・心的外傷後ストレス障害 | 宮崎 哲治<br>青木 省三 | 344 |
| 児童・青年期の嗜癖性障害 | 松本 俊彦 | 346 |

## 12 認知症と高齢期の精神疾患

| | | |
|---|---|---|
| 認知症 | 新里 和弘 | 350 |
| 軽度認知障害 | 朝田 隆 | 353 |
| アルツハイマー病 | 新井 平伊 | 356 |
| 血管性認知症 | 宇高不可思 | 361 |
| レビー小体型認知症 | 小阪 憲司 | 365 |
| 前頭側頭型認知症 | 寺田 整司 | 368 |
| 正常圧水頭症 | 桑名 信匡 | 372 |
| 神経原線維変化型老年期認知症<br>（tangle only dementia） | 山田 正仁 | 378 |
| ビンスワンガー病 | 天野 直二 | 379 |
| クロイツフェルト-ヤコブ病 | 山田 正仁 | 381 |
| アルコール性認知症 | 小宮山徳太郎 | 382 |
| BPSDと漢方 | 水上 勝義 | 386 |
| 認知症の家族ケア | 藤本 直規<br>奥村 典子 | 388 |
| 認知症の非薬物療法 | 奥村由美子 | 391 |
| 高齢期の気分障害 | 馬場 元 | 395 |
| 高齢期の身体表現性障害 | 笠原 洋勇<br>朝田 隆 | 398 |
| 高齢期の不安症/不安障害 | 越野 好文 | 402 |
| 高齢期の睡眠障害 | 吉田 祥<br>清水 徹男 | 404 |
| 高齢者のパーソナリティ障害 | 三山 吉夫 | 408 |
| 高齢期の統合失調症 | 功刀 弘 | 411 |

## 13 器質性精神障害

| | | |
|---|---|---|
| パーキンソン病 | 玉岡 晃 | 418 |
| ハンチントン病 | 村田 美穂 | 421 |
| 進行性核上性麻痺 | 神田 隆 | 425 |
| 大脳皮質基底核変性症 | 高橋 克朗 | 427 |
| 多系統萎縮症 | 青木 正志 | 431 |
| 進行性皮質下膠症 | 古川 迪子<br>三條 伸夫 | 433 |
| 脳卒中後のアパシー | 小林 祥泰 | 434 |

| | | | |
|---|---|---|---|
| 三山病 | 三山　吉夫 | 437 |
| HIV 感染症 | 今井　公文 | 438 |
| 細菌性・真菌性感染症 | 町田　　明<br>横田　隆徳 | 442 |
| 神経梅毒 | 阿部　康二 | 445 |
| 橋本脳症 | 銭谷　怜史<br>横田　隆徳 | 446 |
| 傍腫瘍性・自己免疫性辺縁系脳炎 | 藤田　浩司<br>湯浅　龍彦 | 448 |
| 自己抗体介在性急性可逆性辺縁系脳炎 | 藤田　浩司<br>湯浅　龍彦 | 450 |
| 単純ヘルペス脳炎 | 小路　純央 | 452 |
| 硬膜下血腫 | 開道　貴信 | 454 |
| 外傷性脳損傷 | 唐澤　秀治 | 455 |
| 脳腫瘍術後 | 藤木　　稔 | 457 |
| 多発性硬化症 | 田平　　武 | 458 |
| 求心路遮断性疼痛 | 土井　永史<br>米良　仁志 | 461 |

## ⑭ 薬剤性精神障害と他の症状性精神障害

| | | |
|---|---|---|
| 抗精神病薬による精神症状 | 竹内　啓善<br>渡邊衡一郎 | 466 |
| 抗うつ薬による精神症状 | 堀川　直史<br>國保　圭介 | 469 |
| 抗てんかん薬による精神症状 | 加藤　昌明 | 472 |
| 抗不安・睡眠薬による精神症状 | 吉村　匡史<br>木下　利彦 | 476 |
| 抗認知症薬による精神症状 | 船木　　桂<br>三村　　將 | 479 |
| 抗パーキンソン病薬による精神症状 | 丸山　哲弘 | 480 |
| 抗酒薬（ジスルフィラム）による<br>　　精神症状 | 湯本　洋介<br>樋口　　進 | 485 |
| インターフェロンによる精神症状 | 佐藤　晋爾<br>水上　勝義 | 486 |
| ホルモン剤による精神症状 | 井上　雅之<br>中嶋　義文 | 489 |
| 抗がん剤による精神症状 | 水上　勝義 | 490 |
| 鎮痛薬による精神症状 | 高橋　　晶 | 494 |
| 循環器用薬による精神症状 | 佐藤　　明 | 496 |
| 抗潰瘍薬による精神症状 | 井上　雅之<br>中嶋　義文 | 498 |
| 抗結核薬による精神症状 | 石井　映美<br>水上　勝義 | 500 |
| 内分泌疾患に伴う精神症状 | 鷲見　幸彦 | 503 |
| 腎不全・人工透析に伴う精神症状 | 菅原　裕子<br>西村　勝治 | 504 |

| | | |
|---|---|---|
| 性周期に伴う精神症状 | 川村　　諭<br>中山　和彦 | 507 |
| 代謝障害（糖尿病）に伴う精神症状 | 小林　和人 | 508 |
| 全身感染症に伴う精神症状 | 小金丸　博 | 510 |
| 全身性エリテマトーデスに伴う<br>　　精神症状 | 伊藤　　聡 | 511 |
| インスリノーマに伴う精神症状 | 鈴木　浩明 | 514 |
| 神経ベーチェット病 | 若山　吉弘 | 515 |
| ビタミン欠乏症に伴う精神症状 | 中村　重信 | 517 |
| 低酸素脳症 | 安田　　貢 | 518 |
| 肝性脳症 | 西原　桜子<br>西原　利治 | 521 |
| 尿毒症性脳症 | 楊　　景堯 | 523 |
| 悪性腫瘍に伴う精神症状 | 井上真一郎<br>内富　庸介 | 524 |
| 抗 NMDA 受容体脳炎 | 飯塚　高浩 | 528 |

## ⑮ 睡眠覚醒障害

| | | |
|---|---|---|
| 睡眠覚醒障害の基本的な治療姿勢 | 田ヶ谷浩邦 | 534 |
| 不眠障害 | 松浦　雅人 | 537 |
| 内科疾患による不眠 | 粥川　裕平 | 542 |
| 神経疾患による睡眠障害 | 平田　幸一 | 545 |
| 精神疾患に伴う不眠 | 小鳥居　望<br>内村　直尚 | 549 |
| ナルコレプシー | 本多　　真 | 556 |
| 睡眠時無呼吸症候群 | 亀井　雄一 | 559 |
| 時差症候群や交代勤務による<br>　　概日リズム睡眠障害 | 佐々木三男 | 562 |
| 睡眠覚醒相後退障害 | 佐藤　萌子<br>井上　雄一 | 565 |
| 睡眠相前進症候群（概日リズム睡眠-<br>　　覚醒障害群・睡眠相前進型） | 三島　和夫 | 568 |
| 非 24 時間睡眠覚醒症候群 | 海老澤　尚 | 571 |
| 睡眠時随伴症 | 佐藤　雅俊<br>清水　徹男 | 575 |
| レストレスレッグス症候群<br>　　（むずむず脚症候群） | 水野　創一<br>堀口　　淳 | 579 |
| 周期性四肢運動障害 | 水野　創一<br>堀口　　淳 | 582 |

## 16 てんかん

| | | |
|---|---|---|
| てんかんの基本的な治療姿勢 | 兼本 浩祐 | 588 |
| 強直間代発作 | 渡辺 雅子／渡辺 裕貴 | 592 |
| 欠神発作 | 小国 弘量／藤井 明子 | 595 |
| ミオクロニー発作 | 岩佐 博人／兼子 直 | 598 |
| 単純部分発作 | 齋藤 貴志 | 601 |
| 複雑部分発作 | 吉岡 伸一 | 604 |
| ウェスト症候群 | 前垣 義弘 | 607 |
| レンノックス-ガストー症候群 | 中川 栄二 | 608 |
| 状況関連性発作 | 田邉 卓也 | 610 |
| 発作に直接関連した精神症状 | 吉野 相英 | 611 |
| 発作間欠期精神症状 | 西田 拓司 | 615 |
| 心因性非てんかん性発作 | 伊藤ますみ | 618 |
| てんかんの外科的治療 | 三國 信啓 | 619 |
| てんかんの心理・社会的治療 | 久保田英幹 | 621 |

## 17 物質関連障害および嗜癖性障害群

| | | |
|---|---|---|
| アルコール使用障害 | 松下 幸生／樋口 進 | 626 |
| アルコール離脱 | 小林 桜児 | 632 |
| アルコール幻覚症 | 小林 桜児 | 635 |
| ウェルニッケ-コルサコフ症候群 | 小宮山徳太郎 | 637 |
| 鎮痛薬，鎮咳薬依存 | 荒井 稔／大熊 智子 | 640 |
| 抗不安薬・睡眠薬依存 | 八田耕太郎 | 643 |
| 覚醒剤依存，メチルフェニデート（リタリン）依存症 | 成瀬 暢也 | 646 |
| 有機溶剤依存症 | 成瀬 暢也 | 649 |
| ヘロイン依存 | 和田 清 | 652 |
| 大麻依存 | 松本 俊彦 | 654 |
| ニコチン依存 | 宮里 勝政 | 655 |
| ギャンブル障害 | 斎藤 学 | 658 |
| インターネット使用障害 | 中山 秀紀／樋口 進 | 659 |

## 18 心身症

| | | |
|---|---|---|
| 心身症総論 | 須藤 信行 | 664 |
| 消化器系の心身症 | 福土 審 | 667 |
| 心血管系の心身症 | 稲光 哲明 | 672 |
| 呼吸器系の心身症 | 村松 芳幸／村松公美子 | 674 |
| 内分泌系の心身症 | 小牧 元 | 678 |
| 皮膚の心身症 | 羽白 誠 | 682 |
| 神経・筋肉系の心身症 | 金光 芳郎 | 684 |
| リウマチ性疾患（関節リウマチ・線維筋痛症） | 村上 正人 | 685 |
| 頭痛 | 吉内 一浩 | 689 |

## 19 精神科面接，診断と各種検査

| | | |
|---|---|---|
| 面接への導入（予診） | 村上 伸治／青木 省三 | 696 |
| 面接の方法 | 宮岡 等 | 700 |
| 特別な配慮が必要な患者との接し方 | 石川 正憲 | 702 |
| 疾患診断 | 中込 和幸 | 704 |
| 精神症状評価尺度 | 稲田 俊也 | 708 |
| QOL 診断 | 山本 暢朋／稲田 俊也 | 711 |
| ヘルピングスキルズでベストな結果を導く「SDM 診療手順」 | 豊嶋 良一 | 713 |
| 脳波検査，脳磁図 | 多田真理子／荒木 剛 | 715 |
| 脳画像検査 | 舘野 周 | 718 |
| 神経心理学検査 | 上田 敬太 | 722 |
| 心理検査 | 津川 律子 | 727 |
| 睡眠ポリグラフィ | 亀井 雄一 | 731 |

## 20 薬物療法総論

| | | |
|---|---|---|
| 薬物療法の基本 | 石郷岡 純 | 734 |
| 抗精神病薬 | 大森 哲郎 | 739 |
| 抗うつ薬 | 三浦 智史 | 744 |

| 項目 | 著者 | 頁 |
|---|---|---|
| 気分安定薬 | 渡邊衡一郎 | 749 |
| 抗不安薬 | 稲田 健 | 752 |
| 睡眠薬 | 吉村 玲児 | 755 |
| 抗パーキンソン病薬 | 稲見 康司/堀口 淳 | 757 |
| 抗てんかん薬 | 岩佐 博人/兼子 直 | 759 |
| 抗酒薬 | 湯本 洋介/樋口 進 | 764 |
| ADHD 治療薬 | 小平 雅基 | 765 |
| 抗認知症薬 | 中村 祐 | 766 |
| 今後期待される抗精神病薬 | 上島 国利 | 771 |
| 薬物血中濃度 | 野崎 昭子/稲垣 中 | 773 |
| 小児の薬物療法 | 市川 宏伸 | 776 |

## 21 精神療法とその他の治療法

| 項目 | 著者 | 頁 |
|---|---|---|
| 認知行動療法 | 大野 裕 | 780 |
| 対人関係療法 | 水島 広子 | 783 |
| 社会生活技能訓練 | 岩田 和彦 | 787 |
| 力動的・分析的精神療法 | 狩野力八郎 | 791 |
| 集団精神療法 | 北川 信樹 | 795 |
| 家族療法 | 中村 伸一 | 798 |
| 森田療法 | 中村 敬 | 801 |
| マインドフルネス | 貝谷 久宣/長谷川洋介 | 804 |
| 内観療法 | 竹元 隆洋 | 805 |
| 描画療法 | 高江洲義英 | 806 |
| 音楽療法 | 村林 信行 | 808 |
| 箱庭療法 | 武野 俊弥 | 809 |
| 心理劇 | 磯田雄二郎 | 810 |
| TEACCH | 内山登紀夫 | 811 |
| 自律訓練法 | 久保木富房 | 813 |
| 感覚統合療法 | 岩永竜一郎 | 814 |
| EMDR | 本多 正道 | 815 |
| 持続エクスポージャー療法 | 金 吉晴 | 817 |
| 電気けいれん療法 | 上田 諭 | 818 |
| 経頭蓋磁気刺激 | 鬼頭 伸輔 | 822 |
| 断眠療法 | 越前屋 勝 | 824 |
| 高照度光療法 | 三島 和夫 | 825 |

## 22 精神科救急

| 項目 | 著者 | 頁 |
|---|---|---|
| 精神科救急の診療 | 浅野 誠 | 830 |
| 統合失調症 | 田村 昌士/太刀川弘和 | 835 |
| 双極性障害および抑うつ障害 | 林 直樹 | 839 |
| せん妄 | 一瀬 邦弘 | 842 |
| 物質離脱 | 上條 吉人 | 845 |
| 認知症 | 粟田 主一 | 847 |
| パーソナリティ障害に対する精神科救急医療の実践 | 白波瀬丈一郎 | 849 |
| 症状精神疾患の見方 | 新井 久稔 | 852 |
| 精神科領域の急性薬物中毒 | 上條 吉人 | 855 |
| 胸・腹部症状を伴う精神症状 | 森脇龍太郎/伊良部真一郎/高村 卓志 | 859 |
| 神経症状を伴う精神症状 | 加藤 正樹/吉村 匡史 | 861 |
| ジストニア(薬剤性) | 土井 永史 | 864 |
| アカシジア(薬剤性) | 宮田 量治 | 865 |
| 身体系薬剤による精神症状 | 高橋 晶 | 867 |
| 自殺のポストベンション | 高橋 祥友 | 868 |
| 自殺企図への精神科的対応 | 太刀川弘和 | 870 |

## 23 精神科リハビリテーション

| 項目 | 著者 | 頁 |
|---|---|---|
| 精神科デイケア | 窪田 彰 | 876 |
| 作業所 | 佐藤 嘉孝 | 879 |
| 障害者就業・生活支援センター | 佐藤さやか | 882 |
| 包括型地域生活支援 | 高木 俊介 | 883 |
| ケースマネジメント | 植田 俊幸 | 884 |

| | | | |
|---|---|---|---|
| 退院促進・地域移行支援 | 坂田　増弘 | 885 | |
| 幻覚・妄想症状に対する認知行動療法 | 原田　誠一 | 888 | |
| 日常生活の改善を目指した認知行動療法 | 菊池安希子 | 891 | |
| 認知リハビリテーション | 最上多美子 | 893 | |
| うつ病の復職支援プログラム | 奥山　真司 | 896 | |
| 精神科リハビリテーションの展望 | 池淵　恵美 | 899 | |

## 24　身体合併症の治療とケア

| | | |
|---|---|---|
| 精神科における身体合併症の問題点 | 黄野　博勝 | 904 |
| 精神科で注意すべき身体所見 | 本田　明 | 905 |
| 合併症での身体管理の注意点 | 本田　明 | 907 |
| 消化器疾患合併症 | 泉　正樹 | 909 |
| 呼吸器疾患合併症 | 本田　明 | 913 |
| 循環器疾患合併症 | 本田　明 | 918 |
| 代謝疾患合併症 | 高畑　圭輔 | 923 |
| 腎・泌尿器疾患合併症 | 本田真理子 | 927 |
| 外傷性疾患合併症 | 大槻　穣治／本田　明 | 930 |

## 25　その他の臨床的諸問題

| | | |
|---|---|---|
| 成人の自閉スペクトラム症 | 太田　晴久／加藤　進昌 | 936 |
| 成人の注意欠如・多動症 | 栗林　理人 | 940 |

| | | |
|---|---|---|
| 自殺予防 | 高橋　祥友 | 943 |
| 職場のメンタルヘルス | 田中　克俊 | 948 |
| 家庭と学校のメンタルヘルス | 内田千代子 | 951 |
| サイコオンコロジー | 内富　庸介 | 955 |
| コンサルテーション・リエゾン | 藤原　雅樹／稲垣　正俊 | 958 |
| 予防・早期介入 | 水野　雅文 | 961 |
| 地域精神科医療・地域精神保健 | 山口　創生／伊藤順一郎 | 965 |
| アンチスティグマ | 小山明日香／竹島　正 | 969 |
| 精神科関連用語をめぐる最近の動向 | 太田　敏男 | 972 |
| 医療観察法と精神鑑定 | 永田　貴子／平林　直次 | 975 |
| 精神保健福祉法と入院形態 | 永田　貴子／平林　直次 | 980 |
| 向精神薬の臨床試験 | 中林　哲夫／猿田　克年 | 984 |
| 災害に伴う精神医学的問題 | 鈴木友理子 | 987 |
| 医療関係者の精神保健 | 野村総一郎 | 990 |
| レジリアンスの概念 | 大塚公一郎／加藤　敏 | 991 |
| 日本に住む外国人のメンタルヘルス | 秋山　剛／Peter Bernick | 992 |
| 精神保健における暴力のリスク・アセスメント | 吉川　和男 | 995 |
| 向精神薬と運転 | 岩本　邦弘／尾崎　紀夫 | 999 |
| 病名告知 | 下寺　信次 | 1000 |
| 強制治療 | 分島　徹 | 1002 |

**和文索引** .................................................. 1005
**欧文索引** .................................................. 1022

# 精神科シンプトマトロジー
## 症状学入門 ―― 心の形をどう捉え，どう理解するか

**編集**
内海 健　東京藝術大学教授・保健管理センター長
兼本 浩祐　愛知医科大学教授・精神科学講座

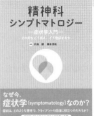

なぜ今，症状学（symptomatology）なのか？
症状は，どのような事情で，クライアントの臨床に役立つのだろうか？
専門家が説き語る約42項目の用語集も収載

症状を学ぶことは精神科の基本である。今こそ求められる精神科症状学の活性化のために。

 **症状学入門**

### 1．なぜ今，症状学なのか

おそらく，どの診療科にもまして，精神科の診療では症状が重要な指標となっています。というのも，ほとんどの疾患や障害に，明確な生物学的マーカー（biological marker）がないからです。

20世紀前半には，進行麻痺における梅毒スピロヘータの分離，てんかんにおける異常脳波の固定といったはなばなしい発見がありました。しかしそれ以降およそ100年，これらに匹敵する指標はみつかっていません。

マーカーがない以上，患者の症状をいかに把握するか，診療の生命線になります。ところがその症状学自体が揺れ動いているように思われるのです。このままでは臨床に疲れてすさんだものとなるでしょう。それが今，あらためて本書で症状学を問い直す理由です。

### 2．操作的診断について

最近の臨床現場では，操作的診断学に準拠することが一般的になっているようです。1980年にDSM-Ⅲが提示されて以降，それは徐々に臨床現場に浸透し，今ではごく当たり前のことなります。

ところで，操作的診断学は，それを現場でどのように用いることができるのかについて，具体的に説まれていません。マニュアルであっても，使用マニュアルがないのです*。実際には，多くの臨床家が，そこに示されたクライテリア，つまりは症状項目をチェックリスト風に適用しているように思われます。さらには問診を省略して質問紙で済ます場合もあるかもしれません。

実のところ，DSMの操作的診断は，操作的ではありません。本来の操作主義とは，「コンセプトはそれを測定する方法のことである」というものです。たとえば長さや重……

\* 実際にはSCIDのような構造化面接のためのマニュアルがあるが，臨床現場ではほとんど用いられていない

### 26　せん妄

せん妄（delirium（英），délire（仏））は，紀元前から現代まで長く命脈を保つ意識障害に関連する記述用語であるが，いくつかの「～ではない」というアプローチのほうが，「～である」というアプローチよりもその輪郭をより明瞭に捉えできると思われる。

**1．せん妄は，精神病ではない**

1880年にCharles Lasègueが，"Le délire alcoolique n'est pas un délire mais un rêve"「アルコールの精神病ではなく，夢である」と書いたのが近代医学において，精神病とせん妄が明確に区別される嚆矢となった論文であった。フランス語では，せん妄を指すのが同じ"délire"という言葉で表現されるという点を意識しておくこともLasègueの言葉を味わううえでは重要であろう。古代ではGalenosが，熱性せん妄 φρενιτις（phrenitis）と名指化するまで，発熱を伴わない精神病をπαραφροσυνη（paraphrosyne）と記載しているが，精神病とせん妄の違いが明確に意識されたのはやはりLasègue以降だと考えるべきであろう。せん妄と精神病はいずれも，妄想・幻覚が生ずるという点で共通点があるが，精神病の中核群においてはそのときその場での表象形成に問題がないのが基本である。妄想知覚の2分節性などは，その典型であって，その場合，対象の認知そのものは障害されず，その解釈に問題があるとされる（「新聞の1面に86個の「と」を含む文字があったのは，徳川埋蔵金が私にハムを食お歳暮に持ってきいうしるしである」など），いわゆる非定型精神病や器質性疾患と呼ばれ鑑別を要するのは，急性発症であるという点に加えて，そのときその場での表象形成が障害されているかのような考え（下からわらわらと文字が昇ってくる」など）がしばしば混在していて，せん妄との区別が症候論的に曖昧になからに悩みながら。

**2．せん妄は，昏睡ではない**

深い昏睡状態に陥っている場合には，外刺激に対する反応はほとんどないことから，せん妄との違いは一見明瞭であるが，昏睡の本質を覚醒性の障害と捉え，傾眠状態や昏睡の水平に含んだ形で捉えた場合には，せん妄と昏睡とどういうのかを考える必要が出てくる。たとえばお酒に酔った場合や，ベンゾジアゼピンによる鎮静剤が過覚醒性の障害の範囲で考えた場合，病前の睡眠中のパゾキカンリアクションを念頭におおい，出現する過度現象は，通常は幻覚や妄想ではなくて，自我の先鋭化あるいは抑圧されていた傾向性の解放であり「怪獣などにいちもんもんをつけてで暴力的になる」「性的に有放になる」など）。Régisによって夢幻版"onirisme"として総括された状態は，覚醒性の障害とより積極的な表現形成の破綻の1つの極であることをされる。しかしながら，実際的においてけん妄おいては，多くの場合に覚醒性の障害も伴存している。

---

### ● はじめに
### ● 総論
症状学入門／意識の視点から／間主体的なできごととしての症状／了解と症状把握／臨床精神病理学的視点からみた精神障害の診断学と分類について―症状学，診断学，分類学，治療学の有機的なつながり

### ● 各論
アクティングアウト／アパシー／アンビバレンス／遠隔記憶／解離／カタトニア／ガンザー症候群／感情病焉／境界例／強迫／幻覚／幻聴／高次脳機能障害／コタール症候群／コルサコフ症候群／混合状態／昏迷／自我障害／視空間障害／自閉／嗜癖／焦燥／心的水準／制止／セネストパチー／せん妄／躁・軽躁／対人相互性／通過症候群／適応障害／転移／転換／同一性保持／投影同一化／内因性／ナルシズム／認知検査／パーソナリティ障害／反応性／ひきこもり／不安／フラッシュバック／ブロックス感／ミュンヒハウゼン症候群／メランコリー／妄想／妄想知覚／もうろう状態／やせ願望／肥満恐怖／抑うつ気分／離人／連合弛緩

---

本書は精神科の症状—シンプトマトロジー—についての本である。日々の診療で出会う症状について，それをどうとらえどう理解すればよいのかについて，それぞれの専門家によって平易に，そして各論としての用語集は説き語り風に，書き下ろされている。臨床家が症状を把握するそのアクティブな現場に立ち返り，その基本的な問題を説き起こし，より豊かで効果的な診療に役立つ視点と知識を提供することを企図してまとめた。

● B5　頁200　2021年
定価：5,500円（本体5,000円+税10%）[ISBN978-4-260-04678-7]

詳しくはこちらから。立ち読みもできます。

 **医学書院**
〒113-8719　東京都文京区本郷1-28-23　[WEBサイト]https://www.igaku-shoin.co.jp
[販売・PR部]TEL：03-3817-5650　FAX：03-3815-7804　E-mail：sd@igaku-shoin.co.jp

# 症候，主訴からのアプローチ

意識障害　2
幻覚　5
記憶障害(健忘)　8
睡眠の異常　12
失認，失行，失語　18
思路障害　21
妄想　24
強迫　28
不安(解離，離人症)　31
恐怖　33
パニック発作　34
抑うつ気分　37
多幸　40
感情鈍麻　41
意欲低下(制止)　43
食欲減退・亢進　44
自傷，自殺　45
身体症状　48
性行動の異常　52
衝動行為　53

# 意識障害
consciousness disturbance

中嶋義文　三井記念病院・精神科部長（東京）

## I. 意識障害

【定義】　意識は脳の活動，すなわち精神活動の基盤である．ヒトの精神活動が一貫しており合理的と見なされる前提は，覚醒度（意識水準）が十分に高いことである．意識の機能には深さ（レベル/水準）と広がり（質/内容）が想定されている．意識の機能の深さと広がりはともに段階的というよりむしろ連続的である．

　意識障害は，生理的な睡眠とは異なる病態による意識の機能低下の状態を指す．意識障害にはそれぞれ深さの障害と広がりの障害があると見なされている．意識の深さの障害は明識困難状態から意識混濁，傾眠，昏睡へと至る覚醒度（意識水準）が低下する病態に着目したものである．意識の広がりの障害は意識変容状態ともよばれ，思考力・注意力・判断力などの精神機能が狭小化し障害される病態に着目したものである．意識の深さの障害は意識の広がり（質/内容）の障害を伴う．一方で意識の深さの障害がほとんどなく，意識の広がり（質/内容）の障害のみが目立つ場合もある．せん妄はその典型である．

【分類】　覚醒度（意識水準）の最軽度の障害，思考力・注意力・判断力が不安定な状態を明識困難状態という．見当識が不安定で思考力・注意力・判断力が低下しているぼんやりとした状態を意識混濁という．よびかけへの若干の反応があるが外部刺激がなければ眠り込んでしまう状態を傾眠という．外部刺激への反応がない状態を昏睡という．昏睡が遷延し，精神活動が全く失われ，自律的な生命維持活動のみが行われている状態を植物状態

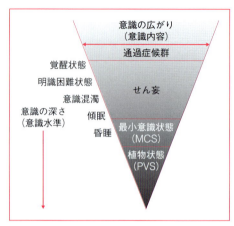

図1　意識障害の分類

〔遷延性意識障害 persistent vegetative state (PVS)〕という．昏睡が遷延していても，外部刺激に反応しうる精神活動がある場合を最小意識状態 minimally conscious state (MCS) といい，functional MRI で聴覚刺激への反応があるなどの点で植物状態と区別されうる（図1）．

　意識の広がり（質/内容）の障害を意識変容という．意識変容の代表がせん妄である．せん妄は一見覚醒度（意識水準）には問題がないが，思考力・注意力・判断力などの障害が行動・言動の変化で気がつかれる病態であり，思考がまとまらなくなったり注意を集中したり維持したりすることが困難となる．また合理的な判断や推論ができなくなり，記憶障害や見当識障害も出現する．幻覚，妄想，精神運動興奮などが出現する過活動性せん妄もあれば，むしろ精神運動遅延や不活発が目立つ低活動性せん妄もある．両者が交代して現れる場合もある．

　せん妄は全身状態における症候としての発熱のアナロジーと考えると理解しやすい．せん妄は，発熱が認められる全身の脆弱性と同じように，脳の脆弱性の表現として出現する症候なのである．

【鑑別診断のポイント】　意識水準の診断は状

表1　Japan Coma Scale（JCS）

| Ⅰ．覚醒している<br>（1桁の点数で表現） | 0　意識清明<br>Ⅰ-1　見当識は保たれているが意識清明ではない<br>Ⅰ-2　見当識障害がある<br>Ⅰ-3　自分の名前・生年月日が言えない |
|---|---|
| Ⅱ．刺激に応じて一時的に覚醒する<br>（2桁の点数で表現） | Ⅱ-10　普通の呼びかけで開眼する<br>Ⅱ-20　大声で呼びかけたり，強く揺するなどで開眼する<br>Ⅱ-30　痛み刺激を加えつつ，呼びかけを続けると辛うじて開眼する |
| Ⅲ．刺激しても覚醒しない<br>（3桁の点数で表現） | Ⅲ-100　痛みに対して払いのけるなどの動作をする<br>Ⅲ-200　痛み刺激で手足を動かしたり，顔をしかめたりする<br>Ⅲ-300　痛み刺激に対し全く反応しない |

必要なら付加情報としてR（不穏）・Ⅰ（糞便失禁）・A（自発性喪失）を追記する（例　JCS Ⅲ-200-Ⅰ）．

態診断による．一般医療においてはJapan Coma Scale（JCS；3-3-9度方式）を用いて評価されることが多い（表1）．JCS Ⅲ-100という形式で表記する．精神医学領域においては1桁の意識障害が取り扱われることが多い．軽度意識障害はベッドサイドでは刺激に対する反応から精神活動全般（知覚，感覚，認知，表象，思考，記憶，感情，意欲，推論，判断など）の一貫性をみることで存在を疑う．客観的測定法としては，安静または刺激時の生理指標測定（脳波検査，SPECTによる脳血流検査，functional MRI）が利用可能であり，鑑別困難な場合に脳波記録を用いることが多い．意識障害の存在下における脳波記録では背景活動の徐波化が認められる．SPECTによる脳血流検査では平均脳血流量低下が認められる．functional MRIにおいても同様である．

意識の質の障害であるせん妄は，以下の1）-3）の3点で特徴づけられる．
1）急激に発症する行動・言動の変化
2）これら1）の行動・言動の変化は1日のなかでも，また日によっても変化する（日内変動，日間変動）
3）これら1）の行動・言動の変化は一過性であり，通常数日以内に正常に復するが，数週間以上遷延することはまれではない

せん妄の診断においてはこのように症状の時間的経過に着目した経過診断を用いることが重要である．

行動・言動の変化の基盤である認知障害をきたす他の代表的な疾患には認知症があり，その鑑別が問題となる．認知症があると脳の脆弱性があるためせん妄を呈することが多い．せん妄における認知障害は急性で波動性の経過を示すのに対し，認知症の認知障害は慢性でより緩徐な経過を示す．また，せん妄においては注意が必ず障害されているのに対し，認知症においては注意能力が正常であることが多い．

意識障害における精神運動遅延ではうつ病との鑑別が必要になる場合もある．抑うつ気分など特徴的な気分症状がないこと，注意障害が強いことなどが鑑別のポイントとなる．

意識障害の原因はほとんどが中枢神経系または全身の器質因である．そのため直接原因の発見と治療が優先されなければならない．せん妄の場合は出現を促進する心理因子（うつ，不安）や環境因子（環境の変化，感覚刺激の過大または遮断）などの促進因子があるためその管理調整が有効となる．また，せん妄出現リスクを高める基盤因子を考慮に入れる必要もある．せん妄の基盤因子としては，重症の身体疾患，術前の電解質異常・脱水・低栄養，アルコール乱用などの身体因子，認知症，脳血管障害の既往（脳血管障害後遺症），

超高齢(85歳以上)などがある．

まれに解離性意識障害のように器質性ではなく機能性精神障害として生じる場合もある(後述の「Ⅲ．もうろう状態」の項を参照のこと)．

## Ⅱ．通過症候群

【定義】 ヴィーク(Wieck HH, 1956)によって提唱された概念である．器質性精神障害のうち，可逆性症候群として一過性に生じる精神変調で，意識障害に分類されないものをいう．特に脳神経外科領域などで出会う脳外傷または脳血管障害後遺症として一過性に精神変調が出現して消失する場合などで，意識水準低下を認めず，せん妄と見なされない場合に用いられる．定義上は意識障害がないことになるが，病態としては意識の質の障害が想定される．

【分類】 軽度のものでは抑うつ，自発性低下などの情動障害を示し，軽度の認知機能障害を示す．中等度のものは記憶障害・思考障害を主とし，感情障害やパーソナリティ障害，自発性欠如を示す．幻覚・妄想が出現することもある．重度のものは健忘症候群〔ウェルニッケ-コルサコフ症候群(⇒637頁)を含む〕，もうろう状態や重度の自発性欠如・発動性低下を示す．

症状の持続は軽度の場合は1か月前後，重度の場合は半年以上となることもある．また，一部の症状は不可逆的に後遺する場合もある．

【鑑別診断のポイント】 診断は経過診断となる．せん妄の場合と同様，症状の時間的経過に着目することが重要である．意識水準の低下が認められず，せん妄と考えるには長すぎる(数週間以上の)精神変調があり，日内変動・日間変動が顕著ではなく，うつ病や認知症と類似した症候が出現して結果的に消失・経過した場合に診断できる．

原因としては明白な器質因が存在していなければならない．治療は器質因に対する原因療法が第1であるが，その他の対症療法も併用される．すなわち，日常生活リズムの安定と症候(抑うつ，幻覚・妄想)に対する向精神薬の使用である．

## Ⅲ．もうろう状態

【定義】 意識の広がり(質)の障害．意識水準の軽度低下(明識困難状態-意識混濁)を呈し，行動・言動異常が一過性に出現している状態をいう．外界を認知できるが，意識の狭窄があるため全体の把握ができない状態である．回復後に病相時エピソードの健忘を示す．薬物・アルコールの急性中毒または離脱，てんかん，解離症状などでみられる．

【分類】 軽症では，意識狭窄による異常行動，人格違和感，抑制欠如，無反省などを呈する．重症では，夢中遊行状態，健忘などを呈する．経過は数時間から数週間にわたることもある．

【鑑別診断のポイント】 診断は上記状態診断となる．

外因性(薬物・アルコール)の場合は摂取の事実によって鑑別される．急性中毒の場合は身体管理のみで観察可能である．ベンゾジアゼピンまたはアルコール離脱(⇒632頁)の場合は意識障害の治療において唯一ベンゾジアゼピン投与が合理化される．

てんかんによる場合は，発作時もうろうと発作後もうろうとがある．発作時もうろうは欠神発作(⇒595頁)または複雑部分発作(⇒604頁)の重延状態に認められる．発作後もうろうは強直間代発作(⇒592頁)または複雑部分発作に引き続いて認められる．てんかんの既往があれば診断可能である．脳波記録は重要なそれぞれのてんかんの治療に準じる．

解離症状として生じる解離性もうろう状態の例としては，拘禁反応(⇒281頁)など強いストレス状態下で的外れ応答や解離性健忘(⇒212頁)を繰り返すガンザー症候群がある．解離性機制の原因となりうる心理社会因の存在や，的外れ応答をしても質問の意図を

理解していてそれなりに文脈を踏まえて応答している内容などが鑑別のポイントとなる．治療としては心理社会因の調整など環境調整が優先される．

# 幻覚
*hallucination*

中込和幸　国立精神・神経医療研究センター精神保健研究所・所長

【定義】幻覚は，さまざまな症候群のうち，知覚の障害のなかの妄覚に含まれる．妄覚には，そのほかに錯覚が含まれるが，前者がそれに対応した外界からの刺激を伴わない知覚，すなわち"対象なき知覚"であるのに対して，後者は歪められて知覚する現象であり，対象が実在するか否かで区別される．Jaspersは，幻覚を真性幻覚と偽幻覚に分け，前者は真に知覚性を有するもの，すなわち明瞭に外界に定位され，客観性，実在感を伴うもの，後者は知覚性が弱く，内部の主観的空間に位置し，表象に近いものとしている．しかし，統合失調症患者の多くは，表象に近い幻覚についても実体性を強く訴えることも少なくなく，そういう意味では妄想に近い特徴を有することが多い．また，幻覚は複雑性から，閃光や色，単純な音など，意味ある形態や内容をもたない感覚要素からなる要素幻覚，人物の姿や物体，言葉や音楽などのように，多くの要素が組み合わさった複雑な内容の複合幻覚に分類される．前者は脳器質性疾患，後者は統合失調症に多くみられる．

【感覚器官による分類】
## A．幻視

器質性，症状性，中毒性など，意識障害に伴って生じることが多い．特にせん妄の際には，しばしば活発な幻視が出現する．アルコール離脱に伴う振戦せん妄時の小動物幻視はよく知られている．アルコール性せん妄の場合には，疾患の強度や意識障害の程度によって変動するが，幻視の実体性が減弱し，幻覚であると認識できる場合も少なくない．脳器質性疾患に関しては，要素的な幻視については後頭葉，複合的な幻視については側頭葉に損傷のある場合が多い．また，感覚遮断状態におかれると，幻覚が生じやすくなることが知られているが，視力の低下した高齢者が鮮明な幻視を体験するシャルル-ボネ症候群も有名である．

## B．幻聴

要素的な"幻音"も認められるが，人声などの言語性幻聴，幻声が多い．短い単語によるものから長い対話性の幻声までさまざまである．時には音楽性の幻聴もみられる．統合失調症の場合には，非難や中傷，指示的な幻声が多く，被害妄想と結びついて幻覚妄想状態を形成する．外界から聞こえてくる真性幻覚が一般的であるが，頭の中，口の中，腹の中といった内部の主観的空間から生じることもまれでない．いずれの場合も統合失調症の急性期においては実体性が強く，情動的に巻き込まれたり，指示にあらがえないことが多い．Schneiderは，自分の考えが外からの声として聞こえる考想化声，会話形式（話しかけと応答の形）の幻聴，自分の行為を批評する幻聴を重視して，統合失調症の診断上重要な一級症状に挙げている．覚醒剤精神病による幻覚も幻聴が主で，統合失調症における幻聴と酷似しているため，慎重な鑑別を要する．

## C．幻触

触覚の幻覚で，「皮膚の表面を虫が這う（蟻走感）」「身体に電気をかけられたようにビリビリする（被通電感）」「陰部を触られいたずらされる」などの感覚をしばしば認める．蟻走感はコカイン中毒によるものが有名である．これと似た皮膚寄生虫妄想は，「皮膚の下を虫が這い回る」感覚であり，「寄生虫が皮膚の下や体内にいる」と確信する幻覚，妄想の形をとることが多い．しばしば，高齢者が単一症候的に訴えることが多く，ICD-10

では器質性幻覚症に含められている．また，「陰部を触られる」といった幻触は，統合失調症でしばしばみられ，「（他人から）いたずらされる」といった被害妄想との結びつきが強い．

### D. 幻味

「食物に変な味がする」といった味覚の幻覚は，統合失調症において被毒妄想と結びついて出現することがある．

### E. 幻臭

腐敗臭，ガスの臭い，便臭といった嗅覚の幻覚が統合失調症や薬物中毒の被害妄想と結びついて出現することがある．てんかん側頭葉発作の一種である鉤回発作の際には，夢幻状態とともに不快な嗅覚発作がみられる．重症対人恐怖にみられる自己臭症は，「自分から嫌な体臭が漏れ出ている」と感じる症状であるが，知覚性はあいまいで，「他人を不快にする」といった妄想的側面が強い．

### F. 体感幻覚

身体感覚に関する幻覚であるが，「脳が腐って流れ出す」「脳が動いている」「腸が腐っている」「おなかの中に平将門がいる」といった，通常意識に上らない臓器幻覚から表象により近い妄想的なものや，「右半身だけがもち上げられる」といった運動幻覚まで多彩である．しばしば統合失調症や脳器質性疾患でみられるが，体感異常を単一症候的に訴え続ける"体感症（セネストパチー）"では，その他の症候が乏しいため統合失調症と区別される．また，高齢の重篤なうつ病で，「内臓がなくなったので食事ができない」など奇妙な身体感覚を訴えることがあり，コタール症候群とよばれる．その他，事故などで四肢の一部を切断された患者が，その後も失った身体部分の存在感をもち続ける幻肢も含まれる．

### 【特殊な幻覚】

### A. 機能幻覚

ある知覚に伴って同じ知覚領域で生じる幻覚を指し，例えば「換気扇の音とともに悪口が聞こえる」といったものである．与えられた感覚刺激に意味が付加されたものととらえられる．

### B. 反射幻覚

ある知覚に伴って異なる知覚領域で反射的に生じる幻覚を指し，「音楽を聴くと景色が浮かんでくる」「食べ物を見ると，腐った臭いがする」といったものである．共感覚幻覚もこれと似た体験を指す．

### C. 域外幻覚

通常は知覚が不可能な領域に幻覚が生じるもので，「背後や天井裏に姿が見える」といった幻視や「海外から声が聞こえてくる」といった幻聴が含まれる．幻覚の発生部位からも，その実体性は強くないように思われるが，知覚性は比較的保たれ，必ずしも妄想に属するとも言い切れない．実体意識性（背後などに人や物体の存在をありありと感じる）も似た体験であるが，視覚的要素が乏しいところから，通常幻覚には含まれない．

### D. 直感像

一度見た光景や画面を，のちに知覚のように追体験できること．幼児では珍しくなく，現実の知覚と混同されることがある．

### E. 入眠時幻覚

寝入りばなの覚醒−睡眠移行期にみられる幻覚で，夢に似た鮮明な幻視や幻聴が認められる．ナルコレプシー（⇒556頁）でよく出現し，ナルコレプシーでは入眠時にレム睡眠がみられることから，レム睡眠異常と関連することが示唆されている．

### F. 陰性幻覚

本来見えているはずの視野の一部が欠損する体験で，催眠下にまれにみることができる．

【幻覚症】　通常，統合失調症などのいわゆる内因性精神病以外の要因で，意識清明で見当識が保たれている場合に幻覚が出現する場合を指す．大酒家が意識清明下で幻聴を体験するアルコール幻覚症（⇒635頁）や症状精神病に共通する精神症状として外因反応型（脳あ

るいは身体に器質因をもつもの)の1つに挙げられている幻覚症もこれに該当する．一方，フランスでは，意識障害の有無よりも，幻覚がありながらその実体性に対する批判力が保たれている状態を指す．脳器質性疾患でよくみられ，幻視が多く，中脳被蓋野の病変によって活発な動きを伴う場面的幻視を経験する中脳幻覚症(脳脚幻覚症)が代表的である．

【発生機序】　発生機序は不明であるが，多くの幻覚薬によってドパミン，セロトニンをはじめ脳内アミン変化をきたすことから，生理学的には脳の活動水準低下による自我機能の障害と感覚性の刺激症状が重なることで幻覚が生じるものと推測されている．

【治療方針】　治療の流れを図1に示す．診断面接で幻覚について，その詳細を聴取することから始まるが，その実体性がきわめて強い場合が少なくなく，正しく把握することが困難な場合が多い．そのため，家族など周囲の人からの患者の行動観察に基づく情報から類推する必要がある場合もある(独語→幻聴，など)．幻覚の感覚領域，要素か複合か，意識障害を伴うか否か，実体性に対する批判能力，などは内因性疾患(器質的要因が疑われるが，原因が不明なもの)，心因性疾患(ストレスや心因が原因と考えられるもの)，器質性疾患のいずれによるものかの鑑別に有用である．その問診の結果をもとに，身体的検索を含む諸検査の計画を立てる．また，アルコールなど物質乱用の既往についても情報を得る必要がある．一方，現在何らかの理由で治療薬を服用している場合は，まれながら治療薬によって幻覚をきたす場合もあるので(ドパミン作動薬など)，服薬内容に注意する必要がある．

幻覚をきたしている原疾患の診断が確定できた場合は，何よりその原疾患の治療を優先すべきであるが，それとは別に幻覚をターゲットとして治療を行う必要がある場合がある．意識障害を伴う場合は，原則的にその改善を目指す．そのため，抗精神病薬は統合失

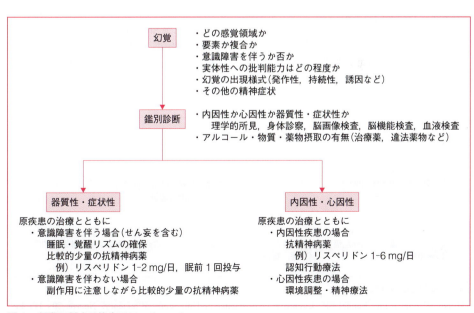

図1　幻覚に対する治療フローチャート

調症に用いられる場合より少量で，主として睡眠を改善する（睡眠時間ばかりでなく，睡眠構造も含めて）ことを目的として使用する．また，脳器質性疾患をもつ患者は，抗精神病薬に対する耐性が低いことが多いため，意識障害を伴わない場合でも，使用する際にはできるだけ少量にとどめる．

　内因性疾患のうち，統合失調症に関しては，原疾患の治療に沿って改善をはかる．気分障害の場合には，原則的に抗うつ薬や気分安定薬とともに抗精神病薬の併用療法を行う．また，心理的な反応（心因性）として幻覚が出現する場合もまれではないが，この場合には抗精神病薬投与に関しては慎重にすべきで，その反応を生じた環境の調整や精神療法を実施することで，一過性で収束する場合も少なくない．

# 記憶障害（健忘）
*memory impairment (amnesia)*

有馬邦正　小諸高原病院・院長（長野）

【定義】　記憶は外界の刺激を一定時間保持し，それを反応として表す機能である．記憶の障害を記憶障害あるいは健忘とよぶ．健忘症候群は，理念的には，知的機能・注意機能・言語機能が正常であるにもかかわらず顕著な記憶障害を示す症候群である．

　記憶は複数の機能に分けられ，用語が多く，臨床神経学と認知心理学では用語が異なり，複数の日本語訳がある．臨床的には長期記憶が重要であるのでその分類を図1に示す．本項では，精神科診療に必要な事項に限り一般的な用語で説明する．

【記憶の分類】
## A. 記憶の3過程

　記憶過程は，①登録 registration，②把持 retention，③再生 recall の3つからなる．

　登録（符号化）は，新しい情報が取り込まれる段階である．記銘とよぶことがあるが，「記銘という語には覚え込むという意味があり適切ではない」ともいわれる．視力・聴力の障害，失語・失認，注意障害があると，登録が不完全となる．把持（貯蔵）は保存し続けることである．再生（想起，検索）は必要に応じて呼び出す過程である．

## B. 記憶の把持期間による分類
### 1. 短期記憶 short-term memory または即時記憶（瞬間記憶 immediate memory）

　新しい情報をしばらく意識上にためておく能力であり，時間的には長くて10秒（から1

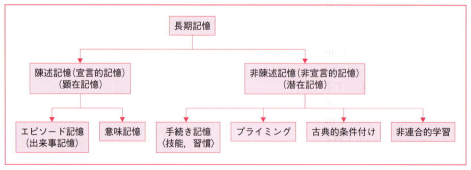

**図1　長期記憶の分類**

(Milner B, Squire LR, Kandel ER：Cognitive neuroscience and the study of memory. Neuron 20：445-468, 1998 の Figure 3 を改変)

分以内）である．検査に際しては数の順唱がよく用いられ，干渉を入れず直ちに再生させる．作業記憶（作動記憶 working memory）とは，外から得られた情報を，一時的な貯蔵庫に数秒間蓄え操作する一連の過程を指す．臨床的には，短期記憶と作業記憶は同じに使用される．

### 2. 長期記憶 long-term memory

短期記憶よりも保持時間の長い記憶である．記憶を把持し続ける時間が，数分から数十年に及ぶ．これを近時記憶 recent memory と遠隔記憶 remote memory に分ける．

近時記憶は，保持時間が数分程度から数日であり，臨床場面では数週間までを含めることがある．検査では，刺激提示後ある程度時間がたってから再生させる．数日前に本人が経験した重要な出来事を覚えているかどうか（後述のエピソード記憶）を尋ねる．あるいは，3語の刺激語を与え，次に別の課題を与えて注意を転導させたのち，再生させる検査が用いられる．

遠隔記憶は，保持時間が近時記憶よりさらに長く，数週から数十年に及ぶ．完全に学習された生活史の再生能力である．過去の社会的な事件を再生できるかどうかもこれに含まれる．

### C. 長期記憶の情報内容と再生意識による分類

記憶はその内容によっても分類される．意識に再生できる記憶は陳述記憶（宣言的記憶 declarative memory）とよばれ，これにはエピソード記憶 episodic memory（出来事の記憶，個人的な体験の記憶）と意味記憶 semantic memory（知識に相当する）が含まれる．意識に再生されない記憶は非陳述記憶（非宣言的記憶 non-declarative memory）とよばれ，行為に再生される手続き記憶 procedural memory などがある．手続き記憶には自動車運転などの運動記憶が含まれる．

潜在記憶 implicit memory は，自らがその情報を把持していることを意識していないか部分的にしか意識していない状況で，行動の変化に現れる記憶である．技能・習慣のような手続き記憶や，プライミングが潜在記憶に含まれる．顕在記憶 explicit memory は，意識して再生できる記憶である．

### D. その他

展望記憶（予定記憶 prospective memory）はこれから起こす行動にかかわる記憶である．「明日朝9時に会議に出席する」と決めたとき，朝9時になると会議予定が思い出される．ある課題を達成するまで覚えている記憶である．

遅延再生は心理検査上の用語である．数唱，単語（物品名）の記憶，物語の記憶，図形の記憶などを用いる記憶検査では，検査刺激を与えたあとの直後再生と，30分経過したあとの遅延再生を検査し評価する．アルツハイマー病の最早期には遅延再生の目立った低下が生じる．

## 【記憶障害と関連事項】

### A. 前向性健忘（前向健忘）と逆向性健忘（逆向健忘）（図2）

大脳の損傷や機能障害に際して，障害発生後の出来事に対する健忘を前向性健忘とよぶ．最近では，現在生起しつつあることの記憶障害を前向性健忘とよぶ．逆向性健忘は障害発生以前の出来事についての想起障害である．

一方，外傷後健忘 posttraumatic amnesia

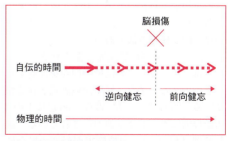

図2　前向健忘と逆向健忘

（山鳥　重：記憶の神経心理学．p 33, 医学書院，2002より）

(PTA)という用語は、「回復して過去が想起できるようになった状態で、外傷受傷以降の、出来事が思い出せない期間すべてを包含する」という。

### B. 作話 confabulation

作話とは事実とは異なる内容を事実と思い話すことである。作話には、健忘を満たすための当惑作話と、空想傾向の強い空想作話がある。

### C. 記憶錯誤 paramnesia

過去の実際の経験が事実とは異なって再生される誤記憶と、過去に全くなかったことを経験したとして再生される偽記憶がある。また、重複性記憶錯誤 reduplicative paramnesia は、人物や場所などが重複して再生される。

### D. 見当識障害

見当識障害の基盤には記憶障害がある。時間的見当識障害は、日付や時間の誤りは記憶障害に帰することができるが、季節の誤りなどは判断障害が加わっていることがある。場所の見当識障害では、病院名や住所などは記憶障害に帰することができるが、判断力障害と地誌的見当識障害が加わっていることがある。

### 【記憶障害の検査方法】

#### A. 日本版ウェクスラー記憶検査改訂版（WMS-R）

記憶の5つの側面（言語性記憶、視覚性記憶、一般的記憶、注意/集中力、遅延再生）が指標を用いて算出される。16-74歳で標準化されている。施行時間は約60分。記憶障害の標準的な検査方法である。

#### B. リバーミード行動記憶検査（RBMT）

日常生活のなかでの記憶の問題を評価することができる。また、展望記憶課題が含まれている。39歳以下、40-59歳、60歳以上の3年齢群別にカットオフ値が示されている。施行時間は約30分。記憶障害が軽度の場合には、RBMT と WMS-R による記憶障害の検出は必ずしも一致しない。

#### C. その他の検査

短期記憶（即時記憶）の検査には数唱（数の順唱、正常では7±2桁）、単語（物品名）の即時再生を用いる。言語性記憶の検査には三宅式記銘力検査がある。視覚性記銘力検査には Rey-Osterrieth 複雑図形検査と Benton 視覚記銘検査がよく用いられる。

長谷川式簡易知能評価スケール改訂版（HDS-R）と Mini-Mental State Examination（MMSE）は全般的認知機能のスクリーニング法であるが、3単語遅延再生課題と見当識課題などが含まれており、記憶を含めたスクリーニング法として使用することができる。

筆者は、健忘患者では、一次スクリーニング検査として HDS-R あるいは MMSE を実施し、その遅延再生障害が軽度であれば、二次スクリーニング検査として WMS-R を、高度であれば RBMT を施行している。

### 【記憶障害を起こす原因と疾患】

記憶障害の原因疾患は多様である（表1）。記憶障害の特徴と脳画像検査で評価される障害部位が、臨床診断の手助けとなる。側頭葉内側面（海馬、海馬傍回、扁桃核）、間脳（乳頭体、視床など）、前頭葉腹側面（前脳基底部）が基盤となる病変部位である。脳血管障害においては、戦略拠点上重要な部位（海馬、視床内側核、乳頭体視床路など）の小梗塞（single strategic infarct）が記憶障害を引き起こす。

健忘症候群とは、知的機能・注意機能・言語機能が正常であるにもかかわらず顕著な記憶障害を示す症候群である。山鳥は、健忘症候群から"純粋健忘症候群"を区別している。純粋健忘症候群の特徴は、①即時記憶の保存、②近時記憶の障害（前向健忘）、③遠隔記憶の想起障害（逆向健忘）、④知的能力の保存、の4項目である。"純粋健忘症候群"の症例は多くはない。記憶にかかわる神経回路を選択的に障害する疾患はまれであり、多くの例では、失見当識（特に環境誤認）、作話（空想作話）、病識欠如、自発性欠如などの記憶障害だけでは説明できない症状が加わる。

表1　記憶障害を引き起こす部位と障害の特徴

| 記憶障害 | 側頭葉性健忘 | 間脳性健忘 | 前頭葉性健忘 |
|---|---|---|---|
| 損傷部位 | 側頭葉内側面（海馬，海馬傍回，扁桃体など） | 間脳（乳頭体，視床など） | 前頭葉（前脳基底部） |
| 主な疾患 | ヘルペス脳炎<br>低酸素脳症<br>頭部外傷など | アルコール性コルサコフ症候群<br>視床の脳血管障害<br>第三脳室腫瘍など | 前交通動脈瘤・前大脳動脈瘤破裂<br>くも膜下出血<br>頭部外傷など |
| 特徴 | 著しい前向健忘<br>逆向健忘（比較的短いとされるが，障害された部位による）<br>病識は保たれやすい<br>作話は少ない<br>病巣の広がりによっては意味記憶障害が起こる | 著しい前向健忘<br>逆向健忘（長期にわたる）<br>作話がみられることがある<br>見当識障害<br>病識の欠如<br>病巣の広がりによっては，前頭葉関連症状を伴う | 前向健忘<br>逆向健忘<br>見当識障害<br>個々の事項は比較的覚えているが，時間や文脈を関連付けて記憶できない<br>作話が目立つ（自発的に発する）<br>病識の欠如<br>手がかりがあると思いだしやすくなる<br>病巣の広がりによっては，遂行機能や注意の障害を合併する |

記憶障害は認知症の中核的な症状であり，アルツハイマー病など認知症をきたす疾患も当然含まれるが，脳損傷はびまん性であり，進行に伴い機能障害の特徴も変化することからここでは除外した．
〔綿森淑子，原　寛美：記憶障害．千野直一，他（編）：高次脳機能障害とリハビリテーション（リハビリテーションMOOK 4），p 40，金原出版，2001より一部改変〕

　山鳥は，コルサコフ症候群の特徴を，①現在進行中の出来事の記銘障害(すなわち前向健忘)，②逆向健忘，③見当識障害，④作話，⑤病識の欠如，の5症状にまとめている．

　記憶障害が主要症状である疾患は，解離性健忘（⇒212頁），ウェルニッケ-コルサコフ症候群（⇒637頁），初老期以降にあっては，アルツハイマー病（⇒356頁），記憶障害を主症状とする軽度認知障害（amnestic mild cognitive impairment）（⇒353頁）などである．

　一過性全健忘 transient global amnesia（TGA）は突然発作し，おおむね24時間以内に消失する記憶障害の発作であり，原因は特定されていない．山鳥はその特徴を以下の通り要約している．①症状は突発する．②意識混濁はない．③即時記憶は正常である．④前向き健忘が非常に強い．⑤発作前の出来事に対する逆向健忘がある．その長さはさまざまで2-15年に及ぶ．⑥失語，失行，失認，など健忘以外の認知障害はない．⑦発作後発作期間の健忘を残す．逆向健忘は収縮し，ほとんどあとに残ることはない．

**参考文献**

1) 山鳥　重：記憶の神経心理学．医学書院，2002
2) 本多留美，綿森淑子：記憶の障害．藤田郁代，関　啓子（編）：標準言語聴覚障害学ー高次脳機能障害学．pp 115-126，医学書院，2009
3) 加藤元一郎：記憶障害と健忘症のリハビリテーションはここまで変わった．宇野　彰，波多野和夫（編）：高次神経機能障害の臨床はここまで変わった．pp 67-92，医学書院，2002

# 睡眠の異常
*sleep disorder*

三島和夫　国立精神・神経医療研究センター精神保健研究所・精神生理研究部部長

**【定義】** 睡眠の異常には，①睡眠の質や量，②出現パターンの異常（不眠，リズム障害）がある，③覚醒機能の異常（過眠）がある，④睡眠中に異常な精神身体現象（異常行動，不随意的な筋活動，自律神経活動，パニック症状など）がある場合に大別される．睡眠障害はこれら睡眠の異常によってさまざまな社会生活機能の障害（QOL障害）が生じる病態の総称である．

米国睡眠医学会による睡眠障害国際分類 The International Classification of Sleep Disorders–3rd edition（ICSD-3, 2005）では，①不眠症，②睡眠関連呼吸障害群（閉塞性睡眠時無呼吸症候群など），③中枢性過眠症群（ナルコレプシー，特発性過眠症など），④概日リズム睡眠障害群（睡眠相後退型，交代勤務型など），⑤睡眠時随伴症群（夢中遊行，レム睡眠行動障害など），⑥睡眠関連運動障害群（レストレスレッグス症候群など），⑦孤発性の諸症状，正常範囲と思われる異型症状，未解決の諸問題，⑧その他の睡眠障害，の8群に大別されている．

多くの睡眠障害では不眠や過眠症状が共通して認められるため，簡単な問診だけでは誤診を招く．各睡眠障害の臨床特徴を踏まえて注意深く聴取し，夜間睡眠ポリグラフ試験，反復入眠潜時検査などを適宜実施して，確定診断と重症度の判定を行う必要がある．聴取すべき代表的な症状として，不眠症状，過眠症状，睡眠中の呼吸異常，睡眠と関連した異常感覚や不随意運動，睡眠中の異常行動，睡眠時間帯の異常などがあり，これらが複数みられることもある．特徴的な症状の有無をもとに順次鑑別を進める．

睡眠障害は症状の特徴や病態から大きく7群に大別される（図1）．患者の愁訴は不眠と眠気に集中しがちだが，これらは大部分の睡眠障害に共通した特異性の低い症状である．「不眠症状あり＝不眠症」ではないことに注意する必要がある．睡眠障害のなかには睡眠薬が無効もしくは症状を悪化させる場合もあるため注意を要する．

**鑑別診断のポイント**

### A. 不眠症状

入眠困難，中途覚醒，早朝覚醒をチェックする．熟眠障害（非回復性睡眠）は睡眠不足との鑑別が難しいケースがあり注意が必要である．睡眠障害国際分類の第3版からは削除された．小児の場合には就床抵抗やひとりで寝るのを怖がるという行動として現れやすい．

### B. 過眠症状

睡眠不足や睡眠時無呼吸症候群による眠気は日中に慢性的に持続することが多い．一方，ナルコレプシーの場合はより強烈な眠気が突発的に出現し，数分から十数分眠り込んでしまうタイプが多い．短時間の午睡でも眠気が解消されることが多い．過眠症を疑う場合には反復入眠潜時検査による客観的な眠気の評価が必要である．

### C. 睡眠時間帯の異常

極端な遅寝や早寝，昼夜逆転，日々後方にずれ込んでいく睡眠時間帯，予測できない不規則で断片的な睡眠時間帯などの有無をチェックする．記憶に頼って睡眠時間帯を陳述させても信頼度が低い．睡眠日誌を最低3週間記録させることで，睡眠・覚醒リズム周期，週末のリバウンド，睡眠相の不安定性，代償性午睡などが確認でき，診断精度が高まる．

### D. 睡眠中の異常現象

呼吸異常（いびき，息こらえ，20秒以上の呼吸停止），異常感覚（四肢などのムズムズ感，ほてり，いらいら，虫が這う，電気が走るなど多彩），不随意運動（こむら返り，ミオクローヌス，けいれん），睡眠中の異常行動

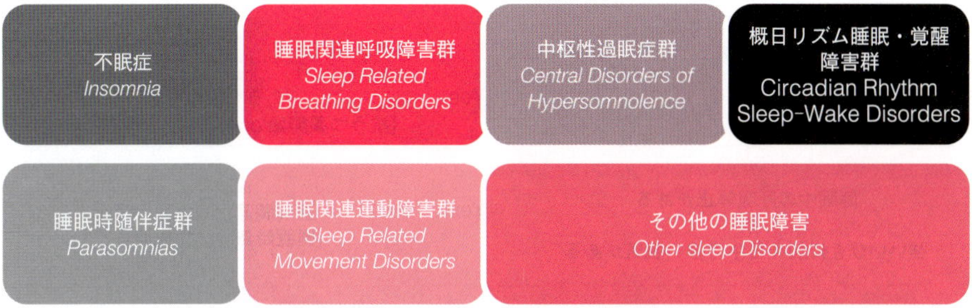

## 睡眠の異常

[図: 米国睡眠医学会による睡眠障害国際分類の分類図]

- 不眠症 / Insomnia
- 睡眠関連呼吸障害群 / Sleep Related Breathing Disorders
- 中枢性過眠症群 / Central Disorders of Hypersomnolence
- 概日リズム睡眠・覚醒障害群 / Circadian Rhythm Sleep-Wake Disorders
- 睡眠時随伴症群 / Parasomnias
- 睡眠関連運動障害群 / Sleep Related Movement Disorders
- その他の睡眠障害 / Other sleep Disorders

■不眠症
慢性不眠障害，短期不眠障害，その他の不眠障害

■睡眠関連呼吸障害群
閉塞性睡眠時無呼吸障害，中枢性睡眠時無呼吸症候群，睡眠関連低換気障害，睡眠関連低酸素血障害

■中枢性過眠症群
ナルコレプシータイプ1，ナルコレプシータイプ2，特発性過眠症，クライネ-レヴィン症候群，睡眠不足症候群，身体疾患による過眠症，薬物または物質による過眠症，精神疾患に伴う過眠症

■概日リズム睡眠・覚醒障害群
睡眠・覚醒相後退障害，睡眠・覚醒相前進障害，不規則睡眠・覚醒リズム障害，非24時間睡眠・覚醒リズム障害，交代勤務障害，時差障害，特定不能の概日睡眠・覚醒障害

■睡眠時随伴症群
・ノンレム睡眠随伴症
　ノンレム睡眠からの覚醒障害，錯乱性覚醒，睡眠時遊行症，睡眠時驚愕症，睡眠関連摂食異常症
・レム睡眠随伴症
　レム睡眠行動障害，反復性孤発性睡眠麻痺，悪夢障害
・その他の睡眠随伴症
　頭蓋内爆発音症候群，睡眠関連幻覚，睡眠時遺尿症，内科的疾患に伴う睡眠時随伴症，薬剤・化学物質による睡眠時随伴症，特定不能の睡眠時随伴症

■睡眠関連運動障害群
レストレスレッグス症候群，周期性四肢運動障害，睡眠関連下肢こむらがえり，睡眠関連歯ぎしり，睡眠関連律動性運動障害，乳幼児期の良性睡眠時ミオクローヌス，入眠時固有脊髄ミオクローヌス，身体疾患による睡眠関連運動障害，薬物または物質による睡眠関連運動障害，特定不能の睡眠関連運動障害

■その他の睡眠障害
環境因性睡眠障害

**図1　米国睡眠医学会による睡眠障害国際分類**
(American Academy of Sleep Medicine：The International Classification of Sleep Disorders. 3rd ed, Darien, IL, 2014 より改変)

（徘徊，激しい手足の動き，絶叫，大きな寝言など），自律神経症状その他（動悸，頻拍，パニック様症状，悪夢など）があり，これらが複数みられることもある．特徴的な症状の有無をもとに順次鑑別を進める．

図2に厚生労働省精神・神経疾患研究委託費研究班が作成した睡眠問題を訴える患者を診察する際に考慮すべき鑑別診断のフローチャートを示した．通常，不眠症は他の睡眠障害を鑑別したあとに診断される．本稿では罹患頻度の高いもの，精神科臨床で重要度の高いものから代表的な睡眠障害の鑑別法について解説する．

### 代表的な睡眠障害の鑑別法
#### A．精神疾患による不眠・過眠

慢性不眠患者の約4割に何らかの精神疾患がみられ，その約半数が大うつ病や気分変調症などの気分障害である．特に，不眠もしくは過眠に加え，食欲低下，興味の減退があるときに疑われる．多くのうつ病患者では不眠

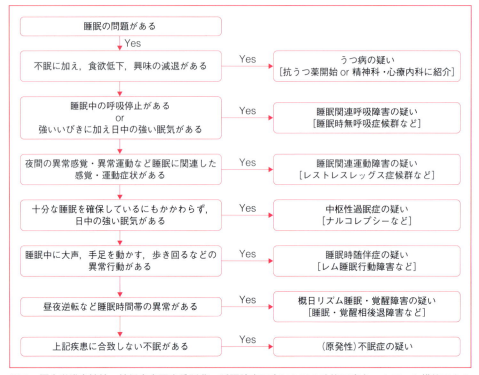

図2 厚生労働省精神・神経疾患研究委託費・睡眠障害医療における政策医療ネットワーク構築のための医療機関連携ガイドライン班による睡眠障害の鑑別診断フローチャート
(田ヶ谷浩邦，清水徹男：一般医療機関における睡眠障害スクリーニングガイドライン．睡眠医療2：267-270，2008より改変して引用)

がうつ病の発症に先駆けて出現することが知られており，不眠はうつ病が発症する際に最も初期に出現する非常に重要な臨床指標である．

### B. 睡眠関連呼吸障害

睡眠中に呼吸が止まる(10秒以上)，強いいびきがある，日中に眠気が強い，などの症状がある場合には睡眠関連呼吸障害(睡眠時無呼吸症候群)を疑う．終夜睡眠ポリグラフ検査(後述)で無呼吸が一晩に30回以上，もしくは1時間平均で5回以上確認されれば本症と診断される．1時間あたり15-30回ある場合は中等症，30回以上ある場合は重症である．無呼吸により睡眠が頻繁に中断するため不眠が生じ，その結果として日中の強い眠気が生じるが自覚症状が乏しい患者も多い．男性に多く，日本の成人の約1-4%，65歳以上の約10%が罹患していると考えられている．肥満，下顎が小さい，首が短いなどの身体的特徴も参考になる．

### C. 睡眠関連運動障害

夜間の足のむずむず，ぴくつきなど睡眠に関連した感覚・運動症状があるときは睡眠関連運動障害を疑う．本症状群は睡眠中に異常感覚や筋肉の異常運動が出現する病気の総称で，代表的な疾患としてレストレスレッグス症候群，周期性四肢運動障害，睡眠関連下肢こむらがえり，睡眠関連律動性運動障害など

がある．

レストレスレッグス症候群は，別名，むずむず脚症候群，下肢静止不能症候群ともよばれ，就床時や睡眠中に主として下肢の異常な感覚が出現するため入眠困難や睡眠維持障害が生じる．多くの場合，両側の足関節と膝関節の間に生じるが，大腿部や足，まれに腕に生ずることもある．下肢の異常感覚は，「むずむずする」，「虫が這う感じ」，「突っ張る感じ」などさまざまで，きわめて不快である．下肢を動かすと軽減するのが特徴である．

周期性四肢運動障害は睡眠中に下肢の骨格筋の異常運動（ミオクローヌス様運動）が出現するのが特徴である．異常運動の多くは下肢に生じ，典型例では足首関節や母指が背屈する，膝関節が曲がるなどの不随意運動が0.5-5秒ほど続き，20-60秒間隔で繰り返し出現する．「足ががくんとして目が覚める」「足がぴくぴくして寝つけない」などと表現されることが多い．加齢とともに増加し，65歳以上の高齢者の30％程度が罹患している．レストレスレッグス症候群と合併して出現することが多い．

### D. 過眠症

夜間の睡眠時間が十分なのに日中に強い眠気が慢性的にもしくは一定期間持続する場合には過眠症を疑う．代表的な過眠症として，ナルコレプシーと周期性傾眠症がある．

ナルコレプシーでは睡眠発作，情動脱力発作，入眠時幻覚，睡眠麻痺が特徴的だがこれらレム関連症状が認められないこともある．睡眠発作とは日中に突発的に強烈な眠気に襲われ眠り込んでしまうエピソードであり，会議や試験中など緊張を強いられる場面でも数分から十数分眠り込む．こうした短時間の睡眠（午睡）でも眠気が一時的に解消されることが多い．情動脱力発作では笑う，怒る，驚くなどの強い感情に伴って骨格筋の一部（時に全身）の脱力が生じ，「膝が笑う」「しゃべりにくくなる」などと表現されることが多い．入眠時幻覚は入眠時に多い比較的の鮮明な幻覚（夢体験）である．カーテンの陰の人影や家具が動くなどの幻視のほか，浮遊感，のし掛かられる重圧感，皮膚を虫が這う感じなどの身体幻覚のこともある．睡眠麻痺は入眠時もしくは早朝の中途覚醒時に骨格筋の弛緩が生じ随意運動や発声ができないいわゆる金縛りである．情動脱力発作，入眠時幻覚，睡眠麻痺は夢体験や骨格筋脱力を伴うレム睡眠が覚醒中や入眠直後に生じることが原因である．ナルコレプシーの発生頻度は0.1-0.2％と推定されている．

クライネ-レヴィン症候群（周期性傾眠症）は思春期に発症し，2-20日間持続する傾眠（嗜眠）状態を1-数か月，時に数年に1度の間隔で周期的に繰り返す．成人に達すると大部分が自然寛解する．傾眠期の初期には眠気が強く1日中眠り続けるが，尿意や便意があると覚醒する．無理に覚醒させると不機嫌や抑うつが強く，認知機能も低下しているためまとまった社会活動ができない．食欲や性欲が高まり逸脱行動に及ぶこともある．傾眠期の間欠期には特段の症状はなく，普段通りの生活が可能である．

### E. 睡眠時随伴症

睡眠中に大声，手足を動かす，歩き回るなどの異常行動，激しい情動や夢，自律神経異常など望ましくない身体現象が生じる．ノンレム睡眠からの覚醒障害，レム睡眠に関連するもの，その他の睡眠時随伴症の3つに分類される．睡眠時遊行症（夢遊病）や睡眠時驚愕症（夜驚）などの覚醒障害は小児期（5-12歳）に多く，通常，青年期までには消失する．レム睡眠行動障害は男性に多く，通常50歳以降に発症し，一般成人の0.38％，高齢者の0.5％程度でみられる．レム睡眠時の骨格筋脱力が障害され，夢の激情にかられて叫ぶ，ベッドパートナーを殴りつける（強盗と争う夢など）など夢体験と同じ行動をとる．入眠の1-2時間後や明け方にエピソードが多い．せん妄と異なり覚醒すると異常行動は直ちに消失する．パーキンソン病，レビー小体病な

## F. 概日リズム睡眠-覚醒障害

概日リズム睡眠-覚醒障害では，体内時計の調節障害のため正常な睡眠-覚醒パターンを保つことができない，もしくは交代勤務など睡眠時間帯を人為的にずらすことによって，種々の不眠および過眠症状や精神身体症状が生じる．不眠症とは異なり，自由なスケジュールで生活できる場合には目立った睡眠問題は生じない．しかし出勤や登校などの社会スケジュールに従おうとすると体内時計位相と明暗サイクルとの間にずれ（内的脱同調）が生じることにより，日中の強い眠気や集中力低下が出現したり，眠気もないのに就床時刻になるため入眠困難に陥るなどの困難が生じる．またそのような状態が長期間持続することにより，頭痛，疲労感，食欲低下，うつ症状など種々の精神・身体症状が高率に併発する．その結果，遅刻，能率低下，学業成績の不振などから職業上，社会生活上の機能障害が生じて退職や退学を余儀なくされる場合も少なくない．

## G. 不眠症

上記の睡眠障害が該当しない場合に不眠症を疑う．不眠症状による心身の不調（倦怠感や眠気，集中力の低下，不安や抑うつなど）が週に3日以上，3か月以上持続している場合に不眠症と診断される．軽症以上は日本の成人の約10%，中等症以上は約7%である．早すぎる就床，長すぎる午睡，カフェインの過剰摂取，アルコールによる浅眠などライフスタイルの問題から不眠が出現することもある．降圧薬（$\beta$遮断薬，$\alpha_2$刺激薬，Ca拮抗薬），ステロイド，抗パーキンソン病薬，気管支拡張薬，インターフェロン，抗うつ薬などで不眠，悪夢，うつ状態などが生じることがある．

## 睡眠障害の鑑別診断のための検査

### A. 客観的睡眠検査（終夜睡眠ポリグラフ検査）

終夜睡眠ポリグラフ検査 polysomnography (PSG) を行うことで睡眠構築を明らかにし，随伴する呼吸状態や筋活動をモニターすることが睡眠時無呼吸症候群，睡眠時随伴症，睡眠関連運動障害など，その他の睡眠障害の鑑別診断のために必須である．不眠症の診断には必須ではないが，薬物抵抗性の睡眠状態誤認（脳波上は眠っているのに不眠を訴える）の診断には有用である．

### B. 客観的睡眠検査（アクチグラフ）

アクチグラフは小型軽量で，内蔵している加速度計によって被験者および患者の活動量を検出する装置である．活動量の経時的変化をみることによって睡眠覚醒リズムを推定することができる．睡眠表では睡眠時間帯を主観的に判断しているため，入眠時刻や中途覚醒などが正確ではないという問題点がある．その点，アクチグラフによって活動量を連続測定することにより，客観的な睡眠覚醒リズムが判定できるという利点がある．機種固有の睡眠覚醒判定アルゴリズムを用いることで1-2分エポックごとの睡眠・覚醒を85-95%の精度で推定できる．

### C. 客観的眠気検査

客観的眠気を評価する検査として反復入眠潜時検査 multiple sleep latency test (MSLT)，覚醒維持検査 maintenance of wakefulness test (MWT) がある．MSLTは日中に2時間おき4-5回にわたり20分間のPSGを実施し，睡眠潜時 sleep latency および睡眠開始時レム sleep onset REM period (SOREMP) の有無を測定する．この際，患者を横臥させ，閉眼して眠るよう指示することで入眠しやすさを評価する．これに対してMWTの検査方法はMSLTと同じであるが，座位にて開眼し起きているように（眠らないように）指示することで覚醒維持能力を評価する（入眠しない場合には40分で終了）．これらの検

表1 ESS（Epworth Sleepiness Scale）日本語版（JESS）

もし，以下の状況になったとしたら，どのくらい**うとうとする**（数秒〜数分眠ってしまう）と思いますか．最近の日常生活を思いうかべてお答えください．

以下の状況になったことが実際になくても，その状況になればどうなるかを想像してお答え下さい．（1〜8の各項目で，○は1つだけ）

すべての項目にお答えいただくことが大切です．

できる限りすべての項目にお答えください．

| | | うとうとする可能性はほとんどない | うとうとする可能性は少しある | うとうとする可能性は半々くらい | うとうとする可能性が高い |
|---|---|---|---|---|---|
| 1） | すわって何かを読んでいるとき（新聞，雑誌，本，書類など） → | 0 | 1 | 2 | 3 |
| 2） | すわってテレビを見ているとき → | 0 | 1 | 2 | 3 |
| 3） | 会議，映画館，劇場などで静かにすわっているとき → | 0 | 1 | 2 | 3 |
| 4） | 乗客として1時間続けて自動車に乗っているとき → | 0 | 1 | 2 | 3 |
| 5） | 午後に横になって，休息をとっているとき → | 0 | 1 | 2 | 3 |
| 6） | すわって人と話をしているとき → | 0 | 1 | 2 | 3 |
| 7） | 昼食をとった後（飲酒なし），静かにすわっているとき → | 0 | 1 | 2 | 3 |
| 8） | すわって手紙や書類などを書いているとき → | 0 | 1 | 2 | 3 |

非営利目的で使用する場合は下記サイトから無料ダウンロードが可能．
https://www.sf-36.jp/qol/ess.html
Copyright, Murray W. Johns and Shunichi Fukuhara. 2006.

査はナルコレプシーや特発性過眠症の確定診断に有用である．診断基準値については各論をご参照いただきたい．

### D．主観的睡眠評価

最低4週間にわたり，睡眠表に日々の就床・起床時刻，入眠時刻，出眠時刻，睡眠や覚醒に関連した症状（眠気，感覚異常，行動異常など）を記録させる．簡便で長期にわたり記録することができ，睡眠時間帯の出現パターンのほか，服薬時刻，睡眠時に生じる精神身体症状や覚醒時の生活スタイルなどもわかり，診断に参考となる情報も多い．より詳細に不眠症状（入眠潜時，中途覚醒時間など）や日中のQOL障害（気分，倦怠感など）を記載させる睡眠日誌もある．睡眠日誌は不眠症の認知行動療法に用いられる．

### E．主観的眠気評価

エップワース眠気尺度 Epworth sleepiness scale（ESS）は読書，運転，映画鑑賞などの8つの生活場面を想定させ，各場面での眠気の強さを記載させることで眠気の評価を行う自記式尺度である．合計点が11点以上の場合に過眠の存在を疑う（表1）．

### F．睡眠障害のスクリーニング調査

ピッツバーグ睡眠質問票 Pittsburgh sleep quality index（PSQI）は過去1か月間の睡眠の質および量を評価する自記式質問紙であり，何らかの睡眠障害を抱える患者もしくはハイリスク者をスクリーニングする目的で用いられる．PSQI は18項目から構成され，さらに睡眠の質，睡眠時間，入眠時間，睡眠効率，睡眠困難，睡眠薬使用，日中の眠気の7要素（各0-3点）にまとめられる．総得点（0-21点）が高いほど睡眠が障害され，5.5点以上の場合に何らかの睡眠障害の存在が示唆される．

### G．生物時計の位相検査

概日リズムを示す神経内分泌リズムや深部

体温リズムは，生物時計機構の指標として重要である．特に，松果体ホルモンであるメラトニンの分泌リズム測定から得られるメラトニン分泌開始時刻 dim light melatonin onset（DLMO），あるいは深部体温リズム測定から得られる最低体温出現時刻は信頼性の高い生物時計位相の指標であり，高照度光療法やメラトニン（受容体作動薬）の照射・投与時刻を決定するのに役立つ．

#### 参考文献
1) American Academy of Sleep Medicine：The International Classification of Sleep Disorders. 3rd ed, Darien, IL, 2014
2) 田ヶ谷浩邦，清水徹男：一般医療機関における睡眠障害スクリーニングガイドライン．睡眠医療 2：267-270, 2008

# 失認，失行，失語
*agnosia, apraxia, aphasia*

橋本　衛　熊本大学大学院准教授・神経精神医学
池田　学　大阪大学大学院教授・精神医学分野

## Ⅰ．失認

【定義】　失認 agnosia とは，視覚，聴覚，触覚など要素的な感覚機能には障害が認められないにもかかわらず，それぞれの感覚を通して対象の認知ができない，すなわちその対象が何であるのかがわからない状態を指す．認知の障害は，知能の低下や，注意の障害，失語による呼称障害に帰することができないものとされ，認知症や意識障害，失語は認めないか，それが原因とは考えられない程度でなければならない．

【分類】　対象の認知が障害される感覚様式によって，視覚失認，聴覚失認，触覚失認などに分類され，さらに相貌失認のようにカテゴリー特異的なものも起こりうる．

### A. 視覚失認 visual agnosia

視力など要素的な視覚能力は存在するのに，対象の視覚認知ができない状態である．古典的には統覚すなわち形の知覚の段階の障害と考えられる統覚型視覚失認と，知覚された形と意味との連合障害と考えられる連合型視覚失認に分けられる．

#### 1. 統覚型視覚失認 apperceptive visual agnosia

視力と視野が正常ないし適切に保たれているにもかかわらず，単純な視覚刺激の形の識別ができない病態であり，それが何であるか認知できないばかりでなく，視覚対象のマッチング，異同弁別，模写も障害されている．両側後頭葉の損傷によって引き起こされる症状であり，一酸化炭素中毒後遺症の報告例が多い．

#### 2. 連合型視覚失認 associative visual agnosia

視覚表象は成立しているが，その視覚表象の意味がわからない状態である．模写やマッチングは可能である．両側の側頭-後頭葉病変による報告が多い．

### B. 相貌失認 prosopagnosia

視覚情報から顔を同定することができない病態である．妻や夫，子どもなど熟知の人物を見ても誰であるかわからないが，声を聞けば直ちにわかる．また声以外にも衣服や眼鏡，装飾品，仕草などの手がかりが与えられれば認識できることが多い．物体の認知や文字の読みとは別に影響を受け，他の視覚失認とは独立した障害と考えられている．責任病巣として，右後頭-側頭葉接合部の内側が重視されている．

【鑑別診断のポイント】　認知の障害が単一の感覚様式に限定しているかどうかを確認することが重要である．例えば「バナナ」を見て何であるかわからなくても，触ったり臭いをかげば「バナナ」であると認知できたり，聴覚失認の場合「セミ」の鳴き声を聞いて何の音かわからなくても姿を見ればすぐに「セ

ミ」であると認知できなければならない．また，視覚失認患者の主観的訴えは「見えにくい」「何か感じがおかしい」などの視力の異常を訴えることが多く，「見えているが何かわからない」といった訴えにはならない点に注意が必要である．見えにくさに対する本人の病識も薄いことが多い．

## II．失行

【定義】　失行 apraxia とは，四肢の筋肉や骨格など運動器官に麻痺，筋緊張異常，失調，不随意運動などの異常がなく，運動を遂行する能力が保たれていると考えられ，かつ命令は理解されているのに，目的に沿って運動を遂行できない状態を指す．

【分類】　失行は 100 年以上前から検討されている症候にもかかわらずいまだその理論は確立しておらず，現在でも Liepmann が提唱した古典的分類がよく用いられている．

### A．肢節運動失行 limb-kinetic apraxia

机の上に置いた硬貨や紙をつかむことができない，ボタンをはめられないなどの日常生活のなかで熟練しているはずの行為が拙劣になっている状態で，観念運動失行とは異なり障害肢のあらゆる動作でみられる．「運動拙劣症」ともよばれる．

### B．観念運動失行 ideomotor apraxia

言語命令を媒介として喚起可能な種類の，社会的習慣性の高い客体非使用性運動行為の意図性実現困難と定義される．すなわち，"歯ブラシで歯を磨く真似をする""ブラシで髪をとく真似をする"などのいわゆるパントマイム動作や，"手招き""さよなら"などの信号動作の実現障害である．観念運動失行の最大の特徴は，日常生活場面では可能であった動作が意図的に行う場面ではできないことである．命令下で"さよなら"ができないのに，患者が退室する際に手を振れば手を振って返すことはよくみられる現象である．

### C．観念失行 ideational apraxia

日常慣用の物品の実使用の障害．使用すべき対象物の認知は十分に保たれているのに正しく操作することができない．観念失行には，「単一物品の使用障害」と「複数物品の系列的使用の障害」（例：お茶を入れる際に，最初に茶筒から茶葉を急須に入れ，次にポットの湯を急須に注ぎ，最後に急須から湯呑みにお茶を注ぐといった行為の手順がわからなくなる）という 2 つの定義が存在する．

【鑑別診断のポイント】　失行では単に検査課題ができないだけではなく，誤りの内容，特に誤った運動を行うこと（錯行為）が重要となる．すなわち，形をなさない無定形な運動（例：腕を振り回す），運動が大まかになったり下手になったりする，運動の取り違え，一連の運動の順番を間違える，前の運動の保続，などの錯行為がみられれば失行と判断する．また対象が認知できていることが重要であり，認知症のためその物の知識が失われ使えなくなった病態を失行とはよばないことにも注意が必要である．

## III．失語

【定義】　失語症 aphasia は「大脳の損傷に由来する，いったん獲得された言語記号の操作能力の低下ないし消失」と定義される．この定義で重要な点は，「大脳の損傷」すなわち器質性疾患によって引き起こされる症状であり，解離性障害などの心因性の現象は除外されることと，失語はあくまで言語記号の「操作」の障害であり，言語の能力を実現する実施器官の障害ではなく，そこに指令を与え，制御する「操作」レベルの障害であるということである．

【分類】　現在も失語分類の主流はウェルニッケ-リヒトハイム Wernicke-Lichtheim の図式（図 1）に基づく古典分類である．この図式によれば，まず聴覚的に入力された情報は感覚言語中枢で音韻処理などを受け言語として理解される．その後処理された音韻は概念中枢に到達し，その言葉の意味が想起される．一方言語を表出する際には，まず概念中枢の

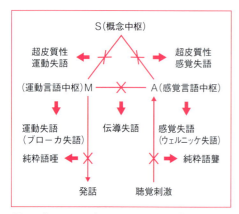

**図1 ウェルニッケ-リヒトハイムの失語図式**

思考過程のなかで何を話すかが決められると，運動言語中枢に信号が送られ，そこで言葉が形成され，そこから発声器に信号が送られ言葉が発声されることになる．また復唱（言葉の模倣）のように聞いた言葉をただ機械的に口から発語する場合は，感覚言語中枢から運動言語中枢へ直接信号が送られるため，概念中枢は介さない．図1に示したように，モデルのどの段階で障害されるかで失語の型が異なってくる．

　この図式に基づけば，感覚言語中枢が障害されて引き起こされるウェルニッケ失語 Wernicke aphasia では，言語理解が不良で復唱もできないが，発話は可能である．超皮質性感覚失語 transcortical sensory aphasia では，感覚言語中枢が障害されていないため音韻処理が可能であり復唱はできるが，言葉が概念中枢に到達しないため言語理解は不良である．一方運動言語中枢が障害されるブローカ失語 Broca aphasia では，発話が困難で復唱もできないが理解は比較的保たれる．また伝導失語 conduction aphasia では，復唱の障害が目立つものの発話や理解の障害は軽度である．実際にはこの図式に当てはまらない失語も多くあるが，この分類は臨床症状と病変部位との関連を理論的に説明できるという長所がある．特に失語臨床の多くを占める脳血管障害の場合，血管症候群としての失語型は比較的均一な病像を呈することが多いため，古典分類はいまだに有効である．一方，アルツハイマー病などの変性疾患による失語の場合は，古典分類に当てはまらない失語型が多い．

　失語を自発話が流暢か非流暢かによって二分する分類もよく用いられる．非流暢性の基準としては，発話量の低下，発話努力性の増大，構音障害，句の長さの低下，プロソディ障害などが挙げられる．基本的には非流暢性失語は中心溝より前方の病巣に，流暢性失語は中心溝より後方の病巣に対応するとされる．非流暢性失語の代表はブローカ失語であり，流暢性失語の代表はウェルニッケ失語，超皮質性感覚失語である．

【鑑別診断のポイント】　ベッドサイドで実施可能な失語症の簡易スクリーニング検査を紹介する．

1) 自発話：できるだけ自然な状況で会話し自発話をみる．患者の氏名，住所，職業などを言えるか，調子の悪い所はないかなどを質問し，流暢性，構音，文法構造，錯語の有無，発話内容などを検討する．
2) 呼称：時計や鍵などの日常物品を提示し「これは何ですか」のように質問する．反応が得られないときは，時計ならば「と」のような語頭音のヒントを与える．日常物品の呼称が可能ならば，聴診器などのなじみの少ない物品を呼称させる．
3) 単語の理解：日常物品を並べて，「私が言う品物を指さしてください」と指示させる．
4) 会話の理解：最も簡単な「目を閉じてください」という命令で始める．この命令はかなり重度の失語でも可能である．正しく反応できればさらに難しい命令「手を挙げる」「口に触ってから耳を触る」などを行う．
5) 復唱：「私の真似をして言ってください」と「か」「ち」などの単音節から始め，単

語「いぬ」「つくつくぼうし」，文章「空が青い」「友達に手紙を書いた」と徐々に音節数を長くする．
6）簡単な読字：単語や文章の音読や，「目を閉じなさい」のような書字命令に従ってもらう．
7）簡単な書き取り：名前，単語，文章の書き取りを行う．

これらのスクリーニングの結果失語症が疑われる場合は，標準失語症検査（SLTA）などの総合的失語症検査を実施してさらに詳しく言語機能を評価する．

失語の症状として錯語 paraphasia，理解障害，呼称・語想起の障害が重視される．話すという表出面の障害が強い失語症であっても何らかの理解障害は伴い，また，物の名前が言えない呼称障害は程度の差はあれ失語にはほぼ必発である．錯語には，「エンピツ」を「エンピチ」のように音韻を誤る音韻性錯語もしくは字性錯語と，「鉛筆」を「消しゴム」と言い間違えるような（同一意味カテゴリーのなかでの間違いが多い）語の誤りである語性錯語がある．

なお，話すことができなくても筆談で正常なコミュニケーションが可能であれば「内言語」が保たれているとして失語症には含めない．同様に話し言葉の聞き取りができないが，読みの理解が正常で内言語が保たれている場合も失語症とはいわないことに注意が必要である．この点を理解していれば，解離性障害による失声を失語と間違うことはまずない．

# 思路障害
*disorder of train of thought*

岩波　明　昭和大学教授・精神医学

## I．思路障害の概念

**【定義】**　思考とは，一定の目的を志向し，目的に適合した概念を順次想起しながらこれらを結びつけ，判断や推理によって課題を分析していく精神活動である．思考は，刺激事態のなかから問題点を抽出し（問題性），それに対する外的反応をいったん停止し（延滞性），問題解決に向かって内的過程を進行させる（志向性）とともに，その際，前提から結論までが論理的なつながりをもつように監視する（論理性）という特徴をもっている．思考目標に到達するまでの思考の進行過程を「思路」という．

思考の異常は思考内容の異常と，思考形式の異常（思路の異常と思考の体験様式の異常）に分類される．思路の異常（思路障害）とは，思考の進み方が障害されることをいう．思考は出発点から目的に向かって順次進むが，この思考の過程が停止したり適切な順番で進行しないものが「思路障害」である．思路障害にはさまざまな種類があるが，一般に思路障害といえば，思考のまとまりの悪さ（連合弛緩）を意味することが多い．また思路障害は，統合失調症における基本的な障害であると考えられている．

**【分類】**
### A．観念奔逸
躁病，躁状態の際に出現する．観念が次々に湧き起こり，その時々の偶然の内外の連想，例えば本人のそのときの思いつきや偶然のその場の出来事，言葉の音の類似性などによって思路が左右され，思路が最初の目標から外れていき，思考全体のまとまりがなくな

る形の思考障害をいう．談話促迫を伴うことが多く，患者は急き込んで話すため，さえぎることが困難で，また新しい考えを話すことに一生懸命で，話しかけの文が中途半端に途切れることがある．

観念奔逸では，近接する個々の観念の間には関係があるが，それらが一定の目標に向かってうまく配列・結合されず，全体としての思考のまとまりが欠けることが多い．観念奔逸は軽いときは話のまとまりが悪い程度であるが，高度の場合には思考のまとまりが全くなくなり滅裂思考に近くなり区別できない．

### B．思考制止（思考抑制）

観念奔逸とは反対に，観念が思うように浮かばず，判断力も低下し，思考がうまく進行しない状態である．主として，うつ病，うつ状態にみられる．本人が努力している様子はみえるが，思考や談話は遅延する．思考制止はしばしば行動の制止も伴う．

### C．連合弛緩，滅裂思考

思考の進行にあたって，思考を構成する観念の間に論理的連関がなく，思考のまとまりがなくなるものをいう．統合失調症にみられる症状である．程度の軽いものは連合弛緩といい，話はだいたいわかるがまとまりが悪い．間接的にしか関連していないような，あるいは全く関連しない話題に考えがそれるような自発談話のパターンとなる．意味不明で関連がない事柄が並べて語られる，または患者は1つの話題の枠組みから別の枠組みへと独特に変化させることもある．考えと考えの間にはあいまいな関連がある場合もあるし，明らかな関連がない場合もある．重症の場合には話の意味が全然通じず，極端なものでは話は無関係な言葉の羅列になり，「言葉のサラダ」とよばれる．この状態を滅裂思考とよぶ．言語の新作など，言語の形態や構造に異常を伴うこともある．

### D．思考散乱

滅裂思考に近いが，軽度の意識障害を伴うものである．症状精神病などにみられる．

### E．思考途絶

思考の進行が急に中断され，思考が停止するものである．談話は急に止まる．幻覚やさせられ体験によって考えが止められる，邪魔されると体験されることもあり，自然に考えが止まると体験する場合もある．数秒から数分の沈黙のあと，患者は自分が何を言っていたか，何を言おうとしていたか思い出せないということがある．統合失調症者にみられるものである．この症状がみられると，会話は突然止まることが多い．

### F．保続

同じ観念が繰り返して現れ，観念の切り替えができず，思考の進行が妨げられる状態である．頭部外傷などの器質精神疾患にみられることが多い．単語，考え，主題を繰り返し使い続け，患者が特定の主題や単語を使い始めると，談話の過程で絶えずそこに戻ってくる．自分でも間違っていることがある程度わかっているが訂正できない．

### G．迂遠

思考目標は見失われないが，1つひとつの観念にこだわって詳しく説明するので，回りくどく，要領よく思考目標に到達できないものをいう．物事を説明する過程で，長々と詳細を話し，挿入的な話をすることもある．迂遠の認められる応答ないし談話は，面接者がさえぎって要点を話すように促さない限り何分も続く．てんかん，認知症患者などにみられる．

### H．冗長

思考目標は見失われず，特に細部にこだわるというのでもないが，話の要領が悪く，長たらしくてまとまりが悪いものをいう．

## II．思路障害の評価

1970年代から，統合失調症などの精神疾患における思路障害を中心とした思考障害をより包括的かつ定量的にとらえる目的で，いくつかの評価尺度が作られた．こうした評価

尺度の例としてAndreasenによるScale for the Assessment for Thought, Language and Communication Disorders(TLC：思考，言語およびコミュニケーション障害評価尺度)，HolzmanらによるThought Disorder Index(TDI：思考障害指標)，HarrowらによるComprehensive Index of Positive Thought Disorder(CIPTD：陽性思考障害の包括的指標)などが挙げられる．

AndreasenによるTLCはKraepelinの記述をもとにして作成された尺度で，「脱線」や「接線的談話」など18の思考障害項目で構成されている．この評価尺度の1つの特徴は，「途絶」や「談話の貧困」「談話内容の貧困」といった陰性思考形式障害を示す項目を含んでいることである．Bleulerはこうした症状についても，それぞれ連合弛緩の1つの現れとして解釈しているが，質的に異なるとしてこれらの項目を除外して用いられる場合もある．表1にこのスケールの項目を示した．これらの項目のなかで思路障害に関連するものは，「談話散乱」「接線的談話」「脱線」「支離滅裂」「結論のない談話」である．「談話散乱」とは，議論または面接の際，患者は文や考えの途中で話を止め，机の上の物，面接者の衣服や容貌などの手近な刺激に応答して話題を変えてしまうものである．「接線的談話」とは，質問に対して，遠回しな，接線的な，ひどいときには無関連な返答をするものである．返答は質問と遠くで関連している

### 表1 TLCの項目

| | |
|---|---|
| 1) 談話の貧困 | 10) 言語新作 |
| 2) 談話内容の貧困 | 11) 語近似 |
| 3) 談話促迫 | 12) 迂遠 |
| 4) 談話散乱 | 13) 結論のない談話 |
| 5) 接線的談話 | 14) 保続 |
| 6) 脱線 | 15) おうむ返し |
| 7) 支離滅裂 | 16) 途絶 |
| 8) 非論理性 | 17) かたい談話 |
| 9) 音連合 | 18) 自己への関係づけ |

### 表2 CIPTDの項目

| | |
|---|---|
| 【カテゴリーⅠ】言語の形態と構造 | 1) 奇異な言語：①普通でない特別な方法で使用された1つの単語．②文の構造，考えの表現における軽度または中等度の認知的逸脱，または新語の作成．③言語新作(個人的な意味をもった新語)．④不自然，衒学的，形式的な話，テスト場面の会話として不適当なもの．<br>2) 通じ合いの欠如：①陳述に明確さがない反応．②コミュニケーションにおける小さなギャップ，説明されない語や，指示語の参照が不明確なもの．③コミュニケーションにおけるより大きなギャップ，説明されない句．概念や考えが通じなかったり説明されなかったりするような，個人的言語の要素が，明らかに認められる．④反応内の連続した単語，句，文章の間の解体した貧困な関連． |
| 【カテゴリーⅡ】話の内容，表現された思考 | 3) 一貫しているが奇妙な概念を含む反応<br>4) 社会的慣習から逸脱した反応<br>5) 特殊あるいは独特な論理<br>6) 混乱し解体した反応 |
| 【カテゴリーⅢ】混合 | 7) 行き過ぎ反応：①部分的にあるいは全体的に正確な反応のなかで無関係な話題にそれる．②過度に詳しすぎて，本来の問題がほとんど見失われる．<br>8) 混合傾向(反応のなかに個人的関心や連想が混合すること) |
| 【カテゴリーⅣ】質問と反応の関係 | 9) 全体より部分へのこだわり：被検者の反応が，単語や句からの連想やその解釈となっていて，質問全体に基づいておらず，しかも反応が奇妙で独特にみえる．<br>10) 被検者の言葉と質問の関係の欠如：まるで違う質問がなされているようにみえる． |
| 【カテゴリーⅤ】行動 | 11) 奇妙な行動(動作および感情表出を含む) |

場合もあるし，関連をもたず，全く無関連にみえることもある．

HolzmanらによるTDIとHarrowらのCIPTDは，いずれも陽性思考障害を評価する尺度である．ロールシャッハテストの回答を用いるTDIは，23の思考障害項目からなる尺度である．Holzmanらはこれらの項目を「連合弛緩」「結合的思考」「不統合」「奇異な語用」という4つの因子に分類している．TDIは定量性に優れるため，多くの研究で用いられている．

HarrowらのCIPTDは，Harrowらが統合失調症の思考障害の特徴とし指摘している「混合」と「見通しの喪失」を中心に，5つの大カテゴリーと11の小カテゴリーから構成される尺度である（表2）．Gorhamらが作成した諺テストとWAISの一般理解サブテストをテスト課題として用い，評価が簡便で検査時間も短時間であるという特徴をもっている．この特徴を生かし，多数の症例に対して繰り返し思考障害を評価するような縦断的研究などで成果を挙げている．CIPTDの項目のなかでは，大カテゴリーの「言語の形態と構造」「混合」「質問と反応の関係」の一部が思路障害に相当している．

# 妄想
*delusion*

**針間博彦** 東京都立松沢病院・精神科部長

【定義】　DSM-5では，妄想は次のように説明される（a)-c)の番号は筆者による）．
a)「妄想とは外部の現実に関する不正確な推論に基づく誤った信念beliefであり，他のほとんどの人が信じていることに反しているにもかかわらず，また議論の余地のない明白な証拠や反証にもかかわらず，強固に維持される．その信念は，その人の文化や下位文化の他の成員が通常受け入れているものではない（すなわち，宗教的信条ではない）」
b)「誤った信念が価値判断を含む場合，その判断が信用できないほど極端な場合にのみ妄想とみなされる」
c)「妄想的確信はときに優格観念から推論されうる（後者の場合，不合理な信念や観念を有しているが，妄想の場合ほど強固に信じていない）」

a)は妄想の定義であり，Jaspersによる妄想の外的メルクマール（指標）である，①著しい主観的確実性と尋常でない確信度，②経験にも説得力のある反論にも影響されえない，③内容が不可能である，と類似している．一方，b)は妄想と誤判断との区別であり，c)は妄想と優格観念との区別である．これらの区別が曖昧にされているのは，DSM-5は「妄想的確信は連続体上に生じる」（DSM-Ⅳ）という立場に立っているからである．

【分類】　妄想は形式面では一次妄想と二次妄想に，内容（主題）面では被害妄想，誇大妄想，微小妄想などに大別される．診断上は内容よりも形式が重要であるが，DSM-5では一次妄想と二次妄想は区別されない．DSM-5やICD-10では統合失調症性の自我障害も妄想に含められているので，これについてものちに触れる．

## A. 形式
### 1. 一次妄想と二次妄想

一次妄想 primary delusion（真正妄想 true delusion も同義）とは，最終的に発生的了解が不能である，すなわちそれが他の心的現象に反応して生じたものであるという縦断的な意味関連がわからない妄想である．一次妄想の確信は直接的かつ明白に出現する．一次妄想の形式には妄想気分，妄想知覚，妄想着想がある．

二次妄想 secondary delusion（妄想様観念 delusion-like idea も同義）とは，患者の元来のパーソナリティや特性，他の精神病症状，

気分状態，生活史，帰属する集団などに由来するものとして発生的了解が可能な妄想である．

### 2．一次妄想の種類

#### a．妄想気分 delusional mood

何かが起きているという不気味な雰囲気を感じ，自分がそれに巻き込まれていると感じるが，それが何かは明確にわからない．すなわち，外的事象に対する漠然とした意味づけ（自己関係づけ傾向）が生じてはいるが，特定の意味づけは生じていない．これは統合失調症の急性期（精神病エピソード）の最初の症状であることが多いが，明確に言語化されることはさほど多くない．自己関係づけに特定の意味が伴うと，妄想知覚が形成される．妄想着想もまた妄想気分に続いて生じることがある．

統合失調症の前駆期にみられる緊迫した気分は，それを外界の事象に関係づける傾向が生じていない点が妄想気分と異なる．

#### b．妄想知覚 delusion percept（ion）

合理的にも感情的にも了解可能な動機なしに，真の知覚に異常な意味が付与されるものである．例えば，患者は自宅の前に自動車が止まっているのを見ると，「自分を狙っている組織があり，見張られている」と確信する．こうした知覚には，例えばインターネットやテレビで見聞きした言葉や文章も含まれる．付与される意味はほとんどが被害的自己関係づけであるが，あらゆる了解可能な意味の背後に，無人称的な他者（上の例では「組織」）が出現することが特徴である．知覚と異常な意味づけとの間の時間的間隔が長い場合，妄想知覚は妄想追想となる．

妄想の形式のなかでは，この妄想知覚のみがSchneiderの一級統合失調症状（以下，一級症状）である．一級症状は統合失調症に特徴的な症状であるが，統合失調症に必ず認められる徴候ではなく，また他の多くの統合失調症状と同様に，器質性・中毒性の病態でも出現しうる．

#### c．妄想着想 delusional intuition

着想が突然に生じて直ちに確信される．その内容は自己に関するもの（心気，血統，召命など），他者に関するもの（被害，嫉妬など），物に関するもの（発明など）などさまざまである．着想はきっかけなく生じることもあれば，何かを見た際などにそれが刺激となって生じることもある．妄想着想は非精神病性の着想（「ひらめき」）や優格観念（後述）からの区別が困難なことがあり，診断上の重要性は妄想知覚に劣る．統合失調症の前駆期にみられる自生思考は，内容が不特定・多岐にわたり妄想的確信を伴わない点において，妄想着想と区別される．

### 3．二次妄想（妄想様観念）

これは統合失調症を含むあらゆる精神病性障害，重症うつ病，躁病にみられ，妄想反応としても生じる．

《妄想反応》

感情的解釈，すなわち不安や不信といった特定の気分基調に基づく解釈が妄想化する．例えば，職場でのささいな失敗を思い悩む人が，同僚から「避けられている，悪く思われている」との被害関係妄想をもつに至る．敏感性格に基づき，屈辱を受け自尊心が傷つくという体験後，関係妄想を主とする精神病症状が生じるものは，特に敏感関係妄想とよばれる．妄想反応はその内容が基本的に了解可能であることから妄想知覚と区別される．

個々の妄想知覚，妄想着想，妄想反応などが相互に関連づけられると，妄想体系ないし妄想構築を生じる．この場合，一次妄想を取り出して診断に用いることはしばしば困難である．

## B．妄想の内容

妄想の形式は精神疾患の種類に規定されるが，その主題は患者の気分，パーソナリティ，生活史などに左右され，具体的内容は妄想形成時の患者の社会的・文化的背景に影響を受ける．

1. **被害妄想 persecutory delusion**

　自己あるいは身近な人に対する他者の悪意が感じられるという被害的内容は，妄想内容として最もよくみられる．妄想対象はあいまいなこともあれば，特定ないし不特定の人ないし集団のこともある．注察妄想，追跡妄想，被毒妄想は広義の被害妄想に含められる．被害妄想は一次妄想としても二次妄想としても生じ，統合失調症を含むあらゆる精神病性障害のほか，重症うつ病エピソード，躁病エピソードにもみられる．

2. **関係妄想 delusion of reference**

　周囲の人の言動，出来事，インターネットやテレビで見聞きする言葉などが，自分に対してのもの，自分に関するものと確信する妄想である．異常な意味が付与され，妄想知覚となることもある．内容は当てつけや中傷など被害的なものが多い（被害関係妄想）．対照的に，関係念慮 idea of reference はその場限りのものであり，妄想的確信に至らない．

3. **誇大妄想 grandiose delusion**

　肥大した自己評価を内容とする妄想の総称であり，内容によって血統妄想，宗教妄想，発明妄想などとよばれる．一次的な誇大妄想は妄想着想として統合失調症に生じることが多い．二次的な誇大妄想は，気分に一致した妄想として躁病エピソードの誇大感から生じるほか，統合失調症では幻声や被害妄想に基づいて生じる．

4. **微小妄想 delusion of belittlement**

　罪業（罪責）妄想 delusion of guilt（社会規範や倫理に反したという妄想的確信），貧困妄想 delusion of poverty（事実に反して経済的に困窮しているという妄想的確信），心気妄想 hypochondriacal delusion（重大ないし不治の病気にかかっているという妄想的確信）など，自己評価の低下を内容とする妄想の総称である．これらは気分に一致した妄想として重症うつ病エピソードにみられる．二次的な罪業妄想は，被害妄想から生じることもあれば，被害的な内容の幻聴に基づいた自己非難や，加害妄想に伴う自責から生じることもある．一方，罪業妄想，貧困妄想あるいは心気妄想が妄想着想として一次的に生じた場合，妄想性障害との鑑別が問題となる．虚無妄想 nihilistic delusion（否定妄想 delusion of negation）は自分の心，身体，あるいは周りの世界の存在を否定するものであり，コタール症候群 Cotard syndrome の中核症状である．

5. **身体妄想 somatic delusion**

　自己身体の外見や機能を主題とする妄想であり，上記の心気妄想のほか，醜形妄想 dysmorphic delusion（自己の身体部位の形状の醜悪さ・異常性に関する妄想的確信），自己臭妄想 delusion of body odor（自己の身体から発する不快な臭いのことを他人が言動でほのめかし，他人が自分を避けるという関係妄想および忌避妄想からなる）などがある．

6. **妄想性人物誤認 delusional misidentification**

　人物誤認は妄想的確信を伴うことが多い．よく知っている人が瓜二つの別人にとって代わられているというカプグラ症候群 Capgras syndrome や，身の周りにいる種々の人は実は同一人物が変装して姿を変えたものであるというフレゴリ症候群 Fregoli syndrome がある．

## C. 自我障害

　狭義の，すなわち統合失調症性の自我障害は，種々の心的行為が他の力によって「させられる」と感じる自己能動感の障害であり，すべて Schneider の一級症状である．被影響体験 passivity experiences，させられ体験 "made" experiences ともよばれる．これらの自我障害は，ICD-10 では妄想に含められ，DSM-5 では「奇異な妄想」（その人の文化が物理的にありえないとみなす現象に関する妄想）に含められる．自我障害は考想に関するもの，身体感覚に関するもの，その他のものに大別される．

1. 考想被影響体験

思考に関する自我障害は考想被支配妄想 delusions of control of thought ともよばれ，以下のものがある．

a. 考想奪取 thought withdrawal

自己の思考内容が他者に奪取されるという体験であり，「誰かに私の考えをとられる」などと訴えられる．

b. 考想吹入 thought insertion

他者の思考内容を保有させられるという体験であり，「誰かの考えを入れられる」などと訴えられる．

c. 考想伝播 thought broadcast

自己の思考内容が無媒介的に他者に感知されるという体験であり，「自分の頭の中が皆に知られている」などと訴えられる．無媒介的とは，幻声（例えば考想化声），妄想知覚（例えば他者の言動にそうした意味が付与される），関係妄想（例えば「テレビで自分のことが放送されている」）など他の症状に基づくものではないことである．

d. 考想転移 thought transference

他者の思考内容が無媒介的に自己に感知されるものであり，「人が考えていることがわかる」などと訴えられる．

2. 身体的被影響体験 somatic passivity

身体感覚に関する被影響は身体的被影響体験とよばれる．これは「電磁波で頭の中をいじられる感じがする」など，体感異常に「（誰かあるいは何かによって）させられる」という要素が加わったものである．

3. その他のさせられ体験

意志，行動，感情，欲動も他者によってさせられたものと感じられることがある．単に「操られる」と訴えられることもあれば，外部からコントロールされる感じを電波やインターネットなどによって説明する被支配妄想 delusion of control が発展することもある．

【鑑別診断のポイント】

A. 妄想を伴う ICD-10 のカテゴリー

妄想は ICD-10 分類に従えば F0 のうち認知症，せん妄，器質性精神病性障害，F1 のうち精神作用物質使用による急性中毒および精神病性障害，F2 のうち統合失調症，妄想性障害，急性一過性精神病性障害，感応性妄想性障害，統合失調感情障害，F3 のうち精神病症状を伴う気分障害（うつ病エピソード，躁病エピソード，混合性エピソード）にみられる．F2，F3 の診断のためには，F0，F1 の除外が必要である．

B. 統合失調症と妄想性障害

ICD-10 では，妄想性障害は非統合失調症性の精神病性障害と位置づけられ，統合失調症の全般基準を満たさないことがその除外基準の 1 つである．妄想のうち統合失調症の全般基準に含まれているものは，妄想知覚，奇異な妄想，および上記の自我障害である．DSM-5 では，こうした妄想の種類による妄想性障害と統合失調症の区別は行われなくなった〔詳細は「統合失調症」（⇒835 頁），「妄想性障害」（⇒79 頁）を参照〕．

C. 猜疑性（妄想性）パーソナリティ障害 paranoid personality disorder

このパーソナリティ障害そのものは妄想を有しない．paranoid という語は ICD-10 では「自己関係づけ」，DSM-5 では「猜疑心」との意味で用いられ，その観念は妄想性確信を伴うとは限らない．「妄想性」という意味では delusional という語が用いられている．

このパーソナリティ障害の特徴である自己関係づけ傾向／猜疑心は，優格観念であって妄想ではない．優格観念（支配観念）overvalued idea とは，随伴する強烈な感情のゆえに患者の考えや生活を支配する観念であるが，患者のパーソナリティや現実の状況から了解可能であり，また妄想とは異なり訂正可能である．このパーソナリティ障害を有する人に，被害妄想や誇大妄想が生じた場合，妄想性障害など精神病性障害の診断に変更される．

こうした理由から，DSM-5 の日本語訳では旧来の「妄想性パーソナリティ障害」から

「猜疑性パーソナリティ障害」に訳語が修正された．

**参考文献**
1) 針間博彦，中安信夫（監訳）：フィッシュ臨床精神病理学—精神医学における症状と徴候．星和書店，2010
2) Oyebode F : Sims' Symptoms in the Mind. An Introduction to Descriptive Psychopathology, 4th ed. Saunders, London, 2008
3) 鹿島晴雄，古城慶子，古茶大樹，他（編）：妄想の臨床．新興医学出版社，2013

# 強迫
*obsession and compulsion*

永田利彦　なんば・ながたメンタルクリニック・院長（大阪）

【定義】　日本語では強迫と一言であるが，英語では強迫観念 obsession と強迫行為 compulsion に分かれる．また一般に強迫的という場合，強迫性パーソナリティ障害に含まれる完全主義傾向，頑固さも含むが，強迫症/強迫性障害と区別して考える．

　強迫観念は日常生活のなかの実際の問題に対する多少過剰な心配ではなく，持続的で侵入的 intrusive quality な観念，思考，衝動，イメージで，コントロールできず uncontrollability，受け入れ難く unacceptability，不適切なもの，「気が狂った」ものとして体験され，著しい苦痛を引き起こしているものである．そのために無視をしよう，抑えよう，抵抗しようとするが，その結果，さらに不安が高まる．心の中の強迫行為，心配性（全般不安症に認められる），反芻 rumination（抑うつ状態の患者にみられる），他のタイプの侵入的な思考（心的外傷後ストレス障害で心的外傷の記憶に関連して想起される侵入的なもの），支配観念（身体症状症，醜形恐怖症，神経性やせ症/神経性無食欲症に認められるもの），妄想（精神病性障害に関連するもの）との区別が必要である．

　強迫行為は繰り返される行為，行動，思考で，多くの場合は強迫観念や病的な恐怖に関連し，また恐ろしい出来事が起きないようにするためや，強迫観念に関連する不安，苦痛を中和 neutralization するために行われる．強迫行為によって不安や強迫観念が和らぐのは一時的であるので，繰り返し行うことが必要となる．強迫行為には目に見える行動のほかに，心の中で繰り返し行われる強迫行為 mental act, mental cognition, cognitive compulsion という，他人にはみえないものも含まれる（例えば，黙って繰り返し数えるなど）．厳格で強固な規則に基づいて行う儀式 ritual とは区別される．

　少数例ではあるが，強迫観念，強迫行為の片方だけが存在する場合もある．

　このような強迫観念，強迫行為ともに自ら過剰であるとの認識があり，自我非親和性 ego-dystonicity（過剰で不合理であるとの認識がある）がある．しかし症例によっては，強迫性障害であっても，そのような強迫観念・行為が過剰で不合理であるとの認識に乏しく，DSM-5 診断基準では，その場合，「病識が欠如した」との亜型に分類される．病初期には病識を有しているのが，病歴が長くなるうちに病識が乏しくなることが多い．この病識はあるかなしかの２つに分けられるものではなく，種々の度合いがある．しかし病識に乏しいことが，精神病性であることを意味するものでなく，病識に乏しい強迫性障害でも精神病症状を示すことはない．

【分類】　強迫症状に関しては以下に示すように分類されるが，強迫性障害では，数々の種類の強迫性症状を示すことが多く，かつ，経過によって，強迫観念・行為が変化していくことが多い．

## A. 不潔 contamination，洗浄 washing，清掃 cleaning

不潔に関するものは強迫性障害で最も多い強迫観念である．ばい菌，ゴミ，体液，排泄物の何であれ，それによって不潔になってしまうのではないか，何らかの感染性の疾患にかかるのではないかというおそれや強迫観念と関連していることが多い．感染を恐れる場合，人間の分泌物，排泄物を恐れる．

一方で，単純に清潔さが気になっている場合もありうる．そのために，過剰に衛生に気を使い，汚染の原因となる物に触れることを避ける．ドアのノブをビニール袋越しでしか触らなかったりする．さらには汚染を除こうと，洗浄と掃除を行うが，汚染の危険がないと感じるまで行うことが必要で，数時間以上かかるかもしれない．過剰に洗浄することで台なしにしたり（例えば野菜を何時間も洗って台なしにする），手が皮膚炎を起こし，出血するまで続けることもまれではない．

## B. 病的な疑い pathological doubt，確認 checking，保証を求める reassurance seeking

「これは正しくない」「ちゃんとしていない」などといった自分自身に対する病的な疑いである．これには自分の性格面，行動，外見など種々の要素が含まれる．そして，自分が正しく行うことができているかどうかの不確実さに耐えられない．その結果，確認行為につながる．例えば火事が起こらないようにガス栓を何回も確認するだけでなく，器具からガス管を抜き，さらに確認を続ける．未来に起こるかもしれないことへの恐怖を和らげるものである．経過とともに重症化すると，ある決められた手順で決められた回数以上に確認を行う規則を守ること自体が強迫となることもある．

## C. 対称性 symmetry，整頓 order

物をきっちりと対称的に，整頓されたように配列（設置，置くこと）することを必要とする強迫観念と，それに応じて時間をかけて配列し直す行為である．そして「きっちりと置かれている」と感じられるまでやり直すことになる．どのように配置すれば「きっちり置かれている」かは，他人からはわかりにくい．このタイプの強迫症状は強迫性障害とともにチック障害で認められ，完全主義傾向との関連も考えられる．

## D. 性的 sexual，攻撃的 aggressive，宗教的 religious

性的，攻撃的な強迫症状は最も本人にとって苦痛なものである．家族，友人，同僚，またはすれ違った人に不適切なことをするのではないか，傷つけるのではないか，さらには殺してしまうのではないかという強迫である．性的な強迫は脱抑制して不適切な性的行動を起こすのではないか，公衆の場で決してしてはならない行為をするのではないかという恐怖である．宗教的な強迫症状は性的，攻撃的な強迫と関連し，宗教的に恥ずべきことをするのではないかというものである．

## E. ためこみ（貯蔵 hoarding）

DSM-5 ではためこみ症と診断される可能性がある．市場価値的にも個人的にも価値のない物を収集し，貯蔵することである．さらにその収集し貯蔵している物を廃棄することができない．他の強迫症状と同様に，ごく軽度に収集する程度から，収集，貯蔵に生活全般が支配されていることもある．重症な場合，寝る場所がないほどに貯蔵し，不潔な状態となる．この場合，洞察が乏しいことがあり，治療的に難渋する．この強迫行為に相応する強迫観念がない場合もある．強迫性パーソナリティ障害でも，物を捨てられないことはあるが，収集を行うことはない．貯蔵は治療抵抗性の症状として知られる．

【鑑別診断のポイント】　まず身体疾患との鑑別診断が必要になる．シデナム舞踏病やハンチントン舞踏病といった大脳基底核の疾患でも強迫症状を呈する．多くの強迫性障害が30歳以前の発症であり，それ以降の発症では身体疾患の可能性について考慮する．また

小児ではA群β溶血レンサ球菌感染症関連小児自己免疫性神経精神障害 pediatric autoimmune neuropsychiatric disorders associated with streptococcal infections（PANDAS）が知られており，細菌感染に対する免疫的な反応として比較的急速に発症する．

強迫症状が，日常の生活のなかで生じる正常範囲の不安や心配であるのかどうかの区別が必要となる．正常範囲の侵入的な思考は，その思考に対して責任を感じず，抑えたり中和したりする必要を感じるほどの苦痛を伴わず，よりコントロール可能なものである．病的な心配性は日常の現実問題に関するもので，また多くは未来に関するものであり，異質なもの，「気が狂った」，無意味なもの，不適切なものとしては体験されない．抑うつ的な反芻では，過去の喪失や自分の失敗に関するもので，異質なもの，無意味なもの，不適切なものととらえていない．強迫症とうつ病が併存することも多いが，うつ病の強迫症状は抑うつの改善に伴って改善，消失するものである．心的外傷後ストレス障害（⇒266頁）では，特定の心的外傷体験に関する記憶が侵入的に何度もよみがえることがあるが，異質なもの，無意味なもの，不適切なものとはとらえられない．支配観念は確固たる信念とともにあり，異質なもの，無意味なもの，不適切なものととらえていないため，無視しよう，抑えよう，中和しようなどの抵抗を認めない．妄想は，固定してぶれない信念であり，その内容に対して疑いもない．内容も奇怪なことが多く，妄想的な証拠に基づいており，現実検討能力の喪失が示唆される．当然，異質なもの，不適切なものという認識に欠け，無視しよう，抑えよう，抵抗しようとしない．

強迫症が統合失調症と併存する場合には，統合失調症の部分症状であるのか，独立してあるのか，個々の症例ごとに検討を行う．確かに強迫症状が精神病の前駆症状であることがあるが，強迫症であると精神病発症のリスクが高くなるわけではない．精神病での強迫症状は，病識を欠如していることが多く，内容的にも複雑で奇怪な強迫観念・行為であることが多い．犯罪を犯したという妄想によって繰り返し処罰を求めるなど，妄想によって強迫症状がさらにかさ上げされることがある．そのような観点から，統合失調症，妄想性障害，統合失調型パーソナリティ障害，病識を欠如する強迫症であるのか判断する．

チック障害，特にトゥレット症候群（障害）は運動チックと音声チックを呈し，強迫症とともに繰り返し行動することが認められる（チック障害，トゥレット症候群については326頁参照）．トゥレット症候群の半数弱が強迫症状を呈する一方，強迫症患者がトゥレット症候群を併存することは少ない．

また強迫症と強迫性パーソナリティ障害は，長らく混同されてきたが，操作的診断基準を用いた研究ではこの2つの密接な関係に対して否定的である．

広汎性発達障害も強迫的であるが，常同行為との区別が必要である．その場合，指をこすり合わせる，水をいじる，紙を破るなど，単調で変化の少ない習慣的な行動である．

さらには最近，強迫スペクトラム障害の概念が提唱されており，それには広範囲の精神障害（抜毛症，病的賭博，窃盗癖，強迫的な買い物といった衝動制御障害，性的依存，性的倒錯といった性的障害，摂食障害，身体症状症，病気不安症，醜形恐怖症，強迫性・境界性パーソナリティ障害，トゥレット症候群，シデナム舞踏病，広汎性発達障害など）が含まれるが，DSM-5の強迫性障害および関連障害群に含まれるのは強迫症，醜形恐怖症，ためこみ症，抜毛症，皮膚むしり症などである．

# 不安（解離，離人症）
anxiety (dissociation, depersonalization)

永田利彦　なんば・ながたメンタルクリニック・院長
（大阪）

【定義】　不安は自分の中または外界での危険に対する予期によって生ずる心配，恐怖感，心細さである．また，全般不安症の場合は，その対象が明確ではない不安であり，浮動性不安 free-floating anxiety とされる．

よく，正常範囲の不安には適応的な意味があることが指摘される．それは戦うか逃げるか反応 fight or flight response といわれる．不安は何らかの危険が迫っているシグナルであり，危険を察知し，どのように適切に対応するか考慮することは正常で，生物が生き延びるのに必要な機能である．また，その不安の対象は外界（環境）に対するものもあれば，自分の内，身体的な危険に対する不安であるかもしれない．例えば，ある学生が，今の学習レベルが十分でないことを察知し，このままでは次の期末試験で単位を落としそうなことを予期し，その後に遊びに行くことよりも図書館で学習することを選んだとすれば，それは文字通り正常範囲の不安であり，生きていくのに必要な危険察知能力である．一方で，周囲でみんながかかっている何でもないウイルス性の胃腸炎にかかっただけなのに，がんではないか，何か重大な内臓疾患ではないかと，病院を転々として種々の検査を受け，それでも納得できない場合は病的な不安といえる．このように病的な不安は，危険度を不正確かつ真実の程度に比べて明らかに過剰にとらえ，その危険度からして過度に保身的に対処することで，かえって日常機能に支障をきたす．

病的な不安と正常な不安を程度，期間，とらわれの度合い，本人にとっての心理的，行動への影響の大きさから比較することができる．病的な不安はその状況（危険度）に似つかわしくないほどに過剰で，時間的に長く継続し，または繰り返して体験し，とらわれ，明らかに心理的に苦痛を感じ，行動に大きな変化を及ぼし，その人の全体的な機能に悪影響を与える．一方で正常範囲の不安は程度が軽く，それほど長続きせず，とらわれることがなく，不快ではあるが，苦痛であるのはごく短時間で，行動に影響を与えても一時的で，全体の機能に支障をきたすことはない．

不安と恐怖 fear は混同されていた時期もあり，相互交換的に使用されていたが，不安障害の拡大に伴って，違った意味内容にとらえられている．正常範囲の不安は差し迫った危険からの警告であり，その脅威に対して対処可能にしてくれる機能を有する．恐怖は同様の警報システムではあるが，既知の，外界にある，明らかに存在するものへの反応である．このような不安と恐怖が別の意味合いで使われるようになった背景に，これからの未来がどうなるかわからないという，不安が拡大する時代背景を考えずにはいられないが，それは精神医学の領域を超えているのでここでは述べない．

解離の概念も時代によって大きな変遷を遂げてきた．現在，DSM-5 では，解離を意識，記憶，同一性，情動，知覚，身体表象，運動制御，行動といった日頃では統合されている機能の破綻および/または不連続と定義されている．DSM-5 では精神的解離に重点が移り解離性同一症が解離性障害のプロトタイプとして扱われており，さらには正常から解離性同一症まで，解離症状は連続線上でどこかで区切ることができないという立場である．解離は，隠蔽された痛ましい記憶，恐怖，願望のみならず，外傷的出来事が生じた際の心的外傷そのものに対する防衛機制で，圧倒されるような恐怖，痛み，絶望から自我を守る防衛とされる．DSM では現在，精神的解離である解離症とより身体的な解離である身体症状症に分離され，転換症は身体症

状症に分類される．わが国の実際の臨床では，現在，典型的な失立失歩や後弓反張に遭遇することは少なく，ヒステリーから解離，それも身体症状を示す転換症から，より精神症状を示す解離症に移行している．さらに解離性遁走は解離性健忘の亜型に分類され，独立した項目ではなくなった．解離の定義自身に議論があるように，その分類もこれからさらに変遷を遂げていくであろう．

　離人症は自分自身の体から離れてしまっている，自分の体の中にない感覚を，持続的にまたは繰り返して体験することとされる．そして自分自身の肉体を別のものと感じたり，自分を他人を見るように見たりするようになる．現実感喪失 derealization が自分の周囲に対して現実感をもてないのと対照的である．離人症はDSMでは解離症に，ICDでは他の神経症性障害に分類され，今後の診断的位置づけの整理が期待される．

【分類】　定義に述べた通り，不安，解離，離人症を呈する精神障害はさまざまであるうえに，その臨床像自身も変化しており，診断的位置づけも変わってきている．

　不安を呈する精神障害は不安症だけでなく，うつ病や双極性障害でも，その他の精神障害でも認められる，一般的な症状である．現在，DSM-5では不安症群に分離不安症，選択性緘黙，パニック症，広場恐怖症，全般不安症，社交不安症（社交不安障害），限局性恐怖症，他の医学的疾患による不安症，物質・医薬品誘発性不安症，特定不能の不安症が含まれている．また解離症には解離性健忘（解離性遁走），解離性同一症，離人感・現実感消失症，特定不能の解離症が含まれている．

【鑑別診断のポイント】　おのおのの不安症の診断は別項にお任せすることとして，ここでは，いくつかのポイントを指摘したい．

　まず，その不安や恐怖が程度や持続時間，本人の日常機能への影響の大きさなどから，正常範囲の不安であるのかどうかを判断する．次に種々の身体疾患によって不安が誘発されるので，それらについて除外診断を行う．不安が強いと筋肉の緊張などから各種の身体症状を伴うことが多い．これらの症状自体は不安症の症状であるが，患者自身は身体疾患のことを過度に心配しているので，本人が受け入れられずとも家族が納得できる程度には検査する必要がある．最も注意しなければならないのは甲状腺機能亢進症であるが，気管支喘息，慢性肺疾患，種々の心疾患，高血圧症，糖尿病や，その他の神経・代謝・内分泌疾患などからも不安症状に似た症状を呈する．一般に，これらの身体疾患は年齢が高くなると罹患している率も高くなる．そこで，これまで全く心配性，神経質ではなかった人が中年期以降になって急に不安症症状を呈し，身体症状も呈している場合は要注意である．老年期の症例ではさらに重要性が増す．ルーチン検査に加えて甲状腺機能は欠かすことができない．また年齢や身体症状を考慮して，必要に応じて心電図や胸部X線撮影なども考慮する．身体疾患の場合は，その改善に従って不安症状にみえていた症状は消失する．身体疾患が治癒（または十分に改善）しているのに，不安症状が継続する場合には，不安症の診断を考慮する．

　また各種の薬物によっても不安の症状に似た身体症状だけでなく精神症状も呈する．覚醒剤などの刺激剤の摂取は不安症状を惹起することが知られているが，最も注意しなければならないのはカフェインである．確かにわが国では米国のように大量のカフェインを摂取する（1日に何杯ものコーヒーを飲んでいる）人は少ないものの，可能性を考慮しておく．カフェインの大量摂取の場合は頻尿，おなかを壊すなどの胃腸症状，頻脈などの心臓のリズム障害，紅潮などの身体症状を伴っていることが多い．またアルコールやベンゾジアゼピンの離脱症状も不安症の身体症状に似ている．一方で，全般不安症と過敏性腸症候群の併存も多く，注意が必要である．

どの不安症であるのかについては，何に対する不安か，何かを予期するので起こる予期不安であるのか，漠然とした不安であるのか（浮動性不安），対象がはっきりしている恐怖であるのかを明確にすることで，おのずと診断に結びつく．

解離症，それも解離性同一症の場合，転医の際に前医によって「統合失調症」「境界性パーソナリティ障害」「アルコール依存症」「摂食障害」「身体症状症」などの診断がつけられていることが多い．「一定期間，その診断で治療を進めても改善が認められない場合，解離性同一症を考慮する」とされるが，そもそも「境界性パーソナリティ障害」「アルコール依存症」「摂食障害」「身体症状症」などの治療者が不足しており，それらの障害に対する苦手意識が一般に強い．そこをあえて，それらの診断がついた症例をじっくりと診察することが治療の第一歩である．

統合失調症と解離症との鑑別は難しい．シュナイダー（Schneider）の一級症状があれば，即，統合失調症とするのが通例で，幼少時期の心的外傷の有無などこちらから聞くことはないからである．解離性同一症の幻聴は一過性で，明瞭で，頭の中から聞こえることが多く，幼少時期の心的外傷と関連した声であることが多く，さらに，幼少時期から幻聴が続いているなど，統合失調症の発症時期と考えられる時期よりはるか以前から幻聴の存在している場合もあることなどがポイントとなる．境界性パーソナリティ障害と「誤診」されている場合もあるが，境界性パーソナリティ障害との併存もありうる（議論のあるところだが）．多くの自傷行為があるにもかかわらず，妙にこちらへの攻撃がなく，ただただひそかに自傷行為を行っている場合では，解離性同一症を考慮する．その場合，過去の外傷体験を繰り返し傾聴するだけでも改善していくことがある．

離人症は離人感・現実感消失症をはじめ境界性パーソナリティ障害，不安症，うつ病，双極性障害といった多くの他の精神障害でも認められる．物質関連障害との関係も考慮する．離人症でもマリファナ，LSDなどといった違法薬物の使用が発症の契機となり，それらの違法薬物中止後も，離人症症状が継続することがある．診断基準では薬物の直接的影響によらないこととされており，薬物使用開始以前の生活歴，パーソナリティなどの聴取により判断できることが多い．

## 恐怖
*fear*

永田利彦　　なんば・ながたメンタルクリニック・院長（大阪）

【定義】　恐怖および恐怖症 phobia は，その恐怖の対象となるものに対する過剰で，持続的かつ非合理的なおそれと，できる限りその恐怖の対象を回避しようとするものである．限局性恐怖症が代表的であるが，他にスピーチ恐怖症のように社交不安症パフォーマンス限局型，広場恐怖症などでも認められる．そのような恐怖の対象となるものは，場合によっては本当に脅威であるが，その可能性が低いにもかかわらず，その対象に遭遇すると悲惨な結末が過度に予期される場合である．例えば血液・注射恐怖症の場合，採血者がまれに失敗するという点で実際の脅威であるが，採血の場面で「失神するのではないか」「大騒ぎをしてしまうのではないか」と恐れるのは明らかに過度で，周りの目も気になり，そうする自分のことが嫌になってしまう．

【分類】　恐怖症は，高所恐怖症 acrophobia，猫恐怖症 ailurophobia，水恐怖症 hydrophobia，閉所恐怖症 claustrophobia，犬恐怖症 cynophobia，火恐怖症 pyrophobia，他人恐怖症 xenophobia，動物恐怖症 zoophobia などのように恐怖の対象ごとに名称がつけられ

ているが，分類としては恐怖の対象によって動物型，自然環境型，血液・注射・負傷型，状況型の4つに分類される．

　動物型は小児期発症で女性に多く，動物（蛇，クモなど）を恐怖するのだが，その原因は危険であるという場合だけでなく，極度の嫌悪である場合もある．自然環境型の場合，異質性が高く，発症年齢も一定しない．恐怖の対象は高所，水，嵐，雷などである．血液・注射・負傷型は，遺伝負因があり，小児期に発症し，男女比がほぼ等しく（他の恐怖症は女性に多い），血管迷走神経反射という特異な生理反応があることが知られている．すなわち恐怖の刺激により第1相では呼吸数や心拍数が増加するが，第2相の血管迷走神経反射では急激に血圧が降下し血管迷走神経失神を引き起こす．状況型は閉所恐怖症，飛行機恐怖症 fear of flying，運転恐怖症 fear of driving などが代表的である．発症年齢は他の恐怖症より遅い傾向がある．閉所恐怖症は広場恐怖症と似ているが，そのような場所は非常に限られ，閉所では息苦しくなり，窒息するのではないかと不安になり，広場恐怖症が失神の恐怖を呈するのと異なる．また飛行機恐怖症では，①閉じ込められている，②非常に高い所を飛んでいる，③広場恐怖症のようにパニック発作へのおそれ，④飛行機事故へのおそれ，などの要素が絡んでいる．そのほかに，窒息恐怖症，疾病恐怖症（過去は結核や梅毒であったが，現代ではエイズが恐怖の対象である），歯科恐怖症，空間恐怖症などが挙げられる．この4型に当てはまらない場合はその他の型とされる．

　社交不安症パフォーマンス限局型では，ある特定の社交場面，例えば公衆の面前でのスピーチ，レストランでの食事などが恐怖の対象である．また本来の広場恐怖症は，それこそ大草原のような本当の広場に対するものであり，パニック症に伴う広場恐怖症のようにパニック発作を生じたときに逃げ場所がないことへの恐怖ではない．

【鑑別診断のポイント】　恐怖の対象が明確であれば，恐怖症と他の不安症との鑑別は簡単である．強迫症の不潔恐怖では，不潔と感じられること，例えば公衆トイレ使用や電車のつり革を持つことを回避するが，何度も手を洗うなどの強迫行為も有しているため，容易に鑑別できる．また，高所を回避する強迫症患者では，そのような高所に行くと我を失って自ら飛び降りてしまうのではないかとの強迫観念のためであり，誤って落下するのではないかという恐怖症と異なる．

　また心気症でも身体的な病気を恐れるために，疾病恐怖との鑑別が難しいことがあるが，心気症では通例，あらゆる医療機関を受診し，保証を求めるのに対し，疾病恐怖では感染が怖くて受診を避けるものである．

## パニック発作
*panic attack*

永田利彦　なんば・ながたメンタルクリニック・院長（大阪）

【定義】　パニック発作は身体症状を伴い，死に至るかもしれないという予期を伴うほど，突然襲ってくる重度の不安である．その症状や体験の仕方は個々によって異なるため，普遍的な描写はない．しかし，その不安の強烈さが特徴的である．

　パニック発作の特徴は，少なくとも初めての発作は突然に起こることである．急激に不安・恐怖が頂点に達する．動悸，頻脈，呼吸の浅さ，めまいといった顕著な身体症状を呈し，それが最も主な臨床症状であることも多い．そのような不安や身体症状は，少なくとも本人にとっては，突然やってきて，あっという間に頂点に達する．そしてそのような強烈な身体症状に反応し，何かとんでもなく恐ろしいこと，例えば，死んでしまう，自分のコントロールができなくなる，気が狂ってし

まうなど破滅的な結末を恐れる．そこで，その恐怖に強く反応し，逃避行動を起こしたいとの切迫感に襲われ，一刻も早く安全な場所（病院の救急室や自宅）に行かなければと思い，唐突な行動を起こす．パニック発作は長続きせず，多くは10-20分で終息し，1時間を超えることはまれである．ところが，その短い時間の1分1分が，患者にとってはとてつもなく長い時間に感じられている．

パニック発作の身体症状では，パニック発作の一級症状とよばれスクリーニングに有用なものとして，頻脈と動悸，めまい・目がくらくらする・失神する感じ，息切れ，窒息感が挙げられ，他の一級症状には胸部の不快感・胸痛，発汗，震えが含まれる．二級症状としては熱感（ほてり）・冷感，しびれ感・ヒリヒリ感，吐き気・胸焼けが挙げられる．このような一級症状のうち，呼吸症状（息切れ，窒息感，過換気となる）が目立つ場合は予期しないパニック発作であることが多いとされる．

パニック発作の最中に強烈な不安のために，身体的と精神的の両方で悲惨な結末に至るのではないかと恐怖する．身体的な結果として予期されるのは心臓発作や脳卒中，窒息によって死ぬのではないか，倒れる，気を失う，転倒する，けがをするのではないかという恐怖である．また予期される精神的な悲惨な結末としては，自分をコントロールできなくなる，気が狂う，醜態を演じる，恥ずかしいことになるのではないかという恐怖である．また離人症状や現実感の消失を伴うことがある．極端な場合には自分自身の肉体から遊離し，自分を離れたところから見ていることもある．

そして，パニック発作の結果としての行動は，逃避である．特に，その状況，環境が引き金となってパニック発作が起こった場合，その「危険な」状況，環境から一刻も早く安全なところに逃げ出そうとする．その裏に隠れる不安によるが，安全なところは自宅であったり，病院の救急室であったりする．患者はパニックのときには色々なことを心配するが，患者自身の予測とは異なり，本当に危険な場合は合理的に行動し，自分自身を危険な目に遭わせることはない．

【分類】　パニック発作は下記1)-3)の3つに分類できる．

1) 予期しないパニック発作 unexpected panic attack：自然発生的に生じ，特定の状況，対象，出来事と関連しない．もちろん，パニック発作が周囲の環境からの影響を一切受けていないわけではない．そのような影響を，本人は自覚できないために，何の理由もなく起こったと感じられているだけである．予期しないパニック発作は，広場恐怖症を併存しないパニック症に認められる．しかし，常に予期しないパニック発作が起こるわけでなく，パニック症の経過に伴ってどのような状況でパニック発作が生じるのか，患者は「学習」していく．

2) 状況によって予期されたパニック発作 situationally predisposed panic attack：ある種の状況下でパニック発作が生じやすい場合で，それはそのような状況になると直ちにパニック発作を生じるとは限らない．例えば家を離れるとパニック発作を生じやすい場合，そのような状況になると必ず発作を生じるわけではなく，家を出て何時間もしてから発作を生じたり，または生じないこともある．このタイプのパニック発作は広場恐怖症を併存するパニック症，限局性恐怖症，社交不安症パフォーマンス限局型でも生じる．

3) 状況と強く結びついたパニック発作 situationally bounded panic attack：ある状況下や，ある対象に出会うと，必ず直後にパニック発作を生じ，そのような状況，対象を予期しただけでも発作を生じる．その状況に曝露，または曝露が予期されただけで，必ずパニック発作を生じる．例えばクモに対する恐怖症の場合，クモを目撃したり，クモがいる環境に行くことを考えただ

けでパニック発作を生じる．このタイプは限局性恐怖症，社交不安症パフォーマンス限局型で起こるが，広場恐怖症でも生じる．このタイプのパニック発作は，呼吸症状が少なく，死への恐怖，コントロール喪失恐怖，気が狂う恐怖が比較的軽いといわれるが，それは恐怖の対象である状況が明確であることが関係すると考えられる．反対にパニック発作を生じる状況が明確でない場合，いつどこで発作が起こるかわからず，回避の仕方もわからないため，本人の恐怖感は強い．

また典型的なパニック発作に加え，以下のような非典型的なパニック発作もありうる．
4) 症状限定発作 limited-symptom attack：DSM-5 などの診断基準でパニック発作との診断閾値に達しない，症状が3つ以下の発作を指す．症状の種類の少なさが必ずしもパニック発作の軽さを示すものではない．パニック症の治療中にパニック発作が症状限定発作に移行した場合，軽快の徴候かもしれないし，症状改善が不十分である証拠であるかもしれない．
5) 非臨床的発作 nonclinical attack：パニック発作を未治療のままにしている人のパニック発作を指す．そのような非臨床的パニック発作はよくあることで，特に女性に多い．通常のパニック発作に比べて，非臨床的発作はより軽症で発作頻度も少なく，症状も少なく，死への恐怖，気が狂うかもしれない恐怖も少ない．テストを受けているといった，他の人にパフォーマンスや行動を評価されているようなストレスフルな状況下で起こることが多い．
6) 夜間発作 nocturnal attack：日中の発作に加えて夜間の発作がある場合で，まれに夜間パニック発作だけの場合もある．その場合，重症なパニック症であるとされてきたが，最近，異論もある．発作中に息切れと窒息感といった強い症状によって目を覚ましてしまうのが通例である．そしてパニック発作中のことははっきりと記憶に残っている．
7) 恐怖を伴わないパニック発作 nonfearful panic attack：恐怖という特徴を伴わないパニック発作に関しては，身体発作 somatic attack，非認知的発作 noncognitive attack，アレキシサイミアパニック alexithymic panic，仮面不安 masked anxiety などとよばれ議論のあるところである．恐怖感を伴わず，単に身体症状（多くの場合心臓症状）だけの発作である．

**【鑑別診断のポイント】** 各種の身体疾患によってパニック発作が誘発されることが知られている．まず，内分泌学的疾患として甲状腺機能亢進症・低下症，副甲状腺機能亢進症，褐色細胞腫などが挙げられる．また膵島細胞腺腫による低血糖もパニック発作のような症状を誘発する．発作性（けいれん性）障害，前庭障害，脳の腫瘍などによっても引き起こされる．また違法薬剤や処方された薬剤でも起こりうる．不整脈，慢性閉塞性肺疾患（COPD），喘息といった心臓，肺疾患でも自律神経症状を伴い，不安が引き起こされ，パニック発作様症状が引き起こされうる．また閉経が関係している場合もある．

パニック症以外での精神障害でもパニック発作は起こりうるが，最も多いのは他の不安症である．限局性恐怖症，社交不安症，心的外傷後ストレス障害，さらには強迫症であっても，パニック発作は起こりうる．それらの場合，恐怖や不安の対象に遭遇した場合や，それが予期される場合にパニック発作を生じるのに対し，パニック症では自然発生的にパニック発作を生じることで区別される．全般不安症でも何ら誘因なく不安が高まるために，パニック症との区別が困難な場合があるが，パニック発作は10-15分の間に急速に起こってくるもので，全般不安症の慢性の漠然とした不安とは区別が可能である．

広場恐怖症を併存する，慢性でより重症の

パニック症ではうつ病に陥りやすい。そのため、そのような症例ではうつ病症状に注意を怠らないことが重要である。

心気症では身体症状へのとらわれ、重症な身体疾患になるのではないかとのおそれが継続すること、いくつもの医学的な検査を受け、医学的な保証を求めることなどの点から、パニック症と類似する。身体症状は心気症では慢性的、継続的なのに対し、パニック症ではパニック発作の間だけであることが鑑別のポイントとなる。

またアルコール関連障害ではアルコールの離脱症状(退薬症候群)でパニック発作を生じる可能性がある。最終飲酒とそれからの時間経過などから区別することができる。また、パニック症で不安・恐怖を飲酒によってごまかしているうちに、アルコール関連障害になった場合もある。その場合、好きでもないのに飲酒しているなど、飲酒の理由を確かめれば区別が可能である。

# 抑うつ気分
*depressed mood*

菅原裕子　熊本大学医学部附属病院・神経精神科
坂元　薫　赤坂クリニック坂元薫うつ治療センター・センター長

【定義】　抑うつ気分は、一般的に「気分が落ち込んでいる」と表現されるような「憂うつな気分」を表す。身体疾患や心理的要因などにより二次性に生じる場合があるが、大うつ病性障害における抑うつ気分は、うつ病の中核症状の1つであり、治療の対象となる一方で、二次性に生じた抑うつ気分は身体状況の改善や心理的要因の解消に伴って自然に軽快する場合が多い。

【分類】
## A. 双極性障害および関連障害群と抑うつ障害群における抑うつ気分

現在、精神科臨床で広く用いられているDSMは米国精神医学会が作成した国際的診断基準であり、主に症状と持続期間に基づいて操作的診断を行うことで、医師間で診断を統一させることを目的としている。新たに改訂されたDSM-5では、気分障害というカテゴリーがなくなり、双極性障害および関連障害群と抑うつ障害群に分類された。前者には双極性障害、気分循環性障害、後者にはうつ病、持続性抑うつ障害、重篤気分調節症、月経前不快気分障害が含まれ、各群において物質・医薬品誘発性双極性障害および関連障害/抑うつ障害、他の医学的疾患による双極性障害および関連障害/抑うつ障害が含まれる。

### 1. 双極性障害における抑うつ気分
双極性障害はうつ病相と(軽)躁病相という、両極端な病相を繰り返す病態を特徴とし、うつ病相ではうつ病と同様の抑うつ気分がみられる。うつ病相で発症した双極性障害における抑うつ気分と、うつ病における抑うつ気分を鑑別するのは困難である。

### 2. 気分循環性障害における抑うつ気分
気分循環性障害では、抑うつエピソードを満たさない程度の抑うつ症状と軽躁病エピソードを満たさない程度の軽躁病症状を呈する期間を長期にわたって(2年以上)繰り返す。抑うつ気分の程度としては比較的軽度であるものの、周期的な気分の変化が長期的に持続する。

### 3. うつ病における抑うつ気分
抑うつエピソードの中核症状の1つとなる。2週間以上にわたって、ほとんど1日中、ほとんど毎日、抑うつ気分が持続する。この場合の抑うつ気分は単に「気分が落ち込んでいる」だけではなく、「何をするにもおっくう」「やる気が起こらない」といった言葉で表現される意欲の低下や、「考えがま

とまらない（主婦の場合には「献立が決められない」といった発言が聞かれる）」「本や新聞を読んでいても内容が頭に入ってこない」といった思考力や集中力の減退を伴う場合がほとんどである．抑うつエピソードにおいては，抑うつ気分に加えて，「これまで楽しんでいたことが全く楽しめない」「何に対しても興味がわかない」といった興味・喜びの著しい減退も中核症状となる．さらに，自己否定的な気持ちが生じることにより「自分はいなくてもよい存在なのではないか」といった無価値感がみられ，「消えてなくなりたい」といった消極的な表現から「死んでしまいたい」といった明確な自殺念慮が表現される場合もある．

そのほか，食欲低下による体重減少，不眠に加え，頭痛や肩こりといったさまざまな身体症状を伴う場合が多い．

### 4. 持続性抑うつ障害における抑うつ気分

持続性抑うつ障害では，抑うつエピソードを満たさない程度の軽うつ状態が長期にわたって（2年以上）持続する．抑うつ気分の程度としては比較的軽度であるものの，長期的に持続するため社会機能が障害される場合も少なくない．

### 5. 月経前不快気分障害における抑うつ気分

月経周期に伴って著しい抑うつ気分が生じる．抑うつ気分のほか，著しい気分の不安定性，いらいら感，不安感などが月経開始前に出現し，月経開始とともに軽快する．

### 6. 物質・医薬品誘発性抑うつ障害における抑うつ気分

アルコールや精神刺激薬（アンフェタミン型物質やコカインなど）を含む中毒性物質の使用は，いずれも抑うつ気分の出現に関連しうる．副作用で抑うつ気分が生じる薬剤の代表としては，C型肝炎の治療薬として使用されるインターフェロンや，自己免疫疾患，炎症性疾患などに用いられるステロイドがある．

### 7. 他の医学的疾患による抑うつ障害における抑うつ気分

糖尿病，悪性腫瘍，甲状腺機能障害やクッシング病などの内分泌疾患，膠原病といったあらゆる身体疾患が原因となり抑うつ気分が生じる場合がある．こうした場合には，まず身体疾患そのものの治療を行うことが重要である．しかし，一般身体疾患の経過（発症時期，症状の悪化・改善など）と抑うつ気分の出現との間に時間的な関連性が明確ではない場合には，一般身体疾患とうつ病の合併を考慮すべきであり，また，一般身体疾患による抑うつ気分が抑うつエピソードを満たすレベルであった場合は，積極的な精神科的治療介入を検討する必要がある．特に，糖尿病などの慢性疾患や悪性腫瘍などの予後不良な身体疾患にうつ病が合併した場合は，必ずしも身体状況の改善が望めないことから，身体的・心理的要因の終結は困難であり，身体疾患の治療と並行してうつ病に対する薬物療法，精神療法が必要となる．

膠原病などの自己免疫疾患，神経疾患，移植後レシピエント，その他炎症性疾患においては，身体因，心理的要因のほか，ステロイドを中心とした免疫抑制薬による物質・医薬品誘発性の抑うつ気分にも注意が必要である．

また，脳梗塞，脳腫瘍，頭部外傷，てんかんなどの脳器質因に伴って抑うつ気分が生じる場合がある．特に高齢者における抑うつ気分においては，脳器質因として潜在性の脳梗塞が基盤にある可能性を考慮する必要がある．

その他アルツハイマー病などの認知症性疾患やパーキンソン病などの神経変性疾患においても抑うつ気分を呈する場合がある．

### B. 重大な喪失への反応における抑うつ気分

DSM-TR においては，愛する者の失踪あるいは死によって抑うつ気分を生じる死別反応は正常な反応として，死別反応による抑うつ気分は通常，2か月を超えないとされてい

た．しかし，DSM-5 では重大な喪失に対する正常な反応は「単純な死別」＝悲嘆とし，各個人の生活史や文化的規範に基づいて臨床的な判断を実行するよう求めている．悲嘆と抑うつエピソードの鑑別においては，悲嘆では空虚感と喪失感が主であること，故人についての考えや思い出と関連した気分変動がみられること，一方で，通常は自己批判的または悲観的な反復想起や無価値感や自己嫌悪はなく，希死念慮に関しては故人との結びつきが焦点であることがポイントになる．

### C. 抑うつ気分を伴う適応障害

心理的要因が関連する適応障害のなかには，抑うつ気分を伴うものがある（274頁参照）．心理的要因が終結したあとも，抑うつ気分がさらに6か月以上持続する場合にはうつ病または持続性抑うつ障害への移行を考慮する必要がある．

### D. 双極性障害および関連障害群と抑うつ障害群以外の精神疾患に伴う抑うつ気分

抑うつ気分が主症状となる気分障害のほかにも，抑うつ気分を伴う精神疾患がある．特に，統合失調症の postpsychotic depression にみられる抑うつ気分は臨床上頻度が多い．不安症群，身体症状症および関連症群，食行動障害および摂食障害群，パーソナリティ障害群などでも抑うつ気分がしばしばみられ，うつ病が合併することも少なくない．

【鑑別診断のポイント】 抑うつ気分の鑑別においては，主に以下の2つの面からのアプローチが重要である．

### A. 成因による鑑別

抑うつ気分は身体疾患や心理的要因などにより生じることから，成因の有無を確認することが重要である．患者・家族から抑うつ気分が生じた経緯について十分に聴取し，成因となりうる因子（身体疾患，心理的要因）が存在するかどうかを見極め，何らかの身体疾患が疑われる場合には適切な検査を含め，専門医への紹介といった適切な対応が必要である．特に高齢者においては，脳器質因の有無や服薬内容に注意が必要である．また，抑うつ気分の成因となりうる心理的要因については，必ずしも患者自身が把握しているとは限らないことから，医師側からの十分な観察や検討が必要な場合もある．

### B. 操作的診断基準に基づく鑑別

抑うつ気分の評価においては，心理的要因の有無にかかわらず，「抑うつエピソードを満たすかどうか」ということが重要となる．「抑うつ気分」そのものは，種々のストレス因子に遭遇した際に誰しもが体験しうるもので，それ自体は正常な反応といってよい．しかし，その結果生じた抑うつ気分が通常予測される反応を超えたものであったり，そのため社会的機能や職業的・学業的機能の障害を惹起している場合には，抑うつ気分を伴う適応障害を考慮する．さらには，その「抑うつ気分」が抑うつエピソードの一症状である場合には，適切な介入が必要であることから，まずは抑うつ気分の鑑別を行わなければならない．

抑うつ気分の鑑別診断の流れは図1に示した通りである．まずは抑うつ気分に関連する一般身体疾患の有無，中毒物質の使用や服用薬剤の有無を調べる．これらの結果，他の医学的疾患による抑うつ障害や物質・医薬品誘発性抑うつ障害が除外され，さらに抑うつ気分と月経周期との関連の有無により，月経前不快気分障害を鑑別する．抑うつエピソードの診断基準を満たさない適応障害や気分変調性障害を除外したあとに，うつ病あるいは双極性障害の鑑別を行う．

先にも述べたように，うつ病相で発症した双極性障害において，うつ病との鑑別は困難である．双極性障害には，社会的または職業的に著しい障害を引き起こしたり，または入院を要するような明瞭な躁状態を呈する双極I型障害と軽躁状態にとどまる双極II型障害があり，特に軽躁病エピソードは見逃されやすいため，うつ病相で受診した双極II型障害において，過去の軽躁病エピソードを聴取

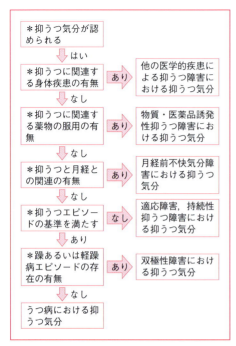

図1 抑うつ気分の鑑別

し，正確に診断することは必ずしも容易ではない．しかし，うつ病のうつ病相と双極性障害のうつ病相に対する治療法は大きく異なるため，鑑別は重要な課題である．抑うつ気分の性質のみからうつ病と双極性障害を鑑別するのは困難であるが，臨床上の特徴として，双極性障害では抑うつ気分とともにいらいら感，易怒性や多弁といった躁症状が混入したいわゆる「混合状態」がみられる場合がある．また，近年注目を集めている「双極スペクトラム障害」の概念は，うつ病と双極性障害における抑うつ気分の鑑別に有用である可能性がある(⇒154頁)．

また，臨床上遭遇する機会の多い治療抵抗性うつ病は，主に抗うつ薬による治療が奏効しないうつ病を意味するが，こうした治療抵抗性の抑うつ気分がみられる場合もまた，双極性障害における抑うつ気分を疑うべき所見である．

# 多幸
*euphoria*

菅原裕子　熊本大学医学部附属病院・神経精神科
坂元　薫　赤坂クリニック坂元薫うつ治療センター・センター長

【定義】 多幸とは，常に楽天的で機嫌の良い状態を指す．しかし，その状態は状況にそぐわないことが多く，内容に乏しいことから，他者に浅薄な印象を与えるのが特徴的である．

【分類】 多幸が生じる病態は以下のように大別される．

## A. 認知症に伴う多幸

### 1. 脳血管性認知症

脳梗塞といった脳血管性障害により認知機能障害を呈し，多幸がみられる場合がある．

### 2. 神経変性疾患における認知症

アルツハイマー型認知症，レビー小体型認知症，パーキンソン病，ハンチントン病などの神経変性疾患において認知機能障害を呈する．

これらのほか，感染症を基盤とした認知症（HIVなど），正常水頭圧症などにおいても認知機能障害とともに多幸がみられる場合もある．

## B. 物質関連障害における多幸

アルコールや精神刺激薬（アンフェタミン型物質やコカインなど）などの中毒性物質の使用に伴って多幸が生じる場合がある．

【鑑別診断のポイント】 まずは年齢を考慮した鑑別が重要である．高齢者にみられる多幸の場合には，まずは認知機能検査を行い，認知症を呈する基礎疾患の有無について考慮する．認知機能障害を伴う場合には，脳画像検査などを行いさらなる鑑別を行う．しかし，脳画像検査において脳血管性の微小病変が認められた場合であっても，直ちに脳血管性認知症であるとの確定診断は困難であり，アル

ツハイマー病との合併もみられることから，鑑別は容易ではない．

　若年者にみられる多幸の場合には，まずは物質関連障害を疑う．生活歴を聴取する際に海外渡航歴，中毒性物質の使用歴について確認するとともに，使用が疑われる場合には薬物検査を行う．

　「多幸」は躁病エピソードにおける「爽快気分」とは区別されるべき症状であるが，両者ともに状況にそぐわない状態であることが多い点は共通しており，臨床上両者は混同されている場合が多い．しかし，躁病エピソードにおける爽快気分には通常，意欲の亢進を伴い，多弁・観念奔逸，睡眠欲求の減少，過活動などがみられるため，これらの症状を総合して鑑別を行う．

# 感情鈍麻
blunted affect

針間博彦　東京都立松沢病院・精神科部長

【定義】　感情鈍麻とは感情反応性の低下による感情生活の平板化，貧困化を指す．通常，表情や話し方といった患者の表出を通じて，感情表現や情動的反応の乏しさが客観的に判断される．感情の平板化 flattening of affect，感情の浅薄さ shallowness of affect，情動鈍麻 emotional blunting，情動反応の鈍麻 blunting of emotional responses，無感情 apathy ともよばれる．DSM-5 では新たに「情動表出の減少 diminished emotional expression」とよばれる．感情鈍麻はさまざまな原因による認知症，器質性パーソナリティ障害，精神作用物質使用による残遺性パーソナリティ障害，そして統合失調症にみられる．この症状は器質性の病態では原則として非可逆的な変化として生じるのに対し，統合失調症では必ずしも非可逆的ではない．

【分類】
## A. 統合失調症における感情の障害

　統合失調症における感情反応性の障害としての感情鈍麻/感情の平板化は，いわゆる陰性症状に含められる．統合失調症における感情反応性の障害には，感情反応の減弱である感情鈍麻のほかに，感情反応の方向性の変化である感情倒錯 parathymia，感情調節能力の障害である感情の硬直化 stiffening of affect などがある（表1）．

### 1. 感情鈍麻/感情の平板化

　表情変化の乏しさ，身ぶりの減少，自発的動きの乏しさ，アイコンタクトの乏しさ，声の抑揚の欠如などによって示される，情動表現の範囲の明らかな減少である．感情鈍麻は感情の浅薄さと冷淡さ，自分自身と他者の安寧や将来に対する無関心として表れる．

　感情鈍麻の著しいものは感情荒廃とよばれる．感情を心的感情と身体感情に分けると，感情荒廃は特に他者に対する愛情，信頼，同情，共感といった心的感情の空虚化をもたらす．感情荒廃が身体感情に及ぶと，疼痛，空腹，疲労に対しても鈍感になる．

　感情鈍麻が意欲低下を伴うと情意減弱状態を呈し，その著しいものは情意鈍麻とよばれる．統合失調症の破瓜型，単純型，残遺型では，こうした状態像が優勢である．

　感情平板化の軽症形態は，狭小化した感情 constricted affect とよばれる．この場合，情動的応答が生じはするが，その範囲が正常

表1　統合失調症における感情反応性の障害の分類

| 障害の病態 | 客観的表出症状 |
|---|---|
| 感情反応の減弱 | 感情鈍麻/感情の平板化 |
| 感情反応の方向性の変化（状況と感情の乖離） | 感情の不適切さ（感情倒錯）<br>感情爆発・易刺激性 |
| 感情表現（表出）の異常（感情と表情の乖離） | 感情の不一致（表情倒錯） |
| 感情調節能力の障害 | 感情の硬直化 |

な場合よりも制限されている．これは統合失調型障害(ICD-10)，統合失調型パーソナリティ障害(DSM-5)の特徴の1つでもある．

### 2. 感情倒錯と表情倒錯
a. 感情倒錯 parathymia (感情の不適切さ inappropriateness of affect)

思考内容や状況から引き起こされると予想される正常な感情とは異なる，あるいは反対の感情が出現することである．客観的には場にそぐわない感情として表れるため，ICD-10では感情の不適切さとよばれる．例えば，悲しい出来事に際して楽しく感じたり，あるいはその逆であったりする．一方，取るに足らない出来事をきっかけとして感情爆発が生じる易刺激性・易興奮性として表れることもある．

b. 表情倒錯 paramimia (感情の不一致 incongruity of affect)

表情や身ぶりによる感情表現の方法が，言語的に表現された感情ないし気分と一致しないことである．ICD-10では感情の不一致とよばれる．例えば，悲しい出来事に際して悲しみを感じているといいながら，その表情はむしろ楽しそうにみえたりする．厳密にいえば，状況と感情の乖離である感情倒錯が感情反応性の異常であるのに対し，感情と表情の乖離である表情倒錯は感情表現の異常であり，しかめ顔などと並ぶ表出の障害である．だが観察者にとって，感情倒錯と表情倒錯の区別はしばしば困難である．これらの症状が広義の感情鈍麻に含まれることもある．

感情鈍麻が先に挙げた器質性および中毒性の病態にもみられるのに対し，感情倒錯と表情倒錯は統合失調症，とりわけ破瓜型統合失調症に特徴的である．これらは Bleuler によれば，人格全体の「分裂」の表れであり，統合失調の「基本症状」である．

### 3. 感情の硬直化 stiffening of affect

情動調整能力の障害である．情動的応答は最初こそ状況に適合的なものであるが，状況が変わってもそれに応じて変化しないため，不適合的なものとなる．

### B. 体験症状としての感情鈍麻

上に挙げた感情の障害は，いずれも観察者によって客観的に判断される感情表出の異常である．だが，統合失調症の特に病初期においては，これらの障害が患者によって主観的に体験され，苦衷を伴って訴えられることがある．例えば，感情鈍麻の自覚は「何の感情も感じられなくなった」という感情欠如感，「楽しかったことが楽しく感じられなくなった」というアンヘドニア(無快楽症)，「実感が感じられない」という実感欠如感などとして，また感情表出の障害は「楽しいのに顔がこわばって表情に出ていない気がする」といった自己表現の障害として訴えられることがある．

### 【鑑別診断のポイント】
### A. 感情鈍麻の評価

感情鈍麻の評価にあたっては，感情表現の程度や方法が地域，文化，教育，パーソナリティなどに左右され，個人差が大きいことに留意し，病前の感情表現からの縦断的変化も聴取すべきである．客観的所見としての感情鈍麻は，他のあらゆる表出症状と同様に，有無ではなく程度の問題であるため，具体的な所見を記述しておく．診察場面でこわばった印象を与える人は少なくないことを考慮し，家族や友人と話す場面も観察すべきである．長期入院患者の場合，いわゆる施設症の影響を考慮する．感情鈍麻が統合失調症の診断に用いられるのは，その程度が明白で著しく，持続的なものである場合に限られる．軽度のものについては，状況の影響や観察者の主観的判断を除外し得ない．

### B. 除外診断
#### 1. 情性欠如

非社会性パーソナリティ障害などにみられる性格特徴としての情性欠如は，主に愛情，同情，他者への関心といった共感感情を侵す点が感情鈍麻と共通している．だが情性欠如が素質的なものであるのに対し，感情鈍麻は

疾病の結果として生じる元来の特徴からの変化であり，こうした相違を詳細な病歴聴取を通じて確認する．

### 2. 抑うつ症状

感情反応低下の自覚は感情欠如感やアンヘドニアとして陳述されるが，こうした訴えはうつ病やうつ状態でもしばしば認められる．統合失調症との鑑別は，発症の仕方，随伴症状，経過を考慮に入れて行う．特に統合失調症の前駆期には，特徴的な統合失調症状が存在しないため，うつ病との鑑別が困難なことがある．また，精神病エピソード後の回復期における抑うつ状態(精神病後抑うつ)を，陰性症状である意欲低下や感情平板化から区別することも重要である．もっとも，この鑑別は臨床上しばしば困難であり，治療的には早急に陰性症状と決めつけずに回復を目指すことが重要である．

### 3. 抗精神病薬の副作用

抗精神病薬の副作用には感情鈍麻に類似の状態がある．特に運動緩慢bradykinesiaや無動(アキネジア)akinesiaでは，会話・表情・身ぶりを含む自発的運動が減少ないし緩徐化し，自発性の低下やアンヘドニアを生じうる．感情鈍麻との鑑別は，薬物調整による副作用の軽減によって行う．

### C. 統合失調症診断における感情鈍麻

ICD-10によれば，感情鈍麻ないし平板化と不適切な情動反応は，統合失調症の陰性症状に含まれるが，診断に必須の症状ではなく(そもそも統合失調症診断に必須の症状は存在しない)，またそれのみで診断にとって十分な症状でもない．一方，感情の狭小化と不適切な感情は，統合失調型障害の特徴でもある．DSM-5においても，診断における感情鈍麻の位置づけは同様である．

統合失調症における感情の障害の程度は，患者によって，また同じ患者でも病期によってさまざまである．感情鈍麻の軽症形態である感情の狭小化は，統合失調型障害だけでなく統合失調症にも認められうる．いずれにせよ，器質性および中毒性の病態が除外されれば，こうした感情の異常は統合失調症スペクトラム障害の特徴と見なされる．

## 意欲低下(制止)
*inhibition*

菅原裕子　熊本大学医学部附属病院・神経精神科
坂元　薫　赤坂クリニック坂元薫うつ治療センター・センター長

【定義】　意欲とは，個体の生命や生活の維持に必要な行動をするように内から駆り立てる力である欲動driveと欲動を自己統制する精神作用である意志willを含むものであり，人間を行動に駆り立てる力のうち低次なものから高次の統制力までを含めた概念である．欲動が減退すると自発性や活動量が低下する．このような意欲低下は，前頭葉障害や間脳障害などの脳器質疾患，うつ病，統合失調症などでみられる．欲動そのものの低下はみられなくても，意志の発動過程に障害が生じた場合にみられるのが(精神運動)制止であり，うつ病でみられる．

【分類】　意欲低下は抑うつ気分を伴う場合が多いことから，分類は抑うつ気分を呈する疾患と共通している(⇒37頁)．

意欲低下が著しい場合には，意識は清明であるにもかかわらず，外界の刺激に全く反応しない昏迷状態を呈することがある．周囲の状況を認識していて，原則的にはそのときのことを追想することができる．

昏迷状態には大きく分けて以下のものがある．

1) うつ病性昏迷：抑うつエピソードにみられる昏迷状態であり，意欲，発動性が極端に低下した制止の極限状態である．
2) 緊張病性昏迷：統合失調症の緊張型(⇒91頁)にみられる昏迷状態であるが，実際には緊張病性昏迷は統合失調症よりも双極性

障害において認められることが多い．無言・無動や発動性の極端な低下のため外部から与えられた姿勢をいつまでもとり続ける「カタレプシー」がみられることもある．
3) 解離性昏迷：最近生じたストレスの多い出来事あるいは対人関係上の問題などが心因となって生じる昏迷状態である．

また，低活動性のせん妄を含めた軽度の意識障害や認知症の初期症状として，意欲の低下がみられる場合もある．

【鑑別診断のポイント】 意欲低下がみられる場合，抑うつ気分の鑑別診断と同様に，成因による鑑別，操作的診断基準に基づく鑑別を行う（⇒37頁）．高齢者の場合には，せん妄や認知症も考慮に入れて鑑別診断を行う．

昏迷状態を呈している場合には，まず意識障害の有無を確認するため脳波検査を施行する．意識障害が除外された場合には，昏迷状態に至るまでの経過，病歴，家族歴などを家族から聴取し，うつ病性昏迷と緊張病性昏迷の鑑別を行う．それらの可能性が除外された場合には解離性昏迷を疑い，心因の存在を検討するとともに，過去に同様のエピソードがなかったかを確認する．

逆に意欲低下が軽度である場合は，自覚が乏しいだけでなく，家族からも気づかれていない場合もあるため，実際の行動量が以前に比べて低下していないかどうかを確認するとよい．

# 食欲減退・亢進
loss of appetite/increase in appetite

菅原裕子　熊本大学医学部附属病院・神経精神科
坂元　薫　赤坂クリニック坂元薫うつ治療センター・センター長

【定義】「食欲」は「性欲」とともに生存に必要な身体的欲求である．食欲減退とは，「食事をする気が起きない」「空腹を感じない」など食事に対する欲求が低下した状態を指し，体重減少を伴う場合が多い．「何を食べたらよいかわからない」と表現される場合には，思考の障害によるものであり，正確には食欲減退とはいえないが，体重減少につながりうる．

食欲亢進とは，飢餓状態ではないにもかかわらず，食事に対する欲求が高まり，通常の食事量を上回る量を摂取している状態である．意欲全体の亢進がみられる場合には，食欲亢進だけでなく性的欲求の亢進，行動量の増加を伴う場合が多い．

【分類】食欲の異常（食欲減退・亢進）がみられる病態には以下のようなものがある．

## A. 一般身体疾患に伴う食欲の異常

消化器系の身体疾患に限らず，さまざまな身体疾患において食欲減退を呈する．身体疾患そのものによる影響だけでなく，身体疾患の治療に用いられる薬剤による副作用によって食欲が低下する場合もある．甲状腺機能低下症では食欲減退による体重減少がみられる一方で，甲状腺機能亢進症では食欲亢進がみられるものの，代謝も亢進していることから体重が減少する．また，まれな疾患ではあるが，15番染色体における欠失や変異が原因とされるプラダー-ウィリー症候群においては，筋緊張低下，性腺発育不全，知能低下のほか，食欲亢進による肥満が認められる．

## B. 薬剤による食欲の異常

どの薬剤にも副作用が起こりうるが，なかでも消化器系の副作用は頻発であり，胃部不快感，吐き気などの症状から食欲減退が生じる．反対に，薬剤により食欲亢進がみられる場合もある．第2世代抗精神病薬による食欲亢進は，糖尿病，脂質異常症などの代謝系疾患を引き起こす可能性があり，臨床上問題となる場合も少なくない．その他，炭酸リチウム，バルプロ酸といった気分安定薬により食欲が亢進することもある．選択的セロトニン再取り込み阻害薬（SSRI）などの抗うつ薬は

一般的に，服薬開始直後に悪心，嘔吐などの消化器系の副作用が生じやすく，食欲減退がみられる場合が多いが，抗うつ薬による（軽）躁転においては（軽）躁状態の一症状として食欲亢進を呈する場合もありうる．

### C. 摂食障害における食欲の異常

摂食障害は，正確には「食欲の異常」ではなく，「食行動の異常」あるいは「食欲制御の障害」といえるが，食事摂取量の著しい増減がみられる〔第10章（⇒286頁）．

### D. 双極性障害／うつ病における食欲の異常

双極性障害やうつ病では気分の異常に意欲の異常が伴い，以下のような食欲の異常がみられる．

1) 抑うつエピソードにおける食欲減退：抑うつ気分が主体であり，意欲の低下とともに食欲低下がみられる．しかし，以下に示す非定型うつ病では過食を呈する．
2) 躁病エピソードにおける食欲亢進：高揚気分が主体であり，意欲の亢進とともに食欲亢進がみられるが，活動量も亢進しているため必ずしも体重増加は伴わず，むしろ体重減少をきたす場合も少なくない．
3) 非定型うつ病における食欲亢進：非定型うつ病は，うつ病の亜型の1つであり，気分反応性のある抑うつ気分に加え，著明な体重増加・食欲の増加，過眠，鉛様の麻痺，対人関係での拒絶への過敏性といった，非定型的な病像を特徴とする．
4) 季節性うつ病における炭水化物飢餓：季節性うつ病は，1年のうち特定の時期に（主に秋・冬）発症し，同じ1年のうち特定の時期（春・夏）に完全寛解するタイプのうつ病で冬季うつ病ともよばれる．過眠に加え，炭水化物・糖分の過剰摂取が特徴的な症状とされている．

### E. 認知症における食欲の異常

アルツハイマー型認知症などの認知症において，食欲の異常がみられることがある．中核症状である認知機能障害以外に，意欲低下といった抑うつ症状が認められることも多く，食欲低下をきたすことも少なくない．また，記憶障害によって食事をとったことを忘れてしまい，何度も食事を摂取するという一見過食ともとれる食行動の異常を呈する場合もある．特殊な例としては，両側側頭葉が障害されたクリューヴァー–ビューシー症候群においては，行動異常の1つとして，口唇傾向（すべての対象物を口に運ぼうとする状態）が認められる場合がある．

【鑑別診断のポイント】　食欲の異常がみられる場合，意欲全体が障害されていないかを確認することが最も重要である．食欲とともに性的欲求の減退，意欲低下がみられる場合には抑うつエピソードである可能性が高い．逆に，食欲亢進，性的欲求の亢進は（軽）躁病エピソードの一症状としてみられる場合が多い．双極性障害やうつ病における食欲の異常の場合には，気分症状を含めた食欲以外の症状に着目し，薬剤による副作用の可能性を含め，総合的な評価を行う必要がある．

# 自傷，自殺
*self-mutilation, suicide*

**高橋祥友**　筑波大学医学医療系教授・災害・地域精神医学

本論執筆時点での自殺に関する最新データは2015年のものであり，わが国では年間24,025件の自殺が生じていた．この数は交通事故死者数（4,117人）の5.8倍であった．さらに，自殺未遂者数は，少なく見積もっても既遂者数の10倍は存在すると推計されている．また自殺未遂や既遂自殺が1件生じると，最低でも強い絆のあった人々5-6人が深刻な心の傷を負う．したがって，自殺とは，死にゆく約24,000人の問題にとどまらず，わが国だけでも毎年百数十万人の心の健康を脅かす深刻な問題であるといえる．

【自殺の定義】　自殺という単語はごく日常的

に用いられているが，これほどあいまいに使われているものも少ないだろう．

社会学者のDurkheimは「自殺論」において，自殺を「当の受難者自身によってなされた積極的あるいは消極的行為から直接的あるいは間接的に生ずる一切の死」と定義した．

20世紀の自殺予防学を主導した心理学者のShneidmanは，自殺とは「人間が自ら引き起こした，そして自ら意図した，生命を終わらせる行為」であり，この行為は「意識的かつ無意識的な多くの動機」を含むと定義した．

加藤は，「真の自殺とは，ある程度成熟した人格を持つ人間が『自らの意志にもとづいて』死を求め，自己の生命を絶つ目的を持った行動を取ることに限らなければならない」とし，自殺をはかる人がその行為を自ら起こし，かつその行為が死をもたらすという現実を予想する能力があることを，自殺の定義とした．

大原も自殺を「自らを殺す行為であって，しかも，死にたいという意図が認められ，その結果を予測し得た死である」と定義した．

このように，自殺の定義で問題となる重要な点は，自殺をはかろうとしている人物自身の死の意図と，自らの行為がもたらす結果をどのように予測しているかという2点である．この「死の意図」と「結果予測性」が，自殺を定義するにあたって問題となる．

例えば意識が清明で，自ら死ぬ意思が確固として存在し，判断能力も保たれていて，行為のもたらす結果を理解できているならば，自殺の定義は難しくはないだろう．ところが，そのいずれか，あるいはその両者がいくらかの程度障害されている場合が圧倒的に多い．

稲村はこの点に注意を払い，自殺について次のように述べている．「一般に自殺意図の明確な者は自殺者のうちでも意外に少なく，意志統御の混乱がむしろ彼らの特徴ですらある．(中略)自ら自己の生命を絶とうとする行為を自殺行為(または自殺企図)といい，結果として死に至ったものを自殺既遂(または自殺)，死に至らなかったものを自殺未遂と呼ぶこととする」との意見である．

ここで，小児精神科医のPfefferの意見を検討する価値があるだろう．あまりにも厳密な定義にこだわり過ぎるあまりに，実際に引き起こされかねない危険を防止することが二義的なものになってしまっては本末転倒であるとPfefferは述べている．

子どもの絶望的な救いを求める叫びを的確にとらえ，死に至る状況を未然に防ぐことこそ重要であるとPfefferは主張する．すなわち「死を達成しようという目標こそが，その子どもが自殺しようとしていると定義している」というのだ．「子どもが実際に死について十分に理解しているかどうかが問題なのではない．小児の自殺行動を定義するのに重要なのは，死のもたらす最終性について子どもが理解しているかどうかではなくて，子どもが絶望のあまり死にたいと考えているかどうかという点である」とも主張した．

この視点は臨床家にとって説得力がある．例えば，統合失調症患者の自己破壊行動を考えてみよう．「屋上から飛び降りろ」「電車に飛び込め」といった命令性の幻聴に操られて行動を起こし，それが実際に死につながることがある．厳密な定義を当てはめたならば，患者は自らのとろうとしている行動が死につながる危険性があると理解しているかもしれないが，行動を起こそうという動機は，自ら意図したものとは断言できない．幻聴は，病的体験として患者には認識されず，全くの第三者の命令ととらえられているかもしれない．この場合など「自らの意図した行動」という定義からは外れてしまう．

死の概念が大人とは異なる子どもでは，「結果予測性」という定義からも逸脱してしまうだろう．しかし，ここで注意しなければならないのは，厳密な定義についての議論よ

りも，患者が何らかの状況におかれて，その結果としてとる行動が現実に死につながる危険性が高いと判断されたならば，それを自殺ととらえ，未然に防止することにある．

【自傷行為，自殺未遂】　自殺未遂（自殺企図 attempted suicide）の定義も難しい．自殺と自殺未遂の間には多くの共通点を認めるが，完全に一致するものではなく，既遂自殺者群と自殺未遂者群は全く異なる人口に属するという意見が少なからずある．実際に生命を落とす確率が非常に高い危険な手段を用いて自殺をはかったが，たまたま救命されたような場合だけを，自殺未遂とみなすべきだという意見である．死ぬつもりで電車に飛び込み，両脚を切断したものの命は救われた場合のように，致死性がきわめて高い方法を選んだが，救命された事例を自殺未遂とし，手首を剃刀で数か所浅く切り付けたり，睡眠薬を数錠服用したりするのは自殺未遂に含めるべきではないという意見がある．

たしかに，時には，まるで狂言のようにみえる自殺未遂もあるだろう．しかし，死に至らなかったものをすべて真剣な死の意図を欠いた事例であると判断してしまうことは，大きな危険をもたらしかねない．

自殺をはかろうとしたものの，救命された場合を，一般には自殺未遂とよぶ．しかし，自殺未遂という術語は誤解を招きやすいため，Kreitman は，パラ自殺 parasuicide という術語を創案した．パラ自殺とは真の死の意図を認めない自傷行為であり，確固とした死の意図が存在し行動に及んだもののたまたま救命された自殺未遂とは異なるという意味で用いられた．当初 Kreitman は，パラ自殺に及んだ者の疫学的特徴は，現実に自殺に終わった者の特徴とは異なると主張していた．

しかし，臨床上の非常に困難な問題点として，パラ自殺と将来実際に自殺に終わる危険との関係がある．すなわち，「死の意図が明確ではない」という判断自体が難しく，ある時点でパラ自殺を呈した症例が，将来，自殺によって死ぬことはないとは必ずしも断定できない．

そして Kreitman 自身も，長期間追跡調査をしたところ，次第に死を意図した願望に強く支配された行動をとり始める一群の症例が存在することが明らかになった．パラ自殺を呈した症例がその後，自殺のために生命を失う率は一般人口よりもはるかに高いとの結論に至った．したがって，直ちに死に至らないような行動をとった人でも，その後適切な介入がなければ，長期的には自殺によって生命を失う可能性が一般人口よりもはるかに高い．この結果，パラ自殺という語は今ではほとんど用いられなくなった．

最近では，意図的自傷 deliberate self-harm（DSH）という語が欧州，特に英国を中心に用いられるようになってきた．Hawton らによれば，DSH を呈した患者が 1 年以内に自殺する確率は，一般人口の 60 倍以上であった．長期間追跡すれば，自殺率はさらに高まった．また，自殺率だけでなく，病死，事故死，他殺の率も高いという．

【治療方針】　まず，自殺未遂者の行為を「死ぬ意思はなかった」と決めつけないことが治療の第一歩となる．繰り返し述べてきたように，たとえ致死性の低い自傷行為であったとしても，その後，適切なケアを受けられないままだと，一般人口に比べて，はるかに高い自殺率を示す．自傷行為に及んだ人について，自殺の危険因子とともに，生活史上に認められた自己破壊傾向などを検討していく．このような行為を通じて何を，誰に伝えようとしていたのかについて探っていく．さらに，どの程度のサポートが周囲から得られるかといった点の評価も重要である．背景に明らかな精神障害が存在する場合には，それに対する適切な治療も始める．また，危機的状況において自傷行為に及ぶという傾向に働きかけて，他の選択肢を試みるような心理療法的アプローチも欠かせない．さらに，自殺の危険の高い人は周囲の人々との関係を自ら断

ち切るような傾向があるため，周囲の人々との絆の回復も重要な課題となる．そして，自殺の危険をはらむ状況はたった一度ではなく，繰り返し襲ってくるという特徴もあるので，長期的な治療計画を立てる必要もある（詳しくは「自殺予防」（⇒943頁）を参照されたい）．

**【まとめ】** 自殺および自傷には，数多くの定義があるが，精神保健の専門家としては，このような行動の及んだ人の生命を守るという視点から，その行動を理解する必要がある．たとえ，ある時点では死の危険が必ずしも高いものではない自傷に及んだ人であっても，長期にわたって経過を観察すると，一般人口よりも自殺率は明らかに高い．自殺の危険が高くないと早急に判断するような場合には，治療者自身のなかに，自傷行為を，「自殺につながるものであってほしくない」とする何らかの無意識の機制が存在することにも注意を払わなければならない．あらゆる自傷行為は，死の意図を伴った自己破壊行動の可能性があることを念頭において，病状の評価や治療を進めるべきである．

**参考文献**
1) Hawton K, Fagg J, Simkin S, et al: Trends in deliberate self-harm in Oxford. Br J Psychiatry 171: 556-560, 1997
2) Pfeffer CR: The suicidal child. Guilford, New York, 1986〔高橋祥友（訳）：死に急ぐ子供たち—小児の自殺の臨床精神医学的研究．中央洋書出版部，1990〕
3) 高橋祥友：自殺の危険—臨床的評価と危機介入，第3版．金剛出版，2014

# 身体症状
*physical symptom*

宮地英雄　北里大学講師・精神科
宮岡　等　北里大学主任教授・精神科/北里大学東病院・院長

　身体症状という言葉は一般には身体の不調を訴える症状を指す．自覚的な身体症状を身体愁訴，他覚的所見を伴う場合を身体所見とよぶ場合もある．例えば腹部不快感といえば身体愁訴であり，下痢は身体所見である．動悸は通常は意識しない心臓の拍動を不快に感じる症状で身体愁訴であるが，頻脈を伴っていれば身体所見とも考えられる．頭痛や腹痛などの痛みは自覚的な症状であるが，身体所見に含めることもある．運動麻痺は身体所見と考えたほうがよい．

　本項では「身体疾患を示唆するような訴えであるが，身体疾患や物質の直接的な作用によって完全には説明されない身体症状」について，診断や治療を述べる．これには身体に他覚的な異常所見がないにもかかわらず身体愁訴を認める場合と，軽度の身体所見はあるがそれに見合わない身体愁訴を訴える場合が含まれる．

**【身体症状が前景となる精神疾患】**　身体症状を有し，他の精神疾患の症状を認めない症例について，近年，身体表現性障害 somatoform disorder という疾患カテゴリーが頻用されてきた．身体表現性障害はいくつかの精神障害の総称であり，疾患名ではない．ICD-10では，身体化障害，鑑別不能型身体表現性障害，心気障害，身体表現性自律神経機能不全，持続性身体表現性疼痛障害，他の身体表現性障害，特定不能の身体表現性障害が身体表現性障害に含まれている．身体表現性障害に含まれる疾患に共通してみられる病像として「診察や検査所見は繰り返し陰性で症状には身体的基盤はないという医師の保証

にもかかわらず，さらなる医学的検索を執拗に要求するとともに，繰り返し身体症状を訴える」と記載されている．「身体表現性障害と診断した」という表現を目にすることがあるが，身体表現性障害は複数の疾患の総称である．そのなかのどの疾患と診断されるかを明確にしなければ適切な治療につながらない．「身体に明らかな異常所見がない」という理由で身体表現性障害という呼称を用いると，かつて内科医が頻用し，適切な治療につながらなかった「自律神経失調症」の二の舞いになろう．十分な注意が必要である．

DSM-IVには身体表現性障害というカテゴリーがあったが，DSM-5では「身体症状症および関連症群 Somatic Symptom and Related Disorders」が登場し，身体症状症，病気不安症，変換症/転換性障害，他の医学的疾患に影響する心理的要因が含まれることになった．

DSMやICDなどの診断基準では，疾患と判断される状態は，個々の疾患の診断基準のなかに厳密に当てはまるものがなくても，どこかのカテゴリーに含めることが多い．そのため「鑑別不能」「特定不能」「他の」などという残遺カテゴリーや今後診断が確定するまでの診断保留を意味するかのような暫定的なカテゴリーが採用されている．

統合失調症やうつ病などでも，身体疾患や物質の直接的な作用によって完全には説明されない身体症状を認めうるため，身体症状が前景となる状態であっても，身体症状以外の精神症状を詳細に把握しなければ診断を誤り，不適切な治療につながりやすい．

【鑑別診断のポイント】
## A. 診断体系の考え方

ICD-10やDSM-5を用いる場合は，記述に忠実に従いながら当てはまる診断を決定すればよい．どの疾患に含まれるかという鑑別診断で議論が紛糾するようであれば，それは評価者の診断能力だけでなく，評価者間一致度など診断基準自体の信頼性に問題があると考えることもできる．

一方，わが国で伝統的に用いられてきた診断体系では，身体疾患や物質の直接的な作用によって完全には説明されない身体症状は心気症状と総括され，また知覚系や運動器系の症状が一定の特徴を有するときは転換症状とよばれてきた．心気症状や転換症状のみ認める場合は心気症，転換型ヒステリーなどの診断を用いてきたし，それに加えて統合失調症と診断しうるだけの症状があれば統合失調症と，内因性うつ病と診断される症状があれば内因性うつ病と診断されていた．強迫症状や恐怖症状など他の神経症症状が併存する場合は，中心となる症状に基づいて診断されることが多い．階層構造をもつ伝統的な診断体系と操作的診断基準を同時に用いるかのような診断手順は不適切である．

## B. 診断の進め方

身体症状の鑑別診断の第1は身体疾患である．「疲れやすい」「動悸がする」などという訴えは，通常は実際の身体疾患に起因している．精神科医が診療に当たるとき，どこまで身体疾患の精査が終了しているかを常に念頭におく必要がある．内科医の「内科的に異常はない」という言葉はそのまま信じず，もう一度自分で身体疾患について検討することが精神科医には求められる．

第2に認知症などの脳器質性精神障害，甲状腺機能亢進症などの症状性精神障害，違法性薬物や治療薬などによる薬剤性精神障害の精神症状としても身体症状は生じうる．認知症の初期には神経衰弱状態とでもよぶべき状態がみられ，自覚的な身体症状をしばしば認め，それに対する身体面や精神面の治療薬が新たな身体症状を生むことが少なくない．高齢者に限らず，薬剤に起因すると考えられる食欲低下や倦怠感，動悸などさまざまな身体症状は非常に多いため，身体症状の鑑別診断においては，個々の薬物の副作用とそれらの相互作用を必ず念頭におく必要がある．

第3に検討すべきは統合失調症とうつ病で

ある．統合失調症では明らかな他覚的身体症状を認めないとされるが，倦怠感や動悸などの自覚的な身体症状は症状として，時には向精神薬の副作用として，よくみられる．特に思春期，青年期患者にみられる身体症状では統合失調症症状の有無を確認することが重要である．うつ病では自覚的な身体症状が必発の症状であるともいえる．

これらが除外されたとき，考えるべき診断はいわゆる心気症であり，身体症状の特徴によっては転換型ヒステリーなどの診断も考えられる．これらは主な原因が性格や環境にあると考えられている．心気症の中核は重症の疾病に罹患していると思い込む，あるいは心配する症例であるが，わが国では自覚的な身体症状が前景に立つ場合も含めることが多い．

【治療】
A．概論

脳器質性精神障害，症状性精神障害，薬剤性精神障害の精神症状として自覚的な身体症状が生じている場合は，原因となる身体疾患の治療や薬剤の減量，変更をはかる．統合失調症やうつ病と診断される場合はそれらの治療を優先させる．幻覚・妄想や抑うつ感の改善とともに身体症状が軽快することも珍しくない．

性格や環境に起因すると考えられる身体症状は，古典的な診断体系では心気症，最近の診断基準では身体化障害，心気症，疼痛性障害，転換性障害などと診断され，かつ他の精神疾患の併存がない場合に該当する．このような症例に共通する対応として，以下が求められる．

B．性格や環境に起因する身体症状

診断基準のなかに「慢性ではあるが動揺性の経過をとる．寛解することはまれである」などとしばしば記載されているように，難治であることが多い．治療者も，積極的に治療するというより，増悪しないように適切に対応する程度に考えておいたほうがよいし，患者にも一般に改善には時間がかかることをあらかじめ説明しておくべきであろう．

1．身体症状に関する説明

患者の訴える身体症状に対して，身体科ではどう評価したか，精神面との関係はどうかなどを，治療開始前に患者に対してきちんと説明する必要がある．身体科の評価には，①現時点での診断，②今後の検査の必要性，③症状の原因として考えられていること，④考えられる治療などが含まれる．治療の対象となる身体病変は全くないのか，軽度には認めるが，患者の愁訴がそれに見合わないほどに強いのかなどを丁寧に説明する．本来，身体科の医師がすべき説明であるが，安易に「精神的なもの」とか「自律神経の問題」などと患者に告げる医師が多い現状では，このような当然の説明がなかなか実現されない．

また精神科医が，「身体医学の観点からの説明は身体科の医師に尋ねてほしい」という態度をとると，身体症状を訴える患者との間に適切な治療関係は築けない．細かな説明は身体科の医師に委ねるとしても，精神科医もある程度までは身体医学の面からの説明を補足できることが精神科での治療を円滑に進めるために不可欠である．

精神面と身体症状の関係について，身体化障害や転換性障害の発症機序にはまだ不明な点が多いから，精神的な問題が関係している可能性があるという程度にとどめたほうがよい．基本的には「身体医学で説明できない原因不明の身体症状の治療に当たる」という姿勢を示し，精神的な原因をあまり強調しないほうがよい．精神障害としての病識の出現を期待して，精神的な原因を強調する医師に出会ったことがあるが，かえって精神科での治療中断につながりやすい．

身体に軽度の異常所見があるが，それが本当に患者の身体症状の原因であるといえるかどうか疑わしいときの対応は慎重にする必要がある．まず説明では，所見と症状の関係をありのままに伝えるべきであろう．もし原因

である可能性はあってもそれだけで説明するには無理があればそのまま話す．明らかに患者の身体症状とは関係がなく，偶然にみつかった異常であればその旨を伝える．患者は身体の異常所見によって自分の愁訴を説明してくれる医師を評価するような態度をとる傾向がある．このあたりを理解して，身体科の医師と適切な連携をはかるのも精神科医の役割である．

全体として，医学でわかっていないことはわかっていないとはっきり伝え，医学的に正しいとはいえない，あるいはあいまいであるような説明は避けることが大切である．

### 2. 身体症状に関する与薬や処置

精神科受診前に，身体症状に対して内科や外科で薬物療法や，場合によっては外科的治療を受けている場合がある．例えば原因のはっきりしない痛みに対して鎮痛薬を用いることは珍しくないし，身体疾病との因果関係がはっきりしない愁訴に対して，診断的治療の意味も含めて外科的処置が施行されていることもある．身体症状に対する与薬や処置がすべて否定されるわけではないが，実施する場合はその意義を正確に説明して十分なインフォームド・コンセントを得ることが必要である．もし過去の治療に対して，患者が不信感をもっている場合は精神科治療を開始する前に，内科医や外科医の説明をもう一度聞いてくるように患者に勧めたほうがよい．

### 3. 精神療法

精神療法として特に有用性が認められているものはない．身体症状や日常生活のさしあたりの悩みを聞くのはよいが，性格や深い精神面の葛藤にはあまり触れないほうがよい．精神療法が適切になされなければ，不安や抑うつが強まるという精神療法の副作用とでもいうべき症状が出ることもある．

### 4. 環境調整

詳細に生活状況を問診し，対人関係，社会的・職業的環境と身体症状との間に関連が見いだされるようであれば，そのような環境をできるだけ避けるように勧める．

### 5. 薬物療法

不安感や抑うつ感が強い場合は抗不安薬や抗うつ薬を用いることもあるが，薬剤の副作用が新たな身体症状を生むことも少なくない．疼痛性障害では抗うつ薬が疼痛緩和にしばしば有効である．一般的に常用量よりも少量から開始したほうがよい．

近年は選択的セロトニン再取り込み阻害薬（SSRI）の発売などによって内科医が治療できる精神疾患の範囲が広がったかのようにいわれることがあるが，一方で不適切な使用に出会う機会も多い．身体症状にうつ病を疑ってSSRIを投与したら，副作用としての頭痛や下痢が強まったという症例にしばしば出会う．宣伝文句に惑わされず，自ら先行研究の結果を確かめて用いることが求められる．

### 6. 専門家間の連携

身体表現性障害に含まれる疾患では心身両面に問題があり，またしばしば複数の身体症状を有するため，各専門家間の連携が不可欠である．一方，専門家の説明の微妙な違いがかえって患者の不安を高め，身体症状の遷延につながることもあるので，担当する医師は十分な連携をとらねばならない．疼痛性障害ではすでに種々の専門家が治療に加わって，集学的，あるいは学際的治療が行われている施設がある．

### 7. どの科の医師が治療を続けるか

心気症や身体表現性障害に含まれる疾患について，精神疾患であるから精神科医が治療に当たるべきであるという精神科医の記載をしばしば見かけるし，身体科の医師は早めに精神科医に依頼すべきと考えていることが多い．しかしこれらと診断される患者は，常に自分の身体に異常がないという保証を求めるが，精神科医よりも身体科の医師がその保証をしやすいこと，精神科医の身体に関する説明は患者にとって頼りないものになりやすいため，精神科治療を脱落しやすいこと，精神科医による治療によって大きく改善すること

は期待しにくいこと，などを考えると，身体科の医師が経過をみたほうがよいという考えも成り立つ．身体科の医師が「異常はないから病院に来なくてよい」ではなくて，「今は異常はないけれど心配だったら，定期的に経過をみましょう」と告げたほうが患者の不安は和らぐことが多い．同時に身体症状が増悪したときやあらたな精神症状が出現したとき，精神科医が相談にのれる体制が必要である．

# 性行動の異常

*sexual and gender identity disorders*

針間克己　はりまメンタルクリニック・院長(東京)

## Ⅰ．性機能不全

【定義】　性機能不全とは，欲求，興奮，オルガズム，解消という性反応の過程における障害，あるいは性交に伴う疼痛が特徴である．機能不全は6か月以上存在し，他の身体障害や薬物治療だけが全面的な原因ではない．
【分類】　ICD-10による性機能不全の分類は次の通りである．
1) 性欲欠如または性欲喪失
2) 性の嫌悪および性の喜びの欠如
3) 性器反応不全
4) オルガズム機能不全
5) 早漏
6) 非器質性腟けいれん
7) 非器質性性交疼痛症
8) 過剰性欲
9) その他の性機能障害で，器質性障害または疾病に起因しないもの
10) 器質性障害または疾病に起因しない詳細不明の性機能障害

【鑑別診断のポイント】　性機能不全の背景には，患者の心理的問題だけでなく，性的パートナーとの関係性や，性的パートナーの性的問題が隠れている場合がある．また，うつ病などの他の精神疾患や，内分泌系や神経系などの器質的要因が原因となっている場合もある．

性機能不全の下位分類の診断にあたっては，性反応の段階である，欲求，興奮，オルガズムのどこの障害かに留意する必要がある．例えば，「勃起しない」という主訴でも，実際には勃起の前の段階である，性欲が低下している場合もある．

## Ⅱ．性嗜好障害

【定義】　性嗜好障害とは普通ではない対象や行為に対して，強い性衝動や性的幻想を繰り返し体験することである．この衝動に基づき行動するか，この衝動のために苦悩する．この嗜好は6か月以上持続している．
【分類】　ICD-10による性嗜好障害の分類は次の通りである．
1) フェティシズム
2) フェティシズム的服装倒錯症
3) 露出症
4) 窃視症
5) 小児性愛
6) サドマゾヒズム
7) 性嗜好の多重障害
8) その他の性嗜好障害
9) 性嗜好障害，詳細不明

【鑑別診断のポイント】　性嗜好障害では，複数の性嗜好障害を併せもつことも多いので，1つの性嗜好障害が明らかになった場合，他の障害がないか，確認する必要がある．

これまでに特に性嗜好の異常がみられなかった高齢者において，問題性行動がみられた場合，ピック病などの認知症の症状である可能性を留意する必要がある．

## Ⅲ．性同一性障害(性別違和)

【定義】　性同一性障害は，ジェンダー・アイデンティティ(性同一性)に関する障害であ

る．反対の性の一員に永続的に，あるいは一時的になりたいと希望する．なお，DSM-5 では病名が「性別違和」へと変更されている．

【分類】 ICD-10 による性同一性障害の分類は次の通りである．
1) 性転換症
2) 両性役割服装倒錯症
3) 小児期の性同一性障害
4) その他の性同一性障害
5) 性同一性障害，詳細不明

【鑑別診断のポイント】 性同一性障害とよく混同されるのが同性愛である．同性愛では，性的魅力を感じる相手が同性であるが，自己の性自認であるジェンダー・アイデンティティには揺るぎはない．一方，性同一性障害では性的魅力を感じる相手とは関係なく，反対の性別にジェンダー・アイデンティティをもつ．

# 衝動行為
*impulsive behavior*

成瀬暢也　埼玉県立精神医療センター・副病院長

【定義・病因】 衝動行為とは，強い欲動が理性的な意思の統制を受けずに突然激しい行為として現れるものであり，暴力，自殺，自傷，窃盗癖，放火癖，性的逸脱行為，過食，アルコール・薬物乱用，病的ギャンブリングなどとして表現される．

衝動は目的や対象が明確でなく，意思の統制を受けていない点で欲求と区別される．衝動性と似た表現として攻撃性があるが，攻撃性は通常対象や感情や欲求との関係が明確であり，計画性がみられたり代替行為として表現されたりすることもある．衝動性は目的，対象，感情などがはっきりせず突発的である．

脳内で大脳辺縁系，特に扁桃体から怒りなどの衝動が起きても，通常は高次脳機能（前頭前野）により調節されて問題行動には発展しない．しかし，衝動が激しい場合や高次脳機能に欠陥がある場合，衝動は行動化される．

病因としては，生物学的要因，生育環境要因，現在の心理社会的要因，臨床的要因などの相互作用が想定される．

生物学的要因としては，前頭前野の機能低下，大脳辺縁系の障害，神経伝達物質である脳内セロトニン活性の低下，性ホルモンの障害などが考えられている．薬物療法として SSRI は有効とされているが，賦活症候群により悪化させる場合もある．生物学的要因には，性差，年齢，人種，知能，認知機能なども関連する．

生育環境要因としては，暴力行為を目の当たりにしたり，被害を受けたりするなど，安心感・安全感をもてない環境から受ける影響である．自己肯定感，自己効力感が育たず，他者との信頼関係を築けず，適切な支援を受けることができず，孤立して自暴自棄になりやすい．

心理社会的要因としては，現在の生活におけるさまざまな理由によるストレス状況の影響である．過大なストレスを受け適切に対処ができないと，精神の安定を保てず衝動性が高まる．

臨床的要因としては，罹患している精神疾患自体がもつ要因であり，症状が安定していない場合に加えて，アルコールや薬物の使用，意識障害，治療薬の副作用などが関係する．

衝動行為はさまざまな精神疾患にみられるが，これらの要因が相互に複雑に関与して表現される．対応としては，薬物療法，心理社会的治療，環境調整，支援体制の強化などがある．衝動行為の前兆として焦燥が重要である．焦燥は，行動面での落ち着きのなさ，反応性の亢進，イライラ感，不適切な行動，不

眠, 動揺性の症状変化などによって示される.

## 衝動行為と精神疾患

【分類】 衝動行為は, パーソナリティ障害, 物質使用障害, 脳器質性疾患, 統合失調症, 気分障害, 不安障害, 発達障害などさまざまな精神疾患にみられる. 衝動性の障害を,「突発的な衝動行為」と「制御困難な習慣的行動」に分けて記す.

### A. 突発的な衝動行為を主とするもの

#### 1. パーソナリティ障害

特に衝動行為が起こりやすいものについて記す.

a. 境界性パーソナリティ障害

激しい衝動性と感情不安定性を特徴とする. 攻撃を他者に向けた際の結果を想像できず加減がない. 見捨てられ感, 抑うつ, 怒り, 空虚感などをもつ. 物質使用障害の合併も多い. 自己や他者に向けての攻撃性・衝動性が問題となる.

b. 反社会性パーソナリティ障害

激しい攻撃性・衝動性を特徴とする. 容赦のない他者への激しい暴力として表現されることが多い. 行動に対する反省はみられず, 良心, 道徳, 共感とは無縁である. 他者に対する攻撃性・衝動性が問題となる.

c. 自己愛性パーソナリティ障害

特権意識が強く絶えず賞賛を要求し, 些細なことから自己愛は傷つき, 容赦のない攻撃を向ける. 自己愛が満たされている限りは, 社会適応は比較的良好である. 自己愛を傷つけた他者に対する攻撃性・衝動性が問題となる.

d. 猜疑性パーソナリティ障害

他者に対する不信感とうたぐり深さを特徴とし, 過度の警戒心や敵意をもちやすく, 自らの利害を侵されることに敏感で防衛的・好訴的である. 被害感が強く相手に対する容赦のない攻撃性・衝動性が問題となる.

#### 2. 気分障害

a. うつ病・双極性障害 (うつ病相)

不安焦燥感が強い状態, 特に激越状態では衝動性や攻撃性が高まり行動化する. 自責的で自尊感情が低下しており, 攻撃性は自己に向けられて自傷行為や自殺企図に及ぶ.

b. 双極性障害 (躁病相)

躁状態では, 気分が高揚して誇大的になっているため, 自分の意にそぐわないと他者とトラブルになる. エネルギーが高まっており, 他者への攻撃が執拗で激しくなりやすい. 些細な刺激で予想できない過剰な反応を示す. うつ病相と躁病相が混在した混合状態では衝動性が高くなる.

#### 3. 統合失調症

自分を非難してくる内容の幻聴や妄想などの病的体験に左右されて現実検討能力の低下をきたし, 衝動的に他者や自分に攻撃を向ける. 滅裂思考により脈絡なく攻撃的になる場合もある. 特に緊張病型, 妄想型の病状悪化時は衝動性が高まる.

#### 4. 発達障害

一般的に子どもは脳機能の発達からみても衝動性は高いが, 特にADHDは不注意, 多動, 衝動性を特徴とし問題となる. 虐待やいじめなどから不適応を起こし, 反応性に行動化することも多い. 突発的な衝動行為とともに習慣的行動もみられる.

#### 5. 脳器質性疾患

さまざまな脳器質性疾患は衝動性を高める. 巣症状として発現するものと, 脳機能全体の低下による脱抑制として発現するものがある.

### B. 衝動制御困難な習慣的行動を主とするもの

#### 1. 物質使用障害

依存症は物質使用のコントロール障害である. 物質の薬理作用による影響, パーソナリティ要因, 物質依存に伴う状況因などの相互作用により, 暴力行為・自己破壊的行為の危険性を高める. 中枢神経抑制作用のある物質

では脱抑制，興奮作用のある物質では過剰な興奮・幻覚妄想を引き起こし衝動性は高まる．退薬後の渇望期にも易刺激的・易怒的となる．

### 2. 行動嗜癖
DSM-5ではギャンブル障害が物質関連障害と同じセクションに分類された．今後，インターネットやセックスなどが想定されている．嗜癖は，意思や理性のコントロールが及ばない病態を意味しており衝動的である．

### 3. 摂食障害
摂食障害では，拒食症は強迫的な食事や体重に関するこだわりがみられるが，過食症では制御できない食物摂取・自己誘発嘔吐が主症状となる．過食時は突発的な衝動行為も起こりやすい．

### 4. 間欠性爆発性障害
心理社会的ストレスなどの誘因の程度とは著しく不釣り合いに，爆発的暴力が起こる．普段とは別人のように制御困難な暴力を繰り返す．

### 5. 窃盗癖
窃盗したい衝動の制御が困難であり，行為の不合理性と反復性を特徴とする．盗品に価値を感じておらず，行為自体の制御障害ととらえられる．

### 6. 抜毛症
頭髪などの毛を自ら引き抜きたい衝動が抑えられず，脱毛斑を作る．無意識に抜いていることもある．小学生から思春期の女子に典型的である．

### 7. 放火癖
故意に火を放って火事を起こしたい衝動を抑えられず，放火を繰り返す．放火前の緊張と行為後の満足感・充足感を得る．他の理由による放火とは区別される．

**【治療的対応】** 精神医療において，衝動行為は避けられない問題であり，対応に苦慮することが多い．非自発的入院や隔離や身体拘束などの行動制限の理由に，衝動性の高さ，衝動行為の危険性が挙げられる．衝動行為で重大なものは，暴力と自殺企図である．統制のとれない行為は家族や治療者を不安にし，陰性感情を募らせる．特に非精神病性疾患や非器質性疾患の場合は，純粋に「病気」ととらえにくく忌避される．その代表例が，パーソナリティ障害，物質使用障害，摂食障害などである．これらは互いに合併することも多い．

治療者の患者に対する陰性感情・忌避感情の取り扱いは重要である．治療者の対応が，反応性に患者の衝動性・攻撃性を高める．叱責や罰は反治療的であり症状を悪化させる．衝動性を忌み嫌うものとせず，正確なアセスメントを心がけ，早めの対処を適切に行う．加えて，治療者は患者の苦悩を理解し共感することによって，信頼関係を築いていくことが大切である．衝動行為を避けるために行動制限を漫然と続けてはならない．

アセスメントは，主疾患の病状，衝動行為の既往，意識障害，物質使用（障害），器質性疾患，現在のストレス要因・状況，支援体制，現在の焦燥・不穏の程度などについて丁寧に行う．

衝動行為が切迫している場合，安全で落ち着ける環境を確保し，刺激はせず，言葉で話せる場合は言語化を促し傾聴する．患者に共感し，落ち着いて会話ができる状態であれば，必要に応じて鎮静薬の使用を促す．それでも行動化の危険性が高い場合は，行動制限を検討する．

衝動行為が起こった場合，安全の確保が最優先される．対応困難な場合はすみやかに人を集め，周囲に危険が広がらない配慮をする．危険な状態が収束しなければ，行動制限し薬物療法により鎮静をはかる．

大切なのは，その後の振り返りである．衝動行為を責めるのではなく，同様のことが起こらないための方策を具体的に検討していくことが重要である．

**【鑑別診断のポイント】** 衝動行為は，あらゆる精神疾患で起こりうることから，鑑別は容

易でないことも多い．まず，意識障害，精神病性疾患，脳器質性疾患，物質使用(障害)の有無を確認する．パーソナリティ障害，発達障害，物質使用障害などの診断は，家族などからの情報収集が不可欠である．習慣的行動の診断は比較的容易であるが，併存する精神疾患を見落とさないことが大切である．物質使用障害はさまざまな併存疾患をもつことが多く，物質使用が衝動行為のリスクを高めるため注意を要する．パーソナリティ障害，物質使用障害，双極性障害，発達障害などは横断的な症状だけでは鑑別が難しい．これらが併存している場合はさらに複雑であり，縦断的に丁寧に診る必要がある．

# 統合失調症とその他の精神病性障害

統合失調症の疾患概念　58
統合失調症の治療予測因子　62
統合失調症の急性期　66
統合失調症の回復・安定期　73
統合失調感情障害　76
妄想性障害　79
減弱精神病症候群　82
非定型精神病　85
遅発性統合失調症　88
緊張病(カタトニア)　91
治療抵抗性統合失調症　93
抗精神病薬の減量・スイッチングの方法　96
統合失調症における物質・アルコール使用障害　97
統合失調症と自閉スペクトラム症　99
遅発性ジスキネジアへの対応　100
水中毒への対応　101

# 統合失調症の疾患概念
concept of schizophrenia

笹本彰彦　京都大学大学院・精神医学
村井俊哉　京都大学大学院教授・精神医学

## 疾患概念
### 【定義・病型】
#### A. 代表的な診断基準

統合失調症の疾患概念は，生物学的観点からは今なお確立されておらず，臨床的症候論に基づく類型概念としての構成にとどまっている．今日，臨床・研究の場で頻用されている操作的診断基準（DSM-5，ICD-10）においても，病因に言及せずに特徴的な症状や機能的側面を評価して診断するプロセスをとり，疾患特異的な生物学的マーカーは見いだされていない．したがってこれらの診断基準は，将来，疾患概念の確立がなされるまでの暫定的な使用にとどまるべきとの見方もある．

今日の操作的診断基準の代表格であるDSM-5では，統合失調症は「統合失調スペクトラム障害および他の精神病性障害群」の1つとして位置づけられ，診断基準として以下に示すA〜Fの6つの基準をすべて満たす必要がある．

Aには疾患に特徴的な症状が挙げられている．「①妄想，②幻覚，③まとまりのない発語，④ひどくまとまりのない，または緊張病性の行動，⑤陰性症状（すなわち情動表出の減少，意欲欠如）」．このうち2つ以上の症状が存在し，各症状が1か月間（または治療が成功した際はより短い期間）ほとんどいつも存在する．これらのうち少なくとも1つは①か②か③である．

Bは社会的機能障害についてである．発症以降の大部分の期間において，仕事，対人関係，自己管理などの面で1つ以上の機能が病前に獲得していた水準より著しく低下している．

Cは期間についてである．障害の持続的な徴候が少なくとも6か月間存在し，この期間中に活動期の症状（基準Aを満たす各症状）が少なくとも1か月（または治療が成功した場合はより短い期間）存在しなければならない．ただし，6か月の期間には前駆期または残遺期の症状のみが存在する期間も含んでよい．

DからFでは，統合失調感情障害，精神病性の特徴を伴う抑うつあるいは双極性障害，物質または他の医学的疾患の影響によるものの除外や，神経発達障害群の追加診断を行う場合の注意が記されている．

#### B. 疾患概念の歴史的変遷

統合失調症の現在の操作的診断基準は以上のようであるが，疾患概念自体は今なお未確立である．それでは歴史上，どのように統合失調症はとらえられ，疾患概念が変遷してきたのであろうか．有史以来，精神に異常をきたす状態は宗教的な背景を含めて，さまざまな文脈で記載されてきたが，今日の統合失調症概念の原型は，1896年にドイツの精神医学者であるE. Kraepelinが提唱した「早発性痴呆」に始まる．Kraepelinはそれまでに別個に提唱されていた緊張病，破瓜病，早発痴呆の概念を早発性痴呆の名称で統合し，特に病像の縦断的な側面を重視して，「急速に発展し持続的な精神衰弱状態に陥り，最終的には精神荒廃に至る状態像」としてまとめた．病因についてKraepelinは現時点では不明ではあるがいずれは明らかになる「病的な素質」によるものと想定し，それを「内因」と表現した．そして予後の異なる躁うつ病とともに内因性精神病の1つとして位置づけた．

スイスのE. Bleulerは1911年に，心理学的観点を取り入れ，症状論の理論的理解を目指した．症候学的に特徴的な基礎症状として，4A（連合障害，感情障害，自閉，両価性）を掲げ，本疾患に基本的な特性を思考や感情，人格などの精神機能の「分裂」にあるとして，早発性痴呆に代えてSchizophrenia

の名称を提唱した．同疾患を疾患単位としては不完全であると考え症候群であると考えたのも Bleuler が嚆矢であった．

　一方，20世紀初頭からドイツのハイデルベルク大学を中心に，現象学的記述を方法論とした精神症候学（ハイデルベルク学派）が発展した．なかでも K. Jaspers は精神症状に了解と説明という概念を導入し，精神疾患・症状の体系的理解を試みた．また K. Schneider は統合失調症の体験様式の異常を抽出し，一級症状（考想化声，対話性の幻声，絶えず批評する幻聴，身体的被影響体験，思考奪取，考想伝播，妄想知覚，意思被影響体験）を認めれば控えめに統合失調症を診断できるとの見解を述べた．

　20世紀半ばには米国を中心に，精神医学の方法論として精神分析が勢いを増すようになり，心理的，社会的要因が重視されるとともに，対人関係の病理に力点がおかれるようになった．その結果，米国での統合失調症概念が拡大し，欧州を中心とした同概念との乖離が顕著となったため，国際的に共有しうる診断基準の形成，すなわち操作的診断基準が望まれるようになった．このような情勢と軌を一にして精神薬理学における進歩が重なり，米国は生物学的精神医学へと転換をはかっていくことになる．

　その後，国際疾病分類（ICD），精神疾患の診断・統計マニュアル（DSM）などの操作的診断基準は，診断基準の明確化，多軸評価，研究・臨床双方への活用を目指し，改訂を重ねてきた．結果として研究者間での診断の一致率は上昇することとなったが，一方で，背景となる生物学的基盤や主観体験に踏み込んだ精神病理学的考察を度外視し，外部から容易に観察可能な症状と疫学的事実に頼るこれらの操作的診断基準については弊害も指摘されている．

　将来的には，生物学的な神経基盤が明らかにされていくことで疾患概念が明確化され，臨床症候とともにバイオマーカーが診断基準に含まれることが期待されている．

【病態・病因】

　統合失調症は，身体的要因（外因）は明確ではなく，また心的要因（心因）も明らかでないことから，歴史上は内因性精神病と位置づけられてきた．しかし近年の神経科学の進歩のなかで，統合失調症の生物学的基盤についての知見の集積が進んでいる．病態，病因に関してはいずれも仮説段階であるが，有力な候補のいくつかを以下に紹介する．なお，それぞれの仮説は互いに排反関係ではなく，それぞれが疾患の病期や病態の一部の基盤となっている可能性もある．

### A. 神経伝達物質

　治療薬の開発研究や精神作用物質誘発性の症状などとの関連から，神経伝達物質が統合失調症の病態に深く寄与している可能性が早くから指摘されてきた．特にドパミンやグルタミン酸が注目されている．

#### 1. ドパミン仮説

　抗精神病薬の多くがドパミン $D_2$ 受容体の遮断作用をもち，統合失調症の陽性症状を軽減させること，アンフェタミンなどの精神刺激薬がドパミン神経伝達を亢進させ，陽性症状を惹起することなどから，統合失調症はドパミンが過剰な状態あるいはドパミンへの感受性が亢進した状態であるという説が長らく有力視されてきた．ドパミン神経系のなかでも，陽性症状は中脳辺縁系経路でのドパミン神経伝達の亢進，陰性症状や認知機能障害は中脳皮質経路でのドパミン神経伝達の低下が関与しているのではないかとの見解がある．一方で黒質線条体経路や漏斗下垂体経路でのドパミン遮断は，錐体外路症状や高プロラクチン血症をもたらすなど，抗精神病薬の副作用と関連する．しかし $D_2$ 遮断を主とする抗精神病薬に対して治療抵抗性の統合失調症が存在することなどから，ドパミン仮説の限界も指摘されている．

#### 2. グルタミン酸仮説

　グルタミン酸は脳内の主要な興奮性神経伝

達物質の1つであり，特にNMDA（N-メチル-D-アスパラギン酸）受容体のアンタゴニストとして知られる．グルタミン酸はNMDA受容体を介してシナプスの構造的変化を起こす．また下流のドパミン神経系やセロトニン神経系を調節する．幻覚薬であるフェンサイクリジン（PCP）はNMDA受容体のアゴニストであり，陽性症状だけでなく陰性症状も惹起することから，グルタミン酸とNMDA受容体に関する神経経路は統合失調症の創薬の標的候補として注目されている．

### 3. その他

セロトニン，なかでも5-HT$_2$受容体遮断薬が陰性症状を改善したという報告がある．治療抵抗性統合失調症治療薬のクロザピンは5-HT$_2$受容体への高い親和性と遮断作用をもち，陰性症状の改善に寄与しているとの見解がある．また抑制性の介在ニューロンであるγ-アミノ酪酸（GABA）神経は，グルタミン酸神経系を調整するため，グルタミン酸仮説とともに注目されつつある．

## B. 脳の形態学的変化

統合失調症の病態を脳の形態学的観点から明らかにしようとする研究も進んでいる．統合失調症の症候は，特定の脳領域の巣症状に帰着することができない．また，かつては解剖学的・神経病理学的所見に乏しいと考えられてきた．しかし昨今の画像解析技術の進歩に伴い，より微細な形態学的指標の検出が可能となり，統合失調症の脳の形態学的変化に関する知見が積み重ねられている．

### 1. 形態学的神経画像研究

脳形態を in vivo で観察しようとする手法は，1920年代における気脳写から始まり，すでに1970年代にはCTの出現によって脳室の拡大所見が指摘されている．1990年代からは，主としてMRI画像技術の発展に伴い，高解像度かつ多様なモダリティで微細な脳構造の計測とその後の統計学的処理が可能となった．その結果，統合失調症患者では，健康被験者に比べて辺縁系を含む大脳皮質の広範な範囲において灰白質の体積や皮質厚が減少しており，特に前頭前野，前部帯状回，上側頭回，島領域などで顕著であることが一致した見解となった．さらに，病態機序には複数の脳領域が関連しているため，領域間の機能連絡障害にも注目が集まっている（disconnection仮説）．拡散テンソル画像によって大脳白質線維の異常に関する知見も蓄積されつつある．しかし脳形態は，個人差や加齢による変化も大きく，診断基準に追加しうるほどの特異的な画像所見はいまだ見つかっておらず，今後の研究の進展が望まれる．

### 2. 神経病理学的所見

統合失調症患者の死後脳研究の歴史は長いが，グリオーシスなどの明瞭な病理所見に乏しく，決定的な神経病理学的異常は見いだせないといわれていた．しかし近年，例えば，前頭葉における錐体細胞の樹状突起棘の密度減少，白質におけるオリゴデンドロサイトの形態異常や密度の減少やミエリン鞘の異常など，細胞構築上の異常の報告が相次いでいる．

## C. 脳の機能レベルの変化

MRI撮像モダリティの1つとして，局所の神経活動の亢進を酸素消費量の指標を用いて測定する機能的MRI（fMRI）がある．その研究成果は多岐にわたるが，一例として統合失調症患者ではワーキングメモリー課題施行時に前頭前皮質の賦活に異常がみられるとの報告がある．また，安静時のfMRI画像を用い，脳領域間の機能的結合性を解析する技術が進歩し，統合失調症に特異的な所見が得られつつある．

近赤外線スペクトロスコピー（near-infrared spectroscopy：NIRS）という技法では，近赤外線光を用いて組織内の酸素化と脱酸素化ヘモグロビン濃度の変化による吸収域の違いを検出し，脳機能の計測を行うことができる．非侵襲的かつ自然な状態で測定でき，時間解像度が高いという利点があり，臨床診断への応用も模索されている．前頭葉機

能を賦活する認知課題施行時に，統合失調症患者には特徴的な波形が認められるとの報告がある．

### D. 分子遺伝学的要因

統合失調症の遺伝要因については，その家族集積性や遺伝率の高さから古くより注目され続けてきた．大規模サンプルによる全ゲノム関連解析（genome-wide association study：GWAS）では，統合失調症と関連する頻度の高い一塩基多型（single nucleotide polymorphism：SNP）が多数発見されている．ただし，個々の一塩基多型が診断に与える効果は小さい．そのため，頻度は低いが診断に与える効果の大きいコピー数多型（copy number variation：CNV）が注目されている．

代表的な関連遺伝子を紹介すると，Disrupted in Schizophrenia 1（DISC 1）は，スコットランドの精神疾患多発家系にて変異していることが発見された遺伝子である．この遺伝子は神経細胞の移動や神経終末の伸長に影響を与えると考えられている．Neuregulin 1は細胞移動やミエリン形成などの制御にかかわっていると考えられる．統合失調症患者では，その変異が背外側前頭前野の体積減少に関連しているとの報告もある．ただし，こういった遺伝子変異は統合失調症に特異的でなく，広く精神疾患のリスクとなりうることも知られている．

さらに近年では，遺伝子そのものの変異でなく，遺伝子発現に影響を与えるエピゲノム異常の可能性にも注目が集まっている．DNAのメチレーションの異常やクロマチン構造にかかわるヒストン蛋白の変異などである．

### E. 神経発達障害仮説

上述の生物学的諸要因を統合し，さらにライフイベントなどの心理社会的要因も織り込み，発症までの縦断的な経過に着目した仮説である．

まず胎児期には，遺伝的脆弱性，母体の感染，出産時の外傷など周産期の障害などの要因がある．それらを背景として，幼少時から思春期にかけて，神経発達の障害，すなわち神経細胞の配列や層構造・選択的アポトーシスの異常，神経シナプスの形成異常，サイトカインの異常などから，神経病理学的な変化が徐々に進行すると想定される．そして，このように形成された生物学的脆弱性を基盤に，思春期から成人早期に性ホルモンの変化やライフイベントの負荷がかかり，統合失調症の発症に至るという仮説である．

神経発達障害仮説と重なり合う仮説として，脆弱性ストレス仮説がある．ある素因（脆弱性）をもった個体がストレス状況下におかれた際に，生物学的な脆弱性とレジリアンス（ストレスに対して保護的に働く力）のバランスが一定の閾値を超えた時点で統合失調症を発症するという見解である．ストレス因子については家族の高い感情表出，ストレスフルなライフイベント，麻薬や覚醒剤などの精神作用物質乱用が挙げられる．一方，保護因子としては抗精神病薬，家族への心理社会的介入や社会資源があるとされる．

### 【疫学】

世界規模での疫学的研究を概括すると，国や人種により若干のばらつきがあるものの，1,000人当たりの生涯有病率は2.7-8.3人，年間発症率は0.1-0.7人とされている．

日本での大規模な疫学調査は近年ほとんど行われていないが，過去の地域的な疫学データの概括では，生涯有病率が1,000人当たり約5.5人，1979-1980年に長崎市で行われた調査では年間発症率は1,000人当たり約0.2人と報告されている．2011年に行われた厚生労働省の患者調査では，国内の「統合失調症，統合失調症型障害及び妄想性障害」の総患者数は71.3（男35.4，女36.0）万人と推計されている．

統合失調症の相対危険度は，一卵性双生児の同胞あるいは両親が統合失調症に罹患している場合に高いことが知られている．その他の要因として，その他の親族の罹患歴，大麻

または精神刺激薬の使用,都市居住者,移民,妊娠第1または第2三半期における母体の感染または栄養失調症,周産期の合併症,父親の高年齢などが報告されているが,いずれも危険度はそれほど高くなく,議論のあるところである.性差については,従来は危険度に差がないと考えられていたが,最近では男性で危険度が高いことが示されている.

【経過・予後】

統合失調症は上述したように異種性があり,一種の症候群とも考えられるべき疾患である.それゆえ,経過,予後も一様とはいえない.かつては,寛解・増悪を繰り返しながら,人格荒廃が進行し慢性残遺化する予後不良の経過をとるのが一般的と考えられていた.しかし近年では薬物療法に加え,リハビリテーション技法や支援体制も進んでいるため,適切な介入や治療を行えば,社会的機能の回復も期待できるようになった.

予後には,住居確保,就労支援,リハビリテーション,地域社会での支え,薬物療法,心理的介入など社会的・治療的環境が影響を与えるといわれる.また生物学的要因としては発症前の認知機能の高さが予後の良好さと関連するといわれている.さらに昨今では,初回の精神病エピソードから治療を受けるまでの未治療期間(duration of untreated psychosis:DUP)が予後に影響するといわれ,早期介入の必要性を重要視する報告もある.

**参考文献**

1) 日本統合失調症学会(監修), 福田正人, 糸川昌成, 村井俊哉, 他(編著):統合失調症. 医学書院, 2013
2) 福田正人(責任編集):専門医のための精神科臨床リュミエール 2 精神疾患と脳画像. 中山書店, 2008

# 統合失調症の治療予測因子
predictive factors for treatment outcome in schizophrenia

兼子幸一　鳥取大学教授・精神行動医学

## 治療予測因子の概念
【定義】

統合失調症の転帰の予測因子は,患者自身の生物学的・心理的要因から,家庭環境や社会的援助などの社会的要因まで実に多様である(表1).このうち,発症前後の患者自身や環境に関係する要因で,治療反応性に影響を与えるものを治療予測因子とよぶ.本項では,治療上重要な,修正可能 modifiable な予測因子に焦点を当てて記述する.

【分類】

### A. 精神病未治療期間

最初の精神病症状の出現から適切な治療を受けるまでの期間を精神病未治療期間 duration of untreated psychosis(DUP)という.DUP は数少ない修正可能な予測因子の1つとして注目されており,発病早期に認知機能や社会機能が顕著に低下するという臨床的事実や,精神病状態は脳に対して毒性をもつという生物学的仮説と関係が深い.DUP が長いと"寛解"に至る尤度が低いなど,治療反応性の予測に有用で,長いほど治療反応性は悪い.ここでいう"寛解"は,中核症状とされる PANSS 8項目(妄想,不自然な思考内容,幻覚による行動,概念の統合障害,衒奇症と不自然な姿勢,情動の平板化,受動性/意欲低下による社会的引きこもり,会話の自発性と流暢さの欠如)の得点がすべて3点以下,かつ,この条件が6か月以上続く状態と操作的に定義される.DUPと治療反応性の関係は早期介入の根拠にもなっている.例えば,2年以上の追跡研究のメタ解析で,DUP は精神症状の重症度,社会的機能の障害と正の相関を示した.他方,QOL,雇用,治療指

表1 統合失調症の転帰の予測因子

| 予測因子 | 転帰に対する影響 |
| --- | --- |
| A. 修正困難(fixed)な因子 | |
| 　性別 | 女性が良好(無関係とする報告あり) |
| 　病前性格 | 共感的な性格は良好,分裂気質は不良 |
| 　病前の知能・学歴 | 高知能,高学歴は良好(無関係とする報告あり) |
| 　病前の社会機能(社交,職業,学業など) | 社会機能が高い場合は良好 |
| 　家庭環境 | 家族機能が高い場合は良好,低い場合は不良 |
| 　婚姻(発病時) | 既婚は未婚,離婚,死別より良好 |
| 　発病年齢 | 発症年齢が高いと良好,低いと不良 |
| 　精神疾患の遺伝負因 | 気分障害の負因は良好,統合失調症の負因は不良 |
| 　発病促進因子 | 明らかな促進因子の存在は良好,欠如は不良 |
| 　発病様式 | 急性発症は良好,潜在性発症は不良 |
| 　初発症状 | 緊張病性症状は良好,解体型の症状は不良 |
| 　臨床症状の特徴 | 精神運動興奮や気分障害症状(特にうつ病性障害)は良好. 引きこもり,自閉的行動は不良 |
| 　神経学的微細徴候 | 認められると予後不良 |
| 　初回薬物療法に対する反応性 | 治療開始後数週間の抗精神病薬に対する反応がよいと寛解に至りやすい(初発エピソード群) |
| B. 修正可能(modifiable)な因子 | |
| 　精神病未治療期間(DUP) | 短いほど良好 |
| 　治療アドヒアランス | よいほど良好 |
| 　治療継続性 | 同一治療者による治療継続は良好 |
| 　神経認知機能 | 神経認知機能が低いと社会機能(作業能力など)の予後は不良 |
| 　病識 | 乏しいと不良(服薬アドヒアランスだけに還元できない) |
| 　社会的サポート | よいサポートシステムがあれば良好 |

標(入院回数または在院期間)とは関係しなかった.

統合失調症の亜型によっては,例えば解体型のように発病様式が潜在性であるためにDUPが長くなりうる.この仮定では,DUPの長短と転帰の関係は発病様式と亜型による予後の違いという要因の介在で生じている可能性が考えられる.しかし,病前適応レベルの統制後も,DUPとさまざまな転帰との有意な関係が保たれるため,DUPは独立した転帰予測因子であると考えられている.

## B. 病識

多くの統合失調症患者は病識insightに障害をもつ.この障害は,精神症状や社会機能など,さまざまな指標の転帰不良と関係する.病識は多次元構造をとるが(表2),特に症状への気づきや治療必要性の理解の障害が

表2 病識の構造

1. 精神疾患に罹患していることの認識
2. 治療必要性の認識(awareness)
3. 疾患の結果として生じる社会的問題に関する理解
4. 具体的な症状や徴候の認識
5. 具体的症状や徴候の疾病への帰属

転帰不良に関係する.その理由の1つに病識と治療アドヒアランスの関係がある.病識の障害が服薬アドヒアランスの低下を招き,その結果,精神症状や社会機能が悪化するという因果関係が想定されている.

しかし,ある時点での病識と以後の長期的転帰の関係をアドヒアランスだけで説明することはできない.初回エピソード群の病識は,治療開始後1年間は精神症状に並行して

改善するが，治療を継続しても以後は悪化するなど，長期的転帰と病識の関係は複雑である．他方，病識は遂行機能や心の理論などの認知機能とも関連し，状態と素因に依存する2側面をもつとされる．さらに，DUPや不良な病前適応は病識と負の相関を示し，アドヒアランスとは独立に，病識が精神症状や社会機能の転帰を予測する可能性がある．

また，病識は抑うつ状態の重症度と正の相関を示したり，自尊心やQOLの低さと関連するなど負の側面をもつ．これは統合失調症のスティグマとも関係する問題であり，慎重な治療的介入が求められる．

### C．神経認知機能

注意，言語記憶，作業記憶，処理速度，問題解決・遂行機能などのサブドメインからなる神経認知機能 neurocognitive function の障害は統合失調症の中核症状に位置づけられ，患者群では健常者の平均よりも $-1.5$ から $-1$ SD低い．この障害は，前駆期から認められるが，以後あまり変化せず，疾患の素因マーカーとも考えられている．また，発症後間もない時期の神経認知機能が，のちの就労能力，対人関係，自立的生活などの社会機能の有用な予測因子であるエビデンスがある．例えば，短期（追跡期間6か月-2年）では遂行機能や運動機能が，長期（同3-15年）では言語能力や全般的認知機能が，社会的転帰の予測因子となっている．現在，わが国でも統合失調症を対象とする認知リハビリテーションが実践されるようになっている．ただし，神経認知機能の特定サブドメインと社会的転帰の関係はそれほど強くはなく，神経認知機能が社会機能に与える影響は陰性症状や社会認知機能障害と重なる部分もある．

### D．初期治療反応性

抗精神病薬の効果発現時期には個人差があるが，開始後2週間程度で薬剤の効果が現れる場合が多い．この事実を利用して，投与開始後早期に評価した初期治療反応性 initial treatment response to antipsychotics が，さらに数週間-数か月後の精神症状の改善度を予測する因子として他の要因よりも優れていることが明らかになってきた．そのため，寛解などの長期転帰に対する当該薬剤の効果は，治療開始後2-6週での症状改善を初期指標とすることによって予測可能と考えられるようになっている．実際，のちの症状改善度が高い群では初期治療反応が良好であることが多く，また，初期治療反応不良群の多くはのちの症状改善度が低い．初期の治療反応をどの時点で評価すべきかに関するコンセンサスはないが，臨床的には4-6週間程度とするのが妥当である．

初期治療反応性を適切に評価することの利点は，有効性の乏しい薬物を長期間続ける，それに伴って余分な副作用が生じるなどの問題を回避できることにある．

なお，初回エピソードの未服薬患者で，前頭前皮質や側頭皮質において，皮質の容積，厚さ，左右非対称や脳回形成の程度などのMRIで計測した形態指標が，16週-1年後の治療反応性と関係するというデータが蓄積しつつあり，こうした生物学的指標が治療予測因子となる可能性が示唆されるが，臨床応用にはさらなる検討が必要である．

## 治療方針

### A．精神病未治療期間の短縮

DUP短縮とはいうまでもなく，精神病状態にある患者の早期発見と早期治療である．地域医療でのDUP短縮に対する介入として，包括的早期発見システムの有効性が期待されている．このシステムは，精神病の早期徴候や早期治療の重要性に関する啓発活動を重視し，メンタルヘルスの専門家に対する援助希求を迅速にすることを目指している．

啓発活動の対象集団は，①プライマリ・ケア医やソーシャルワーカーなどの社会的サービスの提供者，②若者や学校・教育関係者，③一般市民（メディアを利用した大規模キャンペーンとして），である．また，啓発活動以外の重要な介入として，④早期発見のため

の臨床チームの設置がある．これは，早期に患者にアクセスし，精神病罹患のリスク評価を行うことによって精神科受診を促進する役割を担う．

わが国でも大学病院を中心として早期発見・早期治療の取り組みが行われている．メンタルヘルスの専門家がなすべき対応としては，精神病が疑われるが，明らかな精神病症状を呈さない患者に関するフォローアップと，他職種からの紹介を積極的に受け入れていくことが挙げられる．特に前者では，非特異的徴候（不安，抑うつ，集中力低下，役割機能や認知機能の低下，睡眠障害，引きこもり，猜疑心など）をもつ患者の経過を注意深く追うことで早期の診断と介入が可能になる．ただし，偽陽性の症例があることも念頭におく必要がある．

### B. 病識の改善

残念ながら，病識改善に対する有効性が立証された特定の技法はいまだ存在しない．前述の通り，病識は多次元的構造をとる（表2）が，いきなり疾病性の認識だけを強いることは，患者に心理的負荷を加えることになるので避けなければならない．代わりに，初めは症状や治療必要性の理解の障害の改善をはかるようにする．また，病識は抑うつ気分や不安，あるいは自尊心やQOLの低さを伴うことがあるため，治療では患者の希望を高めることに努め，疾病の受容が大きなスティグマとならないように注意を払う．猜疑心や陰性症状が強い患者では難しいかもしれないが，治療場面では下記のポイントに注意し，患者との治療同盟の構築に努めながら，共同作業によって病識の獲得を目指すことが重要である．

1) 患者の苦痛に十分な共感を示す．
2) 患者の精神病症状に対する見方を理解する．
3) 精神病症状に対して，患者と異なる考え方，すなわち疾病性の可能性を提示する．その際，病的体験と感覚遮断などで生じる正常範囲の体験を連続的なものとして説明することは有効である．
4) 抗精神病薬による薬物治療の必要性およびその副作用について説明する．
5) 他の慢性身体疾患との類比や脳科学の知見の援用を用い，統合失調症に対するスティグマの軽減をはかる．
6) 症状，疾病性，治療必要性などの受容という患者自身の認識の変化に対する抵抗を和らげるとともに，変化に対する患者自身の内発的動機づけを高める．

### C. 神経認知機能障害の治療〔詳細は認知リハビリテーションの項（⇒893頁）を参照されたい〕

神経認知機能障害の治療として認知矯正療法 cognitive remediation（CR）がある．CRには複数の手法が開発されており，認知機能障害に対するアプローチ（認知機能そのものの回復 vs. 他の方法による代償），実施形式（個人 vs. 小集団），使用媒体（筆記課題 vs. コンピュータ課題），訓練焦点（反復学習 vs. 戦略学習），治療者の役割（動機づけを促すコーチングの有無）などが異なる．CRは安定期ないしは回復期にある患者向けの包括的精神科リハビリテーションの一環として，デイケアプログラムなどの他の心理・社会的手法と併せて実施するのが最も効果的である．

本項では，CRの一手法である neuropsychological and educational approach to cognitive remediation（NEAR）についてごく簡略に述べる．NEARは教育心理学の概念を応用し，内発的動機づけの役割を重視している．NEARの目標は，具体的，現実的で評価可能なものが望ましい（例：スーパーのレジ打ちの仕事をこなせるようになる）．NEARは3-6人程度の小グループで行い，参加者の認知機能レベルに合わせたパソコン上の教育用ソフトウエア課題に取り組む認知課題セッション（週2回，各60分）と言語セッション（週1回，60分）を半年間行う．言語セッションでは，認知課題セッションで

獲得した認知機能の改善を日常生活行動に般化することを目指す．治療者の役割はソフトウエア課題の選択と言語的介入である．言語的介入では，課題への取り組みに対する参加者の自信，能動感，自律性を育むことを重視する．

### D. 初期治療反応性の評価

初期治療反応性の臨床的意義は薬物変更の判断指標を与える点にある．初期治療反応性を評価する時期は開始後4週程度が現実的であり，クロルプロマジン(CP)換算で400-600 mg/日でも精神症状の改善がわずか〔例：簡易精神症状評価尺度(BPRS)での得点の改善が25%以下〕であればスイッチングを検討する．その際，薬理学的性質の異なる薬剤に変更し，前薬が定型薬の場合は非定型薬を選択し，同様の期間観察する．ただし，2剤以上に治療抵抗性を示す症例で使用可能なクロザピンでは，効果判定に半年程度が必要な場合もあることに留意する．

至適な薬物療法を行うために推奨されるポイントを以下に列挙する．
1) 本人および介護者に対する積極的な心理・社会的サポート．
2) 抗精神病薬の単剤使用．
3) 服薬アドヒアランスの評価．
4) 陰性症状が目立ち，陽性症状が乏しい患者では少量の非定型薬を使用．
5) 2剤以上を使用しても効果あるいは忍容性の問題から症状が改善しない治療抵抗性統合失調症の患者に対してクロザピンの使用を検討．

#### 参考文献

1) Emsley R, Chiliza B, Schoeman R: Predictors of long-term outcome in schizophrenia. Curr Opin Psychiatry 21: 173-177, 2008
2) Marshall M, Lewis S, Lockwood A, et al: Association between duration of untreated psychosis and outcome in cohorts of first-episode patients: a systematic review. Arch Gen Psychiatry 62: 975-983, 2005
3) Correll CU, Malhotra AK, Kaushik S, et al: Early prediction of antipsychotic response in schizophrenia. Am J Psychiatry 160: 2063-2065, 2003

## 統合失調症の急性期
*acute phase of schizophrenia*

堤　祐一郎　恩方病院・院長(東京)

### 疾患概念

**【定義・病型】** 統合失調症の主な病態は，陽性症状群(幻覚，妄想，支離滅裂，精神運動興奮など)，陰性症状群(感情の平板化，意欲低下による社会的引きこもり，会話の自発性の低下など)，感情症状群(不安，緊張，抑うつ，情動の不安定など)，認知機能症状群(失見当識，注意障害，意思の障害，判断力の障害など)などからなり，さらに社会生活や対人関係あるいは自己の健康と衛生管理などの維持に障害を認めることがある．特に急性期は，陽性症状群を中心に各症状群や社会的機能障害が著しく，直ちに医療的介入を要する精神状態を意味する．初回発症あるいは再発・再燃による病態がある．

病型については，従来から，破瓜型(解体型)，緊張型，妄想型，単純型，残遺型などと分類していたが，DSM-5では，病型診断は，安定性や信頼性が低いこと，妥当性が乏しいことなどの理由から廃止され，唯一，緊張病状態を特定用語に規定した．

**【病態】** 急性期には次のような症状を認めることが多い．
・離人体験(自我の同一性が障害され自他の区別がつかない)
・猜疑心/迫害感(あらゆることに疑い深くなる，非現実的な迫害感)

- 妄想（事実に反する訂正不能な確信，多くは被害妄想）
- 注意集中困難（注意集中が保てない）
- 幻覚（対象なき知覚の確信，多くは幻聴）
- 思路障害〔まとまりのない発語（観念連合障害/支離滅裂），思考途絶など〕
- 意思・意欲の障害（社会生活上の積極的な動機づけや欲動が減退，昏迷など）
- 情動不安定（不安・焦燥，緊張，抑うつ気分，易刺激性・激越など）
- 行動のまとまりのなさ（落ち着かず，目的志向行動ができない）
- 希死念慮・自殺企図（自傷行為，自殺行為）
- 精神運動興奮（情動の激しい変化，幻覚・妄想に影響された興奮性言動）

これらの症状が複合して以下のような精神状態像を認める．

- 不安緊張状態
- 幻覚妄想状態
- 支離滅裂状態
- 抑うつ状態
- 強い自閉状態
- 精神運動興奮状態（時に他害行為を含む異常な興奮状態）
- 昏迷状態（意識はあるが，意思・意欲・活動などの精神活動が制止した状態）

以上のような精神症状や精神状態像はいずれも統合失調症に非特異的なものであるが，統合失調症患者ではこれらが複合した病態を認める．

患者の外見上の特徴では，感情表現が少なく無愛想な表情，緊張や不安感の表出，小声での独り言，問いかけにも上の空の態度，動作のぎこちなさ，緩慢さ，奇異な仕草，不潔な身なり，奇妙な化粧を認めることがある．一方で，受診や治療を強く拒否する態度や，興奮した言動を認めることもある．

そして以下のような社会生活上の障害を認める．

- 日常生活上（通常の食事，身辺の整理など）の遂行障害
- 健康と衛生管理上（栄養管理，睡眠，清潔保持など）の遂行障害
- 対人関係上（家族・職場での人間関係維持）の障害，他害行為
- 社会生活上（家事，就労，就学など）の遂行障害，自閉的生活
- 生活リズムの乱れ（睡眠障害，昼夜逆転）
- 生命維持上の障害（摂食拒否，自傷行為・自殺企図など）

【病因】 統合失調症の病因として，脆弱性・ストレス仮説が一般的である．すなわち素因として，遺伝学的な要因も含んだ中枢神経機能の生物学的脆弱性のうえに，何らかの心理社会的なストレスが加わり，症状が形成されるという病因論である．

## 診断のポイント

ICDあるいはDSMの診断基準に準じるが，前述の精神症状や精神状態像および社会生活上の障害などを総合して診断する．ただし，統合失調症を含むさまざまな精神障害の急性期病像はいずれも類似しているため，以下の生活歴などの確認や各種検査を行い，鑑別診断および経過観察を行いながら慎重に診断する．

### A. 既往歴・生活歴・現病歴・家族歴・性格傾向

以下のような特徴を認めることがある．

学校成績の急激な低下，不登校，退学，未就労，転職が多い，パーソナリティの変化（例：几帳面や真面目から怠惰へ），精神科受診歴，精神障害者や自殺者の家族歴．

### B. 身体的診察と各種検査

以下のような身体の診察や検査を行い，器質性・症状性精神障害の否定と身体的合併症を確認する．また心理検査は精神心理状態の把握に重要な情報をもたらす．

バイタルサイン，身体一般所見，血液生化学検査，甲状腺ホルモン検査，ワッセルマン反応，脳CT検査，脳波，胸腹部X線検査，心理検査〔ロールシャッハテスト，SCT（文章完成法テスト）など〕．

## C. 主な鑑別診断

### 1. 器質・症状精神病
脳の何らかの器質疾患や内分泌系疾患などで，統合失調症類似の病状を認めることがある．

### 2. うつ病
自己評価の低下，意欲低下，興味や喜びの減退，思考力の減退などの症状はうつ病との鑑別を要する．

### 3. 双極性障害
易刺激性や精神運動興奮あるいはまとまりのない発語などは躁病エピソードとの鑑別が困難なことがある．

### 4. 自閉スペクトラム症
社会的あるいは対人的コミュニケーションの障害や同一性への固執などを認めるため自閉スペクトラム症との鑑別が困難なことがある．

### 5. てんかん精神病
統合失調症と同様な精神病症状を認めることがある．

### 6. 精神病症状を伴う他の精神疾患
上記の病態の持続期間が6か月未満の場合は，診断を慎重にする．

### 7. 物質関連障害および嗜癖性障害群（ステロイド製剤，アルコール，覚醒剤，危険ドラッグなど）
これらの薬剤や精神作用物質により統合失調症と同様な精神病症状を認めることがある．

## D. 合併症
以下のような精神的あるいは身体的合併症を認めることがある．

アルコール使用障害，タバコ使用障害，カフェイン中毒，不安性障害，身体症状症，糖尿病，メタボリックシンドローム，心血管系疾患，栄養不良状態など．

統合失調症の治療のみならず，これらの合併症への対応も求められ，特に糖尿病の場合は薬物療法の選択に注意する（治療方針「C. 薬物療法」の項参照）．

## 治療方針

### A. 治療の導入－治療状況の選択とその要因
以下のような状態では入院治療の適応となる．

著明な幻覚妄想状態，希死念慮，自殺企図，強い自閉状態，昏迷状態，精神運動興奮状態，他害行為，重篤な合併症，治療動機づけが不十分，薬物療法コンプライアンスが不良，本人が入院治療を希望など．

統合失調症の急性期病態では，自らの病状についての理解および治療の必要性の理解が困難な場合は，精神保健指定医の判断と保護者の同意に基づく医療保護入院の適応となる．さらに自傷・他害行為の事実やおそれがある場合は，地域行政の職員の立ち会いと精神保健指定医2人の判断にて，都道府県知事による措置入院の適応となる．

### B. 精神心理的介入
治療開始時には以下のような精神心理的介入を行う．急性期病態では，これらの精神心理的介入に対する理解が困難な場合が多いが，医療関係者は説明に努める．

1) 治療動機づけ：患者のそれぞれの精神状態に対して，精神医学的な治療が必要なことを説明し，治療の動機づけをはかる．
2) 精神療法：幻覚や妄想に強く影響され混乱している患者に対して，あるいは陰性症状前景の患者や情動が不安定な患者に対して，治療継続により症状の軽減や消褪の可能性があること，社会参加の可能性があることを繰り返し説明し，患者を支えていく．
3) 治療計画の説明：病状に対する治療方法と治療計画をわかりやすく説明する．
4) 治療選択肢決定の共有 shared decision making（SDM）：治療方法や薬物治療の種類とそれぞれの利益と不利益の情報を与え，治療選択肢の決定を患者と共有し，治療動機づけと治療継続の意思を増強する．
5) 疾患教育（心理教育）：統合失調症はどのような病気であるか，治療の方法について，

治療の動機づけから治療継続の必要性について，病気との共存について，健康管理などのテーマで系統的な疾患教育を行う．グループ療法も効果的である．

## C. 薬物療法

### 1. 急性期薬物療法の目標

急性期薬物療法の目標が急性期の病態を軽減させることであるのはいうまでもないが，統合失調症では長期間の治療継続を要するため，以下のような条件が求められる．①前景症状への十分な治療反応性，②中核的症状（認知機能症状群や陰性症状群）を悪化させない，③過鎮静状態や錐体外路症状などの副作用や随伴症状が最小である忍容性，④これらを総合した服薬継続を可能とする患者の"のみごこち"，などである．非定型抗精神病薬は定型抗精神病薬に比べこれらの要因をより満たすとされている．

### 2. 実際の使い方と一般的な注意点

初回発症の場合は，非定型抗精神病薬1剤を選択し，錐体外路症状などの副作用に注意しながら低用量から開始し，前景症状への反応性から用量を決定していく．再発・再燃例では，中等量から開始することもある．症状が改善したら再燃に注意しながら用量を漸減し最小有効用量を決定する．錐体外路症状や眠気などの副作用を認めた場合はすみやかに減量する．なおも改善しない場合は他の薬剤に変更する．抗コリン作用をもつ抗パーキンソン病薬は可能な限り使用を避ける．また，最大用量まで用いても無効なときは他の抗精神病薬へ変更する．

精神運動興奮や躁状態を伴う場合は，抗精神病薬の多剤大量使用は避け，ベンゾジアゼピン系やバルプロ酸などの向精神薬を一時的に補助薬として用いる（「5. 急性期病態と補助薬による増強療法」の項参照）．

向精神薬の処方前には必ず血液検査などを実施し，身体状態を確認する．特に糖尿病がある場合は，オランザピンとクエチアピンは投与禁忌であり，リスペリドン，ペロスピロン，アリピプラゾール，ブロナンセリン，パリペリドンは慎重投与などの使用上の注意がある．

### 3. 各種非定型抗精神病薬の特徴(表1)

**a. リスペリドン（リスパダールなど）**

幻覚や妄想などの病的体験が前景の患者に2-6 mg/日を1-2回に分けて投与する．初回例では1-3 mg/日を用いる．高プロラクチン血症は低用量からも認め，6 mg/日以上で錐体外路症状を認めやすい．内用液や口腔内崩壊錠は急性期患者への治療導入に有用性が高い．

**b. オランザピン（ジプレキサ）**

幻覚妄想状態，精神運動興奮状態，不安焦燥状態，躁性興奮状態，昏迷状態などの病態に使用される．2.5-20 mg/日を夕食後あるいは就寝前に投与する．15 mg/日以上で錐体外路症状を認めることがある．口腔内崩壊錠はこれらの急性期例の治療導入に有用性が高い．

**c. クエチアピン（セロクエルなど）**

幻覚妄想状態には400-750 mg/日，精神運動興奮状態には600-750 mg/日，抑うつ状態には300-600 mg/日を2-3回に分けて投与する．錐体外路症状や高プロラクチン血症は比較的少ない．

**d. ペロスピロン（ルーランなど）**

幻覚妄想状態には24-48 mg/日，不安や抑うつ状態には8-24 mg/日を3回に分けて投与する．錐体外路症状は24 mg以上で認めることがある．鎮静作用は比較的少ない．

**e. アリピプラゾール（エビリファイ）**

幻覚妄想状態には24-30 mg/日を1-2回に分けて投与する．鎮静作用は少なく急性期ではベンゾジアゼピン系薬物などを併用する．錐体外路症状は比較的少ないが，アカシジア（静座不能）を認めることがある．高プロラクチン血症や代謝系の副作用は少ない．内用液や口腔内崩壊錠は急性期の治療導入に有効である．

### 表1　急性期での新規抗精神病薬使用参考表

| 一般名<br>(商品名) | リスペリドン<br>(リスパダールなど) | オランザピン<br>(ジプレキサ) | クエチアピン<br>(セロクエルなど) | ペロスピロン<br>(ルーランなど) | アリピプラゾール<br>(エビリファイ) | ブロナンセリン<br>(ロナセン) | パリペリドン<br>(インヴェガ) |
|---|---|---|---|---|---|---|---|
| ①用量<br>・初回エピソード<br>開始用量と用量<br>範囲(mg) | 0.5-2.0 | 2.5-5 | 100-300 | 4-8 | 3-12 | 4-8 | 3-6 |
| ・再発・再燃例<br>開始用量と用量<br>範囲(mg) | 2.0-12.0 | 10-20 | 300-750 | 24-48 | 12-30 | 8-24 | 6-12 |
| ②反応性確認最低<br>期間(週) | 3 | 3 | 4 | 3 | 4 | 3 | 3 |
| ③主な副作用<br>錐体外路症状<br>高プロラクチン血症<br>食欲増進<br>その他 | ＋<br>＋＋<br>＋ | ±<br>＋<br>＋＋ | －<br>－<br>＋ | ＋<br>＋<br>＋ | ＋<br>－<br>±<br>不眠 | ＋<br>＋<br>－ | ＋<br>＋<br>＋ |
| ④剤形の利点 | 内用液<br>口腔内崩壊錠 | 口腔内崩壊錠 |  |  | 内用液<br>口腔内崩壊錠 |  | 放出制御型<br>徐放錠 |
| ⑤その他の特徴 |  |  |  |  |  |  | CYP代謝<br>を受けず |

f. ブロナンセリン(ロナセン)

　幻覚妄想状態には8-24 mg/日を2回に分けて食後に投与する．鎮静作用は少なく急性期では補助薬の併用が多い．錐体外路症状は16 mg/日以上で認めることがある．食欲増加や代謝系の副作用は少ない．

g. パリペリドン(インヴェガ)

　リスペリドンの主活性代謝物であり，臨床プロフィールは同薬に類似し，剤形は放出制御型徐放錠である．幻覚妄想状態には6-12 mg/日を朝食後に投与する．錐体外路症状は9 mg/日以上で認めることがある．最高血中濃度到達時間($T_{max}$)が約24時間であるため，急性期には補助薬を用いる．

### 4. 特殊剤形の有効使用

　急性期病態では，病状の認識に欠け，治療動機づけが不十分なため，服薬に拒否的なことがある．口腔内崩壊錠や内用液などの剤形は，治療薬のイメージを緩和し，服薬治療への心理的のみならず物理的な負担を軽減させる可能性がある．また，処方の単純化(処方薬の種類の単純化，剤数の少量化，服薬回数の減少化)にもつながり，より治療の動機づけと服薬コンプライアンス確保に寄与する可能性がある．

### 5. 急性期病態と補助薬による増強療法(表2)

　急性期病態の精神運動興奮状態に対して，複数の抗精神病薬を用いると，錐体外路症状や抗コリン性副作用あるいは二次性の認知機能障害を認め，身体的合併症はもとより，患

### 表2　主な向精神薬補助薬

| 薬剤名 | 用量 | 主な副作用 |
|---|---|---|
| ロラゼパム | 1-4 mg | 眠気，失調，呼吸抑制 |
| バルプロ酸<br>ナトリウム | 400-1,200 mg | 高アンモニア血症，急性膵炎，血小板減少症 |

者の治療動機づけが困難となる．そこで，非定型抗精神病薬単剤にロラゼパム（ワイパックスなど）やバルプロ酸（デパケンなど）などの他系統の向精神薬を補助薬として一時的に併用する薬物療法が推奨される．

補助薬は，急性期の一過性の非特異的精神症状に対して，主剤に不足する作用を補助あるいは増強させるために，一時的に用いるものである．ただし，補助薬の使用中に傾眠，失調，構音障害，低血圧などの薬剤性過鎮静状態を認めたら，身体状態のモニタリングを行い，すべての向精神薬を減量あるいは一時的に中止する．

## 6. 具体的な処方例

### a. 初回エピソード時の妄想気分，離人体験

(R 処方例) 下記のいずれかを副作用に注意しながら低用量から開始する．

1) リスペリドン内用液　1日量0.5-2.0 mgを1回あるいは2回に分けて
2) ジプレキサザイディス錠　1日量2.5-5 mgを夕食後あるいは就寝前に
3) クエチアピン錠　1日量100-300 mgを2回あるいは3回に分けて
4) ペロスピロン錠　1日量4-8 mgを1回あるいは2回に分けて食後に
5) エビリファイ内用液　1日量3-12 mgを1回あるいは2回に分けて
6) ロナセン錠　1日量4-8 mgを1回あるいは2回に分けて食後に
7) インヴェガ錠　1日量3-6 mgを朝食後に

### b. 不安・抑うつ状態

(R 処方例) 下記のいずれかを用いる．

1) ジプレキサザイディス錠　1日量5-15 mgを夕食後あるいは就寝前に
2) クエチアピン錠　1日量300-600 mgを2回あるいは3回に分けて
3) ペロスピロン錠　1日量8-24 mgを2回あるいは3回に分けて食後に
4) エビリファイ錠　1日量3-18 mgを1回あるいは2回に分けて

### c. 幻覚妄想状態

(R 処方例) 下記のいずれかを用いる．

1) リスペリドン錠　1日量2-6 mgを2回に分けて
2) ジプレキサザイディス錠　1日量10-20 mgを夕食後あるいは就寝前に
3) ロナセン錠　1日量8-24 mgを1回あるいは2回に分けて食後に
4) ペロスピロン錠　1日量24-48 mgを3回に分けて食後に
5) エビリファイ錠　1日量24-30 mgを1回あるいは2回に分けて
6) クエチアピン錠　1日量400-750 mgを2回あるいは3回に分けて
7) インヴェガ錠　1日量6-12 mgを朝食後に

### d. 幻覚妄想状態＋精神運動興奮状態

(R 処方例) 上記cのいずれかの薬物に下記の1)，2)のいずれか，または両方を併用する．

1) ロラゼパム錠　1日量1.5-3 mgを3回に分けて
2) バルプロ酸ナトリウムR錠あるいはシロップ　1日量600-1,200 mgを2-3回に分けて〔注意：バルプロ酸ナトリウムの適応症は，各種てんかん（小発作・焦点発作・精神運動発作ならびに混合発作）およびてんかんに伴う性格行動障害（不機嫌・易怒性等）の治療，躁病および躁うつ病の躁状態の治療，片頭痛発作の発症抑制〕

### e. 緊張病性昏迷状態

(R 処方例) 下記のいずれかを用いる．

1) ジプレキサザイディス錠　1日量10-20 mgを夕食後あるいは就寝前に
2) リスペリドン内用液　1日量3-6 mgを2回あるいは3回に分けて
3) ロナセン錠　1日量12-24 mgを1回あるいは2回に分けて食後に
4) エビリファイ内用液　1日量24-30 mgを1回あるいは2回に分けて
5) ペロスピロン錠　1日量24-48 mgを3

回に分けて食後に
6) クエチアピン錠　1日量 400-750 mg を 2 回あるいは 3 回に分けて
7) インヴェガ錠　1日量 6-12 mg を朝食後に

f. 希死念慮・自殺企図

Ｒ 処方例　下記のいずれかを用いる．
1) ジプレキサザイディス錠　1日量 10-20 mg を夕食後あるいは就寝前に
2) クエチアピン錠　1日量 400-750 mg を 2 回に分けて
3) リスペリドン内用液　1日量 3-6 mg を 2 回あるいは 3 回に分けて
4) エビリファイ内用液　1日量 24-30 mg を 1 回あるいは 2 回に分けて
5) ロナセン錠　1日量 12-24 mg を 1 回あるいは 2 回に分けて食後に
6) ペロスピロン錠　1日量 24-48 mg を 3 回に分けて食後に
7) インヴェガ錠　1日量 6-12 mg を朝食後に

g. 精神病症状＋肥満（糖尿病）

Ｒ 処方例　下記のいずれかを優先的にかつ慎重に用いる．用量は上記の精神症状に準じる．
1) エビリファイ錠
2) ロナセン錠

## D. 行動制限について

　急性期の病態では，精神運動興奮状態などで一般の病室では医療と保護をはかることが困難な場合や，自殺企図または自傷行為の危険を回避する必要があるため，精神保健福祉法で，精神保健指定医の判断による隔離室の使用が規定されている．ただし，12 時間以内の隔離室使用は非指定医の判断で行うことができるとされている．
　さらに多動または不穏が著明であり他害行為の防止や，自殺企図または自傷行為が著しく切迫している場合，それらの防止のために，精神保健福祉法では精神保健指定医の判断で身体拘束を行うことができるとしている．

これらの行動制限の実施中は医師と看護師による頻回な状態観察と安全管理を行う．行動制限は人権を侵害するため，可能な限り最小限の実施に努める．特に身体拘束は，深部静脈血栓症や肺炎などの身体合併症のリスク要因であり，短時間での実施が望まれる．

## E. 作業療法

　基本的生活および社会適応能力の回復の目的で作業療法は有効である．絵画，書字，手芸，陶芸，園芸，ワードプロセッサー，スポーツ，ゲーム，読書などのさまざまなプログラムにより，精神機能の回復をはかる．

## F. 生活技能訓練 social skills training (SST), 認知行動療法

　患者は，社会状況や周囲の人間関係に対して，あるいは病状の認識とその対処が困難なことが多い．SST や認知行動療法を行い，心理社会的ストレスを受けやすいことを理解させ，それらを減弱させる対処法を養成し，自己管理技能を高める．

## G. 服薬指導，栄養指導

　薬剤師による薬物療法継続の動機づけや副作用のモニタリングを行う．また患者は偏った食事習慣であることが多く，栄養士により栄養管理の大切さや健康的な食事について具体的な指導を行う．

## H. 社会的支援

　退院後の生活および治療継続を援助する社会的支援について，精神保健福祉士により社会的資源や公的制度の説明を行う．

■患者・家族説明のポイント
・患者に対して，治療継続により病状の改善はもとより社会参加の可能性もあることを説明する．気をつける点として，幻聴に強く影響されたり，病状からくる自己評価の著しい低下などから自殺思考が想起されることがあること，その場合は医療スタッフに相談することを伝える．
・家族に対しては，家族の同意で治療が開始されたことを支持し，患者と同様に疾患教

育を行う．家族教室は，病気を理解するのみならず，同じ病気をもつ家族同士の悩みや意見交換の場となり，家族に安心感と仲間意識が生じるため有用である．
・家族には治療中に自殺企図や他人への暴力行為を認める場合があることを説明し，医療スタッフはこれらを最大限に防止する努力を行っていくことを伝える．
・以上のように，統合失調症急性期患者に対しては，十分な言語的介入，疾患教育，適切な薬物療法，作業療法やSST，服薬指導や栄養指導，社会的支援が必要である．家族に対しても同様な疾患教育と治療方針の説明を行い，患者の治療への理解と協力を求める．

# 統合失調症の回復・安定期
*recovery/stabilizing phase in schizophrenia*

加藤大慈　戸塚西口りんどうクリニック・院長（神奈川）
平安良雄　横浜市立大学大学院主任教授・精神医学

## 疾患概念
【定義】　回復期や安定期の定義は明確ではないが，急性精神病症状のあと比較的の症状が軽減し安定した時期をいう．回復期は急性期から安定期への移行期であり，休息の必要性が強調されることが多い．回復期や安定期は，再発を予防しながら，社会参加を目指し自分らしい生活を作っていく時期といえる．

【病態】　今なお病態の解明は十分になされていないが，その成因については生物学的な側面と心理社会的な側面の両者から影響を受けていると考えられ，脆弱性・ストレス・対処モデル vulnerability-stress-coping model が統合失調症の病態モデルの1つとして位置づけられている．生物学的脆弱性については，遺伝的要因，神経発達障害，ドパミン系神経伝達異常や脳内NMDA受容体神経伝達の低下などが影響していると考えられている．特に神経発達障害に関しては，近年では胎生期や周産期だけでなく発病前後にも脳形態の変化の進行があることが示され，早期治療の必要性を示唆するものとなっている．

【疫学】　有病率についてはおおむね0.5%程度といわれ，時代的影響や性差はあまりないようである．発病危険率は約1%と推測されている．

【経過・予後】　統合失調症の経過について，古典的には予後不良の破瓜型（Hecker）と予後は悪くない緊張型（Kahlbaum）に分けられる．予後や転帰に関する研究結果は国内外ともに多様で不均一であり，極端な楽観はできないものの，不治の病であるかのような悲観は不必要であるといえる．群馬大学の長期追跡研究では，社会適応度について，自立・半自立の群で50%以上を占めている．残念ながら，再発・再燃率は高く，治療に対するアドヒアランスが大きく影響している．今後，初期介入の戦略や，薬物療法，リハビリテーションの進歩によって転帰はさらに改善する可能性がある．

## 治療方針
### A. 治療方針の概要
統合失調症は再発を繰り返しやすい疾患といえるが，再発を繰り返すことにより治療抵抗性は増すことが多く，認知機能の低下や，社会適応性の低下がもたらされることもあり予後に影響する．そのため，回復期・安定期の治療は再発予防が特に重要であり，心理社会的療法と薬物療法の継続が必要である．

### B. 心理社会的療法
心理社会的療法は，発症から早期のうちに開始することが有効である．リハビリテーションの詳細は第23章（⇒875頁）に記述されているが，本人のニーズや目標，生活課題などに合わせて適切なものを選択し，多職種でのチームアプローチを基本に，社会資源も十分に活用することが望まれる．

心理教育として，病気は誰かのせいでなったわけではないこと（自責とスティグマの解

消)や，障害をもって(あるいは身内に障害をもって)生活していくことは簡単なことではなくサポートが必要なこと(孤立の防止と治療・援助への参加促進)，適切な知識と情報は病気の経過に大きな影響を与えられること(協働とエンパワメント)などについて伝えていく．

再発予防に関しては，特に家族心理教育に関して強いエビデンスが得られている．家族の感情表出 expressed emotion(EE)に関しては数多くの研究がなされ，高 EE の家族での本人の再発率は，低 EE の家族よりも高い．高 EE とは，批判的コメントや敵意，もしくは自己犠牲的または過保護な行動が一定以上のものをいう．家族に対する心理教育的介入が本人の再発予防に有効であることは多数の先行研究により明らかになっている．Hogarty らは，通常治療のみの場合に比べて，家族心理教育や社会生活技能訓練 social skills training(SST)(⇒787 頁)のどちらを加えても再発率は低下するが，それらを組み合わせることによっておのおのの単独介入よりもさらに再発率が低下することを報告している．

米国では，連邦保健省薬物依存精神保健サービス部(SAMHSA)を中心に，科学的根拠に基づく実践 Evidence-Based Practices (EBP)と呼ばれる心理社会的援助プログラムの実践と普及が進んでいる．わが国においても日本精神障害者リハビリテーション学会からその日本語版ツールキットが 2009 年に発刊され，包括型地域生活支援プログラム Assertive Community Treatment(ACT)(⇒883 頁)，家族心理教育 Family Psycho-Education(FPE)，援助付き雇用 Supported Employment, Individual Placement and Support(IPS)，疾病管理とリカバリー Illness Management and Recovery(IMR)が取り上げられ，その普及と効果研究などが進められている．それぞれのプログラムには得意分野があり，本人のその時点でのニーズに基づいて提供されることが期待される．

### C. 薬物療法

統合失調症の薬物治療のアルゴリズムとして，American Psychiatric Association Practice Guideline(APAPG, 2004)や，Texas Medication Algorithm Project(TMAP, 2008)などがよく知られているが，わが国では日本神経精神薬理学会が日本の医療事情に合わせて「統合失調症薬物治療ガイドライン」を作成した．

急性期のあとも薬物療法を継続することは再発リスクを減らすために重要であり，急性期治療に有効であった薬物を 6 か月以上は継続することが推奨されている．抗精神病薬の漸減については，治療効果や再発予防効果といった服薬のメリットと，副作用などのデメリットを天秤にかけ，患者本人に十分情報提供し決定する．すでに少量になった薬物を中止したいと患者が希望した場合も，再発予防の観点から服薬の継続を勧めることが望ましい．しかし，薬物療法の中断はしばしば生じる．慢性統合失調症患者を対象とした米国の CATIE study では，18 か月間で全体の 74% の患者に何らかの理由で薬物投与の中止があり，そのうち無効のためが 24%，副作用のためが 15%，患者の決断によるものが 30% であった．早期精神病患者を対象とした CAFE study でも，52 週間で 70.3% の患者で投与が中断され，患者の決断によるものが 41.5% であった．そのため，回復期・安定期では，非定型抗精神病薬を単剤で使用することを原則とするほかに，服薬の動機づけや，薬物療法を継続しやすくする方策をとり，アドヒアランスを高めるための戦略が必要不可欠である．

服薬への動機づけには前述した心理教育や認知行動的技法が有効だが，本人が自分の生活を改善し自分の目標に近づくために薬が役に立つと信じ，薬を利用するという感覚になれるとよい．また，継続しやすくするためにも，抗精神病薬を原則単剤にすることや，服

薬回数をなるべく減らすことが望まれる．抗精神病薬の多剤併用については，副作用出現時に原因薬剤の特定が困難になること，服薬ミスの可能性が高くなること，薬物相互作用の問題などの理由からできるだけ回避するべきである．本人が服薬行動を日常生活に組み込むこと（行動調整 behavioral tailoring）も有効である．一例として，もともと朝晩の歯磨きを忘れない患者であれば，歯ブラシと同じ所に薬を置くことで服薬を忘れにくくなる．

また，抗精神病薬以外の処方についても検討する．抗コリン薬の長期間の投与は認知機能の低下や自律神経系の副作用をきたすため必要最低限にとどめ，抗不安薬に関しては慢性投与による依存や乱用に留意する．緩下剤も漫然とした長期連用は避ける．

なお，抗精神病薬の剤形に関しては，錠剤や散剤だけでなく，口腔内崩壊錠や液剤もあり，本人の好みや生活様式に合わせて選択できる．持効性注射製剤の利用を提案するのもよい．

### D．難治症例・家族への対応

治療抵抗性統合失調症の治療に関しては他項（⇒93頁）を参照されたい．服薬遵守性や処方履歴の見直しをしたうえで，場合によっては診断の見直しを行う必要がある．家族への対応に関しては既述した．

### E．併存疾患

統合失調症の重複診断に関しては議論もあるが，物質使用障害の併発は多い（⇒625頁）．米国では上述のEBPツールキットの1つとしてIntegrated Dual Diagnosis Treatment（IDDT）が提供されている．

てんかんを合併する場合，抗精神病薬の選択に注意を要する．ゾテピン（ロドピン）などの抗精神病薬はけいれん閾値を低下させることがある．また，カルバマゼピン（テグレトール）によりCYP3A4の基質薬物の血中濃度が低下することに留意する．

### ■患者・家族説明のポイント

・病名の告知，病気の概念，治療目標と治療方法，予想される薬の効果と副作用，経過や予後の見通し，再発防止と早期介入のための家族・本人への心理教育がなされることが，治療計画を立てるうえで推奨されている．これらについて，前向きな姿勢で説明するのがよい．

・治療者は，医療従事者を含め社会がもつ偏見について認識する必要があるが，本人の内なるスティグマ self stigma, internalized stigma も考慮したい．「自分は社会の一員になれない」「統合失調症は回復する希望がない」などは誤った考え方であり，これらを本人や家族が信じていることは回復を妨げる．その場合，本人や家族への心理教育が大切であるが，"リカバリー体験"をしている当事者同士の接触や語り合いも有効に働くことがある．

・統合失調症患者の約10％が自殺既遂に至っているという報告もあり，特に自殺の危険が高いと判断される患者に対しては，周囲との絆を強めるとともに，危機介入がすみやかにできるよう治療計画を立てる必要がある．

・当事者本人が安定しているときに，具合が悪くなったら具体的にどうするのがよいのかを，本人と一緒に話し合って計画を作っておくことは重要である（クライシスプラン）．

### 参考文献

1) 日本精神障害者リハビリテーション学会（監訳）：アメリカ連邦政府EBP実施・普及ツールキットシリーズ．地域精神保健福祉機構（コンボ），2009
2) 精神医学講座担当者会議（監修），佐藤光源，丹羽真一，井上新平（編）：統合失調症治療ガイドライン．第2版，医学書院，2008

# 統合失調感情障害
## schizoaffective disorders

阿部隆明　自治医科大学教授・とちぎ子ども医療センター子どもの心の診療科

## 疾患概念

**【定義・病型】**　統合失調感情障害は，同一エピソード中に統合失調症，感情障害の両症状が存在する病態を指すが，DSM-5とICD-10では定義が異なる．それぞれの症状の配分ないし重畳の仕方は症例によってさまざまであり，統合失調症症状に合併する感情病症状の種類に応じて，躁病型，うつ病型，混合型（DSM-5では双極型と抑うつ型）の各亜型がある．また，統合失調症性の興奮状態と残遺状態も，それぞれ躁病症状，うつ病症状との鑑別を要する．

**【病態・病因】**　統合失調症や感情障害同様，原因は不明である．しかも，統合失調症や感情障害の症状を併せもつという定義のため，両障害とは遺伝的にも症候論的にも重なりが大きい．なかには病像がそのつど変化して，全体として統合失調症や感情障害の経過の一部と見なせるものもあれば，どちらにも移行せずに統合失調感情障害のエピソードを繰り返すものもある．

**【疫学】**　統合失調感情障害はもともと内容的に不均一な病態であることに加え，厳密な診断自体が難しいため，ICD-10を用いても入院患者の非器質性非感情病性精神病全体に占める割合は，8.3-33.4%とばらつきが大きい．生涯有病率は統合失調症より低い0.5-0.8%と見積もられている．うつ病型は高齢者に多く，躁病型は若年成人に多いとされる．性差に関しては女性に多く，発症年齢は統合失調症同様に女性が高い．

**【経過・予後】**　毎回，統合失調感情障害・躁病型エピソードのみを反復するといった，同じ表現型を繰り返す単一形態型と，初回のエピソードは同障害・うつ病型，2回目は同障害・躁病型，3回目は同障害・混合型など，そのつど異なった表現型をとる多形態型が区別される．統合失調感情障害の約2/3は多形態型をとり，単一形態型は1/3にすぎない．多形態型では，最初の形態変遷はすでに2回目のエピソードで生じることが多い．しかし，両経過の間には，疫学的データ上も病前の特徴にも大きな差はないとされる．

長期経過をみると，エピソード中に統合失調症症状が感情病症状といつも重なって存在している場合には，感情障害と同様の経過をとることが多く，統合失調症症状が感情病症状と独立して存在する症例は，やはり統合失調症に収束しやすいことが指摘されている．

## 診断のポイント

ICD-10では，「病気の同一エピソード中に，明確な統合失調症症状と明確な感情病症状の両者が同時に，あるいはお互いが数日をこえないなかで顕著である」ことが統合失調感情障害の基準とされている．また，統合失調感情障害のエピソードが存在しても，別の時点で典型的な統合失調症，躁病，うつ病のエピソードを呈する場合は，全体として統合失調症や感情障害の診断が優先される．

DSM-5によれば，統合失調感情障害の診断は，「中断されないひと続きの疾病期間中に，気分エピソード（抑うつエピソードもしくは躁病エピソード）が統合失調症の基準Aと同時期に存在する」という同時性と，「疾病の生涯持続期間中に，気分エピソード（抑うつエピソードもしくは躁病エピソード）を伴わない2週間以上の幻覚や妄想が存在する」という精神病症状の独立性の双方が条件になっている．

これら2つの診断基準を比較すると，統合失調症症状と感情病症状の期間が完全に重なる場合は，ICD-10では統合失調感情障害，DSM-5では双極性障害ないしうつ病と，診断が異なってしまう．また，経過については，統合失調症性エピソードと感情障害のエ

ピソードが全く重ならずに出現する症例は，そのつど統合失調症，感情障害として記録されることになり，両方の操作的診断基準において，特別な扱いを受けていない．

以下では，ICD-10 に基づいた亜型分類を示す．

### A. 統合失調感情障害，躁病型

病気の同一エピソードにおいて，統合失調症症状と躁病症状の双方が顕著な障害である．気分の異常は通常自尊心の高まりと誇大観念を伴った高揚という形をとるが，時に興奮や易刺激性がより明らかで，攻撃的行為や被害観念を伴うことがある．いずれの場合も，活力の増大，過活動性，集中困難，正常な社会的抑制の欠如がみられる．これに加えて，少なくとも1つ，できれば2つの典型的な統合失調症症状〔統合失調［F20.-］の診断ガイドライン(a)-(d)に特定されているようなもの〕が必要となる．この病型は通常，急性に発症する多彩な精神病であり，行動もしばしばひどく障害されるが，数週間以内に完全寛解するのが普通である．

### B. 統合失調感情障害，うつ病型

病気の同一エピソードにおいて，統合失調症症状とうつ病症状のいずれもが顕著な障害である．気分の抑うつは通常，制止，不眠，活力や食欲，あるいは体重の減少，平常の興味の減退，集中困難，自責感，絶望感および自殺観念などの，いくつかの特徴的な抑うつ症状や行動異常を伴う．同時にあるいは同一エピソード中に，他のより典型的な統合失調症症状が存在する．うつ病エピソードは，通常躁病エピソードに比べて華々しさに欠け，不安にさせるものではないが，より長期化したり，予後が悪かったりする傾向がある．大多数のものは完全寛解するが，時に統合失調症性の残遺状態に至るものもある．

### C. 統合失調感情障害，混合型

統合失調症症状が，混合型双極性感情障害の症状と共存している精神障害である．

## 治療方針

### A. 治療方針の概要

躁病型や混合型の治療に関しては，統合失調症や躁病の急性期の対応に準じ，主要な症状に焦点を当てる．両型は通常は一過性の病態であるが，これはエピソードが終結してから最終的な診断が確定するのであり，発病当初からその経過を予測することは難しい．軽症の場合は，休養のみで症状が自然消失することもあるが，病相の短縮や早期の苦痛軽減のため，薬物療法が行われることが多い．うつ病型については，その抑うつ症状の内容によって治療方針は異なる．状況依存性の抑うつであれば，環境調整がメインになるし，単なる意欲低下であれば，統合失調症と同様の治療で十分である．

### B. 薬物療法

躁病型や混合型のうち，前駆症状が先行する若年発症の場合は統合失調症の急性期薬物療法に準じ，社会適応のよかった中年期発症例では，躁病の薬物治療に準ずる．うつ病型では，抗精神病薬の投与に加え，抑うつが顕著であれば，抗うつ薬も併用する．

℞ 処方例) 下記1)-5)のいずれかを主剤として用いる．

1) ジプレキサ錠(5 mg)　1回1-4錠　1日1回　保外
2) リスパダール錠(1 mg)　1日1-6錠を1-3回に分けて投与　保外
3) エビリファイ錠(3・6 mg)　1日6-30 mgを1-2回に分けて投与　保外
4) セロクエル錠(25・100 mg)　1日50-600 mgを2-3回に分けて投与　保外
5) ロナセン錠(4 mg)　1日2-6錠を2-3回に分けて投与　保外

躁病型，混合型では，上記の処方で十分な症例も少なくない．情動成分が優位な場合は，下記6)，7)のいずれかを併用してもよく，寛解後はこちらのみで経過観察可能な症例もある．

6) デパケンR錠(200 mg)　1日2-6を

1-2回に分けて投与 (保外)
7) リーマス錠(200 mg) 1日2-6錠を2-3回に分けて投与 (保外)

　うつ病型でも，統合失調症症状が顕著で抑うつ症状が付随的であれば，非定型抗精神薬の投与で十分である．ケースとしては少ないが，制止や早朝覚醒，日内変動などのいわゆる身体性症候群が明白であれば，躁転に注意しながら，抗うつ薬の併用も勧められる．薬剤の選択については，うつ病エピソードの治療に準じ，例を挙げると 8)-14)のようになる．

8) ジェイゾロフト錠(25 mg) 1回2-4錠 1日1回 (保外)
9) ルボックス錠(25 mg) 1回1-3錠 1日2回 (保外)
10) パキシル錠(10 mg) 1回1-4錠 1日1回 夕食後 (保外)
11) サインバルタカプセル(20 mg) 1回1-3カプセル 1日1回 朝食後 (保外)
12) トレドミン錠(25 mg) 1回1-2錠 1日2回 (保外)
13) ノリトレン錠(25 mg) 1日2-6錠を2-3回に分けて投与 (保外)
14) トフラニール錠(25 mg) 1日2-6錠を2-3回に分けて投与 (保外)

### C. 心理・社会的療法

　統合失調症や感情障害と共通する脳内神経伝達系の一時的な機能障害が背景にあり，急性期は休養が不可欠であることを説明する．そのうえで，診断については暫定的なものであり，予後については不確実であることを告げる．その際，1回のエピソードで終わるケースもあれば，統合失調症や感情障害に移行するケースもあること，さらには，同様の状態像を反復するケースや，診断は同じでも別な病像に移行するケースもあることを説明する．病前に心理・社会的なストレスを認める場合には寛解期に，その望ましい発散法や問題解決法を話し合う．

### D. 難治症例・家族への対応

　難治症例や興奮症例で，薬物療法に反応しない例や，その副作用が目立つ症例，急速な鎮静をはかる必要のある症例では，ECT (electroconvulsive therapy)の適応となる．家族に対しては，一部は病相を繰り返す症例があり，薬物の予防投与が有効であることなどを伝える．また，職場や家庭での心理的な負荷が軽減されるように周囲の配慮も求める．

### E. 併存疾患

　統合失調症，感情障害それぞれの併存疾患と同様である．

■ 患者・家族説明のポイント
・急性期には脳機能の一時的な変調であることを説明し，睡眠と休養で必ずよくなることを強調する．予後については不明であり，慎重に経過をみていく必要はあるが，一般に統合失調症よりは予後が良好であることを告げる．
・経過中に統合失調症や感情障害に移行する症例も少なくないことを説明する．
・薬物療法には工夫を要するが，これによって症状の早期の軽減や消失が期待できることを伝える．

**参考文献**

1) 阿部隆明，加藤 敏：統合失調感情障害中間領域の疾病論的な位置づけ．精神神経学雑誌 108：556-570, 2006
2) 阿部隆明，大塚公一郎，加藤 敏：急性精神病(非定型精神病)における縦断的診断．精神科診断学 3：22-29, 2010
3) Marneros A: Schizoaffektive Erkrankungen. Georg Thieme Verlag, Stuttgart, New York, 1995

# 妄想性障害
*delusional disorders*

針間博彦　東京都立松沢病院・精神科部長

## 疾患概念
【定義・病型】　妄想性障害は，かつて非統合失調症性の妄想性精神病という意味で用いられた「パラノイア paranoia」とほぼ同義である．単一の妄想あるいは関連した一連の妄想が出現し，それが通常持続性であり，時に生涯続くことを特徴とし，器質性の障害，統合失調症，気分障害として分類できないさまざまな障害が含まれる．安定した明確な妄想体系を呈するが，妄想以外の面では人格は多くの正常な側面を保っている点が，精神病症状に加えて広範な人格の解体がみられる統合失調症とは異なる．幻覚が存在することがあるが，通常顕著でなく，妄想性の誤認や錯覚としばしば区別困難である．妄想に対する二次的反応として，抑うつなど気分の異常がみられることがある．妄想の内容によって下記の類型に下位分類される．これらが組み合わさっている例もある．

1. **被害型 persecutory type**
   周囲の中立的な事柄を曲解することから被害妄想が生じ，不安や刺激性を呈する．疾病が進行すると家族，医師，公的機関などが妄想体系に組み込まれ，衝突が生じやすくなる．暴力に訴え，重大な危険を生じることがある．

2. **好訴型 litigious type**
   患者が実際に受けた不法な行為や不利益に基づいて，自分の権利が侵害されていると確信し，法的措置によってこれを是正することだけを一方的に求め，次第に被害妄想が広がっていく．

3. **誇大型 grandiose type**
   自分には富や権力があるなどと確信する．精神科治療を求めることは少ない．現実と衝突して二次的に被害妄想が生じ，周囲に対して悪意を抱くことがある．

4. **心気（身体）型 hypochondriacal (somatic) type**
   中心的主題が身体の機能あるいは感覚に関するものであり，以下の種類がある．
   1) 皮膚寄生虫妄想：皮膚の表面あるいは内部に虫が這っているという妄想的確信．しばしば幻触を伴う．
   2) 腸内寄生虫妄想：腸内に虫がいるという妄想的確信．
   3) 醜形妄想：自己の身体部位の形状の醜悪さ・異形性に関する妄想的確信．
   4) 自己臭妄想：自己の身体から不快な臭いが発散し，周囲の人がそのことを言動でほのめかし，また自分を忌避するという妄想的確信．
   5) 感染妄想：性病などに感染しているという妄想的確信．

5. **嫉妬型 jealous type**
   オセロ症候群ともよばれる．理路整然とした議論によっても，また反証によっても揺るがない，配偶者や交際相手の不貞に関する妄想的確信である．患者は「証拠」探しに時間を費やし，妄想対象を非難・詰問し，しばしば虐待と暴力を繰り返す．

6. **被愛型 erotomanic type**
   恋愛妄想 erotomania，クレランボー Clérambault 症候群ともよばれる．患者はある人に愛されているという根拠のない持続的妄想を有する．妄想対象は社会的地位が自分よりも高いなど手の届かない人であることが多く，有名人のこともある．患者は相手が最初に合図や言葉によって始めた関係であると確信している．不当に拒絶されたという怒りが生じると，ストーカー行為や暴行など危険な行動化が生じることがある．DSM-5の日本語訳では「色情型」から「被愛型」に訳語が修正された．

【病態・病因】　診断には器質性精神障害と精

神作用物質使用による精神病性障害の除外が必要であるが，これらの直接的な影響の証拠を示し得ない例においても，脳器質性要因の関与が示唆されている．例えば，頭部外傷の既往，アルコールや薬物乱用の既往，加齢による脳器質的変化の影響など，微細な長期の器質的要因がみられることがある．

**【疫学】** 発症年齢は思春期から老年期まで幅があるが，醜形妄想や自己臭妄想はしばしば思春期に発症する．DSM-5によれば，生涯有病率は0.2％と推定されている．

**【経過・予後】** 発症は漸次的なことも急性のこともある．急性の場合，患者は誘因となったストレス因子を挙げることが多いが，それが事実であるのか，あるいはすでにこの障害の症状であるのかは確認困難である．少数集団の成員に被害妄想が出現する場合のように，妄想の内容と出現時期が患者の生活状況と関連していることもある．しばしば慢性に経過し長期間持続する．治療によって軽快しうるが，治療が中断すると再発しやすい．

**診断のポイント**

ICD-10によれば，包含基準は妄想が3か月以上持続することであり，除外基準は①妄想が典型的な統合失調症状ではないこと，②幻覚があってもよいが，それは持続性のものでも典型的な統合失調症状でもないこと，③統合失調症の全般基準を満たさないこと，④抑うつ症状を伴ってもよいが，それは時間的関連から妄想の原因と考えられないこと，⑤器質性精神障害（F0）や精神作用物質使用による精神病性障害（F1x.5）の基準を満たさないことである．障害の持続期間が3か月を超えない場合，「F23.3 妄想を主とする他の急性精神病性障害」と診断される．

DSM-5での「妄想性障害」は，3つの点でICD-10と異なる．第1に，「妄想が奇異でない」という要件が削除されたため，「奇異な妄想」（DSMではさせられ体験・被影響体験という意味での自我障害もこれに含まれる）が存在しても，妄想性障害は除外されない．第2に，醜形恐怖症や強迫症において妄想的確信の存在が許容されたため，これらの診断に該当する場合，妄想性障害の診断は与えられない．第3に，診断に要する妄想の持続期間は（DSM-IV-TRと同様に），1か月である．

妄想性障害では，妄想とそれに付随する症状は，正常な機能を保つ人格の残りの部分からしばしば切り離されていることが特徴である．すなわち，妄想に直接関連する行為と態度を除けば，感情，会話，行動は正常であり，社会機能はしばしば保たれている．患者は妄想を隠し，自身の精神的問題を否認して精神科受診と治療に抵抗を示すことが多い．だが妄想を有しながら社会に適応し得ている場合でも，慢性化が進行すると妄想に基づく言動が増加する傾向がある．

### A. 鑑別診断

**1. 猜疑性（妄想性）パーソナリティ障害 paranoid personality disorder**

このパーソナリティ障害は妄想を有しないことによって妄想性障害から区別される．ここでのparanoidとは「自己関係づけ」ないし「猜疑心」との意味であり，このパーソナリティ障害を特徴づける猜疑念慮 paranoid ideationは，妄想ではなく優格観念（支配観念）である．ICD-10（およびDSM-IV-TR）では「妄想性パーソナリティ障害」との訳語が与えられたため，このパーソナリティ障害は妄想を伴うかのような誤解を生じがちであったことから，DSM-5では「猜疑性パーソナリティ障害」という原義に忠実な訳語に変更された．このパーソナリティ障害を有する人に上に特徴を述べたような妄想が生じた場合，妄想性障害の診断に変更される．

**2. 妄想型統合失調症 paranoid schizophrenia**

ICD-10では，妄想性障害は非統合失調症性の精神病性障害と位置づけられており，統合失調症の全般基準を満たさないことが妄想性障害の除外基準の1つである．ICD-10で

典型的な統合失調症状とされている妄想は，①妄想知覚，②させられ体験・被影響体験という意味での自我障害，③奇異な妄想の3種であり，これらのうち1つでもあれば妄想性障害は除外される．

DSM-5では，妄想性障害における妄想の内容が奇異であることが許容されたため，こうした鑑別は行われない（DSMでは，させられ体験・被影響体験という意味での自我障害は奇異な妄想に含まれる）．

統合失調症の経過中に妄想性障害と区別できない妄想がみられることがあるが，その場合の診断は統合失調症のままである．逆に，妄想性障害と診断された例が，のちに統合失調症状を呈することがあるが，その場合は統合失調症に診断変更される．

## 治療方針

### A. 治療方針の概要

妄想性障害は治療不可能ではない．問題は治療反応性ではなく，妄想に関する病識欠如であるので，課題は精神科的援助が必要であることを患者に納得してもらうことである．苦衷が強く自ら医療を求める患者もいるが，多くの患者は自分に精神科的問題があることや薬物治療，特に抗精神病薬が必要であることを強く否定するため，抗精神病薬を開始する前に十分な時間をかけて患者との信頼関係を築く必要がある．自傷他害のおそれがあるために非自発的入院を要する場合を除けば，外来治療が原則である．

### B. 薬物療法

治療は抗精神病薬が中心となり，副作用の少ない非定型抗精神病薬が第一選択となる．処方は有効最少量から開始し漸増する．不快な副作用のために患者が治療を中断しないよう留意する．当初は不眠，不安，焦燥，妄想に対するとらわれといった二次的症状の軽減をはかり，患者が服薬の利点を感じられるようにする．そのために必要に応じてベンゾジアゼピンを併用する．患者が服薬を中断した場合も，こうした二次的症状に焦点を当てることにより，患者が長期の治療に協力できるよう努める．妄想の軽減後は症状コントロールに必要な最少量の抗精神病薬を長期間続ける．妄想が軽減すれば，患者は社会機能を回復することが多いが，服薬中断とそれによる再発に留意する．患者が服薬による何らかの利点を感じていれば，妄想に対する病識欠如があっても服薬継続は可能である．

状態に応じて抗うつ薬や気分安定薬が補助的に用いられることがある．例えば，回復の途上でうつ状態を呈し，自殺のリスクが生じた場合，必要最小限の抗精神病薬を維持しつつ，有効量の抗うつ薬を一時的に付加する．

妄想に支配されているために他害のリスクが，あるいは重度のうつ状態を伴うために自殺のリスクが切迫している場合，電気けいれん療法（ECT）を考慮する．

**Rp 処方例** 下記1)–3)のいずれかを用い，必要に応じて漸増する．

1) リスパダール錠(1 mg) 1日1–3錠を1–3回に分けて投与 保外
2) ジプレキサ錠(5 mg) 1回1–2錠 1日1回 就寝前 保外
3) エビリファイ錠(6 mg) 1回1–2錠 1日1回 朝食後 保外

不安・焦燥が強い場合，4)を併用する．

4) ワイパックス錠(0.5 mg) 1回1–2錠 1日3回

### C. 心理・社会的療法

心理的療法のみによって妄想を完全に消失させることはできないが，薬物治療や電気けいれん療法によって症状が軽減したあとに，認知行動療法や通常の精神療法によって妄想に対するとらわれを軽減し，孤立した社会的状況を改善し，現実に対する新たな見当識を獲得させることが可能である．妄想に関する侵入的な精神療法は避け，長期の支持的精神療法を基本とする．

### D. 治療抵抗性例への対応

抗精神病薬の投与によっても妄想が持続する場合，治療方法を変更する前に患者のコン

プライアンスを確認する．患者は怠薬を巧妙に隠すことが少なくない．

### E．併存疾患

特に訴えの内容が身体的なものである場合，実際に何らかの身体疾患が併存していることを除外するため，身体的な診察・検査が必要である．

#### ■患者・家族説明のポイント

・患者に対しては，妄想内容に関しては中立的態度，それによる苦衷に関しては共感的態度をもって接し，後者に焦点を当てることによって治療の同意を得るよう努める．また，社会生活を送りながら服薬を長期間続ける必要があることを説明する．
・家族に対しては，患者の異常な言動が妄想によるものであり，妄想内容の現実性に関して患者と言い争うことが無益であることを説明する．家族が患者の苦衷に理解を示し，社会機能に生じる障害を減じる支援を行えるよう助言する．また，家族にも長期の薬物治療への協力を要請する．

**参考文献**

1) Munro A: Persistent delusional symptoms and disorders. Gelder MG, Andreasen NC, Lopez-Ibor J Jr, et al(eds): New Oxford Textbook of Psychiatry. 2nd ed, pp609-628, Oxford University Press, Oxford, 2009
2) 村上靖彦：持続性妄想性障害．松下正明(総編集)，浅井昌弘，牛島定信，倉知正佳，他(編)：臨床精神医学講座第3巻 精神分裂病Ⅱ．中山書店，1997
3) 濱田秀伯，古茶大樹(編著)，慶應義塾大学精神病理研究グループ(著)：メランコリー—人生後半期の妄想性障害．弘文堂，2008

# 減弱精神病症候群
*attenuated psychosis syndrome (APS)*

水野雅文　東邦大学教授・精神神経医学

### 疾患概念

**【定義・病型】** DSM-5は，重症度と持続期間において統合失調症の診断基準は満たさないものの精神病状態に準じる状態の一群を，「減弱精神病症候群(準精神病症候群)」(APS)と名づけ，さまざまな議論の結果，本編ではなく，付録にあたる第3部の「今後の研究のための病態」に含めた．APSに関するこれまでの研究成果による疾患概念としての信頼性が不十分であること，その他の疾患との境界が不鮮明であること，さらにこうした顕在発症以前の状態に対して診断名を与えることの影響が考慮された結果である．

精神病エピソードに先立つさまざまな症状は，身体疾患と同様に，後方視的には前駆症状と見なすことができる．しかし統合失調症やその他の精神病においてはエピソードに先立って特異的な(前駆)症状が存在するわけではない．したがって前駆症状を呈する者のすべてが顕在発症するわけではなく，多くの偽陽性を含むことになり，前方視的には前駆状態という語を用いることは正確ではない．

APSをめぐる議論は，Yungら(1996)が精神病エピソードの発症リスクのある状態という意味でat-risk mental state(ARMS)という用語を提案したことに端を発する．ARMSには集中力低下や抑うつ気分，不安など非特異的な症状が含まれ，非精神病性の精神障害を負う個人や一般集団のなかにも高率に認められ，精神病の発病予測には適さない．より高率に精神病状態へ移行する危険の高い集団をとらえるために，Yungらは援助を求めて来院した者のなかで，①短期間の間欠的な精神病状態，②微弱な陽性症状，③遺

伝的リスクと持続的機能低下，の3項目のうち1つを示す群を追跡すると約40%が1年以内に精神病状態に至ることを見いだし，ultra high risk群（UHR）とした．APSはこのうち②の微弱な陽性症状を主徴とする精神病の閾値下状態を指していると理解できる（表1）．

【病態・病因】　早期精神病に関する病態・病因研究で最も進んでいる分野は，MRIを用いた脳容積に関するものである．ARMSの段階から特徴的な脳容積の変化が生じていることがおおむね確認されている．ARMSに特徴的な脳内での変化については，こうしたMRIによる脳構造に関する研究とともに，事象関連電位に着目した生理学的研究，あるいはPETなどを用いた研究によって，エビデンスが徐々に補強されつつある．

【疫学】　APSの有病率は知られていない．「幻覚体験と妄想的思考については8-13%の範囲の頻度で存在し，男性のほうが若干多い」とされている．最近のvan Osらのレビュー（2009）によれば，臨床閾値下の精神病体験は一般人口の約8%にみられ，臨床的に問題となる閾値下の精神病症状は約4%に認められるとされる．わが国ではKinoshitaら（2010）が18,000人以上の中高生を対象とした調査を行い，全体の14.4%が何らかの精神病体験をもっており，精神病体験と暴力的行為には有意な関連がみられたとしている．またKobayashiら（2008）は700人以上の大学生を対象に精神病リスク症状のスクリーニング（PRIMEスクリーン日本語版）を行い，その結果，全体の9%がリスク陽性であったとしている．

【経過・予後】　APSのうち，援助を求める群において観察したところ，1年以内に約18%が，3年以内に32%が症状の進行を示し，何らかの精神病性障害の基準を満たすようになったという．

### 診断のポイント

APSの診断に際してはDSM-5に従うことになる（表1）．

DSM-5によれば，「減弱精神病症状とは，基準Aに定義されているように，精神病に類似してはいるが，完全な精神病性障害の判定閾値に達していないもののことである．精神病性障害に比べて，症状はより重篤ではなく，より一過性であり，病識も比較的保たれている．減弱精神病症候群の診断には，機能の障害と関連する状態依存的な精神病理が必要であって，長期にわたって持続する個人特性依存的な病理によるものではない」とさ

**表1　減弱精神病症候群（APS）の診断基準**

A. 以下の症状のうち少なくとも1つが弱い形で存在し，現実検討は比較的保たれており，臨床的関与に値する程度の重症度または頻度を有している．
   (1) 妄想
   (2) 幻覚
   (3) まとまりのない発語
B. 上記の(1つまたは複数の)症状は，過去1カ月の間に少なくとも週1回は存在していなければならない．
C. 上記の(1つまたは複数の)症状は，過去1年の間に始まったか，あるいはその間に増悪していなければならない．
D. 上記の(1つまたは複数の)症状は，臨床的関与に値するほど苦痛を与え，能力を低下させている．
E. 上記の(1つまたは複数の)症状は，精神病性の特徴を伴う抑うつ障害または双極性障害を含む他の精神疾患によってうまく説明されるものではなく，物質または他の医学的疾患の生理学的作用によるものでもない．
F. どの精神病性障害の基準も満たされたことはない．

〔日本精神神経学会（監修），髙橋三郎，大野　裕（監訳）：DSM-5 精神疾患の診断・統計マニュアル．p775，医学書院，2014〕

れる.

基準 A1 の弱い妄想は，「猜疑的/被害的観念内容をもつことがあり，そこには被害的関係念慮も含まれる．その人は，用心深い，不信に満ちた態度をとることがある．(中略)妄想が重度ではあるが，なお弱い範囲にとどまっている場合には，危険や敵意に関するそれほど体系化されていない信念をいだいているが，この妄想には精神病性障害の診断に必要とされる強固な特性はみられない」とされている．

基準 A2 の弱い幻覚は，「感覚知覚の変化を含み，通常は聴覚および/または視覚である．幻覚が中等度の場合には，音や像ははっきりした形態をもたない(例：影，痕跡，暈，ざわめき，騒音)ことがしばしばあり，それは，いつもと違うもの，謎めいたものとして体験される」．

基準 A3 のまとまりのないコミュニケーションは，奇妙な発語，焦点の定まらない会話，とりとめのない会話，として表れる．「まとまりのなさが中等度の場合には，その人はしばしば関係のない話題に入りこんでしまうが，明瞭な質問にはすぐに答えられる．話は奇妙ではあるが，理解可能なものであるかもしれない」．

これらの諸点が診断的特徴とされているが，詳しくは DSM-5 を参照いただきたい．いずれにしろ，前述の Yung らによる UHR などの基準で示された，①短期間の間欠的な精神病状態と③遺伝的リスクと持続的な機能低下のような状態は APS の基準には含まれておらず，②の微弱な陽性症状に相当するものだけ，すなわち軽度とはいえ陽性症状の存在こそが診断の柱となっている．

## 治療方針

APS については，診断概念そのものが試行的立ち位置にあり，治療は取り上げられていない．そこで本稿では，ARMS に対する治療方針について言及する．

### A. 治療方針の概要

国際早期精神病協会 International Early Psychosis Association(IEPA)では ARMS に対する治療ガイドラインとして諸点を示し，これらのことが若者にとってスティグマの少ない環境下で実施されることを求めている．また抗精神病薬の使用に関しては，DSM-5 または ICD-10 の精神障害の診断基準を満たさない限りは必要でないとしている．したがって，まずは支持的精神療法や環境調整をはじめとする心理・社会的支援を十分に行うことが重要である．しかしながら，自殺のリスクがかなり高い，抑うつ症状に対する治療効果が乏しい，攻撃性や反抗的態度が高まり他害の危険性が高い，微弱ながらも陽性症状が継続し増悪傾向にあるなど状態が急速に悪化している場合は例外であるとされている．

処方に際しては第 2 世代抗精神病薬を"試験的に期間限定で"少量から開始することとし，6 週間以内に効果が得られ症状が消退した場合には，メリット・デメリットを説明のうえ，患者本人の同意のうえで 2 年まで継続してもよいとされている．ただし，ARMS から精神病状態への移行のリスクを減じる治療のエビデンスは確立されておらず，新たな研究成果の蓄積が求められている．

### B. 薬物療法

前記のごとく，抗精神病薬の例外的使用に関する国際的な目安としては，急速に症状が悪化した場合，抑うつ症状に対する治療が無効で，重篤な自殺の危険性があるとき，もしくは攻撃性，敵意が著しく，他者に対して危険が及ぶ場合などに限り，低用量の第 2 世代抗精神病薬を，期間を限って使用することとしている．現在までに RCT により有効性が検討されている第 2 世代抗精神病薬はリスペリドン(リスパダール)，オランザピンであるが，オランザピンの使用は体重増加が著しく若年者への使用には不適である．またわが国からは Kobayashi らがアリピプラゾール(エビリファイ)の有用性についての検討を行っ

ている．一方，炭酸リチウムや，魚類に多く含まれるとされる $\omega_3$ 脂肪酸などの脳神経保護作用や発症抑止作用についての研究も行われ，将来の臨床使用が期待されている．

**R 処方例** 下記1)-3)のいずれかを用いる．
1) エビリファイ錠（3 mg） 1日1-4錠を1-2回に分けて投与 〔保外〕
2) ルーラン錠（4 mg） 1日1-2錠を1-2回に分けて投与 〔保外〕
3) リスパダールOD錠（0.5 mg）またはリスパダール錠（1 mg） 1日1-3錠を1-2回に分けて投与 〔保外〕

### C．心理・社会的療法

薬物療法の適応が慎重に議論されているなか，この時期における心理・社会的療法はきわめて重要である．特に家族との相互関係は，患者のその後の経過に影響を及ぼす可能性があり，本人や家族に対する心理教育や支援が必須である．予想される諸症状についての知識教育，ストレス－脆弱性仮説についての心理教育や，家族の対処技能を向上させるための認知行動療法的取り組みが有用と考えられる．当事者の年齢や背景を考慮して，心理教育では説明の仕方や用語の用い方に対する慎重な配慮が必要である．実施に際しては若者にとって受け入れやすい，スティグマに配慮した環境とアドヒアランスを高める興味深い内容が求められる．認知機能リハビリテーションの適応も検討される必要があろう．

### D．難治症例・家族への対応

治療者-患者関係づくりは特に重要である．援助を求めて受診してきた当事者や家族にとって，この時期は疑心暗鬼の心境で通院していることも多い．経過の多様性を常に念頭におき，回復に焦点を当てた楽観主義に基づくアプローチが望まれる．

■患者・家族説明のポイント
・患者・家族が継続的に通院することに十分なメリットを見いだせるように工夫する．
・スティグマをできるだけ小さくするため，安心感のある治療環境を工夫する．
・精神病症状や軽度の認知機能障害によるコミュニケーション障害が存在している可能性を考慮し，患者と治療者が互いの話を正確に理解していることを確認しながら診療を進める．

**参考文献**
1) American Psychiatric Association：Diagnostic and Statistical Manual of Mental Disorders, 5th edition（DSM-5）．APP, Arlington VA, 2013〔日本精神神経学会（監修），髙橋三郎，大野 裕（監訳）：DSM-5 精神疾患の診断・統計マニュアル．医学書院，2014〕
2) 小林啓之，水野雅文：ARMSとは何か．精神科 17：211-214，2010
3) 水野雅文，鈴木道雄，岩田仲生（監訳）：早期精神病の診断と治療．医学書院，2010

## 非定型精神病
*atypical psychosis*

林 拓二　豊郷病院・精神科（滋賀）

**疾患概念**

【定義・病型】 非定型精神病の概念は，満田の臨床遺伝学的研究に基づいて日本で独自に発展してきた「疾患概念」であり，近年流行の「類型学的分類」（DSMやICDなどの操作的診断）とは全く異なる．

Kraepelinは内因性精神病を統合失調症と躁うつ病とに二分したが，満田は「統合失調症」概念をいったん解体したうえで，個々の症例を詳細に観察しながら，特徴的な臨床症状や経過の類似した症例を集め，いくつかのグループにまとめ上げた．そして，それらのグループを順次，再編・整理しながら，統合失調症と称される疾病を定型群と非定型群の2型に分類している．定型群（定型の統合失

調症)はおおむね破瓜病に類似し，若年発症で潜行性の経過をとり，陰性症状を主とする欠陥状態に陥るが，一方の非定型群(非定型精神病)は急性の発症で周期性の経過をとり，緊張病症状や錯乱状態を呈して何らかの意識変容が疑われることが多い．この両群を比較したとき，非定型群における病前性格は疎通性がよく，発症にはしばしば誘因を認め，抗精神病薬に反応しやすく，電気けいれん療法（ECT）が奏効する場合が多い．そして，予後は一般に良好である．

　満田は，さらなる詳細な家系内精神病の調査によって，定型の統合失調症と非定型精神病とが遺伝的に互いに独立した疾患である可能性を指摘し，非定型精神病では家系内にてんかんや躁うつ病の出現する頻度が高いことや，てんかん様異常脳波の出現，さらにその症状の特徴として挙げられる意識障害などから，てんかんとの密接な関係を強調している．

　なお，再発と寛解を繰り返しながら急激に人格の解体に陥る緊張病性精神病を，満田は当初，定型群と非定型群との中間にある「中間型」と呼んで区別していた．しかし，彼は最終的に，遺伝様式の類似からこれらを非定型精神病に含めている．

**【病態・病因】**　筆者らはこれまで，CT，SPECT，MRIなどを用いた画像研究や，探索眼球運動やP300を用いた神経生理学的研究，さらには多変量解析などの統計的手法を用いて，定型の統合失調症と非定型精神病とが異なる病態・病因を有し，さらにこれらの疾患もまた均質なものではなく，病因の異なるいくつかのグループに分類されうる可能性を指摘してきた．

　すなわち，非定型精神病は大きく3つのグループに分けられる可能性がある．1つは満田が当初「中間型」と呼んでいたもので，しばしば家族負因が認められ，脳に進行性の器質的所見が存在する可能性がある．2つ目のグループは家族負因が少なく，発症に何らか

の誘因を認めるものであり，従来，心因性精神病あるいは反応性精神病と称されてきたものとおおむね一致する．最後のグループは，症例が最も多く非定型精神病の中核群と考えられるものであり，家族負因とともにしばしば誘因が認められ，再発と寛解を繰り返しながらも，欠陥状態に陥ることはない．

　このような筆者らの見解は，まだ確実な証拠によって裏付けられているものではない．いうまでもなく，精神疾患の病態・病因に関する所見はいまだ乏しく，今後の研究が待たれるところである．

**【経過・予後】**　非定型精神病の経過および予後は一般に良好といえる．しかしながら，病相を繰り返しながら急激に欠陥状態に陥る一群，すなわち満田が「中間型」と呼び，俗に「非定型崩れ」と称される症例の予後は不良といわざるを得ない．

**診断のポイント**

　当然のことながら，躁状態あるいは錯乱状態などで何らかの意識障害が疑われる場合，脳炎や脳の器質性疾患，あるいは他の変性疾患の可能性を除外することが重要である．脳炎などが疑われるときは，ためらうことなく専門医に紹介すべきである．

　家族への対応や治療法の選択に大きな差異があるため，定型の統合失調症との鑑別は重要である．経過の相違は重要な鑑別点であるが，発症様式や意識障害などの臨床症状から両者を区別することも可能である．近年あまり重視されなくなったが，筆者はプレコックス感の有無を重視している．また，小島らによる探索眼球運動は，両者をかなり明確に類別することができる簡便で有用な検査法である．

　躁うつ症状で発症する非定型精神病と躁うつ病とを病初期に鑑別することは困難である．しかし，経過を観察しながら症状に対応していけば治療上に大きな問題は生じない．筆者は，非定型精神病は統合失調症よりも躁うつ病に近縁な疾患であると考えている．

## 治療方針

家庭において十分な睡眠と安静が得られるならば，少量の抗精神病薬による外来治療が可能な場合もある．しかし，多くの症例では，幻覚や妄想などによる奇異な行動や興奮が著しいため，入院治療が必要となる．精神科専門施設では，保護的な環境で，刺激をできる限り少なくし，安静が保たれるようにする．

### A. 治療方針の概要

非定型精神病は，一部の症例を除き，比較的短期間(1-3か月)の経過で寛解することが多い．疾病の自然な経過に従えば，薬物療法を行わなくとも完全に寛解し，感情の平板化や意欲低下，思考障害などの残遺症状を認めない．しかしながら，急性期の症状を軽減して看護を容易にし，病相を短縮して早期の社会復帰を考えるならば，精神科薬物の積極的な使用が必要となる．

### B. 薬物療法

#### 1. 急性期治療

急性期では，これまでクロルプロマジン，ペルフェナジン(ピーゼットシー)，あるいはハロペリドールなどが使用され，興奮が著しい場合には，ゾテピンやレボメプロマジンが併用されてきた．近年では，新しく発売された非定型抗精神病薬が多く使用されているものの，その効果にはさほどの差異はないようである．

非定型精神病でしばしば用いられ，再発予防などが期待される薬物としては，カルバマゼピン(テグレトール)やバルプロ酸(デパケン)などの抗てんかん薬，あるいは抗うつ薬や炭酸リチウム(リーマス)などがある．抗てんかん薬が本症にしばしば用いられるのは，日本のみならず世界的な傾向である．このことは，非定型精神病の概念のなかにてんかんとの密接な関係を考える日本の研究者の功績といえよう．ECTもまた，本症にはきわめて有効な治療法である(⇒818頁)．とりわけ，症状が激しく，幻視や夢幻様体験，激しい不安や恍惚感，制止や興奮などによって意識の何らかの病態が考えられる場合に，劇的な改善が期待される．

**R 処方例** 症状に応じて下記のいずれかを用いる．

1) ピーゼットシー糖衣錠(4 mg) 1日3-12錠を2-3回に分けて投与
2) リーマス錠(200 mg) 1日2-6錠を2-3回に分けて投与
3) デパケンR錠(200 mg) 1日2-6錠を2-3回に分けて投与
4) テグレトール錠(200 mg) 1日2-6錠を2-3回に分けて投与

#### 2. 維持療法

維持療法としてカルバマゼピンやペルフェナジンが用いられる．しかし，できうる限り少量にして，就寝前に1回，ペルフェナジン(4 mg)1錠だけとすることもある．Leonhartはその著書で，寛解後は投薬せずと繰り返し記載しているが，筆者は，再発の不安がなくなるまでの投薬と外来通院を勧めている．

**R 処方例** 症状に応じて下記のいずれかを用いる．

1) テグレトール錠(200 mg) 1日2-4錠を2-3回に分けて投与
2) ピーゼットシー糖衣錠(4 mg) 1回1錠 就寝前

### C. 難治症例への対応

再発と寛解を繰り返しながら急激に欠陥状態へと陥る病型は，治療が最も困難なものである．このような患者には，厳重な身体管理のもとにクロザピンを使用することも選択肢の1つとなる．また，慢性期にはリハビリテーションを粘り強く行う必要がある．これまでにECTが施行されていなければ，試みる価値はあろう．

その他，内分泌障害との関連が疑われる症例があり，甲状腺製剤や女性ホルモンが奏効する場合もある．わが国では，思春期の女性で生理周期と関連して精神症状が現れる病態

を「若年周期性精神病」と呼んできたが，非定型精神病に包含される疾患群では，それぞれに特異的な治療法を模索していく必要があり，このような努力によって，それぞれの疾患の病因解明が期待される．

■患者・家族説明のポイント

非定型精神病は，患者や家族に対して，経過や予後をある程度予測し，説明することが可能である点で有用な概念である．すなわち，病因が解明されずに内因性と呼ばれてきた精神疾患が，いくつかのグループに分かれる可能性があり，それぞれに異なる対処・対応が必要であることを説明し，非定型精神病は病像が重篤であるにもかかわらず必ず改善するものであると伝えることができる．しかし，再発の可能性については，十分な説明をしておく必要がある．

**参考文献**

1) 林 拓二（編著）：非定型精神病－内因性精神病の分類と診断を考える．新興医学出版社，2008
2) Okuma T, Yamashita I, Takahashi R, et al: A double-blind study of adjunctive carbamazepine versus placebo on excited states of schizophrenic and schizoaffective disorders. Acta Psychiatr Scand 80: 250-259, 1989
3) 鳩谷 龍：精神分裂病の内分泌学的研究．台 弘，井上英二（編）：分裂病の生物学的研究．pp 163-190，東京大学出版会，1973

# 遅発性統合失調症
*late onset schizophrenia*

古茶大樹　聖マリアンナ医科大学教授・神経精神科学

## 疾患概念と定義

遅発性統合失調症は，高齢発症の統合失調症を意味するものであるが，主に2つの問題からその定義はあいまいである．1つは遅発性をどの年齢層とみるかで，40歳以上から60歳未満とするドイツ語圏と，60歳以上とする英語圏とで歴史的対立があった．前者は統合失調症全体からその晩発例の特徴を見いだそうとしたM. Bleulerの遅発統合失調症 Spätschizophrenie を，後者は老年期精神障害全体のなかでの（特に認知症との）鑑別という視点から Roth が提唱した遅発パラフレニー late paraphrenia を礎としている．2つの概念が成立した背景・提唱者の視点が異なるために，両者の示す病像は一致していない．どちらが正しいと判断できる絶対的な指標がない以上，われわれは，それぞれを確立した疾患単位としてではなく提唱された類型概念としてとらえなければならない．この対立を解消するために40歳から60歳未満を遅発性統合失調症，60歳以降に発症するものを最遅発性統合失調症様精神病 very late onset schizophrenia-like psychosis とよぶ妥協案(1999)が提出されたが，文献にはまだ散見される程度しか定着していない．

2つ目の問題点は精神疾患分類の根幹にかかわっている．現時点でも統合失調症は疾患単位としては確立していない類型概念である．ここには統合失調症をどのように定義するかという問題がある．さらに今日では「内因性精神病の二分法がはたして有効か」ということまでもが問われ始めている．結局見送られた形になってはいるが，DSM-5への改訂に向けて，統合失調症と気分障害の二分法を廃したディメンショナル・アプローチが真剣に検討されていた．われわれは統合失調症の典型例（理念型）を思い浮かべるときに，破瓜型，緊張型，あるいは妄想型のいずれかを思い浮かべる．かつては長期経過をみていくと1つにまとめられるように思えたが，今日それが難しくなっているのではなかろうか．内因性精神病の二分法については，Kraepelin自身が，初老期以降の精神障害についてはそれがうまく当てはまらないことを認め

ていたことが思い出される.

年齢層の問題は，どのような病像を遅発性統合失調症に含めるのかということにも影響を与えている．おそらく今日，特に英語圏では，妄想型統合失調症の延長線上にある病像を遅発性統合失調症の典型的な病像とみているはずである．しかし，Kraepelin の時代から位置づけが難しかった臨床類型がもう1つある．それが遅発緊張病 Spätkatatonie, late catatonia である.

上述の年齢層で2分割する案は，歴史的対立の妥協案の色彩が強く，臨床的な価値は少ない．ここでは臨床上の実益性から，遅発性統合失調症を，妄想を主徴とする遅発パラフレニーと情意障害を軸に展開する遅発緊張病の2群に分ける．

## 病型と診断のポイント
### A. 遅発パラフレニー
#### 1. 病型

妄想（および幻覚）を主徴とする，記銘力などの認知機能が保持され，思考障害や情意障害，人格の崩れが目立たない，いわゆるパラフレニーの病像をとる．病的体験に支配されない限りは社会的機能低下が目立たず，さらに孤立状況にあると周囲からは気付かれず，慢性的に経過する可能性がある．従来，女性に多く，難聴，社会的孤立状況，脳器質病変，エストロゲンの低下との関連が指摘されてきた．

臨床的には，潜行発症で幻覚を欠く慢性妄想型と，症状がより多彩な幻覚・妄想型とに分けると理解しやすい．慢性妄想型は近隣からの盗害，侵入，騒音，被毒といった生活に密着した内容の被害妄想が中核症状である．この型の妄想は孤立状況や病前性格の異常からある程度は了解可能で病像としてはパラノイア（妄想性障害）に近いものもある．一方の幻覚・妄想型は急性ないしは亜急性に発症することが少なくない．Schneiderの一級症状をしばしば伴い，幻聴と（外部から影響される）体感幻覚が多く，妄想は対象が拡散傾向にあり内容も奇妙さを増す．寛解せずに慢性化すると幻覚が前景化して幻覚症の形をとりやすい．こちらは妄想型統合失調症の延長線上にある病像として理解できる．

長期予後について，これが認知症の初期病像ではないかという根強い意見があったが，そのような転帰をとるものは一部でしかない．

#### 2. 診断のポイント

いわゆる老年期幻覚妄想状態の鑑別ということが診断のポイントになる．認知症との鑑別が最も重要であるが，前述のように一部は認知症に移行することが知られている．幻覚を欠く，近隣からの被害妄想が前景の症例の一部に認知症への移行があるようにみえる．明らかな幻視を伴っている場合，レビー小体型認知症の可能性を考える．認知症との鑑別あるいは診断の変更は，明らかな記銘力障害や著しい生活能力の低下の有無による．微小妄想が一次性に出現する（被害妄想は罪業妄想から二次性に発展する）「妄想型うつ病」あるいは退行期メランコリーはここに含まない．

### B. 遅発緊張病
#### 1. 病型

この病態は20世紀前半に疾病分類学的な位置づけをめぐって議論があったが，やがて話題に上ることもなくなり忘れ去られてしまった．しかし，遅発緊張病に相当する症例は現在も少なからず存在する．女性に多く，典型例では次のように病像が展開する．心理的ストレス因が先行し，当初は反応性抑うつを思わせる病像を呈する．やがて不安焦燥状態に移行するとともに，自閉，情意障害，思考障害といった陰性症状が加わり，経過中に緊張病症状を示し，長期経過をみると寛解に至らずさまざまな残遺状態に終わる．発症は比較的急性で，生活への適応能力は急速に失われる．緊張病症候群の段階では，拒絶症と（筋緊張の亢進した）緊張性昏迷が出現しやすい．発熱，発汗，血圧の変動，頻脈といった自律神経症状と筋強剛が加わると，いわゆる

悪性緊張病に移行する．この類型の意義は，この段階での死亡例が今日でもあること，そして難治例が少なくないことである．

## 2. 診断のポイント

経過をみなければわからないということがポイントである．早期診断は難しい．病像が展開するために病初期には気分障害圏と見なされる．今日の診断基準では緊張病症状が出現しても気分障害の範囲内と見なされるが，やがて明らかになる情意鈍麻や自閉を前にすると，診断の変更を余儀なくされる．ここでの鑑別は，前頭側頭型認知症やレビー小体型認知症である．前頭側頭型認知症との鑑別は画像診断で明らかになるが，レビー小体型認知症との鑑別は難しいかもしれない．MIBGやSPECTが補助診断として役に立つ場合もあるが，いずれも決定的ではない．

### 治療方針

#### A. 遅発パラフレニー

慢性妄想型では，孤立状況の解消により症状が改善することがある．治療は薬物療法と環境調整を組み合わせる．可能ならば難聴や視力障害の改善も含まれるが，どれだけ有効かはわからない．入院するとよくなるが，退院して再び孤立状況に戻ると多くの例で症状が再燃する．薬物療法についての報告をみる限り，抗精神病薬が有効である．若年発症群よりも低用量で効果を上げることができること，その一方で服薬コンプライアンスの不良から再発・再燃率が高いこと，錐体外路症状，特に遅発性ジスキネジアなどの難治性副作用が懸念されることなどが指摘されている．今日の趨勢としては非定型抗精神病薬の少量投与が推奨される．筆者の経験に限ればリスペリドン（リスパダール）1-2 mgやオランザピン（ジプレキサ）2.5-5 mgなどで効果が得られるが，他の同種薬剤もおそらく有効だろう．かつてハロペリドールなどの定型抗精神病薬で治療した場合に，しばしば精神病症状改善後に易疲労性，臥床傾向，心気，意欲低下，物忘れなどが目立つ精神病後抑うつに類似した状態に移行する例があった．このような場合，抗精神病薬は可能な限り減量するのがよい．エストロゲン補充療法の可能性が指摘されているが，有効性は明らかではない．

**処方例** 下記のいずれかを用いる．
1) リスパダール錠（1 mg） 1日1-2錠を1-2回に分けて投与
2) ジプレキサ錠（2.5 mg） 1回1-2錠 1日1回

#### B. 遅発緊張病

遅発緊張病概念は，現在，国際的にはほとんど知られていないため治療に関する海外の報告はない．わが国では筆者の報告以降，いくつかの症例報告が散見されているが，治療法は確立していない．筆者の経験では，遅発パラフレニーと比較すると難治である．発病後，急速に日常生活機能が低下するので入院治療が必要となる．定型抗精神病薬は，十分な効果を示さないか副作用が強く出るかのいずれかであることが多い．非定型抗精神病薬の有効性については，それを述べることができるほどの経験がない．病初期の抑うつ状態には抗うつ薬が投与されるが，これも十分ではない．特に緊張病症候群に至ると向精神薬の反応はきわめて悪くなる．拒食のため栄養状態も不良となる．悪性緊張病への移行が懸念される場合，抗精神病薬の大量投与は状態を増悪させる危険がある．死亡例があることを忘れてはいけない．電気けいれん療法electroconvulsive therapy（ECT）の適応を早急に検討すべきである（⇒818頁）．ECTは，少なくともこの病態（特に緊張病症候群の段階）に対しては薬物療法よりも有効であるように思う．修正型ECTを施行する．施行回数は10回程度（隔日，ほぼ週3回）を基準としているが，およそ5回施行時までには何らかの変化が現れることが多い．初回施行後に数時間でも昏迷が解ける（その後は再び昏迷状態に戻ってしまうが）症例は，その後の効果がかなり期待できる．有効例では，施行後

数時間の改善時間が，回を重ねるごとに徐々に延長し，終日持続するようになる．ECTは多くの例で有効であるが，寛解の持続期間が短く維持療法が必要となる難治例がある．

### 参考文献
1) 古茶大樹，濱田秀伯：遅発分裂病．松下正明（総編集）：臨床精神医学講座3－精神分裂病Ⅱ．pp 113-130，中山書店，1997
2) 古茶大樹：遅発緊張病について－自験例に基づく症状，経過，下位群，治療の臨床精神病理学的検討．精神神経学雑誌 100：24-50，1998
3) Howard R, Rabins PV, Castle DJ: Late Onset Schizophrenia. Wrightson Biomedical, Philadelphia, 1999

## 緊張病（カタトニア）
*catatonia*

大久保善朗　日本医科大学大学院教授・精神・行動医学

### 疾患概念
【定義・病型】　緊張病 catatonia は，Kahlbaum の緊張病にその概念の起源をもち，無動症，無言症，昏迷，カタレプシー，命令自動，姿勢保持，常動症，拒絶症，反響言語など，姿勢，動作，言語に関して意思発動の障害を呈する特徴的な症候群である．Kahlbaum の緊張病は循環性の経過をとる予後良好なものを含んでいたが，のちの Kraepelin は慢性に経過して荒廃に至る経過の緊張病に注目して，早発痴呆の一亜型として包含した．その考え方が引き継がれ，長い間，緊張病は統合失調症の一亜型として診断されてきた．しかしながら，緊張病は，統合失調症よりも気分障害，特に双極性障害において認められることが多く，身体疾患に伴う精神症状として認められることも少なくない．また，発熱や自律神経失調を合併した悪性緊張病ではさらに重篤な身体合併症の危険性が高く，治療の遅れは致死的な転帰をもたらすことがある．加えて，緊張病は原疾患のいかんにかかわらず，一定の治療法が有効なことから，緊張病を呈する状態を1つの症候群として扱い，治療することが推奨される．このような考え方が受け入れられ，DSM-5 では，緊張病は統合失調症の一亜型ではなく，すべての精神疾患，他の医学的疾患，または基礎疾患が不明な場合でも，診断可能な特定用語に変更された．

【病態・病因】　緊張病では，前部帯状回，背外側前頭前野，補足運動野，基底核，視床の異常または病変が報告されている．これらを含む神経回路の機能障害により，意思発動の障害を呈する特徴的な症状を呈する．抗精神病薬による悪性症候群は，ドパミン遮断によって悪性緊張病が誘発されたものという考えがあり，両者には類縁の病態が想定されている．したがって，神経化学的にはドパミン神経系の機能低下が考えられる．さらに，治療に用いられるベンゾジアゼピン系薬剤はGABA作動薬であることからは，GABA神経系の機能低下も考えられる．

【疫学】　緊張病は，統合失調症では報告による違いが大きいもののおおむね5％以下の割合であるのに対して，気分障害では13-31％に認められ，特に双極性障害に関連して認められることがより多い．また，緊張病を呈した症例の原疾患は統合失調症や気分障害だけに限らず，約1/4では器質性精神障害であったという．

### 診断のポイント
DSM-Ⅳ-TR では，緊張病型統合失調症の症状として，①カタレプシーまたは昏迷として示される無動症，②興奮（過度で無目的の運動），③極度の拒絶症あるいは無言症，④姿勢保持，常同運動，しかめ面などの特徴的な自発運動の奇妙さ，⑤反響言語または反響動作を挙げ，以上のうち少なくとも2つが優勢である統合失調症を緊張型と診断して

いる．

　この診断基準については，カタレプシー，拒絶症，無言症，反響症状といった緊張病に特異的な症状と，過度の運動活動や重症の無動などの非特異的症状を同列に扱っている．①，③，④項はすべて姿勢性無動があり内容に重複が認められる．反響症状など一過性にしか認められない症状があるにもかかわらず症状の持続期間が定義されていないなどの問題点が指摘されており，Finkらによって以下の診断基準が提案された．①無動，無言，昏迷が少なくとも1時間持続し，以下の症状を少なくとも1つ以上伴う：カタレプシー，命令自動，姿勢常同（2回以上観察または誘発されること），②無動，無言，昏迷がない場合：以下の症状を少なくとも2つ以上，2回以上観察または誘発される：常同症，反響現象，カタレプシー，命令自動，姿勢常同，拒絶性，両価性．

　DSM-5では，緊張病は統合失調症の一亜型のみを示す診断としてではなく，気分障害や身体疾患に伴う精神障害の特徴的な症状を特定する診断として用意されることになった．その診断基準では，①昏迷，②カタレプシー，③蠟屈症，④無言症，⑤拒絶症，⑥姿勢保持，⑦わざとらしさ，⑧常同症，⑨外的刺激の影響によらない興奮，⑩しかめ面，⑪反響言語，⑫反響動作が挙げられ，以上の症状のうち3つ以上が認められる場合に診断する．そして，緊張病の診断をするときには，基礎疾患としての精神疾患または医学疾患を記述することになっている．

　緊張病で発熱や自律神経失調を呈する場合は予後不良な場合があり，悪性緊張病と診断される．悪性緊張病については，①急性で重篤な緊張病（昏迷あるいは興奮），②38℃以上の発熱，③120/分以上の頻脈と最高血圧150 mmHg，最低血圧100 mmHg以上の高血圧，④筋緊張の亢進が診断基準として提案されている．緊張病の治療において，悪性緊張病への移行を常にモニターしながら治療にあたる必要がある．その際に，悪性緊張病への移行に不全型も多いことから，緊張病に加えて，自律神経系の不安定と高熱が合併した場合に悪性緊張病と診断する考え方もある．

## 治療方針

### A. 治療方針の概要

　緊張病の治療にあたっては，まず全身の身体管理，原疾患の鑑別診断が重要である．そのうえで，原疾患の治療，薬物療法さらには電気けいれん療法（ECT）が考慮される．

### B. 身体管理

　緊張病症候群では，しばしば経口摂取が困難になっていることから，一般的な輸液などの身体管理が必要となる．さらに，緊張病に伴って起こる身体合併症は，咽頭筋障害による誤嚥性肺炎，無気肺，長期臥床による褥瘡，深部静脈血栓症，肺血栓塞栓症，経口摂取不能による低栄養，脱水，圧迫による絞扼性の神経障害，筋固縮，尿路感染症など多岐にわたり，これらの身体合併症の注意深い管理治療が必要である．特に悪性緊張病の場合は，高熱による脱水，自律神経症状による心負荷の影響などがあり，身体管理を注意深く行う．

### C. 薬物療法

　緊張病を統合失調症の一亜型とみる考え方からは，緊張病に対して抗精神病薬の投与が推奨されることになる．緊張病の場合は，しばしば興奮が激しく，拒絶を認めることからハロペリドールなどの力価の強い定型抗精神病薬の経口または経静脈投与が試みられる場合が多かった．しかしながら，力価の強い定型抗精神病薬は悪性緊張病を惹起するリスクが高いため使用すべきではなく，すでに投与されていた場合は中止すべきである．

　抗精神病薬に代わり第一選択薬として推奨されるのはベンゾジアゼピン系薬剤である．非悪性の緊張病症候群の場合には，ベンゾジアゼピン低用量から開始し，無効であれば増量する．数日で改善が認められない場合はECTの導入を考慮する必要がある．

### 処方例

1) ワイパックス錠（1 mg）　1日2-4錠を2-3回に分けて投与　無効であれば4-8錠まで増量し，数日で改善が認められない場合はECTを考慮する

　緊張病症候群の原因疾患が統合失調症や気分障害の場合，原因疾患の治療としての非定型抗精神病薬は有効とする報告もあることから，臨床症状を注意深く観察しながら投与を試みてもよい．特に，統合失調症の緊張病の場合には，ベンゾジアゼピンの効果は不十分のことがあり，非定型抗精神病薬の併用療法が行われる．その際には，悪性症候群または悪性緊張病への移行に十分注意しながら，比較的力価の弱い非定型抗精神病薬を適切な用量慎重に投与する．ただし，悪性緊張病の場合は非定型抗精神病薬も使用すべきでない．

### 処方例　下記2），3）のいずれかを用いる．

2) セロクエル錠（100 mg）　1日2-6錠を2-3回に分けて投与
3) ジプレキサ錠（5 mg）　1日1-3錠を1-2回に分けて投与

### D．電気けいれん療法

　悪性緊張病に対してはベンゾジアゼピン治療よりもECTで，より良好な成績が報告されている．ECTの方法については，緊張病に対する特異的な方法が推奨されているわけではない．麻酔下に筋弛緩薬を投与しけいれんを引き起こさない修正型ECTが望ましい．緊張病の場合，第一選択薬であるベンゾジアゼピンが先に投与されているため，けいれん閾値が上がり有効なけいれんが得られない場合がある．その場合は，ベンゾジアゼピン拮抗薬フルマゼニルをECT直前に投与することによって有効なけいれんが得られる．

### E．悪性緊張病

　悪性緊張病の場合には，身体的な重症度にもよるが，治療が遷延することで合併症の可能性が高まることから，高用量のベンゾジアゼピンの投与と同時にECTの適応を考慮すべきである．

### ■家族への説明のポイント

・身体合併症のリスクがあり，原疾患の治療と並行して全身管理が必要なことがある．
・薬物療法で効果がない場合や悪性緊張病ではECTの適応が考慮される．

### 参考文献

1) Fink M, Taylor MA：Catatonia: A clinician's guide to diagnosis and treatment. Cambridge University Press, Cambridge UK, 2003〔鈴木一正（訳）：カタトニア―臨床医のための診断・治療ガイド．星和書店，2007〕
2) 大久保善朗：カタトニア症候群の治療．臨床精神医学　38：827-832，2009

## 治療抵抗性統合失調症

*treatment-resistant schizophrenia*

野上和香　慶應義塾大学・精神・神経科学
稲垣　中　青山学院大学国際政治経済学部教授

### 疾患概念

【定義・病型】　治療抵抗性統合失調症とは反応性不良統合失調症および耐容性不良統合失調症の2つからなる．このうち，反応性不良患者とは数種類の抗精神病薬をそれぞれ十分な量，十分な期間投与したにもかかわらず，十分な反応が得られなかった統合失調症患者のことを指し，耐容性不良患者とは錐体外路症状などの副作用のために抗精神病薬を十分量使用できなかった統合失調症患者のことを指す．

【疫学】　国立精神科病院の入院患者を対象において2004年に実施された調査によると，わが国の統合失調症患者の約10-30％が治療抵抗性統合失調症に該当すると推定されている．

【経過・予後】　治療抵抗性統合失調症に対して，これまでに他の向精神薬の併用，電気けいれん療法（ECT），オランザピンの高用量投与などといったさまざまな治療法が試みら

れてきたが，現在のところ有効性が確立されているのはクロザピン（クロザリル）による薬物療法のみである．ただし，クロザピン投与によってもなお十分な改善が得られない「クロザピン抵抗性患者」も少なくなく，治療抵抗性患者の40-70％に上るとされている．

### 診断のポイント

治療抵抗性統合失調症と判断する際には，必ず最初に病歴の再評価を行い，おおもとの「統合失調症」という診断が妥当であるか確認するべきである．というのは，治療抵抗性統合失調症と考えられていた患者の病歴を再評価したところ，46％で「統合失調症」という診断が変更されたという報告があるからである．

「統合失調症」の診断が妥当であった場合には治療抵抗性統合失調症の診断基準に合致するかを確認する．表1は現在のわが国で採用されている治療抵抗性統合失調症の診断基準であるが，それによると，反応性不良統合失調症患者とは新規抗精神病薬1種類を含む2種類以上の抗精神病薬を十分な量投与したにもかかわらずGAF評点で41点以上に相当する状態にならなかった患者のことを指し，耐容性不良統合失調症患者とは2種類以上の新規抗精神病薬による治療を行ったものの，遅発性ジスキネジアや遅発性ジストニアあるいはコントロール不良の錐体外路症状の問題により十分な量の抗精神病薬を使用できなかった患者のことを指す．

### 治療方針

#### A．治療方針の概要

現在のわが国では表1の基準を満たした場合にのみクロザピンを投与できる．このよう

---

**表1　わが国における治療抵抗性統合失調症の診断基準**

1. 反応性不良統合失調症
   耐容性に問題がない限り，2種類以上の十分量の抗精神病薬[*1,2]〔（クロルプロマジン換算で600 mg/日以上で，1種類以上の非定型抗精神病薬（リスペリドン，ペロスピロン，オランザピン，クエチアピン，アリピプラゾールなど）を含む〕を十分な期間（4週間以上）投与しても反応が認められなかった[*3]患者．なお，服薬コンプライアンスは十分確認すること．

2. 耐容性不良統合失調症
   リスペリドン，ペロスピロン，オランザピン，クエチアピン，アリピプラゾールなどの非定型抗精神病薬のうち，2種類以上による単剤治療を試みたが，以下のいずれかの理由により十分に増量できず，十分な治療効果が得られなかった患者．
   ・中等度以上の遅発性ジスキネジア[*4]，遅発性ジストニア[*5]，あるいはその他の遅発性錐体外路症状の出現，または悪化
   ・コントロール不良のパーキンソン症状[*6]，アカシジア[*7]，あるいは急性ジストニア[*8]の出現

[*1]：非定型抗精神病薬が併用されている場合はクロルプロマジン換算で最も投与量の多い薬剤を対象とする．
[*2]：定型抗精神病薬に関しては1年以上の治療歴があること．
[*3]：治療に反応がみられない：GAF（Global Assessment of Functioning）評点が41点以上に相当する状態になったことがない．
[*4]：中等度以上の遅発性ジスキネジア：DIEPSS（Drug-induced Extra Pyramidal Symptoms Scale）の「ジスキネジア」の評点が3点以上の状態．
[*5]：中等度以上の遅発性ジストニア：DIEPSSの「ジストニア」の評点が3点以上の遅発性錐体外路症状がみられる状態．
[*6]：コントロール不良のパーキンソン症状：常用量上限の抗パーキンソン病薬投与を行ったにもかかわらず，DIEPSSの「歩行」，「動作緩慢」，「筋強剛」，「振戦」の4項目のうち，3点以上が1項目，あるいは2点以上が2項目以上存在する状態．
[*7]：コントロール不良のアカシジア：常用量上限の抗パーキンソン病薬投与を含むさまざまな治療を行ったにもかかわらず，DIEPSSの「アカシジア」が3点以上である状態．
[*8]：コントロール不良の急性ジストニア：常用量上限の抗パーキンソン病薬投与を含むさまざまな治療を行ったにもかかわらず，DIEPSSの「ジストニア」の評点が3点に相当する急性ジストニアが頻発し，患者自身の苦痛が大きいこと．

〔クロザリル錠添付文書　第8版（2015年3月改訂）より作成〕

な制限が課されているのはクロザピンを投与した際にさまざまな重大な副作用が出現するリスクがあるためである.

　数ある副作用のなかでも最も注意を要するのは，0.33％（米国，市販後データ），2.6％（日本，市販後データ）の頻度で出現する無顆粒球症である．無顆粒球症に適切な対処が行われなかった場合には死亡する可能性が高くなるため，早期発見，早期対処の目的で，クロザピン使用中は所定の頻度で血液検査を行って白血球数および好中球数を確認することが義務づけられており，血液検査を行わずにクロザピンを処方することは許容されていない．もし白血球数や好中球数が減少した場合には，あらかじめ決められたガイドラインに従って血液検査の頻度を多くするか，あるいはクロザピンの投与を中止するなどといった対処をしなければならない．血液検査の頻度や，白血球数や好中球数が減少した場合の対処法についてはノバルティスファーマ社のウェブページや同社の作成した「添付文書，クロザリル患者モニタリングサービス（CPMS）運用手順」に詳細に記載されているので参照されたい．また，無顆粒球症やその他の副作用のリスクの問題に鑑みて，わが国では入院中にクロザピンの投与を開始することが義務づけられており，外来患者に使用する際にはいったん入院させたうえで投与を開始しなければならない．なお投与開始前4週以内に白血球数が4,000/μL未満または好中球数が2,000/μL未満であった患者や，無顆粒球症および重度の好中球減少症の既往のある患者，そして定期的な受診および採血の遵守に同意しない患者に対するクロザピン投与は禁忌とされている．

### B．薬物療法

　クロザピンは治療抵抗性統合失調症に有効であるのみならず錐体外路症状の出現率がきわめて低いという利点をもつが，無顆粒球症以外にも多彩な副作用をもつ．これらのうち重大なものとしては心筋炎・心筋症，高血糖・糖尿病，けいれん発作，起立性低血圧などが知られている．心筋炎・心筋症，高血糖・糖尿病のリスクを回避するために心電図や血糖値のモニタリングの必要性は高く，状況によっては循環器内科医や糖尿病専門医のコンサルトが必要となる．また，急激な増量によってけいれん発作や起立性低血圧のリスクが増大するとされているため，患者の状態を観察しながら慎重に漸増する必要がある．

　多くの統合失調症治療ガイドラインでは，新規に抗精神病薬を使用する場合あるいは抗精神病薬の切り替えを行った場合には薬効を見極めるために数週間の経過観察が推奨されているが，クロザピンを使用している場合には半年から1年間にわたり経過観察する必要があるとされている．これは1つにはクロザピンは他の抗精神病薬よりも慎重な増量を必要とするためであり，もう1つには1年間のクロザピン治療に反応した患者のうち，約1/4は投与から3か月以上経過してから反応し，約20％は6か月以上経過してから反応するとされており，クロザピン投与から長い時間が経過したあとに治療反応がみられる患者が少なくないためである．

> **℞ 処方例**
>
> クロザリル錠(25 mg)　1回1/2錠　1日1回　通常，成人には上記から開始し，翌日は1回1錠　1日1回，以降は症状に応じて1日25 mgずつ増量し，原則3週間かけて1日200 mgまで増量するが，1日量が50 mgを超える場合には2-3回に分服する．維持量は1日200-400 mg，最高用量は1日600 mgとし，症状に応じて適宜増減する．ただし，1回の増量は4日以上の間隔をあけ，増量幅は1日100 mgを超えない

### C．心理・社会的療法

　先に述べたようにクロザピンによっても十分な治療反応が得られない患者は多く，通常の統合失調症の患者の治療と同様に心理・社会的介入の重要性は高い．医療スタッフ，家

族間で相互に協力し，さまざまな医療資源を活用した治療計画を作成することが求められる．

### D. 難治症例患者・家族への対応

クロザピン投与によってもなお十分な改善が得られない「クロザピン抵抗性患者」に対しては，海外や国内の各施設において，ECTとの併用やスルピリド，ラモトリギンなどの他の向精神薬との併用が試みられている．しかし，それらの併用による有効性や安全性はいまだ確立されておらず，副作用のリスクが増大する可能性もあり，添付文書上では他の抗精神病薬の併用は推奨されていないことについても注意が必要である．

■患者・家族説明のポイント

クロザピンの投与を開始する際には，患者や家族に対してクロザピンによるリスクとベネフィット，そして定期的な血液検査の必要性について十分に説明し，理解を得たうえで，書面による同意を得なければならない．同意取得後には，クロザピン販売元であるノバルティスファーマ社によって運営されている「CPMS」とよばれるシステムにその患者を登録しなければならない．CPMSは決められたプロトコル通りに血液検査が行われていることを確認し，無顆粒球症・糖尿病発現への対応を迅速にするとともに，血液検査における中止基準により服薬を中止した患者にクロザピンが再投与され再び顆粒球減少症・無顆粒球症を発症するのを防ぐことを目的として設置された仕組みである．クロザピンを処方するためには，患者のみならず，医療機関・薬局や医師・薬剤師もがCPMSに登録されていなければならず，登録のためには講習受講をはじめとした一定の要件を満たす必要がある．

**参考文献**

1) 稲垣 中：治療抵抗性統合失調症とその治療．中込和幸(責任編集)：専門医のための精神科臨床リュミエール15 難治性精神障害へのストラテジー．pp 14-33, 中山書店, 2010
2) 内田裕之，鈴木健文，三村 將(監訳)：モーズレー処方ガイドライン．第11版上巻，pp 84-112, ワイリーパブリッシング, 2013

# 抗精神病薬の減量・スイッチングの方法

reduction and switching of antipsychotics

**山之内芳雄** 国立精神・神経医療研究センター精神保健研究所・精神保健計画研究部部長

### A. 抗精神病薬の減量・スイッチングの必要性

抗精神病薬は，統合失調症をはじめ双極性障害など，患者の状況に合わせて幅広く処方されている．その最適用量もさまざまいわれているが，米国の医療指標においては，100以上のRCTのレビューに基づいた知見より，クロルプロマジン(CP)換算で1日300-1,000 mgとされている．しかし病状不安定などで，やむを得ず抗精神病薬が追加され，結果多剤大量処方になってしまうこともしばしばある．わが国の2012(平成24)年の診療レセプト調査では，4割を超える統合失調症入院患者に3剤以上の抗精神病薬が処方されており，国際的にも顕著なものとなっている．今後，患者の高齢化や医療安全意識の高まりを踏まえ，顕著な多剤大量処方の是正，無効時に追加ではなく適切なスイッチングを行う必要があると思われる．

### B. 減量は1つずつゆっくりと

抗精神病薬の安全で現実的な減量だが，1種類ずつ，高力価薬は1回にCP換算50 mg以内，低力価薬はコリン性作用の離脱を考慮して同25 mg以内でゆっくりと減量し，様子をみながら1週間以上間隔をあけて行うとよい．筆者らが163例の統合失調症患者を対象に行った臨床研究で，このSCAP(safety

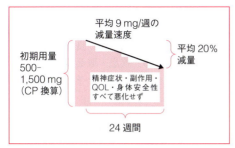

図1　SCAP法による臨床研究の概要
(Yamanouchi Y, Sukegawa T, Inagaki A, et al: Evaluation of the individual safe correction of antipsychotic agent polypharmacy in Japanese patients with chronic schizophrenia: validation of safe corrections for antipsychotic polypharmacy and the high-dose method. Int J Neuropsychopharmacol 18: 1-8, 2014 より)

correction of antipsychotic polypharmacy and high-dose)法とよばれる方法にて，精神症状・副作用・QOL・身体安全性すべてで悪化しなかったことを確認した．

　この研究結果からは，減量速度は1週間当たりCP換算平均9mgと非常に緩徐であるが，24週間かけて平均20％の減量ができていた．なお，外来患者の利便性や剤形の実施上の問題を考慮して，2週間以上の間隔をあけることを条件に，2倍の減量量を認めたが，多くの症例では1回この上限量を減量し，その後4週間様子をみる減量パターンだった(図1)．

　ただし，臨床研究では初期用量がCP換算500-1,500 mgの対象で行っており，現在それ以上の用量における適応を追試している．

### C. スイッチングも急激な変化を避けて

　スイッチングにおいてもこのSCAP法の考え方を踏まえると，ゆっくりと慣らしていくことが大切と思われる．少量から上乗せし，様子をみながら新薬を増量しながら，等価の前薬を減量するとよいだろう．またスイッチングにおいてもう1つ考慮すべきこととして，高力価薬か低力価薬かを確認したうえで，異なる力価薬に切り替える際はさらに慎重に1回の変化量を少なく，観察期間を長くするとよい．もちろん急性増悪など緊急を要する場合はこの限りではないが，エピソード収束後も上乗せしたまま経過することもしばしばあり，こまめに見直しをすることが大切と思われる．

### 参考文献

1) Kane JM: Drug therapy: Schizophrenia. N Engl J Med 334: 34-42, 1996
2) Yamanouchi Y, Sukegawa T, Inagaki A, et al: Evaluation of the individual safe correction of antipsychotic agent polypharmacy in Japanese patients with chronic schizophrenia: validation of safe corrections for antipsychotic polypharmacy and the high-dose method. Int J Neuropsychopharmacol 18: 1-8, 2014

# 統合失調症における物質・アルコール使用障害
*substance use disorders in schizophrenia*

長田泉美　　鳥取大学・精神行動医学
兼子幸一　　鳥取大学教授・精神行動医学

### 疾患概念

【定義】　アルコール，カンナビス(大麻)などの乱用や依存からなる精神作用物質使用障害(以下，物質使用障害)は統合失調症において高い併存率を示す．

【病態・病因】　統合失調症では，腹側被蓋野から辺縁系や前頭前皮質に投射するドーパミン系を最終経路とする報酬系の機能低下が想定されている．このため，ドーパミン濃度を上昇させる精神作用物質に依存しやすい可能性がある．

【疫学】　統合失調症における物質使用障害の生涯有病率は40％以上で，一般人口の約3

倍と推定されている．併存しやすい因子として男性，独身，若年などが挙げられている．

【経過・予後】　事故および死亡のリスクも高く，社会的転帰は不良である．

### 診断のポイント

物質使用歴に関する情報を収集し，評価する．自己治療目的で使用する場合があり，対処行動も確認する．

### 治療方針

#### A. 治療方針の概要

薬物療法，心理社会的療法，生活支援を統合して提供することが望ましい．

#### B. 薬物療法

高力価の定型抗精神病薬は，報酬系のさらなる機能低下をもたらし，物質使用を悪化させる可能性がある．よって，$D_2$ 受容体遮断作用が弱く，物質への渇望を軽減するエビデンスのある非定型抗精神病薬〔オランザピン（ジプレキサ），クエチアピン（セロクエル）〕が推奨される．陽性症状のコントロールが困難な場合は，リスペリドン，アリピプラゾールへ変更する．服薬アドヒアランスが低いときには，デポ剤の使用も検討する．クロザピンの高い有効性には，通院の義務化など薬理作用以外の要因も考えられる．

**R 処方例** 下記のいずれかを用いる．
1) ジプレキサ錠（5 mg）　1回2-4錠　1日1回　夕食後
2) セロクエル錠（100 mg）　1日1.5-7.5錠を症状に応じて2-3回に分けて投与

アルコール依存と統合失調症の併存では，抗酒薬の併用を考える．2013年に承認されたアカンプロサート（レグテクト）は，過剰なグルタミン酸による神経の興奮を抑制し，飲酒欲求を抑える．

上記1），2）の抗精神病薬に下記3），4）のいずれか，あるいは両方を併用する．

3) シアナマイド内用液（10 mg/mL）　1回7-10 mL　1日1回　朝食後
4) レグテクト錠（333 mg）　1回2錠　1日3回　毎食後

#### C. 心理社会的療法

認知行動療法，家族療法，動機づけ面接などさまざまな技法はあるが，良好な治療関係が前提条件となる．疾患・服薬教育を行い，再発による社会機能の低下を予防し，就労支援につなげる．

#### D. 併存疾患

暴力や自殺のリスク，重症感染症の罹患率が高い．

### ■患者・家族説明のポイント

・統合失調症，物質使用障害はともに脳機能，特にドーパミン系の機能変化と関係している．
・適切な薬物療法と心理社会的療法により，社会機能が改善する．
・患者自身が治療の動機を高めること，家族はそれを援助することが大切である．

**参考文献**

1) Green AI: Schizophrenia and comorbid substance use disorder: effects of antipsychotics. J Clin Psychiatry 66（suppl 6）: 21-26, 2005
2) Dixon LB, Dickerson F, Bellack AS, et al: The 2009 Schizophrenia PORT psychosocial treatment recommendations and summary statements. Schizophr Bull 36: 48-70, 2010
3) Kelly TM, Daley DC, Douaihy AB: Treatment of substance abusing patients with comorbid psychiatric disorders. Addictive Behaviors 37: 11-24, 2012

# 統合失調症と自閉スペクトラム症
schizophrenia and autism spectrum disorder

**本田秀夫** 信州大学医学部附属病院・子どものこころ診療部部長

## 疾患概念

　自閉スペクトラム症は，「社会的コミュニケーションおよび対人的相互反応の持続的な欠陥」と「行動，興味，活動の限局された反復的な様式」を特徴とする最も代表的な発達障害である．言語発達が著明に障害されるタイプ（自閉症）は人口の0.3％程度であるが，1980年代以降は言語を流暢に用いるタイプ（アスペルガー症候群）に関する認識が高まり，それとともにさらに軽症のタイプまで含めたスペクトラムとしてとらえられることが一般的となった．このように広くとらえられた自閉スペクトラムのすべてが社会生活上の支障をきたしているわけではないため，DSM-5では，上記の特徴があることに加えて何らかの社会生活上の支障が存在することを「自閉スペクトラム症」の診断基準に含めている．

## 診断・鑑別診断のポイント

　統合失調症と自閉スペクトラム症とは，経過の点で全く異なる類型概念である．したがって，幼児期以降の発達経過に関する情報が十分に確認できる場合は，それが診断にとって重要な決め手となることが多い．しかし，成人例では経過に関する情報が乏しい場合もあるため，症状における概念の違いを確認しておくことも重要である．

　統合失調症と自閉スペクトラム症との鑑別に悩む症状の1つが，被害関係妄想である．統合失調症の被害関係妄想は，マインド・リーディングのコミッション・エラーが生じた状態である．一方，典型的な自閉症の人たちは，そもそもマインド・リーディング自体をしない（オミッション・エラー）．しかし，自閉スペクトラム症の特性が弱い症例はマインド・リーディングを全くしないわけではないため，しばしばコミッション・エラーを呈し，被害関係妄想との区別が難しい場合がある．本人に理解できる筋道で合理的に説明されれば，訂正可能である点で，被害関係妄想と鑑別できる．

　統合失調症における思考障害は，論理的な一貫性に欠けているのが特徴であるが，自閉スペクトラム症では物理的な論理や因果関係に関する論理構造はしっかりしていて，一貫性のある思考が可能である．何かの対象に対する感情や決断を要する場面などで，統合失調症の両価性と自閉スペクトラム症の価値意識の単極化が鑑別の鍵になることがしばしば経験される．例えば，両者の鑑別に迷う症例との面接やカウンセリングで，何らかの問題に対して方針を決めるとする．統合失調症の人の場合，その場では納得して帰るが，数日後に悩みが生じて，気持ちが揺れてしまったり，やはりあの人は自分のことを陥れようとしているのではないかと疑ってしまったりすることがある．一方，自閉スペクトラム症の人は，見通しがもてなくなるときわめて不安が強くなり，まとまりのないことをいうことがあるが，話し合いのなかで明確な方針や将来の見通しが定まると，手のひらを返したように安定する．

　両者は必ずしも相互排反的な関係とはいえず，近年では自閉スペクトラム症の症例がのちに幻覚妄想状態を呈し統合失調症と診断される機会が増えてきている．

## 治療のポイント

　自閉スペクトラム症の特性への配慮の原則は，本人の認知様式に合わせた環境調整に尽きる．本人にとって理解しやすいモダリティ，理解しやすい用語と言い回し，理解しやすい筋道で情報を伝えることが，最も重要である．そして，自分で熟考して判断するこ

とを保障する．興味がないことにはどうしても意欲がもてない場合，なるべく意欲をもてるようなテーマや題材を提供する．特定の感覚刺激に対する過敏さや鈍感さがある場合，その感覚入力が本人にとって苦痛とならないよう環境の調整をする．

一部の人ではどんなに環境調整を試みても感情のコントロールが難しい状態が持続する．この場合の感情の問題は，自閉スペクトラム症以外の要因の併存と考えるべきである．対応としては，興奮系の感情のコントロールには少量の抗精神病薬や気分安定薬を，うつや不安に対しては少量の抗うつ薬を，双極性障害の合併に対しては気分安定薬を用いる．

### 参考文献

1) 本田秀夫：子どもから大人への発達精神医学―自閉症スペクトラム・ADHD・知的障害の基礎と実践．金剛出版，2013
2) 本田秀夫：自閉症スペクトラムと妄想．鹿島晴雄，古城慶子，古茶大樹，他（編）：妄想の臨床．pp 208-219，新興医学出版社，2013
3) 本田秀夫：自閉スペクトラム症．水野雅文（編）：外来で診る統合失調症．pp 73-81，医学書院，2015

# 遅発性ジスキネジアへの対応

*management of tardive dyskinesia (TD)*

稲見康司　西条道前病院（愛媛）
堀口　淳　島根大学教授・精神医学

### 疾患概念

【定義・類型】　遅発性ジスキネジア（TD）は，数か月以上（多くは3か月以上）にわたる抗精神病薬などの長期投与中に，口の周囲や舌，四肢，体幹などに出現する不規則で多様な不随意運動と定義されている．TDの原因となる薬物は抗精神病薬が多く，特に高力価の定型抗精神病薬による場合が多いが，非定型抗精神病薬や抗うつ薬，ドパミン遮断作用を有する抗潰瘍薬，制吐薬によっても発現することが知られている．

【病態・病因】　ドパミン・ニューロンが長期的に遮断された結果，線条体におけるシナプス後ドパミン受容体の感受性が亢進し，ドパミン神経系の抑制・促通系の均衡に障害が生じていることが主な原因と考えられているものの，TDの発現機序の詳細は現時点では不明である．その他，GABA神経系の機能低下，ノルアドレナリン神経系の亢進，神経細胞障害が原因とする説などがある．

【疫学】　TDの発現率は日本人が白人よりも高く，また高齢，脳の器質的病変，糖尿病の合併などが危険因子とされている．TDは，精神科病院に入院している患者の10-20%程度に認められ，最大では30%程度とする報告もある．また，抗精神病薬の服用期間が長くなればなるほど，TDの発現率は増加する．

【経過・予後】　線条体におけるドパミン受容体の感受性亢進は非可逆的と考えられており，TDは治療困難であり，慢性に経過する場合が多い．難治性の不随意運動は患者のQOLを低下させるばかりか，頭頸部のTDは嚥下障害，窒息などの危険性を高め，下肢のTDはふらつきや転倒の誘因ともなり，生命予後にも影響を及ぼすと考えられている．

### 診断のポイント

TDに特徴的な臨床検査所見はなく，ドパミン遮断性薬物を長期間服用しているという病歴と，不随意運動の性状から診断することになる．またTDには，歩行によって不随意運動が軽減するという特徴があり，診断の参考となる．

### 治療方針

#### A. 治療方針の概要

TDは，いったん発現すると難治性であることから，TDを予防するような処方計画が

重要となる．現時点で有効と考えられているのは，非定型抗精神病薬を単剤で，精神症状をコントロール可能な最低量で用いることである．慢性期の長期投与では，低力価の抗精神病薬，ドパミン $D_2$ 受容体に選択性の高い薬剤の単剤少量投与が推奨される．また抗コリン性抗パーキンソン病薬の併用も，可能な限り回避する．

### B. 薬物療法

抗コリン薬が併用されていれば漸減，中止とする．急性期の錐体外路症状とは異なり，抗コリン薬はTDを発現しやすくしたり，増悪させたりする．高力価の定型抗精神病薬が投与されている場合には，単剤化や低力価の薬物への変更を行う．

#### 1. 抗コリン薬の中止

**処方例**
1) リスパダール錠（2 mg）　1回1錠　1日1回　夕食後
2) アキネトン錠（1 mg）　1回1錠　1日1回　夕食後

上記から2)を中止する．この程度の用量の1)が急性錐体外路症状を生じることはまれである．

#### 2. 抗精神病薬の単剤化と低力価薬への変更

**処方例**
1) セレネース錠（1.5 mg）　1回1錠　1日2回　朝・夕食後
2) ヒルナミン錠（25 mg）　1回1錠　1日2回　朝・夕食後

上記1)，2)の併用を下記3)に変更する．

3) セロクエル錠（25 mg）　1回2錠　1日3回　毎食後

なお，抗精神病薬の等価換算表が公表されているので参考にするとよい．

#### 3. それでも症状が改善しない場合

**処方例** 服用中の薬剤に下記のいずれかを加える．

1) セルシン錠（5 mg）　1回1錠　1日2回　朝・夕食後　（保外）
2) カタプレス錠（75 μg）　1回1錠　1日2回　朝・夕食後　（保外）
3) ツムラ抑肝散エキス顆粒　1回2.5 g　1日3回　毎食前　（保外）

■ **患者・家族説明のポイント**
・TDの早期発見も事後の重要な問題であり，抗精神病薬の投与を開始するにあたって，患者・家族に不随意運動についての説明を行い，出現した場合には早期に報告するように依頼する．

#### 参考文献
1) 日本神経学会マニュアル作成委員会他：重篤副作用疾患別対応マニュアル：ジスキネジア．厚生労働省，2009（http://www.info.pmda.go.jp/juutoku/file/jfm0905003.pdf）

## 水中毒への対応
*management of water intoxication*

永嶌朋久　聖マリアンナ医科大学特任講師・神経精神科学
岸本年史　奈良県立医科大学教授・精神医学

### 疾患概念

**【定義・病型】**　過剰飲水により希釈性の低ナトリウム血症をきたし，それに随伴して生じるめまい，悪心，頭痛，倦怠感，運動失調，さらにけいれん発作や意識障害にまでわたる多彩な中枢神経症状を示した状態を水中毒とよぶ．

**【病態・病因】**　過剰飲水による水分の体内貯留が水中毒の本態である．病因としては，いまだ明確にされていないのが現状ではあるが，抗精神病薬などにより慢性的にドパミン $D_2$ 受容体が遮断されると，口渇誘発物質であるアンジオテンシンIIへの感受性が亢進することで口渇を引き起こし，さらにアンジオテンシンIIが抗利尿ホルモンの分泌を促進することで水分の体内貯留を引き起こすと考えられている．これによる持続的な抗利尿作用

が水中毒の発生機序の1つと考えられている.

**【疫学】** 慢性の入院患者を対象とした疫学調査では,多飲水を呈する者は少なくとも20%存在し,5%には水中毒の既往を認めたと報告されている.また,多飲水を呈する患者のうち約8割が統合失調症とされているが,その他の精神疾患患者にも認められる.飲水状況の把握が困難な外来通院患者も含めると,相当数の多飲水患者が存在していると考えられている.

**【経過・予後】** 53歳までに死亡した統合失調症入院患者のうち,水中毒による死亡は18%に上るともいわれている.また,多飲水や低ナトリウム血症による脳の構造変化や認知機能の低下も報告されている.

### 診断のポイント

先行する多飲水があり,低ナトリウム血症による身体症状や神経症状が存在している場合に水中毒と診断する.多飲水について一般的に行われているのは,体重の日内変動率によって評価する方法である.以下の式によって求められる.

$$\{(4pm体重 - 7am体重)/7am体重\} \times 100$$

これが,1.2%未満は正常,4%以上であれば血清ナトリウム濃度が10 mEq/L以上低下していると考え,水中毒に至る危険性があるとする.

### 治療方針

#### A. 治療方針の概要

体重測定を行いながら飲水量を把握し,対症療法としての飲水制限を基本とするが,それでも水中毒に至る危険性が切迫している場合は,隔離による行動制限が必要な場合もある.口渇や低ナトリウム血症を誘発するような身体疾患の鑑別を行い,薬剤性SIADHをきたす薬物の減量や中止を検討する.抗コリン作用の強い定型抗精神病薬から非定型抗精神病薬への置換を試みることも価値がある.また,希釈尿(尿浸透圧<血漿浸透圧)であれば精神症状の悪化,非希釈尿(尿浸透圧>血漿浸透圧)であれば薬剤による多飲水の可能性が高いという鑑別法が提唱されており,対応の一助にはなる.

#### B. 薬物療法

現時点で確立した薬物療法は存在していないが,そのなかでも有効例の報告が多いのはクロザピンである.以下に体重変動とナトリウム値による対応方法の例を示すが,あくまで1つの目安であり,個々の症例に応じて臨機応変に対応することが望ましい.

1) 体重増加が3-5%(血清ナトリウム濃度:130-133 mEq/L):水源への自由接触の阻止.
2) 体重増加が5-7%(血清ナトリウム濃度:126-129 mEq/L):水源への自由接触の阻止と4.5 gの塩化ナトリウムの経口投与.
3) 体重増加が7-10%(血清ナトリウム濃度:120-125 mEq/L):水源への自由接触の阻止と4.5 gの塩化ナトリウムの2時間おき2回の経口投与.
4) 体重増加が10%以上(血清ナトリウム濃度:120 mEq/L未満):補液による電解質の補正.

#### 1. 電解質の補正

**処方例** 下記を用いる.

生理食塩液(0.9%) 1日0.5-2 L 点滴静注

急速な補正は橋中心髄鞘崩壊をきたす危険性があり,ナトリウム補充量は不足量 $\{(140 - 血清ナトリウム濃度) \times 体重(kg) \times 0.6(女性は0.5)\}$ の1/2-1/3程度,補正速度は毎時1 mEq/L,1日10 mEq/L以内とする.

#### 2. 脳浮腫を認める場合

**処方例** 下記を用いる.

グリセオール注 1回200-500 mL 1日1-2回 点滴静注

意識障害や脳浮腫の改善を認めれば中止する.

**参考文献**
1) Atsariyasing W, Goldman MB: A systematic review of the ability of urine concentration to distinguish antipsychotic-from psychosis-induced hyponatremia. Psychiatry Res 217: 129-133, 2014

臨床から基礎研究まで、
双極性障害のあらゆる情報を
網羅した決定版！

加藤忠史
理化学研究所 脳神経科学研究センター
精神疾患動態研究チーム チームリーダー

# 双極性障害
## 病態の理解から治療戦略まで 第3版

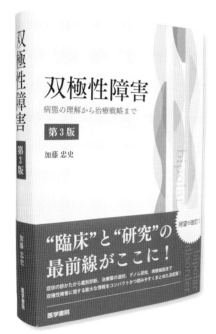

双極性障害の決定版入門書、待望の改訂第3版。概念の歴史から疫学、症状、診断、治療、治療薬の薬理、ゲノム研究、病態仮説の現状まで、臨床・基礎のあらゆる情報を網羅している。圧倒的な情報量ながら、随所に症例を交えた内容は読みやすく、理解がしやすい。この1冊で双極性障害の全体像を把握することができるだろう。

●A5 頁440 2019年
定価：5,500円(本体5,000円＋税10%)
[ISBN978-4-260-03917-8]

| 目次 | | |
|---|---|---|
| | 第 1 章 | 歴史 |
| | 第 2 章 | 疫学と社会的影響 |
| | 第 3 章 | 症状・経過 |
| | 第 4 章 | 診断 |
| | 第 5 章 | 治療戦略 |
| | 第 6 章 | 治療薬とその薬理 |
| | 第 7 章 | 環境因 |
| | 第 8 章 | ゲノム研究 |
| | 第 9 章 | 脳研究 |
| | 第10章 | 患者由来細胞を用いた研究 |
| | 第11章 | バイオマーカー研究 |
| | 第12章 | 病態仮説 |

医学書院

〒113-8719 東京都文京区本郷1-28-23　[WEBサイト]https://www.igaku-shoin.co.jp
[販売・PR部]TEL:03-3817-5650　FAX:03-3815-7804　E-mail:sd@igaku-shoin.co.jp

# 双極性障害および抑うつ障害とその関連障害群

3

双極性障害および抑うつ障害の疾患概念　106
うつ病(DSM-5)/大うつ病　110
うつ病・大うつ病性障害(幻覚妄想を伴う)　115
難治性うつ病　119
双極性障害，抑うつエピソード　122
双極性障害，躁病エピソード　125
双極性障害の維持療法　128
抗うつ薬と躁転　131
混合性病相　133
季節性感情障害　135
ラピッドサイクラー　136
気分変調症　137
軽症うつ病あるいはメランコリー親和型うつ病　141
非定型うつ病　144
血管性うつ病　146
月経前不快気分障害　148
気分障害の併存疾患(物質，不安障害，パーソナリティ障害など)　151
双極スペクトラム　154

# 双極性障害および抑うつ障害の疾患概念
concept of bipolar disorders and depressive disorders

三浦智史　九州大学病院講師・精神科神経科
神庭重信　九州大学大学院教授・精神病態医学

【定義・病型】　双極性障害および抑うつ障害は，優勢な症状として気分の障害をもつ疾患である．DSM-5では，従来は気分障害として同一カテゴリー下に分類されていたこれらの障害を，症候論，家族歴，および遺伝学的観点から，「双極性障害および関連障害群」と「抑うつ障害群」とに分けている．双極性障害および抑うつ障害の診断は，これまでに経験した気分エピソードの種類によって行われる．気分エピソードは，①抑うつ気分，および興味または喜びの喪失を中核症状とする「抑うつエピソード」，②気分が異常かつ持続的に高揚し，開放的で，または易怒的となり，加えて，異常にかつ持続的に亢進した目標指向性の活動または活力が認められる「躁病エピソード」，さらに③躁病エピソードよりも持続期間やその程度においてより軽症である「軽躁病エピソード」，の3種類からなる．そして，躁病，軽躁病エピソードの既往歴をもたない場合を抑うつ障害と診断し，それらの既往歴をもつ場合を，双極性障害と診断する．加えて，身体疾患や物質使用が関与すると判断される場合には，それぞれ「他の医学的疾患による抑うつ障害・双極性障害および関連障害」，「物質・医薬品誘発性抑うつ障害・双極性障害および関連障害」と診断して区別する．

【歴史的展望】
　精神病の基本状態を，気分の障害と思考の障害の2群に分類したのはZeller EA（1804-1877）である．しかしそれは単一精神病の枠を超えたものではなかった．臨床経過の違いにより内因性精神病を2つの症候群，すなわち躁うつ病と早発痴呆（統合失調症）を異なる疾患単位として区別したのはKraepelin E（1856-1926）であった．やがて躁うつ病は感情障害と置き換えられ，さらに気分障害とよばれるようになった．気分障害の輪郭は広く，以前であれば統合失調症，パーソナリティ障害，あるいは神経症と診断された多くの状態を包含するようになった．この診断学的シフトの一部は，気分障害の代わりに誤って統合失調症と診断されるケースが多いことを示した，米英間で行われたDiagnostic Projectがきっかけとなったといわれる．

　一方，1960年代のAngst Jら，Perris Cらの臨床研究を受け，気分障害はそのpolarity（極性）を基準としてunipolar（うつ病エピソードのみ）とbipolar（うつ病と，躁病あるいは軽躁病）の2つのカテゴリーに分類されてきた．この分類の嚆矢はWernicke-Kleist-Leonhard学派の研究である．双極性障害の存在はその後の研究でも支持され，今日の気分障害の診断基準につながっている．

　双極性障害はさらに，Dunner DLらの研究が根拠となり，DSM-Ⅳでは，躁病エピソードの重症度により，躁病が現れる双極Ⅰ型障害と，軽躁病と大うつ病が現れるⅡ型障害とに分類されるようになった．歴史的には，双極Ⅰ型障害は，従来の躁うつ病とほぼ重なる病態を指している．一方，双極Ⅱ型障害は，広い意味でのうつ病性障害から，新たに区別されるべき病態として切り取られた疾患である．その根拠とされたのは，双極Ⅱ型障害という診断の安定性に加え，家族歴における同型の集積，性差や抗うつ薬による躁転のリスクにおいて，大うつ病性障害と双極Ⅰ型障害の中間に認められること，などが挙げられる．実際に，双極Ⅱ型障害の経過中に占める病相の割合では，軽躁病相が1.3%であるのに対して，うつ病相は実に50.3%を占めている．また，双極Ⅱ型障害の大うつ病エピソードでは，非定型の特徴を伴う頻度が高

いことが報告されている．

そして，2013年に多くの議論を経て発表されたDSM-5では，生物学的な研究の結果，双極性障害と統合失調症との間に多くの共通点が見いだされたことより，双極性障害および関連障害群と抑うつ障害群が別のカテゴリーとして分けられて，双極性障害および関連障害群が，統合失調症と抑うつ障害群の間に配置された．また，DSM-IVで使用されてきた混合性エピソードは，診断基準が厳しすぎて臨床的な有用性に疑問が提起されていたため，これを廃止し，より診断基準を緩和した「混合性の特徴を伴う」という特定用語を使用することとなった．さらに，「不安性の苦痛を伴う」という特定用語が追加され，併存する不安症状への臨床的な関心を反映している．

後述するように，最近では単極性うつ病のなかにさらにbipolarity（双極性）の特徴をもつうつ病を双極スペクトラム（⇒154頁）として位置づけようとする動きがある．

一方，うつ病性障害の下位分類は，長年の議論の対象とされてきた．内因性と心因性とがあるという主張と，両者は重症度の違いにすぎないとする主張が激しく対立し，決着をみないままに，DSM-IIIでは，うつ病の下位分類をめぐる議論を棚上げにして，重症度を基準とした分類を採用した．すなわち，その原因論はさておき，重症のうつ病を"大うつ病"と診断する．また，症状数は少なくとも長期にわたるうつ状態を呈する場合（抑うつ神経症に近い）を気分変調性障害として区別した．心因が明らかで，かつ軽度で，しかも持続が限定的である場合には，適応障害（抑うつ気分を伴う）と診断する．しかしこの診断の輪郭は明瞭ではない．加えて，内因性と心因性の対立を棚上げにした分類に，後述する笠原・木村分類があり，これはうつ病患者の病前性格，発症状況，治療反応性などを検討して分類するため，治療指針として臨床的に有用性が高い．

## 【病態・病因】
### A. 抑うつ障害

近年，うつ病の啓発活動が盛んに行われた結果，うつ病に対する社会の認知度が上がってきている．さらに，各種新規抗うつ薬の発売が相次ぎ，うつ病治療の裾野が急速に広がってきた．こういった社会背景のなか，うつ病の疾患概念も，多様な広がりをみせてきており，語られる文脈によって，その意味するところが微妙に異なる状況が生じ，一部では混乱も起きている．DSM診断やICD診断が多用されるようになった現在の臨床場面においても，従来の診断名が用いられる場合も多く，それらの概念について理解しておくことは重要である．以下に，現在の臨床場面でよく使用されるうつ病の疾患概念，その背景，それら相互関係について説明を行う．

### 1. 内因性うつ病と反応性（心因性・神経症性）うつ病

精神疾患の病因論的な分類を基礎とした概念である．「内因性うつ病」は，具体的な原因は不明であるが，何らかの生物学的な基盤が想定されるようなうつ病のことを指している．その症状内容は，真の了解は不能であり，通常心理の範囲である憂うつとは質的に異なるものと理解される．これに対して「反応性うつ病」は，通常心理の憂うつの延長線上にあり，了解可能な病態を指している．

内因性うつ病は，薬物療法をはじめとする身体的治療への反応がよいと考えられていた．一方，反応性うつ病では，しばしば精神療法が必要な場面が認められるとされてきた．

内因性うつ病は，今日考えられている中核的なうつ病と重なる部分が多く，メランコリー型うつ病（DSM）として言及される場合もある．

### 2. 笠原・木村の分類

1975年に笠原・木村により発表されたうつ状態の臨床分類であり，その原理として，①内因性，反応性といった二分論から離れ

て，病前性格，発病前状況，病像，治療への反応，経過の5項目をセットとしたこと，②器質力動的見地を採り入れたこと，を特徴としていた．

特にⅠ型に類型分類されるもののなかで，単相うつ病の経過をたどるⅠ-1型は，長く日本人のうつ病のプロトタイプとして認識されてきた．すなわち，几帳面，律義，仕事好き，強い責任感，他人との円満な関係の維持を志向する，いわゆるテレンバッハのメランコリー親和型性格，下田光造の執着性格を病前性格とし，発病前の社会適応はおおむね良好とされる．そして，中年から初老期にかけて好発し，発病状況として，転勤や昇任，家族成員の移動，身体疾患への罹患，出産，居住地の移動と改変など，特有の状況変化が認められるものである．メランコリー親和型うつ病，時には，メランコリー(性格)型うつ病とよばれることもあり，中核的なうつ病と考えられてきた．しかし，先に述べたように，うつ病臨床自体の裾野が広がってきたことに加え，わが国においても，典型的なメランコリー親和型性格をもつ者の割合が減少してきていることより，必ずしも実際の臨床場面で多く遭遇する類型ではなくなってきている．

Ⅲ型は，未熟性や，他者への配慮性の少ないことなどの病前性格を基盤として，比較的若年層に発症し，自責的傾向が少なく，しばしば他責的な傾向が認められる類型である．「逃避型抑うつ（広瀬徹也）」や「ディスチミア親和型（樽味伸）」などを含み，まさに現在のうつ病臨床が直面している若年者の抑うつ状態・うつ病の諸問題を，卓越した観察によってあぶり出している．その他の類型分類の詳細については他書に譲る．

## 3. DSM分類による抑うつ障害

DSM-Ⅲのもととなったрезearch Diagnostic Criteria(RDC)のなかで，Spitzer Rは，重症のうつ病を総称する用語として，大うつ病性障害 major depressive disorder を用いた．すなわち，これまでに議論されてきた均質性や原因論から距離をおき，いったんそれらを棚上げにしたうえで，症状の重症度を新たな尺度として，うつ病を類型化し直したのである．よって，もともと，大うつ病性障害という用語は，従来であれば，内因性うつ病，抑うつ神経症，精神病性うつ病，躁うつ病のうつ病相と診断されていたものまでを，広く含む概念として始まったのである．その後，現在のDSM-5に至る操作的診断基準の普及のなかで，うつ病の質的側面の差異について，議論されることが少なくなってきている．

DSM-5におけるうつ病の診断は，①抑うつ気分，あるいは②興味または喜びの喪失を中核症状として，少なくともこれら1つの症状を含み，③食欲減退，体重減少，または食欲増加，体重増加，④不眠または睡眠過多，⑤精神運動焦燥または制止，⑥疲労感，気力の減退，⑦無価値感，過剰もしくは不適切な罪責感，⑧思考力や集中力の減退，決断困難，⑨死についての反復思考，自殺念慮，自殺企図，のうち5つ以上の症状が同じ2週の間存在する場合であり，これらの症状により社会的，職業的な機能障害が認められる場合に診断される．DSM-Ⅳでは，死別悲哀反応（重大な喪失に対する反応）に伴う抑うつ状態は，特別に重症の場合を除いて症状が2か月以上持続して初めてうつ病エピソードと診断することとして除外していたが，DSM-5ではこの除外規定を削除している．

また，双極性障害の混合性エピソードが廃止され，混合性の特徴という特定用語が導入されたことにより，抑うつエピソードに伴う閾値下の躁症状を記述することが可能になった．抑うつエピソードに重なって，①高揚気分，②自尊心の肥大，③多弁，④観念奔逸，⑤気力と目標指向性の活動の増加，⑥まずい結果になる活動への熱中，⑦睡眠欲求の減少のうち3項目以上が大半の日にわたって認められる場合に，混合性の特徴を伴ううつ病と診断される．加えて，抑うつ症状に合併する

不安症状の臨床的関心の高まりから，不安性の苦痛という特定用語が導入され，①緊張感，②異常に落ち着かない感覚，③心配のための集中困難，④何か恐ろしいことが起こるかもしれないという恐怖，⑤自分をコントロールできなくなるかもしれないという感覚のうち2つ以上の症状を認める場合に記述されることとなった．

従来の亜型分類に相当する診断の一部は，特定用語として採り入れられている．

前述したように，中核的なうつ病と考えられてきた内因性のうつ病の特徴を示す特定用語は，「メランコリー型」の特徴である．これは，ほとんどすべての活動における喜びの消失，または気分の反応性の欠如（何かよいことが起こった場合にも，一時的にさえずっとよい気分とならない）に加え，質的に他と異なる抑うつ気分，症状の日内変動（朝に悪化），早朝覚醒，著しい精神運動制止もしくは焦燥，食欲不振と体重減少，過度で不適切な罪責感といった症状から定義されている．

また，三環系抗うつ薬よりも MAO 阻害薬に対して良好な治療反応を示す一群の臨床的特徴として抽出された「非定型」の特徴は，気分の反応性に加え，体重増加もしくは食欲亢進，過眠，鉛様の麻痺，対人関係における拒絶への過敏性，などの症状で定義されている．

精神病性の症状は，罪業妄想や貧困妄想など，抑うつ性の主題と関連した，気分に一致した精神病性の特徴と，抑うつ性の主題とは直接関係のない被害妄想，思考吹入などの，気分に一致しない「精神病性」の特徴からなる．精神病性の特徴を伴う場合には，重症と診断される．そのほかに，従来の診断で，カタトニアの一部と重なると考えられる，「緊張病性」の特徴も定義されている．

一方，DSM-Ⅲ が作成された際に，神経症性うつ病，もしくは心因性うつ病を採り入れることについて精神力動派から要請があり，その折衷案として気分変調性障害 dys-thymic disorder という疾患名が使用されたという．DSM-5 にも継承されており，少なくとも2年以上持続する慢性の，閾値下のうつ病症状が揺らぎながら持続するような病態を指している．

抑うつ障害群とは独立したカテゴリーの適応障害（抑うつ気分を伴う）は，うつ病性の障害の一型として位置づけられ，従来診断では軽度の反応性うつ病と診断される．

## B. 双極性障害

双極性障害は，その経過に，躁病および軽躁病エピソードを伴うことが特徴である．歴史的には，周期性の経過，および病相期以外の時期には，ほぼ正常に回復し予後が良好な疾患として，統合失調症と区別された．しかし実際には，難治性のことが多く，自殺率の高さなど，社会機能の障害の程度という視点からみると，安易に予後が良好とは言い難い面も認められる．

アルコールをはじめとする物質使用性障害や不安障害など，その他の精神疾患との併存が高頻度に認められ，しばしば複雑な病態を示すとともに，診断および治療を困難にする．

### 1. DSM 分類による双極性障害

DSM-5 による躁病エピソードは，気分が異常かつ持続的に高揚し，開放的で，または易怒的となるのに加えて，異常かつ持続的に目標指向性の活動や活力が亢進するなど，普段とは異なった期間が1週間以上続き，①自尊心の肥大，②睡眠欲求の減少，③多弁，④観念奔逸，⑤注意散漫，⑥目標指向性の活動の増加，もしくは精神運動焦燥，⑦困った結果につながる可能性の高い活動への熱中，のうち3ないし4つ以上の症状を認め，社会機能が著しく障害されている場合と定義される．軽躁病エピソードは，少なくとも4日間続く場合であって，社会機能障害が著しくない場合と定義される．

これらのエピソードの経過から，抑うつエピソードに加えて，躁病エピソードの既往が

ある場合を双極Ⅰ型障害と診断し，軽躁病エピソードの既往がある場合を，双極Ⅱ型障害と診断する．

また，抑うつ障害同様に，混合性エピソードは廃止され，混合性の特徴という特定用語を用いて，躁病，軽躁病エピソードに抑うつの要素を伴う病態を記載するように変更となった．さらに，不安性の苦痛を伴う特定用語も追加されている．

双極性障害の抑うつエピソードと，うつ病（DSM-5）のそれとは，診断基準では同一であるが，異なる病態であると考えられるようになってきている．特に，治療に際して，抗うつ薬を使用することの是非が議論される場合に問題とされる．有効性自体もはっきりと確立されていないことに加え，躁病相への気分スイッチ，ラピッドサイクリング化といった，経過に悪影響を与える可能性も報告されている．

ラピッドサイクリングとは，年に4回以上の病相を繰り返す場合を指し，縦断的経過の特定用語として定義されている．もともとは，リチウムによる維持療法に反応しない一群の臨床的特徴として抽出された．維持療法には抗てんかん薬が推奨される場合が多い．治療に難渋する特別な病態である．

双極性障害とは独立に，気分循環性障害が定義されている．これは，従来の循環気質に相当するものであるが，この障害の研究は十分には行われていない．

### 2. 双極スペクトラム障害

Akiskalらは，双極性障害を，統合失調症に近い統合失調双極性障害から，発揚気質者のうつ病まで，連続したスペクトラムとしてとらえることを提案している．また，Ghaemiらは，双極Ⅱ型障害と反復性うつ病性障害の間を埋める概念として，双極スペクトラム障害を提唱した．これらの概念は，疾患の経過中に，軽躁病をも満たさない躁的要素が存在することを，臨床的に重要視することで共通しており，その程度はbipolarity（双極性）と表現される．主に治療的文脈において，抗うつ薬の単独使用による病態の複雑化に警鐘を与える意味で，臨床的意義が大きい概念である．ただし，スペクトラムに位置づけられる状態が，双極Ⅰ型障害に有効な気分安定薬の適応となるかどうかは十分な研究が行われていない．

# うつ病（DSM-5）/大うつ病
*Major depression*

井上　猛　東京医科大学主任教授・精神医学分野
高江洲義和　東京医科大学講師・精神医学分野

### 疾患概念

【定義・病型】　うつ病（DSM-5）/大うつ病（以下うつ病）とは①抑うつ気分，②興味関心の低下，③睡眠障害，④食欲不振か過食，⑤精神運動性の抑制か焦燥，⑥易疲労性・気力減退，⑦思考力・集中力の減退，⑧無価値感，⑨自殺念慮などの多彩な心身の症状が，一日中，ほぼ毎日，少なくとも2週間以上持続する精神疾患である．以上はDSM-5のうつ病の9項目の診断基準であるが，その他何らかの身体症状はほぼ必発であり，性欲・物欲などの欲動の減退もほとんどの患者に認められる．不安，絶望感，心気症状も多くの患者で認められる．典型的には上記の症状がほぼ出そろうが，すべての症状が認められない場合でも，5項目以上（ただし①か②が必須）が当てはまればうつ病と診断する．従来の内因性病像が前景に立つ場合には，DSM-5ではメランコリー型うつ病，ICD-10では身体性症候群とよび，喜びの消失，快適な刺激に対する反応の消失，日内変動，早朝覚醒が認められ，食欲不振・抑うつ気分・罪責感・抑制あるいは焦燥が顕著となる．重症度が高くなると，病識が不確かとなり，なくなることもある．

過眠，過食，鉛様麻痺，気分反応性，対人

関係で拒絶されることへの敏感さがみられる場合は非定型うつ病という．精神症状が顕著となり，心気妄想，貧困妄想，罪責妄想が認められる場合は精神病性うつ病という．DSM-5 では，「気分に一致する/しない精神病性の特徴を伴う」という特定用語を充てる．精神病性うつ病では幻視はまれであるが，断片的な幻聴，体感幻覚はみられることがある．重症となり抑制が強くなると昏迷となる．DSM-5 では，特定用語「緊張病を伴う」に該当するかを判断する．これらの亜型については本章の他の項目で診断・治療について詳述される．

上記の定義から明らかなように，ときどき状況に反応して憂うつ，意欲低下となる場合はうつ病という診断にはならない．その場合は健康範囲か適応障害という診断が当てはまるかもしれない．

【病態・病因】 うつ病の病因はまだよくわかっていない．第一度親族（親，同胞，子ども）におけるうつ病の罹患率は一般人口の1.5-3倍であることから，遺伝性が指摘されるが，膨大な研究が行われているのにもかかわらず，責任遺伝子は明らかとはなっていない．2004年に神経症的特質（否定的感情）が危険要因の病前性格として確立され，ストレスの多い人生上の出来事が加わってうつ病が発症することが明らかになった．さまざまな画像，神経生理，生化学的所見（血液・髄液）が報告され，興味深い所見も得られているが，うつ病にきわめて特異的といえる所見はまだない．「定義・亜型」で述べた諸症状のほかに，記憶・実行機能の軽度の障害，光トポグラフィにおける前頭葉の低活動が最近注目されている．これらの障害は症状のみならず，社会機能の障害（復職できないなど）とも関連すると考えられる．2014年に光トポグラフィは「抑うつ症状の鑑別診断の補助」として健康保険適用が承認された．

抗うつ薬の作用機序から考えると，脳内のセロトニン，ノルアドレナリン神経伝達の低下がうつ病で推定されるが，直接的な証明はなされていない．しかし，いずれにしても脳内でセロトニンあるいはノルアドレナリンの細胞外濃度を増加させることが抗うつ作用につながると考えられる（最近はこれらの神経伝達物質がさらに海馬の神経新生を刺激することが抗うつ作用の作用機序であるという仮説も有力である）．さらにドパミン神経伝達の刺激も抗うつ作用に関連していることが最近注目されている．

【疫学】 わが国における川上憲人らの疫学調査（2006）ではうつ病の生涯有病率は6.16%（男性3.84%，女性8.44%），12か月有病率は2.13%（男性1.17%，女性3.08%）であり，女性に多い病気である．

【経過・予後】 初回エピソードのうつ病患者の約60%は2回目のエピソードをもつ．2回目，3回目のエピソードをもった患者が，それぞれ3回目，4回目のエピソードをもつ可能性は70%，90%である．初回エピソードのうつ病患者の5-10%は双極I型障害に診断が移行する．うつ病患者の10-20%は複数の抗うつ薬治療の工夫にもかかわらず長期に症状が遷延し，社会的障害が続く〔難治性うつ病（⇒119頁）参照〕．

診断のポイント

操作的診断基準（DSM-5 あるいは ICD-10）を用いる．診断の際には症状の聞き逃しがないように，ハミルトンうつ病評価尺度などを利用してもよい．治療選択とも関連するので，非定型うつ病，精神病性うつ病の診断については特に注意する．そのほか，第一度親族の精神疾患の家族歴，過去の病相，併存する精神疾患についての問診も重要である．表情・姿勢・振る舞い・話し方については注意深く観察し，診察室のみならず待合室での様子にも注意を絶やさない．

心理・社会的療法を考えるうえで重要であるので，環境的要因（状況因）については初診で詳しく問診する．心理的ストレス（人間関係，経済的困窮，仕事・家事における過労）

はうつ病の発症要因となるとともに，増悪要因・遷延化要因ともなる．精神保健福祉士による介入，家族・職場の人の援助が症状改善に有効となることもある．

すでにうつ病治療が始まっている患者では，アドヒアランスを確認する．処方した用量を服用していない可能性を常に考慮し，患者に確認したほうがよい．患者の不安あるいは副作用から服用がためらわれている場合もあり，その場合には適切な説明・対処（薬物の変更など）が必要である．さらに抗うつ薬に不耐例であるかどうかを確認し，抗うつ薬の種類の工夫，入院への導入（きめ細かな副作用へのケア，患者の不安軽減）などによる対処について考慮する．

## A. 他の疾患との鑑別診断

うつ病を診断するときに，以下のような鑑別診断をまずするべきである．

### 1. 診断が気分障害ではない（統合失調症，認知症，器質性脳疾患，症状精神病）

高齢者のうつ状態では認知症の初期を疑い，長谷川式簡易知能評価スケール・MMSE，MRI・CTなどを施行する．なお，高齢者のうつ病で認知機能が低下し，うつ病改善後認知機能が改善することは仮性認知症とよばれるが，その約43％は平均33か月の経過観察後に明らかな認知症になることが報告されており，仮性認知症は短期的には可逆的であるが，長期的には認知症の前段階といえる．まれではあるが甲状腺機能低下症などの身体疾患が基礎疾患にある場合も考慮すべきである．若年者のうつ病では，経過中被害妄想，幻聴が明らかになり，実は統合失調症であったことが明らかになることはまれではない．初期統合失調症（中安）の症状に注目することは早期診断上重要である．上記の疾患はいずれも抗うつ薬で完全回復することはなく，一見難治性うつ病と考えられがちである．

### 2. 双極性障害

うつ病の約10％，難治性うつ病の約29-38％は診断未確定の双極性障害である（偽性単極性うつ病ともよばれる）．抗うつ薬は双極性うつ病に有効とはいえないので，抗うつ薬に反応しないうつ病には偽性単極性うつ病（すなわち躁・軽躁病相がまだ出現していない双極性障害）が含まれる．まず丁寧な問診で本人および家族から過去の軽躁・躁病相を確認し，誤診がないようにする．双極性障害の予測因子の有無（抗うつ薬による躁転，反復性うつ病の回数が多い，第一度親族における双極性障害の家族歴，混合性うつ病，25歳未満の若年発症，循環気質，自殺企図歴など）について検討し，高リスク群では軽躁・躁病相発症前であっても双極性障害の可能性を念頭において治療計画を立てる．

### 3. 適応障害

明らかな状況因（ストレス因）があり，うつ症状の発症が体験に基づいていることが了解できて，ストレス因がなければ症状は現れないと考えられ，さらに症状がストレス因によって左右されて，ストレス因の消長によって症状も消長すると考えられる場合には，適応障害を考える．したがって，適応障害では，一日中，ほぼ毎日，少なくとも2週間以上持続する思考力・集中力の減退，興味関心の低下，易疲労性・気力の減退，抑うつ気分が出現することはないと考えられる．もしこれらの症状が基準を満たして存在する場合はうつ病を考えたほうがよい．

### 4. 不眠症

不眠はDSM-5において，うつ病の診断基準に含まれている基本症状の1つである．かつては，うつ病に伴う不眠はうつ病の部分症状，すなわち二次的に発現したものと考えられていた．しかし不眠は，うつ病発症の危険因子として知られており，抑うつ病エピソード寛解後に残る残遺症状としても，最も頻度の高いものである．また，うつ病の再発や再燃の重要な警告信号であることがわかっている．したがって，うつ病の残遺症状としての不眠には積極的に適切な治療を行う必要があ

るといえるだろう．

### 治療方針

#### A. 治療方針の概要

上記の鑑別診断を常に行いつつ，下記の薬物・身体治療（ECT）のほかに，精神療法・家族への配慮，状況因への介入，作業療法，運動を治療に取り入れていく．精神的休息をとることは重要であるが，身体的休息についてはあまり強調しすぎない（適度な運動は必要である）．うつ病患者は自分の将来を前向きに描くことができない精神病理を有しており，医師が常に回復の可能性と回復への方法を患者にわかりやすく示し続けることが肝要である．

#### B. 薬物療法

**1. 抗うつ薬治療**

第一選択の抗うつ薬は性，年齢，合併する身体・精神疾患，併用薬，副作用を考慮して選択する．基本的にはSSRIかSNRI，NaSSAを単剤で少量から開始し，副作用と効果をみながら増量していく．治療初期は1週間に1-2回の頻度で通院してもらい，できるだけ時間をかけて詳しく問診していく．効果が不十分で，副作用の問題がなければ，添付文書で認められた最大用量まで増量して，4週間以上の治療後に効果判定を行う．ただし，症状が悪化した場合，あるいは副作用が強く出現した場合は，すみやかに中止し，第二選択の抗うつ薬に変更する．効果不十分であれば，作用機序の異なる第二，第三選択の抗うつ薬に次々に変更していく．単剤あるいは併用で少なくとも5種類くらいの抗うつ薬による治療を試みる．

**R 処方例** 下記の薬剤を症状に応じて適宜用いる．初期用量と増量法は添付文書に記載されている用法・用量を厳守すること．

1) ジェイゾロフト錠（25 mg）　1回1-4錠　1日1回　食後　悪心・嘔吐に注意
2) パキシル錠（10 mg）　1回1-4錠　1日1回　夕食後　悪心・嘔吐に注意
3) ルボックス錠（25 mg）またはデプロメール錠（25 mg）　1回1-3錠　1日2回　食後　悪心・嘔吐に注意
4) レクサプロ錠（10 mg）　1回1-2錠　1日1回　夕食後　悪心・嘔吐に注意
5) トレドミン錠（25 mg）　1回1-2錠　1日2回　食後　悪心・嘔吐・高齢男性における排尿困難に注意
6) サインバルタカプセル（20 mg）　1回1-3カプセル　1日1回　朝食後　悪心・嘔吐・高齢男性における排尿困難に注意
7) イフェクサーSRカプセル（37.5 mg）　1回1-6カプセル　1日1回　食後　悪心・嘔吐・高齢男性における排尿困難に注意

以上の1)-4)，6)，7)は中止後症候群，性機能障害を起こすことがあり，患者への注意を要する．

下記8)，9)は単剤あるいは十分量のSSRIかSNRIとの併用で用いる．

8) リフレックス錠（15 mg）またはレメロン錠（15 mg）　1回1-3錠　就寝前　体重増加（肥満）・眠気に注意
9) アモキサンカプセル（10・25 mg）　1回10-50 mg　1日3回　毎食後

下記10)-12)の三環系抗うつ薬は高齢者では認知機能を下げる可能性が高く，避けたほうがよいが，非高齢者の重症例（自殺念慮の強い症例，焦燥感の強い症例）では第一選択としてもよい（特にトリプタノール）．

10) トリプタノール錠（25 mg）　1回1-2錠　1日3回　毎食後
11) トフラニール錠（25 mg）　1回1-2錠　1日3回　毎食後
12) アナフラニール錠（25 mg）　1回1-2錠　1日3回　毎食後

不眠症状が強い場合は下記13)を他の抗うつ薬に補助的に併用する．眠気の持ち越しには注意が必要．

13) デジレル錠（25 mg）　1回1-4錠　就寝前

## 2. ベンゾジアゼピン系睡眠薬・抗不安薬

不眠・不安・パニック発作が顕著な症例では上記の抗うつ薬に補助的に併用する．一般にベンゾジアゼピン系薬剤においては，6か月以上の長期投与および高用量投与において依存発現のリスクが高まることが報告されているため，その使用においては単剤・常用量を基本とし，なるべく長期使用は避けるべきである．

## 3. 抗精神病薬

R 処方例 焦燥感の強い症例では下記1)-4)を上記抗うつ薬に併用する．

> 1) ヒルナミン錠（5 mg） 1回1-2錠 1日3回 毎食後または1回3-6錠 1日1回 就寝前
> 2) セロクエル錠（25・100 mg）1日25-300 mgを1-4回に分けて投与 保外
> 3) リスパダールOD錠（0.5 mg） 1回1-2錠 1日1回 就寝前 保外
> 4) ジプレキサ錠（2.5・5 mg） 1回2.5-10 mg 1日1回 就寝前 保外

1)はうつ病に保険適用を有するが，2)-4)は日本では保険適用外であり，治療に用いる場合には十分な説明のうえで同意取得が必要である．

下記5)は既存治療で十分な効果が認められない場合にSSRIかSNRIに併用する．

> 5) エビリファイ錠（3 mg） 1回1錠 1日1回より開始し，1日量15 mgまで漸増

## C. 電気けいれん療法（ECT）

重症例・自殺の危険が大きい症例・精神病性うつ病・難治性うつ病では，入院したうえで，できれば麻酔科医に依頼し，静脈麻酔・筋弛緩薬を用いて無けいれん（修正型ECT）で行う．週2-3回で計10回行う．本治療終了後数か月で再燃するようであれば，維持ECT（1-4週ごとに，徐々にECTの間隔をあけていく）を行う．ただし，ECTの有効率は高いが，再燃率も高いので，抗うつ薬の工夫を並行して行うべきである．

## D. 完全寛解後の維持療法

生物学的精神医学会世界連合（WFSBP）の治療ガイドライン「単極性うつ病性障害の生物学的治療ガイドライン」では，「完全寛解後6-9ヶ月の継続治療を行うこと，過去のうつ病エピソードの期間と同じ期間は治療を続けること」を勧めている．さらに，再発因子〔複数回のエピソード，気分変調症の存在，併存精神疾患，慢性身体疾患の合併，過去のエピソードが1年以内，寛解時の残遺症状（特に不眠症状），重症エピソード，薬剤中止後の再発歴，物質乱用，第一度親族にうつ病の家族歴，30歳以前の発症，を挙げている〕があるときは維持療法を考慮する．「反復性で，前回のエピソードが過去5年以内に起こっていたり，寛解に至りにくかった場合は3年間の維持療法を行い，さらに抗うつ薬中止後1年以内の再発が2，3回ある場合には5年から無期限の維持療法を推奨する」「特に抗うつ薬中止後6ヶ月間は再発のリスクが高い」と具体的な提言を行っている．

## E. 心理・家族・社会的療法

笠原嘉の小精神療法に準じて，支持的かつ心理教育的な精神療法を併用する．認知療法が症状軽減に有効な症例もある．時に応じて家族・職場の人と面接して，病状の説明・回復の段階・今後の治療法・回復の可能性について患者に対するのと同様に支持的かつ心理教育的に対応する．うつ症状に躁・軽躁成分が混合していないか（すなわち混合性うつ病：ICD-10，DSM-5の躁・軽躁エピソードを満たさない閾値下の軽躁症状がうつ病に混在する）については，常に周囲の人に確認していくべきである（患者本人は自覚しないことが多いので）．近年は不眠症状に注目し，不眠に対する認知行動療法がうつ病に伴う残遺不眠に対する治療として試みられており，そのうつ症状の再発予防効果が期待されている．

症例によっては，積極的な運動・作業療法・復職支援プログラムを導入する必要があ

# うつ病・大うつ病性障害（幻覚妄想を伴う）

major depressive disorder with psychotic features

杉山暢宏　信州大学教授・実践作業療法学
高橋由佳　信州大学大学院博士課程

## 疾患概念

**【定義・病型】**　うつ病・大うつ病性障害 major depressive disorder に幻覚または妄想を伴う場合，DSM-5 ではうつ病，精神病性の特徴を伴うもの，と診断される．重症度判定は DMS-Ⅳ-TR では「296.x3 重症，精神病性の特徴を伴わないもの」と「296.x4 重症，精神病性の特徴を伴うもの」とされていたが，今改訂によると軽度，中等度，重度がそれぞれ 296.x1，.x2，.x3 とコードされ，精神病性の特徴が認められる場合にはエピソードの重症度にかかわらず「296.x4 精神病性の特徴を伴う」とコードすることになった．精神病性うつ病は臨床的に全例重症であり，非精神病性うつ病とは治療方針が大きく異なり，特別な治療が必要となるため，適切な改訂である．

精神病性の特徴は，気分に一致しているか一致していないかを特定できる場合がある．例えば罪業妄想，心気妄想，貧困妄想など，抑うつ気分から明らかに了解可能な妄想を呈した場合，「気分に一致する精神病性の特徴を伴う」と特定する．一方，典型的な抑うつ性の主題を何ら含んでおらず，抑うつ気分と調和しない奇妙な幻覚妄想を呈する場合がある．この場合，「気分に一致しない精神病性の特徴を伴う」と特定する．考想吹入，考想伝播などの症状がみられた場合も気分に一致しない精神病性の特徴とする．

**【病態・病因】**　病態とそのたどる経過は多彩である．精神病性の特徴が気分に一致しているかどうかの鑑別は必ずしも単純ではない．

---

るが，絶望感・焦燥感・自殺念慮がなくなって抑制主体となった段階で行う．少なくとも「抗うつ薬のみで改善する」と患者に説明することは避けるべきであり，総合的治療が必要であることを説明したほうがよい．

### F. 併存疾患

不安障害，摂食障害，パーソナリティ障害の併存が多いことが報告されている．

**参考文献**

1) Bauer M, Whybrow PC, Angst J, et al: World Federation of Societies Biological Psychiatry Task Force on Treatment Guidelines for Unipolar Depressive Disorders: World Federation of Societies of Biological Psychiatry (WFSBP) Guidelines for Biological Treatment of Unipolar Depressive Disorders, Part 1: Acute and continuation treatment of major depressive disorder. World J Biol Psychiatry 3: 5-43, 2002: Part 2: Maintenance treatment of major depressive disorder and treatment of chronic depressive disorders and subthreshold depressions. World J Biol Psychiatry 3: 69-86, 2002〔山田和男（訳）：単極性うつ病性障害の生物学的治療ガイドライン．星和書店，2003〕

2) Lam RW, Kennedy SH, Grigoriadis S, et al. Canadian Network for Mood and Anxiety Treatments (CANMAT) Clinical guidelines for the management of major depressive disorder in adults. III. Pharmacotherapy. J Affect Disord 117: S26-S43, 2009

病相初期には軽度の心気妄想であっても，病勢増悪により「私はどうせ死ぬのだから，みんなで私を殺そうとしている．食事には毒が盛ってあり点滴には劇薬が混ぜてある」と被害的な色彩を帯びて変化し，それがエスカレートして医療の介入に過敏に反応し，あるいは攻撃的に抵抗して，最終的に強い被害妄想や幻覚を伴う精神運動興奮状態に至ることもある．

精神病性の特徴を伴ううつ病が自然寛解することはまれである．その意味で，適切な治療が遅れれば遅れるほど重症化するといえるだろう．精神病性と非精神病性のうつ病は異なる病因に起因することを示唆する生物学的研究があり，急性期の治療方針が異なる臨床の経験と符合する知見である．

【疫学】　精神病性の特徴を伴ううつ病に限った臨床研究は疫学研究を含めて，その方法論において困難である．

【経過・予後】　過去のうつ病相に精神病性の特徴を伴うエピソードが出現したことはうつ病再発の危険因子の1つであり，寛解後の継続療法，維持療法をより慎重に注意深く行う必要がある．十分量の抗うつ薬を抗精神病薬と併用しながら十分期間使用する．抗うつ薬は，場合によっては終生継続する．うつ病相と精神病エピソードの期間が時間的によく一致していないこと，病前の社会適応が悪いことは予後不良因子であり，診断を再検討することもある．

### 診断のポイント

うつ病の経過中，①うつ病エピソードの期間に一致して幻覚妄想が出現し，②うつ病の抑うつ気分から発生したと考えられる気分に一致する幻覚妄想があれば，診断は難しくない．うつ病エピソードの期間と時間的にはっきりと一致しない場合や，気分に一致しない精神病性の特徴を伴ううつ病は，統合失調感情障害や統合失調症との鑑別が必要である．

うつ病患者は自らの精神病症状を隠すことが多いので，精神病性の特徴があるかどうか，必ず注意深く問診しなければならない．患者が幻覚妄想を訴えないからといって，精神病性の特徴なし，としてはならない．治療方針が根本的に異なるので，非精神病性大うつ病と誤診すると治療反応性が悪く，むしろ精神病症状を悪化させてしまうからである．

精神科治療歴のない初回エピソードで，受診時すでに幻覚妄想状態が前景に出ていても，家族から詳しく病歴を聴取することで精神病性の特徴を伴ううつ病と暫定診断することもある．しかしその場合は，精神病性の特徴がいったん終息するまでは抗精神病薬単剤の治療にとどめ，精神病症状が治まってから再度病歴を検討し，双極性障害など他の重要な鑑別診断を除外してから，抗うつ薬の使用を検討する．同様に緊張病を伴う場合は，類型診断を急がずに「緊張病」ととらえ，電気けいれん療法（ECT）でまず寛解にもち込んでから，改めて確定診断を行う．緊張病を伴う場合は，より慎重な徹底的な鑑別診断が必要である．

### 治療方針

#### A. 治療方針の概要

主治医の説得により服薬に応じることができれば抗うつ薬と抗精神病薬の併用による薬物療法に期待できる．病識に乏しく，医療的介入を拒絶する場合や精神病症状が重症である場合，薬物によるすみやかな改善がない場合，また高齢者など薬物による有害作用のリスクがベネフィットを上回る場合，全身状態が悪く生命危機が迫っている場合，希死念慮が強い場合，自傷他害のおそれがある場合は，ECTの絶対的適応である．

2010年に改訂された米国精神医学会の治療ガイドラインによれば，精神病性うつ病にはどの段階であっても，ECTを第一選択として考慮する，とある．精神病性うつ病は精神科専門医に加療を任せることが大原則である．しかしわが国の現状を鑑みるときすべての症例を直ちに紹介しECTを迅速に施行できる環境にあるとはいえない．したがって本

項では，専門医・専門医療機関に紹介するまでのつなぎとして，いくつかの薬物療法を試すことができるように，国内外のアルゴリズムを参考に以下に概略を示しておく．ただし緊張病を伴う場合は抗精神病薬の使用は悪性症候群のリスクなどを高めるのできわめて慎重に判断する．ECT の絶対適応であり一刻も早く開始すべきだが，ECT に代わる方法として高用量のベンゾジアゼピンを使用する方法がある．その場合も専門医に治療を委ねるべきである．

### B．薬物療法

精神病性うつ病の治療に抗うつ薬単剤では不十分である．そればかりか，統合失調症で時に経験されるような，精神病症状の悪化をきたす場合がある．したがって，必ず抗うつ薬と抗精神病薬の組み合わせで用いる．唯一の例外が抗精神病作用を有する抗うつ薬アモキサピン(アモキサン)である．

三環系抗うつ薬と定型抗精神病薬の併用もエビデンスが豊富であるが，有害作用の観点から，ここでは SSRI/SNRI と非定型抗精神病薬の組み合わせ，およびアモキサピンの処方例を挙げておく．

#### 1．抗うつ薬と抗精神病薬を併用する場合

**R 処方例** SSRI/SNRI として下記 1)-3) のいずれかと，抗精神病薬として 4)-6) のいずれかを併用する．

1) パキシル錠(10 mg)　1回 2-5錠　1日1回　夕食後　(保外)用量
2) ジェイゾロフト錠(25 mg)　1回 2-6錠　1日1回　夕食後　(保外)用量
3) サインバルタカプセル(20 mg)　1回 2-3錠　1日1回　朝食後
4) ジプレキサザイディス錠(5 mg)　1回 2-6錠　1日1回　就寝前　(保外)用量
5) リスパダール OD 錠(1 mg)　1回 1-8錠　1日1回　就寝前　(保外)
6) セロクエル錠(200 mg)　1回 1-4錠　1日1回　就寝前　(保外)用量

#### 2．アモキサピン単剤で治療する場合

**R 処方例**
アモキサンカプセル(50 mg)　1回 1-2カプセル　1日3回　食後

以上を 2 週間用いても幻覚妄想の改善が全くみられない，あるいは悪化していく場合は ECT を行う(「D．難治症例への対応」参照)．アモキサピンはもう少し時間をかけて効果が現れる場合がある．

#### 3．薬物療法における注意点

特に注意すべき有害作用としてオランザピン(ジプレキサザイディス錠)，クエチアピン(セロクエル錠)の耐糖能障害，リスペリドン(リスパダール OD 錠)の錐体外路症状，アモキサピン(アモキサンカプセル)の心電図異常を強調しておく．すなわち，嚥下障害などの錐体外路症状がすでにある患者や高齢者にはリスパダール OD 錠は使用しにくい．糖尿病のある患者にジプレキサザイディス錠，セロクエル錠は禁忌である．アモキサンカプセルは心疾患のある患者には慎重に用いる．

過去のエピソードに有効であった薬物，または家族歴にうつ病症例がありその症例に有効であった薬物があれば，その薬物を第一選択とする．現在抗うつ薬使用中であれば，まず抗精神病薬の併用を開始し，そのうえで有害作用に注意しながら十分量まで抗うつ薬を増量する．非定型抗精神病薬は幻覚妄想に有効であるだけでなく，定型薬使用時に時に経験する正常気分からうつ病相への移行(いわゆる「うつ転」)の原因となりにくいとされる．抗うつ効果増強療法にも頻用されるので，合理的な選択といえるかもしれない〔抗うつ効果増強療法に関しては「難治性うつ病」の項(⇒119頁)参照〕．

抗うつ薬および抗精神病薬の実際の選択は多くの場合，有害作用の出現をいかに抑えるか，という観点から選択される．治療者が使い慣れていることも重要である．海外のガイドラインやアルゴリズムには掲載されていないが，わが国にはペロスピロン(ルーラン)，

ブロナンセリン(ロナセン)という非定型抗精神病薬が利用可能で選択肢が広い．

入院環境で点滴が可能であれば，ハロペリドール(セレネース)の静脈内投与は即効性が期待できる．ジプレキサザイディス錠やリスパダールOD錠は拒薬傾向だがなんとか口を開けてくれる場合は剤形として有利かもしれない．胃管からの投与が可能なものとして，セレネース内用液，リスパダール内用液，アリピプラゾール(エビリファイ内用液)は使いやすい．抗うつ薬で静脈内投与が可能なものは，クロミプラミン(アナフラニール)がある．しかしいずれにせよ，拒薬傾向の症例はいたずらに薬物療法を続けるよりはECTの開始を急ぐべきである．

### C. 心理・社会的療法

急性期における心理・社会的療法，精神療法単独への反応は望めない．プラセボ反応率はゼロに近い．

### D. 難治症例への対応

第一選択薬(抗うつ薬)にいくらか反応するが効果が不十分であるときには，炭酸リチウム(リーマス錠)による抗うつ効果増強療法を考慮する．

**R 処方例** 第一選択薬(抗うつ薬)に下記を併用する．

> リーマス錠(100 mg)　1回3-12錠　1日1回　就寝前　(保外)用法

リーマス錠は有効血中濃度と中毒濃度が近接しており，リーマス錠の薬理に精通した精神科専門医のみが使用すべきである．

第一選択薬の抗うつ薬が有害作用のため継続できないとき，反応が全くない場合は，他の薬物へ変更する．第二選択薬には三環系抗うつ薬や定型抗精神病薬を選択する臨床医が多いかもしれない．

大うつ病性障害のなかでも最も重症のサブタイプであり時間的余裕はない．ある程度のところですみやかにECTを決断する．うつ病の診断が正しければECTが決め手になることが多い．

ECTに部分的にしか反応しないときには，今までに試したことのない薬物を順番に試していく．抗うつ薬として三環系抗うつ薬もしくはミルタザピン(リフレックス)とデュロキセチン(サインバルタ)の併用，抗精神病薬としてペルフェナジン(ピーゼットシー)，エビリファイ，ロナセン，ルーランなどが例として挙げられる．これら薬物に部分的に反応があった場合は，リーマス，カルバマゼピン(テグレトール)，バルプロ酸(デパケン)など気分安定薬を併用して抗うつ効果増強療法を行う．抗精神病薬と気分安定薬はうつ病の診断で使用する場合，前述のとおり保険適用外である．

非定型，定型抗精神病薬を何種類も試しても幻覚妄想が残存する場合，診断の再検討とクロザピン(クロザリル)使用について検討する．

### E. 併存疾患

アルコールや違法薬物など物質乱用が併存する場合は，その治療も併せて行うことが重要である〔詳しくは151頁を参照〕．

### ■患者・家族説明のポイント

・再発率が高く慎重な維持療法が必要という意味で，うつ病自体が良性の疾患とはいえない．家族には精神病性の特徴を伴うことは予後不良因子であること，たとえ寛解にもち込めても，非精神病性うつ病よりもより慎重な維持療法が必要であることを説明する．

・ECTが奏効することが多いが，ECTやその他さまざまな薬物療法を駆使しても十分な寛解が得られないケースが，まれながらあることを可能性として理解しておいてもらう必要がある．ECTは効果があるが薬物療法による維持が困難で，定期的にECTが必要になる症例もあることも併せて説明する．

・そのうえで，計画している治療方針には科学的根拠があり，特にECTまで含めると治療成績は決して悪くないことを理解して

もらう．一部に ECT に対する偏見や誤解があるので，丁寧な説明を心がける．

## 参考文献

1) 杉山暢宏，神庭重信：うつ病治療：Overview—どのように治療法を選択し組み立てるか．別冊・医学のあゆみ 最新うつ病のすべて．pp 54-58, 医歯薬出版, 2010
2) 神庭重信，杉山暢宏：治療初期—入手する情報と与える情報 2. 治療戦略の構築 B. 薬物療法の導入 1 うつ病．神庭重信（責任編集）：新世紀の精神科治療（2）新装版 気分障害の診療学．pp 67-83, 中山書店, 2008

# 難治性うつ病
treatment-resistant major depressive disorder

井上　猛　東京医科大学主任教授・精神医学分野
市来真彦　東京医科大学准教授・精神医学分野

## 疾患概念

**【定義】** 難治性うつ病（以下，本稿ではうつ病は DSM-5 で定義されるうつ病を指す）とは，作用機序の異なる 2 種類以上の抗うつ薬を十分量（添付文書に記載される最大用量），十分期間（最大用量で 4 週間以上）用いても中等症～重症のうつ病症状が長期に持続し，社会機能が障害されるうつ病である．抑うつ症状が遷延しているときに難治性うつ病という診断はよく使われるが，実際には十分な抗うつ薬治療が行われていないことも多い．したがって難治性うつ病と診断する前に，十分な薬物療法を行っても症状が残存することを，個々の症例で確認する必要がある．

2000 年以前までは 1 種類の抗うつ薬に非反応の患者を難治性うつ病とする研究が多かったが，これらの患者は「その抗うつ薬に非反応」なだけであり，難治性（あるいは治療抵抗性）とはいえない．なぜならば，第二選択の抗うつ薬への変更により約半分は改善するからである．

難治性うつ病の定義に「抗うつ薬への反応」〔例えばハミルトンうつ病評価尺度 (HDRS) の総点が 50% 以上減少〕を用いる場合も多いが，この考え方は「難治性うつ病」の概念の目的（いかにすべてのうつ病患者を寛解に導くことができるか）を考えると適切とはいえない．この定義によれば，抗うつ薬には反応したが，中等症の症状が残っているため，社会機能に大きな障害を有する患者が非難治性うつ病となってしまう（例えば HDRS が 30 点から 15 点まで改善した症例など）．したがって，治療後の重症度を定義に用いたほうがよい．

**【病態・病因】** 難治性うつ病の特徴として，不安障害併存が多い，現在の自殺の危険性が高い，メランコリアの特徴が多い，初回の抗うつ薬に非反応であることが多い，が報告されている．したがって，これら 4 つの特徴が認められる患者では，治療初期から難治である可能性を念頭において治療するべきかもしれない．

偽性単極性うつ病（躁・軽躁病相がまだ出現していない双極性障害）も難治性うつ病の大きな要因と考えられる．難治性うつ病の約 25-38% は偽性単極性うつ病であると報告されており（一方，うつ病全体では約 7-10% が偽性単極性うつ病），難治性うつ病で偽性単極性うつ病の割合が有意に高いことが報告されている．

高齢者の難治性うつ病では器質的要因の関与も考えられるがこれまで十分な報告はない．現時点では，難治性うつ病が何故難治なのか，その病態と病因は十分にはわかってはいないが，双極性うつ病の誤診が最も確実な原因である．また，難治性うつ病患者の治療に現在日本で使われている抗うつ薬が単に合っていないという可能性もあり，海外で治療に用いられている新たな作用機序の抗うつ薬の登場とともに，一部の患者における難治

性の問題は解決するかもしれない．

【疫学】 うつ病の10-20％が難治性うつ病といわれている（筆者らの調査では9.3％）．

【経過・予後】 難治性うつ病の長期経過を観察した研究はほとんどないが，われわれの自然史的な長期経過観察研究（平均8年，最長11年）では，最終診断がうつ病の難治性症例15例中9例は最終観察時に完全寛解しており，残り6例も軽症であった．したがって，長期にうつ病相が続く難治性うつ病の少なくとも60％は完全寛解するといえる．しかし，いったん完全寛解した9例のうち2例は薬物中止後1-2年でうつ病相が再発したことから，寛解後の抗うつ薬中止は慎重に行うべきである．

### 診断のポイント

難治性うつ病を診断するときに，以下のような鑑別診断を行って，適切な対応をまずすべきである．

#### A. 診断が気分障害ではない（統合失調症，認知症，器質性脳疾患，症状精神病）

高齢者のうつ状態では認知症の初期を疑い，長谷川式簡易知能評価スケール・MMSE，MRI・CTなどを施行する．なお，高齢者のうつ病で認知機能が低下し，うつ病改善後認知機能が改善することは仮性認知症とよばれるが，その約43％は平均33か月の経過観察後に認知症となることが報告されており，仮性認知症は短期的には可逆的であるが長期的には認知症の予測因子となる．若年者のうつ病では，経過中被害妄想，幻聴が明らかになり，実は統合失調症であったことが明らかになることはまれではない．初期統合失調症（中安）の症状に注目することは鑑別診断上重要である．また，まれではあるが甲状腺機能低下症が基礎疾患にある場合も考慮すべきである．上記の疾患はいずれも抗うつ薬で完全回復することはなく，一見難治性うつ病と診断されがちである．

#### B. 双極性障害の抑うつエピソードである

うつ病全体の約10％，難治性大うつ病の約1/4は診断未確定の双極性障害（偽性単極性うつ病）である．抗うつ薬は双極性うつ病に有効とはいえないので，抗うつ薬に反応しないうつ病には偽性単極性うつ病が多く含まれる．過去の軽躁・躁病エピソードを本人および家族からていねいな問診により確認し，見逃しがないようにする．双極性障害の予測因子の有無（抗うつ薬による躁転，反復性うつ病，自殺企図歴，混合性うつ病，25歳未満の若年発症，第一度親族における双極性障害の家族歴，精神病症状，循環気質，など）について検討し，高リスク群では軽躁・躁病エピソード発症前であっても双極性障害の可能性を念頭において治療計画を立てる．

#### C. 十分量の抗うつ薬が処方されていない，作用機序（ノルアドレナリンとセロトニンへの作用）を考慮して十分な薬物調整が行われていない

過去の処方歴（種類，用量，期間）の一覧表を作成して，過去に効果的であったが十分量使用されていなかった治療，まだ使われていない抗うつ薬・増強治療を検索し，次の治療選択として考慮する．

#### D. 精神病性うつ病

抗うつ薬単独でも有効であるが，非精神病性うつ病に比べるとその有効性は低い．抗精神病薬と抗うつ薬の併用，電気けいれん療法は有効性が高いことが報告されている．

#### E. アドヒアランスの問題

処方した用量を服用していない可能性を常に考慮し，患者に確認したほうがよい．患者の不安あるいは副作用から服用がためらわれている場合もあり，その場合には適切な説明・対処（薬物の変更など）が必要である．

#### F. 不耐性例

しばしば難治性うつ病と混同されるが，副作用のために十分量服用できない不耐性例は難治性例と区別すべきである．不耐性例の場合は抗うつ薬の種類の工夫，入院への導入（きめこまかな副作用へのケア，患者の不安軽減）などにより対処することができる．

### G. 環境的要因

心理的ストレス（幼少期の虐待，成人になってからの人間関係，経済的困窮，仕事・家事における過労）はうつ病の発症要因となるとともに，増悪要因・遷延化要因となる．精神保健福祉士の介入，家族・職場の人の援助が症状改善に有効となることもある．

## 治療方針

### A. 治療方針の概要

上記の鑑別診断を常に行い，下記の薬物・身体治療（ECT）のほかに，精神療法・家族への配慮，状況因への介入，作業療法，運動を治療に取り入れていく．うつ病患者は自分の将来を前向きに描くことができない精神病理を有しており，医師が常に回復の可能性と回復への方法を患者にわかりやすく提示し続けることが肝要である．

### B. 薬物・身体療法

#### 1. 他の抗うつ薬への切り替え，他の抗うつ薬の併用

複数のSSRIやSNRIで改善が得られず，上記の診断の問題がない場合には，作用機序を考慮して以下の抗うつ薬治療の工夫をすべきである．単剤あるいは作用機序の異なる抗うつ薬の併用で少なくとも5種類以上の治療を試みる．副作用に注意して低用量から漸増する．

**R 処方例** 下記のいずれかを用いる．1），2）は単剤，あるいは十分量のSSRIかSNRIとの併用で用いる．初期用量と増量法は添付文書に記載されている用法・用量を厳守すること．

1) リフレックス錠（またはレメロン錠）（15 mg） 1回1-3錠 1日1回 就寝前
2) アモキサンカプセル（10 mg） 1回1錠 1日3回 食後から開始し，（25 mg）1回1-2錠 1日3回 食後まで漸増
3) 三環系抗うつ薬への切り替え：
   トリプタノール錠（25 mg） 1回1-2錠 1日3回 食後
   トフラニール錠（25 mg） 1回1-2錠 1日3回 食後
   高齢者では認知機能を下げる可能性が高く，避けたほうがよい

#### 2. 電気けいれん療法（ECT）

入院のうえ，可能な限り麻酔科医に依頼し，静脈麻酔・筋弛緩薬を用いて無けいれん（修正型ECT）で行う．週2-3回で計10回行う．本治療終了後数か月で再燃するようであれば，維持ECTを行う．難治性うつ病では，非難治性うつ病に比べてECTの有効率は低く，再燃率も高いので，抗うつ薬の工夫も並行して行うべきである．

#### 3. 抗うつ薬以外の薬物による増強療法

海外ではさまざまな薬物を十分量の抗うつ薬に併用する増強療法のエビデンスが報告されているが，難治性うつ病に対する効果が確立されているのはエビリファイのみである．エビリファイ（2013年保険適用承認）以外の薬物の多くは日本では保険適用外であり，治療に用いる場合には患者に十分に説明したうえで同意取得が必要である．

**R 処方例** 以下のいずれかを十分量の抗うつ薬に併用する．1），6）はSSRIあるいはSNRIとの併用で用いる．

1) エビリファイ錠（3 mg） 1回1錠 1日1回より開始し，1日量15 mgまで漸増
2) リーマス錠（200 mg） 1回1錠 1日2回 食後より開始し，朝服薬前の血中濃度0.5-1.0 mEq/Lを目指して漸増する （保外）
3) ビ・シフロール錠（0.125 mg） 1回1錠 1日2回 食後から開始し，1日量1.5 mgまで漸増 （保外）
4) チロナミン錠（5・25 μg） 1回1錠 1日1回 食後より開始し，1日量37.5 μgまで漸増 （保外）
5) チラーヂンS錠（50 μg） 1回1錠 1日1回より開始し，正常上限1.5倍までのfree T₄値をめざして漸増 （保外）

6) ジプレキサ錠(2.5 mg)　1回1-2錠　1日1回　食後より開始し，1日量12.5 mgまで漸増　保外

### 4. 完全寛解後の維持療法

難治性うつ病が完全寛解したあとも薬物療法中止後の再発はありうる．さまざまな治療ガイドラインでは，難治性うつ病では完全回復後も2-3年は治療を続けることが推奨されている．少なくとも反復性うつ病の場合は中止しないという選択肢も患者・家族と相談するべきである．

### C. 心理・家族・社会的療法

笠原嘉の小精神療法に準じて，支持的かつ心理教育的に精神療法を併用する．認知療法が症状軽減に有効な症例もある．時に応じて家族・職場・学校などの周囲の人と面接して，病状の説明・回復の段階・今後の治療法・回復の可能性について患者に対するのと同様に支持的かつ心理教育的に対応する．休職や休学の期間や，復職や復学のルールは職場や学校によって異なっている．また職場によっては復職の際に業務を軽減させる措置をとるリハビリ出勤制度をもっている職場も増えている．治療戦略を立てるためにも，これらの情報については治療開始早い時期に本人または周囲の人から入手しておくことが望ましい．また，復職・復学への焦りが修正困難な症例に対しては，周囲の人に了解を得たうえで，小さな失敗を体験させて，じっくりと治療に取り組むことの必要性を納得させることが有効なこともある．うつ症状に躁・軽躁成分が混合していないか(すなわち混合性うつ病：ICD-10，DSMの躁・軽躁エピソードを満たさない閾値下の軽躁症状が大うつ病に混在する)については，本人に詳しく説明するとともに，常に周囲の人に確認していくべきである(患者本人は自覚しないことが多いので)．

症例によっては，積極的な運動・作業療法・復職支援プログラム(リ・ワーク)を導入する必要があるが，公的な機関のリ・ワークは利用希望者が多いため，こちらが利用させたいときに申し込んでも利用順番待ちになることがあるので，日頃から空き情報や，複数の事業所を確保しておくことが望ましい．これらのプログラムは，絶望感・焦燥感・自殺念慮がなくなって抑制主体となった段階で行うことが重要である．少なくとも「抗うつ薬のみで改善する」と告げることは避けるべきであり，総合的治療が必要であることを説明したほうがよい．

### D. 併存疾患

非難治性うつ病に比べて，難治性うつ病では，不安障害39％(パニック障害25％，社会恐怖12％)の併存が多いことが報告されている．

**参考文献**

1) 井上　猛，小山　司：難治性うつ病．「気分障害」．pp 512-533，医学書院，2008

# 双極性障害，抑うつエピソード

*bipolar disorder, depressive episode*

白川　治　近畿大学教授・精神神経科学

### 疾病概念

【定義】　双極性障害における抑うつエピソードは，双極(性)うつ病ともよばれ，躁病ないしは軽躁病エピソードをその経過に有する双極性障害における抑うつエピソードを指している．DSM-5によれば，双極性障害における抑うつエピソードの症候学的規定自体は，抑うつ障害群のうつ病(単極性うつ病)における規定との違いはない．

【病態・病因】　双極性障害の病態・病因は明らかではないものの，抑うつエピソードと躁病エピソードという正反対にみえる極性出現の病理は，極性安定化機構の病理(特に，抑

うつから躁へのスイッチの入りやすさ）としてもとらえる必要がある．さらに，双極Ⅰ型障害と比べて疾病としての輪郭がやや不鮮明な双極Ⅱ型障害では，抑うつエピソードに対する治療的アプローチが異なる場合がある．

【疫学・経過・予後】　双極性障害の生涯有病率は1％前後であるが，軽躁病エピソードをゆるやかにとらえ双極性（躁的）因子の存在を考慮した双極スペクトラムを含めると3-5％とされる．全経過中に占める抑うつエピソードの割合は，双極Ⅰ型障害と双極Ⅱ型障害においてそれぞれ約30％と約50％とされ，双極性障害における抑うつエピソードは遷延化，反復化しがちで，双極性障害との診断がなされるまで治療抵抗性うつ病として治療されていることも少なくない．さらに，衝動性・攻撃性の高さ，基底の情動不安定性から自殺のリスクが高く，抑うつエピソードだけではなく，病相の移行時にみられることの多い躁うつ混合状態では特に注意を要する．長期経過では，躁病エピソード，抑うつエピソードの出現が自律性を帯びるとともに，特に重症の躁病エピソードを繰り返す場合では人格水準の低下をきたすこともまれではない．

### 診断のポイント

抑うつエピソードで受診の患者では，過去の躁病・軽躁病エピソードの存在を確認することで，双極性障害と診断できる．特に，過去の軽躁病エピソードは患者にとって病相としての自覚に乏しいため，その確認は重要である．また，抗うつ薬投与にもかかわらず抑うつエピソードが反復性で自律性を帯びている場合や，抗うつ薬によって焦燥や気分の不安定性が増悪する場合などでは，双極性障害を念頭におく必要がある．

以下に，診断のポイントをまとめる．
1) 過去の軽躁エピソードの確認：行動面の変化や周囲の気づきに着目する．
2) 双極性障害の家族歴だけではなく自殺やアルコール依存の家族歴を確認する．
3) 抗うつ薬に対する反応性：抗うつ薬の効果が不確かで継続投与にもかかわらず抑うつ症状が再燃するなどに着目する．
4) 現在の症候学的特徴：精神運動抑制が顕著で，不眠や食欲不振・体重減少が目立たない場合など．

### 治療方針

#### A. 治療方針の概要

躁病エピソードの出現を抑制しつつ，抑うつエピソードをできるだけ軽減することになるが，リチウム反応性の双極性障害を見逃さないために躁病相や病相予防に対する炭酸リチウム（リーマス）の効果を評価しておくことがまず求められる．リチウム反応性の双極性障害であれば，抑うつエピソードに対しても炭酸リチウムが基本薬となる．

薬物の選択にあたっては，躁病エピソードの重症度が重要な指標となる．過去の躁病エピソードで効果が確認された気分安定薬（炭酸リチウム，バルプロ酸，カルバマゼピン）ないしは非定型抗精神病薬（あるいは両者の併用）があれば，抑うつエピソードにおいても原則としてそれらを継続投与する．ただし，気分安定薬や非定型抗精神病薬により過鎮静をきたしていると考えられる場合などでは適宜減量する．

既往の躁病エピソードが重症で気分安定薬とクエチアピン（セロクエル）以外の非定型抗精神病薬を併用投与していた場合，非定型抗精神病薬をクエチアピンへと切り替えをはかる．さらに，ラモトリギン（ラミクタール）の抑うつエピソードへの反応性を評価する．

こうしたアプローチで効果がみられない場合，抗うつ薬の投与を考慮する．抗うつ薬の投与にあたっては，抗うつ薬の必要性，有害性を見極めつつ用量に注意しながら慎重に用いることになる．

#### B. 薬物療法

躁病エピソードないしは病相予防に炭酸リチウムが有効か無効かによって分けて考える．以下に処方例を挙げる．

## 1. 双極Ⅰ型障害

### a　リチウム有効例ないしは未確認例

躁転を予防するため，リチウム以外の気分安定薬ないしは非定型抗精神病薬が投与中であれば，継続する．

**R 処方例** 1)で効果不十分であれば，2)または3)を追加．

1) リーマス錠(100・200 mg)　1日800-1,000 mg を 1-2 回に分けて投与　服薬前の血中濃度 0.8-mEq/L が目安
2) ラミクタール錠(25・100 mg)　1回 50-200 mg　1日1回　服薬前の血中濃度 5 μg/dL 以上が目安.
重篤な皮膚障害を避けるため，定められた投与プロトコールを遵守して低用量から漸増する
3) セロクエル錠(25・100 mg)　1日 150-300 mg を 2-3 回に分けて投与　[保外] 用法・用量

### b　リチウム無効例

躁転を予防するため，投与中の気分安定薬ないしは非定型抗精神病薬は，継続する．

**R 処方例** 1)または2)で効果不十分であれば，3)または4)のいずれかを用いる．

1) ラミクタール錠(25・100 mg)　1回 50-200 mg　1日1回　服薬前の血中濃度 5 μg/dL 以上が目安
2) セロクエル錠(25・100 mg)　1日 75-300 mg を 2-3 回に分けて投与
3) ジプレキサ錠(2.5・10 mg)　1日 5-10 mg を 1-2 回に分けて投与
4) エビリファイ錠(3・12 mg)　1日 3-12 mg を 1-2 回に分けて投与

## 2. 双極Ⅱ型障害

上記の炭酸リチウムまたはラモトリギン(あるいは両者併用)投与を基本として，抑うつ症状の改善が不十分であれば下記の抗うつ薬を適宜併用する．抗うつ薬投与により気分の不安定化がみられる場合や，抗うつ薬が抑うつエピソードの反復性に効果がみられない場合は，双極Ⅰ型障害に近い病態とみなして，抗うつ薬を上記のクエチアピン，オランザピン(ジプレキサ)，アリピプラゾール(エビリファイ)などの非定型抗精神病薬へ切り替える．

炭酸リチウムやラモトリギンが抑うつ症状の改善に効果がみられない場合には，それらに替えて少量から中等量までの非定型抗精神病薬投与を基本にして，下記の抗うつ薬を適宜併用する．

## 3. 抗うつ薬の投与

気分安定薬ないしは非定型抗精神病薬による抑うつエピソードへのアプローチが効果を示さない場合，躁転を予防するのに必要十分な気分安定薬ないしは非定型抗精神病薬の投与下で抗うつ薬の慎重な投与を考慮する．

しかし，以下のような場合抗うつ薬の投与は避けることが望ましい．

1) 急速交代型をはじめ病相が不安定である場合
2) 病間期であっても気分の不安定性が目立つ場合
3) 焦燥を伴う躁うつ混合状態の場合
4) 躁病エピソードが重症である場合

抗うつ薬の選択は，SSRI→SNRI→ミルタザピン→三環系抗うつ薬(特に，アモキサン，クロミプラミン)の順で躁転リスクが高まると考えておくとよい．

抗うつ薬の投与にあたっては，うつ病で認められている1日最大投与量の半量を投与量の上限の目安として低用量から漸増する．また，ある程度効果がみられたら，患者の希望があったとしても増量には慎重であることが，双極性障害の抑うつエピソードで抗うつ薬をうまく使いこなすコツである．しかし，抑うつエピソードが重度で遷延化した場合などでは，躁転を覚悟でうつ病で認められている1日最大投与量のSSRIやSNRI，さらには三環系抗うつ薬の投与が必要である場合もある．

抗うつ薬投与にあたっては，躁転のリスクについて患者・家族に説明したうえで投与す

る．躁転の兆しがあればすみやかに減量中止すべきであることを，患者・家族に伝えておくことが大切である．

> **処方例** 1)で効果不十分であれば2)，2)で効果不十分であれば3)の順で変薬する．
>
> 1) SSRIの投与例：パキシルCR錠（12.5 mg）　1日1-2錠を1-2回に分けて投与
> 2) SNRIの投与例：サインバルタカプセル（20 mg）　1日1-2カプセルを1-2回に分けて投与
> 3) 三環系抗うつ薬の投与例：アモキサンカプセル（25 mg）　1回1カプセル　1日2回

### C．心理・社会的療法

睡眠・覚醒をはじめとする生活のリズムを維持するよう努めることは，双極性障害の経過を安定化させるために重要である．軽躁は抑うつエピソードの前駆症状ととらえ，抑うつ症状を軽減するためにも患者の軽躁への希求を和らげる必要がある．また，躁転を早期に把握するために，患者固有の躁病エピソードの初期徴候を具体的に患者・家族と共有するように努める．

### D．難治症例・家族への対応

抗うつ薬の併用が無効であったり，躁転のリスクが高いなどで抗うつ薬の投与が困難な場合，無けいれん通電療法を考慮する．特に希死念慮が強い場合なども，よい適応である．

### E．併存疾患

アルコール関連障害や不安障害・強迫性障害の合併は少なくない．アルコール問題が依存症のレベルであれば，その専門的な治療なしには双極性障害の治療は困難である．

■患者・家族説明のポイント
・家族は，躁病・軽躁病エピソードにおける対応の困難さを認識しているため，抑うつへの対応においては治療協力者として機能することが多い．
・患者は軽躁への希求が強い一方で，抑うつ症状に対しては敏感で，気分の状態を適切に感知できない状態にあること，抗うつ薬頼みでは躁転にとどまらず急速交代のような経過の不安定化，焦燥などの増悪による気分の不安定化がもたらされる可能性が高いことなどを強調し，患者・家族と共有するように努める．

# 双極性障害，躁病エピソード
*bipolar disorder, manic episode*

寺尾　岳　　大分大学教授・精神神経医学

### 疾患概念

**【定義・病型】** DSM-5によると，気分が異常かつ持続的に高揚し，開放的で，またはいらだたしい，さらに活動性の亢進が生じる，いつもとは異なった期間が，少なくとも1週間持続する（入院治療が必要な場合はいかなる期間でもよい）．そして，自尊心の肥大，睡眠欲求の減少，多弁，観念奔逸，注意散漫，目標指向性の活動亢進，困った結果につながる可能性の高い活動への没頭のうち3つ（気分が単にいらだたしい場合は4つ）が存在する．

社会的な機能も著しく障害され，対人関係に著しい支障をきたしたり，入院が必要であったり，あるいは精神病性の特徴（幻覚や妄想）を有する．症状は，物質（乱用薬物，投薬など）や一般身体疾患（甲状腺機能亢進症など）によるものではない．

なお，躁病エピソードを有する気分障害を双極Ⅰ型障害と呼ぶ．

**【病態・病因】** 躁病エピソードや双極性障害の病態生理や病因は解明されていない．最近では，脳由来の神経栄養因子 brain-derived neurotrophic factor（BDNF）や神経保護因子が不足し，正常気分を維持する神経回路（前頭前野，前部帯状皮質，海馬，扁桃核，基底

核，視床などから構成される)の機能も低下し，気分の逸脱が生じる結果，躁病相やうつ病相が生じるという仮説がある．

**【疫学】** 一般人口における双極性障害の生涯罹患率が0.5-1.5%であるのに比して，双極性障害の患者（発端者）との関係が親子（一親等）であれば5-10%へ上昇し，一卵性双生児であれば40-70%ときわめて高く，遺伝の影響を強く示唆する所見となっている．

**【経過・予後】** 双極性障害の発症は，15-24歳の間が最も多い．60歳を超えて発症した場合には，何らかの器質疾患や身体疾患が背後に隠れている可能性を追求すべきである．双極性障害には再発が多く，約90%の患者は再発する．経過はさまざまで，10-15%の患者は一生のうちに10回以上再発する．1年に4回以上再発を繰り返すラピッドサイクラーは，双極性障害の患者の10-15%に存在する．ラピッドサイクラーに関連する要因として，女性であること，三環系抗うつ薬の使用，潜在的甲状腺機能低下症などが指摘されている（ラピッドサイクラーについては136頁参照）．

双極Ⅰ型障害患者146人に対して平均12.8年の追跡調査がなされ，調査期間のうち無症状の期間の占める割合は52.7%，うつは31.9%，躁や軽躁は9.3%，混合状態は5.9%であった．つまり，ほぼ半分の期間で何らかの気分障害を伴っており，うつが躁の約3倍を占めた．また，双極性障害の患者は他の精神疾患と比べて，認知症へ移行しやすく，自殺も多いことが指摘されている．

### 診断のポイント

躁病エピソードには，多幸的で爽快気分の目立つ古典的躁病と，易怒的で不快気分の目立つ不快躁病の2つのタイプがあることを念頭におく．最近は後者のタイプが増えている印象がある．

### 治療指針

#### A. 治療方針の概要

双極性障害の躁病エピソードは，うつ病エピソードと異なり，急速に悪化することが多いために，しばしば治療が追いつかないことが多い．そのため外来治療では対応できずに，入院が必要になることもしばしばある．躁病エピソードに対する薬物療法として，リチウム（リーマス）をはじめとする気分安定薬が第一選択薬と考えられてきたが，即効性が期待できないため，鎮静作用の強い抗精神病薬を最初から併用することが多い．このような併用療法のもとで，3-4週間経過をみて状態が比較的安定した時点で抗精神病薬の漸減・中止を行い，その後は気分安定薬単独で維持していくという方法が一般的である．

以前は，気分安定薬と併用する抗精神病薬として，ハロペリドールやレボメプロマジンなどの定型抗精神病薬を用いることが多く，そのため錐体外路症状や過鎮静がしばしば生じ，問題となることが多かった．ここ十数年来の大きな変化として，リスペリドンやオランザピン（ジプレキサ），アリピプラゾール，クエチアピンなど非定型抗精神病薬の出現により，定型抗精神病薬に替えて，これらの薬物と気分安定薬を併用することが増えている．それにより，錐体外路症状や過鎮静の問題も改善されつつある．

#### B. 薬物療法

1. 気分安定薬

a. リチウム

リチウムの抗躁作用がオーストラリアのCadeにより発見され報告されたのは1949年のことであるが，それ以降約60年にわたって，リチウムは躁病治療の第一選択薬としての立場を維持してきた．しかし，先にも述べたように，リチウムに即効性はなく，興奮や易怒性の激しい躁病患者にはリチウムと何らかの非定型抗精神病薬を併用することが必要になる．なお，リチウムが反応しにくい躁病患者は，過去の再発回数が10回を超える患者，混合状態や焦燥感・不快気分の目立つ患者，被害妄想など気分に一致しない精神病像を示す患者である．逆に，リチウムが反

応しやすい躁病患者は，多幸感や爽快気分を呈する，いわゆる古典的躁病の患者である．

副作用は，手指の微細な振戦（27％）や多尿（30-35％），甲状腺機能低下（5-35％），記憶障害（28％），体重増加（19％），鎮静（12％）および消化器症状（10％）などである．まれに，徐脈，洞機能不全症候群，あるいは腎機能障害を生じることもあるので，注意が必要である．また，催奇形性にも注意が必要で，リチウムに特異的なものとしてはエブスタインEbstein奇形がある．妊婦への投与は禁忌になっている．

リチウムは有効濃度と中毒を生じる濃度が近いことで知られているが，躁病エピソードの場合には1.0 mEq/L前後と高い濃度で維持していくことが必要である．血中濃度の測定頻度については，投与初期または用量を増量したときには1週間に1回程度をめどに測定する．また必ず早朝服薬前の血中リチウム濃度を測定する．原則として，非ステロイド性抗炎症薬（NSAIDs）は併用すべきではない．それは，NSAIDsによりリチウムの腎臓からの排泄が阻害されて濃度が上昇し，リチウム中毒の危険性が生じるからである．

b．バルプロ酸（デパケン）

もともと抗てんかん薬として投与されていたが，Lambertにより気分安定薬の仲間入りをしたものである．リチウムと異なり，バルプロ酸は再発回数が多い躁病患者にも抗躁効果を発揮し，焦燥感の強い患者や混合状態，ラピッドサイクラーにも奏効する場合がある．

副作用としては，悪心（7-34％）や過鎮静（7-16％），血小板減少（27％）や白血球減少，頭痛（10％）などがしばしば生じるが，多嚢胞性卵胞症候群，高アンモニア血症，膵炎，薬疹にも注意が必要である．催奇性も比較的高い．バルプロ酸は薬物代謝酵素を阻害するために併用薬の濃度を上げることもある．

バルプロ酸は，リチウムほどには，有効濃度と中毒濃度が接近していない．しかし有効濃度へ到達するためには，早朝服薬前の血中バルプロ酸濃度を測定することが望ましい．躁状態に対する有効濃度に関して，70 μg/mL以上の濃度で，それ以下の場合よりも抗躁効果が高いと報告されている．場合によっては100 μg/mLをやや超える濃度が必要となる場合もあるが，120 μg/mLを超えないように注意すべきである．

c．カルバマゼピン

カルバマゼピンも抗てんかん薬として開発されていたが，わが国の花岡，竹崎，大熊らにより気分安定薬の仲間入りをしたものである．リチウムやバルプロ酸よりも鎮静作用が強いため，興奮や攻撃性の強い躁病患者に効果が期待できる．

副作用として，めまい（44％）や抗利尿ホルモン不適合分泌症候群（SIADH）（5-40％），傾眠（32％），悪心（29％）や嘔吐（18％），薬疹（13％）などがしばしば生じるが，肝機能障害，血小板減少や白血球減少などを認めることがある．さらに，まれながら全身症状を伴う重篤な薬疹（スティーブンス-ジョンソン症候群 Stevens-Johnson syndrome）を生じることがある．また，カルバマゼピンは薬物代謝酵素を誘導するために併用薬の濃度を下げることもある．

リチウムほどには有効濃度と中毒濃度は接近していない．しかし，中毒が疑われる場合など，必要に応じて，早朝服薬前の血中濃度測定を行う．カルバマゼピンの抗てんかん薬としての有効血中濃度は5-10 μg/mLとされているため，気分安定薬として用いるときにもこの濃度を援用している．気分安定薬としての有効血中濃度は厳密には検討されていない．

### 2．非定型抗精神病薬

非定型抗精神病薬の抗躁効果が確認されており，オランザピンやアリピプラゾールの抗躁効果は適応として承認された．ただし，オランザピンは食欲増加や体重増加，脂質異常，血糖値上昇や，糖尿病の増悪をきたしやすいため，糖尿病の患者には投与禁忌であ

る．アリピプラゾールは錐体外路症状や高プロラクチン血症を生じにくい一方で，アカシジアの頻度は他の非定型抗精神病薬より高い．クエチアピンは錐体外路症状や高プロラクチン血症が生じにくいが，食欲増加や体重増加，脂質異常，血糖値上昇や糖尿病の増悪をきたしやすいため，糖尿病の患者には投与禁忌である．リスペリドンは，錐体外路症状や高プロラクチン血症が比較的多い．

3. 古典的躁病の場合

℞ 処方例 下記1），2）を併用する．

1) リーマス錠（200 mg） 1回2-3錠 1日2回 夕食後，就寝前
2) ジプレキサ錠（5 mg） 1回1-2錠 1日2回 夕食後，就寝前

リチウムの血中濃度は開始5-7日後の早朝服薬前に測定し，血中濃度が低ければ増量する．投与開始1か月の間は毎週リチウム濃度を測定し，その後も1-3か月に1回程度は測定する．

4. 不快躁病の場合

℞ 処方例 下記1），2）を併用する．

1) デパケンR錠（200 mg） 1回2-3錠 1日2回 夕食後，就寝前
2) ジプレキサ錠（5 mg） 1回1-2錠 1日2回 夕食後，就寝前

バルプロ酸の血中濃度は開始5-7日後の早朝服薬前に測定し，血中濃度が低ければ増量する．できれば併せて血中アンモニア濃度も測定することが望ましい．

### C. 心理・社会的療法

躁病エピソードが比較的落ち着いてから，対人関係療法（⇒783頁）と社会リズム療法を行うことが望ましい．

■患者・家族説明のポイント

・不幸にして躁病エピソードや双極性障害に罹患したということを患者が受け入れ，前向きに付き合っていけるような説明や心理教育が必要である．

参考文献

1) 寺尾岳，和田明彦：双極性障害の診断・治療と気分安定薬の作用機序．新興医学出版社，2010
2) 水島広子：対人関係療法でなおす双極性障害―躁うつ病への対人関係・社会リズム療法．創元社，2010

## 双極性障害の維持療法
*maintenance treatment of bipolar disorder*

加藤忠史　理化学研究所脳科学総合研究センター精神疾患動態研究チーム・チームリーダー

### 疾患概念

【定義・病型】　双極性障害のうち，主なものは，双極Ⅰ型障害と双極Ⅱ型障害である．一度でも躁状態があれば，双極Ⅰ型障害と診断される．抑うつエピソードと軽躁病エピソードがあれば，双極Ⅱ型障害と診断される．

その他，他の特定される双極性障害および関連障害には，軽躁状態の期間が基準を満たさない程度の場合などが含まれる．

【病態・病因】　躁状態，うつ状態に伴って，おそらくドパミンをはじめとするモノアミンの変動が生じていると推定される．

双極性障害では，血液細胞で細胞内カルシウム濃度の上昇，MRIで皮質下高信号領域がみられること，ゲノムワイド関連研究や全ゲノム解析でカルシウムチャネル関連遺伝子との関連が報告されていること，気分安定薬に神経保護作用があることなどから，その病態に，神経細胞の脆弱性，あるいは可塑性の異常があると推定される．

【疫学】　わが国における生涯罹患率は，Ⅰ型，Ⅱ型を合わせて1%程度と報告されている．

【経過・予後】　ほとんどの患者が再発すると考えられている．双極性障害が，年齢とともに自然に回復することは少なく，病相を反復

するたびに，再発までの期間が短縮するという特徴がある．精神病症状は病相反復に伴って減る傾向がある．神経心理学的検査では，統合失調症よりは軽度であるが，認知機能障害がみられる．しかし，これが治療薬の影響か，疾患によるものかについては，明らかになっていない．また，双極性障害患者では，病相と関係なく，衝動性がみられる場合がある．また，双極性障害患者では，他の疾患に比して，認知症を発症するリスクが高いと報告されている．

### 診断のポイント

うつ状態で受診した際に，躁状態および軽躁状態の病歴を確認することが重要である．「気分が高ぶりすぎて，面倒なことになったことがありますか」といった質問をするとよいが，病識が乏しいために，躁状態の既往があっても，こうした質問を否定する場合もある．「眠らないでも平気で頑張れたときがありましたか」「一番忙しかったのはいつですか」など，躁状態を前向きにとらえた質問をして，挙げられた時期が躁状態や軽躁状態の基準を満たすかどうかを確認すると，見落としは少なくなる．しかし，特に軽躁状態の病歴の診断においては偽陽性も起きやすく，きちんと診断項目を確認する．

初発は気分症状を伴わない錯乱を中心とする精神病状態で，その後双極性障害の経過をたどる場合もある．こうした場合，従来診断では非定型精神病とされていたが，双極性障害として治療して差し支えない．

### 治療方針

#### A. 治療方針の概要

双極性障害では，躁状態，うつ状態というエピソードの寛解は，最終治療目標ではない．なぜなら，これらのエピソードはそのたびに寛解するが，これらの再発を繰り返すことによって，重大な社会的な後遺症を引き起こすことこそが，この疾患の最大の特徴だからである．したがって，再発予防を目指した維持療法が特に重要となる．

維持療法においては，気分安定薬または/かつ非定型抗精神病薬による薬物療法と，薬物療法を受容し，再発のリスクを最小限にし，再発に際して早期に適切に対処できるようにするための，心理・社会的治療が両輪となる．双極Ⅱ型障害では，精神療法の比重がやや大きくなる．

維持療法の開始について，明確な基準はない．重症の躁状態がある場合，躁状態を反復する場合，重症のうつ状態を反復する場合には，維持療法を検討する．家族歴を参考にする場合もある．

双極性障害は年齢に伴って再発のリスクがなくなることはなく，双極Ⅰ型障害の場合，ほぼ生涯にわたる維持療法が必要となる場合が多い．

#### B. 薬物療法

双極Ⅰ型障害の維持療法では，リチウム（リーマス）が第一選択薬となる．リチウムが再発予防に有効であることは多くの臨床試験で確認されている．さらに自殺のリスクを低下させるエビデンスがあり，自殺を含めたすべての死因による死亡を低下させることも明らかにされているなどの理由による．リチウムは安全域が狭く，中毒を起こしやすい薬剤であり，血中濃度の管理が必須であるが，これだけを理由として治療の選択肢から除外すべきではない．

次に選択すべきはラモトリギン（ラミクタール）であり，うつ状態に対する予防効果が主であるが，メタ解析では躁状態に対する予防効果も示されている．その他，オランザピン（ジプレキサ）もプラセボ対照ランダム化比較対照試験（RCT）ですべての再発に対する再発予防効果が示されている．

クエチアピン（セロクエル）は，わが国では適用は統合失調症のみであるが，うつ状態，躁状態の両方に対して再発予防効果が示されている．

アリピプラゾールが躁状態の再発予防に有効という報告もあるが，うつ状態の予防効果

はない．

バルプロ酸（デパケン）単剤での病相予防効果については十分なエビデンスはない．しかし，急性期にバルプロ酸で治療されたケースでは再発予防効果がある，といった二次解析の結果もあり，症例によっては有効な可能性がある．

双極Ⅱ型障害に対する維持療法のエビデンスは乏しく，双極Ⅰ型障害に準じる．

**R 処方例** まず下記1）を選択する．1）でうつ状態の再発が予防できない場合は2）を1）との併用または単剤で用いる．1）で躁状態の再発が予防できない場合は3）を1）との併用で用いる．

1) リーマス錠（200 mg） 1回3錠 1日1回 就寝前（ただし，開始時は1日2-3回に分割投与）
2) ラミクタール錠（25 mg） 1回1錠 1日1回 就寝前から開始し，最初は2週間ごとに25 mgずつ漸増，200 mg/日で維持（ただし，バルプロ酸併用時は25 mg隔日から開始する必要があるなど，併用薬により投与方法が異なることに注意）
3) ジプレキサ錠（5 mg） 1回2錠 1日1回 就寝前

上記の治療で無効の場合は，下記4，5）のいずれかを1）と併用する．

4) デパケンR錠（200 mg） 1回3錠 1日1回 就寝前
5) セロクエル錠（100 mg） 1回1錠 1日3回（投与開始時は漸増）

### C．心理・社会的療法

心理教育用パンフレット（日本うつ病学会双極性障害委員会のホームページに「双極性障害（躁うつ病）とつきあうために」が掲載されている）を用いて，患者および家族に対して，心理教育を行う．患者と家族に，再発の初期徴候を予測し，その対応を話し合ってもらう．

生活リズムを保つことの重要性を理解してもらい，生活リズム表をつけてもらうなど，認知行動療法あるいは対人関係社会リズム療法の技法を利用して，生活リズムを保つことを目指す．

双極Ⅱ型障害では，パーソナリティ障害を併存する場合が多く，その傾向がある患者では医原性にパーソナリティ障害様状態を引き起こすリスクもあり，精神療法的な配慮も重要である．

### D．難治症例・家族への対応

患者と家族が治療共同体として機能するよう援助する．

躁状態での患者の言動は，病気が言わせているものだと理解することを促し，巻き込まれすぎないようにすることを目指す．しかし，患者の言動に感情的に巻き込まれずにいることは著しく困難であることに対して治療者が共感を示し，患者に対して感情的にならざるを得ない家族の苦悩を受け止め，それが自然なことであるとして承認することも必要である．

### E．併存疾患

多くみられる併存疾患には，物質使用障害，不安症がある．アルコールおよび薬物の依存・乱用は，双極性障害の経過を悪化させる．不安性の苦痛を伴う場合，混合性の特徴を伴う場合などはリチウム抵抗性である場合もあり，薬物療法の工夫が必要となる．リチウム単剤では十分コントロールできない場合も多いが，漫然と抗不安薬を併用することは避け，複数の気分安定薬や非定型抗精神病薬によりコントロールする．

■患者・家族説明のポイント
・双極Ⅰ型障害は，放置すれば重大な社会生活障害をきたす疾患であるが，コントロール可能な疾患でもある．
・長期に薬物療法を行うことは大変なことであるが，高血圧で降圧薬による治療を行うのと同じである．

**参考文献**
1) 日本うつ病学会 気分障害の治療ガイドライン作成委員会：日本うつ病学会治療ガイドラインⅠ．双極性障害．2012
2) 加藤忠史：双極性障害―病態の理解から治療戦略まで．第2版，医学書院，2011

# 抗うつ薬と躁転
antidepressant-induced mania or hypomania

伊賀淳一　愛媛大学大学院准教授・精神神経科学講座
大森哲郎　徳島大学大学院教授・精神医学分野

## 概念

**【定義・病型】**　躁転は抗うつ薬治療中に生じる躁病あるいは軽躁病（mania associated with antidepressant treatment, antidepressant-associated mood-switching）のことであり，うつ病や双極性障害の抗うつ薬治療中にしばしばみられる状態である．1950年代にイミプラミンが使用され始めた頃から治療に関連した躁転あるいは異常に高揚した気分の出現は知られていたが，この躁転がどの程度自然発生的なものかあるいは実際に抗うつ薬の作用によるものかは不明である．

**【病態・病因】**　抗うつ薬は，脆弱性のある患者において診断にかかわらずに異常に高揚した気分をもたらす可能性が指摘されている．また抗うつ薬使用中の気分の高揚は双極性障害の存在を示唆するという報告も多い．多くの双極性障害患者は抑うつエピソードで発症し，抗うつ薬治療中に躁病エピソードを経験し，しばしば診断変更を迫られる．若年患者，混合性の特徴の既往，抗うつ薬治療中の焦燥感の出現，循環気質あるいは発揚気質など双極性障害の危険因子と抗うつ薬使用中の躁転の危険因子は一致している．これらのことから抗うつ薬治療中に生じた気分の高揚は抗うつ薬誘発性気分障害と双極性障害の鑑別が必要になる．

**【疫学】**　臨床試験のメタ解析の結果では抗うつ薬使用中の躁転率は双極性障害で12.5%，うつ病で7.5%と双極性障害に多い．抗うつ薬使用時と未使用時の躁転率の比較では，双極性障害が使用時12.5%，未使用時13.8%に対して，うつ病では使用時7.5%，未使用時1.2%とうつ病で躁転率が増加する．三環系抗うつ薬の躁転率12.7%はSSRIの8.7%よりも高い．

## 考え方のポイントと対応

うつ病の抗うつ薬治療中に生じた躁的印象の場合，まずは軽躁あるいは躁病エピソードの診断基準を満たすかどうかICD-10やDSM-5などの診断基準に照らして厳密に評価する必要がある．双極性障害と過剰診断してしまうと十分量の抗うつ薬を投与すべき症例に対して適切な抗うつ薬治療が行われず，うつ病の遷延化につながる可能性もある．元来，明るい性格，例えば循環気質や発揚気質の患者ではうつ病の寛解状態を躁状態と見誤り，早急な抗うつ薬の中断による再燃につながる可能性にも注意が必要である．

抑うつエピソードの既往があり，軽躁病エピソードの診断基準に満たない躁症状が複数回みられた場合，DSM-5では「他の特定される双極性障害および関連障害」と診断する．また診断基準を満たさない程度の躁症状（精神運動興奮や易怒性，多弁など）を呈するうつ病（agitated depressionまたはmixed depression）は双極性障害との強い関連が指摘されているが，DSM-5ではうつ病に「混合性の特徴を伴う」という特定用語が与えられる．

症状が軽躁あるいは躁病エピソードを満たす場合，過去にも同様のエピソードがなかったか詳細に病歴を検討する．抗うつ薬を開始する前にも同様のエピソードが存在したことが確認できれば，双極性障害に診断を変更し，気分安定薬中心の治療に切り替える．過去の躁病あるいは軽躁病エピソードは患者自身が自覚していることが少なく，一般的な問

診だけで把握することは困難である．そこで患者や家族に躁状態の症状をよく理解してもらったうえで，念入りな問診で過去の躁病エピソードを把握する必要がある．躁病エピソードの検出を目的とした躁病スクリーニングテストがいくつか開発されている．例えばBipolar Inventory Symptoms Scale, Mood Disorder Questionnaire, Screening Assessment of Depression Polarity, Hypomania Check List-32, Bipolar Spectrum Diagnostic Scale などの妥当性がよく評価されている．DSM-IV の診断基準に基づいた自記式躁病相スクリーニングテストにおいて，「これまでの人生で，気分高揚し，ハイテンションで，怒りっぽく，普段の調子（100％）を超えた時期が数日以上続いたことがありますか？」の質問に「はい」か「いいえ」で答えてもらうだけでスクリーニング目的には十分であったことが報告されている．この質問は躁症状を知らない患者や家族にも理解しやすく，日常診療で使用しても負担が少ない．

「抗うつ薬による躁転」はDSM-5では物質・医薬品誘発性双極性障害および関連障害に分類されるが，躁症状の出現が抗うつ薬使用に先行する，あるいは抗うつ薬を中止してもかなりの期間（例えば1か月以上）持続するなどの特徴があれば双極性障害と考えたほうがよいことになっている．すなわち抗うつ薬を減量中止後にすみやかに躁症状が落ち着けば，診断は変更せずにそのまま注意深く経過観察するが，抗うつ薬を中止しても躁・軽躁病エピソードがしばらく続く場合は双極性障害に診断を変更し，気分安定薬を中心とした治療を行う．

双極性障害と診断する前に鑑別を要する疾患にはうつ病のほかに不安障害，物質関連障害，パーソナリティ障害が挙げられる．例えば双極性障害と過去に誤診された不安障害として心的外傷後ストレス障害（PTSD）が多かったことが報告されている．PTSD はしばしば抑うつ気分を呈し，うつ病の合併も多い

が，易怒性または怒りの爆発，衝動的行為といったPTSD の覚醒亢進症状が躁症状と判断されると双極性障害と誤診される可能性もあり注意が必要である．

物質関連障害は双極性障害の合併率が高いことが報告されている一方で鑑別も重要である．アルコールを含め依存性物質を使用中は抑うつ気分や意欲低下といった症状をしばしば呈し，気分高揚，精神運動興奮などの物質誘発性の躁症状もしばしばみられる．過去の気分エピソードが物質誘発性かどうかきめ細かい問診をすることが，物質関連障害と双極性障害の鑑別において重要である．

境界性パーソナリティ障害（BPD）も鑑別が重要な疾患である．例えばBPD にみられる顕著な気分反応性による感情不安定性（通常は2-3時間持続し，2-3日以上持続することはまれな，エピソード的に起こる強い不快気分，いらいら，または不安）と双極性障害にみられる気分の変動は一見類似している．双極性障害の躁病あるいは軽躁病エピソードは2-3日の持続期間があるのに対して，BPD の感情不安定性は不安定で激しい対人関係様式が原因であることが多く，通常は数時間で終わることが多い．またBPD の患者はしばしばギャンブルや浪費，性的逸脱行為，薬物やアルコールの乱用，盗み，過食，無謀な運転など衝動的な行動を起こすが，このような行動は躁病エピソードにある双極性障害の患者でもみられる．過去の躁症状の持続期間や気分エピソードとの関連についてきめ細かい問診をすることが，BPD と双極性障害の鑑別には重要と考えられる．

双極性障害の抑うつエピソードの治療においては抗うつ薬を使用しても使用しない場合の自然経過と同等であるという報告が多い．種々のガイドラインでも抗うつ薬の使用を推奨しないものもあれば，気分安定薬との併用でファーストラインとして推奨しているものもあり，意見が一致していない．しかし抗うつ薬の使用が混合性エピソードを引き起こ

し，自殺行動のリスクを上げる可能性も指摘されており注意が必要である．これらのことから双極性障害の抑うつエピソードは少なくとも抗うつ薬単剤で治療するべきではない．また急速交代型にも抗うつ薬は用いないほうがよい（交代を促進する可能性が高い）．やむを得ず抗うつ薬を使用する場合，少なくとも気分安定薬を併用する．三環系抗うつ薬よりはSSRIなどの新規抗うつ薬を優先して使用する．抑うつエピソードから回復すればすみやかに抗うつ薬を中止する（抗うつ薬の抑うつエピソードの再発予防効果は乏しい）．躁転した場合はすみやかに抗うつ薬を中止し，重症の場合は非定型抗精神病薬なども追加して早期の改善を目指す．

### 参考文献

1) Tondo L, Vazquez G, Baldessarini RJ: Mania associated with antidepressant treatment: comprehensive meta-analytic review. Acta Psychiatr Scand 121: 404-414, 2010
2) 亀山梨絵，井上 猛，田中輝明，他：DSM-Ⅳに基づいた新しい躁病相スクリーニングテストの臨床的有用性．精神神経学雑誌 114：66, 2012
3) Nakamura K, Iga J, Matsumoto N, et al: Risk of bipolar disorder and psychotic features in patients initially hospitalised with severe depression. Acta Neuropsychiatr 27: 113-118, 2015

# 混合性病相
*mixed states*

小笠原一能　名古屋大学大学院客員研究者・精神医学
尾崎紀夫　　名古屋大学大学院教授・精神医学

### 疾患概念

【定義・病型】　双極性障害 bipolar disorder（BP）でしばしば生じる，以下のいずれかの状態である．
1）躁病相に，抑うつ的要素を伴う．
2）抑うつ病相に，躁的要素を伴う．

【病態・病因】　躁病相，抑うつ病相は，気分・行動・思考の3領域が同方向に過剰な振れ（亢進または低下）を生じた状態であるが，この3領域が個々，別方向に変動した場合には，混合性病相を生じるとされる．その背景に視床下部・下垂体・副腎皮質（HPA）系の亢進や甲状腺機能障害などの影響も指摘されているが，分子病態は不明である．

【疫学】　BP患者の30-40％に生じ，女性に多いとされる．

【経過・予後】　発症年齢が低いBP患者が混合性病相を呈しやすい傾向にある．また再発・入院回数や自殺企図，物質乱用リスクの増加増大など，予後の悪化因子である．うつ病と診断された患者でも，その経過中に，混合性病相がみられた場合は，BPに転ずる可能性が高い．

### 診断のポイント

以下の2パターンが，臨床上問題となりやすい．
1）躁的だが，不機嫌，不安症状などが目立つ．
2）抑うつ的だが，焦燥，易怒性などが目立つ．

特に2）が生じているうつ病患者においては，BPの可能性（現時点でも，今後も）を念頭におく．またDSM-5の診断基準のなかの特定用語「混合性の特徴を伴う」も参考になるが，この基準は狭すぎるとの批判も強く，広めの診断基準として**表1**なども参考にする．

### 治療方針

#### A．治療方針の概要

合理的薬物療法と自殺予防が重要で，自殺念慮が強ければ入院治療を考慮する．

抗うつ薬は病状の不安定化をきたしやすく，原則使用しない．

不安・不眠症状にベンゾジアゼピン系薬を

**表1 混合性抑うつ状態の診断基準の例**

うつ病において，以下のうちの少なくとも3項目が存在する．
1. 内的な緊張，あるいは，興奮
2. 競い合うような，あるいは，混雑した複数の思考
3. いらだち，あるいは，表明されない強い怒りの感覚
4. 遅滞している徴候の欠如
5. 多弁さ
6. 苦痛の劇的な叙述，あるいは，発作的に泣き出すこと
7. 気分の不安定さ，および，著明な気分反応性
8. 入眠困難

(Koukopoulos A, Sani G：DSM-5 criteria for depression with mixed features：a farewell to mixed. Acta Psychiatr Scand 129：4-16, 2014 より)

使用しうるが，奇異反応による脱抑制や処方薬依存を回避すべく，単剤で適切な投与量・投与期間とする．

### B. 薬物療法

気分安定薬と新規抗精神病薬の併用が基本となる．耐糖能異常などの副作用に注意する．

**R 処方例** 急性期では，下記1)に加え，2)-4)のいずれかを併用する．希死念慮・自傷・暴力のない軽症例では単剤のみでも治療開始しうる．重症例では，2)-4)のいくつかの併用が必要となる場合も多い．

1) デパケンR錠(200 mg)　1日3-6錠を1-2回に分けて投与
2) ジプレキサ錠(10 mg)　1回1-2錠　1日1回
3) セロクエル錠(100 mg)　1回1-2.5錠　1日3回　保外
4) エビリファイ錠(6 mg)　1回3-5錠　1日1回

1)に代えて，あるいは追加で，5)も使用しうる．

5) リーマス錠(200 mg)　1日3-6錠を1-2回に分けて投与

急性期後の維持期でも，副作用の発現に注意しつつ，基本的には急性期の治療薬を継続する．抗精神病薬の減薬を試みることは可能だが，気分安定薬は原則として十分な血中濃度を維持する．

### C. 心理・社会的療法

急性期では，情報提供と支持的対応で焦燥感の緩和と自殺予防をはかる．

維持期は，心理教育，ストレス対処法の獲得，生活リズムの安定化などで再発予防をはかる．

### D. 難治症例・家族への対応

自殺企図切迫例や難治例では，電気けいれん療法(⇒818頁)を考慮する．

家族には，急性期には自殺予防のための注意と支持的対応を要請する．維持期は，心理教育を行い，維持療法の必要性や，再発徴候などの理解を促す．

### E. 併存疾患

誤った自己対処法として，アルコール・薬物の依存・乱用や過食行動をきたしやすい．また不安症やパーソナリティ障害と誤診しやすいので注意が必要である．

■**患者・家族説明のポイント**

《急性期》
- 現在の状態は，人格などの問題でなく，回復が十分期待できること．
- 自殺・自傷・器物損壊などを回避すること．
- 薬物療法には効果があるが，効果が十分現れるまでに数日-数週間を要する場合もあること．
- 呼吸法・リラクゼーションなどの対処法．

《維持期》
- 過労を避け，生活リズムを一定に維持すること．
- 感情的対応・過干渉を避け，穏やかで共感的なやりとりを目指すこと〔表出感情(expressed emotion：EE)の低減〕．

**参考文献**
1) 日本うつ病学会(監)：大うつ病性障害・双

極性障害治療ガイドライン．pp 7-80，医学書院，2013

# 季節性感情障害
seasonal affective disorder (SAD)

西田　朗　医療法人同仁会海星病院・院長（島根）

## 疾患概念
【定義・病型】　季節性感情障害は，多くの場合は，秋冬期にエピソードが増悪・再発し，春夏期に寛解する季節性の感情障害である．まれに，夏期に反復するエピソードのあるタイプもある．1980 年代より感情障害の一亜型として提唱され，DSM-IVでは気分障害の「季節型」の特徴をもつものとされた．DSM-5では抑うつ障害群と，双極性障害および関連障害群の各々の特定用語「季節型」に 2 分類されている．エピソードの発症と寛解は，少なくともある 2 年間に季節的関係をもち，同一期間内には非季節性エピソードがなく，生涯を通じてのエピソードの回数が，季節性が非季節性よりも十分に多くなければならない．季節性の心理社会的ストレス因（例：季節性の失業や学校の予定）によって説明できるときは適応されない．症状の特徴は，うつ病エピソードが非定型症状で，気力減退，過眠，過食，体重増加，炭水化物渇望などがあるが診断に必須ではない．治療上では，高照度光療法が有効という特徴がある．

【病態・病因】　エピソードの発現に季節性があることから，外的な日照時間の変化と，個体の概日リズム位相後退または前進との関連が推定されている．高照度光療法により概日リズムが補正されることにより，治療反応，再発予防ができる基盤と推定されている．日照低下との関連でビタミン D の関与も推定されている．神経伝達物質であるセロトニンやカテコールアミンの関与の報告もある．

【疫学】　有病率は欧米では 1-10％ で女性に多い．冬季季節型の有病率は緯度，年齢，性別により違いがみられ，高緯度地方で増大する．季節性感情障害が，再発性うつ病と双極性障害のどちらに多いかは不明である．しかし，双極性障害の各病型のなかでは，双極 I 型障害よりも双極 II 型障害に多いようである．

【経過・予後】　再発性であることが特徴であり，診断基準となっている．短期的介入経過の報告は多いが，長期予後に関する知見は乏しく不明である．

## 診断のポイント
　季節性のエピソード再発・寛解の存在が診断の要である．再発性であるためにすでに他の診断がなされているバイアスに留意して，適切な診断，評価を行う．鑑別診断としては，摂食障害，睡眠障害，依存症などを考慮すべきであるが，しばしば併存する．

## 治療方針
### A. 治療方針の概要
　高照度光療法が最も一般的，特異的な治療方法である．薬物療法や認知行動療法も有効とする報告が多い．

### B. 光療法
　高照度光療法（10,000 ルクスの照射器，30-60 分間）を毎日朝方に行うことが，治療や再発予防に勧められている．薬物療法と比較して即効性があり，副作用が少ないため，多くの報告，ガイドラインで支持されているが，一方では，プラセボ対照研究のエビデンス不足や，治療継続順守の困難さが指摘されている．

### C. 薬物療法
　一般的な，抗うつ薬や気分調整薬が有効とされている．メラトニンやビタミン D の内服に関してはいまだ研究報告レベルである．

### D. その他
　認知行動療法の有効性を支持する報告も多い．ライフスタイル（日中戸外の散歩や日光浴，運動，戸内では窓際に位置する）を考慮

## 参考文献

1) Kurlansik SL, Ibay AD: Seasonal affective disorder. Am Fam Physician 86: 1037-1041, 2012
2) 鈴木正泰，内山 真：季節性感情障害 update. 臨床精神医学 42: 849-855, 2013

# ラピッドサイクラー
*rapid cycler (RC)*

加藤忠史　理化学研究所脳科学総合研究センター精神疾患動態研究チーム・チームリーダー

## 疾患概念

【定義・病型】　年4回以上のエピソード（躁病，軽躁病，抑うつ）を呈する場合をラピッドサイクラー（RC，急速交代型）と定義する．若年発症で発症初期から RC の場合と，長期経過ののちに RC となる場合とに大きく分けられる．

エピソードの間欠期に寛解を伴わない場合のほうが，より治療反応性が悪い．

【病態・病因】　双極性障害は，再発を反復するごとに再発までの間隔が短くなる特徴があり，こうしたメカニズムで長期経過ののちに RC となる場合がある．抗うつ薬の持続的投与が RC を引き起こしている場合も多い．また，リチウム（リーマス）は甲状腺機能低下の副作用を引き起こすことがある．リチウムによる潜在性甲状腺機能低下症は，病相の頻発化の誘因となりうる．また，慢性的なストレスも RC 化の誘因となる．依存性薬物の乱用や，L-ドパその他のドパミン作動薬なども，RC の原因になりうることが指摘されている．

RC が遺伝的に異なった一群であるとか，他の双極性障害と異なった臨床単位であるという仮説に基づいた研究の結果は否定的なのが多く，双極性障害の経過中における1つの状態像と考えたほうがよい．

ただし，RC のなかでは少数派であるが，若年発症で，発症時から RC の場合は，以前わが国で若年性周期性精神病などとよばれていた，内分泌的な要因の関与する一群である可能性もある．しかし，こうした観点からの実証的な研究は少なく，詳細は不明である．

【疫学】　RC は双極性障害の 5-20% にみられると報告されている．RC は女性に多く，双極 II 型に多い．また，軽度の甲状腺機能低下を伴う場合が多い．数日ごとに病相を繰り返す ultra-rapid cycling の症例報告もあるが，まれである．

【経過・予後】　多くの患者では，RC 状態は数年で改善する．RC の患者では自殺のリスクが高いと報告されている．

## 治療方針

### A. 治療方針の概要

抗うつ薬を持続的，あるいは対症療法的に頻回に使用している場合には，まず抗うつ薬の使用を中止する．これだけで改善する場合も多い．

もともとは，リチウムを服用しても4回以上再発を繰り返す場合を RC と定義していたように，リチウム治療にもかかわらず RC を示している場合が多く，他の気分安定薬の併用または置換を検討する必要がある．

### B. 薬物療法

📕 処方例　下記2)とその他の1つ〔1），3），4）〕の併用，あるいは1）または3）の単剤とする．

1) ラミクタール錠（100 mg）　1回2錠　1日1回　就寝前　〔漸増法は「双極性障害の維持療法」の項（⇒128頁）で述べた通り〕
2) リーマス錠（200 mg）　1回3錠　1日1回　就寝前　（開始時は分割投与）
3) セロクエル錠（100 mg）　1回1錠　1日3回　毎食後　保外
4) デパケンR錠（200 mg）　1回3錠　1

日1回　就寝前

### C. 心理・社会的療法

アドヒアランスが悪い場合には心理教育が有効な場合がある．家庭内の慢性的ストレスが誘因となっているケースでは，家族療法が有効な場合もある．

### D. 難治症例・家族への対応

RCでは，家族の負担も大きく，EE（expressed emotion）が高まりやすく，家族へのサポートも必要となる．

### E. 併存疾患

甲状腺機能低下症を伴う場合には，甲状腺ホルモン剤による治療を行う．物質使用障害を伴う場合には，その治療を行う．

#### 参考文献
1) 鈴木克治，久住一郎：ラピッドサイクラー．上島国利，樋口輝彦，野村総一郎，他（編）：気分障害．pp 441-448，医学書院，2008

# 気分変調症
*dysthymia*

上瀬大樹　神経研究所附属晴和病院
松浪克文　公立学校共済組合関東中央病院メンタルヘルスセンター・センター長

## 疾患概念

【定義・病型】「気分変調症」の基本特徴は，ほとんど一日中の慢性的抑うつ気分が少なくとも2年間存在し，それのない日よりもある日のほうが多いことである．小児や青年では抑うつ気分よりもいらいら感である場合があり，確定診断に必要とされる期間は1年間である．上記の期間中，抑うつ気分以外に，①食欲不振または過食，②不眠または過眠，③気力低下または過労，④自己評価の低さ，⑤集中困難または決断困難，⑥絶望感のうち少なくとも2つの症状が存在しなければならない．さらに，この障害の期間中に症状のない期間が2か月以上続かないことが診断の要件となっている．DSM-Ⅳでは，この障害の最初の2年間（小児や青年では1年間）に大うつ病エピソードが存在しないことが診断の要件となっていたが，DSM-5ではこの項目がなくなり，DSM-Ⅳにおける慢性の大うつ病性障害と気分変調性障害の両者を含む概念となった．

【疾患概念成立の経緯】「気分変調症」なる概念が初めて精神医学界に現れたのは，1980年に誕生したDSM-Ⅲにおいてである．DSM-Ⅲ作成に際しては，それまで隆盛を誇っていた精神分析から生物学的精神医学へのパラダイム転換が意図され，その診断基準から神経症概念が一掃されることになったのだが，その趨勢に従い，それまでの「神経症性抑うつ」に代わる概念として登場したのが「気分変調症」である．「神経症性抑うつ」における「神経症性」という概念は，軽症，非精神病性，神経症症状の存在，心因性など複数の異なる意味を含んでいたため，当然の成り行きとして，気分変調症にもきわめて多様な病態が含まれることとなった．また，上述のパラダイムシフトの一環として，治療法に関しても精神療法から薬物療法へ，という大きな転換が生じたため，神経症の名を冠され，それまでは主に精神療法（精神分析）の対象と考えられていた一群が一転して（その当否はともかく）感情障害と見なされるようになり，薬物療法をはじめとした生物学的な治療手段の対象疾患として新たに位置づけ直されることになったのである．

【状態像における特徴・関連事項】DSM-5では慢性の大うつ病性障害も気分変調症に含まれることになり，軽症という重症度における規定よりは，慢性経過という点に比重がおかれるようになったとはいえ，総体としては，大うつ病性障害に比べて軽症の抑うつ状態を含むというのが気分変調症の特徴であることには変わりがない．

ところで，前述のような経緯もあって，気分変調症と診断された群においては，その不均一性，異種性が指摘されることが多い．例えばAkiskalは，初期の研究において，若年発症の気分変調症患者を，薬物療法への反応に基づいて，内因性感情障害の色彩の強い群（準感情病性気分変調症 subaffective dysthymia）と，性格因的な要素に由来する群（性格スペクトラム障害 character spectrum disorder）に区別したが，このような治療反応性に基づいた区分は，臨床像，家族歴，レム潜時，経過についても支持され，準感情病性気分変調症（全体の約1/3にあたる）においてはそれぞれの点で内因性感情障害と類似した所見が得られたが，性格スペクトラム障害ではそのような類似性はみられなかったという．Akiskalの研究の意義は，一見神経症的な抑うつ症状を呈するグループのなかにも，軽症であっても内因性感情障害と見なすべき一群が存在することを明確に示したことにあると思われるが，このように，気分変調症を，より内因性感情障害に近い群と，内因性感情障害とは似て非なる群（性格因性・反応性のもののほかに，薬物や身体疾患などの外因によるものも含む）に大別することは，治療戦略上有用かつ必須だと考えられる．以上の経緯ひとつをとっても，気分変調症に該当するケースについては，そのレベルでの診断にとどまることなく，さらなる鑑別，より精緻な診立てがなされる必要があることがわかる．

### 診断のポイント

上に述べた理由から，単に気分変調症と診断するだけでは治療への足がかりは得にくい．

1) 個々の症例ごとに，少なくとも以下の項目について必要な情報を集め，立体的，重層的な診立てを行うことが治療方針を立てるうえで欠かせない前提となる．
a) 元来はどのような人だったのか（人柄，家族状況，その他の社会・文化的な背景など）
b) どのような状況で発症したのか（発病状況）
c) いつ頃からどんな症状が出現し，それが現在までのどのように変化してきているのか
d) 受診を決意したのはどの時点か，それはどのような理由によるのか（受療理由）
e) 回復を妨げている要因は何か（遷延因子）
そのうえで，
2) 身体疾患や薬物，アルコールその他の物質によるものを除外する．
3) 内因性感情障害としての側面を評価する．ポイントとなるのは以下の2点である．
a) 内因性であることを示唆する質的特徴をもった症状の有無：快楽の喪失，罪責感，過眠を主とする抑制症状，日内変動や季節性の変化などの生気的なリズム障害などの生物学的な機能失調の有無を評価する．感情障害の遺伝負因も参考になる．
b) 患者および周囲の者が感じた病感，異質性の感覚：具体的には，発症時における「様子がどこかいつもと違う」「（その理由が）どうも腑に落ちない」といった異質性の感覚のことである．これらの病感や異質性の感覚は，現在生じている機能的変調や状態の変化が素朴な日常感覚や通常の心理解釈による理解に収まりきらない性質のものであること，したがって身体性（≒内因性）の疾患過程がすでに始まっている可能性があること，を示唆する標識として重要である．

特に注意が必要なのは「二重うつ病」の場合である．患者の言動が，ややもするともともとの性格に由来するもの，反応性のものと見なされがちであり，うつ病であることが見逃されてしまう可能性があるからである．また若年者においては特にそうであるが，当該の気分変調が統合失調症の初期症状である可能性も考慮しておく必要がある．

4) 問診の結果，患者の思考や行動自体が発病状況や遷延状況を招き寄せているという，

患者に固有の不適応パターンが明らかになることもある．そのような不適応パターンは，患者のパーソナリティと深く関連している場合が多いので，パーソナリティの評価は重要である〔前述2），3）〕が否定的な場合は特にその重要性が増す〕．パーソナリティの評価にあたって考慮すべき項目は以下の通り．

a) 生物学的に規定された気質（循環気質，分裂気質など）
b) 発達障害圏の病理の有無
c) 人格・自我機能の水準（防衛機制の水準）
d) 「反復強迫」的な行動パターン（他の精神疾患では説明できない不適切な思考や行動様式の反復）の有無
e) その他参考となる臨床類型（執着性格，メランコリー親和型，敏感性格，類てんかん性格など）

### 治療方針

#### A. 薬物療法

気分変調症全体を対象とした統計的研究においては，十分量の抗うつ薬が有効であるとの結果が相次いでおり，三環系抗うつ薬と選択的セロトニン再取り込み阻害薬（SSRI），セロトニン・ノルアドレナリン再取り込み阻害薬（SNRI）の効果はほぼ同等であるとされている．内因性の感情障害に近縁のグループでは特に効果が期待できる．近年わが国においてもノルアドレナリン・セロトニン作動性抗うつ薬（NaSSA）が使用できるようになり，その効果が期待されている．

#### 1. 抑うつ症状に対して

**℞ 処方例** 下記1)-3)のいずれかから開始し，効果不十分なら4)，5)のいずれかに変更する．いずれの場合も，少量からスタートする．

1) レクサプロ錠(10 mg)　1回0.5-2錠　1日1回
2) サインバルタカプセル(20 mg)　1回1-3カプセル　1日1回
3) リフレックス錠(15 mg)　1日1-3錠　1日1回
4) アナフラニール錠(25 mg)　1日1-3錠を1-3回に分けて投与
5) アモキサンカプセル(25 mg)　1日1-3カプセルを1-3回に分けて投与

感情病圏以外のものに対しても抗うつ薬の使用は試みられてよいが，その効果は限定的である．また，抗うつ薬を使用する際に注意を要するのは，かえって不安や焦燥が強くなったり，イライラや衝動性が増したり，情動的な過敏さを引き起こしたりする場合（activation syndrome）があるという点である．レクサプロはQT延長のある患者には禁忌である．また，重大な副作用としてQT延長，心室頻拍などが報告されていることから，定期的に心電図検査を行う必要がある．三環系抗うつ薬〔上記4)，5)〕は抗コリン作用を有するため，閉塞隅角緑内障，前立腺肥大，心疾患を有する患者には使用してはならない．また，口渇や便秘などの副作用に注意する必要がある．

#### 2. 不安・焦燥，イライラに対して

不安・焦燥，イライラや衝動性が前景に立つケースでは，抗不安薬や気分安定薬，場合によっては抗精神病薬による鎮静を考慮する．

**℞ 処方例** 下記1)-3)のいずれかから開始し，効果不十分なら4)-6)のいずれかに変更する．

1) ワイパックス錠(0.5 mg)　1日2-3錠を2-3回に分けて投与
2) メイラックス錠(1 mg)　1回1-2錠　1日1回
3) リボトリール錠(0.5 mg)　1日1-3錠を1-3回に分けて投与　保外
4) エビリファイ錠(3 mg)　1回0.5-1錠　1日1回
5) ルーラン錠(4 mg)　1日1-3錠を1-3回に分けて投与　保外
6) リスパダール錠(1 mg)　1日1-2錠を1-2回に分けて投与　保外

抗精神病薬〔上記4)～6)〕によるパーキンソニズム，アカシジア（静坐不能）などの副作用の出現に注意する．特にアカシジアは，「じっとしていられない」「落ち着いていられない」と表現されることが多く，精神症状の悪化と間違われることがあるので注意が必要である．

### B. 心理・社会的アプローチ

患者の属性のうち，変更可能なものと変更不可能なものとを区別する．体質や気質などの変更不可能な要素については，その強み，弱みを評価し，強みはうまく活用し，弱みはそれによる不利を最小化するべく現実的な配慮を行う（広い意味での環境調整にあたる）．必要に応じて患者とその情報を共有し，患者による主体的な工夫を促すことも重要である．

不適応を招来する行動パターンがみてとれたら，個々のケースごとにその性質を検討し，上述の診断結果をもとにその変更可能性について考慮する．

#### 1. 行動変容のための基本的アプローチ

不適応パターン解消のために必要な手順を単純化して示すと以下のようになる．
1)不適応パターンの把握，同定
2)把握した不適応パターンの患者への提示，患者との共有
3)適応的な認知・行動パターンの再学習

その代表的な手法が認知行動療法（⇒780頁）であり，その有効性については一定の評価が確立しているが，認知行動療法のような主として知的な理解に基づいた手法のみでは対処が難しいケースもあるのではないかと思われる（ちなみに，個人的には，発達障害圏の患者にはかなり親和性のある手法ではないかと考えている）．

#### 2.「反復強迫」的な症状行動に対する対処

「反復強迫」の存在は，知的な理解にもかかわらず執拗に不適応パターンが反復・温存されるという形で明らかとなる．そのような場合に筆者が試みている方法は，（知的な理解にもかかわらず）不適応パターンが反復・温存される理由を患者自身に問いかけてみる，問いの形で主題化してみる，というものである（ただし，その際には患者の自責感を刺激しないような工夫が必要であり，純粋にその理由を治療者が知りたがっている，という雰囲気を醸し出すことが重要だと思われる）．この問いがそれなりの妥当性をもったものとして患者に受け入れられると，患者はその理由を探す必要に迫られるようになる．苦し紛れに場当たり的な理由が持ち出されることもあるが，そのような理由づけは実感を伴わないので，治療者にとってだけでなく患者本人にとっても説得力をもたないことが多い．その過程で，患者の意識は自らの起源を求めるがごとく過去に遡及していき，それと並行して感情が動き始め，時にかつての体験が感情をこめて語られるようになることがある．その際に語られる内容は多くの場合，現在における不適応パターンと共通する成分をもっており，いわばその原型ともいうべき萌芽的形態を有している．この時点で，現在における不適応パターンと過去の体験との連続性の把握が可能となるが，それにより患者は，自らの不適応パターンを，それなりの由来をもったものとして生活史全体のなかに位置づけることができるようになり，したがって先の問いかけに対して一応の実感を伴った回答が得られることになる．時には感情の動きとともに反復強迫的な行動パターンが治療構造のなかで再現され，過去との同型性が現場で明瞭にみてとれることもある．このような経過を経たからといって劇的な変化が起こるわけではないが，時には患者の言動にわずかな変化が生じ，「反復強迫」の力がいくぶん弱まる様子がみてとれるようになることがある．

#### 3. 原始的な防衛機制が優位な場合

上記2で述べたような手法は，ある程度の自我の強さを必要とするため，自我機能が脆弱なケース，原始的な防衛機制が優位なケー

スには不向きである．そのようなケースでは，穏当な治療関係を通じた「対象恒常性」「基本的信頼感 basic trust」の醸成を治療目標とするべきであるように思われる．したがってこの場合の最優先課題は「治療関係の維持」である．しかし，このことは，限界設定の重要性を否定するものではなく，また限界を超えた場合には治療終結もやむなしとする，という決然とした態度表明と矛盾するものでもない．一定の節度や限度を欠いた振る舞いが無制限に許容されうるような関係は，もとはといえば，社会への適応，適応的な行動パターンの体得を目指すための同盟関係であるはずの治療関係の本義に抵触するからである．

### 参考文献

1) 日本精神神経学会（日本語版用語監修），髙橋三郎，大野 裕（監訳）：DSM-5 精神疾患の診断・統計マニュアル．pp 168-171，医学書院，2014
2) Akiskal HS, Rosenthal TL, Haykal RF, et al：Characterological Depressions: clinical and sleep EEG findings separating 'subaffective dysthymias' From 'character spectrum disorders'．Arch Gen Psychiatry 37: 777-783, 1980
3) 松浪克文：いわゆる「現代型」うつ病にどのように対応するか．精神科治療学 23: 995-1004, 2008

---

#### 気分循環性障害　　　　　加藤忠史

気分循環性障害は，軽躁病エピソードと，抑うつエピソードの基準を満たさない程度の軽いうつ状態を伴うものである．DSM-5 では，2 年間以上，2 か月以上の寛解期をおかずに繰り返す場合とされている．一般人口の 0.6％ にみられるとの報告がある．双極性障害が気分循環性障害から発症する場合も多い．以前は，躁うつ病の病前性格として循環性格が注目されていたが，現代的な観点からは，気分循環性障害から双極性障害を発症する場合が多い，と記載されることになる．

また，双極性障害患者の家族に多くみられ，これも発症の前駆状態である可能性もある．

リチウムが有効であろうとの意見がある．しかし，この診断の治療法に関する実証的な研究は全くないといってよい．そもそも，疾患というよりはパーソナリティに近いものであり，治療選択の参考になるとはいい難い．

---

## 軽症うつ病あるいは<br>メランコリー親和型うつ病
*mild endogenous depression*

大前　晋　国家公務員共済組合連合会虎の門病院・精神科部長（東京）

### 疾患概念

【定義・病型】「メランコリー親和型うつ病」は，2005 年に「ディスチミア親和型うつ病」が提唱された際に，その対概念として命名された．それまでは「軽症うつ病」「軽症内因性うつ病」とよばれていた．

軽症うつ病は，笠原・木村分類（1975）Ⅰ型として知られた病態である．起源はKahlbaum のヴェコルディア・ディスチミア Vecordia dysthymia（1863）までさかのぼることができ，Hecker がチクロチミー Cyclothymie（1898）として病態記載を完成させている．

軽症うつ病（日）と，mild depression（英，米）は，多少のオーバーラップがあっても，全く違ったものとして考えなければならない．従来，英米圏でデプレッションといえば，疲労感や身体的不定愁訴を主訴として，

かかりつけ医を訪れる病態，あるいは職業上や家庭内の葛藤を主訴として，精神分析医を訪れる病態を意味していた．このデプレッション観が，DSM-Ⅳの「大うつ病性障害」の起源である．

**【病態・病因】** 外来で治療可能な「軽症内因性うつ病」である．一過性の軽躁状態を呈することはあっても，基本的には単極性うつ病の経過をとる．経過は双極性障害に比べて反復は少ない．発症年齢は中年期から初老期に多く，性差を特に認めない．

Tellenbach のメランコリー親和型という，秩序志向性，几帳面，良心性，義理堅さ，強い責任感など，通常適応的とされるパーソナリティのもち主が，転勤，昇進，家族成員の移動，身体的疾患への罹患，負担の急激な増加ないし軽減，生産，居住地の移動ないし改変，愛着する事物あるいは財産の喪失などを契機として発症する．

身体医学的病因は，不明である．Schildkraut によるアミン仮説は，三環系抗うつ薬 tricyclic antidepressant（TCA）が効果を現すという事実に基づいた推論である．心理学的病因も，不明である．Tellenbach のメランコリー論は，メランコリー型性格者がどのような経過をもって破綻するかを鮮やかに記述したが，破綻の結果がうつ病である必然性を論じていないし，メランコリー型性格以外の人がうつ病を発症する可能性を否定できていない．

**【疫学】** 軽症うつ病に特化した疫学調査はない．近年の疫学調査は，ほとんどが DSM や ICD の診断基準に則しているからだ．メランコリー親和型うつ病が減りつつあるという印象を，多くの臨床家が語っているが，これを裏書きする疫学データはない．

**【経過・予後】** 誘発イベントを認めても，いったん発病すると自律的な経過をとる．すなわち，イベントが解除されても回復しない．その意味で内因性の経過をとるが，病相は数か月から1年程度で自然軽快する．軽症であっても自殺のリスクは小さくない．

**診断のポイント**

内因性うつ病あるいは生気的うつ病といわれる病態である．その本質は，うつ気分の特異性にある．すなわち正常心理の範囲におけるうつ状態と質が異なり，Schneider が《彼に何かうれしいことのあった場合でも，それは彼の憂うつを少しも減らすものではなく》，《悲しい知らせが，快方に向かった病人を逆戻りさせることもない》と論じたように，患者は外界の出来事に反応できない．Schneider の「生気的悲哀感 vitale Traurigkeit」，Schulte の「悲哀不能 Nichttraurigseinkönnen」は，いずれもこの事態を表現している．

Lange はうつ病性の制止を「生気的制止 vitale Hemmung」と命名した．これは気分症状と並んで，うつ病像の基礎を構成する．制止が軽度で診断困難なときでも，本人から「従来と同様のペースのつもりが，結果が伴わない，こんなはずではないのだが」という当惑，ずれの感覚として訴えられることがある．

食欲低下（以前からの好物を口にしても口元がほころばない），睡眠障害（典型的には早朝覚醒）などの身体症状が必須であり，非特異的な自律神経症状（頭痛，めまい，耳鳴，動悸，息苦しさ，消化器症状，悪心，発汗，口渇など）も多い．これらは気分・運動症状と同じく，日内変動（典型的には朝が悪く，夕刻に向かって軽快する）を伴って現れる．

自殺企図の既往がなくとも，自殺念慮はまれでない．「消えてしまいたい」「逃げてしまいたい」「すべてを投げ出したい」というものまでを広義の自殺念慮として認識できれば，治療にあたって自殺抑止を契約するうえで有効である．

**治療方針**

A. 治療方針の概要

TCA および電気けいれん療法 electroconvulsive therapy（ECT）など，身体的治療との結びつきが強い病態であり，休息と服薬により病状のすみやかな軽快が期待される．選

択的セロトニン再取り込み阻害薬 selective serotonin reuptake inhibitor (SSRI) など新規抗うつ薬の効果は，TCA ほど明らかでない．

原因探究な精神療法の適応はないが，笠原（いわゆる「ムンテラ七ヵ条」）や Schulte のような，精神病理学的理解に基づく治療上の助言が有効である．

### B. 薬物療法

身体的治療について要約すれば，第一選択は TCA である．欧米の文献ではイミプラミン換算で 100-300 mg が処方されるが，現代日本の臨床では少なくて 10-30 mg，多くて 75-150 mg 程度にして十分であり，それ以上の内服は抗コリン性の副作用のために困難なことが多い．TCA の無効例および部分改善例については SSRI への置換，あるいはそれぞれの病像に応じてリチウム（リーマス），抗てんかん薬などの付加療法を行い，そのうえで改善不十分な例，早期の改善を必要とする例，忍容性が低いために十分な薬物療法が施行できない例については ECT を検討することとなる．

ただし Klein らが《抗うつ薬処方はうつ病の自然経過に影響は与えない》と論じたように，薬物療法は症状を軽減するが，病相を短縮するわけではない．

**℞ 処方例** 治療者各自が使い慣れた TCA を，少量から開始し，部分改善例は抗コリン作用に注意しながら増量する．

1) ノリトレン錠（10 mg） 1回1錠 1日1回 就寝前から，ノリトレン錠（25 mg） 1回1錠 1日1回 就寝前へ

   1) で寛解にはこぶ場合も少なくないが，最終的には欧米並みの量を必要とすることもある．

2) ノリトレン錠（25 mg） 1回1錠 1日3回から，1回2錠 1日2回，さらに1回2錠 1日3回へ

   2) の処方が副作用にて内服困難な場合は，別の TCA を用いる．

3) アナフラニール錠（25 mg） 1回1錠 1日1回から，状態に応じて増量

反復性の顕著なものに対しては，気分調整薬の追加も検討の価値がある．

4) リーマス錠（200 mg） 1回1錠 1日2回，あるいは1回1錠 1日3回

### C. 心理・社会的療法

軽症うつ病に対する精神療法的態度として，患者の苦痛を精神病理学的に理解することが肝要である．乱暴を承知で例えれば，うつ病とは，自動車のエンジンが失調しているというよりは，運転手が気づかぬうちにブレーキがかかっているために，前に進まない状態である．したがってアプローチの要諦は，これ以上エンジンをふかすことではなく，ひとまずエンジンを止めてブレーキを緩めるよう促すことにある．

Schulte は，《患者をはげましたり，説教したり，無理な努力を強いるといった間違ったやり方》をやめさせ，《「健康人も躁うつ状態を悲哀から高揚に至る感情という物差しで"了解"しおおせる」という性急な断定から》患者を守るために，《いかに逆説的に聞こえようとも，患者は彼らの状態の了解不能性を沈黙裡に肯定することのほうが，押しつけがましさを混えて感情移入可能を断言されるよりも，よりよく"了解"され受容されたと思うだろう》と論じている．「うつ病の人をはげましてはならない」という定型句は，おそらくこの論文に発している．

認知行動療法と対人関係療法（⇒783頁）は，先に述べた英米における mild depression に対する精神療法であり，軽症うつ病の急性期に対する適応はない．

### D. 難治症例・家族への対応

Schulte はさらに，《精神療法家はうつ病者が病相期より脱出する際にも万全の注意を払わねばならない》という．生気的悲哀感あるいは制止，食欲そして睡眠の障害が改善し，退院や職場復帰が射程に入りだしても，

患者は自信喪失を訴えて，漫然とさらなるモラトリアムを要求しているかにみえることがある．こうした場合，《ここでとくに必要なのは，解き明かし，支え，肩の荷をおろし，元気づけつつ医師が患者の手の届くところにいるということである》と，医師が患者のそばにいつづけながらも，社会生活への再参入を促すことの重要性が論じられている．

このように，うつ病の精神療法にあたっては，常に医師が病態生理について理解し見守りながらも，症状の変化に応じて治療の方向性を調整していくことが必要となる．

### E. 併存疾患

軽症内因性うつ病に限れば，不安障害の合併は多くない．大うつ病性障害と不安障害のcomorbidityに関する研究は，まず不安障害が先行して，患者がその症状や事実について落ち込んでいる状態を多く含んでいると思われる．

■患者・家族説明のポイント
- 日常生活におけるストレス反応とは違うことを伝える．
- いまだ原因不明ではあるが，治し方は十分確立された病気であることを伝える．
- 病状の否認，叱咤激励は，本人を意気消沈させ，病状を慢性化させかねないことを伝える．

**参考文献**
1) 笠原 嘉，木村 敏：うつ状態の臨床的分類に関する研究．精神経誌 77：715-735, 1975
2) 大前 晋：メランコリー親和型うつ病．「精神科治療学」編集委員会（編）：精神科治療学 25（増刊）：今日の精神科治療ガイドライン．pp 135-137, 星和書店, 2010
3) Schulte W：Psychotherapeutische Bemühungen bei den Melancholie. Dtsch Med Wochenschr 87：2225-2231, 1962.〔飯田 眞，中井久夫（訳）：うつ病の精神療法．精神療法研究．pp 63-85, 岩崎学術出版社, 1994〕

## 非定型うつ病
*atypical depression(VD)*

大前 晋　国家公務員共済組合連合会虎の門病院・精神科部長（東京）

### 疾患概念

**【定義・病型】**　電気けいれん療法 electroconvulsive therapy（ECT）や三環系抗うつ薬 tricyclic antidepressant（TCA）が奏効する「定型」うつ病に対し，「非定型」うつ病 atypical depression は，ECT や TCA が無効で，モノアミン酸化酵素阻害薬 monoamine oxidase inhibitor（MAOI）が効果を現す病態として提案された．それまでは，神経症あるいはパーソナリティの病理と見なされて精神療法の対象となっていた病態である．

1959 年，West と Dally は，抑うつ性あるいはヒステリー性の特徴と不安・恐怖症をもつ「非定型」うつ病像に対して，ECT は無効で，MAOI の一種 iproniazid が奏効すると論じた．Sargant はこれを《反応性，外因性，非定型あるいは「ヒステリー性」うつ状態》であり，《機嫌が悪く，易刺激的で，過活動で攻撃的であり，内因性うつ病の患者とまったく似ていない》と記述した．時代はくだり，Klein らコロンビア大学グループによる精力的な臨床研究を経て，1994 年の DSM-Ⅳで採用された．

近年，双極Ⅱ型障害あるいはソフト双極スペクトラムとの関連病態として非定型うつ病をとらえる考え方が流行しつつあるが，単極性うつ状態のカテゴリーでとらえる考え方が本来である．

**【病態・病因】**　非定型うつ病像の主要な特徴を，以下に挙げる．対人関係の拒絶に敏感な女性に多い，若年発症の慢性軽うつ状態で，過眠・過食，脱力感を呈し，気分は喜ばしいイベントに反応して改善するため，病的なうつ状態と性格反応との区別が難しい．しかし

これらの群に対する疾患論的定義と治療方針の提案は，各研究グループによって多種多様であり，統一的見解に至っていない．

身体医学的病因は不明である．ただし生物学的所見の研究は，内因性うつ病あるいはメランコリー親和型うつ病（⇒141頁）との違いを示唆するものが多い．また，仮説にとどまるが，非定型うつ病の基本障害を，体質的な感情コントロール不全に求める立場と，対人関係上の拒絶過敏症というパーソナリティ・スタイルに求める立場がある．

**【疫学】** 2003年に出版された，米国のNational Comorbidity Surveyでは，一般住民の3.9%に非定型うつ病を認めている．ただしこの調査では，大うつ病性障害に過眠，過食を伴うものを非定型うつ病としている．すなわち，DSM-IVの非定型うつ病よりも広い基準を用いている．

**【経過・予後】** 非定型うつ病におけるうつ状態は，喜ばしい出来事や，MAOIに反応して改善するが，対人関係上の過敏性については，遅くとも青年期に始まって慢性的に持続することが多い．そのため，対人関係上のささいな出来事を契機として，容易にうつ状態は再燃する．その意味で慢性の経過をとる．

**診断のポイント**

非定型うつ病は，「定型」うつ病である内因性うつ病あるいはメランコリーとの鑑別が問題になる病態ではない．問題になるのは，境界性，演技性あるいは回避性パーソナリティ障害などに合併する不安障害との鑑別である．

DSM-IVの診断基準クライテリアA「気分の反応性」とは，「内因性うつ病あるいはメランコリーではない」という除外規定である（クライテリアC「『メランコリー性の特徴』『緊張病性の特徴』がないこと」は，Aと等価であり，冗長な規定となっている）．そのうえで，クライテリアBの①著明な体重増加あるいは食欲増進，②過眠，③鉛様の麻痺（例えば，腕や脚の重苦しい感じ），④長期にわたって持続する対人関係上の拒絶過敏性（気分が乱れている時期に限られないで，著明な社会的あるいは雇用の障害につながる）のうち2項目以上が必要となる．クライテリアB③は，「鉛」というよりは「重苦しさ」に重点をおいてよい．米国でも近年では，患者自身が「鉛のような」という表現を自発的にすることは，めったにない．

DSMの基準には採用されていないが，状態像（軽症），縦断像（若年発症，慢性持続性），性差（女性に多い）は重要な指標である．

**治療方針**

**A. 治療方針の概要**

心理・社会的療法あるいは精神療法にプライオリティをおく立場と，薬物療法にプライオリティをおく立場がある．薬物療法にプライオリティをもつ立場でも，心理・社会的療法と精神療法が不要といっているわけではない．体質的な感情コントロール不全を薬物療法によって手当てすることなく，心理・社会的療法を行っても無駄という見解である．

**B. 薬物療法**

現在の日本に，非定型うつ病に対する薬物療法のゴールド・スタンダードはない．

MAOIの有効性は，コロンビア大学グループのほか，いくつかの研究グループも追試に成功している．しかし2015年現在，日本で抗うつ薬として認可されているMAOIはない．

近年の臨床試験では，非定型うつ病に対するSSRIなど新規抗うつ薬の効果を認めるものもあるが，効果を保証するに十分なデータとはいえない．コロンビア大学グループもSSRIはTCAと同等，すなわち「効かない」という結論に達している．

非定型うつ病を双極性障害の辺縁にある病態ととらえ，リチウムやバルプロ酸（デパケン），ラモトリギンなどの有効性を主張する研究者もいるが，この意見を裏打ちする実証研究は少ない．

したがって，薬物療法については，症例そ

れぞれの特徴に従って，個別的に組んでいく必要がある．

**処方例** うつ気分が前景に立つ場合は，下記1)を用いる．

1) ドグマチール錠(50 mg)　1回1錠　1日2回，あるいは1回1錠　1日3回

攻撃性や衝動性が前景に立つ場合は，下記2), 3)を単独あるいは併用する．

2) セレネース錠(0.75 mg)　1回0.5-2錠　1日1回　保外
3) リボトリール錠(0.5 mg)　1回1錠　1日1回　保外

気分の易変性が前景に立つ場合は，下記4), 5)のいずれかを開始し，効果不十分ならもう一方を試す．

4) テグレトール錠(100 mg)　1回1錠　1日2回，あるいは1回1錠　1日3回　保外
5) デパケン錠(200 mg)　1回1錠　1日2回，あるいは1回1錠　1日3回　保外

### C. 心理・社会的療法

患者の拒絶過敏症に焦点を当てた心理学的介入が勧められているほか，認知行動療法でMAOIと同等の効果を得たとの報告がある．非定型うつ病は，うつ気分が環境に反応できるため，定型的な内因性うつ病よりも，心理・社会的療法の効果が期待される．

### D. 難治症例・家族への対応

非定型うつ病という診断を患者に伝える際，患者と家族がその病名について，どのようなイメージをもっているかを問うたうえで，楽観視にも悲観視にも修正を加えていく必要がある．

非定型うつ病は，プラセボ反応を起こしやすい病態である．したがって，患者が「非定型うつ病」という診断を与えられることで安心したとき，その出来事に反応してうつ気分は改善する．薬物療法も，治療初期には良好な経過を得ることができる．しかしこの効果は長くは続かない．そのとき患者は，期待が裏切られたように感じて，受診前よりもさらに意気消沈してしまうことになる．

### E. 併存疾患

パーソナリティ障害(特に回避性パーソナリティ障害)と不安障害(例えば分離不安障害，特定の恐怖症あるいは社交恐怖)の併存が比較的多いとされる．

■患者・家族説明のポイント
・患者や家族の意気消沈を回避しようとするのは当然だが，だからといって，根拠に乏しい希望や期待を与えない．
・重症化することは少ないが，数年にわたって継続する病態であることを明瞭に伝える．
・薬物療法に過剰な期待はできないことを明瞭に伝える．

#### 参考文献

1) 貝谷久宣：非定型うつ病―不安障害との併発をめぐって．精神医学 52：840-852, 2010
2) 大前 晋：非定型うつ病という概念―4種の定義．精神神経学雑誌 112：3-22, 2010

# 血管性うつ病
*vascular depression*

秋田怜香　桜ヶ丘記念病院・精神科
三村　將　慶應義塾大学教授・精神・神経科学

### 疾患概念

【定義・病型】　血管性うつ病 vascular depression(VD)は①脳卒中後にうつ状態を呈した脳卒中後うつ病 post stroke depression(PSD)と，②うつ病患者において，明らかな脳血管障害のエピソードがないにもかかわらず，脳MRIなどの画像検査で脳血管障害を認めるMRI-defined VDの2つに大別される．

【病態・病因】　PSDの発生機序として，脳

卒中によって生じた身体機能障害などへの了解可能な心因反応という見方もあるが，その一方で障害の程度を一致させた整形外科患者と脳卒中患者とを比較したところ，うつ病の発症頻度は脳卒中患者で有意に多かったという報告があり，少なくとも心因反応だけでは説明がつかない．おそらく脳の損傷による器質因が直接関与し，さらに心理・社会的要因も影響して複合的な要因で生じてくるのであろう．MRI-defined VD では，微小な脳血管病変の蓄積がもともとの内因性の要素や脳の脆弱性を顕在化させ，うつ病発症の閾値を低下させるという説がある．

いずれの場合にも，情動に関与する皮質-線条体-淡蒼球-視床-皮質回路の機能障害がうつ病の発症にかかわっているという説が提唱されている．

【疫学】 PSD の有病率としては，急性期と回復期リハビリテーション期とを合わせた脳卒中患者の追跡調査では，2 年間に約半数の患者がうつ状態を発症したとされている．MRI-defined VD では，発症年齢や脳 MRI 検査時の年齢が高いほど無症候性脳梗塞の頻度は高く，老年期発症のうつ病患者では 9 割以上に血管性病変を認めるともいわれている．

【経過・予後】 PSD に罹患すると，ADL の回復遅延や認知機能の悪化，さらに死亡率の上昇などが生じるとされている．脳卒中後 6 か月の間に抗うつ薬の投与を受けた患者群は，プラセボ群に比べて 9 年後の生存率が 2 倍以上であるという報告もあり，PSD の早期発見・早期治療は患者の生命予後においても重要である．また，急性期には PSD の症状が認められなくても，経過途中でうつ病が出現する例もあり，少なくとも 2 年間は注意が必要である．

### 診断のポイント

VD においても，症状としてはうつ病の診断基準を満たすものである．一方で，脳卒中後には，抑うつ気分を認めず情動や意欲・興味の欠如が主体となるアパシー状態を示すこともあり，PSD と区別して考えることもある．

VD は初発が高齢の場合が多いこと，糖尿病や高血圧など脳血管障害の危険因子の合併が多いこと，気分障害の家族歴が少ないことも特徴である．

### 治療方針

#### A. 治療方針の概要

基本は十分な休養と薬物療法である．しかし，PSD では，麻痺や失語への十分なリハビリテーションが必要であるため，安静・休養とのバランスが求められる．また，脳血管障害の再発や進行予防も重要であり，脳血管障害専門医との連携が望ましい．

#### B. 薬物療法

薬物療法に関しても一般のうつ病と同様だが，VD は高齢者が多く，また脳の脆弱性もあり，副作用には十分な注意が必要である．そのため，まずは副作用の少ない SSRI や SNRI を低用量から開始し，副作用の発現に注意して慎重に増量することが望ましい．

アパシーに対しては抗うつ薬の効果は乏しく，アマンタジンやシロスタゾールなどが有効な場合がある．

#### ℞ 処方例

1) ジェイゾロフト錠(25 mg)　1 日 2-3 錠を 2-3 回に分けて投与

以上を 14 日間使用して改善がみられない場合は，下記の 2), 3) のいずれかを用いる．

2) レクサプロ錠(10 mg)　1 回 1-2 錠　1 日 1 回
3) ノリトレン錠(10 mg)　1 回 1-2 錠　1 日 3 回

#### C. 修正型電気けいれん療法(mECT)

PSD においても，難治性の場合，mECT が有用との報告もある．しかし，mECT は記憶障害などを惹起するリスクもあり，適応を十分に検討する必要がある．

#### D. 心理・社会的療法

抑うつが重度の場合には十分な休養をとる

ことが重要である一方で，アパシーが主体の場合にはリハビリテーションなど身体的な活動性を上げることが症状改善に効果的である．そのほか，適切な心理・社会的療法を行うことが患者のQOLの改善やリハビリテーション効率の改善，認知機能の改善につながると期待される．

### 参考文献
1) 木村真人（監訳）：脳卒中における臨床神経精神医学．第2版，星和書店，2013
2) 木村真人：脳血管障害と「うつ」．老年精神医学雑誌　25：25-33，2014
3) 山下英尚，濱 聖司，村上太郎：血管障害とうつ病・アパシー．老年精神医学雑誌　26：19-25，2015

# 月経前不快気分障害
*premenstrual dysphoric disorder (PMDD)*

山田和男　東京女子医科大学東医療センター教授・精神科

### 疾患概念

【定義・病型】　月経前不快気分障害（premenstrual dysphoric disorder：PMDD）は，DSM-5において初めて，独立した疾患として「抑うつ障害群」のカテゴリーに分類され，抑うつ障害群の下位診断名の1つとして，本文中に診断基準が記載されるようになった疾患である．

月経前以外の時期には，PMDDではないほかの女性と同様の質の高い生活ができるが，月経前の数日から2週間にわたり，抑うつエピソード患者と同様の重篤な精神症状が出現することにより，仕事（職場），学校，家庭などでの日常生活や人間関係に，大きな支障をきたしている．ただし，これらのPMDDの症状は，月経が始まるとともに，すべてがすみやかに改善し，月経のあとの1週間は，ほぼ完全に症状が消失していることが特徴である．そして，次の月経前にも，同様のPMDDの諸症状を呈する．これらのサイクルが，適切な治療を行わなければ，1年以上にわたって続く疾患がPMDDである．

【病態・病因】　PMDDでみられる抑うつ症状は，そのほとんどが過食や睡眠過多などの，非定型の特徴を伴うものであることが特徴である．すなわち，PMDDを一言で表現すると，「月経の前ごとに（非定型）うつ病を呈する疾患」である．

PMDDの原因は，現在のところ不明である．しかし，症状が黄体期の後半にのみ反復して認められることより，プロゲステロン（黄体ホルモン）やその代謝産物のアロプレグナノロンが関与している可能性が高い．これらの物質によってセロトニン系神経の機能が低下し，うつ病と同様の症状が出現するという説がある．月経が発来し，これらの物質の濃度が低下すると，セロトニン系神経の機能が正常化し，抑うつ症状もすみやかに改善すると考えられている．

【疫学】　PMDDは，生殖可能年齢の女性（月経のある女性）の3-8％に認めるとされる．DSM-5によれば，月経のある女性におけるPMDDの12か月有病率は1.8-5.8％であるが，この値は，実際よりも低い値になっている可能性も高いことが指摘されている．

PMDDの発病時期には個人差があるが，おおむね20歳代で始まることが多い．PMDDの発病前には，入学，独居，就職，転勤，転職，転居，結婚，離婚，出産，介護，親との死別などの何らかのライフイベントがあることが多い．DSM-5は，ストレス，対人関係での外傷体験，季節の変化，および一般的な女性の行動に関する社会文化的側面，とりわけ女性の社会的役割に関するものを，PMDDの発現に関連した環境因子として挙げている．

PMDDの遺伝率は知られていないが，DSM-5によれば30-80％と推計されて

【経過・予後】　疾患概念そのものが比較的新しいため，PMDDの経過や予後に関しては不明な点が多い．未治療であれば，妊娠中や授乳中を除けば，通常は閉経するまで，月経の前ごとにPMDDの症状が繰り返し出現することが多いとされている．

## 診断のポイント

PMDDを診断する際には，DSM-5の診断基準に基づいて行うのが妥当であると考えられる．

DSM-5の診断基準のAとして，ほとんどの月経周期において，月経開始前最終週に少なくとも5つの症状が認められ，月経開始数日以内に軽快し始め，月経終了後の週には最小限になるか消失することが挙げられている．

診断基準のBとして，①著しい感情の不安定性，②著しいいらだたしさ，怒り，または対人関係の摩擦の増加，③著しい抑うつ気分，絶望感，または自己批判的思考，④著しい不安，緊張，および/または"高ぶっている"とか"いらだっている"という感覚，のうちのいずれか1つ以上の存在が挙げられている．

診断基準のCとして，①通常の活動における興味の減退，②集中困難の自覚，③倦怠感，易疲労性，または気力の著しい欠如，④食欲の著しい変化，過食，または特定の食物への渇望，⑤過眠または不眠，⑥圧倒される，または制御不能という感じ，⑦他の身体症状，のうちのいずれか1つ以上の存在が挙げられている．さらに，上の診断基準Bの症状と合わせて，合計で5つ以上の症状に達していなければならないとしている．

なお，基準A-Cの症状は，先行する1年間のほとんどの月経周期で満たされていなければならない．

診断基準のDとして，これらの症状が，臨床的に意味のある苦痛をもたらしたり，仕事，学校，通常の社会活動または他者との関係を妨げたりすることが挙げられている．

診断基準のEとして，この障害が，うつ病，パニック症，持続性抑うつ障害（気分変調症），パーソナリティ障害などの他の障害の症状の単なる悪化ではない（ただし，併存していてもよい）という条件が挙げられている．

診断基準のFにおいて，基準Aは，2回以上の症状周期にわたり，前方視的に行われる毎日の評価により確認されるべきであるとしている．ただし，PMDDの診断は，この確認に先立ち，暫定的に下されてもよいとしている．

診断基準のGとして，症状は，物質や，他の医学的疾患の生理学的作用によるものではないという条件が挙げられている．

DSM-5では，以上の診断基準A-Gのすべてを満たす場合に，PMDDと診断する．

PMDDと鑑別すべき疾患として，月経前症候群や他の精神疾患の月経前の悪化がある．

PMDDと月経前症候群の鑑別は，DSM-5のPMDDの診断基準を満たすか否かによって判断する．しかし，重症の月経前症候群では，PMDDとの鑑別が困難となることもある．実際の臨床現場においては，月経前の諸症状が「臨床的に意味のある苦痛をもたらしたり，仕事，学校，通常の社会活動または他者との関係を妨げたりする（例えば，社会活動の回避や，仕事，学校，または家庭における生産性や能率の低下など）」のか否かによって判断することが多い．すなわち，月経前の抑うつや不安，情緒不安定，過眠などによって，「学校や仕事を休んでしまう」，「勉強や仕事の能率が極端に落ちる」，「他人との口論や人間関係上のトラブルが多くなる」など，日常生活に支障をきたしている場合には，月経前症候群ではなく，PMDDである可能性が高いといえよう．

また，すでに精神疾患に罹患している患者では，月経前には抑うつ症状が悪化すること

が多い．これらは「原疾患名＋月経前症候群」と診断すべき状態である．代表的な精神疾患は，持続性抑うつ障害（気分変調症）とうつ病であるが，双極性障害，パニック症，統合失調症なども，月経前には症状が悪化することが多い．また，境界性パーソナリティ障害の患者も，月経前には問題行動などが，より出現しやすくなることが多い．

### 治療方針

#### A. 治療方針の概要

PMDDの治療は，選択的セロトニン再取り込み阻害薬 selective serotonin reuptake inhibitor（SSRI）による薬物療法が中心となる．多くのPMDDの患者においては，SSRIによる間欠療法（黄体期のみの服用）が奏効する．

#### B. 薬物療法

SSRI〔セルトラリン（ジェイゾロフト），パロキセチン（パキシル），エスシタロプラム（レクサプロ），フルボキサミン（デプロメール）のいずれか〕を用いる．原則として間欠療法による治療を行うが，月経が不規則である者や，間欠療法にて効果不十分の場合には，適宜，継続療法を行うこととしている．効果が認められなかった場合や，有害作用によって服用できなかった場合には，他のSSRIに変更する．

「エビデンスに基づいた月経前不快気分障害（PMDD）の薬物治療ガイドライン（2013年改訂版）」によれば，推奨される1日用量は，セルトラリンならば 50-100 mg/日（軽症例では 25 mg/日でも可），パロキセチン（CR錠）ならば 12.5-50 mg/日（通常錠の場合は 10-40 mg/日），エスシタロプラムならば 10-20 mg/日，フルボキサミンならば 50-150 mg/日である．

**R 処方例** 下記のいずれかを用いる（次の月経開始予定日の14日前〜月経開始日のみの服用）．

1) ジェイゾロフトOD錠（25・50・100 mg） 1回 25 mg 1日1回 朝食後より開始し，最大 100 mg まで増量 （保外）
2) パキシルCR錠（12.5・25 mg） 1回 12.5 mg 1日1回 朝食後より開始し，最大 50 mg まで増量 （保外）
3) レクサプロ錠（10 mg） 1回1錠 1日1回 朝食後より開始し，最大 20 mg まで増量 （保外）
4) デプロメール錠（25・50・75 mg） 1回 25 mg 1日2回 朝食後・就寝前より開始し，最大 150 mg まで増量 （保外）

#### C. 心理・社会的療法

女性特有のストレス要因を考慮したアプローチが必要である．なお，認知行動療法は，有効であるというエビデンスはあるものの，効果の発現までに時間がかかる．

#### D. 難治症例患者・家族への対応

難治症例では，重度かつ持続性のストレス要因を抱えている場合が多い．このような場合には，患者・家族を含めた環境調整を必要とすることが多い．また，他の精神疾患（パーソナリティ障害を含む）と月経前症候群との併存を，PMDDと誤診していないかを，再確認する必要がある．

#### E. 併存疾患

PMDDの患者では，経過中にうつ病を発症するリスクが高いことが知られている．

### ■患者・家族説明のポイント

・患者と家族に「PMDD」という病名を告知し，月経前の多彩な精神・身体症状の原因がPMDDという疾患によるものであることを理解させる（特に男性の家族に対して）．
・SSRIによる間欠療法が，有効であることを説明する．

### 参考文献

1) 山田和男，神庭重信：エビデンスに基づいた月経前不快気分障害（PMDD）の薬物治療ガイドライン（2013年改訂版）．神庭重信（編）：難治性気分障害の治療：エビデンス

# 気分障害の併存疾患（物質，不安障害，パーソナリティ障害など）
*comorbidities of mood disorders*

**大谷　真**　東京大学医学部附属病院特任講師（病院）・心療内科
**秋山　剛**　NTT東日本関東病院・精神神経科部長（東京）

## 疾患概念

気分障害は，極端な気分の揺れとそれに伴う活動性の変化を主症状とする疾患群である．米国精神医学会の診断基準（DSM-5）によると，気分障害は，抑うつ障害群と双極性障害および関連障害群に分けられる．抑うつ障害群では，うつ状態のみが出現するが，双極性障害および関連障害群では，一般に，躁状態（軽躁状態も可）とうつ状態の両方が出現する．

気分障害に併存疾患が非常に多いことはよく知られている．特に，物質関連障害（アルコール依存症など），不安障害（パニック障害，社交不安障害，全般性不安障害，強迫性障害など），パーソナリティ障害（境界性パーソナリティ障害など），摂食障害（神経性過食症など）などが臨床上問題になることが多い．

## 診断のポイント

操作的診断（DSM-5）を用いる．DSM-Ⅳ-TRの多軸評定を行うことが，併存疾患を見落とさないためのコツである．気分障害の患者を診療する際には，気分障害に併存疾患が多いことを念頭におき，他の疾患の併存の有無について常に配慮することが望ましい．Ⅰ軸（精神疾患），Ⅱ軸（パーソナリティ障害・精神遅滞）の併存だけでなく，片頭痛，過敏性腸症候群などのⅢ軸（一般身体疾患）の併存疾患にも注意を払うことが必要である．片頭痛は国際頭痛分類第3版beta版過敏性腸症候群はRome Ⅲで操作的に診断ができる．

ただし，Ⅱ軸のパーソナリティ障害については，診断を慎重に行う必要がある．特に適切な治療が施されていない双極性障害の患者では，境界性パーソナリティ障害と似た表現型を呈することが少なくない．気分障害の治療を十分に行ったあとに，パーソナリティ障害の診断基準を満たすような症状が残るのであれば，その時点で初めてパーソナリティ障害の診断をつけるようにする．

## 治療方針

### A. 治療方針の概要

気分障害の併存疾患は，一般的に気分の揺れに伴って増悪したり改善したりすることが多い．気分障害のコントロールが良好になり，気分の揺れが落ち着けば，それだけで併存疾患の症状も落ち着くことが少なくない．まずは，気分障害の治療を優先し，気分の揺れの改善を目指すのがよいであろう．ただし，併存疾患の症状により，日常生活に支障をきたしている場合は，併存疾患の症状に対する対症療法（不安症状に対する抗不安薬など）を併用する．

### B. 薬物療法

気分障害の治療を妨げる可能性のある薬物療法は避ける．双極性障害の場合は，不安障害や神経性大食症などの抗うつ薬の適応がある併存疾患があったとしても，抗うつ薬（特に三環系）は原則として処方しない．躁状態や混合状態に転じてしまったり，気分の揺れが激しくなってしまったりすることから，併存疾患がむしろ悪化してしまうことも少なくないからである．また，抑うつ障害群の患者であっても，抗うつ薬開始後の躁転には十分注意をし，抗うつ薬で躁転した既往のある患者（Akiskalの言う「双極Ⅲ型」の患者）には，双極性障害に準じた薬物療法を行う．

#### 1. 抑うつ障害群

a. 抑うつ障害群＋アルコール依存症

アルコールが抑うつ症状を引き起こすことがあるため，まず断酒をする．断酒後も抑う

つ症状が残存する場合は，下記の薬物療法を用いる．

**R 処方例** 下記を併用する．
1) ジェイゾロフト錠（25 mg） 1回1錠 1日1回 夕食後または就寝前（上記から開始し，最大100 mgまで増量）
2) シアナマイド液（10 mg/mL） 1日5-20 mLを1-2回に分けて投与 朝食後または朝・夕食後

b．抑うつ障害群＋パニック障害，社交不安障害，全般性不安障害

これらの患者では，過去の軽躁-躁状態を見逃されているケースが多いので，軽躁-躁状態の既往の有無を十分確認したうえで，薬物療法を開始する．

**R 処方例** 下記1)-3)のいずれか1つに4)を併用する．
1) ジェイゾロフト錠（25 mg） 1回1錠 1日1回 夕食後または就寝前（上記から開始し，最大100 mgまで増量）
2) パキシル錠（10 mg） 1回1-2錠 1日1回 夕食後または就寝前（上記から開始し，最大40 mgまで増量）
3) ルボックス錠（25 mg）またはデプロメール錠（25 mg） 1回1錠 1日2回から開始し，最大150 mgまで増量 朝・夕食後
4) メイラックス錠（1 mg） 1回1-2錠 1日1回 就寝前

上記1)-3)の効果が出てきたのち，可能であれば0.5 mgずつ減量し中止する．

c．抑うつ障害群＋強迫性障害

**R 処方例** 下記1)，2)のいずれかを用いる．効果不十分の場合は3)を併用する．
1) パキシル錠（10 mg） 1回1-2錠 1日1回 夕食後または就寝前（上記から開始し，最大50 mgまで増量）
2) ルボックス錠（25 mg）またはデプロメール錠（25 mg） 1回1錠 1日2回 朝・夕食後（上記から開始し，最大150 mgまで増量）
3) ジプレキサ錠（2.5 mg） 1回1錠 1日1回 就寝前（上記で開始し，適宜増減する 最大20 mgまで） **保外**

d．抑うつ障害群＋境界性パーソナリティ障害

境界性パーソナリティ障害の患者では，ベンゾジアゼピン系抗不安薬は，衝動性を高めるおそれがあるため極力使用を控える．SSRIも初期のアクチベーション症候群，若年者の自殺などの危険性があり，投与には慎重を期す必要がある．

**R 処方例** 下記1)，2)のいずれかを用いる．うつ症状が強い場合に限り3)の併用も考慮する．
1) デパケンR錠（200 mg） 1日2-4錠を1-2回に分けて投与 **保外**
2) ジプレキサ錠（2.5 mg） 1回1錠 1日1回 就寝前（上記で開始し，適宜増減する．最大20 mgまで） **保外**
3) ジェイゾロフト錠（25 mg） 1回1錠 1日1回（上記から開始し，最大100 mgまで増量） 夕食後または就寝前

e．抑うつ障害群＋神経性過食症

過食・嘔吐が改善するだけで抑うつ症状が改善するケースもあり，薬物療法は必須ではない．使用する場合は下記を用いる．

**R 処方例**
1) ジェイゾロフト錠（25 mg） 1回1錠 1日1回 夕食後または就寝前（上記から開始し，最大100 mgまで増量）

## 2．双極性障害

a．双極性障害＋アルコール依存症

**R 処方例** 下記1)，2)を併用する．1)の効果が不十分な場合は3)を追加する．
1) デパケンR錠（200 mg） 1日2-4錠を1-2回に分けて投与
2) シアナマイド液（10 mg/mL） 1日5-20 mLを1-2回に分けて投与
3) リーマス錠（200 mg） 1日2-3錠を2-3回に分けて投与（上記から開始し，血

中濃度を確認しながら適宜増減する）

b. 双極性障害＋パニック障害，社交不安障害，全般性不安障害

**処方例** 下記1），2）のいずれかに3）を併用する．不安・焦燥感が強い場合は4）を追加する．

1) リーマス錠（200 mg） 1日2-3錠を2-3回に分けて投与（上記から開始し，血中濃度を確認しながら適宜増減する）
2) デパケンR錠（200 mg） 1日2-4錠を1-2回に分けて投与
3) メイラックス錠（1 mg） 1回1-2錠 1日1回 就寝前 1），2）の効果が出てきたのち，可能であれば0.5 mgずつ減量し中止する
4) セロクエル錠（25 mg） 1回1錠 1日3回 毎食後 (保外) 750 mgまで適宜増減可

c. 双極性障害＋強迫性障害

**処方例** 下記1），2）のいずれかを用いる．効果不十分の場合は3）を併用する．

1) リーマス錠（200 mg） 1日2-3錠を2-3回に分けて投与（上記から開始し，血中濃度を確認しながら適宜増減する）
2) デパケンR錠（200 mg） 1日2-4錠を1-2回に分けて投与
3) ジプレキサ錠（2.5 mg） 1回1錠 1日1回 就寝前（上記で開始し，適宜増減する．最大20 mgまで）

d. 双極性障害＋境界性パーソナリティ障害

**処方例** 下記1）に2），3）のいずれかを併用する．

1) デパケンR錠（200 mg） 1日2-4錠を1-2回に分けて投与
2) セロクエル錠（25 mg） 1回1錠 1日3回 毎食後（750 mgまで適宜増減可） (保外)
3) ジプレキサ錠（2.5 mg） 1回1錠 1日1回 就寝前（上記で開始し，適宜増減する．最大20 mgまで）

e. 双極性障害＋神経性大食症

**処方例** 下記1），2）のいずれかを用いる．焦燥感が強い場合は3）を併用する．

1) リーマス錠（200 mg） 1日2-3錠を2-3回に分けて投与（上記から開始し，血中濃度を確認しながら適宜増減する）
2) デパケンR錠（200 mg） 1日2-4錠を1-2回に分けて投与
3) リスパダール錠（1 mg） 1回1錠 1日1回 就寝前（上記で開始し，適宜増減する．最大12 mgまで） (保外)

### C. 心理・社会的療法

疾患に関する心理教育は，すべての患者で十分に行う．

薬物療法・心理教育のみでは効果が不十分な場合，病状の再燃を繰り返している場合などは，もし，心理療法に導入できる環境が整っているのであれば，薬物療法に併せて，認知行動療法，対人関係療法（双極性障害の場合は，対人関係社会リズム療法），集団認知行動療法に導入することが望ましい．ただし，併存障害が不安障害・摂食障害である患者に認知行動療法を行う場合には，うつ病・双極性障害に対する認知行動療法を中心に行うか，不安障害・摂食障害に対する認知行動療法を中心に行うかを検討する必要がある．

また，併存疾患が未治療のアルコール依存症の場合は，まず断酒をさせ，十分な動機づけを行ったうえで，アルコール専門病院を紹介し，アルコール・リハビリテーション・プログラム（ARP）に導入するのが原則である．

**参考文献**

1) 野村総一郎：共存症（comorbidity）に対する治療的対応．精神科治療学 17：259-266, 2002
2) 井上 猛, 田中輝明, 北市雄士, 他：双極性障害での抗うつ薬の使い方．精神科治療学 20：1141-1149, 2005
3) 牛島定信（編）：境界性パーソナリティ障害―日本版治療ガイドライン．金剛出版, 2008

# 双極スペクトラム
*bipolar spectrum*

菅原裕子　熊本大学医学部附属病院・神経精神科
坂元　薫　赤坂クリニック坂元薫うつ治療センター・センター長

## 疾患概念

**【定義】** 双極スペクトラムとは，うつ病において「現段階では双極性障害の確定診断には至らないものの，双極性障害へ発展する可能性が高い一群」を指す．双極スペクトラムの概念は，Akiskalらが提唱してきた「Soft Bipolar Spectrum」(表1)を基にしており，その意義は，操作的診断基準においてうつ病と双極性障害とに分離された2つの領域の中間に，症候的移行状態と見なされる群の存在を再確認することによって，その2つの領域の連続性をあらためて認識することにある．またAkiskalは，双極性が混入したうつ病に不用意に抗うつ薬を単独使用することで病態が複雑化したり，自殺企図を誘発したりするという抗うつ薬の負の作用に患者をさらすことなく，気分安定薬による治療の恩恵を患者が得られるようにすることが双極概念の拡大の意義であると主張している．

Ghaemiらは，双極性の徴候＝bipolarityの指標について，「双極性障害の家族歴」と「抗うつ薬誘発性の軽躁あるいは躁状態」に重点をおき，表2のような双極スペクトラム障害の診断基準を提唱した．この診断基準に基づき，さまざまな検証が行われつつあるが，現時点では十分なエビデンスの蓄積には至っておらず，この度改訂されたDSM-5において，双極スペクトラムはカテゴリーあるいは用語としては扱われていない．しかし，双極性障害および関連障害群において「他の特定される双極性障害および関連障害」という新たなカテゴリーが設けられ，このカテゴリーに分類される例として，抑うつエピソー

**表1　双極スペクトラム(bipolar spectrum)の概念**

- 双極Ⅰ/Ⅱ型：失調感情障害
- 双極Ⅰ型：躁うつ病(躁病エピソードと抑うつエピソード)
- 双極ⅠⅠ/Ⅱ型：遷延する軽躁を伴う抑うつエピソード
- 双極Ⅱ型：軽躁病エピソードを伴ううつ病
- 双極ⅡⅠ/Ⅱ型：循環気質者の抑うつエピソード
- 双極Ⅲ型：抗うつ薬や身体的治療によってのみ起こる軽躁とうつ病
- 双極ⅢⅠ/Ⅱ型：物質ないしアルコール乱用によってのみ起こる躁病とうつ病
- 双極Ⅳ型：発揚気質者のうつ病

(Akiskal HS, Mallya G：Criteria for the "soft" bipolar spectrum：treatment implications. Psychopharmacol Bull 23：68-73, 1987 より)

**表2　双極スペクトラム障害の診断基準案**

- A．少なくとも1回の抑うつエピソード
- B．自発的な躁あるいは軽躁状態がない
- C．以下のどちらかとD項目の2つ以上，または以下の両方とD項目の1つ以上
  1. 第一度親族における双極性障害の家族歴
  2. 抗うつ薬誘発性の躁/軽躁の既往
- D．C項目を両方満たさない場合には，以下のうち6つ以上
  1. 発揚性パーソナリティ
  2. 反復性抑うつエピソード(4回以上)
  3. 短期抑うつエピソード(平均3か月未満)
  4. 非定型うつ症状(DSM-Ⅳの診断基準)
  5. 精神病性抑うつエピソード
  6. 抑うつエピソードの若年発症(25歳未満)
  7. 産後うつ病
  8. 抗うつ薬の効果減弱
  9. 3種以上の抗うつ薬治療への非反応性

(Ghaemi SN, Ko JY, Goodwin FK：The bipolar spectrum and the antidepressant view of the world. J Psychiatr Pract 7：287-297, 2001 より)

ドに加え，軽躁病エピソード期間を満たさない「短期間の軽躁病エピソードおよび抑うつエピソード」と，軽躁病エピソードの症状の基準を完全には満たさない程度の軽躁病が認められる「不十分な症状を伴う軽躁病エピ

ソードおよび抑うつエピソード」が提示されていることから，双極スペクトラムはこのカテゴリーに属すると考えられる．また，抗うつ治療の間に生じた躁/軽躁病エピソードに関しては，「抗うつ治療により生じる生理学的作用を超えると判断される場合は双極性障害と診断する」と改訂された一方で，抗うつ薬使用後の易怒性，イライラ，焦燥といった1つまたは2つの症状のみで軽躁病エピソードとするには不十分とされ，双極性障害の過剰診断への歯止めをかけた形になっている．

【疫学】 現時点では，双極スペクトラムとしての診断基準が確立されていないため，明確な有病率は存在しない．DSM-5の診断基準に基づいて双極性障害および関連障害群の有病率を調べた研究では，各生涯有病率は双極Ⅰ型障害が1.0%，双極Ⅱ型障害が0.8%，他の特定される双極性障害および関連障害が1.0%，発揚気質が3%であり，双極スペクトラムが後者2つを包含すると考えると，生涯有病率はおよそ4%前後と想定される．いずれの有病率においても男女差は認められていない．

【経過・予後】 Ghaemiらが提唱した双極スペクトラムの診断基準に基づいて250名のうつ病患者を5年間にわたって後ろ向きに調査した研究において，18.4%が双極性障害へ診断変更されており，双極スペクトラムの診断基準の感度と特異度はそれぞれ0.870，0.917であったと報告されている．双極性障害の家族歴，抗うつ薬誘発性の軽躁/躁の既往，短期抑うつエピソード，若年発症，抗うつ薬の効果減弱，抗うつ薬抵抗性は診断変更の独立した予測因子となりうるとされ，なかでも抗うつ薬誘発性の軽躁/躁の既往のオッズ比は約43と最大であり，DSM-5の変更内容と矛盾しない結果となっている．

### 診断のポイント

DSM-5の診断基準に基づけば，抗うつ治療の間に治療の生理学的作用を超えた躁/軽躁病エピソードが生じた場合は，双極性障害と診断する．「抗うつ治療により生じる生理学的作用を超える躁/軽躁病エピソード」とは，抗うつ薬を中止するとともに気分安定薬や抗精神病薬による治療を要する躁/軽躁病エピソードといえる．また，抑うつエピソード以外に閾値以下の軽躁病エピソードが認められる場合は，他の特定される双極性障害および関連障害と診断する．

現時点では双極スペクトラムの明確な診断基準は存在しないものの，うつ病患者において，双極性障害へ発展する可能性が高い一群をどのように抽出するかがポイントとなる．Ghaemiらが提唱した診断基準の各項目についてはさまざまな検証がなされており，なかでも多くの研究で共通して双極性障害との関連が示唆されている項目は，双極性障害の家族歴と若年発症である．うつ病患者において，これらの項目に該当する場合は双極スペクトラムの可能性を念頭におく必要がある．

さらにDSM-5における大きな変更点の1つとして着目すべきは，混合性エピソードが廃止され，各エピソードにおける特定用語として「混合性の特徴」が設けられたことである（⇒133頁）．抑うつエピソードにおいて混合性の特徴を伴う場合，双極性障害に発展する重大な危険因子であるとされており，双極スペクトラムとして扱うべき病態といえる．ただし，DSM-5で改訂された抑うつエピソードにおける混合性の特徴における躁病/軽躁病症状（表3）では，躁病/軽躁病エピソードの症状から易怒性，注意散漫，精神運動性焦燥が除外され，さまざまな物議を醸している．実際，抑うつエピソードにおける混合性の特徴で除外された易怒性，注意散漫，精神運動性焦燥は，混合病相で高頻度に認められる一方で，高揚気分や自尊心肥大は出現頻度が少ないことが報告されている．さらに，うつ病患者における精神運動性焦燥は，躁転の予測因子となりうることも報告されている．これらのことから，うつ病患者において易怒性，注意散漫，精神運動性焦燥といっ

表3 抑うつエピソードにおける混合性の特徴における躁病/軽躁病症状

- 高揚気分
- 自尊心肥大
- 多弁
- 観念奔逸,思考競合
- 活動量の増加
- 浪費,性的逸脱行為
- 睡眠短縮

〔日本精神神経学会(日本語版用語監修),髙橋三郎,大野 裕(監訳):DSM-5 精神疾患の分類と診断の手引.医学書院,2014 をもとに作成〕

た所見が認められる場合も,混合性の特徴を伴う抑うつエピソードに準じて,双極スペクトラムとして扱うべきであろう.

### 治療方針
#### A. 治療方針の概要

抗うつ薬誘発性の躁/軽躁病エピソードもしくは抑うつエピソード以外に閾値以下の軽躁病エピソードが認められ,双極性障害および関連障害群に該当する場合は双極性障害と同様の治療を行う.また,混合性の特徴を伴う抑うつエピソードに対しては,双極性障害への発展を重視し,抗うつ薬の使用は控え,気分安定薬や非定型抗精神病薬主体の薬物療法を行う.混合性の特徴からは除外されているものの重要な所見である易怒性,注意散漫,精神運動性焦燥が認められる場合も同様である.

治療選択に難渋する症例としては,混合性の特徴や易怒性,注意散漫,精神運動性焦燥が認められないものの,双極性障害の家族歴や若年発症に該当する場合であるが,患者に双極スペクトラムの可能性について十分説明したうえで,decision making を共有していくことが望ましい.

#### B. 薬物療法

基本的には気分安定薬主体の薬物療法が中心となる.古典的な気分安定薬であり,最もエビデンスに優れた炭酸リチウム(リーマス)は,身体合併症や妊娠などの禁忌がなければ,いずれの場合も第一選択となりうる.妊娠の可能性のある若年女性においては,ラモトリギン(ラミクタール)が第一選択となりうる.易怒性,注意散漫,精神運動性焦燥が顕著な場合には,鎮静効果のあるバルプロ酸(デパケン)あるいは非定型抗精神病薬も第一選択となりうる.非定型抗精神病薬については,双極性うつ病に対する効果が認められているオランザピン(ジプレキサ)やクエチアピン(セロクエル)が第一選択となりうるが,糖尿病合併症例においてはアリピプラゾールやリスペリドンが適する.

抗うつ薬に関しては,原則使用を控えるべきであるが,双極スペクトラムとしての要素が乏しく(例:うつ病の家族歴,20歳代後半〜30歳代の発症など),抗うつ薬による躁/軽躁転の可能性をふまえたうえで患者本人が抗うつ薬による治療を希望した場合にのみ考慮する.その際,三環系抗うつ薬の使用は禁忌であり,使用するとしても SSRI,SNRI,NaSSA のいずれかを少量から用い,細やかな経過観察を行う.

**R** 処方例 病態に応じて,下記のいずれかを用いる.いずれも保険適用外であり,用法用量は双極性障害,抑うつエピソード(⇒122頁)の治療に準ずる.

1) リーマス錠(200 mg) 1回1-2錠 1日2回 (保外)用法・用量
2) ラミクタール錠(25 mg) 1回1錠 1日1回 (保外)用法・用量
3) デパケンR錠(200 mg) 1回1-2錠 1日2回 (保外)用法・用量
4) ジプレキサ錠(5 mg) 1回1錠 1日1回 夕もしくは就寝前 (保外)用法・用量
5) セロクエル錠(25 mg) 1日1-2錠を1-2回に分けて投与 (保外)用法・用量

**参考文献**

1) Akiskal HS, Mallya G: Criteria for the

"soft" bipolar spectrum: treatment implications. Psychopharmacol Bull 23: 68-73, 1987
2) Ghaemi SN, Ko JY, Goodwin FK: The bipolar spectrum and the antidepressant view of the world. J Psychiatr Pract 7: 287-297, 2001

# 面接ははじめが肝心！

# エキスパートに学ぶ精神科初診面接
## 臨床力向上のために

**編集** 日本精神神経学会 精神療法委員会

[Web動画付]

日本精神神経学会の人気シンポジウム・ワークショップが待望の書籍化

①抑うつ、②パニック、③家族からの相談、の3つのテーマについて、エキスパートらが患者・家族との面接の進め方を解説付きで紹介します。付録として面接でのやりとりを収録したWeb動画も。教科書には載っていない、実臨床の技が盛り込まれた1冊。

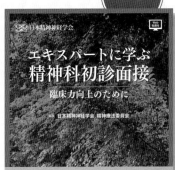

日本精神神経学会学術総会の
人気ワークショップ，
待望の書籍化！

●B5 頁176 2018年
定価：4,950円（本体4,500円＋税10%）
[ISBN978-4-260-03242-1]

### 目次 Contents
- はじめに 精神科における初診面接とは
- 第1章 抑うつを呈する成人期早期の女性の初診面接
- 第2章 パニック障害の初診面接
- 第3章 家族のみが受診した初診面接
- おわりに 初診面接がうまくなるために

 **医学書院**

〒113-8719 東京都文京区本郷1-28-23　[WEBサイト]https://www.igaku-shoin.co.jp
[販売・PR部]TEL:03-3817-5650　FAX:03-3815-7804　E-mail:sd@igaku-shoin.co.jp

# 不安症・強迫症と
# その関連障害群

4

不安症・強迫症の疾患概念　160
パニック症(広場恐怖症)　166
特定の恐怖症(限局性恐怖症)　170
社交不安症　174
全般不安症　178
混合性不安抑うつ障害　181
強迫症　184
醜形恐怖症　189
抜毛症　190
分離不安症/分離不安障害　192
選択性緘黙　194

# 不安症・強迫症の疾患概念

岸本泰士郎　慶應義塾大学専任講師・精神・神経科学
三村　將　慶應義塾大学教授・精神・神経科学

## 疾患概念
**【定義・病型】**

　本章で扱う不安症や強迫症は，次章の解離症，身体症状症とともに，伝統的には神経症（neurosis, psychoneurosis, *Neurose*）という概念でまとめられていた．神経症は一般に，精神的の原因，すなわち心因によって精神的，あるいは身体的な症状が引き起こされた状態を指し，現実検討能力（reality testing）が障害され，外的世界が著しくゆがめられて認識される精神病と区別される．歴史的にはカレン（W. Cullen）（1777）により提唱された概念で，当初は神経疾患全体を指していたが，その後，器質的神経疾患，進行麻痺，てんかん，内分泌障害など各種器質疾患が除かれ，心因性の症状のみが残った．その後，シャルコー（J. M. Charcot），ジャネ（P. Janet），フロイト（S. Freud）らによって神経症の心理規制の解明に基づく神経症理論，およびそれに基礎をおく神経症の定義，分類が活発になり，より積極的な「神経症」概念が成立した．フロイトは神経症を「現実検討の障害をもたない個人に表れた症状」，あるいは「無意識の葛藤が不安を生じさせ，防衛機制の誤った使用へ導き，これが症状を形成する」などと表現した．

　一方，ドイツではゾンマー（Sommer）の心因性（*Psychogenie*）の概念以降，心因反応（*psychogene Reaktion*）のなかに神経症を含める傾向があった．シュナイダー（K. Schneider）は神経症と心因反応を含めて異常体験反応（*abnorme Erlebnisreaktion*）とよび，これを環境要因が大きな役割をはたす外的体験反応（*äußere Erlebnisreaktion*）と，個体側の人格要因の関与が大きい内的抗争反応（*innere Konfliktreaktion*）に区分した．前者は狭義の異常体験反応，後者が神経症に相当する．

### A．DSM-Ⅲ，Ⅳの定義

　このように従来の概念は，病因が診断概念に強く影響を及ぼしていた．しかし，原因論が含まれる診断概念は，結果的に精神科医間の，あるいは国による診断の不一致という大きな弊害を生じていた．そこで，極力病因を排除し，症状の観察と記述を基に，統計学的手法を用いて症状項目数を規定することで診断を行うようにしたのが，1980年に米国精神医学会が出版した「Diagnostic and Statistical Manual of Mental Disorders, 3rd edition」（DSM-Ⅲ）である．DSM-Ⅲは，その後，DSM-Ⅲ-R（1987），DSM-Ⅳ（1994），DSM-Ⅳ-TR（2000）と改訂を重ねたが，典型的な症状を複数提示し，そのうち一定の項目数を満たすことを診断要件とするカテゴリー診断というスタンスが維持されている．DSM-Ⅲでは，神経症的障害（neurotic disorders）という概念を以下のように定義した．「単数または複数の症候群からなる障害であって，これらの症状がその個体にさまざまな苦痛を与え，その本人によって受け入れがたい自我違和的（ego dystonic）なものであり，現実検討機能は大まかな意味で健全であり，神経症的障害を現す患者は，これも大まかな意味で社会的な基準を積極的に逸脱するようなことはない．その障害は，治療を受けなくても比較的耐えられる場合もあり，また，再発する場合もある．しかもストレスに対する一過性の反応ではなく，明らかな器質的な病因ないしは要因を伴わない」．さらに，DSM-Ⅳでは「神経症」という言葉の使用が廃止され，不安障害，身体表現性障害，解離性障害がそれぞれ独立した項目となった．

### B．ICD-10の定義

　一方，世界保健機関による国際疾病分類ICDの現時点での最新版は，ICD-10（1992）

## 表1 DSM-Ⅳによる神経症関連項目（一部を簡略化）

**不安障害**

| | |
|---|---|
| 300.01 | 広場恐怖を伴わないパニック障害 |
| 300.21 | 広場恐怖を伴うパニック障害 |
| 300.22 | パニック障害の既住歴のない広場恐怖 |
| 300.29 | 特定の恐怖症 |
| | ▶病型を特定せよ：動物型，自然環境型，血液・注射・外傷型，状況型，その他の型 |
| 300.23 | 社会恐怖 |
| | ▶該当すれば特定せよ：全般型 |
| 300.3 | 強迫性障害 |
| | ▶該当すれば特定せよ：洞察に乏しいもの |
| 309.81 | 外傷後ストレス障害 |
| | ▶該当すれば特定せよ：急性，慢性 |
| | ▶該当すれば特定せよ：発症遅延 |
| 308.3 | 急性ストレス障害 |
| 300.02 | 全般性不安障害 |
| 293.84 | …[一般身体疾患を示すこと]…による不安障害 |
| ____.__ | 物質誘発性不安障害 |
| 300.00 | 特定不能の不安障害 |

**身体表現性障害**

| | |
|---|---|
| 300.81 | 身体化障害 |
| 300.82 | 鑑別不能型身体表現性障害 |
| 300.11 | 転換性障害 |
| | ▶病型を特定せよ：運動性の症状または血管を伴うもの，感覚性の症状または欠損を伴うもの，発作またはけいれんを伴うもの，混合性症状を示すもの |
| 300.xx | 疼痛性障害 |
| 80 | 心理的要因と関連した |
| 89 | 心理的要因と一般身体疾患の両方に関連した |
| 300.7 | 心気症 |
| | ▶該当すれば特定せよ：洞察に乏しいもの |
| 300.7 | 身体醜形障害 |
| 300.82 | 特定不能の身体表現性障害 |

**虚偽性障害**

| | |
|---|---|
| 300.xx | 虚偽性障害 |
| 16 | 心理的徴候と症状の優勢なもの |
| 19 | 身体的徴候と症状の優勢なもの |
| 19 | 心理的及び身体的徴候と症状を併せもつもの |
| 300.19 | 特定不能の虚偽性障害 |

（続く）

## 表1（続き）

**解離性障害**

| | |
|---|---|
| 300.12 | 解離性健忘 |
| 300.13 | 解離性とん走 |
| 300.14 | 解離性同一性障害 |
| 300.6 | 離人症性障害 |
| 300.15 | 特定不能の解離性障害 |

## 表2 ICD-10による神経症関連項目

| F4 | 神経症性障害，ストレス関連障害および身体表現性障害 |
|---|---|
| F40 | 恐怖症性不安障害 |
| F40.0 | 広場恐怖(症) |
| .00 | パニック障害を伴わないもの |
| .01 | パニック障害を伴うもの |
| F40.1 | 社会[社交]恐怖[症] |
| F40.2 | 特異的(個別的)恐怖症 |
| F40.8 | 他の恐怖症性不安障害 |
| F40.9 | 恐怖症性不安障害，特定不能のもの |
| F41 | 他の不安障害 |
| F41.0 | パニック障害（エピソード[挿間]性発作性不安） |
| F41.1 | 全般性不安障害 |
| F41.2 | 混合性不安抑うつ障害 |
| F41.3 | 他の混合性不安障害 |
| F41.8 | 他の特定の不安障害 |
| F41.9 | 不安障害，特定不能のもの |
| F42 | 強迫性障害 |
| F42.0 | 強迫思考又は反復思考を主とする |
| F42.1 | 強迫行為（強迫儀式）を主とする |
| F42.2 | 強迫思考と強迫行為が混合する |
| F42.8 | 他の強迫性障害 |
| F42.9 | 強迫性障害，特定不能のもの |
| F43 | 重度ストレス反応および適応障害 |
| F43.0 | 急性ストレス反応 |
| F43.1 | 外傷後ストレス障害 |
| F43.2 | 適応障害 |
| .20 | 短期抑うつ反応 |
| .21 | 遷延性抑うつ反応 |
| .22 | 混合性不安抑うつ反応 |
| .23 | 主として他の情緒の障害を伴うもの |
| .24 | 主として行為の障害を伴うもの |
| .25 | 情緒および行為の混合性の障害を伴うもの |
| .28 | 他の特定の症状が優勢なもの |

（続く）

表2（続き）

| | |
|---|---|
| F43.8 | 他の重度ストレス反応 |
| F43.9 | 重度ストレス反応，特定不能のもの |
| F44 | 解離(転換性)障害 |
| F44.0 | 解離性健忘 |
| F44.1 | 解離性遁走[フーグ] |
| F44.2 | 解離性昏迷 |
| F44.3 | トランスおよび憑依障害 |
| F44.4 | 解離性運動障害 |
| F44.5 | 解離性けいれん |
| F44.6 | 解離性知覚麻痺および感覚脱失 |
| F44.7 | 混合性解離性(転換性)障害 |
| F44.8 | 他の解離性(転換性)障害 |
| .80 | ガンザー症候群[12] |
| .81 | 多重人格障害[12] |
| .82 | 小児期あるいは青年期に見られる一過性解離性(転換性)障害 |
| .88 | 他の特定の解離性(転換性)障害 |
| F44.9 | 解離性(転換性)障害，特定不能のもの |
| F45 | 身体表現性障害 |
| F45.0 | 身体化障害 |
| F45.1 | 鑑別不能型[分類困難な]身体表現性障害 |
| F45.2 | 心気障害 |
| F45.3 | 身体表現性自律神経機能不全 |
| F45.4 | 持続性身体表現性疼痛障害 |
| F45.8 | 他の身体表現性障害 |
| F45.9 | 身体表現性障害，特定不能のもの |
| F48 | 他の神経症性障害 |
| F48.0 | 神経衰弱 |
| F48.1 | 離人・現実感喪失症候群 |
| F48.8 | 他の特定の神経症性障害 |
| F48.9 | 神経症性障害，特定不能のもの |

である．ICD-9から10への改訂において，神経症と精神病との間の伝統的区分はなくなったが，今もなおICD-10には「神経症(neurotic)」の用語が残っており，解説にも「これら(神経症性障害，ストレス関連障害，身体表現性障害)は神経症概念と歴史的に関連しており，その大部分(どのくらいかは不明だが)が心理的原因と関連している」としている．ICD-10の「F4：神経症性障害，ストレス関連障害，および身体表現性障害」には，恐怖症，パニック障害，強迫性障害，外傷後ストレス障害，解離性障害，身体表現性障害などが含まれる．表1，2にそれぞれ，DSM-IVおよびICD-10の診断分類を示した．

### C．DSM-5の定義

さらに2013年5月に，13年ぶりの改訂作業を経て，DSM-5が出版された．DSM-IV-TRからDSM-5への改訂ポイントは，多軸診断の廃止や，カテゴリー診断からディメンション(次元的)診断へのシフトなど複数あるが，ここでは改訂の経緯や根拠についての詳細な説明は割愛する．ただし，神経症関連疾患は，DSM-5への改訂のなかでも疾患分類上，最も大きく変更があったポイントの1つである．表3にその全体像を示す．

最新版のDSM-5では，DSM-IVで不安障害に含まれていた強迫性障害，心的外傷後ストレス障害と急性ストレス障害が，それぞれ独立した項目となり，不安症には恐怖症，社交不安症，パニック症，広場恐怖症などが残った．また，DSM-IVでは身体表現性障害としてまとめられていた転換性障害，疼痛性障害などが，解離症群，身体症状症および関連症群として，大項目として独立した．このうち特筆すべきは「強迫症および関連障害群」で，DSM-IVでは別の項目に含まれていた醜形恐怖症，抜毛症，皮膚むしり症などが，近年のエビデンスの集積によってその類似性が指摘されるようになったことから，下位項目として強迫症とともにまとめられた点である(表4)．病識の程度，チック関連といった特定用語が，治療経過や治療方法に影響があることから加えられた点も注目に値する．

もう1点，日本語訳について解説する．DSM-5の出版にあたっては，対応する病名や用語に混乱が生じないように，日本精神神経学会精神科用語検討委員会が精神科関連15学会・委員会の代表者と精神科病名検討連絡会を組織し，DSM-5病名・用語翻訳ガ

表3 DSM-5による神経症関連項目（一部を簡略化）

## 不安症群/不安障害群

| | | |
|---|---|---|
| 309.21 | | 分離不安症/分離不安障害 |
| 313.23 | | 選択性緘黙 |
| 300.29 | | 限局性恐怖症 |
| | ▶該当すれば特定せよ： | |
| | （F40.218）動物，（F40.228）自然環境，（___.___）血液・注射・負傷，（F40.230）血液の恐怖，（F40.231）注射や輸液の恐怖，（F40.232）他の医療処置の恐怖，（F40.233）負傷の恐怖，（F40.248）状況，（F40.298）その他 | |
| 300.23 | | 社交不安症/社交不安障害（社交恐怖） |
| | ▶該当すれば特定せよ：パフォーマンス限局型 | |
| 300.01 | （F41.0） | パニック症/パニック障害 |
| ___.___ | （___.___） | パニック発作特定用語 |
| 300.22 | （F40.00） | 広場恐怖症 |
| 300.02 | （F41.1） | 全般不安症/全般性不安障害 |
| ___.___ | （___.___） | 物質・医薬品誘発性不安症/物質・医薬品誘発性不安障害 |
| 293.84 | （F06.4） | 他の医学的疾患による不安症/他の医学的疾患による不安障害 |
| 300.09 | （F41.8） | 他の特定される不安症/他の特定される不安障害 |
| 300.00 | （F41.9） | 特定不能の不安症/特定不能の不安障害 |

## 強迫症および関連症群/強迫性障害および関連障害群

以下の特定用語は強迫症および関連症群の指示された箇所で適用される．
▶該当すれば特定せよ：病識が十分またはおおむね十分；病識が不十分；病識が欠如した・妄想的な信念を伴う

| | | |
|---|---|---|
| 300.3 | （F42） | 強迫症/強迫性障害 |
| | ▶該当すれば特定せよ：チック関連 | |
| 300.7 | （F45.22） | 醜形恐怖症/身体醜形障害 |
| | ▶該当すれば特定せよ：筋肉に関する（筋肉醜形障害） | |
| 300.3 | （F42） | ためこみ症 |
| | ▶該当すれば特定せよ：過剰収集を伴う | |
| 312.39 | （F63.3） | 抜毛症 |
| 698.4 | （L98.1） | 皮膚むしり症 |
| ___.___ | （___.___） | 物質・医薬品誘発性強迫症および関連症/物質・医薬品誘発性強迫性障害および関連障害 |
| 294.8 | （F06.8） | 他の医学的疾患による強迫症および関連症/他の医学的疾患による強迫性障害および関連障害 |
| 300.3 | （F42） | 他の特定される強迫症および関連症/他の特定される強迫性障害および関連障害 |
| 300.3 | （F42） | 特定不能の強迫症および関連症/特定不能の強迫性障害および関連障害 |

## 心的外傷およびストレス因関連障害群

| | | |
|---|---|---|
| 313.89 | （F94.1） | 反応性アタッチメント障害/反応性愛着障害 |
| 313.89 | （F94.2） | 脱抑制型対人交流障害 |
| 309.81 | （F43.10） | 心的外傷後ストレス障害（6歳以下の子どもの心的外傷後ストレス障害を含む） |
| | ▶いずれかを特定せよ：解離障害を伴う | |
| | ▶該当すれば特定せよ：遅延顕症型 | |
| 308.3 | （F43.0） | 急性ストレス障害 |
| ___.___ | （___.___） | 適応障害 |
| | ▶いずれかを特定せよ： | |
| 309.0 | （F43.21） | 抑うつ気分を伴う |
| 309.24 | （F43.22） | 不安を伴う |
| 309.28 | （F43.23） | 不安と抑うつ気分の混合を伴う |

（続く）

表3(続き)

| | | |
|---|---|---|
| 309.3(F43.24) | | 素行の障害を伴う |
| 309.4(F43.25) | | 情動と素行の障害の混合を伴う |
| 309.9(F43.20) | | 特定不能 |
| 309.89(F43.8) | | 他の特定される心的障害およびストレス因関連障害 |
| 309.9(F43.9) | | 特定不能の心的外傷およびストレス因関連障害 |

**解離症群/解離性障害群**

| | | |
|---|---|---|
| 300.14(F44.81) | | 解離性同一症/解離性同一性障害 |
| 300.12(F44.0) | | 解離性健忘 |
| | | ▶該当すれば特定せよ: |
| 300.13(F44.1) | | 解離性とん走を伴う |
| 300.6(F48.1) | | 離人感・現実感消失症/離人感・現実感消失障害 |
| 300.15(F44.89) | | 他の特定される解離症/他の特定される解離性障害 |
| 300.15(F44.9) | | 特定不能の解離症/特定不能の解離性障害 |

**身体症状症および関連症群**

| | | |
|---|---|---|
| 300.82(F45.1) | | 身体症状症 |
| | | ▶該当すれば特定せよ:疼痛が主症状のもの |
| | | ▶該当すれば特定せよ:持続性 |
| | | ▶現在の重要度を特定せよ:軽度,中等度,重度 |
| 300.7(F45.21) | | 病気不安症 |
| | | ▶いずれかを特定せよ:医療を求める病型,医療を避ける病型 |
| 300.11(___.__) | | 変換症/転換性障害(機能性神経症状症) |
| | | ▶症状の型を特定せよ |
| (F44.4) | | 脱力または麻痺を伴う |
| (F44.4) | | 異常運動を伴う |
| (F44.4) | | 嚥下症状を伴う |
| (F44.4) | | 発語症状を伴う |
| (F44.5) | | 発作またはけいれんを伴う |
| (F44.6) | | 知覚麻痺または感覚脱失を伴う |
| (F44.6) | | 特別な感覚症状を伴う |
| (F44.7) | | 混合症状を伴う |
| 316(F54) | | 他の医学的疾患に影響する心理的要因 |
| 300.19(F68.10) | | 作為症/虚偽性障害(自らに負わせる作為症,他者に負わせる作為症を含む) |
| 300.89(F45.8) | | 他の特定される身体症状症および関連症 |
| 300.82(F45.9) | | 特定不能の身体症状症および関連症 |

イドラインを作成した.病名や用語の決定の際の基本方針は,①わかりやすく,患者の理解と納得が得られやすい,②差別意識や不快感を生まない,③国民の病気への認知度を高めやすい,④直訳がふさわしくない場合には意訳を考え,アルファベット病名を避ける,などであった.この方針のもと,従来のdisorderの訳「障害」が,disability「障害(碍)」ととらえられかねず,不可逆的な状態であるとの印象を与えうるという点も改訂のポイントとなった.結果,「障害」を「症」に変えることが提案され,すべてのDSM-5の病名でそれを適応するという意見もあった一方で,すべてを「症」とすることは過剰診断・過剰治療につながる可能性があるなどの反対意見もあり,専門学会の要望の強かった児童青年期の疾患と不安症,およびその一部の関連疾患に限り「症」が用いられることに

表4 強迫症および関連症群の，DSM-Ⅳから5への移行に伴う分類上の変更点

〈DSM-Ⅳ〉
- 不安障害
  - 広場恐怖を伴う/伴わないパニック障害
  - 特定の恐怖症
  - 社会恐怖（社会不安障害）
  - 強迫性障害
    - →洞察に乏しいもの※
  - 外傷後ストレス障害/急性ストレス障害
  - 全般性不安障害
- 身体表現性障害
  - 身体醜形障害
- 他のどこにも分類されない衝動制御の障害
  - 抜毛癖
- 人格障害
  - 強迫性人格障害※

※ためこみ症はDSM-Ⅳでは明記されていなかったが，強迫性人格障害として分類され，また程度が著しい場合は強迫性障害に分類されていた．

〈DSM-5〉
- 強迫症および関連症群/強迫性障害および関連障害群
  - →病識が十分またはおおむね十分，病識が不十分，病識が欠如した/妄想的な信念を伴う
- 強迫症/強迫性障害
  - →該当すれば特定せよ：チック関連
- 醜形恐怖症/身体醜形障害
  - ためこみ症※
  - 抜毛症※
  - 皮膚むしり症※

※ためこみ症，抜毛症，皮膚むしり症は，DSM-5から新たに診断名として加わった．

なった．ただし，「症」と変えた場合，およびDSM-Ⅳなどから引き継がれた疾患概念で旧病名がある程度普及して用いられている場合には，新たに提案された病名の横に旧病名がスラッシュで併記されている（例 Generalized Anxiety Disorder 全般不安症/全般性不安障害）．

【生物学的要因】
　このように不安症の疾患概念は，国によってあるいは時代によって，変遷を経てきた．さらに，近年の分子生物学，神経生理学，あるいは画像診断技術の進歩などから，不安症の生物学的メカニズムに関する理解も深まっており，今後の新たな病態生理の解明や治療法の開発で，再び枠組みが変わることがあるかもしれない．以下に生物学的要因として知られていることを例として示す．

　パニック症患者にパニック誘発物質を投与すると，高率にパニック発作が誘発される．パニック誘発物質には，α2アドレナリン受容体拮抗薬であるヨヒンビン，βアドレナリン作動薬のイソプロテレノール，ほかには35％の二酸化炭素，重炭酸塩，フルマゼニル，カフェインなどがある．既往がない者にパニック誘発物質を投与してもパニック発作が生じうることから，パニック症において何らかの生物学的メカニズムが関与していることを裏付けるものと考えられる．動物実験において，青斑核を刺激すると恐怖反応が生じる．青斑核にはノルアドレナリン作動性神経の細胞体が存在しており，同神経系の不全状態がパニック症の病態生理に（少なくとも一部に）関与しているという考え方が一般的である．

　また，強迫症は一部の神経疾患に関連して発症するケースがあることが知られている．例えば，リウマチ熱のあとに合併するシデナム舞踏病に高率に強迫症状が発症するが，これはA群β溶連菌に対する自己免疫が基底核を障害することで生じると考えられている．強迫症に関しては，画像研究から前頭葉，大脳基底核（尾状核），帯状束の活動亢進が報告されており，これが薬物治療や行動療法を代表とする心理治療によって正常化する．このように，強迫症の病態生理には皮質線条体経路の関与が考えられており，強迫症状を90％程度に認めるトゥレット症候群においても類似の経路の機能異常が指摘されている．これもやはり，疾患の発症・形成に生物学的要因が関与している例といえる．

# パニック症（広場恐怖症）
panic disorder (agoraphobia)

貝谷久宣　医療法人和楽会パニック障害研究センター・代表

## 疾患概念

【定義・病型】　原義は不意にパニック発作が発症し，パニック発作に対する予期不安が著しく高い疾病である．パニック発作は経過とともに状況依存性が高くなるが，詳しく病歴をとると予期しない場面でパニック発作を生じており，また，深睡眠期前後の睡眠時パニック発作は約4割の患者にみられる．

米国流の考えでは，パニック発作のために広場恐怖―パニック発作が起こることを予期し，すぐ助けを求められない状況やすぐ逃げだせない場面を恐れる―が生じるとするが，英国流では広場恐怖が根底にあり，結果的にパニック発作が生じるとする．筆者の臨床経験では後者をとる．DSM-5で広場恐怖が独立した障害となるのはそのような考えが根底にあると考えられる．

【病態】　筆者の外来患者500人について1998年に引き続いて行った2015年の調査では，初発年齢の平均値は$28.34\pm9.95$歳，男性$28.8\pm10.3$歳，女性$28.0\pm9.7$歳で，17年前と比べると女性だけで2.4年発症が早くなっていた．

DSM-5ではパニック発作症状は13挙げられており，そのうち3症状は精神症状である．筆者らのわが国におけるパニック発作症状を調査した結果（N=500）では（図1），米国の場合と同じように13症状は最も多く，それ以外に口渇や下肢の脱力といった症状がみられた．17年前と比べると大部分の症状の頻度が低くなっていた．すなわち，パニック

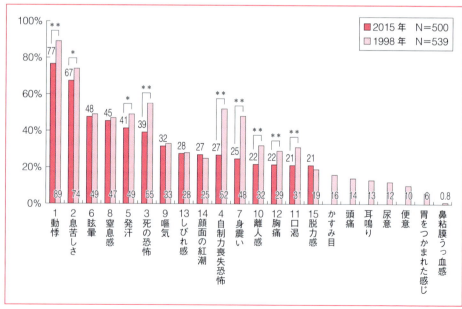

図1　初発時のパニック発作症状（＊：$p<0.05$，＊＊：$p<0.01$）
（貝谷久宣，正木美奈，小松智賀，他：パニック症は軽症化しているか．特集 臨床現場から見た精神疾患の変貌　臨床精神医学 45：57-62，2016 より）

発作は軽症化の傾向がみられた．

　広場恐怖は約3/4の患者にみられる．筆者らの調査では，広場恐怖を伴うパニック症では伴わない群に比較して，処方薬剤量が多く，病期が長く，状況性パニック発作症状数が多く，発症時のシーハン不安尺度総得点が高く，初診時の抑うつ尺度が統計的有意に高かった．発症年齢，不安・抑うつ障害および薬物中毒の家族歴，早期離別歴，学歴，結婚歴には有意差はなかった．

　パニック発作が軽快してくると，約4割の患者では不安・抑うつ発作がみられる．これは，理由なくまず流涙し，その前後から，不安・焦燥感，悲哀感，自己嫌悪感，絶望感，孤独感，無力感，抑うつ感などの陰性情動が一気に襲いかかり，それに引き続き過去のいやな思い出の場面がフラッシュバックする．この不安・抑うつ発作を呈する症例は程度の差はあるが，大部分がパニック性不安うつ病に移行する．

【病因】　パニック症患者の遺伝学的一親等におけるパニック症の発症率は約10％，不安障害全般，感情障害，中毒も含めるとそれらの発症率は約20％である．パニック症の4つの双生児研究における一致率は，一卵性では34％，二卵性では8％であった．また，パニック症の遺伝率は43％と報告されている．

　心的外傷後ストレス障害は身体的または精神的に瀕死のストレスを契機にして発症するが，パニック症では，本人がストレスと意識しないストレスも含めて種々のストレスが無意識のなかに蓄えられ，収束が生じ，あるときに爆発した状態としてパニック発作が発症する．もちろん，家族歴の濃厚な人では明らかなストレスが認められなくて発症することもある．

【疫学】　わが国において2000年（平成12年）に施行した全国の男女それぞれ2,000人についての健康調査で，DSM-Ⅳのパニック症の診断基準を満たしている，またはそのような経験のあった者は，全体で3.4％，男性1.8％，女性5.4％であった．その調査における広場恐怖，乗り物恐怖，閉所恐怖症は全体で21.0％であった．

　近年の大型の疫学調査では，パニック症が何らかの不安障害を併発する割合は90％以上で，それら不安障害のほとんどがパニック症に前駆していた．また，何らかの感情障害を併発する割合は70％前後である（図2）．このcomorbidityの時間的関係では，パニック症の先駆，続発，および同時発症のそれぞれの割合はほぼ同じであった．

　ある研究によれば，過去1年間に自殺念慮をもったパニック症患者は31％であり，その障害に自殺企図があった割合は18％であった．自殺企図者にはうつ病の既往歴が多かった．

【経過・予後】　筆者は中等度以上のパニック症の模範的治療病期を大きく3つに分けている．治療開始3か月でパニック発作をはじめとする病的な症状が大幅に消失し，患者は日常生活で大きな障害を感じなくなる．1年目には，広場恐怖もほとんど消失し，病的状態はなく，寛解状態に達している．3年すると，ほぼ通常の状態になる．すなわち，小さな不安もなく，感情の過敏性も消失し，以前の性格にほぼ戻っている．このような経過は，明らかなうつ病を併発しない場合である．筆者らの追跡研究では，初発パニック発作の症状数が多いほど重症でうつ病が併発しやすく，予後が不良である．パニック性不安うつ病の多くは非定型うつ病像を示し，社会機能の高度な障害が数年続くこともまれではない．

　米国の5年後の予後研究では，症状の重症度と頻度に男女差はなく，広場恐怖は女性に多かった．寛解率は女性38％，男性41％，寛解後6か月以内の再発率は，女性39％，男性15％であった．5年後の再発率は女性82％，男性51％であり，再発後の症状の持続は女性のほうが男性より圧倒的に長かっ

| | Stinson et al. (2007) | Grant et al. (2005) | Grant et al. (2005) / Vesga-Lopez et al. (2008) | Grant et al. (2006) | Grant et al. (2006) | Hasin et al. (2004) |
|---|---|---|---|---|---|---|
| | 42.2% | 55.0% | 75.1% | 57.6% | 68.3% | 何らかの気分障害 (19.5%) |
| | 29.6% | 33.4% | 42.3% | 33.4% | 39.0% | 大うつ病 (13.2%) |
| 25歳前後 | 7.6% | | 9.2% | 広場恐怖を伴うパニック症 (1.1%) | | 3.1% |
| | 16.7% | 20.4% | 24.6% | 全パニック症 (5.1%) | | 13.9% |
| 10歳前後 | 14.4% | 21.6% | 全般性不安障害 (4.1%) | 19.7% | 34.5% | 15.0% |
| | 19.4% | 社交不安障害 (5.0%) | 26.4% | 20.0% | 52.1% | 12.8% |
| | 特定の恐怖症 (9.4%) | 36.4% | 33.1% | 30.2% | 65.0% | 20.4% |
| 何らかの不安障害 (16.2%) | 45.8% | 55.0% | 56.0% | 49.8% | 84.5% | 41.4% |

図2　不安障害の生涯有病率(National Epidemiologic Survey on Alcohol and Related Conditions)
※縦軸の疾患が先行発症　パニック症，広場恐怖の発症順序についてはこの限りでない
　各疾患の有病率はConway et al.（2006）より

た．パニック症は不安障害のなかでは寛解率も再発率も最も高い病気である．

### 診断のポイント

操作的診断（DSMまたはICD）を用いる．予期不安が激しく，そのために，強く苦悩するか，社会的障害が出現している．僧帽弁虚脱以外のパニック発作や予期不安を説明できる医学的所見をもたない．

発症はストレスやカフェインやアルコール類の大量摂取に引き続きみられることもあるが，必ずしもそうではなく，誘因を認めることなく突発する症例も少なくない．

パニック症患者の訴える身体症状は通常の医学的表現から逸脱することが時にある．例えば，"心臓が口から飛び出しそう"と心悸亢進を表現したり，"頭の中から血の気が抜ける"などといってめまいを訴える．発作症状が軽い場合はパニック症の診断を見逃すことがある．しかし，予期不安の存在とそれに伴う広場恐怖的心情（外出したくない，1人でいられない，など）が多少ともあればパニック症として治療したほうがよい．なぜならば，パニック症は軽症でも頑固な病気であり，慢性化と再発は免れないからである．

鑑別診断は，甲状腺機能亢進症，てんかん，褐色細胞腫，喘息，狭心症，低血糖発作，覚醒剤中毒，アルコール禁断状態，クッシング症候群などである．

### 治療方針

#### A. 治療方針の概要

パニック症は不安の病であるので，患者は診察にも治療にも薬にもすべてに対して不安感をもつ．それゆえ，まず，パニック症という病について患者・家族教育により不安を低

減させることが必要である．本人だけでなく，本人とともに日常生活を同じくする人々がこの病気と病人を理解するためのガイダンスが必要である．筆者らの行っている「治療ガイダンス」では，参加者は不参加者に比べて服薬に対する不安が低下し，疾患の理解度，セルフ・エフィカシー，治療に対する意欲が高まることが明らかになっている．

パニック症の急性期治療はまずパニック発作（不全発作も含めて）を消失させることが最も重要である．不全発作でも症状がある間は患者の不安は全く低下せず，治療に対する満足度は高まらない．また，パニック発作自体が次の発作誘発の準備性を脳内で高めるので，この悪循環を一刻も早く断ち切るために即効性の薬物，すなわち長期作用性のベンゾジアゼピン系抗不安薬（BZD）を使用することが重要である．

### B. 薬物療法

#### 1. 初診患者の処方（K's Golden Trio）

**R 処方例** 1)-3)を併用する．

1) ドグマチール錠（50 mg）　1回1錠　1日1回　夕食後　保外
2) メイラックス錠（1 mg）　1回1錠　1日1回　夕食後　保外
3) レクサプロ錠（10 mg）　1回1/2錠　1日1回　夕食後

上記1)は気分昂揚作用があり，さらに前頭葉ドパミン遊離を増加させ，予期不安・広場恐怖に特効する．また，種々の不定愁訴を取り払う．また，パニック症では約5人に1人の割合でみられる選択的セロトニン再取り込み阻害薬（SSRI）による嘔気の予防にもなる．1)は1か月以内に減量を始める．2-3週間したら隔日（奇数日だけと指示すると忘れない）にし，さらにその後，2日おき（3の倍数日）だけにし，そして中断する．女性性に関連する副作用と肥満をできるだけ食い止めるためである（特に女性には，投与前に副作用について十分説明をすれば大きな問題はない）．

2)は血中半減期120時間で，BZD中2番目に長い薬である．パニック症のように時・場所を選ばず予期不安，浮動性不安がみられる障害にはもっとも適切な薬物である．また，エチゾラム（デパス）のようにinterdose rebound phenomenaやdiscontinuation symptomsが生じない薬である．多くの場合初回2 mg投与するが，パニック発作症状数が4-5以下の場合は1 mgでもよい．副作用の眠気の激しい患者では1 mgにする．このBZDはかなり長期間（半年以上）服用させる．

SSRIに過敏なパニック症患者は少なくない．それゆえ，3)は市販されている最小用量，またはその半錠から始める．時には1/4錠から始める必要な患者もいる．SSRIは様子をみて漸増する．多くの場合，初回投与量の2-4倍までで十分であるが，広場恐怖が強い場合は最大用量まで漸増する．

#### 2. パニック性不安うつ病を併発した場合

**R 処方例** 上記に下記を追加して用いる．

1) セレネース錠（1 mg）　1回1錠　1日1回　夕食後　状態に合わせて1日量6 mgまで増量
2) デパケンR錠（200 mg）　1回1錠　1日1回　夕食後　状態に合わせて1日量600 mgまで増量
3) タスモリン錠（1 mg）　1回1錠　1日3回　食後

パニック性不安うつ病の治療は，不安・抑うつ発作を完全に消退させることに尽きる．それには抗精神病薬が必要である．セレネースは症状に応じて増減する．多くは半年間以上投与する必要がある．興奮が激しくない場合はセレネースの代わりにエビリファイを使用する．1日量12 mg以上が必要である．

抗精神病薬の副作用アカシジアが出現することが多いので，予防的に抗パーキンソン病薬を処方する．

パニック性不安うつ病は情動不安定の患者が多く，30-40％は双極性Ⅱ型障害を併発しているので情動安定薬としてのバルプロ酸ま

たはリーマスの処方を考える．

### C．心理・社会的療法

パニック症に対する認知行動療法は，薬物療法と同等か同等以上の有効性があると報告されている．また，薬物療法との併用が最も有効率がよいとする報告もある．パニック発作には自分自身の身体症状に直面させる内的エクスポージャーやパニック発作や身体症状に対する破局的認知を修正する認知療法が効果をもつとされ，それに伴い予期不安の低減にも有効である．広場恐怖に対しては不安場面へのエクスポージャーと認知再構成法が有効である．もちろん，パニック発作に対しても，広場恐怖に対しても，患者・家族心理教育と呼吸法やリラクセーションがこれら認知行動療法の前提になる．パニック性不安うつ病に対しては，パニック発作や広場恐怖ほど一般に用いられている認知行動療法の有効性は文献的には高くない．筆者らは，パニック性不安うつ病に特化した認知行動療法として，ストレス対処，感情コントロール，自己主張，不安・抑うつ発作への対処，自己の客観視のサブセッションを考案し，実施している．

中等度以上のパニック症は，生活習慣病といえるほど生活の規則が乱れる病である．パニック症の生活療法は紙面の都合で他書に譲るが，いずれにしろ，身体を使わせることが非常に重要である．

### 参考文献

1) 貝谷久宣：第3章パニック障害．塩入俊樹，松永寿人（編）：不安障害診療のすべて．pp 121-164, 医学書院, 2013
2) 貝谷久宣：非定型うつ病―不安障害との併発をめぐって．精神医学 52：840-852, 2010
3) 貝谷久宣, 正木美奈, 小松智賀, 他：パニック症は軽症化しているか．特集 臨床現場から見た精神疾患の変貌 臨床精神医学 45：57-62, 2016

# 特定の恐怖症（限局性恐怖症）
*specific phobia (SP)*

松永寿人　兵庫医科大学主任教授・精神科神経科学

### 疾患概念

【定義・病型】　恐怖症とは，大して危険でも脅威でもないはずの対象や状況（恐怖刺激）の存在によって，不釣り合いで打ち勝ち難いほどの強い恐怖にかられ，この不合理性をある程度理解しつつも，曝露による不安反応としてパニック発作をきたしたり，その対象や状況を回避したりする病態である．このなかの特定の恐怖症〔限局性恐怖症 specific phobia (SP)〕は，DSM-5では，「特定の対象または状況への顕著な恐怖と不安」と定義され，高所恐怖や血液恐怖，運転恐怖などが含まれる．また恐怖刺激の内容によって，「動物」「自然環境」「血液・注射・負傷」「状況」「その他」などのタイプ分けがなされている（表1）．

【病態・病因】　SP患者を対象としたPETやfunctional MRIなど，恐怖関連刺激状況下での脳機能的画像検査では，ほかの恐怖症と同様，扁桃体や海馬，前頭前野領域，および帯状回などの機能異常が指摘されている．一方，SPの家族発現様式としては，「動物」「状況」あるいは「血液・注射・負傷」などのタイプで家族集積性が認められている．また人類の進化過程で生存を脅かしてきたものが対象となる傾向があり，生得的な生物学的プログラムの関与，あるいは特定の危機に対する「警報システムの誤作動」などといった進化論的成因仮説も提唱されている．このようにSPの発現には，遺伝学的脆弱性，生来の気質（行動的な抑制，神経質傾向など），学習体験，情報処理や認知に関連したバイアス（過度の警戒心や危機の過剰評価など），親の精神病理（過度の不安傾向や不安症など），あ

表1 DSM-5の「限局性恐怖症」のタイプ

| 動物 | 動物，または虫がきっかけで恐怖が生じている場合 |
|---|---|
| 自然環境 | 嵐，高所，または水など，自然環境の対象がきっかけで恐怖が生じている場合 |
| 血液・注射・負傷 | 血液または外傷を見たり，注射または他の侵襲的な医学的処置を受けることがきっかけで恐怖が生じている場合 |
| 状況 | 公共の輸送機関，トンネル，橋，エレベーター，飛行，自動車運転，または閉ざされた場所などの特定の状況がきっかけで恐怖が生じている場合 |
| その他 | 他の刺激がきっかけで恐怖が生じている場合．例えば窒息，嘔吐，または病気にかかるかもしれない状況に対する恐怖，空間恐怖（壁または他の物理的支持物から離れると倒れるのではないかと恐れる），大きい音，または仮装した人への子どもの恐怖など |

〔日本精神神経学会（日本語版用語監修），髙橋三郎，大野 裕（監訳）：DSM-5 精神疾患の分類と診断の手引．医学書院，2014 より〕

るいは養育環境（過保護，過剰なコントロールなど）といった，さまざまな要因がかかわるとされている．しかしながら，この中核的病理は恐怖条件づけであり，恐怖体験と関連する学習理論によって説明されることが少なくない．

【疫学】 欧米での一般人口中のSPの12か月有病率は約7-9%，欧州諸国でも同程度であるが，わが国を含めその他の地域では3.2-3.4%とされる．子どもにおける有病率は約5%であり，対象となる恐怖刺激により変わるが，男女比は約1：2と女性により高率の傾向である．例えば，「動物」や「状況」「自然環境」などのタイプでは，女性が70%以上を占める．一方，タイプ別の出現頻度について，米国では「状況」「自然環境」「血液・注射・負傷」「動物」の順に高率とされるが，恐怖のタイプや診断閾値，有病率には，文化的背景や人種差などが影響するものと考えられる．

【経過・予後】 SP症状の発現時期は，病型により異なる．例えば「状況」タイプの発症年齢は，通常，小児期と20歳代半ばといった二双性のピークを示す．「自然環境」や「動物」「血液・注射・負傷」などのタイプは，当初小児期に出現することが多い．SP全体でいえば，発症年齢の中央値は7-11歳で，平均は約10歳である．発症契機として，動物に襲われるなどの外傷的体験，他人が外傷したり，恐怖しおびえたりする場面の目撃，エレベーターやMRIなど，ある状況下での予期しないパニック発作，飛行機事故の報道といった情報への曝露などが，この誘因となり得る．このなかで，外傷，あるいはパニック発作が先行する場合などでは，年齢にかかわらず急性発症する傾向がみられる．小児期に発症するSPは自然寛解もあるが，未治療であれば予後の個人差は大きく，症状や回避に伴う機能的問題を残しつつ適応している場合も少なくない．成人期まで持続すれば，慢性化しやすい．

【診断のポイント】

恐怖症状は一般でも多く観察され，これを主訴に精神科を受診する患者は少ない．しかし抑うつなどの併存に加え，曝露時のパニック発作や予期不安，回避などが著しい場合，日常や社会的機能上重大な支障をきたす．例えば閉所恐怖から，高層階への移動にもエレベーターが使えず，また飛行恐怖から，長距離移動に飛行機を避けたりする．さらに「血液・注射・負傷」タイプでは，血管運動性失神反応が特徴とされ，曝露後短時間は脈拍が速くなり，次いで遅くなって血圧低下をきたし，失神した経験を約75%に認めるとされる．このため，必要な医療や検査さえも拒否し，身体面に著しい悪影響をきたすことが

ある.

　このように SP は，①特定の対象，あるいは状況(恐怖刺激)に対する顕著な恐怖と不安であり，②恐怖刺激への曝露により，ほとんど即時的に不安反応が誘発され，③恐怖刺激はおおむね回避される，あるいは強い恐怖を感じながらも耐え忍ばれており，④その恐怖や不安は，恐怖刺激により引き起こされる実際の危険性や社会文化的状況に釣り合わないもので，⑤回避や，恐怖と直面することへの強い予期不安などから，日常的・社会的生活や職業的機能に著しい支障が生じている，などの点が診断上のポイントとなる．さらに，半年間以上の症状の持続を確認する必要がある．

　SP を診断する際には，パニック症や社交不安症などほかの不安症を鑑別すべきであるが，恐怖刺激の内容，機能障害の程度や広がり(限定的か広範性か)，不安反応の出現様式や非発作時の不安状態などを根拠に判断する．例えば，SP に認めるパニック発作は，恐怖対象や状況への曝露時，または曝露が予測される状況下に限定的で，発作出現の予測は十分に可能であり，予期しない状況下で起こり，それ自体を恐怖するパニック症とは異なる．しかしなかには，同時診断(併存)が妥当と考えられる場合もある．

## 治療方針
### A. 治療方針の概要

　SP の治療を行う際には，精神および身体状態の把握が不可欠である．良好な医師-患者関係の確立や維持の重要性はいうまでもないが，心理教育を通じて SP に関する理解を深め，治療目標を具体的に明確化し共有することが必要で，柔軟な対応と継続的な支持が必要となる．併存する抑うつや不安が顕著であれば，薬物療法を先行させ，患者に十分な治療意志や動機づけを認めれば，認知行動療法 cognitive-behavioral therapy(CBT)，特に曝露法が有効である．

### B. 心理教育

　治療への導入となる心理教育においては，これが性格的なものなどでなく，治療対象となる疾患であることを，まずは患者や家族に十分に伝える．そして SP 自体や病態メカニズム，不安反応の安全性や対処，薬物，あるいは CBT の内容や効果などを説明して理解を促し，治療的動機づけを強化する．

### C. CBT を中心とした心理・社会的療法

　SP では，その発現や持続に，注意の亢進や偏り，危険性の誤った解釈，脅威の頻度や重大性に関する過剰評価などの非適応的認知が関与し，回避の必然性が強化され脱感作が阻害されている．また SP 患者はおおむね，恐怖条件づけにより獲得された学習性の反応(恐怖条件反応)を示す．このため，曝露法では，恐怖刺激に主体的，段階的に直面しながら脱感作を進め，成功体験を繰り返すなかで安心感を再学習し，適応的行動や問題解決能力の獲得を目標とする．この治療効果には，治療的動機づけの程度が影響しうるため，あらかじめ手順を説明したうえでこれを評価する．

　曝露法への導入時には，患者個々の症状特性を，刺激，反応，結果といった観点から理解するための行動分析を行う．恐怖刺激への曝露は，不安刺激価のヒエラルキーに従うのが一般的である．不安階層表の作成では，まず恐怖刺激をリストアップし，その主観的な恐怖度を，自覚的障害単位 subjective units of disturbance(SUD)を用いて最も怖く感じる場面を 100 として数値化，序列化する．通常は SUD の低い項目から段階的に課題設定するが(段階的曝露)，高い項目から進める場合もある(フラッディング)．この効果には，曝露の時間や対象，方法(イメージか観察か実際か)などが影響し，実際の恐怖刺激に，より長時間，少なくとも自然と不安が減じること(馴化 habituation)を体験するまで，持続的に曝露されることが望ましい．さらに自身による行動評価，自覚される恐怖や不安感

などを点数化し記録させ（自己モニタリング），非適応的認知の修正や，リラクセーショントレーニング（筋弛緩法など）など不安対処技法を組み合わせて指導し，継続できるよう支持していく．当初は治療者主導であっても，徐々に患者自身が課題を考え，問題を分析，理解して解決方法を模索するなど，自己制御へ移行していくことが重要である．

それ以外にも，恐怖場面の想像的曝露，写真や映像など仮想現実（virtual reality）による視覚刺激を用いる方法，患者が恐怖する身体的な内部感覚（息苦しさやめまいなど）自体を再現させ，治療者の管理下でそれへの曝露を試みる方法（内部感覚曝露）などがあり，曝露が現実的に難しい恐怖（放射線恐怖など）や予期不安が中心となる場合などは，想像や視覚刺激が主体となる．また「血液・注射・負傷」タイプの場合，急激かつ頻回に筋肉を緊張させることを繰り返して血圧低下を防ぐなど，失神に至らない生理的状態の体得方法を指導する．

### D. 薬物療法，およびその他の治療

SPの薬物療法は，いまだ十分に確立されていない．しかし併存する抑うつやパニック発作などに薬物療法が奏効することは期待されていて，この場合SSRIやベンゾジアゼピン系抗不安薬の有用性が考えられる．抗不安薬は比較的即効的で，恐怖刺激への曝露が予期される場合や，恐怖が非常に強く曝露を躊躇する場合などでは，支持的効果が期待される．一方，抗不安薬によって安易に不安軽減をはかることは，認知の修正に必要な不安，あるいは恐怖への曝露，馴化を阻害し，CBTの治療効果を損なう可能性がある．さらに，依存形成や退薬症候などに注意を要し，漫然とした長期投与は避けるべきである．最近では保険適用外であるが，グルタミン酸作動性薬，例えばNMDA受容体のパーシャルアゴニストで，抗結核薬であるD-サイクロセリンなどの有効性が注目され，曝露時の学習や記憶への作用を通じ，恐怖条件づけの消去や新たな行動パターンの習得などの増強効果が期待されている．

#### 1. 抑うつ状態，あるいはうつ病が併存する場合

**処方例** 下記のいずれかを用いる．

1) ルボックス錠（50 mg）またはデプロメール錠（50 mg）　1日1-3錠を1-3回に分けて投与
2) パキシル錠（10 mg）　1回1-3錠　1日1回　夕食後
3) ジェイゾロフト錠（25 mg）　1回2-4錠　1日1回　夕食後
4) レクサプロ錠（10 mg）　1回1-2錠　1日1回　夕食後

トレドミンやサインバルタなどのSNRIを用いることもある．

#### 2. 曝露時の不安が強い場合

**処方例**

ソラナックス錠（0.8 mg）　1回1錠　1日1-2回　不安時頓用

### E. 併存疾患

治療の対象となるSP患者では，うつ病や他の不安症，例えばパニック症や社交不安症などの生涯有病率が高い．またSP発症後の経過のなかで，ほかの不安症やうつ病，双極性障害，物質関連障害，パーソナリティ障害などの出現を認める割合は高く，これらのリスクファクターとなる可能性もある．

**参考文献**

1) 松永寿人：特定の恐怖症．塩入俊樹，松永寿人（編）：不安障害診療のすべて．pp 228-249，医学書院，2013
2) 塩入俊樹，岡 琢哉：治療における抗不安薬の意義と使い方―パニック症など不安症群．松永寿人（編）：抗不安薬のプラクティカルガイド．中外医学社，pp 63-76，2015
3) Stein DJ, Matsunaga H: Specific phobia. A disorder of fear conditioning and extinction. CNS Spectrums 11: 248-252, 2006

# 社交不安症
*social anxiety disorder (SAD)*

朝倉 聡　北海道大学大学院准教授・精神医学/同大学保健センター

## 疾患概念

**【定義・病型】**　社交不安症(SAD)は，他人の注視を浴びるかもしれない状況に対して顕著で持続的な恐怖感を抱き，自分が恥をかいたり，恥ずかしい思いをしたり，拒絶されたり，他人に迷惑をかけたりして否定的に評価されることや不安症状を呈することを恐れる病態である．このため，社会的状況を回避することが多くなり，日常生活に困難をきたす．

DSM-Ⅲ，DSM-Ⅲ-Rでは，SADはsocial phobiaという診断名であったが，DSM-Ⅳからはsocial phobia(social anxiety disorder)と変更された．DSM-5では，social anxiety disorder(social phobia)となり，SADが主な診断名となった．日本語表記については「社交不安症/社交不安障害(社交恐怖)」とされている．DSM-Ⅳでは，恐怖がほとんどの社会的状況に関連している場合を全般性と特定することになっていたが，DSM-5からは，恐怖する状況の多さはSADの重症度に関連する要因と考えられるため全般性を特定するのではなく，人前で話をしたり演技をしたりする行為状況のみに状況が限定されるものをパフォーマンス限局型と特定することになった．

**【病態・病因】**　神経伝達物質としてはセロトニンとドパミンの関与が指摘されている．扁桃体，前部帯状回皮質，島皮質においてセロトニン5-HT$_{1A}$受容体結合能が低下しているとの報告や，線条体においては，ドパミンD$_2$受容体とドパミントランスポーター結合能が減少しているという報告などがある．

そのほか，GABA，グルタミン酸の関与についても検討されてきている．機能画像研究では，表情課題，スピーチ課題などで扁桃体の過活動が多く報告されており，感情を刺激する表情課題での扁桃体の活動性の高まりは，SAD症状の重症度と関連することも報告されている．また，SAD患者の第一度親族がSADである割合は2-6倍高くなることなどから，遺伝的要因についても指摘されている．

**【疫学】**　米国においては，12か月有病率は7%程度と推定され，欧州においては2%程度とされている．わが国における調査では12か月有病率は0.7%，生涯有病率は1.4%と報告されており，欧米と比較して有病率は低い結果となっている．これは，SADと類似の病態と考えられる「対人恐怖」が，特にわが国で注目され，わが国で多く発症する病態として検討されていたことを考えると意外な結果に思える．十分に解明されているわけではないが，対人緊張の強い人がとりやすい自己主張の少ない態度は，欧米社会よりもわが国においてのほうが受け入れられやすいかもしれず，これが日常生活の障害度の診断閾値にかかわる可能性はあるかもしれない．

**【経過・予後】**　発症年齢は早く，75%程度は8-15歳に発症するとされ，小児期早期に発症することもあり得る．成人期における初発は比較的まれであるとされるが，ストレスの強い出来事や職場で昇進するなど，新しい社会的役割を求められるような生活環境の変化があったあとに発症することがある．治療を受けない場合は，60%程度は数十年にわたり症状が持続することが指摘されている．SAD患者では，退学率が高くなり，職場での生産性や生活の質が低下し，未婚，離婚，子どもをもたないことが多くなるとされる．

## 診断のポイント

SAD患者の不安感や恐怖感の出現あるいは回避の対象となる状況としては，人前での会話や書字，公共の場所での飲食，あまりよく知らない人との面談などが挙げられる．例

えば，話をしているときに声が震えたり顔が引きつったりしていると，ほかの人に気づかれて恥ずかしい思いをするのではないかと考えて非常に不安になる．また，手が震えていることに気づかれるのではないかと心配になり，ほかの人がいるところでものを食べたり，何かを書いたりすることを避けることもある．試験など他の人から評価される状況も苦手である．これらの状況では，ほとんどいつも不安症状を体験している．不安に伴う生理的反応が現れやすく，紅潮，動悸，振戦，声の震え，発汗，胃腸の不快感，下痢などがみられやすい．

　診察場面においては，SAD患者は口数が少なく，視線を合わせることも少なく，症状について自ら訴えてくることは少ないかもしれない．これは，他者から否定的に評価されることについての過敏性によるものかもしれず，症状を訴えたとしてもさほど深刻に受け取ってもらえないのではないかと考えているからかもしれない．このため，SADに対する知識が乏しい場合は，診断に至ることが難しくなる．発達歴あるいは性格傾向などを確認する場面で「人前で話をするときは緊張しやすいですか？　人に気を遣いすぎてしまい，人付き合いがうまくいかないことは多いですか？」などの質問を必ず行ってみることは，SADを見逃さないという面では重要と思われる．

治療方針

### A. 治療方針の概要

　SADでは，対人場面での不安感が強いために医療機関を受診すること自体，多くの努力を要している場合がみられる．まずは受診できたことをねぎらい，今後，ある程度時間がかかっても一緒に治療に取り組んでいくことの重要性を治療者側から説明するのがよいと思われる．そして，不安感の出現しやすい社会的状況を確認しながら，患者が経験してきた惨めな思い出を心情レベルで丁寧に聞き取ることを十分に行うことを心がける．今まででは「気にしすぎだ，気持ちを強くもて」などといわれるのみで，その症状を理解してもらえなかったと感じていることも多いので，今までの辛かったことを広げてみせてもらうようにすることも重要と思われる．

　治療方針を説明する際には，まず，治療に対する動機づけを高めることが鍵になる．本来やりたかったが，不安が強く避けてきたためにできなかったことを聞き出していくことも有効と思われる．薬物療法は，選択的セロトニン再取り込み阻害薬 selective serotonin reuptake inhibitor(SSRI)を主剤として行うことが妥当と考えられる．薬物療法に対する不安感をもつ人もいるので，薬物療法を手助けにし，頭の中の悪循環の回路が回りだすことがなくなり，よい循環の回路がうまく形成されてくるとだんだん薬物は必要なくなるかもしれないと説明しておく．また，不安階層表などを作成し，日常生活のなかで，できそうなことから始めてもらう．できていないこと，不安感が出現することに目が向きやすいので，できていることに目が向くように配慮する．自分の身体反応に注意が集中して，自分への過剰な観察に陥り，意外とよく聴いていなかったり，よく見ていなかったりし，周囲の人の様子を誤解していることも多い．よく聴きよく見ることができるようになると，不安感は落ち着いてくることもある．可能であれば，徐々に安全保障行動(不安感が起こらないように自然にとってしまう回避行動)をとらないで行動してもらい，その前後での周囲の人の様子を確認してもらう．うまくいかないことが生じると失敗したという感じを強くもつことも多いので，うまくいったり，いかなかったりしながら，一緒にうまくいく方法を考えて，全体として徐々に改善していくことを伝えていく．

　SSRIによる薬物療法を施行する場合は，1年程度症状が改善した状態が維持できていることを確認し，減量中止を考慮する．

## B. 薬物療法

　SSRIが大規模なコントロール研究で有効性と忍容性が確認されており，第一選択薬と考えられている．わが国では，フルボキサミン（デプロメール），パロキセチン（パキシル）とエスシタロプラム（レクサプロ）が保険適用で使用可能である．海外での臨床試験では，セルトラリン（ジェイゾロフト）においても有効性が報告されている．SSRIは，SADに併存することが多いと指摘されているうつ病やほかの不安症に対しても有効性が認められるため，これらの併存精神疾患が存在する場合にも使用しやすい．治療反応性の評価は3か月程度かけて行うことが望ましいと考えられる．再発防止試験の結果からは3か月程度で治療反応性がみられた症例をプラセボに切り替えた場合，SSRIを継続した症例よりも再発率が高くなることが指摘されているため，治療反応性が認められた場合には1年程度は薬物療法を継続したほうがよいと考えられる．治療初期に出現しやすい副作用による中断を防ぐため，フルボキサミンであれば25-50 mg/日，パロキセチンであれば5-10 mg/日程度，エスシタロプラムであれば10 mg/日程度の低用量から開始し，それぞれ150 mg/日，20-40 mg/日，20 mg/日程度まで増量し維持療法に入るのがよいと思われる．用量比較試験からは，SSRIの効果に用量依存性は少ないとされているが，高用量にして治療反応性が得られる症例があることも知られていることから，低用量で治療反応性が乏しい症例に対しては増量も考慮する．最初に使用したSSRIで治療反応性がみられなかった場合は，ほかのSSRIに変更してみる．わが国で行われた長期投与試験の結果からは，1年程度のSSRIの投与により6-7割程度の症例で治療反応性がみられる可能性がある．

　ベンゾジアゼピン系抗不安薬は，SADにアルコールや物質使用障害が併存しやすいことなどを考慮すると副作用や依存性の観点から，第一選択薬とはなり得ていない．セロトニン1Aアゴニストについては，単剤療法ではSADに対し有効性は示されなかったが，SSRIに併用することで有効性が認められたとの報告があることから，わが国ではタンドスピロン（セディール）を増強療法として使用することは可能かもしれない．

**R 処方例** SSRIによる薬物療法は，少量から開始し，副作用の出現に注意しながら増量する．3か月程度かけて治療反応性を評価し，治療効果がみられない場合はほかのSSRIに変更し，同様に治療反応性を検討する．

　下記1)-3)あるいは4)のいずれかを用いる．

1) デプロメール錠（25 mg）　1回1/2-3錠　1日2回
2) パキシル錠（10 mg）　1回1-4錠　1日1回
3) レクサプロ錠（10 mg）　1回1-2錠　1日1回
4) ジェイゾロフト錠（25 mg）　1回1-4錠　1日1回　(保外)

　SSRIによる薬物療法で効果が不十分な場合は増強療法として5)の併用を考慮する．

5) セディール錠（10 mg）　1回1-2錠　1日3回　(保外)

　ベンゾジアゼピン系抗不安薬は副作用や依存性の観点からSSRIの効果が出現してくるまでの短期間にかぎり併用するか，頓用で使用するにとどめる．

6) リボトリール錠（0.5 mg）またはランドセン錠（0.5 mg）　1回1錠　頓用　(保外)

## C. 精神療法

　SADに対する精神療法としては，わが国の対人恐怖に対する精神療法として検討されてきた森田療法は有効と考えられるが，欧米では，認知行動療法の有効性が多く検討されている．

　認知行動療法の治療技法としては，心理教育，認知再構成法，ビデオフィードバック，

曝露療法，リラクゼーション（漸進的筋弛緩法や呼吸法），社会技能訓練（SST），などを組み合わせて行われることが多い．

心理教育においては，SAD患者は，症状は自分の性格特性で変えることはできないと信じ込んでいたり，他者からの否定的評価に対する恐怖心が強いことを治療者は十分に考慮して行う必要があると思われる．温かく情緒的な関係を築けるように配慮し，病態の説明に関しても患者が受け入れられる言い方を工夫する必要がある．扁桃体を含む脳内の不安回路が過剰に作動しやすくなっているといった生物学的側面と，社会的状況に条件づけられた不安感が起こりやすいために回避行動が多くなり不安が持続する心理的な悪循環の側面を，患者の理解可能な程度に合わせて行うのがよい．また，対人交流場面で不安感が生じるのは一般的にも起こり得ることなので，完全に不安感を克服すると考えるより，不安感が減少し不安の悪循環にとらわれすぎずに日常生活を送ることができるようになることを強調したほうがよいかもしれない．経過に従って次第に不安感が強くなっていくことがあることにも配慮が必要である．治療者との関係も含めて，人との関係が深まっていくときや他人への期待を高めていくときに不安感が強くなることもみられる．このため，不安感の強くなる状況について詳しく確認しておいたほうがよい．少人数のグループが苦手か，個人的な交流が苦手かなどの人数や，初対面の人が苦手か，親しさが増すと不安になるかなどの親密さ，あるいは性別や年齢で不安感の程度に違いがあるかなどである．これらの配慮に欠けると，治療初期に不安感が高まることが生じると治療がうまく進んでいないと感じ，治療中断になってしまう可能性がある．

認知再構成法においては，不安感が強くなる状況に直面する前，あるいはその最中，あるいはその後に患者のなかで自然に起こってきやすい考えを同定することから始める．この考えに対して，「どうして，そのように考えるのか？」という質問を繰り返す，いわゆるソクラテス式問答を通して得られた根拠や，実際に行動してみたときの結果から，患者のなかで起こってきやすい考えの正当性を評価していく．そして，これらを通して治療者と一緒に合理的な代替えの考えを導き出していくこととなる．さらに，不安感が強くなる状況で，この合理的な代替えの考えを使用したときに不安感が軽減するかどうかを繰り返し練習していく．集団療法などでは，安全保障行動をとらないで行動してみたときの状態をビデオで撮影し，視覚的な理解を助けるためにビデオフィードバックなども用いられることがある．実際には，合理的な代替えの考えを使用しているにもかかわらず，いまだ不安感が起こってくるということもある．このときは，治療者は何年もの間，自然に起こってきていた考えを数週間で変容させることは難しいかもしれないことを患者に説明しておいたほうがよいかもしれない．不安感が軽減するのは合理的な代替えの考えにかなり集中できた場合であって，その他のときは普段の考えが持続していることも考えられる．不安になることが多い状況を詳細にイメージし，合理的な代替えの考えに集中する練習を繰り返し何度も行うことを励ます態度が治療者には求められる．さらに，合理的な代替えの考えを仮説として実際に行動して実験をし，その結果を一緒に検証し，うまくいかなければ新たな仮説を考えていくことを根気強く続けていくことも重要である．

曝露療法においては，患者と協力して不安階層表を作成し，階層に従い徐々により不安感が強くなる社会的状況に曝露を続けていくこととなる．曝露療法の効果を上げるためには不安な状況から注意をそらしたりせず，安全保障行動をとってしまうことを避け，十分に不安が起こる状況に注意を向けることが重要とされている．SAD患者は，小さな失敗についてくよくよと考え続けたり，どちらか

わからないときの反応を否定的に解釈する特徴があることを治療者は注意しておく必要がある．SAD は不安惹起状況が社会的状況なので長時間の曝露は難しいことがあるが，できるだけ類似の状況に頻回に曝露するように配慮する．SAD 患者は，自分の理想どおりに行動ができないと自分を責めることもみられるので，自分を励ますこと，成果に対してだけではなく努力に対しても賞賛すること，小さな一歩でも評価すること，うまくいかなければまた基本に戻ればよいことなどを繰り返し確認することは有効かもしれない．改善は直線的ではなく時間と努力が必要であるが，治療者と一緒に困難を感じる状況に挑戦していくように励ますことも重要である．治療者の態度としては，共感的でかつ行動を促すものであるとよいと思われる．

### D. 併存疾患

SAD の臨床では，併存精神疾患について考慮することは重要である．SAD 患者の6割近くに併存精神疾患がみられ，SAD 以外の不安症，うつ病，アルコール使用障害などの併存が多いとされている．

うつ病を併存した SAD 患者では，自殺念慮，自殺企図，抑うつ症状数の増加，抑うつエピソードの期間増加の危険度が高くなると報告されている．これらのことから，SAD はうつ病発症の危険因子であるだけではなく，うつ病の経過の増悪因子であることも指摘されている．SAD とうつ病の併存例には治療反応性や経過について慎重な対応が求められると考えられ，さらに，うつ病が双極性障害の抑うつエピソードの可能性がないかどうかも検討する必要がある．また，SAD を併存するアルコール使用障害では，SAD を併存しないものと比較し，より重度のアルコール依存となりやすく，抑うつエピソードも伴いやすく，社会的支援も受けにくいことが指摘されている．

このように，SAD は発症年齢が早く，その後，ほかの精神疾患が併存してきやすいことが考えられる．ほかの精神疾患が併存してくる前に SAD に早期に介入し治療的対応を行うことは，SAD に併存しやすいほかの精神疾患の治療という観点からも重要と考えられる．

## 全般不安症
*generalized anxiety disorder (GAD)*

**岩崎 弘**　東京慈恵会医科大学・精神医学
**中山和彦**　東京慈恵会医科大学教授・精神医学

### 疾患概念

**【定義・病態】**　全般不安症/全般性不安障害（GAD）は，日常的な多くの出来事または活動に対する過剰な不安と心配（予期憂慮）が持続し，これに伴って運動性緊張や自律神経症状などを呈する疾患である．本疾患は，Freud（フロイト）が唱えた不安神経症の概念を源流とするが，疾患概念としての GAD は比較的新しく，診断基準が明記されたのは DSM-Ⅲ（1980年）以降である．

最新の DSM-5 診断基準では，従来の DSM では容認されなかった「他の精神疾患の経過中に起こる GAD」が，GAD として診断可能となった点が特筆される．これは，それまで残遺的な診断カテゴリーとしての位置付けであった GAD が，より独立した疾患として認められたことを意味する．ただし，この点を除けば，基本的に DSM-Ⅳ の GAD 診断基準が踏襲されており，DSM-5 での大幅な変更はない．

そもそも不安や心配は，危機的状況に際して生じる健全な心理的反応ともいえる．しかし，GAD 患者の抱く不安は広範かつ非現実的であり，長期（6か月以上）にわたって制御不能な状態におかれることが特徴である．また，職業上，生活上に深刻な機能障害をもたらしている点で通常の不安とは区別される．

また，GAD は comorbidity が高い疾患で

あり，特に気分障害や，パニック障害など他の不安障害，薬物依存などを合併しやすいことで知られる．このcomorbidityの高さは，併存疾患とも共通した何かしらの生物学的基盤の存在を疑わせるが，その病因は多くが未解明なままである．

【疫学・経過・予後】 近年の疫学調査によると，わが国でのGADの生涯有病率は1.8％，12か月有病率は0.9％である．一方，米国の一般市民におけるGADの12か月有病率は成人で2.9％であり，欧州系の人は，非欧州系を祖先とする人に比べ，GADを経験することが多いとされる．本疾患の発症年齢の中央値は30歳であり，他の不安症群のそれに比べてやや高い．発病の性差については，女性が約2/3を占める．

GADは多くが慢性の経過をたどり，完全寛解する率は非常に低い．

## 診断のポイント

GADを診断するうえで，まずは他の不安障害や気分障害など，一義的に考えうる他の精神疾患が存在しないかを検討する．その際，患者の抱く不安や心配が，他の精神疾患で説明可能であれば，そちらの診断が優先される．

さらには，生理学的作用としての不安をもたらす身体疾患も除外する必要がある．特に，慢性肺疾患，心疾患，副腎腫瘍，甲状腺疾患などの鑑別が重要である．また，物質に関連した症状として，アルコールやカフェイン，精神刺激剤による中毒や離脱の可能性も念頭におく．医薬品では，特にベンゾジアゼピン系薬剤の離脱症状の鑑別が重要である．

また，先述の通り，DSM-5診断基準を用いた場合，従来のDSM-Ⅳでは限定的であった「comorbidityとしてのGAD」が幅広く診断可能となった点にも注意したい．つまり，患者がすでに他の精神疾患に罹患していて，その経過中であったとしても，GAD診断基準に記載の症状を満たせば，その症例はGAD合併例と診断できる．

## 治療方針

### A. 患者への説明

患者に対し，さまざまな事柄についての不安や心配が過剰となり，その度合いが実状にそぐわなくなっていることを説明する．その原因として，患者の性格上の問題のみならず，元来の体質的な素因により，不安や心配に関係する脳内の神経回路が過活動に陥りやすい点にも言及する．

上記を説明したうえで，有効な治療方法として薬物療法と精神療法の2つを提示する．その際，薬物療法は，不安やそれに伴う身体症状を軽減するために用いるが，薬物のみで症状を「完全に取り去る」のは困難であることを伝える．一方，精神療法は，薬物療法と併せて治療の双輪となることを説明し，患者自身が症状に対する従来の気構えを改めつつ，「不安が不安をよぶ」悪循環を断ち切るために主体的に行動していくことを提案する．

### B. 薬物療法

GADの治療戦略を考えるうえで，参考になるのが治療ガイドラインや治療アルゴリズムである．わが国でGADの保険適用を取得した薬剤はないが，諸外国では多くの薬剤が適用を取得しており，効果のエビデンスも蓄積されている．

わが国も含めた各国の代表的な治療ガイドラインを参照すると，GADの薬物療法の方針としては，選択的セロトニン再取り込み阻害薬（SSRI）ないしセロトニン・ノルアドレナリン再取り込み阻害薬（SNRI）を第一選択薬とし，必要に応じて短期間に限りベンゾジアゼピン系薬剤（BZD）を使用する，としているものがほとんどである．

SSRI/SNRIが推奨されている理由としては，GAD症状に対する有効性を示すエビデンスが多く存在するうえ，副作用が比較的少ないため長期投与に向いている点が挙げられる．また，これらの薬剤は，本疾患に併存しやすい気分障害や，他の不安障害に対しても

有効なことから，併存疾患をも含めた治療が担える点でも適している．

米国食品医薬品局（FDA）からGAD治療薬として承認され，わが国で選択可能なSSRI/SNRIは，パロキセチン（パキシル），エスシタロプラム（レクサプロ），デュロキセチン（サインバルタ）である．SSRI/SNRIは，十分量を使用したうえで効果を判定し，有効であれば維持療法を行い寛解へ向けていく．他の抗うつ薬では，三環系抗うつ薬（TCA）であるイミプラミンが欧米にてGADへの適用を取得している．しかし，TCAはGADに一定の効果が期待できるものの，抗コリン作用や心毒性など副作用のリスクが憂慮されるため，SSRI/SNRIにて無効，あるいは忍容性が低い場合に選択肢となる．

一方，早期に不安を軽減する必要がある場合や，不眠や筋緊張などを有する場合はSSRI/SNRIと並行してBZDを用いる．ただし，依存性を考慮して投与する量・期間は必要最小限にとどめるのがよい．米国でGAD治療薬として承認されているBZDは，アルプラゾラム，ロラゼパム，ジアゼパムの3剤である．

抗うつ薬やBZDでの忍容性が低く，眠気，倦怠感，消化器症状などの副作用が強い場合は，5-HT$_{1A}$受容体作動薬であるタンドスピロン（セディール）を用いる方法もある．ただし効果発現はBZDより遅く，併存する精神疾患に対する効果も乏しい．

なお，上記薬剤を用いても難治を呈した場合，プレガバリン（わが国では末梢性神経障害性疼痛に対してのみ認可）や，クエチアピンなどの非定型抗精神病薬を用いる方法がある．ただし，現状ではこれら単剤による効果のエビデンスは少なく，あくまでも抗うつ薬との併用により増強療法として用いるのが適切だろう．

**R 処方例** 下記1)～3)のいずれかを1日1錠から開始し，副作用に注意しながら漸増していく．十分量を投与したのち，投与開始から4-6週間後を目安に効果を判定する．無効な場合はSSRI→SNRIなど，機序の異なる他の抗うつ薬の単剤投与に変更する．

1) パキシル錠（10 mg） 1日1-4錠を1-2回に分けて投与 （朝）夕食後 保外
2) レクサプロ錠（10 mg） 1回1-2錠 1日1回 夕食後 保外
3) サインバルタカプセル（20 mg） 1回1-3カプセル 1日1回 朝食後 保外

早期に不安を軽減させる必要がある場合，上記薬剤が効果を発揮するまでの間，補助的に下記4)を併用する．特に不安が強い際の頓服として使用（1回0.4 mg）してもよい．漫然とした長期投与は避け，投与期間は治療開始から4週間程度を目安とする．

4) ソラナックス錠（0.4 mg） 1回1錠 1日3回 毎食後 保外

SSRI/SNRIにて十分な治療効果が得られない場合には下記5)の使用を考慮する．抗コリン作用や過鎮静など，投与後の副作用を観察しながら慎重に投与する．

5) トフラニール錠（25 mg） 1回1-2錠 1日3回 毎食後 保外

上記1)～5)のいずれも無効，あるいは忍容性が乏しい場合は下記6)を用いる．

6) セディール錠（10 mg） 1回1錠 1日3回 毎食後 保外

### C. 精神療法

GADに対する精神療法として，エビデンス上最も推奨されるのは認知行動療法 cognitive behavioral therapy（CBT）である．しかし，一般精神科外来では，人的・時間的制約から系統立ったCBTの実施は困難なことが多く，そうした状況にあっては，日常診療で用いる支持的精神療法にひと手間を加えて対応したい．

GAD患者に対する精神療法的アプローチの基本は，患者がもつ「不安」に対する注意の固着や偏った認知が，かえって不安や身体症状を増悪させている点について理解させることにある．その際，「不安」は回避したり，

無理に打ち消そうとすると，ますます増大する悪循環に陥ることを強調する．そして，治療の主眼を「不安を完全に取り去ること」から，「不安を適応的に生かし，目的本位な行動につなげていくこと」におくようアドバイスする．

### D．併存疾患への対応

先述の通り，GAD には他の精神疾患が併存していることが多い．そうした症例には，各併存疾患の治療も考慮しつつ薬剤を選択していく必要がある．

2008 年に発表された IPAP（International Psychopharmacology Algorithm Project）による GAD の治療アルゴリズムを参照すると，うつ病が併存する場合は，抗うつ薬の十分な増量や非定型抗精神病薬などの併用，重症であれば電気けいれん療法（ECT）を検討するとしている．双極性障害が併存する場合には，気分安定薬，抗てんかん薬，非定型抗精神病薬の併用が推奨されている．

### E．維持療法

IPAP アルゴリズムでは，薬物治療で改善もしくは寛解を得た場合の維持療法は 1 年以上行うとしている．一方，BAP（British Association for Psychopharmacology）の GAD 治療ガイドラインでは，12 週間以内に反応があった薬物は 6 か月以上継続することを推奨し，再発防止効果のエビデンスがある薬物としてエスシタロプラム，パロキセチンを挙げている．また，BAP ガイドラインでは CBT のほうが薬物療法よりも再発防止効果があるとしている．

# 混合性不安抑うつ障害
*mixed anxiety and depressive disorder (MAD)*

**大坪天平** JCHO 東京新宿メディカルセンター精神科・主任部長

## 疾患概念

### 【定義】

混合性不安抑うつ障害 mixed anxiety and depressive disorder（MAD）は，DSM-Ⅳ（1994）で，今後の研究のための基準案として提案された診断カテゴリーである．それは，主要な気分障害や不安障害の診断基準を満たさない範囲（閾値以下）の抑うつと不安症状を同時にもつ不快気分で特徴付けられる（表1）．DSM-Ⅳのこの診断は，世界保健機関（WHO）が，ICD-10（1992）に，同じような閾値以下の不安・抑うつ状態を混合性不安抑うつ障害として，F4 神経症性障害，ストレス関連障害および身体表現性障害に取り入れたことを踏襲している．

DSM-5 草案段階では正式診断として提案されていた．その診断基準案の概略は，抑うつ気分または興味と喜びの喪失を含む抑うつ症状が 3 または 4 項目，不安症状が 2 項目以上であった．しかし，Field Trial において評価者間の診断一致率は，-0.004，つまり偶然の一致の程度も超えないという惨憺たる結果となり，DSM-5（2013）の診断項目としては見送られ，かつ今後の研究のための基準案からも削除された．

### 【MAD 診断の意味】

MAD は DSM-5 からは削除されたが，慣用診断としては軽症の不安うつ病に相当する．特に，プライマリ・ケアにおいて，軽症の抑うつや不安症状を伴うことが多くあり，かつ，見過ごされ，問題となることが多いと指摘されている．その軽症の抑うつや不安症状が，必ずしも治療対象とはなるわけではない．しかし，閾値以下の抑うつや不安症状が

## 表1　混合性不安抑うつ障害の研究のための基準案(DSM-IV-TR)

A. 少なくとも1か月続く持続性，または反復する不快気分
B. その不快気分には，少なくとも1か月間，以下の症状のうち4つ(またはそれ以上)が伴っている．
  (1) 集中困難，または頭が真っ白になる．
  (2) 睡眠の障害(入眠困難または睡眠の持続の困難，または動きの多い，満足感のない睡眠)
  (3) 倦怠感または低下した気力
  (4) いらいら感
  (5) 心配
  (6) 感動して涙を流しやすい
  (7) 過剰な警戒心
  (8) 最悪の事態を予測
  (9) 絶望感(将来に対する全般的な悲観主義)
  (10) 低い自尊心，または無価値感
C. その症状が，臨床的に著しい苦痛，または社会的，職業的，または他の重要な領域における機能の障害を引き起こしている．
D. その症状は，物質(例：乱用薬物，投薬)または一般身体疾患の直接的な生理学的作用によるものではない．
E. 以下のすべて：
  (1) 大うつ病性障害，気分変調性障害，パニック障害，または全般性不安障害の基準を満たしたことがない．
  (2) 現在，他のいかなる不安障害または気分障害の基準も満たさない．
  (3) その症状が他のいかなる精神疾患によってもうまく説明されない．

〔アメリカ精神医学会(編)，髙橋三郎，大野 裕，染矢俊幸(訳)：DSM-IV-TR 精神疾患の診断・統計マニュアル．pp 744-746，医学書院，2002 より〕

ある群は，気分障害や不安障害の診断基準を満たした群と同程度に高率に社会医療サービスを受けているし，高い社会的障害度(薬物治療，身体的・感情機能障害，休職期間，自殺企図)を示すことが指摘されており，閾値以下の症状が臨床上重要な意味をもつ可能性があることに注意を向ける意味では，この概念も重要であるかもしれない．

### 【MAD概念の歴史】

DSM-Ⅲ(1980)以前は，MADの概念は，不安-抑うつ神経症，不安や不安抑うつ症候群に関連した精神神経うつ病，抑うつにみえる不安，あるいは不安を主症状とする抑うつなどのように，診断として明示され，広く受け入れられていた．その後，不安にはベンゾジアゼピンが，抑うつ症状には三環系抗うつ薬が特異的に有効であるという初期の向精神薬の使用法と，DSM-Ⅲで異なるカテゴリーとして分類することが強調されたことにより，その2つの主要な診断カテゴリーの間に大きな溝ができ，それが現在まで続いている．

種々の不安と抑うつ症候群を分類する試みは，いくつか成功しているにもかかわらず，いまだに，全般不安症/全般性不安障害(GAD)と大うつ病の区別は決して明確ではなく，遺伝学的研究によるとこれらの2つの障害は同じ遺伝学的素因をもっていることが示唆されている．いずれにせよ，MAD診断を取り入れることが不安と抑うつの重複に関する問題(特にGADと大うつ病の区別)を解決することにはならない．MADの概念を患者に有効な情報として還元するためには，経過，転帰，適切な治療などに関して，多くの疑問が未解決で残っている．

### 【疫学】

Munich Follow Up Study で ICD-10 の定義(閾値以下の不安と閾値以下の抑うつを認めるなど)に基づいた診断において，MADが一般人口の0.8%に認められた(Wittchen and Essau, 1993)．米国，フランス，オーストリアの5つのプライマリ・ケア施設から抽出した267人の患者サンプルの検討では，5.1%であった(Roy-Byrneら，1994)．別のプライマリ・ケア患者を対象とした報告では2.0%であった(Steinら，1995)．また，14か国の一般健康保健施設の患者25,916人の大量データを用いた検討では，1.3%であった(Sartorius and Ustun, 1995)．以上より，MADの有病率は，一般人口では0.8-2.5%であり，プライマリ・ケア領域で

は5-15%であると考えられている.

## 【臨床経過】

MADの診断基準を満たした患者に関して重要で未解決な問題は,その診断に安定性があるのかということであり,同時に,それが,より重症な精神障害の危険因子としての地位でいるかということである.臨床経過に関しての情報は少ない.

## 治療方針

### A. 治療方針の概要

MADは診断基準が確立しておらず,DSM-5から削除されたこともあり,十分な治療研究はない.しかし,比較的軽度の抑うつと不安症状が同時に存在する障害であり,治療もその両症状に対する精神療法,薬物療法を行うことになる.前者としては支持的精神療法が中心となり,後者に関しては,選択的セロトニン再取り込み阻害薬(SSRI)とアザピロン系抗不安薬,およびベンゾジアゼピン系抗不安薬が中心となる.

### B. 精神療法

MADに対する精神療法としては,まず支持的精神療法を試みる.神経症性障害の治療に準じて支持的に接し,不安を軽減することに主眼をおく.患者の話を傾聴し,受容的態度で接することにより,医師と患者との間で信頼関係を築くことが重要である.患者は,自分のつらい状況を,理解し受け止めてくれる存在を得られたと感じるだけで,不安が軽減することが多い.その際,MADの診断や薬物療法が有用であることも説明する.自律神経症状を訴える場合には,身体的診察や必要な検査を十分に行う.患者の生活環境やおかれた状況にストレスが認められる場合には,安静,休養も有用であることを説明する.

支持的精神療法で十分の効果が得られない場合,患者に対して,認知行動療法,自律訓練法,森田療法,精神分析療法などを試みる.認知行動療法は,軽症のうつ病患者に対しての有効性が認められており,MAD患者にも有効である可能性がある.

### C. 薬物療法

MADの薬物療法は,研究は不足しているが,基本的に軽症の不安や抑うつに準ずることが提唱され,Boulengerら(1997)は,仮の推奨案を示した.第1に,すべての主な抗うつ薬は,何らかの抗うつ作用と抗不安作用を有するので,治療に適するとみなされた.第2に,ブスピロンbuspirone(アザピロン系抗不安薬)は,GADに通常使用するよりも高用量で,抗うつ効果がみられるので有効である可能性がある.それは,不安の身体症状よりも精神症状に有効であり,MADは精神症状のほうが典型的にみられるので有効な可能性がある.第3に,MADの治療にはベンゾジアゼピン系抗不安薬が何らかの役目を果たしうるが,抑うつ症状が重度であった場合は適さず,反跳と離脱が懸念材料である.治療は症状が消失したあとも続けるべきであり,閾値以上の障害に発展するかどうか経過を監視すべきである.

> **処方例** 下記,1)-4)のうちいずれかをまず使用する.
>
> 1) ジェイゾロフト錠(25 mg) 1日1-4錠を1-2回に分けて投与 (朝)夕食後
> (保外) 25 mg・1錠から開始し,漸増する
>
> 2) レクサプロ錠(10 mg) 1回0.5-2錠 1日1回 夕食後 10 mg・1錠(場合によっては0.5錠)から開始する.多くの場合,10 mg・1錠で維持可能 (保外)
>
> 3) サインバルタカプセル(20 mg) 1回1-3カプセル 1日1回 (朝)夕食後
> (保外) 20 mg・1カプセルから開始し,漸増する
>
> 4) セディール錠(10 mg) 1回1-2錠 1日3回 毎食後 10 mg・3錠から開始し,漸増する.心配が持続する場合の長期使用に適している

上記のうちどれかを使用し,効果が不十分な場合,治療初期の4-8週間のみ下記5)を

併用する．

> 5) メイラックス錠(1 mg)　1日1-2錠を1-2回に分けて投与　(朝)夕食後　自律神経症状，心身の緊張が目立つ場合，比較的すみやかな効果が期待できる．効果の持続時間が長く，睡眠障害の改善にも役立つ．ただし，長期間の使用は控え，症状改善後は漸減を試みる．

**参考文献**

1) Boulenger J-P, Fournier M, Rosales D, et al：Mixed anxiety and depression：from theory to practice. J Clin Psychiatry 58：27-34, 1997

# 強迫症
*obsessive-compulsive disorder (OCD)*

中尾智博　九州大学病院講師・精神科神経科

## 疾患概念

**【定義】**　強迫症(OCD)は，繰り返し生じる思考(強迫観念)とそれを打ち消すための繰り返しの行動(強迫行為)を主たる症状とする疾患である．強迫観念や強迫行為は通常不安や苦痛を伴い，長時間を費やすことにより日常生活に強い悪影響を生じる．DSM-Ⅲ以来，OCDは不安障害のカテゴリーに収載されていたが，2013年に刊行されたDSM-5では，新設された「強迫症および関連症群」へと移行した．ここでは，醜形恐怖症，抜毛症，新設のためこみ症などと同一カテゴリー化がなされている．

OCDの症状は基本的には，健常な思考や日常的な動作の延長上に出現する．それは例えば汚染や感染の不安からくる洗浄行為であり，加害や過失のおそれからくる確認行為である．OCDの症状は多彩であり，このほかに物の位置の対称性や文章の正確性へのこだわり，幸運，不運な数へのこだわり，無意味な行動の反復，価値観の喪失に伴うためこみ，性的・宗教的な思考へのとらわれなど，多様な症状亜型がみられる．多くの患者では複数の症状が併存する．

患者の多くは強迫観念を自我異和的であると感じ，その苦痛から逃れるために強迫行為を行う．過剰な強迫行為は患者に葛藤を生じさせ，周囲に気づかれないような努力を重ねる者も多い．ただし，なかには症状に対する不合理感が失われ妄想に近い思考を伴うものや，症状の表出に際してほとんど不安の介在がみられないケースも存在する．

**【病態】**　臨床的に三環系抗うつ薬クロミプラミン(アナフラニール)やSSRIの有効性が証明され，さらに動物を用いた基礎研究の結果などから，セロトニン(5-HT)神経系の異常，特に前頭眼窩面における5-HT受容体の機能変化がOCDの病態に関与することが推定されている．一方，難治例ではSSRIの有効性は低く，抗精神病薬による強化療法が有効であり，ドパミン系の関与があると示唆されている．さらに最近では，強迫症状発現へのグルタミン酸の関与も示唆されており，その調節作用をもった薬剤のOCD治療への臨床応用が盛んに研究されている．

1980年代以降には，PETやSPECT，fMRIといった脳画像研究の知見が集積され，OCDの脳病態に関するいくつかの仮説が立てられた．その代表的なものとして前頭葉-皮質下回路に関する神経ネットワーク仮説がある．これによれば，OCDでは前頭眼窩面を主とした前頭葉領域の活性化に伴い線条体における視床の制御障害が生じ，その結果，視床と前頭眼窩面の間でさらなる相互活性化が生じ，強迫症状が維持，増幅されるという．その後の検証によってこのネットワークにはさらに広汎な脳部位の関与を考慮に入れる必要が出てきており，前頭葉-皮質下回路に前帯状回，海馬，扁桃体を加えた情動ループ，さらに前頭前野外側部と後頭葉，頭頂葉，小脳から

尾状核，視床下核を経由して黒質，淡蒼球，視床に至る空間認知や注意に関与する認知ループのネットワークモデルが推定されている．

【疫学と経過】 生涯有病率は2%前後といわれ，精神疾患のなかでも発生頻度の高い部類に入る．好発年齢は10歳代から20歳代に集中しており，男性は10歳代前半をピークとする児童思春期発症例が多く，女性は結婚，妊娠出産といったライフイベントに関連した20歳代以降の発症例が多い．

大部分の患者は，症状の動揺をもちつつも自然寛解に至ることは少なく，治療が行われなければ慢性の経過をたどる．また患者の半数近くは経過中にうつ病を合併する．症状の影響を受け，朝の支度に時間がかかる，外出の際に時間がかかる，決められた時間を守れない，家事に時間を要する，仕事や勉強の効率が悪くなる，といった日常生活の遅延と質の低下が生じやすい．特に早発例においては症状の影響を受けて社会適応が妨げられ，長期の引きこもりに至るケースが少なくなく，早期の治療介入が必要である．近年は認知行動療法や薬物療法が発展しており，適切な治療が行われた場合，十分な改善を得られるケースも多い．また，再発防止のために長期的な治療への取り組みも重要となる．

### 診断のポイント

【OCDの診断】 DSM-5に基づけば，OCDの診断は4つの基準に沿ってなされる．すなわち，A．強迫観念，強迫行為，またはその両方の存在，B．強迫症状による苦痛と機能障害の存在，C．薬物/身体疾患の影響の除外，D．ほかの精神疾患によるものの除外，である．基準Aに関して，通常OCD患者は，汚染，禁断的思考，加害，対称性などのテーマに基づく症状を有している．強迫観念と強迫行為には，汚染-洗浄，加害-確認，対称性-繰り返し，のように相関の強い症状があることがわかっている．それに基づき作られたのが因子モデルであり，おおよそ3-6因子が推定されている（図1）．症状は比較的類

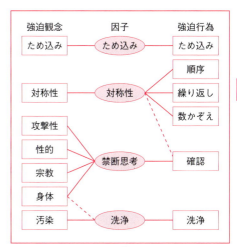

**図1 強迫性障害の4因子モデル**

強迫観念と強迫行為には一定の相関があり，相関の強さによっていくつかの因子に分けられる．この図はBlochら(2008)によるメタ解析で得られた4因子モデル．
(Bloch MH, Landeros-Weisenberger A, Rosario MC et al : Meta-analysis of the symptom structive of obsessive-compulsive disorder. Am J Psychiatry 165 : 1532-1542, 2008 より)

型的であり，強迫観念と強迫行為の連関に留意しながらその具体的な内容について詳細な質問を行うことで，的確な診断を行うことができる．

診断自体は比較的容易である一方，現代のOCD概念には，不安を病理の中心とする古典的な神経症だけではなく，発達障害に伴うこだわりに近い症状や，不合理感や洞察の欠如した境界例も含まれる．病態についての正確な把握は治療方針を決めるうえでも大事であり，症状と関連する病理的な文脈についても考察を深めるように心がけたい．

【鑑別診断と併存疾患】 OCDと統合失調症，発達障害との鑑別診断がしばしば問題となる．また，OCDはうつ病や不安障害を併存しやすい．これらの点は治療方針にも大きな影響を与えるものであり，重要である．

まず，発達障害に伴って生じる強迫症状は

鑑別を必要とする重要な病態である．正確性・対称性へのこだわりやためこみ，強迫性緩慢といった症状は，特に発達障害による影響を受けて生じやすい類型症状である．発達障害とOCDはオーバーラップして併存する場合も多く，治療方針の決定にはより正確な病態把握が必要となる．

　チック障害との関連も押さえておきたい．DSM-5によれば，最大30％のOCD患者が生涯のうちにチック障害を有し，それらの患者はチックの病歴のない者と比べてOCDの症状テーマ，併存疾患，経過，家族遺伝のパターンにおいて異なる傾向があるとされている．

　知的な資質も，強迫症状と密接なつながりをもつ．精神遅滞や境界水準知能に伴うOCDの場合，家族関係や適応レベルを考慮して環境調整を第一に行うことが多い．

　症状に対する不合理感の薄さや確信的な態度がみられる場合，また面接での応答の雰囲気，思考過程，発症と経過などに違和感を感じたら，統合失調症の前駆段階，あるいは初期症状として強迫症状が出現している可能性を考える．

　ためこみを主症状とするOCDについては，DSM-5の診断基準に基づけば，新たな診断基準であるためこみ症（hoarding disorder）に該当する可能性がある．ただし，ためこみが汚染や加害の不安によって生じる二次的なものの場合は，これまでどおりOCDの診断がつく．薬物療法や行動療法に対する治療反応性にも差が生じる可能性があり，注意深く鑑別を行う．

　中高年以降のOCDの単独発症は比較的まれである．この場合，人格偏位の有無や認知機能の低下がないかなどに気を配り，特に器質的疾患の除外を念頭におくべきであろう．

　併存疾患として，うつ病はOCDに高率（30％以上）に合併する疾患である．OCDに二次的にうつ状態が合併する場合もあれば，うつ病によって強迫症状が出現する場合もある．いずれの場合も，うつ症状の程度にもよるが通常，うつ状態の治療，主には薬物療法，休養を含めた環境調整を優先する必要がある．パニック症，社交不安症，全般不安症，限局性恐怖症といった不安症群もOCDに合併しやすい疾患である．

## 治療方針

### A. 治療導入と心理教育

　OCDは通常慢性化し，しばしば悪化と軽快を繰り返し，治療を行わなければ成人における寛解率は低いとされる．加えて，OCDは強い社会機能の低下を招く．例えば，加害観念の想起や汚染恐怖から学業・就労への不適応を起こし，人間関係を回避し，公共の場を忌避し，引きこもりに至る，といった具合である．本障害を正確に診断し，適切な治療介入を行うことの必要性がうかがわれる．

　導入にあたって，患者本人，家族に対して疾患についての説明を十分に行うことは，治療効果を十分に高めるために重要なことである．OCDという疾患がどのような症状，どのようなメカニズムによって成立しているかについて説明を行う．この際，OCDの症状が強迫観念と強迫行為の連関によって持続されていること，その基盤には脳の神経回路の問題があること，薬物療法や行動療法がその異常を回復する機能をもつこと，などについて説明する．筆者はわれわれの研究室のホームページ（http://www.npsybt.jp/index.html），「強迫性障害の治療ガイド」（二瓶社），の図などを見てもらいながらわかりやすく伝えるようにしている．特に，強迫観念は強迫行為を行うことによって一時的には軽減するものの，すぐにまた生じ，強迫行為を繰り返すことによって悪循環的に症状が強まっていくことを図で示しながら伝えている（図2）．

　治療を始めるにあたり，症状が軽減することによりどのようなことが可能になるか，近い目標と将来的な治癒像を呈示することは患者に希望を与え，治療の継続性を高める．そ

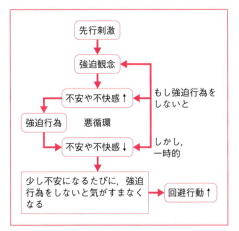

**図2　強迫症状の悪循環の説明**
強迫症状が強迫行為を行うことによって悪循環的に増強していくことを説明するときに用いる．
（飯倉康郎：強迫性障害の治療ガイド．p6，二瓶社，1999をもとに作成）

して，患者が困っていること，先に治したいと思っていること，できそうなことから治療にとりかかる．

症状を巡って，患者が家族に執拗な保証を求め家族がそれに巻き込まれ，あるいは断った結果，両者の関係が悪化していることもしばしばみられる．治療者は患者に寄り添い，「今，表面に出ている問題は多くが病気の症状によってもたらされたものであり，本人の人格や性格，意欲の問題とは別のものです」というように症状を外在化する作業を行うことで，患者・治療者・家族による良好な治療共同体を作っていくことが重要である．

治療介入の方法としては，以下に記述する薬物療法，認知行動療法，あるいはその併用が標準的である．

### B. 薬物療法

専門医療機関以外では，治療初期にはまず薬物療法によるアプローチを試みるのが一般的である．症状が比較的軽度な場合や，不安が強く症状への抵抗が行いがたい場合，抑うつが目立つ場合などにおいては，まずSSRIによる薬物療法を先行させる．ただしSSRIへの反応率は40-50％程度とされ，必要に応じて認知行動療法 cognitive behavior therapy（CBT）の導入を検討する．わが国でOCDに対して保険適用のあるSSRIはフルボキサミン（デプロメールまたはルボックス）およびパロキセチン（パキシル）である．十分量のSSRIを十分期間投与することによって，強迫症状や随伴する不安，抑うつ症状は軽減することが期待されるので，支持的な態度や症状のモニタリングを併用しながら，よりその変化を後押しするように心がける．

**R 処方例** 1），2）のいずれかを用いる．
1) デプロメール錠またはルボックス錠（25・50・75 mg）　1日75-250 mgを1-2回に分けて投与　保外用法
2) パキシル錠（5・10・20 mg）　1日20-50 mgを1-2回に分けて投与　保外用法

このいずれかに十分な反応がみられない場合，1），2）間で切り替えるか，あるいは以下3），4）に示すほかのSSRIと5）クロミプラミン（アナフラニール）のなかから2剤目への切り替えを検討する．

3) ジェイゾロフト錠（50 mg）　1回2錠1日1回　保外用法
4) レクサプロ錠（10 mg）　1回1-2錠　1日1回　保外
5) アナフラニール錠（10・25 mg）　1日75-225 mgを2-3回に分けて投与　保外

OCDでは，少なからず薬物治療抵抗性の症例が存在する．SSRIへの反応率は3-4割程度とされ，症状も部分改善にとどまることが多い．その場合，まずほかのSSRIへの切り替え，もしくはクロミプラミンへの変更を検討する．それでも十分な改善が得られない場合，抗精神病薬の少量付加投与を試みる．エビデンスがあるのはリスペリドン（リスパダール）であるが，オランザピン（ジプレキサ），クエチアピン（セロクエル），アリピプ

ラゾール(エビリファイ)などの使用も考慮する．保険適用外であり，十分な説明を行い，慎重投与を心がける．

上記1)-5)のいずれかに，下記6)-9)のいずれかを併用する．

6) リスパダール錠(1 mg)　1日0.5-2錠を1-2回に分けて投与　(保外)
7) ジプレキサ錠(5 mg)　1日0.5-2錠を1-2回に分けて投与　(保外)
8) セロクエル錠(25 mg)　1日1-6錠を1-3回に分けて投与　(保外)
9) エビリファイ錠(3 mg)　1日1-3錠を1-2回に分けて投与　(保外)

## C. 認知行動療法(CBT)による介入

CBTの主技法の1つである曝露反応妨害法を用いての治療は，持続的かつ高い治療効果を示す．本治療では行動分析に基づき設定された適切な不安強度の刺激へ段階的に曝露を行っていく．つまり不安を惹起するような課題にあえて取り組み(曝露)，強迫行為を行わずに(反応妨害)，不安が自然に下がっていくことを体験することによって効果がもたらされる．治療導入時には十分な説明が必要であり，患者の理解と治療意欲を十分高めた状態で行われるべきである．また外来での実施の際はホームワークでの実践が主体となるので，実施の記録をつけてもらい，次の診察でフィードバックをかけ治療効果を高めるようにする．

知的障害や発達障害を合併している，不安が症状に介在しない，病理水準が深い，などの場合は，それぞれの病態に応じた技法を導入して治療にあたるべきである．知的な問題が大きい場合は環境の調整や刺激の統制によって強迫症状の生起頻度を減らす試みや，オペラント手法を用いた強迫症状に取って代わる適応的行動の形成が有効であるし，発達の素因が強く不安の介在が少ない強迫症状の場合は，プロンプティングやモデリングといった直接的に強迫行為を修正する技法が有効であることが多い．行動療法で用いられるさまざまなスキルについては「強迫性障害治療のための身につける行動療法」(岩崎学術出版社)などの専門書を参考にされたい．

## D. 難治例への対応

OCDは自然の経過にまかせた場合，症状は慢性化する可能性が高く，患者のQOLを著しく損ねることは先述したとおりである．また，一部の症例は統合失調症の前駆状態としてOCDを呈している可能性があり，注意深い観察が必要である．早期の介入が重要であることは論をまたないが，しばしば治療困難な症例にも遭遇する．初期治療として最も活用されるのはSSRIによる薬物療法であると思われるが，その反応率は決して十分なものではない．先述した抗精神病薬付加療法や認知行動療法の適応について考慮し，専門の医療機関への紹介も検討する．また，うつ病などほかの精神疾患を合併しそちらが主症状となっている場合は，その治療を優先するべきである．強いうつ状態の併存，生活を遂行できないような重度の強迫症状の存在，強迫症状への抵抗がほぼ行えない状態，などが確認されれば，入院治療を検討する．

### ■患者・家族説明のポイント

・患者や家族は症状を巡って疲弊し，感情的対立が生じていることも多い．まず強迫症状は本人の性格や意思とは関係のない病気の症状であることを十分に説明する．
・この際，神経伝達物質に関連する脳機能の異常であることを説明すると，より納得を得やすい．
・治療を継続的に行うことで症状は軽減することを説明する．特に薬物療法は十分な効果が得られるまで，継続的に服用する必要があることを説明する．
・患者本人の治そうという意欲と家族の根気強いサポートが大事であることを伝える．家族を巻き込んでの強迫症状がみられる場合，患者・家族と話し合って治療的な対処法をみつけてゆく．
・難治例に対する薬物療法については保険適

用外のものも多いので，予想される副作用などについて十分な説明と同意のうえで導入すべきである．

**参考文献**
1) 中尾智博：強迫症/強迫性障害．神庭重信，三村將（編）：DSM-5を読み解く 4 不安症群，強迫症および関連症群，心的外傷およびストレス因関連障害群，解離症群，身体症状症および関連症群．中山書店，pp 95-102，2014
2) 飯倉康郎：強迫性障害の治療ガイド．二瓶社，1999
3) 飯倉康郎，芝田寿美男，中尾智博，他：強迫性障害治療のための身につける行動療法．岩崎学術出版社，2012

# 醜形恐怖症
*body dysmorphic disorder*

宮地英雄　北里大学講師・精神科
宮岡　等　北里大学主任教授・精神科/北里大学東病院・院長

### 疾患概念

　醜形恐怖症 dysmorphophobia の概念は1986年にMorselliによって提唱された．Dysmorphophobia（dys = abnormal, morpho = shape/structure, phobia = a strong and unreasonable fear）という用語がそのまま示すように，自分自身の身体の形態に関して，その一部または全部が醜い，あるいは奇異な形をしていると訴える症状をいう．米国精神医学会がDSM-Ⅲ-Rを出してからは身体醜形障害 body dysmorphic disorder という用語のほうが用いられる傾向にある．わが国では妄想と考えられる訂正不能の確信を有し，統合失調症が疑われるが，他の精神症状や経過からみると統合失調症とはいえない病態であることを強調して，思春期妄想症と一括する疾患群に含めたこともある．

「醜い，あるいは奇異な形をしているように思うが，それが正しくないかもしれない」と自ら理解している場合を身体醜形障害，あるいは醜形恐怖症，完全に確信している場合を妄想性障害，身体型，あるいは醜形妄想とよぶ場合もある．DSM-5では醜形恐怖症/身体醜形障害のなかで特定すべきものとして，「病識が十分または概ね十分」「病識が不十分」「病識が欠如した・妄想的な信念を伴う」に分けて，確信に対する病識の程度の評価を求めている．

　醜形恐怖症状は「頭の形がいびつである」「目が小さい」「鼻筋が曲がっている」「顔の形が左右非対称である」などと身体各部に及び，また通常の美醜の表現としてもありうる訴えから，その部位の形態が奇形であるかのように訴える例まで多彩である．醜形恐怖症例では「外見の異常をもっているせいで自分は人間としての価値がない」のごとく，身体上の欠陥を人格の欠陥であるかのように考えている者が多く，時に希死念慮に至る．関係妄想（念慮）を有することもあるが，「自分自身がこの顔を治したいのであって，他人が気づくかどうかは関係ない」と述べる例も多く，関係妄想を認めないほうが醜形恐怖症の典型であるという考え方もある．

### 診断のポイント

　DSM-5の醜形恐怖症の診断基準には「A. 身体上の外見の欠陥または欠点にとらわれているが，それは他人には認識できないかできても些細なものに見える」「B. 外見上の心配に反応して，繰り返し行動（鏡による確認，過剰な身繕い，皮膚むしり，など），または精神的行為（他人の外見と自分の外見を比較する）を行う」「C. その外見へのとらわれは，臨床的に意味のある苦痛，または社会的，職業的，または他の重要な領域における機能の障害を引き起こしている」などが記載されており，さらに前述のように確信に対する病識の程度の評価を求めている．

### 治療方針

醜形恐怖症状を有するが，それ以外の症状がうつ病や統合失調症の診断基準を満たす場合はそれらに対する治療を優先させたほうがよい．比較的単一症状性に醜形恐怖症状を訴える症例は難治であり，妄想と判断される症状を有する場合は薬物療法中心に，強迫観念あるいは恐怖症状と考えられる場合には環境や性格を検討する面接と薬物療法が併用されることが多い．

薬物療法では抗精神病薬や選択的セロトニン再取り込み阻害薬（SSRI）が用いられる．かつて SSRI の高い有効性を示す論文が出たこともあるが，実際の臨床ではそれほどの効果はないように思える．精神療法でも特定の治療技法が有用であるとはいえず，患者の悩みを適切に聞き出して，信頼関係を築き，苦痛への対応を一緒に考えていくという姿勢が治療者に求められる．

かつて「美容形成外科手術を行っても満足しない状態が醜形恐怖症である」などといわれた時代もあったが，醜形恐怖症と診断されうる患者が手術後に身体へのこだわりが減り，通常の社会生活を送っている例もある．手術は不適切な結果を招くことも多いが，精神科医はある程度柔軟に形成外科医と連携をとってもよいように思う．

## 抜毛症
*trichotillomania*

生地 新　北里大学大学院教授・発達精神医学
簡野宗明　山形大学医学部附属病院精神科

### 疾患概念

【定義・病型】　抜毛症とは，習慣的に自分の体毛（頭髪，眉毛，睫毛など）を抜くために脱毛巣を生じる疾患である．DSM-Ⅳ-TR や ICD-10 では衝動制御の障害に分類されていたが，新しい DSM-5 では強迫症および関連症群のなかに位置づけられた．抜毛直前の緊張感や抜毛後の満足感や解放感を伴うことがあるが，患者は必ずしも抜毛行為を意識していないこともある．一般には，テレビ鑑賞中や就寝前，読書中，勉強中に何の気なしに抜毛することが多い．抜いた毛を食べてしまうこともあるし，まれな例だが，食べた結果，胃毛石 trichobezoar を生じることもある．

【病態・病因】　子どもでは，攻撃的な衝動や寂しさを和らげる手段として子どもが発達させる習癖として理解できる症例も多い．抜毛はウィニコット Winnicott DW のいう「移行現象」の病的な形と考える研究者もある．生地らが示したように，発症時期で分類すると理解しやすい（表1）．ただし，基本的には症状レベルの診断名であり，背景にある精神病理や脳の機能異常も症例ごとに異なっている可能性がある．双子研究で遺伝的要因の寄与率は 76.2% と算定されている．最近は，症候学的類似性や薬物反応性から，強迫性障害に類縁（スペクトラム）の病態と考える立場が有力である．

【疫学】　米国の調査では生涯有病率 0.6% という報告がある．また米国の地域調査では，整髪目的以外の抜毛は 6.5%，臨床的意義のある抜毛は 1.2% に認められ，重症度が増すと女性の割合が増加する．

【経過・予後】　一般に低年齢発症例のほうが予後は良好である．成人期発症例は，他の精神疾患との合併も多く慢性化しやすい．

### 診断のポイント

円形脱毛症との鑑別点は，抜毛症における頭髪の病変部は境界が不鮮明で，形も不整，長さの異なる毛髪が残存しているところである．病変部周囲の毛は容易に抜けない．

抜毛のため体毛の喪失が目立ち，その結果，著しい苦痛や生活上の問題が生じていて，他の疾患ではうまく説明できない場合，抜毛症の診断を考えてよいだろう．

表1 抜毛症の臨床類型（試案）と治療技法

| 臨床類型 | 特徴 | 治療技法 |
| --- | --- | --- |
| 反応型 | 明らかな誘因の存在<br>移行現象としての特徴が明瞭<br>原則として乳幼児期の発症<br>治療への反応性は良い | 親面接<br>遊戯療法<br>行動療法（反応妨害，オペラント条件付け） |
| 神経症型 | 強迫性などの性格の偏奇<br>家庭内の特徴的葛藤の存在<br>原則として学童期・前青年期の発症<br>治療には一定の期間がかかる<br>治療の枠は守れる | 遊戯療法（箱庭など）<br>個人精神療法<br>親面接・場合によっては家族療法<br>行動療法（習慣逆転法，セルフモニタリング）<br>薬物療法も考慮（クロミプラミン，SSRI） |
| パーソナリティ障害型 | 対人関係の著しい障害<br>自己破壊的な行動や関係念慮<br>片親の不在や家庭内の精神疾患<br>青年期前期以降の発症<br>治療は年単位で長期にわたる | 構造化された個人精神療法（限界設定）<br>転移・逆転移の理解<br>行動療法（習慣逆転法，セルフモニタリング，SST）<br>家族療法・親面接<br>薬物療法（クロミプラミン，SSRI，抗精神病薬）<br>時に入院治療も必要となる |

〔生地 新，森岡由起子：抜毛症．「精神科治療学」編集委員会（編）：精神科治療学 23（増刊）児童・青年期の精神障害治療ガイドライン，新訂版．pp 271-275, 2008 より引用〕

## 治療方針

### A. 治療方針の概要

意識して抜毛するか，抜毛しやすい状況，外出に困難があるか，隠すためのヘアピンや帽子などの使用状況，周囲の反応など症状の成り立ちを聞く．また発育史，家庭環境，学校の状況，発症の契機，環境変化やストレス要因を丁寧に聴取する．

臨床類型に沿って治療法を計画する（表1）．一般的には，行動療法が第一選択になるだろう．なお，メタ解析では習慣逆転法 habit reversal が最も有効性があるとされ，クロミプラミン（アナフラニール）がそれに続く．SSRI 単独ではプラセボと有意差がない．2011年に米国で，抜毛症と近縁疾患についての治療ガイドラインが出版され，認知行動療法を中心とした治療が推奨されている．

### B. 行動療法

反応妨害（ミトンをつけるなど），セルフモニタリング（抜毛本数をグラフ化するなど）などの方法もあるが，習慣逆転法は有効性が実証されている．

習慣逆転法とは，抜毛を感知する意識化訓練をしたあと，抜毛に先行して競合反応（手をポケットに入れる，両手を握りしめるなど）を行うことを目標とする．親や配偶者には，ほめることで強化することや，抜毛の不利益について話し合うことで，動機づけに協力してもらう．

### C. 親面接・家族療法

親への支持的な面接を行う．家族全体の関係修復がもたらされる例もある．

### D. 遊戯療法

患者の情緒的な発達上の問題が抜毛に関連していると考えられる場合に用いられる．症例ごとの発達段階や能力に合わせて，箱庭や描画，自由な遊びなど，治療者が習熟した手法を用いる．

### E. 薬物療法

心理療法や家族への介入で効果が十分でない場合に，セロトニン再取り込み阻害作用のある抗うつ薬を試みる価値がある．

R 処方例 下記のいずれかを用いる．

1) アナフラニール錠（10 mg）　1回 1-3錠

1日1回 (保外)
2) ルボックス錠(25 mg)　1日1-4錠を1-2回に分けて投与 (保外)

### F. 併存疾患

併存するアトピー性皮膚炎，円形脱毛症は皮膚科と連携して治療にあたる．精神疾患の合併は中核群である10代の患者の約40%に認め，不安障害，気分障害，ADHDが多い．

■ 患者・家族説明のポイント

・治癒の可能性がある病気であり，治療には家族の協力が大切であると伝える．
・抜毛が生じるほどに気持ちのおさまりがついていない患者のことを，医師や家族は気にかけているのだと伝える．
・学校との連携として，いじめへの配慮のほかに，帽子やかつらの使用許可や着脱のための場所の確保など配慮してもらう．

**参考文献**

1) 生地　新，森岡由起子：抜毛症．精神科治療学 23(増刊)．児童・青年期の精神障害治療ガイドライン，新訂版．pp 271-275，星和書店，2008
2) Duke DC, Bodzin DK, Tavares P, et al: The phenomenology of hairpulling in a community sample. J Anxiety Disord 23: 1118-1125, 2009
3) Trichotillomania Learning Center: Expert consensus treatment guidelines for trichotillomania, skin picking and other body focused repetitive behaviors. Trichotillomania Learning Center, 2011

# 分離不安症/分離不安障害
*separation anxiety disorder*

森岡由起子　大正大学心理社会学部教授・臨床心理学科
生地　新　　北里大学大学院教授・発達精神医学

## 疾患概念

**【定義・病型】** DSM-5において新たに不安障害の一種として，幼児期から児童期に多くみられる「分離不安症」と「選択性緘黙」が追加された．ICD-10においても，若年者に特有な不安障害として分類されている．生後6か月前後に現れる人見知り不安とよばれるような分離不安は，発達上の通常の不安であるし，3歳以降になると母親との信頼関係が定着し，対象恒常性が確立して母親から安定して分離することができるようになる．幼稚園や小学校に入ったばかりの年少児が，いくらかの分離不安を示すことはよくあることである．しかし，強い愛着を抱く対象からの分離に際して，発達的に不適切なおそれや，分離の回避，過剰な不安などが生じそれが制御できない場合に，分離不安症と診断される．「愛着のある重要な人物からの分離」だけでなく，「家からの分離」と，成人での6か月以上の症状継続が付加された．

**【病態・病因】** 病因には，未知のものに対する行動抑制傾向(behavioral inhibition to the unfamiliar)とよばれる気質特性(引っ込み思案や不慣れな環境でのひきこもりなどの傾向)と不安を発現しやすい素因と，生活上の変化やストレスなど環境的要因との相互作用にあるとされている．病気や入院，親の病気，親の喪失，引っ越し，生活上の重要な分離体験が契機となることもある．

3歳を過ぎて，ある程度対象恒常性が確立される時期以降の強い分離不安は，安定した自己像と対象像の形成不全，または依存対象との不安定な愛着の表れともいえる．

小児期では分離するときの苦痛が直接表現

されるが，思春期になると登校時の身体症状の訴えや不登校の背景要因となっていることもある．

【疫学】　幼児期と思春期における有病率は4%程度で，7-9歳に多く，学齢期全体では約3%といわれている．分離不安症は12歳以下の子どもにおける最もよくみられる不安障害であり，就学前の子どもでは男女差はないとされている．家族研究では，不安症をもつ成人と血縁関係にある子どもは，小児期に分離不安症をもつ傾向があると報告されている．また分離不安を含む不安障害をかかえる女子の多くは6歳までに発症し，思春期まで持続していること，思春期以降に気分障害を併存することを指摘する臨床医もいる．

【経過・予後】　分離不安症の経過と予後は多様で，発症年齢，症状の持続期間，併存する症状によって違っており，自然に回復する子どももいれば，分離の際に目立った回避はしないが不安が残ったり，他の不安障害やうつ性障害に移行する者もいる．子どもと青年を対象とする3年間の調査では寛解率は80-96%との報告もあるが，コミュニティを対象とした前方視的研究で，DSM-5の分離不安症の基準を満たす者は，広場恐怖を伴うパニック症や全般不安症，強迫症，疼痛が主症状の身体症状症に発展するリスクが高いともいわれている．

### 診断のポイント

ICD-10では，幼児期に生じた場合のみ診断され，青年期にみられた場合は幼児期から持続している場合だけ診断される．DSM-5では青年期以降の場合も診断される．

DSM-5の診断基準は，以下の項から構成されている．A. 愛着をもっている人物からの分離に関する，発達的に不適切で，過剰な恐怖または不安で，以下のうち少なくとも3つの証拠がある．①家または愛着をもっている重要な人物（majors，以下MAF）からの分離が，予期される，または，経験されるときの，反復的で過剰な苦痛，②MAFを失うかもしれない，または，その人に病気，負傷，災害，または死など，危害が及ぶかもしれない，という持続的で過剰な心配，③MAFから分離される，運の悪い出来事（例：迷子になる，誘拐される，事故に遭う，病気になる）を経験するという持続的で過剰な心配，④分離への恐怖のため，家から離れ，学校，仕事，または，その他の場所へ出かけることについての，持続的な抵抗または拒否，⑤1人でいること，または，MAFがいないで，家または他の状況で過ごすことへの，持続的で過剰な恐怖または抵抗，⑥家を離れて寝る，または，MAFの近くにいないで就寝することへの，持続的な抵抗または拒否，⑦分離を主題とした悪夢の反復，⑧MAFから分離される，または，予期されるときの，反復する身体症状の訴え（例：頭痛，胃痛，嘔気，嘔吐）．B. その恐怖，不安，または回避は，子どもや青年では少なくとも4週間，成人では典型的には6か月以上持続する．C. その障害は，臨床的に意味のある苦痛，または，社会的，学業的，職業的，または他の重要な領域における機能の障害を引き起こしている．D. その障害は，例えば，自閉スペクトラム症における変化への過剰な抵抗のために家を離れることの拒否；精神病性障害における分離に関する妄想または幻覚；広場恐怖症における信頼する仲間なしで外出することの拒否；全般不安症における不健康または他の害が重要な他者にふりかかる心配；または，病気不安症における疾病に罹患することへの懸念のように，他の精神疾患によってはうまく説明されない．

### 治療方針

#### A. 治療方針の概要

どのような背景・契機で不安障害が生起しているのかを，見立てることがまず必要となる．また，親と子の愛着パターンを評価し，問題となる行動を減らし，望ましい行動を増やすために，親子の相互交流に焦点を当てた親子の相互交流治療は，年齢の低い子どもの

治療に有効である．また，遊戯療法などで治療者が移行対象（Winnicott DW）としての機能をもつことも治療を促進する．年齢が高くなれば，認知行動療法が適応となるが，あまりにも不安が強いときには薬物療法が行われることもある．

### B. 薬物療法

学童期の症例で心理・社会的な治療で十分な効果が得られない場合，選択的セロトニン再取り込み阻害薬（SSRI）や抗不安薬を試みる価値はある．幼児期の症例ではこれらの薬物の効果と安全性に関してのエビデンスの蓄積が乏しく，通常，薬物療法は行わない．

### C. 心理・社会的療法

出現している症状の背景にある不安を見立てることで，子どもが「安心感・安全感」を感じられるような状況を作る．また，分離不安障害の治療には，症状の軽減だけでなく，自己像や対象像の改善・安定化も必要となる．

分離不安は子どもに影響するだけではなく，家族の生活を混乱させ疲弊させることもよくみられるため，関係改善を目標としたペアレンティングなどを中心とした，親への心理教育や具体的な環境改善が有用である．分離不安のために不登校となっている場合などは，系統的脱感作のような行動療法が有効で，保健室や相談室を安全基地とすることもある．また，子どもでも成人でも，心理教育，身体のマネジメント技能，認知の再構成，曝露，再発防止など，プログラム化された認知行動療法が有効とされている．

**参考文献**

1) Sadock BJ, Sadock VA, Pedro Ruiz: Kaplan & Sadock's Comprehensive Textbook of Psychiatry vol. 11. 9th ed, pp3684-3688, Lippincott Williams & Wilkins, 2009
2) Juffer F, Bakermans-Kranenburg MJ, van IJzendoorn MH: Promoting Positive Parenting—An Attachment-Based Intervention. Taylor and Francis, New York, London, 2007
3) 山下 洋：分離不安障害．飯田順三（編）：脳とこころのプライマリケア 4 子どもの発達と行動．pp 242-252, シナジー, 2010

## 選択性緘黙
*selective mutism*

石塚佳奈子　名古屋大学大学院・精神医学
本城秀次　ささがわ通り心・身クリニック・院長（三重）

### 疾患概念

【定義・病型】　選択性緘黙は，話す能力があり，他の状況では話しているにもかかわらず，学校など特定の社会的状況で声を出して話すことが一貫してできない状態をいう．DSM-5 の定義では，その障害が，学業上，職業上の成績，または対人的コミュニケーションを妨げていること，少なくとも1か月以上持続していることが求められる．社会的状況で要求されている話し言葉の知識，または話すことに関する楽しさが不足していることによるものではなく，コミュニケーション症でうまく説明がつくものや，自閉スペクトラム症，その他の精神病性障害などの経過中にのみ起こる場合は除外する．

選択性緘黙については，いくつかの病型分類が提案されている．ここでは大井の分類を挙げておく．

#### A. タイプⅠ：社会化欲求型

家族以外にコミュニケーションをみずから求めるもの．家庭外の沈黙とは逆に，家庭内ではおしゃべりで，家庭内と家庭外での対人態度に非常に差がある．沈黙は自己の立場を維持しようとする自己主張としての意味をもつ．

#### B. タイプⅡ：社会化意欲薄弱型

家族以外にコミュニケーションを求める意欲に乏しいが，受動的には求めるもの．家庭

外で沈黙することはもちろん，家庭内でも無口であり，生活行動全般に意欲が乏しい．周囲の流れに身を委ねて行動することが目立ち，家庭内外を問わず自己の存在主張に欠ける．

### C．タイプⅢ：社会化拒否型

家庭以外にコミュニケーションを拒絶するかのごとく求めないもの．家庭外での沈黙のみならず，家庭内においても選択的に沈黙する．父親を避け，母親との強い結合がみられる．

タイプⅠは神経症的で，一般に予後は良好である．タイプⅡ，Ⅲは神経症の範疇におさまりきらず，家族の要因や，本人の精神疾患が隠れている場合も多い．予後も決して楽観できない．

【病態・病因】 選択性緘黙は，その病因としていくつかの要因が指摘されている．緘黙児は，正常の言語能力を有していることが前提とされるが，実際には，言語発達の遅れを有するものが多い．また，家族にコミュニケーションの障害をもつものも多い．そして，家族は社会的に孤立しており，内気であることが多い．母子が相互依存関係にあり，共生的緘黙とよばれることもある．また，遺伝的要因の関与も想定されている．

DSM-5 で，選択性緘黙が不安症群の下位分類となっていることからもわかるように，病態の根底に不安の機序が考えられている．

【疫学】 選択性緘黙は比較的まれな障害であり，1,000 人の子どもに対して，0.3-7.1 人といった頻度が報告されている．女子にやや多く，男女比は 1：1.2-2 といわれている．通常 3 歳頃から出現し始めるが，最初に気づかれるのは 6-8 歳頃であり，症状の発現から受診までの期間が長いのが特徴である．

【経過・予後】 選択性緘黙の経過についてはあまり知られていない．これまでの研究では，30-100％ の寛解率が報告されている．フォローアップ期間が 10 年を超えると，寛解率がよくなる傾向がみられる．しかし，筆者らの臨床経験では，選択性緘黙の予後はそれほど楽観できるものではなく，特に前述のタイプⅢのようなケースでは統合失調症に移行するケースも比較的多い．

### 診断のポイント

選択性緘黙は，話をする能力があるにもかかわらず，特定の状況で話をしないというものであるから，まずその点を明らかにする．いつ頃まで患児は話をしていたのか，そのとき言語能力に障害はみられなかったか，また他の不安症の併存や自閉スペクトラム症，統合失調症を疑わせるものはないかなどを確認する．しかし，子どもは通常主治医の話しかけに反応せず，極端になると，全く表情や姿勢を変えずじっと固まっているため，本人からの陳述を得ることは困難である．複数の場面における本人の様子を観察するとともに，家族や教師の情報が重要となってくる．

### 治療方針

#### A．治療方針の概要

選択性緘黙の治療には，薬物療法と精神療法の 2 つがある．臨床的には，これらの治療法を症例に合わせて使い分けていくが，いずれの治療法も著効を示すとは言い難い．治療では本人への根気強いかかわりに加えて，親の不安軽減や教師との協力など，環境調整が必要となる．

#### B．精神療法

精神療法としては，患児の年齢や症状により力動的精神療法，認知行動療法，遊戯療法などさまざまな技法が用いられる．しかし，選択性緘黙は，精神療法場面で患児が自分からかかわりを求めることは少なく，身を硬くしてじっとしていることが多い．そのため最初は，筆談や，絵画や箱庭などの非言語的手法を用いて子どもとの関係作りを試みることが多い．それによってコミュニケーションが少しでも可能になるときはよいが，面接場面で全く反応を示さず，じっと身を硬くしているような場合には治療関係の形成はきわめて

難しい．このような状態が続く場合には家族や学校などと連携して，患児をとりまく環境に働きかけることも1つの方法であろう．

### C. 薬物療法

選択性緘黙の薬物療法については，SSRIの有効性の報告はあるものの，有害作用のリスクから，現状ではほとんど用いられない．

**参考文献**

1) 大井正己，鈴木国夫，玉木英雄，他：児童期の選択緘黙についての一考察．精神経誌 81：365-389，1979
2) 高岡 健，丹羽伸也：選択性緘黙．山崎晃資，牛島定信，栗田 広，他(編著)：現代児童青年精神医学改訂第2版．pp 278-281，永井書店，2012

# 解離症・身体症状症と
# その関連障害群

5

身体化障害(身体症状症)　198
変換症/転換性障害　200
心気症(病気不安症)　203
身体症状症(疼痛が主症状のもの)　206
慢性疲労症候群　208
作為症/虚偽性障害　209
ポリサージェリー　211
解離性健忘　212
解離性同一症　213
離人症性障害　215

# 身体化障害(身体症状症)

*somatization disorder 〔somatic symptom disorder (SSD)〕*

山田和男　東京女子医科大学東医療センター教授・精神科

## 疾患概念

**【定義・病型】** 身体化障害は,適切な検索を行っても,既知の身体疾患や物質(乱用薬物や投薬など)の直接的作用として十分に説明できない,複数の身体化症状が多年にわたって持続することを特徴とする.DSM-5では,身体化障害は,疼痛性障害などとともに身体症状症にまとめられている.

**【病態・病因】** 身体化障害の主症状は,多彩な身体化症状である.身体化症状は,身体のいかなる部位にも起こり得るが,疼痛や,消化器系の感覚(悪心・嘔吐など),性や月経に関する訴え,異常な皮膚感覚(瘙痒感,灼熱感,うずき,しびれなど)などが多い.これらの身体化症状が,繰り返し出現することを特徴とする.また,症状は,しばしば変化したり,移動したりする.女性の身体化障害患者で,最も早期に認める症状の1つは月経困難である.DSM-Ⅳ-TRの診断基準によれば,頭部,腹部,背部,関節,四肢などの疼痛,月経痛,性交痛などの疼痛症状,悪心,膨脹,下痢,数種類の食べ物に対する不耐性などの疼痛以外の胃腸症状,性的無関心,勃起または射精機能不全,月経不順,月経過多などの疼痛以外の性的症状,嚥下困難または喉の塊(咽喉頭部異物感),失声,複視などの偽神経学的症状が,身体化障害の身体化症状として挙げられている.

身体化障害の病因は不明であるが,仮説としては,大きく分けて,心理社会的要因によるものと生物学的要因によるものの2つが知られている.遺伝的影響も指摘されており,身体化障害患者の一親等の女性では10-20%に同病を生じるとされている.また,身体化障害女性患者の血縁にある男性では,パーソナリティ障害(特に反社会性パーソナリティ障害)や物質関連障害(アルコールなどの乱用や依存)の危険性が高いとされている.

**【疫学】** 身体化障害は,圧倒的に女性に多く(女:男≒20:1),典型的にはおおむね25歳以前で発症し,多年にわたって続く.有病率は報告によりかなりのばらつきがあり,女性では0.2-2.0%,男性では0.2%以下とされている.家庭医にかかっている患者の5-10%が,身体化障害と診断されるという報告もある.また,身体化障害の患者は,社会的・経済的階層や教育水準の低い者に多いとされている.

**【経過・予後】** 身体化障害の予後は,きわめて不良とされている.いわゆる"ポリサージェリー"(⇒211頁)となることも多い.慢性かつ動揺性の経過をたどり,一時的な寛解もまれとされている.

## 診断のポイント

DSM-5では,身体化障害の用語が廃止されているため,診断にはDSM-Ⅳ-TRなどの操作的診断基準を用いる.

DSM-Ⅳ-TRの診断基準によれば,30歳以前に発症し,適切な検索を行っても,既知の身体疾患や物質(乱用薬物や投薬など)の直接的作用として十分に説明できない(また,意図的に作り出されたり捏造されたりしたものでもない)複数の身体症状(4つ以上の疼痛症状,2つ以上の胃腸症状,1つ以上の性的症状,1つ以上の偽神経学的症状)が数年間にわたって持続し,これらの症状に対して治療を求め,社会的・職業的に支障をきたしている場合に,身体化障害と診断される.

身体疾患や他の精神疾患との鑑別診断も重要である.多彩な身体症状を呈する,全身性エリテマトーデス(SLE),副甲状腺機能亢進症,多発性硬化症,急性間欠性ポルフィリン症,側頭葉てんかん,慢性感染症などの身体疾患の除外診断を行わなければならない.また,統合失調症,不安症(特にパニック症と

全般不安症), 双極性障害やうつ病, 作為症などの精神疾患や詐病の除外診断を行うことも必要である.

## 治療方針
### A. 治療方針の概要

身体化障害の治療には確立されたものがなく, 治療効果も限られたものでしかない. また, 治療期間も長期にわたることが多い. そこで, 身体化障害の治療原則のみを説明したい (表1).

身体化障害患者の治療は, 1人の医師が主治医となった場合に, 最も予後がよい. 複数の医師がかかわっている患者ほど, 予後が悪いようである. 治療目標としては, 治癒を期待せず, 患者の身体化症状が出現または悪化した場合の対処法を見いだすことにより, 症状をコントロールできるように援助することを心がけるべきである. 症状をコントロールできることにより, 患者のQOL(生活の質)を高めることを目標とするのである. 身体化症状は, 患者がストレッサーにさらされることにより, 出現したり増悪したりすることが多い. それゆえ, 身体化症状を悪化させるストレッサーを, 患者に自覚させることが大切である. 次に, ストレッサーに対する対処法(コーピング)を身につけさせる必要がある. ただし, 身体化障害の症状を, 安易に精神的なものとして片づけたり, むやみに心理社会的ストレッサーと結びつけたりするべきではない.

身体化障害患者との面接時間は, 必要最低限とすべきである. 初診からしばらく経ったあとの1回当たりの診察時間は, 特別なことがない限り, 5-10分程度が適切であると思われる. また, 必ず定期的な予約診察とするべきである. 身体化障害患者は, 身体化症状を身体疾患によるものと信じていることが多いので, さまざまな検査を受けることを希望するが, 特に侵襲性の高い臨床検査は必要最小限にすべきである.

身体化障害に対する確実な治療法はないものの, 精神医学的な介入を行うことは有効であるというエビデンスがある. また, 認知行動療法や集団精神療法を行うことも有効であるというエビデンスがある. 身体化障害に対して, 抗うつ薬などの向精神薬が有効であるというエビデンスはない. ただし, 明らかにうつ病を併存している場合には, 抗うつ薬の適応となる. 身体化障害患者は, 身体化症状を軽減させるためにさまざまな薬剤の処方を要求することが多い. しかし, 身体化障害の患者は薬物を乱用する可能性が高いため, 依存性のあるベンゾジアゼピン系抗不安薬 (BZD) や非ステロイド性消炎鎮痛薬 (NSAIDs) などの薬剤は用いないのが原則である.

### B. 薬物療法

身体化障害に対して抗うつ薬が有効であるというエビデンスはない. ただし, うつ病や不安症を明らかに併存している場合には, 抗うつ薬の適応となる. また, その他の向精神薬(抗精神病薬, 抗不安薬, 抗てんかん薬など)が有効であるというエビデンスもない.

身体化障害患者は, 身体化症状を軽減させるためにさまざまな薬剤の処方を要求することが多い. しかし, 多剤併用は好ましいことではない. 穏やかな作用の薬剤であっても, 多剤を併用すれば薬物相互作用も複雑とな

表1 身体化障害の治療原則

- 1人の医師が主治医となる
- 疾患の治癒よりも, 症状に対する対処法に焦点を当てる
- ストレッサーを自覚させる
- 単に精神的なものとして片づけない
- 短時間かつ定期的な診察を行う
- 臨床検査は必要最小限とする
- 精神医学的介入は有効である
- 認知行動療法や集団精神療法が有効である
- 薬物療法が有効であるというエビデンスはない
- 依存性のある薬剤は用いない

(山田和男:身体化障害の診断と治療. 精神科 4:98, 2004より)

り，有害作用（副作用）も起こりやすいためである．

身体化障害患者は，薬物を乱用する可能性が高いため，不安症状が強いときなどの一部の例外を除いて，BZDは用いないのが原則である．また，疼痛症状に対してNSAIDsを要求してくることが多いが，長期的なNSAIDsの服用は，耐性や薬物乱用頭痛を形成する可能性が高く，結果的に疼痛症状が増悪するので，やはり用いないのが好ましい．

**R 処方例** 抑うつが強い場合は下記1）を，不安が強い場合は2）を用いる．

> 1) ジェイゾロフト錠（25・50・100 mg）
>    1回25-100 mg　1日1回　夕食後
> 2) ワイパックス錠（0.5 mg）　1回1錠
>    不安時頓用

### C. 心理・社会的療法

精神医学的な介入を行うことは，身体化障害患者の入院の比率を減少させ，医療費を削減できるという点において，有効であるというエビデンスがある．また，認知行動療法や集団精神療法を行うことは有効であるという，複数のランダム化対照比較試験（RCT）によるエビデンスがある．

### D. 難治症例・家族への対応

難治症例では，身体化症状が疾病利得になっていたり，主治医や家族が患者の訴えに振り回されていたりすることが多い．主治医は，**表1**の治療原則を遵守しているか否かを確認すべきである．家族に対しては，患者の訴えに振り回されないように指導し，身体化症状が疾病利得にならないように注意する．また，身体化障害患者は，いわゆる"ドクターショッピング"をしていることも多いが，複数の医師がかかわっている患者ほど予後が悪いので，主治医は1人に絞るように指導する．

### E. 併存疾患

身体化障害患者の約50％が，経過中に他の精神疾患（うつ病や不安症が多い）を併存する．また，パーソナリティ障害を高率に併存することが知られている．

■**患者・家族説明のポイント**

・患者と家族に"身体化障害"という病名を告知し，患者を悩ませている多彩な身体症状が身体疾患によるものではないことを保証する．
・不必要な検査を受けないように指導する．また，他の診療科の医師に，侵襲的な検査，手術，処置などを勧められても安易に承諾しないことを教育する．
・慢性かつ動揺性の経過をたどる疾患であることを理解させる．
・疾患の治癒よりも，認知行動療法などにより，患者自身が症状をコントロールできるようにすることを目標とすることを理解させる．
・依存や乱用の可能性があるBZDやNSAIDsなどの薬剤を用いないように指導する．

### 参考文献

1) 山田和男：身体化障害の診断と治療．精神科4：95-100，2004

---

# 変換症/転換性障害
*conversion disorder*

**野間俊一**　京都大学大学院講師・精神医学

---

### 疾患概念

【**定義・病型**】　1つまたは複数の随意運動機能あるいは感覚機能が損なわれる病態で，身体医学的に説明できないものを，変換症/転換性障害とよぶ．

変換（転換）症状は，運動性の症状（協調運動障害，平衡障害，麻痺や脱力，嚥下障害，失声，尿閉など），感覚性の症状（触覚や痛覚の消失，複視，失明，失語，幻覚など），けいれん症状（全身けいれん，意識消失発作な

ど)に分けられる．

**【病態・病因】** 症状は身体医学的には説明がつかないが，詐病のように意図的に作り出されたものではない．発病前に心理的葛藤に悩んでいるか，心的外傷を体験していることが多く，この病態には心理的要因が深くかかわっていると考えられる．

変換症/転換性障害は，以前は転換ヒステリーとよばれ，解離ヒステリーとともに「ヒステリー」の一病型と見なされた．このとらえ方はICD-10に反映されて，そこで変換症/転換性障害は「運動および感覚の解離性障害」に分類されている．DSM-5では，身体症状を呈するものは変換症/転換性障害，精神症状を呈するものは解離症群/解離性障害群に分類されているが，両者は併存することが多いため，やはり共通の病態と考えるべきである．

**【疫学】** 有病率は，10万人に対して50人といわれる．発症年齢の平均は30歳代だが，20歳代や10歳代などの思春期・青年期にも多くみられる．男女比では，全体に女性が男性よりも多く，特にけいれん症状は女性によくみられるが，それに対して麻痺症状は男性に多い．

**【経過・予後】** 精神療法に対して比較的よく反応するが，難治例もある．年齢が若く，病歴が短いと予後はよく，逆にパーソナリティ障害があったり，疾病利得があったり，訴訟が絡んだりすると，予後は不良である．

### 診断のポイント

変換症/転換性障害を積極的に診断できる指標というものは存在しないため，診断を下すためには，常に総合的な判断が求められる．

身体症状について，まず身体面の基礎疾患の鑑別が必要である．例えば，けいれん発作については脳波検査によっててんかんを鑑別し，四肢麻痺については頭部MRI検査などで脳血管障害や神経疾患を鑑別しなければならない．脳神経外科や神経内科など，各専門科に適宜意見を求めるべきである．ただし，身体疾患の鑑別に拘泥することによって往々にして治療が進まなくなるため，最終的には総合的に判断する必要がある．

そのために，これらの身体的検索と並行して，経過における心理的要因の有無を調べることが重要である．症状に波がある場合は，どのような条件のときに症状に悪化がみられ，どのようなときに改善するかを観察し，増悪因子を明らかにする．また，そもそも症状が始まったときに生活上の大きな変化がなかったかどうか，あるいはさらに以前に大きな心的外傷体験は存在しないかどうかを調べる．

また，身体症状により日常生活が著しく障害されている割には，本人はその症状を取り去ろうとはせず，まるでひとごとのように平然としていることが多い．これは従来「麗しき無関心（満ち足りた無関心）」とよばれてきた，ヒステリー（解離症・変換症）患者にみられる，自分の症状に対する独特の無関心さのことである．このような態度の有無も，診断の参考になる．

意識消失発作の場合は，仰臥位に寝かせて本人の片腕を顔の上にもってきて落とす，hand drop testがよく用いられる．脳機能に問題が生じた場合の意識消失では腕が顔面に落ちるのに対して，変換症/転換性障害の場合は，腕は巧みに顔を避けて頭の横に落ちることが多い．

これらの診察や検査によって，身体的な基礎疾患が認められず，経過において心理的要因が大きくかかわっていることが推測されるならば，転換性障害と診断しうる．さらに，さまざまな解離症状（健忘，遁走，人格交代，離人，現実感喪失，幻覚など）を合併するならば，変換症/転換性障害の可能性は高くなる．

ちなみに，変換症/転換性障害がストレス耐性の低い人に生じやすいため，自閉スペクトラム症が合併していることも少なくない．

常に発達障害の併存の有無を確認すべきである.

### 治療方針

#### A. 治療方針の概要

まず，身体疾患ではなく心因性疾患であるため，身体的に深刻な状態に発展することはない旨を本人に説明し，症状に自らうまく対処できるようになることが目標であると伝える．それと並行して，環境におけるストレス因子を軽減するための環境調整が必要である．過去に心的外傷体験がある場合には，外傷の再現にならないよう，治療構造や治療的アプローチは保護的で安定したものでなければならない．

#### B. 薬物療法

変換症/転換性障害に対する有効性が実証されている薬物療法は存在しないが，症状に応じて適宜薬物を使用すべきである．症状の性質や程度によって用いる薬物もさまざまであるが，ベンゾジアゼピン系抗不安薬や睡眠導入薬は，意識レベルを下げて解離傾向を強め症状を悪化させる危険があるため，用いるとしても最小限にすべきである．

##### 1. 身体症状のみの場合

転換症状の背後にある不安緊張を軽減させるために，まずは抗うつ薬を処方する．

**℞ 処方例**
1) ルボックス錠(25 mg) 1回1-3錠 1日2回 朝・夕食後 (保外)

##### 2. けいれん発作や自傷などがある場合

けいれん発作がある場合や自傷などの衝動行為や不穏状態がある場合は，アクティベーションを避けるために抗うつ薬を用いず，抗精神病薬中心の処方とする．ある程度鎮静の強い薬剤を選択し，まずは少量のみの投与で経過をみるべきだが，重篤なけいれん発作には中等量−多量を用いる．

**℞ 処方例** 下記の薬剤を症状に応じて適宜用いる．

1) セレネース錠(0.75 mg) 1回1-4錠 1日3回 毎食後 (保外)
2) アキネトン錠(1 mg) 1回1錠 1日3回 毎食後

けいれん発作や自傷などの衝動行為を自己コントロールするために，その予兆のあるときに，下記3)を頓服として使用する．

3) リスパダール内用液(1 mg/mL) 1-2 mL 不穏時頓用 (保外)

#### C. 心理・社会的療法

個人精神療法は必須であるが，解釈や直面化に伴う心的負荷には耐えられず逆に悪化することが多いため，支持的精神療法が中心となる．心的外傷体験が存在する場合は，決して曝露療法を急がず，まずは保護的環境のなかで少しずつ外傷問題に触れていく形をとる．

身体症状のために通常の社会生活が困難な場合は，適宜本人に合った生活環境のなかでデイケアなどの精神科リハビリテーションを行う．また身体症状に合わせた理学療法的なリハビリテーションが有効であることも多い(下肢麻痺の際の歩行訓練など)．本人の誇張した訴えに左右されることなく，一定の安心感を与えながらも計画にのっとって進めていくことが重要である．

#### D. 難治症例・家族への対応

難治の場合には，それだけストレスに対する脆弱性が高いか，深刻な心的外傷体験があるか，現在の生活環境に安心感が得られないかのいずれかと考えることができる．環境要因をできるだけ少なくするために，家族には，この病態が詐病や甘えなどではなく高度の不安感から生じているものであり，かつまた，過度に受容的になることで症状が固定あるいは悪化する危険があるためゆっくりと自立を促す必要があることを説明する．けいれん発作，意識消失発作，不穏興奮，衝動行為がみられる場合には，本人および家族に，それぞれの症状が生じた際の対処法を具体的に示しておく．

#### E. 併存疾患

変換症/転換性障害の約30-50%に，

(DSM-5分類での)解離症群の合併が認められる．また約90％に，うつ病，心的外傷後ストレス障害(PTSD)，不安障害などの他の精神科疾患が併存している．

■患者・家族説明のポイント
- 十分に身体的検索を行ったうえで，深刻な身体症状へと発展する危険がないことを，本人および家族に説明する．
- 家族には，決して詐病や甘えではなく高度の不安感から生じていることを伝え，保護的な環境を作るよう促す．
- 一方で，過度に受容的になることで症状が固定あるいは悪化する可能性があることも伝える．
- 慢性的な病態ではあるが，あるとき急に症状が消退することもあるため，焦らずゆっくりつきあっていく必要があることを，本人および家族に理解してもらう．
- 発作時や不穏興奮時の具体的対処法を伝えておく．

# 心気症(病気不安症)
hypochondriasis (HYP) (illness anxiety disorder)

松永寿人　兵庫医科大学主任教授・精神科神経科学

【疾患概念】

【定義・病型】　心気症(HYP)は，DSM-5では病気不安症 illness anxiety disorder とよばれ，身体症状は存在しない，あるいは頭痛や耳鳴，腹部不快感などの軽微な身体の徴候や症状について，自分が何か重篤な病気に罹患している，あるいはそのような病気にかかりつつあるという不安にとらわれるものである．通常は，抑うつ気分や落ち着きのなさ，焦燥感などの精神症状を伴う．このとらわれは，適切な医学的評価や健康であるという十分な保証を与えても修正が難しく持続的であり，自分の不安が適切に受け入れられない場合，主治医に対する不信や不満が高まってドクター・ショッピングに至ることがある．

DSM-5では，このように頻繁に「医療を求める病型」と，強い不安から医療をめったに受けずに回避している「医療を避ける病型」に分類する必要がある．多くの場合，このようなとらわれの過剰性や不合理性をある程度は認識しているが，洞察が乏しい場合もある．

一方，ICD-10では，心気障害 hypochondriacal disorder とされ，おおむね HYP と同様に診断されるが，身体感覚のみならず，身体的外観へのとらわれも対象となり，DSM-5の醜形恐怖症(身体醜形障害)に相当するものが含まれる．

【病態・病因】　HYP の背景には，加齢や死に対する恐怖を認めることが多い．重篤な疾患，特に小児期での既往や，家族が病気になるという過去の経験が，その発症にかかわることがある．また HYP をきたしやすい性格傾向としては，自己愛性，ヒポコンドリー性基調(内省的で，物事を気にしやすく，こだわりやすい)などがある．

HYP 発症に至る要因として，①病気への心配・固執に伴う疾病恐怖や不安，抑うつなどの精神症候群，②身体感覚への増大した知覚と，それらに対する認知的誤り，③対人関係上の報酬を引き出すうえでの社会的学習行動などが挙げられる．その他，脳機能的，神経化学的病態に関する知見はいまだ乏しい．

【疫学】　欧米における一般人口中の HYP の有病率は0.4-1％程度で，男女差はみられない．しかし，健康不安や疾病確信の1-2年有病率は1.3-10％程度，さらに一般内科を受診する患者中での HYP の割合は，3-8％と比較的高率である．

【経過・予後】　HYP の発症年齢はさまざまであるが，20-30歳代での発症が多く50歳以降の初発はまれである．小児期の被虐待体験，重篤な病気の既往などが，この発症に関連する可能性がある．通常は病期が数か月-

数年, そして同程度の病欠期を伴い, 再発を認めながら慢性的経過をたどる. このような変動には, 心理社会的ストレス要因との明確な関連性がしばしばみられる.

HYPの約半数は, 一過性の経過を示し, 1/3は診断閾値下に至るとされるが, 重症度が低いことに加え, 疾病(二次)利得, ないし併存する精神障害(パーソナリティ障害を含む)を認めないことなどが, 良好な予後にかかわる.

## 診断のポイント

DSM-5におけるHYP, すなわち病気不安症の基本的特徴は, 「重い病気である, または病気にかかりつつあるというとらわれ」である(基準A). 通常, 身体症状は存在しない. または存在してもごく軽微なものであり, 例えば身体機能(心拍, 発汗, 蠕動など), ささいな身体的異常(わずかな痛み, 時々生じる咳, めまい, 疼痛, 腹部不快感, 膨満感など), 曖昧ではっきりとしない身体感覚(身体動揺感, 静脈の痛みなど)などが含まれる. そしてほかの医学的疾患が存在するか, 発症する危険性が高い場合は, とらわれは明らかに過度であるか不釣り合いなものである(基準B). さらにDSM-5では, 「健康に対する強い不安」かつ「健康状態について容易に恐怖を感じる」(基準C)必要があり, 患者は過度の健康関連行動(病気の徴候が出ていないか繰り返し身体を調べる, 頻回に受診するなど), あるいは不適切な回避を示す(基準D). このような病気についてのとらわれは(その間に恐怖の対象とする病気が変化することもあるが), 少なくとも6か月以上存在し(基準E), 醜形恐怖症, 強迫症, 身体症状症, 妄想性障害/身体型など, ほかの精神疾患ではうまく説明がつかない(基準F)ことも診断上必須である.

鑑別すべきものとして, 例えばうつ病中に生じる身体的健康への過度の心配は, その病相の期間内に限定的である. また重篤な身体疾患に関連する健康不安の多くは, 正常な反応と考えられるが, これが重度であれば適応障害が検討される. 通常HYP患者は, 「病気にかかっている」というこだわりや不安をもつが, AIDSなど特定の病気にかかることへの心配は, 限局性恐怖症(「その他」のタイプ)に該当する. 強迫症の場合, とらわれの内容がより多彩で, 現在の病気の心配というより, 将来病気にかかる恐怖に焦点づけられる. またパニック発作を伴うこともあるが, 不安症患者は概して, 身体的精査や説明, 十分な保証を受けることで安心に至る. またHYP患者は, 通常妄想的とはいえず, 心配している病気が実存しない可能性を認識しており, 心配の内容も奇妙なものではなく了解できるものが多い. これらの点は, 「臓器が腐っている」など, 内容の奇異さを特徴とする妄想性障害/身体型との鑑別点となる.

## 治療方針

### A. 治療方針の概要

HYPの治療では, 安定的治療関係の確立や維持が中心となる. HYP患者の多くは, 精神科以外の専門医にとどまる, もしくは一般医からの紹介に従い, 心ならずも精神科受診に至ることがほとんどで, それ自体を不当, あるいは不満に感じている. さらに前医に対し「見捨てられた感」を抱いている場合が多い. このような状況のなかで関係性を確立するためには, 身体科との連携が不可欠であり, 患者の訴える症状をまずは認め, 共感的に傾聴するなかで不安を理解しようとする姿勢を示すことが重要である.

また患者がとらわれ, 問題としている症状の精査, 身体的診察などを適宜行うとともに, 生活歴や病歴の注意深い聴取によって, 症状の背景にある環境的要因を探索する必要がある. しかし不要な身体的検査の繰り返しは, 患者の意識を身体症状に向けやすく, かえってとらわれや不安を増強させるおそれがあるので注意する. 概してHYP患者は, 身体的愁訴を執拗に繰り返し, 医学的保証に反応せず検査を要求するなど, 治療者側に陰性

感情を引き起こしやすい．しかしこれ自体を症状としてとらえ，中立的な反応，あるいは態度を保ちつつ，根気強く付き合うことに努める．

### B. 心理・社会的療法

治療当初の心理教育において，①症状を裏づける身体的所見がなくとも，これは医学的疾患であること，②対人関係や日常的・社会的・職業的問題などストレスと関連しうること，などを説明，保証していくことで安心感を与えながら，症状の除去というより症状への対応力と耐性の強化を目指す．この過程では，患者の今までの不安や苦痛に共感的態度を示し，ストレスや不満の言語化を促すことが重要である．

一方，とらわれに対しては，「できること・できないこと」「必要なこと・不要なこと」を明確化し一貫させ，患者が希望する対症療法が不要と判断されれば，安易に受け入れるべきではない．その場合，それを要さない理由，もしくはその選択の患者へのメリットを，きちんと説明する．

また心理的メカニズムについて洞察を深めていくうえで，気分，ストレスなど心理的要因と身体的愁訴との関連を自己評価するための症状記録や，誤った認知の修正，目標に従った行動練習など，認知行動療法的技法がしばしば有用となる．

### C. 薬物療法

海外におけるRCTでは，HYPに対するSSRIの短期的，そしてより長期的な有効性が検証されており，現在ではこれが第一選択と考えられる．しかし薬物療法は補助的であり，病気へのとらわれ自体というより，抑うつや不安・焦燥など随伴する精神症状を対象に選択されることが多い．また概してHYP患者は服薬に抵抗的であり，副作用にも敏感であることから，その選択や説明には注意を要する．身体的愁訴に応じた薬剤や抗不安薬は有効とはいえず，かえって乱用や依存，大量服薬などの問題を生じやすい．このため，抗不安薬については，できうる限り長時間作用型のものを，必要な場合のみ慎重に少量投与し，家族による服薬管理を徹底することが望ましい．

HYPのすべての治療に共通するが，治療者が患者の疾病行動を強化しないような，また問題解決にあたって疾病役割をとらないような援助を心がけねばならない．

#### 1. 抑うつ状態，あるいはうつ病を伴う場合

**処方例** 下記のいずれかを用いる．
1) ルボックス錠またはデプロメール錠（50 mg） 1日1-3錠を1-3回に分けて投与
2) パキシル錠（10 mg） 1回1-3錠 1日1回 夕食後
3) ジェイゾロフト錠（25 mg） 1回2-4錠 1日1回 夕食後
4) レクサプロ錠（10 mg） 1回1-2錠 1日1回 夕食後

トレドミン錠やサインバルタカプセルなどのSNRIを用いることもある．

#### 2. 不安が強い場合

**処方例** 下記のいずれかを用いる．
1) メイラックス錠（1 mg） 1日1-2錠を1-2回に分けて投与
2) ワイパックス錠（0.5 mg） 1日2-3錠を2-3回に分けて投与

### D. 併存疾患

併存疾患として，うつ病，あるいは全般不安症などの不安症が高率であり，HYP患者の約2/3にみられるとされる．

### ■患者・家族説明のポイント

・症状を裏付ける身体所見がなくとも，これは医学的疾患であること，重大な後遺症や死に至るものではないこと，ストレスと関連しうること，必要に応じ身体的精査を施行することなどを適宜説明し，一貫して安心感を与えていく．

・HYP患者は，周囲からわがままや厄介とみなされ，陰性感情をもたれていることがしばしばあり，病気や対処法の理解を促す

とともに，服薬管理など，家族を協力者として含めた治療態勢の必要性を説明する．
・対人関係など患者を取り巻く環境的問題が，症状の背景に考えられる場合には，その調整も検討する．
・規則的な生活や休養，運動，気分転換などを勧める．

**参考文献**
1) Phillips KA, Stein DJ, Rauch S, et al: Should an obsessive-compulsive spectrum grouping of disorders be included in DSM-V? Depress Anxiety 27: 528-555, 2010
2) 松永寿人：不安と抑うつ―他科からの依頼患者の診方と対応．中村純（編）：精神科エキスパートシリーズ．pp 24-43, 医学書院, 2015
3) 林田和久, 松永寿人：心気症の病態と治療―抗不安薬の適用と注意点を含めて．松永寿人（編）：抗不安薬；プラクティカルガイド. pp 103-109, 中外医学社, 2015

# 身体症状症（疼痛が主症状のもの）

*somatic symptom disorder with predominant pain*

**細井昌子** 九州大学病院講師・心療内科

## 疾患概念

【定義・病型】 身体症状や健康に関する心配に完全にとらわれているその度合いは，妥当だと思われる域をはるかに超え，臨床的に著しい苦痛または機能の障害を引き起こし，明らかに臨床的関心を必要とするほどである．身体検査で陰性だったにもかかわらず，そのとらわれは深刻で広範かつ持続的であり，現実的な再保証の言葉によっても解消されないうえに，現実の健康リスクとも全く釣り合っていない．健康問題に生活が振り回され，生活リズムにも，家庭にも，仕事にも深刻な支障をきたしている．頻繁に医師の診察を受けるが，ただもどかしさを感じるだけである．満足のいく答えも，建設的な解決策も，誰も示してくれないからである．

従来DSM-Ⅳで疼痛性障害（pain disorder）とされてきた同様の概念は，DSM-5（2013年）では somatic symptom disorder と表現された．和訳（2014年）で身体症状症とよび，その一部で，疼痛が主症状のもの（with predominant pain）として特定する分類方式で示される．病状を持続性（persistent），軽度（mild），中等度（moderate），重度（severe）と分類特定する．

【病態・病因】 基礎となる身体疾患による侵害受容性疼痛（炎症・腫瘍などにより，末梢の痛覚線維の自由神経終末が刺激されて生じる痛み）および神経障害性疼痛（痛覚伝導路の痛覚線維が傷害されて生じる痛み）に伴う痛みの感覚成分に，通常合併する痛みの不快情動成分以上に，学習性疼痛（オペラント学習型疼痛・回避学習型疼痛）や，抑うつ・不安・破局化（痛みに関する悲観的な認知）といった否定的情動成分が加わり不可分となって，身体症状症の病態が形成されると考えられる．

脳画像研究の知見から，痛みの不快情動に関与している前部帯状回や島皮質，扁桃体の活動が，痛みに関する過度なこだわりを示す患者の病態として推定されている．特に島皮質前部は，痛みの予期や他人の痛みに共感する際に活性化していることが知られており，実際の侵害刺激が存在しない個人の痛み類似体験に関与している．身体症状症はこのような侵害刺激による痛み体験に類似する不快体験の成分が器質的・機能的な痛みなどに合併した病態であると理解して，患者の訴える不快体験をまずは認証・受容することが大切である．

【疫学】 一般人口の13％程度が慢性の痛み

を有し，その約70％が医療機関を受診しているという報告があるが，そのなかの一部が身体症状症に発展すると考えられる．男性よりも女性に多い．

【経過・予後】　症状は消長を繰り返したり，痛みの部位・性状・頻度が変動したりすることがある．患者-治療スタッフの信頼関係の形成を重視し，病態を多面的に理解して治療すると軽快しうる．しかし，器質的・機能的病態の変化とともに，心理・社会的背景を加味して病状の変動を理解しなければ，エビデンスのある医学的対応でも無効に終わることが多く，その繰り返しで医療不信が強まることがある．ドクターショッピングを重ねて治療の場が安定せず，痛みの破局化が強まるなかで，家族との交流不全も合併し，難治化することがある．

### 診断のポイント

操作的診断（DSM-5）を用いる．ICD-10では同様の病態を，持続性身体表現性疼痛障害（persistent somatoform pain disorder）と表現する．病態は，①器質的・機能的病態，②不安・抑うつ・破局化などの情動の変化の程度，③パーソナリティ傾向やパーソナリティ障害・発達障害の有無，④痛みに対する認知と対処法，⑤行動医学的な観点での疼痛行動（疼痛の存在を示すための随意的な行動）の分析，⑥家族や社会システムでの役割機能障害，⑦身体的・精神的障害による生活障害，といった多面的な観点から評価する．

### 治療方針

#### A. 治療方針の概要

多面的な病態評価に対応した段階的な治療を行う．身体疾患担当医との連携を行いながら，遷延した痛みに関する苦悩に共感を示し，対処法に対する心理教育的・支持的精神療法，環境調整を行う．学習性疼痛に対しては，認知行動療法を導入し，不眠・緊張の強い症例ではリラックス法の導入を検討し，薬物療法が奏効しやすい条件を整備する．

#### B. 薬物療法

慢性ストレスによる下行性痛覚調節系の機能低下により痛覚過敏となっている症例では，ノルアドレナリン系やセロトニン系に作用する抗うつ薬が奏効する．抗うつ薬のなかでは，三環系抗うつ薬やSNRIがよく使用され，抗うつ作用よりも少量で早期に痛みが軽減することがある．

**処方例**　下記1），2）のいずれか（あるいは併用）を症例に応じて検討する．

1) トリプタノール錠（10 mg）　1日1-6錠を1-2回に分けて投与　夕食後あるいは夕食後と就寝前　保外
2) トレドミン錠（25 mg）　1日2-6錠を2-3回に分けて投与　朝・夕食後あるいは毎食後　保外　用量（1日100 mgまで）
3) サインバルタカプセル（20 mg）　1日1-3カプセルを1-3回に分けて投与　朝食後，朝・夕食後あるいは朝・夕食後と就寝前　保外　用法

痛みの持続による不眠・いらいらを合併する場合には，下記4）あるいは5）の追加を検討する．

4) メイラックス錠（1 mg）　1回1-2錠　1日1回　夕食後
5) ツムラ抑肝散エキス顆粒（2.5 g）　1回1包　1日3回　毎食前あるいは食間

遷延する痛みにより不眠が長期間持続し，複数の睡眠薬を多量に服用しても効果が少ない場合には，複数の睡眠薬を以下の処方に置換していくことを検討する．

6) ヒルナミン錠（5 mg）　1日1-4錠を1-2回に分けて投与　就寝前あるいは夕食後と就寝前

#### C. 心理・社会的療法

痛みに対処するための認知行動療法が有用であるが，家族との交流不全に対しては家族療法が重要である．芸術療法やマインドフルネスが奏効する場合もある．

### D. 難治症例・家族への対応

本人や家族の痛みの破局化（特に無力感）が悪化すると難治化し，治療者との交流も悪化する．家族成員間の交流不全への介入（家族療法）で，治療への肯定的な動機づけを喚起していくことが重要である．

### E. 併存疾患

身体症状症には，さまざまな痛みを生じる身体疾患以外にも，気分障害，不安障害，適応障害などが併存することがある．

### ■患者・家族説明のポイント

・痛みは元来「感覚と感情の成分が混合した不快体験」であるが，痛み体験の苦悩を周囲が理解し，極端な悲観視を避け，本人や家族がまずは気分が楽になる工夫が重要であると説明する．
・病状に合わせた安静と休養のバランスなど生活習慣を調整し，かつ自分の気持ちを自然に話し合える環境を設定するよう指導する．

### 参考文献

1) アレン・フランセス：300.82 身体症状症．大野 裕，他（訳）：精神疾患診断のエッセンス－DSM-5 の上手な使い方．pp 216-220，金剛出版，2014
2) 細井昌子：非器質的疼痛（心因痛）．小川節郎（編）：メカニズムから読み解く痛みの臨床テキスト．pp 22-28，南江堂，2015

# 慢性疲労症候群
*chronic fatigue syndrome (CFS)*

吉原一文　九州大学病院講師・心療内科

### 疾患概念

【定義・病型】　慢性疲労症候群（CFS）は，原因不明の強い疲労感が少なくとも6か月以上持続し，その疲労感によって社会生活に支障をきたす疾患である．CFSのうち，感染症が確診されたあと，それに続発して症状が発現した例は「感染後CFS」とよぶ．

【病態・病因】　CFS患者において神経・免疫・内分泌代謝系の異常が認められることがある．

CFSの病因や危険因子として遺伝子，感染，心理的ストレス，幼少期の虐待・ネグレクトなどが挙げられている．CFSは，これらの複合要因によるものと考えられている．

【疫学】　わが国のCFSの有病率は0.3％と推定され，主に20-40歳で発症し，女性が男性の2-3倍多いと報告されている．

【経過・予後】　完全に回復する割合は0-37％，改善するものは6-63％と報告されている．また，若い患者や精神疾患の合併のない患者の予後はよいという報告がある．

### 診断のポイント

旧厚生省CFS診断基準試案を用いる．「生活が著しく損なわれるような強い疲労を主症状とし，少なくとも6か月以上の期間持続ないし再発を繰り返す」および「器質的疾患やうつ病などが除外される」ことが認められ，「①微熱・悪寒，②咽頭痛，③頸部・腋窩リンパ節の腫脹，④原因不明の筋力低下，⑤筋肉痛・不快感，⑥軽い労作後に24時間以上続く全身倦怠感，⑦頭痛，⑧腫脹や発赤を伴わない移動性関節痛，⑨精神神経症状，⑩睡眠障害，⑪発症時，主たる症状が数時間から数日の間に出現」のうち8項目以上を満たす場合，または6項目以上に加え「①微熱，②非滲出性咽頭炎，③頸部・腋窩リンパ節の腫大」の身体所見のうち2項目以上を満たす場合，「CFS」と診断する．

### 治療方針

#### A. 治療方針の概要

治療のゴールは症状の軽減，あるいは症状があってもある程度の活動が可能となることなど，実現可能な目標に設定する．まず，睡眠不足，乱れた食生活，過活動，薬剤，喫煙，飲酒，ストレスなどの疲労を引き起こす

可能性のある要因の除去や軽減を行い，支持的心理療法や環境調整を行う．それと同時に段階的運動療法，認知行動療法などの心理療法や薬物療法を考慮する．

### B. 非薬物療法
段階的運動療法や認知行動療法などの心理療法を行う．

### C. 薬物療法
下記の薬物療法を試してみる．ただし，薬物療法のみではなく，非薬物療法との併用が効果的である．

> **℞ 処方例**
> 1) ツムラ補中益気湯エキス顆粒　1回2.5g　1日3回　食前　保外
>
> 抑うつや不安が認められる場合には，下記2)，3)のいずれかを用いる．睡眠障害が認められる場合には4)を併用する．
>
> 2) レクサプロ錠(10 mg)　1回1-2錠　1日1回　保外
> 3) リフレックス錠(15 mg)またはレメロン錠(15 mg)　1回1-2錠　1日1回　保外
> 4) マイスリー錠(5 mg)　1回1-2錠　1日1回　保外

### D. 難治症例・家族への対応
周囲から「怠けている」とか「気合いが足りない」などと思われ，理解が得られていない場合が多いため，状況に応じて家族にもCFSの病気について説明する．

### E. 併存疾患
うつ病はCFSの患者の半数近くに合併するといわれている．また，線維筋痛症の合併も多い．

■ 患者・家族説明のポイント

CFSから何か重大な病気に進展してしまうのではないかといった不安を抱えている場合には，不安が軽減できるように説明する．

**参考文献**
1) Dietert RR, Dietert JM: Possible role for early-life immune insult including developmental immunotoxicity in chronic fatigue syndrome (CFS) or myalgic encephalomyelitis (ME). Toxicology 247: 61-72, 2008
2) Avellaneda Fernández A, Pérez Martín A, Izquierdo Martínez M, et al: Chronic fatigue syndrome: aetiology, diagnosis and treatment. BMC Psychiatry 9 (S1): 1-11, 2009
3) 吉原一文：慢性疲労症候群．宮岡　等(編)：脳とこころのプライマリケア第3巻　こころと身体の相互作用．pp399-404，シナジー，2013

# 作為症/虚偽性障害
*factitious disorder (FD)*

岡野憲一郎　京都大学大学院教授

### 疾患概念

【定義・病型】　作為症/虚偽性障害(以下，作為症)とは，当人が故意に精神的ないしは身体的症状を作り出したり，症状があると見せかけたり，実際にある症状を誇張したりするが，いわゆる「病者としての役割 sick role」ないしは第一次疾病利得を得ること以外に実利を求めないことを特徴とする．作為症は以前からミュンヒハウゼン症候群 Münchhausen syndrome(英語圏ではマンチョーゼン症候群 Munchausen syndrome)ないしは病院依存症 hospital addiction などの名で知られていた．症状のあり方が，ホラ吹き男爵ともよばれたミュンヒハウゼン男爵と似ていることから，この名前がついたとされるが，DSM-III(1980)以降，この作為症 factitious disorder という呼称が一般化された．患者は自分の尿に異物を混ぜて検査に出したり，幻覚剤を使用したり，細菌を自らに注射したりするなどの行動により，故意に病気の状態を作り出し，医療機関を訪れるということを

繰り返す．時には自らの身体を傷つけることもあり，その意味では自傷行為との関連が問題となる．それらの行動は意図的になされることが本診断の前提であるが，症例によってはそれが半ば無意識に行われる場合があり，身体症状症その他との鑑別が難しくなる．

作為症の疫学的な特徴については不明な点が多いが，男性の医療関係者に多いという報告もあり，また原因の1つとしてパーソナリティ障害がしばしば指摘される．患者は症状を作り上げることで，強い依存欲求を治療者との間で充足させたいと願ったり，治療者を欺きたいという攻撃性を表現していたりする可能性がある．さらには幼少時の虐待やネグレクトに由来する恨みの感情や，ケアされ育て直されることへの希求が病理に深く関係している場合もある．

【分類】 DSM-5においては，上述の本来の意味での作為症を「自らに負わせる作為症」とし，それとは別に「他者に負わせる作為症」を掲げている．後者は従来の，代理人による虚偽性障害，ないしはいわゆる代理ミュンヒハウゼン症候群 Münchhausen syndrome by proxy に相当する．

## 1. 他者に負わせる作為症（代理ミュンヒハウゼン症候群）

故意に症状を作り出すなどの行動が，当人がケアをしているはずの人（子ども，被介護者など）に対して行われる状態は，従来より「代理ミュンヒハウゼン症候群（Münchhausen syndrome by proxy）」として知られている．1980年代より注目されるようになったこの症候群は，過去にも多くのケースが見過ごされてきた可能性がある．大部分は母親が子どもに対して行うケースであり，母親自身にも作為症がみられる場合もある．母親は同情や注目を集めることを目的とする点で，通常の作為症と共通している．母親は子どもの血液サンプルに手を加えたり，医学的データを改ざんしたり，時には直接子どもを傷つけるなどして，病院に運び込むということも生じ，その意味で最も陰湿な形での虐待として理解されることもある．母子の隔離によりすみやかに症状が消失するが，放置された場合には子ども自身が将来作為症をきたすこともある．

### 鑑別診断のポイント

作為症に近縁の疾患として，詐病がある．これは実質的な利益，例えば身体障害者のための年金や兵役の免除といった，いわゆる第二次疾病利得を求めるものである点が，作為症と違う．ただし作為症においても「病者の役割」により得られる注目やケアが，第二次疾病利得と区別しがたい場合もあり，その場合は詐病との鑑別もそれだけ難しくなる．また作為症において，実際にある身体症状が意図的に誇張される場合などは，身体症状症との鑑別もそれだけ難しくなる．

### 治療方針

作為症の治療の目標は主として，不適切な形で医療サービスを求める行動を抑制することである．また代理ミュンヒハウゼン症候群の場合は，そこにかかわっている被虐待児の救済が急務となる．さらに作為症の併存症への治療は効果的である場合が多い．ただし，作為症の患者は精神科的な治療に良好な反応を示さない傾向にあり，また治療的に有効となる薬物も知られていない．精神療法的なアプローチを受け入れる患者に対しては，その行動に関係していると思われる日常的なストレスや過去の体験について受容的に聞き，まずは「安定した治療関係」を築くことが重要である．

### 参考文献

1) Sadock BJ, Sadock VA：Kaplan and Sadock's Synopsis of Psychiatry：Behavioral Sciences. 10th ed, North American Edition, Lippincott Williams & Wilkins, 2007

2) American Psychiatric Association：Diagnostic and Statistical Manual of Mental Disorders, 5th ed（DSM-5）. American

Psychiatric Publishing, 2013〔日本精神神経学会（日本語版用語監修），髙橋三郎，大野 裕（監訳）：DSM-5 精神疾患の診断・統計マニュアル．医学書院，2014〕

3) Meadow R：Management of Munchausen's syndrome by proxy. Arch Dis Child 60: 385-393, 1985

# ポリサージェリー
*polysurgery*

佐々木恵美　筑波技術大学保健科学部保健学科准教授

## 疾患概念

**【定義・病型】**　頻回に手術を反復して受ける症例を指す．頻回手術症ともいう．強い腹痛の訴えにより腹部手術を繰り返したり，難治性の腰痛で脊椎手術を繰り返したり，醜形恐怖症により美容整形を繰り返すなど，さまざまな症例が報告されている．多くは自覚的訴えと客観的な身体所見に隔たりが大きい．概念を提唱した Menninger によれば，ポリサージェリーは焦点的な自己破壊，すなわち部分的自殺でもあるが，自殺や自傷と異なり自分以外の人の手によって行われることで，患者の被虐的欲求や受け身的女性的役割を演じるなどの無意識の目的を満たしているという．

　小此木はポリサージェリーを，手術を頻回に求める異常心理および実際に手術を繰り返す嗜癖的傾向と定義し，異常心理や深層心理的な動機を重視した．また，同一局面や器官に繰り返し行われる固執型ポリサージェリーと，多数の局面や器官に行われる移動型ポリサージェリーに分類している．

**【病態・病因】**　ポリサージェリーは固有の疾患ではなく，背景にはさまざまな病態や心理機制が存在する．作為症/虚偽性障害（ミュンヒハウゼン症候群），変換症/転換性障害（機能性神経症状），身体症状症/疼痛性障害，心気症，醜形恐怖症，妄想性障害（身体型），統合失調症，パーソナリティ障害，詐病などである．心理的動機としては，患者の被虐的欲求，周囲や自身への攻撃，自己懲罰，部分的自殺，疾病への逃避，医療への不満，患者でありたいとする願望，などがあるといわれている．

**【疫学】**　報告の多くが外科領域からであり，精神科領域においては少なく，疫学は不明である．腹部の頻回手術は 20-49 歳に多く，初回は虫垂炎の診断，2 回目以降は癒着性腸閉塞の診断が多いと報告されている．画像診断や検査の進歩，手術適応についてのインフォームドコンセントなど医療側の変化により，ポリサージェリーの症例報告は近年減少している．

**【経過・予後】**　患者が訪れるのは身体科であり，多くは精神医学的問題を否定し精神科医とのかかわりを拒否するため，治療はきわめて困難とされている．しかし，身体科と精神科とが緊密に連携すること，そのなかで医師-患者関係を築いていくことによって，精神科治療に結びつけることは決して不可能なことではない．

## 治療方針

### A. 治療方針の概要

　過去の頻回手術の既往がある患者への再手術は，慎重に検討する必要がある．患者の執拗な訴えだけで安易に手術を行わず，手術適応について十分考慮する医療側の態度が重要になる．ポリサージェリーが疑われる場合には，可能な限り精神科と連携する．患者が自身の心理的問題を当初から受け入れることはまずないので，精神科医の介入には拒否的になるかもしれない．しかし，医師が患者の身体疾患を真っ向から否定し，精神的な問題を告げて拒絶的態度をとることは，新たな医療機関での問題行動の繰り返しを生むだけで，解決にはならない．身体的原因の可能性を残しながら心理的要因のかかわりについて説明し，身体科と精神科双方で治療にあたること

を伝えておく．まずは身体科の医師主導のもと，医師-患者関係を少しずつ築いていくことが，困難ではあるが患者の態度を変化させ精神科治療の導入につなげる一歩となる．

治療は，背景にある精神障害や心理的問題によって異なる．そのため，正しい精神科診断と心理的問題の把握が重要になる．そのうえで，適切な精神療法，薬物療法，家族療法などを選択する．家族は患者と同様，精神的問題を受容できないこともあるため，家族にも十分説明し協力を得る必要がある．

次に，ポリサージェリーと関係の深い作為症/虚偽性障害の治療についても簡単に述べる．

### B．作為症/虚偽性障害（ミュンヒハウゼン症候群）が疑われる場合

本症が判明したときの医師側の陰性感情が，さらなる症状の誘因になるため，だまされたと感じても怒りを患者には向けず，身体症状を否定はせず，まず治療関係を確立することが重要である．そのために，身体科の医師に本症への理解を深めてもらい，できるだけ早期から精神科医が介入し，医療スタッフ間で密接に連絡し合い協力態勢を作るようにする．

筆者の経験では，最も困難なのは治療の導入と初期の段階であるが，治療関係が確立すれば比較的スムーズに治療が進行する印象がある．虚偽行為の追求はせず，精神療法を行う．患者の虚偽症状を逆に治療に利用する行動療法的アプローチ（身体症状の程度によって行動制限を行う）が，問題行動の制御に効果的なこともある．

## 解離性健忘
*dissociative amnesia*

柴山雅俊　東京女子大学現代教養学部教授・心理学

### 疾患概念

DSM-5によれば，解離性健忘 dissociative amnesia とは，心的外傷的ないしはストレスの強い性質をもった出来事についての想起が不能であり，通常の物忘れでは説明ができない．ストレスの強い出来事とは，例えば幼児虐待，夫婦間トラブル，性的葛藤，法律的問題，経済的破綻，自殺企図などである．健忘に加え，目的をもった旅や道に迷った放浪のように見え，同一性の障害や自伝的情報の健忘などが認められれば，解離性健忘に「解離性遁走を伴う」と特定する．

【経過】　解離性健忘のなかには比較的すみやかに記憶を回復する群のほかに，その後の経過によっては健忘以外の解離症状が目立つようになる群もあり，後者は他の特定される解離症や解離性同一症（⇒213頁）と診断されることもある．

### 診断のポイント

解離性健忘にはいくつかの類型がある．全般性健忘 generalized amnesia（全生活史健忘 allgemeine Amnesie）とは自分の生活史に関する記憶の欠落であり，系統的健忘 systematized amnesia は，ある特定領域の情報についての健忘である．限局性健忘 localized amnesia は，ある特定期間の出来事の健忘をいう．選択的健忘 selective amnesia とはある期間の出来事の一部だけを覚えているが，すべてを想起することはできない．外傷体験が逆行性の性質をもつのみではなく，その後の出来事が起こるたびにそれを忘れてしまう場合，持続性健忘 continuous amnesia とよばれるが，まれである．

【鑑別診断】　詐病，てんかん，アルコールな

どの物質関連性障害，一過性全健忘 transient global amnesia, 器質性精神障害などと鑑別する．

### 治療方針

解離性健忘の治療原則は外傷性精神障害の一般的治療に準ずる．それには Hermann の回復の3段階が参考になる．それに準じて治療の3段階について整理すると，①安全や安定の確立，②外傷記憶の想起とその消化，③再結合とリハビリテーション，に分けられる．患者の不安や恐怖，状態像の全体を評価しながら治療を進める．

#### 1. 第1段階：安全や安定の確立

解離状態にみられる不安や恐怖を和らげ，安心感や安定感をもたらすことが中心となる段階．まずは生活環境を安全なものとする．虐待などが起こる可能性がある環境から離して保護することも必要である．睡眠や食欲，気分などに問題がある場合にはそれぞれの状態に応じた薬物を処方する．薬物を処方する際には，妊娠の有無についても確認する必要がある．環境から逃避する心性がみられる症例では，このような安全・安定の確立だけで記憶を回復する場合も多い．要するに安心できる「居場所」の確保である．解離性障害ではこのような「居場所」が発症とともに治療においても重要な要素となっている．

#### 2. 第2段階：外傷記憶の想起とその消化

自らの外傷記憶に向き合い，それにまつわる不安や恐怖を和らげ，それを克服することが中心となる段階．第1段階がある程度達成されれば，次に過去の出来事を消化する作業が必要になる．不安が強いなど症候的にも安定しないような状態や治療者との信頼関係がみられないような状況では，この段階に着手することは困難である．それがある程度達成できた段階で徐々に過去の出来事について周辺領域から話題にし，場合によっては直面化する．ただし，不安や恐怖，さらにはその他の解離症状が前景化したり，健忘を繰り返したりするような場合には，第1段階に戻るなど柔軟な対応が必要である．記憶の回復のみを目的としないようにする．

#### 3. 第3段階：再結合とリハビリテーション

日常生活における不安や恐怖を克服し，日常生活に積極的に関与する段階．この段階ではこれまで不安や恐怖によって避けていた日常生活の範囲を次第に広げ，さまざまなストレスに対してうまく処することができるようにする．人生に価値を見いだしてさまざまに自分を表現でき，未来へと希望をつなげることができるように，治療者は患者に寄り添い，支え，共感すべきである．

### 参考文献

1) 日本精神神経学会（日本語版用語監修），髙橋三郎，大野 裕（監訳）：DSM-5 精神疾患の診断・統計マニュアル．医学書院，2014
2) 柴山雅俊：解離の構造―私の変容と〈むすび〉の治療論．岩崎学術出版社，2010

# 解離性同一症
*dissociative identity disorder*

柴山雅俊　東京女子大学現代教養学部教授・心理学

### 疾患概念

**【定義・病型】**　DSM-5 によれば，解離性同一症とは2つまたはそれ以上の，他とはっきり区別されるパーソナリティ状態または憑依状態によって特徴づけられる同一性の破綻である．同一性のそれぞれが，環境や自己に関係し，思考し，知覚する独自の様式をもち，これらの同一性が反復的に行動を統制することから，さまざまな出来事の想起困難が反復される．健忘がなかったり，交代人格が明瞭に区別されていなかったりする場合には「他の特定される解離症」と診断される．

代表的な交代人格としては主人格，幼児人格，迫害者人格，救済者人格，異性人格など

がある．主人格とは元来の人格のことではなく，日常生活で主に行動している人格のことである．

### 診断のポイント

統合失調症，パーソナリティ障害，てんかん，物質関連性障害，器質性精神障害などとの鑑別を要する．解離性同一症では交代人格が背景化していることが多く，診断は一般に困難である．体外離脱体験，健忘，幻聴，被注察感，人混み恐怖，夢中自己像視などがあれば解離症を疑う．

### 治療方針

解離性健忘（⇒212頁）で示した治療の3段階は，解離性同一症においても治療の基本である．入院治療は解離の病態では敬遠される傾向があるが，実際には枠をしっかり作り，安定感や安心を確保する環境を提供できれば，状態は比較的短期間で軽快することが多い．

解離性同一症の患者は不安・焦燥感，抑うつ気分，自傷行為，自殺念慮，不機嫌，衝動性，頑固な不眠，多夢など多彩な症状を呈するため，症例の状態像に合わせて向精神薬を処方する．

**R 処方例** 知覚過敏や幻覚，強度の不安などに対しては下記1)を，攻撃性や不機嫌，衝動性などに対しては2)を，不眠や多夢に対しては3)または4)を処方する．

1) リスパダール錠（1 mg） 1回1錠 1日2回 朝・夕 （保外）
2) デパケン錠（200 mg） 1回1-2錠 1日3回 毎食後 （保外）
3) レスリン錠（25 mg） 1回1-2錠 1日1回 就寝前 （保外）
4) リボトリール錠（1 mg） 1回1錠 1日1回 就寝前 （保外）

表に現れた幻覚や抑うつ気分，自殺念慮に引きずられて，抗精神病薬や抗うつ薬をむやみに増量してはいけない．

自殺念慮の強い交代人格が存在しても，そのほかに攻撃的でいらいらの強い人格が確認されれば，なるべく抗うつ薬は使用しないでおく．解離性同一症の患者は家族との関係，恋人との関係，治療者との関係などさまざまな関係において異なった人格側面ないしは交代人格を呈するので，より広く全体像を把握したうえで薬物を処方する必要がある．

精神療法は段階的に進め，本人のペースに合わせなくてはならない．治療者は先走り的に焦ってはならない．交代人格に対する周囲の眼差しは交代人格自体に大きな影響を与える．周囲がおびえた眼差しや攻撃的眼差しを向ければ，その交代人格は攻撃的性格を強くするであろうし，周囲が好意的眼差しを向ければ交代人格は友好的側面を表すであろう．したがって，治療者と交代人格との信頼をもとにした関係作りは重要である．

解離性同一症の患者は幼少時に性的外傷などさまざまな虐待を経験していることが多い．このことは病因論のみならず治療論的にも重要である．精神療法のうえで重要な交代人格は，この心的外傷や虐待の記憶を1人で抱え込んでいる犠牲者，あるいは外傷体験から患者を保護しようとする救済者であることが多く，総じて交代人格は患者の苦悩を軽減する身代わり的役割をもっている．患者はそのような交代人格の存在意味を認め，ねぎらい，感謝する気持ちをもつことが重要である．たとえ迫害的で攻撃的な交代人格であっても，本来は患者の苦悩を軽減し，救済する役割をもっていたことがうかがわれる．患者自身や治療者が交代人格に対してそのような存在としての眼差しを向けるとき，交代人格との交流が始まり，交代人格は交代するのではなく患者の背後に寄り添う形で患者の自立を支え，さらには融合へと向かい始めるであろう．

### 参考文献

1) 柴山雅俊：解離性障害－「うしろに誰かいる」の精神病理．筑摩書房，2007
2) 柴山雅俊：解離の構造－私の変容と〈むす

び〉の治療論．岩崎学術出版社，2010

# 離人症性障害
*depersonalization disorder*

白川美也子　こころとからだ・光の花クリニック・院長（東京）

## 疾患概念

【定義・病型】　離人症 depersonalization は，統合失調症，うつ病，心的外傷後ストレス障害 (PTSD)，パニック障害，物質依存，極度のストレス時，疲労状態など，さまざまな疾患や病態において見いだされる非特異的な症状であり，離人症性障害は離人症が全面的に前景に出ており，除外基準となる疾患の併存がないものをいう．

その特徴は意識において，知覚が統合されないことにあり，大きく外界意識の離人症と内界意識の離人症に分けることができる．前者は主に現実感喪失など「自己が外界を知覚する体験の変容」（例：景色に薄いベールがかかっているよう，景色が芝居の書き割りのように見えるなど）であり，後者は離人感，体外離脱体験，自己像視など「自己が自らを知覚する体験の変容」（例：自分が自分でないようである，自分をいつも上から見ているなど）である．

本障害は，DSM-5 においては離人感・現実感消失症／離人感・現実感消失障害として，「解離症群／解離性障害群」に，ICD-10 においては離人・現実感喪失症候群 depersonalization-derealization syndrome として「他の神経症性障害」に分類されている．

【病態・病因】　離人症状が特にトラウマ後の PTSD や解離性障害のなかの一型として起きる場合，圧倒的な恐怖のために知覚を統合できない一次解離から派生し，行動の主体としての自我とそれを観察する自我の分離が起きた二次解離の状態に相当する．合目的的には，「あたかも」そこから離れたように感じることで苦痛を感じなくするという効果があるが，通常の知覚も感じなくなるため，そのことによる苦痛感が強い．

発症の契機が明確にわかる場合と，特に誘因がなく起きたとみなされている場合があるが，よく聴取すると，誘因がない，あるいは非常にささいなことを契機に起きた場合も，それ以前の小児期早期にトラウマ体験やアタッチメント喪失体験（いじめ，第一次養育者のうつ病・重病での心理的デタッチメント，重症の病気での隔離体験など）があったうえで，ある体験が想起刺激となって発症する例を多く経験している．

Liotti は，発達精神病理学的に，アタッチメントと解離の重要性に言及し，とりわけ離人症状および現実感喪失症状は，解体型・非組織型アタッチメントの活性化と関連していると述べている．近年の画像研究の発展から，離人症における感覚連合野と角回型（感覚連合野の失調），前頭-辺縁系型（不安による皮質の扁桃体抑制による交感神経系と情動抑制）という 2 つのモデルが脳神経基盤として提出されており，前者は PTSD における再体験や過覚醒が強い型，後者は解離が強い型の問題部位と相似している．これらのことからも，何らかの準備状態あるいは脆弱性とストレスの相互作用が発症に関連していることが推測される．

【疫学】　離人症性障害の発現率は，欧米の報告では 0.8-2% である．わが国における疫学的調査は存在しない．離人症状自体は不安，抑うつ症状に次いで頻度の高い症状であることで知られる．本障害は主観的苦痛が強い一方，社会適応や生活が表面上保たれることが多く，他者に説明しづらいことなどから未受診のまま生活しているものも多いことが推測される．

【経過・予後】　好発年齢は思春期といわれているが，レトロスペクティブに聞くと小児期にも症状が生じていることがある．

突然生じ，突然消退するといったケース，数十年の単位で続くケース，時間帯や状態によって増悪軽快を繰り返すケース，特定の行為のあとに生じるケースなどさまざまである．

## 診断のポイント

問診時には，本人の生育歴，生活歴，主観的な症状をよく聞き，家族からの情報も踏まえ，統合失調症，パニック障害，急性ストレス障害，ほかの解離性障害を除外する．側頭葉てんかんとの鑑別のための脳波を計測する．診断には離人体験が持続性あるいは反復性に出現することで本人が著しい苦痛を感じているか，社会的・職業的な機能障害を起こしていることが条件である．

## 治療方針

### A. 治療方針の概要

離人症状がどのようなメカニズムで起きているか，関連するトラウマ体験やアタッチメント喪失体験の探索をし，トラウマや解離症状があるならば時間経過を含めた把握をしたうえで，治療方針を立てる．

### B. 薬物療法

原則的には併存疾患があればそれに対する薬物療法を行う．離人症状のみに直接効果のある薬物はないといわれていたが，naltrexone（日本未発売）やナロキソン，SSRIとクロナゼパムのadd on therapyなどが有効な群があるという報告がある．

### C. 心理療法

特に誘因となる出来事が明確で心的外傷後ストレス障害（⇒266頁）や解離性障害が併存する場合，同障害の治療を積極的に行う．主症状の改善とともに，離人症も改善することが多い．

誘因が明確でない場合も，過去のトラウマやデタッチメント体験からくる準備状態に，ストレスが引き金になって心理学的防衛やその他の機制によって離人症状が起きていると考えると治療の糸口になることがある．生活史におけるストレスと離人症状の出現消退を，離人症状のみにとらわれず，俯瞰することが自己理解につながる．各種リラクセーション技法によるストレスマネジメントを行い，少しでも軽くなる瞬間があることを実感できるとよい．デタッチメントが生じた出来事が特定できれば，EMDR（眼球運動による脱感作と再処理法）などの適応的情報処理を促進する積極的な治療を行うことができる．それらの出来事によって生じた中核認知に対する認知行動療法も有効であろう．

患者は症状があっても対人関係をもち，学業や仕事をこなしていることが多い．症状に注目しすぎると注意交互作用で増悪しうることも伝え，離人症状による苦痛感に付き合いつつも，できていることや症状のないとき，何かを楽しめたり，達成したりしたことに焦点を当て，評価していく．総じてデタッチメントの逆である，見守られ，寄り添われ，支持される体験は有効である．治療というよりは養生に近いイメージが必要になるときもある．

## 患者・家族説明のポイント

過去のトラウマやそれに類する体験，現在のストレス，精神的疲弊がある場合は，それらによって起き得ること，離人症性障害による苦痛の程度や性質について，患者や家族に説明し，本人が話せるように促し，自己理解や自己受容，周囲の理解や受容を深めていく．

### 参考文献

1) 岡野憲一郎（責任編集）：解離性障害．専門医のための精神科臨床リュミエール20．中山書店，2009
2) 岩井圭司：児童・青年期の精神障害治療ガイドライン（新訂版）離人症性障害．精神科治療学 23 増刊：361-364，2008
3) Dell PF, O'Neil JA（ed）：Dissociation and the Dissociative Disorder—DSM-V and Beyond. Routledge, 2009

# パーソナリティ障害

パーソナリティ障害の概念　218
パーソナリティ障害の評価スケール　222
境界性パーソナリティ障害　224
自己愛性パーソナリティ障害　226
パーソナリティ障害と気分障害　230
パーソナリティ障害と広汎性発達障害　234
パーソナリティ障害と摂食障害　236
パーソナリティ障害の精神療法　239
パーソナリティ障害の薬物療法　241
パーソナリティ障害の入院治療　243

# パーソナリティ障害の概念
concept of personality disorders

井上弘寿　自治医科大学・精神医学
加藤　敏　小山富士見台病院・院長(栃木)

【概念】　パーソナリティは，ある人をその他の人と区別させる，その人独自の考え方，感じ方，行動の仕方，対人関係のもち方として表現される個人の傾向性であり，生来の素質が身体的基盤の変化および環境や体験によって発展したものである．パーソナリティは対人関係に多大な影響を及ぼす．よって，精神障害をもつ人のパーソナリティを把握することは，良好な医師-患者関係を築くうえで肝要である．

わが国を含め国際的に広く用いられている精神障害の診断分類であるDSMおよびICDは，正常と質的に異なるパーソナリティ障害のカテゴリーが存在するという想定に基づき，カテゴリカルな診断方式を採用し続けてきた．しかし，従来のカテゴリカル方式に基づくパーソナリティ障害の概念には，概念自体の妥当性が疑問視されるような種々の問題—例えば，複数の異なるパーソナリティ障害を併存することがきわめて頻繁であること，同じパーソナリティ障害と診断される人々の間の相違が著しいことなど—が久しく指摘されてきた．このような問題意識が高まるなか，近年，カテゴリカル方式に代わる診断システムとしてディメンショナル方式を採用しようとする機運が高まっている．

2013年に刊行されたDSM-5では，本体部分である第Ⅱ部に収載されたパーソナリティ障害の診断基準はDSM-Ⅳ(1994)と実質的に同一であったが，ディメンショナル方式を大幅に盛り込んだ「パーソナリティ障害の代替DSM-5モデル」が第Ⅲ部(公式な臨床使用を推奨する前にさらなる研究が必要と判断された評価尺度やモデルを収載した部分)に収載された．最近の研究の動向を踏まえれば，遠くない将来，代替DSM-5モデルを基礎にした診断システムの臨床使用が公式に推奨されるものと予想されるが，公式に推奨される前であっても，代替DSM-5モデルについて理解し臨床に応用する意義は大きいと考える．なぜなら，代替DSM-5モデルでは，従来のカテゴリカル方式では拾い上げられなかった臨床的に重要なパーソナリティの特徴を周到に把握することができるからである．そこで本項では，代替DSM-5モデルにおけるパーソナリティ障害の概念について解説する．

代替DSM-5モデルの解説に入る前に，DSM-5で多軸評定が撤廃されたことに触れておこう．DSM-5では，DSM-Ⅲ(1980)以降採用されてきた多軸評定が廃止された結果，これまでⅡ軸に記載されていたパーソナリティ障害がⅠ軸の精神障害と同列に扱われるようになった．多軸評定が撤廃されたのは，Ⅱ軸に記載されるパーソナリティ障害とⅠ軸に記載される精神障害の合併が高率であることから，両者の独立性と弁別性に疑問がもたれたためである．多軸評定の撤廃によって，パーソナリティに対する臨床的注意が，これまでも決してその臨床的重要性に見合う程度には払われてこなかったが，さらに払われなくなることが懸念される．その結果，DSM-5を使用する際，第Ⅱ部のみを用いるならば，パーソナリティ障害の診断，他の精神障害との鑑別，パーソナリティ特性の評価がこれまで以上に困難となる可能性が指摘されている．

【パーソナリティ障害の代替DSM-5モデル】

代替DSM-5モデルは，ディメンショナルモデルとカテゴリカルモデルを組み合わせたハイブリッドモデルである．すなわち，今回新たに導入された概念であるパーソナリティ機能とパーソナリティ特性をディメンショナルに評価し，特定のパーソナリティ障害の診断基準を用いて各パーソナリティ障害をカテ

ゴリカルに診断する．以下，パーソナリティ障害の基本的な概念，パーソナリティ障害の実際の診断，パーソナリティ機能，パーソナリティ特性の順に概説する．

## A．パーソナリティ障害の基本的な概念

パーソナリティ障害の基本的な概念は全般的診断基準に示される（表1）．全般的診断基準は，各特定のパーソナリティ障害（反社会性，回避性，境界性，自己愛性，強迫性，統合失調型）の診断基準に共通する基本的な骨格を抽出したものである．

全般的診断基準はA-G基準に至る7つの診断基準から構成される．その中核は，パーソナリティ機能の障害（A基準）および病的なパーソナリティ特性（B基準）である．A基準およびB基準は，これらの概念が新たに導入されたことにより，DSM-IVおよびDSM-5第II部と根本的に相違している．

C基準以下はおおむねDSM-IVを踏襲しているが，いくつかの相違点がある．例えば，表1に示されるように，C基準およびD基準に「比較的relatively」という副詞が新たに追加され，パーソナリティ障害が常に不適応的で固定した病態ではないことを明示したこと，およびG基準に「発達段階」に関する除外基準を新たに設けたことである．

## B．パーソナリティ障害の実際の診断

パーソナリティ障害の実際の診断はまず，特定のパーソナリティ障害（反社会性，回避性，境界性，自己愛性，強迫性，統合失調型）の診断基準に基づいてなされる．各特定のパーソナリティ障害の診断基準における基本的な骨格は前述した全般的診断基準であるが，パーソナリティ機能の障害（A基準）およびパーソナリティ特性（B基準）の記述は，特定のパーソナリティ障害ごとに異なり，各特定のパーソナリティ障害に即応した内容となっている．C基準以下は全般的診断基準と同一である．

どの特定のパーソナリティ障害の診断基準にも当てはまらない場合，「パーソナリティ障害，特性が特定されるもの Personality Disorder-Trait Specified（PD-TS）」の診断が考慮される．PD-TSは，DSM-IVにおける「特定不能のパーソナリティ障害 Personality Disorder Not Otherwise Specified（PD-NOS）」に相当するが，PD-NOSのような単なる「くずかご的診断」ではない．PD-NOSが特定のパーソナリティ障害以外のパーソナリティ障害であること以上の臨床的情報をもたないのに対し，PD-TSでは該当するパーソナリティ特性のプロフィールが

**表1　パーソナリティ障害の全般的診断基準**

| |
|---|
| パーソナリティ障害に不可欠な特徴は以下のとおりである． |
| A．パーソナリティ（自己または対人関係）機能における中等度またはそれ以上の障害 |
| B．1つまたはそれ以上の病的パーソナリティ特性 |
| C．パーソナリティ機能の障害およびその人のパーソナリティ特性の表現は，比較的柔軟性がなく，個人的および社会的状況の幅広い範囲に比較的広がっている． |
| D．パーソナリティ機能の障害およびその人のパーソナリティ特性の表現は，長期にわたって比較的安定しており，その始まりは少なくとも青年期または成人期早期にまでさかのぼることができる． |
| E．パーソナリティ機能の障害およびその人のパーソナリティ特性の表現は，他の精神疾患ではうまく説明されない． |
| F．パーソナリティ機能の障害およびその人のパーソナリティ特性の表現は，物質または他の医学的疾患（例：重度の頭部外傷）の生理学的作用によるものだけではない． |
| G．パーソナリティ機能の障害およびその人のパーソナリティ特性の表現は，その人の発達段階または社会文化的環境にとって正常なものとしてはうまく理解されない． |

〔日本精神神経学会（日本語版用語監修），髙橋三郎，大野　裕（監訳）：DSM-5精神疾患の診断・統計マニュアル．医学書院，2014より〕

詳しく表現される．例えば，「PD-TS，『情動不安定』『敵意』『抑うつ性』〔いずれも「否定的感情」という特性ドメイン（後述）に属する特性ファセット（後述）〕を伴うもの」というように，PD-TS という診断名に加え，該当するパーソナリティ特性を併記する．このように個人に応じたパーソナリティ特性のプロフィールが付されることによって，PD-TS という同一の診断カテゴリー内における個人の独自性が表現される．

代替 DSM-5 モデルでは，パーソナリティ障害の診断をつけるだけでなく，後述するパーソナリティ機能およびパーソナリティ特性に関する情報を「指定子 specifiers」として付け加えることができる．例えば，境界性パーソナリティ障害と診断される人が，重度のパーソナリティ機能障害〔同一性が重度(3)，自己志向性が重度(3)，共感性が中等度(2)，親密性が重度(3)〕をもち，診断基準に含まれているパーソナリティ特性以外に「虚偽性」および「注意喚起」という特性をもつ場合，「境界性パーソナリティ障害，重度のパーソナリティ機能（同一性3，自己志向性3，共感性2，親密性3），『虚偽性』と『注意喚起』の特性をもつもの」と記述できる．パーソナリティ機能障害に関する指定子，すなわちパーソナリティ機能障害のレベルは，後述する「パーソナリティ機能レベル尺度 Level of Personality Functioning Scale（LPFS）」に基づいて決定することができる．パーソナリティ特性に関する指定子は，自記式尺度である「DSM-5 のためのパーソナリティ一覧表 Personality Inventory for DSM-5（PID-5）」（米国精神医学会のホームページから無料で入手可能）を用いて決定することができる．指定子を記録することによって，同じパーソナリティ障害と診断される人々の間の相違を表現することができ，個々人に即したパーソナリティの把握が可能となる．

## C. パーソナリティ機能

パーソナリティ機能 personality functioning は，前述のようにパーソナリティ障害の全般的診断基準に含まれ，パーソナリティ障害の診断をするうえで必須の診断基準（A 基準）である．また，パーソナリティ機能は，パーソナリティ障害をもたない他の精神障害をもつ人においても，その精神障害の治療および予後に影響を与える．そのため，パーソナリティ障害の有無にかかわらず，すべての患者においてパーソナリティ機能を評価することが推奨されている．

パーソナリティ機能は，パーソナリティの病理の中核をなす「自己 self」および「対人関係 interpersonal」の領域における機能である．自己の領域における機能は「同一性 identity」と「自己志向性 self-direction」という観点から評価され，対人関係の領域における機能は「共感性 empathy」と「親密性 intimacy」という観点から評価される．パーソナリティ機能は正常から極度障害に至るディメンショナルな概念であるが，そのレベルは「パーソナリティ機能レベル尺度（LPFS）」を用いて次の 5 段階で評価される．すなわち，「ほとんど障害がない，あるいは障害がない，すなわち健康で適応的な機能(0)」，「いくらかの障害(1)」，「中等度の障害(2)」，「重度の障害(3)」，「極度の障害(4)」という 5 段階で評価する．

## D. パーソナリティ特性

パーソナリティ特性 personality trait は，時間的に比較的安定し状況によらず比較的一貫した，個人の感じ方や考え方，行動の仕方のパターンである．パーソナリティ特性は，比較的安定しているが，変化しないものではなく，成熟や人生の経験を通じて変化する．パーソナリティ特性は，「あるかないか」というカテゴリカルな概念ではなく，「誰しもある程度もつ」というディメンショナルな概念である．あらゆる人があるパーソナリティ特性ディメンションにおける相反する2つの

極をもつスペクトラム上に位置する．

　パーソナリティ特性は，高次のより一般的な特性を指す5つの「特性ドメイン trait domain」と低次のより具体的な特性を指す25個の「特性ファセット trait facet」から構成される．特性ドメインは関連する複数の特性ファセットからなり，ある特性ドメインとそれに属する特性ファセットは併存することが多い．特性ドメインは，「否定的感情（対．情動安定性）negative affectivity（vs. emotional stability）」「孤立（対．外向）detachment（vs. extraversion）」「対立（対．同調性）antagonism（vs. agreeableness）」「脱抑制（対．誠実性）disinhibition（vs. conscientiousness）」「精神病傾向（対．清明性）psychoticism（vs. lucidity）」の5つである．

　通常，パーソナリティ特性の不適応的な極に臨床的関心が集まることが多いが，その対極にはレジリアンスにつながる健康的で適応的なパーソナリティ特性（上記に「対」として示した特性）が位置している．これらのレジリアンスを促進するパーソナリティ特性は，精神障害の影響を軽減し，身体疾患に対するコーピングを促進するとされる．ただし，通常適応的なパーソナリティ特性が常に適応的であるとは限らないし，その逆もまたしかりであることに注意が必要である．例えば，「冷淡」の対極にある「思いやり」という特性は通常適応的であるが，必ずしもすべての状況において適応的であるとはいえない．極端に思いやりがある人は，悪意ある人にだまされてしまうリスクが高いかもしれない．逆に，冷淡という特性が，例えば，精神病質の特徴をもつ反社会性パーソナリティ障害の人の一部にみられるように，情動的安定をもたらすことによって適応的に作用する，あるいは不安や抑うつに対するレジリアンスを高めることもありうる．

### 【代替DSM-5モデルの臨床的意義】

　代替DSM-5モデルは煩雑で使いにくいという批判がある．確かに，10個の特定のパーソナリティ障害を診断するほうが，4つのコンポーネントからなるパーソナリティ機能，および5ドメイン25ファセットからなるパーソナリティ特性を評価するより容易にみえる．しかし，手っ取り早いが不正確な診断システムをとるか，複雑だが正確なものをとるか――臨床で求められるのは後者だろう．しかも実は，代替DSM-5モデルにおいてすべてのパーソナリティ障害の診断をつけるのに必要な診断基準の数が，DSM-Ⅳよりも40％以上減少しており，必ずしも代替DSM-5モデルのほうが煩雑とはいえないという意見もある．

　特定のパーソナリティ障害カテゴリーにのみ基づく診断システムと，パーソナリティ機能およびパーソナリティ特性のプロフィールを記述するディメンショナルな診断システムのどちらが，より生き生きと個人を描き出すだろうか．例えば，DSM-Ⅳにおける境界性パーソナリティ障害は，9個のうち5個以上の基準を満たせば診断が確定する．しかし，診断基準の満たし方は256通りあり，9個の基準すべてを満たす者と5個しか満たさない者とでは臨床像に相当の相違がある．5つの基準を満たし境界性パーソナリティ障害と診断される者の間では，1つしか基準を共有しないことも起こりうる．一方，自己および対人関係の領域におけるパーソナリティ機能と5ドメイン25ファセットからなるパーソナリティ特性を評価すれば，個人のユニークさにかなり迫れる．パーソナリティに関する正確で豊かな情報は，障害（疾患）ではなく個人に即した臨床実践に寄与し，臨床家間のコミュニケーションもより的確になる．患者が自らの特性をより実感をもって理解することにもつながるだろう．

　パーソナリティ特性は，その組み合わせによりパーソナリティ障害タイプを規定するが，感情不安定や従順さのような直感的に理解しやすい用語で記述されている．したがって，特定のパーソナリティ障害の診断を伝え

る代わりに，パーソナリティ特性を伝えることができる．そのほうが患者は理解しやすく，受け入れやすい可能性がある．

また，代替DSM-5モデルでは，パーソナリティの病理は正常と質的に区別されるものではなく，パーソナリティ機能およびパーソナリティ特性のディメンションにおける正常と連続した不適応的な偏倚と考える．このようなとらえ方はパーソナリティ障害に対するスティグマの払拭を促すだろう．

代替DSM-5モデルにおいてパーソナリティ特性は，通常ネガティブな極から通常ポジティブな極へ至るスペクトラムと考えられている．このような見地に立てばおのずと，パーソナリティ特性を柔軟に把握することができ，患者の弱みとともに強みにも焦点を当てることができる．例えば，「対立」という特性は通常不適応的だが，そのレベルが低すぎる(逆にいえば，通常適応的な「同調性」という特性が高すぎる)と，抑うつに対して脆弱となる場合がある．一方，一定水準の対立は抑うつに対するレジリアンスをもたらすことがある．

パーソナリティ障害は時に，治療できない，度し難いという皮肉を込めたレッテルとして乱用されることがある．パーソナリティ障害は時間的に比較的安定しているとはいえ，やはり時間とともに変化するという多くのエビデンスが提出されている．それを反映して代替DSM-5モデルでは，パーソナリティ機能およびパーソナリティ特性は，時間的に「比較的」安定し状況によらず「比較的」一貫していると，「比較的」という副詞が新たに追記されている．さまざまな変更と思われるかもしれないが，パーソナリティ障害が変わりうるものであることを含意する点で注目に値する．パーソナリティ障害は変わる，パーソナリティは成熟するという認識をもつことは，スティグマを払拭し，また医師・患者双方の治療意欲を高め，良好な治療関係に寄与するだろう．

パーソナリティ機能およびパーソナリティ特性をディメンショナルに評価することによって臨床的に重要なパーソナリティの特徴を系統的・網羅的に評価できる代替DSM-5モデルは，パーソナリティ障害の診断・治療のみならず，精神科臨床全般において有用である．

### 参考文献

1) 日本精神神経学会(日本語版用語監修), 髙橋三郎, 大野 裕(監訳)：DSM-5 精神疾患の診断・統計マニュアル．医学書院, 2014
2) 井上弘寿, 加藤 敏：DSM-5におけるパーソナリティ障害．神庭重信(総編集), 池田 学(専門編集)：DSM-5を読み解く 5―伝統的精神病理, DSM-Ⅳ, ICD-10をふまえた新時代の精神科診断：神経認知障害群, パーソナリティ障害群, 性別違和, パラフィリア障害群, 性機能不全群．pp 118-137, 中山書店, 2014

## パーソナリティ障害の評価スケール

*rating scale of personality disorders*

**中野明徳**　別府大学大学院教授・臨床心理学専攻

### 概念と分類

【概念】　パーソナリティ障害(以下PDとよぶ)の評価スケールは，PDの概念と密接不可分であり，単独で論ずることはできない．わが国の精神科臨床では，米国精神医学会(APA)による診断基準が広く浸透している．その最新版であるDSM-5(2013)では，PDとは「その人が属する文化から期待されるものから著しく偏り，広範でかつ柔軟性がなく，青年期または成人期早期に始まり，長期にわたり変わることなく，苦痛または障害を引き起こす内的体験および行動の持続的様式である」と定義されている．

【分類】　DSM-5では，診断方式としてディメンション式が検討されたが，結果的にはDSM-Ⅳと同じカテゴリー式になった．診断基準もこれまでと同じ10の特定のPDが定義され，それらは記述的類似性に基づいて3群に分けられる．

A群は奇妙で風変わりな，猜疑性（妄想性），シゾイド，統合失調型PDを含み，B群は演技的で情緒不安定な，反社会性，境界性，演技性，自己愛性PDを含み，C群は不安や恐怖の強い，回避性，依存性，強迫性のPDを含む．

## パーソナリティ障害の評価

### A．カテゴリー式による評価

DSM-5ではこれまでと同じ操作的診断基準が採用されているので，「DSM-ⅣにおけるⅡ軸のパーソナリティ障害のための構造化面接」（SCID-Ⅱ）によって，そのまま上記のPDを評価することができる．このSCID-Ⅱには，臨床家の施行に必要な時間を短縮するスクリーニングの道具として，119項目からなる自己記入式「人格質問票」が用意されている．被検者（患者）が人格質問票を記入したあと（通常20分かかる），臨床家はその質問に「はい」と答えた項目に対応するSCID-Ⅱに関してのみ質問すればよい．ただし，この人格質問票には第8学年（中学2年修了）以上の読解レベルが要求される．

カテゴリー式の診断のために，現象学的にみて，統合失調型と統合失調症，あるいは回避性と社交不安症のように，ほかの精神疾患とスペクトラムを形成することがある．DSM-5では多軸評定が廃止され，PDはⅠ軸の精神障害と同列に扱われる．

猜疑性，シゾイド，統合失調型は精神病性障害との鑑別が必要である．シゾイドや強迫性PDの診断の背景に自閉症スペクトラム障害が存在する可能性もある．このような場合，本人や家族を通して乳幼児期，児童期，思春期における発達診断を行い，必要に応じてWAIS-ⅢやRorschach testを実施する．

### B．ディメンション式による評価

カテゴリー式では併存障害が多くなることから，DSM-5では，重症度を評価するディメンション式が提案されている．ここでは，PDは正常パーソナリティと連続的なスペクトラムをなすと考え，①パーソナリティ機能における障害の程度の評価（基準A），②病的パーソナリティ特性の評価（基準B）によって判定される．パーソナリティ機能として，「自己機能」と「対人関係機能」が取り上げられ，前者は「同一性」と「自己志向性」に関連し，後者は「共感性」と「親密さ」に関するものとして，それぞれ5段階で評価される．病的パーソナリティは，「否定的感情（対情動安定性）」「離脱（対外向）」「対立（対同調性）」「脱抑制（対誠実性）」「精神病性（対透明性）」の5つの特性領域と25の下位分類によって評価される．

こうした基準AとBによって，反社会性，回避性，境界性，自己愛性，強迫性，統合失調型PDの新しい診断基準が提案されている．こうなるとDSM-5自体がこれまで以上に評価スケールの性格をもち，患者の人格構造を知る意味での臨床的意義は大きいが，実際の診断場面では煩雑になる可能性がある．パーソナリティ特性の評価には，自記式尺度の「DSM-5のための人格目録Personality Inventory for DSM-5（PID-5）」が，APAのホームページから入手できる．

### 参考文献

1) 日本精神神経学会（日本語版用語監修），髙橋三郎，大野　裕（監訳）：DSM-5 精神疾患の診断・統計マニュアル．医学書院，2014
2) 髙橋三郎（監訳），大曽根彰（訳）：SCID-Ⅱ DSM-Ⅳ　Ⅱ軸人格障害のための構造化面接．医学書院，2002
3) 神庭重信（総編集），池田学（編）：DSM-5を読み解く5．中山書店，2014

# 境界性パーソナリティ障害
borderline personality disorder (BPD)

平島奈津子　国際医療福祉大学教授・精神科

## 疾患概念
**【定義】**　境界性パーソナリティ障害（BPD）は，情動調整障害，同一性障害，衝動性制御不良などを主な特徴とする症候群である．

**【病態・病因】**　BPDの症状は"氷山の一角"であり，一般的に，水面下に隠れている本態は，さまざまな病態のスペクトラムであると考えられている．BPDの要因としては，生物学的要因と後天的な要因の両方が想定されている．例えば，一貫しない養育や劣悪な環境による心因説，発達障害スペクトラム説，気分障害スペクトラム説，外傷スペクトラム説などが提唱されている．また，セロトニンの代謝異常（先天的・後天的）も病因として仮定されている．

**【疫学】**　わが国における有病率を示す調査はほとんどない．米国における有病率は一般人口の約2％であり，わが国も同程度ではないかと推察される．約75％が女性であるといわれている．

**【経過・予後】**　複数の長期予後調査で，治療を受けた患者の8割以上が中等度以上の改善を示し，この割合はうつ病患者とほぼ同等である．その一方で，慢性の経過をたどる者もいる．いったん診断基準を満たさなくなると，再び満たすことはほとんどない．否定的予後の指標としては，薬物乱用，顕著な反社会的特性，不機嫌さ（ディスフォリア）などの存在が挙げられる．自殺率は3-10％と，調査によって幅がある．

## 診断のポイント
操作的診断（DSMあるいはICD分類）を用いる（表1）．

思春期から青年期にかけて，一般的に，重要な他者（親や恋人など）との関係におけるささいなストレスを契機として，種々の問題行動を繰り返すことで事例化する．重要な他者に対して"見捨てられ感情"を抱きやすく，他者の気持ちを執拗に試すために自殺の脅しや自殺企図を繰り返す．このような"他者へのしがみつき"の背景には，1人で生きてい

表1　境界性パーソナリティ障害の診断基準

対人関係，自己像，感情の不安定性および著しい衝動性の広範な様式で，成人期早期までに始まり，種々の状況で明らかになる．以下のうち5つ（またはそれ以上）によって示される．
(1) 現実に，または想像の中で，見捨てられることを避けようとするなりふりかまわない努力（注：基準5で取り上げられる自殺行為または自傷行為は含めないこと）
(2) 理想化とこき下ろしとの両極端を揺れ動くことによって特徴づけられる，不安定で激しい対人関係の様式
(3) 同一性の混乱：著明で持続的な不安定な自己像または自己意識
(4) 自己を傷つける可能性のある衝動性で，少なくとも2つの領域にわたるもの（例：浪費，性行為，物質乱用，無謀な運転，過食）（注：基準5で取り上げられる自殺行為または自傷行為は含めないこと）
(5) 自殺の行動，そぶり，脅し，または自傷行為の繰り返し
(6) 顕著な気分反応性による感情不安定性（例：通常は2～3時間持続し，2～3日以上持続することはまれな，エピソード的に起こる強い不快気分，いらだたしさ，または不安）
(7) 慢性的な空虚感
(8) 不適切で激しい怒り，または怒りの制御の困難（例：しばしばかんしゃくを起こす，いつも怒っている，取っ組み合いの喧嘩を繰り返す）
(9) 一過性のストレス関連性の妄想様観念または重篤な解離症状

〔日本精神神経学会（日本語版用語監修），髙橋三郎，大野　裕（監訳）：DSM-5精神疾患の診断・統計マニュアル．p 654，医学書院，2014 より〕

けないような慢性的な空虚感や無力感がある．患者はそれを回避しようとして，物質乱用や性的逸脱行動などに陥ることがある．同一性障害が認められ，自己や他者のイメージが理想化と脱価値化の間を激しく揺れ動くため，それに伴って，情緒や対人関係も不安定となる．時に"かんしゃく"という形の激しい怒りが突出することがある．幻覚や妄想様観念などの精神病症状や解離を呈する場合がある．統合失調症と異なり，精神病症状は状況反応性で了解可能であり，限局性である．

時に，双極Ⅱ型障害や非定型うつ病との鑑別が問題になることがある．この2疾患における気分変動は挿話性であり，BPDにみられるような自己同一性障害が認められない点などは鑑別点となる．

なお，一般的に，人々の対処行動は社会的な影響を受けやすいため，現代社会では，自傷や過量服薬などの自己破壊的行動が一度あったからといって，BPDとは限らない．

## 治療方針

### A. 治療方針の概要

治療は年余に及ぶ外来治療が中心となり，治療導入期には薬物療法を適宜併用し，種々の心理・社会的治療を併用することが望ましい．入院治療は通常，診断目的あるいは自他の生命に対する危機管理目的で短期間に限定して行われる．

### B. 病名告知

BPDの病識は，その対象関係と同様，部分的で，点滅する信号機のようについたり消えたりする．それゆえ，心理教育によって，その病識を強化することは協力的な治療関係を築くために有用である．ただし，病名を告知する際には，そのことによって患者自体を否定するものではないことを明確に伝え，患者が治療を始めることに希望をもてるように，治療の見通しや長期予後などの情報も併せて説明していくようにする．

### C. 治療目標

短期的，現実的な目標を立て，それを患者との間で言語的に共有する．BPDの治療では，非現実的な期待を治療者に向けることがあるので，これを防ぐために，治療目標や治療上の約束事は繰り返し言語化し，具体的で現実的な交流を心がける．

初期の治療目標は，「患者の退行した状態を回復させる」ことである．併存するⅠ軸疾患の治療や，患者が抱える対人関係スキルの稚拙さや衝動性制御不良などを主たる問題として，社会技能の向上を目指す現実志向の目標が望ましい．しかし，患者に内省の準備ができてきた中期以降では，内的な問題を扱うことが可能となった場合には，治療目標は検討され更新される必要がある．

### D. 治療者の基本的態度

BPDの治療者は，患者が経験してきた逆境や不当なストレスに対して患者なりに対処してきたことを肯定的に受け止め，支持する（妥当性の確認）．これは，患者の問題が「他者の悪意のせい」であることを容認することとは異なり，患者の主体性やペースを尊重し，患者の話に耳を傾け，患者が自らの責任で治療に参画することによって実現される．

患者が行動化するとき，患者はその「結果」を近視眼的にしか考えていないことが多い．例えば，過量服薬することによって生じるデメリットについて，少し長い時間軸で考えるよう促すことをその都度行うことによって，過量服薬を思いとどまることが可能になることはまれではない．同様に，過量服薬に至るまでの心理的な「軌跡」とメリットについても言語化するよう援助することによって，行動化に頼らない対処方法を身につけることができるようになる．

### E. 薬物療法

薬物療法はあくまで補助的治療であるが，Ⅰ軸の障害，攻撃性，認知・知覚障害には一定の薬効が期待できるので，治療導入を円滑に行うためには有用である．薬効判定は状況依存性を鑑みて少なくとも3か月程度の観察期間が必要である．

BPDの空虚感を改善する薬剤はないが，攻撃性，情動不安定，認知・知覚障害などに対して，（通常の統合失調症に使用する量よりも）少量の非定型抗精神病薬が有効である．無作為化対照試験（RCT）で有効性が確認されているわが国の一般用医薬品は，アリピプラゾール，オランザピンである．同じくRCTで攻撃性に対する有効性が確認されているバルプロ酸ナトリウム，トピラマート，ラモトリギンは，その安全性から次善の薬剤と考えられる．

なお，ベンゾジアゼピン系抗不安薬は脱抑制を起こし，衝動性や攻撃性を悪化させ，また依存性形成や乱用の危険性があるため，BPD患者には使用を控えたほうが望ましい．

### F. 併存疾患

BPDに併存する障害は多く，特にBPDの半数以上が大うつ病や気分変調性障害を併存し，10％前後に双極性障害を併存するなど，気分障害の併存が最も多い．その他，心的外傷後ストレス障害，物質乱用，摂食障害，自己愛性パーソナリティ障害，反社会性パーソナリティ障害の併存がそれぞれ30％前後みられる．

■ 患者・家族説明のポイント（家族が心がけておきたいこと）

1) 主治医の診察に同行して話を聞いたり，関連する冊子を読んだり，家族会に参加するなどして，BPDについての理解を深め，家族だけで悩みを抱え込まないようにする．
2) 患者が親を感情的に責め立て，時には幼少期にまでさかのぼって言い募ることがあるが，患者の言動は「今はそういう気持ちなのだ（また変わる）」くらいに受け止めて一喜一憂しないようにする．
3) 家庭内暴力に対しては，危険が迫れば，その場から離れ，警察に通報する．
4) 治療は長期間に及ぶので，患者中心の生活ではなく，家族の余暇や時間を確保する．

### 参考文献

1) 牛島定信：境界性パーソナリティ障害の日本版治療ガイドライン．牛島定信（編）：境界性パーソナリティ障害―日本版治療ガイドライン．pp 25-52, 金剛出版, 2008
2) 平島奈津子, 上島国利, 岡島由佳：境界性パーソナリティ障害の薬物療法．牛島定信（編）：境界性パーソナリティ障害―日本版治療ガイドライン．pp 135-152, 金剛出版, 2008
3) 牛島定信（監修）：境界性パーソナリティ障害のことがよくわかる本．pp 80-85, 講談社, 2008

## 自己愛性パーソナリティ障害
*narcissistic personality disorder (NPD)*

小川豊昭　名古屋大学大学院教授・精神健康医学

### 疾病概念

【定義】　元来自己愛性パーソナリティ障害（NPD）や病的自己愛という概念は，精神分析に由来するものであった．1980年に現れたDSM-Ⅲで採用されたことで，ようやく臨床的カテゴリーとして広く認められるようになった．ナルシシズムnarcissism（自己愛）とは，自己自身へのリビドー備給として定義されるが，正常に機能するなら自尊心や自信の基盤となる．しかし，病的自己愛の場合は，非現実的に誇大な自己のイメージをもっている．この誇大な自己イメージを基盤にもつパーソナリティ構造は，特徴的な病理を示す．

DSM-Ⅳでは，NPDは，「尊大で，賞賛を求め，共感を欠く」と記述されている．しかしそれに加えて，「自己評価が傷つきやすく，過敏で，屈辱に対しては激しく反応し，批判や敗北に対しては空虚感や軽蔑が生じる．批判や競争に耐えられないので，職業的にも不安定である」という一見，過敏で自己評価の

低い特徴も見いだされてきた．この後者の傾向が強くなると厳しい自己批判や社会的なひきこもりを伴う．また，NPDは，特異的な反社会的傾向をもつ場合もある．さらに衝動的行為が多発して，境界性パーソナリティ障害とも重なる部分も多い．逆に高い社会的な機能を発揮したり自己宣伝や売名行為に成功することで「自己実現」するケースもしばしばみられる．

DSM-5では，実質的に今までと内容の変化はない．しかし，パーソナリティ障害についての従来の診断分類については移行や重複が多く不十分だということで，人格を特徴づける諸要素からなる多次元モデルを別案として提出している．著者は，この別案のモデルは，成功しているとはいいがたく定着しないだろうと予想している．

【亜型】　①尊大・悪性タイプ，②過敏・脆弱タイプ，③高機能・露出症タイプの3タイプが知られている．

①尊大・悪性タイプは，沸騰するような怒り，他者を操作しようとする対人関係，対人的な権力や支配の追求，後悔や反省の欠如，誇大な自己評価，特権意識などの特徴をもつ．彼らは，基盤にある不全感には悩んでいないようにみえ，怒り以外のネガティブな感情ももたない．彼らは，自身の振る舞いについてはほとんど洞察することはなく，問題を他人のせいにする．

②過敏・脆弱タイプでは，誇大な自己イメージは，防衛として機能している．すなわち，ひそかに誇大な自己イメージをもつことで，不全感，卑小感，不安，孤独などの苦痛な感情を切り離している．この防衛が機能しているときは，自身が重要で特権的と感じることができるが，防衛が破綻すると否定的な感情が一気に逆流してきて，不全感や怒りが生じる．

③高機能・露出症タイプでは，自己の重要性を誇大に評価していて，自己表現に長けていて精力的で外向的である．彼らは，優れた適応性を示し彼らの自己愛を成功への動機として使用する．

【経過・予後】　自己愛性の障害は，思春期から成人へ至る生活史上のさまざまな困難に影響されて生じてくるが，大抵は，現実と理想のすり合わせを通して修正されて，成人のNPDへ発達する例は少ない．しかし，NPDそのものの経過と予後は，他のパーソナリティ障害とは異なり必ずしも年齢とともに軽快することはない．実際，特に中年期が危機となりやすい．すなわち中年期は，人生の限界や能力の限界に直面し，可能性を失い，両親を失い，自身の子どもへの依存が増し，身体的な衰えが生じる．そのような現実の衰えに対して病的自己愛的防衛を強化し，その結果，慢性抑うつ，心気症や空虚感や冷笑の態度などが生じる．そのためNPDの患者は中年期危機として受診することが多い．心理的治療を受けなければ，抑うつ，空虚感が慢性化してしまうことが多く，薬物治療は長期的には無効である．

### 診断のポイント

#### A. 対人的感触による診断

パーソナリティ障害としては，自ら受診することは少なく，一見したところ健常なパーソナリティであり，はっきりした病理を示すことはない．病像としては，慢性抑うつ，空虚感，不幸感，不全感などのあいまいな訴えが中心である．診断のためには，時間をかけて生活史を聞き，精神内界を探索しなくてはならない．患者との治療関係ができてくると，NPDの特徴がようやくみえてくるといえる．NPDは，治療者に弱みをみせることは屈辱と感じているので，よほど追い詰められていないと自ら内面を語ることはない．

NPDは，一見礼儀正しく謙虚であっても，それは表面だけのことであり，内面は非常に傲慢で治療者を見下しており，治療者の言葉もバカにして聞かない，あるいはそんなことは知っていると心のなかで思っている．患者を前にして，治療者には，微妙な形で不快感

や怒りや「いい気なものだ」と見捨てる気持ちが湧いてくる．そういった感触を頼りに診断することになる．

### B．鑑別診断

#### 1．慢性うつ病との鑑別

これは，うつ病との鑑別というより，むしろ慢性化したうつ病といわれるもののかなりの部分が，このナルシシズムの病理に由来するといえる．うつ病として治療を受けていても，抗うつ薬はわずかに効くだけで，慢性化してしまう．

#### 2．双極Ⅱ型との鑑別

もう1つの重要な鑑別診断は，BipolarⅡ（双極Ⅱ型）との鑑別である．双極Ⅱ型のケースでも，尊大な自己を示し一見したところ前述の「①尊大・悪性タイプ」とよく似ているが，双極Ⅱ型では，睡眠のパターンは早朝覚醒を示し，朝早くからエネルギッシュに活動する．また，治療は抗躁薬が有効で，薬物治療が中心となる．

#### 3．発達障害（自閉スペクトラム障害）との鑑別

発達障害についての研究が進んできて，従来NPDとされてきたもののなかに発達障害がベースにあってそのようにみえるケースのあることがわかってきた．衣笠らの「重ね着症候群」の概念も，一見パーソナリティ障害にみえるケースのなかにその奥に発達障害が隠れているということを述べている．そもそも衣笠は，パーソナリティ障害の精神分析的精神療法を行っても効果のない群を詳細に調べて，発達障害が隠れていることを見いだしたのである．発達障害でNPDにみえる群は，尊大で偉そうにしているが，どこか滑稽でNPDに特徴的な悪意がないのである．悪意なく恩着せがましく無頓着に押し付けてくるので，「善意のブルドーザー」と評されたりする．

#### 4．重症心気症との関係

そもそもナルシシズムの定義は，自分自身へと関心が向き，自己へとリビドーを備給することである．このように自分自身へと強力に関心を向け続ける病理として，心気症がある．線維筋痛症，脳脊髄圧低下症，慢性疲労症候群などのなかには，重症心気症が含まれていて，その基盤は，非常に誇大な自己イメージをもつNPDである．すなわち執拗な何らかの身体不調を訴える心気症については，NPDの存在を疑う必要があるということである．

## 治療方針

### A．精神分析的精神療法

NPDの治療の中心は，精神分析的精神療法である．患者は大抵，治療者に強い陰性感情を引き起こすので，それに耐えて治療を行うことは困難である．治療者は，精神療法家としても十分に修練を積んでいることが要求されるとともに強いモチベーションが必要である．また，「悪性タイプ」のNPDの分析的治療は，患者が逆恨みしたりして治療者にとって危険であるため行わないほうがよい．

数回の診断面接を行って内省する力があるか，治療を受けたいという意欲が十分にあるかを確認する．治療は，患者の治療に対するモチベーションを維持するために有料で行うことが望ましい．頻度は最低でも週に1回以上，時間も1回30-50分は必要で，1年以上，数年は続ける必要がある．

### B．治療の実際上の問題

NPDの分析的精神療法は，非常に困難であるが，目指すところはナルシシズムの厚い皮を剝がして内面にある脆弱な幼児の部分と接触し，本当は苦しんでいることを患者も治療者も認め，そのような苦痛を扱うことである．以下に，治療関係で生じる問題点を述べていく．

#### 1．反響板としての治療者

NPDは，治療者の存在をただ自分の自己評価を高めるために使おうとする．そこには，人間的な気持ちのつながりはなく，治療者を道具として使うのみである．彼らは，自分のことを話し続け，治療者がどう感じてい

るかはお構いなしである．彼らは，治療者から同意や賞賛を引き出すことで彼らの傷ついたナルシシズムを修復しようとするのである．

### 2．軽蔑

NPDは，自己の優位性を守るために他者をおとしめようとする．彼らは，治療を受けに来たというだけで，劣位に立たされたという屈辱を感じているため，治療者と対等な立場に立とうとして治療者を軽蔑する．前述の「①尊大・悪性タイプ」では，軽蔑する態度は明らかであるが，「②過敏・脆弱タイプ」でも一見自信なさげで，謙虚であるが，心の奥では治療者を軽蔑しているのが常である．特に，分析の解釈によって彼らのナルシシズムが傷つけられたり無視されたと感じるときは，軽蔑し見下すという反応を示す．彼らは，envy（羨望，ねたみ）が破壊的で，治療関係では，治療者が彼らを助ける力をもっていると感じるとその優れた力に対してenvyが生じて，耐えられなくなり，治療者を無能として見下す．そうすることで，envyが生じないように防衛しているといえる．

### 3．理想化

NPDの患者によっては，治療者を理想化しながら自分と治療者は同じだと考えようとする．そうすることで，自身のナルシシズムを保つのである．そのような患者は，理想の治療者の前にいることで満足し，治療において主体性をもたず，自身が直面している問題をみようとしない．

### 4．屈辱のおそれ

NPD，特に「過敏・脆弱タイプ」は，屈辱を受けてナルシシズムが傷つくのをおそれている．過敏タイプが治療者の顔色をうかがうのは，バカにされているのではないかとおそれるからである．治療はそもそも弱みや恥ずかしい部分をみせ依存する作業であるため，治療そのものに屈辱を感じて，おそれるのである．

### 5．治療者の逆転移

NPDの患者が治療者に引き起こす逆転移は非常に強力であり，治療者に耐えられないと感じられることも多い．であるから，この逆転移体験を認識し，理解し，概念化する能力がNPDの治療の要である．1つには，治療者は，NPDの患者に人間として扱われていないという感じや治療関係から排除されている感じから，逆転移として「退屈感」が生じてきて，セッションが早く終わらないかなということを考えたりするようになる．この治療者の「排除されている」という体験は，患者自身が幼いときに体験してきたことの再現である．もう1つの逆転移は，患者に思考や動きまで「支配されている」という感覚である．また患者からひそかに執拗に軽蔑されたり批判されたりしている感覚があり，そこから逆転移としてそのような患者の治療をしていることに「怒りや悔やみや恐怖感」が生じる．最後に逆転移として，患者から「理想化されている」とか逆に「患者を無意識に賞賛してしまっている」という感覚も重要である．前者は，治療者にとって気持ちがよいので，案外気がつかない．また後者は患者が社会的に成功しているいわゆるVIPである場合，治療者が彼らに選ばれたとひそかに喜んでしまっている場合もある．もちろんそれは，患者がそのような気持ちを引き起こすことで治療者を支配する無意識の動きである．

## C．治療の終結

上記のようなハードルを何度も越えていくと数年ののちに患者のナルシシズムが剝がれて，謙虚で率直な人柄に変化してくる．こうして，初めて人の気持ちも実感としてわかるようになり，夫婦や家族などの対人関係も充実感のあるものへと変化していく．こうして，空虚感がなくなり治療者とも真の気持ちの交流が可能になると，治療は終結する．

## D．薬物療法

薬物療法は，一時的に苦痛を和らげるだけで，根本治療ではないため，薬物だけでは，

慢性化してしまう．抑うつ・不安に対しては，SSRIなどが多少有効である．怒りに対しては，マイナートランキライザーや場合によっては一時的にメジャートランキライザーも少量使用することがある．

**参考文献**
1) 小川豊昭，伊藤容子：慢性化する抑うつの背後に潜む人格の病理―ナルシスティック・デプレッションとスキゾイド・デプレッション．精神神経学雑誌 106：999-1004，2004

# パーソナリティ障害と気分障害
personality disorders and mood disorders

池田暁史　文教大学教授・臨床心理学

## 疾患概念

**【定義・病型】**　パーソナリティ障害の疾患概念については218頁を参照のこと．本項と関連の深い境界性パーソナリティ障害 borderline personality disorder（BPD）の特徴を簡単にまとめると，不安定な対人関係（依存と攻撃），慢性的な抑うつ感・空虚感，衝動性，一過性の精神病症状の4つとなる．

気分障害の疾患概念についても，双極性障害（⇒122,125頁），双極スペクトラム（⇒154頁），混合性病相（⇒133頁）などの各項を参照していただきたい．それでも，本項で特に注目する双極Ⅱ型障害の特徴だけは挙げておきたい．双極Ⅱ型障害では，うつ状態が優位でありながらも，そこに軽躁の成分が混入するため，特有の病像を呈しやすい．すなわち，不全型の抑うつ（楽しいことがあると元気になったり，気の進まない状況では気分が落ち込んだりする），乱費や不特定多数との性交などの逸脱行動，気を紛らわす手段としての嗜癖（過食嘔吐やアルコール依存），などである．

## 診断のポイント

上述したように，BPDと双極Ⅱ型障害では，気分の移ろいやすさ，自傷や嗜癖などの行動面での問題，一過性に精神病症状を呈する可能性などが共通している．そのうえ，BPDの衝動性・攻撃性と双極Ⅱ型障害の軽躁状態に伴う易怒性・易刺激性との見極めもきわめて難しい．

また，BPDの問題が顕在化するのが，特定の異性との関係性が生活上の重要な関心となる青年期-成人期前期であるのに対して，双極Ⅱ型を含む双極性障害の発症年齢も20歳代が多い．性差に関しても，BPDが女性に多いことは知られているが，双極Ⅱ型障害も女性に多いのではないかといわれている．

よって，BPDと双極Ⅱ型障害は「若い女性で，抑うつをベースにした気分の変動性と，多彩な問題行動を示す」という同じ「表現型」をもつ．

ところが臨床家はどうしても，BPDと行動化，双極性障害と気分の波，という組み合わせで疾患をとらえる傾向があり，若い女性患者に何らかの逸脱行動が認められると，それだけでBPDと診断しがちとなる．いわゆるBPDの過剰診断である．

これを避けるためには，単に症状を表面的にとらえるのではなく，精神力動的な患者理解が必要である．

鑑別のための第1の着眼点は，発達論的観点である．当然のことながら，BPDはある日突然BPDになるのではない．幼少期から少しずつある特定の性格傾向が固定化していった結果としてのパーソナリティの病理である．BPDの場合，中学生や高校生の頃から「生きている意味がわからない」という空虚感や，「どうも人づき合いがうまくいかない」という対人関係上の挫折感を抱えている場合が多い．一方，双極性障害の場合，中学・高校時代にはあまり対人関係上の問題は目立たず，「なぜか勉強や部活動に身の入ら

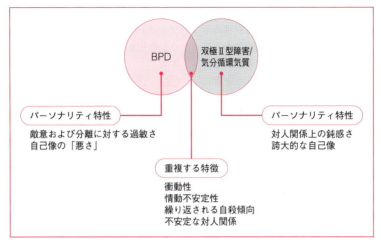

図1　BPDと双極Ⅱ型障害の鑑別：重複する特徴と差異
（Gunderson JG: Borderline Personality Disorder: A Clinical Guide. American Psychiatric Publishing, Washington DC, 2001 より）

ないスランプの時期があった」というような軽い気分の波を認める場合が多い．

第2の鑑別点は，治療者が患者との面接場面でじかに体験する情緒様式である．参考のために，米国のBPD研究の泰斗であるガンダソンGundersonによるBPDと双極Ⅱ型障害の異同を図1に示す．ただ，これには若干の疑問もあり，わが国の場合，双極性障害患者は，対人関係に鈍感で誇大的というよりも，他者配慮的で礼儀正しい人が多いようにも思う．

いずれにしろ，この2疾患の対人関係における差異が最もはっきりするのは，患者が自傷などのトラブルを報告するときである．BPD患者のコミュニケーションは投影同一化によっている．投影同一化の詳しい説明は成書に譲るが，一言でいえば「表情や声の調子，言葉遣いなどのあらゆる手段を通じて，自分が空想する関係性（サドマゾの関係や保護的関係など）を目の前の人との間で現実化してしまう能力」といえる．

したがって，BPDの患者から自傷についての報告を受けていると，治療者には，何だか自分の対応が悪かったせいで患者が自傷してしまったのではないかというような罪悪感や，行動化を繰り返す患者に対する腹立ち，患者を救ってやりたいという救済者的感情などがむくむくと湧き起こってくる．つまり，強力な逆転移に支配されるのである．

一方，双極Ⅱ型障害患者から自傷の報告を受けていても，治療者には概してそれほど強い逆転移は生じてこない．むしろ，「調子が悪いから仕方ないよな」「死ななくてよかったよ」といった冷静な判断を下しやすい．

つまり深刻な報告を受けたときの反応が，BPDの場合には，何だか患者のこころと治療者のこころとが地続きになってしまっているかのような非常に切羽詰まった余裕のない感覚（境界のない感覚）としてもたらされるのに対して，双極Ⅱ型障害の患者の場合には，深刻な話を聞いていても，どこか「患者は患者，自分は自分」というゆとりをもったものとなるのである．もちろん断るまでもないが，これは，双極性障害の自傷は心配する必要がない，ということを意味しない．当然，自殺の危険性を考慮し，マネジメントする必

要がある．

もっとも，第2の鑑別方法は，逆転移のモニタリングという精神分析的な技法によっているので，スーパービジョンに代表される精神療法の訓練を受けたことのない治療者には，少し難しいかもしれない．その際は，より第1の鑑別点に留意して，患者の生活史を注意深く聞いていくことになろう．

### 治療方針

#### A. 治療方針の概要

若い女性が「情動易変性と逸脱行動」を主訴に来院した場合，治療者は，常にBPDと双極Ⅱ型障害，双方の可能性を考えておくべきである．そして新たな情報が得られるたびに，診断を再検討する必要がある．BPDでは，精神療法的マネジメントが治療の中心であるが，衝動制御のために薬物療法も用いることが多い．一方，双極Ⅱ型障害では，気分安定薬による薬物療法に加えて，症状自己モニタリングのための心理教育や環境調整を行う．本項では，BPDを念頭において治療を開始したものの，経過中に双極性障害へと診断を変更せざるを得なくなった場合を想定した治療戦略を解説する．

#### B. 薬物療法

詳細は疾患概念と同様に各項を参照のこと．

大前提として，逸脱行動を呈する症例にベンゾジアゼピンは用いない（気分安定作用の期待できるクロナゼパム（リボトリール）は除く）．脱抑制を引き起こし，自傷などの問題行動を増悪させる可能性が高いからである．特にエチゾラムは，エチゾラム依存という新たな症状を生み出してしまうので，極力使用を避けることが望ましい．

気分安定薬は，BPDの衝動性・攻撃性にも効果が期待できるが，妊娠リスクが高いBPD患者には，その催奇形性のため使いにくい．抑うつがひどい場合には，BPDに対して抗うつ薬のSSRI/SNRIを用いる場合もあるが，衝動性を悪化させる可能性もあるの

で，可能な限り，アリピプラゾール（エビリファイ）やクエチアピン（セロクエル）など抗うつ作用が期待できる新規抗精神病薬で対応する．

**R 処方例**

1) エビリファイ錠（3 mg）　1回1-4錠　1日1回　朝　保外　衝動性や食欲，生活リズムなどの変化に留意しながら1週間単位で1日の投与量を3 mgずつ増量

不眠や不安感が強い場合，下記2），3）のいずれかを併用する．

2) リボトリール錠（1 mg）　1回1-2錠　1日1回　就寝前　保外
3) セロクエル錠（100 mg）　1回1/2-2錠　1日1回　就寝前　保外

以上を2週間以上使用して，衝動性が改善しない場合，下記4）を，2）または3）と併用する．

4) デパケンR錠（100 mg）　1回2-3錠　1日2回　保外

**診断が双極性障害に変更された場合**

ここで前述の鑑別法により，診断が双極性障害に変更された場合について検討する．

**R 処方例**　下記1），2）のいずれかを2週間以上使用し，改善がみられない場合は，1），2）のうち未使用の薬剤に切り替える．または1）と2）を併用する．

1) リーマス錠（100 mg）　1回2-4錠　1日2回　朝・夕食後
2) デパケンR錠（100 mg）　1回2-4錠　1日2回　朝・夕食後

さらに併用療法として，不眠・軽躁がみられる場合，下記3），4）のいずれかを追加する．

3) リボトリール錠（1 mg）　1回1-3錠　1日1回　就寝前　保外
4) セロクエル錠（100 mg）　1回1-3錠　1日1回　就寝前　保外

躁状態の場合，下記5）を追加する．

5) ロドピン錠（25 mg）　1日2-8錠を1-2

回に分けて投与　(保外)

うつ状態の場合，上記4)または下記6)を追加する．

6) エビリファイ錠(3 mg)　1回1-4錠　1日1回

上記4)または6)の追加でもうつ状態が改善しない場合，下記7)，8)のいずれかを追加する．

7) ルボックス錠(25 mg)　1回1-4錠　1日2回　朝・夕食後　(保外)用量
8) ジェイゾロフト錠(25 mg)　1回1-4錠　1日1回　朝食後

　幸い，BPDと双極性障害とに用いる薬物はほぼ重なっている．大事なことは，BPDでは新規抗精神病薬中心，双極性障害では気分安定薬中心の処方にするということである．なおBPDに対するSSRIの処方例については省略したが，鎮静をかけたい場合にはフルボキサミン，元気を出したい場合にはセルトラリン(ジェイゾロフト)が比較的使用しやすい．

### C. 心理・社会的療法

　BPDの精神療法については224頁を参照のこと．BPDから双極性障害に診断が変更された症例では，かつてBPDとして扱われていた時代に，医療スタッフや家族から「性格の問題だ」「薬では治らない」「本当に困った子だ」などの評価を与えられ，非常に傷ついた者も多い．治療者は，患者のその傷つきに理解を示す必要がある．そのうえで，双極性障害はBPDと比べて脳内の神経伝達物質の影響が非常に大きいこと，その分薬物の効果も期待できること，などの心理教育を行い，薬物療法に対するアドヒアランスを向上させる．また，患者ごとに病相再燃の前駆症状はある程度特定できるので，それらを共有し，患者が症状を自己管理できるようにすることも有用である．

### D. 難治症例・家族への対応

　BPDにしろ，双極Ⅱ型障害にしろ，行動化を伴う症例では，それに巻き込まれた患者家族は非常に疲弊している．そのため，どうしても患者に批判的になりがちである．それは患者にとって否定的な情緒体験となり，患者を次の問題行動へと走らせてしまう．難治例では，このように患者-家族間での悪循環に陥っている場合が多い．この悪循環に楔を打ち込む意味で，患者・家族合同面接はきわめて重要である．家族面接では，まず疾患の心理教育を行う．次に，患者と家族の間で起こっている悪循環を同定し，それを回避するコミュニケーションを模索していく．この際，患者や家族の誰かを「犯人」にしてはいけない．問題は「相互作用」のあり方にあることを明らかにしていくのである．

### E. 併存症例

　ここまでは，BPDと双極Ⅱ型障害をどう鑑別し，どう治療するかについて述べてきたが，実は双極Ⅱ型障害患者の20-30%が併存症としてBPDにも罹患しているといわれている．この場合，まず薬物療法で双極性障害の気分の波をある程度コントロールしてからでないと，BPDに対する精神療法は効果を上げにくいようである．

### ■患者・家族説明のポイント

- 若年患者では特に，BPDと双極Ⅱ型障害との鑑別が難しいので，今後，診断が変更される可能性もあることを説明する．
- 疾患の原因を誰か特定の人物のせいにする「犯人」探しは，意味がないことを伝える．
- BPDはきちんとした精神療法で，双極性障害は気分安定薬を中心とした薬物療法で，かなりの改善が見込める疾患であることを説明する．

**参考文献**

1) Gunderson JG: Borderline Personality Disorder: A Clinical Guide. American Psychiatric Publishing, Washington DC, 2001
2) 平島奈津子：境界性パーソナリティ障害と気分循環気質(症). Bipolar Disorder 6：

99-109, 2008
3) 神田橋條治：双極性障害の診断と治療―臨床医の質問に答える．臨床精神医学 34：471-486, 2005

# パーソナリティ障害と広汎性発達障害

personality disorders and pervasive developmental disorders

増子博文　福島県総合療育センター（発達障がい者支援センター）・センター長

## 疾患概念

**【定義・病型】**　パーソナリティ障害と広汎性発達障害の併存はまれではないので，パーソナリティ障害の治療にあたっては，常に広汎性発達障害の併存の可能性を念頭におく必要がある．特に，成人になって初めて診断される広汎性発達障害については，詳細な家族歴と幼児期にさかのぼった病歴の聴取が必要である．

本項ではパーソナリティ障害を併存した広汎性発達障害の診断と治療について述べるが，パーソナリティ障害と診断されるのは青年期以後であるので，成人の広汎性発達障害の診断と治療について述べることになる．

広汎性発達障害の診断は，幼児早期から認められる対人関心の乏しさ，コミュニケーションの困難，社会的想像力の乏しさとこだわり（ローナ・ウイングの3つ組）による．確定診断は3つ組によるが，感覚過敏はしばしば認められる重要な症状である．

広汎性発達障害と診断されたのが，成人になって初めてなのか，あるいは幼児期に診断を受けていたのかが，以後の治療計画に影響することになる．したがって，何歳で広汎性発達障害と診断されたのかには特に注意を払うべきである．また，幼児期から青年期・成人期に至るまでに，どのような環境を与えられてきたのかに注意すべきである．その環境は，広汎性発達障害の療育・特別支援教育の観点から，再評価されなければならない．具体的には，療育を受けたのか否か，虐待・いじめを受けたのか否か，特別支援教育（特別支援教室，特別支援学校，特別支援教育コーディネーター，支援員による支援）を受けたか否かを確かめる．結果的にパーソナリティ障害と広汎性発達障害を併存した患者は，適切な環境を提供されてこなかったであろう．したがって，臨床像は，広汎性発達障害の発達特性による部分と，二次障害の固定した姿による部分との2つから構成されることになる．

広汎性発達障害のスクリーニングツールとして，PARS-TR（Parent-interview ASD Rating Scale-Text Revision；発達障害支援のための評価研究会編著，スペクトラム出版社）は一定の有用性がある．しかし，成人期になって初めて診断する場合には，その有用性には一定の限界があることを承知しておかなければならない．

## 治療方針

### A. 治療の概要

治療については，治療の第一歩としての，広汎性発達障害の診断名告知は必須のプロセスである．ただし，診断名告知には十分な配慮を要する．

成人の広汎性発達障害の治療にあたっては，環境調整が主体となり，家族支援とともに就労支援が実際の業務となる．実務の内容としては，障害年金の受給，精神障害者保健福祉手帳の取得，自立支援医療受給などの福祉制度の利用，障害者職業センターや，地域生活支援センター，発達障害者支援センターなどの利用の可能性を探ることが求められる．

薬物療法については，広汎性発達障害の半数に注意欠如多動性障害（ADHD）が併存するので，保険適用のあるADHD治療薬の使用可能性を検討することは重要である．広汎

性発達障害に対して保険適用のある薬物は，定型抗精神病薬であるピモジドのみである．しかし実臨床では，リスペリドンのような非定型抗精神病薬少量や気分安定薬がその情動安定作用を期待されて，広汎性発達障害に対して頻用される．薬物療法は補助的なものであるが，標的症状に対して著効することがあることを銘記すべきである．

結論として，成人の広汎性発達障害の治療の本質は，患者本人が自己の発達特性を知り，その発達特性にふさわしい環境を選択することを長期にわたり支援することにある．診断名告知，福祉制度利用申請のための診断書作成，補助的な薬物療法が医療に求められる．

### B．広汎性発達障害の診断名の告知

広汎性発達障害の診断名の告知は，きわめて重要である．治療の成否を握るといっても過言ではない．単なる診断名のみの告知は危険である．必ず，診断に対応した適切な対処行動を示すことが基本となる．診断名告知は，福祉制度の利用，社会資源の利用，教育からの支援，家族からの支援を受ける前提になるものである．広汎性発達障害の治療のスタートとして，必須のプロセスである．診断名の告知にあたっては，十分な準備と配慮が必要になる．その際の要点は以下の通りである．

広汎性発達障害の診断名告知ならびに治療・支援の情報提供は，本人および家族の両方にする必要がある．しかし家族への説明と，本人への説明を別々に行う．先に家族に説明し，次いで本人に説明する．先に家族への診断名告知を，治療内容，治療可能性，福祉制度，社会資源を含んだ情報提供とともにする．家族による支援体制が構築されたのちに，十分な説明時間を確保のうえ，事前に家族に本人への診断名告知をすることを伝えたうえで，本人に広汎性発達障害の診断名告知ならびに治療・支援の情報提供をする．きちんとした治療・支援の情報提供がなされない

と，自らインターネットなどで悲観的な情報だけを収集して希死念慮をもつに至る例があるので注意すべきである．特に，性急に診断名のみの告知をすべきではない．

### C．環境調整（治療の主体）

成人期における広汎性発達障害の治療の主体は，環境調整である．環境調整にあたっては，親の協力が欠かせない．親の協力が得られない場合には，なるべく同居家族の協力を求める．

生活史の詳細な聴取から得られた，環境と発達特性との不適合を評価する．その評価に従って，可能な範囲での環境調整を試みる．家族歴が濃厚な場合も多く，家族内の広汎性発達障害の素因について配慮する意識をもつことも求められる．

成人広汎性発達障害の環境調整のねらいは，就労支援にある．福祉制度の利用を勧めるとともに就労支援を行う．具体的な就労支援として，障害者職業センター，地域生活支援センター，就業・生活支援センター，相談支援事業所，発達障害者支援センターなどの社会資源の利用が可能である．また，大学生でも大学の保健管理センターなどから支援が受けられる体制が構築されつつある．特別児童扶養手当（未成年），障害年金（成年）の申請，精神障害者保健福祉手帳の申請，自立支援医療受給の申請には，医師の診断書が求められる．広汎性発達障害はこれらの福祉制度が利用できる対象となっており，その診断書には広汎性発達障害の特性（3つ組）をチェックする欄がある．広汎性発達障害の診断には3つ組が揃うことが求められる点が重要である．また，日本自閉症協会（親と専門家の会）への参加が有効であることは多い．

### D．薬物療法（環境調整の補助的な位置にある）

薬物療法は環境調整の補助的な位置にあるが，睡眠障害・焦燥・情動不安定などに対して著効することがあり有用である．

処方例　強い不眠・焦燥・易刺激性がある

ときは1)を用いる.

> 1) リスパダール細粒(1%) 1回0.1-1(-2)mg(成分量として) 1日1回 就寝前 (保外)

1)で効果が不十分の場合には2)を追加し,なお不十分の場合にはさらに3)を追加する.随時デパケン,リーマスの血中濃度測定を行う(リーマス使用の前に脳波をとることができれば理想的である).

> 2) デパケンR錠(200mg) 1日1-2錠を2回に分けて投与 朝・夕食後 (保外)
> 3) リーマス錠(200mg) 1日1-2錠を2回に分けて投与 朝・夕食後 (保外)

上記の1)-3)を併用しても,なお症状がおさまらないときは,薬物を増量するよりも短期入院が適当な場合も多い.特に,自傷・他害のおそれがある場合には短期入院を考える.広汎性発達障害の興奮・焦燥・不安は,薬物療法よりも短期入院(まれならず一晩で)により著明に改善することも多い.なお,統合失調症,双極性障害が併存した場合には上記の薬物量では不十分である.

睡眠障害がある場合にはリスパダール投与を積極的に考える.睡眠の改善を指標にリスパダールを漸増するのが実用的である.リスパダールは頻用されるが,広汎性発達障害に用いた場合には,少量で強い錐体外路症状や過鎮静がみられる場合があるので,開始用量をなるべく少量にすることがコツである.筆者はごく少量のリスペリドン(0.1mg/日)においても数十例の有効症例(小児・成人広汎性発達障害の睡眠障害改善,情動安定)を経験した.リスパダールを広汎性発達障害に用いた場合,その用量が,統合失調症と比較して明らかに少量ですむ.ただし,少量のリスパダールをゼロにした途端に,家庭生活ができないほどに行動が変容する例がある.少量といえどもリスパダールをゼロにする際には,注意する必要がある.結果的にリスパダールをゼロにできる例は少ない.

なお,ピモジドは小児の広汎性発達障害に対して保険適用のある唯一の薬物であるがあまり使用されない.エビリファイはリスパダールとならんで頻用される.

フラッシュバック(過去の記憶が不愉快な感情とともに頻繁によみがえる)が著明な場合には4)を用いる.

> 4) デプロメール錠(25mg) 1回1-2錠,1日2回, 朝・夕食後 (保外)

また,広汎性発達障害の半数にADHDが併存するので,成人にも保険適用のあるADHD治療薬の使用可能性を検討することも重要である(ADHDの薬物療法については,765頁を参照).

# パーソナリティ障害と摂食障害
personality disorders and eating disorders

**山内常生** 大阪市立大学大学院講師・神経精神医学
**井上幸紀** 大阪市立大学大学院教授・神経精神医学

### 疾患概念

**【定義・病型】** 摂食障害は,主に神経性やせ症 anorexia nervosa(AN),神経性過食症 bulimia nervosa(BN),過食性障害 binge-eating disorder(BED)の3病型に大別される.強いやせ願望や肥満恐怖といった体重,体型への過度なこだわりや心理的な原因などにより,拒食や過食,嘔吐をはじめとした病的な摂食行動を呈することが特徴である.ANは極端な食事制限とそれによる著しいいそうを主症状とし,過食と排出行動の有無により,摂食制限型と過食・排出型に分けられる.また,BNは繰り返す過食エピソードと過剰なカロリー摂取を帳消しにするための排出行動や過剰な運動などの代償行動を中心症状とし,不適切な代償行動を呈さないBEDと区別される.

抑うつ障害や不安障害,強迫性障害,アルコール依存症などほかの精神疾患との合併もよく認められ,患者はさまざまな症状や行動

異常を巻き込むことで複雑な臨床像を形作ることが多い．また近年では，好発年齢である思春期から青年期にかけての女性だけでなく，結婚後に摂食障害を発症する例など，より中年期にもその分布を広げ，多様な背景をもつようになった．摂食障害の発症や経過には，患者それぞれのパーソナリティ傾向が根深く影響を与えていることがよく知られており，摂食障害患者の複雑な病態を理解したり治療したりするうえで，パーソナリティ障害併存についての検討は欠かせない．

【併存率】 摂食障害とパーソナリティ障害の併存率についてのさまざまな報告によると，22-77％が少なくとも1つのパーソナリティ障害と診断され，AN 摂食制限型では強迫性，回避性，依存性といった C 群パーソナリティ障害が多く，AN 過食・排出型では境界性，演技性の B 群パーソナリティ障害が多く認められた．また，BN では B 群および C 群がともに多く認められた．一方，これをパーソナリティ障害の分類別でみてみると，境界性パーソナリティ障害は AN 過食・排出型や BN 患者といった過食を呈する摂食障害患者に多く，強迫性パーソナリティ障害は AN のなかでも特に摂食制限型において高率に認められた．これに対して，A 群パーソナリティ障害の合併は，摂食障害にまれであると報告されている．

摂食障害に併存するパーソナリティ障害の診断は重複的であり，かつ臨床症状に影響を受け流動的であることから，DSM 診断のみにとらわれず，パーソナリティ傾向を多面的にとらえる視点が臨床上重要となる．

【摂食障害との関連】

### A. 境界性パーソナリティ障害

境界性パーソナリティ障害を有する者は，自尊心が著しく低く，いつも否定的な自己意識をもっている．他者からの批判や拒否，あるいはネガティブな体験は，否定的な自己評価を裏づけるものと受け入れられる．逆に，好意的な出来事や賞賛，愛情などは，自己評価に相反する自我違和的な体験として，むしろ不安を増強させる．対人関係では，相手の接近に対して情緒的に巻き込まれるのではと緊張が強まるが，他方で相手が離れていくと見捨てられることへの恐怖感が生じる．この不安定な情緒に耐えられなくなると，自らの感情を統制できず，衝動的で自己破壊的な行為や攻撃的な敵意を示す．他者との程よい距離を保ち，安定的な対人関係が維持できず，さらに抑うつ感や孤独感，空虚感を深めることになる．

摂食障害患者に認める体重や体型制御のための過剰な努力や極度の低体重は，境界性パーソナリティに特徴的な低い自尊心を高める作用を及ぼし，過食はつかの間の満足感を得るためのストレス発散法として用いられる．また，体重増加を防ぐための嘔吐や下剤乱用などの排出行動は，弱まった自己制御の回復と自己効力感を与えてくれる．そして，食行動異常は自己破壊的な行動として自らを罰するといった側面がある．患者は食行動異常によって心理的に耐えがたいほどの苦痛から解放されたり，代償機能不全を避けることができる．

境界性パーソナリティ障害の併存した摂食障害患者の治療経過は不良で，社会適応などを含めて予後が悪いといわれる．しかしその一方で，摂食障害症状の経過に境界性パーソナリティ障害の存在が影響しないとも報告されており，摂食障害の問題をパーソナリティ障害による問題と分けてとらえるべきとも指摘されている．

### B. 強迫性パーソナリティ障害

AN 摂食制限型のパーソナリティ傾向では，厳格で頑固な完全主義といった強迫性が取り上げられることが多い．強迫性パーソナリティ障害は，勤勉で自己管理がきちんとでき，責任感があるということを最も大切に考え，規則や規律，または権威あるものと考えられているものに従う傾向がある．自己価値は生産性でのみ規定されるといった思いが強

いが，規則や秩序に固執するあまり融通が利かず，ささいなことに気をとられて，結果的には非能率的で物事が進まないことも多く，気分の低下や生活の支障となる．

摂食障害では，拒食による厳格な食事制御や食べ物への強いこだわりなど，独自の決まりごとの世界に引きこもることで，自分が予測不能な対人関係とそれに伴う情緒的混乱から身を守ることができるといった利点が挙げられる．また，体重減少は，秩序に従った証しとして自分なりに正当化され，両親に対する反感と抵抗の機会に利用される．

### 診断のポイント

摂食障害患者に対するパーソナリティ障害の診断においては，そのパーソナリティの特徴がもともと生まれつき存在しているものであるか，それとも病前のパーソナリティ傾向とは関係なく，臨床症状による一過性の心理反応として生じたものであるかを正しく見立てることが重要なポイントとなる．すなわち，摂食障害の症状やこれに関連するものの影響により，パーソナリティ障害の診断基準を満たすような状態になりうることに，十分留意する必要がある．加えて，思春期から青年期に摂食障害を発症した患者では，摂食障害に罹患していない成人期が存在せず，摂食障害の存在しない状態でのパーソナリティの評価ができていないことから，その診断には慎重な判断が求められる．

また，食行動異常を呈する患者を診るうえで，それが摂食障害の中核的な症状であるのか，パーソナリティ障害により引き起こされる問題行動の1つとして生じたのかを見極めることも，治療アプローチの適切な選択に不可欠である．

### 治療方針

摂食障害にパーソナリティ障害が併存した場合，治療者は食行動異常や摂食障害に特有の心理的問題への治療的介入，または不適切な食事が引き起こす家庭および社会生活の現実的問題への対処といった摂食障害の本来治療と並行して，パーソナリティ障害の適正な評価と，それに即した治療アプローチをとることが重要になる．しかし実際の臨床において，パーソナリティ障害により生じる問題は，日常生活あるいは治療においてより影響が大きく，摂食行動の治療管理に比べてより重点的に取り扱われることが多い．したがって，摂食障害治療では，患者おのおののパーソナリティ傾向を考慮に入れた治療計画が要求される．

表1に，パーソナリティ障害を併存した摂食障害患者に対する治療指針を示した．このような患者にとって，過食などの衝動的な食行動異常は一連の自己破壊的な行為の一環として機能しており，自己統制感の欠如の現れと認められる．他者に対する不信感が強く，分離を繰り返し，安定した距離を維持するこ

**表1 パーソナリティ障害を併存した摂食障害患者の治療指針**

1. 治療的枠組みの設定
   週に1-2回（10-30分）の外来通院を患者と契約する．
   来る者は拒まず，去る者追わずの精神
2. 一貫した態度で接して，振り回されない
   境界性パーソナリティ障害の場合，安定への願望と不安が両価的で，枠組みに抵抗する．
   つかず離れずの気持ちで，根気よく
3. 薬物療法の併用（抑うつ，不安，衝動行為などに対して）
   しかし自殺企図に注意．安全性の高い薬物を少量，家族が薬物管理．
4. 問題行動や衝動行為に対する対応
   自傷行為や自殺企図，家庭内暴力などに対して短期間の精神科病棟への入院．だらだらと入院させない．最初の契約の段階で，このことを本人と親に説明して納得してもらう．
5. 家族の患者への接し方を一貫させる．
6. 患者を治そうというより，心の成長を温かく見守っていく姿勢．
   安定した治療者-患者関係の確立と維持が重要

〔切池信夫：パーソナリティ障害と摂食障害．樋口輝彦，市川宏伸，神庭重信，他（編）：今日の精神疾患治療指針．pp 223-225，医学書院，2012より〕

# パーソナリティ障害の精神療法
psychotherapy for personality disorders

岡野憲一郎　京都大学大学院教授

とができないことから，治療の最初の段階では多くの時間を適切な治療環境および治療関係の構築にあてることになる．より構造化され予測可能な安定した治療環境を心がけ，患者の仕掛ける揺さぶりに対しては，中立的で具体的な限界点を設定しておくことが肝要である．このなかで治療者は，温かく信頼がおけ，密接でありながらも一体化しない理想的な関係を保ちながら，感情の言語化を促進していく．そして，摂食障害に対する認知行動療法などを用いて，揺れ動く感情の制御や不適切な食行動のコントロールに努めさせることで，患者が総合的な自己統制感を回復するように導いていく．

このようにパーソナリティ障害を伴う摂食障害患者では，食行動上の問題を解消するだけではなく，長期的な精神面と行動面の安定を目標として治療計画を立てることが推奨されるが，複数のパーソナリティ障害が混在する場合などでは，治療はより難しいものになる．しかし，そのような状況であっても，治療を順調に進め患者に生じた種々の問題を改善することができるか否かは，治療者がパーソナリティ傾向を的確に見立て，患者の内的葛藤をうまく拾い上げることができるかにかかっており，それを可能にするのは適切な治療関係の確立にほかならない．

**参考文献**

1) 切池信夫：摂食障害—食べない，食べられない，食べたら止まらない．第2版，pp 141-148, 医学書院, 2009
2) Garner DM, Garfinkel PE（著），小牧 元（訳）：摂食障害治療ハンドブック．pp 419-429, 金剛出版, 2004
3) 日本摂食障害学会：摂食障害治療ガイドライン．pp 190-194, 医学書院, 2012

【定義】　パーソナリティ障害（PD）の精神療法は，パーソナリティの偏りや異常により社会生活や対人関係に障害をきたしている人々への，言語的なかかわりを主体とした治療的アプローチである．ただしPDにはさまざまな種類があり，またその障害の程度にも個人差がある．さらには本人の治療へのモティベーションもさまざまに異なるために，その精神療法のあり方について一括して論じることは難しい．そこで本項では，ある程度病識と治療動機をもち合わせている症例を前提として論じることとする．

【アセスメント―「重ね着」状態をみる】　PDには多くの複雑な要素が関与するために，そのアセスメントは時に大きな困難を含む．PDは併存症を伴うことが多いが，それらの症状の消長はPDの表現のされ方にさまざまな影響を与えうる．過度に依存的で自己中心的な振る舞いの目立つ患者が，気分障害による感情の起伏が抗うつ薬などの使用により抑えられたあとにはPDとしての特徴をあまり示さなくなるというケースもある．同様の事情は双極性障害がPDに合併している際にも当てはまる．またアルコール関連障害，初期の認知症，あるいは頭部外傷などの器質的な要因によっても，PD様の感情体験や振る舞いが引き起こされる可能性がある．

さらにこれらの上にしばしば重なっていると考えられるのが，発達障害の問題である．近年アスペルガー障害をはじめとする発達障害が注目を集め，思春期，青年期以降のそれらの症状について情報を提供したり注意を喚起したりする書物が相次いで出版されている．確かに従来のPDの一部はアスペルガー

障害との関連でよりよくとらえられるという説には信憑性がある．その場合は，発達障害とPDとの重なり合いの問題はより重要かつ深刻な問題となる．

このようにPDとみなされる状態の多くは，そこにさまざまな要因が複雑に絡み合った，いわば「重ね着」状態といえる．この点を理解することは，治療の対象として何を選択するかを決めるうえで重要なヒントを与えてくれる．例えばうつ病を抗うつ薬や認知療法により治療することで，PDの症状が軽減する可能性がある．またPDの症状の一部を発達上の問題として理解し直すことで，その治療による改善を過度に期待することもなくなるかもしれない．

【PDの分類】 PDの分類については，信頼性や妥当性の観点から，近年次元的dimensionalな分類が注目されている．筆者はDSM-Ⅲより維持される結果となったクラスターA，B，Cの概念もまた，明快さの点では捨てがたいと考える．A，B，Cの各クラスターは，Aが奇妙さや現実検討上の偏り，Bが劇的な感情体験，Cが不安やおそれを基調とする体験により特徴づけられるが，なかでもクラスターB（具体的には，境界性パーソナリティ障害，自己愛性パーソナリティ障害などが含まれる）はそれが対人関係上の行動に表され，他者にさまざまな感情的な反応を引き起こすという形で問題が顕在化しやすいこともある．

【適応としての治療関係の成立】 個人療法には，精神分析的アプローチ，認知行動療法的アプローチ，クライエント中心療法などさまざまなものがあるが，それぞれが全く異なる治療的な枠組みや方針を有していると考えるのは誤りである．いずれの手法を用いるにしても，それが実際に効果をもたらすかどうかは，治療者がいかに患者と良好なラポールを形成し，信頼に基づく治療関係が成立するかにかかってくる．別言すれば，初期の治療関係を成立させることができるが，その患者が精神療法の適応であることを示しているといえよう．

ただし，多くのPDの患者は通常は明確な病識をもたないために，治療そのものの必要性を感じていない．PDの最大の問題は，症状がある意味でその個人のアイデンティティをも形成しているということである．問題とされる思考，行動，感情表出のパターンの多くは，思春期以降，あるいはそれ以前から繰り返されてきたものであり，その人の生き方の一部といっても過言ではない．その意味では，PDの治療にはすでに抵抗が織り込み済みなのである．

治療の成否はまた，患者が「病識」をどの程度もっているかという問題にもかかっているといえよう．ここでの「病識」とはすなわち，自分の思考行動パターンや感情表現のどのような点を改善したら，自分や周囲がよりよく生きられるかについての患者自身の理解である．通常は，患者にとってのこのような「病識」は，現実の厳しさに遭遇することでようやく得られることが多い．自分の態度が他人に苦痛や迷惑を及ぼし，それが自分自身にもマイナスの影響を及ぼしているかについて他人に諭され，本人がそれについて知的には納得したとしても，それだけで自らの思考，行動パターンを根本的に直すことは非常に難しい．当人が人生のうえで決定的な失敗を体験し，仲間の裏切りや離婚，破産その他により深刻に自らの生き方を振り返る機会がない限りは，彼が自らのPDの可能性を顧慮する機会は訪れないことのほうが多い．

【治療の実際】

A．明確化を旨とする

PDのいずれのタイプの精神療法においても，まずは患者の話を虚心坦懐に聞き，治療者自身の価値判断をできるだけもち込まずに患者の体験する世界への共感を行う必要がある．そしてその共感を深めるために，治療者は患者の体験についての必要な明確化を繰り返すことになる．その明確化は同時に，患者

の対人関係や社会適応上の困難さが生ずるプロセスを浮き彫りにするものでなくてはならない．患者は対人関係上の困難さを，自分以外の人々や客観的な事情の責任と考えることが多い．しかし価値判断を極力排した明確化による患者の体験の分析は，患者の外在化の傾向を抑制し，自らの問題についての洞察を導く近道といえる．

### B. 心理教育を重んじる

　PD の治療において明確化とともに有効なのが，PD に関する専門的な知識を患者に伝達することである．患者が治療者に対して被害念慮を抱いていたり，第三者の意見に耳を傾けることに積極的でない場合，あるいは現実に治療者側の逆転移が治療関係を損なう要素となっている場合などは，患者は書籍から得られる客観的な情報を，より率直に受け入れることが考えられる．現在 PD に関する一般読者向けの啓蒙書は非常に多く出版されており，そのなかで適切なものを選び，患者とともに読み進めることも重要な治療手段となる可能性がある．

### C. 逆転移の克服を常に心がける

　PD の精神療法において，治療者の逆転移の問題は深刻なものとなりうる．PD がきたす対人関係上の問題は，それだけ治療者の心に独特の情緒的な反応（逆転移）を起こす可能性がある．それが重要な治療上のツールとなりうる一方では，しばしば治療者の目を惑わし，治療関係の維持を妨げる要素ともなりうる．そのために，治療者にとってのスーパーバイザーやアドバイスを与えてくれる同僚の存在は不可欠となろう．

### D. 治療というよりはマネジメントと考える

　PD の治療の目標は，必ずしもその症状の改善ではなく，むしろ患者やその周囲の人々の人生の質を改善することを目的とした一種のマネジメントと考えるべきであることが少なくない．PD の治療の道は遠く，その進捗具合は日々の臨床ではみえにくい．しかし治療をマネジメントと割り切ることで，治療者は症状の改善に過大な期待を抱くことなく，また自らに過剰に批判的にはならずに，余裕をもって患者と長期の治療的なかかわりをもつことができるであろう．

　PD の精神療法について簡単にまとめた．PD の現れは状況によりさまざまな形をとる以上，治療者も技法にとらわれない柔軟な対応が必要となろうことを，最後に付け加えておきたい．

### 参考文献

1) 日本精神神経学会（日本語版用語監修），髙橋三郎，大野　裕（監訳）：DSM-5 精神疾患の診断・統計マニュアル．医学書院，2014
2) 杉山登志郎：発達障害の子どもたち．講談社現代新書，2007

# パーソナリティ障害の薬物療法
*pharmacotherapy of personality disorders*

**平島奈津子**　国際医療福祉大学教授・精神科

　パーソナリティ障害患者の有病率は精神科患者の 40％ 近くを占めるといわれており，今日の精神科医療にとって，パーソナリティ障害患者の治療は見逃せない問題となっている．しかし，パーソナリティ障害の薬物療法に関する研究はきわめて限定されているのが現状である．これには，いくつかの理由が考えられる．1つには，パーソナリティ障害には重複診断が多く，彼らが臨床現場に現れる場合，大抵 I 軸診断を併存しているため，"純粋に" 1つの障害に焦点づけた研究が困難なことである．また，後述する境界性パーソナリティ障害（BPD）のように，薬物に対する独特の態度のために薬効評価が困難な場合がある．本項では近年，薬物療法研究が報告されている BPD，失調型パーソナリティ

障害（STPD），回避性パーソナリティ障害（AVPD）を取り上げて概説する．

**薬物療法を行ううえでの留意点**

どの疾患についてもいえることだが，薬物療法を開始する前に，患者と意識的・言語的な協力関係を築くための働きかけが大切である．このような治療同盟の確立は，患者が主体的に治療に参加し，アドヒアランスを高めることに貢献する．パーソナリティ障害患者の場合は，その対人緊張や認知の歪みなどのために，理解が十分でない場合が想定されるため，繰り返し説明する．また，薬効や有害事象の報告など，患者の協力が不可欠であることを強調することによって，患者が主体性や責任を自覚できるように働きかけることが肝要である．なお，パーソナリティ障害の自殺の危険に有効な薬物は存在しないことは肝に銘じておく必要がある．

### A．境界性パーソナリティ障害（BPD）

攻撃性，情動不安定，認知・知覚障害などに対して，（通常の統合失調症に使用する量よりも）少量の非定型抗精神病薬が有効であり，安全性からも第一選択薬である．バルプロ酸ナトリウム（デパケン）は怒りや攻撃性に有効だが，その安全性から次善の薬剤である．

**R 処方例** 下記1）を分量を調整しつつ投与して3か月ほど経過観察し，無効あるいは不耐容の場合，2）などに置換する．

1) エビリファイ錠（3 mg） 1回1-3錠 1日1回 （保外）
2) デパケンR錠（200 mg） 1回1-3錠 1日1回 （保外）

### B．失調型パーソナリティ障害（STPD）

STPDは，統合失調症との生物学的・症候学的類似性から，抗精神病薬の有効性が期待されるが，STPD単独についての薬物療法研究はほとんどない．

**R 処方例** 下記1）を分量を調整しつつ投与して3か月ほど経過観察し，無効あるいは不耐容の場合，2）などに置換する．

1) リスパダール錠（1 mg） 1回1-4錠 1日1回 （保外）
2) セロクエル錠（25・100・200 mg） 1日25-400 mgを1-3回に分けて投与 （保外）

### C．回避性パーソナリティ障害（AVPD）

AVPDは，精神科臨床やプライマリ・ケア場面にうつ病や不安障害の併存例として現れることが多い．AVPDには選択的セロトニン再取り込み阻害薬（SSRI）の有効性が期待されるが，AVPD単独，STPD単独についての薬物療法研究はほとんどない．

**R 処方例** 下記1）の開始直後はアクチベーション症候群に留意して慎重な観察が必要である．分量を調整しつつ投与して，3か月ほど経過観察し無効あるいは不耐容の場合，2）などに置換する．

1) ルボックス錠（50 mg） 1回1-3錠 1日1回 （保外）
2) ジェイゾロフト錠（25 mg） 1回1-4錠 1日1回 （保外）

**参考文献**

1) 平島奈津子，上島国利：向精神薬と精神療法．上島国利（編著）：現場で役立つ精神科薬物療法入門．p 22，金剛出版，2005
2) Herpertz SC, Zanarini M, Schulz CS, et al: World Federation of Societies of Biological Psychiatry(WFSBP) guidelines for biological treatment of personality disorders. World J Biol Psychiatry 8: 212-244, 2007
3) 平島奈津子，上島国利，岡島由佳：境界性パーソナリティ障害の薬物療法．牛島定信（編）：境界性パーソナリティ障害－日本版治療ガイドライン．pp 135-152，金剛出版，2008

# パーソナリティ障害の入院治療
*inpatient treatment of patients with personality disorders*

武田龍太郎　武田病院・院長（神奈川）

## 入院治療の対象となるパーソナリティ障害

　パーソナリティ障害（PD）は，自己愛性・境界性・演技性・回避性などその特性による類型分類が使用され，同時に複数のPDに該当することが多いが，現実検討能力の高さや防衛機制のあり方など，その機能水準は個人によって多様である．入院治療を必要とすることが多いのは，重度のうつ状態や自傷行為・過量服薬・過食嘔吐など衝動行為を生じることが多い境界性PDや自己愛性PDなどの重症PDである．

## 重症パーソナリティ障害の治療

　重症PDは対人関係を安定して保つことに困難を抱え，治療開始後に途中で脱落することが多いために，まずは治療者や治療機関との治療同盟を築き上げることに腐心する必要がある．主治医はこの点に留意しつつ全体の治療をマネジメントする役割をもち，利用可能な種々の治療資源や治療手段を活用することが求められる．そして重要なポイントは，治療の導入の段階から，本人と治療契約を結び，具体的な全体の治療計画を策定し，治療を組織化・構造化していくことである．重症PD障害の治療は，表面化しているうつ状態など症状の軽快や社会的機能の向上を目指すことのほかに，治療者や治療チームとの治療関係における関係性を通じて，未発達なままである他者との情動を交流する能力を促進させることがもう一方の重要な目的であり，治療全体を構造化することでこの目的が達成されやすくなる．

## 入院治療の適応

　入院治療は，医師以外の看護師やコメディカルスタッフなど多職種からなる医療チームが担当し，治療密度が濃くその構造を保ちやすいため，①生命の危険があるとき，②生活の破綻をきたしたとき，③治療継続が困難になったとき，などに選択される．

## 入院時の契約

　本人の治療への主体性が重要であるため，書面や口頭で入院治療目標として，①危機介入，②環境調整などにより現実生活への適応を上げること，③病態の評価，④治療同盟の形成，などを明確にしつつ，入院後病棟で守るべき原則に合意したうえで導入する．例外的には，生命の危機があるときなどに非自発的入院となる場合があるが，あくまでも緊急避難的な短期の入院とし，途中で治療契約を設定し直し，治療への主体性をもつように促すことが必要である．したがって，反社会性の傾向が強く治療への主体性が欠如している場合は，治療効果は期待できず原則入院治療の対象とならない．

## 入院治療計画

　重症PDの入院治療で最も留意する必要があるのは，入院後の治療計画・治療構造があいまいなときに，患者のもつ対象世界が外在化され，本人にとってよいスタッフと悪いスタッフに二分されて治療チーム内での対立が生じたり，患者同士の対立を招いたり，依存傾向が強まり退行し，治療の限界を超える危険性が生じることである．これを防止するためには，入院初期から，①入院の理由や診断・本人の長所も含めた精神機能の評価，②長期的・短期的な治療目標の焦点化，③主治医や看護師，コメディカルスタッフなどによる個別治療手段（看護対応，作業療法など）の設定，④面接の頻度や各スタッフの権限などの治療構造の設定，⑤患者の自己評価，などを含んだ医療チーム全体の治療計画を作成し，患者本人と治療チームが共有し，定期的に確認し再評価していくことが有効に作用する．入院治療では，面接などの個別対応のほかに，集団精神療法・作業療法・患者スタッフミーティング・集団心理教育・スキルト

レーニングなどの集団アプローチや，家族間葛藤を整理するための家族同席面接や，家族を対象とする心理教育等を組み合わせる「多職種による治療計画を共有したうえでの多面的アプローチ」を実施しやすいという利点がある．このことは，本人を支え問題の背景にある情動の交流能力の発達を促進させ，気分の安定化や社会機能の改善といった大きな目標に向けての端緒となりうる．

### 入院後の問題への対処

もし規則違反などの問題が生じたときには，スタッフや本人を含むミーティングで取り上げ共有し対処することが，医療チームとしての機能を回復させる．治療の継続については，スタッフが自己犠牲的にならないことが必要で，治療の限界を超えているとチームが判断したときにはその後の外来や他医療機関での治療継続性を保証したうえで退院とする．そうした治療構造を大事にする姿勢は，患者の自分自身の治療への責任をもたせ，その後の治療継続に対する動機づけを高めることにつながる．

### 入院期間

入院期間としては，1週間程度の危機回避的な入院以外には，近年は退行防止の観点や医療経済上の問題から約1-2か月の短期入院が推奨されることが多い．ただし，さらに家庭や社会生活上の困難が大きい場合などは，退院後の治療やデイケアなど地域での社会資源の活用への橋渡しも考慮して期間を設定するなど，柔軟な対応も必要である．

**参考文献**

1) 牛島定信（編）：境界性パーソナリティ障害―日本版治療ガイドライン．金剛出版，2008
2) 狩野力八郎：チームはどこにでもある―チーム医療・援助の生命力．集団精神療法 23：89-98，2008
3) 狩野力八郎：重症人格障害の臨床研究―パーソナリティの病理と治療技法．金剛出版，2002

# 秩序破壊的・衝動制御・素行症群

病的放火　246
病的窃盗　247
素行障害（素行症）　249
反抗挑発症　253

# 病的放火
*pathological fire-setting*

小畠秀吾　国際医療福祉大学大学院准教授・臨床心理学
秋葉繭三　筑波心理科学研究所

### 疾患概念

【定義・病型】　病的放火のとらえ方は多様である．精神障害と何らかの関連をもつ放火を病的放火と総称し，それを既存の精神障害から二次的に発生する放火と一次的な基本徴候として行われる放火（いわゆる放火症 pyromania）とに分類する考え方がある一方で，ICDのように病的放火と放火症を同義とする考え方もある．

　放火症は衝動に抗しきれずに放火を繰り返す障害とされ，放火癖とよばれていた．それが，2013年に刊行されたDSM-5より放火症の語訳があてられ，秩序破壊的・衝動制御・素行症群に位置づけられた．DSM-5で新設された秩序破壊的・衝動制御・素行症群とは，原書の当該冒頭において，「情動や行動の自己制御に問題」があり，かつ，「他者の権利を侵害する，および/または社会的規範や権威ある人物との間で意味のある葛藤を生むに至る行動として現れる」ことが特徴であることが明記されている．さらにこの章で収載されている障害が外攻性 externalizing とよばれる素行症/素行障害スペクトラムとの関連性にも言及されている．このことから，当該章の障害と犯罪の関連性が強いことは間違いない．特に，放火はそのまま刑法に記載されている罪名である以上，犯罪と直接的な関連性がある．

　意図的で目的をもった放火を繰り返していること（基準A），放火行為前の緊張感や興奮（基準B），火災とそれによる状況の関心（基準C），放火行為や火事の目撃による快感，満足感，解放感（基準D），合理的利欲によるものではないこと（基準E），素行症や躁病エピソード，反社会性パーソナリティ障害による放火ではないもの（基準F）を挙げている．加えて，ICD-10も(a)明白な動機のない放火の反復，(b)火災を見ることへの強い興味，(c)放火行為前の緊張の高まりと行為後の興奮をこの障害の特徴としている．そして，DSM-Ⅳから約20年ぶりの出版ではあるが，診断基準を厳密に満たす事例はまれであり，放火症という診断概念の実体性への疑問は払拭されていない．本項では病的放火を広義にとらえ，放火にかかわる病理全般について述べる．

【病態・病因】　狭義の病的放火（放火症）は，上記のDSMやICDの基準の通り，反復的な放火行為，放火前の緊張感の放火後の解放感，火災やその状況に関する興味，関心を主たる特徴とする．

　一般的に，反復的放火者の心理的特性として，自己主張能力やコミュニケーション能力が低いこと，自己評価が低いこと，衝動性が高く欲求不満耐性が低いことなどが知られている．問題処理能力が低いため，葛藤状況におかれると自身の感情を短絡的に表出するための方法として放火行動に及ぶと考えられる．火を放つと，物が燃える様子や消火活動などを見ることによる不快気分の解消がさらなる放火行動を動機づけ強化する点で，嗜癖行動障害に共通する特性を備えているともいえる．

【疫学】　放火症の有病率については，DSM-5も「明らかに稀である」と記すのみで，ほとんどの場合が男性とされている．さらに，低所得，低学歴で社会的スキルが低い傾向がある．

【経過・予後】　好発年齢や長期的経過については不明である．

### 診断のポイント

　狭義の病的放火の診断には操作的診断基準（DSMあるいはICD）を用いるが，上述のように完全に診断基準を満たす例はきわめて少ない．患者が放火を反復していても，病的

火と診断するには，それが利得欲，犯罪の隠蔽，怒りや恨みの表現など合理的な動機から行われたものではないことを確認する必要がある．

## 治療方針

### A. 治療方針の概要

一般臨床場面で病的放火そのものが治療の対象となることはほとんどないと思われる．しかるべき法的処分を受けたのちは社会内で治療が受けられることが望ましいが，現時点ではそのための治療環境が整備されているとはいい難い．反復的放火者に対しては，放火行為のきっかけとなる対人的困難やストレスを軽減するための社会技能訓練や，火事の危険性に関する教育などの心理教育的介入を行い，緊急性や危険性に応じて投薬も考慮する．

ただし，広義の病的放火のうち統合失調症などの精神疾患によるものに対しては，優先的に原疾患の治療を行う．

### B. 薬物療法

病的放火に対する薬物療法の効果に関するまとまった知見はない．ただし，病的賭博や病的窃盗など，その他の衝動制御障害に対してSSRIや気分調整薬の有効性が報告されていることに鑑み，その衝動性が著しい場合には病的放火者に対してもこれらの薬剤を用いることもある．

**処方例** 下記のいずれかを用いる．
1) デプロメール錠(50 mg)　1日2-3錠を1-2回に分けて投与　保外
2) デパケンR錠(200 mg)　1日4-5錠を1-2回に分けて投与　保外

### C. 心理・社会的療法

病的放火それ自体に関する包括的な知見が乏しく，治療面での有用性も十分に確認されていない．そのため，臨床的には放火症の診断に該当するか否かに拘泥せず，反復的放火に対する方策を講じることが現実的である．

放火のリスクアセスメントツールはいくつか開発されている(ex. Fire Interest Scale, Fire Attitude Scale).

現在行われている治療的取り組みの大部分は，若年向けや知的障害者向けのものである．既述のように衝動的，短絡的な放火行為の背景には対処スキルの乏しさが関与している場合が多く，このような事例に対しては，放火につながりやすい出来事や気分を同定・認識し，そのような出来事や気分が見出されたら，放火行動を起こす前に，より適応的に感情を表出する行動に置き換える訓練を行うことが有用であるとされる．また，少年や知的障害者では火事の危険や放火がもたらす結果の重大性についての理解が不十分であるところから軽い気持ちで実行に及ぶことがあるため，火事の危険性に関する教育を行うことも必要である．成人に対しては，怒り，自己評価，火をつけることに対する態度などに焦点を当てた認知行動療法の有効例が報告されている．

### 参考文献

1) Gannon TA, Pina A: Firesetting: Psychopathology, theory, and treatment. Aggress Violent Behav 15: 224-238, 2010
2) Horley J, Bowlby D: Theory, research, and intervention with arsonists. Aggress Violent Behav 16: 241-249, 2011
3) 小畠秀吾，北原舞：放火癖―診断，アセスメント，治療―．精神科治療学 27: 723-729, 2012

# 病的窃盗
*kleptomania*

竹村道夫　赤城高原ホスピタル・院長(群馬)

## 疾患概念

病的窃盗は精神科医療の未開拓分野であり，その研究と対策は著しく遅れている．精神障害としての病的窃盗，クレプトマニア

kleptomaniaは，古くからある概念であるが，その輪郭は曖昧なままである．DSM-5（2013年）と国際疾病分類，ICD-10（1990年）のクレプトマニア診断基準には，うつ病に合併した窃盗癖を合併精神障害としてクレプトマニアに含める（DSM-5）か，クレプトマニアからの鑑別除外診断とする（ICD-10）かなど，重要な点で違いがある．なお，DSM-5の邦訳では，クレプトマニアに「窃盗症」という新しい病名が採用された．DSM-5による窃盗症の診断基準を字句どおりに制限的に解釈すると，診断基準に合致する症例はほぼ皆無になる．

ところで，DSMの改訂に際して，窃盗症の有病率には大きな変化があった．具体的には，DSM-Ⅳ（1994年）で，一般万引き犯の5％未満とされていた有病率は，DSM-5では4-24％に変更された．また，DSM-5では，一般人口中の窃盗症有病率が0.3-0.6％であるとされ，これはギャンブル障害の生涯有病率，0.4-1.0％に匹敵する高い有病率である．女性は男性より多く，3対1とされている．

本稿では，上記「窃盗症」の診断基準にはこだわらず，一般精神科臨床で多少とも治療的関与を要する常習窃盗患者全体を対象として論じる．

### 治療方針

常習窃盗行為は犯罪と精神障害としての両方の特徴をもっており，その混合の程度はさまざまである．そのうち犯罪性に比べ病的特徴が目立つ人々が医療施設を受診しているといえる．実際には，臨床的に遭遇する常習窃盗症例は，9割以上が万引き常習の単独犯であり，しかも1回の被害額が数千円以内の例が多い．

常習窃盗臨床例では，半数以上で他の精神障害を合併しており，合併精神障害としては，摂食障害（特に神経性過食症），物質使用障害，気分障害，ためこみ症，不安障害（特に強迫性障害），発達障害，パーソナリティ障害などが多い．窃盗行為を放置すると患者が検挙留置，取り調べ，罰金，服役など，司法的対応と処分に取り込まれ，合併精神障害の悪化や，治療中断を招くことが多いので，窃盗症治療の優先度は高い．

一般に窃盗症は難治性の慢性疾患であるが，受診時に緊急の司法的対応を要することも多い．弁護士との協力が大切である．一方で，司法判断待ちという状況は最善の治療チャンスであるので，この時期に集中的に治療すべきである．

基本的方針としては，以下のような点に気をつけるべきである．①窃盗症を精神障害として扱う一方で，病気を犯罪行為の免罪符とさせない．②患者の犯罪歴を責めず，回復努力をプラスに評価する．③患者の自助努力と自浄作用を最大限に利用する．④回復（途上）者との健康な人間関係を大量に埋め込む．⑤窃盗衝動消去でなく，窃盗衝動の行動化（窃盗行為）防止を目標とする．⑥個別患者に合った認知行動療法を心掛ける．⑦患者の適切な自己評価を導く．

具体的には，治療初期の窃盗再犯が多いので，その対処（被害の弁済，迷惑料の支払い，主治医への報告など）を治療契約とすべきである．治療手技としては，カウンセリング（個人精神療法），認知行動療法，対人関係療法，集団精神療法，家族療法，サイコドラマなどが有効である．また，窃盗症の自助グループへの参加，窃盗事犯裁判の傍聴など，利用可能な社会的資源を見つけ出し活用する．

現在，窃盗症自体に有効な医薬品はない．海外の二重盲検で有効性が証明された唯一の薬剤であるnaltrexoneについては，個人輸入は可能だが，肝機能障害などの副作用には注意を要する．薬物療法に関しては，むしろ処方薬が窃盗症の発病促進，悪化因子となりうることに注意すべきである．ベンゾジアゼピン系薬剤の乱用・依存による窃盗症の悪化例が多いが，SSRI（選択的セロトニン再取り

込み阻害薬)処方では，アクチベーションシンドローム(賦活症候群)に関連した症状の1つとして常習窃盗が出現することがある．

　ピック病(前頭側頭型認知症)は40-50歳代に発病ピークがあり，病初期には記憶，見当識，計算力が保たれたままパーソナリティ障害が顕在化するので，万引き行為が初発症状となることがある．疑わしい場合には専門医を受診させるべきである．

　窃盗症治療の詳細については，参考文献を参照されたい．

**参考文献**
1) 河村重実(著)，竹村道夫(監修)：彼女たちはなぜ万引がやめられないのか？　窃盗癖という病．飛鳥新社，2013
2) 竹村道夫：窃盗癖への対応と治療，700症例の経験から．アディクションと家族 29：208-212, 2013
3) 竹村道夫：常習窃盗の治療．精神療法 41：57-61, 2015

# 素行障害(素行症)
*conduct disorder (CD)*

松田文雄　松田病院・理事長/院長(広島)

## 疾患概念

**【定義・病型】**　素行障害(素行症)の基本的な特徴は，DSM-5によると，基準Aとして「他者の基本的人権または年齢相応の主要な社会的規範または規則を侵害することが反復し持続する行動様式」とある．そして15の基準のうち，どの基準群からでも少なくとも3つが過去12か月の間に存在し，基準の少なくとも1つは過去6か月の間に存在していることが条件である．そして，基準Bとして，「その行動の障害は，臨床的に意味のある社会的，学業的，または職業的機能の障害を引き起こしている」．基準Cとして「その人が18歳以上の場合，反社会性パーソナリティ障害の基準を満たさない」とある．一方ICD-10では，行為(素行)障害を「家庭内に限られる(家庭限局性)行為(素行)障害」と「非社会性(非社会化型)(グループ化されない)行為(素行)障害」，「社会性(社会化型)(グループ化された)行為(素行)障害」に分類している．ICD-10における除外診断としては，非社会性人格障害，統合失調症，躁病エピソード，うつ病エピソード，広汎性発達障害または多動性障害であり，情緒障害の診断基準を満たす場合は，「行為および情緒の混合性障害」と診断される．そして，DSM-5とICD-10の両方において，発症年齢により小児期発症型(10歳になるまでに素行症に特徴的な基準の少なくとも1つの症状が発症)と青年期発症型(10歳になるまでに素行症に特徴的な症状は全く認められない)に分類される．

**【病態・病因】**　素行障害の診断基準は，主に行動面の条件を満たしているかどうかという観点から構成されている．診断基準は病因としての養育環境や生物学的背景に関する問題には言及していない．人格発達や心性などについての理解をもって行動上の問題を理解することが重要である．病理を考えるうえで3つの観点があり，心理学的背景，生物学的背景，社会経済的背景などである．そして，もう1つの観点としての出会い，すなわち行動発現の契機となる出来事のタイミングという要素を加えざるを得ない事例が存在することにも触れておきたい．

### 1. 心理学的背景

　主に養育環境による背景である．暴力行為への親和性，例えば配偶者への暴力，虐待，体罰などがあるが，暴力を身近に感じて育っているかどうか(暴力モデルの有無)が重要であるという見解がある．一般的に素行障害の場合，安定した対象関係をもつことが困難であり，注意欠如・多動症(注意欠如・多動性障害)attention-deficit/hyperactivity disorder（ADHD），パーソナリティ障害，解離性同一性障害，気分障害などとの関連が報告されている．

## 2. 生物学的背景

中枢神経系の機能障害との関係については，大脳辺縁系 limbic system と旧皮質系（本能に結びついた行動）に関係した問題，前頭葉機能の問題が示唆されている．そして遺伝的要因と環境の相互作用の問題が示唆されている．一方，虐待を受けることで何らかの中枢神経系の障害が起こることにも関係していると言及されている．最近では PLOS ONE（プロス ワン：オープンアクセスの査読つきの科学雑誌）に掲載された内容として，磁気共鳴機能画像法 functional magnetic resonance imaging（fMRI）を用いた報告（Zhou ら，2015年）がある．素行症では正常対照群と比較し，扁桃体/海馬傍回，右舌状回，左楔部，右島皮質において低 ALFF（amplitude of low frequency fluctuations）であり，右紡錘状回と右視床において高 ALFF であったというものである．この結果から内活性の欠損が病因に関係しているという推論をしている．

## 3. 社会経済的背景

時代的な背景，社会そのものに問題行動を助長する傾向がある．また，都会で家族関係が不安定で，社会秩序が破壊されていて，乳児死亡率が高いような社会が問題とされている．しかし，診断基準では背景にある社会経済的状況によるものではない場合に診断基準が適応となると記載されている．そして，その社会を生き延びるための攻撃的な言動や問題行動は除外されるとある．しかし，社会経済的状況によらないが個々の環境要因のなかで生き延びるための攻撃的な言動は診断基準に該当するのである．

【疫学】 近年増加傾向にあるといわれているが，地方と都市において発症率の差があり，用いた診断基準によっても異なるようである．報告には10倍以上の差が認められている．ニューヨークにおけるDSM-Ⅲ-Rを用いた調査（Cohen ら，1993年）では，10-13歳では，男性16.0%，女性3.8%であり，14-16歳では，男性15.8%，女性9.2%であり，17-21歳では，男性9.5%，女性7.1%であった．いずれも男性に多いという結果である．ニュージーランドにおける調査（Feehan ら，1994年）では，男性2.6%，女性0.8%であった．前青年期から青年期初期の発症が一般的であるといわれているが，診断基準では発症年齢の下限と上限はない．一般的に男女比については，18歳以前では，男児の6-16%，女児の2-9%といわれている．一般人口での年間有病率は2-10%以上の範囲で中央値4%と推定されている．

【経過・予後】 治療者の適切な対応と関連諸機関の連携がうまくいった場合とうまくいかなかった場合によって予後は異なる．一般的には，予後不良を予測する因子として，①早期発症，②問題行動の量の多さ，③問題行動の種類の多さ（窃盗と暴力など），④問題行動の起こる状況の多さ（家庭と学校など）などがあり，⑤多動は，問題行動が持続して認められることを予測する因子と考えられている．また，早期発症型は，反社会性パーソナリティ障害，物質関連障害になる危険性が高く，青年期発症型で軽症，中等症は，その後の社会適応や仕事への適応が比較的よいとされる．また，気分障害，不安障害，身体化障害，物質関連障害になる危険性があるといわれる．

### 診断のポイント

操作的診断（DSM あるいは ICD）を用いる．

どの時期の診断基準を用いたのかによって診断に差が生じる．例えば，同じ対象を診断した結果，DSM-Ⅲに比べDSM-Ⅲ-Rでは，素行障害の診断基準に該当するのは44%少ないという結果（Boyle ら，1996年）が報告された．DSM-Ⅲは広くDSM-Ⅲ-Rは狭い範囲の診断基準であったといえよう．DSM-

5の診断基準では，反社会性パーソナリティ障害以外の除外診断の項目がない．DSM-5の「被害者の面前ではなく，多少価値のある物品を盗んだことがある」（例：万引き，ただし破壊や侵入のないもの，文書偽造）という項目に関しては重度な反社会的行動の指標にならないという報告がある．

### A. 鑑別診断

ADHDと素行障害との関係について，ADHDが背景に考えられる場合の診断は慎重でなければならない．多動性や衝動性が破壊的な様相を呈することがあるが，年齢相応の社会的基準を無視していない場合には該当しないことになる．ADHDとの鑑別診断には，表面的には同じような行動であっても，背景にある意図や意味についての理解が必要である．また，多動性素行障害とADHDは病理が異なるといわれる．

DSM-Ⅳ-TRで明記されているのは，「気分障害」と「素行障害」の診断基準を満たす場合には併記し，素行の障害を伴う適応障害は「適応障害」と診断され，孤発性の素行の問題に関しては「小児または青年の反社会的行動」と診断されるという内容である．

この点に関してDSM-5では，「児童または青年の反社会的行動」というカテゴリーがあり，"このカテゴリーは，精神疾患（例：間欠爆発症，素行症）によらない児童または青年における反社会的行動が臨床的関与の対象となる場合に用いることができる．例として，子どもまたは青年が単独で反社会的な行為（反社会的な行動様式ではない）をする場合があげられる"と説明している．また，適応障害の下位分類では，"素行の障害を伴う"，"情動と素行の障害の混合を伴う"とある．

## 治療方針

### A. 治療方針の概要

問題行動を誰かに収められるのではなく，自分で収める能力を育てるという考え方がある．治療に関しては，背景にある個の理解がまず必要である．その理解のうえで，個々の生物・心理・社会的な問題に対するさまざまなアプローチについて検討することが可能となる．素行障害全般に対する特別な治療方法はない．しかし，どのアプローチを選択する場合でも持続的な援助が必要である．具体的な方法として，薬物療法，精神力動的アプローチ，認知療法，心理教育的アプローチ，家族療法，環境療法などがある．

### B. 薬物療法

素行障害に対する適応病名のある特別の効果的な単剤や薬物群はない．しかし背景にある状態によってさまざまな薬剤を用いることがある．その場合には，保険適用外使用（適応病名や適応年齢など）に関する十分な説明（本人および養育者に対し）と同意のもとで行うことが原則である．例えば，「攻撃的な言動，妄想様観念」などに対しては，抗精神病薬（リスペリドン，フェノチアジン系薬，ハロペリドールなど）を用いる．

**R 処方例** 下記のいずれかを用いる．
1) リスペリドン錠（1 mg）　1回1錠　1日2回　保外
2) リスペリドン内用液（1 mg）　1回1本　落ち着きたいときに頓用　保外

炭酸リチウムに関しては，爆発的行動をとる行為障害の治療に有効であるといわれるが，青年期（12-17歳）にリチウムの効果を調査した結果では有効ではないとされる．また，従来用いられているカルバマゼピンに関しても，攻撃性に対して有効ではないという報告がある．興味深い報告としては，衝動性に対してfenfluramineが有効であるというものがある（CherekとLane，2000年）．fenfluramineは，日本では使用することができないが，かつて自閉症に効果があると報告された抗肥満薬である．薬理学的には，神経終末部におけるセロトニンの合成を促進し，セロトニンの放出を促すセロトニン系刺激物質であるとされる．しかし，抗うつ薬の使用にはactivation syndromeの出現（不安，焦燥，易刺激性などが攻撃性や衝動性を高めること

になる）に注意が必要である．

## C．心理・社会的療法

さまざまな方法が紹介されているが，a）家族への介入，b）社会-認知的介入，c）仲間，学校への介入，d）社会への介入などがある．ただし，グループとしての素行障害は治療効果が乏しいといわれる．

a) 両親や家族に焦点を当てた parent management training（PMT）：両親や家族に焦点を当て，子どもが望ましい行動，社会に適合した行動がとれるように養い，不適応行動を減少させるための両親の訓練である．しかし，問題点として両親が参加困難な場合（参加する余裕のない場合，PMTを受ける動機に乏しい場合，両親に薬物依存などのさまざまな問題がある場合など）がある．

b) 社会・認知に焦点を合わせたプログラム：認知と感情を変化させ増強することにより適応的な行動に変化させ，問題解決能力，怒りの調整能力，物事を処理する能力，社会性の能力などを発展させ増強するというものである．例えば，social problem-solving（SPS）プログラムがあり，男児に対してあるいは ADHD が合併している男児に対して有効であるとされる．

c) 仲間や学校を基本としたプログラム：仲間（友人）関係の改善は社会化能力の訓練になるというものである．学校単位でのプログラムを実施し，プログラムの目標としては，社会化能力を身につけ，友人関係を保ち，学術能力を養い，レクリエーション活動を行うことなどがある．しかし，参加の動機に乏しい場合は実施困難である．

d) 社会（共同体）に焦点を当てたプログラム：目的は，社会に適合した行動を育て，反社会的行動，非行などを抑制するために，存在システム existing systems を変化させ増強することである．具体的には，公共の支援として職業訓練やレクリエーション（気晴らし）プログラムなどがある．

## D．難治症例患者・家族への対応

まず，保護や制限，薬物療法，積極的な介入といったマネジメントが必要である．そして，本人や家族の治療動機を養うための関係作りを優先する．また，医療のみならず，司法，福祉，行政，教育機関，地域などとの連携や協力のもとに幅広い介入が必要である．必要に応じてケース会議のような場を設定し，連携と役割について協議し，一方で家族への心理教育や場合によっては家族のケース会議への参加なども検討すべきである．

## E．併存疾患

ADHD の診断が確定した場合には，メチルフェニデートやアトモキセチンについて使用を検討することができる．「精神運動性てんかん症状」に対して，抗てんかん薬を用いることがある．また，「気分障害」に対して，炭酸リチウムや抗うつ薬などを用いる．併存疾患に対しては薬物療法のみならず，上述のさまざまな治療的アプローチとの併用が必要である．

■患者・家族説明のポイント

・本人や家族の心境に対して受容的で共感的な態度を示す．
・問題行動の背景にある事柄の理解を深めることが問題解決の糸口になることを伝える．
・制限的・保護的な介入と養育的で成長支持的な積極的で持続的な介入が必要であることを伝える．
・本人の成長や家族のより適切なかかわりに対する支持的態度を示す．

**参考文献**
1) 日本精神神経学会（日本語版用語監修），髙橋三郎，大野 裕（監訳）：DSM-5 精神疾患の分類と診断の手引．pp 209-212, 医学書院，2014
2) 融 道男，中根允文，小見山実，他（監訳）：ICD-10 Classification of Mental and Behavioural Disorders ICD-10 精神および行動の障害．pp 271-275, 医学書院，2005

3) Gorman DA, Gardner DM, Murphy AL, et al: Canadian guidelines on pharmacotherapy for disruptive and aggressive behaviour in children and adolescents with attention-deficit hyperactivity disorder, oppositional defiant disorder, or conduct disorder. Can J Psychiatry 60: 62-76, 2015

# 反抗挑発症
*oppositional defiant disorder*

松本英夫　東海大学教授・精神科学

## 疾患概念

**【定義】** DSM-5では秩序破壊的・衝動制御・素行症群に分類されるが，主に行動の制御に問題のある素行症 conduct disorder (CD) と，情動の制御に乏しい間欠爆発症と

### 表1　DSM-5の反抗挑発症の診断基準

A. 怒りっぽく/易怒的な気分，口論好き/挑発的な行動，または執念深さなどの情緒・行動上の様式が少なくとも6カ月間は持続し，以下のカテゴリーのいずれか少なくとも4症状以上が，同胞以外の少なくとも1人以上の人物とのやりとりにおいて示される．

怒りっぽく/易怒的な気分
(1) しばしばかんしゃくを起こす．
(2) しばしば神経過敏またはいらいらさせられやすい．
(3) しばしば怒り，腹を立てる．

口論好き/挑発的な行動
(4) しばしば権威ある人物や，または子どもや青年の場合では大人と，口論する．
(5) しばしば権威ある人の要求，または規則に従うことに積極的に反抗または拒否する．
(6) しばしば故意に人をいらだたせる．
(7) しばしば自分の失敗，または不作法を他人のせいにする．

執念深さ
(8) 過去6カ月間に少なくとも2回，意地悪で執念深かったことがある．

注：正常範囲の行動を症状とみなされる行動と区別するためには，これらの行動の持続性と頻度が用いられるべきである．5歳未満の子どもについては，他に特に記載がない場合は，ほとんど毎日，少なくとも6カ月間にわたって起こっている必要がある(基準A8)．5歳以上の子どもでは，他に特に記載がない場合，その行動は1週間に1回，少なくとも6カ月間にわたって起こっていなければならない(基準A8)．このような頻度の基準は，症状を定義する最小限の頻度を示す指針となるが，一方，その他の要因，例えばその人の発達水準，性別，文化の基準に照らして，行動が，その頻度と強度で範囲を超えているかどうかについても考慮するべきである．

B. その行動上の障害は，その人の身近な環境(例：家族，同世代集団，仕事仲間)で本人や他者の苦痛と関連しているか，または社会的，学業的，職業的，または他の重要な領域における機能に否定的な影響を与えている．

C. その行動上の障害は，精神病性障害，物質使用障害，抑うつ障害，または双極性障害の経過中にのみ起こるものではない．同様に重篤気分調節症の基準は満たさない．

▶現在の重症度を特定せよ
軽度：症状は1つの状況に限局している(例：家庭，学校，仕事，友人関係)．
中等度：いくつかの症状が少なくとも2つの状況でみられる．
重度：いくつかの症状が3つ以上の状況でみられる．

〔日本精神神経学会(日本語版用語監修)，髙橋三郎，大野　裕(監訳)：DSM-5 精神疾患の診断・統計マニュアル．p 454, 医学書院，2014 より〕

の中間に位置づけられると考えられており，行動（口論好きで挑発的態度）と情動（怒り，および易怒性）の両者の制御に問題があることを特徴とする．表1にDSM-5の診断基準を示すが，「怒りっぽく/易怒的な気分」，「口論好き/挑発的行動」，「執念深さ」，で特徴づけられる．軽度の場合には症状は家庭内などの1つの状況に限局される．その場合，定型発達児でも一般的に認められる情緒・行動様式であるため慎重な判断が必要である．

【病態・病因】　特定の病態や病因が想定されているわけではない．病因には生来の素因も関与しているが，不適切な養育などを含むさまざまな環境的な要因が関与する症例も多く含まれる．多様な病態が考えられるため，心理社会的背景や生育歴を考慮したうえで症状を多角的に評価することが重要である．

【経過・予後】　発症時期は児童期までであると考えてよい．ほとんどが青年期までに発症するCDに前駆して本症が存在することが多い．一方，本症のほとんどは素行症に移行しない．青年期以後の不安症や抑うつ障害，物質使用障害との関連が指摘されている．注意欠如・多動症 attention-deficit/hyperactivity disorder（ADHD）の経過中に本症を併存する頻度が高く，家庭や社会での適応を妨げる要因を形成している．

### 診断のポイント

軽度の場合には通常の発達のなかで認められうる状態である．そのため診断には子どものおかれている社会・文化的な背景，発達水準，性別，などを考慮したうえで，症状の頻度や強度を評価する必要がある．

### 治療方針

心理社会的治療が中心である．生育歴から病態を判断し治療に結びつけることが重要である．ADHDが併存する場合には，まずADHDへの治療を的確に行うことが先決である．ペアレントトレーニング，ソーシャルスキルトレーニングなどの有効性も報告されている．症状が広範に及ぶ場合には学校との連携も必要になる．CDへの移行は少ないとはいえ，CDのほとんどは本症を前駆しているため，本症の段階でとどめることが重要であり，そのためには個々の症例の病態の把握とそれに基づく的確な治療的アプローチが求められる．

**参考文献**
1) 日本精神神経学会（日本語版用語監修），髙橋三郎，大野　裕（監訳）：DSM-5 精神疾患の診断・統計マニュアル．pp 453-457，医学書院，2014

# 8

# 性嗜好障害・性機能不全・性別違和

性嗜好障害　256
性機能不全群　258
性別違和　260

# 性嗜好障害
*paraphilias*

小畠秀吾 国際医療福祉大学大学院准教授・臨床心理学
尾畠知里 国際医療福祉大学大学院・臨床心理学

## 疾患概念
【定義・病型】 性対象や性行動の正常／異常の区別は明瞭ではなく，その判断には慎重であるべきだが，性嗜好の偏りのために本人あるいは周囲が著しい苦痛を覚える場合には臨床的関与の対象となる．DSM-5では，パラフィリア障害群として，①人間ではない対象物，②自分自身または相手の苦痛または相手の恥辱，③子どもまたは他の同意していない人に関する，強烈な性的興奮の空想，性的衝動，または行動の反復を性嗜好異常の基本特徴とし，さらにその行動，性的衝動，空想には，臨床的に著しい苦痛や，社会的，職業的，または他の重要な領域の機能に影響を与えたり，または他者に影響を与えているとしている．その下位カテゴリーとして，窃視障害，露出障害，フェティシズム障害，窃触障害，小児性愛障害，性的マゾヒズム障害，性的サディズム障害，異性装障害を挙げている．

【病態・病因】 特定の対象に関する性的空想や衝動が高まり，満足や興奮を求めて性的行動化に至ることもある．これらの行動はしばしば法に抵触し，小児に対する強制わいせつや，下着盗，公然わいせつ，痴漢などの犯罪に結びつく．

病因は特定されていないが，小児性愛やサディズムには小児期の外傷体験や愛着形成不全が関係することが示唆されている．また，精神分析的観点からは，フェティシズムは「去勢の否認」の機制として説明される．一方，行動心理学的観点からは，性発達期に特定の対象と性的興奮が結びついた経験から，その後，その対象を空想しながらマスターベーションを行うようになり，射精に伴う性的快感に条件づけられて特定の性嗜好が強化されていくと理解される．

【疫学】 障害の性質上，秘匿されることが多く，一般人口中の有病率は明らかではない．性的マゾヒズムで男女比が1対20と推定されているが，それ以外の性嗜好障害は女性で診断されることはほとんどないとされる．

【経過・予後】 小児期-青年期早期に始まり，青年期-成人期早期に顕在化する．性嗜好そのものが変化することは少なく，特定の性嗜好に基づく性的行動化は高齢になっても生じうる．

## 診断のポイント
操作的診断基準（DSMあるいはICD）を用いる．性嗜好の特殊さのみに目を奪われず，それによりどの程度，苦痛や対人関係上・社会生活上の困難を生じているかを重視するべきである．

性嗜好障害はしばしば複数のタイプを重複するため，1つの性嗜好障害が認められたときには他のタイプの障害の有無を確認するほうがよい．

本人は性嗜好障害の存在を恥じて隠そうとするため，家族や周囲に気づかれていないことも少なくない．特に非自発的な治療状況（刑務所など）では，本人からの正確な申告は期待し難いことを念頭におく必要がある．

## 治療方針
### A. 治療方針の概要
性的嗜好の修正は困難と考えられており，性嗜好自体を「正常」なものに「矯正」しようとするよりも，その性嗜好による問題行動（犯罪）化を防ぐことに眼目をおくほうが実際的である．薬物療法と心理療法のそれぞれに利点があり，これらを組み合わせて併用することが望ましい．

本人が一般の性規範にとらわれて過剰に悩む場合は，その性嗜好障害が対人的問題や法的問題を引き起こしていない限りにおいて，多様な性嗜好の1つであることの保障を与

え，患者の不安の軽減をはかることも有用である．

### B. 薬物療法

性嗜好障害の強迫性に着目してSSRIやSNRIから開始する．また，LH-RH拮抗薬やメドロキシプロゲステロン酢酸エステルmedroxyprogesterone acetate(MPA)(プロベラ)などによるホルモン療法が有効であることもある．以下，Bradford & Harrisのアルゴリズムを参考にして処方例を記す．ただし，わが国では性嗜好障害に対するこれらの薬剤の保険適用は認められていない．また，安易な薬物治療導入は，本人に問題の外在化を促進するおそれがあることに留意するべきである．処方は，患者のインフォームド・コンセントを得た上で，注意深く観察しながら慎重に投与する．

℞ 処方例

1) ジェイゾロフト錠(50 mg)　1回2-4錠　1日1回　(保外)

以上を14日間使用して改善がみられない場合，下記2)のようにMPAを追加する．

2) ジェイゾロフト錠(50 mg)　1回4錠＋プロベラ錠(2.5 mg)　20錠(50 mg)　1日1回　(保外)

MPA追加で著効を得られない場合，下記3)のように高用量のMPAを単独で血栓症などの副作用に注意しながら経口投与する．

3) プロベラ錠(2.5 mg)　40錠　分1　(保外)

3)で効果がみられなければ，下記4)のようにMPAデポ剤の筋注を開始する．

4) Depo-Provera注　300 mg　筋注　(保外)(日本未発売)

4)で効果がみられなければ，下記5)のようにLH-RH拮抗薬を用いて完全な男性ホルモンの抑制を行う．

5) リュープリン注射用(1.88 mg/V)　1回1.88 mg　皮下注　(保外)

薬剤による性欲の制御は化学的去勢とよばれる．薬物治療にあたっては倫理的配慮が重要であり，性加害リスクや性衝動の強迫性，精神疾患の有無などの点から適応を慎重に検討するべきである．

### C. 心理・社会的療法

#### 1. 行動療法

##### a. 嫌悪療法

性的欲求を喚起する倒錯的刺激を提示しながら嫌悪刺激(電流や痛みなど)を与え，その対象に対する嫌悪感を条件づける．

##### b. オルガズム再条件づけ

倒錯的刺激を用いてマスターベーションを行わせ，射精のタイミングで適応的な性刺激画像に置き換える．これを繰り返しながら，徐々に早い段階で適応的性刺激に切り替えるようにしていく．

#### 2. 認知行動療法

性犯罪者に対しては再犯予防に焦点を当て，セルフコントロール技法であるrelapse preventionを行う．患者は，自身の性犯罪行動のパターンや再犯リスクを理解し，前もってリスクを高めないための工夫や高リスク状況における適切な回避行動や対処行動を考え，再発防止プランを作成する．近年では，グッドライフ・モデルも取り入れられる．また，対人的葛藤や陰性感情のため込みが性犯罪の契機となることが多いことから，社会技能訓練や感情統制訓練を行う．性犯罪を容認・促進するような認知の歪みの修正をはかる．被害者に対する共感性の涵養も重要な課題である．

これらのワークは集団療法的に行う．5-6名で構成されるグループに対して，男女ペアのファシリテーターが行うのが望ましい．

**参考文献**

1) 小畠秀吾：性犯罪加害者の治療教育．精神科 23: 536-542, 2013
2) Laws DR, O'Donohue W: Sexual Deviance. Theory, Assessment, and Treatment. Guilford Press, New York, 1997
3) Bradford J, Harris V: Psychopharmaco-

logical Treatment of Sex Offenders. Rosner R(ed): Principles & Practice of Forensic Psychiatry. 2 nd ed, pp 685-698, Arnold, London, 2003

# 性機能不全群
*sexual dysfunctions*

阿部輝夫　あべメンタルクリニック・院長(千葉)

　DSM-5では性機能不全群は次の10疾患に分類された．①射精遅延，②勃起障害，③女性オルガズム障害，④女性の性的関心・興奮障害，⑤性器-骨盤痛・挿入障害，⑥男性の性欲低下障害，⑦早漏，⑧物質・医薬品誘発性性機能不全，⑨他の特定される性機能不全，⑩特定不能の性機能不全．性嫌悪症が姿を消し，腟けいれんと性交疼痛症が，性器-骨盤痛・挿入障害としてまとめられたのである．さらに下位分類として，それぞれを生来型/獲得型，全般型/状況型のいずれかに分類し，重症度を軽度，中等度，重度と特定することになった．また，①相手の要因，②対人関係の問題，③個人の脆弱性の要因，④文化的・宗教的要因，⑤予後，経過，治療に関連する医学的要因などを考慮するよう求められている．

## 射精遅延

### 疾患概念
【定義】　パートナーとの性行為で，6か月以上にわたる射精の遅延もしくは欠如．
【病因】　加齢，薬剤因性，器質疾患によるものなどがあるが，精神科臨床で重要なのはマスターベーションでは射精できるが，腟内では困難な腟内射精障害である．その病因には，シーツにこすりつけるなど，手指を使わない方法によるものが一番多い．その他の原因を頻度の多い順に挙げると，強すぎるグリップ，側に誰かいるとできない，包茎術後，ピストン運動でない方法などがある．

### 治療方針
　長年にわたる固定した方法によってしか作動しなくなってしまった射精反射を，パートナーとの性交で機能が復活できるように考案したのが「コンドーム・マス法」である．つまり，「コンドーム内側に潤滑剤を垂らして，腟内のヌルヌルした状態に似せて，柔らかいグリップで，ピストン運動で射精に至る」方法である．またTENGA(マスターベーション補助用具)によるマスターベーション練習も有用である．

## 勃起障害

### 疾患概念
【定義】　勃起力(硬さ)と持続力に障害があるもの．
【病因】　心因型のほかに血管性・神経性・内分泌性の勃起障害があり，さらに薬物・アルコール・タバコなどによる外因性勃起障害もみられる．
　心因型のなかで多いのは「今夜はうまくいくだろうか」という予期不安である．失敗が繰り返されることで，性交場面になるとこの不安が毎回同じように出現し，条件反射的に勃起を損なってしまう．

### 治療方針
　治療法には大きく分けて①心理療法(ノン・エレクト法)，②行動療法，③薬物療法(PDE-5阻害薬などの勃起補助薬)，④補助器具療法(陰圧式勃起補助具)，⑤外科的療法がある．

## 性器-骨盤痛・挿入障害

### 疾患概念
【定義】　腟挿入の予期，最中に起こる強い不安や恐怖感，あるいは腟外陰部の疼痛や骨盤底筋の緊張や締めつけ．
【病因】　過去の性的トラウマや解剖学的誤解，妊娠・中絶・出産にかかわる外傷体験，

あるときの疼痛体験などが挙げられる．

### 治療方針
　まず婦人科的な障害の有無を確認しておくべきである．器質的疾患がなければ，心理的外傷の受容と軽減のための心理療法は欠かせず，性教育が必要になることもある．まず手鏡による性器の自己観察から始める．このあとに行動療法としての腟への挿入練習に入り，抵抗のないものから始めて徐々に太さを増して，最後はノン・エレクト法（非勃起状態のペニスの挿入）で性器の接触と浅い挿入練習に移る．心因痛なので表面麻酔薬を使うべきではない．

## 男性の性欲低下障害

### 疾患概念
【定義】　性的・官能的な思考や空想，および性的活動への欲求が不十分．

【病因】　過労・ストレスなどの慢性疲労状態や，無意識的な性への葛藤，女性敵視などが挙げられる．男性ホルモン低下が原因の場合もある．

### 治療方針
　性欲が低下していると，二次的に勃起障害を併発することがよくある．治療には長期間を要する．性的空想や感覚集中訓練法，不安を徐々に減らすための脱感作療法を用いたり，抗うつ薬を併用することもある．まず，マスターベーションができるようになることを目標にして治療を始める．

## 早漏

### 疾患概念
【定義】　腟挿入後約1分以内で，本人が望む前に射精が起こる．

【病因】　深層因が何であれ，性感覚の過敏症という直接因を変化させなければ，治癒を期待できない．

### 治療方針
　ストップ・スタート法が有用．このほかにスクウィーズ法，コンドーム・マス法（既述）などがあるが，いずれも射精直前の独特の感覚を察知して刺激を止め，射精反射をコントロールするコツをつかむことにある．重症者には薬物療法（SSRIなど）も併用する．

## 他の特定される性機能不全

### 疾患概念
【定義】　性機能不全の診断分類のどの診断基準も完全に満たしていないもの．

　性嫌悪症がここに分類されることになったが，日常臨床での患者数は多い．

　性的雰囲気になるのを嫌がったり，性的接触を極端に嫌悪し回避する．女性の場合，夫婦仲の良し悪しは半々であるが，男性では大半が仲はよいのにセックスレスの状態になっている．最近急増している男性の性嫌悪症は，あるときからパートナーに限って性交できなくなってしまっている．しかしマスターベーションや婚外性交はできているので，限局性恐怖症（⇒170頁）に類似している．

【病因】　原因は愛情の質の変化にある．つまり，従来の男女の愛から家族愛や肉親愛に変化したため，パートナーが性の対象でなくなってしまい，性的状況になると近親姦恐怖などが生じて，生理的に拒否してしまう．

### 治療方針
　治療成功率は10-30％と低い．治療法は性欲低下障害と同様である．

**参考文献**
1) 阿部輝夫：セックスレスの精神医学．ちくま新書，2004
2) 日本性科学会（監修）：セックス・カウンセリング入門．改訂第2版，金原出版，2005

# 性別違和
*gender dysphoria*

針間克己　はりまメンタルクリニック・院長（東京）

## 疾患概念

**【定義】**　従来の「性同一性障害」は，DSM-5において病名が「性別違和」へと変更され，疾患概念にも多少の変更がみられる．「性別違和」とはもともとは，指定されたジェンダー gender（性別）に対するその人の感情的認知的不満足を表す症状用語であったが，診断名としての「性別違和」は，さらに特異的に定義される．

診断名の「性別違和」とは，その人により経験または表出されるジェンダーと，指定されたジェンダーとの間の不一致に伴う苦痛を意味する．「指定されたジェンダー」とは，通常出生時に行われる，婦人科医や助産師によって指定される性別のことである．DSM-5における性別違和では，性同一性障害と異なり，性分化疾患は除外診断の対象とはならない．また，経験また表出されるジェンダーとは，必ずしも反対のジェンダー（男性に対して女性，女性に対して男性）に限らず，「指定されたジェンダーとは異なる別のジェンダー」も含まれる．すなわち「自分は男性でも女性でもなく中性だ」「自分は男性でも女性でもある」といったジェンダーのものも含まれる．

**【診断的特徴】**　性別違和は年齢により異なるあらわれ方をする．出生時の性別が女性の場合，思春期前には，男の子になりたいという願望を表出したり，男の子であると主張する．男の子の服装や遊びを好む．出生時の性別が男性の場合，思春期前には，女の子になりたいという願望を表出したり，女の子であると主張する．女の子の服装や遊びを好む．成人においては，第一次および第二次性徴から解放されたいと望んだり，他のジェンダーの第一次および第二次性徴を得たいと望む．体験されたジェンダーの行動，服装，特徴をとりいれる．指定されたジェンダーとして，周囲の人にみなされることや社会で生活することに不快感を覚え，体験されたジェンダーとして，みなされ，生活したいと望む．

**【ガイドライン】**　性別違和に対する，診断および治療の指針として，国際的には「世界トランスジェンダー・ヘルス専門家協会（WPATH）」の作成した「Standards of Care」がある．現在第7版が出ており，インターネット上で日本語訳も読むことができる．また国内のものとしては，日本精神神経学会が作成した「性同一性障害に関する診断と治療のガイドライン」があり，現在第4版が出ている．これもインターネットで読むことができる．ただ厳密には，これはタイトル通り「性同一性障害」が対象であり，「性別違和」を対象にしたものではない．

## 診断のポイント

### A. 経験または表出されるジェンダーの確認

1) 詳細な養育歴，生活歴，性行動歴について聴取する．具体的には，服装，言動，人間関係，遊び，学校生活，職業生活，恋愛歴などを詳細に聴取し，経験または表出されるジェンダーの確認を行う．

2) 性別違和の実態を明らかにする．以下のことを中心に検討する．①指定されたジェンダーに対する不快感・嫌悪感，②反対のジェンダーあるいは，そのほかの指定されたジェンダーとは異なる別のジェンダーに対する強く持続的な同一感，③反対のジェンダーあるいは，そのほかの指定されたジェンダーとは異なる別のジェンダーとしての扱いを望む．

### B. 性分化疾患の有無の診断

従来の「性同一性障害」では，性分化疾患は除外診断だったため，身体的性別の異常がないことを確認することが，診断上必要だった．性別違和では，性分化疾患は除外診断と

はならないが，その有無を特定することは必要である．

性分化疾患の有無の診断は，通常，指定された性別が男性の者は泌尿器科医により，指定された性別が女性の者は婦人科によって行われる．

### C. 除外診断

1) 統合失調症などの精神障害によって，指定されたジェンダーを否認したり，性転換願望を訴えるものではないこと．
2) 反対のジェンダーあるいは，そのほかの指定されたジェンダーとは異なる別のジェンダーを求める理由が，文化的・社会的理由によるものや，もっぱら職業的利得を得るためではないこと．

### D. 診断の確定

以上の点を総合して，性別違和と診断する．ホルモン療法や，手術療法を行う場合や，戸籍の性別を変更する場合には，2名の精神科医による診断が必要である．

## 治療方針

治療は，主に精神科領域の治療，ホルモン療法，手術療法の3種類がある．

精神科領域の治療は，経験または表出されるジェンダーを指定されたジェンダーに合わせる（平たくいえば「心の性を体の性に合わせる」）ものではなく，苦悩を理解し，今後の生活スタイルや身体治療の決定の援助である．ホルモン療法や手術療法は，身体を望みのジェンダーへと近づけるために行われるが，必ずしも，最終的な性別適合手術のみをゴールとするのではなく，1人ひとりの性別違和に応じて，適宜組み合わせて行われる．

### A. 精神科領域の治療

1) 精神的サポート：性別違和のために受けてきた精神的・社会的・身体的苦痛などについて，受容的，支持的，共感的に理解する．
2) カムアウトの検討：カムアウトとは秘密を告白することである．性別違和を抱える者は，自己のジェンダーについて家族，学校，職場などにカムアウトが必要となることがある．いうタイミングやいった場合の状況などを検討する．
3) 実生活経験 real life experience（RLE）：望むジェンダーで実際に生活してみて，性別を移行することが苦悩の軽減に有用なのかを検討する．

### B. ホルモン療法

精神科領域の治療を行ったあと，ホルモン療法の適応があると医療チームで判断されると，ホルモン療法が行われる．原則，18歳以上から治療開始となるが，未成年の18-19歳については保護者の同意が必要である．指定されたジェンダーが男性の者には，エストラジオール製剤などが，指定されたジェンダーが女性の者には，テストステロン製剤が用いられる．

### C. 手術療法

精神科領域の治療を行ったあと，手術療法の適応があると医療チームで判断されると，手術療法が行われる．指定されたジェンダーが女性の者に行われる乳房切除術は，18歳以上から行われる．未成年の18-19歳については保護者の同意が必要である．生殖能力を喪失する性別適合手術は20歳以上から行われる．

## 各種診断書の作成

性別違和を抱える者が，望みのジェンダーで生活するうえで，診断書が必要とされる場合は多い．学校や職場，あるいは改名のときの診断書は，精神科医1名による診断で「性別違和により女性（男性）として生活することが望ましい」程度の簡単な文面でよい．戸籍の性別を変更するときは，法律上決まった書式があるのでそれにのっとり作成し，2名の精神科医により診断することが必要となる．

# ケースでわかる！精神科治療ガイドラインのトリセツ

ガイドラインに基づく精神科治療戦略を徹底解説

EGUIDE プロジェクト 編

精神科の診療ガイドラインの使い方をレクチャーする実践的講習会のテキストを、大幅に加筆修正し書籍化。
二大疾患とも言える統合失調症とうつ病について、症例をもとにガイドラインを用いた治療の進め方などを紹介。患者の問題点の洗い出しから、治療方針の立て方、処方変更（とそれによるメリット・デメリット）など、実際の臨床場面における具体的な考え方や対応を幅広くまとめた。
明日の診療に活かせる知識が盛りだくさん！

## 目次 Contents

- **CASE1** 多様な症状にどう対応するか？
  － 統合失調症が再発した21歳女性
- **CASE2** 「出産したいので、薬を止めてもいいですか？」
  － 薬物療法の中止を求める27歳女性
- **CASE3** 「早く仕事に復帰させてください」
  － うつ病で休職した48歳男性
- **CASE4** 言われたことをすぐに忘れてしまう
  － 長期入院中，老年期統合失調症の73歳女性
- **CASE5** 「そろそろ仕事をしたいのですが……」
  外来主治医の交代を機に相談
  － 慢性期の統合失調症の30歳男性
- **CASE6** 面接の仕方を考える〈実践編〉
  － 複数の問題を抱えた統合失調症紹介患者

●B5 頁136 2020年
定価：4,400円（本体4,000円＋税10%）[ISBN978-4-260-04292-5]

医学書院

〒113-8719 東京都文京区本郷1-28-23　[WEBサイト] http://www.igaku-shoin.co.jp
[販売・PR部] TEL:03-3817-5650　FAX:03-3815-7804　E-mail:sd@igaku-shoin.co.jp

've# ストレス反応と適応障害，
# 反応性精神病

反応性アタッチメント障害　264
心的外傷後ストレス障害　266
急性ストレス障害　271
適応障害　274
感応性妄想性障害　277
急性一過性精神病性障害　278
拘禁反応　281
祈祷性精神病　282

# 反応性アタッチメント障害
*reactive attachment disorder*

山下　洋　九州大学病院特任講師・子どものこころの診療部

## 疾患概念

　反応性アタッチメント障害の概念は，アタッチメントという乳幼児期の情緒発達と家族の精神保健に関連する広範な理論的・実践的背景をもつ用語を含み，多様な臨床的意義をもつ．政治的な孤児など重篤な剥奪後の子どもへの社会的介入から得られたエビデンスに基づき，DSM-5 では大幅な改訂がなされ臨床実践において実用的な明確な記述が加えられた．ここでは DSM-5 で用いられる反応性アタッチメント障害（RAD）および脱抑制型対人交流障害 disinhibited social engagement disorder（DSED）を中心に述べる．

## 【定義・病型】

RAD および DSED の発症要因は病理的な養育である．5歳以前の乳幼児期に子どもが病理的な養育状況におかれ，安楽や刺激，愛情などの基本的な情緒的ニーズに応えられないこと（心理的・身体的虐待と社会的ネグレクト）が持続するか，主な養育者と安定したアタッチメントを築く機会が与えられないこと（劣悪な施設処遇，養育者の頻回な変更など）に引き続き，子どもに対人交流と情動の障害が生じたことで診断される．

　RAD と DSED は，アタッチメント障害の2つの下位分類として位置づけられていたが，発症要因は共通していても症候学，関連要因や治療的介入への反応性が異なることから DSM-5 ではストレス関連障害のなかの独立した診断カテゴリーとなった．

　RAD には，苦痛なときに養育者に安楽を求め，提供される慰めに反応するという選択的なアタッチメント行動の抑制を中心に多様な臨床像が含まれる．他者との対人交流は最小限で養育者に対する接近と回避または慰め行動への抵抗が混合した態度，過覚醒と過敏さや凍り付いたような凝視を示す．情動面の特徴として，陽性の感情は抑制され悲しげで情緒的応答性を欠き，子ども自身や他者の苦痛に対する反応が攻撃的になることもある．DSED の中心的な行動パターンは，周囲の大人への表面的な親密さや無差別ななれなれしさである．初めての状況でもためらいや社会的参照なしに愛着対象から離れて見知らぬ大人について行ってしまい，危険な状況にさらされるなど有害な機能不全を生む．それぞれのタイプの愛着障害行動が複数項目あり，特定の状況に限定されず12か月以上持続し社会機能障害を生じる場合に診断される．

## 【病態・評価法】

RAD および DSED の病態の中核には，選択的な愛着行動の形成過程の欠如または歪みがある．愛着行動は不安を生む状況で活性化し，①安全基地となる人物にサインを送り近接して危険からの保護と苦痛へのいたわりを求める一方，②子ども自身の自己制御によって状況に適応し，探索行動の再開や見知らぬ人とのかかわりを新たに築くという，愛着と探索の2つの行動システムが交代して一定のパターンを形成する．愛着行動が養育者に向けて選択的に発信されるのは生後7-9か月頃であり，選択的な愛着行動の欠如を診断できるのは認知発達のレベルが少なくとも9か月に達してからとなる．それ以降に形成される養育者と子どもの間のアタッチメントのパターンは，安全型と非安全型に分類される．非安全型は RAD や DSED と混同されやすいが，一般人口で広くみられ選択的な愛着は形成されている点が異なる．一方で未統合型および役割逆転など，より重篤なアタッチメント・パターンの歪みは，ハイリスク家庭や虐待的な養育を受けた RAD，DSED と診断される子どもで高率にみられる．

　RAD や DSED が生じるようなストレス環境は，生理学的ストレス応答システムのバラ

ンスを歪め，身体・情動・行動の側面にも問題が生じる．睡眠，食欲，排泄など生理的機能の不安定さや身体愁訴，成長不全など身体次元の問題にもつながる．虐待的養育が原因の場合は心的外傷後ストレス症状も密接に関与し，凍り付いた凝視や攻撃性などは過覚醒症状としても記述される．慢性的な虐待のストレスは広範な脳機能の成熟過程にも否定的影響を与える．記憶，言語表出や実行機能など社会認知に関連する認知機能の発達の抑制が生じるが，発達早期の介入によりキャッチアップする．

RADおよびDSEDの診断の要となる選択的な愛着行動の評価は，新奇状況や分離・再会の場面で，養育者と子どもと見知らぬ他者の3項関係を観察することで評価できる．ストレンジ・シチュエーション法など構造化された分離再会場面を用いた愛着行動の評価手続きがあるが，診療場面や日常生活でも分離・再会場面は自然に生じ語られる．子どもにかかわりながら愛着行動を評価し，生活にかかわる複数の大人にも問診する．評価のポイントは，①大人（養育者）を安心できる避難場所としてかかわっているか，②子どもの探索行動と安全基地—避難場所としての大人への接近のバランス，③選択的な情緒の絆の形成，④大人との役割逆転（支配・世話）がないかである．

【経過・予後】　RADやDSEDは可逆性が前提であるが，5歳を超えても養育環境が改善されないと愛着障害行動は変化しにくくなるなど，介入の相対的な臨界期が想定される．またRADでは幼児期の里親養育による介入の有効性が示される一方で，DSEDの無差別な愛着行動は変わりにくいことが明らかになっている．無差別な愛着行動は主要な養育者とは選択的な愛着を形成したあとでも持続することや，ウィリアム症候群などの遺伝疾患でもみられることから，生物学的な病因の関与が推測されている．RADやDSEDでしばしばみられる未統合型アタッチメント行動は，学齢期以降は養育者に対する支配的-懲罰的あるいは過度に服従的-強迫的な世話役的な行動に推移する．未統合型アタッチメント行動は学齢期・思春期の精神医学的疾患の発症のリスク要因となる．特に多い併存診断は，注意欠如・多動症（ADHD），反抗挑発症，素行症などの秩序破壊的・衝動制御・素行症，強迫症，双極性障害やうつ病などである．

## 治療方針

### A. 治療方針の概要

子どもの愛着形成のニーズに応える基本的要素が欠如した養育環境と，養育者が肯定的な相互作用を形成できず，子どもに行動障害が生じる悪循環に介入する．里親養育など，高い感受性と安定性を備えた愛着対象と（養育）環境を子どもに提供することが基本目標である．日常生活と親子治療，子どものプレイセラピー，親の心理教育などの治療の設定の両面で，養育者と子どもの肯定的な相互作用（良循環）と，安全が保障され探索行動が承認される経験の場が生まれるように働きかける．RADやDSEDの子どもの多くが，家族と分離して施設や里親に処遇されるなどさまざまな制約を伴う社会的養護の状況下にあるため，社会的ネットワークに対して開かれた治療的環境を考えるシステム論的または生態学的な視点が必要である．

### B. 介入の方法

安全な社会的処遇の確立とともに愛着に基づいた介入 attachment based intervention の考え方が基本になる．

#### 1. 養育者への介入

養育者の側の子どもの情緒的ニーズへの感受性を高める手段として養育者・子どもの相互作用をプレイセッションで記録し，ビデオフィードバックなどで治療者とともに観察する方法がある．観察過程で，二者に生じている肯定的なやりとりを強調し，注目させる．養育者とともに子どもに注目し，実際の育児場面で親が発揮している対処機能をエンパワ

メントするかかわりによって，治療的絆を確立する．肯定的な働きかけで養育者の子どもへの絆の感情を促進したのちに，子どもが発信する情緒的な（特に愛着に関連した接近欲求などの）キューの読み誤りや見落としを減らし，子どもの行動のもつ心理的意味を推測する力（反映的機能）を高める．養育者の多くが剥奪や虐待などの養育体験をもつ．フラッシュバックや物語として統合されない内的表象にとらわれ，現在も養育場面でしばしば怒りや不安や恐怖に駆られている．その内的表象を治療者に語り苦痛な感情が抱えられ制御されることで現在の否定的な相互作用との関連を洞察し，親自身の情動制御機能を回復する．

### 2．子どもへの介入

子どもの安全感を増し安定した愛着行動が形成されるように，環境調整を含めた長期的かつ包括的な治療・ケアプランを提供する．一貫した個別のプレイセラピーの設定のなかで，治療者を愛着対象（安全基地）と見立てた行動が組織化され協働作業を含む探索的な遊びが発展し，互いに目標を修正しながら協働作業を進める関係が確立することを目指す．特にRADの子どもとの治療では治療者自身が子どもの愛着対象として機能し，いろいろなレベル（表象・情動・行動・身体）でのholdingを提供し，情動制御 mutual regulation の体験を共有する側面を重視する．新奇場面の移行時の引き継ぎや見通しの言語化，肩に手を置くなどの身体的保障で動きやすくなる．褒めるなど言葉での保障を心がける．DSEDの子どもでは指示やルールを視覚的に呈示し，報酬，ペナルティー，タイムアウトなど因果関係を明示した対応を行い，刺激統制することで行動を制御しやすくなる．感覚統合的な働きかけで身体感覚や姿勢の感覚とともに自己制御の感覚を高める．

### 3．併存する行動障害への対応

重症例やDSEDでは，自己や他者への危険行為（自傷・攻撃行動，飛び出しや危険な状況への接近）の管理が差し迫ったニーズとなる場合がある．年長児では認知行動療法や親訓練など行動変容の技法や向社会的な対処技能の教示など心理教育的アプローチを，周囲の見守り機能の強化など安全な環境づくりの過程に織り込む．子どもの発達水準を十分吟味し，ペナルティーや行動制限などの限界設定が過大にならぬよう配慮する．限界設定のマネジメントにかかわるスタッフや家族がレクリエーションなど子どもにとって肯定的な意味をもつ活動にも参加し，力による支配闘争に陥らない工夫も必要である．年長児の不安と攻撃性に対しては前述の併存診断を検討し，心理療法や薬物療法を併用する．

### 参考文献

1) 奥山真紀子：児童虐待とPTSD．日精診誌 7：79-92，2001
2) Zeanah CH, Gleason MM：Annual Research Review：Attachment disorders in early childhood-clinical presentation, causes, correlates, and treatment. J Child Psychol Psychiatry 56：207-222, 2015

# 心的外傷後ストレス障害
*posttraumatic stress disorder (PTSD)*

西　大輔　国立精神・神経医療研究センター精神保健研究所・精神保健計画研究部システム開発研究室室長

金　吉晴　国立精神・神経医療研究センター精神保健研究所・成人精神保健研究部部長

## 疾患概念

【定義・病型】　心的外傷後ストレス障害（PTSD）は，危うく死ぬまたは重症を負うような外傷的出来事を経験したあとに，フラッシュバックや悪夢などのさまざまな症状を呈する疾患で，外傷的出来事のあとに生じる精神疾患として最も代表的なものである．ベトナム戦争帰還兵や強姦の被害者などで共通の

精神症状が認められたことから，1980年に出版されたDSM-Ⅲに診断分類として初めて記載された．わが国では，1995年の阪神淡路大震災を1つの契機として広く知られるようになった．

【病態・病因】 外傷的出来事の最中に感じた恐怖や無力感が，記憶として過剰に固定化されたり消去されなかったりする状態が，PTSDの病態形成に密接に関与していると考えられている．そのため，外傷的出来事の強度や持続期間は主たる病因の1つである．

生物学的には，扁桃体や海馬が記憶の固定化と消去に重要な役割をはたしており，PTSDの患者では扁桃体の反応性が亢進していること，海馬の体積が小さいこと，扁桃体を制御する前部帯状回などに機能不全が認められることなどが報告されている．

また，PTSDの患者では視床下部-下垂体-副腎皮質系（HPA axis）にも機能障害が認められるが，HPA axisが制御に関係しているアドレナリン・ノルアドレナリン・コルチゾルは，扁桃体や海馬などに存在する受容体を介してその機能に影響を与えることも指摘されている．

このうち海馬の体積に関しては，PTSD発症によって体積が小さくなるのではなく，もともと体積の小さい人がPTSDを発症しやすいことを示唆する研究がある．またコルチゾルのメチル化に関するFKBP5などの遺伝子特性や，小児期の虐待が関連するという所見もある．

心理・社会的な要因も，発症に少なからず関係している．これまでの研究で，以前に別の外傷的出来事を経験していること，出来事を経験する以前に心理的な問題を抱えていたこと，精神疾患の家族歴があること，出来事のあとの社会的支援が乏しいこと，低学歴であることなどが危険因子として知られている．ただし災害後のリスク要因のメタ分析によれば，将来のPTSD発症に関連するのは直後のサポートと生活のストレスであり，上記の要因の効果は無視できるほどに小さいことが示されている．

【疫学】 米国で行われた大規模調査では，PTSDの生涯有病率は7.8％と報告されている．このうち男性は5.0％，女性は10.4％であり，女性の生涯有病率は男性の約2倍である．外傷的出来事の種類のなかでは，性被害や戦闘など対人暴力被害によるPTSDの発症率が高く，特に強姦被害者では約半数がPTSDを発症すると報告されている．一方，自然災害や交通事故などによるPTSDの発症率は10％を下回るとされている．わが国で行われた疫学調査では，生涯有病率は1.3％，12か月有病率は0.7％と報告されている．

【経過・予後】 米国の大規模調査によると，外傷的出来事から1年以内の期間では自然回復の可能性が比較的高く，数年を経過しても一定の割合で自然回復が認められる一方で，PTSD患者の約1/3は治療の有無にかかわらず寛解が得られないとされている．わが国における経過・予後に関するデータは存在しないため詳細は不明であるが，自然回復の割合や治療への反応性は，外傷的出来事の種類によっても相違があると考えられる．

### 診断のポイント

現行の診断基準はDSM-5であり，これによればPTSDには4つの主要な症状がある．すなわち，①フラッシュバックや悪夢などの再体験症状，②出来事を想起させる場所や事物の回避，また出来事の記憶や考えといった内面的なイメージの回避，③不眠やイライラなどの過覚醒症状，④重要な場面の想起不能や自分や周囲についての悪い考え，罪悪感，怒りなどの陰性感情といった認知や感情の否定的な変化である．死亡や重症，レイプといった出来事やその脅威を体験，または目撃したあとで，これらの症状が4週間以上持続し，著しい苦痛や生活上の支障をきたしている場合に，PTSDと診断される．

PTSDの診断を確定する際によく用いられ

る構造化面接として，臨床家によるPTSD尺度Clinician-Administered PTSD Scale（CAPS）がある．法的な理由で診断書や鑑定書などを作成する必要がある場合は，CAPSを用いて正確に診断することが望ましい．また，PTSD症状を評価する際によく用いられる自己記入式質問紙として，出来事インパクト尺度 Impact of Event Scale-Revised（IES-R），PTSD診断尺度PTSD Diagnostic Scale（PDS）がある．IES-Rでは診断を確定させることはできないが，短時間で実施できることや，PTSD症状の重症度や時間経過に伴う症状の変化を確認できることから，わが国でも広く用いられている．

### 【鑑別診断】
1) 全般性不安：PTSDはトラウマ記憶が再体験され，恐怖などの陰性感情を生じる病態である．全般性不安は不特定の対象が次々に不安になる状態であり，むしろ安心感が欠如していることが特徴である．
2) 恐怖症：PTSDのように内的な記憶表象ではなく，外的な事物，状況に恐怖を抱く．PTSDでも同様の症状は認められるが，恐怖症の対象が比較的限定的に固定されるのに対して，PTSDではトラウマを想起させるさまざまな事物，状況が回避の対象となり，時にはその対象が固定せずに拡大することが相違点である．
3) カフェインなどの不安惹起性薬物の影響：わが国ではカフェインの有害作用はさほど指摘されていないが，1日摂取量200 mgを超えると中毒症状が出る可能性がある．コーヒーチェーン店のコーヒーには100 mg程度のカフェインが含まれることがあり，その他の飲料も合わせて，大体の摂取量を聞いておく必要がある．
4) 生活習慣による悪化．交感神経系を賦活するような激しい運動，大音響の音楽などは不安を悪化させることがある．
5) 身体疾患として，甲状腺機能亢進症，心疾患，貧血，レストレスレッグスなどの睡眠障害，またほかの疾患への投薬の影響は検討する．

### 治療方針
#### A. 治療方針の概要

まず，物理的にも心理的にも安全を確保し，患者が本来もっている回復力（resilience）を発揮できる環境を整えるよう支援する．安心感を与えるうえで「患者・家族説明のポイント」の項で後述するような心理教育は有用である場合が多い．

症状が重篤である場合，外傷的出来事から数か月以上が経過しても自然回復が認められず本人が希望する場合には精神療法や薬物療法を行う．なお欧州のガイドラインでは，外傷的出来事の2-4週後のPTSD症状が重症である場合は，早期に治療を開始することを推奨している．

#### B. 治療前の評価
1) トラウマ要因：加害者との同居のように，PTSDの原因となったトラウマ的出来事が現在も持続している場合には，PTSDを改善する治療の効果は望みにくい．そのような場合には医療よりも，あるいは医療と並行して，法的保護，ケースワークが必要である．犯罪被害者支援制度，女性相談センター，児童相談所，法テラスなどの支援制度の情報を与える必要がある．
2) PTSDよりも優先すべき精神医療上の問題として，差し迫った自殺の危険，寛解していない精神病性障害（統合失調症，躁病，錯乱），出産，未治療のアルコール薬物依存がある．それ以外の精神疾患については，重症度や生活への影響を勘案して，PTSDとの間で治療の優先順位を考える．
3) 被害からの時期：通常，被害から数か月間は自然寛解が多いので，ことさらにPTSDを対象とした治療をする必要は乏しく，心理的保護を与えつつ見守ることが推奨されている．しかし，これは自然災害などで多数の被災者が出たときの社会介入の指針であり，診察室で被害直後の患者を前にした

ときに数か月間待機させるということは考えられない．その場合，自然経過について説明をしたうえで，心理教育，家族環境調整などを交えつつ，PTSDの治療ないし症状軽減のための対症療法を行うことは認められる．

### C. 薬物療法

欧米のガイドラインでは，PTSDの治療に際しては後述するトラウマ焦点化認知行動療法 trauma focused cognitive behavioral therapy(TF-CBT)が第一選択として推奨されている．ただ，わが国では専門家の数も少なく十分に普及しているとはいえない状況であるため，現実的には薬物療法が治療の柱になる場合が多い(「精神療法」の項参照)．

薬物療法としては，選択的セロトニン再取り込み阻害薬(SSRI)が有効とされており，パロキセチン(パキシル)とセルトラリン(ジェイゾロフト)は保険適用となっている．なお後述するようにPTSDはうつ病の併存が多く，その点からも薬物療法としてまず抗うつ薬を投与するのは妥当と考えられる．SSRIと比較するとエビデンスが不十分だが，臨床上はミルタザピンも有効なことがある．使用にあたっては，ミルタザピンの眠気，パロキセチンの嘔気など，各薬剤の特徴的な副作用に注意する．

#### a. 抗うつ薬の投与

**R 処方例** 下記のいずれかを用いる．

1) パキシル錠(10 mg)　1回1-2錠　1日1回　夕食後
2) ジェイゾロフト錠(25 mg)　1回1-2錠　1日1回　夕食後

抗うつ薬の効果は3-6か月程度は増強するとされる．これらの投薬が無効な場合には，SSRIのほかの薬剤，またはほかのクラス(三環系，四環系)の抗うつ薬の投与が検討されるが，うつ病が併存していない場合には保険適用外診療となることに注意が必要である．

なおPTSDに対して，あるいは併存するうつ病，不安に対して抗うつ薬を処方する場合には，activationに十分注意する．activationが生じた場合にPTSDの過覚醒症状であると誤認をされやすいためである．なお通常のうつ病とは異なり，PTSDではadrenergicな反応が生じていることが多く，併存するうつ病に対してSRIを処方する場合にはadrenergicな賦活にも注意する．筆者の自験例では，攻撃性を理由に紹介されたPTSD患者がSNRIを最大用量処方されており，血中カテコールアミンが正常値上限の2-3倍となっていたが，投薬調整を行ったところ著明に安定化したことがある．

再体験症状が精神病的性質(幻覚)を帯びているときには，非定型抗精神病薬が用いられることがある．

#### b. 精神病的な再体験症状に対して

**R 処方例** 症状に応じて下記のいずれかを用いる．

1) ジプレキサ錠(5 mg)　1回1-4錠　1日1回　(保外)
2) リスパダール液(0.5 mL)　1日1-4包を1-2回に分けて投与　(保外)

イライラや不安などに対しては，ベンゾジアゼピン系の薬剤を用いる．なお，PTSDに対してベンゾジアゼピン系薬剤の有効性は実証されておらず，特に解離症状を伴う患者に対しては慎重に使用する必要がある．心理的依存形成に注意して，連用は避けることが望ましい．また本薬剤が適応となる患者に対しては，カフェイン，運動の調整，リラクセーションの指導を併用する．また，使用時にはアルコールや他の薬剤の摂取状況を確認する．

#### c. イライラに対して

**R 処方例** 下記のいずれかを用いる．

1) ワイパックス錠(0.5 mg)　1回1錠　頓用　1日3回まで
2) デパス錠(0.5 mg)　1回1錠　頓用　1日3回まで

また「急性ストレス障害」の項目でも述べたが，悪夢を訴える場合には急性期だけでな

く慢性期でもβ遮断薬が有効なことがある．慢性PTSD患者の恐怖記憶を再活性化させたあとにβ遮断薬を投与することが生理的反応の軽減に有効であることを示唆した先行研究がある．β遮断薬を用いる場合には，徐脈や低血圧による立ちくらみなどの副作用に注意する．

#### d．悪夢に対して

**処方例）** 下記を用いる．

> インデラル錠（10 mg）　1回1錠　1日1回　就寝前　(保外)

以下も「急性ストレス障害」の項目と重複するが，交通事故後のPTSDなどで患者が身体的な痛みを訴えている場合には，精神症状のコントロールの観点からも疼痛管理が重要である．身体科主治医が処方する鎮痛薬で効果が不十分な場合，補助的に向精神薬を用いることで疼痛が改善し，それに伴って精神症状も改善することがある．疼痛に有効な向精神薬としては三環系抗うつ薬とカルバマゼピン（テグレトール）がよく知られている．また，三環系抗うつ薬と抗てんかん薬は，再体験症状にも有効という報告もある．ほかの薬剤と比べて大量服薬した場合の危険性が高いため，特に外来で使用する際には希死念慮の有無を確認する．

#### e．疼痛に対して

**処方例）** 下記のいずれかを用いる．

> 1）トリプタノール錠（10 mg）　1回1-3錠　1日1回　就寝前　(保外)
> 2）テグレトール錠（200 mg）　1日1-3錠を1-3回に分けて投与　(保外)

### D．精神療法

欧米の治療ガイドラインでは，PTSDに対する治療としてトラウマに焦点を当てた認知行動療法が第一選択として推奨されている．そしてTF-CBTのなかでは持続エクスポージャー療法 prolonged exposure therapy（PE）の有効性が最も実証されている．なお日本国内でRCTが終了しているのはPEのみであり，これをもとに平成28年度より持続エクスポージャー療法が保険適用になった．今後，認知行動療法の専門家も増加することが期待される．その他，認知処理療法 cognitive processing therapy（CPT），眼球運動による脱感作と再処理法 Eye Movement Desensitization and Reprocessing（EMDR）も有効な治療法とされている．

それ以外に，一般的な精神療法として，心理教育，グラウンディング，リラクセーション，支持的精神療法も患者によっては効果があるものと考えられる．上記治療法の海外でのRCTの対照群としてこれらの治療が取り入れられている場合があり，効果量は小さいものの，ある程度の改善は認められている．

### ■患者・家族説明のポイント

外傷的出来事の種類や，出来事からどの程度の時間が経過しているかによっても説明の内容は異なるが，一般には，外傷体験後に精神状態が不安定になるのは決して珍しくないこと，症状は異常な事態を乗り越えるための反応と考えてよいこと，外傷的出来事から1年以内には自然軽快する可能性が比較的高いこと，一定期間が経過しても自然軽快しない場合はTF-CBTや薬物療法などの治療法があるため，現在のつらい状態が永続するわけではないことを伝える．

なお，患者が犯罪被害者の場合は，各自治体の被害者支援センターなど支援機関の情報を提供することが望ましい．警察からの事情聴取によって精神症状が増悪する可能性があることや，一見淡々と事情聴取に応じているように見えても，実は解離症状を呈している可能性があることには留意しておく必要がある．また，性犯罪の被害者は女性の治療者を希望することがまれではない．そのため，女性の治療者を担当にしたり，治療チームに女性の看護師やソーシャルワーカーを含めたりすることを検討する場合もある．

一方で，「病態・病因」の項で述べたように，PTSDの病態形成には外傷的出来事の強度と持続期間だけでなく，遺伝要因や環境要

因などさまざまな要因が関係している．PTSD発症の契機は外傷的出来事であるが，精神症状の原因がすべて外傷的出来事にあるという説明は必ずしも適切ではない．説明にあたっては，外傷的出来事とその他の要因がどのように病態に影響しているかを，症例ごとに考えていく必要がある．

**参考文献**

1) Brewin CR, Andrews B, Valentine JD: Meta-analysis of risk factors for posttraumatic stress disorder in trauma-exposed adults. J Consult Clin Psychol 68: 748-766, 2000
2) Kessler RC, Sonnega A, Bromet E, et al: Posttraumatic stress disorder in the National Comorbidity Survey. Arch Gen Psychiatry 52: 1048-1060, 1995
3) Kawakami N, Tsuchiya M, Umeda M, et al: World Mental Health Survey Japan. Trauma and posttraumatic stress disorder in Japan: results from the World Mental Health Japan Survey. J Psychiatr Res 53: 157-165, 2014

# 急性ストレス障害
acute stress disorder (ASD)

西　大輔　国立精神・神経医療研究センター精神保健研究所・精神保健計画研究部システム開発研究室室長
金　吉晴　国立精神・神経医療研究センター精神保健研究所・成人精神保健研究部部長

## 疾患概念

【定義】　急性ストレス障害（ASD）は，外傷後ストレス障害（PTSD）の出来事基準を満たす体験のあとで以下のような急性の症状が生じ，持続が3日から1か月までのものをいう．1か月を過ぎて再体験などの症状が持続する場合は，PTSDの診断となる．なおトラウマ後の48時間以内を直後期とよび，ASDの診断がつく3日目からを急性期とよぶことが多い．

【病態・病因】　ASDの直接のきっかけとなる外傷的出来事の規定，生物学的要因についてはPTSDの項（⇒266頁）を参照されたい．ASDの病像を決定する直接の要因はトラウマ的出来事の衝撃であるが，その症状には解離の要素が入り込んでおり，社会心理的要因の影響が想定される．

【状態と特性】　トラウマ的出来事が何度も想起され，恐怖などを強く感じる侵入症状，興奮や苛立ちなどの覚醒症状，茫然として我を見失っている解離系の症状，それに伴って出来事に関連する思考や刺激の回避，また陽性感情の麻痺が生じる．

　ASDの主要症状の1つである解離は，トラウマの最中，直後に生じることが比較的多く，周トラウマ期解離 peritraumatic dissociationとよばれる．その程度は「かすかで，瞬間的で，ほとんど気づかないほどのめまいや意識混濁から，深くて長く持続する意識喪失まで」多種多様である．周トラウマ期解離がのちのPTSDを予測するという知見も出されていたが，最近の研究では基本的には正常反応であり，これが急性期にも持続した場合にPTSDを実際に予測するとされる．したがってASDのうち解離症状が認められ，それぞれが周トラウマ期から持続している場合にはPTSD発症リスクに注意が必要と思われる．

【疫学】　大規模な疫学調査がないため一般人口における有病率は不明だが，これまでの先行研究によると，がんや急性心筋梗塞などの身体疾患患者では2-4％，台風・地震などの自然災害や交通事故の被災者では7-16％，暴力の被害者や熱傷患者では19-24％の割合でASDの発症が認められたことが報告されている．

【経過・予後】　定義として1か月を経過した時点でPTSD診断に変更される．ASDがPTSDの前駆型であるのかについては必ずし

も一定した見解がない．子どもの研究ではASDの重症度はのちのPTSD診断と関係はしていたが，感度は低く，成人でもほぼ同様の結果である．

### 診断のポイント

ASDが疑われる場合には本人との対話が困難であることが多いので，出来事についてはできるだけ第三者または客観的情報を得るようにする．意識障害に幻覚妄想を生じる急性錯乱や先行する精神障害の顕在化，それまで事例化していなかった認知症，アルコール使用障害などによるせん妄との鑑別にも注意する．

DSM-5の診断基準では上記のように侵入症状，陰性気分，解離症状，回避症状，覚醒症状の症状群が求められる．操作的診断基準によれば解離を含まないASDも存在しうるが，実際には少ない．なおICD-10の「急性ストレス反応」では，見当識障害を伴う「眩惑（daze）」に加えて抑うつ，不安，激怒，絶望など多型的な症状が認められ，症状が出来事から約3日後に最小限になることなどが挙げられており，DSM-5のASDとは診断基準が異なっている．3日目以降に「急性ストレス反応」に合致する症状が認められる場合は，DSM-5の急性ストレス障害に準じて対応する．

### 治療方針

#### A. 治療方針の概要

症状がそれほど重篤でない場合は，自然回復する可能性が比較的高いことから，睡眠や食事などセルフケアに関する情報を伝えて注意深く経過を観察watchful waitingすることが推奨される．必要に応じてASDに関する心理教育を行い，症状が重度な場合には症状に応じた薬物療法を行う．ただしASDに特化した治療効果研究は非常に乏しい．なお，外傷的出来事の最中に感じた恐怖や精神的苦痛を出来事の直後にグループで話させるデブリーフィングという治療法については，すでにその有効性が否定されている．

#### B. 心理的応急処置 psychological first aid（PFA）

ASDなどの診断に対する治療ではないが，トラウマを受けた被害者への早期対応という観点から望ましい対応を集約したものである．PFAには多くの種類があるが，WHO版，米国版が最もよく引用されている．一般論として将来のPTSDを予測する最も大きな要因は社会心理的支援と生活のストレスである．PFAはこうした要因を円滑に提供するためのコミュニケーションツールである．WHO版では，みるlook，きくlisten，つなぐlinkという3要素が取り入れられ，日本では4-6時間の研修を通じて災害時こころの情報支援センターによって普及されている．米国版は兵庫県こころのケアセンターによる研修が行われている．

#### C. 薬物療法

ASDの薬物療法の効果研究は不十分であり，症状に応じた対症療法を行うことになる．PTSDと同様に再体験症状が明らかな場合には，PTSDに準じて選択的セロトニン再取り込み阻害薬（SSRI）の使用を副作用に留意しながら検討する．

**Rx 処方例** PTSDへの移行が疑われる場合は下記のいずれかを用いる（ただしASDについては保険適用外である）．

1) ジェイゾロフト錠（25 mg）　1回1-2錠　1日1回　夕食後
2) パキシル錠（10 mg）　1回1-4錠　1日1回　夕食後

不眠の訴えも多くみられるが，最近の研究では，出来事直後の急性不眠には恐怖記憶の固定化を妨げるという適応的な意義の可能性が指摘されている．したがって直後期には，保護的環境が整備されている場合には，安易に睡眠薬を処方しないほうがよいかもしれない．ただ，数日後以降の不眠に関しては苦痛の度合いに応じた対応が必要である．なお地震のあとでは夜間の余震があり得るので，断続睡眠は状況に対する適応的な反応ともい

まずはカフェイン摂取や運動習慣などの生活習慣を整え，睡眠リズムを適正化したうえで，日中の活動に支障が出ており，また身体状態が安定していてせん妄を惹起する可能性が低い場合は，非ベンゾジアゼピン系の睡眠導入剤を第一選択として用いる．使用にあたっては減量時に離脱症状が起こる可能性に留意し，可能であれば短期間で中止する．

℞ 処方例 不眠に対して下記を用いる．

マイスリー錠（5・10 mg）　1回1錠　就寝前　1日1回

また，不眠だけでなく焦燥や怒りなどの過覚醒症状が目立つ場合，あるいは不眠に関連して悪夢を訴える場合などには，β遮断薬が有効なことがある．臨床的なエビデンスは十分ではないが，その理論的根拠として，ノルアドレナリンの血中濃度が高まると記憶の固定が強化されること，脳血液関門を通過するβ遮断薬を投与すると記憶の固定が阻害されることが先行研究から明らかになっている．受傷後早期のβ遮断薬投与がPTSD発症予防に有効である可能性を示唆した介入研究も発表されている．β遮断薬を用いる場合には，徐脈や低血圧による立ちくらみなどの副作用に注意する．

℞ 処方例 悪夢に対して下記を用いる．

インデラル錠（10 mg）　1回1錠　1日1回　就寝前　保外

ASDの時期には，交通事故などのトラウマ的出来事による疼痛管理も大きな課題である．身体外傷後24-48時間の時期に感じた痛みの強さがのちのPTSD発症の予測因子であることを示した研究などがあり，疼痛の緩和がトラウマによる精神症状を軽減する可能性が指摘されている．疼痛管理は身体科主治医と相談し，場合によっては三環系抗うつ薬，カルバマゼピンといった精神科薬も検討する．

### D. 精神療法

トラウマ被害後の急性期，つまりトラウマとなる出来事への曝露から2-3週間以内のASDの患者の治療でも，認知行動療法の効果が示されているが，条件が許せば，ASDの時期を過ぎたあとで実施するほうが，より効果的とされる．急性期治療としての認知行動療法は，慢性PTSDに効果が認められている持続エクスポージャー療法 prolonged exposure therapy（PE）と認知再構成療法が応用されることが多い．ASDを発症した身体外傷患者に5週間のPEを実施することは有効であった．PEに代表されるトラウマ焦点化認知行動療法はPTSDの2次予防にも有効であることがメタアナリシスで示されている．

PEを行えない場合は，上述のPFAなどを取り入れた心理教育と支持的精神療法を行うことになる．心理教育の有効性は実証されていないが，臨床的には適切な心理教育によって患者に安心感を与えることは重要であることが多い．

### ■患者・家族説明のポイント

外傷の出来事を経験したあとに精神状態が不安定になるのは決して珍しくないこと，症状は異常な事態を乗り越えるための反応と考えてよいこと，外傷的出来事から1年以内には自然軽快する可能性が比較的高いこと，一定期間が経過しても自然軽快しない場合はトラウマ焦点化認知行動療法や薬物療法などの治療法があるため，現在のつらい状態が永続するわけではないことを伝える．

ただ，本人が自発的に外傷の出来事について話すことで不安が軽減することはしばしば経験される．PFAでも推奨されているように，話したければ信頼できる人に話すように，話したくなければ無理に話さないように，いずれにしても本人の気持ちに沿うことが大切であることを説明する．

### 参考文献
1) WHO版心理的応急処置（Psychological First Aid: PFA）フィールドガイド.

http://pfa-jp.org

# 適応障害
adjustment disorders

賀古勇輝　北海道大学大学院講師・精神医学
久住一郎　北海道大学大学院教授・精神医学

## 疾患概念

**【定義】**　適応障害とは，明らかなストレス要因に対する不適応反応として抑うつや不安などの情動の障害と行動の障害のいずれかもしくは両方を呈し，生活機能に著しい障害をきたす精神障害である．ストレス要因の種類は特定されていないが，誰にとっても強いストレスとなるような破局的な出来事（災害や交通事故，犯罪被害など）よりは，比較的頻度が多く日常的なこと（身体疾患への罹患や職場ストレス，経済的問題，家庭内不和など）が多い．また，不適応反応を呈するかどうかは，個人の素質すなわちストレス脆弱性に大きな影響を受けている．

DSM-5では，症状はストレス因の始まりから3か月以内に出現するとされ，ストレス因またはその結果が終結してから6か月以上持続することはないとされている．また，ストレス因に不釣り合いな程度や強度をもつ著しい苦痛，もしくは社会的，職業的，または他の重要な領域における機能の重大な障害を認めるときに診断されるが，他の精神疾患（うつ病や不安症など）の基準を満たしていないことが条件であり，正常の死別反応も除外される．ICD-10では，ストレス因から1か月以内に発症するとしているところがDSM-5と異なっている．

**【症状・病型】**　症状は情動の障害と行動の障害に大別され，前者では抑うつ気分や涙もろさ，絶望感，焦燥感，神経質，過敏などがあり，後者では怠学や無断欠勤，破壊行為，自傷行為，無謀な運転，けんか，社会的ルールの無視などがある．ほかには，さまざまな身体症状（頭痛，肩こり，動悸，食欲不振，下痢，倦怠感など）がしばしば認められ，社会的ひきこもり，不定愁訴，身体疾患の否認，治療への抵抗などが問題となることもある．

病型としては，DSM-5では「抑うつ気分を伴う」「不安を伴う」「不安と抑うつ気分の混合を伴う」「素行の障害を伴う」「情動と素行の障害の混合を伴う」「特定不能」に分類されており，障害の持続が6か月未満か6か月以上かで「急性」「持続性（慢性）」に分けられている．ICD-10では「短期抑うつ反応」「遷延性抑うつ反応」「混合性不安抑うつ反応」「主として他の情緒の障害を伴うもの」「主として行為の障害を伴うもの」「情緒および行為の混合性障害を伴うもの」「他の特定の症状が優勢なもの」と分類されている．

**【疫学】**　適応障害の有病率は，研究対象や方法によって大きく異なるが，比較的頻度の高い精神障害であるといえる．地域調査では2-8％，精神科外来患者の5-20％，リエゾン・コンサルテーション精神科では10-50％などと報告されている．

## 診断のポイント

上述のように有病率の高い精神障害ではあるが，一方で過剰診断にも十分注意しなければならない疾患である．適応障害の症状は，抑うつや不安などの情動的症状，素行の異常など多様であり，逆にいえば適応障害の診断を強く示唆する特異的な症候があるわけではないため，常に他の疾患と鑑別しながらこの診断にたどり着くことになる．

臨床上，最も鑑別が問題となることが多いのはうつ病であろう．DSM-5やICD-10のうつ病の診断基準においては，その成因に関して触れられていないが，うつ病発症に関与しうるストレス要因が全く見当たらない症例は少なく，過労や対象喪失，対人関係の葛藤，転居や職場での部署異動などの環境変化といった状況因がしばしば認められる．また，うつ病を発症したがゆえに，普段なら対

処可能なストレス要因を処理しきれなくなり，抑うつ症状を一層悪化させ，あたかも適応障害のようにみえることもある．このため鑑別点は，ストレス因の有無ではなく，抑うつ症状がうつ病と診断できるだけの重症度かどうかという点が最も重要となる．DSM-5やICD-10のうつ病の基準を正確に運用することも重要であるが，内因性のうつ病を示唆する中核症状と考えられる精神運動抑制や食欲不振，中途・早朝覚醒，日内変動などがひとまとまりとして存在しているかどうかがポイントとなるだろう．

適応障害と同じストレス因関連障害に含まれる心的外傷後ストレス障害や急性ストレス障害とも鑑別しなければならないが，ストレス因の性質や時間的関係，症状のプロフィールが手がかりとなる．適応障害はこの2つのストレス因関連障害を除外して初めて診断できる．

また，ストレス脆弱性の背景に，神経発達障害(知的能力障害，自閉スペクトラム症など)やパーソナリティ障害が存在している可能性も検討すべきである．ストレス因はこれらの障害の症状を悪化させることがあり，その場合安易に適応障害の診断をつけるべきではない．そのためには生育歴や病前の適応状況の確認，元来のパーソナリティの評価は欠かせない．知的レベルを測定したり，性格特性を評価するために心理検査が有用であり，患者の病状が許すなら施行を検討すべきである．

## 治療方針

### A. 治療方針の概要

上述の鑑別診断のための丁寧な問診がそのまま重要な初期治療となる．裏を返せば，診断の際のきめ細かな評価が欠け，安易に診断がつけられた場合，治療のはじめからつまずくことになる可能性が高い．また，適応障害の診断がついたことで，うつ病や不安症などよりも軽症で「未熟なパーソナリティ」に起因する問題であると片付けてしまわないことが大切である．適応障害は自殺企図・既遂との関連があり，慢性化したり，うつ病や不安症に移行したりすることもあるため，この診断名がつくことで治療の手が緩むことのないよう注意を払う必要がある．

この障害の本態は，ストレス要因に対する不適応反応であるため，治療の中心は精神療法や環境調整であり，薬物療法は補助的なものである．介入の焦点は，①ストレス要因の除去・緩和，②ストレス脆弱性の軽減，適応力の向上，③結果として生じた不適応反応への対処法の獲得，④薬物療法による症状自体の緩和，ということになる．

なお，適応障害を対象とした介入研究は少なく，エビデンスはほとんどない．個別性が非常に高い障害であり，介入研究の対象にはそぐわないものと思われ(特定の状況の対象者に限定する場合は除く)，エビデンスに頼った治療は期待できない．

### B. 精神療法・心理社会的療法

まず，ストレス要因が除去・緩和可能なものであるかどうかを検討する．その際，患者だけでなく，関与する周囲の人と連携・協議する必要がある場合が多い．職場ストレスであれば上司と業務量の軽減や部署の異動などを相談したり，家庭内不和であれば家族にも治療の場に出てきてもらってアドバイスしたり，身体疾患によるストレスであれば身体科医師と協議して身体治療の工夫を考えてもらうなど，主治医が積極的にコーディネートすべきである．

ストレス要因の除去・緩和ができれば，それだけで症状は改善し，それ以上の治療が不要になることさえある．しかし，ストレス要因は簡単には除去・緩和できないことのほうが多いかもしれない．その場合，すぐには避けられそうもないストレス要因に対してどのように対処するのか，つまり適応力をどのように高めるかを検討しなければならない．この介入に用いる精神療法にはさまざまな種類があるが，わが国の医療の実情を考慮すると

1人の患者に長時間を要するような構造化された狭義の精神療法はなかなか実践できないものと思われる．現実的には，支持的精神療法を基本として，認知的技法と行動的技法を必要に応じて使い分けながら介入していくことが多いと思われる．認知的技法と行動的技法の選択やそのバランスについてはケースバイケースであるが，問題解決技法やリラクセーション法などの行動的技法からのほうが導入しやすい場合が多い．特に自傷行為や衝動行為などの素行の障害がはっきりしている場合は，それをターゲットとした行動的技法を優先すべであろう．抑うつ気分や不安の背景に非機能的思考（恣意的推論，全か無か思考，破局的解釈，極端な一般化，自己関連づけなど）がある場合は，認知再構成法などの認知的技法が適応になる場合もある．

医師による精神療法だけでなく，看護師や精神保健福祉士，臨床心理士などの多職種チームによる支援が有用な場合もある．ストレス要因が持続し，適応障害が慢性化しているような症例において，医師以外の視点からのアプローチや精神科作業療法などのリハビリテーションが状況を好転させることもあり，治療が停滞したときこそ包括的なアプローチを考慮すべきである．

### C. 薬物療法

薬物療法はあくまでも補助的なものであるが，不安や不眠が悪循環を形成している場合には，精神療法のみでの対処では不十分な場合もあり，積極的に薬剤を使用することで精神療法も行いやすくなる．

症状が改善したら，薬剤の減量・中止を検討し，漫然と不必要な処方を継続しないように注意すべきである．このため，薬剤はできるだけ依存性のないものを選択すべきであり，下記の処方例のように抗うつ薬や非ベンゾジアゼピン系の抗不安薬や睡眠薬を使用することが多い．

これまで，不安焦燥や不眠などに対してベンゾジアゼピン系の抗不安薬や睡眠薬が頻用されてきたが，依存性や耐性のリスクが高く，安易な使用は厳に慎むべきである．依存性や耐性のない薬剤が少ないながらも使用可能になってきた現状では，ベンゾジアゼピン系薬剤は適切に中止することができる自信のある医師にのみ使用する資格があると言っても言い過ぎではないと思われる．

#### 1. 抑うつが強い場合

**処方例** 下記のいずれかを用いる．
1) セディール錠（10 mg） 1回1錠 1日2-3回
2) ジェイゾロフト錠（25 mg） 1回1錠 1日1回
3) ドグマチール錠（50 mg） 1回1錠 1日1-2回

抗うつ薬を使用する場合，アクチベーション・シンドロームの出現に十分注意し，出現した場合はすみやかに中止すべきである．

#### 2. 不安が強い場合

**処方例** 下記のいずれかを用いる．
1) セディール錠（10 mg） 1回1錠 1日2-3回
2) ソラナックス錠（0.4 mg） 1回1錠 1日2-3回

#### 3. 不眠に対して

**処方例** 下記のいずれかを用いる．
1) ベルソムラ錠（20 mg） 1回1錠 1日1回 就寝前
2) ロゼレム錠（8 mg） 1回1錠 1日1回 就寝前

#### 4. 不安焦燥や衝動性が著しい場合

**処方例**
セロクエル錠（25 mg） 1回1錠 1日1-3回 （保外）

上記の1.-4.の処方例は必要に応じて組み合わせて用いる．

### 参考文献

1) 原田誠一（編）：適応障害．日本評論社，2011
2) 原田誠一：適応障害の初期面接．臨床精神

医学 43：475-479, 2014
3) 平島奈津子：適応障害．精神科治療学 26（増刊号）：129-133, 2011

# 感応性妄想性障害
*induced delusional disorder*

**日野原圭**　慈政会小柳病院（茨城）
**加藤　敏**　小山富士見台病院・院長（栃木）

## 疾患概念

**【定義・病型】**　感応性妄想性障害は2人，時に数人の人々によって妄想や言動が共有される事象を指し，従来，感応精神病，あるいは二人組精神病（folie à deux）といわれたものに相当する．

　最初に妄想を確信した者を発端者（感応者）といい，その人に影響を受けて同じ妄想を分かちもつ者を継発者（被感応者）という．狭義の感応精神病を「憑依感応型」と「妄想感応型」に分けた分類（吉野，1978）が知られる．ICD-10では「F24 感応性妄想性障害」に分類される．DSM-Ⅳでは「297.3 共有精神病性障害」の項があったがDSM-5では削除され，「297.1 妄想性障害」などに分類される．Francesも指摘しているように，この臨床単位は独自な臨床的な意義を有し捨てがたい．治療においても特別な対応が要請され，単なる妄想性障害とは一線を画す．そこで，適切と思われるときにはICDコードを用いることが推奨される．

**【病態・病因】**　感応性妄想性障害は発端者と継発者がもともと心理的な結びつきが強く（例えば夫婦），周囲から孤立するなかで生じ，2人の場合が多いが，数人に及ぶこともある．共有される妄想内容は，かつては狐憑きなど憑依感応型が多かったが，時代変遷により被害妄想など妄想感応型が増加している．診断的には，発端者には統合失調症妄想型や妄想性障害が，継発者には妄想性障害や短期精神病性障害が多い．

**【疫学】**　Kaplanによれば，この障害はおそらくまれなものであるが，発生率と有病率は不明であり，これに関する文献も，ほぼすべてが完全な症例報告の形をとっている．

**【経過・予後】**　本症には発端者の発症の時点と，継発者の感応が始まる時点がある．

　2つの時点は普通長い前駆期をもって隔たっていることが多く，発端者の異常性が緩慢に起こってくることは感応性精神障害の発生において重要である．柏瀬（1977）は発端者の異常性に対する継発者の態度により経過を4期に分けた．「前駆期」は共活共同体ともいうべき関係において当事者同士が親密な生活を送っている時期であり，当初継発者は発端者の異常性を相手にせず，同情することはあっても，一般的にはその妄想を否定し，抵抗する「抵抗期」をもつが，やがて妄想に対して半信半疑となり，当事者同士の団結を強めるための誘因的な危機状況としての結実因子を契機として，継発者が発端者の妄想に共鳴し同調してしまう「同調期」に至る．さらに妄想を相互に支持し強調しあう「完成期」へ進むとされる．継発者の異常は両者の分離によってすみやかに消退することが多い．発端者の経過は原疾患のいかんによる．

## 治療方針

### A. 治療方針の概要

　本症の治療の原則は，発端者と継発者を切り離すことである．一方（多くは発端者）を入院，あるいは2人を別々な病院（ないし病棟）に入院させる．

### B. 薬物療法

　発端者の妄想の消退をはかるため抗精神病薬を用いる．

**処方例**　下記のいずれかを用いる．
1) リスパダール錠（1 mg）　1日 2-6錠を2-3回に分けて投与　食後　（保外）
2) ジプレキサザイディス錠（5 mg）　1日 1-3錠を1-2回に分けて投与　食後　（保外）

3) セレネース錠(3 mg)　1日2-5錠を2-3回に分けて投与　食後　保外

### C. 心理・社会的療法

　発端者と継発者との間の妄想共同体ともいえる強固な結びつきを特徴とする本障害では，強制的な分離のため生ずる心的苦痛への配慮とともに，各自が自立した関係を構築できるよう心理・社会的援助を行うことが必要となる．継発者の異常感応現象についての洞察・病識の現れを待ち，他の家族・親戚などとのより開かれた精神的視野に導くよう援助する．近縁の病態である祈祷性精神病や狐憑きなどの憑依状態・憑依妄想が共有される場合がある．憑依妄想の治療は妄想一般の治療に準ずる．

### 参考文献
1) 吉野雅博：感応精神病と祈祷精神病．懸田克躬, 他(責任編集)：現代精神医学体系 6B 神経症と心因反応 II. pp 143-166, 中山書店, 1978
2) 柏瀬宏隆：感応精神病について．精神神経学雑誌 79：571-585, 1977
3) アレン・フランセス(著)，大野 裕, 中川敦夫, 柳沢圭子(訳)：精神疾患診断のエッセンス. pp 131-132, 金剛出版, 2014

# 急性一過性精神病性障害
acute transient psychotic disorder (ATPD)

阿部隆明　自治医科大学教授・とちぎ子ども医療センター子どもの心の診療科

### 疾患概念

【定義・病型】　急性一過性精神病性障害(ATPD)は，急性に発症し，多形性ないし統合失調症様の病像を形成し，短期間で完全寛解する精神病性障害とまとめられる概念である．情動の変化や個々の感情症状が顕著になることはあっても，躁病あるいはうつ病エピソードの診断基準を満たさないし，脳振盪やせん妄あるいは認知症状態のような器質性の原因も存在しないことが前提である．同様に，薬物あるいはアルコールによる明らかな中毒症状が存在する場合も，ここには含まれない．

【病態・病因】　原因は不明であるが，心理・社会的ストレスに引き続いて発症することもある．統合失調症や感情障害には分類できない急性の非器質性非症状性精神病エピソードという除外的規定のため，内容的にはさまざまな病態が混入している．大きく分けて，統合失調症や感情障害の経過の一部と見なせるもの，同様の病像を繰り返すものがある．

【疫学】　デンマークの全国調査では罹患率は人口10万対9.6であるが，60％はのちに診断が変更になったという．ドイツでは，非感情病性精神病性の診断で初回に入院した患者の7.9％，世界保健機関(WHO)の国際調査では，統合失調症，統合失調症型障害および妄想性障害が含まれるF2全体の11.4％を占めるとされる．全体としてみれば，性差に関しては女性優位で，平均発症年齢は早期中年期にある．しかしながら，統合失調症症状を伴う症例は，発症年齢が早く男性に多いという点で，統合失調症圏の病態と見なせる．

【経過・予後】　通常は2-3か月以内，しばしば数週間か数日以内に完全に回復し，持続的に能力の低下した状態に陥るものはきわめてわずかである．統合失調症などの他のF2群に比べて予後は良好とされるが，再発する傾向が強い．また最初は同様の状態像ではあっても，エピソードが長引く症例もあり，この場合は診断が変更される．さらに，急性の精神病エピソードが数か月以内で寛解しても，長期経過をみると半数は感情障害や統合失調症のエピソードに変化するとされる．

### 診断のポイント

　この診断名はICD-10に固有のものである．DSM-5で比較的近い概念は「短期精神

病性障害」であるが，症状の持続期間が1か月以内という規定など，異なる部分も大きい．ATPDは症状の内容によって，大きく4亜型に分けられる．

### A. 統合失調症症状を伴わない急性多形性精神病性障害

　幻覚，妄想，および知覚障害が明らかであるが，きわめて変わりやすく日々，あるいは時々刻々と変化する急性精神病性障害である．一過性の強度の多幸感と恍惚感，あるいは不安と過敏性を伴う情動の混乱も頻繁に出現する．この多形性で不安定な，変化する病像は特徴的なものであり，たとえ時には個々の感情障害の症状や精神病症状が顕著になっても，躁病エピソード，うつ病エピソードあるいは統合失調症の診断基準を満たすことはない．この障害は特に突発性(48時間以内)に発症して症状が急速に消退しやすく，明らかな誘因となるストレスをみない例が多い．症状が3か月以上持続するならば，診断は変更しなければならない．

1) 発症は急性(非精神病状態から明らかな精神病状態に至るまでの期間が2週以内)でなければならない．
2) 型と強度のいずれにおいても日々，あるいは同じ日のなかでも変化する，いくつかのタイプの幻覚や妄想が存在しなければならない．
3) 同様に変化しやすい情動状態が存在しなくてはならない．
4) 症状が多様であっても，統合失調症や躁病やうつ病エピソードの診断基準を十分な確実さをもって満たすものは何も存在してはならない．

### B. 統合失調症症状を伴う急性多形性精神病性障害

　急性精神病性障害で，急性多形性精神病性障害の記述的な診断基準を満たし，典型的な統合失調症症状もまた一貫して認める．

　上記Aの1)-3)を満たし，さらに統合失調症の診断基準を満たす症状が，明らかに臨床像が完成した時点からほとんどの期間存在していなければならない．統合失調症の症状が1か月以上持続するならば，統合失調症に診断を変更すべきである．

### C. 急性統合失調症様精神病性障害

　精神病症状は比較的安定していて，統合失調症の診断基準を満たしているが，1か月未満しか持続しない急性精神病性障害である．情動の多様性や不安定性がある程度存在することはあるが，急性多形性精神病性障害に記述されるほどには至らない．

1) 発症は急性(非精神病状態から明らかな精神病状態に至るまでの期間が2週以内)でなければならない．
2) 統合失調症の診断基準を満たす症状が，明らかに精神病的な臨床像が完成した時点からほとんどの期間存在していなければならない．
3) 急性多形性精神病性障害の診断基準を満たさない．

　統合失調症の症状が1か月以上持続するならば，統合失調症に診断を変更すべきである．

### D. 妄想を主とする他の急性精神病性障害

　比較的安定した妄想あるいは幻覚が主な臨床像であるが，統合失調症の診断基準を満たさない急性精神病性障害である．被害妄想や関係妄想が多く，幻覚は通常幻聴(患者に直接話しかけてくる声)である．

1) 発症は急性(非精神病状態から明らかな精神病状態に至るまでの期間が2週以内)でなければならない．
2) 妄想あるいは幻覚が，明らかに精神病的な臨床像が完成した時点からほとんどの期間存在していなければならない．
3) 統合失調症の診断基準も急性多形性精神病性障害の診断基準も満たさない．

　妄想が3か月以上持続するならば持続性妄想性障害と診断を変えるべきであり，幻覚だけが3か月以上持続するならば他の非器質性精神病性障害に診断を変えるべきである．

問診にあたっては，精神症状の綿密な把握が最優先である．混乱している本人からは正確な情報を得られないため，病前適応や症状経過，家族歴に関して家族や友人から聴取することが重要である．そのうえで，脳器質性精神障害や症状精神病，中毒性精神病との鑑別のため，神経学的所見をとり，血液・生化学検査，脳波，脳画像検査などを行う．統合失調症や感情障害との鑑別も重要だが，上述したように，これらの障害とATPDは必ずしも相互排除的ではなく，それぞれの経過の一部とも見なせる場合もあるため，厳密な区別は難しいこともある．

## 治療方針

### A. 治療方針の概要

治療は統合失調症や躁病の急性期の対応に準じ，主要な症状に焦点を当てる．一過性の病態と定義されるが，これはエピソードが終結してから最終的な診断が確定するのであり，発病当初からその経過を予測することは難しい．軽症の場合は，休養のみで数日のうちに症状が自然消失することもあるが，病相の短縮や早期の苦痛軽減のため，薬物療法が行われることが多い．興奮が激しければ入院の適応となる．

### B. 薬物療法

幻覚や妄想などの陽性症状が顕著であれば，非定型抗精神病薬が第一選択となる．情動の不安定さが優位な病像に対しては，気分安定薬も奏効することがあるが，即効性がないため，最初は抗精神病薬の併用が望ましい．

**R 処方例** 下記1)-4)のいずれかを主剤として用いる．

1) ジプレキサ錠(5 mg)　1回1-4錠　1日1回 (保外)
2) リスパダール錠(1 mg)　1日1-6錠を1-3回に分けて投与 (保外)
3) エビリファイ錠(3 mg)　1日総量6-30 mgを1-2回に分けて投与 (保外)
4) セロクエル錠(25 mgないし100 mg)　1日総量50-600 mgを2-3回に分けて投与 (保外)

不眠が強い場合は，ベンゾジアゼピン系の薬物も投与する．

5) ロヒプノール錠(2 mg)　1回1錠　1日1回　就寝前
6) ベンザリン錠(5 mg)　1回2錠　1日1回　就寝前

気分変動の著しい場合は，下記のいずれかを併用する．ただし，血中濃度を測定し有効濃度に達していることを確認する必要がある．

7) デパケンR錠(200 mg)　1日2-6錠を1-2回に分けて投与 (保外)
8) リーマス錠(200 mg)　1日2-6錠を2-3回に分けて投与 (保外)

### C. 心理・社会的療法

ATPDは脳内神経伝達系の一時的な機能障害によって生じていて，睡眠と休養が不可欠であると説明する．症状が改善した時点で，診断は暫定的なものであり，今後の経過は不明なことを告げる．また，当面は職場や家庭での心理的な負荷が軽減されるように周囲の配慮が必要となる．病前に心理・社会的なストレスを認める場合には寛解期に，その望ましい発散法や問題解決法を話し合う．本人は精神病的な体験を全く無視したり，逆にそれによって過度に自己評価を下げたりすることがあるので，これをいかに生活史のなかに位置づけるかが重要となる．

### D. 難治症例・家族への対応

数か月で寛解するという定義のため，精神病エピソードが持続する難治例は含まれないことになる．ただし，短期間で症状が改善しても病相を繰り返す症例があるため，本人や家族に対し再発の前兆に十分注意するように伝える．精神病エピソードを繰り返しても，上記薬物の継続投与が再発予防に有効なことが少なくないので，その場合は服薬によって経過が安定することを説明する．また，再発例では，職場や家庭での葛藤状況が持続して

いることもあるので，環境調整や家族療法も考慮する．

### E. 併存疾患
自閉スペクトラム症やパーソナリティ障害の合併はある．

■患者・家族説明のポイント
・急性期には脳機能の一時的な変調であることを説明し，十分な睡眠と休養で必ずよくなることを強調する．
・興奮の激しい症例では，薬物療法でそれが軽減し早く収束することを伝え，服薬を勧める．
・職場状況や家庭環境が発症に関連していることもあるため，症状の寛解後は本人のペースで安心して生活できるように周囲に配慮してもらう．
・その後の経過で，統合失調症や感情障害に移行する症例も少なくないため，今後も慎重に経過を見守る必要があることを説明する．

**参考文献**
1) 阿部隆明，加藤 敏：統合失調感情障害中間領域の疾病論的な位置づけ．精神神経学雑誌 108：556-570, 2006
2) 阿部隆明，大塚公一郎，加藤 敏：急性精神病（非定型精神病）における縦断的診断．精神科診断学 3：22-29, 2010
3) 融 道男，中根允文，小宮山実，他(監訳)：ICD-10 精神および行動の障害—臨床記述と診断ガイドライン．新訂版，医学書院，2005

# 拘禁反応
*prison reaction*

**野村俊明**　日本医科大学教授・医療心理学

## 疾病概念
拘禁反応は拘禁という特殊な状況を契機として発症するさまざまな精神障害の総称である．古典的な診断体系では心因反応に分類される．DSM などの操作的診断基準には厳密な意味で合致する項目が見いだせないと思われる．拘禁状況は一般に行動の自由を剥奪され社会から隔離されることを意味しており，テロや人質事件などによる拘禁を含むが，拘禁反応の概念は刑務所などの矯正施設への収容による拘禁への反応を対象に，主として19世紀後半のドイツで発展した．

拘禁反応の症状は多岐にわたっており，軽度の不安・抑うつ・不眠などの反応から昏迷・幻覚妄想状態などの精神病性の症状やけいれん・失立失歩などの身体症状まで，ありとあらゆる状態がありうる．拘禁反応が生ずる根底には，将来への強い不安・自由の束縛による圧迫・乏しい外的刺激・悔恨などの心因が関与していると考えられている．とりわけ将来への不安が影響するため刑が確定した刑務所・少年院よりも未決で収容される拘置所・少年鑑別所において発生頻度が高いとされる．

拘禁反応に特異的な症状として記載されたものに，ガンザー症候群・レッケの昏迷・赦免妄想・擬死反射・監獄爆発などがある．これらの精神身体症状は主にドイツで記載され，戦後のわが国でも確認されてきたものであるが，矯正施設(拘置所・刑務所・鑑別所・少年院)における処遇の変化により今日では経験することが少なくなっている．私見では，これらの精神病理現象は現代では外国人の被収容者に多くみられる．その理由としては言語が通じないことや異国で拘禁されたことにより不安が著しく強まることが関係していると思われる．

拘禁反応という概念の精神医学的な意義は大きく3つ挙げられる．第1に今日軽視されがちな心因が有するインパクトを改めて認識させるという臨床的な意義がある．多様な精神病性の症状が長期にわたって持続することを経験することは心因が有する病因としての

意義を再確認させてくれる．次に，意識−無意識の関係についての知見がある．理論的には拘禁反応は無意識的な反応であり，詐病は意識的な反応であるが，臨床的には鑑別が困難であることが少なくない．被収容者自身が意識的（故意）なのかそうでないのか混乱しているようにみえる事例も少なくないし，両面があって時と場合によってシフトしているように感じられる場合もある．このことは人間の意識と無意識がそれほど明確に区分できるものでないことを示す現象であり，拘禁反応の研究がもたらした貴重な知見の1つである．最後に，あまりいわれていないことだが，一般の精神科病院で隔離室に収容された患者の病状を拘禁反応の研究がもたらした知見をもとに理解できる可能性があることを指摘しておきたい．

### 診断のポイント

病態に対応した精神障害が鑑別の対象になる．たとえば幻覚妄想状態を呈している被収容者であれば，統合失調症や薬剤性精神障害と鑑別する必要がある．矯正施設では必ずしも生活歴や病歴が詳らかでないためしばしば診断が難しいことがある．症状や経過の非定型性，働きかけによる症状の変動，薬物療法への反応などから総合的に判断していくしかない．

詐病との鑑別も問題になる．症状の場面変動性，疾病利得，経過の定型性，施設での生活から推定されるパーソナリティ傾向などから総合的に判断するしかない．詐病の診断に確信がもてる場合もあるが，すでに触れたように詐病と拘禁反応は明確に線引きできないことを念頭におくべきである．詐病と拘禁反応の併存，あるいはもともとの精神障害に拘禁の影響が加重している（拘禁着色）と診断せざるをえない場合も少なくない．

### 治療方針

根本的な治療は拘禁状況からの解放につきるが，これは一般に不可能であるため矯正施設の職員は多大な苦労をすることになる．爆発的な行動や昏迷による不食など身体の安全にかかわる場合は対症療法的に薬物療法を行わざるをえない．非定型抗精神病薬を鎮静の必要に応じて使い分けるのが妥当であるが，一般に大きな効果は期待できない．

既述のように拘禁反応は基底に強い不安があるので，処遇・医療により非収容者の心情をいかに安定させるかによって転帰が異なってくる．いたずらに圧力を加えることは事態の悪化をもたらすことが多い．一方，拘禁反応は解放への希求が基底にある反応なので，被収容者が拘禁されている事実を現実として受け入れ，「裁判の判決を待つしかない」「刑期を全うするしかない」と覚悟すると軽快するという側面がある．治療者としては穏やかに支持的に対応して被収容者の不安を鎮めつつ，裁判や受刑のシステムをわかりやすく説明して被収容者が自分の現実を受け入れやすくすることを目指す対応が必要になる．

## 祈祷性精神病

*invocation psychosis，Invokationspsychose*

**大宮司信** 北翔大学教育文化学部教授・精神医学

### 疾患概念

【定義・病型】 森田正馬が名づけた憑きものに関する次のような疾患概念．「加持祈祷若くは之に類似したる事情から起って人格変換，宗教妄想，憑依妄想などを発し数日から数月に亘りて経過する特殊の病症」．森田はかなり広範囲の状態を含めているが，今日では，心因性に発症し，人格変換を呈する憑依状態とほぼ同義と考える．

【病態・病因】 森田が着目した病態の中心は人格変換であるが，より不完全な意識の変容を中心とする状態も本疾患に含めている．直接には宗教や俗信が絡むが，背景に長期間の心的葛藤のあることが多い．

**【疫学】** 発症頻度は今日きわめて低い（筆者の外来新患調査では 0.27％）．

**【経過・予後】** 予後は一般に良好である．しかし性格要因が強かったり，状況因，例えば家族状況が困難な場合には，再発や他の形態を示す精神症状が持続することも珍しくない．

## 診断のポイント

統合失調症との鑑別がポイントとなる．統合失調症の特異的症状がみられれば問題はないが，森田も述べているように経過をみないと確定に至らないことも少なくない．現代の操作的診断のなかでは，祈祷性精神病は解離性障害の一部に位置づけられるにすぎないが，コックリさん遊び，新宗教の宗教儀礼，自己啓発セミナーなどで意識変容を伴う憑依状態を，本疾患としてとらえることが可能である．

## 治療指針

### A．治療方針の概要

いわゆるマインドコントロール，セミナー，宗教活動などの直接の原因がある場合には，それから離れることがまず第1である．また表面上の奇妙な言動や激しい精神運動興奮だけに目を奪われることなく，経過をみるうちに明らかになる生活上の諸問題への対応が治療上重要である．

### B．薬物療法

これまでの報告例ではハロペリドールなどのブチロフェノン系薬物の使用が中心である．新規抗精神病薬による治療については明らかではないが，抗不安薬のみでは精神症状への効果はあまり期待できない．

### C．心理・社会的療法

自他境界のあいまいさや脆弱性を呈する場合は長期的な精神療法は困難とする報告，催眠療法が有効であったとする報告がある．

**参考文献**

1) 森田正馬：余ノ所謂祈祷性精神症ニ就テ．精神神経学雑誌 14：286-287，1915
2) 大宮司信：憑依の精神病理―現代における憑依の臨床．星和書店，1993
3) 大宮司信：憑依状態．中安信夫（編）：稀で特異な精神症候群ないし状態像．pp 1-8，星和書店，2004

# 大人の発達障害ってそういうことだったのか その後、どうなってるの?

## 宮岡 等 北里大学精神科学主任教授
## 内山登紀夫 よこはま発達クリニック院長

好評書『大人の発達障害ってそういうことだったのか』の続編企画。今回も一般精神科医と児童精神科医が、大人の発達障害（自閉症スペクトラム・ADHDなど）をテーマに忌憚のない意見をぶつけ合った。過剰診断や過少診断、安易な薬物投与、支援を巡る混乱など、疾患概念が浸透してきたからこそ浮き彫りになってきた新たな問題点についても深く斬り込んだ。

### 目次
1. 少し長めのイントロダクション
2. 診断・治療総論
3. ADHDの話
4. 自閉症スペクトラムの話
5. ケースから考える大人の発達障害
6. 大人の発達障害にまつわるエトセトラ

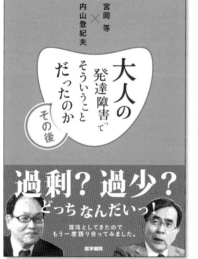

A5 頁330 2018年 定価：3,300円（本体3,000円＋税10%）
[ISBN978-4-260-03616-0]

---

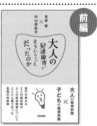

**前編**

## 大人の発達障害ってそういうことだったのか
### 宮岡 等×内山登紀夫

「大人の発達障害とは何なのか?」がテーマの対談集。特性から診断、他の精神疾患との鑑別・合併、薬物療法の注意点、そして告知まで、臨床現場で一般精神科医が困っていること、疑問に思うことについて徹底討論。

A5 頁272 2013年
定価：3,080円
（本体2,800円＋税10%）
[ISBN978-4-260-01810-4]

---

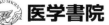
**医学書院**

〒113-8719 東京都文京区本郷1-28-23 ［WEBサイト］https://www.igaku-shoin.co.jp
［販売・PR部］TEL：03-3817-5650　FAX：03-3815-7804　E-mail：sd@igaku-shoin.co.jp

# 10

# 食行動障害および摂食障害群

神経性やせ症　　286
神経性過食症　　290
摂食障害の関連症状（自傷，過量服薬）　　292
摂食障害における認知行動療法　　295
摂食障害におけるその他の精神療法　　298
重症摂食障害患者の身体管理・入院治療　　299
異食症　　303

# 神経性やせ症
anorexia nervosa (AN)

西園マーハ文　白梅学園大学子ども学部発達臨床学科教授

## 疾患概念

**【定義・病態】**　神経性やせ症（神経性無食欲症，神経性食欲不振症）は，極端な節食を特徴とする摂食障害の一型であり，多くの場合，節食の背景には，自分の体型に関する歪んだ認知がある．一般には，「拒食症」として知られている．社会全体で，ダイエットが流行している現在，診断基準を満たさないレベルの体重減少など，神経性やせ症のグレーゾーンの対象も少なくない．診断基準を満たさない場合でも援助が必要なケースは多いことに注意し，適切な対応をする必要がある．

**【疫学・発症要因】**　診断基準を満たす症状をもつ神経性やせ症者は，若年女性の0.5-1%といわれている．男女比は，1対10-20という報告が多く，有病率には大きな性差がある．初発は思春期から20歳代までが最も多いが，小児期や中年期以降の発症もみられる．

神経性やせ症という言葉が作られた19世紀後半には，欧米先進国において，内科学や精神医学の領域で詳細な症例報告が行われた．これらの症例の存在は，ダイエットブームには無関係な発症があることを示し，食欲調節機構など，生物学的因子も発症にかかわっていることを示唆する．近年の症例の増加は，生物学的脆弱性をもった対象が，ダイエットにより，病理が顕在化する機会が増えている面もあると思われる．

**【経過・予後】**　経過としては，短期に回復するものもあるが，長期化もある．難治疾患と考えられがちであるが，患者群全体の回復率曲線をみると，約10年間は回復の可能性があることが観察されている．軽症例では，より早期の回復の可能性が高い．最初から慢性疾患と考えず，援助を行うことが重要である．体重回復後も，肥満恐怖などの心理面の症状が持続することは多いので，再発には注意が必要である．最終的に，10-15%は，月経回復レベルまで体重が改善せず，慢性神経性やせ症の状態にとどまる．死亡率は，種々の精神疾患のなかでも最も高い部類に入る．経過中に神経性過食症 bulimia nervosa に転ずるものもある．

## 診断のポイント

米国精神医学会のDSM-5による操作的診断が行われることが多い．身体面の診断基準としては，成人では著しい低体重，成長期の場合は期待される体重の下限を下回ることが挙げられる．心理面の診断基準としては，肥満恐怖，体重や体型が自己評価に過剰に影響すること，低体重の重大さを否認することなどが挙げられている．低体重の重大さの否認は，身体が衰弱した感覚を感じない一種の離人症状を伴っているのが特徴である．診断基準以外にも，過活動，運動強迫，不眠などがみられ，低体重なのに動き回るという特異な病像を呈する．

節食と過活動による体重低下の場合は，神経性やせ症摂食制限型と分類される．節食だけでなく，過食嘔吐がみられる場合は，神経性やせ症過食・排出型と分類される．後者は，神経性過食症との境界は低体重であるかどうかであり，心理面ではほぼ同一である．

甲状腺疾患や頭蓋内腫瘍など，食欲や体重の異常をきたす身体疾患の鑑別は必要である．うつ病に伴って体重減少がみられる場合もあるが，わずかな体重増加にも強い抵抗感があれば，本疾患である可能性が高い．小児では，偏食，反応性の一過性の食欲不振など，本疾患以外にも食の領域に現れる病理は多く，また本疾患であっても，思春期以降の症例に比べてやせ願望がはっきりせず，鑑別が難しいこともある．体重増加への抵抗感，食へのこだわりや過活動などから判断する．

## 治療方針

### A. 治療方針の概要

神経性やせ症は，栄養補給だけに焦点を当てると治療中断を招きやすく，心理面だけに対応していると，身体がいつまでも回復しない．どのような病期にあっても，心身両面に援助するよう注意する．また，初診時には治療動機に乏しい場合がほとんどなので，本人が困っていること，改善したいことを探し出し，意識して動機づけを行う．治療動機が乏しいなか，学校の保健室から小児科へ，小児科から精神科へと援助の場の移動を要することが多く，このたびに治療中断のリスクがあり，職種を超えた連携が欠かせない．

海外のガイドラインでは，英国の NICE ガイドラインが，さまざまな治療法やそのエビデンスに詳しい．

### B. 身体面の治療

栄養補給には，食事量の増加および質の改善，栄養剤の使用，高カロリー輸液などの方法がある．本疾患においては，低体重が深刻なほど病状否認が強い．このため，治療導入期は，本人の希望しない栄養補給を強制的に実施せざるをえない場合がしばしばある．しかし，病識欠如は，従来指摘されてきたほど固定した特徴ではなく，段階的に，病識や治療動機が現れうると近年では考えられている．治療期間中，終始強制栄養を行うのではなく，栄養補給は一貫して行いつつ，その段階で本人ができる食事の工夫は採り入れるなど，本人の治療参加を促す姿勢も重要である．

#### 1. 食事での改善

食事で栄養を改善するのが理想的であるが，これには，胃腸での消化吸収機能が十分保たれていることが必要である．腸の蠕動運動や消化機能がきわめて悪い場合は，カロリーを増やした食事を提供しても，消化器症状が強く，体重も順調には回復しにくい．サブイレウス状態となり，結果的には食事量を減らさざるをえない場合もある．このような低栄養に陥る前に，発症後早期に，食事内容や食べ方について，栄養士の指導を受け，量，質ともに改善するのが最も理想的な栄養補給である．多くの場合，病初期には，1回に食べられる量には限界があるため，3食ではカロリーが確保できない．間食も含めて1日5食など回数を増やす必要がある．この結果，かなりの時間を食事に費やすことになるので，生活状況をよく聞いてアドバイスを行う．

#### 2. 栄養剤の使用

エンシュア・リキッド，エレンタールなどの栄養剤は，通常の食事より吸収がよいため，確実に栄養を確保することができる．しかし，吸収のよい「カロリーの塊」を摂取することに対しても，味に対しても抵抗感をもつ患者が多い．このため，必要な摂取カロリー数の一部を栄養剤にし，普通の食事と併用するのがよい．鼻腔チューブとすれば，味の問題は避けられるが，チューブ挿入の操作などに対して当事者の抵抗感は強い．短期間に確実に栄養補給をする必要があるときにのみ，鼻腔チューブとするとよいだろう．栄養剤は，外来でも処方可能であり，外来通院中に，拒食の悪化，あるいは感冒やインフルエンザなどの理由で体重が低下した際の「危機管理」の1つの方法として活用するとよい．外来通院時にこれらの対応ができるよう，入院症例では，栄養剤摂取を入院中に練習しておくとよい．

#### 3. 高カロリー輸液（中心静脈栄養）

低栄養状態が深刻な場合は，高カロリー輸液を実施する．ただし，外科的処置であり，施設によっては実施しにくい．気胸，感染などの問題もある．また，高カロリー輸液の場合は，経口摂取以上に再栄養症候群が生じやすい．典型的には心不全症状などがみられるが，極端な低栄養状態から急に炭水化物摂取が増える代謝の変化により，急激な低リン，低ビタミンBの状態になって生じると考えられている．輸液時には，十分これらを補い

ながら実施する．症例によっては，医療保護入院の形で治療を開始するが，本人の治療動機づけと食事摂取を促しながら，早期に任意入院に切り替えるのを目指すのがよい．

### 4. 過食嘔吐への対応

過食・排出型では，激しい過食嘔吐がみられる．過食嘔吐への対応は，神経性過食症（⇒290頁）の治療に準じるが，神経性やせ症の過食・排出型では，身体の状態が悪いために，薬物療法は実施できない場合も多い．絶食と過食嘔吐の悪循環を繰り返さないよう，規則正しい食事スケジュールを作り，全体的摂取カロリーを確保するよう指導する．基本的な生活リズムを作ったうえで，対人関係などの心理面に取り組む．

### 5. 身体面へのその他の対応

過活動や運動強迫傾向をもちながら，外来患者では，どのくらい運動しているかわかりにくいことも多い．万歩計などを使用すると，本人も自分の過活動に驚くことがある．漠然と運動制限をするのではなく，本人が自分に課している運動目標やその根拠をよく聞いて，具体的なアドバイスを行う．過食・排出型には，食事のあとに安静時間を設定すると，運動制限と嘔吐の防止の両方に効果的である．

### 6. 無月経への対応

無月経を心配する家族の要請で，治療早期にホルモン治療が開始されるケースがあるが，ホルモン治療中は，体調不良やむくみを訴えて摂食量が低下しがちである．このため，極端な低体重の時期にホルモン治療を開始するのは望ましくない．視床下部・下垂体・卵巣系の正常化には，体重が十分回復することが必要である．月経停止時の体重あるいは，body mass index（BMI）が18前後の状態を数か月保っても無月経が続く場合には，ホルモン治療を行う．治療の動機づけのためにも，ある程度体重が回復したら，基礎体温を記録させるとよい．

## C．心理面の治療

従来，身体治療が優先で，心理面はあとという考え方が強かったが，治療の初期から，治療や体重の増加を受け入れるための心理的対応は必要である．そのあと，本人の親子関係や学校での適応などについて，話し合っていく．

### 1. 急性期の対応

身体の状態が悪いときには，精神分析など，深い内省を必要とする精神療法はあまり効果が上がらない．この時期の対応としては，本人が自分の体調の悪さに気づけるようにし，また，それを治療のなかで解決できるという信頼関係を作ることが重要である．初診時に，本人が「どこも悪くない」と主張しても，入院治療などで少し体重が増えた場合，信頼関係ができていれば，「あのときは，手足が冷たかった．今は少しよい」などの発言がみられる．体調の悪さに気づくためには，「手足が冷たい」など，本人にしかわからない身体感覚に注目することが重要である．治療者も，体重の数字だけをみて回復を判断していると，体重測定の前に水を飲んで数字だけ増やすというような問題行動を誘いやすい．身体の状態の評価は，体重の数字だけでなく，体調や種々の検査データも含めて総合的に行う．

治療初期は，家族が強い不安や焦りを抱えている．短期間に顕著な治療効果が上がらないと，治療に不信感をもつ場合もある．入院環境に本人が違和感をもち，「家のほうが食べられる」と主張するような場合，家族がこれに同調して，家に連れ帰るような場合もある．家族が治療を理解してサポートできるよう十分な説明を行うことが重要である．家族は，回復過程については知識が乏しい場合が多い．経過や治療に関する心理教育も必要である．

### 2. 体重が回復している過程での身体の受容の援助

ある程度体重が増え，社会復帰を考える段

階では，当初の抑うつ感などは軽快し，体調も回復する半面，体重をさらに増やすことに対する不安は非常に大きい．社会にはダイエット情報が多く，周囲のダイエット中の人の影響を受けて，再度食事量が低下することもまれではない．入院を経験した症例では，学校や仕事の遅れを取り戻そうと無理をしたり，周囲の忙しいスケジュールに過剰に合わせて症状が悪化することも多い．本人は「何kg以上になってはダメ」と上限を意識していることが多いが，治療上は下限のほうが重要である．体重は，緩やかな「幅」で考えるよう指導する．急性期は，体重を本人には知らせず，数値を気にしないことを勧める場合もあるが，外来での体重維持期は，体重管理はある程度，自分で実施できる必要がある．頻繁に測定し過ぎて不安になったり混乱したりしないよう，週に1-2回測定する．そして，栄養剤の追加や睡眠確保など体重減少に気づいたときの対応法を決めておくよう指導する．

### 3. 対人関係や性格傾向への対応

身体が危機状態を脱した段階で，拒食に至った心理的背景についても十分話し合う必要がある．多くの症例では，自分の感情に自分で気づきにくいアレキシサイミアの問題や，自己評価の低さ，完全癖の強さ，また，学業成績などについても点数や席次など数字にこだわりやすい傾向などがみられる．葛藤的な家庭環境が発症に影響していることも珍しくない．発症の原因を追及するという態度ではなく，本人が回復しやすい環境を整え，疾患からの回復だけでなく，闘病のために遅れてしまった発達課題にも対応するという視点から援助を行う．

### 4. 動機づけ

海外では，動機づけを高める対応が行われている．内容としては，「変わりたい気持ち」（食事を増やす）と「変わりたくない気持ち」（拒食にとどまる）の両方があることを話題にし，食事を増やす行動のメリットとデメリットを話し合うことなどがある．強制栄養に終始する場合よりは，本人が治療に積極的になりやすい．

### D. 慢性例の治療

慢性例においては，発症まもない症例とは違った治療方針が必要になる．慢性例の場合，本人は「これまで通り食べている」と主張しても，胃腸機能が年々低下し，体重も徐々に減ってくる場合が多い．日常生活に必要な体力は保てるよう，栄養剤なども使用しながら，十分な栄養補給を行うことが必要である．また，生活習慣が固定してしまい，家族以外との交流は極端に減っていることが多い．あるいは，長年の低栄養の結果として，抑うつ状態がみられることも多く，ますます悲観的になりがちである．何らかの形で社会参加を勧めたり，これまでかかわっていない職種がかかわるなど，本人も治療者も悲観的にならないための工夫が必要である．

### ■患者・家族説明のポイント

- 身体の状態は，1回の体重測定値，食事量だけでは判断できない．「昼食量は友人と大差ない」「クラスには同じくらいの体重の人もいる」という場合もあるだろうが，生来の体型，数か月前からの体重の推移，また体重以外の検査データや体調などから総合的に判断する．
- 食事を増やしたあと，急に体重が増えたように見えても，ほとんど浮腫によるもので，浮腫が消失すると，体重もすぐ低下する場合もある．治療開始後の体重に一喜一憂しないことが重要である．
- 1か月に1-2kgの体重増加は身体的に負担が少なくよいペースである．約7,000kcalのエネルギーの余剰があると，体重1kgの増加が見込めるといわれる．現状より1日200-300kcal多い状態を1か月続けることにより，1月で約1kgの体重増加が期待できるということになる．
- 無月経の時期が少しでもあると，将来不妊症になるということはない．確実に体重を

回復させ，ホルモン治療は必要最小限の期間にとどめるほうがよい．
・育て方だけが発症の原因ということはない．

**参考文献**
1) 石川俊男，鈴木健二，鈴木裕也，他(編)：摂食障害の診断と治療－ガイドライン2005．マイライフ社，2005
2) National Institute for Health and Clinical Excellence (NICE). Eating disorders: Core interventions in the treatment and management of anorexia nervosa, bulimia nervosa and related eating disorders. (CG9 Full guideline, 2004)(http://www.nice.org.uk/guidance/cg9/resources/guidance-eating-disorders-pdf)
3) 西園マーハ文：摂食障害のセルフヘルプ援助－患者の力を生かすアプローチ．医学書院，2010

# 神経性過食症
*bulimia nervosa (BN)*

山下達久　京都府立こども発達支援センター・所長

## 疾患概念
【定義・病型】　神経性過食症(BN)では，自制不可能な過食エピソードが繰り返される．本人の自己評価は体重や体型によって大きな影響を受けるため，過食して体重が増えることをおそれ，それを防ぐような代償行動が過食後にみられる．このため，BNでは体重は標準内であるが変動が激しい．

代償行動のパターンによって，DSM-IVではBNは2つの病型に分けられていた．1つは自己誘発性嘔吐や下剤乱用などによる排出型で，もう1つは運動や不食による非排出型である．

しかし，DSM-5ではこの2つの下位分類はなくなっている．また，BNと同様な過食を認めるが代償行動を伴わない患者は，新たに設けられた過食性障害 binge-eating disorder (BED) に入れられる．

【病態・病因】　過食エピソードでは，大量の食物を一定の時間(例えば2時間以内)に一気に詰め込んでしまう．過食される食物は，カロリーの高い，炭水化物が中心となることが多い．いったん食べ出すと頭の中が真っ白になって止めることができないという感覚を伴う．

身体症状としては，う歯，耳下腺の腫脹，指の胼胝，低カリウム血症などであり，必ずしも無月経ではないが月経は不規則である．精神症状としては，しばしば抑うつ気分が認められ，手首自傷や大量服薬がみられることがある．また，万引き，アルコール乱用，薬物乱用，家庭内暴力，性的乱脈などがみられる．

摂食障害はストレスを適切に処理する能力が未熟なため発症する心身症の1つである．BNは，1980年代後半より増加してきたが，その原因として，コンビニエンスストアなどの増加による食物確保のしやすさや，現代青年の欲求不満耐性の低さによる神経性やせ症 anorexia nervosa (AN) (⇒286頁) の摂食制限型からBNへの病型変化の起こりやすさが挙げられる．

【疫学】　主に女性で，思春期から青年期にかけて発症する．摂食制限型のANとして発症して経過中に過食症状が出現しBNとなるタイプが多いが，ANの既往のないタイプは発症年齢が少し遅い．BNは若年女性の2-3%といわれている．

【経過・予後】　BNの予後については，死亡率は約0.3%で，5-10年の追跡期間で50%が回復，30%が再発，20%がなお治療中との報告がある．

## 診断のポイント
診断には，ICD-10またはDSM-5の診断基準を用いる．BN患者は，過去にANのエ

ピソードがあり，その経過中に過食が出現し体重が増加したために AN の診断基準を満たさなくなったもの，もしくは過去に体重減少のエピソードがないか（正常体重過食症），あっても軽度であり AN の診断基準を満たさないものを含む．

患者が BN の診断基準を満たすとき，併せてその病態水準（神経症水準またはボーダーライン水準）を検討することが有用である．ボーダーライン水準の BN の症状的な指標は，不安定な対人関係，顕著な気分変動，焦燥感，解離症状，手首自傷や大量服薬などの自己破壊的の行動，アルコールおよび薬物乱用，家庭内暴力，器物破損，万引き，性的乱脈などである．いわゆる境界性パーソナリティ障害 borderline personality disorder（BPD）と診断できる場合もあるが，BPD に類似した一時的な状態 borderline state である場合も多い．治療開始時に患者がボーダーライン水準であることが認識できると，その後の治療に対する反応が予測できる．

### 治療方針

#### A. 治療方針の概要

BN の治療は，原則的には外来治療である．過食・排出行動のサイクルをリセットするために，2 週間-1 か月間の短期間の入院治療を行う場合もある．

神経症水準の BN 患者では，心理教育，認知行動療法，対人関係療法，および薬物療法を行う．ボーダーライン水準の BN 患者で自己破壊的行動がみられる場合は，その改善を先決問題とし，情動の安定をはかる薬物療法も行う．食行動異常に焦点を当てた認知行動療法をやり遂げるのは難しいため，食行動異常を増悪させる対人関係上の問題を取り扱う．

#### B. 薬物療法

フルボキサミン（デプロメール）やパロキセチン（パキシル）などの SSRI を投与することで，過食や嘔吐を減少させ，過食と嘔吐 → 抑うつ状態 → 過食と嘔吐，の悪循環を中断することが期待できる．

抑うつ気分や焦燥感が強く，自己破壊的な行動がみられる BN 患者では，リスペリドン（リスパダール）などの抗精神病薬を少量使用する．

**処方例** 自己破壊的の行動を伴わない場合は下記 1），2）のいずれか，焦燥感や自傷行為への衝動が強い場合は下記 3），4）のいずれかを用いる．

1) デプロメール錠（25 mg）　1 回 1-3 錠　1 日 2 回　朝・夕食後　保外
2) パキシル錠（10 mg）　1 回 2-4 錠　1 日 1 回　夕食後　保外
3) リスパダール錠（1 mg）　1 回 1-2 錠　1 日 1 回　就寝前　保外
4) リスパダール内用液（1 mg/mL）　1 回 1-2 mL　不穏時頓用　保外

#### C. 心理・社会的療法

1. 心理教育

まず，摂食障害全般について説明したうえで，3 食をきちんと食べても体重が増え続けることはないこと，過食後の不食がさらなる過食を引き起こすこと，個人個人で適切な体重が決まっており（セット・ポイント），それを超えて無理にやせようとすると反動的な過食が出現することなどを説明する．また，過食・排出行動のメリット（ストレスの発散や不眠の改善など），嘔吐の習癖性（終了時に快感を伴うため）を指摘し，急に過食・排出行動をやめることは容易ではないことを説明する．

2. 認知行動療法

毎日の日中の活動，食事の内容，嘔吐や下剤使用の有無，過食前の状況・気分・思考などについて記録してもらう（セルフ・モニタリング）．「少しでも食べたら，とてつもなく体重が増えてしまう」といった認知の歪みには，計画的に食事量を増やしてどの程度体重が増えるかを検討し，より適切な認知へと修正していく．さらに，過食を遅らせるための代替行動のリストをあらかじめ作成し，過食

衝動が出たら，実行しやすいものから順番に行ってもらう．また，食後に吐くまでの時間を少しずつ延ばしていく．

### 3. 対人関係での問題へのシフト

ある程度食行動異常が改善してくれば，治療の焦点は対人関係の問題に移すようにし，特に食行動異常を増悪させる対人関係上の問題を取り扱う．

### D. 難治症例・家族への対応

ボーダーライン水準の患者・家族には，まず情動面の安定，自己破壊的行動の改善を目指すことを説明する．過食・排出行動に関して，家族や周囲の人は止められないこと，叱責しても不安定になるだけであることを十分に理解してもらう．家族との関係が緊迫している場合，本人・家族との合同面接を行う．

### E. 併存疾患

気分障害（うつ病，気分変調症），パニック症，社交不安症などの不安症，アルコールおよび物質乱用・依存，BPDなどの併存がみられる．

■患者・家族説明のポイント

- 普通に3食が取れるようになることが大切．
- 過食を止めるのではなく，嘔吐を止めていくこと．
- 過食や排出行動については，家族や周囲の人は止めることはできない．
- 本人が引きこもってしまわないように社会ですべき目標を作って1つひとつこなせるように周りがサポートしてあげることが大切．
- この際も家族が一方的に押しつけるのではなく，本人の自主性を引き出すことが大切．

#### 参考文献
1) 石川俊男，鈴木健二，鈴木裕也，他（編）：摂食障害の診断と治療－ガイドライン2005．マイライフ社，2005

# 摂食障害の関連症状（自傷，過量服薬）

*eating disorder-related symptoms (self-injury, overdosing)*

松本俊彦　国立精神・神経医療研究センター精神保健研究所・薬物依存研究部部長

## 疾患概念

**【定義・病型】** 自傷とは，自殺以外の意図から，非致死性の予測をもって，致死性の低い方法を用い，直接的に自身の身体を故意に損傷する行為を指す．通常，怒りや不安，緊張，抑うつ気分，解離による虚無感などの不快感情への対処として行われることが多く，その場合には，自傷直後には不快感情が緩和し，一種の安堵感，解放感を自覚するという．具体的な方法としては，鋭利なもので皮膚を切り，引っかく，突き刺す，故意にやけどをさせる，硬い壁や家具などに身体の一部を打ちつける，治癒しかかった瘡蓋をむしるなどがあるが，精神科臨床では，手首や前腕の皮膚を切傷するリストカットが事例化することが多い．

自傷はしばしば反復性，習慣性を呈し，なかには，「やめたいが，やめられない」という，物質依存に類似したコントロール喪失を自覚する者もいる．また，一般に自傷は1人きりの状況で行われ，周囲には告白されない傾向があるが，自傷がもつ周囲に対する影響に気づいた者のなかには，意思伝達や他者操作の目的で自傷を利用することもある．なお，身体損傷が自殺の意図から行われた場合には，たとえ致死性の低い方法であっても，自傷ではなく，自殺企図として対応すべきである．

一方，過量服薬は，医師から処方された医薬品や市販薬を，本来とは異なる目的から，治療量をはるかに上回る分量を摂取する行為を指し，上記の自傷を繰り返す患者で高率に

みられる現象である．過量服薬を自傷に含めるかどうかについてはさまざまな意見があるが，2つの理由から自傷とは区別すべきである．1つは，過量服薬は，例えばリストカットのように身体損傷の状況を視覚的に確認することができない，「間接的な」身体損傷であり，したがって，必ずしも非致死性の予測ができないからである．もう1つの理由としては，行為の意図が必ずしも「自殺以外の意図」とはいいきれない場合が少なくないからである．過量服薬患者は，意識が回復したあとに，「死のうと思ったのではない．ただ嫌なことを忘れたかった．ぐっすり眠りたかった」と述べることが多いが，同時に，「目が覚めて残念」「何で助けたんですか」と漏らすことも珍しくない．その意味では，自殺企図に近い自己破壊的行動と理解すべきであろう．

【病態・病因】　自傷や過量服薬の心理社会的要因として共通しているのは，何らかの形で周囲から自己の存在を繰り返し否定されてきた体験である．海外の研究によれば，自傷の遠位危険因子は，幼少期における身体的・性的・心的虐待やネグレクト，家庭内における暴力場面への反復曝露，学校におけるいじめ被害，自己身体に対する否定的イメージであり，一方，近位危険因子としては，重要他者や友人との葛藤，物質使用障害の存在，他者の自傷への曝露，自傷に関するメディア情報の影響であるという．

生物学的要因としては，自傷については内因性オピオイドの関与を指摘する研究もある．習慣性自傷患者では，脳内モルヒネ様物質であるエンケファリンの分泌亢進が認められ，さらに，モルヒネ拮抗薬であるnaltrexone（日本未発売）を投与すると，一時的ではあるが，自傷行動の消失もしくは自傷頻度の減少が認められたという．

一般に自傷は過量服薬よりも開始年齢が早い．まずは，自傷によって不快感情に対処することを繰り返すうちに，一種の「耐性」を獲得して自傷がもつ苦痛緩和効果が減衰したり，自傷では到底対処しきれない，一層困難な出来事に遭遇したりすることがある．すでに精神科治療中の自傷患者では，このような状況に陥った際に過量服薬を行う傾向がある．過量服薬は，自傷に比べて周囲に発見されやすく，周囲の動揺や自責，怒りといった激しい反応によって強化され，エスカレートしてしまいやすい．

自傷や過量服薬は摂食障害と密接に関連し，これら3つの問題が1人の患者に同時に存在していることも珍しくない．特に過食と浄化行動を伴う病型の摂食障害では自傷や過量服薬が高率にみられる．

【疫学】　わが国の中学生・高校生における，「刃物で皮膚を切る」タイプの自傷経験は，男性で7.5％，女性で12.1％とされている．女性の摂食障害患者における自傷経験率は，皮膚を引っかいたり，身体の一部を硬い物にぶつけるなどの広範な方法を含めれば，摂食障害患者の半数余りにのぼる．事実，海外のメタ分析研究によれば，摂食障害における自傷経験者の割合は25-56％であり，一方，自傷患者における摂食障害罹患率は54-61％とされており，両者の合併率はきわめて高率である．

わが国には，過量服薬に関する一般人口における疫学的データはないが，摂食障害患者の約2割に過量服薬の経験があり，自傷患者の77％に過量服薬の経験があるという報告がある．

【経過・予後】　自傷や自殺以外の意図からなされる過量服薬は，定義上，自殺とは峻別される行動であるが，中長期的には自殺の危険因子である．あるメタ分析によれば，10歳代において一度でも自傷や過量服薬に及んだことのある若者が10年後に自殺既遂に至る割合は約7％であり，自傷や過量服薬の経験のない者と比較した場合，自殺死亡のリスクはオッズ比にして数百倍高いという．また，摂食障害との関連でいえば，自傷患者に摂食

障害症状（特に過食・嘔吐症状）が併存する場合には，3年以内に深刻な自殺行動に及ぶリスクが高いことが指摘されている．

ちなみに，習慣性自傷患者が自殺企図に及ぶ場合，大抵はふだん自傷に用いている方法とは異なる方法を選択する傾向がある．

### 診断のポイント

まず，どのような意図から自傷や過量服薬が行われたのかを明らかにする必要がある．自殺の意図から行われた場合には自殺企図としての対応が必要である．自殺企図ではないことが判明した場合に，さらに以下のポイントについて評価を行い，近い将来における自殺のリスク評価を行う必要がある．すなわち，①非致死性の予測や手段・方法の非致死性の有無，②習慣性やエスカレートの程度（自傷や過量服薬の頻度の推移，自傷対象となってきた身体部位や用いてきた方法の種類とその変化，過量服薬する医薬品の量と種類の変化が参考になる），③自傷による精神的苦痛を緩和する効果の減衰の有無，④自傷の意図とは別に存在する自殺念慮の有無，⑤解離の有無である．一般に自傷や過量服薬の間隔が狭まり，方法や損傷部位が拡大し，自傷のもつ苦痛緩和効果が減衰してくると，自殺リスクが急激に高まる．

併存する精神障害の評価も重要である．摂食障害患者の場合には，過食した自分への「罰」として自傷が，また，過食を抑えるために昏睡的な睡眠をとろうとして過量服薬が行われることがある．また，解離症患者の場合には，主人格に対して迫害的な意志をもつ交代人格が，主人格に対する殺意をもって身体損傷した結果が自傷であることもある．そのような場合，自殺を示唆する命令性幻聴（実はその多くが交代人格の「声」である）が「頭の中」もしくは「耳の後ろ付近」から聞こえてくることがある．また，賦活された外傷記憶や交代人格の命令に拮抗する目的から，自傷や過量服薬がなされることがある．

### 治療方針

#### A. 治療方針の概要

非自殺性の自傷や過量服薬の多くは，困難な状況に対する，不適切ではあるものの，本人なりには必死の対処である．したがって，頭ごなしに禁止・叱責したり，安易に転院などの治療関係解消を告知したりするのは好ましくない．治療関係が支配／被支配的な「綱引き」の関係に陥ると，かえって自傷が悪化することがある．

まず，現在におけるどのような困難が自傷や過量服薬のトリガーとなっているのか（多くは重要他者との現実的な葛藤であり，しばしば支配／被支配的な膠着した関係となっている）を同定し，背景にある困難を解消する必要がある．同時に，自傷や過量服薬のトリガーをできるだけ避けること，トリガーに遭遇した際の，自傷よりも健全な対処スキルの実施を指導する．

自傷方法が少しずつ致死性の高いものへと変化し，自傷頻度がエスカレートしている場合，あるいは重篤な解離性健忘が頻発している場合には，自殺リスクが切迫している可能性がある．その場合，危機介入目的の入院により患者の安全を確保している間に，併存する精神障害の治療と退院後の生活環境の調整を行う必要がある．

自傷の背景にある衝動性や解離に対しては，少量の非定型抗精神病薬が有効なことがある．その際，体重増加が著明な薬剤はコンプライアンスの低下をきたしたり，体重増加によって混乱し，浄化行動や自傷が悪化することがあり，注意を要する．また，常に過量服薬の危険を考慮し，三環系抗うつ薬や炭酸リチウムの使用は控えるべきである．ベンゾジアゼピン系薬剤も，自傷や解離症状を悪化させる危険性があることから，慎重に投与する．なお，必要に応じて，信頼できる家族に治療薬を管理させるのも有効な方法である．

**参考文献**
1) 松本俊彦：自傷行為の理解と援助－「故意に自分の健康を害する」若者たち．日本評論社，2009

# 摂食障害における認知行動療法
cognitive behavioral therapy in eating disorder

切池信夫　大阪市立大学名誉教授

　神経性やせ症 anorexia nervosa（AN）（⇒286頁）や神経性過食症 bulimia nervosa（BN）（⇒290頁）などの摂食障害の治療目標は，食行動と体重の正常化と安定，身体合併症の改善，摂食障害の中心にある不適応的思考や行動の正常化と再発予防である．このなかで，認知行動療法は，食行動異常とその中核にある精神病理（すなわち体重や体形のコントロールにより自己評価を高める）を扱う．まず患者の行動変化を援助し，自らその変化の効果と意味を吟味する過程で，認知の変化を促していく．ここでは，Fairburn博士が摂食障害の治療に認知行動療法を導入して，約30年間にわたる試行錯誤の果てにたどり着いた改良版 Cognitive Behavioral Therapy-Enhancement（CBT-E）について紹介する．

## 治療を始めるにあたり

　治療を始めるにあたり，まず患者との間に信頼関係を築く必要がある．そのために治療者はこの病気について知っており，患者に対して温かい関心をもち，親と共謀しているという印象を与えない配慮が必要である．

　次にパンフレットなどを用いて病気についての正しい知識と理解を得させる．そして病気による得失を考えてもらい，失っているものの多いことに気づかせ，治療への動機づけをはかる．この動機づけの程度は，その後の治療過程において絶えず揺れ動くので，この強化と維持に努める．

## 治療の適応

　この認知行動療法の適応となる患者は，①外来治療で行える，②身体的に安定，自殺の危険性がない，③BMIが15-40，とされている．そして禁忌は，①重篤な身体合併症，②自殺の危険性，③重いうつ病，④持続的な物質誤用や乱用，⑤人生上の大きな出来事や危機，⑥治療に参加できない，などである．

## 治療構造

　この治療法は個人精神療法の形で行う．そして治療者に対する信頼関係を基盤として，患者と治療者が異常な食行動に打ち勝って正常な食生活を回復するという共通の目的に向かって，共同戦線を張る．そして患者が努力して自分自身を変革していく過程において，治療者が情報を与え，提案し，支持を与え，くじけそうな患者を常に激励，勇気づけていく．

　この治療法を支える戦略として，まず，患者の精神病理を維持している過程の「定式化formulation」（図1）を，個々の患者の精神病理とその進行に合わせて共同して作る．

　一般的に大部分の患者は20週にわたり20セッションの治療を受ける（低体重の患者に対して40週版がある）．これは**表1**に示すように大きく4つのステージに分かれている．

　患者にとって，食行動問題に打ち勝つことは難しいが価値あることで，治療を第一優先にすることが必要である．自己監視記録，日々の計画された課題の達成などの遂行が重要である．

　CBT-Eには2つの原理がある．1つ目は，単純な手順が複雑なものより優先される．2つ目は，多くのことを失敗するより，少ないことを達成することがよい（節約の原理）．

　CBT-Eは，一般的な認知行動療法の戦略と手順（二分割思考や選択的抽出などの認知の歪みなどを取り扱う）を用いるが，認知行動療法で通常用いられる思考記録を用いない．そして，正規の認知再構成法をあまり用

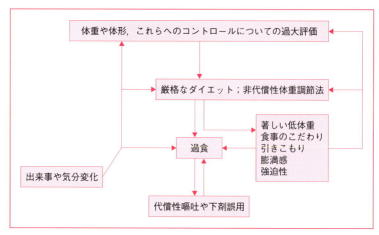

図1 定式化

表1 治療スケジュール

| ステージ1 | 治療に導入,定式化の作成,教育,セッションでの体重測定と規則的な食事の確立.初回面接,その後1週間に2セッション(計8セッション) |
|---|---|
| ステージ2 | 移行期.進み具合の検討,変化の妨げの発見,必要に応じて定式化を変え,ステージ3を計画.1週間に1回,2セッション |
| ステージ3 | 治療の中心.摂食障害の持続機序に取り組む.1週間に1回,8セッション連続 |
| ステージ4 | 将来に備える.改善された状態の持続と再発予防.2週間に1回,3セッション.再検討セッション:治療終結して20週後 |

いないし,自動思考,仮定,中核の信念,スキーマなども用いない.そして認知の変化を達成するために,患者の行動の仕方の変化を援助し,自らがその変化の効果と意味を吟味するように促す.

そして患者が食行動の問題から自由になるために,自ら定式化した生活を行うのを観察し,その効果や意味合いを理解し,今までと異なる行動をとるように促す.

治療の後半で,摂食障害を維持している過程が患者により十分に阻止され,患者がこれまでと全く異なった考え方をする期間をもち,患者の考え方(思考態度)が変わるのを援助する.このようにして患者が,自分のこころの枠組みを操作することを学び,完全に元に戻る再発に効果的に対処する.

### 治療の手順

#### A. ステージ1

この段階は,治療の初期段階で,治療を上手に始めることが重要である.最初の1-2週間における変化の程度が転帰の有力な指標となる.目標は,患者を治療に導入し,変化を起こさせ,一緒に患者の定式化(図1)を作り,関連することを教育し,CBT-Eで特に重要な「セッションでの体重測定」とリアルタイムでの食事の自己監視記録(図2)により「規則的な食事」を確立していくことである.そして体重,体重測定,体重変化について十分な情報を与え,間食なしに規則的な食事とおやつを取れるように導く.これらは他の変

| 木曜日 3 月 19 日 | | | | | |
|---|---|---|---|---|---|
| 時間 | 食べた物，飲んだ物 | 場所 | ＊ | V/L | 内容とコメント |
| 7.30 | 水 1 杯 | 台所 | | | 昨日からのどが渇く |
| 8.30 | バナナ半分<br>コーヒー | カフェ | | | 良い日，過食していない |
| 11.45 | 七面鳥のサンドイッチ<br>ヨーグルト<br>ダイエットコーク | カフェ | | | 通常の昼食 |
| 18.40<br>〜<br>19.30 | アップルパイ<br>アイスクリーム 2 リッター<br>ピーナツバターを塗ったパン 4 枚<br>ダイエットコーク<br>葡萄パン<br>ピーナツバターを塗ったパン 2 枚<br>ダイエットコーク<br>瓶からピーナツバター<br>葡萄パン<br>チョコレートバー<br>ダイエットコーク | 台所 | ＊<br>＊<br>＊<br><br>＊<br>＊<br><br>＊<br>＊<br>＊ | <br><br>V<br><br><br><br><br><br><br>V | <br><br>助けて，止められない．全く制御不能．自分がいや<br><br><br><br><br><br>意気消沈．なんでこんなことするの．帰宅するなり始めて．最悪の日 |
| 21.30 | 脂肪分ゼロチーズと餅<br>ダイエットコーク | 台所 | | | 本当に寂しい．肥満，醜い．お手上げ |

＊＝過食，V＝嘔吐，L＝下剤乱用

図 2　自己監視記録の例

化が生じる基礎となり，これらが達成される程度に応じて，摂食障害を維持している中核の精神病理に取り組む段階に入る．

### B. ステージ 2

次の段階への移行期である．治療者と患者が知識を蓄積し，進み具合を検討し，変化の妨げを見つけ，必要に応じて定式化を変える，そしてステージ 3 を計画する．患者が低体重でない場合，治療は週 1 回となる．ステージ 2 の吟味の目的は，うまくいっていない患者を見つけ，その原因を探り適切に対処することである．そして吟味と再定式化は，治療者を進行する摂食障害の精神病理に合わせることを目的としている．

### C. ステージ 3

この段階は治療の中心である．目的は摂食障害を持続させている主な機序に取り組むことである．すなわち体形へのこだわり，体形確認，肥満感と摂食障害の思考態度について，いかに対処するかについて学ぶ．

### D. ステージ 4

最終段階で将来に焦点が当てられている．改善された状態を持続することと，再発の危険性を最小にすること（再発予防）が目標である．

ここでは摂食障害の認知行動療法の最新版を簡単に紹介したが，詳しくは「摂食障害の認知行動療法」〔切池信夫（監訳），医学書院，2010〕を参照していただきたい．そして，1 人でも多くの治療者にこの治療法の考え方や手順を理解して実践していただきたいものである．

### 参考文献

1) 切池信夫（監訳）：摂食障害の認知行動療法．

医学書院, 2010
2) 切池信夫：摂食障害―食べない, 食べられない, 食べたら止まらない. 第2版, 医学書院, 2009

# 摂食障害におけるその他の精神療法
the psychoanalytic understanding and its therapeutic approach toward eating disorder

奥寺　崇　クリニックおくでら・院長（東京）

## 摂食障害への精神療法とは

　精神分析的には，摂食障害の病理は，パーソナリティの発達のなかで最早期に起きる「取り入れ」に深く由来する．ヒトの発達にとって取り入れの始まりは，胎生期における臍帯を通じての養分の供給であり，口腔を介する羊水の飲み込みである．それは出生という環境の劇的な変化によって，肺への大気の取り込みと，消化管への母乳の取り入れへと代わる．重要なのは，その際に母性（母親，養育者）への愛着，対象希求という心的力動にも変化が起きることである．つまり，出生後は母親，乳房（乳首）といった具体的な対象が出現することで，胎内環境では母体ストレスとして感受されるにとどまっていた対象の不在を経験し，その不在の経験は不安や抑うつといった自己にとっての心的なストレスをもたらすようになる．心的ストレスの自覚は，対象への希求とともに力動を生みだす．
　その後の発達では，身体的な成長と並行して積み重ねられる愛着・対象希求（とその不在）の経験が，その人固有の内的な対象関係（人に何を求めるか，人をどのようにみるか）を形成する．心の発達は取り入れから次の段階である排泄とそのコントロールへと徐々に移行し，それに伴い，自己の感覚，内的対象関係を表現すべく言葉を獲得する．言語一般は中立的，抽象的なコミュニケーション手段であるが，「自己を表現するための言葉」の獲得は言語の獲得と同一ではない．
　取り入れの際の，①身体の感覚（口腔・消化管粘膜）と，②乳を吸うという運動（筋肉）系を介する行為，さらには③心理的な愛着（「甘え」に代表される受身的な対象希求の充足）に混乱を経験していると，思春期のように心身に大きな変化が起きる時期（子どもの関係性に大人の関係性が入り込む）のつまずきに際し，退行が起きる．退行のありようは取り入れに関して発動する3つの要素（口腔・消化管粘膜の感覚，運動系，心理的愛着）によるストレス表現の混乱にあらわれる．混乱のあらわれは，口腔・消化管粘膜や空腹・満腹感に刺激をもたらす拒食・過食，あるいは自己誘発嘔吐として，運動系における過活動，心理的な不安・抑うつ，さらには人に対して心を閉ざす，といった行為に及ぶ．したがって，摂食障害を深層心理学的に理解しようとすると，「取り入れをめぐる混乱を内包した状態」と「自己を表現するための言葉の獲得」のバランスにおいて，前者が優位となると顕在化する，ということができる．摂食障害の顕在発症が思春期に多いのは，先に述べた心身の変化に際し，自分の精神内界を晒すことに性愛（あるいは性愛をめぐる内的空想）が加わるために内界の開示がより困難となることで，両者のバランスが崩れやすくなると理解される．

## 治療方針

　精神療法の多くは言語を介するため，治療の場でやり取りされる言葉に患者自身を表現するための言葉としての機能をもたせられるか否かが治療のカギを握っている．

### A. 治療方針の概要

　治療設定については，原則的にいわゆる治療構造という定点観測が望ましい．週1回，最低でも30分という安定した面接の枠組みを提供する．時間に遅刻したり，話すことがない，といった言動の1つひとつが，患者に

とっての自己を表現するための言葉として理解する手がかりになるからである．

### B．治療初期

　取り入れに伴う混乱は，遅刻という拒否（必ずしも遅刻を拒否と理解していいとは限らない）や口をつぐむという行為に表現されている場合もあれば，面接時間外に電話により性急な返答を求めたり，「先生は私のことを○○と思っているんでしょう」といった思い込みの押しつけ（投影同一化）も治療者とのやり取りのなかに取り入れをめぐる混乱が表出されていると理解できる．その1つひとつに「あなたはこう思っているのですね」という患者の自己を表現するための言葉を付与すること（解釈）が意味あるやり取りとして患者に受け取られるまでの基本的な信頼関係の構築の期間は，患者の症状に変化・改善がみられることは少ないといっていい．それは患者にとっては，治療者という対象が患者自身の心のありようを意味あるものとみなす存在かどうかの確かめの期間だからである．重症例ではそういった対象とかかわりをもった経験がないために，この確かめの期間が遷延する傾向にある．

### C．治療中期

　治療者が患者には固有の心のありようがあるということを担保する点において確かな存在となっていくと，治療の場は，患者の心を開示する場所となり，ストレスを感じるポイント，混乱した処理過程がさまざまな形で表出されていく．そのなかにはるい痩，自傷行為といった早急な対処を求められる症状を含むが，対処だけにとどまらず，混乱のありようを丹念に取り上げ，自己を表現するための言葉の成長を促す．この時点で症状が落ち着きをみせるとしても面接時間・頻度を維持すべきである．

### D．治療後期

　治療が終盤になると，ここへ来てようやく患者の人生早期の混乱が再現される．その際に，かつて自分が経験したことを治療によって獲得した自己を表現する言葉で語ることができてはじめて心の再構成が可能となる．このような状態に至ることで，混乱によってもたらされた症状は意味を失い，臨床的な改善をみる．

### E．治療のポイント

　摂食障害への精神療法は，治療初期における治療者との信頼関係によって左右されるといっていい．信頼関係というのは，治療者が患者自身にとって自分の固有の心のありようを認め，そこに患者にとって意味のある言葉を付与する対象，として確かな存在であるかどうかである．また，このような対象が存在するという願望そのものが阻害されているのが重症例ということができる．精神療法を始める時点で，心理社会的に人の助けを借りる，ある程度の信頼でよしとする，といった機能が十分に働いていない場合，生育歴における外傷性の要因（複雑トラウマ），発達障害の傾向，強迫的傾向，精神病的な不安などの同定とそれらへの対処が必要となる．

# 重症摂食障害患者の身体管理・入院治療

inpatient treatment for severe anorexic patient

永田利彦　　なんば・ながたメンタルクリニック・院長（大阪）

---

　摂食障害患者がなぜ摂食障害という絶望的な行いを始め，それを継続するかは，そうするしかない理由がある．治療が困難であるのは，別に故意に隠しているわけではないが，患者自らがその理由をなかなか語らないからである．治療終結が間近になって，誰にとっても公然となった時期に初めて，なぜなのか自ら語られるものである．反対にいえば，いかに早く語ってもらうかが重要である．それには，別に入院治療の必要はないはずである．しかし，肥満恐怖へのとらわればかりが

強調され，どんどんと低体重が進むとき，それを医療によって取り除いてほしいという強い要望があるときに，医療者として接していると，内心，どれほどの治療効果があるのかといぶかしみながら入院治療を引き受けることになる．食べているのに太らないと，患者だけでなく両親も真顔で話すこともまれではなく，治療は難渋する．

摂食障害の病理の変化も悩ましい．もう，ただただ厳しい摂食制限だけの，断食を行う修行僧のような摂食障害患者は減った．自己主張できないための現実社会の苦しさからの逃避であったり，気分の上下の大きさを自分でコントロール不能であったり，古典的な摂食障害の病理とは異なる．

それでも，入院期間の制限がないときには，まずは入院治療を引き受け，入院という本人が容易にごまかせない環境の中で，年単位の時間をかけ本人と向き合い，徐々に摂食障害症状という鎧甲のような頑丈な隠れ蓑に隠れる理由(病理)を明らかにしていくことが可能であった．ところが最近の医療事情で入院期間の短縮が不可避となり，数か月以内の退院が求められている．大学病院勤務の時代から何をするにも短すぎる．

そこで筆者自身は，ほとんどすべての患者を外来治療で診療している．毎月数十人，さらに月に数人は体重30 kgを切るような通常なら即入院の新患も来院するが，この数年で入院治療を実際に依頼したことはない．常に行動療法による入院治療の必要性を説明しており，紹介状を何度も作成したが，実際に相手に渡ったことはない．そこまで本人・家族の治療意欲が高まったときには，反対に入院治療の必要性はなくなっているものである．

## 欧米での摂食障害専門病棟

高度に構造化された摂食障害専門病棟による体重の回復への有効性は疑う余地もない．その国に摂食障害専門病棟ができて以降の摂食障害の死亡率が減少したと報告されるほどである．しかし，後述するように治療的位置づけは，この30年で大きく変わった．

では摂食障害専門病棟はどのようなものであろうか．欧米の摂食障害専門病棟の入っている建物の多くが築数十年以上であり，病棟の建物自身は，古いホテルを想像していただければよい．点滴は全くされない．最も重要な差異は，多くの病棟ではトイレに外から鍵がかけられており，病棟スタッフが開けてくれないと患者が用を足せない．これは食物を廃棄できない，嘔吐できない，勝手に下剤を使えないように，人の目を使ってコントロールするものである．本当に重要でお金がかかっているのはソフトウェアであり人件費である．Multi-disciplinary approachとよく引用されるが，心理士，看護スタッフ(それもいくつかの役割分担がある)，栄養士，ソーシャルワーカーなどの多職種の人が治療にかかわり，その人員はわが国の大学病院の何倍にもなる．重篤な患者が入院したときには，看護スタッフが24時間，離れずに居続けてくれる．すべてのスタッフが，摂食障害の専門的な治療にかかわってきた経歴をもち，全員が一丸となって治療に向かっていく姿勢が明確である．こうなると強制的な入院でも，本人が全く協力的でない場合でも，体重1 kg当たり80 kcalといった，わが国では考えられないカロリー摂取が促され，体重は月単位ではなく日単位で増える．1-2か月で10 kgの体重増加となる．ただし，当然，入院費ははるかに高額である．

わが国の環境で入院行動制限療法を行うと半年から1年，医療保護入院の場合，主治医が治療への責任を患者や家族に代わって一時的に負うものであるからには1年以上の期間を覚悟しなければならない．反対にその覚悟がなければ，1年後にも全く改善のないままの退院となってしまう．しかし，年単位の入院が許されない医療環境となった今，入院できる体制を整えつつ，なるべく1人も入院させないように外来で診察するしかない．入院は，決して使うことのできない核攻撃のよう

な「抑止力」となってしまった．悲しい現実である．

ところで欧米での摂食障害専門病棟の役割は，この30年で大きく変わった．米国では医学的不安定改善に限定され，わずか平均16日間と報告されていたが最近は平均8日間と聞く．欧州各国でも入院期間は短縮され，そのうえ「治療効果が望める症例」に制限され，外来治療に重点が移っている．

## 治療構造の重要性

治療的な構造は非常に重要である．1人も入院させないで治療を進めていくには，外来治療も「構造化」していくことが重要である．それには的確な見立てと，それに基づいた外来治療を進めることである．外来初診時に，その患者が，なぜ，摂食障害になるという絶望的ともいえる努力を続け，そこから抜け出すことができなくなっているのか，道筋がみえるところまで聞き進める．そして治療の道筋，何を諦め，何に立ち向かう必要があるのかはっきりしてくれば，患者や家族に「見立て」やこれからの治療の道筋を説明する．何かを諦めれば，解決不可能なことは，まずない．そして，患者が「治る気になれば」，あれほど動かし難かった体重が増え出すのである．

低体重と身体像の歪みだけを解決しようとすると，自分の生きていく悩みの大きさに比べれば，やせていることなど何でもない患者は治療に乗らず，膠着状態に至る．自己主張が全くできずに苦しい場合や，情緒の統制がとれずに自分が信じられない場合など，核心的な部分について実生活の中で治療を進める．

## 低体重回復のための入院治療

筆者は，入院の可能性のある症例には外来通院の早い段階から入院行動制限療法を患者と家族に説明するが，内容はこれまでの先人の業績によっている．先に述べた通り「抑止力」として使用するのであって，実際には入院させない．特にこれまで10回以上入院歴を有する症例では，どんなに監視していても，ある一定の数字（例えば30 kg）になると「全量摂取」にもかかわらず体重回復はぴたりと止まることなどを説明し，数kgの体重回復のための入院より，危機的な体重に至らないことが治療目標であることを明確にする．一方で，一度も入院を行っていない症例では，本人を目の前にある一定以下の体重になると両親が強制的に入院（任意入院であるが）させることを何度も両親に約束させる．同時に精神科医は身体的に危篤状態になってからでは対応できず，予定入院しかできないことを説明する．これらの約束によって，本人の行動，思考が自然と修正されていく．頑固で真面目すぎるために通学が苦しい女子高校生の場合，どんなに通学に固執しようと，体重が下がれば休学し入院になる現実と直面することで，転校などを自然と促すことができる．

入院初期で気をつけなければならないのが再栄養症候群 refeeding syndrome である．患者のみならず両親もが入院前日まで十分なカロリーを摂取していたと言っても，目の前で量った体重，血液検査の結果，そして顔色を総合的に評価する．経口食物摂取では起こりにくいため，点滴などを避けることが好ましい．入院前に絶食状態が長く続いていた場合は（経験では歩行が不可能な場合），体重当たり30 kcal 負荷でも起こしうる．危険性があると判断した症例では血中のリン値を毎日か隔日には測定し，2.0 mg/dL 以下となった場合には（状況によってはそれ以前から予防的に），無水リン酸二ナトリウム 3.44 g と無水リン酸一ナトリウム 0.79 g（リン 1 g に相当）を投与し，その後の血中リン濃度の値により投与量を調節する．長期間全く摂取していない症例では腸管粘膜の廃用性萎縮を生じており経腸栄養では下痢を起こしてしまうため，危険を承知で点滴を行うことになる．この場合もゆっくりと最低限のカロリーから開始する．廃用性萎縮であることを踏まえ，

消化管の使用が必要不可欠であるので，ごく少量でも経鼻栄養も続行する．歩行できない症例では，歩行できるようになるだけで1か月かかり，体重増加はその後である．

入院中は入院主治医，外来主治医，看護スタッフによる病棟カンファレンスを毎週行い，入院主治医，看護スタッフは治療方針と患者と向き合う困難さを共有する．患者にとって相部屋での入院生活は，摂食障害患者同士の関係（多く入院するときは一部屋全員が摂食障害患者となる）や，若い他の入院患者との関係を避けることができず，それは自分の病理と向き合うことになる．それは患者にとって困難で，これまで避けてきたことで，抑え切れない自分や周囲への怒りを引き起こす．その怒りを他の患者に向けることはできないので，看護スタッフや入院主治医に向けることも多い．それをチームで対処することで，本人の病理として返していくことができるのである．

### 教育入院

すべての症例を外来で治療することは不可能で，まれに起こってしまう本格的な入院に備え，看護スタッフに入院治療に慣れていてもらう必要がある．4週間以内の「教育入院」を行っていることがそれに役立つ．この場合，表面的には「必要摂取カロリーの教育」や「過食のない生活の体験」などが目的であるが，治療側ではさらに重要な目的をもっていることが望ましい．例えば，両親との複雑な関係，姉妹間の葛藤，同級生との不仲，職場の上司（同僚）との関係，夫婦関係に問題があり，どうしても一緒に暮らしながらでは解決できない場合，一時的にその場から退き，治療者を交えた面接を入院中に定期的に行いながら，関係の整理を進めていくことが有意義なことがある．このような「本来」の意味を欠いた教育入院は単に慢性化を促すだけである．

### ガムテープロック入院

突然，何ら事前の治療関係がないまま，明らかに通常の行動療法を守ることのできない症例を引き受けざるを得ないことがある．この場合，筆者らは，すべての入院をストップして，個室を用意し，治療チームを作って対応していた．医師治療チームは10人前後からなり，管理医と精神療法担当医をもうけ，24時間体制でシフトを組む．個室はゴミ箱，ティッシュ，ふきんなども排除し（食べ物をしみこませて廃棄しようとする），食べ物を破棄したり，嘔吐したりする場所（洗面，トイレなど）をガムテープで完全にロックする．また，複数の精神科医による家族面談を週に数時間から5時間，場合によってはそれ以上，継続的に行う．このようにすると，患者は最初の数週間は諦めて食べ物を摂取するが，1か月後には再びすべてを拒否し，看護スタッフの面前で平気で嘔吐したりするので，退院を余儀なくされる．これだけの労力にもかかわらず，この入院方法を必要とする症例は重症で，予後は不良である．

わが国の医療環境でも短期間入院以外はほぼ不可能となっている．しかし数か月の入院では体重回復はできない．治療開始早期に見立てや治療方針を明確にして，患者と家族に正直に向き合い，入院に頼らない治療を行うしかない．

最近，青年期の神経性やせ症に対する外来治療である家族をベースとする治療（Family-Based treatment）のエビデンスが，急速に蓄積されつつある．正常体重回復まで入院するのに比べ，医学的安定のための短期入院のあと，家族をベースとする治療により積極的な外来治療を行うほうが有効であった．このように摂食障害治療は大きな転換期を迎えており，我々も従来にない取り組みを行っていく必要に迫られている．

# 異食症
*pica*

佐藤浩代　前 足利赤十字病院神経精神科(栃木)
船山道隆　足利赤十字病院神経精神科・部長(栃木)

## 疾患概念
**【定義】** 非栄養物(通常食べ物とは考えられない)を食べることが継続する摂食異常を異食症という．異食の対象には土や粘土(土食症 geophagia)，氷(氷食症 pagophagia)，洗濯糊やコーンスターチ，毛髪(毛食症 trichophagia)，糞，金属，紙，布，ビニール，ガラス，ペンキ，灰などあらゆるものがなるが，個人的には異食の対象は限定されている場合が多い．なお，DSM-5の診断基準では，異食行為が少なくとも1か月以上持続すること，発達水準からみて不適切であること，文化的に容認される慣習でないことも必要である．一方ICD-10では小児期および青年期に通常発症する行動および情緒の障害のなかに分類されている．

**【病因・危険因子】** 病因論は栄養，感覚生理，心理社会的要因，文化などさまざまな次元で論じられているが，そのメカニズムは不明な点が多い．一方，危険因子は以下のものがよく知られている．

1) 鉄欠乏性貧血：異食内容は氷が最も多い．多くは鉄剤の服用により軽快，改善を認める．
2) 栄養障害：鉄欠乏以外にも，亜鉛欠乏や低ナトリウム血症などでも異食症や味覚異常を認める．
3) 精神疾患(精神遅滞，自閉スペクトラム症，統合失調症など)や脳器質疾患(認知症，脳炎，脳器質疾患の後遺症など)：施設に入所しているこれらの重症患者の約1/4に異食傾向が認められているという報告もあり，異食に対する取り組みはきわめて重要となってくる．これらの異食の機序については明らかではないが，側頭葉障害との関連性を示唆する説がある．例えば，サルの両側側頭葉を切除した際に口唇傾向 oral tendency という特異な行動異常が見られる．つまり食べ物，無生物，生物などのあらゆる対象物を口を使って吟味し(視覚検査は正常にもかかわらず)，そして食べ物の場合はそのまま食べ，そうでない場合は捨てるという行動である．一方ヒトにおける側頭葉の障害(多くは意味記憶障害や失語症も合併)において異食を認めることがあり，ヒトにおける異食の原因として意味記憶障害をはじめとする認知機能の低下が関与している可能性があるのではないかと考えられる．なお，DSM-5の診断基準では，これらの疾患に合併した軽症の異食症は診断から除外されている．
4) 妊娠：妊娠に伴う鉄欠乏やホルモンの変動が食欲異常や味覚異常を引き起こすためと考えられているが，メカニズムの詳細は不明である．多くは妊娠期間中に限定される．
5) 心理的要因：児童虐待，愛情遮断などの心理的ストレスも異食症の発症に密接に関連していると考えられている．
6) 文化的・民俗的慣習：現在でも文化的，民俗的慣習に基づくさまざまな異食が世界中に残存している．例えばケニアでは妊婦の73%が家屋の壁土を食べることが慣わしとなっている．

## 診断のポイント
貧血，栄養障害，精神疾患，脳器質疾患の有無を確認し，心理的要因や児童虐待などが疑われる場合には体全体の外傷などにも注目する．また所見や病歴などから異食を強く疑った場合には本人や家族から話を聞くことが重要であるが，本人や家族が異食の事実を否定する場合もあり，話を鵜呑みにしないことも重要である．

### A. 合併症
口腔内損傷，食欲不振，嘔吐・下痢・腹痛

など，合併症は多岐にわたる．また粘土は亜鉛やカリウムの吸収を阻害するため粘土の異食では亜鉛欠乏症状，低カリウム血症をきたす場合がある．異食した物の大部分はそのまま自然に排泄されることが多いが，まれに腸閉塞，腸穿孔などをきたし急性腹症の原因となる．そのほか，寄生虫感染(土の異食)，鉛中毒(貧血，行動異常，意識障害)なども念頭におく必要がある．

### B. 検査

血液検査〔末梢血，肝機能，腎機能，電解質，微量金属(鉄，銅，亜鉛，鉛など)，寄生虫感染の場合には好酸球など〕，X線などの検査を検討する．

### 治療方針

原因を究明し，それへの対処を行う．心理的要因が疑われる場合には環境調整，家族へのアプローチ，心理社会的アプローチなどが検討される．また異食を防ぐため，患者の認知機能(異食したものをどのように認識しているか，どの程度言葉で表現できるかなど)，身体機能(視力，視界，行動範囲やADLなど)，環境面(生活背景，習慣，食事内容など)をアセスメントし，異食の傾向や時間，場所，周囲の状況などと照らし合わせながら，なぜ異食をするのか，どうしたら防ぐことができるかを考えていく．否定的な対応をすると混乱や不安，そして他の症状を招くこともあるため注意が必要である．

**参考文献**

1) 杉田完爾：異食症(Pica)の病態とその対策. 日本臨牀 59：561-565, 2001
2) Klüver H, Bucy PC: Psychic blindness and other symptoms following bilateral temporal lobectomy in rhesus monkeys. Am J Physiol 199: 352, 1937
3) Lilly R, Cummings JL, Benson DF, et al: The human Klüver-Bucy syndrome. Neurology 33: 1141-1145, 1983

# 児童・青年期の精神疾患と精神医学的諸問題

児童・青年期にみられる精神疾患の概説　306
知的能力障害(知的発達症)　310
自閉スペクトラム症　313
限局性学習症　318
コミュニケーション症　319
注意欠如・多動症/注意欠如・多動性障害　321
運動症群/運動障害群　326
虐待　329
からかい，いじめ　332
不登校，ひきこもり　335
児童・青年期の統合失調症　338
児童・思春期の気分障害　340
児童・青年期の不安症・強迫症・心的外傷後ストレス障害　344
児童・青年期の嗜癖性障害　346

# 児童・青年期にみられる精神疾患の概説
outline of mental disorder in children and adolescents

市川宏伸　東京医科歯科大学非常勤講師・精神科

## 児童青年精神医療と背景

成人における精神医療との比較を中心に児童・青年期の精神疾患を概説したい．児童・青年期の精神科臨床の現場では，本人への治療を行っていると，その背景にあるさまざまな問題に突き当たる可能性が高い．兄弟，親子，夫婦，嫁姑，友人関係，先生・生徒関係，社会的背景などである．これらの問題は単独で存在しているわけではなく，複雑に絡み合っている．時間の経過とともに解消することもあるが，そのまま継続したり，形を変えて継続することもある．児童青年精神科（子どもの精神科）の臨床場面からの視点でいくつかのテーマについて考えてみたい．

## 児童青年精神疾患

### A. 児童青年精神疾患の概要

ICDの疾患分類に沿って疾患の概要をみてみる．

### 1. いわゆる精神障害（F0-3）

通常は成人の精神医療の中心となっている疾患である．

F0は認知障害など脳の器質性障害が中心である．数は少ないが児童・青年期では脳炎・髄膜炎後遺症，交通事故後遺症などがその中心である．最近話題になっている高次脳機能障害もこの範疇である．脳炎・髄膜炎後遺症は18歳未満であれば精神遅滞と診断される場合もある．以前はこれらの後遺症に悩む患者が多かったが，近年，抗ウイルス薬が開発され，初期段階で投与されるようになってから患者は激減している．

F1は薬物・アルコール関連性障害が中心であるが，児童・青年期では精神科の治療対象になる場合は少ない．アルコールは精神症状が華々しくなるまで一定の期間が必要であり，児童小児で少ない．薬物についても以前はシンナー嗜癖などが話題になったが，精神症状が出現するに至る例は少ない．

F2は統合失調症などがその中心であり，最近は早期の予防ということで中学生段階での予防教育などが話題になっている．小学校5-6年生頃から発症があり，15年ほど前までは児童・青年期における中心的な疾患であった．近年は理由は不明だが，統合失調症と診断される症例は大きく減少している．歴史的経過を調べると，かつては児童期分裂病 Kinder Schizophrenie という疾患概念があり，成人の統合失調症とは一線を画していると考えられていた．近年は発症の時期が食い違っているだけであり，生物学的背景などに大きな違いはないと考えられている．したがって成人の統合失調症の場合と同様に扱われる（児童・青年期の統合失調症については338頁を参照）．

F3は気分障害およびその類縁疾患である．児童・青年期中心の医療施設から出てくる統計では，うつ病の診断に当てはまる数は多くない．しかし，抑うつを伴う適応障害などまでを合計すると10％近くになる．児童・青年期では男子より女子のほうが多い．医療現場でみている限りでは中学校2-3年くらいから目立ってくるが，学校健診などからの報告では中学進学頃に目立ってくる（児童・青年期の気分障害については340頁を参照）．

### 2. 神経症性障害など（F4-6）

F4に診断されるものとしては，不安障害（⇒344頁），適応障害，強迫性障害，解離性障害，心的外傷後ストレス障害 posttraumatic stress disorder（PTSD），身体表現性障害などがある．不安障害には，小学校低学年を中心にみられる過剰不安障害や，高学年以降にみられる社会恐怖などがある．強迫性障害は児童青年期のほうが強迫行為を伴うこ

とが多いとされており，その中心は不潔恐怖である．これ以外にも確認強迫，書字強迫，儀式行為などがみられる．母親を中心に操作対象とすることが多い．解離性障害では失立，失声，けいれんなどの転換と，人格と意識の統合が失われる解離がみられる．後者は虐待などの結果として現れる症状としても注目されている．身体表現性障害では心理的ストレスが原因で何らかの身体症状をきたすものが知られている．震災，戦争などにより，激しい心理的ストレスが加えられると，1か月以上経過してから，恐ろしい夢，体験の再演などがみられる PTSD などがある．適応障害は，何らかのストレス因子に反応して，社会的または学業上の機能障害が生じる．症状としては，抑うつ，不安，情緒，行為などの障害を伴うが，ストレス因子が終結すれば6か月以上続くことは少ないとされている．

F5 に診断されるものとしては摂食障害や非器質的睡眠障害などがある．摂食障害は小学校高学年以降の女子に多く，拒食と過食が中心となる神経性無食欲症と過食が中心となる大食症が知られている．近年は大食症も増加傾向にある．高校生年齢の女子を中心に自傷行為や多量服薬などとともに生じることが多い．

非器質性睡眠障害のなかで特に注目されているのは概日リズム睡眠障害であり，睡眠の長さは通常であるが，入眠時間も起床時間も本来の時間から離れており，社会的および学業上の機能障害が生じる．これ以外にも睡眠随伴症として，小学校低学年を中心に夢中遊行症，夜驚症，悪夢などがある．

F6 にはパーソナリティ障害，や衝動制御不能障害，性同一性障害などがある．以前は情緒不安定性障害が高校生年齢の女子にみられ，周囲への操作があるため，医療スタッフも振り回されることがあった．近年は操作性の高い症例は少なく，その分自傷や多量服薬が増加しているように感じる．衝動制御不能障害としては，ネット依存や抜毛症がよくみられる．性同一性障害は思春期以降から明らかになることが多いが，広汎性発達障害などに伴う場合は社会的および学業上の機能障害を伴うことが多い．

## 3. 発達段階に生じる障害（F7-9）

F7 は精神遅滞（⇒310頁）であり，18歳未満の発症，知的障害の存在，社会不適応の存在が条件である．近年，発達障害を中心に知的水準が高いのに社会不適応をきたす例が増えている．かつては統合失調症との近縁性が指摘され，接枝分裂病という概念もあったが近年は使われない．DSM-Ⅳでは Ⅱ 軸に分類されていたが，DSM-5 では多軸診断がなくなり，Ⅰ 軸になった．

F8 の中心は特異的発達障害（コミュニケーション，学力，運動機能など）（⇒318，319頁）および広汎性発達障害（⇒313頁）である．学力の特異的発達障害は，読字，書字，計算に限定されており，神経心理学における言語性の学習障害に当る．広汎性発達障害には1980年代以降，知的障害を伴わない高機能自閉症，アスペルガー症候群も含まれ，スペクトラム（連続体）と考えられるようになっている．対人関係，コミュニケーションの障害や独特の思考・行動様式などが中心症状で，児童・青年期においてはその増加が話題になっている．不登校，引きこもり，からかい，いじめ，虐待との関連，犯罪への関与なども認められる．特異的発達障害とともに，発達障害の中心障害となっており，教育では特別支援教育の対象になっている．

F9 には，多動性障害〔DSM では ADHD（⇒321頁）〕，素行（行為）障害（⇒249頁），小児期の分離不安障害（⇒192頁），選択性緘黙症（⇒194頁），愛着障害（⇒264頁），チック障害（⇒326頁）などが含まれる．多動性障害の診断では素行障害との関連が重視されている．不注意，多動，衝動性が中心症状だが，臨床的には広汎性発達障害との併存などが話題になっている．併存した場合，現在は広汎性発達障害が優越するが，DSM-5 では併記

が認められている．素行障害には10歳未満発症型と10歳以降発症型が知られており，特に多動性障害と前者との関連が話題になっている．分離不安障害は，不安の中心が分離であり，幼児期に生じる際に診断される．家族や親しい友人とは話すが，学校や知らない人とは口をきかないのが選択性緘黙症であり，もともと話すのが苦手な子どもが多い．愛着障害には，おそれと過度の警戒により友人との社会的交流が乏しい反応性と，養育者がしばしば代わり，誰にでも無分別に親しげな行動をとる脱抑制性型がある．チック障害は急激で，反復的，非律動的な動きを示す．瞬目，首振り，しかめ顔などの運動チックと，咳払い，鼻鳴らし，汚言（相手の嫌がることを言う）などの発声チックが知られている．両方の症状がみられる（みられた）ものをトゥレット障害とよぶことがあり，周囲への迷惑が強い場合，本人が症状を苦痛に感じている場合は，薬物などの積極的治療の対象となる．

### B．臨床場面における変化

筆者が勤務していた都立梅ヶ丘病院（現都立小児総合医療センター）受診者の初診時主訴を調べると，平成9（1997）年度までは長らく，「学校に行けていない」が第1位であり，「言葉が遅れている」「落ち着きがない」「発達の遅れがある」などが上位を占めていた．同10（1998）年頃を境に，「落ち着きがない」が第1位となり，「興奮・衝動性が高い」「友達が作れない」などの主訴が増加してきた．教育現場では「知的水準は高いのに，学業成績が伴わない」とされる生徒が増加している．これらの事実は，いわゆる発達障害とされるF8-9に分類される者の増加を反映していると考えられる．年齢的にも，男子では小学校低年齢の受診者増加が著明であり，相対的に中高生は減少している．女子では中高生年齢の受診者が多く，小学生は少ない．このことは発達障害が男子に多いためと考えられる．

主診断による疾病分類では，いわゆる発達障害（F8-9）が増加しておりF7-9合計では約60％であり，過半数を占めている．15年前と比較すると約2倍に増加している．一方，統合失調症（F2）と診断される者は約7~8％であり，同様に1/3に減少している．入院についても，男子では広汎性発達障害が約2/3を占めている．女子では広汎性発達障害は約20％であり，適応障害とされる者が30％を超えている．

## 児童青年精神疾患の治療

### A．児童青年精神疾患における治療の特徴

成人の精神疾患治療と比べると，診療における保護者の存在の影響がより大きくなっている．20歳未満の医療においては，保護者の依頼または了解が必要である．精神保健福祉法では，本人が納得していなくとも，保護者と指定医が必要と判断すれば入院可能である（医療保護入院）．成人の場合は，家族などの同意が必要であるが，20歳未満では民法上の保護者がこの任にあたる．一方で本人の意思で入院する場合は，本人のサインが必要となる（任意入院）が，20歳未満では本人のサインの有効性が話題になる．そもそも健康保険証は保護者のものを使用するのであり，保護者の同意なしの治療は事実上困難である．入院治療が終了と医療スタッフが判断して，退院が話題になったとしても，保護者が引き取りを拒否すれば退院が遅れることになる．したがって治療に占める保護者の割合は，成人に比べるとより大きいものとなる．

### B．家族の問題

子どもの治療を行っていると，「この子どもは自分が病気になることで父母の離別を防いでいるのではないか？」と感じることがある．治療の経過のなかで，本人自身よりも家族全体の問題が中心になることもある．仮に"虐待"の存在が推測されたとき，幼児の場合は身体的虐待は致命的になるため，虐待に気づいた場合は"通報"などが義務づけられている．年長児の性的虐待，心理的虐待，養

育放棄などでは，明確な証明が難しいこともあり，通報しても簡単に認定されないことも多い．年長児の場合は家族全体を治療の対象に考えて，さまざまな可能性を考慮し，必要に応じて家族療法の導入，福祉機関との連携などが必要となり，治療に時間を要する．

### C. 多職種の連携

　成人でもそうであるが，精神科医療では，多職種によるチーム医療が重要となっている．児童青年精神医療の場合は，近年"発達障害"の比率が高くなり，治療の中心は環境調整や対応改善にシフトされており，一段と多職種の連携が必要となる．学齢期の場合は，入院治療中の教育の保障が必要であり，院内学級は有用である．時には長期間の不登校により失われた登校への"動機づけ"，あるいは学力遅進の改善にも役立つ．このことは，退院後の"引きこもり"などの予防にも有効である．他機関との連携は医療機関以外とも必要であり，連携が実を結ぶためにはお互いの専門性の理解と相手の立場の尊重が重要である．近年は，要保護児童対策地域協議会などを中心に，医療，保健，教育，福祉，司法などの連携が行われている．

### D. 治療連絡

　子どもの精神医療を専門とする医療機関は少ないため，医療機関同士の連携も限定されてしまう．ここでは筆者が勤務していた都立小児総合医療センター病院で定期的に行っている"小児精神科治療連絡会"を紹介する．職種は問わず，東京を中心に約50か所の国公立および民間の医療機関などの関係者が参加している．医療機関の75％は精神科，残りは小児科を標榜しているが，保健所，児童相談所，精神保健福祉センター，発達障害者支援センター，子ども家庭支援センター，区市の子ども部門，福祉部門などの関係者も参加している．毎回，興味ある話題や各医療機関の紹介を行い，最後に情報交換会を行っている．各医療機関では，「入院が必要になった際は当院に頼める」，当院では「回復した際に地元の医療機関などが関与してくれる」という，お互いのメリットがある．普段からお互いの顔を知り，連携の準備をしておくことは大切である．

## 児童青年精神疾患におけるいくつかの課題

### A. 短期的展望

　多くの精神疾患と同じく，児童・青年期の精神疾患も，脳の機能的不全などの生得的問題と精神的ストレスなど環境因的問題が背景にある．この分野が担当する広汎性発達障害，ADHD，学習障害，小児期の統合失調症，気分障害，強迫性障害などの成因の究明，治療法の確立は重要なテーマである．精神病理学，精神生理学，精神化学，画像診断などさまざまな分野で研究が進んでおり，その成果も報告されつつある．

　成因や治療法が解明・確立しなくとも，目の前にいる治療対象者への対応は必要である．教育，福祉，労働，司法などに働きかけ，その分野に医療面からのノウハウを提供していくことである．表面に出ている症状の背景にあるものも一段と複雑化している．最近増加している発達障害についても，"からかい，いじめ"（⇒332頁），"不登校，引きこもり"（⇒335頁），"虐待"（⇒329頁）など幅広い関連性をもっている．

　これらについては，医療の枠にとらわれない他分野とのさらなる連携が必要である．例を挙げると，重度心身障害については，低年齢から医療と福祉の連携が強く，厚生労働省に対しても両面から支援充実の働きかけが行われている．一方，知的障害・発達障害への支援については，医療と福祉の連帯は乏しく，厚生労働省と連携する働きかけも少ない．

### B. 長期的展望

　時代の閉塞感に包まれた社会的背景，家庭環境のさらなる複雑化などさまざまな要素のなかで，子どもが育つ環境も一段と厳しいものになってきている．これに並行して，医療スタッフが担うべき役割も一段と増加する．

児童・青年期の精神医療は長らくその重要性が社会的に認識されてこなかった．地域によってはこの分野の医療がきわめて乏しい現状がある．平成19(2007)年度より厚生労働省も，「子どもの心の診療」という視点で拠点病院整備などに取り組み始めており，少しずつ充実の方向に向かいつつある．医療支援対象者の増加に伴い，これまで以上に関連領域との連携も必要になる．受診者数が減ったとはいえ，統合失調症は精神医療の中心である．児童・青年期の気分障害もこれから増加すると予測される．パーソナリティ障害も，発達障害との関連で再考が必要になっている．社会の変化のなかで，虐待，引きこもり，素行障害など，従来は守備範囲外と考えられていた分野にまで手を広げていく必要がある．精神科の抱えている宿命であるが，ほかの分野が手を出せない専門性，治療上の複雑さを求められる分野にも目を向ける必要がある．

## 終わりに

ICDについては，2017年に第11版の発刊が予定されている．この際には，診断内容の改訂が予定されているため，一定の変更があると思われる．

# 知的能力障害（知的発達症）

intellectual disability (intellectual developmental disorder)

中島洋子　まな星クリニック・院長（岡山）

### 疾患概念

【定義・病型】　知的発達の遅れと適応機能の障害が発達期から認められる状態で，古くは精神薄弱，その後は精神遅滞という用語が使われてきたが，近年，教育や福祉の領域では知的障害の用語が定着している．医学の領域でもDSM-5の改訂に伴い，知的能力障害 intellectual disabilities (ID) と名称変更され神経発達症群のなかに位置づけられた．ICD-11で検討中の知的発達障害 intellectual developmental disorders と同義であるとされている．知的障害の定義は従来と同様で，「発達期に生じ，知的機能が平均よりも有意に低く，かつ適応機能の障害が明白である」というものである．具体的には，標準化された個別的知能検査で平均より有意に低い状態にとどまっており（一般的には田中-ビネーV検査，WISC-ⅢまたはⅣ検査でIQ値が70以下），かつ概念的領域，社会的領域，実用的領域からなる適応機能において複数の領域に困難さが認められる状態が，18歳までに明らかになる，という3条件を満たす状態である．重症度の評価について，従来はIQ値を基準に決めることが多かったが，AAIDD（米国知的・発達障害協会）やDSM-5などの指針では，概念的，社会的，実用的な領域の具体的適応状況を総合的に判断して重症度を決める方法に変更された（表1）．

【原因・疫学】　発生頻度は1-2%である．女性よりも男性のほうが30%ほど知的障害と診断される例が多いが，知的レベルが低くなるにつれてその差は減少する．従来は50%程度しか原因が把握されなかったが，近年の詳細な検討では70%を超える例で原因の特定が可能となっているという．代謝疾患などを含む遺伝子の異常が40-50%，アルコールなど胎生環境への有害物質によるものが10%，脳の外傷，未熟児，低酸素など周産期の問題が10%，鉛中毒など後天的な医学的問題が5%という報告がある．

【分類・病態】　知的障害の分類としては，従来から広く使用されてきたIQ値による重症度分類（表2），病因の有無による分類，支援の程度による分類などがある．従来の重症度分類でみると，軽度遅滞は全体の85%を占め，重度化するほどその割合は低い．

障害概念の変化に伴い重症度は支援の程度別に評価されるようになったが，軽度は時に支援するのみでよい，中度は一部の支援が継

表1 知的能力障害(知的発達症)の重症度

| 重症度 | 概念的領域 | 社会的領域 | 実用的領域 |
|---|---|---|---|
| 軽度 | 就学前には明らかな差はないかもしれない．学齢児では読字，書字，算数，時間または金銭などの学習が困難．成人では読字，金銭管理などや抽象的思考，計画，戦略，優先順位の選択，柔軟性などの実行機能，短期記憶が障害される．問題解決法が若干固定化される． | 同年代に比べて対人的相互反応が未熟．仲間の社会的合図を正確に理解できないかもしれない．コミュニケーション，会話，言語は年齢相応よりも固定化されているか未熟であり，年齢に応じた方法で情動や行動を制御することが困難であるかもしれない．社会的な判断は未熟で，だまされる危険性がある． | 身辺自立は年齢相応．複雑な日常生活上の課題ではいくらかの支援を要する．成人では，食料品の買い物，栄養に富んだ食事の準備，家事および子育ての調整，輸送手段，銀行取引や金銭管理などの支援も含まれる．概念的な技能に重点をおかない職業に雇用される．健康管理や法的決断，技能を要する仕事，子育てなどには支援を要する． |
| 中等度 | 同年代と比べて明らかに遅れる．就学前の言語や技能はゆっくり発達する．学齢児では，学習はゆっくりであり，明らかに制限される．成人では初等教育の水準であり，仕事や私生活での学習の応用すべてに支援が必要． | 社会的行動，コミュニケーション行動において同年代と明らかな違いを示し，話し言葉ははるかに単純．社会的判断や意思決定能力は限られており支援者の手伝いが必要．職場でもかなりの支援が必要． | 食事，身支度，排泄，衛生などの身の回りの自立や，家事参加には長期間の指導や注意喚起が必要．限定的で単純な仕事には就労できるが，社会的な期待，仕事の複雑さや計画，金銭管理などに付随した責任を果たすには監督者などのかなりの支援が必要． |
| 重度 | 概念的な能力の習得は限られており，通常，書かれた言葉，数，量，時間，金銭などの概念をほとんど理解できない．世話する人は生涯を通して広範囲に及ぶ支援を提供する． | 単語または句による単純な会話と身振りによるコミュニケーションが中心で，目の前のことに焦点が当てられる． | 食事，身仕度，入浴，排泄を含むすべての日常生活上の行動に援助と常時の監督が必要．自分自身の権利について責任のある決定はできない．成人期の家庭生活，娯楽，仕事などへの参加には継続的な支援と手助けを必要とする． |
| 最重度 | 記号処理より物理的世界に関するものである．自己管理，娯楽において目標志向的な方法で物を使用するかもしれない．しかし，運動と感覚の障害が併発していると，物の機能的な使用が妨げられるかもしれない． | いくつかの単純な指示や身振りを理解するかもしれない．自分の欲求や感情を非言語的および非記号的コミュニケーションを通じて表現する．よく知っている家族や世話人との関係を楽しみ，身振りや感情による合図を通して対人相互反応を開始し，反応する． | 日常生活すべての面で他者に依存し，すべてで他者の支援を必要とする． |

〔日本精神神経学会(日本語版用語監修)，髙橋三郎，大野　裕(監訳)：DSM-5精神疾患の診断・統計マニュアル，pp 34-35，医学書院，2014 より〕

続的に必要，重度は積極的な支援が継続的に必要，最重度は広汎な支援が継続的に必要とされる状態である．

また，原因疾患の有無から特定の基礎疾患や発生原因が明白な知的障害を病理群，原因疾患が特定されない比較的軽度の遅滞を生理群として分類していたが，重度遅滞には染色体異常や奇形症候群に伴う知的障害などの病理群が多い．また，近年は，遺伝子やゲノム解析の進歩により，ダウン症のような古典的染色体異常だけでなく，ウィリアムズ症候群やレット症候群などのような特徴的な行動特

表2　知的障害の区分（ID）

| ICD-10 | 区分 | IQ 範囲 | ID 全体に占める割合 | 到達可能な精神年齢 |
|---|---|---|---|---|
| F70 | 軽度 | 50-69 | 85% | 9-12歳未満 |
| F71 | 中等度 | 35-49 | 10% | 6-9歳未満 |
| F72 | 重度 | 20-34 | 4% | 3-6歳未満 |
| F73 | 最重度 | 20未満 | 1% | 3歳未満 |

性や認知的特徴を伴うコピー数変化（CNVs）と包括される遺伝子疾患を伴う知的障害が注目されるようになった．これらの症候群では，個人差はあるものの知的重症度，注意力，認知特性，精神症状や行動障害など，それぞれに特徴的な行動類型が存在することが指摘されている．

代表的なものを挙げてみると，16p11.2欠失症候群，22q11.2欠失症候群（velocardio-facial syndrome），アンジェルマン症候群，絨毛関連疾患，胎児性アルコールスペクトラム障害，FMR1-関連疾患（Fragile X症候群），先天性代謝異常，MECP2-関連障害（レット症候群），プラダー-ウィリー症候群，ウィリアムズ症候群などである．

### 診断のポイント

幼児期に知的障害を疑う症候は，言語発達や理解力が指標となることが多い．重度遅滞では乳幼児健診などで発達全般の遅滞を早期から指摘されるが，軽度遅滞では，気づかれるのがやや遅くその主な症状は就学前後の言語表出や理解力の弱さである．幼児期後半では，会話ができていても語彙数の乏しさや，大小，長短，数概念，抽象概念などの理解が弱いことが多い．学童期では教科学習に遅れがみられるようになる．学童期後半で境界域とされていて，思春期になり軽度知的障害と判定され，療育手帳を交付される例もある．適応機能の評価では，家庭での身辺自立の程度，保育園や幼稚園，学校などの集団活動の情報が有用である．発達には個人差があり環境的要因にも左右されるため，疑わしい場合は発達経過の確認を行い慎重に検討する．

発達の遅れと適応機能の障害が疑われれば，信頼のおける検査者による知能（発達）検査を実施してIQ値が平均の2標準偏差以下（IQ70以下）にとどまっていることを確認する．新版K式発達検査，田中ビネーV知能検査，WISC-Ⅲ・Ⅳ検査などを反復し，判断する．適応能力についての評価方法は日本では決まったものはなかったが，最近Vineland-Ⅱ適応行動尺度の日本版が出版され，コミュニケーション，日常生活スキル，社会性，運動スキルの各領域と不適応行動などについて，一定の評価が可能になった．

基礎障害の有無や併存障害の有無については，身体的な特異的徴候，認知・行動特性の評価，血液化学検査，脳波検査，MRI，染色体検査（FISH法），マイクロアレイ解析（aCGH）などを行い検討する．

### 治療方針

#### A. 医療の役割についての概要

知的障害自体は疾病ではないため治療の対象ではないが，医療には以下のような役割がある．①診断と家族への告知，②基礎障害の検索，③てんかんや身体的合併症の検索，健康管理，④自閉スペクトラム症（ASD）など，発達障害や精神科的併存症の評価とその治療，⑤教育や障害福祉制度利用のための診断書や意見書の作成，⑥困難な事態が生じたときのケースワークなどである．これらの多様なニーズに対応するためには，精神科医療だけでなく，各領域の専門家，教育，福祉との連携が必要である．

#### B. 治療および支援の概要

##### 1．親への心理教育

知的障害児の健全発達と自立を促していくためには，親への支援が欠かせない．知的障害をもつ児の将来像や併存疾患の管理など障害に関するガイダンス，学校や地域資源利用のための情報提供，家族の育児力を高める助言，問題が生じたときの相談やケースワーク，親のストレスへの介入など，精神科医の

立場からの支援や心理教育の役割は重要である．

## 2. 適切な教育的環境

早期療育や特別支援教育で適切な課題設定や良好な対人関係を積み重ねることが，発達を促進し本人の自信や自発性の強化につながっていく．特に学童期以降は，意味のある統合教育を進めるためにも特別支援教育の役割は大きい．発達段階に応じた個別的支援教育を保障することが学習や社会性課題の獲得を確実なものとし，また思春期には仲間と頑張り合える環境があることが，現実的な社会自立につながっていく．近年は一般就労を目指す特別支援学校が増え，高等部卒業生の就職率が上がっている．

## 3. 知的障害への心理教育

基本的に行動療法をベースにしたアプローチを行う．不適切な行動について行動分析を行い，好ましい行動形成を促していく．最近日本にも，性犯罪のリスクがある知的障害者向けの認知行動療法（SOTSEC-ID）が導入されている．

### C. 精神科治療，薬物療法

薬物療法は，知的障害そのものではなく，てんかんや併存する精神症状を対象として行われる．環境の負荷によるストレス関連の反応性行動異常には，まずは環境的調整を行う．てんかんの併存率は知的障害が重度になればなるほど高率である．知的障害にはASDや注意欠如・多動症（ADHD）の併存も多い．ASD特性や知的水準に特化した治療教育的アプローチを行っても問題が改善せず，多動性，衝動性，強迫性，易興奮性などの行動障害が持続する場合には，精神科薬物療法を試みる．強度行動障害を伴う重度遅滞では，ほぼ全例がASDやADHDを併存しており，易興奮性，過敏性，強迫性など脳機能障害による行動障害が関与している．認知特性と理解力に合わせた刺激の低減と構造化された積極的療育に加えて薬物療法を必要とする場合が多い．

### 参考文献

1) 日本精神神経学会（日本語版用語監修），高橋三郎，大野 裕（監訳）：DSM-5 精神疾患の診断・統計マニュアル．pp 33-40，医学書院，2014
2) Toth K, de Lacy N, King BH：Intellectual Disability. Dulcan MK(ed)：Dulcan's Textbook of Child and Adolescent Psychiatry. 2nd ed., pp 105-133, American Psychiatric Association Publishing, 2015

# 自閉スペクトラム症
*autism spectrum disorder*

神尾陽子　国立精神・神経医療研究センター精神保健研究所・児童・思春期精神保健研究部部長

## 疾患概念

【定義・病型】　DSM-5では，DSM-Ⅳの広汎性発達障害 pervasive developmental disorders（PDD）カテゴリーは，自閉スペクトラム症 autism spectrum disorder（ASD）へと改名され，PDDの下位に位置づけられていた自閉性障害，アスペルガー障害，特定不能のPDD（PDD not otherwise specified：PDD-NOS）といった病型分類は撤廃された．DSM-ⅣでのPDDは，①対人，②コミュニケーション，③限局的・反復的・常同的パターンの3領域の障害で行動的に定義されていた（①と②と③，①と②，①と③のいずれか）のに対し，DSM-5のASDは，①社会的コミュニケーション障害，②行動，興味，活動の限局の2領域（①と②）によって定義されている．②には言語症状の一部や感覚刺激に対する過敏さ/鈍感さも含めることが明記された．この変更により，自閉症症状の連続性が正式なものとなり，病型分類に代わって重症度評価（3段階）が導入されるなど，個人の臨床ニーズを把握する際のベースとなったといえる．

【病態・病因】　多数の遺伝子の各種変異が相

互に影響し合って発症リスクを高めると考えられている．一部は，脆弱 X 症候群，結節性硬化症，ダウン症候群など既知の遺伝的疾患に伴う．大半の ASD では環境要因も遺伝要因との複雑な相互作用で症状発現に関与すると考えられているが，特異的な環境要因については特定されていない．臨床像は，知覚処理のレベルから，情動調整不全，そして社会的認知，注意や遂行機能などの高次認知機能不全まで広範な異常を反映する．

【疫学】　最近の疫学研究では 1% を超える有病率が報告されている．診断閾値に達しない臨床ニーズのある閾下ケースを含めるとさらに数値は高くなると想定される．ASD 者の家族内に自閉症症状は集積する傾向がある．男性には女性の数倍多く，ASD 全体の過半数を占める正常知能群ではさらに男女比が高くなる性差があるが，女性の表現型が異なるため過小評価されている可能性もある．実際，成人期に自ら精神科を受診する患者は女性に多く，女性の見逃しケースについては注意を要する．

【経過・予後】　典型的には 1 歳代で早期徴候が認められ，ライフステージを通して症状は持続傾向にある．経過にみられる個人差は大きく，予後の開きは大きい．幼児期早期には全般的発達に明らかな遅れがなく，ASD の早期徴候が顕著でなかったケースでも，同年齢集団に参加する幼児期後期になると社会適応や情緒・行動の問題が目立ち始める．なお適切な対応が遅れると，子どもによっては問題行動が持続しトラブルに発展したり，慢性的な不安から不登校やひきこもりになるなど，悪循環が生じ，成長過程の自己肯定感の形成や QOL に大きく影響する．予後良好ケースでは，障害部分を得意領域の高い能力で代償し，特殊な才能を活かして高い QOL をもって暮らす人もいる．

### 診断のポイント

#### A. 幼児期・児童期

全般的な発達検査をしたうえで，社会的コミュニケーションを引き出すような遊び/面接場面での行動観察および詳細な生活場面の聴取を行う．発達に遅れのあるケースでは，対人場面でのアイコンタクトや呼名反応の欠如に加え，言語の遅れやエコラリアなどの言語症状や，手をひらひらさせるような反復常同的な身体運動など典型的な行動異常が顕著で，1 歳 6 か月健診で発見されることが多く，2 歳での診断は難しくない．全般的な発達に遅れがない子どもの場合は，子どもの発達年齢相当の遊び方や他者とのかかわり方を基準において判断する．さらに感覚過敏や不器用など診察場面ではわからない側面については，家庭のみならず保育・学校場面での困難がないか，親や保育士/教師など子どもの日常をよく知る情報源から聴取および質問紙回答を得ることが望ましい．身体的および神経学的検査も十分行う必要がある．

幼児期の診断の役割は，子どもが就学前そしてその後も必要な療育や教育を早期に受けるための方向づけという意味合いが大きい．診断後に地域の療育サービス提供などを行う専門機関に紹介することが大切となり，そうした地域情報をあらかじめ知っておくとよい．英国の NICE clinical guideline 128 が参考になる．なお，NICE（National Institute for Health and Care Excellence）は，イングランドとウェールズの国民保健サービス（NHS）におけるさまざまな疾患の臨床ガイドラインを作成している．ASD に関するものは，Autism in under 19s: recognition, referral and diagnosis（CG128）(2011)，Autism in adults: diagnosis and management（CG142）（2012：後述），Autism in under 19s: support and management（CG170）（2013：後述）の 3 種類が発行されている（www.nice.org.uk）．ASD は生涯に及ぶ継続したケアを要することから，地域での多領域の専門チームが責任をもって支援につなげることを前提に，CG128 full guideline（pp. 21-36）に記載されている地域での早期発見か

ら診断に至るまでのアルゴリズムは，特に注目すべきである．

## B. 青年期・成人期

　幼児期にASD症状が軽度，あるいは言語発達が良好なケース，または何らかの理由で児童期には集団内での問題を回避できたケースでは，青年期や成人期になって初めて精神科を受診することが少なくない．その多くが不安障害やうつ病などの精神科的併存症，あるいはもっと漠然とした学校不適応，職場不適応を主訴とする．実際，これらのよくある診断が下された患者群のなかに，ASD特性の高いケースは高頻度に潜在する．ただし，本人自身や周囲が発達障害ではないかと考えて精神科を受診する場合を除けば，主治医がASDを疑わない限り，幼児期の発達歴やASD中核症状を主とした聴取がなされないのも事実である．しかしながら，必ずしも親から幼児期の情報が得られるとは限らず，また得られたとしてもはっきりしないこともしばしばである．現症のみで診断をせざるを得ない場合も少なくないが，そうした場合でも，本人の話だけでなく，周囲の情報やASD特性に注目した面接をもとに評価する．自意識が芽生える成長の過程で本人がASD特有の症状を意識的に隠したり，適応的なスキルを学んだことにより，児童期に比べると明白でなくなっているケースもある一方で，児童期には許容された行動特性が一般社会で初めて問題として指摘を受けるケースもある．DSM-5ではこのような発達歴が不十分な場合を想定し，診断が担保されているため，患者のメリットとなると考えられた場合には積極的に診断して支援につなげることも検討する．診断閾下の人々に対する過剰診断は慎むべきであるが，ASD特性に応じた対応や助言は有用である．その際，患者や家族が納得できる説明となるように配慮することが重要である．

### 1. 対人関係性

　平均知能の成人では表面的な対人行動は獲得しているので，意識的な克服が難しい自動的・情動的な対人行動に着目する．対人場面で他者の非言語的な情動シグナル（表情，声の調子，しぐさ，態度など）に注意が向けられているか，適切に理解できているか，他者の視点に立つことができているか，そのこと自体の重要性が理解できるか，などに注目する．

### 2. 言語

　高い言語性IQとコミュニケーションとしての言語能力とは別物である．型通りの質問だけではなく，自由な発話から判断する．他者の発話の意図を理解できるか，相手の関心に配慮して会話を進めることができるか，自分だけでなく相手にも関心のある話題で会話を続けることができるか，などに注目する．

### 3. 行動，興味，活動の限局と反復常同傾向

　正常知能の成人では，行為だけでなく興味のもち方や思考様式にも注目してその限局性や反復常同傾向を評価する．軽症ケースでは普段は目立たないが，予期しない出来事に対してパニック，強い抵抗，回避など極端な反応で周囲を驚かせることがある．ストレスの強い状況で頑固に一定のやり方に執着し，周囲を戸惑わせることもある．反復常同傾向と関連してしばしば感覚過敏が明らかになる．

　NICE clinical guideline 142が参考になる．

## 治療方針

### A. 治療方針の概要

　ASDの治療の原則は，①生活場面の時間的・空間的構造化や感覚刺激に配慮した環境調整，②療育やリハビリテーション，③併存精神神経症状（多動，チック，うつ，不安，てんかんなど）の治療，となる．ただし，ASDの臨床像は個人差が大きいので生活全般にわたる機能評価とニーズ把握が重要である．患者とのコミュニケーションに際しては，治療者が患者のASD特性を把握したうえで簡潔な言語表現で患者にわかりやすく伝える工夫や，また患者が表現しようとするこ

とを患者の体験に沿って理解しようと努める．そうした積み重ねを通して信頼関係が築かれる．また，ASD症状それ自体を標的とする薬物治療はまだ存在せず，向精神薬の使用を検討する場合は，あくまでも適応外使用であることを留意し（執筆時点，今後保険適用となる可能性あり），併存する標的症状が明確に認められる場合に限って補助的な治療として導入されるべきである．標的症状がどのように改善されたら薬物治療を中止するかあらかじめ明確にしておき，いったん開始されたら副作用を定期的にモニターすることが重要である．

### 1. 幼児期・児童期

#### a. 環境調整（構造化）

注意を逸らす不要な刺激を最小限に抑え，視覚的手がかり（絵や図，写真，箇条書きメモなど）を与えるといった構造化は，ASD児の遂行機能不全を補って場面の理解や予測を助け，情緒の安定にも有用である．予測困難な場面で生じるパニック，自傷，攻撃，孤立，ひきこもりの軽減にも役立つ．構造化は療育場面だけでなく，家庭や学校などでも一貫するのが望ましい．

#### b. 療育

個別に計画された療育は，コミュニケーションの発達促進，反復常同傾向の軽減に有効である．発達段階に応じた個別あるいは小集団療育に加え，診断後の親をサポートする心理教育プログラムの実施が望ましい．就学後は小集団での対人技能訓練や，年長児の不安軽減には認知行動療法プログラムが有用である．療育経験は，新奇場面に対する不安の軽減やさまざまな活動や集団参加への意欲をも高める．

#### c. 併存症状（いらいら，多動・衝動性，チック，うつ，不安，強迫，睡眠障害など）の治療

まず環境調整や非薬物治療を試みる．そのうえで薬物治療の必要性を判断する．向精神薬を使用する場合も，極力，（認知）行動療法など非薬物治療，環境調整や親ガイダンスと組み合わせ，薬物治療のみに依存しないよう努める．DSM-5ではASDとADHD診断との併記が可能となったことにより，ADHD診断は一層慎重に行う必要が出てきた．

NICE clinical guideline 170を参照されたい．

### 2. 青年期・成人期

この時期に初めてASD診断を受けるケースには平均知能の人が多く，その場合，併存精神症状を主訴とすることが多い．併存精神症状に対する治療の原則は定型発達者の場合と変わらないが，児童期と同様，薬物治療だけでなく，学校や職場の環境調整や認知行動療法的アプローチなどによる非薬物的治療（洞察志向型は不向き），親ガイダンス，対人技能訓練などを組み合わせる．ただし，いじめなどを経験し他者に対して猜疑的な構えをとる人もいることから，治療の目的，見通し，治療上の指示などは丁寧に説明し，また十分に理解できたか確認を行えるような，患者にとって安心できる診療時間の配分を心がけたい．主治医以外のスタッフ間の共通理解も重要である．

#### a. 環境調整

療養のため普段の生活習慣の変更を余儀なくされることは，ASD者にとっては新たな混乱の原因となり回復を妨げることもある．家庭での療養を指示する際には，漫然と「ゆっくり過ごすように」と言う代わりに，余暇，家事，軽い運動などの日課の構造化が助けになる場合もある．

#### b. 対人技能訓練あるいは認知リハビリテーション

年齢相応に求められる社会的常識の欠如が対人トラブルの主な原因と考えられるケースで，重篤な併存精神障害がない場合には，対人技能，リラクセーション，認知ベースの自己モニタリングの学習を含む小集団活動などが有効である．肯定的な仲間関係や成功体験を通して，社会参加への動機づけを高めるこ

とも期待できる．

c. 併存精神症状の治療

　ASDの有無にかかわらず，標的症状に対する標準的治療に準じるが，ASD特性と関連して注意点がある．第1に，自殺防止などの危機介入の判断には注意を要する．感情表出が通常と異なるために治療者は不安や抑うつの程度を過小評価する危険性があり，特に衝動性が高い患者の行動予測は慎重に行う必要がある．ASDの人は黒か白かの二分法思考のため，思いもかけない些細な出来事に極端な反応をすることは珍しくない．第2に，不安や恐怖，気分変動などの症状も，ASD特有の認知や記憶の偏りと反復常同性の影響を受け，通常よりも回復過程が長引くことがある．極端な例は，PTSDの誘因となった過去の出来事を，ASD者は避けないで，むしろその反芻や再現を強迫的に続けようとする．その結果，フラッシュバックの頻発など症状の悪化を招く．精神症状の悪化時には反復常同性も増強しやすいので，漠然と投薬量を増やすのではなく，治療中の行動をモニターし，必要な場合は行動を修正するための介入が必要である．治療中は生活指導を丁寧に行い，患者自身が自分の感情や思考を客観化できるような心理教育的アプローチを用いる．認知行動療法の合理性とスキーマはASDの人には受け入れられやすく，いったん受け入れたら切り替えが早く，徹底するため効果が出やすい．ただし，通常の認知行動療法よりもシンプルに修正することは言うまでもない．第3に，ASDの人に対する薬物投与は慎重に行う必要がある．定型発達者と比べて効果や副作用の発現が非定型的で予測がつきにくいことから，投与は少量から開始する．漫然と使用しないよう，効果や副作用の判定を定期的に行う．強い焦燥や攻撃性には非定型抗精神病薬や気分安定薬が，強迫症状や攻撃性には選択的セロトニン再取り込み阻害薬が用いられる．

　NICE clinical guideline 142を参照されたい．

■患者・家族説明のポイント

・自己意識と認知能力が十分と判断された場合には，ASD患者本人に対してASD特性の説明をする．神経回路の発達が平均的ではないため，物事の感じ方や体験の仕方が平均的ではないこと，特に複雑な対人関係に必要な他者の感情理解に偏りがあることなどを説明する．同時に，ASD特性が長所につながる可能性に気づいてもらうことは，自己受容につながる．例えば，熱心に1つのことに取り組む態度や独特な認知特性が有利となるような職業選択など．

・診断後の家族に対しては，ASD特性についての心理教育を行い，育児の失敗ではないことをきちんと説明したうえで，ASD特性を理解した周囲のサポートは，患者の行動や情緒をよい方向に変える力となること，必要なスキルの学習によって日常生活のトラブルを上手に回避し，適応の改善が期待できること，を伝え，希望をもってもらう．家族への継続的な心理的ケアにも十分配慮し，必要に応じて他の専門機関を紹介する．

・ASDの人々が受けられる支援や情報について，地域の発達障害者支援センターや自閉症協会などの窓口，または発達障害情報・支援センター（http://www.rehab.go.jp/ddis/）のサイトなど公共サービスを紹介する．

・家族，特に母親にしばしばみられるうつ病などメンタルな病理を見逃さないようにし，発見した場合には家族全体への医学的治療を含むサポート体制を福祉機関と連携して検討する．

**参考文献**

1) 石飛 信，小坂浩隆，神尾陽子：薬物治療と注意点「ASD」．平岩幹男（総編集），神尾陽子，岡 明，小枝達也，他（編）：発達障害A to Z．（印刷中）

2) 神尾陽子：成人期の自閉症スペクトラム診療実践マニュアル．医学書院，2012
3) 神尾陽子：自閉スペクトラム症/自閉症スペクトラム障害．神庭重信（総編集），神尾陽子（編）：DSM-5を読み解く－伝統的精神病理，DSM-Ⅳ，ICD-10をふまえた新時代の精神科診断．pp 68-74，中山書店，2014

# 限局性学習症
## specific learning disorder

小平雅基　総合母子保健センター愛育クリニック・小児精神保健科・部長（東京）

### 疾患概念

【定義・病型】　知的水準は正常域にあり，社会文化的な機会も与えられながら，一般的な教育では，読み書き能力や計算能力といった学習能力に困難を認める場合に，限局性学習症と診断されうる．限局性学習症の背景には伝統的なディスレクシア概念が存在しており，単に勉強ができないという学習困難 learning difficulties とは区別している．そのために，改めて"specific（特異な）"と表現されている．典型的かつ特異的な学習困難としては，ディスレクシア（読字障害）以外にも，ディスカルキュリア（計算障害），ディスグラフィア（書字障害）がある．ディスレクシアに関しては，読みに問題があると，書きにも問題を呈することが多いため，"読み書き障害"とすべきとの意見もある．

DSM-5では神経発達症群（DSM-5）の1つに分類されている．DSM-5における診断の柱は，「学習することの持続的困難さが存在していること」「成績がその年齢より十分に低いこと」「（多くの場合）幼少からその特徴を認めること」「その困難が他の障害（知的能力障害や，視覚障害，聴覚障害，あるいは情緒障害）によるものではないこと」となっている．

【病態・病因】　中枢神経における認知機能障害が基盤に存在していると考えられており，多くの場合は生来的な要因で，遺伝性もあると理解されている．

読み書きの能力だけに絞ってみても，「読む」「聴く」という言語入力に始まり，「書く」「話す」という出力に至るまで，「感覚処理」「作動記憶」「情報分析」「単語の意味の辞書の利用」「文字や音韻の再生」「運動器官への指令」といったさまざまな中枢機能を用いることとなる．その各機能の障害や混乱により，読み書き能力は十分に発揮できないこととなる．

【疫学】　調査によってかなり幅のある結果となっているが，読字，書字，算数の学習領域にわたる限局性学習症の有病率は，異なる言語や文化にまたがる学齢期の児童において5-15％と考えられている．ディスレクシアに関しては，男女比は4：1から7：1で男児に多いと考えられている．注意欠如・多動症（ADHD）や自閉スペクトラム症の併存もしばしば認める．

【経過・予後】　多くの子どもは，小学校の年代で発見され，診断されることとなる．また言語の遅れや微細な運動の苦手さを幼児期から認めていることも多い．一方で「怠学」としてとらえられてしまい，より年長となるまで学習の困難さを発見されない児童も少なからず存在する．

読み書き障害の存在が理解されておらず，適切な教育支援が得られない場合には，当然学習上の問題が顕著となっていくことになる．併せて徐々に不安や反抗性を高めていき，学習上の問題というよりも情緒の問題が中心となってくることも多い．

また有効な介入がなされた場合でも学習領域における「苦手さ」は存在し続けることが多く，患者本人がいかに自身の"苦手さ"を受け止め，それを回避あるいは対処する方法論を確立していくかが重要となってくる．

## 治療方針

### A. 限局性学習症への介入

例えばディスレクシアに関しては音韻に分けて読む訓練を積み重ねるものや，眼球運動の訓練を通して改善を図るもの，果ては苦手な学習をさまざまな電子機器を用いることで代替しようとする試みなど，さまざまな訓練法・対処法が検討されている．

しかし技術論の前に，子どもそれぞれが求める教育を公平かつ的確に提供しようとするインクルーシブな教育環境をいかにして提供するかという周囲の意識が何よりも重要である．

### B. 併存症への介入

ADHD併存症例では，書字や読字，計算などの能力がADHDに対する薬物治療により改善することも認める．ペアレント・トレーニングも含め，併存としてのADHDへの介入が，限局性学習症自体への支援となりうる．また経過とともに併存してくる不安や反抗，抑うつなどへの介入も必要となる局面が時に存在する．

### 参考文献

1) マーガレット・J・スノウリング（著），加藤醇子，宇野 彰（監訳）：ディスレクシア 読み書きのLD 親と専門家のためのガイド．東京書籍，2008
2) 上野一彦：LD（学習障害）とディスレクシア（読み書き障害） 子どもたちの「学び」と「個性」．講談社，2006
3) American Psychiatric Association: Diagnostic and statistical manual of mental disorders, 5th edition. APA, Washington DC, 2013

# コミュニケーション症
*communication disorders*

補永栄子　兵庫県立光風病院
田中 究　兵庫県立光風病院・院長

## 疾患概念

**【定義】** コミュニケーション症はDSM-5（2013）で神経発達症（障害）群の一群として再編され，以下の5つの疾患―言語症 language disorder, 語音症 speech sound disorder, 小児期発症流暢症（吃音）childhood-onset fluency disorder（stuttering），社会的（語用論的）コミュニケーション症 social (pragmatic) communication disorder（SCD），および特定不能のコミュニケーション症 unspecified communication disorder）―から構成される．言語，会話，コミュニケーションの障害により効果的なコミュニケーションや社会参加，学業成績，職業的遂行能力の1つ以上に機能的制限がもたらされていること，発達早期に症状が始まること，他の神経発達障害群や精神疾患，身体疾患で説明がつかない場合に，これらの診断がなされる．

**【病態・病因】** 言語症は，語彙の少なさ，構文の乏しさ，話法の理解困難などによって，言語の習得および使用において困難を認める．言語機能は，発声や身振りのような表出性能力，言語による伝達の受容や理解といった受容性の能力の両方を評価する．語音症は，構音（語音の産出）と音韻過程（音のパターン）の領域での障害である．小児期発症流暢症（吃音）は，音声や音節の頻繁な反復や延長に代表されるような，会話の正常な流暢性と時間的構成の障害である．SCDはDSM-5で導入された障害で，言語的・非言語的コミュニケーションの社会的使用に持続する困難があるが，自閉スペクトラム症 autism spectrum disorder（ASD）に認めるような限局された反復的な行動はみられないと

されている．以下の4つの障害，すなわち「社会的状況に適切に社会的目的でコミュニケーションを使用する」「状況や聞き手の要求に合わせて会話を変える」「会話や話術のルールに従って話す」「明言されないことや字義通りではないこと，もしくは曖昧な言葉の意味を理解すること」の障害によって定義される．特定不能のコミュニケーション症は，社会機能の妨げになる症状が優勢であり，本症群や他の神経発達障害群のいずれの診断基準も完全に満たさない場合に使用される．

【疫学】 3歳までの言語発達の遅れは10％以上と見積もられるが，多くは自然に軽快し，就学時には5％程度といわれる．語音症は就学前で2-3％，吃音の発生率は3-5％と報告されている．

【経過・予後】 語音症は治療反応性を示し，予後は良好と考えられている．吃音は，患者の80-90％が6歳までに発症し，65-85％が回復するといわれる．SCDに関するデータは十分ではない．発達言語障害（DSM-Ⅳ-TR）と診断された患者では，継続した支援によって年齢とともに社会的かかわりが増し，社会適応が改善するとの楽観的な見方もある一方，成人期においても識字能力や音韻処理，言語的短期記憶，心の理論などで問題が生じ，社会適応が難しくなる場合があるとの報告もある．

## 診断のポイント

言語習得は，さまざまな次元（音声，語彙，文法，会話技能，社会的コミュニケーションなど）で同時並行的にかつ年齢により段階的に進行する．言語症やSCDは，精度上4-5歳までに診断すべきではないとされる．実際的な言語使用を評価する際には，標準化された測定法もあるが，学校や家など，自然なやり取りのなかでの観察が最も重要である．言語症や吃音では家族歴に留意する必要がある．

特にSCDでは，発達過程や生物学的特徴，予後の点で，ASDや他の神経発達障害群と明確に区別できるか結論に至っておらず，この診断名の臨床的な有用性については議論の余地が残されている．

## 治療方針

### A. 治療方針の概要

吃音や語音症では言語トレーニングが有効であることも少なくないが，治療の目標は疾患の「治癒」ではなく，患者が社会的関係を育み，言語やコミュニケーションの機能を最大限に利用できるようになることであり，破壊的な行動や社会的引きこもりなどの否定的な結果を防ぐことである．介入法は，アセスメントによって明らかになる各患者の言語能力やニードを軸に検討すべきであり，介入は多岐の領域にわたる．特にSCDでは，社会的理解や社会的かかわり，会話を含む言語・非言語による語用論的スキル，推測や曖昧な言葉，隠喩などの言語知識を含む言語能力などの領域での改善が治療の目標となる．

### B. 薬物療法

一般的に，本病態に対して薬物療法が第一選択として使用されることはない．

### C. 家族ガイダンスや心理教育および環境調整

家庭や学校で，本人の発達特性に応じた対応や環境調整が必要である．症状はスムーズな対人関係を築くうえで障害となるうえに，度重なる叱責や繰り返される失敗体験の結果，二次的な情緒・行動上の問題を呈することもあり，これらを防ぐことが重要である．達成感が得られるような課題設定を行い，成功体験を積めるような支援が必要である．

### D. 併存疾患

SCDではASDとの鑑別が重要である．他の神経発達症，ストレス関連障害，気分障害などを併存することもある．

## ■患者・家族説明のポイント

・本人の性格や親のしつけが原因ではないことを説明する．
・これまでASDと診断されてきたなかに，

今回の診断基準でSCDに該当する人が一定数出てくるが，これまで利用してきた社会資源やサポートが中断されないような配慮が必要である．

# 注意欠如・多動症/注意欠如・多動性障害
attention deficit/hyperactivity disorder (ADHD)

渡部京太　広島市こども療育センター

## 疾患概念

**【定義・病型】**　注意欠如・多動症/注意欠如・多動性障害（ADHD）の基本的特徴は，米国精神医学会のDSM-5に従うと，不注意，多動性，衝動性という3種類の主症状の存在によって定義され，神経発達症群に分類されている．DSM-5での大きな変更点は，自閉スペクトラム症 autism spectrum disorder（ASD）とADHDとの併存を認めたことである．主症状が12歳未満に2つ以上の状況においてみられる場合に診断される．主症状の組み合わせから，「混合して存在（過去6か月間，不注意，多動性-衝動性を満たしている場合）」「不注意優勢に存在」「多動・衝動性優勢に存在」の3タイプに分類することは変わりないが，DSM-5では下位分類ではなくあくまで現在の表現型を示すのみになった．さらに症状および機能障害の程度により，重症度を3段階で評価することが新たに加わった．

**【病態・病因】**　近年，遺伝学研究，神経機能画像検査，認知機能検査などの発展から，ADHDの生物学的基盤を示唆する研究が報告されている．Sonuga-Barkeは，2003年にdual pathway modelを提唱し，実行機能の障害とともに報酬系の障害である"報酬系の強化障害"を提議した．その後，時間的不注意や段取りの悪さを特徴とする時間処理障害を3番目の特徴として加えたtriple pathway modelを提唱している．さらに分子遺伝子研究から，ADHDの発症リスク遺伝子としてドパミントランスポーター dopamine transporter（DAT），ドパミン受容体のD4〔D4 dopamine receptor（DRD4）〕，D5〔D5 dopamine receptor（DRD5）〕など7つの遺伝子関与を指摘し，双生児研究のメタ解析からADHDの平均遺伝率を76％と推定した．これは統合失調症や双極性障害に匹敵する高い遺伝率であるといわれている．複数の遺伝リスクに加え，胎内で母親の喫煙や多量の飲酒に曝露されることでより発症のリスクが高まるという報告があり，ADHDは遺伝的要因と環境要因によって規定される多因子疾患であると考えられている．また，衝動性や多動性などのADHD症状とは別に，ADHD児は児童虐待やいじめ体験などの逆境的体験によって強い影響を受ける．

**【疫学】**　DSM-5では，子どものADHDの有病率は5％で，成人は2.5％と記載されている．

**【経過・予後】**　現在ではADHDの子どもは成人に達しても約50％は成人期まで何らかの症状が持続し，約35％は成人期にもADHDの診断基準を満たすと報告されている．ADHD症状のうち多動性は加齢に伴って改善するとされるが，不注意や衝動性はむしろ成人になってから問題となってくることもある．DSM-5の項目Aでは，それぞれのクライテリアに具体的な例が加えられ，成人期における症状の表現型に留意したものとなっている．さらに17歳以上においては5項目を満たすことで診断できるなど，成人期における診断基準が緩和された．

## 診断のポイント

DSM-5では，これまで認められていなかったADHDとASDとの併存を認めた．ADHD，そしてASDには感度の高い生物学的なマーカーが同定されていないため，通常

はDSM-5の操作的診断基準の規定に厳密に従って，設定された条件を1つひとつ吟味していくことで診断に至るという方法が最も確実である．また，ADHDとASDの関係に関して，遺伝子や環境因子，またその相互作用におけるASD，ADHDの重なりや相違点についての議論が活発になってきている．ADHDとASDの併存に関しては，両者を認める場合に社会機能や適応能力，実行機能がより低下している傾向があること，ADHD症状に対する薬物治療は効果があるものの，ADHD単独の場合と同等に効果がみられないことや副作用が多いことが指摘されている．認知機能に関しては，ASD症状がより強いほど，反抗的態度や素行の問題，不安症状の重症度が高く，知能指数やワーキングメモリの機能が低いこと，運動機能の障害を認めることも報告されている．ASDにADHD症状を伴う場合に，ASDの特性から生じる不注意や多動性という視点でアプローチするほうが有効である可能性もある．症状の背景の成り立ちを1つひとつ丁寧に評価していくことが重要となる．

　親や教師による自記式評価尺度は存在するが，それがカットオフポイントを超えるだけでADHDと診断する短絡的な方法は推奨できない．症状の場面による特性や，それらの時間的な推移を評価するためには，評価の補助ツールとして親や教師による自記式ADHD評価スケール（ADHD-RS）や，子どもの精神状態の包括的評価のための親用評価スケールであるアッヘンバッハによる子どもの行動チェックリスト child behavior checklist（CBCL）などを用いることは推奨される．

　その一方で，ADHDの特徴として，多彩な併存障害を示すことが挙げられる．身体疾患の鑑別としては，甲状腺機能亢進症，てんかん，脳腫瘍などがあり，除外は必須である．このため，また，脳波検査や脳画像診断，および通常の生化学検査や内分泌検査は確定診断のために実施する必要がある．また，限局性学習症，知的能力障害の鑑別診断，併存診断も重要になる．このため，WISC-Ⅳを中心とする知能検査は必須である．WISC-Ⅳの結果から知的能力障害の鑑別診断が可能となるだけでなく，限局性学習症を示唆する資料を得ることもできる．

## 治療方針

### A. 治療方針の概要

　治療は十分な状態像の評価後に開始すべきであり，ADHD治療はすぐに薬物療法という姿勢は厳に慎まなければならない．DSM-5では，ASDが輪郭を明確にしようとする試みに対し，ADHDでは成人期の診断や併存診断の許容を中心に明らかな拡大を目指す方向になっている．ASD・ADHD併存例では，標的症状を定め，子どもの特性をよく吟味し症状の評価を行いながら慎重に抗ADHD薬の投薬を行う必要がある．ADHD児に対する基本的な診療の姿勢としては，①まず心理・社会的治療を十分に行い，心理・社会的治療の効果が認められないときには薬物療法を考慮すること，②年齢とともに変化するADHD児の精神症状をしっかりと把握し，問題行動への対処という目的のみで投薬せずにその問題行動の意味をとらえることを忘れないこと，③薬物療法を行うときには標的症状を明確にし，基本として単剤治療を目指すべきこと，とまとめることができるだろう．ADHDの確定診断がついたあとも，ADHD症状が学校での適応を脅かす状況でなければ，家庭での親の子どもとのかかわりをめぐる悪循環の改善や学校での指導が有効となる教師への助言と連携といった常識的な心理・社会的治療を行う．

### B. 薬物療法

　わが国で現在ADHDの保険適用が承認されている薬物は，中枢神経刺激薬の長時間作用型メチルフェニデート（コンサータ）と，非中枢神経刺激薬である選択的ノルアドレナリン再取り込み阻害薬のアトモキセチン（ストラテラ）の2種類だけである．コンサータは，

2007年10月，ストラテラは2009年6月にそれぞれ保険適用が承認されている．その後2012年夏にストラテラ，2013年末にコンサータに対して，それまでの小児期に加え成人期への適用追加が承認され，使用可能となった．

「注意欠如・多動性障害(ADHD)の診断・治療ガイドライン 第3版」の薬物療法アルゴリズムでは，第一選択は「コンサータとストラテラのいずれか」とし，有用性が不十分な場合は，「コンサータとストラテラのうち先に選択しなかった薬剤」となっており，どちらも第一選択としてよいことになっている．2016(平成28)年7月の段階でこのガイドラインは改訂作業が進んでいる．欧米の薬物療法ガイドラインを概観すると，第一選択薬として長時間作用型薬物が位置づけられ，さらに長時間作用型薬物のなかでは第一選択薬として長時間作用型メチルフェニデート(コンサータ)，第二選択薬としてアトモキセチン(ストラテラ)が位置づけられ，うつ病，不安障害，チック障害，薬物依存が併存している場合，親がメチルフェニデートへの抵抗が強い場合，24時間効果が持続する必要がある場合には，ストラテラが第一選択薬になる．

また，薬物療法を行う際には，血液生化学検査や心電図検査を行うことは必須である．薬物療法を継続しているときには，少なくとも6か月おきに血液生化学検査，心電図検査を行うことは必要だろう．

ADHD児に薬物療法を開始するときには，子ども自身や保護者による薬効の評価を過大視しないこと，薬物乱用の家族歴の有無などを確認し，しっかり服薬管理をできるかどうか家族機能について評価すること，保護者や学校の教師に評価尺度の記入を依頼し薬物療法の効果を評価することに注意を払う必要がある．

**1. コンサータを選択する場合**

コンサータは12時間有効な血中濃度を維持できる薬物である．作用の出現はすみやかで，数日のうちに何らかの効果が見いだされる場合が多い．18 mg錠と27 mg錠があり，初回投与量は18 mgである．学校生活における不適応が目立つ場合や，他児への衝動的で攻撃的行動などが頻発する場合，さらにADHDの子ども本人が症状に苦しんでいる場合などには，筆者は効果発現の早さを期待して，コンサータを第一選択とすることが多い．また，成人の場合にはそれまでの経験によってある程度の症状は代償化されてきている場合も多いため，子どもほどコンサータの投薬を急ぐことはないかもしれない．

以下に初回処方例を挙げる．

℞ 処方例

1) コンサータ錠(18 mg)　1回1錠　1日1回　朝

この処方で効果が不十分であれば，1週間以上あけて9 mg(時に18 mg)ずつ増量して十分な効果が表れた量を維持量とし，最大でも54 mgを超えてはならないとされている．副作用は，睡眠障害と食欲抑制が多いが，多くの場合は軽度である．食欲抑制は昼食時(学校での給食時)のみの場合が多いので，帰宅したらおやつを食べてもらう，夕食の量を多めにするなど1日の総カロリーを維持するように指導する．食欲抑制は経過とともに改善していくが，時には中止せざるを得ないときもある．

また，服用開始後に悪心，頭痛，あるいはチックなどが生じるために内服が難しくなることもある．

コンサータの添付文書に記載されている禁忌としては，強い不安や重症のうつ病性障害をもつ場合，緑内障，甲状腺機能亢進症，狭心症などの身体疾患に加え，運動性チックのある患者，トゥレット症候群またはその既往歴・家族歴のある患者とある．コンサータは，乱用しにくい剤形であるが，乱用を防ぐために服薬状況には常に注意を払わなくてはならない．

## 2. ストラテラを選択する場合

ストラテラは，効果が発現するまでの期間が長く，十分な効果を得るためには4-8週程度かかることがある．ストラテラは，症状が深刻ですみやかな症状の改善を求められている場合には選択しにくい薬物であるが，効果が1日中持続するという特徴がある．ADHD症状のために，起床後の準備，夕方から夜間にかけての活動に明らかに困難がある場合はストラテラを第一選択とすることが多い．コンサータで禁忌とされているチック障害，強い不安や緊張，あるいは重症の抑うつ状態では第一選択となる．さらにストラテラは乱用の対象とはなりにくく，コンサータのように流通規制を受けていないため処方医が登録制にはなっていない．

ストラテラはカプセルと内用液（0.4％）の2つの剤形がある．5 mgカプセル，10 mgカプセル，25 mgカプセル，40 mgの4種類がある．1日2回服用を原則とする．子どもでカプセルが内服できない場合には，内用液は有効である．

以下に体重25 kgの小学校低学年への処方例を示す．

**R 処方例** 本ケースでは，下記1）を初回量とし，最低限4）までは増量する．

1) ストラテラカプセル（5 mg） 1回1カプセル 1日2回 朝・夕食後
2) ストラテラカプセル（10 mg） 1回1カプセル 1日2回 朝・夕食後
3) ストラテラカプセル（5 mg） 1回3カプセル 1日2回 朝・夕食後
4) ストラテラカプセル（10・25 mg） 朝食後に10 mgを2カプセル，夕食後に25 mgを1カプセル

ストラテラの初回投与量は，1日0.5 mg/kgから開始し，その後0.8 mg/kgとし，さらに1.2 mg/kgまで増量したのち，1.2-1.8 mg/kgを維持量とし，1日2回に分けて経口投与する．増量が必要な場合には，1週間あけて行う．ただし，1.8 mg/kgまたは120 mgのいずれかは超えないことが原則となる．

そもそも患者には不注意症状があるため，服薬を忘れやすく，ストラテラの効果発現まで規則正しく服薬できるように患者や家族にわかりやすく服薬の重要性を伝える必要がある．

副作用としては，食欲不振や嘔気などの消化器症状や傾眠が多いが，多くの場合は軽微であり，経過とともに改善することが多い．また，まれに頻脈や高血圧，心電図のQT延長などの循環器症状が生じることもあり，さらには攻撃性などの精神症状が出現することもある．禁忌は，重篤な心血管障害，褐色細胞腫，閉塞性隅角緑内障となっている．

基本的には，コンサータ，あるいはストラテラを単剤で至適用量まで投薬し，評価尺度などを用いて効果判定を行い，効果がなければ漫然と投薬せずに中止する．

## 3. 第三選択薬

コンサータでもストラテラでも効果のないケースや，副作用のためにいずれの薬物も使用できない場合には第三選択薬を考慮する必要がある．「ADHDの診断・治療ガイドライン 第3版」の薬物療法アルゴリズムでは，カルバマゼピン（テグレトール），バルプロ酸ナトリウム（デパケン）などの感情安定薬，リスペリドン（リスパダール）やハロペリドール（セレネース）などの抗精神病薬，フルボキサミン（デプロメール）をはじめとする選択的セロトニン再取り込み阻害薬（SSRI）や三環系抗うつ薬などがわが国の臨床医の間で用いられてきたとしているが，そのADHD症状に対する効果についてはいずれも限定的である．さらに，コンサータとストラテラの併用を挙げている．ただし，現時点では2剤の併用はエビデンスが乏しく，むしろ心血管系の副作用の点などからは避けるべきであろう．

## C. 心理・社会的療法

ADHDの子どもに伴いやすい低下した自尊感情を修正するために，よい行動を子ども

の発達年齢(暦年齢ではなく)に応じて設定し，積極的に肯定的な評価をするということが大切になる．具体的には①よい行動(受け入れられる行動)とよくない行動(受け入れることができない行動)を明確にすること，②どのように行動を修正していったらいいのかを一緒に考え，年齢に合った適切な行動を具体的に教えること，③行動が修正されたら次の目標を決め，本人が努力する限りにおいては前に向かって進めると励まし，その大変さを理解すること，ということになる．こうした子どもへの精神療法，心理療法，親への心理教育やガイダンス，学校との連携といった環境調整を行う必要がある．より構造化された心理・社会的治療法としては，個人療法や集団療法の形で行われるソーシャル・スキル・トレーニング(SST)がある．不安や抑うつが強いADHD児には，古典的な技法に加えて治療技法を修正・工夫した遊戯療法が有効な場合がある．また，ADHD児を対象とする教育と医学の連携による，夏休みを活用した夏期治療プログラムが行われている地域もある．医療機関で抱え込むのではなく，こうした治療を提供できる地域機関と連携してADHD児を支えていくという姿勢が心理・社会的治療では重要となる．

さらに，ADHD児の治療では，ADHDそのものの特性を親の養育姿勢が原因と批判されることが多い親を支えることも重要である．わが子の問題をADHDの特性として冷静にとらえられるように親を支援することは重要である．このために親との面接には心理・社会的な要素を取り入れ，ADHDの子どもの予後や進学・就職といった将来の情報を伝達する必要がある．親がわが子への対応に困惑しているような場合には，親のための行動療法的な集団プログラムであるペアレント・トレーニングが適応となる．ペアレント・トレーニングのポイントは，①子どもの行動を観察し，問題行動が起こるメカニズム，流れを理解する，②親子関係の悪循環(親は叱ってばかり vs 子どもは叱られてばかり→お互いにいらいら)をプラスの相互作用(親はほめる vs 子どもはほめられる→お互いよい気分)に変える，③子どもの行動の分類をもとに一貫した行動をとるということになる．支援する側がトレーニングを受けるのは，親・教師の養育能力を向上させることで子どもの適応行動を増やし，親・教師の養育に関する自信の回復につながるというよい循環を生み出すことになる．

ADHDの予後不良因子には，①感情が極端に不安定なこと，②衝動性が重度なこと，③度重なる失敗の経験があること，④意気消沈していること，が挙げられている．予後不良因子を多く抱えているケースでは，インテンシブな治療介入が必要になることが予想できるだろう．これまで述べてきたような治療介入によっても，学校や家庭での適応が改善しない場合，薬物療法へのアドヒアランスの低さから状況が一向に改善しない場合には，児童精神科病棟への入院も選択肢の1つとなる．

■患者・家族説明のポイント
・ADHDは生まれついての体質的な特徴であり，不注意，衝動性，多動性が代表的な症状であることを明確に伝える．
・ADHDはその主症状とは別に，人なつっこい，決断が早く行動的といった長所があることを伝える．
・ADHDはチックや夜尿といった神経性習癖，不安や気分の落ち込みなどの併存症状をもっており，そのことを含めて支援されることを明確に伝える．
・ADHDには治療薬や心理・社会的治療法があることを明確にしたうえで，治療薬だけに頼らずに環境を改善していくように努めるよう親に提案をする．
・多くのADHDの子どもが社会で活躍できる大人になっていることを伝える．それには親と支援者と子ども自身の協力が必須であることを明確にする必要がある．

## 参考文献

1) 齊藤万比古，渡部京太（編）：注意欠如・多動性障害（ADHD）診断・治療ガイドライン．第3版，じほう，2008
2) 中西葉子，飯田順三：注意欠如・多動症/注意欠如・多動性障害．神庭重信（総編集），神尾陽子（編集）：DSM-5を読み解く1．pp 75-85，中山書店，2014
3) 根来秀樹：落ち着きのない子どもをどのように診るか―ADHDを中心に．青木省三，村上伸治（編集）：専門医から学ぶ児童・青年期患者の診方と対応．pp 78-87，医学書院，2012

# 運動症群/運動障害群
*motor disorders*

**金生由紀子** 東京大学大学院准教授・こころの発達医学分野

### 疾患概念

運動症状によって定義される症候群の集まりであり，発達性協調運動症/発達性協調運動障害 developmental coordination disorder，常同運動症/常同運動障害 stereotypic movement disorder，チック症群/チック障害群 tic disorders からなる．主な症候群別に以下に記載する．

### A. 発達性協調運動症

#### 1. 定義

協調運動技能の獲得や遂行が，その人の生活年齢や技能の学習および使用の機会に応じて期待されるものよりも明らかに劣っていて，生活に支障をきたしている．不器用であり，例えばはさみを使うとかボタンをかけるなどの技能の発達が遅れていたり，定型発達よりも動作がぎごちなくて手間どったりする．

#### 2. 病因・病態

環境要因としては，胎生期のアルコール曝露，早産児や低出生体重児が関連するとされる．遺伝的要因の関与も示唆されているが，明確にはなっていない．

#### 3. 疫学

5-11歳の子どもでの有病率が5-6％とされる．男性では女性よりも有病率が高い．

#### 4. 経過・予後

子どもの50-70％では青年期になっても問題が残存するとされる．成人期に，車の運転や機械の操作の習得，すばやくメモをとることなどが苦手で職業生活に影響することがある．

#### 5. 診断上の留意点

発達歴，現病歴，家族歴に加えて神経学的微細徴候（例えば，上肢伸展，閉眼，開口，提舌すると舞踏病様運動が出現）を含めた身体所見も診断の参考になる．

注意欠如・多動症 attention deficit/hyperactivity disorder（ADHD）や自閉スペクトラム症 autism spectrum disorder（ASD）は，鑑別対象の疾患である一方で，高率に併発する疾患でもある．

### B. 常同運動症

#### 1. 定義

反復し，駆り立てられているように見え，かつ外見上無目的な運動行動（常同運動）があり，生活に支障をきたしている．常同運動には，手をばたばたさせる，身体を揺するなどに加えて，頭を打ちつける，自分の体を噛むなどの自傷行為も含まれる．

#### 2. 病因・病態

環境要因としては，社会的に孤立して刺激の乏しい環境などが考えられる．認知機能の低さも関連する．特定の症候群（例えば，レット症候群，レッシュ-ナイハン症候群）では，常同運動，特に自傷行為が生じやすい．

#### 3. 疫学

単純な常同運動は定型発達の幼児にもよくみられるが，複雑な常同運動ははるかに少ない．知的能力障害をもつ人の4-16％は，常同運動を有するとされる．

### 4. 経過・予後

常同運動は典型的には生後3年以内に始まる。知的能力障害をもつ場合には常同的な自傷行為が何年も続くことがある。

### 5. 診断上の留意点

常同運動とチック，強迫行為などとの鑑別を要することがある。常同運動は，チックと比べると，腕，手，全身に生じやすく，律動的で，持続時間が長く，強迫行為と比べると，無目的である。

## C. チック症，トゥレット症

### 1. 定義

チックは，突発的，急速，反復性，非律動性の運動あるいは発声である。チックを主症状とする症候群がチック症である。チック症のなかでも，運動チックと音声チックの両方を有してチックの持続が1年以上である慢性チック症が，トゥレット症である。

チックは，典型的なチック（単純チック）と，それよりも持続時間がやや長くて意味があるようにみえるチック（複雑チック）にも分けられる。最もよく知られているチックは単純運動チックであり，その代表が瞬きなどの目のチックである。単純音声チックでは，咳払いが最も多い。複雑音声チックに，コプロラリア（汚言症：社会に受け入れられない，しばしば卑猥な単語をいってしまうこと）が含まれ，かつてはトゥレット症の特徴とされたが，現在は診断に必須ではない。

### 2. 病因・病態

生物学的な基盤を有する疾患であり，遺伝的要因と環境要因の関与が想定されている。皮質-線条体-視床-皮質回路の異常，ドパミン系の過活動を含めた神経伝達物質の異常も示唆されている。

チックは，不安，興奮，強い疲労によって悪化する。一方，一定の緊張度で安定しているとき，集中して作業をしているときなどに減少する傾向がある。

### 3. 疫学

チックは子どもの5-10人に1人が一時的に有するとされ，トゥレット症に限っても頻度が1%弱と低くない。男性は女性よりも罹患しやすい。

### 4. 経過・予後

チックの発症は通常4-6歳の間とされる。経過中に種類や重症度が変動することが特徴的であり，重症度のピークが10-12歳の間とされる。チックの多くは持続が1年以内である。慢性化しても，20歳までに軽快に転じる場合が2/3以上とされる。しかし，少数例で成人後も激しいチックを認める。

チックには，やらずにはいられないという抵抗し難い感覚（前駆衝動）をしばしば伴う。10歳以上になると前駆衝動を認識することが多くなる。

チック症には，さまざまな精神疾患を伴うことがある。代表的な併発症は，強迫症 obsessive-compulsive disorder（OCD）およびADHDである。併発症には，ASD，さらには不安やうつ，怒り発作が含まれる。チックが改善してから強迫症状のほうが目立つようになることもある。

### 5. 診断上の留意点

上述のチックの特徴を念頭において，丁寧な病歴の聴取と行動観察を行って，診断する。舞踏病，ジストニア，ジスキネジア，ミオクローヌスなどの不随意運動との鑑別を要することがある。チックには前駆衝動を伴って，一時的や部分的に抑制が可能なことが鑑別に有用である。強迫行為の鑑別を要することもある。チック関連OCDにおける強迫行為は，やらずにいられないと感じるとか"まさにぴったり"と感じるまでやるという認識を有しており，単純チックとは異なるが，複雑チックとは区別しにくいことがある。

### 治療方針

運動症状に関連する要因を明らかにするために，本人全体や周囲の状況を含めて評価して，包括的な治療・支援を行う。環境調整を含めた心理・社会的治療が介入の中心である。チック症に対してはエビデンスのある薬

物療法がある．

## A. 発達性協調運動症
### 1. 治療方針の概要
　適切な評価に基づいて診断をして，ライフステージを考慮しつつ包括的な治療・支援を目指す．運動技能の評価や指導の実施のために必要に応じて多職種で連携する．
### 2. 心理・社会的療法
　運動技能の問題の基盤として姿勢や感覚処理の困難を想定して，その改善を目指す治療が行われてきた．代表的な方法が感覚統合療法である．

　最近，問題解決能力の発達を通じて運動技能の発達を促す治療が注目されている．課題および環境を調整して運動学習を促す方法，認知行動変容理論に基づいて自己選択で作業スキルを習得する方法がある．

　いずれにしても運動技能の困難に伴う自己評価の低下を避けて，運動への動機づけを高めることが大切である．
### 3. 薬物療法
　ADHD治療薬であるメチルフェニデートおよびアトモキセチンが，併発するADHDのみならず協調運動を改善する可能性が示唆されているが，十分なエビデンスはない．

## B. 常同運動症
### 1. 治療方針の概要
　常同運動の出現や持続に関連する要因を明らかにして，本人の年齢や発達も考慮しつつそれらの要因に働きかける．家族をはじめとする周囲の人々の理解を促して適切な対応を伝えることも重要である．
### 2. 心理・社会的療法
　常同運動に関連する要因の分析に基づいて対応する．常同運動よりも適切な行動をしたら，そちらのほうを奨励する．常同運動を行いにくくなるように，環境の整備や身体運動などの他の活動への導入をはかる．より適応的な活動のスキルの習得を促すこともある．
### 3. 薬物療法
　エビデンスの確立している薬物はない．

## C. チック症，トゥレット症
### 1. 治療方針の概要
　チック症に伴う生活上の困難に関連する要因を包括的に評価して治療を構成する．すなわち，チック自体の重症度，チックが自己評価や社会適応に及ぼす悪影響の重症度，チックと密接に関連する併発症状の重症度に加えて，本人の長所も含めた本人および周囲の認識と対処能力を評価する．

　チックおよび併発症が軽症か重症かで，次のように4つに分けて治療方針を立てる．①チックも併発症も軽症な場合，家族ガイダンス，心理教育，環境調整を行って経過をみる．本人が積極的な治療を望むならばまず認知行動療法を加える．②チックが軽症で併発症が重症な場合，チックを考慮しつつ併発症の治療を優先する．③チックが重症で併発症が軽症な場合，環境調整をより積極的に行いつつ，チックに対する薬物療法を行う．チックの重症度がやや軽くて本人や家族が薬物療法を嫌うならば認知行動療法を行う．④チックも併発症も重症な場合，双方に対して薬物療法を行うことが多い．チックまたは併発症に対する認知行動療法を加えることもある．
### 2. 心理・社会的療法
#### a. 家族ガイダンス，心理教育および環境調整
　チックや併発症状について，本人および家族，教師などの周囲の人々の理解と受容を促し，本人が症状と上手に付き合って前向きに生活していけるように促す．チック症の病因・病態を踏まえて，親の育て方や本人の性格に問題があって起こるのではないことを明確にする．同時に，チックを心配することでかえって増悪して悪循環をきたさないようにする．
#### b. 認知行動療法
　前駆衝動に気づいてチックに拮抗する運動をすることによってチックのコントロールを目指す方法（ハビットリバーサル）がある．ハビットリバーサル，チックを増悪させる状況

への対応およびリラクセーションからなる包括的治療法の有効性が示されている．本人がチックを受け止めたうえでコントロールしようという気持ちになっている場合に考慮する．一方，チックと折り合いをつけてやりすごすこつを身につけることも時に有用である．

### 3. 薬物療法

チックに対する効果のエビデンスが十分にある薬物は主に抗精神病薬である．

**R 処方例** 下記のいずれかを用いる．副作用も考慮すると1）のほうが無難であるが，チックが激しかったり情動不安定を伴っていたりすると，2）のほうがよいことがある．

> 1) エビリファイ錠（3 mg） 1回1/2-1錠 1日1回 保外 夜間の服用で開始し，不眠傾向があれば，朝に変更．1-2週で効果不十分であれば1日量を1/2-1錠ずつ4錠（1回2錠）まで漸増
> 2) リスパダール錠（1 mg） 1回1/2-1錠 1日1回 保外 1-2週で効果不十分であれば1日量を1/2-1錠ずつ3錠（1日1回）まで漸増

非抗精神病薬としては，$\alpha_2$ノルアドレナリンレセプター作動性薬があり，ADHDにも有効という．抗精神病薬を避けるまたは抗精神病薬のみで効果が不十分な場合に考慮する．

> 3) カタプレス錠（0.075 mg） 1回1/2錠 1日2回 保外 効果発現まで2-4週かかるので，1日量を2-3錠まで慎重に漸増

### 参考文献

1) Schoemarker MM, Smits-Engelsman BCM: Is treating motor problems in DCD just a matter of practice or more practice? Curr Dev Disord Rep 2: 150-156, 2015
2) 「精神科治療学」編集委員会：発達障害ベストプラクティス—子どもから大人まで．精神科治療学 29 増刊号，2014

# 虐待
*child abuse*

田中 哲　東京都立小児総合医療センター・副院長

### 疾患概念

**【定義・分類】** 児童虐待とは養育者（児童虐待の防止等に関する法律の規定では保護者：親権を行う者，未成年後見人その他の者で，児童を現に看護するものとされている）による子ども（これも法的には児童：18歳に満たないもの）に対する加害行為である．法的には反復性や期間については特定されていないので，養育者の加害行動が著しく侵襲的であればただ一度の行為でも虐待であることになる．ただし，臨床的には養育者の加害行動が時をおいて反復されたときに虐待の判断が下されることが多い．

加害行為の内容として，身体的虐待（身体的暴力などの侵襲行為）・心理的虐待（暴言・拒絶的対応などの心理的侵襲行為）・ネグレクト（養育者として求められる養育行為の回避）・性的虐待（性的な行為の強制）の4類型に分類するのが一般的である．養育する配偶者間の暴力の目撃は心理的に侵襲性が高いため，心理的虐待に加えられる．

虐待の影響は，心身両面にわたって深く刻み込まれる．この意味では，心理的ではない虐待は存在しない．したがって心理的虐待というカテゴリーは，加害行為において心理的侵襲以外の要素がそれだけでは虐待と断定できる程度に達しない場合に限定して適用される．

病児の親としての注目を得るために作為的に子どもに身体疾患を生起させる行為も特殊な形の身体的虐待に数えられる（代理人によるミュンヒハウゼン症候群）．

**【病態・病因】** 児童虐待は，病理性を含んだ特殊な家族状況である．そこにはすでにいく

つかの局面で反復・循環する要素が含まれている．

加害する養育者の側においては，暴力衝動抑制の困難，養育における負担感・孤立感・無力感，嗜癖性，対人関係における支配性といった心理特性のうちのいくつかが，養育対象である子どもに対する加害行為が，通常では考えにくいほどにエスカレート・反復する要因となっている．

またこのような養育者の心理特性は，時に養育者自身の被養育体験に由来する場合があることが知られている．そのような事例においては，虐待は世代を超えて反復することになる．

また，被虐待児の言動に慢性的暴力を誘発しやすい要因が潜在する場合もある．パラドキシカルな対人反応や，無反応，手のかかる落ち着きのなさなどは，虐待を反復させる子どもの側の要因となり得，被虐待児が別の状況で暴力の再被害に遭遇する要因ともなっている．これらの特徴の多くは，被虐待の結果として獲得されたものであり，虐待被害が反復する可能性を大きくしている．

発達障害が反復要因としてさまざまな角度から関与する事例も少なくない．被虐待体験が脳に不可逆な変化をもたらすとする脳科学的な研究結果がすでに確立しており，虐待体験が脳機能に重要な影響を及ぼしうることが示唆されている．このことは，虐待が発達障害が顕在化する危険因子であることを示している．逆に，発達障害児と類似する部分が多い被虐待児の行動特徴は，養育者の負担を増大させ，虐待発生のリスクを大きくしている．すなわち，虐待と発達障害は相互に危険因子となりうる可能性をもつことになる．

さらに，養育者の発達障害が養育困難状況を引き起こす要因の1つとなる可能性も否定できないこと，その子どもも発達障害ハイリスクであることも含めて考えると，発達障害も虐待が反復を加速する要因となっている可能性が高いといえる．

**【疫学】** 近年，その発生が上昇の一途をたどっているといわれる児童虐待であるが，一般人口内での児童虐待の発生頻度に関して，信頼できる数値は存在しない．急増しているのはあくまでも児童相談所の関与事例の数である．

国内の虐待による死亡事例に関しては，年間50例ほどで推移しておりほとんど増減がないので，状況が深刻である事例に関しては，必ずしも増加しているとはいえない．近年の虐待事例発生の急増が，社会的関心の高まり以上のペースであるとすれば，その増加分は身体侵襲としては生命的危機には至らない程度の，しかし子どもの健全な発達が阻害されるという点では無視できないほどに重篤な事例が増加していることになり，そうした事例はのちに挙げるような社会的危険因子の影響を受けやすいことを意味している．

## 診断のポイント

### A. 子どもの様子

子どもが親からの暴力被害を直接第三者に訴えることはきわめて少ない．自らの行動で家庭状況をこれ以上逼迫させたくないという心理が働くためと思われる．したがって，子どもの証言に依存しない観察から，虐待の痕跡をたどらなくてはならない．外傷の部位や程度が子どもの身体機能や状況から考えて不自然であることは重要な所見である．ネグレクトの場合には，標準成長曲線との比較（特に低身長に注目），肌や衣服の清潔さ，未治療う歯など適切な医療が受けられていなかった所見，食への態度などに特徴が認められる．

対人行動の問題（接触の難しさや逆に過度

表1　虐待の社会的危険因子

- 家庭内の暴力傾向・DVの存在
- 家庭内での心理的葛藤の存在
- 貧困や経済的問題の存在
- 周囲からのサポートが受けられない状況・孤立
- 子どもの障害・病弱・多胎などの養育困難

の慣れ慣れしさ）が顕著な場合，発達障害とともに愛着障害の存在を疑う．性的虐待の場合には解離（記憶の途絶など）や性化行動（親密さを表出しようとする際の不自然な性的接触）が特徴的に出現する．子どもの様子に虐待の徴候を認めた場合には，そのまま記録を（できれば画像とともに）残すことがきわめて重要である．

### B. 証言の整合性

身体所見から虐待の存在を疑う場合には，直接の加害者も含めた養育者や同居家族からの証言の整合性がきわめて重要な意味をもつことになる．したがって可能な限り早い時期にそれぞれを分離して詳細に証言を取得し，相互の証言内容や状況との間に齟齬がないかを慎重に聞き取る．証言内容の修正や変転も虐待を疑わせる重要な所見である．

### C. 危険因子

直接の所見からは虐待を結論づけられない場合，虐待に関連性の高い表1のような社会的危険因子を把握しておくことは状況判断をするうえで有用であろう．

## 対処方針

### A. 対処根拠

子どもの権利条約では第19条に「虐待・放置などからの保護」が明確にうたわれている．国内法としては児童虐待の防止等に関する法律において「児童の福祉に職務上関係のある者は，児童虐待を発見しやすい立場にあることを自覚し，児童虐待の早期発見に努めなければならない」と規定されており，保護を必要とする子どもを発見した際の通告が義務づけられており（児童福祉法第25条），その際やむを得ず生じる守秘義務違反が免責されている．

### B. 対処方法

精神／心理臨床家は，あらゆる場面で児童虐待と遭遇しうる．一見，偶発的な事故や子どもの逸脱行動，発達障害にみえることが実は虐待の影響ないし直接の結果であった例は枚挙にいとまがない．子どもに対する心理的屈折や攻撃性・依存性等，親の精神状態が虐待の背景に存在するが，親の精神科的な治療中に明らかになることも少なくない．

児童虐待に対する社会的処遇の拠点機関は児童相談所である．とりわけ危機的な状況にある家庭への強制介入の権限は，児童相談所を主体として行使されるため，児童相談所の的確な介入を引き出すことが対処の基本である．

通告を行う場合には，虐待に相当すると判断した根拠（深刻な受傷の原因が医学的に特定できないなど）を明確にしたうえで，児童相談所の介入を仰ぐ旨を養育者に告知しなくてはならない（この際必ずしも「虐待」という文言を使う必要はない）．

通告の結果について責を問われることはないが，それでも通告は通告する側にとっても心理的負担の大きい行為である．虐待の疑いを否定できないが，明確な根拠を欠くと思われた場合にも児童相談所に相談をしてよいし，地域の児童委員を通じて自治体の設置する福祉事務所に通告してもよいことになっている．また，地域での見守りを強化する対処が必要な場合には，地域に設置されている子ども家庭支援センターを相談の窓口とすることも可能である．2015年より専用の電話番号（189）による児童相談所への通告が可能になった．

いずれにしても虐待事例を知り得た場合には，発見者個人のうちに情報を留め置かないことが何よりも肝要である．特に性的虐待が疑われる場合には，情報の聞き取りには法的にも心理的にも特殊な技術を必要とするため，極力早期に専門機関の関与を仰ぐことを考えるべきである．また，ある程度以上の医療機関であれば，院内に対応チームを設け組織対応をすることが，スタッフを守ることにもなる．

虐待通告の結果，児童相談所が必要と認めたケースに関して，子どもは児童相談所に一時保護されて判定を受けたうえで養育家庭や

児童福祉施設に措置される．わが国の法制度上，親権者の発言力はかなり大きいが，虐待事案の場合，この親権の制限が可能である．

虐待を受けた子どもたちに対しては，成長後も長期にわたって愛着障害や解離性障害，心的外傷後ストレス障害（PTSD）としての対応が必要となる．愛着障害に関しては264頁を参照のこと．解離現象は被虐待児には比較的多く出現するが，解離性同一障害としての診断基準を満たすものはその一部に過ぎない．児童期における解離の表出は成人のそれとは異なっており，ごく短時間の反応性の低下にみえることがある．

被虐待体験の外傷記憶は記憶としては明瞭でないことも少なくないため，PTSDとしてのフラッシュバックも想起内容の明瞭でない恐慌状態となることがある．

加害側の養育者に対しては，加害者としての社会的責任を問うことも必要ではあるが，児童虐待が養育者の心理をも巻き込んだ反復する病理現象の1つの表れであることを考えたとき，加害する養育者もまたこの渦中にあり支援を必要とする者の1人であることを忘れてはならない．

**参考文献**
1) 西澤 哲：子ども虐待．講談社，2010
2) Teicher MH（監修），友田明美：いやされない傷―児童虐待と傷ついていく脳．診断と治療社，2006

# からかい，いじめ
*teasing and bullying*

田中康雄　こころとそだちのクリニックむすびめ・院長（北海道）

【疾患概念】

【定義・病型】　からかいとは冗談や冷やかしといった，軽い気持ちから他者に対してかかわり，周囲の人たちとともにあざけり笑うような心ない仕打ちと定義できる．

いじめは，ある相互関係が成立する集団内で，さまざまな要因から優位に立つ一方が，意識的・集合的に，特定の1人に対して，からかい，ちょっかい，暴力，非難，無視などといったその人が嫌がる行為を与えることであると定義づけることができる．

つまり，からかいは，いじめという構造を形成する手段の1つであり，その構造は，ある集団内における望ましい人間関係のあり方の対極にありながらも集団内にとどまり続けるといえる．

【病態・病因】　からかい，いじめは一定集団（組織）内で，相互対人関係性上に生じるものであり，その構造図は図1のように示される．

いじめは，①いじめられる側，②いじめる側，③微妙に関与する側，④そこに関与せずに集団内にとどまる側の4つから構成されると考えられる．

ある集団内でいじめられる対象が主に1人選ばれ，そこに「いじめる」ことでかかわる一定集団が登場する．その関係性に積極的ではなくても，微妙に関与する人たちが取り囲む（図1の①）．当初は，その関係性に付与しない人たち（集団）は離れていたが，時にいじめの対象となる人（個）やいじめる人たち（集団），微妙に関与している人たちに関与し「いじめ・いじめられる関係性」に組み込まれる場合もある（図1の②）．あるいは，「いじめ・いじめられる関係性」が相互に移行したり重なったり，反発したりする（図1の③）．

この構造は，われわれがどこででも経験する集団主義的体質ともいえる．そのうえで，いじめる側にある優位性とは，暴力や知力，集団を構成しているという自負，経済力といった権力の保持であり，いじめられる側は，そういったものが略奪され無力化されていく．

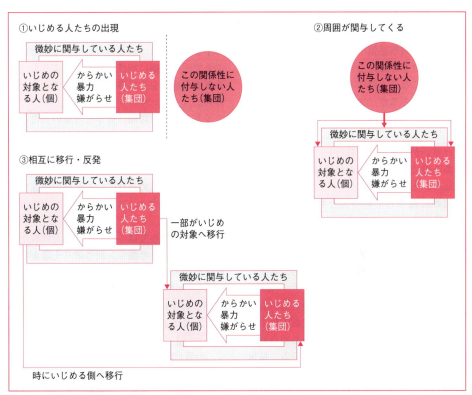

図1　いじめの構造図

　病因としては，行為者がこうした行為により己の優位性を明示させたいという欲求がかなえられることにある．踏み込んで考えると，行為者もまた何かしらの優位性を略奪されており，それに怯えている者たちであるといえる．

　さらに，この構図は，いじめられた者が，この集団内で，あるいは別の時期に別の集団内で，いじめる側に回ることで，このときの劣位を優位に置換することもできる．

　この歪んだ負のスパイラルが絶えず生じるため，いじめはこの世からなくならないのである．

【疫学】　例えば，学校，教室で生じるいじめについては，文部科学省が年度ごとに生徒指導上の諸問題の現状報告のなかにいじめの認知件数などを報告している．

　しかし，いじめは常に組織集団で生じるが，そもそも「一定の集団」を発生場所とすれば，非常に広大となる．しかも，そのいじめは，自己報告あるいは周囲の気づきからでしか判明しないものであるにもかかわらず，気づかれにくく，自己申告しにくい構造である．おそらく正確な疫学的把握は不可能であろう．

【経過・予後】　いじめの構造図からすると，まず特定の対象者が1人選別されること（標的の決定）から始まる．次にその特定者をいじめの関係性から逃げ出せないように監視し，周囲から孤立させる．そのうえで，優位性を示すための権威を振りかざす．暴力，からかい，嫌がらせの集中砲火である．いじめ

られる側は，孤立し自由を奪われ，劣位性を提示され続け，無力化していく．この監視体制のなかの自尊感情へのいたぶりにより，追被害から身を守ろうと常時過緊張状態に身をおくようになる．時に不登校などで集団からの離脱を試みるが，メールや見舞い行為などにより，それすらも持続できなくなっていく．

戸惑いから抵抗へと移行し，その果てに諦念の心境に至る．周囲の目に見えにくくなる時期といえる．

微妙に関与している人たちはこの関係性を，積極的に維持しようとさえする．そこには，誰もが次の標的にならないための状況保持への期待が潜む．こうして「いじめ・いじめられる関係」は，取り巻く積極的な集団により，維持され続ける．

さらに，この関係に付与しない人たちも，一定の集団を構成するメンバーである以上，実は消極的に，この「いじめ・いじめられる関係」を支えている役割をもっている．積極的な集団に比べ自覚がないが，この暗黙的支持が，実は集団全体を維持する大きな力になってしまっている（図1，②）．

諦念のなかで周囲に見えにくくなったからといって，いじめられる側が終始抱く惨め感は消退しない．精神的には，麻痺化させていくか，あがき続ける．時には，いじめ側に配置転換を試みるか，別の生活集団内での立場の倒置を試みようとする．

その1つが自殺であり，家庭内暴力であり，ひきこもりである．ほかにもさまざまな情緒的混乱を示すこともある．

周囲の理解や積極的な保護体験といった日々の対処があれば，変えられない過去に目を向け，さらされていた行為は自分の落ち度でないことに気づかされる．抽象的な表現であるが，いじめによりすべてのつながりが切断された孤立から，つながりを取り戻す経験が予後を左右する．

### 診断のポイント

いじめにおける操作的診断基準はない．

子どもたちも「いじめられている」ということで医療機関に相談に来ることよりも，さまざまな症状を入場券にして来院することが多い．

子どもが親や周囲に何かしら思い当たる事情がないなかで，心身の不調や行動上の課題を呈したときは，必ず一度は疑って問診する必要がある．

どこかでいじめられている経験を吐露できたとき，切断されていたつながりに光が戻る．

問診にあたっては，いじめられた経験から生じた無力感を考慮し，聞き取りを急がず，叱咤激励的な対応は控え，目の前に出してくれた課題（起床困難，学校に行きたくない，食事がとれない，イライラしてしまうなど）にじっくりと丁寧にかかわることである．

### 治療方針

#### A. 治療方針の概要

1) いじめられている子どもに対しては，いじめから生じた精神的な苦痛，その症状に対して対症的にかかわりながら，これまでの孤立・透明化からの脱却をはかる．
2) 周囲への対応としては，原因究明を急がないことである．家族には，日々の情報を聞き取り，家族ガイダンス，心理教育的対応を心がける．教育現場には，情報をバランスよく聞き取ること，時には学校の現場に出向き，教室の雰囲気を体感することも重要である．
3) いじめている側にも心理教育的対応が必要な場合もあるため，「いじめている集団」の構成，個人情報を集め，検討する．

#### B. 治療の実際

いじめられている側への対応について述べる．

いじめに対する特効薬は存在しない．当初は対症的に現在の精神症状に応じた治療を行うことになる．

主に認められるものとして，不安，抑うつ，不眠，食欲不振，イライラ感，強迫的言動，パニックあるいはフラッシュバック体験，過緊張や被害感，自己卑下的感情，家族，特に下のきょうだいへの嫌がらせや暴言・暴力，家庭内暴力，ひきこもり，情緒的症状としての抜毛，指しゃぶり，爪かみといった習癖異常，一過性の多動，衝動性，注意散漫，対人不信，そして希死念慮などが挙げられる．これらは，同時に併存疾患あるいは鑑別疾患としても検討をする．時に，子ども側に発達のアンバランスさや学習面のつまずきがあることが標的の一要因になっている場合もある．その場合，子ども側のつまずきへの支援を検討することもある．

病態が把握できると，いじめという状況由来からの症状に対して必要に応じた薬物療法や心理・社会的療法を行う．

いじめられている子どもたちは人間不信が強い．初診から数回の面接を続けることができれば，大きな治療的一歩と評価できる．症状の消失を急ぐ必要はないが，子どもたちが受けた心の痛みに対して，時間をかけてでも支え対応していく必要があるという覚悟を示すことが大切である．

この間，いじめる側からだけでなく，「しっかりしなさい」「気持ちを強くもてば大丈夫」「あなたの態度にも問題があるから」といった周囲からの誤解から，さらに自己評価が低くなり，孤立感が強くなり，二次的に傷ついてきた場合もある．できる限り早くにその誤解を解き，必要な和解を勧めるという環境調整も重要である．

本人には，これまでの忍耐を評価し，時には撤退することも敗北ではないなど，終始勇気づけていくような支持的対応が望ましい．注意すべきは，いじめる側への批判，非難にどの程度同調あるいは諭す必要があるかということであろう．ともに怒ることがうまくいくときもあれば，冷静に聞き役に徹するほうがうまくいくこともある．

時に，家族が相手側に対して法的手段など強い対応を示そうとする場合もある．治療者は中立的かつ冷静に対応し，その動きがいじめられている子ども当人を追い詰めることにならないかを評価し，家族の対応に意見を述べさせてもらうこともある．

同じ治療者が対応するべきではないが，いじめている側にも，上記のような経験をもちながら立場を置き換えた場合や，優位性にしがみつく必然性に精神的課題を抱えている場合があり，やはり支援が求められる．

■患者・家族説明のポイント
・子どもに対して「キミは悪くない」と伝え続ける．
・家族には，子どもの快復力を信じてもらう．
・両者には，回復には，時間がかかるが，必ず克服できると伝える．

### 参考文献
1) 中井久夫：清陰星雨．pp 139-144，みすず書房，2002

## 不登校，ひきこもり
*school absentee, social withdrawal*

**近藤直司** 大正大学心理社会学部臨床心理学科教授

### 疾患概念
【定義・病型】 文部科学省は，不登校を「何らかの心理的，情緒的，身体的，あるいは社会的要因・背景により，児童生徒が登校しないあるいはしたくともできない状況にあること（ただし，病気や経済的理由による者を除く）」と定義している．また，ひきこもりについては，厚生労働省による「ひきこもりの評価・支援に関するガイドライン」（以下，ガイドライン）において，「様々な要因の結果として社会的参加（義務教育を含む就学，非

常勤職を含む就労，家庭外での交遊など）を回避し，原則的には6ヵ月以上にわたって概ね家庭にとどまり続けている状態（他者と交わらない形での外出をしていてもよい）を指す現象概念である」とされ，「なお，ひきこもりは原則として統合失調症の陽性あるいは陰性症状に基づくひきこもり状態とは一線を画した非精神病性の現象とするが，実際には確定診断がなされる前の統合失調症が含まれている可能性は低くないことに留意すべきである」というただし書きが付記されている．

【病態・病因】　不登校，ひきこもりのいずれも，精神疾患や発達障害などの生物学的要因，不安感，恐怖感，抑うつ感，回避などの心理的要因，友人関係や教師との関係，家族状況，文化・経済・社会状況などの社会的要因が関連しているものと考えられる．これらの諸要因のうち，ある特定の要因が深く関与している場合，あるいはそれぞれの要因が複雑に関連し合っている場合もあり，その組み合わせや関与の程度は個々のケースによって異なる．

【疫学】　文部科学省「平成21年度児童生徒の問題行動等生徒指導上の諸問題に関する調査」によれば，小学校における平成21(2009)年度の不登校児童は22,327人で，全児童数の0.32％に相当する．また，中学校では100,105人(2.77％)，高等学校では51,726人(1.55％)が不登校の状態にある．

　ひきこもりに関する疫学調査としては，厚生労働省によるガイドラインにおいては，約26万世帯に20歳以上，49歳以下で現在ひきこもり状態の人がいるという推計値を採用している．内閣府による調査では，15歳以上39歳以下の人口のうち，「ふだんは家にいるが，近所のコンビニなどには出かける」という「狭義のひきこもり」が23.6万人，「ふだんは家にいるが，自分の趣味に関する用事のときだけ外出する」という「広義のひきこもり」が約69.6万人という推計値を示している．

【経過・予後】　文部科学省は，「不登校に関する実態調査（平成五年度不登校生徒追跡調査）」において，不登校生徒の中学校を卒業した人の約5年後の状況などを調査しており，就学・就労ともにしていない者が約2割であったことが示されている．青年期のひきこもりケースに関する厳密な予後調査は実施されていないが，本人が受診・相談につながっているケースのなかでも社会参加できるまでに年単位の治療・支援を要するケースが多いこと，社会参加に至らず，ひきこもりが遷延・長期化するケースがあること，本人が受診・相談につながらないケースには，さらに問題が深刻なケースが多く含まれていることが明らかになっている．

### 診断のポイント

　不登校・ひきこもりケースの背景要因が多様であることから，多角的な視点に基づいた慎重な診断・評価が必要である．ガイドラインでは，以下のような多軸的な診断システムが提案・推奨されている．

・第1軸：背景精神障害の診断（発達障害とパーソナリティ障害を除く精神障害の診断）
・第2軸：発達障害の診断
・第3軸：パーソナリティ傾向の評価（子どもでは過剰適応型，受動型，衝動型といった不登校のタイプ分類）
・第4軸：ひきこもりの段階の評価
・第5軸：環境の評価（環境要因と活用できる地域資源などの評価）
・第6軸：診断と支援方針に基づいた総合的な三分類（表1）

　青年期事例では，軽度精神遅滞や受身型の広汎性発達障害に気づかれないまま，ひきこもり状態に至っている場合があることや，ひきこもって刺激を回避することによって症状が目立たなくなっており，社会参加を試みる段階で不安障害が再燃・顕在化する場合などがあり，注意を要する．

## 表1 ひきこもりの三分類と支援のストラテジー

| | |
|---|---|
| 第一群 | 統合失調症，気分障害，不安障害などを主診断とするひきこもりで，薬物療法などの生物学的治療が不可欠ないしはその有効性が期待されるもので，精神療法的アプローチや福祉的な生活・就労支援などの心理‐社会的支援も同時に実施される． |
| 第二群 | 広汎性発達障害や知的障害などの発達障害を主診断とするひきこもりで，発達特性に応じた精神療法的アプローチや生活・就労支援が中心となるもので，薬物療法は発達障害自体を対象とする場合と，二次障害を対象として行われる場合がある． |
| 第三群 | パーソナリティ障害（ないしその傾向）や身体表現性障害，同一性の問題などを主診断とするひきこもりで，精神療法的アプローチや生活・就労支援が中心となるもので，薬物療法は付加的に行われる場合がある． |

（厚生労働省：ひきこもりの評価・支援に関するガイドライン，2010より）

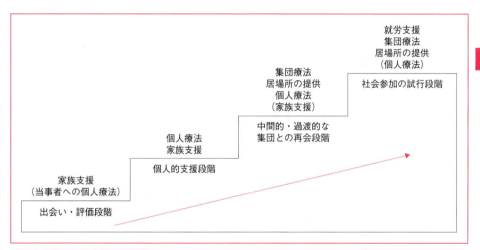

図1 ひきこもり支援の諸段階
（厚生労働省：ひきこもりの評価・支援に関するガイドライン，2010より）

## 治療方針

### A. 治療方針の概要

ガイドラインでは，治療・支援の全体像を図1のように概念化し，こうした諸段階を一段一段登っていく過程であることが解説されている．

### B. 薬物療法

ガイドラインでは，ひきこもりという現象それ自体が薬物療法の対象とはとらえ難いこと，ひきこもりの背景に存在する精神障害の正確な診断に基づいて薬物療法を検討するべきことが強調されている．標的症状は，抑うつ，不安，恐怖感，不眠，多動，衝動性，強迫症状，こだわり，興奮，幻覚，妄想などである．

### C. 心理・社会的療法

まずは，対人場面に慣れる，対人緊張を和らげる，今後の方向性と自己実現のための具体的な方向性について話し合うといったカウンセリングが最も一般的で，適用範囲も広いと思われる．青年期ケースの場合には，個々のケースに応じた精神療法的アプローチや生活・就労支援が検討されることになる．就労支援においては，一般就労だけでなく，障害

者雇用制度を活用した就労，福祉的就労，家業や家事の手伝い，コミュニティへの参加，障害年金の取得など，個々のケースに応じた目標，ゴールを設定すべきである．また，本人の動機づけと試行錯誤の過程を支えるような長期にわたる経過も想定しておく必要がある．

### D. 難治例患者・家族への対応

本人が受診・来談せず，家族だけの相談から始まるケースも多いため，家族ガイダンスや家族療法的アプローチが重視される．また，家族ガイダンスだけで有効な介入ができないと判断した場合には，自宅への訪問など，より積極的な介入もありうる．著しいこだわりや執着，家庭内暴力，近隣への攻撃的言動などがみられるケースでは危機介入の必要性とタイミング，具体的な方法を検討する必要がある．このほか，不登校のまま卒業を迎える中学生，進路の決まらないまま中退する高校生，ひきこもりのリスクの高いと考えられる広汎性発達障害のケースなど，予防的な早期支援の方法論についても検討を進める必要がある．

#### 参考文献

1) 厚生労働省：ひきこもりの評価・支援に関するガイドライン．2010 http://www.mhlw.go.jp/stf/houdou/2r9852000006i6f.html
2) Kondo N, Sakai M, Kuroda Y, et al: General condition of hikikomori (prolonged social withdrawal) in Japan: Psychiatric diagnosis and outcome in mental health welfare centres. Int J Soc Psychiatry 59: 79-86, 2013

# 児童・青年期の統合失調症
*schizophrenia in children and adolescents*

松本英夫　東海大学教授・精神科学

## 疾患概念

**【定義】**　国際的な診断基準であるDSM-5による統合失調症の診断基準は，①妄想，②幻覚，③まとまりのない発語，④ひどくまとまりのない，または緊張病性の行動，⑤陰性症状(すなわち感情の平板化，意欲欠如)，の5項目のうち2つまたはそれ以上の存在と，1か月間の持続(治療が成功した場合はより短い)，およびこれらのうちの少なくとも1つは①か②か③であること，が必要とされている．診断には年齢の下限は設けておらず，小児も成人も同一の診断基準を使用している．この診断基準の特徴は，緊張病症候群とよばれた状態がほとんどみられなくなっている現在では，幻覚あるいは妄想の存在が統合失調症の診断に不可欠の要素ともいえる基準になっていることである．この点をもって，DSMの診断基準が成人を対象としたときでさえ統合失調症の診断にとって厳格であるといわれているゆえんである．

小児の統合失調症ではたとえ幻覚や妄想が認められても，成人に比べて対象や内容が不明確であることが多いため診断はより一層困難である．これは当然，子どもが精神発達途上にあるということと，それと関連して体験の乏しさや言語化能力の未熟な点が影響しているものと考えられる．

**【病態・病因】**　小児と成人の統合失調症には連続性があり，病態も病因もほぼ同一のものであるという考えが現時点では支配的である．一方，脳の形態学的な研究によって，早期発症の統合失調症では成人発症のそれに比べて脳の形態学的な異常の度合いが大きく，さらに発症後も成人早期までその形態学的な

変化が進行する所見が得られている．両者に共通する病因仮説としては神経発達障害仮説が有名であり，胎生期も含めて，発達早期に生じた脳の異常が複合的に発症に関与していると考えられている．神経伝達物質ではドパミン，セロトニン，特にグルタミン酸などが大きく関与していると考えられている．

【経過・予後】　成人の統合失調症の予後については，約1/4は寛解，1/4は軽症の欠陥状態，1/4はやや重症の欠陥状態，1/4は治療困難で重篤な人格荒廃に至るといわれてきた．小児でも最近，いくつかの予後調査が欧米を中心に行われているが，直接，成人発症と比較したものではないものの，長期経過をみると死亡率の高さを含めて，予後が総じて不良であるという結果となっている．したがって多くの症例は寛解が得られにくく，慢性の経過をたどると考えられる．

### 鑑別診断のポイント

ブロイラーの単純型分裂病 simple schizophrenia や従来，潜伏分裂病 latent schizophrenia といわれてきたものは DSM-5 ではシゾイド（スキゾイド）パーソナリティ障害 schizoid personality disorder, あるいは統合失調型パーソナリティ障害 schizotypal personality disorder に分類されているが，児童・青年期の症例でも明らかな幻覚や妄想の欠如のためにこれらのカテゴリーに診断される症例が多いことも銘記すべきである．シゾイド（スキゾイド）あるいは統合失調型パーソナリティ障害は統合失調症の前駆期に相当すると考えられているために，慎重に経過を追うことが大切である．

児童・青年期の気分障害 mood disorder（⇒340頁）の双極Ⅰ型障害 bipolar Ⅰ disorder では，年齢が若年になるほど，発症時に幻覚・妄想を呈することが多い．その場合には発症当初には鑑別は非常に難しいことが多いために，確定診断には数か月から1年以上にわたり慎重に経過を追うことが必要になる．

アスペルガー症候群をはじめとした高機能広汎性発達障害との鑑別も重要である．彼らは社会性の障害があるために共感性に乏しく，場にそぐわない奇抜で奇妙な言動がみられるために，統合失調症やシゾイド（スキゾイド）あるいは統合失調型パーソナリティ障害と一見，きわめて類似した臨床像をとることが多い．両者の鑑別には詳細な生育歴の聴取が必要であり，そのなかで，例えば発達障害では特徴的な症候（こだわりの強さ，愛着の弱さ，言語発達の遅れ，意思伝達の障害など）を確認する．また，同じようにみえる症状の背景に，統合失調症では外界や対人関係への"おそれ"が，発達障害では彼らなりの独特の論理が，存在することが多いことも精神病理学的に重要な鑑別点である．また発達障害では自我障害の作為体験，思考吹入，思考伝播などの症状がほとんど認められないことも重要である．

### 治療方針

#### A.　治療方針の概要

児童・青年期の統合失調症の治療には患児や家族を取り巻く多面的なアプローチが必要である．当然，薬物療法が基本になるが，並行して心理教育，支持的な精神療法，社会・教育的支援プログラムなどを組み合わせて行うことが重要である．その際，低学年になるほど，教育的な配慮が必要になり，一方，年齢にかかわらず病期（急性期，慢性期など）によって治療の構造は異なってくる．

#### B.　薬物療法

成人の統合失調症に対する薬物療法のアルゴリズムを参考にして行われることが一般的である．すなわち，第一選択薬として第二世代抗精神病薬 second-generation antipsychotics が基本である．次に，治療抵抗性の統合失調症に対しては，2種類の第二世代抗精神病薬の併用や，気分安定薬，特にカルバマゼピンや炭酸リチウムの併用が勧められている．実際の臨床では，成人のアルゴリズムをそのまま児童・青年期の統合失調症に適用

できるとは限らないことを念頭におきながら，それでも可能な限り参考にするべきである．

第二世代抗精神病薬を対象にした海外での数少ない有効性に関する臨床試験では，主にリスペリドン（リスパダール）とオランザピン（ジプレキサ）の有効性が確認されている．わが国でも両者は使用経験が長い薬剤であるために，児童・青年期の患者に対しても使用しやすいと考えられる．

副作用に関しては，第二世代抗精神病薬は第一世代抗精神病薬と比較して錐体外路症状の出現が少ないものの，高プロラクチン血症や体重増加が問題となる．両者については若年であるほど問題となりやすいという報告も散見される．そのために，個々の薬理作用を考えると，高プロラクチン血症についてはオランザピン，クエチアピンやアリピプラゾール（エビリファイ）が使用しやすいと考えられる．一方，体重増加をはじめとした代謝異常に関しては，添付文書を参考にすると，糖尿病とその既往歴のある患者にはオランザピンとクエチアピンは禁忌であり，アリピプラゾールは警告となっている．外来で治療可能なfirst episodeの症例に対する処方例を示す．

**R 処方例** 下記のいずれかを用いる．

1) リスパダール錠（1mg）　1回1錠　1日2回　朝食後，夕食後または就寝前
2) エビリファイ錠（3mg）　1回2錠　1日1回　就寝前あるいは1日2回　朝食後，夕食後または就寝前
3) ジプレキサ錠（2.5mg）　1回1錠　1日1回　就寝前
   以上を7日間程度使用しても効果が得られない場合には増量する

### C．心理・社会的療法

#### 1．心理教育と支持的な精神療法

患児はもとより両親に対しても支持的にかかわることが基本となる．同時にfirst episodeの症例では親子に対して心理教育として，統合失調症に関する医学的な知見をわかりやすく伝えることが重要である．その際には特に，親の罪責感をいたずらにあおることは厳に慎まなければならない．

#### 2．社会資源の活用

児童・青年期の患者の場合には，特に社会的な資源を利用していかに対人関係を維持・発展させながら社会参加を試みていくのか，という問題は重要な課題である．彼らは精神発達途上にあるだけに，教育の問題を含めてより段階的で有機的な結びつきをもった組織が必要になる．入院治療が必要であれば院内学級を併設した病棟が理想的であるが，外来の場合には急性期を自宅療養で過ごしたあとに，回復期には支援学級を利用するなど，学校との緊密な連携をもとに教育的な配慮が必要となる．子どもたちのためのデイケアなどの充実も今後の課題である．

### 参考文献

1) 松本英夫：統合失調症．齊藤万比古（総編集），松本英夫，飯田順三（責任編集）：子どもの心の診療シリーズ8 子どもの精神病性障害－統合失調症と双極性障害を中心に．pp125-133，中山書店，2009
2) 松本英夫：統合失調症．精神医学 52：445-451，2010

# 児童・思春期の気分障害
*mood disorders in children and adolescents*

齊藤卓弥　北海道大学大学院特任教授・児童思春期精神医学講座

### 疾患概念

**定義・病型**　気分障害は，従来，成人期に発症する疾患として考えられていた．しかし，近年，気分障害の発症が児童思春期にさかのぼることができると報告されるようになり，児童・思春期における気分障害の適切な

診断と治療の重要性が認識されるようになった．特に，1980年代になり，子どもにも成人と同じ診断基準を適応しうるうつ病が発症することが明らかになった．その後，子どものうつ病は，成人と同一の診断基準を用いて行われるようになった．

また，1990年代に米国において入院・外来での子どもの双極性障害と診断される症例が急激に増え，子どもの双極性障害の定義・診断に関しての議論が深まった．DSM-5ではその趨勢を反映し，子どもの双極性障害の診断に関して，診断的特徴のなかで子どもの双極性障害の診断時の留意点が記載されるようになった．同時に過剰な双極性障害の診断を避けるために持続的な易怒性を中心とした行動の制御不全のエピソードを呈する症例に対して，重篤気分調節症という新たな診断が抑うつ障害群に追加された．子どもの気分障害は，発達段階によって臨床的な表現型や治療への反応性が異なり，発達レベルを考慮した診断・治療が重要である．

【病態・病因】 遺伝的要因と環境要因が複雑に発症に関与している．うつ病，双極性障害ともに遺伝負因が発症に大きくかかわっていることが報告されているが，特定の遺伝子は特定されておらず，複数の遺伝子の関与が疑われている．また，虐待や幼少期のネガティブな体験が発症のリスクになることも報告されている．脳のモノアミン系システムの異常，HPA系の異常が報告されている．

【疫学】 欧米疫学調査では子どもの約5-8%にうつ病がみられ，年齢が高くなるにつれて頻度が増加すると報告され，12-16歳の間に発症の危険率は急激に上昇し，40歳まで緩やかに上昇し続けることが報告されている．わが国の疫学調査でも，質問紙によるスクリーニングで小学生の7.8%，中学生の22.8%が抑うつ状態にあると報告されている．12歳以下の症例では成人と異なり性差は認められないが，思春期以降は2：1で女児の罹患率が高い．

子どもの双極性障害の頻度は0.6-1.0%と推定される．また成人の双極性障害患者の33%が15歳未満に，27%が15-19歳に初回の病相を体験し，多くはうつ病相で発症しうつ病との鑑別がしばしば困難である．

【経過・予後】 児童思春期では，女児の発症が早い傾向が報告されている．平均のうつ病相を期間は26週であるが個人差が大きく(2-500週)，中央値は8週である．うつ病相を長期化させる要因としては，若年発症，希死念慮が報告されている．うつ病患者の5%が6か月以内に再発を経験し，12%が1年以内に，33%が4年以内に再発を経験する．

双極性患者の69%が当初は誤った診断がなされ，双極性障害の診断がなされるまでに10年以上かかったと報告されている．躁病相とうつ病は交互に同じように起きるわけではない．うつ病相は，躁病相に引き続き繰り返し起きる傾向にある．直近に躁病相・軽躁状態/混合状態/うつ病相を体験した双極I型障害の2つの18か月間の経過観察では，うつ病をもった患者の3/4がうつ病相を繰り返す．

### 診断のポイント

操作的診断（DSMあるいはICD）を用いる．米国精神医学会による操作的診断基準である「精神疾患の診断・統計マニュアル 第5版」(DSM-5)では，子どもうつ病および成人うつ病の診断には，基本的に同一の診断基準が用いられる．DSM-5での大人と子どもの診断上の違いは，①「抑うつ気分」の代わりに子どもでは「易怒的な気分」を診断基準に含めていること，②体重の減少の代わりに期待される体重増加がみられないことでも子どもの場合，体重の障害と見なされることである．一般的には子どものうつ病は，どちらかといえば活動が低下することが多い成人のうつ病と異なり，外在化症状あるいは攻撃的行動として表出されることが多いと考えられている．しかしながら，子どものうつ病は，発達段階で表出される症状が異なること

が特徴であり，診断の際に年齢を考慮することが必要である．子どものなかでも低年齢層では，身体化症状を訴えることが多く，抑うつ的な表情をしていても主観的な抑うつ的症状は訴えることが少ない．思春期では，しばしば過眠を訴え，年齢が上がるにつれて，無快楽，精神運動抑制，日内変動，早朝覚醒，体重減少などの症状が増し，抑うつ的表情表出，身体化，罪悪感，自己価値の低下などの若年期に特徴的な症状は減少し，成人のうつ病に近づいていく．子どものうつ病では精神病症状が伴うことが多く，31-50％の子どものうつ病で精神病症状を伴い，特に幻聴を伴うことが多いと報告される．また，思春期では自殺行動が多いことも特徴である．しばしば抑うつ症状が，感染症，神経疾患，内分泌疾患など身体疾患の症状の一部や薬物の副作用として認められることがある．感染性単核症や甲状腺疾患は，特に思春期前後にみられるうつ病の重要な鑑別疾患となる．また，糖尿病，喘息などの慢性疾患にうつ病が合併するとの報告もあり，慢性疾患でのうつ病の出現にも小児科領域では注意を払い，スクリーニングを行う必要がある．

双極性障害の初発が，うつ状態から始まることが多いこと，思春期の双極性障害は，55％が混合状態，87％が急速交代型，50％が誇大妄想，25％が自殺に関連した行動を示し成人の双極性障害と異なる病像を示すことから，しばしば診断は困難である．子どもの双極性障害では，幸福感，愚かな行動が子どもでは特定の状況では正常なこともあり，子どもの発達段階から期待される行動から逸脱することが求められ，明らかに本来の子どもの普通の状態から異なっていることが診断のうえで重要である．いらいらや攻撃性が持続する場合には，重篤気分調節症との鑑別が重要になる．

## 治療方針

### A. 治療方針の概要

子どもの気分障害の理想的な治療は複数の治療的なアプローチを組み合わせることである．気分障害は，家族，学校および子どものおかれている社会的な環境に影響を与えるが，同時にこれらの要因がうつ病の誘因や増悪因子となっている．したがって，気分障害の子どものみならず，家族や学校に対して治療的な介入を行うことも重要である．スクリーニング，診断から，治療に関しては自殺行動のリスクの高い群，幻覚妄想など精神病症状が認められる群では児童思春期精神科の専門医への紹介が望ましい．特に，心理教育を子どもや家族に行うことが重要である．正しい心理教育は，不必要な罪悪感や非難を減らすことにつながる．しばしば，家族は学校を子どもの気分障害に責任があると非難し，学校は家族を非難することで，問題の解決をむしろ遅らせることにつながる．学校での治療的な環境づくりも必要である．治療の一部として，学校での負荷を軽減することがしばしば重要である．具体的には，授業時間の短縮，宿題や課題の削減などが挙げられる．

### B. 気分障害への心理的なアプローチ

大人で有効性が示された認知行動療法，対人関係療法が，子どもでも有効であることが報告されている．気分障害は，認知の障害と考えられ，認知行動療法では認知の歪みに治療の焦点を当て，気分障害に寄与する思考や行動パターンを明らかにすることに焦点をおく治療法である．対人関係療法では，気分障害は対人関係上の問題によって説明できるという基本概念に基づき，対人的葛藤を解消し，患者の対人関係の質の向上によって，気分障害の改善および健康な対人関係を構築することに焦点を当てる治療法である．子どもにこれらの精神療法を用いる際には，生物学的，認知的，社会的，情緒的な発達段階に応じ，認知発達過程（計画，思考，他人の立場になり考える能力）や社会的要因を考慮していくことが必要である．特に，家族との関係を積極的に治療のなかで取り扱ったり，家族への直接的な関与を含め，視覚的な技法を用

## C. うつ病の薬物療法

子どものうつ病では，成人に有効な抗うつ薬に有効性が認められないことが多く，成人の抗うつ薬での臨床試験の結果が外挿できないことが特徴である．有効性が臨床試験で示されているものは選択的セロトニン再取り込み阻害薬（SSRI）のみであり，しかもすべてのSSRIが子どもに対して有効性を示すわけではない．現在，わが国では子どもに承認されている抗うつ薬はなく，海外で有効性のエビデンスが認められている薬物でわが国にて使用可能なものはセルトラリン（ジェイゾロフト）とエスシタロプラム（レクサプロ）のみである．同じ子どもでもエスシタロプラムでは12歳以上でのみ有効性が認められるなど，年齢による反応性の違いもあり，薬物の選択には十分な配慮が必要である．しかし，わが国においてはすべての抗うつ薬が保険適用外であり，自殺関連行動の増加など成人にはみられない有害事象があることから，十分な説明，同意の取得をしたうえでの慎重な投与が求められる．現状では，6歳以上ではセルトラリン，12歳以上ではエスシタロプラムが選択され，もし有効性が認められない場合にはその他のSSRIを試すことが推奨されるが，パロキセチンに関してはエビデンスのレベルが低く，子どもには推奨されない．SSRIの使用時には，自殺行動の増加が処方開始時，増量時に報告されており，処方変更時には1-2週ごとに観察することが必要である．副作用の出現に注意しながら，1-2週ごとに増量し，思春期以降では成人と同様の治療量まで増量を行う．難治例では，気分安定薬の併用も試みられている．

**処方例**
1) 6歳以上：ジェイゾロフト錠（25 mg）　1回0.5-4錠　1日1回　(保外)小児の適応なし
2) 12歳以上：レクサプロ錠（10 mg）　1回0.5-2錠　1日1回　(保外)小児の適応なし

## D. 双極性障害の薬物治療

現在，わが国では子どもの双極性障害の薬物療法に関して保険適用を取得している薬物はなく，すべて適用外処方である．子どもの双極性障害においては成人と異なり，リチウム（リーマス）を始めとした気分安定薬の反応性が低く，非定型抗精神病薬を第一選択にすることが推奨されている．もし，単剤で効果がなかったり，副作用で薬物服用が困難である場合は，ほかの非定型抗精神病薬，あるいは気分安定薬を試すべきである．部分的に反応があった場合には，気分安定薬と非定型抗精神病薬の併用を試みる．もし，これでも十分な効果が認められないとき，あるいは無反応であるときには，気分安定薬2剤と非定型抗精神病薬1剤の併用，あるいは気分安定薬1剤と非定型抗精神病薬2剤の併用が推奨されている．双極性障害のうつ病相で始まり，単極性のうつ病との鑑別は困難である．双極性うつ病の子どもは抗うつ薬により躁転する危険性があり，特に10-14歳の子どもが躁転する危険性が最も高く，双極性うつ病が疑われる症例では気分安定薬を併用すべきである．子どもの双極性うつ病の治療に関してのエビデンスは乏しく，現時点の限られたエビデンスからは，まずリチウムを開始し，治療域（血中濃度0.6 mEq/L）以上にまで増量し，効果が十分でない場合にはラモトリギンを追加することが推奨されている．もし，十分な効果が得られない場合には，SSRIの処方も考慮する．

### a. 非定型抗精神病薬

**処方例** 下記のいずれかを用いる．
1) リスペリドン錠（1 mg）　1回0.5-4錠　1日1回　(保外)小児の適用なし
2) エビリファイ錠（3 mg）　1回1-4錠　1日1回　(保外)小児の適用なし
3) セロクエル錠（25 mg）　1回1錠　1日1回からセロクエル錠（100 mg）　1回

3-4錠　1日2回（1日7錠まで）　保外
小児の適用なし
b. 気分安定薬
R 処方例 下記のいずれかを用いる．
1）リーマス錠（100 mg）　1回1錠より　1日1-2回　血中濃度（0.5-1.0 mEq/L）
保外 小児の適用なし
2）デパケンR錠（100 mg）　1回1錠より　1日1-2回　血中濃度（50-100 μg/mL）
保外 小児の適用なし
c. 非定型抗精神病薬と気分安定薬併用
　a, bで十分な効果が得られなかった場合は，a, bを併用する．

### E. 併存疾患
　子どものうつ病は，併存疾患が多いことが特徴である．30-75%に不安障害が合併する．双極性障害は，注意欠如多動症，薬物関連障害の併存が多いことが報告されている．

## 児童・青年期の不安症・強迫症・心的外傷後ストレス障害
anxiety disorders, obsessive-compulsive disorder and posttraumatic stress disorder in children and adolescents

**宮崎哲治**　川崎医科大学講師・精神科学
**青木省三**　川崎医科大学主任教授・精神科学

### 疾患概念
【定義・病型】　不安とは漠然とした対象のないおそれのことをいい，特定の対象に向けられた不安を恐怖という．不安や恐怖を主症状とする精神疾患が不安症である．成人とは違い子どもの場合は，不安や恐怖を言葉で上手に表現できないため，不安症状は身体症状や行動上の問題など未分化な形で現れることがある．身体症状としては，心悸亢進，胸内苦悶，呼吸困難感，咽頭閉塞感，口渇，上腹部不快感，腹痛，四肢のしびれ，発汗，のぼせ，ふらつき，めまい感，振戦，頻尿，頭痛などがあり，行動上の問題としては，落ち着きのない行動，泣く，かんしゃくを起こす，立ちすくむ，家庭内暴力，ひきこもり，不登校などがある．また，不安症が二次的な抑うつ気分の原因になることもある．子どもの不安と恐怖は年齢によって変化するため，これらの評価に際しては発達的な背景も考慮に入れなければならない．DSM-5では，不安症群のなかに，分離不安症，選択性緘黙，限局性恐怖症，社交不安症，パニック症，広場恐怖症，全般不安症，物質・医薬品誘発性不安症，他の医学的疾患による不安症，他の特定される不安症，特定不能の不安症がある．DSM-Ⅳでは，強迫性障害と心的外傷後ストレス障害（PTSD）は不安障害に分類されていた．しかしながら，DSM-5では，強迫症は強迫症および関連症群に，PTSDは心的外傷およびストレス因関連障害群に分類されている．以下，パニック症，限局性恐怖症，社交不安症，全般不安症，強迫症，PTSDを中心に述べる．

【病態・病因】　基本的には成人例と同じである．

【疫学】　子どもの約10-15%が小児期に不安症を経験し，不安症は子どもの精神障害のなかで行動障害の次に多い．パニック症は通常若年成人期に発症することが多く，児童期の発症も報告されているが，前思春期でのパニック症の発症はまれである．12-18歳でのパニック症の有病率は1.1%との報告がある．重篤な限局性恐怖症は子どもと青年の約1%にみられる．児童・青年期の社交不安症の有病率は0.5-4%といわれる．強迫症では，15歳以前の発症が20-35%といわれ，児童・思春期の有病率は約2%といわれている．種々の外傷体験のあとに子どもにもPTSDが起こりうるが，児童・思春期での有病率は不明である．子どもの1-2%が全般不安症に罹患しているといわれる．

【経過・予後】　よくわかってはおらず，成人になっても不安症が続く子どもは少数である

とも，成人になっても症状が継続するともいわれている．なかには，うつ病に発展する者もいる．パニック症の予後は良好であることが多いが，強迫症の予後は良好とは言い難く，継続する可能性が高い．

### 診断のポイント

成人と同じ診断基準によって行われ，操作的診断基準（DSM-5 あるいは ICD-10）を用いる．ただし，限局性恐怖症，社交不安症，全般不安症，強迫症，PTSD の場合，DSM-5 では子どもに対する注意書きが記載されている．また，PTSD では，6歳以下の子どもにはそれ以上の年齢の者とは別の診断基準が設けられている．DSM-5 でパニック発作と診断するためには，13 の症状のうち 4 症状以上が発現する必要があり，3 症状以下だと症状限定性発作とされる．児童・青年期症例では症状限定性発作が多いといわれる．症状限定性発作では厳密にはパニック症の診断基準を満たさないが，成人と比べ内的体験を言葉で表現しづらいことを考慮に入れればパニック症に準じた治療を行うべきである．近年，A群β溶血性連鎖球菌の感染が関連すると考えられている小児自己免疫性溶連菌関連性精神神経障害 pediatric autoimmune neuropsychiatric disorders associated with streptococcal infection（PANDAS）の存在が知られ，急に強迫症様の症状が出現した場合は，PANDAS を鑑別診断として考える必要がある．また若年発症の強迫症では，自閉スペクトラム症（⇒313 頁）を鑑別診断として考える必要がある．しかしながら，自閉スペクトラム症のこだわりや儀式的な反復的行動は強迫症状と類似しており，判別が困難なことが多いのも事実である．

### 治療方針

#### A. 治療方針の概要

患者の不安を解消することが常に第1目標になるとは限らない．むしろ患者自らが不安に直面し，不安を抱え，そして不安に対処していくことを援助するという姿勢も重要である．不安に直面することを絶えず避けようとしている児童・青年の治療においては，かすかな不安の徴候を見逃さず，「大変だったね．でもよくやったね」というメッセージを送る必要がある．すなわち，彼らのおかれている苦しい状況に対する共感の気持ちを伝え，同時にそのような状況に対する彼らの態度を肯定的にとらえ直すことが大切になる．そのことによって初めて彼らは自分の不安を語り，不安に直面することに勇気を出して一歩足を踏み出すことができるようになる．

また，児童・青年期の不安症では，その原因として学校や家庭内の問題が関係していることが多い．このため，周囲の大人が協力して環境調整を行ったり，脅かされないで安心できる居場所を提供したりする．これだけでもずいぶん不安症状が改善することがある．

次に認知行動療法（⇒780 頁）による治療を検討する．重症例などの場合，薬物療法が併用されるが，軽症例では認知行動療法のみで治療可能なことも多い．パニック症では，パニック発作がある程度軽減するまで心理教育以外の認知行動療法の技法を施行することは困難なことが多く，当初より認知行動療法と薬物療法の併用が行われることがある．PTSD では，EMDR（eye movement desensitization and reprocessing：眼球運動による脱感作と再処理）（⇒815 頁）も行われ，子どもの場合は，成人症例よりも早期に効果がみられることがある．

#### B. 認知行動療法

曝露法，曝露反応妨害法などの行動的技法が主に行われる．実際問題として，小学生以下では認知的技法は困難なことが多い．まず心理教育，行動分析を行ってから，不安を惹起させる状況のうち刺激の弱いものから患者を曝露させ，段階的に刺激の強さを上げていく．認知行動療法が成功するためには，行動内在的強化随伴性のある課題を選ぶなどの治療課題設定の工夫や課題遂行に対する周囲の注目・賞賛などの社会的強化子が成人例以上

に重要となる．

### C. 薬物療法

わが国では子どもを対象としては適用が認められておらず適用外使用となるが，薬物療法では，SSRIが第一選択となる．2016年1月現在，わが国において使用できるSSRIはフルボキサミン（ルボックス，デプロメール），パロキセチン（パキシル），セルトラリン（ジェイゾロフト），エスシタロプラム（レクサプロ）である．成人の場合，パニック症にはパキシルとジェイゾロフトが，強迫症にはルボックスとパキシルが，社交不安症にはルボックスとパキシルとレクサプロが，PTSDにはパキシルとジェイゾロフトが現在のところわが国では保険適用があるが，それ以外の不安症に対するSSRIの投与は保険適用外になる．

**処方例** 少量から開始し漸増する．年齢・体重に応じて適宜用量の調節を行う．

パニック症に対しては，下記のいずれかを用いる．

1) パキシル錠（10 mg）　1回1-3錠　1日1回　夕食後
2) ジェイゾロフト錠（25 mg）　1回1-4錠　1日1回　夕食後

強迫症に対しては，下記のいずれかを用いる．

1) ルボックス錠（25 mg）　1回1-3錠　1日2回　朝・夕食後
2) パキシル錠（10 mg）　1回1-5錠　1日1回　夕食後

社交不安症に対しては，下記のいずれかを用いる．

1) ルボックス錠（25 mg）　1回1-3錠　1日2回　朝・夕食後
2) パキシル錠（10 mg）　1回1-4錠　1日1回　夕食後
3) レクサプロ錠（10 mg）　1回1-2錠　1日1回　夕食後

PTSDに対しては，下記のいずれかを用いる．

1) パキシル錠（10 mg）　1回1-4錠　1日1回　夕食後
2) ジェイゾロフト錠（25 mg）　1回1-4錠　1日1回　夕食後

上記SSRIの添付文書には，「海外で実施された大うつ病性障害等の精神疾患を有する患者を対象とした，本剤を含む複数の抗うつ剤の短期プラセボ対照臨床試験の検討結果において，24歳以下の患者では，自殺念慮や自殺企図の発現のリスクが抗うつ剤投与群でプラセボ群と比較して高かった」との記載があり，SSRIの投与に際しては，リスクとベネフィットを考慮する必要がある．activation syndrome（賦活症候群）出現の可能性も含め，SSRIを服用する児童・思春期の患者には注意深い観察が必要になる．また，若年者の場合，他の抗うつ薬と比較して，パキシルでは，気分変動，自傷，自殺念慮，自殺企図などが生じやすい傾向がみられる．

# 児童・青年期の嗜癖性障害

*addictive disorder in children and adolescents*

**松本俊彦**　国立精神・神経医療研究センター精神保健研究所・薬物依存研究部部長

### 疾患概念

嗜癖性障害とは，嗜癖行動，つまり，「行動の依存症」のことである．代表的な嗜癖行動としてギャンブルやゲーム，買い物，性的行動などがあるが，児童・青年期に多くみられるのはインターネットを介したゲーム（オンラインゲーム）である．

嗜癖行動には4つの特徴がある．第1に，その行動に先だって緊張感や焦燥感の増大がみられ，その行動をすることによってすみやかに高揚感や解放感といった好ましい気分の変化がもたらされ，これが報酬となって本人にその行動を反復させる．なかには，ある限定されたコミュニティからの承認が一種の報

酬として機能している場合もある．第2に，その行動を繰り返す過程で，当初と同じ気分の変化を得るために必要な行動の強度や頻度（費やす時間や金額）が増大する．第3に，その行動をやめようとすると，焦燥感のような不快気分に襲われ，その苦痛を回避するためにその行動を繰り返す必要がある．そして最後に，その行動を自分の意思ではコントロールできない，あるいは，その行動に自分がコントロールされているという感覚がある．

このように嗜癖行動には，渇望や耐性，離脱という点で物質依存と共通した特徴があるが，相違点もある．つまり，精神作用物質の場合，それ自体に依存性があり，動物モデルで再現可能であるが，嗜癖行動の場合，その行動がもつ依存性は個体の素因や状況によって異なり，動物モデルによる再現は容易ではない．

逆にいえば，ある特定の行動が報酬として機能するかどうかは，本人が抱える個別的要因に影響されると考えられる．例えば，感情的苦痛や困難な現実的状況に直面している者では，ある行動への没頭が意識を紛らして苦痛を緩和したり，あるいは，承認欲求や空想的万能感を満たして自尊心を一時的に高めたりすることがある．その場合には，そのような効果が報酬として機能し，行動を反復させる動因となりうる．

### 診断のポイント

診断にあたっては，ある特定の行動がすでに述べた4つの特徴―①その行動の前後における気分の変化，②「耐性」類似の現象による行動のエスカレート，③行動中止時の「離脱」類似の不快気分の体験，④コントロール喪失の感覚―が手がかりとなる．ただし，4番目の特徴である「コントロール喪失の感覚」は，しばしば本人によって否認されており，同定が難しい場合も少なくない．

なお，国際的な診断分類では，嗜癖性障害の診断カテゴリーはいまだ混乱が続いている．DSM-5では，ギャンブル障害だけが嗜癖性障害として正式に明記され，あとは，研究用の診断カテゴリーとして，オンラインゲームに限定したインターネットの使用が提示されるにとどまっている．一方，ICD-10では，病的ギャンブリング，抜毛，窃盗癖，放火癖が並列のまま，「習慣及び衝動の障害」に分類されているが，このカテゴリーは，嗜癖と強迫，衝動とが混在した，一種の「ゴミ箱診断」の様相を呈している．

### 治療方針

成人のギャンブル障害の治療では，物質依存と同様，12ステップモデルの自助グループ（ギャンブラーズ・アノニマス：GA）が一定の効果を収めているが，児童・青年期のインターネット障害の場合には，病態は不均質で臨床単位として一貫性は確立されておらず，当然ながら確立された治療方法も存在しない．現状では，個々の患者がおかれた心理社会的状況と併存する精神障害を評価し，患者の個性に見合った環境調整や生活指導を行っていくしかない．その際，嗜癖行動の欲求を刺激するトリガーを同定し，それに対処するスキルを高める介入を行うことは，ある程度効果がある．

しばしば患者本人の治療意欲が乏しく，ともすれば治療は中断しやすいが，家族に対して継続的に支援や介入することでも患者の行動を変化させることが可能である．例えば，保護者の過干渉や支配的な関与がコミュニケーションの悪循環を引き起こし，患者の嗜癖行動を強化している場合がある．その場合に，community reinforcement and family training（CRAFT）の技法で，家族とともに患者の行動分析を行い，本人に対する適切なかかわり方を一緒に考えていくとよい．

**参考文献**

1) Meyers RJ, Wolfe BL: Get Your Loved One Sober. Hazelden Foundation, Center City, 2004〔邦訳書：松本俊彦，吉田精次（監訳）：CRAFT 依存症者や家族のための対応ハンドブック．金剛出版，2013〕

# 認知症ハンドブック 第2版

認知症診療の
エンサイクロペディア、
最新ガイドラインを踏まえ
**待望の改訂!**

**編集**

| | |
|---|---|
| 中島健二 | 松江医療センター・名誉院長 |
| 下濱　俊 | 札幌医科大学教授・神経内科学 |
| 冨本秀和 | 三重大学教授・神経病態内科学 |
| 三村　將 | 慶應義塾大学教授・精神・神経科学 |
| 新井哲明 | 筑波大学教授・精神医学 |

日常臨床にも,
調べものにも,
専門医試験対策にも役に立つ
**認知症の時代の"バイブル",
待望の改訂第2版!**

『認知症疾患診療ガイドライン2017』を踏まえて解説!

医学書院

● A5　頁946　2020年
定価:11,000円（本体10,000円＋税10%）
[ISBN978-4-260-04166-9]

## 目次 contents

- 第1章　認知症診療の基本
- 第2章　認知症の症状・症候
- 第3章　認知症の診断
- 第4章　認知症の危険因子と予防
- 第5章　認知症の治療と管理
- 第6章　認知症の合併症管理と終末期の対応
- 第7章　認知症をめぐるその他の諸問題, 地域連携, 支援
- 第8章　軽度認知障害
- 第9章　アルツハイマー型認知症
- 第10章　レヴィ小体型認知症（PDDも含む）
- 第11章　前頭側頭葉変性症とその他の変性性認知症疾患
- 第12章　血管性認知症
- 第13章　その他の認知症疾患

認知症にかかわる医療従事者が知っておきたい知識を網羅した決定版、7年ぶりの改訂。診断や薬物療法・非薬物療法、リハビリテーションやケアなど、臨床で必要となる情報を『認知症疾患診療ガイドライン2017』の内容に沿って解説。基礎研究に関する情報も臨床で役立つ内容を中心にアップデート。今回も「臨床のエンサイクロペディア」と呼ぶにふさわしい内容に仕上がっている。

**医学書院**

〒113-8719　東京都文京区本郷1-28-23　　[WEBサイト] http://www.igaku-shoin.co.jp
[販売・PR部]TEL:03-3817-5650　FAX:03-3815-7804　E-mail:sd@igaku-shoin.co.jp

# 12

# 認知症と高齢期の精神疾患

認知症　350
軽度認知障害　353
アルツハイマー病　356
血管性認知症　361
レビー小体型認知症　365
前頭側頭型認知症　368
正常圧水頭症　372
神経原線維変化型老年期認知症（tangle only dementia）　378
ビンスワンガー病　379
クロイツフェルト-ヤコブ病　381
アルコール性認知症　382
BPSDと漢方　386
認知症の家族ケア　388
認知症の非薬物療法　391
高齢期の気分障害　395
高齢期の身体表現性障害　398
高齢期の不安症/不安障害　402
高齢期の睡眠障害　404
高齢者のパーソナリティ障害　408
高齢期の統合失調症　411

# 認知症
*Major Neurocognitive Disorder*

新里和弘　東京都立松沢病院認知症疾患医療センター・センター長

## 疾患概念

**【定義・類型】**　神経認知障害群 neurocognitive disorders は DSM-5 において初めて提唱された概念で，delirium，major neurocognitive disorder, mild neurocognitive disorder の3群より構成される．DSM-5 は，症候に基づく操作的類型化が特徴となっているが，そのなかで症状発現が脳内の病理所見により説明がつく可能性のある疾患という意味で，neurocognitive disorders は異質であるといえる．

「認知機能低下＋生活障害」を意味する「dementia」という用語は DSM-5 では用いられず（下位分類には残る），今まで dementia とよばれてきた一群が，ほぼ major neurocognitive disorder に相当する．また，軽度認知障害などとよばれてきた一群が，mild neurocognitive disorder（⇒353頁）に相当すると考えてよい．DSM-5 において，下位分類疾患の1つ，例えばアルツハイマー病で考えると，「mild neurocognitive disorder due to Alzheimer's disease」，あるいは「major neurocognitive disorder due to Alzheimer's disease」の2つの診断名のいずれかを選択することになる．前者は，「認知行為の軽度の障害」があり「毎日の活動において，認知欠損が自立を阻害しない」レベルであり，後者は，「実質的な認知行為の障害」を呈し，「認知欠損が自立を阻害するもの」とされている（表1）．「mild」か「major」かの選択のよりどころは生活の自立度ということになるが，これは生活障害の程度を十分聴取して，診断を行うことの重要性を意味している．

1つの疾患をその病状の軽重によって2つに分けることの意味は，病気の最初期への介入をより容易とするための便宜的方策のようにも思える．つまり，脳内に病変は認めるが，実際の生活上は問題のない preclinical とよばれる時期の多数者を，患者としてラベリングすることによって，検査や治験薬のトライアルを簡便にしたいという思惑がありそうである．裏を返せば，根治薬の開発が壁に当たっている現状がある．

major neurocognitive disorder に関して，診断に際していくつかの留意点などを付記すると，まず日本語訳の問題がある．ラテン語で狂気を意味する「dementia」という用語は今回消失したが，わが国はすでに痴呆から認知症への呼称の変更を行っていたため，major neurocognitive disorder にはそのまま「認知症（DSM-5）」の訳語があてられた．従来使用してきた「認知症」と「認知症（DSM-5）」は厳密にはイコールではなく，後者のほうが対象とする疾患の範囲が少し広い．また，従来 DSM の認知症診断では，「記憶」に加えてさらに1つの認知機能障害を含むことをその診断の条件として求めていた．具体的に例を挙げれば，失語がみられ生活に支障をきたしている患者であっても，記憶障害を伴わない場合には，「認知症」の診断は下せなかったわけである．しかし，今回の DSM-5 においては，「複雑性注意」「実行機能」「学習および記憶」「言語」「知覚-運動」「社会的認知」の6つの認知領域のうちの1つでも有意な低下がみられれば，major neurocognitive disorder と診断が可能になっている．今回の変更は，アルツハイマー病「以外」の認知症に配慮した形での変更といえる．

**【病態・病因】**　神経認知障害群に含まれる疾患は，変性疾患（アルツハイマー病，前頭側頭型認知症，レビー小体型認知症，パーキンソン病，ハンチントン病），脳血管障害（脳血管性認知症），感染症（HIV 感染，プリオン

## 表1 major neurocognitive disorder の診断基準

A. 1つ以上の認知領域（複雑性注意，実行機能，学習および記憶，言語，知覚-運動，社会的認知）において，以前の行為水準から有意な認知の低下があるという証拠が以下に基づいている：
　(1) 本人，本人をよく知る情報提供者，または臨床家による，有意な認知機能の低下があったという懸念，および
　(2) 標準化された神経心理学的検査によって，それがなければ他の定量化された臨床的評価によって記録された，実質的な認知行為の障害
B. 毎日の活動において，認知欠損が自立を阻害する（すなわち，最低限，請求書を支払う，内服薬を管理するなどの，複雑な手段的日常生活動作に援助を必要とする）．
C. その認知欠損は，せん妄の状況でのみ起こるものではない．
D. その認知欠損は，他の精神疾患によってうまく説明されない（例：うつ病，統合失調症）．

▶以下によるものか特定せよ
アルツハイマー病
前頭側頭葉変性症
レビー小体病
血管性疾患
外傷性脳損傷
物質・医薬品の使用
HIV 感染
プリオン病
パーキンソン病
ハンチントン病
他の医学的疾患
複数の病因
特定不能

〔日本精神神経学会（日本語版用語監修），高橋三郎，大野　裕（監訳）：DSM-5 精神疾患の診断・統計マニュアル．p 594，医学書院，2014 より〕

病），頭部外傷（外傷性脳損傷），使用薬剤に基づくもの，などに分けられる．これらの疾患は，脳内の病理変化から精神症状を説明しうる可能性のある疾患であることから，ほかの精神疾患とは一線を画する．おのおのの病因メカニズムはおのおのの項目を参照されたい．

**【疫学】**　認知症患者数は2012年時点で，65歳以上の高齢者の約15％，約462万人と推測されている．高齢者人口は，「団塊の世代」の老年人口への組み入れの終わった2015年では約3,400万人であり，ピークは2042年，約3,900万人となる．高齢化率はその後も伸び続け2060年には39.9％が高齢者となり，人口の2.5人に1人が65歳以上となる．「加齢」が認知症の最大のリスクファクターであることを考えれば，今後われわれは未曾有の認知症社会を迎えることになる．

**【経過・予後】**　認知症の経過はさまざまであり，その詳細はのちの解説に譲るが，一般的には長い経過のなかで，精神的な問題は身体的な問題へと徐々に置き換わっていく．経過が多様であるのと対照的に終局像は似通っている．いずれの認知症も進行すれば，発熱や転倒を繰り返すようになり，発語が少なくなって，終日臥床となり肺炎などで寿命を終える．

### 診断のポイント

　major neurocognitive disorder の全般的な診断のポイントを箇条書きにして述べる．
・認知症診断の前提として，認知機能低下が二次性に生じたものではないかという疑いは常に頭にとどめておく必要がある．身体疾患に起因した変化ではないか，使用して

いる薬物の副作用が出現していないか，不適切な環境やケアの可能性などについて，十分な問診を行うことが必要である．
- 外傷性脳損傷による認知症などを除き，認知症は進行性の疾患である．特に数年前からの変化が最も重要で，脳画像の形態変化が最も判断の手助けとなる．過去に撮影した脳画像データがあれば診察時に持参してもらい，比較を行うことは診断の精度を格段に向上させる．
- 認知症は，精神疾患のなかでは発症−経過−終末期まで比較的シンプルな疾患である．ただし，なかには複雑な病態を呈する例もあり，その場合に，精神疾患の併存が疑われる場合がしばしばある．統合失調症やうつ病，アルコール依存症，パーソナリティ障害などが代表的であるが，それら既存の精神疾患に認知症が加わったときには，病態が複雑となるのが通例である．その際治療者には，併存する精神疾患に対する対応能力も求められる．
- 早期受診・早期診断の流れのなかで，早い時点で認知症の診断を受ける患者の数は今後増えることが予想される．認知症があることをどう伝えるのかは重要な課題である．根治的療法のない今日，最も望ましい診断面接とはどのようなものであろうか．少なくとも「診断名を伝えて終わり」ではないはずで，生活上の留意点，介護保険の勧め，社会資源の情報提供など，受診後の療養継続につながる形で診察を終了することが必要である．早期受診した患者を早期絶望させてはならない．

## 治療方針

### A. 治療方針の概要

認知症患者と医療のかかわりが密となる時期は，大きくは以下の3つに大別できる．1つは，認知症の始まりの時期で，診断ならびにアルツハイマー病であれば抗認知症薬の選択などで医療のかかわりが始まる（初期のかかわり）．もう1つは認知症の最期の時期である（看取り期のかかわり）．3つ目がその初期と看取り期の間の，BPSDが出現した点でのかかわり（問題行動に対するかかわり）である．

治療的側面からいえば，「初期のかかわり」においては，抗認知症薬の選択を誤らないことが重要である〔アルツハイマー病の項目参照（⇒356頁）〕．「看取り期」は今後，病院から在宅への流れのなかにあって，より多くの医師がかかわることになろう．終末期の認知症患者の緩和ケアはどうあるべきか，認知症の看取りの問題はまだ緒についたばかりである．3つ目の「問題行動に対するかかわり」について，以下，心理・社会的療法，薬物療法に分けて記述した．大切な点は，非薬物治療（心理的療法）が薬物治療に勝るということである．対応を工夫し環境を整備し，それでも改善がみられない場合に薬剤を使用するということが基本的スタンスである．

### B. 心理・社会的療法

外来で患者をサポートする場合と入院治療の場合に分けて，要点を列挙する形で述べてみたい．

#### 1. 外来患者に対処する場合

- 軽症の場合，本人が主体的に参加できる認知リハビリや認知症カフェなどの情報を提供する．外来において常に情報を供給できる体制を整えておくことが望ましい．
- 認知症のため患者の自立度が低下し生活に支障が生じているとき，介護する家族への支援が必須となってくる．家族には，かかわり方が治療的意味をもっていることを伝える．介護保険の利用を勧める．本人の病状が，ある程度進行している場合には，介護サービスをうまく利用できるかどうかが家族支援の鍵である．
- 介護家族の心理状態に配慮する（介護うつ，アルコール多飲など）．家族のなかに精神的問題をもつ者がいる場合，患者への援助が有効に機能しない場合もある．「介護家族を支えることは患者を支えることと同じ

価値がある」ことを勘案すれば，家族を全体としてとらえ，アドバイスを行うことが必要である．医療関係者だけでは限界があり，地域包括やケアマネジャー，家族会とも適宜連携をとっていくことが求められる．

2. 入院治療の場合
- 「入院環境を整える」ということがきわめて重要である．明るく清潔で外部に開かれ，「認知症を悪くしない」病棟を作り，外来と密接な連携をとって運営される入院環境の提供がすべてである．
- 入院によるADLの低下，認知機能の低下を最小限にとどめるためにも，身体拘束を行わない，リハビリやボランティアの導入など，入院治療の質の向上が必要である．
- 疾患に応じた対応の工夫を考える．アルツハイマー病で，短期記憶が著しく障害されていれば，その瞬間，瞬間に安心を感じられる対応が必要であるし，レビー小体型認知症で幻視が活発であれば，まず不安を軽減する対応が必要となる．前頭側頭型認知症で多動が著明であれば，代償できる何かを探していく努力が求められる．

C. 薬物療法

認知症の行動・心理症状behavioral and psychological symptoms of dementia (BPSD)に対して用いられる薬剤は，抗精神病薬，睡眠薬，抗うつ薬，抗てんかん薬(情動調整薬)など多岐にわたるが，少量から副作用に留意しながら使用していく．症状によって薬の効きやすいもの，ほとんど無効のものがある．BPSDのbehavioral(行動的)の症状には薬は効きづらく，psychological(心理的，精神的)の症状には比較的有効な薬剤が多いことは知っておいてよい．最少量の薬が望まれるが，もともと精神疾患が併存していた場合では，かなり大量の薬を要することもある．副作用が出やすい反面，個人による適正薬剤の量が大きく異なる点はBPSDの薬剤調整の難しい点である．レビー小体型認知症ではそれぞれの症状に応じた第一選択薬が異なるため，多剤併用になりがちである．薬の追加の判断は慎重に行うべきである．

**参考文献**

1) 朝田 隆：厚生労働科学研究費補助金 認知症対策総合研究事業 都市部における認知症有病率と認知症の生活機能障害への対応．平成23-24年度 総合研究報告書 2013
2) 内閣府：平成26年版高齢社会白書 2015

# 軽度認知障害
Mild Neurocognitive Disorder

朝田 隆　東京医科歯科大学特任教授

## 疾患概念

【定義・病型】 誰しも加齢とともに，もの忘れをしやすくなる．どこまでが生理現象でどこからが認知症なのかという問いは，ずっと以前からあった．1962年にKralが提唱した「良性健忘」と「悪性健忘」という概念は，このような疑問への初期の回答であった．さてこのmild neurocognitive disorder(以下では軽度認知障害と訳す)とは，APA(米国精神医学会)によりDSM-5で新規に提唱された認知機能障害に関する病的状態を示す術語である．この新術語の源は，認知症前駆状態を意味するmild cognitive impairment (MCI)である．実は複数の研究者がMCIという用語を用いて認知機能の障害状態に異なる定義をしてきた．しかし1996年になされたPetersenの提唱によるMCI概念は時宜を得て，これが広く世界に流布するに至った．

このようなMCIが近頃とみに注目されるのには，以下の理由がある．アルツハイマー病(AD)の根本治療薬になりうると期待される候補薬剤の多くが，早期に用いるほど効果

表1 DSM-5 における mild neurocognitive disorder の診断基準

A. 1つ以上の認知領域（複雑性注意，実行機能，学習および記憶，言語，知覚-運動，社会的認知）において，以前の行為水準から軽度の認知の低下があるという証拠が以下に基づいている．
  (1) 本人，本人をよく知る情報提供者，または臨床家による，軽度の認知機能の低下があったという懸念，および
  (2) 標準化された神経心理学的検査によって，それがなければ他の定量化された臨床的評価によって記録された，実質的な認知行為の軽度の障害
B. 毎日の活動において，認知欠損が自立を阻害しない（すなわち，請求書を支払う，内服薬を管理するなどの複雑な手段的日常生活活動は保たれるが，以前より大きな努力，代償的方略，または工夫が必要であるかもしれない）
C. その認知欠損は，せん妄の状況でのみ起こるものではない．
D. その認知欠損は，他の精神疾患によってよりうまく説明されない（例：うつ病，統合失調症）．
・以下によるものか特定せよ
 アルツハイマー病
 前頭側頭葉変性症
 レビー小体病
 血管性疾患
 外傷性脳損傷
 物質・医薬品の使用
 HIV 感染
 プリオン病
 パーキンソン病
 ハンチントン病
 他の医学的疾患
 複数の病因
 特定不能

〔日本精神神経学会（日本語版用語監修），髙橋三郎，大野 裕（監訳）：DSM-5 精神疾患の診断・統計マニュアル．pp 596-597，医学書院，2014〕

的だといわれてきた．一方で近年の研究からは原因物質と目されるアミロイドβの蓄積は，MCI の段階ですでにプラトーに達しているとわかった．そこで MCI の最初期を，さらにはその前駆期を診断することが求められるようになったのである．以上の背景があったので DSM-5 作成に際して，従来からの認知症とは別にその前駆状態に関する新たな定義が求められたものと思われる．

「軽度認知障害」概念のポイントは，軽度な認知機能障害は存在するが，それにより日常生活の自立が妨げられることはない状態にある．そして，原則として何らかの認知症性疾患の前駆状態だという前提がある．

【病態・病因】 DSM-5 の原著に則って mild neurocognitive disorder(mild NCD) の邦訳を表1に示す．

上述のように「軽度認知障害」は，何らかの認知症性疾患の前駆状態という前提があるから，このような「原因について特定」すること，つまり今後どのような認知症性疾患に進展するかの予測も求められるのである．

【疫学】 DSM-5 の「軽度認知障害」はまだ公表されて間もない概念であり，新定義に依拠した疫学研究の知見は確立していない．そこで，従来の MCI に関する疫学知見を紹介する．

A. 有病率（有症率）

従来の報告は，地域で生活する一見健常な65歳以上の住民を対象にしている．これらに示された MCI の有症率は 11-17% である．しかし MCI の類似概念を用いて調査した研

究も含めると，最高では56%にも及ぶ．しかし中核的な記憶のみが悪いamnestic MCIに限れば，多くの研究は3-5%としている点で一致している．

### B．発症率

amnestic MCIの発症率については，65歳以上の人口において年間に1,000名あたり9.9-21.5名と報告されている．なお，すべてのタイプのMCIを合計して100人/年あたりの発症率を5.1%（95% CI：4.6-5.6）とした報告がある．

2010年のシステマティックレビューでは，9つの先行研究から次のように報告されている．1,000人/年あたりの発症率は，amnestic MCI，nonamnestic MCI，そして全MCIについてそれぞれ9.9-40.6，28-36.3，51-76.8であった．なおこの報告では，こうした発生率にかかわる危険因子として高齢，教育歴の低さ，高血圧が指摘されている．

## 【経過・予後】

### A．コンバート率

MCIから認知症への進展率について，2004年に19の縦断研究のメタアナリシスが報告され，平均進展率は年間10%であった．より新しい41研究を扱ったメタ解析でも類似の結果が示されている．概して専門医療機関における進展率は，地域における率より高い．前者が年間あたり10-15%としているのに対して，後者は5-10%とかなりの差がある．そこには選択バイアスをはじめとして，地域の人口特性，フォローアップ期間，認知機能障害の定義などの要因が関与していると考えられる．

### B．リバート率

いったんはMCIと診断されても，のちの評価で知的に正常と判定されることをリバージョンといい，そのような個人をリバートという．このリバート率は，なされた報告が専門機関からかそれとも地域からかによって，かなり異なる．従来の報告では，リバート率は14-44%と決して軽視し得ないほど多い．

特に地域研究におけるMCIは複合的な集団とされ，この傾向が強い．一方でPetersenらがMayoクリニックで，彼らの基準によるMCIの対象を15年以上にわたって追跡調査した結果，MCIと診断される者のうち10%以上は最終的に認知症にならなかった．こうした人々には海馬硬化症や外傷などがあると推察している．

### 診断のポイント

「軽度認知障害」診断のポイントは，軽度な認知機能障害が存在すること，しかし日常生活は自立していることを見極めることにある．そのうえで，どのような認知症性疾患に進展していくかを精神症状，行動障害，神経心理学的所見，神経学的所見，そして脳画像所見などから正確に予測することが求められる．まだ認知症に至っていなくても，特徴的な症状や関連する特徴が「軽度認知障害」のレベルにおいてみられることが少なくない．

軽度の認知機能不全が，標準化された神経心理学的検査によって測定されることが望まれるのだが，正統とされる診断法やテストがあるわけではない．Petersenによるamnestic MCIを基準にすれば，以下のようになすべきかと思われる．まず認知症でない，つまり生活が自立していることを確認する．そのうえで，以下に示す認知機能を評価する．すなわち記憶（主にエピソード記憶と論理記憶），言語機能，遂行機能，視空間機能，推論，注意の能力が検査されることが多い．個々の認知領域について，年齢，性別，教育年数を制御した平均値から1SDもしくは1.5SDを下回っていれば，その機能障害を疑い「軽度認知障害」とする．

### 治療方針

### A．治療方針の概要

本来，保険適用はないが，コリンエステラーゼ阻害薬が多少とも有効な可能性があることを述べる．同時に生活上の留意点として，運動による予防効果，栄養面では青魚や緑黄色野菜の摂取，そして社会交流など一般

的に認知症予防につながるとされる方法を教示する．さらに心理・社会的療法への導入として，地域の地域包括支援センター，家族会，認知症専門医のいる機関などへの紹介も求められる．

### B．薬物療法

使うなら既存の3つのコリンエステラーゼ阻害薬やある種の漢方薬，またサプリメントなどが候補となる．もっとも認知症前駆状態に対して，これら薬剤の効果についてのエビデンスはない．現在，国内で治験が進行中のADの根本治療薬になる可能性を有した薬剤のいくつかは，ADの前駆状態を対象にしている．当事者からの希望に応じてこうした治験に参加するのも一法かもしれない．

### C．心理・社会的療法

患者のみならず家族にも，①認知症とともによく生きている仲間たちと出会うこと，②「認知症とよく生きるための方法」「失いつつ生きていく方法を身につけること」を学ぶ機会をもつように勧める．これらについては地域にもよるが，「認知症の人と家族の会」などで案内してもらえることがある．

### ■患者・家族説明のポイント

この病態であることの告知と予後についての説明が基本となる．そのうえで，将来に多少とも希望をもってもらうことが最も重要である．「回復＝現状復帰」ではなく，各種の対応による総力戦によって「リカバリー＝リーズナブルな期待をもてるようになること」を目指しましょうと話す．その一方で，既述のように，背景はよくわかっていないが少なからぬリバーターも存在することはぜひとも述べたい．

#### 参考文献

1) Petersen RC, Morris JC: Clinical features. Petersen RC (ed): Mild Cognitive Impairment. pp 15-39, Oxford UP, New York, 2003

# アルツハイマー病
*Alzheimer's disease (AD)*

**新井平伊**　順天堂大学大学院教授・精神行動科学

### 疾患概念

**【定義・病型】**　認知症の原因疾患として最も頻度の高いもので，ドイツの精神医学者Alois Alzheimer博士による1906年の症例報告（学会発表）に基づき名づけられた．

65歳未満に発症する初老期発症型（早発型）とそれ以降発症の老年期発症型（晩発型）に分けられる．また，常染色体優性遺伝形式をとる家族性アルツハイマー病もまれにあるが，特にわが国では遺伝負因が明らかでない孤発性ADがほとんどである．

**【病態・病因】**　原因はいまだ不明であるが，遺伝的要因と環境因子が関与する何らかの機序でアミロイドβ蛋白（Aβ蛋白）が重合・沈着し，その後の細胞変性から神経伝達物質異常や脳萎縮へとつながると想定されている（図1）．これがアミロイド仮説と呼ばれ有力視されている．

臨床症状は中核症状と周辺症状に大別さ

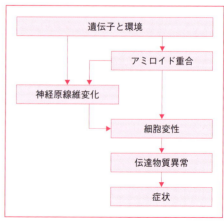

図1　アルツハイマー病の病態

れ，前者は記憶障害を中心とした認知機能障害であり，後者は主に精神・行動症状 behavioral and psychological symptoms of dementia(BPSD)からなる．記憶障害に最も関連が深いと考えられるのがアセチルコリン作動系神経細胞の障害であり，アセチルコリンエステラーゼ(AChE)阻害薬による治療薬が考案された．

【疫学】 わが国で462万人にも及ぶと推定される認知症患者の約60%はADである．多くは高齢発症(65歳以降)であるが，初老期発症(40-65歳)の認知症患者が4万-5万人と推計されている．

【経過・予後】 ADの全経過は15-20年であり，日常生活が自立している第1期(5年)，介助を要する(半介助)となる第2期(5-8年)，全介助となる第3期(5-8年)である．根治的治療薬がない現時点では，予後は不良である．初老期発症ADでは一般的に進行が早いとされる．また，死因は第2-3期における肺炎などの身体的合併症であるため，その有無により全経過は大きく変わる．

### 診断のポイント

操作的診断(DSMあるいはICD)を用いる(表1，2)．

発症の日時ははっきりせず，もの忘れ(同じ質問をするなど)，意欲低下(趣味をしなくなるなど)，抑うつ(ふさぎこむことが多くなるなど)，仕事上でのミスが目立つなどで，周囲が気づくことが多いが，自らが今までとは何となく違って段取りがうまくいかないと感じていることも少なくない．もの忘れでなく，道具や機器をうまく使えないなど(実行機能障害)で気づかれることもあるが，発症ははっきりせず，しかしゆっくりと進行する特徴をもつ．また，そのような症状が意識障害を基盤とするせん妄のときにだけみられるものではなく，さらにうつ病や統合失調症といった精神障害，内科的疾患，脳外科的疾患による認知機能障害を除外することも重要である．

このような経過や症状によりADを疑うが，神経心理学的検査により認知機能の客観的評価を加え，さらに血液検査や頭部MRI検査やSPECT検査により脳外科的病変の除外とADに特徴的所見を評価することにより，総合的診断を下す．

なお，改訂されたDSM-5では，認知症と軽度認知障害(MCI)，せん妄が包含された新たな概念として神経認知障害群(neurocognitive disorders)が導入され，下位分類のなかにアルツハイマー病が含まれている(表3)．

### 治療方針

#### A. 治療方針の概要

治療は，薬物療法，非薬物療法，リハビリテーション，介護や対応の工夫といった4本柱からなる．単に薬物を投与するだけの一般診療科的アプローチではなく，包括的医療としての精神科的アプローチである．治療の最終目標は，家族を含めての生活の質(QOL)の確保にあることを理解されたい．

また，治療を行う場合には，①治療目標を明確化し，②合併症や併用薬に十分配慮し，③服薬遵守性もチェックし，④治療効果を客観的にも評価し，⑤有害事象を見逃さない，などの一般的注意事項も重要である．

#### B. 薬物療法

常に検討を要するのが，中核症状とBPSDについてどちらを先に治療するかである．家族を含めたQOLの観点からBPSDが問題となるのであれば，その治療を優先すべきである．

##### 1. 中核症状に対して

保険適用がある薬剤は，AChE阻害薬3剤とグルタミン酸作動系のNMDA受容体阻害薬1剤である(表4)．

**R 処方例**

1) アリセプト錠(3・5mg) 1回3mg 1日1回から開始し，2週間後に1回5mg 1日1回に増量
2) レミニール錠(4mg) 初回は1回4mg 1日2回，最低4週後に維持量と

## 表1 ICD-10におけるアルツハイマー病の診断基準

A. 下記のような認知症の存在
認知症の診断基準
診断に第一に必要とされるのは，日常生活の個人的活動を損なうほどに記憶と思考の働きがいずれも著明に低下していることが明らかなことである．記憶障害は典型的な新しい情報の記銘，保持および追想の障害であるが，以前に習得したり慣れ親しんだりした事柄も，特に末期には失われることがある．
認知障害は記憶障害だけを示すのではない．思考と判断力の障害および思考の流れの停滞も時に認められる．入力情報の処理が障害されており，数人との会話に加わるようなときに，2つ以上の刺激に注意を向けることを次第に難しく感じるようになり，また，注意の焦点を1つの話題から他へと移すことも困難となる．もし認知症が唯一の診断であるならば，意識は清明でなければならない．しかしながら，認知症に重なったせん妄というような二重診断はふつうにみられるものである（F05.1）．確実な臨床診断をするためには，上記の症状と障害が明白に，少なくとも6カ月間は認められなくてはならない．

　　考慮事項
　　うつ病性障害（F30-F39）
　　せん妄（F05）
　　軽度あるいは中等度の精神遅滞（F70-F71）
　　限られた教育しか受けられず，かつひどく劣悪な社会環境に育ったことによるものと考えられる正常域以下の認知機能状態
　　薬物治療による医原性の精神障害（F06.-）
　　認知症はこの節で分類される他の器質性精神障害に続発することもあれば，他の精神障害，とくにせん妄（F05.1を参照）と共存することもある．

B. 潜行性に発症し，緩徐に悪化する認知症．通常は発症の時期を正確に決めることは難しいが，欠陥の存在が他人に気づかれることもある．経過中に明らかに進行の停滞をみることがある．
C. 認知症をもたらしうる他の全身性疾患あるいは脳疾患（たとえば甲状腺機能低下症，高カルシウム血症，ビタミンB12欠乏症，ニコチン酸欠乏症，神経梅毒，正常圧水頭症，硬膜下血腫）による精神状態を示すような臨床所見あるいは特殊検査所見がないこと．
D. 突発性の卒中様発症がなく，不全片麻痺，知覚脱失，視野欠損，協調運動失調などの脳局所の損傷を示す神経学的徴候が病初期には認められないこと（しかし，これらの症状は後に重なることがある）．

一部の症例では，アルツハイマー病と血管性認知症の特徴が，共存することもある．このような場合は，両者がまちがいなく存在するならば，2つの診断名（およびコード）をつけるべきである．血管性認知症がアルツハイマー病に先行する場合は，後者を臨床的に診断することは不可能であろう．
〈含〉アルツハイマー型の一次性変性認知症
　　［鑑別診断］
　　・うつ病性障害（F30-F39）
　　・せん妄（F05）
　　・器質性健忘症候群（F04）
　　・ピック病，クロイツフェルト-ヤコブ病，ハンチントン病などの他の一次性認知症（F02-）
　　・さまざまな身体疾患，中毒状態などに伴う二次性認知症（F02.8）
　　・軽度・中等度あるいは重度の精神遅滞（F70-F72）

---

して1回8mg　1日2回，さらに4週後1回12mg　1日2回まで増量可能
3) イクセロンパッチ（4.5・9・13.5・18mg）または，リバスタッチパッチ（4.5・9・13.5・18mg）（貼付剤）背部，上腕部，胸部のいずれかに1回1枚　1日1回　貼付．通常，1回1枚　4.5mg　1日1回より開始，原則として4週ごとに4.5mgずつ漸増し，1回18mg　1日1回を維持量とする．また，9mg　1日1回から開始し，4週後に18mg　1日1回に変えるone step漸増法も最近承認された
4) メマリー錠（5mg）　1回5mg　1日

## 表2　DSM-5における認知症関連の疾病分類（要約）

neurocognitive disorders　神経認知障害群
delirium　せん妄
major and mild neurocognitive disorders　認知症および軽度認知障害
　major neurocognitive disorder　認知症
　mild neurocognitive disorder　軽度認知障害
subtypes of major and mild neurocognitive disorders　認知症と軽度認知障害の下位分類
　major or mild neurocognitive disorder due to Alzheimer's disease　アルツハイマー病による認知症またはアルツハイマー病による軽度認知障害
　major or mild frontotemporal neurocognitive disorder　前頭側頭型認知症または前頭側頭型軽度認知障害
　major or mild neurocognitive disorder with Lewy bodies　レビー小体病を伴う認知症（レビー小体型認知症）またはレビー小体病を伴う軽度認知障害
　majoer or mild vascular neurocognitive disorder　血管性認知症または血管性軽度認知障害

## 表3　DSM-5におけるアルツハイマー病による認知症または軽度認知障害の診断基準

A. 認知症または軽度認知障害の診断基準を満たす.
B. １つまたはそれ以上の認知領域で，障害は潜行性に発症し緩徐に進行する（認知症では，少なくとも２つの領域が障害されなければならない）.
C. 以下の確実なまたは疑いのあるアルツハイマー病の基準を満たす：
　認知症について：
　確実なアルツハイマー病は，以下のどちらかを満たしたときに診断されるべきである．そうでなければ疑いのあるアルツハイマー病と診断されるべきである.
　(1)家族歴または遺伝子検査から，アルツハイマー病の原因となる遺伝子変異の証拠がある.
　(2)以下の３つすべてが存在している：
　　(a)記憶，学習，および少なくとも１つの他の認知領域の低下の証拠が明らかである（詳細な病歴または連続的な神経心理学的検査に基づいた）.
　　(b)着実に進行性で緩徐な認知機能低下があって，安定状態が続くことはない.
　　(c)混合性の病因の証拠がない（すなわち，他の神経変性または脳血管疾患がない，または認知の低下をもたらす可能性のある他の神経疾患，精神疾患，または全身性疾患がない）.
　軽度認知障害について：
　確実なアルツハイマー病は，遺伝子検査または家族歴のいずれかで，アルツハイマー病の原因となる遺伝子変異の証拠があれば診断される.
　疑いのあるアルツハイマー病は，遺伝子検査または家族歴のいずれにもアルツハイマー病の原因となる遺伝子変異の証拠がなく，以下の３つすべてが存在している場合に診断される.
　(1)記憶および学習が低下している明らかな証拠がある.
　(2)着実に進行性で緩徐な認知機能低下があって，安定状態が続くことはない.
　(3)混合性の病因の証拠がない（すなわち，他の神経変性疾患または脳血管疾患がない，または認知の低下をもたらす可能性のある別の神経疾患，全身性疾患または病態がない）.
D. 障害は脳血管疾患，他の神経変性疾患，物質の影響，その他の精神疾患，神経疾患，または全身性疾患ではうまく説明されない.

〔日本精神神経学会（日本語版用語監修），髙橋三郎，大野　裕（監訳）：DSM-5精神疾患の診断・統計マニュアル．pp 602-603，医学書院，2014 より〕

表4 アルツハイマー病の中核症状に対する治療薬

| AChE 阻害薬 | ・ドネペジル（アリセプト）<br>・ガランタミン（レミニール）<br>・リバスチグミン（イクセロンパッチ，リバスタッチパッチ） |
|---|---|
| NMDA 受容体阻害薬 | ・メマンチン（メマリー） |

回から開始し，1週間に5 mg ずつ増量し，1回20 mg　1日1回を維持量とする

軽度から中等症のADの場合，上記1)-3)のAChE阻害薬のなかから1剤を選択して投与する．軽度ADで消化器症状などの副作用が強かったり病状が進行傾向にある場合には，ほかのAChE阻害薬に変更する．中等症ADまで進行したなら4)を併用することも可能である．重度ADでは，さらに1)を1回10 mg，1日1回まで増量可能である．ただし，用法・用量については副作用等に注意する必要があることから，増量にあたっては弾力的対応が必要である．

2. BPSD に対して

意欲低下や抑うつの場合には，抗うつ薬やドパミン作動系薬を用いることが多い．興奮性の症状では，困惑・混乱などであればチアプリドから始めたり，気分調整薬としてのバルプロ酸を用いる．それでも治療効果がみられないときには，抗精神病薬を少量・短期間を原則として用いるが，具体的には，リスペリドン（1日0.5-1.5 mg）やクエチアピン（1日25-150 mg）などを投与する（保険適用外）．また，これらが副作用により使用が難しい際には抑肝散も用いられる．

C. 心理・社会的療法

1) リアリティオリエンテーション：患者の関心を現実的な周囲に向けさせて，見当識障害の改善をはかる治療法．
2) 回想法：過去の人生における出来事を回想させ，自己認識の改善や周囲との関係の理解を回復させる治療法．
3) 芸術療法：音楽療法や絵画療法により感情を刺激し自発性を高め，情緒の安定をはかろうとする治療法．
4) 行動分析：問題行動が発現した際の状況を分析して，それにかかわる要素を取り除き安定をはかる治療法．
5) 精神療法：患者の苦悩や症状に共感的に対応し，その背景にある苦悩などを和らげる治療法．

これらの非薬物療法は，薬物療法と違って，今後さらに客観的なデータの積み重ねと効果の証明が必要となるが，これらを併用することによって薬物投与量を必要最小限に抑えられる可能性もあり，重要な治療手段の1つである．

D. リハビリテーション

直接的なAD専門治療というわけではないが，残存するいわゆる身体および脳機能の廃用性退化（老化を含む）を防止するためであり，運動やゲームなどを含むさまざまなレクリエーション活動が含まれる．ほとんどの認知症関係の施設で実施されており，患者の身体的・精神的レベルに合わせて多様な対応をとることが重要である．

E. 難治症例・家族への対応

通常の認知症医療で，この視点が最も重要ではないかと思われる．認知機能障害にしてもBPSDでも，日々のなかでADの症状が変動するとしたら，家族の対応の部分を再チェックしてみる必要がある．

家族は身内であればこそ，患者の症状に一喜一憂し影響を受ける．もっとしっかりしてほしい，こんな人ではなかったと，さまざまな感情的葛藤にさいなまれるため，過激に反応し，怒り，暴言をぶつけてしまう．この際に，家族は現実の世界に引き戻そうという意識が強いが，それぞれの場面において患者の感じとっている世界を尊重することでうまく言動を合わせることが必要である．

## F. 併存疾患

併存疾患は特にないが，経過中に幻視や幻聴が出現してきたり錐体外路症状が目立ってきた際にはレビー小体型認知症（⇒365頁）の可能性もあるため，SPECT検査や心筋シンチグラフィにより診断を再考することも肝要である．

### ■ 患者・家族説明のポイント

- 中等症（第2期）以降の進行例や告知を望まない場合は適応外となるが，本人および家族への告知を原則とする．
- 現時点では治癒することは難しく，徐々に進行する可能性が高いことを伝える．
- 本人・家族とともに主治医も一緒になってADと闘っていくこと，そして治療は最善を尽くすことを説明する．
- 家族だけで介護するのではなく，介護保険や障害者自立支援法などの支援制度を積極的に利用し，ケアマネジャーとの相談によりデイケアやショートステイなどの社会資源も利用していくことにより，家族のQOLも確保していく．

### 参考文献

1) 融　道男，中根允文，小見山　実，他（監訳）：ICD-10精神および行動の障害—臨床記述と診断ガイドライン（新訂版）．医学書院，2005
2) 日本精神神経学会（日本語版用語監修），高橋三郎，大野　裕（監訳）：DSM-5精神疾患の分類と診断の手引．医学書院，2014
3) 日本精神神経学会（日本語版用語監修），高橋三郎，大野　裕（監訳）：DSM-5精神疾患の診断・統計マニュアル．pp602-603，医学書院，2014

# 血管性認知症

*vascular dementia (VaD)*

宇高不可思　住友病院・副院長（大阪）

## 疾患概念

**【定義・病型】**　血管性認知症（VaD）とは，脳梗塞や脳出血などの脳血管障害 cerebrovascular disorder（CVD）に起因する認知症を総称したもので，病態の多様性を反映し，症候や経過は多様である．NINDS-AIRENの診断基準（1993）では以下のように分類している．

1) 多発梗塞性認知症
2) 重要な部位の単一病変によるVaD
3) 小血管病変性認知症
4) 低灌流性VaD
5) 脳出血性VaD

**【病因・病態】**

### A. 多発梗塞性認知症

大脳皮質・白質を含む多発性皮質枝領域梗塞による．梗塞の機序は，主幹動脈のアテローム硬化による血栓症，心原性塞栓症などである．急性発症または階段状悪化を示し，高次脳機能障害として，失語，失行，失認，視空間障害，構成障害や遂行機能障害などがみられる．障害された大脳皮質の機能局在に一致して運動麻痺を含む神経症候も示す．

### B. 局在病変型梗塞認知症 strategic single infarct dementia

高次脳機能に直接関与する重要部位の小病変により，記憶障害，無為，せん妄，認知症などが出現する．急性発症で，時間とともに軽快するが，認知症性症状が残存する場合はVaDの一型とする．NINDS-AIRENの診断基準では，皮質性と皮質下性に大別し，前者として角回，後大脳動脈領域，中大脳動脈領域を，後者として視床，前脳基底部を例示している．海馬，帯状回，脳弓，尾状核，淡蒼

球，内包膝部・前脚なども戦略的病変部位である．

### C. 小血管病変性認知症(皮質下性 VaD)

多発性ラクナ梗塞，およびビンスワンガー病 Binswanger disease(進行性皮質下血管性脳症)(⇒379頁)の2型がある．わが国では，このタイプが VaD の約半数を占める．ラクナ梗塞が基底核，白質，視床，橋などに多発した状態で，前頭葉白質病変が高度であると認知症を呈しやすい．ビンスワンガー病は多発性ラクナ梗塞に加え，大脳白質に広範でびまん性の脱髄を生じ，進行性で高度の認知症を呈する．遂行機能障害，思考緩慢，抑うつ，感情失禁などがみられるが，記銘力は比較的保たれる．神経症候として，四肢の筋力低下，偽性球麻痺，小刻み歩行，過活動膀胱などを示す．

### D. 低灌流性 VaD

脳循環不全により生じる．心停止，高度の血圧低下など全身性循環障害の後遺症として，あるいは両側内頸動脈閉塞症など高度の主幹動脈病変により生じる．虚血に脆弱な部位は主幹動脈の境界域(分水嶺領域)，脳室周囲白質などである．

### E. 脳出血性 VaD

視床出血，前頭葉皮質下出血，アミロイド血管症などによる多発皮質下出血，くも膜下出血などによる．脳アミロイド血管症は皮質下出血以外に，微小出血，皮質の微小梗塞，白質の斑状脱髄など多彩な病変の原因となる．

【疫学】アルツハイマー病に次いで，認知症疾患の原因疾患の第2位，認知症全体の20-40% 程度を占めている．物忘れ外来の統計ではより頻度が少ない傾向があるが，その原因は，両者の初期症候の違いによると考えられる．

【経過・予後】脳卒中発症後に認知症を呈する脳卒中後認知症 post-stroke dementia や，卒中発作を起こすごとに階段状に症状が進行することが特徴であるが，ビンスワンガー病のように緩徐進行性の場合もある．VaD と診断されてからの生命予後は数年程度にすぎない．予後悪化因子として，栄養障害，呼吸器疾患の合併，機能障害，抗血栓薬の未服用などが指摘されている．

#### 診断のポイント

認知症があること，CVD があること(病歴，症候，画像)，両者に因果関係があること，の3点が必須である．因果関係とは，時間的因果関係(NINDS-AIREN では脳卒中発症後3か月以内の認知症出現としているが異論もある)，および空間的因果関係，すなわち病変が認知症の責任病巣として妥当であること，の2点である(表1)．

#### 治療方針

### A. 治療方針の概要

VaD を発症してからの治療は困難で，予防が大切である．VaD の前駆段階としての vascular cognitive impairment(VCI)でも知的機能が保たれた CVD に比べて機能予後，生命予後とも悪い．認知症のない高齢者の追跡調査で，無症候性脳梗塞が進展する例では認知症を発症する危険率が高く，認知機能障害もより重症化することが知られており，CVD の予防が最重要である．

### B. 危険因子への対処

VaD の危険因子として，加齢，脳卒中の既往，高血圧，糖尿病，脂質異常症，高ホモシステイン血症，運動不足などが挙げられる．

CVD の再発および認知症発症の予防という観点からの至適血圧値に関し，大規模臨床試験の結果からは，再発予防には正常値まで降圧すべきである．一方，やや高めに維持した群で認知機能が保たれたとの報告があり，高齢者，動脈硬化高度例，境界域梗塞例などでは血圧の下げすぎによる悪化に留意が必要である．

### C. CVD のタイプ別予防

VaD の病態や危険因子は多様であるので，CVD のタイプに対応した適切な予防対策を

表1 NINDS-AIREN による probable vascular dementia の診断基準

A. 認知症がある
　a）記憶障害と，次の認知機能のうち2つ以上の障害がある（見当識，注意力，言語，視覚空間機能，行動機能，運動統御，行為）
　b）臨床的診察と神経心理学的検査の両方で確認することが望ましい
　c）機能障害は，日常生活に支障をきたすほど重症である．しかし，これは脳卒中に基づく身体障害によるものを除く
【除外基準】
　a）神経心理学的検査を妨げる意識障害，せん妄，精神病，重症失語，著明な感覚運動障害がない
　b）記憶や認知を障害する全身性疾患やほかの脳疾患がない
B. 脳血管障害がある
　a）神経学的診察で，脳卒中の際にみられる局所神経症候（片麻痺・下部顔面神経麻痺・Babinski 徴候・感覚障害・半盲・構音障害）がみられる
　b）脳画像（CT・MRI）で明らかな多発性の大梗塞，重要な領域の単発梗塞，多発性の基底核ないし白質の小梗塞あるいは広範な脳室周囲白質の病変を認める
C. 上記の両者に関連がみられる．下記 a）ないし b）の両者，またはいずれかを満足する
　a）明らかな脳血管障害後3か月以内に認知症が起こる
　b）認知機能が急激に低下するか，認知機能障害が動揺性ないし段階的に進行する

(Román GC, Tatemichi TK, Erkinjuntti T, et al: Vascular dementia: diagnostic criteria for research studies: report of the NINDS-AIREN International Workshop. Neurology 43: 250-260, 1993 より)

講じる必要がある．

## 1．アテローム血栓性脳梗塞の予防

高血圧，糖尿病，脂質異常症の治療に加え，抗血小板薬のアスピリン（バイアスピリン），クロピドグレル（プラビックス），シロスタゾール（プレタール）などを用いる．出血性合併症その他の副作用に注意が必要で，定期的な血液検査を行う．頸動脈の高度狭窄病変では，狭窄部に血栓が生じて A to A 塞栓症を起こす危険性が高いため，外科的治療も考慮する．

®︎ 処方例 下記の抗血小板薬のいずれかを用いる．

> 1）バイアスピリン錠（100 mg）　1回1錠　1日1回　朝食後
> 2）プレタール錠（100 mg）　1回1錠　1日2回　朝・夕食後
> 3）プラビックス錠（75 mg）　1回1錠　1日1回　朝食後

## 2．小血管病（白質病変，ラクナ梗塞，微小出血）の予防

高血圧が最も重要な危険因子であり，降圧療法を徹底する．ラクナ梗塞の再発予防に抗血小板薬が有用との報告は少なく，むしろ出血性合併症の危険がある．シロスタゾールはラクナ梗塞の予防に有効との報告がある．

®︎ 処方例 下記の降圧薬のいずれかを用いる．

> 1）アムロジン OD 錠（5 mg）　1回1錠　1日1回　朝食後
> 2）コバシル錠（4 mg）　1回1錠　1日1回　朝食後

## 3．心原性脳塞栓症の予防

心房細動などによる心原性脳塞栓症の再発予防は，通常抗血小板薬ではなく抗凝固薬ワルファリン（ワーファリン）あるいは，非ビタミンK阻害経口抗凝固薬（DOAC）を用いる．ワルファリンの場合はプロトロンビン時間の INR を 2.0-3.0 にコントロールする．70歳以上では出血性合併症の頻度が増加するので 1.6-2.6 とする．

®︎ 処方例 INR が適正となるよう下記 1）を用いる．

> 1）ワーファリン錠（1 mg）　1回1-5錠　1

日1回

上記が適さない場合，下記のいずれかを用いる．添付文書に従い，年齢，腎機能，体重，出血の危険などを確認したうえで慎重に投与する．

> 2) リクシアナ錠(60 mg)　1回1錠　1日1回　体重60 kg以下なら30 mg錠，腎機能，併用薬により適宜30 mg錠を選択
> 3) イグザレルト錠(15 mg)　1回1錠　1日1回　腎機能低下例では10 mg錠を選択
> 4) エリキュース錠(5 mg)　1回1錠　1日2回　高齢者(80歳以上)，体重60 kg以下，腎機能低下(血清Cr 1.5 mg/dL)のうち2つ以上のリスクがあるときでは2.5 mg錠を選択
> 5) プラザキサカプセル(75 mg)　1回2カプセル　1日2回　高齢者，中等度の腎機能低下例では110 mgカプセルを1回1カプセル，1日2回投与

### 4. 脳出血の予防

最大の危険因子は高血圧であり，ラクナ梗塞の予防とも一致する．非高血圧性脳出血では基礎疾患が存在することが多く，脳動脈瘤，動静脈奇形，血液疾患，血管炎などにはその治療を行う．

### D. 中核症状(認知機能障害)に対する治療

VaDでもコリン系の障害が認知機能に影響している可能性が高く，アルツハイマー病治療薬であるアセチルコリンエステラーゼ阻害薬の効果が期待される．ドネペジルにVaDの保険適用はないが，両者の合併が疑われる場合には試みる価値がある．

### E. 精神症状(BPSD)に対する治療

抑うつ，不安，意欲・自発性低下，せん妄・興奮，情動失禁などを伴うことが多い．抑うつにはSSRIが第一選択薬であり，抗うつ薬による認知機能の改善も期待される．不安や不眠には，筋弛緩作用が少なく半減期の短い抗不安薬，睡眠導入薬を用いる．意欲・自発性低下に対しては，ニセルゴリン(サアミオン)やアマンタジン(シンメトレル)の保険適用がある．せん妄・興奮・易怒性・不穏などの症状にはチアプリド(グラマリール)を試み，必要に応じ非定型抗精神病薬のリスペリドン(リスパダール)，クエチアピンなども使われるが，過鎮静やパーキンソニズム，不随意運動などの副作用に注意し，最小限の量で短期間の使用にとどめる．

#### 1. 抑うつに対して

**処方例** 下記のいずれかを用いる．

> 1) パキシル錠(10 mg)　1回1-2錠　1日1回　夕食後
> 2) ジェイゾロフト錠(25 mg)　1回1-2錠　1日1回　就寝前

#### 2. 意欲・自発性低下に対して

**処方例** 下記のいずれか，または併用する．

> 1) シンメトレル錠(50 mg)　1回1錠　1日2回　朝・夕食後
> 2) サアミオン錠(5 mg)　1回1錠　1日3回　毎食後

#### 3. せん妄，興奮，易怒性，不穏などに対して

**処方例** 下記のいずれかを用いる．

> 1) グラマリール錠(25 mg)　1日1-3錠を1-3回に分けて投与　食後
> 2) リスパダール内用液(1 mg/mL)　1回0.5-2 mL　頓用 (保外)
> 3) セロクエル錠(25 mg)　1回1/2-2錠　1日1回　就寝前 (保外)

### F. CVDの合併症に対する治療

VaDはCVD慢性期後遺症の最たるものである．VaD予備軍であるCVD後遺症患者は膨大であり，"post-stroke syndrome"(脳卒中後の肺炎，うつ状態，認知症，けいれん，めまい，その他)として総合的に対処すべきである．なかでも肺炎はVaDの悪化要因，死因として重要であり，アマンタジンなどのドパミン作動薬，咳反射を促進する降圧薬のアンジオテンシン変換酵素(ACE)阻害薬，シロスタゾールなどが予防に有効である

と報告されている．また，全身性の血管障害を合併している場合が多く，虚血性心疾患，腹部大動脈瘤，閉塞性動脈硬化症などの合併にも注意する．寝たきりは認知機能低下を助長するので，転倒傾向，ADL低下を少しでも減らすべく，リハビリテーションを続ける．

■患者・家族説明のポイント

CVDの再発予防のための危険因子の管理の意義，リハビリテーションの有用性について説明する．状態が悪化した場合の経管栄養などの対処についても，あらかじめ考えを聞いておくべきである．

**参考文献**

1) 日本神経学会(監修)，「認知症疾患治療ガイドライン」作成合同委員会(編)：認知症疾患治療ガイドライン2010．医学書院，2010
2) 日本認知症学会(編)：認知症テキストブック．中外医学社，2008

# レビー小体型認知症
dementia with Lewy bodies (DLB)

小阪憲司　横浜市立大学名誉教授

### 疾患概念

【定義・病型】　レビー小体型認知症は，もともと筆者らが提唱した「認知症とパーキンソン症状を主体とし，大脳皮質から脳幹まで多数のレビー小体が広範に出現するびまん性レビー小体病 diffuse Lewy body disease」を基礎として発展してきた概念で，1996年にDLBという名称と診断基準が提唱された．2005年にはその改訂版が発表され，現在はこの臨床診断基準(表1)が使用されている．筆者らが提唱したように，パーキンソン病，認知症を伴うパーキンソン病(Parkinson's disease with dementia；PDD)，DLBを含めてレビー小体病 Lewy body disease と総称されるようになった．

病型としては，レビー小体の分布に従って，びまん性新皮質型，辺縁型(移行型)，脳幹型，さらに大脳型に分類されている．

【病態・病因】　最近では，DLBはLewy body disease の一型と考えられるようになり，中枢神経系・自律神経系に広範に出現するレビー小体とレビー神経突起 Lewy neurite からなるレビー病理 Lewy pathology(これらはα-シヌクレインという蛋白からなる)により特徴づけられ，パーキンソン病では主に脳幹に，DLBでは脳幹のみならず大脳皮質にもレビー病理が広範に出現し神経細胞の脱落が起こり，認知症やパーキンソン症状が起こる．レビー病理はさらに自律神経系にも広範に出現し，レビー病理の出現状況により自律神経症状を主体とする pure autonomic failure，パーキンソン症状を主体とするパーキンソン病，精神症状や認知症を主体とするDLBがあることになる．

【疫学】　DLBは三大認知症の1つで，欧米でもわが国でもアルツハイマー型認知症に次いで多い第2の認知症である．DLBの臨床診断が難しいこと，DLBがまだ十分知られていないことから，詳しい疫学研究はあまりない．DLBは高齢者の認知症の十数-二十数％で，高齢認知症者の5-6人に1人がDLBといわれている．PDDは病理学的にはDLBと同じであり，パーキンソン病患者の2/3には認知症が加わるといわれており，PDDを含めるとDLB患者はわが国には約90万人はいると推計される．

【経過・予後】　DLBは進行性の変性疾患であり，予後は不良である．初期には認知症(特に記憶障害)は目立たず，むしろ幻視や妄想，抑うつなどの精神症状が前景に立ち，レム睡眠行動障害やパーキンソン症状や自律神経障害(起立性低血圧，頑固な便秘，頻尿など)が前景に立つことも少なくない．そのうち認知症が出現し，それが徐々に目立つよう

表1 CDLB ガイドライン改訂版(2005)

1：中心的特徴（診断に必須）
　認知症．早い時期には記憶障害は必ずしも起こらなくてもよいが，進行とともに明らかになる．
2：コア特徴（probable DLB の診断には2つ，possible DLB の診断には1つ）
　注意や明晰性の著明な変化を伴う認知の変動
　典型的には構築された具体的な繰り返される幻視
　特発性のパーキンソニズム
3：示唆的特徴（1つ以上のコア特徴があり，1つ以上の以下の特徴があれば，probable DLB の診断が可能．
　コア特徴がなくても，1つ以上の示唆的特徴があれば possible DLB の診断には十分．probable DLB は
　示唆的特徴だけでは診断するべきではない）
　REM 睡眠行動障害
　重篤な抗精神病薬への過敏性
4：支持的特徴（普通はあるが，診断的特異性は証明されていない）
　繰り返す転倒や失神
　一過性の説明困難な意識消失
　重篤な自律神経障害：例えば，起立性低血圧，尿失禁
　他の幻覚
　系統的な妄想
　抑うつ
　CT/MRI での内側側頭葉の比較的保持
　SPECT/PET での後頭葉低活性を伴う全般的低活性
　MIBG 心筋シンチでの取り込み低下
　脳波での側頭葉の一過性鋭波を伴う，目立った徐波化

(Mckeith IG, Dickson DW, Lowe J, et al：Diagnosis and management of dementia with Lewy bodies: third report of the DLB consortium. Neurology 65: 1863-1872, 2005 より）

になる．さらに歩行も困難になり，合併症，特に嚥下性肺炎を起こして死亡することが多い．全経過は3-十数年であり，アルツハイマー型認知症よりも経過が早く，自律神経障害もあり，突然死を起こすこともある．

### 診断のポイント

DLB の診断基準としては2005年の CDLB ガイドライン改訂版（表1）が利用されている．

中心的特徴は認知症であるが，早い時期には特に記憶障害は目立たないことが多く，人や小動物のありありとした特有な幻視や錯視などの視覚認知障害や，それに基づく被害・罪業・嫉妬妄想などの精神症状が目立つことが多い．発症前からレム睡眠行動障害がみられることも少なくない．また，抑うつ症状や心気症状が前景に立ち，のちに DLB の特有な症状が加わることもある．パーキンソン症状が先行して幻視，認知症が加わることもある．認知機能の変動も重視され，抗精神病薬への過敏性も重要である．DLB では行動・心理症状（BPSD）が目立つため，安易に抗精神病薬を使用すると，体がカチカチになり取り返しがつかなくなってしまうこともある．特徴的な画像所見として，比較的脳萎縮が軽く，後頭葉の血流低下がしばしばみられ，MIBG 心筋シンチにて心臓の MIBG の取り込み低下がみられる．さらに，DAT スキャンにより線条体のドパミントランスポータの取り込み異常がみられる．ただし，画像所見はあくまでも補助診断であることに注意しなければならない．

### 治療方針

#### A．治療方針の概要

DLB の治療には非薬物療法と薬物療法がある．前者としては，環境の整備，生活習慣

の調整，介護の工夫などが重要であり，薬物療法としては認知症やBPSDやパーキンソン症状に焦点が向けられる．

### B．薬物療法

#### 1．認知症の薬物療法

DLBやPDDではアセチルコリン（ACh）起始核であるマイネルト基底核や中隔核にレビー小体が出現し，神経細胞の変性・脱落がアルツハイマー型認知症より強く，大脳皮質のACh濃度もアルツハイマー型認知症より低いことから，コリンエステラーゼ阻害薬がより効果的である．わが国で開発されたアリセプトの特に認知障害に対する有効性が臨床治験により明らかにされ，2014年9月には世界で初めてDLBの治療薬として承認された．ただし，当分はアリセプトのジェネリックであるドネペジルは承認されていないことに注意が必要である．ほかのコリンエステラーゼ阻害薬やNMDA受容体拮抗薬メマンチンの有効性も報告されているが，DLB治療薬としては公認されていない．

#### 2．パーキンソン症状の薬物治療

パーキンソン症状にはパーキンソン病の治療指針が適用され，レボドパ（L-dopa）やドパミン・アゴニストやMAOB阻害薬などが効果的であるが，これらはパーキンソン病ほどには効果が乏しい．なお，高齢のDLB例に少量のL-dopaが投与されて精神症状が悪化したという報告はあまりない．

高齢のDLBのパーキンソン症状には少量のL-dopaが第一選択薬である．その効果が不十分な場合には，ゾニサミドや少量のドパミン・アゴニストも使用されてよい．抗コリン薬は禁忌である．初老期以前の症例では，パーキンソン病の治療指針が適応される．

#### 3．BPSDへの薬物治療

BPSDに対してもコリンエステラーゼ阻害薬は効果的であることもある．アリセプトは臨床第二相試験では有効であることが示されたが，第三相試験では有効であるがプラセボと有意差がなかったので，さらなる検討の必要性が付加された．DLBでは抗精神病薬への過敏性があるので，BPSDに対して定型抗精神病薬の使用は避けるべきである．最近では錐体外路症状が出にくい非定型抗精神病薬の使用報告がみられる．リスペリドンの報告が多いが，オランザピンやクエチアピンの効果についても報告がある．非定型抗精神病薬の効果については今後の検討が必要であるが，第3回国際ワークショップではクエチアピンが推奨されている．レム睡眠行動障害にはクロナゼパムやクエチアピンが使用される．最近，抑肝散の効果も報告されている．

2005年のFDAの警告以降，抗精神病薬は慎重投与されている．これらは健康保険の適用外使用であるが，実際の臨床の場では使用せざるをえないのが現状で，今後は治験がなされるべきである．とにかく，適用外使用であることを説明したうえで少量の非定型抗精神病薬を使用するが，その際，副作用の少ないクエチアピンが推奨される．糖尿病がある場合にはオランザピンなどが使用される．ごく少量のリスペリドンも使用されてよいし，アリピプラゾールも副作用が少ないので使用しやすい．最近は，漢方薬の抑肝散の効果が報告され，抑肝散加陳皮半夏も副作用が少ないので試みるべき薬剤である．

BPSDに対してはアリセプトなどのAD治療薬が第一選択薬であり，次いで抑肝散・抑肝散加陳皮半夏を試み，これらで効果がない場合には少量の非定型抗精神病薬を使用するのがよい．今後はBPSDに安心して使用できる薬剤が期待される．

**処方例** 主に幻視などの視覚認知障害や妄想に対して下記を用いる．

> 1）アリセプトD錠（3 mg）　1回1錠　1日1回　朝　通常のように2週間投与して，副作用がなければ5 mg錠1錠に増量，さらに10 mg錠1錠への増量も考慮

上記で効果がない場合には2）を追加し，数週間して効果がない場合には3）を追加

する.

2) ツムラ抑肝散エキス顆粒(2.5g/包) 1日2-3包を2-3回に分けて投与 （保外）
3) セロクエル錠(25 mg) 1回1錠 1日1回 少しずつ増量して1日3錠まで増量可 （保外）

### C. 非薬物療法

BPSD が起こりやすく，家族のケアが大変なので，環境の整備（電気をつけて部屋を明るくする，飾り物や置物を片づけるなど），ケアの工夫（幻覚などを一方的に否定しないでできるだけ受容する，幻視の対象を触ったり取り除いたりする，など）や定期的な運動を指導することも大切である．介護サービスやリハビリテーションの利用も取り入れる．

■ 患者・家族説明のポイント

DLB はケアが大変なので，DLB の経過について家族によく説明することが大切．患者には治療を受けないといろいろな症状が出現し，認知症になることがあることをよく説明して治療への協力について話す．「DLB サポートネットワーク」（家族会）を紹介することもよい．

### 参考文献

1) 小阪憲司（編）：レビー小体型認知症の診断と治療. harunosora, 2014
2) 小阪憲司, 池田学：レビー小体型認知症に対する薬物治療. 精神医学 56：191-197, 2014
3) Mori E, Ikeda K, Kosaka K: Donepezil for dementia with Lewy bodies; a randomized, placebo-controlled trial. Ann Neurol 72: 41-52, 2012

# 前頭側頭型認知症
*Frontotemporal dementia (FTD)*

寺田整司　岡山大学大学院准教授・精神神経病態学

## 疾患概念

**【定義・病型】** はじめに，混同しやすい概念である前頭側頭型認知症と前頭側頭葉変性症 frontotemporal lobar degeneration(FTLD)について簡略に述べておく．FTD という概念が成立したのは，1980 年代後半というほぼ同時期に，スウェーデンのルンド大学と英国のマンチェスター大学の2グループが，別々に提唱した似通った概念に始まる．その後，1994 年に両グループが，共同で FTD という臨床概念を提唱した．FTD の臨床症状は，性格変化や行動異常が顕著であり，画像では，前頭・側頭葉の選択的な萎縮が認められる．一方，FTLD は，1996 年にマンチェスター大学のグループが提唱した概念であり，FTD，進行性非流暢性失語 progressive non-fluent aphasia(PNFA)，意味性認知症 semantic dementia(SD)の3つの症候群を含んでいる．

ただ最近では，従来 FTD（狭義の FTD）とよばれてきた病型を，あえて行動障害型の前頭側頭型認知症 behavioral variant FTD(bvFTD)とよぶ場合も少なくない．その場合には，bvFTD・SD・PNFA を含めた臨床的な包括概念として FTD（広義の FTD）が用いられる一方，FTLD は病理学的な包括概念としてのみ用いられる．混乱を招きやすいため注意が必要である．なお，本稿の本文中では，FTD は狭義の意味で用いる．

**【病態・病因】** 最近まで，臨床像が FTLD（広義の FTD）であっても，その病理所見の分類は，多数のまれな病態を含む複雑なものであった．しかし，最新の研究から，FTLD は3つの主要なグループに分かれることが明

らかとなった．すなわち，FTLD-tauとFTLD-TDPという頻度の高い2グループと，まれなFTLD-FUSである．なお，これらは脳内神経細胞に蓄積する異常蛋白による分類である．

　FTLD-tauは蓄積するタウ蛋白のアイソフォームにより，さらに3リピートタウ優位・4リピートタウ優位という2群に分類される．孤発例についていえば，3リピートタウ優位の疾患は，ピック球を伴うピック病であり，4リピートタウ優位の疾患は，皮質基底核変性症・進行性核上性麻痺・嗜銀顆粒性認知症などである．

　TDP-43(TAR DNA-binding protein of 43 kDa)は，2006年にFTLDの一群で異常蓄積していることが報告された蛋白質である．TDP-43が異常蓄積しているFTLDは，FTLD-TDPと命名されており，運動ニューロン疾患を合併する場合も少なくない．プログラニュリンやchromosome 9 open reading frame 72(*C9ORF72*)の遺伝子変異を有するFTLD例もFTLD-TDPに属する．

　さらに，2009年には上記2群に属さないFTLDで，fused in sarcoma(FUS)が脳内神経細胞に異常蓄積していることが報告された．2010年には*FUS*遺伝子変異を有するFTLD例も報告されており(現時点ではpathogenic nature, unclearだが)，まれではあるがFTLDの一部ではFUSが非常に重要な役割をはたしている．従来，basophilic inclusion body disease(BIBD)やneuronal intermediate filament inclusion disease(NIFID)とよばれていた疾患は，このFTLD-FUSに属する．なお，以上の3群に属さないFTLD例もわずかに残されており，今後の課題となっている．

【疫学】　わが国における10地域の一般住民を対象とした最近の調査では，認知症の有病率が65歳以上人口の約15％であり，FTLDは認知症全体の約1％を占めていた．また，若年性認知症を対象とした茨城県での調査では，2.6％がFTLDと診断されている．わが国の認知症専門外来での調査をみると，FTLDは認知症全体の2.6％(65歳未満では14.7％，65歳以上では1.6％)を占めていた．欧米からの報告では，認知症全体に占めるFTLDの割合は，わが国より高い数値となっているが，報告されている有病率には国や地域の違いによって数倍以上の大きな差がみられる．また，FTLDの遺伝性に関しても，欧米では家族性の頻度が30-60％と高いが，わが国では非常にまれであり，明らかに異なっている．

【経過・予後】　経過は緩徐進行性である．発症から死亡までの罹病期間は個人差も大きいが，ADよりは短いとする報告が多く，その平均値は7-10年程度である．運動ニューロン疾患を合併する場合(FTD-MND)には進行が早く，罹病期間の平均値は2-3年となる．なおFTDでは，窒息などの事故死もまれではないことに注意が必要である．

#### 診断のポイント

　FTDを疑う病像を呈している場合に，最も大切なことは，FTD以外の治療可能な病態を鑑別診断することにある．以前の病歴が不明な場合には，統合失調症の慢性期や広汎性発達障害との鑑別が問題になることもある．

　実際の診断にあたっては，代表的な基準にのっとって判断することが重要である．1998年に発表された診断基準が長く用いられてきたが，2011年に国際研究グループにより新たな診断基準が提唱された(表1)．行動上の脱抑制としては，窃盗や万引きなど社会的な規範を破る行動とか，向こう見ずな運転やギャンブルなどの衝動的な行為，さらには，列に並んで待てないとか人に過剰に接近するなどの不作法な行為や身だしなみに無頓着になったりする．無関心・無気力は，意欲や興味の喪失あるいは，行動量の減少として現れる．思いやりあるいは共感の喪失は，他者の痛みや悩みに対する傷つけるような発言や無

## 表1 行動障害型の前頭側頭型認知症の臨床診断基準

I. 神経変性疾患であること
　bvFTDと診断されるためには，以下の症候は必ず存在しなければならない．
　　A.（患者のことをよく知っている情報提供者より得られた）観察所見または病歴から，行動や認知（両方またはどちらか）の進行性増悪が示されること

II. possible bvFTD
　以下の行動または認知の症候（A-F）のうち，3つは存在しなければならない．なお，症候は，持続的にあるいは繰り返しみられるものであり，単回のあるいはまれな出来事ではないことの確認が必要である．
　　A. 早期*からの行動の脱抑制（以下の症候のうち1つは必須）
　　　　A1. 社会的に不適切な行動
　　　　A2. 礼節や礼儀正しさの喪失
　　　　A3. 衝動的な，軽率なあるいは不注意な行為
　　B. 早期からのアパシーまたは無気力（以下の症候のうち1つは必須）
　　　　B1. アパシー
　　　　B2. 無気力
　　C. 早期からの思いやりまたは共感の欠如（以下の症候のうち1つは必須）
　　　　C1. 他者の欲求や感情に対する反応性の減弱
　　　　C2. 社会的な興味，他者との交流や人間的な温かみの減弱
　　D. 早期からの保続的，常同的または強迫的/儀式的行動（以下の症候のうち1つは必須）
　　　　D1. 単純な繰り返し動作
　　　　D2. 複雑で，強迫的または儀式的な行動
　　　　D3. 常同的な発話
　　E. 口唇傾向および食行動の変化（以下の症候のうち1つは必須）
　　　　E1. 食嗜好の変化
　　　　E2. 過食または，アルコールやタバコの消費量の増加
　　　　E3. 口唇による探索，または食べられない物の摂取
　　F. 神経心理学的な評価の概略（以下の症候すべてが必須）
　　　　F1. 実行機能課題における障害
　　　　F2. エピソード記憶の相対的保持
　　　　F3. 視空間機能の相対的保持

III. probable bvFTD
　以下の症候すべてが必須
　　A. possible bvFTDの基準を満たす
　　B. 著しい機能低下を呈する（介護者からの情報や，CDR・FAQのスコアによって示される）
　　C. bvFTDと合致する画像所見
　　　　C1. MRIまたはCTで，前頭葉や前部側頭葉（両方またはどちらか）の萎縮
　　　　C2. PETまたはSPECTで，前頭葉や前部側頭葉（両方またはどちらか）の代謝低下または血流低下

IV. 確定的なFTLD病理を有するbvFTD
　基準Aを満たし，かつ基準BまたはCのどちらかを満たす
　　A. possible bvFTDまたはprobable bvFTDの基準を満たす
　　B. 生検または剖検による，FTLDの組織病理学的な証拠
　　C. 既知の病原性変異の存在

V. bvFTDの除外基準
　どのタイプのbvFTDを診断する際にも，基準AとBは陰性でなければならない．基準Cは，possible bvFTDでは陽性でもよいが，probable bvFTDでは陰性でなければならない．
　　A. 障害のパターンは，ほかの非変性神経障害や医学的障害により，より適切に説明される
　　B. 行動障害は，精神疾患により，より適切に説明される
　　C. バイオマーカーが，アルツハイマー病やほかの神経変性過程を強く示唆する

＊：一般的な指針として，「早期」とは，最初の3年以内における症候の出現をいう．
bvFTD: behavioral variant frontotemporal dementia, CDR: clinical dementia rating, FAQ: functional activities questionnaire
(Rascovsky K, Hodges JR, Knopman D, et al: Sensitivity of revised diagnostic criteria for the behavioural variant of frontotemporal dementia. Brain 134: 2456-2477, 2011 より筆者が翻訳)

視，あるいは冷淡さや視線を合わせることの欠如を指す．保続，常同，強迫/儀礼的な行動としては，叩く，こする，引っかくなどの単純な動作を繰り返したり，ため込む，物を並べる，常同的周遊，時刻表的生活など，より複雑な行為がみられたり，同じ単語や話を常習的に繰り返したりする．食行動の変化や口唇傾向としては，甘い物に対する欲求の増大や過食，あるいは通常は食べられない物を食べようとする行動がみられる．その他の症候としては，初期から病識が欠如していることも重要であり，把握反射などの原始反射がみられることも多い．認知機能検査では，実行機能障害が目立つのに比べると，記銘力障害や空間認知障害は比較的保たれていることが多い．画像検査では前頭葉や側頭葉前方部に顕著な萎縮や血流低下を認めるが，脳波は正常である．

なお，2013年にDSM-5が発表された．FTDの診断基準は2011年の国際診断基準と非常によく似ている．ただ，国際診断基準では，臨床症候5項目と神経心理学的プロフィール1項目を合わせた計6項目のうち3つが必須であるが，DSM-5では，臨床症候5項目のうち3項目が必須となっており，臨床症候に関しては，より厳しい基準となっている．

最近，FTDでは「こころの理論（theory of mind）」，そのなかでも特に社会的失言（faux pas）検出課題で障害が目立ち，アルツハイマー型認知症との鑑別に有用と指摘されている．

## 治療方針

### A. 治療方針の概要

病態進行の本質的な過程に作用するdisease-modifying therapyは，現時点では全く存在しない．また，対症療法についても十分に実証され，保険適用のある薬剤はない．特に，抗精神病薬については，認知症を有する高齢者に使用すると死亡率を上昇させることが強く示唆されており，極力避けることが望ましい．以上のことから，現時点では，FTD治療における第一選択は非薬物療法にある．

### B. 非薬物療法

まず推奨されることは，家族教育と環境調整である．家族にFTDという病気を理解してもらうことが状況の改善につながることは間違いない．また，疾患の特性に目配りして，家族とともに環境調整を行うことが在宅支援では重要である．要介護認定や障害年金の申請も早期から考慮する必要がある．また，FTDの介護負担は，アルツハイマー型認知症より重いことが知られており，介護している家族へのサポートも重要である．自動車運転に関しても危険性が高いため，早い時期に中止すべきである．

施設ケアについては，FTDでは，初期から脱抑制や常同といった行動障害が目立つため，従来の集団的なケアでは，対応が困難であった．近年，FTDに特徴的な被影響性の亢進や常同行動を利用して生活環境を安定させていくルーティン化療法が有用とされている．また近年，FTDの介護における新たな試みとして，専用のグループホームやパーソンセンタードケアの有用性が報告され，注目されている．

### C. 薬物療法

FTDでは脱抑制や常同行動などの行動異常が目立ち，家族や介護者が対応に困ることも多い．FTDの行動異常や興奮に対して，抗うつ薬による治療の有効性がいくつかのオープン試験で報告されている．プラセボ対照無作為化オープン試験では，14か月間にわたるパロキセチン（パキシル）20 mgにより，神経精神症候の改善と介護者負担の軽減が得られている．ただ，プラセボ対照無作為化二重盲検試験では，9週間のパロキセチン40 mg内服は精神症状に無効で，むしろ認知機能の一部を悪化させており，またトラゾドン（レスリン）300 mg内服（二重盲検）は興奮・易刺激性・うつなどに有効であったが，

投与量を考えると副作用の心配は無視できないとされる．以上の結果をみれば，厳密な意味での有用性にはまだ疑問が残る状況であるが，脱抑制・常同行動・食行動異常・興奮などの症候に対して抗うつ薬を用いることはとりうる選択肢である．

**R 処方例** 下記のいずれかを用いる．ルボックスを用いる場合は，CYP阻害のことを考慮しておく必要がある．

1) ルボックス錠(25 mg) 1日1-4錠を1-2回に分けて投与 保外 用法, 用量
2) レスリン錠(25 mg) 1日1-3錠を1-3回に分けて投与 保外 用法, 用量
3) ジェイゾロフト錠(25 mg) 1回1-2錠 1日1回 保外 用法, 用量
4) レクサプロ錠(10 mg) 1回1錠 1日1回 保外 用法, 用量
5) パキシル錠(10 mg) 1回1-2錠 1日1回 保外 用法, 用量

抗精神病薬については，ほかの薬剤が無効の場合には使用せざるをえないこともあるが，その場合にも常に減量中止の可能性を探りながら処方することが必要である．アセチルコリンエステラーゼ阻害薬に関しては，オープン試験の結果では，行動異常やうつ気分に有効であったとする報告もあるが，脱抑制や衝動行為を増悪させたとする報告もある．ガランタミンを用いた無作為化二重盲検試験ではプラセボ群との間に有意差はみられていない．メマンチン（メマリー）については，無作為化二重盲検試験では無効とする報告が多いが，一部のBPSDにいくらか有効とする報告もある．

抗うつ薬が無効の場合には，興奮などの激しい問題行動に対して，下記6), 7)のいずれかを用いる．どちらも無効であれば，8)または9)に変更する．6)や7)ではかえって興奮が増悪する場合もまれにあるので，注意が必要である．

6) ツムラ抑肝散エキス顆粒(2.5 g/包) 1日2-3包を2-3回に分けて投与 保外
7) メマリー錠(5 mg) 1回1-4錠 1日1回 保外 用法, 用量
8) グラマリール錠(25 mg) 1回1-3錠 1日1回 保外 用法, 用量
9) セロクエル錠(25 mg) 1回1-4錠 1日1回 保外 用法, 用量

**参考文献**

1) 日本神経学会(監修)，「認知症疾患治療ガイドライン」作成合同委員会(編)：認知症疾患治療ガイドライン2010コンパクト版 2012. pp 183-192, 医学書院, 2012
2) 中島健二，天野直二，下濱俊，他(編)：認知症ハンドブック. pp 607-659, 医学書院, 2013
3) Nardell M, Tampi RR: Pharmacological treatments for frontotemporal dementias: a systematic review of randomized controlled trials. Am J Alzheimers Dis Other Demen 29: 123-132, 2014

# 正常圧水頭症
*normal pressure hydrocephalus (NPH)*

桑名信匡　東京共済病院・顧問/同院正常圧水頭症センター・センター長

## 疾患概念

**【定義】** 正常圧水頭症(NPH)とは，歩行障害，認知障害，尿失禁(古典的三徴)を呈し，脳室拡大はあるものの髄液圧は正常で，髄液シャント術によって症状が改善する症候群である．くも膜下出血，頭部外傷，髄膜炎など先行疾患の明らかな二次性と，原因不明の特発性正常圧水頭症 idiopathic NPH(iNPH)とに分けられる．精神科領域で問題となるのは後者であり，本項ではiNPHを中心に述べる．

**【病態・病因】** iNPHの原因は不明である．しかし，大多数の例が高齢者で平均年齢78

歳前後で，シャント術が有効なことより，その病態に脳脊髄液吸収能の低下が関与していると推測される．

**【疫学】** 2004年に発行されたiNPHのガイドライン(GL)に基づいて，わが国で3件のpopulation based studyがある．possible iNPH with MRI supportの有病率は地域在住高齢者の0.5-2.9%とされ，メタアナリシスでは高齢者の1.1%となる．この数字で計算すると，約31万人の有病者が存在することになる．これらの結果から，地域の高齢者のなかには多くのiNPHの疑い例が潜在しており，病院で診断治療されているのは氷山の一角である可能性が高い．

**【経過・予後】** 症状は緩徐進行性である．GLの発刊以来，徐々に認知度は広まってはきているが，iNPHにみられる三徴候(歩行障害，認知障害，排尿障害)は高齢者にとって非特異的症状であるため歳のせいとか，他疾患として診療されていることも少なくない．例えばアルツハイマー病，パーキンソン病，脊柱管狭窄症，脳血管性認知症，過活動性膀胱などである．発症から治療までは平均3年以上たっている印象であり，肝心なことはiNPHを疑うことである．

術後，症状が改善したあと，再び悪化した場合はシャント不全を疑い脳外科医に相談すべきである．シャント造影で診断がつくことが多い．ほかの症状は不変で認知症状のみ増悪した場合は，ほかの認知症の合併も考える必要がある．対象が高齢者であるのでアルツハイマー病などの合併はありうる．

## 診断のポイント

上記の三徴候のいずれか1つ，または複数を認め，脳室拡大が確認されればiNPHを疑う．

### A．診断基準

2004年版GLでの診断基準では，MRI冠状断所見(図1下段)での“高位円蓋部および正中部脳溝・くも膜下腔の狭小化”をpossible iNPHの参考項目としていたが，その所見の妥当性を検討した前向き調査で，同画像所見のpossible iNPHの脳室・腹腔シャント術の有効率が80%であったという結果を受けて診断基準の改訂を行った(表1，図2)．

### B．症状

三徴候のなかで，最も頻度が高いのは歩行障害で90%以上に認められ，また通常，最初に出現することが多い．小刻み，すり足，開脚(外股)歩行が三大特徴である．歩行はゆっくりで不安定となり，方向転換時は特に小歩となり，すくみ足が顕著となることがある．パーキンソン病と異なり開脚で歩く特徴がある．高齢者で小刻み歩行や突進歩行でよく転倒する場合は，iNPHを疑う必要がある．

認知障害は80%前後に認められ精神運動速度が低下し，注意機能が障害される．重度になると全般的な認知障害を呈するようになる．アルツハイマー病との比較では，前記の特徴のほかに遂行能力低下が目立ち，見当識障害と記憶障害は軽いといわれる．

排尿障害は60-80%に認め，尿意切迫，頻尿，尿失禁が主体である過活動性膀胱が関与している．筆者らの経験では，過活動性膀胱治療薬はシャント術以前に服用しても全く無効であったが，術後に失禁が持続している例では著効を呈する例も少なくない．

症状の組み合わせとしては，三徴がそろった例は70%程度で，歩行障害のみは3.5-12%，認知，排尿のみはきわめてまれである．

### C．その他の精神症状

三徴以外の精神症状は88%に認められるとの報告があり，無関心70%，次いで不安が25%と多く，妄想，情動的興奮，抑うつ，焦燥感は10%台とされる．筆者らも3%程度に易怒性，興奮性を経験し，治療後に改善することが多い．

### D．画像(図1，2)

CT，MRIによる形態的評価は，iNPHの診断には必須である．Evans index(前角最

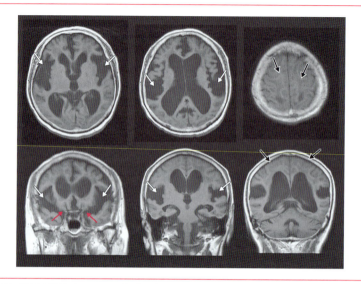

**図1　特発性正常圧水頭症の MRI T1 強調画像の特徴（DESH）**
上段：水平断像：脳室の拡大とシルヴィウス裂の拡大を認める．脳萎縮にしては不釣り合いな高位円蓋部脳溝と，くも膜下腔の狭小化を認める（右端）．この狭小化は前頭部より頭頂部のほうが著明である．
下段：冠状断像：脳室，脳底槽，シルヴィウス裂の拡大に比して，高位円蓋部脳溝を含むくも膜下腔の狭小化が明らかである．
脳室拡大以外の特徴的所見：⇒ シルヴィウス裂の拡大，→ 脳底槽の拡大，→ 高位円蓋部脳溝，くも膜下腔の狭小化．

大幅/同じ断面の最大骨内板幅）は 0.3 以上が脳室拡大とされている．わが国の GL では脳室拡大に加えて，MRI 冠状断での高位円蓋部狭小化の所見を重視した（図1下段）．高位円蓋部狭小化が最もよく観察されるのは頭頂部であり，MRI 冠状断は本所見の観察に優れている．従来の CT では見過ごされてきたが，頭頂部の観察を行えば，MRI の水平断（図1上段）と同様に，CT の水平断でも十分に診断可能であり，最近の MDCT では冠状断の観察も可能となっている．

さらに最近は，高位円蓋部狭小化に加え，シルヴィウス裂の拡大，脳底槽の拡大も注目され，iNPH は脳室拡大だけでなく，くも膜下腔の不均衡な拡大を伴う水頭症 disproportionately enlarged subarachnoid-space hydrocephalus（DESH）とよんでいる．DESH は脳萎縮との鑑別にも有用である．ただし non-DESH の iNPH の存在もあり，より客観的な評価が待たれる．

### E. 髄液排除試験

髄液排除試験には腰椎穿刺で 30 mL 前後の髄液を排液するタップテストと，腰部くも膜下腔にカテーテルを 3-5 日間留置し，持続的または間欠的に髄液 300-500 mL を排液するドレナージ法がある．高齢者で歩行・認知・排尿の障害があるだけに合併症も起こりうるため，タップテストを選択することが大半である．タップテストの前後で歩行や高次脳機能の変化をチェックするが，最も早期に改善するのは歩行障害で，高次脳機能は数日遅れて改善することが多い．三徴の改善度をみるために iNPH 重症度分類を用いることもある（表2）．歩行では 3m Timed up & go to

## 表1 iNPHの診断基準

ⅰ) possible iNPH

| 必須項目 | 参考項目 |
|---|---|
| 1. 60歳代以降に発症する. | 1. 歩行は歩幅が狭く,すり足,不安定で,特に方向転換時に不安定性が増す. |
| 2. 歩行障害,認知障害および排尿障害の1つ以上を認める. | 2. 症状は緩徐進行性が多いが,一時的な進行停止や増悪など波状経過を認めることがある. |
| 3. 脳室が拡大(Evans index*＞0.3)している.<br>＊:両側側脳室前角間最大幅/その部位における頭蓋内腔幅. | 3. 症状のうち,歩行障害が最も頻度が高く,次いで認知障害,排尿障害の順である. |
| 4. 他の神経学的あるいは非神経学的疾患によって上記臨床症状のすべてを説明しえない. | 4. 認知障害は認知機能テストで客観的な低下が示される. |
| 5. 脳室拡大をきたす可能性のある先行疾患(くも膜下出血,髄膜炎,頭部外傷,先天性水頭症,中脳水道狭窄症など)がない. | 5. 他の神経変性疾患(パーキンソン病,アルツハイマー病など)や脳血管障害(ラクナ梗塞など)の併存はありうるが,いずれも軽症にとどまる. |
|  | 6. シルビウス裂・脳底槽は拡大していることが多い. |
|  | 7. 脳室周囲低吸収域(periventricular lucency; PVL),脳室周囲高信号域(periventricular hyperintensity; PVH)の有無は問わない. |
|  | 8. 脳血流検査は他の認知症性疾患との鑑別に役立つ. |

ⅱ) probable iNPH

| 必須項目 |
|---|
| 1. Possible iNPHの必須項目を満たす. |
| 2. 脳脊髄液圧が200 mmH$_2$O以下で,脳脊髄液の性状が正常である. |
| 3. 以下のいずれかを認める.<br>①歩行障害があり,高位円蓋部および正中部の脳溝・くも膜下腔の狭小化が認められる.<br>②タップテスト(脳脊髄液排除試験)で症状の改善を認める.<br>③ドレナージテスト(腰部持続脳脊髄液ドレナージ)で症状の改善を認める. |

ⅲ) definite iNPH

| |
|---|
| シャント術施行後,客観的に症状の改善が示される. |

〔日本正常圧水頭症学会,特発性正常圧水頭症診療ガイドライン作成委員会(編):特発性正常圧水頭症診療ガイドライン第2版.pp 34-35,メディカルレビュー社,2011より〕

test(TUG)を用いることが多い.高次脳機能は施設により異なるが,MMSE,HDS-R,FAB,Trail making testなどが行われることが多い.ほかに排尿回数,失禁回数なども重要な評価となる.

### F. タップテスト陰性例への対応

症状,経過,画像ともに十分iNPHを疑わせるものであれば,偽陰性の可能性もあるので時期を変えてのタップテストや持続ドレナージの施行を考えてよい.緩徐進行性の病変であるため,少なくともリピートタップは積極的に試みるべきである(図2).

### 治療方針

#### A. 治療方針の概要

有効な治療は髄液シャントのみであり,probable iNPHに対しシャント術を行う(図3).従来,脳室-腹腔(V-P)シャントが一般的であったが,タップテストで改善が得られることと,頭部手術を希望しない高齢者が多いことから,最近は腰部くも膜下腔-腹腔(L-P)シャントが半数以上を占めてきている.2015年,iNPHに対するL-Pシャント

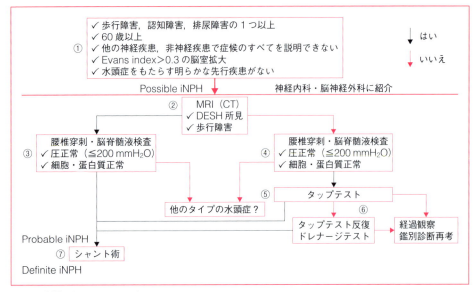

**図2 診断のためのフローチャート**

特発性正常圧水頭症(iNPH), くも膜下腔の不均衡な拡大を伴う水頭症(DESH): 脳室の拡大に加えて, くも膜下腔が高位円蓋部および正中部で狭小化し, シルヴィウス裂や脳底槽では拡大している所見を示す水頭症
〔日本正常圧水頭症学会, 特発性正常圧水頭症診療ガイドライン作成委員会(編): 特発性正常圧水頭症診療ガイドライン第2版. p52, メディカルレビュー社, 2011より〕

### 表2 iNPHの重症度分類

| | 歩行障害 | 認知障害 | 排尿障害 |
|---|---|---|---|
| 0 | 正常 | 正常 | 正常 |
| 1 | ふらつき, 歩行障害の自覚のみ | 注意・記憶障害の自覚のみ | 頻尿, または尿意切迫 |
| 2 | 歩行障害を認めるが, 補助器具(杖, 手すり, 歩行器)なしで自立歩行可能 | 注意・記憶障害を認めるが, 時間・場所の見当識は良好 | ときおりの失禁(1-3回/週以上) |
| 3 | 補助器具や介助がなければ歩行不能 | 時間・場所の見当識障害を認める | 頻回の尿失禁(1回/日以上) |
| 4 | 歩行不能 | 状況に対する見当識は全くない, または意味ある会話が成立しない | 膀胱機能のコントロールがほとんどまたは全く不可能 |

〔日本正常圧水頭症学会, 特発性正常圧水頭症診療ガイドライン作成委員会(編): 特発性正常圧水頭症診療ガイドライン第2版. p63, メディカルレビュー社, 2011より〕

がV-Pシャントに比して有効性, 安全性において劣らないとの報告がわが国から報告されたところである. 当然, 脊椎病変のある方はL-Pシャントは適応外となる. またわが国のGLでは, 体外から磁石を使って圧を変更し髄液流量を調節できる圧可変式バルブの使用が推奨されている.

### B. 併存疾患

iNPHの患者は高齢者であるため, 多くの既往歴を有している. そのため, 降圧薬, 糖尿病薬, 抗血小板薬, 抗凝固薬, 時には抗癌薬なども視野に入れつつ休薬, 代替薬を十分

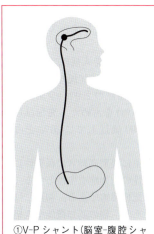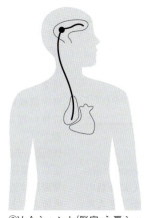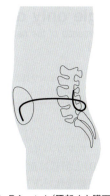

①V-Pシャント(脳室-腹腔シャント)
脳室の髄液を腹腔に流す

②V-Aシャント(脳室-心房シャント)
脳室の髄液を心房に流す

③L-Pシャント(腰部くも膜下腔-腹腔シャント)
脊髄から髄液を腹腔に流す

図3　髄液シャント術の種類

考慮して，タップテスト，シャント術を安全に行うことが必要とされる．

■患者・家族説明のポイント
- タップテストで症状改善が得られた場合は，シャント手術でそのレベルまでの回復を期待していただいてよい．認知障害は自発性，集中力，遂行力は改善しても，記憶障害は不変のこともある．
- 術後は髄液過剰排液による合併症が起こりうるので，定期的なチェックが必要である．
- シャント後，頭部打撲で慢性硬膜下血腫が起きやすくなるので，転倒，打撲に注意する．

■看護・介護のポイント
高齢者は退院後に運動量の低下で悪化することが多い．特にL-Pシャントは臥位では機能しないので，少なくとも1日30分は坐位をとらせること．腹圧が高くなるとシャントの流れが悪化するので，体重を増やさず，便秘に気をつける．

### 参考文献

1) 日本正常圧水頭症学会，特発性正常圧水頭症診療ガイドライン作成委員会(編)：特発性正常圧水頭症診療ガイドライン第2版．メディカルレビュー社，2011
2) Hashimoto M, Ishikawa M, Mori E, et al: Diagnosis of idiopathic normal pressure hydrocephalus is supported by MRI-based scheme: a prospective cohort study. Cerebrospinal Fluid Res 7: 18, 2010
3) Kazui H, Miyajima M, Mori E, et al: Lumboperitoneal shunt surgery for idiopathic normal pressure hydrocephalus (SINPHONI-2): an open-label randomised trial. Lancet Neurol; published online April 29, 2015 http://dx.doi.org/10.1016/S1474-4422(15)00046-0

# 神経原線維変化型老年期認知症（tangle only dementia）
senile dementia of the neurofibrillary tangle type (SD-NFT)

山田正仁　金沢大学大学院教授・脳老化・神経病態学（神経内科学）

## 疾患概念

**【定義】**　アルツハイマー病 Alzheimer disease（AD）と同様に海馬領域を中心に多数の神経原線維変化（NFT）を有するが，老人斑をほとんど欠く認知症の一群が存在することが従来知られており，しばしば AD の非典型例あるいは亜型と考えられてきた．筆者ら（1996）は，こうした病理学的特徴を有する老年期認知症例を，同年代の AD と臨床，病理，アポリポ蛋白 E 遺伝子型などについて比較し，それが AD とは異なる新しい疾患単位であることを示し，NFT 型老年期認知症という名称を提唱した．その後，本症は辺縁系神経原線維変化認知症，神経原線維変化優位型老年期認知症，神経原線維変化を伴う老年期認知症，tangle (only) dementia などのさまざまな名称でよばれてきたが，それらは同義のものと考えられる．

**【病態・病因】**　海馬傍回，海馬を含む海馬領域に大量の NFT が neuropil threads とともに分布し，神経細胞脱落，グリオーシスを伴う．NFT の超微形態や構成成分のタウ蛋白のアイソフォーム（3R＋4R）には AD との違いはない．一方，老人斑（アミロイド β 蛋白沈着）はほとんどみられない．

海馬領域は加齢とともに NFT が出現する領域である．明らかな認知症のない百寿者脳にみられる NFT の分布は，SD-NFT のそれに類似しており，SD-NFT は脳の老化過程が加速された病態である可能性がある．最近，加齢に伴い海馬領域を中心に NFT が出現する病理・病態の全体を指して "primary age-related tauopathy（PART）" と呼ぶことが筆者を含むグループによって提案された．

**【疫学】**　SD-NFT は，老人病院では高齢者剖検例の 1.7～5.6％，地域住民対象の久山町研究では高齢者認知症の 2.9％（全例が剖検例で剖検例の 4.9％）を占めた．発症は加齢に伴い増加し，90 歳以上では 20％を占める．

**【経過・予後】**　主に後期高齢者に孤発性に発症し，緩徐進行性の認知症を主徴とする．初発症状は通常，記憶障害である．初期には記憶障害が主体であり，他の認知機能や人格は比較的保たれ，これは軽度認知障害（MCI）レベルに相当する（MCI 段階）．記憶障害が緩徐に進行したのち，失見当識などの他の認知機能障害が現れる（認知症段階）．せん妄などの精神症状もみられる．高度の記憶障害を有するものの認知症の程度としては比較的軽い例が多く，進行は非常に緩徐である．高齢者にしばしばみられる虚血性脳病変や他の病態（嗜銀性顆粒など）の合併が病像を修飾する．

## 診断のポイント

臨床診断ガイドラインを表 1 に示す．SD-NFT の臨床診断法は確立していない．剖検による SD-NFT 確定診断例は，しばしば AD と臨床診断されており，AD や他の非アルツハイマー型変性認知症〔嗜銀顆粒性認知症（AGD）など〕との鑑別が問題となる．

臨床的には AD と比較して進行が非常に緩徐である．AGD では記憶障害に加えて，易怒性，攻撃性などを示す情動障害，行動異常，性格変化がみられることが知られている．

頭部 CT や MRI では海馬領域の萎縮と側脳室下角の拡大がみられる．SD-NFT ばかりでなく AD や AGD においても内側側頭葉萎縮がみられるが，AGD が前方優位に左右非対称性の萎縮が目立つのに対し SD-NFT では比較的後方に病変が目立つなどの違いが指摘されている．脳血流 SPECT や糖代謝

**表1 神経原線維変化型老年期認知症（SD-NFT）の臨床診断ガイドライン**

1. 発症：老年期（特に後期老年期）に記憶障害で発症
2. 臨床症状と経過：初期は記憶障害を主体とし他の認知機能や人格は比較的保たれる（軽度認知障害段階）．その後緩徐に進行し，見当識や他の認知機能も障害されてくる（認知症段階）
3. 頭部画像（CT/MRI）：海馬領域の萎縮と側脳室下角の拡大（大脳皮質のびまん性萎縮は比較的軽度）
4. 鑑別診断：アルツハイマー病*および他の非アルツハイマー型変性認知症を鑑別

\* アルツハイマー病の鑑別にアミロイドイメージングが有用

〔Yamada M: Senile dementia of the neurofibrillary tangle type (tangle-only dementia): neuropathological criteria and clinical guidelines for the diagnosis. Neuropathology 23: 311-317, 2003 より〕

PETでは，病理学的な裏づけのあるデータの蓄積が乏しい．アミロイドイメージングはADとの鑑別に有用である．

脳脊髄液マーカーでは，ADではリン酸化タウ蛋白上昇，A$\beta$1-42低下がみられるのに対し，SD-NFTではA$\beta$1-42に異常はみられないがタウの軽度上昇がみられる場合が多いが，病理診断例のデータの蓄積が不十分である．アポリポ蛋白E遺伝子の$\varepsilon$4アリル頻度はADと較べて有意に低いが，診断的意義は限定的である．

### 治療方針

治療法は確立していない．本症ではADとの臨床診断に基づきコリンエステラーゼ阻害薬が投与されている例が多いと推定されるが，本症に対する効果についての報告はない．ケアやリハビリ，対症療法に関してはADあるいは認知症一般に準ずる．

**参考文献**

1) Yamada M, Itoh Y, Otomo E, et al: Dementia of the Alzheimer type and related dementias in the aged: DAT subgroups and senile dementia of the neurofibrillary tangle type. Neuropathology 16: 89-98, 1996
2) Yamada M: Senile dementia of the neurofibrillary tangle type (tangle-only dementia): neuropathological criteria and clinical guidelines for the diagnosis. Neuropathology 23: 311-317, 2003
3) Crary JF, Trojanowski JQ, Schneider JA, et al: Primary age-related tauopathy (PART): a common pathology associated with aging. Acta Neuropathol 128: 755-766, 2014

## ビンスワンガー病
*Binswanger disease*

天野直二　岡谷市民病院・院長（長野）

### 疾患概念

【定義・病型】　ビンスワンガー病は血管性認知症 vascular dementia（VD）の代表であり，危険因子として高血圧，糖尿病，脳血管障害の既往などが挙げられ，病変が大脳白質に選択的かつびまん性にみられる広範虚血型を呈し，さまざまな神経症状とともに認知機能が徐々に悪化する．

【病態・病因】　病理学的には，脳室周囲に強調される髄鞘脱落，穿通枝動脈の変化（外膜の線維化，内弾性膜の破壊，内膜下線維の肥厚，中膜のヒアリン化など），皮質下U線維の保持がみられる．病態機序ではいまだ不明な点が多く，穿通枝領域の血管の閉塞によるラクナ梗塞が大脳基底核，大脳白質，橋などに併存することが多い．初期から神経学的に片麻痺，パーキンソン症候群による歩行障害，上肢では細かい動作の障害，ろれつの回りにくさ（構音障害）がみられ，易転倒性，頻

尿や尿失禁の排尿障害もみられる．階段状に悪化するより徐々に進行する場合が多い．精神症状には抑うつ，感情失禁，夜間せん妄などが早期からみられ，アルツハイマー病Alzheimer disease（AD）と異なり，めまいや手足のしびれ，構音障害，失語などの症候に加えて「まだら認知症」という特徴をみる．認知機能の低下は症例による差異が大きく，記憶障害に比して理解力，判断力，人格は保持され，進行期にあっても病識や理知的な側面は保たれていることが多い．

【疫学】 Meguroらによる認知症の発症率調査では，ADが46%，脳血管障害を伴うADが17%，VDが16%であった．VDのうち多くがビンスワンガー病である．

【経過・予後】 記銘や記憶の障害に加えて，意欲減退や感情の喪失などの人格変化，失語症，片麻痺，仮性球麻痺，パーキンソン症候群，腱反射の亢進と左右差，頻尿，尿失禁などの神経学的な症候を呈しながら徐々に進行する．高血圧などの身体管理を積極的に行わないと予後は不良である．

### 診断のポイント

1) 臨床的にVDの認知症像を呈する．特に無気力，無関心に関連した社会的遂行機能の高度な障害を認める．
2) 仮性球麻痺，動作緩慢，筋固縮，小歩，すくみ足，不全片麻痺，錐体路徴候などの神経学的な症状を併存する．
3) CTやMRIで，脳萎縮を伴って大脳白質に両側性で広範な脳室周囲低吸収域periventricular lucency（PVL）や脳室周囲高信号域periventricular hyperintensity（PVH）を認める．一般的に左右差があり（非対称性），前角部のみならず体部から後方に広がる例が多い．

### 治療方針

#### A. 治療方針の概要

予防的な治療では生活習慣病と同様であり，バランスのとれた食生活，適度の運動，肥満予防，飲酒や喫煙の抑制，精神的ストレスの緩和などが重要である．特にVDの危険因子の管理として食事療法，運動療法，薬物療法などが実施される．

#### B. 薬物療法

アテローム血栓性梗塞の予防として抗血小板薬を投与する場合が多い．認知機能障害にはADと同様にコリンエステラーゼ阻害薬が使用される．認知症の周辺症状である意欲低下，抑うつ気分，不眠，不穏，攻撃的行為，徘徊，せん妄，感情失禁などに対しては積極的に薬物治療が行われる．意欲や自発性の低下，興奮に対しては脳血流改善薬や脳代謝賦活薬などが有効な場合もあり，さらにBPSD（behavioral and psychological symptoms of dementia）にはADと同様に非定型抗精神病薬，抗うつ薬，コリンエステラーゼ阻害薬，漢方薬などが使用される．

1. 認知機能障害に対して

R 処方例） 症状に応じて下記のいずれかを用いる．

1) アリセプト錠（5 mg） 1日1-2錠を1-2回に分けて投与 保外
2) メマリー錠（10 mg） 1回1-2錠 1日1回 保外
3) レミニール錠（8 mg） 1日1-3錠を1-2回に分けて投与 保外

2. BPSDに対して

R 処方例） 症状に応じて下記のいずれかを用いる．

1) リスパダール錠（1 mg） 1日1-3錠を1-3回に分けて投与 保外
2) セロクエル錠（25 mg） 1日1-2錠を1-2回に分けて投与 保外
3) ルーラン錠（4 mg） 1日1-2錠を1-2回に分けて投与 保外
4) ジプレキサ錠（2.5 mg） 1日1-2錠を1-2回に分けて投与 保外

#### C. 心理・社会的療法

リハビリテーションやレクリエーションなどを活用する非薬物療法が認知症の症状や生活の質の改善に有効である．

### D. 難治症例・家族への対応

意欲減退や無関心が高度となり，さまざまな働きかけにも反応しなくなると，家族の負担が高度となる．介護保険下でデイケアや一時入所などの社会的資源の積極的な利用が有効である．

### E. 併存疾患

危険因子である高血圧，糖尿病，脂質異常症，さらに心・循環器障害や腎障害などの合併症がみられる．

■ 患者・家族説明のポイント
・ADとは異なる認知症であり，よりよい予後のために身体管理の重要性を説明する．

**参考文献**
1) 宇高不可思：脳血管性認知症．日本認知症学会（編）：認知症テキストブック．pp 252-263，中外医学社，2008
2) 目黒謙一：血管性認知症―遂行機能と社会適応能力の障害．ワールドプランニング，2008

# クロイツフェルト-ヤコブ病

*Creutzfeldt-Jakob disease (CJD)*

山田正仁　金沢大学大学院教授・脳老化・神経病態学（神経内科学）

## 疾患概念

### A. プリオン病の概念

プリオン病は感染因子プリオンによる致死的な人獣共通感染症であり，ヒトではクロイツフェルト-ヤコブ病（CJD），動物ではウシ海綿状脳症 bovine spongiform encephalopathy（BSE）などがある．プリオンの主成分は宿主の細胞蛋白のプリオン蛋白 prion protein（PrP）である．正常型のPrPはプロテアーゼ感受性で感染性のない蛋白であるが，プリオン病では正常型PrPがプロテアーゼ抵抗性の感染型PrPに構造変化して脳内に蓄積し発症する．PrP遺伝子の多型はプリオン病の疾患感受性や病像に関連し，変異は遺伝性プリオン病を起こす．

### B. ヒトのプリオン病

①孤発性CJD（特発性），②遺伝性，③獲得性に大別される．

孤発性CJDの典型例は，認知症，運動失調，視覚異常などで発症，さらに錐体路・錐体外路症候，ミオクローヌスなどの神経精神症候が急速に進行し，平均3-4か月で無動性無言に陥る．一方，比較的緩徐な進行を示す非典型例もある．

遺伝性プリオン病はPrP遺伝子の変異に起因し，常染色体優性遺伝を示すが，遺伝的浸透率が低く臨床的には孤発例である変異もある．変異の種類により，進行が比較的緩徐で脳にPrPアミロイド斑を有するもの[Gerstmann-Sträussler-Scheinker（GSS）病型]，CJD様の臨床や病理を示すもの（CJD病型），致死性家族性不眠症 fatal familial insomnia（FFI）がある．

獲得性プリオン病は，プリオンへの曝露によって発症する．わが国で多発している硬膜移植後CJD（dCJD）はプリオンに汚染されたヒト屍体由来硬膜の移植による．変異型CJD（vCJD）はウシのBSEに汚染された牛肉からの伝播が考えられ英国で多発している．

### C. プリオン病の疫学

プリオン病の発症率は，人口100万人当たり年間ほぼ1人とされる．わが国のプリオン病サーベイランスにおける病型別頻度では，孤発性CJD 77％，遺伝性プリオン病 20％，獲得性プリオン病 4％の順である．わが国の獲得性プリオン病は英国滞在歴を有するvCJD 1例を除き全例dCJDであり，dCJDは過去の調査による患者数を総計すると149例である〔2015（平成27）年2月〕．

■ 診断のポイント

病像からプリオン病を疑う．孤発性CJD典型例では60-70歳代を中心に発症し急速進行性の認知症および他の神経症候（錐体路/錐

体外路症候，ミオクローヌス，小脳失調，視症状，無動性無言)を呈する．一方，非典型例では比較的緩徐進行性の精神神経症候(認知症，運動失調など)を呈することから，原因不明の神経変性疾患ではプリオン病を鑑別診断に入れる．

病歴上，家族歴，医原性要因(硬膜移植，下垂体製剤使用など)への曝露歴，英国などの滞在歴(BSE 因子への曝露)をチェックする．

検査では，脳波(周期性同期性放電)，MRI (拡散強調画像で高信号)，脳脊髄液マーカー (14-3-3 蛋白・タウ蛋白高値，Real-time QUIC 法陽性)，PrP 遺伝子(変異・多型)の検索が診断上有用である．

### 治療方針

根本的治療はなく対症療法，全身管理，ケアを行う．PrP の構造変化を主な標的とした治療薬開発が行われているが，ヒトで有効性が証明されたものはない．

プリオンは通常の消毒方法では感染性を失わないため，感染性のある組織(脳脊髄や視神経・網膜は感染性が特に高い)を扱う医療行為では，移植や手術器具を介して二次感染が起こるリスクがあることに留意する〔「プリオン病感染予防ガイドライン」(2008 年版)参照〕．一方，通常の診療などでは特に感染の問題はなく，理解や説明不足によって感染に対する過度の不安のために患者や家族に不利益が生じないように配慮する．

### 患者・家族支援，診療支援ほか

プリオン病は厚生労働省の指定難病であり，医療費助成を受けることができる．難病情報センターのホームページ(HP) (http://www.nanbyou.or.jp/)には，医療費助成を含め，一般向けおよび医療従事者向け情報が掲載されている．ヤコブ病サポートネットワークのHP(http://www.cjdnet.jp/)に患者・家族支援情報が掲載されている．患者・家族に対する心理的支援も必要である(「プリオン病診療ガイドライン 2014」参照)．

厚生労働省・難治性疾患克服研究事業「プリオン病及び遅発性ウイルス感染症に関する調査研究班」および「プリオン病のサーベイランスと感染予防に関する調査研究班」はプリオン病サーベイランスなどを通じてプリオン病の診療支援を行っており，CJD サーベイランス委員や厚生労働省が定める各都道府県の CJD 担当専門医等の支援を受けることができる(研究班 HP 参照：http://prion.umin.jp/prion/index.html)．なお，プリオン病は第 5 類感染症に指定されており，医師は診断後 1 週間以内に保健所に届け出ることが義務づけられている．

### 参考文献

1) 厚生労働科学研究費補助金・難治性疾患克服研究事業「プリオン病及び遅発性ウイルス感染症に関する調査研究班」および「プリオン病のサーベイランスと感染予防に関する調査研究班」：プリオン病診療ガイドライン 2014(http://prion.umin.jp/guideline/guideline_2014.pdf)．
2) 厚生労働科学研究費補助金・難治性疾患克服研究事業「プリオン病及び遅発性ウイルス感染症に関する調査研究班」：プリオン病感染予防ガイドライン(2008 年版)．完全版(http://prion.umin.jp/guideline/cjd_2008all.pdf)および要約版(http://prion.umin.jp/guideline/cjd_2008summary.pdf)．

## アルコール性認知症
*alcoholic dementia*

小宮山徳太郎　飯田病院・副院長(長野)

### 疾患概念

【定義・病型】　アルコール飲料を長期反復ないし大量摂取した者にさまざまな認知症の症

状が起きる．そのなかに，アルコール飲料摂取に伴うビタミン $B_1$ 欠乏によるウェルニケ-コルサコフ症候群 Wernicke-Korsakoff syndrome やニコチン酸欠乏によるペラグラ脳症 pellagra encephalopathy，アルコール性肝臓障害による肝性脳症 hepatic encephalopathy がある．そのほか，機序不明の神経病理所見を呈するものに，脳梁変性をきたすマルキアファーヴァ-ビニャミ病 Marchiafava-Bignami disease や大脳皮質第3層に層状に広範なグリオーシスを起こすモレル病 Morel disease がある．これらは，栄養障害や機序不明などそれぞれ特異な神経病理所見を示す広義のアルコールによる認知症といえる．

しかし，これらに含まれないアルコールかアルコールの代謝産物が直接の原因と考えられる狭義のアルコールによる認知症が，臨床上明らかになっている．厳密な意味で「アルコール性認知症」といえる．

アルコール性認知症は DSM-Ⅳ では substance-induced persisting dementia に含まれたが，DSM-5 では substance/medication-induced major or mild neurocognitive disorder に分類されるアルコールに起因する mild（まれに major）neurocognitive disorder にあたると考えてよい．

アルコール性認知症は記憶障害が軽度で認知症の存在に気づかれにくいが，高次機能障害と人格変化とが混在し，高次機能障害が目立つものと人格変化が目立つものとがあり，発症年齢から若年型認知症に入るものが多い．

【病態・病因】　神経病理学の立場から，アルコール性認知症は存在しないといわれてきた．しかし，臨床から前頭葉を中心とした脳萎縮を原因とするアルコール性認知症の存在が主張されてきた．最近の脳科学は，アルコールが神経細胞の再生，分化を阻害する事実を明らかにしたり，ミエリン遺伝子の阻害による神経線維網の体積減少や機能障害を指摘している．このような事実が，特異な神経病理学的変化をみせない脳萎縮をアルコール性認知症に起こす理由かもしれない．

アルコール依存症者で断酒を続けているのに社会適応水準が改善しない者が少なくない．その適応の悪さの原因にアルコール性認知症があることに気づかれない事例が多い．以前は円滑にできた計算や漢字の読み書きがうまくできない，作業の手順が変わると新たな手順が身につかない，左右照合する作業が円滑にはかどらない，形態を把握したりその形態の背後を予測するなどの形態空間認知を求められる作業ができないなど多様である．それらが円滑にできなくなったのはアルコールないしアルコール代謝産物による高次機能の障害を想定しないと理解できない事態である．

また，人格に軽微ではあるが深刻な変化が起きていることが少なくない．本人は自身の能力低下に気づかず自己状況を深刻に悩めない．アルコールによる社会的，経済的あるいは家族的な問題に家族や周囲の者が困っているのと対照的に，本人は気軽で深刻な事態を把握できないでいる．これは人格変化を考えないと説明ができない現象である．

これらの高次機能の障害や人格変化は，アルコールによる前頭葉萎縮による前頭葉機能障害が原因となっていると考えられる．

【疫学】　アルコール性認知症が広く知られておらず気づかれないものが多いと推定される．わが国では疫学的データが少ない．軽度の前頭葉障害をアルコール性認知症に含めると，外来アルコール依存症患者の半数，重症例に限ると，外来アルコール依存症患者の20人に1人程度との推定がある．また，高知全県の精神科へアルコール依存症で入院している患者の11%がアルコール性認知症であったとの報告がある．一方，米国ではアルコール関連認知症 alcohol related dementia（ウェルニケ-コルサコフ病やマルキアファーヴァ-ビニャミ病などは除外される）が全米の州立精神科病院入院患者の20%を占

めるという報告がある．

**【経過・予後】** 認知症の原因がアルコールの神経細胞に対する毒性であるので飲酒しなければ進行しない．したがって，飲酒すれば進行し，記憶障害が目立つようになり，高次機能は低下し，人格変化も強くなり，無動機症状群や荒廃状態に酷似した状況になる例がまれにある．一方，断酒すれば改善が期待されるが容易でない．断酒期間が長くなればそれだけ改善は進むが，数年の断酒では十分な改善に至らない者が多い．

### 診断のポイント

アルコール依存症はアルコール酩酊，すなわち意識障害の反復のなかにある．アルコールからの退薬は意識障害からの回復過程であり，意識障害から回復していることが診断の必要条件になる．加えて，早期退薬症状や振戦せん妄などの退薬症状が終息したあとにあらわになる遷延性退薬徴候が改善していることも診断の必要条件になる．意識障害や遷延性退薬徴候が残存していると正しい評価ができない．

遷延性退薬徴候の終息した時点で，自己の置かれた状況や能力の低下が深刻であるのに根拠のない自信や確信を示し，自己状況に深刻に悩むことができない，自己状況に対する洞察の欠如は中等度以上に重症のアルコール依存症でよくみる姿で，否認の心理機制が働いているのではなくアルコールによる人格変化である．この深刻に悩めない気楽さを再飲酒の起きやすさの原因に挙げることができる．

前頭葉機能障害は，抽象能力や課題解決能力など脳の統合機能を求められる就労場面であらわになる遂行機能の障害のため，日常の生活機能からは気づかれにくい．就労場面を想定した能力評価には厚生労働省一般職業適性検査が有用である．しかし詳細な評価には職業適性検査では十分でない．そこで，神経心理学的検査のうち前頭葉機能を評価する Wisconsin Card Sorting Test（WCST），Trail Making Test，語流暢性テスト Verbal Fluency Test，非言語流暢 Non-Verbal Fluency Test，Stroop Test などを組み合わせて詳細な評価を行う．国立精神・神経センター武蔵病院（現国立精神・神経医療研究センター病院）のアルコール・薬物病棟では WCST，Trail Making Test，Verbal Fluency Test（意味カテゴリーと接頭音によるものの2種類），Non-Verbal Fluency Test（5 dot 法）に記憶テストの言語学習検査 Auditory Verbal Learning Test を組み合わせて前頭葉機能検査バッテリーとして用いた（表1）．

WCST には K-WCST の簡易版など修正版がいくつかあるが，国立精神・神経センター武蔵病院のアルコール・薬物病棟では Milner の原法を用いた．その理由は，Milner の原法が感度の高いことに加えてカテゴリー分類について教示を行わないので経過を追って再検査するのに影響が少ないことによる．

意識水準の低下がないことを脳波検査で確認する．頭部 CT，MRI 検査は必須である．側脳室前角拡大や前頭葉の両側性，全汎性萎縮を確認する．高齢者は慢性硬膜下血腫や無症候性多発脳梗塞や深部白質変性を多少でも有することがある．その分布や程度が検査成績に影響しないことを確認する．また，加齢による脳萎縮と鑑別困難な場合は，脳血流 SPECT で前頭領域の血流低下を確認する．

### 治療方法

#### A．治療方針の概要

治療の第1は断酒であることは自明の理である．断酒によって認知症の進行を阻止し，長年月の断酒で脳機能の自然な回復力を期待する．

本人は，気楽で断酒が簡単にできると考えたり，能力低下を正しく把握できず，元通り働けると考えたりしている．しかし，自ら断酒を継続し職場適応をはかることは困難である．そこで家族や地域や職場の人々の治療参

表1 前頭葉機能検査バッテリーと検査成績

| | アルコール依存症 | | 一般成人 |
|---|---|---|---|
| | IQ<80 | IQ≧80 | |
| | (n=11) | (n=25) | |
| WCST | | | |
| 　Categories Achieved | 2.22±1.8 | 2.32±1.9 | 6 |
| 　Unique Errors | 7.44±9.2 | 3.68±5.8 | −0 |
| 　Continuance of Correct Response | 15.9±14.9 | 14.4±10.8 | 3−5 |
| 　Difficulty of Maintaining Set | 3.67±3.2 | 3.00±2.2 | 0−1 |
| Trail Making Test | | | |
| 　　TMT1 | 174±110 | 107±35 | 30−50 |
| 　　TMT2 | 232±105 | 196±76 | |
| 　　TMT1−TMT2 | 107±88.6 | 88.0±64 | 30 以下 |
| Nonverbal Fluency Test | | | |
| 　　NVFT | 20.8±10.6 | 28.5±10 | 30 以上 |
| 　　NVFT（保続） | 7.80±15.3 | 3.56±2.8 | −0 |
| Verbal Fluency Test | | | |
| 　　VFT（音） | 6.17±2.68* | 8.09±2.0 | 13 以上 |
| 　　VFT（意味） | 12.1±3.1* | 14.8±3.0 | 15 以上 |
| Auditory Verbal Learning Test | | (n=11) | (n=30) |
| | | (10 単語) | (15 単語) |
| 　　即時再生(%) | | 30.9±9 | 44.7±13 |
| 　　総再生数(%) | | 60.4±11 | 72.3±12 |
| 　　再認数(%) | | 91.0±12 | 97.3±5 |
| 　　年齢 | | 49.7±8.3 | 35.6±11 |

\*：$p<0.05$

　上段の対象患者でIQ80以下の者は平均年齢46歳，最終飲酒から検査まで5.7か月，IQ80以上の者は平均年齢52歳，最終飲酒から検査まで7.2か月であった．両群間でVFT以外に有意差なし．下段の対象患者は上段の25名中の11名である．
　ReyのAVLTは15単語．アルコール依存症患者で10単語としたのは，国立精神・神経センター武蔵病院アルコール・薬物病棟の治療対象であった中等症以上の患者では15単語の施行に困難な者が多かったことによる．ここでは示さなかったが，アルコール依存症者のAVLTの成績の悪さは側頭葉てんかん患者の悪さと同程度であった．
（三ツ汐洋，小宮山徳太郎，村松玲美，他：アルコール依存症者の前頭葉機能障害．日本アルコール精神医学雑誌 3：41-48，1996 より著者作成）

加や協力が必要となり，多職種の協働が求められる．

## B. 薬物療法

　特異な治療薬はない．
　アルコール依存症者では，断酒継続に抗酒薬の投与を行う．第一選択薬はシアナマイドにしている．シアナマイドの投与法などはアルコール依存症（使用障害）の項を参照されたい（⇒626 頁）．

## C. 心理・社会的療法

　患者が自己状況を正しく把握することに困難がある．したがって，家族や職場，地域の人々に病態を説明し理解を得て，本人を支える工夫を働きかける．
　単身，生活保護のアルコール依存症事例では福祉担当者が就労を促す向きがある．しかし，前頭葉の機能障害が就労を困難にしている事情を理解させる．断酒を3年間継続したうえで，アルコール依存症を隠さず過去の職歴から一般企業に採用されながら，試用期間中に採用取り消しになった事例がある．本人は能力低下を実感し抑うつ的になったが，か

かわった精神保健福祉士が支えになり短絡行動を思いとどまり，採用前の作業所へ通所している事例がある．

### D. 難治症例・家族への対応

難治症例には遷延性退薬徴候の改善が得られていないものが多い．外来治療で遷延性退薬徴候の改善が困難であれば十分な期間の入院治療を行う．また，就労が探索行動に連なり二次性強化因子に身をさらすというパラドックスがある．難治症例はこのパラドックスを解く知恵が求められる．

難治症例では家族が疾病を理解していない場合がある．家族の就労への期待に応じて仕事に就いてもうまくできず，自暴自棄になり再飲酒へドライブが掛かる．アルコールをやめれば元通りに働けると考える家族に，本人の能力低下を受け入れ，能力に合った生活を考えるよう促す．

### E. 併存疾患

貧血や肝障害や糖尿病などの内科疾患がよくみられるが，ADLの低下や就労困難の要因にアルコール性神経障害が少なくない．多発性末梢神経炎では知覚異常，筋萎縮，筋力低下，小脳変性症では失調がみられ，高度になると外反膝を呈する．高齢者ではアルツハイマー型認知症などほかの認知症が併存することが少なくない．

### ■患者・家族説明のポイント

脳は不思議な臓器で，形態と機能は一致しない．脳萎縮があってもある程度の代償機能が期待できる．それには長年月を要する．いくらかの改善が実感できるには2-3年かかる．

#### 参考文献

1) 加藤伸勝：アルコール性痴呆の臨床概念．アルコール研究と薬物依存 26：119-133，1991
2) 三ツ汐洋，小宮山徳太郎，村松玲美，他：アルコール依存症者の前頭葉機能障害．日本アルコール精神医学雑誌 3：41-48，1996
3) Ridley NJ, Draper B, Withall A: Alcohol-related dementia: an update of the evidence. Alzheimers Res Ther 5: 3, 2013

---

## BPSDと漢方

*behavioral and psychological symptoms of dementia (BPSD) and Kampo therapy*

水上勝義　筑波大学大学院教授・人間総合科学研究科

### 疾患概念

【定義・病型】　BPSDとは，認知症患者にみられる認知障害以外の，知覚，思考内容，気分あるいは行動面における症状の総称である．BPSDには，幻覚，妄想，興奮，易刺激性，うつ，不安，アパシー，睡眠障害，徘徊，攻撃的言動，食行動異常などさまざまな症状が含まれる．BPSDは患者と家族の心理的苦痛をもたらし，在宅生活を困難にさせる一因となる．

【病態・病因】　BPSDは認知機能障害に加えて，患者の元来の性格傾向や，患者と家族との人間関係をはじめとする環境要因から発展することが多い．例えば記憶障害のため「しまったはずの場所に財布がない」と考え，「(日頃から関係がよくない)嫁が盗んだに違いない」と物盗られ妄想に発展する．認知症が高度になると着脱衣や入浴の介助が理解できず「何か恐ろしいことをされる」と恐怖を感じ，興奮や暴力に至る．また認知症疾患では，脳内でさまざまな神経回路や神経伝達系の障害が生じており，このような脳の機能変化がBPSD発現の基盤となっていると考えられる．

【疫学】　BPSDの頻度は報告によって異なるが，認知症のおよそ8割に何らかのBPSDがみられる．それぞれの疾患や病期によって，好発するBPSDは異なる．アルツハイマー型認知症（Alzheimer's disease；AD）ではアパシーや興奮などの頻度が高く，また病

初期から中期にかけて物盗られ妄想がしばしばみられる．レビー小体型認知症（dementia with Lewy bodies；DLB）では幻視，誤認妄想，うつが，前頭側頭型認知症（frontotemporal dementia；FTD）では，常同行為や食行動異常がADに比して多く認められる．

【経過・予後】 BPSDの多くは，認知症の重症度が進むにつれて出現頻度が高くなる．特に徘徊や攻撃的言動などの行動障害ではこの傾向が目立つ．

## 診断のポイント

BPSDに対しては，本人の診察はもとより，家族からの情報収集が不可欠である．診察場面では目立たず，実際の生活場面では激しい症状がみられることは少なくない．BPSDといってもさまざまな症状があるため，漏れがないようにNeuropsychiatry Inventory（NPI）やBEHAVE-ADなどのBPSDに対する評価尺度を用いるとよい．評価尺度はその後の治療効果を判定するのにも有用である．

## 治療方針

### A. 治療方針の概要

BPSDに対しては，まずは非薬物療法が優先して行われる．非薬物的対応で改善しない場合，補助的に薬物療法が行われる．

### B. 心理・社会的療法

まずはBPSDを呈している患者の苦痛や悩みに対する受容と共感的な態度が必要である．同時に家族の心労に対する理解も必要である．こうして患者，家族との信頼関係の構築に努める．そのうえでBPSDの誘因を検討する．時には身体疾患や身体疾患の治療薬がBPSDを誘発することがあるので注意する．心理，環境因に対しては，介護者へアドバイスを行い，介護保険を介したサービスの導入も勧める．

### C. 薬物療法

BPSDにもさまざまな症状があり，それぞれに用いる治療薬は異なるが，ここでは抑肝散について紹介する．

抑肝散は，元来小児の夜泣きや癇症の薬剤であるが，高齢者の情緒障害や認知症のBPSDに対する効果が報告されるようになった．AD，DLB，FTD，血管性認知症のいずれの認知症においても，興奮や易刺激性に対する効果が報告されている．またDLBでしばしばみられる幻覚やレム睡眠行動障害についての効果も報告されている．抑肝散にも消化器症状や低カリウム血症などの副作用があるので，高齢認知症患者では1回2.5g1日2回の投与から開始したほうがよい．抑肝散の効果は投与後2週以内の早期に現れることが多い．逆に4週間経っても効果が得られない場合，別の選択肢を検討する．副作用で服薬継続が困難な場合や，体力がかなり低下した患者に対しては，抑肝散加陳皮半夏が用いられる．また血管性認知症の幻覚，妄想，不眠，せん妄に対して，釣藤散の効果が報告されている．

現在，認知症の患者数は増加の一途をたどり，専門医以外の医師も診療する機会が増えてきている．このため漢方薬という比較的使用しやすいBPSDの治療選択肢があることは，意義のあることといえる．

### D. 難治症例への対応

抑肝散が無効の場合，ほかの薬剤が適宜用いられる．激しい興奮や易刺激性に対しては抗精神病薬が用いられる場合がある．

## ■患者・家族説明のポイント

- 患者に対しては，「気持ちが楽になるよう今後も相談していきましょう」と継続的な治療を勧める．
- 家族に対しては，本人の誤りを叱咤したり矯正することは慎み，本人がリラックスするように対応するよう話す．ただし家族の心労に対しては，ケアマネジャーと相談しながら介護保険サービスを有効活用するようアドバイスする．
- 薬物療法を行うときには，副作用やその対応について周知する．抑肝散でも，時に消化器症状や低カリウム血症などの副作用が

# 認知症の家族ケア

*support (care) for family caregiver of dementia patients*

**藤本直規**　藤本クリニック・理事長(滋賀)
**奥村典子**　藤本クリニックデイサービスセンター・所長(滋賀)

## 家族ケアの実情

　介護家族への支援は，認知症の人への支援とともに，認知症医療が担うべき重要な役割である．ところで，認知症医療の枠組みは変わってきていて，国が推進している「かかりつけ医認知症対応力向上研修」を受けた"認知症相談医"，国立長寿医療センターの研修を受けた"認知症サポート医"など，かかりつけ医が認知症患者の最初の受け皿としてだけでなく，家族ケアも含めて，診断後の支援でも重要な役割を担うように位置づけられるようになった．一方，「もの忘れ外来」は，大学病院・総合病院・精神科単科病院だけではなくて，診療所などにも広がっており，都道府県などにより認知症専門医療の提供と地域連携の中核機関として指定を受けた認知症疾患医療センターに，2014(平成26)年度から，新たな類型として診療所型の指定が加わった．このように，医療環境の変化により，認知症医療の診断後のかかわり方も，薬物治療，非薬物治療としての認知症ケアの場の提供，家族支援，地域連携など多岐にわたってきている．また，認知症の家族ケアにおいては，認知症の本人に対する適切な介入も，家族の負担の軽減という意味で大切である．そのような状況のなかで，家族ケアの方法を共有するとともに，その地域の事情に応じて，専門医療機関間，あるいは，専門医と相談医・サポート医間で役割分担がはかられねばならない．

　次に，筆者らのもの忘れクリニックで行っている家族ケアの実際を紹介する．

## 家族ケアの実際
### A. 予約時の受診前相談

　家族が予約電話のついでに，スムーズな受診方法，症状への対応方法，家族間の問題への解決方法などについて尋ねてきた場合は，可能な限り丁寧に答えておく．必要に応じて，緊急受診の手配，地域包括支援センターへの連絡，介護保険サービスの緊急利用へつなげることもある．また，強い介護負担を訴えるときには，支持療法的に介護者への肯定的な評価を伝えることが大切である．家族ケアは予約時から始まっている．

### B. 初診時の家族ケア
#### 1. 入室時の観察

　クリニックの玄関を入ったときから診療は始まっていて，待合室での本人と家族との会話の内容，口調やしぐさで両者の関係を推測できる．本人と離れて座る家族であれば，待ち時間には離れたいのだろうと介護負担の重さを思うし，手を握って小声で話しかけているのなら，本人の不安を取り除こうとしているのだろう．待合室の風景からこれらのことを感じ取り，家族1人ひとりに合った話の仕方を考える．これは，再診の人たちにもいえることで，普段の様子と違うときは，何か変化に気づくことができる．

#### 2. 外来のアメニティ

　当院では下履きで入室できるようにしているが，靴の履き替えが必要な場合，失行のため靴の履き替えが困難であったり，靴の履き間違いが起こると，周囲の目を気にした家族が強く叱責してしまうので，来院直後から両者の関係が悪くなってしまうことがある．

　受診への不安感を軽減できるように，外来のアメニティには配慮が必要である．テーブルの上には，季節の花やお手玉，折り紙，万華鏡，パズルを置いているが，本人だけでなく家族も和ませる．また，デイサービスの参加者たちが，外来受診者の持ち帰り用に作っ

た雑巾や栞などを待合室に置きに来たり，待合室横の作品展示室に掲示に来たりと，外来に自由に出入りしているが，認知症になっても仲間とともに，社会性を保ちながら，元気に活動できている姿を見てもらうことになる．そのことは，診断後に病気と向き合おうとする本人・家族への何よりの支えになる．また，認知症に関する書籍やパンフレットは家族だけでなく軽度認知症患者も興味を示すので，薬物療法だけでなく，非薬物療法の有用性を情報提供できるものにする．

## 3. 問診

### a. 患者本人からの情報収集

問診は患者本人から先に話を聞くようにしている．まず，受診の目的を尋ねてみると，本人自らがもの忘れを訴えることが多い．その後，困っていることはないか，もの忘れについて家族はどういっているかなどをゆっくり聞いていくことで本人との信頼関係を築いていく．作話や妄想に基づく話の可能性があっても，それらの話のなかにも"事実"や"本当の気持ち"は織り込まれているので，否定や訂正はしないで受け止めておく．自分の意思で受診した人はもちろんのこと，もし自分の本意ではなく連れて来られたのなら，家族の話を先に聞かれることは納得いかないであろう．もし，本人がもの忘れの存在を否定し，診察に連れて来られたことの不満を訴える場合には，「ご家族からも聞いてみますね．安心してもらわないとね」といって，家族と交代してもらう．自分の気持ちを本気で聞いてもらえる場所とわかってもらえると，その後のかかわりがスムーズになる．記憶障害を自らが認めている場合は，簡易心理検査を行っておく．患者本人との関係をよくしておくことは，スムーズな受診の継続にもつながり，家族の負担軽減に結びつく．

### b. 家族からの情報収集

家族はさまざまな思いをもって受診する．受診のきっかけになった症状，受診までの家族の葛藤，妄想対象になっていることへの怒り，診断結果に対する不安，家族間の意見の相違，介護負担，自らの健康不安などを自由に話してもらい，求められない限り，行動や対応に対する指導はしない．診断までの検査の手順と，診断後に治療と多くの支援者によるサポートが始まることを伝えたうえで，どんなに進行してからの受診であっても，受診につないでくれたことをねぎらう．

BPSD(behavioral and psychological symptoms of dementia)の対応に苦慮している場合は，症状の背景にある基本的な中核症状とそれへの対応を説明する．初診から診断までの間に何か心配事があれば，常時，連絡・相談は可能と伝える．

## 4. 診断とその告知

### a. 家族に対して

本人への病名告知の前に，家族に検査結果と診断名を伝えて，再度，治療と多くの支援者によるサポートが始まることを伝えて，家族の不安を軽減しておく．また，必要に応じて介護保険の申請を勧めるが，介護の状況によっては，了解を得たうえで行政の担当者に連絡して訪問を依頼する．本人への告知の前に，家族の不安感を軽減するようにしている．

### b. 患者本人に対して

発症早期に診断がついた認知症患者には，原則的には病名と現時点の状態を伝えている．彼らは，自分の身に起こっていることの自覚はあり，「あれをしなければ，これをしなければいけないと思いながら，手につかない」などと，漠然とした不安感や所在のなさを訴える．ほとんどの軽度認知症患者は，告知後に異口同音に「忘れたり，うまくできなくなることは，自分がさぼっているわけではないのですね」とホッとする．認知機能に問題があるとわかっているのに，そのことについて家族と率直に話し合うことができないのは，本人・家族の両者にとって不幸である．そして，発症初期に病名告知をしてあれば，その後起こってくるさまざまな症状の変化に

対して，真正面から話し合うことができ，より適切な対応が可能になる．

病気の進行については，「基本的には病気の進行は緩やかで，年単位ではもの忘れなどが目立つようになりますが，診断がついたからといって明日から何かが変わるわけでもなく，今とほとんど変わらない生活は続けられます」と伝える．

### 5. 支援者であり続けることの表明

「さまざまな薬の治療があり，介護保険サービスなども利用でき，今日からはわれわれとその仲間ができる限りの支援をするので，必要なら受診日に限らず遠慮なく相談をもちかけてください」と，支援者であり続けることを表明し，緊急連絡用の携帯電話の番号を教える．

## C. 診断後の家族支援

### 1. 外来心理教育

#### a. 本人・家族個別心理教育

定期的な通院時，家族にとって気になる行動や対応に困った行動を挙げてもらい，その都度，その症状の背景にある中核症状についての説明を行う．一方的な講義ではなく，「もしあなたがその立場だったら，どんな行動をとるでしょうか？」といった，家族に考えてもらうような話し方が受け入れられやすい．健常であった長い期間をともに暮らしていた家族が，認知症の症状を受け入れられるようになるには，さまざまな心理教育を受けながら，年単位の期間を要する．また，「食事を食べていないと言った」など，新たな症状が出現した際には，その都度説明が必要になる．家族間で病気の理解や受容度が大きく異なる場合には，家族に集まってもらって説明を行う．将来予想される症状について話しておくと，いざというときに動揺が少ない．本人が，中核症状とその対応を理解しやすくなるように，本人向けの指導書（「わたし『認知症』だと言われてしまいました」（ワールドプランニング，2016年）を利用している．

#### b. 本人・家族集団心理教育

病名告知後，病気の受容が困難で，介護保険サービスの利用に消極的な軽度認知症患者とその家族に対して，月2回，1回約1時間，1クール3か月，1グループ数人の心理教育を行っている．患者プログラムは，自己紹介から始め，もの忘れで悩んでいる仲間同士の自由な話し合いを行ったあとに，さまざまなアクティビティ活動を行いながら，認知症についての情報提供や疑問点へのアドバイスを行う．その結果，症状について仲間と共通認識がもて，できることとできないことを見極め，できないことへの対応方法が話し合われる．

介護者へは，病気についての情報提供とピア・カウンセリングの場を提供し，毎回，心理教育の時間に行ったアクティビティ活動の状況と症状について本人がどう理解しているかなどを伝える．

### 2. 本人・家族交流会

2か月ごとにデイサービスおよび外来通院患者本人とその家族の交流会を行っているが，毎回15-20名の認知症患者と30-50名の家族の参加があり，若年認知症患者の参加も多い．ミニ講義を行ったあと，家族関係別（夫，妻，嫁，娘・息子など）に小グループを作り，ピア・カウンセリングの場を提供している．例えば，妻を介護している夫は「自分がもう少し優しくしてやればよかったのに……」などと，自責の念に駆られることがある．また，妻の栄養管理などが不十分になったり，服や下着の購入が難しかったりする．そこで，交流会の場では，約10人の夫グループのなかで，「女性用の洋服や下着を買いに行けない」「外出時に女性用トイレに一緒に入れない」など，共通の悩みについて話し合い，お互いにアドバイスをしている．

## D. 相談活動

### 1. 個別相談

外来患者およびデイサービス利用患者の家族，関係するケアマネジャー，ケアスタッフ

などに緊急連絡用の携帯電話の番号，ファクス番号を伝え，相談には可能な限り当日回答・直接援助を目標にしている．時間帯を制限しない電話相談であっても，深夜帯に相談がかかってくることはほとんどない．介護サービスの利用を強く拒んでいた認知症の妻を介護している夫に対して，看護師が3か月間日曜日以外毎日ファクス通信を交わして相談にのったところ，サービス利用に結びついたこともある．

## 2．もの忘れサポートセンター・しが

　認知症医療の現場では，介護家族も専門職も，医療やケアに関する問題，医療職と介護職間の連携の問題などさまざまな問題に直面するが，困ったときにそれら多彩な問題に総合的に相談できる場所が少ない．2005（平成17）年4月に滋賀県からの委託でもの忘れクリニック内に設置された認知症に関する相談センターである「もの忘れサポートセンター・しが」では，10年間に3,967件の相談があったが，その半数が介護家族からで，残りの半数は専門職からの相談であった．相談の多い順に，対応方法，家族への対応方法の相談，受診方法の相談であった．専門職への支援も，結果的に家族ケアにつながる．

### 家族ケアのポイント

- 認知症の介護家族への支援は，専門医，かかりつけ医にかかわらず医療の重要な役割である．
- 病気の症状とその対応方法の理解のためには，病気の進行に合わせてさまざまな機会に繰り返し行われる本人と家族の双方への心理教育が必要となる．
- 心理教育の際に，本人向けの指導箋（「認知症のご本人が読む本」など）を用いて，本人・家族が中核症状についての理解を共有できるように努める．
- 地域包括支援センター，ケアマネジャーなどと連携をとりながら地域資源の情報提供を行う．
- 独自の家族会だけでなく，公益社団法人認知症の人と家族の会，各地域の家族会などへの参加を勧め，ピア・カウンセリングの機会を作る．
- 診断や告知など，正しい医学知識を伝える役と支持的にかかわりエンパワメントする役と，医師と看護師や心理士などの間で役割分担が必要なときがある．
- 認知症の介護家族へは，アクセスしやすい相談体制と支持療法的なオーダーメイドの支援が必要である．

# 認知症の非薬物療法

*nonpharmacologic therapy for individuals with dementia*

奥村由美子　帝塚山大学心理学部教授・臨床心理学

### 非薬物療法の概念

　認知症性疾患に対する治療は，薬物療法と非薬物療法に大別される．現状では，この両者に加えて家族介護者への支援が相互に作用し合うことによって，いくばくかの治療効果が得られているのではないかと考えられる．

　非薬物療法は，BPSDの軽減を主ターゲットとして導入される．認知機能の活性化も期待されており，その人なりに保持されている能力を発揮しながら暮らせる可能性を高める．併せて，介護者との関係性の再構築や介護負担の軽減につながることもある．

　具体的な療法としては，主に，記憶の訓練や日常生活動作を中心とするリハビリテーション，リアリティ・オリエンテーション（RO）のほか，美術療法，音楽療法（⇒808頁），回想法，アニマルセラピー，認知的リハビリテーション，バリデーション療法などが挙げられる．それぞれに成り立ちは異なり，必ずしも認知症のための治療法として開始されたものばかりではないが，各療法の特徴を生かして，認知症性疾患患者に積極的に

導入されるに至っている．現時点では，記憶の訓練やリハビリテーションをはじめとして，RO，音楽療法の実証性がおおむね認められ，推奨度の高い段階にある．しかし，その他の療法については，さらなるエビデンスの蓄積が期待されているところである．また，日常生活における個々に応じたかかわりも，重要な非薬物的介入であることを忘れてはならない．

非薬物療法の有用性を高めるには，標的とする症状に合う療法を行う必要がある．米国精神医学会の治療ガイドラインでは，アルツハイマー病（AD）と認知症のための非薬物療法は，行動，感情，認知，刺激に焦点を当てたアプローチとして分類されている．

認知症によるさまざまな症状を改善するために有効な介入方法はその対象により異なり，その高齢者のどのような状態が改善されればその人なりに過ごしやすいのかを考える必要がある．また，介入方法の種類を問わずその認知症高齢者の能力に適することが不可欠である．併せて，可能な限りその高齢者にとって楽しみや心地よさが感じられ，その人らしさを発揮でき，自尊心を維持できるものであることが望ましい．したがって，それぞれの非薬物療法がもつ意義や限界を理解する必要がある．本項では主に，認知症高齢者へのグループ回想法の導入について解説する．

## 感情に焦点を当てたアプローチ：回想法
### A. 回想法の概要

回想法は，高齢者が過去のさまざまな思い出の回想を通して人生の意味や価値を再認識し，肯定的に受容する可能性を高めることを助ける方法である．認知症高齢者にも応用され，情緒的安定や対人交流の円滑化などの効果が期待されて，積極的に導入されている．

回想法の主な実施方法として個人回想法とグループ回想法がある．個人回想法では高齢者の回想を専門職が1対1で共感的・支持的に傾聴してその時間をともに過ごしていくが，グループ回想法では複数の高齢者に専門職が加わる．グループに参加する高齢者がその人なりの思い出を語るだけでなく，聴き手の役割もはたす．高齢者同士がさまざまな経験や思いを共有し，相互に支え合うことも目標となる．

### B. 回想法を導入するポイント
#### 1. ほかの非薬物療法との相違

回想法は感情に焦点が当てられ，基本的には回想内容に事実とのズレがあっても語られた内容は訂正されない．本人の混乱を強めないならば，その人なりの思い出として尊重していく．認知症高齢者の場合でも言語機能と長期記憶の能力がある程度保たれていれば導入が可能で，（CDRにより）主に軽度から中等度の認知症の場合に導入しやすい．その一方で，認知に焦点を当てたアプローチであるROは認知機能の低下した高齢者が見当識などの能力を高めるための方法で，記憶障害への訓練という観点から誤った想起は訂正する方法がとられることもある．したがって，ROは，回想法よりも認知機能や言語機能などが高く保たれているほうが適する．

また，回想法やROの導入にはある程度の言語的コミュニケーション能力が必要であるが，例えば刺激に焦点を当てたアプローチである音楽療法では，言語機能を必ずしも要しない．したがって，音楽療法は回想法やROに比べると，さまざまな状態にある認知症高齢者に導入できる可能性が高いといえる．

#### 2. 疾患別の適用

疾患を考慮すると，回想法は主にADや血管性認知症の高齢者に実施できる．例えば前頭側頭型認知症の場合には，特異な行動特性や人格変化のために落ち着いてじっくり回想するという介入は難しく，他者と思いを分かち合うことも困難である．

### C. 実施方法の検討

認知症高齢者に不安感の軽減や意欲の向上などに加え対人交流の円滑化なども促したい場合には，個人回想法よりもグループ回想法の導入を検討することが多い．対人交流の円

滑化は，日常生活に広がりや深まりをもたらす可能性を高めるからである．しかし，他者との交流がかなり困難である認知症高齢者には，まずは個人回想法を導入し，その後にグループ回想法を導入することもある．

### D. 実施のための準備

回想法の導入に際しては本人と家族に同意を求め，本人の好む話題や話しにくい話題，人生の転機となったことなど回想のテーマ設定や回想の展開に役立つ情報を収集する．特にグループ回想法では，人とのかかわり方や注意の持続の程度のほか，認知症度や生活歴の違い，性差などによってなじみやすい話題が異なることがあるため，グループ構成や座席，役割の提供などをグループの開始前だけでなく，開始後にも適宜，考慮する．

### E. 実施期間と実施時の留意点

認知症高齢者への回想法は，多くの場合に週1回，毎回約1時間のセッションを8-10回程度，あるいはそれ以上の期間で実施する．ある程度の回数で実施するとスタッフは継続した視点で介入しやすい．認知症高齢者によっては実施場面になじむまでに時間を要することもあり，長期間に実施する必要性は高い．しかし，実施回数が多くメンバーも固定されていると，多くの認知症高齢者が回想法に継続して参加しにくい．そこで，筆者らは，その認知症高齢者の状況に応じて，長期間での実践とともに5回という短期間での実践も推奨している．

実施期間によるが，おおむね初回から第2-3回までは自己紹介や抵抗なく話せるように話題を設定し，参加者がグループに慣れて自分自身のことを話しやすくなる第3-4回あたりからは，さまざまなエピソードに加えて感情体験の回想につながるように介入する．このような配慮は参加者が落ち着いて積極的に参加しやすくなることを助ける．また，何気ない回想が過刺激となることがあることに留意する．できる限り過去と現在を切り替えて会を終了することも大切である．

### F. 効果評価（表1）

#### 1. 言語機能の活用に着目した評価

回想法は言語機能を活用するアプローチで，回想法に参加したことにより本人の気持ちが安らぐだけではなくほかの高齢者や家族，介護スタッフとのコミュニケーションが豊かになることが期待される．そこで，回想法実施による効果評価には，「あ」で始まる語や動物の名前などからなる語想起課題が有用である．一定のメンバーによるグループ回想法のほうが，メンバーの入れ替わる場合よりもグループの凝集性が高まりやすく，第3回以降には語彙数の有意な増加を期待できる．

#### 2. 回想法実施場面についての評価

場面の違いによる効果のあらわれについても検討する必要がある．まず，回想法実施場面の様子については，参加時の言語的・非言

**表1 効果評価のための尺度例**

東大式観察評価スケール
・言語的コミュニケーション
・非言語的コミュニケーション
・注意・関心
・感情

4つの語想起課題
・動物の名前
・「あ」で始まる語
・テーマに関する語
・ほかの語頭音で始まる語

毎回の感想
・「心地よさ」
・「楽しさ（嬉しさ）」

聖マリアンナ医大式デイケア評価表（10項目を抜粋）
・表情
・協調性
・心気的傾向
・依存傾向
・不安傾向
・被害的傾向
・うつ状態
・口数
・自発的にほかの人に話しかけるか
・他人の行っていることに関心を示すか

語的な表現，他者への関心や注意の持続などの評価を行う．この評価には，例えば回想法実施場面の評価用に作成された東大式観察評価スケールを用いることができる．併せて筆者は，「楽しさ」「心地よさ」といった認知症高齢者自身による回想法参加についての感想も重視している．

### 3. 日常生活場面についての評価

日常生活における個々の高齢者の変化も丁寧に把握していく．日常生活の様子を評価できる既存の評価スケールはさまざまあるが，筆者は例えば，聖マリアンナ医大式の痴呆性老人デイケア評価表（スタッフ用）を応用している．この評価表はデイケア参加時の評価用に作成されたものであるが，評価項目や評価基準が認知症高齢者の様子をとらえやすいため，全32項目から日常生活場面での様子を評価できると考えられる項目を精神科医と臨床心理士がそれぞれ選定し，最終的に意見の合致した「表情」「協調性」「心気的傾向」などの10項目を評価項目として用いている．

### G. 認知機能による効果のあらわれ

筆者は対象をADの高齢者に特定した検討において，回想法が，現在に関する話題での会話よりもなじみやすい言語的介入であることを認めている．また，回想法実施場面で楽しめている場合に，日常生活の活性化につながりやすい．

効果のあらわれをMMSE得点により比較すると，回想法実施場面での様子には得点による著しい違いはない．しかし日常生活での様子については，MMSEが15点以上の場合には15点未満の場合に比べて表情や不安感の改善，口数の増加，自発性や周囲への関心の高まりなどが認められている．また，施設で暮らすほかの高齢者にも働きかけ，和やかに歓談するようになる高齢者もいる．回想法終了後も，介入により増加した語彙数が比較的維持され，なかには回想法実施場面の様子を記憶している場合もある．

このように，回想法による効果は回想法実施場面だけではなく日常生活にも波及するが，波及の仕方は認知機能により違いがある．特に認知機能の高い場合には，高齢者間で生み出される関係性の変化にも着目するとよい．

### H. スタッフへの効果

回想法の実施による効果は認知症高齢者とともにスタッフにもあらわれる．筆者の検討では，回想法の実施にかかわったスタッフは，短時間の表面的なかかわりでは気づきにくい，認知症高齢者のより内面的な円熟的側面のイメージが肯定的に変化することを認めている．回想法実施場面でこそ気づくことのできるようなその人らしさや，その高齢者にとってのなじみやすいかかわり方を，ほかの場面でのかかわりにも生かしていくことが大切である．

短期記憶の低下しているADの高齢者にとって回想法はなじみやすく，生活状況に応じた期間で導入できるが，回想法実施の目標は認知機能によって異にする必要がある．また，認知症高齢者への回想法のより効果的な実施とその他の場面での質の高いかかわりという両側面からの支援が，認知症高齢者の状態を活性化し，回想法の意義を深めるといえる．

### 参考文献

1) Practice guideline for the treatment of patients with Alzheimer's disease and other dementias of late life. American Psychiatric Association. Am J Psychiatry 154 (Suppl 5): 1-39, 1997
2) 長田久雄：非薬物療法ガイドライン．老年精神医学雑誌 16（増刊号-Ⅰ）：92-109, 2005
3) 奥村由美子：認知症高齢者への回想法に関する研究－方法と効果．風間書房, 2010

# 高齢期の気分障害
mood disorders in late life

**馬場 元**　順天堂大学大学院准教授・精神行動科学

## 疾患概念

**【定義・病型】**　DSM-5への改訂に際し、それまでうつ病(大うつ病性障害)や双極性障害が分類されていた「気分障害」というカテゴリーはなくなり、それぞれ異なる障害群として分類された。これら疾患概念および診断基準については本誌別項を参照していただき、ここでは従来「気分障害」とされていたなかで、特に高齢期のうつ病に焦点を当てて解説する。

### A. 臨床的特徴

高齢期のうつ病は若い世代と比べるとその臨床像が多彩であるが、一般に焦燥感が強く、心気的で身体症状や食欲低下が多く認められるとされる。このため高齢者において多彩な身体症状が同時期に多発した場合には、その背景にうつ病を疑う。身体症状が前景に立ち、抑うつ気分が目立たないうつ病を「仮面うつ病」とよぶ場合がある。身体的愁訴は心気妄想へと発展することもあるが、ほかにも罪業妄想や貧困妄想といったいわゆる微小妄想や被害妄想などの妄想も少なくない。最近の調査で自殺念慮は高齢期のうつ病において多くはないとされたが、自殺を企図した場合の既遂率は高く、やはり注意を要する。

**【病態・病因】**　高齢期のうつ病では、加齢に伴う脳器質的変化によって認知機能が低下し、心理的ストレスに対して臨機応変に対応することが困難となる。こうした脳の器質的脆弱性を背景に、「喪失体験」などのストレスフルなライフイベントがトリガーとなり、うつ病の発症に至ると考えられている。

脳器質的要因として、脳の加齢による萎縮や脳血管病変による認知機能の低下が挙げられる。特に高齢期に発症したうつ病では、しばしば深部白質の血管病変や無症候性の脳梗塞が多発していることが観察され、これが病態に関係していることが示唆されている。これは治療的介入や予後の見通しのうえでも1つのポイントとなるので、可能な限り頭部のCTやMRIで一度はチェックすべきである。

心理・社会的要因として「喪失体験」は重要である。高齢期にはさまざまな「喪失体験」を経験するが、これには近親者との死別だけではなく、老化や病気、けがなどによる身体機能の低下、社会的役割の縮小など多くの事柄が「喪失体験」となる。また高齢者世帯の増加や近隣との関係の希薄化などにより、孤立して周囲からのサポートも受けにくくなっている。また若い世代の家族と同居していても、心理的に孤立してしまう場合も少なくない。

高齢期のうつ病を修飾する要因として、身体疾患や薬剤の影響を考慮する必要がある。影響を与える身体疾患として、甲状腺機能低下症(橋本病など)は重要である。易疲労感、意欲低下などに加え、寒がり、徐脈、皮膚乾燥などを認める場合は特にこれが疑われる。血中のFT3やFT4値は正常範囲内にあるが、TSHが高値である「潜在性甲状腺機能低下症」は顕在性のものより多く、うつ病や双極性障害の10-20%にこれを認めると報告されている。遷延化したうつ病に対する甲状腺ホルモン補充療法は、潜在性甲状腺機能低下症の場合に特に有効であるとされる。高齢期には身体疾患に対するさまざまな薬剤が投与されていることが多いため、併用薬剤の影響を考慮することも必要である。

**【疫学】**　うつ病をはじめとする気分障害の患者数は年々増加の傾向にあり、高齢期においても同様の傾向にある。平成23(2011)年の厚生労働省の患者調査では、気分障害の患者総数が95.8万人で、そのうち高齢期(65歳以上)のものが27.8万人と全体の29%を占めていた。この年は震災により一部の地域が

調査から除かれており，平成20（2008）年の調査で31.3万人であったことから，現時点での高齢期の気分障害受療患者は35万人超と推定される．高齢期のうつ病有病率に関するわが国の地域住民1,205人を対象とした調査では，大うつ病3.3％，小うつ病0.7％であった．これは海外の報告と比較すると低く，その差は診断閾値によるものと考えられている．一般に高齢期のうつ病の有病率は，10％前後とレビューされている．

**【経過・予後】** 治療経過においては，寛解や回復までの時間は高齢期のうつ病でも若年者と差はないが，高齢期では再発までの期間が短いことが報告されている．また併存する認知機能の障害が治療反応性に影響を与えるという報告もあるが，最近の調査では合併する軽度認知障害や認知症は抗うつ薬の反応性には影響を与えず，うつ病の重症度や病相期間が影響するとされている．このため認知機能障害があったとしてもうつ病が存在している場合は，うつ病の治療を行うことが重要である．

長期予後として重要なのは認知症への移行である．うつ病が認知症発症の危険因子となることも多くの疫学的調査で示されており，アルツハイマー病（AD）のみならず，血管性認知症（VaD）やレビー小体型認知症のリスクとなることも報告されている．うつ病の既往はADのリスクを約2倍にするとされるが，うつ病のエピソード回数が多いことやうつ病相の重症度が高いことが，認知症発症のリスクを高めると報告されている．

## 診断のポイント

### A．認知症との鑑別

高齢期のうつ病ではうつ病の症状により，注意・集中力や判断力の低下や物忘れなど，一見認知症のような状態を呈する．これは「うつ病性仮性認知症」とよばれ，真の認知症とは異なりうつ病の軽快とともに改善する治療可能な一過性の認知機能障害である．一方認知症の初期には，アパシー（発動性の低下，興味・関心の喪失，感情の平板化）がみられることが多いが，活動性の低下や興味の喪失などうつ病と類似の状態を呈する．うつ病と認知症は治療的アプローチが異なるため両者の鑑別は重要ではあるが，両者の合併や移行もあるため鑑別は容易ではない．

うつ病では物忘れや活動性の低下などの症状を強く自覚して悲嘆しており，質問に対する反応は全体に緩徐となる．一方認知症ではこうした症状に対する関心が乏しく，不安や苦痛に感じていないことが多いが，質問に対しての反応は早く，答えがわからなくても取り繕おうとする．認知症スクリーニング検査での遅延再生課題や再認課題での減点が目立つ場合は，ADが強く疑われる．時計描画テストはうつ病では障害されず，認知症では比較的早期から障害がみられる．

ただし，うつ病と認知症の合併も多く，ADの20％，VaDの30％にうつ病を合併するという報告もあることから，両者の鑑別以上に（認知症の有無にかかわらず）うつ病が存在するかどうかが臨床上は重要である．

## 治療指針

### A．治療指針の概要

高齢期のうつ病には上述したような心理・社会的要因が大きく関与していることが多いので，まずはこれらに対する心理的アプローチや環境調整が重要である．そのうえで，重症度に応じて薬物療法や精神療法などを用いた治療戦略を立てる．

### B．心理・社会的アプローチ

物理的・心理的孤立に対して，共感的・受容的態度で接し，孤立を避ける環境調整を行う．ただし，突然同居のための転居を強いるなど，患者の心理を十分に理解しない表面的な環境調整では逆効果となる．むしろ同居しないにしても，毎日1本の電話をするだけでも安心感が得られることが少なくない．また役割の喪失から自己の存在価値を見失っていることが多いので，負担の少ない頼みごとや料理の相談をするなどし，それに対して家族

が感謝の態度を示すことは大変有効な精神療法となる．このように特に高齢期のうつ病では，家族も治療チームの一員として巻き込んだ治療体制の構築がまず重要である．

### C. 高齢者への薬物療法

高齢者への薬物療法に際しては，体脂肪率の増加による脂肪組織への蓄積や肝代謝酵素による代謝効率の低下，標的受容体数の低下などにより，薬剤の効果発現が遅いことや副作用が出現しやすいこと，中止後も長期に薬剤の影響が残ることなどに留意しなくてはならない．また身体疾患に対する併用薬を使用している場合も多いので，薬物相互作用も配慮に入れた薬物選択を行い，若年者と比べて少なめの初期投与量から開始し，増量のペースも比較的遅めに設定すべきである．

### D. 抗うつ薬

高齢期のうつ病に対する薬物療法に関する最近のガイドラインはないが，選択的セロトニン再取り込み阻害薬（SSRI）やセロトニン-ノルアドレナリン再取り込み阻害薬（SNRI），ノルアドレナリン作動性・特異的セロトニン作動性抗うつ薬（NaSSA）などの新規抗うつ薬が，従来の三環系抗うつ薬に比べて抗コリン作用などの副作用が少ないことから推奨されている．

#### 1. 心気症状が強い場合

**℞ 処方例** 以下のいずれかを用いる．

1) ジェイゾロフト錠（25 mg） 1回1-4錠 1日1回 夕食後
2) デプロメール錠（25 mg）またはルボックス錠（25 mg） 1回1-3錠 1日2回 朝・夕食後
3) パキシルCR錠（12.5 mg） 1回1-3錠 1日1回 夕食後
4) レクサプロ錠（10 mg） 1回1錠 1日1回 夕食後

#### 2. 抑うつ気分が強い場合

**℞ 処方例**
サインバルタカプセル（20 mg） 1回1-3カプセル 1日1回 朝食後（または夕食後）

#### 3. 不眠や食欲低下を認める場合

**℞ 処方例**
レメロン錠（15 mg）またはリフレックス錠（15 mg） 1回0.5-3錠 1日1回 就寝前

こうしたファーストラインで無効ないし効果不十分な場合は，四環系や三環系の抗うつ薬を使用することもある．その患者で過去に使用経験があり，有効であった薬剤がある場合はそれを選択する．

### E. その他の薬物療法

食欲低下の強い患者に少量（1日50 mg以下）のスルピリドを用いることや，焦燥感の強い患者や精神病性の症状を伴う患者に非定型抗精神病薬を用いる場合もある．脳血管病変の強い治療抵抗性うつ病に抗血小板薬のシロスタゾール併用が著効した症例報告があり，（潜在性）甲状腺機能低下症がある場合は，甲状腺ホルモン補充療法による強化療法も検討する．強化療法として炭酸リチウムが用いられることがあるが，高齢者の場合は腎機能の低下などによりリチウム中毒の危険性があるので慎重を要する．高齢者へのベンゾジアゼピンの使用は可能な限り控えることが原則であるが，特に漫然と長期投与することは依存性や転倒の問題だけでなく，認知機能への影響からもリスクが高い．軽症で抗うつ薬に強い抵抗感をもつ患者の場合，まずは漢方薬から導入するのも1つである．

### F. 電気けいれん療法

自殺企図の危険性が高い場合や食事摂取が困難で脱水や低栄養の状態となっているような重症な高齢期の患者では直ちに入院させ，初期より積極的に電気けいれん療法を導入すべきである．

**参考文献**

1) 馬場 元：老年期うつ病診療のポイント．野村総一郎（編）：多様化したうつ病をどう診るか．pp 97-128，医学書院，2011

# 高齢期の身体表現性障害
*somatoform disorders in late life*

笠原洋勇　東京慈恵会医科大学客員教授
朝田　隆　東京医科歯科大学特任教授

## 疾患概念

**【定義・病型】**　身体表現性障害についてICD-10では、「検査所見は陰性が続き、症状にはいかなる身体的基盤もないという医師の保証にもかかわらず、医学的検索を執拗に要求するとともに繰り返し身体症状を訴えるもの」としている。症状としては、呼吸困難、動悸、めまい、腹痛、頭痛、頭重などさまざまであるが、高齢者になると身体へのこだわりがさらに高まり、不定愁訴的となる。身体表現性障害は、ICD-10では身体化障害、心気障害、身体表現性自律神経機能不全、持続性身体表現性疼痛障害、など7つに分類されている。高齢者の場合、何らかの身体疾患を合併しており、経過が長期化する傾向がある。

**【病態・病因】**　高齢者は生存欲求は衰えないが、身体機能の低下や喪失体験が続き、身体的訴えがしばしばみられる。根底には、身体へのとらわれが存在し、医師を受診することが多くなるが、患者は、諸検査の結果問題がないことを知らされても身体へのとらわれは消えずに、身体的訴えを繰り返すため、医師からは対応が難しい患者と見なされる。身体症状を訴えるメカニズムについては身体化somatizationとして要約される。すなわち病理学所見によって説明されていない身体的苦痛や症状を体験し、それを身体疾患によるものと見なし、周囲に訴え、医学的援助を求める傾向を指す。身体化をきたしやすい要因としては、内因性、自己の感情や心理的葛藤を言語化できないなどが挙げられる。なおDSM-Ⅳにおける身体表現性障害の概念はあいまいであったため、DMS-5では身体症状症および関連症群と改められている。

**【疫学】**　高齢者は不安を抱きやすい。地域在住成人2,460人について調査したGurianらは65歳以上群と21-44歳群を比較したところ、認知的不安（神経質、心配、恐怖）はほぼ3倍、身体的不安（息切れ、呼吸困難、心悸亢進）はほぼ7倍であり、65歳以上群では、両方の不安の出現率は21.7％であった。Himmelfarbによれば地域在住2,000人以上を対象としてState-Trait Anxiety Inventory（STAI）を用いてこの頻度を調査した。55歳以上の成人男性で7％、女性では22％であった。ところがより最近の、Barskyらの報告によれば、心気症的態度、全般的な健康度の評価などに関して、65歳以上の心気症患者と65歳以下の心気症患者の間に差は認められなかった。もっとも、高齢者の場合は、合併する身体疾患による生活上の機能障害の程度は重いと指摘された。Wilkinsonらによれば精神科へ紹介された65歳以上の高齢者のうち身体表現性障害と診断されたものは67％であった。またStenbackらによれば、身体への過剰なとらわれが70歳代高齢者の14％に認められている。

**【経過・予後】**　訴えに変動はあるが長期にわたり、身体症状に関する訴えは持続し、寛解し難い。

## 診断のポイント

医学的検査所見は何もないにもかかわらず、身体的訴えを繰り返し、さらなる医学的検査を要求する。疾患の存在を確信しており、身体への過度のこだわりを示す。生活に関することや人間関係の苦悩やとらわれについて、考えることを嫌がる。個人および家族に関する意思決定に際して、病的なまでに疾患および障害にとらわれている。その障害レベルは不幸な犠牲者から逆境に負けない人までさまざまである。複数の医学的または非医学的治療歴があり、手術を受けたこともある。不快な気分状態、混乱、敵意、怒り、抑うつなどの情緒的感情を表現する。このよう

なことが診断上大切である．

## 治療方針
### A. 治療方針の概要
　身体化している患者は，自らの身体疾患が理解されておらず，非難されていると感じると，さらにその苦悩を深める．この背景には，身体的疾患は社会的に受け入れられやすいが，感情に由来する疾患は社会から受け入れられ難いことがある．理解されることなく説明がつかない疾患に耐えることは，患者にとって容易なことではない．身体的・心気的訴えの強い患者にとって，医師の説明は十分ではないために，執拗に質問を繰り返しがちである．ところが，医師は，これに対し無力感と憤りの感情をもつことが多い．身体化のメカニズムを考えれば，当然であるが，医師は巻き込まれずに耐えることが重要である．

　実際的なガイドラインは，以下の通りである．身体表現性障害の患者は，①ドクターショッピングが多いので紹介元になるケースマネージャーを決める必要がある．②診察や面接の日は予約しておくことが大切であり，突然の受診を防ぐ必要がある．③患者の症状としては，サイン（徴候）に関心を払い，サインのあった場合のみ，検査を実施する．④身体へのとらわれが中心的話題になりやすいが，その他の話題について語りかける必要があり，話題を広げ，症状以外のことに注意を向けるように患者を励ます．⑤患者と治療者との間で共通の話題を探すことで，共感の基盤を見いだす．それにより，面接時に現実的目標がみえてくる．⑥将来の展開については，治癒を約束するのではなく，希望を教え，ケアと保証を与えることが重要である．

### B. 薬物療法
　従来は，抗不安薬を用いた薬剤選択が主流であったが，安易なベンゾジアゼピンの投与は避けなければならないことが定着してきた．代わってよく用いられるものは，SSRIやベンゾジアゼピン以外の抗不安薬や抗うつ薬である．

**Rx 処方例** 下記1)を14日間投与し，改善がみられない場合は，2)，3)のいずれかに変更する．

1) ルボックス錠(25 mg) 　1回1錠　1日2回 保外
2) セディール錠(5 mg) 　1回1錠　1日2回 保外
3) レスリン錠(25 mg) 　1回1錠　1日1回 保外

### C. 心理・社会的療法
　身体へのとらわれから脱却し，本来の状態に戻すためにとられる方法を示す．①患者との話し合いの場に加わり傾聴する．②患者の体験を理解する．③生物，心理，社会的観点に立つ．④共感（通）の基盤を見いだす．これが基本原則である．面接では，傾聴することが患者の信じていることを保証するスタートとなり，患者が病んでいることが現実であることを認めることが重要である．またアクティビティ・サービス（書道，俳句，短歌，コーラス，民謡，楽器演奏，絵画，体操，ビデオ鑑賞，音楽鑑賞，囲碁，将棋など）をスタッフやボランティアと実施する．集団への適応が高まり，症状に対する客観的態度ができてくる．

### D. 難治症例・家族への対応
　家族歴をたどること．患者と同じような症状をもった人がいることを本人や家族から聞き出すだけでも，患者の洞察が得られる．支持的段階から洞察的段階へもち込むことができる．家族にとっても，対処できない患者に対し，新たな視点をもてるようにすることができ，家族から話題を選択することがヒントとなる．患者の生い立ちや生育状況について話題を見つけ出すことは，家族にとっても対応法を知ることになる．これは家族の陰性感情を和らげ，緊張や不安をほぐすことになる．

### E. 併存疾患
　抑うつ，不安，強迫などを伴うことがある．

■患者・家族説明のポイント
・本人の苦悩が，現実の問題であることを患者と医師が共有する．
・本人の苦悩は，身体化という心理機制から成り立っているので，この機制から離れて話題を広げることに重点をおく．
・日々の感情を襲うストレスがいかにして身体症状と結びついているか説明する．

以下に，心気症と疼痛性障害を取り上げて個々に述べる．

## 心気症

### 疾病概念
【定義・病型】 自分が重篤な病気にかかっているかも知れないという恐怖や観念にとらわれ，受診や医学的説明や保証にもかかわらずとらわれが持続し，障害が起こり，6か月以上継続するものを指す．
【疫学】 一般人の中の有病率は1-5%で，発症年齢は成人期の早期と考えられている．
【経過・予後】 経過は慢性であり，時に完全に回復することもある．

### 診断のポイント
症状のとらわれは，妄想性障害のような頑固さはないが，病気の確信が過剰である．また，その不合理性を認識していない場合は，洞察の獲得は困難である．

### 治療方針
治療には，支持的な関係の確立，医学的治療の強化などが挙げられる．特に認知行動療法およびSSRIや抗うつ薬などの薬物療法が効果を呈する．

#### A. 薬物療法
℞ 処方例 下記のいずれかを用いる．
1) ルボックス錠(25 mg) 1日1-2錠を1-2回に分けて投与 保外
2) アナフラニール錠(25 mg) 1日1-2錠を1-2回に分けて投与 保外
3) パキシル錠(10 mg) 1日1-2錠を1-2回に分けて投与 保外

#### B. 心理・社会的療法
治療者や家族が陰性感情をもちやすいが，患者にとって訴えの内容は現実のものであり，患者は重大な疾患にかかっているのではないかという恐怖と確信をもっていることが特徴である．したがって，患者との付き合いは息の長いものになる．面接やアクティビティ・サービスへの導入と継続が大切である．

#### C. 難治症例への対応
症例の訴えに巻き込まれず，関係を保つことが大切である．

#### D. 併存疾患
うつ病や強迫性障害が出現することがあるが，それぞれの治療法を併用する．

■患者・家族説明のポイント
・本人の苦しみが現実であることを認め，支持的アプローチを続け，洞察が生まれる話題を見つけるように相談に乗ることが重要である．

## 疼痛性障害

### 疾患概念
【定義・病型】 医学的に説明がつかない慢性的な疼痛を主症状とし，そのために著しい苦痛や生活上の障害をきたしたもの．
【病態・病因】 心理的要因により疼痛が出現している場合であって，心理的要因が疼痛の発生状況，重症度，悪化または持続に重要な役割を果たしていると判断されるときに，このようにいう．ノルアドレナリン作動性，セロトニン作動性の下行性神経線維が脊髄後角に投射されて痛みに抑制的に作用することがすでに知られている．それだけに，ノルアドレナリンやセロトニンなどに関連して発生するうつ病を治療する抗うつ薬は，疼痛性障害の治療にも役立つ．
【疫学】 持続性の疼痛は，成人後期以降により多く，地域在住高齢者の25-50%にみられる．女性は男性の2倍の頻度にみられる．
【経過・予後】 疼痛は，持続的で長期に及ぶ

ことが多い．

## 診断のポイント

操作的診断（DSM-5あるいはICD-10）を用いる．疼痛は，解剖学的部位に一致して出現し，臨床的検討を要する．疼痛は社会的，職業的障害を起こす．疼痛には心理的要因の関与がありうる．疼痛の症状は，意図的に作られたものではない．疼痛は気分障害や不安障害などにより生じたものではない．

## 治療方針

### A. 治療方針の概要

患者の痛みについて，発症状況を詳しく聞き出すことが治療の第一歩であり，心理的問題だけに病因を求めようとすると患者との関係が悪くなる．一方，身体について検査を繰り返すことは，身体化を強めることになるので，偏らないことが大切である．疼痛の内容に対して面接を繰り返し，患者の苦しみの深さを理解しようとする態度が治療者としては重要である．患者は，苦しみの内容を理解されることを望んでいるのである．面接に家族が同席することにより，理解が深まることになる．

### B. 薬物療法

抗うつ薬が有効であることが知られており，歴史的には三環系抗うつ薬が推奨されてきた．今日では，SNRIやSSRIが選択されることが多い．また抗てんかん薬が用いられることもある．

**処方例** 下記のいずれかを用いる．
1) トレドミン錠（15 mg） 1日1-2錠を1-2回に分けて投与 （保外）
2) デプロメール錠（25 mg） 1日1-2錠を1-2回に分けて投与 （保外）
3) テグレトール細粒（50％） 製剤量として1回50-100 mg 1日1回 （保外）

### C. 心理・社会的療法

疼痛性障害は，面接が治療方法として用いられることが多い．症状は長期に及ぶので，忍耐強い対応が大切である．家族は患者の対応にさじを投げていることが多いので，治療方針を理解してもらい，患者の改善に協力する体制をとらせるように導く．

### D. 難治症例・家族への対応

症状の持続に対して，鎮痛薬の投与や，抗不安薬の慢性的投与は危険である．長期の継続投与を避けるために，服薬期間を限定したうえで用いる必要がある．

### E. 併存疾患

うつ病，不安障害，精神病性障害を合併することがあるので，注意を要する．

■患者・家族説明のポイント
・症状に本人が苦しんでいることを現実の問題として理解するように家族に説明する．
・薬物療法は，必要最小限にとどめる．
・疼痛だけについて医学的検査を実施し，所見のないことが確認できたらさらに検査を繰り返さないことが重要である．
・疼痛以外の話題を取り上げ，話題を広げる．

**参考文献**
1) Clarke DM, Smith GC: Management of somatoform disorders. Aust Fam Physician 29: 115-119, 2000
2) 古川はるこ，笠原洋勇：高齢者の精神療法．日本老年精神医学会（編）：改訂・老年精神医学講座；総論. pp 155-168, ワールドプランニング, 2009
3) 小山恵子：DSM-Ⅳの身体表現性障害．上島国利（監）, 上島国利, 朝田 隆, 市橋秀夫, 他（編）：精神科臨床ニューアプローチ6―老年期精神障害. pp 125-130, メジカルビュー社, 2005

# 高齢期の不安症/不安障害
anxiety disorders in the elderly

越野好文　アイリスメディカルクリニック・院長（石川）

## 疾患概念

【定義・病型】　現在不安症/不安障害の診断・分類にICD-10とDSM-5がよく用いられる．これらの診断基準に年齢による違いはなく，高齢者にも用いられている．

また高齢になると知的・身体的機能の低下，身体疾患や配偶者との別れなどの喪失体験が多くなる．さらに死を意識する機会も増え，不安に悩まされ，将来について心配せざるを得なくなり，診断基準を満たさない不安症状が出現することが多い．

【病因・病態】　喪失体験（表1）は不安・心配を引き起こす．その不安・心配は"正常"なものと見なされやすいが，治療が必要な場合が多い．

不安の中心症状には，心配と警戒心といった認知面の症状および運動性緊張（筋緊張），発汗・頻尿・下痢・便秘などの自律神経症状，睡眠・食欲の障害などの身体面の症状がある．高齢者では心配は少なく，身体症状が優位なことが多い．高齢者では状況の変化や自身の安全が脅かされることへの心配・恐怖が強く，安全を求めるため新しい行動を避ける傾向がある．

【疫学】　高齢者の不安症の有病率は一般住民で1.2-15%，臨床例で1-28%と報告されており，研究によりばらつきが大きい．男性より女性に多い．不安症のなかでは全般不安症と恐怖症が多く，パニック症は少ない．不安症状は地域住民では15-52.3%，臨床例では15-56%と，不安症より多い．しかし，医療機関を受診する人は少ない．

【経過・予後】　不安症は治療しなければ，慢性化しやすい．症状はずっと持続する場合もあれば，周期的に悪化することもある．高齢者の不安症は，若年から持続しているか，あるいは寛解していたものの再発が多い．

## 診断のポイント

不安症の診断にはDSM-5あるいはICD-10が用いられるが，診断基準を満たさない不安症状を有する人を見逃さないことが大切である．高齢での不安症の新たな発症はまれなので，ストレス因の解明と身体的な原因の精査が必要である（表2）．不安症とうつ病は共存しやすく，症状に共通点が多いので鑑別に注意する．不安症状の重症度の評価に，Hamilton Anxiety Rating ScaleやState-Trait Anxiety Inventory（STAI）が使用される．前者は精神不安と身体不安を，後者は状態不安と特性不安を評価するが，ともに高齢者に特化した評価尺度ではない．

表1　喪失と関連した高齢者のストレス因

| 身体的要因 | 運動機能低下，知的機能低下，身体疾患（心血管障害，脳血管障害） |
|---|---|
| 社会的要因 | 配偶者・友人の死，引退，経済活動の縮小，社会活動の狭小化，社会的地位の低下，自立の喪失 |
| その他 | 死の意識 |

表2　不安症状・不安症に関連する身体要因

| 心肺系 | うっ血性心不全，心筋梗塞，冠動脈疾患，慢性閉塞性肺疾患 |
|---|---|
| 内分泌系 | 甲状腺疾患，カルチノイド，低血糖 |
| 神経系 | 認知症，側頭葉てんかん，多発性硬化症，血管障害 |
| 薬物因 | アルコール，睡眠薬，ベンゾジアゼピンからの離脱，カフェイン過剰摂取 |

〔Doraiswamy PM: Contemporary management of comorbid anxiety and depression in geriatric patients. J Clin Psychiatry 62(suppl 12): 30-35, 2001より作成〕

## 治療方針

### A. 治療方針の概要

薬物療法は，高齢期であっても，基本は若年者と同じであり，不安症を構成する症状に適した薬物で症状の改善を目指す．認知療法やエクスポージャー法など不安症に用いられる治療法は，高齢者にも有効である．実際の治療にあたっては加齢による身体的および社会心理的影響を考慮する必要がある．

### B. 薬物療法

急性の不安である浮動性不安，自律神経機能亢進症状および慢性の不安に伴う心身の緊張と警戒心にはベンゾジアゼピン系抗不安薬（BZD）が，不安の中核にある心配には選択的セロトニン再取り込み阻害薬（SSRI），$5-HT_{1A}$受容体作動薬，一部の三環系抗うつ薬が有効である〔全般不安症の項（⇒178頁）参照〕．

高齢者の薬物療法では，副作用を防ぎつつ，患者1人ひとりに最適な用量を定めるために starting low and going slow（低用量で開始し，ゆっくり増量する）が大原則である．

不安症状に広く用いられているBZDは高齢者で眠気・ふらつきによる転倒・骨折のリスクがあり，長期間の服用は認知機能の低下や依存を起こす可能性が問題になる．

BZDには，肝臓で代謝されることなく尿中に排泄されるもの〔ロラゼパム（ワイパックス）〕と，肝臓で代謝されたあとに，尿中に排泄されるもの（ジアゼパム，アルプラゾラム，クロルジアゼポキシドなど）がある．肝の代謝機能が低下している高齢者には肝代謝を受けないロラゼパムが適している．加齢とともに認知機能や運動能力，代謝状態が変化するため，以前は適切だった用量のBZDが，長期に服用を続けている間に有害作用をもたらすようになることがある．BZDの長期服用には有効性と忍容性の注意深いモニターが必要である．

なおタンドスピロン（セディール）は，鎮静作用，筋弛緩作用がなく，高齢者に使用しやすい．

**処方例** 急性の全般的な不安に対して下記1)を用いるが，眠気の強いときは2)を用いる．

> 1) ワイパックス錠（0.5 mg）　1日1-3錠を1-3回に分けて投与　食後　不安時に頓用として用いることもできる
> 2) リーゼ錠（5 mg）　1日2-3錠を2-3回に分けて投与　食後　筋弛緩・鎮静作用は軽度である

慢性に心配が続いており，長期的な服薬が必要な場合は下記3)を用いる．

> 3) セディール錠（10 mg）　1回1錠　1日3回　食後　効果発現が遅い場合がある．まれであるが強い眠気を訴えることがあるが，そのときは5 mg錠で治療を開始する

心配に加えて抑うつ症状が認められるときは，下記4)，5)のいずれかを単独で用いる．必要に応じて1)を併用する．

> 4) ジェイゾロフト錠（25 mg）　1日1-4錠を1-2回に分けて投与　（朝）夕食後　保外　不安症状に対しては適用外であるが，うつ状態には適用である．25 mg錠・1錠から開始し，漸増する．用量が増えたときは朝・夕に分けて服用するのがよい
> 5) パキシル錠（10 mg）　1日1-2錠を1-2回に分けて投与　（朝）夕食後　保外　不安症状に対しては適用外であるが，うつ状態には適用である．服薬に恐怖心をもつ人が少なくないので，服薬初期の胃腸症状，賦活症状などの有害作用を防ぐために5 mgから開始することも考える（なお，5 mg錠は原則として増量の際は用いないとされている）

### C. 心理・社会的療法

高齢者の不安を治療するには，薬物以外のアプローチも必要である．喪失体験に対しては共感をもって支持的に対処する．同時に環境調整や生活指導を実施する．身体疾患を有

する高齢患者は副作用に敏感なことを念頭に置き，服薬指導を行う．認知機能の低下による服薬忘れや過剰服薬の防止の指導も必要である．高齢者は身体機能の低下や広場恐怖のために閉じこもりがちであり，体力の低下をきたしやすい．身体状態に合った運動指導が必要である．

### D. 難治症例・家族への対応

孤独は不安をもたらす代表的な要因である．家族関係の調整を主とした環境調整も重要な治療的アプローチである．また，若い訪問者，ペットなどが高齢者の幸せ感を高める．

### E. 共存疾患

不安症とうつ病は共存が多く，高齢の全般不安症患者の60-70％にうつ病が認められる．不安症の患者では常にうつ病が共存する可能性を考えておく．また高齢うつ病患者の40％以上に何らかの不安症に相当する症状がみられるといわれることから，うつ病と診断できても，不安の症状を見逃さないよう注意すべきである．

■ **患者・家族説明のポイント**
- 加齢に伴う視力や聴力などの低下は不安を引き起こす．身体機能の低下を補う眼鏡，補聴器，義歯，歩行器などは不安を解消する有力な手段である．
- 高齢だからという理由で治療に消極的になってはいけない．
- 半減期の短い薬物は突然に中止すると離脱症状を起こしやすい．BZDは急に中止してはいけないことを患者・家族に強調しておく．
- 症状が消失してもすぐには服薬をやめずに，症状の再燃や副作用の出現に注意しながら経過をみる必要がある．

### 参考文献

1) Bryant C, Jackson H, Ames D, et al: The prevalence of anxiety in older adults: methodological issues and a review of the literature. J Affect Disord 109: 233-250, 2008
2) Doraiswamy PM: Contemporary management of comorbid anxiety and depression in geriatric patients. J Clin Psychiatry 62 (suppl 12): 30-35, 2001
3) 品川俊一郎：高齢者の不安障害．日本老年精神医学会（編）：改訂・老年精神医学講座：各論．pp 215-229，ワールドプランニング，2009

## 高齢期の睡眠障害
*sleep disorders in the elderly*

吉田　祥　　吉田診療所・院長（大阪）
清水徹男　　秋田大学大学院教授・精神科学

## 加齢により睡眠に生じる変化

### 疾患概念

【定義・病型】　加齢現象は身体面，精神面にさまざまな形で表れるが，睡眠にも加齢による変化が生じる．主観的には寝つきが悪い，何度も目が覚める，朝早く目が覚めるといった訴えが増える．終夜睡眠ポリグラフ検査による客観的な評価では，夜間の総睡眠時間の減少，入眠後の総覚醒時間の増加と睡眠効率（夜間に就床している時間のうち，実際に眠っている時間の割合）の低下がみられる．また浅い睡眠（睡眠段階1, 2）の割合が増え，深い睡眠（徐波睡眠）が減少する．これらの変化から，中途覚醒や熟眠障害などの自覚に結びつくことがある．

【病態・病因】　加齢による変化は体内の概日リズムをコントロールする時計機構（生物時計）にも生じる．その結果，深部体温の振幅の減少や就床・起床時刻の位相前進（早寝早起き傾向）といった現象が起きやすい．また高齢者では全体的な活動量が低下しやすく疲労感が少ないため，疲労回復のための睡眠が生じにくくなる．活動性の低下から日中の光

曝露量が減少し，その結果夜間のメラトニン分泌の低下が生じる．メラトニン分泌は夜間にピークをもち，睡眠導入や概日リズム調整に重要であるため，夜間のメラトニン分泌の低下は不眠の原因となりうる．

【治療方針】　加齢による睡眠の変化が必ずしも治療の対象となるわけではないが，中途覚醒，早朝覚醒，熟眠障害などが続き，日常生活に支障をきたすようであれば治療を要する．70歳以上では夜間の睡眠時間は6時間，臥床時間は7時間を目途とするとよい．治療方針は後述の「高齢期の不眠症」に準ずる．

## 高齢期の不眠症

### 疾患概念

【定義・病型】　心身ともに健康な高齢者では不眠の訴えは少ないと報告されている．しかし現実問題として60歳以上では約30%が不眠を訴え，それは成人における頻度よりもはるかに高い．高齢期では，加齢変化による影響に加えて下記のような要因が複合的に関与して不眠症状が生じやすい状況にあると考えられる．

【病態・病因】　加齢とともに身体合併症が増えるが，身体疾患や身体症状は高齢者の睡眠障害，特に不眠症を引き起こす重大な要因となる．例えば腰，膝などの関節痛をはじめとした身体の疼痛，瘙痒感，夜間頻尿などはしばしば不眠症状の原因となる．糖尿病，高血圧，不整脈，気管支喘息，胃・十二指腸潰瘍，パーキンソン病などの身体疾患や，$\beta$ブロッカー，ステロイド，気管支拡張薬，抗パーキンソン病薬，抗うつ薬などの薬剤は不眠症状の原因となりうる．また高齢者に多い精神疾患（うつ病，認知症など）もしばしば不眠症状を伴う．加齢に伴い，社会的にも個人的にもさまざまな喪失体験や役割の変化（配偶者・友人との死別，退職，体力の衰えの自覚など）を経験することが多く，このような心理的要因も不眠症状の契機となりやすい．また，睡眠に関する誤った知識・習慣を続けているために不眠症状が遷延する場合がある（長時間の昼寝，寝酒やタバコの問題など）．これらの要因が複雑に関与して不眠症状を形成すると考えられる．

### 診断のポイント

不眠症状の原因について，生理的加齢変化の影響が中心なのか，身体・精神疾患やその治療薬の影響が大きいのか，長時間の昼寝といった生活習慣上の問題があるのか，もしくはそれらの要因が複合して存在しているのか，などについて総合的に判断し対応していく．

### 治療方針

#### A. 非薬物療法

不眠症状の訴えを十分に聞き，患者の苦痛に対して共感的態度で接する．高齢者の場合，6時間の睡眠を確保すれば十分なので，床上時間は7時間を目途にする．病因に示したような原因がある場合にはその除去や原因疾患の治療を優先する．不適切な睡眠習慣が認められれば，その改善のための教育（睡眠衛生教育）を行う．一例として，「睡眠薬よりも酒のほうが安全」といった誤った考えから，寝酒を習慣とすることがある．しかしアルコールは睡眠の途中で代謝されて効果が切れてしまい，中途覚醒を生じやすい．その後再度眠ろうとしても，アルコールの効果が切れているため再入眠は困難となる．またアルコールは，いびき，無呼吸を悪化させ，利尿作用による中途覚醒の原因にもなる．このため寝酒は避けるよう指導する．

#### B. 薬物療法

非薬物療法で不十分であれば，薬物療法を考慮する．高齢者にベンゾジアゼピン（BZD）系睡眠薬を使用する際，筋弛緩作用による転倒，薬物代謝・排泄能力低下による作用増強・持ち越し効果などが問題となる．従来のBZD系薬物のもつ欠点を改良した非ベンゾ系睡眠薬（マイスリー，ルネスタ）が汎用されている．筋弛緩作用，抗不安作用は弱いとされているが，基本的な作用機序は従来のBZD系薬物と同じである．どの睡眠薬を

選択するかについては諸説があり，どれを選んでも長所，短所がある．結局は医師が使い慣れた睡眠薬を単剤かつ通常量の1/2程度の低用量で開始し，慎重に経過を追うことが肝要と考える．メラトニン受容体作動薬という新しい作用機序をもつ睡眠薬であるラメルテオン（ロゼレム）の効果はBZD系睡眠薬より穏やかだが副作用が極めて少なく，初めて睡眠薬を使用する場合にはよい選択肢となる．最近，覚醒作用をもつオレキシン神経系に対する拮抗薬が睡眠薬として上市された（ベルソムラ）．入眠障害のみならず中途覚醒にも有効である．

> 処方例 下記のいずれかを用いる．いずれの薬剤を使用しても，長期間漫然と続けることは避ける．症状の改善が得られれば，減薬，中止を行っていく．

1) マイスリー錠（5 mg） 1回1/2-1錠 1日1回 就寝前 主に入眠困難に有効である
2) ルネスタ錠（1 mg） 1回1/2-1錠 1日1回 就寝前 中途覚醒にも有効である
3) ロゼレム錠（8 mg） 1回1錠 1日1回 就寝前 入眠困難に用いる．BZD系睡眠薬を長く使用した後の本剤への置き換えは難しい．デプロメール錠とは併用禁忌
4) ベルソムラ錠（15 mg） 1回1錠 1日1回 就寝前 入眠困難にも，中途覚醒にも有効である．高齢者以外には20 mg錠1錠を用いる

## 高齢者の睡眠関連運動障害（むずむず脚症候群）

### 疾患概念

【定義・病型】 むずむず脚症候群 restless legs syndrome（RLS）では，主に夕方から夜にかけて，下肢がむずむずする，虫が這うような，痛い，重だるい，火照る，といったさまざまな表現で訴えられる異常感覚が生じる．そのため，じっとしていられず足を動かしたい衝動を我慢できない．動かすことで異常感覚は一時的に軽減するが，安静にしていると再度出現する．夜にリラックスしているときや就寝しようと横になると生じやすく，入眠困難や中途覚醒後の再入眠困難を生じる．約80％の患者で周期性四肢運動（20-40秒間隔で繰り返される足関節などの不随意運動）を伴う．

RLSには原因不明の特発性と，種々の身体疾患などに伴う続発性がある．特に高齢期では腎不全，鉄欠乏性貧血，胃切除後，パーキンソン病などによる続発性RLSが多い．また抗うつ薬，抗精神病薬（ドパミン受容体拮抗作用），抗ヒスタミン薬などの薬剤が続発性RLSの誘因となることがあるため注意が必要である．アルコール・カフェイン・喫煙は増悪要因となる．

【疫学】 RLSの有病率は一般人口の2-4％にもなると推定されている．海外のデータでは高齢者で有病率が高いが，わが国の調査ではその傾向は明らかではない．男性よりも女性に多く，この点は高齢期でも同様である．

### 治療方針

薬物療法について高齢期の場合の注意点を挙げる．鉄欠乏性貧血の際には鉄剤の投与のみで改善する．腎機能が悪い患者や透析中の患者では腎排泄のビ・シフロール，レグナイトは投与しないのが原則．ニュープロパッチは，腎不全患者と透析中の患者にも用いることができる．24時間安定した血中濃度が維持できるのが特徴で，そのせいかaugmentation（症状促進現象）の発現率はビ・シフロールに比し低い．

> 処方例 下記1)を第一選択とする．ただし1)で副作用が問題となる場合は2)-4)に変更する．

1) ビ・シフロール錠（0.125 mg） 1回1/2-4錠 1日1回 就寝2-3時間前 中等症から重症例では本剤が第一選択

となる．高齢者では1/2-1錠から開始し，必要に応じて1-2週おきに1/2-1錠ずつ増量する．用量が多いと長期連用によりaugmentation，すなわち，RLS症状の発現時刻がはやまり，その広がりが拡大するという厄介な問題がある．腎排泄なので腎障害のつよい患者には注意が必要である．

2) ランドセン錠(0.5 mg)　1回1-2錠　1日1回　就寝前　保外　1)で副作用が問題となる場合，これを用いる．ただし半減期が長いため，特に高齢者では持ち越し効果が問題となりやすい．また睡眠時無呼吸症候群 sleep apnea syndrome(SAS)の合併がある場合は悪化させる可能性があり，まずSASの治療を優先したうえで本剤の使用を検討する

3) レグナイト錠(300 mg)　1回1-2錠　1日1回　夕食後　疼痛性のRLSに特に有効．augmentation の risk が極めて少ない，睡眠を改善するという長所がある反面，眠気がでやすく，腎排泄のため腎機能障害の患者には使いにくいという短所がある．透析中の患者では禁忌

4) ニュープロパッチ(2.25 mg/枚)　1回1-2枚　1日1回　DAのロチゴチンのパッチ剤．24時間貼付剤のために血中濃度はほぼ定常．そのためかaugmentationの発現は少ない．透析患者で安全に使用可能な唯一の薬剤である．欠点は局所のかぶれ

## 高齢者の睡眠時随伴症（レム睡眠行動障害）

### 疾患概念

**定義・病型**　睡眠時随伴症とは，睡眠自体の異常ではなく，入眠期，睡眠中，睡眠からの覚醒期に生じる異常行動である．高齢期ではレム睡眠行動障害REM sleep behavior disorder(RBD)が多い．夢見はレム睡眠中に起こり，本来レム睡眠中は骨格筋の筋緊張が最も低下した状態となる．しかしRBDでは何らかの原因によりその筋弛緩が十分に起こらず，その結果夢の内容に一致してさまざまな身体の動きが生じる．例えば暴漢から身を守る夢やけんかをしている夢をみて，大声で叫んだり，隣に寝ている家人に殴りかかったり，起き上がって家具を殴り大けがをするといったことが起こる．

特発性と症候性（二次性）とに大別され，症候性はさらに急性と慢性とに区別される．急性のRBDはアルコールの離脱期，抗うつ薬，抗コリン薬などの薬剤の関与が報告されている．慢性のRBDはパーキンソン病，レビー小体型認知症 dementia with Lewy bodies(DLB)，多系統変性疾患などの神経変性疾患（α-シヌクレイノパチー）の前駆症状として，これらの疾患の中核症状が顕在化するかなり前から出現する．最近の長期間追跡研究では，RBD発症からこれらの神経変性疾患に移行する割合は10年追跡で40.6%，12年以上追跡で52.4%にも及んだという．

**疫学**　有病率は0.6-0.8%という報告が多い．性差は男性に多い．50-65歳前後で発症することが大半である．

### 診断のポイント

入眠後の夜中の不穏・異常行動で，しかも高齢者に多いことから，夜間せん妄との鑑別がしばしば問題となる．せん妄は意識障害なので刺激を与えても覚醒し得ないが，RBDはレム睡眠なので覚醒させることが可能である．ただしDLBに伴うRBDの場合，長期経過のなかでDLB自体がある程度進行してしまうとRBD症状かせん妄かの鑑別が困難な場合がある．

### 治療方針

詳細については他項に譲る（⇒575頁）．高齢期に対する処方例について述べる．

**処方例**　下記を第一選択とする．

ランドセン錠(0.5 mg)　1回1-2錠　1日1回　就寝前　(保外)　有効率は高いが，高齢者では持ち越し効果や筋弛緩作用，閉塞性睡眠時無呼吸症候群(OSAS)の合併に注意を要する．1/2-1錠から開始し，徐々に増量する

## 高齢者の睡眠時無呼吸症候群

### 疾患概念

　SASは有病率の高い疾患(成人の1-4%)であるが，高齢期ではさらに有病率が高まる(20%以上)．高齢期では，中年期発症で高齢期以降も続くSASと，加齢による影響(呼吸調節機能の低下など)を背景として高齢期に発症するSASが混在する．肥満を背景とすることが多い中年期発症のSASに比べ，高齢期発症のSASでは肥満の関与が少なく，日中の過眠症状も少ない．このため受診につながりにくいと考えられる．また，血圧上昇やインスリン抵抗性などに対する影響もはっきりしない．

### 治療方針

　高齢期では不眠症の有病率が高いため，寝酒をしたり，睡眠薬・抗不安薬などを服用していることが少なくない．しかしこれらは筋弛緩作用によりSASを悪化させる原因となるため注意が必要である．なお治療の詳細は他項をご参照いただきたい(⇒559頁)．

# 高齢者のパーソナリティ障害
personality disorders in the elderly

三山吉夫　大悟病院老年期精神疾患センター長(宮崎)

### 疾患概念

**【定義・病型】**　パーソナリティとは，その人を特徴づける行動パターンであるとされるが，パーソナリティの概念を科学的に述べることは難しい．高齢者のパーソナリティ障害には，もともと有していたパーソナリティ障害を高齢期になっても引き継いでいる状態と，それまでは問題にならなかった人が，高齢期になって後天性(原因は問わない)に，パーソナリティに変化をきたし環境への適応がうまくいかなくなったことで問題となる高齢者のパーソナリティ障害(人格変化とよばれる状態も含む)とがある．高齢者のパーソナリティ障害の多くは後者のパターンで，認知機能障害を伴うことが多く，感情・衝動の調節障害で社会適応性の変化として表現されることが多い．高齢期になって問題になるパーソナリティ障害の原因には，①加齢要因，②脳の器質的病変(生理的加齢は除く)が大きく関与するが，この鑑別は必ずしも容易ではない．パーソナリティ障害の背景の検討は，その後の対応や予後にも関連してくる．加齢要因によるパーソナリティ障害では，もともとパーソナリティに偏りの存在していた人が，加齢とともにその偏りがより増強されることが多い．この状態は，人格の尖鋭化とよばれる状態で，日常生活に大きな支障をきたすことは少ない．「パーソナリティ障害」の場合は，自他ともに病的状態とされ，生活障害をきたしていることが多い．

**【病態・病因】**　加齢とともに中枢神経系では前頭側頭葉，辺縁系に老化が起こりやすい．この部位の障害は，高齢者の人格変化としてしばしばみられる頑固，自己中心的，保守的，心気的状態の背景になりやすい．もともとは問題とされるようなパーソナリティではなかった人が，高齢期になって問題となる場合は，多くは器質性脳障害の発症(頭部外傷，慢性アルコール依存症，認知症を起こす疾患など)に伴うことが多い．いかなる脳障害もパーソナリティ障害の原因となる．脳の障害部位としては，前頭葉，側頭葉および辺縁系，脳幹部の病変が原因になりやすい．特に前頭葉は，皮質下諸核や辺縁系と密接な線維連絡があるので，この部位の障害はパーソナ

リティ障害を起こしやすい.

**【疫学】** 高齢者のパーソナリティ障害の疫学に関する報告は見当たらない. 加齢とともに多かれ少なかれ人格変化はみられる. 年寄りらしくなるということも本来のその人らしさが変化することであり, 人格変化の一表現とされるが, この状態は病的とはしない. 高齢者のパーソナリティ障害が問題にされるのは, 多くは脳の器質性病変によるものである. わが国の認知症は, 現在460万-560万人ともいわれている. 高齢者の認知症では多かれ少なかれパーソナリティ障害を伴っている. なかでも前頭側頭型認知症, レビー小体病, 皮質基底核変性症, ハンチントン病, パーキンソン病, 進行性皮質下グリオーシス, 進行性核上麻痺などが高齢者のパーソナリティ障害を伴いやすい代表的な疾患である. これらの疾患では, 認知機能障害が明らかになる前にパーソナリティ障害が長期間先行したりする.

**【経過・予後】** パーソナリティ障害を起こしている原因によって, 障害の程度, 状態像, 経過が影響される. 原因疾患の経過とともにパーソナリティ障害による行動障害の内容が変化することは, 多くの認知症性疾患で経験するところである.

### 診断のポイント

高齢期に至るまでの生活歴, 行動様式を詳細に聴取し, 現在症との関連を検討することに尽きる. 軽症の場合, パーソナリティ障害を正しく診断することは必ずしも容易ではない. 高齢者のパーソナリティ障害は, 行動様式の変化で診断されることが多いので周囲の者からの情報が不可欠である. もともとのパーソナリティに基づく環境反応としての一過性の行動障害の場合は, パーソナリティ障害によるものとはしない. 加齢に伴ってパーソナリティの偏りが顕在化し, 頑固になったり, 身近な人の言動に過敏に反応して攻撃的・被害的言動を示しやすくなることがある. このような場合, もともとのパーソナリティの傾向で理解可能か, 行動障害が質的・量的範囲を超えて理解不可能とするかの判断が必要である. 日常生活での支障の程度とパーソナリティ障害は必ずしも並行しない. パーソナリティ障害であることの判断が行動パターンと自・他者への影響との関連で診断されることも多い. 脳障害の存在が推定され, 持続的に行動-感情障害がみられる場合, 脳器質性パーソナリティ障害を考える. 高齢者のパーソナリティ障害に伴う感情・衝動の変化には, 上機嫌, 感情平板化, 情動不安定, 易刺激性亢進, 攻撃的で社会倫理観の低下, 猜疑的で被害的になりやすい, 抑制欠如, 発動性の減退などがある. 高齢者のパーソナリティ障害が疑われるとき, もともとのパーソナリティの偏移の範囲であるか, 脳器質障害によるパーソナリティの量・質的な変化とするかの鑑別は, その後の適切な対応には必要であるが, しばしば困難を伴う.

### 治療方針

#### A. 治療方針の概要

パーソナリティ障害自体に対する治療法はない. パーソナリティ障害がもたらす二次障害が臨床では主な対応となる. 対応には非薬物的対応と薬物的対応とがあるが, 実際には両者を併用する. 併用のコツが対応の結果に影響する. 臨床の場面では, 高齢者のパーソナリティ障害が関連する状態には, 感情・衝動の調節障害, 意思・認知機能の障害, 対人関係機能の障害がいろいろな程度に重なり合って日常生活の行動に反映される状態が問題となる. 器質性脳障害による高齢者のパーソナリティ障害に伴う状態をその特徴に応じて, 不安定型, 脱抑制型, 攻撃型, 妄想型, 無欲型などのタイプに分けると対応に便利である.

#### B. 高齢者のパーソナリティ障害に伴う行動障害の対応

行動障害はパーソナリティ障害と生活場面での多様な要因(人, 物, 身体状況, 心理的環境など)がかかわって生じる. 行動障害を

起こしている原因の検討に基づく対応が基本であるが，臨床の場面では，高齢者のパーソナリティ障害の特徴を把握しながら行動障害の状態像に応じた対応が要求される．例えば，精神病様状態で行動障害が前景にみられる場合，まずは抗精神病薬で行動の調整を急ぐ必要がある．

### C. 薬物による対応

高齢者に抗精神病薬や睡眠薬の投与は控えることが望ましいが，やむを得ない場合は「少量，短期間」をキーワードとする．

1. **不安定状態（抑うつ，不機嫌，落ち着かない，多愁訴）**

℞ 処方例 下記の薬剤の効果を評価しながら選択する．

1) ジェイゾロフト錠（25 mg） 1日1-2錠を1-2回に分けて投与 夕食後または朝・夕食後
2) ツムラ抑肝散エキス顆粒（2.5 g/包） 1日2-3包を2-3回に分けて投与 朝・夕食前または毎食前
3) ドグマチール錠（50 mg） 1日1-3錠を1-3回に分けて投与 夕食後または朝・夕食後または毎食後
4) セルシン錠（2 mg） 1日2-3錠を2-3回に分けて投与 朝・夕食後または毎食後
5) セディール錠（5 mg） 1日1-2錠を1-2回に分けて投与 夕食後または朝・夕食後
6) アモキサンカプセル（10 mg） 1日1-3カプセルを1-3回に分けて投与 夕食後または朝・夕食後または毎食後

2. **脱抑制状態（興奮，暴力，拒否）**

℞ 処方例 下記1）または2）+3）で激しい行動は回避される．1）は糖尿病には禁忌とされる．

1) セロクエル錠（25 mg） 1日2-3錠を2-3回に分けて投与 朝・夕食後または毎食後 保外
2) テグレトール細粒（50％） 1日50-75 mgを1-3回に分けて投与 朝・夕食後または毎食後 保外
3) デパケン錠（200 mg） 1日3-4錠を3-4回に分けて投与 毎食後または毎食後＋就寝前 保外

躁状態のときは下記4）を用いる．

4) リーマス錠（200 mg） 1日2-3錠を2-3回に分けて投与 朝・夕食後または毎食後 保外

興奮が激しいときは下記5），6）のいずれかを用いる．

5) リスパダール細粒（1％） 1回0.5-1.0 mg 頓用（1日2-3回まで） 保外
6) ニューレプチル細粒（10％） 1日3-6 mgを2-3回に分けて投与 朝・夕食後または毎食後 保外

3. **不眠を伴う場合**

入眠困難が多い．深夜での投与は避ける．

℞ 処方例 1），2）を併用する．この場合，日中の向精神薬の投与はできる限り避ける．1），2）を併用したあと，それでも効果がなければ3）を用いる．

1) ルネスタ錠（1 mg） 1回1錠 就寝前
2) ロゼレム錠（8 mg） 1回1錠 就寝前
3) マイスリー錠（5 mg） 1回1-2錠 1日1回 就寝前

4. **幻覚・妄想状態（被害・被毒妄想，物盗られ妄想，幻聴，幻視）**

℞ 処方例 下記の薬剤を症状に応じて適宜用いる．

1) セロクエル錠（25 mg） 1日2-3錠を2-3回に分けて投与 朝・夕食後または毎食後 保外
2) エビリファイ錠（3 mg） 1日1-3錠を1-3回に分けて投与 夕食後または朝・夕食後または毎食後 保外
3) ロナセン錠（2 mg） 1日2-3錠を2-3回に分けて投与 朝・夕食後または毎食後 保外
4) ルーラン錠（4 mg） 1日1-2錠を1-2回に分けて投与 夕食後または朝・夕

食後 保外

5. 無欲状態（意欲減退，無関心，自閉状態）

R 処方例 下記の薬剤を症状に応じて適宜用いる．

1) アリセプト錠（3・5・10 mg）　1回1錠　通常は1日3 mg（14日間）で開始し，胃腸障害などの副作用がなければ5 mgまたは10 mg（5 mgで4週経過後）まで増量する　1日1回　朝食後
2) シンメトレル錠（50 mg）　1日2-3錠を2-3回に分けて投与　朝・夕食後または毎食後　保外
3) パキシル錠（10 mg）　1日1-2錠を1-2回に分けて投与　夕食後または朝・夕食後

（注意）：これらの薬剤は，高齢者への投与には慎重でなければならない．やむを得ず投与する場合，少量（通常量の1/2-1/3量を目安にする）を原則とする．精神症状の状況で適宜加減する．保険診療では適用外となっている薬剤が多いので，家族などへの説明と同意を得る必要がある．保険診療病名にも工夫を要することがある．

### D. 心理・社会的対応

パーソナリティ障害を有する高齢者の一方的な要求に耳を傾けることで行動障害を避けることができる場合が多い．幻覚，妄想は生活環境からの発展で理解されることが多い．相手のレベルに応じた対応が基本である．このことによって高齢者のパーソナリティ障害に伴う行動障害の背景を理解することが可能となる．Person-centered Integrative Careが基本であるが，限界を感じることも少なくない．

高齢者のパーソナリティ障害の対応は，生活障害をきたしている状態の対症療法とともに高齢者の人格を尊重し，最後まで支援する環境を家族・地域で確立することが望ましい．超高齢社会での医療・福祉の基本にも関連する課題でもある．

### E. 家族への対応

家族は高齢者のパーソナリティ障害の対応に苦労していた経過から治療者と家族との連携がうまくいかないことがある．家族には病態をわかりやすく説明し，本人のストレスを軽減することに協力してもらうように努める．家族のストレスが，高齢者のパーソナリティ障害からの行動障害を誘発しやすいので，本人と同程度に家族への心理的支援を行うことが必要である．

## 高齢期の統合失調症
*schizophrenia in the elderly*

功刀　弘　くぬぎクリニック・名誉院長（山梨）

### 疾患概念

【定義・病型】　本項では，30歳までに発病した統合失調症（ICD-10による）で60歳以上において筆者が治療にかかわった事例の経験から，その治療法について解説する．

【病態・病因】　統合失調症はLiebermannの経過図（図1）に示されるように病前期，前兆期，極期，安定期（再発期）の自然経過が一般的に理解されている．これは10代ないし20代の発病とその後の60歳までの経過図である．しかし最近は高齢化に伴い，この図に示されない60代以後の患者が増える傾向にある．大森は「統合失調症の長期にわたる観察からは，その長期経過のある時点からその欠陥像が変化して再び適応性，接触の改善を示している例が多い．病態が安定化し，行動の面でもまとまりのみられる変化は，60歳以前，患者の精神身体の老化がいまだ出現していない統合失調症においてしばしば認められる現象である．したがって統合失調症には固有の安定静穏化の出現が認められ，老人性の変化はその安定化している例にも，またいまだ安定平穏化に至らない例にも，統合失調症

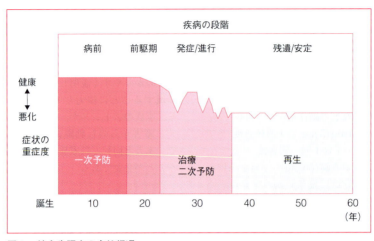

**図1 統合失調症の自然経過**

(Liebermann JA, Perkins D, Belger A, et al: The early stages of schizophrenia: speculations on pathogenesis, pathophysiology, and therapeutic approaches. Biol Psychiatry 50: 884-897, 2001 より)

**表1 30歳までに発病して60歳以後の状況（2014年末）**

|  | 男性 | 女性 | 合計 |
| --- | --- | --- | --- |
| 通院中 | 28 | 53 | 81 |
| 通院中断 | 5 | 3 | 8 |
| 入院と紹介 | 5 | 22 | 27 |
| 相談ほか | 0 | 2 | 2 |
| 病死 | 14 | 17 | 31 |
| 自殺 | 2 | 0 | 2 |
| 合計 | 54 | 97 | 151 |

**表2 本院でかかわった患者総数と状況（2014年末）**

|  | 男性 | 女性 | 合計 |
| --- | --- | --- | --- |
| 通院中 | 145 | 170 | 315 |
| 通院中断 | 152 | 175 | 327 |
| 入院と紹介 | 159 | 162 | 321 |
| 相談ほか | 90 | 58 | 148 |
| 病死 | 66 | 49 | 115 |
| 自殺 | 22 | 9 | 31 |
| 合計 | 634 | 623 | 1,257 |

病像をさらに平板化し，穏和化し，対人関係の障害を減弱させる作用を有している」と言う（大森健一：統合失調症の高齢化．臨床精神医学 37：589-593, 2008）．

【疫学】 筆者の治療経験から，その60代以後の症例の状況を次に示す．筆者が1991年に開業して以来クリニックでかかわった統合失調症患者は1,257人で，30歳までに発病し，60歳以後もかかわった151人の2014年末の状況を表1，表2に示した．

【経過・予後】 これらの患者群から次のようにいえる．死亡原因は癌疾患が主で，死亡年齢の平均は男性72.4歳，女性70.2歳である．転院やその後の不明を除き，現在治療中の患者は男性28人，女性53人である．その生活の状態は単身生活者15人，家族と生活51人，施設に入所中15人である．うつ病，うつ状態からアルツハイマー型認知症（以下AD）になる患者は多いが，私のかかわった統合失調症患者でADになった者はいない．

## 診断のポイント

　高齢統合失調症患者の継続治療に欠かせないのは，薬物治療と生活の援助と主治医との治療関係である．70歳を超えても薬物治療は欠かせないが，合併症などによる入院で時にそれが中断することがある．それにより一般医に認知症と誤診されて短期の経過で亡くなることになる．したがって合併症による入院などの際には精神科治療の継続が必要で，一般科との連携は必須である．治療の継続は単身者ではデポ剤の活用，保護者がいる場合はその協力と保護者への援助を要し，施設入所による確実な治療継続が最も困難が少ない．

## 治療方針

### A. 治療方針の概要

　患者が自ら進んで服薬，注射などの治療を受け入れる気持ちを継続してもち続けることが重要で，それをアドヒアランスということが普及してきた．筆者は40年前の終夜脳波による研究から，患者の病状悪化の際に睡眠障害，特に深い睡眠（stage 4）の減少が生じており，病状悪化の際に患者がそれを自覚できていないことを明らかにした．良質の睡眠をとっていないことを患者が病状悪化の際に認識できず，それに対する適切な対処ができていないことが，病状の悪化をさらに進行させ再発・再入院となることがある．そのことはこれまでこの病気特有の症状であると，すなわち患者は病識がないといわれてきた．その睡眠障害をいかに自覚するようにできるかを重視して患者のアドヒアランスを高めてきた．それによって自ら治療の継続ができるようになると，この疾患の予後は必ずしも悲観するには及ばない．

　患者の治療過程において深い睡眠（stage 4）の障害を自覚できるようになることが病識を回復する大切な治療の過程にある．このことに関して中井は次のように述べている．「統合失調症の急性期には生理学的に『超覚醒の状態』であるにもかかわらず，身体的平衡の乱れが意識にほとんどあがらないこと，この時期に起こる自律神経の乱れや睡眠の乱れ，また薬物の副作用の出現など，身体内の事象が意識にあがるため，例えば今まで耳に聞こえなかった世界がにわかに聞こえ出すなどを敏感に感受する．この時期に必要なのは精神的支持とともに大量の良質な睡眠である．適切な抗精神病薬の投与により身体が求めている良質の睡眠が十分とれるならば，それが自然治癒力を高める」〔中井久夫：精神分裂病の慢性化問題と精神分裂病状態からの離脱可能性．笠原　嘉（編）：分裂病の精神病理5．pp 33-92, 東京大学出版会，1976〕．

### B. 薬物療法

　患者が薬物治療の継続を自覚していくことの重要性を前述した．

　悪性腫瘍，脳血管障害，糖尿病などによる病死，自殺などを乗り越えて60代以後に至った高齢者の晩年の様子をみると，精神症状はおおむね平穏である．病状悪化の危険性は加齢とともに減少し，時に入院を要することもあったが多くは短期であった．薬物治療を欠くと精神病状態が明らかとなり，認知症や病状悪化と誤診される．薬物治療の継続は不可欠であるが，時に治療中断により生活に問題を生じる．そのためにもデポ剤の併用を必要とする例がある．本院でデポ剤を継続している患者はいずれも自らそれを望み，自身の体調に有効であるとの気持ちができている．現在81人中18人（約22％），過去にデポ剤を使用した患者11人を加えると約36％で，諸外国の使用割合と同様である．

　統合失調症の認知機能の障害とADの認知機能の障害について多くの議論があるが，ADの認知機能の障害は進行性の非可逆的な神経細胞の変性に伴う記憶障害が関連している．それに対して統合失調症患者の認知機能の障害は，記憶障害というよりも問題解決能力の低下，状況の判断能力の低下であり，それは治療によって回復する可逆的なものであることが多い．先の大森も「統合失調症は回

復不能，固定化を内容とする最終状態 Endzustand の使用，さらには欠陥 Defect，荒廃 Verbloeding などの用語は慎重にすべきであろう」と追加している．以下，長期治療例の現在の処方を例示する．

例：一人暮らしの68歳婦人，17歳発病，50歳までに11回入院，18年間入院なし

**℞ 処方例**
ジプレキサ錠（2.5 mg） 1回2錠 1日1回 夕食後 30日分

### C．心理・社会的療法

統合失調症患者同士での結婚（8組）のうち，配偶者との死別が2例あり，また健常者との結婚76名では男性9名，女性5名の合計14名が亡くなっている．伴侶との死別は男性11名，女性16名であった．高齢になるほど離婚に至るような問題の言動は少なくなり，離婚はなかった．世話になった高齢化した両親をのちに世話をするようになった例も少なくない．そしてその後，死別したあとの生活もそれなりに安定している．子どもや孫にも大切にされて生涯を過ごしている高齢者は少なくない．高齢になるとともに生活の役割をもつことは，患者の認知症の予防と生き甲斐にも有効といえよう．

高齢化の進行とともに，施設への入所や介護保険の活用などによる訪問看護，ヘルパーの援助，受診のための援助などのために手配を積極的に進めていくことが必要である．

例：高齢単身者の生活．71歳男性，治療歴46年，2歳上の患者と結婚して3年前に糖尿病で死別した．一人暮らしで介護保険により，ヘルパーと訪問看護を週6日受けている．

**℞ 処方例** 下記1）-3）を併用し，症状に応じて4）を追加する．

1) セレネース錠（1.5 mg） 1回2錠 1日1回 夕食後 30日分
2) ヒルナミン錠（25 mg） 1回1錠 1日1回 夕食後 30日分
3) タスモリン錠（1 mg） 1回2錠 1日1回 夕食後 30日分
4) フルデカシン注 1回0.6 mL 月1回 筋注，ヘルパーに伴われて通院のうえ投与

### D．高齢再発症例からの反省

20歳で発病し，治療の遅れから自宅に閉居しているところを，30代中頃に強制収容して15年間の入院後に50代になって退院した女性例について．

自立して1人暮らしが可能となり，北病院に続いてクリニックに通院した．デイケアには規則的に参加し，利用者の援助もするなどリーダー的存在にまで回復し，84歳まで通院を続けた．ある日，世話になっていた隣家の老人（男性）が衰弱し，救急入院後に死亡した．事前の本人の連絡が正しく受け止められず，その対応が手遅れとなったことを契機に本人も身体的不調を強く訴えるようになった．内科に入院後に自宅への退院を拒み施設入所となった．それを契機に服薬を拒み，依存していた妹へも不信を強めて筆者の施設への往診にも被害的となって数か月の往診のかいなく再び強制入院となった．

1人暮らしが可能な安定した状態を数十年間続けていても，年齢に関係なく再発すると初期の症状が再び現れてその回復に難渋する．それは服薬中断によるが，中断させないための信頼関係の維持には細心の配慮が担当医，家族，支援者で共有されなければならない．

### E．併存疾患

悪性腫瘍，糖尿病，脳血管障害などによる合併症を生じることが多いので，内科など他科との連携や他科受診を嫌う患者にはそれらの合併症についても臨床検査を進めて外来での治療を続けることが必要になる．一般健常者と同様に身体疾患，特に肥満に伴うメタボリック・シンドロームといえるような糖尿病や心疾患，また悪性新生物などによる病死が増加している．この年代で血管性の認知症になる例はあった．脳血管障害などが進行して

身体合併症のために本院の通院が続かなくなる例もある．

例：16歳で発病し入院を続け，60歳から施設入所中，68歳男性，65歳で胃癌の手術をして復帰

**℞ 処方例** 下記1)-4)を毎日併用，5)を10日に1回のペースで投与する．

1) リスパダール錠（2 mg）　1回1錠　1日3回　毎食後
2) フルメジン糖衣錠（1 mg）　1回2錠　1日3回　毎食後
3) タスモリン錠（1 mg）　1回1錠　1日3回　毎食後
4) レボトミン錠（50 mg）　1回2錠　1日1回　就寝前　14日分
5) フルデカシン注　1回1 mL　10日ごと筋注

■患者・家族説明のポイント

患者への説明は再発防止に治療者もともに努めることで信頼関係を維持する．デポ剤の活用も患者自身が希望するようにその有用性の理解に努める．家族に対しては再発防止とともに家族の負担を軽減するための方策を考える．協力が得られないときは住み込み就職も考える．その後単身者となった患者が適当な年齢に至れば施設入所を考えなければならない．

統合失調症患者と治療者との信頼関係の構築はこの疾患の予後によい結果をもたらしている．精神科病院の経験を積んで，多くの入院患者の外来維持への実績をつくり，それをもとに近くでクリニックを開業してその外来維持に努めることの効果を示した．またさらに発病前兆期からのかかわりにより早期の診断と適切な治療が可能となる．このようにして築いた患者との治療関係をいかに継続していくか．治療者の高齢化によってその問題の解決が迫られていたが，幸いにもよき後継者を得て，筆者は2012年からパート医となることができた．

# 脳と心に携わる医師が知っておくべき精神神経症候群を解説した話題の書の全訳

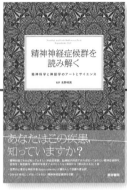

精神科医であれば知っておきたい神経症候群、脳神経内科医であれば知っておきたい精神症候群が、症候学・発症機序だけでなく、歴史的背景、概念の変遷なども含めて詳しく解説されている、読み応えのある1冊。世界的に著名な神経学者Bogousslavsky編集の2分冊の原書を1冊にまとめた翻訳書。DSM-5には登場しない、伝統的な神経学と精神科学の間に位置する「まれな疾患」を、新たな視点で取り上げている。

●B5 頁256 2020年
定価:8,800円(本体8,000円+税10%)
[ISBN978-4-260-04232-1]

# 精神神経症候群を読み解く
## 精神科学と神経学のアートとサイエンス

編集 Bogousslavsky J

| 監訳 | 訳 | | |
|---|---|---|---|
| 吉野相英 | 高橋知久 | 竹下昇吾 | 立澤賢孝 |
| 防衛医科大学校教授・精神科学 | 防衛医科大学校助教・精神科学 | 防衛医科大学校病院精神科 | 防衛医科大学校病院精神科講師 |

[目次]

**第1部 神経症候群**
- 第1章 右半球症候群
- 第2章 幻影感覚、余剰幻肢、切断欲求
- 第3章 片麻痺憎悪
- 第4章 保続:Pali現象とEcho現象
- 第5章 病的あくびと病的泣き笑い
- 第6章 破局反応と情動調節障害
- 第7章 脳損傷と嗜癖・強迫症状
- 第8章 神経疾患にみられる性行動亢進
- 第9章 Klüver-Bucy症候群
- 第10章 Diogenes症候群
- 第11章 Meige症候群とBrueghel症候群:表裏一体の症候群
- 第12章 レム睡眠行動障害
- 第13章 Charles Bonnet症候群と自己像幻視

**第2部 精神症候群**
- 第1章 Ganser症候群
- 第2章 Cotard症候群
- 第3章 Capgras症候群と妄想性誤認症候群
- 第4章 Clérambault症候群、Othello症候群、Folie à Deux
- 第5章 擬娩症候群
- 第6章 憑依とパラノーマル体験
- 第7章 変換症、作為症、詐病
- 第8章 Munchausen症候群と作為症スペクトラム
- 第9章 カンプトコルミア
- 第10章 グロソラリアと失語:似て非なる世界
- 第11章 暴力
- 第12章 過剰驚愕を呈する文化結合症候群
- 第13章 ダンシング・マニア:社会現象としての心因性疾患
- 第14章 不思議の国のアリス症候群

医学書院

〒113-8719 東京都文京区本郷1-28-23 [WEBサイト]https://www.igaku-shoin.co.jp
[販売・PR部]TEL:03-3817-5650 FAX:03-3815-7804 E-mail:sd@igaku-shoin.co.jp

# 器質性精神障害

13

パーキンソン病　418
ハンチントン病　421
進行性核上性麻痺　425
大脳皮質基底核変性症　427
多系統萎縮症　431
進行性皮質下膠症　433
脳卒中後のアパシー　434
三山病　437
HIV 感染症　438
細菌性・真菌性感染症　442
神経梅毒　445
橋本脳症　446
傍腫瘍性・自己免疫性辺縁系脳炎　448
自己抗体介在性急性可逆性辺縁系脳炎　450
単純ヘルペス脳炎　452
硬膜下血腫　454
外傷性脳損傷　455
脳腫瘍術後　457
多発性硬化症　458
求心路遮断性疼痛　461

# パーキンソン病
Parkinson disease (PD)

玉岡 晃　筑波大学大学院教授・神経内科学

## 疾患概念

**【定義】**　パーキンソン病(PD)は，安静時振戦，筋強剛，無動・寡動，姿勢反射障害といった特徴的な運動症状を認める神経変性疾患である．

**【病態】**　PDの主たる病態は中脳黒質緻密層におけるドパミン作動性神経細胞が変性・脱落することである．PDで障害される神経細胞の組織学的変化として，レビー小体の形成が認められている．レビー小体は中枢および末梢の神経細胞に出現する円形・好酸性のコアと周囲のハローからなる細胞質封入体であり，主要構成成分はα-シヌクレインである．α-シヌクレインは家族性PDの原因遺伝子の1つであるほか，その発現レベルとPD発症との間に相関が認められている．

**【疫学】**　PDの有病率は比較的高く，日本国内で人口10万人当たり約150人であると推定されている．また，年間の新規発症は10万人当たり10-15人である．発症年齢は50-70歳に多く，高齢になるほど有病率が高くなる．

**【経過・予後】**　PD自体は進行性の疾患で，適切な治療介入がされれば通常，発症後10年程度は普通の生活が可能である．それ以降は個人差があるが，平均余命は一般より2-3年短い程度といわれている．長期罹患患者では嚥下性肺炎をきたしやすく，生命予後に影響する．

## 診断のポイント

### A. 臨床症状

PDの症状は運動症状と非運動症状に大別される．

#### 1. 運動症状

安静時振戦，筋強剛，無動・寡動，姿勢反射障害の4主徴に加え，歩行などの自動的な動作が障害される．安静時振戦は，軽微な場合は暗算などの精神的な負荷により初めて出現する．初発症状として一側に出現することが多い．筋強剛は手関節などの歯車様筋強剛が特徴的であり，軽微な場合は，対側の上肢に運動を負荷することにより誘発できる．無動・寡動は動作緩慢ともいわれ，起立時や寝返りなどの体位変換動作時に顕在化しやすい．これに関連した症状としては，仮面様顔貌，小声，小書症，小刻み歩行などである．嚥下運動も減少し，流涎も認める．姿勢反射障害は体のバランスが悪く倒れやすくなる現象であり，易転倒性のほか，前傾前屈姿勢，突進現象もみられる．また，歩行時の最初の一歩がなかなか出なくなるすくみ足も生じ，方向転換時や狭い場所を通過する際に出現しやすい．感覚刺激誘発性の随意運動が保たれる矛盾性運動 kinésie paradoxale も特徴的である．

#### 2. 非運動症状

PDの非運動症状としては，嗅覚障害，感覚障害，睡眠障害，自律神経障害，精神症状，認知機能障害など多彩であり，運動症状の発症以前に出現することも多く，PD患者の生活の質に大きな影響を与えることが少なくない．精神症状では抑うつ症状が出現しやすいが，うつ病よりも気分変調性障害を呈することが多く，アパシー，アンヘドニア，不安が目立ち，自己非難，罪業感，自殺念慮は少ない．他の精神症状には，幻覚，妄想，興奮，強迫性障害，性行動亢進，病的賭博などがある．認知機能障害も経過中に出現することがあり，認知症の特徴としては，初期は認知機能障害(特に記憶障害)が目立たないことが多く，抑うつ症状や幻視を含めた行動心理症状が生じやすい．認知機能は変動し，遂行機能障害，注意障害，視空間機能障害が目立つ．

## B. 検査

PDの診断は，運動症状の4主徴と矛盾しないこと，画像検査で特異的な異常所見がないこと，抗パーキンソン病薬の投与によって症状が改善されることに基づいて，行われる．

補助診断に有用な機能画像検査としてMIBG心筋シンチグラフィとDATスキャンがある．前者は心筋の交感神経機能を画像化でき，PDやレビー小体型認知症（DLB）ではMIBGの取り込み低下を認め，他のPD様症状（パーキンソニズム）を呈する疾患との鑑別に有用である．後者は黒質線条体のドパミン作動性神経の脱落の有無を検出でき，本態性振戦症や特発性正常圧水頭症との鑑別診断に役立つ．

## C. 鑑別診断

PD以外にパーキンソニズムを呈する疾患としては，多系統萎縮症，進行性核上性麻痺，大脳皮質基底核変性症，血管性パーキンソニズム，特発性正常圧水頭症，薬物性パーキンソニズムなどが重要であり，PDとは抗パーキンソン病薬に対する反応や予後の違いが認められる．ドパミン受容体を遮断する作用のある向精神薬，胃腸薬，降圧薬などの薬物のなかにはパーキンソニズムを惹起するものがあるため，高齢者に数週から月の単位で急速に出現したパーキンソニズムに遭遇した場合には薬剤性パーキンソニズムを考慮する必要がある．未発症のパーキンソン病が薬剤によりパーキンソニズムを顕在化させる場合もある．

# 治療方針

## A. 概要

PDの運動症状に対する治療は薬物治療が基本となる．日本神経学会の「パーキンソン病治療ガイドライン2011」では薬物治療にあたってのアルゴリズムが記載されている．日常生活動作に支障が出てきた時点で薬物治療開始を検討するが，職業などの社会的背景なども考慮に入れ，患者個人に応じた導入時期決定，薬の選択および薬の増量を行う．薬物療法はL-ドパによるドパミン補充とドパミン受容体刺激薬 dopamine agonist（DA）のいずれかを選択して導入することを原則とする．

高齢者（70-75歳以上）および認知機能障害・精神症状のいずれかを合併し，安全性に特に注意が必要な場合や運動症状を改善する必要性が高い場合にはL-ドパで治療を開始する．それ以外，つまり非高齢者で認知機能障害・精神症状のいずれも合併していない場合には，DAから開始する．その他の薬剤として，COMT（catechol-O-methyltransferase）阻害薬，MAOB（monoamine oxidase B）阻害薬，アマンタジン，抗コリン薬，ドロキシドパ，ゾニサミド，イストラデフィリンなどの薬剤がある．それぞれの薬剤に作用と副作用の特徴があり，必要に応じて組み合わせて処方する．

初期段階では薬剤の治療効果が高いが，長期服薬による副作用，例えば薬効の日内変動（on off現象，wearing off現象）や不随意運動（ジスキネジア）への対処が必要になる場合が多い．on off現象，wearing off現象はL-ドパの効果時間が短くなり，薬効が切れてしまうために出現する症状の日内変動である．薬効が切れると運動症状とともに非運動症状の増悪がみられることがある．

## B. 薬物療法

### 1. 運動症状に対して

**a. 70歳未満の患者で認知機能障害や精神症状がない場合**

R 処方例 下記のいずれかのDAを開始する．

1) ミラペックスLA錠（0.375 mg）　1回 0.375 mg　1日1回　朝食後より開始し，漸増．維持量は1日1.5-4.5 mg
2) レキップCR錠（2・8 mg）　1回2 mg　1日1回　朝食後から開始し漸増．1日量16 mgまで

上記非麦角系薬剤1），2）が，日中過眠や

突発性睡眠などの副作用のために使用困難である場合は，心臓弁膜症，心不全，心肺後腹膜線維症などの出現に注意しながら，下記3），4）の麦角系薬剤を試みる．

> 3) ペルマックス錠（50・250μg）　1回50μg　1日1回　夕食後より開始し，漸増．維持量は1日750-1,250μg（1日100μgでは朝・夕食後，150μg以上では毎食後）
> 4) カバサール錠（0.25・1mg）　1回0.25mg　1日1回　朝食後より開始し，漸増．維持量は最高1日3mgまで

上記1)-4)で運動症状の改善が不十分である場合は，b.の用法に基づいてL-ドパを併用する．

認知機能障害や精神症状のない比較的若年の患者の振戦には，抗コリン薬を試みる価値がある．

b. その他

70歳以上の患者，認知機能障害や精神症状のある患者，当面の症状改善を優先させる事情のある場合にはL-ドパから開始する．

**R 処方例**　下記のいずれかを開始する．

> メネシット配合錠（100 mg）あるいはマドパー配合錠（100 mg）　1回50-100 mg　1日1回　食後より開始し，漸増．1回100 mg　1日3回で効果を確認し，必要に応じて1日600 mg程度まで増量

運動症状の日内変動（wearing offなど）が出現すれば，DAの増量や，MAOB阻害薬（セレギリン），COMT阻害薬（エンタカポン），ゾニサミド，イストラデフィリンを追加する．ジスキネジアがある場合は，L-ドパの1回量を減らして頻回投与する．また，アマンタジンの追加も有効である．

薬物療法にて運動症状の改善が困難な場合は，視床下核刺激術などの手術療法も考慮する．

## 2. 非運動症状に対して

### a. 睡眠障害，覚醒障害

PDでは，夜間睡眠障害〔入眠障害，頻回中途覚醒，REM睡眠行動異常症（RBD）など〕や覚醒障害（日中過眠や突発性睡眠）がみられる．夜間睡眠障害に対しては催眠鎮静薬を用いる．RBDにはクロナゼパムが有効である．下肢静止不能症候群には，DAやクロナゼパム，覚醒障害には，DAの減量を試みる．

### b. 不安

動悸や息苦しさなどの不安症状に対しては，デパス錠（0.5 mg）やワイパックス錠（0.5 mg）の0.5-1 mgの頓用を行う．

### c. 抑うつ症状

抑うつ症状は運動症状と同等あるいはそれ以上にPD患者の生活の質を低下させる要因となっている．PDの十分な治療を行っても改善が認められない場合は，三環系抗うつ薬〔ノルトリプチリン（ノリトレン），アミトリプチリン〕，選択的セロトニン取り込み阻害薬〔セルトラリン，フルボキサミン（デプロメール）〕，DA（プラミペキソール，ペルゴリド）を試みる．ただし，抗うつ薬とセレギリンとの併用は禁忌である．また，三環系抗うつ薬には重篤な副作用があり，注意が必要である．

**R 処方例**　下記のいずれかを用いる．

> 1) ノリトレン錠（10・25 mg）　1回10 mg　1日3回で開始し，30-75 mgと少なめに維持
> 2) デプロメール錠（25・50 mg）　1回25 mg　1日2回で開始し，漸増する．最大1日150 mgまで投与可能

### d. 幻覚・妄想

PDにおける幻覚は通常病識がある場合が多いが，客観視できず，訂正不能になり，妄想や行動化を伴うようになると日常生活に悪影響を及ぼすようになるため，治療を開始する．

薬剤追加後に発症，悪化した場合は，追加

薬を中止する．また，促進因子となる発熱，脱水などの身体要因の是正をはかる．次いで，抗コリン薬，アマンタジン，セレギリン，ゾニサミド，DA，エンタカポンの順に減量，中止する．幻覚・妄想の改善が不十分な場合は，L-ドパを減量・調整する．薬物減量により運動症状が悪化する場合は，L-ドパの増量や，非定型抗精神病薬〔少量のクエチアピン（セロクエル）やオランザピン〕，コリンエステラーゼ阻害薬〔ドネペジル（アリセプト）やリバスチグミン〕の投与を並行する．抑肝散の効果も期待できる．

**処方例** 下記の薬剤を症状に応じて適宜用いる．

1) セロクエル錠（25 mg） 1回1錠 1日1回 夕食後より開始．症状の程度によって増量 (保外)
2) アリセプト錠（3・5・10 mg） 1回3 mg 1日1回 より開始し，維持量は5-10 mg (保外)
3) ツムラ抑肝散エキス顆粒（2.5 g/包） 1回1包 1日3回 食前または食間 (保外)

e. 認知機能障害

　PDにおける認知機能障害に対しては，ドネペジルが投与される．リバスチグミンの効果も報告されている．

f. 衝動制御障害

　治療と関連して出現する病的賭博や買いあさりなどの衝動制御障害はDA服用との関連が強いため，DAを中心とする抗パーキンソン病薬の減量・中止を行う．

**参考文献**

1) 難病医学研究財団/難病情報センター，パーキンソン病関連疾患(3)パーキンソン病（公費対象），難病センター http://www.nanbyou.or.jp/entry/314
2) 頼高朝子：高齢化社会で注意しておきたい神経内科のcommon diseases Parkinson病　見逃したくないParkinson病の初期症候．日本内科学会雑誌 103：1854-1860，2014
3) 日本神経学会(監)，「パーキンソン病治療ガイドライン」作成委員会(編)：パーキンソン病治療ガイドライン2011．医学書院，2011

# ハンチントン病
*Huntington's disease*

村田美穂　国立精神・神経医療研究センター病院・院長

## 疾患概念

**【定義・病型】**　ハンチントン病は舞踏運動，認知症，精神症状（幻覚，妄想，抑うつ）を主な症状とし，常染色体優性遺伝形式をとる遺伝性疾患である．第4染色体短腕先端部（4p16.3）に存在するハンチントン病遺伝子（IT15）内のCAG反復配列の異常伸長を認める．

**【病態・病因】**　線条体，特に尾状核の小型および中型神経細胞の著明な脱落が特徴的で，不随意運動は線条体病変による．病変の主座は線条体といえるが，進行期には大脳皮質の著明な萎縮も認め，認知症については前頭・側頭葉皮質の広範な萎縮がその責任病巣である．

　1993年に原因遺伝子が同定され，エクソン1内に存在するポリグルタミンをコードするCAG反復配列の異常伸長が原因であることが明らかになった．

　CAG反復配列は正常では10-28リピートであるが，患者では36-121リピートに伸長する．このリピート数は発症年齢とよく逆相関し，成人発症では40-55回程度であるが若年発症者では60回以上である．異常伸長は世代を経るごとにより伸長しやすくなり，症状の発現もより若くなる傾向にある（表現促進現象 anticipation）．この傾向は特に父親からの遺伝にて起こりやすい．40回以上の

異常伸長では浸透率は100%であるが、36-39回では浸透率が低いとされている．なお，遺伝子産物であるhuntingtinは全身のさまざまな組織で発現しており，脳由来神経栄養因子（BDNF）の軸索輸送に関連するが，なぜ線条体が特異的に障害されるのかはまだ不明である．

【疫学】　欧米では常染色体優性遺伝形式をとる神経疾患で最も多い疾患といわれ，有病率は100万人に50-80人程度とされているが，アジア，アフリカ系では低く，わが国では100万人に6-7人とされ，患者総数として1,000人前後と考えられている．40歳代を中心に成年期の発症が約90%を占めるが，20歳未満，あるいは60歳以上での発症もある．

### 診断のポイント

舞踏運動，認知症，精神症状の三大徴候，尾状核の萎縮，家族歴の存在が診断のポイントである．舞踏運動は手足など四肢末梢から始まり，頸，肩，体幹，声などにも出現する．通常舞踏運動はまねできるような動きであり，本人もその動きを癖であるといったり，動作の最初は不随意であっても，本人が気づき途中から頭を触るような随意運動にしてしまうこともある．問診をするなどで気をそらしながら，常同的な運動が頻繁に出現するのを確認する必要がある．

認知症については，注意力障害，記銘力障害で気づかれるが，アルツハイマー病のような著明な即時記憶の障害が目立つ前に無為が前景に立ってくることが多い．

精神症状は易怒性，易刺激性，執着性などの性格変化のほか，幻覚，妄想などの統合失調症様の症状を呈することもある．抑うつは半数程度に認め，自殺の頻度は一般人口より5倍高いという報告もある．明らかな症状が出現する前に万引きなど軽犯罪の常習や薬物・アルコール嗜癖などの病歴があることも少なくない．

これらの三大徴候が徐々に出現し進行するが，どのような順番で出るか，どの症状がより強いかは時期により，また患者により異なる．高齢発症者では認知症が前面に立ちごく軽度の不随意運動のみという場合もある．一方，若年発症では固縮型とよばれる，病初期からパーキンソニズムを主体とする病型を呈することがある．

脳MRI，CTでは，尾状核の萎縮が特徴的であるが，経過とともに，大脳皮質の萎縮も著明となる．

ハンチントン病は常染色体性優性遺伝形式をとり，しかも浸透率はほぼ100%であるので，家族歴は最も重要な情報で，詳細に聴取する必要がある．しかし65歳未満で死亡した場合は，非発症者か未発症かは断定できない．また，70歳代など高齢発症例では症状が軽微であることも多く，家族歴が明らかでない場合もある．

家族内に病理診断または遺伝子診断でハンチントン病の確定診断を得た患者がいない場合には，遺伝子診断が確定診断となる．遺伝子診断では，ハンチントン病遺伝子内のCAG反復配列の異常伸長を確認する．遺伝子診断を行う場合は，施行前に以下に述べるように，十分な遺伝カウンセリングを行うべきである．

鑑別診断としては，遺伝性が明らかでない場合は，薬剤性ジスキネジア，遅発性ジスキネジアのほか，内科疾患（SLE，糖尿病性ケトアシドーシス）に伴う舞踏運動などを鑑別する．遺伝歴がある場合には，歯状核赤核淡蒼球ルイ体萎縮症dentatorubral-pallidoluysian atrophy（DRPLA），脊髄小脳変性症17型（SCA17）との鑑別が重要である．両疾患とも，小脳症状，てんかん発作を認める点がハンチントン病との鑑別に有用であるが，ハンチントン病でまれに小脳症状やてんかん発作を呈することもあることが報告されており，遺伝子診断のみにて鑑別が可能な場合もある．DRPLAでは，小児期発病の場合はミオクローヌス，てんかん発作が特徴であり，成人発症ではMRI上著明な大脳白質変

性と小脳萎縮を認める場合は，DRPLA を考慮する．

その他，有棘赤血球を伴う舞踏運動を呈する疾患として，常染色体劣性遺伝形式を示すことが多い有棘赤血球舞踏病 chorea-acanthocytosis，X 染色体性劣性遺伝形式をとる MacLeod 症候群などがある．

## 治療方針
### A. 治療方針の概要

根本治療はまだなく，舞踏運動，精神症状に対して対症療法を行う．舞踏運動が中心で認知症，精神症状が比較的軽度の場合は，神経内科医が診療を担当していることが多いが，精神症状が強くなると，精神科医の介入は不可欠である．診療には神経内科，精神科，遺伝専門医（あるいは遺伝カウンセラー）の連携が重要である．全身的には不随意運動による易転倒性と進行期の嚥下障害に注意が必要である．

本疾患は厚生労働省難治性疾患克服研究事業の特定疾患に指定されており，認定により医療費が公費負担となる．また，40 歳以上の場合は早発認知症として介護保険の対象となりうる．遺伝カウンセリングも含めた家族サポートも重要である．

### B. 薬物療法
#### 1. 舞踏運動

モノアミン枯渇薬であるテトラベナジン（コレアジン）が唯一のハンチントン病治療薬として認可された．軽症から中等症の舞踏運動には効果があるが，うつ症状，自殺企図の発現に注意が必要である．古典的にはハロペリドール（セレネース），ペルフェナジン（ピーゼットシー）などのドパミン受容体遮断薬を投与する．舞踏運動では筋トーヌスが低いほうが不随意運動の振幅が大きくなることから，筋トーヌスをやや亢進させるほうが効果は高いので，定型抗精神病薬を用いている．なお，若年の固縮型の患者では L-dopa などの抗パーキンソン病薬が効果を示すこともある．

> **R 処方例** 軽度から中等度では 1)，2) を，中等度以上の場合は 3) を用いる．
>
> 1) コレアジン錠（12.5 mg） 1 回 1-2 錠 1 日 3 回　1 日 1 回 12.5 mg から開始し，1 週間ごとに 12.5 mg ずつ増量．最大 1 回 37.5 mg　1 日 100 mg まで
> 2) ピーゼットシー糖衣錠（2 mg） 1 回 1 錠　1 日 3 回　保外　舞踏運動が軽度の場合は眠気に注意して，少量から開始する．必要に応じて 12 mg 程度まで増量する
> 3) セレネース錠（0.75 mg） 1 回 1 錠　1 日 2 回　朝・夕食後　保外　舞踏運動の程度と薬物の副作用としてのふらつき，眠気などとを勘案し，必要に応じて増量する

#### 2. 精神症状

ハンチントン病患者は，抑うつ状態，幻覚，妄想，衝動行為などを示すが，十分なエビデンスのある薬物療法は知られていない．

抑うつ状態と不安に対しては SSRI を用いる（三環系抗うつ薬は鎮静作用，認知機能障害をきたしやすいため注意が必要である）．SSRI 単剤で無効の場合には，SSRI に加えて気分調整薬であるバルプロ酸を使用する．炭酸リチウムは使用すべきでない．自殺企図が切迫しているときには修正型電気けいれん療法は有効である．

著明な幻覚，妄想がある場合は統合失調症に準じて治療する．リスペリドン（リスパダール）やクエチアピン（セロクエル）は有効である．中等症以上の場合は，定型抗精神病薬（ハロペリドールなど）も使用する．

> **R 処方例** 抑うつ状態に対して，効果をみながら下記 1) を 100 mg まで増量する．無効の場合は他の SSRI を投与してみる．それでも効果がない場合は，2) を追加する．
>
> 1) ジェイゾロフト錠（25 mg） 1 回 1 錠 1 日 1 回　夕食後
> 2) デパケン R 錠（200 mg） 1 回 1 錠　1 日 2 回　朝・夕食後　保外

幻覚に対しては，下記3)または4)を用いる．コントロールできない場合は，5)を追加する．

> 3) リスパダール錠(2 mg) 1回1錠 1日2回 朝・夕食後 (保外) 症状に応じて6 mgまで増量
> 4) セロクエル錠(25 mg) 1回1錠 1日1回 就寝前 症状に応じて1回100 mg 1日2回 朝・就寝前まで増量
> 5) セレネース錠(1 mg) 1回1錠 1日3回 (保外) 必要に応じて6 mgまで増量

### C. 患者・家族への対応

舞踏運動のみであれば生活への支障は比較的少ないが，精神症状，認知症が強くなると，生活が破綻し，家族の負担も非常に大きくなる．また，症状が軽度であっても，遺伝性疾患であることが本人および家族に大きな問題となる．ハンチントン病は40歳代をピークに発症するため，診断される頃に子ども世代が結婚，妊娠などを控えていることが多く，本人，配偶者，子どもにそれぞれ大きな問題となる．必要に応じて遺伝相談を紹介する．ハンチントン病の経験の多い神経内科医との相談や，支援グループ〔日本ハンチントン病ネットワーク(JHDN)http://www.jhdn.org/〕の紹介も有用である．

### D. 遺伝子診断と遺伝カウンセリング

浸透率がほぼ100%の常染色体優性遺伝の疾患であるため，発症者の遺伝子診断の結果は患者本人にとどまらず，家族への影響も大きいことを認識する必要がある．特に遺伝歴が明らかでない場合には，遺伝子解析による診断は家族への影響がきわめて大きいため，必ずこの点についても十分説明したうえで，遺伝子診断を行うかどうかを決定すべきである．したがって，遺伝子診断施行前には必ず遺伝カウンセリングを受けるべきである．

発症前診断は技術的には可能であるが，現在まだ治療法が確立していない疾患であるため，十分な遺伝カウンセリングをしたあとに，発症前診断を行うかどうかを決定する必要がある．通常，発症前診断を希望する者は陰性の結果を期待しており，陽性であった場合に誰がどのように支援していくかを十分に考える必要があり，陽性診断が出た場合，遺伝カウンセラーは診断後の支援にもかかわる必要がある．したがって発症前診断の遺伝カウンセリングは経験のある臨床遺伝専門医や認定臨床遺伝カウンセラーがかかわらない限り行うべきではない．

なお，遺伝性疾患に関する情報を得るためには，Gene Reviews Japan (http://grj.umin.jp)が有用である．

■**患者・家族説明のポイント**

・舞踏運動，精神症状，認知症が徐々に進行する常染色体性優性遺伝性疾患であることを説明する．
・遺伝カウンセラーなどの支援や支援グループの存在を伝えるとともに，異常遺伝子が発見されてから，治療研究が世界中で進行していることも伝えるべきである．

**参考文献**

1) Zielonka D, Mielcarek M, Landwehrmeyer GB: Update on Huntington's disease: Advances in care and emerging therapeutic options. Parkinsonism Relat Disord 21: 169-178, 2015
2) 難病情報センター：ハンチントン病 http://www.nanbyou.or.jp/sikkan/092.htm
3) 日本ハンチントン病ネットワーク http://www.jhdn.org/ (遺伝子診断についても述べられている)

# 進行性核上性麻痺
*progressive supranuclear palsy (PSP)*

神田　隆　　山口大学大学院教授・神経内科学

## 疾患概念

**【概念・定義】**　40歳以降に発症し，①緩徐に進行するパーキンソニズム parkinsonism，②認知症と③核上性眼球運動障害を中核症状とする孤発性の神経変性疾患である．PSPと略して呼称されることが多い．病理学的には，淡蒼球，視床下核，小脳歯状核，赤核，黒質，脳幹被蓋の神経細胞が脱落して神経原線維変化を認め，同部位の神経細胞およびグリア細胞内に異常リン酸化タウ tau 蛋白（4リピート型優位）が蓄積するという特徴をもつ．特に，異常リン酸化タウの蓄積によって生じる房状アストロサイト tuft-shaped astrocyte の出現が本症に特徴的な病理所見であるといわれる．

**【病態・病因】**　タウ蛋白の異常が病因と関連していると考えられる疾患群（タウオパチー tauopathy）の1つである．しかし，どうして異常にリン酸化したタウ蛋白が神経細胞やグリア細胞に蓄積するのかについては現時点では不明．

**【疫学】**　わが国での疫学調査の結果によると，有病率は人口10万人当たり5.8人とされている．男性に多く発症する．

**【経過・予後】**　緩徐進行性で薬物効果に乏しく，予後不良の疾患である．発症してから車椅子が必要になるまでが平均2-3年，臥床状態になるまでが4-5年とされる．平均罹病期間は5-9年という報告が多いが，下記で述べるすくみ足から発症する亜型（PAGF）では進行は遅く，全経過は10年を超えることが多い．直接死因は肺炎や誤嚥による窒息などが多数を占める．

## 診断のポイント

臨床症状が何といっても診断の決め手である．典型的な症状がそろっていれば診断は容易であるが，非定型例の確定診断は思いのほか難しい．診断基準としては，厚生労働省の特定疾患 PSP 診断基準が国内では汎用されている．国際的には NINDS-SPSP 診断基準（Neurology 47：1-9, 1996）がよく使われる．NINDS-SPSP 診断基準では，診断の確かな順に definite PSP，probable PSP，possible PSP の3段階に分けており，probable PSP の必須項目として①緩徐進行性であること，②発症が40歳以降，③垂直性核上性眼球運動麻痺，および発症1年以内にみられる著しい姿勢の不安定と易転倒性，の3つを挙げている．このうち項目③の一部のみを満たす場合は possible PSP とされる．臨床的に probable または possible PSP であり，かつ病理組織学的な確認がとれたもののみが definite PSP となる．

以下に臨床診断のポイントを記す．

### A. 発症年齢

40歳以降の発症であること．ただし，本症の平均発症年齢は60歳代である．

### B. 臨床症状

#### 1. パーキンソニズム

本症の中核症状である．典型例（Richardson type）では，頸部と体幹を中心とする筋強剛と強い頸部後屈（項部ジストニーという）がみられ，四肢の筋強剛は比較的軽度で左右差がなく，近位部優位であるという特徴をもつ．静止時振戦は通常みられない．一方，病初期から筋強剛の左右差や静止時振戦が観察され，パーキンソン病と鑑別の困難な PSP-parkinsonian type（PSP-P）とよばれる亜型が存在する．すくみ足もよくみられる症状の1つで，すくみ足から発症して動作緩慢を主症状とする PSP-pure akinesia with gait freezing（PAGF）という亜型もよく知られている．PSP の雛形である Richardson type だけが PSP の臨床症状ではないことは銘記

しておく必要がある．表情は乏しく瞬目は減少する（仮面様顔貌）．抗パーキンソン病薬に対する反応の乏しさも診断の一助となるが，PSP-P では，特に病初期にはレボドパに対する良好な反応性を示す例が少なくない．

### 2．易転倒性

パーキンソニズムの一環としてとらえてもよい症状だが，本症の大きな臨床的特徴であるのでここで項を改めて記載する．バランスを崩しやすく，発症初期からよく転倒する．不安定な姿勢に加えて早期から認知症を合併することが多く，注意力や危険に対する認知力も落ちてくるため，何度注意しても転倒を繰り返すことが多い．転倒時に適切に上肢で防御するなどの反応ができないため，顔面などに思わぬ重傷を負うこともしばしばである．この転倒傾向を診るには，患者の後ろに立ち，両肩を後ろに急に引っ張ってみる pull test がよい．健常者では片足が即座に後方に出て立ち直る反射がみられるが，本症患者では同反射が欠如し，あたかも 1 本の棒が倒れるように後ろへ転倒する．

### 3．核上性眼球運動障害

本症の名称の由来になった有名な徴候である．垂直性，特に下方へ向かう眼球運動が障害され，その後，水平性眼球運動も障害される．発症初期には明らかな眼球運動障害が観察されない患者にもしばしば遭遇するが，この場合でも上下方向の衝動性眼球運動 saccade のスピードは落ちている．核上性の注視麻痺であるので，oculocephalic reflex は陽性になる．

### 4．認知症

病初期から合併する症例が多い．アルツハイマー病での認知症症状と違って，見当識障害や記銘力障害はあっても軽い．前頭葉機能の障害が本症の認知障害の中心と理解されており，模倣運動（指示されていないのに相手の動作をまねる），把握反射，視覚的探索反応（目の前にある物に手を伸ばしてつかもうとする）などの行為が頻繁にみられる．抽象的思考の障害や意欲低下も頻度の高い症状である．行為・思考に時間がかかるのが特徴で，動作の開始障害や終了の障害（保続）もよくみられる．

### 5．その他

言語障害，嚥下障害はほとんどの症例でみられる．早期の嚥下障害は予後不良の徴である．排尿障害，性格変化も半数以上の例で指摘されている．

## C．検査所見

### 1．一般血液検査，脳脊髄検査，尿検査

診断に寄与するものはない．

### 2．脳 MRI

唯一の信頼に値する補助検査である．中脳・橋被蓋部の萎縮と第三脳室の拡大が重要な所見で，MRI T1 強調正中矢状断画像をとると，中脳被蓋部の萎縮がハチドリのくちばしのようにみえる（ハチドリ徴候 humming bird sign）．

### 3．脳血流 SPECT

MRI のような特異的所見ではないが，前頭葉の血流低下が観察される．

# 治療方針

## A．治療方針の概要

現時点で PSP を治癒に至らしめる，あるいは進行を遅延させるといった治療は存在しない．したがって，薬物療法を含めた治療の基本方針は個別の症状をどのように緩和するか，いかに肺炎などの合併症を防止するかという点に向けられる．

## B．薬物療法

筋強剛や寡動を中心としたパーキンソン症状に対しては抗パーキンソン病薬を用いる．病初期には一次的に効果があることもあるが，継続した有効性は残念ながらない．三環系抗うつ薬もしばしば有効でありよく処方されるが，これも病期が進むにつれ有効性は乏しくなる．ドロキシドパ（ドプス）が歩行や姿勢の障害に有効との報告がある．

### ℞ 処方例

1) メネシット配合錠（100 mg） 1回 1-2

錠　1日3回　保外

上記1)を1日2-3錠から開始し，筋強剛または寡動の改善を指標に6錠程度まで増量する．改善がみられたら継続投与(1日3-6錠)に移るが，無効と判断した場合は漫然と投与を継続せず，ゆっくり減量し中止する．下記の2)または3)と併用してもよい．

2) トリプタノール錠(10 mg)　1回1錠　1日3回　保外
3) セディール錠(20 mg)　1回1錠　1日2回　保外

2)，3)のどちらを用いてもよい．筋強剛の目立たない症例ではレボドパを経ることなくこちらからスタートする．2)では尿閉や緑内障などの副作用に注意，重大な副作用が発現した場合はすみやかに中止する．

4) ドプス OD 錠(100 mg)　1回1-3錠　1日3回　保外 効能・効果

4)はすくみ足に効果を期待して投与されるが，効果のある例は多くはない．パーキンソン症状にも効果を示すので1)と併用してもよい．高血圧に注意．

### C. リハビリテーション

リハビリテーションにより歩行の安定性が得られることがあり，積極的なリハビリテーションは推奨されてよい．筋緊張を緩和する目的での頸部・体幹・四肢のストレッチ運動と，平衡障害に対するバランス訓練がリハビリテーションの中心となる．歩行器の使用，車椅子への移行を習熟させる訓練も併せて行う．重度の頭部外傷を未然に防ぐ意味から，ヘッドギアの装着を勧める．

### D. 進行例・患者家族への対応

根本的治療法がなく，薬物療法はあくまでも対症療法であることをよく説明する．言語障害のためコミュニケーションが次第にとりづらくなってくるが，一見反応がないようであっても，本症特有の反応の鈍さ，遅さによるものである可能性があり，本人の理解は良好に保たれていることがある．この点をよく家族および医療者に理解してもらい，根気強くコミュニケーションをとる努力を欠かさないことが大切である．転倒に配慮した家庭での環境整備も重要である．誤嚥に留意した食事形態もよく家族に説明する必要があるが，嚥下障害が進行すると誤嚥性肺炎の原因となるため，胃瘻の造設を検討する．

■ **患者・家族説明のポイント**

・難治疾患であることの説明の重要性は上記の通りであるが，本症は難病法に基づく医療費助成制度の対象疾患であり，申請によって医療費の自己負担が軽減する．
・介護保険制度下での特定疾病16疾患にも含まれており，40歳以上で認定を受けることができる．

**参考文献**

1) Steele JC, Richardson JC, Olszewski J: Progressive supranuclear palsy. A heterogeneous degeneration involving the brain stem, basal ganglia and cerebellum with vertical gaze and pseudobulbar palsy, nuchal dystonia and dementia. Arch Neurol 10: 333-359, 1964
2) Litvan I, Agid Y, Calne D, et al: Clinical research criteria for the diagnosis of progressive supranuclear palsy (Steele-Richardson-Olszewski syndrome): report of the NINDS-SPSP International Workshop. Neurology 47: 1-9, 1996

# 大脳皮質基底核変性症
*corticobasal degeneration (CBD)*

髙橋克朗　　長崎県精神医療センター・院長

### 疾患概念

【定義・病型】　大脳皮質基底核変性症(CBD)はその名が示す通り大脳皮質と大脳基底核の多くの部位に病理変化をみる進行性の神経変性疾患である．CBD の臨床上の特

徴である運動・認知機能障害は進行性核上性麻痺 progressive supranuclear palsy（PSP）に重なり合い，病理変化はピック病の特徴を共有する．そのため本疾患は PSP とともに前頭側頭葉変性症 frontotemporal lobar degeneration（FTLD）のスペクトラム症候群ないしはオーバーラップ症候群と考えられている．また，CBD はタウ蛋白がニューロンとグリアに蓄積する 4 リピートタウオパチーに分類され，FTLD の病理学的 3 亜型のうち FTLD-tau（タウ陽性封入体を有する FTLD）に強い関連性をもつ臨床症候群の 1 つに挙げられている．

CBD の表現形は 2 型が知られている．非対称性の運動症状や側性化した認知機能障害を呈する大脳皮質基底核症候群（CBDS）と両側前頭葉性認知機能障害およびパーキンソン症候群をきたす認知症化大脳皮質基底核症候群である．後者に関してはほとんど何も知られておらず，死後診断が一般的である．

ここでは「大脳皮質基底核変性症」を病理学的に確定された診断名として用いる．

**【病態・病因】** CBD の発病機序は依然として不明である．これまでに判明している CBD の臨床・解剖・病理をまとめると以下のようになる．

- 認知・行動障害：非流暢性失語，前頭葉性実行機能障害，半側空間無視（まれ），観念運動失行，観念失行，肢節運動失行，皮質性感覚障害．
- 精神症状：うつ病，アパシー，脱抑制，不安，強迫性障害．
- 運動障害：非対称性パーキンソニズム，核上性注視麻痺，ミオクローヌス，他人の手徴候，ジストニア，姿勢の不安定．
- 病変部位：前頭葉内側領域および弁蓋部，頭頂葉（時に），大脳基底核．
- 病理：4 リピートタウオパチー，アストロサイト斑（前頭葉前方部や運動前野に高密度で出現），腫大した非染色性ニューロン．
- 遺伝：H1 タウハプロタイプ，タウミューテーション（まれ）．

ここでは CBD の多彩な臨床症状を 5 つの前頭葉皮質下回路および頭頂葉機能との関連で述べ，その病態の理解に資することとする．なお知見のもととなった画像研究の多くが臨床型の CBDS を対象としているため，CBD との混在した記述であることに注意されたい．

背外側前頭前野回路は実行機能を担う．CBDS では本回路の皮質の病理変化に基づく認知機能障害，すなわち注意・集中力の低下，立案・問題解決・概念形成の障害，思考の具象性亢進，非流暢性失語を呈する．

眼窩前頭皮質 orbitofrontal cortex（OFC）回路は社会行動に関与するが，OFC はうつ病の辺縁系皮質ネットワークの最も重要な領域でもある．CBDS が高頻度にうつ病をきたすのはこの OFC の病理変化が重度であるためと考えられる．

内側前頭（前部帯状皮質）回路は始動や動機づけに関連する．本回路の損傷では自発性欠如やアパシー，寡動を呈する．なかでもアパシーは両側性障害が前提条件とされる．他方，うつ病は OFC 回路の一側ないしは非対称性障害で発現する．一般に CBDS では皮質の病理が非対称性であるのに対して PSP では両側性であるとの所見は，両者間のうつ病とアパシーの発現率の相違をよく説明する．

運動回路の大脳基底核運動出力核は運動皮質と前運動皮質に投射し，運動活動に大きな影響を及ぼす．これらの皮質の非対称性病理変化が CBDS の非対称性運動障害をもたらす．特異な他人の手徴候や鏡像運動にも運動領域が関与する．

眼球運動回路は眼球や眼瞼の運動に重要である．CBDS の典型例では眼球運動失行が核上性注視麻痺などの眼球運動症状に先行して随意的注視や衝動性眼球運動の開始が損なわれるが，追視や視運動性眼振は保持される．PSP では上丘や中脳水道周囲灰白質の損傷

による垂直注視異常が水平注視異常に先行するが，そのような病理変化を欠くCBDSでは両者が通常同時に出現する．眼球運動失行はCBDSの最も重要な眼球運動症状の1つであるが，上部頭頂葉領域なども関与すると考えられる．

頭頂葉皮質のCBDへの関与は重度の観念運動失行，観念失行，皮質性感覚障害の存在および非優位半球（右大脳半球）の病理がより著明な場合に観察される半側空間無視からも明らかである．

CBDの多様な症状はこのように前頭葉皮質下回路と頭頂葉皮質が関与するためと考えられる．さらに，運動症状と認知症状の重症度が相関しないという臨床上の事実は，並列する前頭葉皮質下回路が複数同時に侵襲を受けることがないことを意味する．それはまた，病初期の臨床症状が患者ごとに多様であることをよく説明し，CBDの臨床診断を困難にする原因ともなっている．

【疫学】 CBDは典型的には中年期以降に発症し緩徐に進行する．発症年齢は40-80歳代，平均60歳代である．男女比はやや女性に多いとされている．CBDは臨床診断が困難なため正確な有病率は不明である．わが国での推定値は人口10万人当たり2.24であり，海外の最近の調査では4.9-7.3との報告がある．

【経過・予後】 CBDの初発症状は患側肢のぎこちなさ（初診患者の50%にみる），易転倒性，歩行障害といった運動機能障害と皮質機能障害である．診断後3年以内に無動症，筋強剛，失行が患者の90%以上に生じ，71%が運動緩慢を示す．他人の手徴候は約60%に出現する．予後は不良で，両側性の固縮による不動状態を呈して嚥下性肺炎や尿路性敗血症で死亡する．平均余命は5-6年とも8年以内ともされている．

【診断のポイント】

CBDは従来，運動性障害を主とし認知機能は末期まで比較的保たれ，所見は常に非対称性で前頭葉より頭頂葉の病変が重いとされてきたが，近年これらが誤った通念であるとして以下のように訂正された．
1）通常，実行機能障害・言語障害で発症する．
2）所見はしばしば対称性である．
3）前頭葉よりも頭頂葉の病変が重度のときはアルツハイマー病を疑う．

CBDの臨床で最大の問題は生前に確定診断ができないことである．その臨床診断は指定の診断基準（特定疾患診断基準）に則るが，症状の多くが他の神経変性疾患としばしば重複するために誤診も多い．したがって，CBDを正しく診断するためには重複しない特異な症状を求めなければならないが，残念ながらそのような症状はまれである．

次に診断のポイントを症例別に述べる．

診断基準で必須の症状であるCBDのパーキンソニズムは上下肢に出現し，常に非対称性であることが特徴である．症状は一側上肢の「ぎこちなさ」から潜行性に始まる．一般に下肢から始まることは少ない．まれに口や顔面筋にも生じる．レボドパ・カルビドパ配合剤での治療に反応が乏しいことも初期の特徴的な手がかりとなる．PSPでも非対称性筋強剛を生じることがあるので注意を要する．

動作時振戦や姿勢振戦はパーキンソン病Parkinson disease（PD）の典型例より速く（6-8 Hz），不規則でぎくしゃくしている．進行するとミオクローヌスが振戦に重畳するが，患肢を叩くことで増強するのが特徴である（反射性ミオクローヌス）．

ジストニアは非対称性で上肢に多く観察される．通常上肢は内転し手と前腕は屈曲する．指は中手指節関節で屈曲し，近位および遠位指節間関節で伸展あるいは屈曲する．

他人の手徴候は肢動作の制御障害であり，手が勝手に顔に触れるような挙動に及ぶ（ちなみに映画「博士の異常な愛情」でピーター・セラーズがこの「他人の手徴候」を巧

みに演じている).患肢の動作は外的刺激への反応であって,文字通り「他者のもの」であるという感覚をもたらす.患者の手が検者の手に直接触れると,患手が検者の手を後追いしようとする「接触性後追い現象 tactile mitgehen」はCBDに比較的特異的とされている.ただし,他人の手徴候は初期症状としてはまれである.

CBDの皮質徴候である失行,皮質性感覚障害,認知症は発症後1-3年で顕在化する.失行は併存する運動緩慢や固縮に隠れてしばしば非定型的となるが,「ハサミで紙を切る」などの特定の動作を反復あるいは模倣できないことを特徴とする(観念失行-観念運動失行).初期に下肢の失行をみる場合,ダンスのような複雑運動が障害される.歩行失行をきたすと足が床に固定されたように感じ,歩行開始が困難となる.また,手指の微細運動障害のためにテーブル上のコインをつまめなくなったりする(肢節運動失行).二重同時刺激に対する二点識別や体性感覚消去現象といった皮質性感覚の異常が失行に先行することがある.

眼球運動異常はCBDでよく観察され,初期の鑑別診断に役立つ.詳細については「病態・病因」を参照されたい.

CBDでは大多数の患者が喚語困難あるいは呼称障害,非流暢性失語をきたし,発語が途切れがちで単語を言い落とすために会話が困難となる.読字・書字,単純計算が障害されることもある.

CBDの認知および神経心理学的プロフィールは一般に障害レベルにあり,特に実行機能に困難を示すことは「病態・病因」で述べた通りである.認知障害を呈するCBDでは初期に前頭側頭型認知症あるいはアルツハイマー病(AD)と誤診されやすい.運動症状の出現によってCBDの診断が可能となるが,時には剖検時まで不明なこともある.CBDは短期記憶障害が多く,即時想起と注意検査の成績はADよりも良好である.一方,行為,数唱,片手および両手の連続運動試験の成績がきわめて不良なことから,運動困難があるCBDは軽度認知障害を有していると考えてよい.

精神症状としてはうつ病が最も多く,次いでアパシー,易刺激性,不穏興奮,不安を認める.一般的とはいえないが,妄想や脱抑制・行動異常などの人格変化をみることもある.反復思考・行為,決断力のなさ,確認行為,完全癖が強迫性障害として出現することも多いので注意を要する.

### 治療方針
#### A. 治療方針の概要

CBDの原因が不明である以上,本疾患の根本療法は存在しない.すべて対症療法であり,無動・筋強剛,ジストニア,振戦,ミオクローヌス,精神症状などを軽減することに努めなければならない.薬物療法で改善しない症状の多くは緩和医療に頼るほかない.

#### B. 薬物療法
#### 1. 運動機能障害の治療

無動・筋強剛はドーパミン作動薬への反応が乏しいが,時には中等度有効例もある.進行抑制の効果はなく病態の進行とともに効果を失う.

**処方例**

> メネシット配合錠 250 mgをレボドパ量として1回100-125 mg,1日100-300 mgより開始し,1回200-250 mg,1日3回を維持量とする

動作時振戦やミオクローヌスの治療にはクロナゼパム(リボトリール)が最適である.

**処方例**

> リボトリール錠 1日0.5-1 mgを初回量とし,1日2-6 mgを1-3回に分けて投与を維持量とする 保外

ジストニアの薬物療法で有効といえるものはない.ボツリヌス毒素の注射は強い痛みを伴う上肢ジストニアや眼瞼けいれん,開眼困難に有効な場合がある.

## 2. 精神症状の治療

妄想, 不穏・興奮, 易刺激性, 睡眠障害には非定型抗精神病薬を少量投与する.

**処方例** 下記のいずれかを用いる.
1) セロクエル錠　1回25mgを初回量とし, 1回100mgまでゆっくりと増量　1日1回　就寝前 (保外)
2) ジプレキサ錠　1回5-10mg　1日1回　就寝前 (保外)

うつ病や強迫症状にはSSRIが有効である.

**処方例** 下記のいずれかを用いる.
1) パキシル錠　1回10mgを初回量とし, うつ病では1回40mgまで, 強迫症状には1回50mgまでゆっくりと増量　1日1回　就寝前
2) ジェイゾロフト錠　1回25mgを初回量とし, 1回100mgまでゆっくりと増量　1日1回　朝食後　強迫症状には (保外)
3) レクサプロ錠　1回10mgを初回量とし, 1週間以上の間隔をあけて1回20mgまで増量　1日1回　夕食後　強迫症状には (保外)

アパシーがうつ病性障害と誤診されて抗うつ薬を処方されることも少なくないが, 一般には無効である. 認知症に対してはドネペジルを含め有効とする報告はない.

### C. リハビリテーションその他

パーキンソン症状にはPDやPSPに準じた理学療法を行う. 関節可動域, 日常生活動作, 歩行・移動などの訓練は可動性の維持と拘縮の阻止にきわめて有用である. ジストニア姿勢に関連した痛みは関節可動域を良好に保つことで軽減でき, 添え木で固定することも有用である. 嚥下障害には体位変換, 嚥下演習と訓練, 食物の軟度選択, 経皮内視鏡的胃瘻など, 個別基準に則って判断する. 作業療法は柄の大きな食器のように特製器具を与えることで患者が機能的自立をある程度維持するのに役立つ. 言語療法は言語機能を最適化し, 嚥下障害による二次性誤嚥を防止する.

### D. 併存疾患

CBD患者の73%にうつ病, 40%にアパシー, 20%に易刺激性や不穏興奮, 14%弱に不安が出現する. また, 強迫性障害も多いとされている. 一般的とはいえないが, 妄想, 脱抑制(20%に出現)や行動異常などの人格変化の報告もある.

■**患者・家族説明のポイント**
- 脳の中にタウとよばれる蛋白質がたまって, 特定の脳領域の機能に影響が出る病気であることを説明する.
- 転倒しやすいことを常に念頭において接し, 骨折などの弊害を予防するよう注意を促す.
- 失行, 他人の手徴候, 失語症, 半側空間無視といった一般人には理解しがたい症状や併発するうつ病などの精神症状についてわかりやすく解説し, 誤解を招かないよう努める.
- 薬物での治療は困難であるが, リハビリテーションにより自宅で過ごす時間をできるだけ長くすることが大切であることを伝える.

# 多系統萎縮症

*multiple system atrophy (MSA)*

青木正志　東北大学大学院教授・神経内科学

### 疾患概念

【定義・病型】　多系統萎縮症(MSA)とは, いくつかの疾患の総称であり, これまでに①オリーブ橋小脳萎縮症, ②線条体黒質変性症, ③シャイ-ドレーガー症候群などに分類されてきた疾患群である. 病理学的には, 特徴的なオリゴデンドロサイト内嗜銀性封入体が観察されることから, 同一の疾患であるこ

とが判明した．したがって，小脳症状が目立つタイプは小脳型（MSA-C），パーキンソン症状が目立つタイプはパーキンソニズム型（MSA-P）と分類するようになってきた．これまでは厚生労働省特定疾患治療研究事業の対象疾患であったが，平成27（2015）年からは難病新法に基づいた指定難病に認定された．それに伴い，診断基準および認定基準が更新されている．

### A．オリーブ橋小脳萎縮症

中年以降に発症し，初発・早期症状として小脳性運動失調が前景に現れる．経過とともにパーキンソニズム，自律神経症状（排尿障害や起立性低血圧など）を呈することが多い．MRIで，小脳，脳幹部（橋）の萎縮を比較的早期から認める．またT2強調画像にて橋中部に十字サインが認められる．

### B．線条体黒質変性症

中年以降に発症し，パーキンソン病様の症状で発症し，振戦よりは筋固縮，無動が目立つ．抗パーキンソン病薬に対する反応は不良であるが，数年間にわたって有効な例もある．経過とともに自律神経症候や運動失調が加わってくる．MRIにて，橋および小脳の萎縮，線条体の萎縮，被殻外側のスリット状のT2高信号域などが診断の補助となる．パーキンソン病との鑑別にはMIBG心筋シンチグラフィが有用である．

### C．シャイ-ドレーガー症候群

中年以降に発症し，起立性低血圧，排尿障害を中心とした自律神経症状が前景となる．発症後1年間にわたり上記の自律神経症状が前景であった場合に，シャイ-ドレーガー症候群と分類する．

【病態・病因】　病態は明らかではないが，病理学的には特徴的なオリゴデンドロサイト内嗜銀性封入体が観察される．病変分布の濃淡によって臨床像が異なってくることが明らかになり，これらの疾患を多系統萎縮症と総称するようになった．

【疫学】　平成25（2013）年度の特定疾患医療受給者証の交付件数は12,000余件であるが，パーキンソン病関連疾患あるいは脊髄小脳変性症として交付されている症例もあると考えられ，実数はさらに多いと推定される．わが国ではMSA-PよりもMSA-Cのほうが多いとされている．

【経過・予後】　緩徐進行性であり，車椅子使用まで平均で約5年間という報告がある．進行例ではいびきや睡眠時無呼吸が観察されることが多く，突然死を起こすことがある．

### 診断のポイント

小脳失調が前景に立つ場合は他の脊髄小脳変性症やアルコール性小脳萎縮症，癌性小脳萎縮症などとの鑑別を要する．パーキンソニズムが前景に立つ場合は，病初期においてパーキンソン病や他のパーキンソニズムを呈する疾患との鑑別は難しい．発症初期から転倒傾向が強い場合，あるいは自律神経症状の強い場合は，本疾患を考慮する．さらにはMRI画像所見や振戦の頻度が少ないこと，L-DOPAの有効性が低いことがパーキンソン病との鑑別上参考となる．

### 治療方針

#### A．治療方針の概要

小脳性運動失調症状に対してはセレジストを使用する．振戦には，リボトリールを試みる．パーキンソニズムに対してはL-DOPAなどの抗パーキンソン病薬を試みる．起立性低血圧による立ちくらみや失神などに対してはL-DOPSなどを試みる．

#### B．薬物療法

Ｒ　処方例　小脳性運動失調に対して以下を用いる．

セレジスト錠（5 mg）　1回1錠　1日2回　朝・夕食後

#### C．難治症例患者・家族への対応

主治医だけではなく地域（都道府県や市町村）の保健師，介護保険のケアマネジャーあるいは各都道府県にある難病医療連絡協議会の専門員（http://www.nanbyou.or.jp/entry/1352）と相談しながら療養体制の構築

を行っていく.

### D. 併存療法
リハビリテーションを併用する.

■ 患者・家族説明のポイント
・緩徐進行性であるが，進行は症例により大きく異なること，およびADLを保つためにはリハビリテーションが有効であることを説明する.
・特定疾患治療研究事業の対象疾患であり指定難病であり重症度によっては公費による補助が受けられるほか，さまざまな行政サービスを利用することができることを説明する.

**参考文献**
1)「難病の患者に対する医療等に関する法律」指定難病の多系統萎縮症の概要および診断基準
2) Watanabe H, Saito Y, Terao S, et al: Progression and prognosis in multiple system atrophy: an analysis of 230 Japanese patients. Brain 125: 1070-1083, 2002

# 進行性皮質下膠症
*progressive subcortical gliosis*

古川迪子　東京医科歯科大学大学院・脳神経病態学分野（神経内科）
三條伸夫　東京医科歯科大学大学院特任教授・脳神経病態学分野（神経内科）

### 疾患概念
【定義・歴史】 本症は進行性の認知症を呈し，病理学的に大脳皮質や皮質下領域で広範に線維性グリオーシスやアストロサイトの増生を呈する慢性進行性の脳変性疾患である.

本症は1949年にNeumannらにより病理学的に従来のピック病とは異なる病理像を呈した3例をPick disease, type IIとして，最初に報告された. 1967年にNeumannとCohnらがさらに大脳白質・基底核・視床・脳幹・脊髄後角にグリオーシスを伴うがアルツハイマー病やピック病とは異なる4例の追加報告を行い，primary subcortical gliosisまたはprogressive subcortical gliosisとよぶことを提唱し，現在では後者の名称が主に用いられている.

【病態】 臨床像は前頭側頭型認知症と類似しており，進行性の認知症と性格変化を主症状とする. 早期より発動性減退，無関心，易怒性などの人格・感情変化や注意力散漫・判断力の低下を認め，5-15年の経過で，幻視・幻聴や妄想，抑うつ状態などの精神症状や記憶障害・見当識障害が出現する. なかには常同・反響言語やさまざまな失認・失行症状を認める症例も存在する. 筋固縮や安静時振戦などのパーキンソニズムに眼球運動障害を伴い進行性核上性麻痺と臨床診断され，剖検によって本症と診断された症例の報告も存在する. 症状は進行性であり末期には重度の認知症や人格荒廃，無動状態となり，嚥下障害や錐体外路徴候，尿失禁などの神経症状を呈する.

【疫学】 本症の有病率は不明であるが，非常にまれである. 性差はないといわれ，発症年齢は50-60歳代が多いが，30歳代の若年発症例や80歳代の高齢発症例も報告されている.

大部分は孤発例であるが，家族性も存在し，1994年にLanskaらが2家系の家族性進行性皮質下膠症について報告し，常染色体優性遺伝形式で遺伝しうることが明らかになった. 1995年にはPetersenらはこの2家系の解析を行い，うち1家系で17番染色体長腕の17q21-22に本症の原因遺伝子座が存在することを示した.

【経過・予後】 進行性の経過をとり，一般に肺炎などの呼吸器感染症や肺塞栓症などの合併症が原因で死に至る. 一方で，全経過が数か月である急速進行例や30年以上にわたる経過をもつ緩徐進行例も存在する.

## 診断のポイント

本症はピック病やアルツハイマー病と臨床診断されていることが多く，進行性核上性麻痺と診断されていた症例もあり，臨床症状のみでの診断は困難である．画像で全般性の脳萎縮や脳波検査における全般性の徐波などの報告があるが，本症に特異的な検査所見は現時点では存在しない．本症の確定診断には神経病理学的な評価が重要である．

### A. 神経病理所見

ピック病でみられる前頭葉や側頭葉の限局性の萎縮と異なり，本症では一般的に全般性に大脳が萎縮し，しばしば左右対称の萎縮を呈する．

大脳皮質の神経細胞の脱落は軽度であり，著明なアストロサイトの増生や線維性グリオーシスが大脳白質以下に広範にみられる．アストロサイトの増生は大脳皮質や基底核，下オリーブ核，延髄，脳幹，小脳で多い傾向にある．海綿状変化の報告もあるが，クロイツフェルト-ヤコブ病では大脳皮質広範に分布するのに対して，本症では大脳皮質Ⅱ・Ⅲ層に主に分布し，大脳皮質深層では通常海綿状変化はみられない．また，大脳皮質に細胞体が腫脹した ballooned neuron がみられることもある．アルツハイマー病やピック病・パーキンソン病などで認める老人斑や神経原性変化，ピック球，レビー小体は認めない．

## 治療方針

本症の原因は明らかになっておらず，現時点で根治的な治療法は存在せず，対症療法が主体となる．認知機能低下に対してドネペジル（アリセプト）や脳循環・代謝改善作用を示すニセルゴリン（サアミオン），錐体外路症状に対してドパミンの補充，抑うつ症状に対してSSRIや幻覚などに対する向精神薬の使用が検討される．いずれも保険適用外である．

**Ⓡ 処方例** 症状に応じて下記1)-4)のいずれかを用いる．

1) アリセプトD錠（5 mg） 1回1-2錠 1日1回 保外
2) サアミオン錠（5 mg） 1回1錠 1日3回 保外
3) ネオドパストン配合錠L（100 mg） 症状に応じて 保外
4) パキシル錠（10 mg） 症状に応じて 保外

# 脳卒中後のアパシー
*post-stroke apathy*

**小林祥泰** 島根大学医学部特任教授

## 疾患概念

**【定義，病型】** アパシーは便宜的には感受性，感情，関心の欠如と定義されている．Marin はアパシーを動機づけの欠如によるものであり，意識レベル低下や認知障害，感情的な悲嘆に起因するものではないとしている．Levy は症候群としてのアパシーは他の心理学的解釈とは独立して客観的に測定可能であるべきものであり，以前の行動に比して自発的な行動と目的指向型行動の量的な減少と定義している．アパシーの背景となる機序には3つのサブタイプがあり，1つは喜怒哀楽といった情動と，より高度な感情の連携過程の破綻であり，眼窩内側前頭前野皮質もしくは線条体，淡蒼球腹側の辺縁系の病変に関連する．2つ目は認知処理過程分断による計画策定などの実行機能の低下で背外側前頭前野皮質と，関連する背側尾状核（背外側前頭前野神経回路）の病変と関連している．3つ目は自動的賦活化過程の障害により自ら発想することや自発的な行動が障害されるが外的駆動による行動は保たれるもので，最も重度のアパシー（精神的無動）を呈する．両側前頭前野や両側淡蒼球病変によって生じやすいとしている．

**【病態・病因】** Levy らはアルツハイマー病などで Neuropsychiatric Inventory を用い

て抑うつとアパシーを評価し，両者の関係を検討した結果アパシーと抑うつは相関せず，また，認知機能もアパシーのみで有意な相関を認めたことから，「アパシーはうつ状態ではない」ことを強調している．すなわち，アパシーはうつ状態とは全く異なった病態であり，独立して存在しうるものである．

Alexopoulos による血管性うつ状態の定義では二次的特徴として①実行機能の障害に限局しない認知機能障害の存在（計画力，企画力，持続力，抽象力），②精神運動制止，③罪業感などの抑うつ思考の乏しさ，④病識欠如，⑤無力感，⑥感情障害の家族歴がないことを挙げている．この定義では，うつ病の中核症状である抑うつ思考の乏しさがあり，前頭前野機能の実行機能障害，病識欠如が特徴とされているので，むしろ血管性アパシーそのものといえる．

筆者らの検討ではアパシーは前頭前野血流低下および新規刺激事象関連電位と関連しており前頭前野機能低下がアパシーをきたす可能性が考えられる．また，安静時 fMRI での検討でアパシーは前部帯状回皮質，眼窩前頭皮質領域と，抑うつでは背内側および背外側前頭前野皮質領域とが負相関を示すことが示された．

【疫学】　Mayo らの長期観察研究では，脳卒中後のアパシー頻度は 20% で，うつ状態合併率は 8% と報告されている．2013 年の脳卒中後アパシーに関する 49 研究のレビューでその頻度は平均 34.6% で，うつ状態合併率はそのうち 40% にすぎないとしている．またアパシーは認知機能低下，機能予後不良，リハビリテーションの実施障害と関係するとしている．Starkstein らは 80 例の急性期脳卒中患者で Marin の Apathy Evaluation Scale (AES) 短縮版を用いて，アパシーとうつ状態の有無を検討し，10% がアパシーを呈し，10% がアパシーとうつ状態を合併しており，22.5% がアパシーを呈さずにうつ状態を呈していたとしている．

筆者らが，この AES 短縮版を翻訳改変した「やる気スコア」（島根大学第 3 内科版）を用いて，脳梗塞 245 例で調査した結果では，抑うつ単独は 12% でアパシーとの合併が 24%，アパシー単独が 21% と抑うつよりもアパシーの頻度が明らかに高く，いわゆる脳卒中後うつ状態といわれているもののかなりの例はアパシーの要素が強いものであることを示している．年代別にみると，アパシーの頻度は 70 歳代まではほとんど変わらず 20% 未満であるが，80 歳以上で増加し 32.5% にも達していた．脳ドック受診健常成人と比較すると，アパシーは脳ドック群では 7.3% にすぎなかったが，脳血管障害群では 44.9% と高頻度にみられた．

また，脳血管障害 245 例を長谷川式簡易知能評価スケールでの認知症の cut-off 値である 20 点で分けてみると，認知症あり群ではアパシーと抑うつの合併が 39% と最も多く，次いでアパシーのみが 29% で，抑うつのみは 10% にすぎなかった．認知症なし群では抑うつとアパシー合併とアパシーのみはいずれも 19% で，やはり抑うつのみが 13% と最も低頻度であった．

Sydney Stroke Study では 135 例の脳梗塞と 92 名の対照群で AES を評価した結果，アパシーが 26.7% と対照群の 5.4% に比し有意に多かったとしている．また，アパシー群では MMSE が有意に低く，注意力低下と情報処理速度の低下が認められたとしており，筆者らと類似した結果になっている．この研究ではうつ状態は 12% と従来のメタ解析による 33% よりも明らかに低い．

【経過・予後】　脳血管障害におけるアパシーは血管性認知症の早期症状であると同時に廃用性認知症の原因として認識すべきである．

尾状核頭部を含む脳梗塞例では 2 年後の認知機能が尾状核を含まない群に比して有意に低下したことが報告されており，この結果は尾状核頭部病変それ自体が認知機能低下の原因ではなく，認知機能低下の進行を促進する

原因となった可能性を示唆している．すなわち，尾状核頭部病変は前頭前野への投射系障害をきたし，アパシーをきたした可能性が考えられる．その結果，長期的にみると認知機能低下が生じた，すなわち，アパシーによる廃用性認知機能低下である可能性が高いと考えられる．

PETによる研究でも血管性認知症では尾状核のドパミン取り込みが低下していることが報告されている．血管性認知症は初回の脳卒中で起こることは少なく，再発を繰り返すことが重要とされているが，単なる再発の回数ではなく，尾状核頭部周囲病変の有無が重要である．典型的な多発性ラクナ梗塞による血管性認知症あるいはBinswanger型血管性認知症ではアパシーが先行し，白質病変によるネットワーク障害を基礎とした廃用性認知症に進行すると考えたほうが妥当と思われる．脳卒中後早期にSSRIのなかで最も選択的なセロトニン再取り込み阻害作用を有するエスシタロプラムを投与したところ有意にアパシー発現が抑制されたという報告もある．

### 診断のポイント

外来での反応が鈍い，表情が乏しい，何事にも無関心，話題が乏しい場合や，家族から「今までやっていた趣味や家事などをやらなくなった」「人づきあいをしなくなった」「何もしないで1日中テレビを見ている」「昼間から寝ていることが多い」といった話を聞いたときにはアパシーを疑う．自責の念などの抑うつ思考はなく，計画的な行動や段取りがうまくいかないといった前頭前野機能の実行機能障害，病識欠如が特徴である．しかし，家族がいないと見逃すことも多いので自己記入式「やる気スコア」を用いると診断の参考になる．

### 治療方針

#### A. 治療方針の概要

アパシーはうつ状態とは異なった機序で生じていることを念頭において治療することが重要である．うつ状態を合併していれば抗うつ薬もある程度の効果があるが，今まで行われた脳卒中後うつ状態に対する抗うつ薬の効果は否定的なものが多く，確立された薬物療法はないといってよい．アパシーでは自分では抑うつ感や焦りや不安をもたず，治療を求めない点が問題である．アパシーを放置すれば廃用性認知症に進展する可能性があるが，やる気が出れば認知機能も改善することがあることを家族にも説明して協力してもらい，本人が興味をもつことを見つけながら根気よく治療を行う．

#### B. 薬物療法

アパシーはドパミンあるいはノルアドレナリン作動系神経の機能低下が関与しているとされ，セロトニン系が主体のうつ状態と機序が異なっている．

**処方例** 脳梗塞後遺症に伴う意欲低下がある場合は1)を用いる．

1) サアミオン錠(5 mg)　1回1錠　1日3回

脳梗塞後遺症に伴う意欲・自発性低下があり，特に血管性パーキンソニズムがある例は2)を用いる．

2) シンメトレル錠(50 mg)　1日2-3錠を2-3回に分けて投与

高血圧，頭痛，うつ状態などがある場合〔二重盲検試験で血管性認知症に有効性あり，特に精神症状(アパシー，うつ症状含む)に有用〕は3)を用いる．

3) ツムラ釣藤散エキス顆粒(2.5 g/包)　1回1包　1日3回　食前

むずむず脚症候群を伴う場合は4)を用いる．パーキンソニズムを伴う場合は5)を用いる．

4) ビ・シフロール錠(0.125 mg)　1日1-6錠　1日1回
5) ドプスOD錠(100 mg)　1回1-2カプセル　1日3回　(保外)

うつ状態を合併する場合は，6)か7)のいずれかを用いる．

6) トレドミン錠(12.5 mg)　1日2錠を

1-2回に分けて投与で開始し，1回1錠 1日3回まで増量可
7) レメロン錠またはリフレックス錠（15 mg） 1回1-2錠 1日1回 就寝前〔ノルアドレナリン作動性，特異的セロトニン作動性抗うつ薬〕

脳梗塞，慢性動脈閉塞症を合併する場合は8)を用いる．

8) プレタールOD錠（50・100 mg） 1回50 mg 1日2回から開始，副作用がなければ1回100 mg 1日2回に増量（筆者らの検討で脳卒中後のアパシーの改善効果を報告）

### C. 心理・社会的療法

デイケアなどに積極的に参加させ，ゲームなど人との交流で活性化をはかることは重要である．家でも好みに応じて囲碁や将棋，麻雀ゲーム，カラオケなどを活用すると効果がある．

### D. 難治症例患者・家族への対応

精神科への紹介も検討．1日中じっとしている高度なアパシーというのは両側前頭葉皮質下病変などでまれに起こるが，このような例ではドパミンアゴニストが効く場合がある．しかし，逆に興奮してしまった経験もあるので少量から投与する．反復性経頭蓋磁気刺激法（rTMS）も効果がある場合がある．家族には脳卒中急性期の高度なアパシーは回復の可能性があるのでいろいろな治療法を試すことを説明する．

### E. 併存疾患

脳梗塞などの再発が起こりやすく，再発を繰り返すと血管性認知症を合併しさらにアパシーも悪化しやすいので，高血圧，糖尿病，心房細動などの危険因子の管理を十分に行う．

■患者・家族説明のポイント
・アパシーはうつ状態とは異なること，認知症のようにみえてもアパシーが改善すると認知機能も改善する場合もあるので，諦めずに治療を続けるよう説得する．

**参考文献**
1) Yamagata S, Yamaguchi S, Kobayashi S: Impaired novelty processing in apathy after subcortical stroke. Stroke 35: 1935-1940, 2004
2) Mayo NE, Fellows LK, Scott SC, et al: A Longitudinal View of Apathy and Its Impact After Stroke. Stroke 40: 3299-3307, 2009
3) 岡田和悟，小林祥泰，青木耕，他：やる気スコアを用いた脳卒中後の意欲低下の評価．脳卒中 20：318-323, 1998

# 三山病
*Mitsuyama's disease*

三山吉夫　大悟病院老年期精神疾患センター長（宮崎）

【定義・病型】　初老期に人格変化（人格水準の低下），行動障害（行動抑制の減退，常同行動），言語障害〔自発語の減少（進行性非流暢性失語 progressive non-fluent aphasia）から無言状態に至る〕を特徴とする緩徐進行性の認知症で発症し，発症して1-2年以内に運動ニューロン疾患（主として脊髄性進行性筋萎縮症，時に筋萎縮性側索硬化症）が併発する前頭側頭型認知症の一型 Frontotemporal Lobar Degeneration with Motor Neuron Disease（FTLD-MND）である．

【病態・病因】　原因は不明である．前頭側頭葉のセロトニン系の機能低下が考えられている．前頭側頭葉と海馬歯状回の神経細胞内にユビキチン陽性，TDP-43陽性，タウ陰性の蛋白が沈着することと運動ニューロンの障害（舌下神経核，脊髄前角細胞の脱落とBunina小体の存在）が特徴とされる．重金属，中毒，感染，外傷，老化，Cu/Zn SOD遺伝子などとの関連はみられていない．

【疫学】　初老期（平均年齢57.2歳）に好発し，男性は女性の1.7倍で男性に多い傾向があ

る．わが国での報告例が最も多い．地域性や家族例の報告はない．発生率は，筋萎縮性側索硬化症よりも低く，筆者の経験からの推定は 0.1-0.2/10 万である．

【経過・予後】 緩徐進行性である．認知症が先行する症例が多いが，運動ニューロン疾患が先行することもある．運動ニューロン疾患としての球麻痺症状の発現から誤嚥性肺炎を併発しやすくなる．呼吸障害を併発して全経過は 2-5 年（平均 2.5 年）である．

### 診断のポイント

形態画像で前頭側頭葉の萎縮と機能画像では脳血流シンチや FDG-PET の所見（前頭側頭葉に選択的血流低下・代謝の低下）が特徴的であり，特に機能画像が早期診断に役立つ．

### 治療方針

本症に対する根本的治療はない．神経ビタミン剤が投与されることがある．

#### A. 初期の対応：発症して 1-2 年以内

人格水準が低下し，行動抑制が減弱することからみられる行動障害の対応が問題となる．こだわり行動がみられるので，簡単な作業を与えると穏やかに過ごすことが多い．人懐こい応対のみられることが多く，反社会的行動に至ることは少ないので，保護的環境（見守りが主となる）であれば，対外的に問題となることは少ない．筋萎縮性側索硬化症では，うつ状態になることがしばしばみられるが，本疾患では多幸的で病態無関心となることが多く，不機嫌になることは少ないので対応しやすい．向精神薬を必要とすることはほとんどないが，常同行動が激しい場合はフルボキサミン（デプロメール，ルボックス），不眠に対してはエスゾピクロン（ルネスタ）が効果的である．

**R 処方例** 常同行動が激しいときは 1) を，不眠の場合は 2) を用いる．

1) デプロメール錠（25 mg）またはルボックス錠（25 mg） 1 日 1 錠を 1-2 回に分けて投与 朝食後または朝・夕食後
2) ルネスタ錠（1 mg） 1 回 1 錠 1 日 1 回 就寝前

#### B. 中期の対応：発症して 2-3 年

球麻痺症状（舌萎縮，嚥下障害）による偶発事故の予防が必要となる．唾液を誤嚥することもある．高度の嚥下障害があっても旺盛な食欲（前頭葉障害による）のため，一気に口に詰め込んだりするので窒息の可能性が出てくる．食事時には，必ず見守る必要がある．経管栄養は，本人の協力が得られないことが多く自己抜去から誤嚥に至る可能性もある．この時期でも状況の判断は可能であることが多い．下肢の筋力は保たれていることが多く，歩行も安定しているので外泊が可能である．気分転換のためにも外泊してもらうことも QOL の維持に効果的である．家族には誤嚥の予防を十分に指導する．

#### C. 末期の対応：発症して 2.5 年以後

末期になるまで高度の認知症になることは少なく，最後まで周囲の状況は十分ではないが理解できていることが多い．多くは最後まで多幸気分を伴う病態無関心がみられるので，介護者の精神的ストレスは多少緩和される．嚥下障害，呼吸筋萎縮からの呼吸困難の対応が課題となる．気管切開，胃瘻（PEG）の造設が検討されることもあるが，全経過には差をみないようである．本人・家族の意向を中心に判断するが施行されないことが多い．本人の苦痛を理解し，終末期をどのように支えるかが大きな課題となる．

# HIV 感染症
*HIV Infection*

**今井公文** 国立国際医療研究センター病院・精神科診療科長

### 疾患概念

【定義・病型】 HIV 感染症とは，ヒト免疫不全ウイルス human immunodeficiency virus(HIV)が主にCD4陽性リンパ球に感染し，免疫系が破壊されていく疾患である．HIVによる中枢神経系への直接的影響によって，HIV関連認知症 HIV-associated dementia(HAD)を生じることがある．3剤以上の抗HIV薬を投与する多剤併用療法 combination antiretroviral therapy(ART)の導入後，重篤な脳症を呈する例は減少したが，感染症例のなかに軽度の認知機能障害を有する患者の多いことが指摘されるようになった．そこで2007(平成19)年に再定義が行われ，HIVが関与した認知障害をHIV関連神経認知障害 HIV-associated neurocognitive dysfunction(HAND)と包括的に称することになった．HANDは，認知領域の神経心理検査で2領域以上が－1標準偏差以下であり，中枢神経系日和見感染や精神疾患，薬物，または他の医学的要因で説明し得ない場合に診断される．HANDは重症度によって，無症候性神経認知障害 asymptomatic neurocognitive impairment(ANI)，軽度神経認知障害 mild neurocognitive disorder(MND)，HADの3つに分類される．HIV感染症のほぼ30%にHANDが存在するとされ，多くはANIである．神経心理学的なHANDの特徴は皮質下障害であり，遂行機能障害，情報処理速度低下，注意や作動記憶の障害，アパシーなどから，服薬アドヒアランス不良や失業などが引き起こされる．

【病態・病因】 HADの発症機序は，マクロファージやミクログリアなどへのHIV直接感染による障害のほか，免疫反応による障害など，多様かつ複雑なものと考えられている．

【疫学】 わが国でのHIV感染者は，日本国籍男性例が多数を占め，なかでも同性間性的接触による感染の割合が高く，ハイリスク群に対する予防啓発が重要である．平成19(2007)年からHIV感染者の新規発生件数は年間1,000件以上を維持しており，自治体別の感染者報告数の1位は東京都である．最新の情報は，インターネット上の「API-Net(エイズ予防情報ネット)」で知ることができる．

【経過・予後】 感染初期にインフルエンザ様症状がみられることがあるが，数週間で消失する．無治療では，ウイルス増殖と宿主の免疫応答の平衡状態である無症候期を経て，平衡状態が破綻した後天性免疫不全症候群 acquired immunodeficiency syndrome(AIDS)が発症する．

HADは，AIDS発症とともに増加する．初期には，思考の緩慢さや集中力低下などがみられる．次第に，アパシーや自発性低下が認められて皮質下性認知障害の症状を示し，感情障害や精神病症状が現れることもある．身体的には，振戦，巧緻運動障害，けいれんなど大脳病変による障害だけでなく，脊髄病変による歩行障害や膀胱直腸障害もみられ，末期では無言無動の高度な認知症状態に至る．

【診断のポイント】
スクリーニング検査と確認検査の2段階で行われる．PA法，EIA法，CLIA法，イムノクロマトグラフ法などによるスクリーニング検査には偽陽性が認められるため，陽性の場合には，ウエスタンブロット法による抗体確認検査およびRT-PCR法による病原検査を行い，診断を確定する．診断した医師は感染症法に基づき7日以内に最寄りの保健所に届け出なければならず，届け出をしなかった場合は罰則規定が設けられている．

AIDSは，HIV感染症と診断され，さらに23項目ある指標疾患(表1)の1つ以上が明らかに認められる場合に診断する．

認知症の原因はHIVの直接的結果以外にも考えられ，日和見感染性の中枢神経疾患や脳腫瘍性疾患など，HADの診断にあたっては除外診断を積み重ねる．神経梅毒もHADと鑑別すべき疾患であり，画像検査や髄液検査を積極的に行うことが重要となる．ほかにも，低酸素血症など症状性の意識障害や，治

## 表1 AIDSの指標疾患(Indicator Disease)

A. 真菌症
1. カンジダ症(食道,気管,気管支,肺)
2. クリプトコッカス症(肺以外)
3. コクシジオイデス症
    1) 全身に播種したもの/2) 肺,頸部,肺門リンパ節以外の部位に起こったもの
4. ヒストプラズマ症
    1) 全身に播種したもの/2) 肺,頸部,肺門リンパ節以外の部位に起こったもの
5. ニューモシスチス肺炎

B. 原虫症
6. トキソプラズマ脳症(生後1か月以後)
7. クリプトスポリジウム症(1か月以上続く下痢を伴ったもの)
8. イソスポラ症(1か月以上続く下痢を伴ったもの)

C. 細菌感染症
9. 化膿性細菌感染症(13歳未満で,ヘモフィルス,連鎖球菌などの化膿性細菌により以下のいずれかが2年以内に,2つ以上多発あるいは繰り返して起こったもの)
    1) 敗血症/2) 肺炎/3) 髄膜炎/4) 骨関節炎/5) 中耳・皮膚粘膜以外の部位や深在臓器の膿瘍
10. サルモネラ菌血症(再発を繰り返すもので,チフス菌によるものを除く)
11. 活動性結核(肺結核または肺外結核)
12. 非定型抗酸菌症
    1) 全身に播種したもの/2) 肺,皮膚,頸部,肺門リンパ節以外の部位に起こったもの

D. ウイルス感染症
13. サイトメガロウイルス感染症(生後1か月以後で,肝,脾,リンパ節以外)
14. 単純ヘルペスウイルス感染症
    1) 1か月以上持続する粘膜,皮膚の潰瘍を呈するもの/2) 生後1か月以後で気管支炎,肺炎,食道炎を併発するもの
15. 進行性多巣性白質脳症

E. 腫瘍
16. カポジ肉腫
17. 原発性脳リンパ腫
18. 非ホジキンリンパ腫
    LSG分類により
    1) 大細胞型,免疫芽球型/2) Burkitt型
19. 浸潤性子宮頸癌

F. その他
20. 反復性肺炎(1年に2回以上繰り返すもの)
21. リンパ性間質性肺炎/肺リンパ過形成:LIP/PLH complex(13歳未満)
22. HIV脳症(認知症または亜急性脳炎)
23. HIV消耗性症候群(全身衰弱またはスリム病)

※C11 活動性結核のうち肺結核およびE19 浸潤性子宮頸癌については,HIVによる免疫不全を示唆するTリンパ球数比の減少という症状または所見がみられる場合に限る.
(厚生労働省エイズ動向委員会:「サーベイランスのためのHIV感染症/AIDS診断基準等における疾患名等について」.2007より)

療薬の影響にも注意する.特徴的なHADの画像検査所見は,MRIのT2強調やFLAIR画像における大脳白質のびまん性の高信号域である.

## 治療方針

### A. 治療方針の概要

HIV感染症治療の原則は,血中ウイルス量を検出限界以下に抑え続けることを目標に,ARTで開始し,治療は中止しないこと

とされる．ART はすべての HIV 感染者に推奨されるが，特に AIDS 発症患者，CD4 陽性リンパ球数が 350/mm³ 未満の患者，および神経学的合併症をもつ患者は，直ちに治療を開始すべきである．現在の抗 HIV 療法は HIV の増殖を抑制するだけで体内から排除するものではないため，服薬アドヒアランスが非常に重要である．副作用のつらさなどから自己中断される例も少なくなかったが，服薬が維持されなければ，治療効果が落ちるだけでなく薬剤耐性ウイルスを生じる危険性がある．ただし治療薬は高価なため，開始にあたっては身体障害者手帳交付など医療費助成制度や社会保障制度の活用をはかる．

### B. 薬物療法

ART は，核酸系逆転写酵素阻害薬（NRTI），非核酸系逆転写酵素阻害薬（NNRTI），プロテアーゼ阻害薬（PI），インテグラーゼ阻害薬（INSTI），CCR5 阻害薬を組み合わせて行われる．初回療法としては，キードラッグ（NNRTI，PI もしくは INSTI）とバックボーンドラッグ（2 剤の NRTI）から 1 つずつ選択する．具体的な方法は，HIV 感染症治療研究会作成の「HIV 感染症 治療の手引き」が参考になる．HAD に対する最も効果的な治療も ART であり，近年は安全性や効果に優れ，血中半減期が長く 1 日 1 回服用でよいものもあるなど，アドヒアランス維持が容易となるように改良されている．

**処方例**
トリーメク配合錠　1 回 1 錠　1 日 1 回
食事の有無にかかわらず経口

抗 HIV 療法中の精神症状に対して薬物治療を行う際は，2 つの注意点がある．1 つは抗 HIV 薬による副作用として精神症状が出現する場合があることで，もう 1 つは薬物相互作用のために向精神薬の使用が制限されることである．PI および NNRTI は，肝臓でチトクローム P450（CYP）による代謝を受けるため，CYP の阻害作用や誘導作用を考慮する必要がある．例えば PI は CYP3A4 の阻害作用があり，CYP3A4 の基質薬物には幅広い向精神薬が挙げられる．

1. 不眠時

**処方例**
マイスリー錠（5 mg）　1 回 1 錠　頓用

2. イライラ時

**処方例**　下記のいずれかを用いる．
1) レキソタン錠（2 mg）　1 回 1 錠　頓用
2) レボトミン錠（5 mg）　1 回 1 錠　頓用 （保外）
3) ジプレキサ錠（2.5 mg）　1 回 1 錠　1 日 1 回 （保外）

3. 抑うつ状態時

**処方例**
サインバルタカプセル（20 mg）　1 回 1 カプセル　1 日 1 回　朝食後より開始し，最大 1 日 60 mg まで増量

### C. 心理・社会的療法

現在もなお社会的偏見が存在するため，周囲への孤立感や疎外感を強めることがある．家族やパートナーに感染を伝えられるように援助し，また性生活に応じた二次感染予防行動を確実にとれるように支援するなど，告知後も多職種が連携して長期的にかかわることが必要となる．HIV 派遣カウンセラー制度を設けている自治体もある．

陽性告知時には心理的動揺のために医療者の説明内容が頭に入らないことが多く，心理反応に十分配慮しながら，正確な知識や情報を伝え，誤ったイメージがあれば修正する．

### D. 難治症例患者・家族への対応

友愛福祉事業団の「薬害 HIV 感染被害者遺族等のメンタルケアに関するマニュアル」が参考になるように思う．

### E. 併存疾患

AIDS の指標疾患としての日和見感染症や悪性腫瘍が挙げられ，日和見感染症のなかでは，ニューモシスチス肺炎，サイトメガロウイルス感染症，カンジダ症，結核などが多い．

性的接触による HIV 感染例では B 型肝炎

ウイルスの重複感染が多く，静脈注射薬物使用者や血液製剤による感染例ではC型肝炎ウイルスが多い．また，梅毒，アメーバ，尖形コンジローマなど複数の性行為感染症を合併していることが多い．特に，梅毒の感染者数は近年再び増加傾向にあり，HIV感染症と梅毒が合併すると，症状や経過が非典型的となって，難治化や進行の加速や重篤化の報告がある．

ARTの普及による予後の改善とともに，以前のような告知やターミナルケアを目的とした精神科受診は減少した．しかし，疾患の特殊性や，人間関係や仕事などのストレス継続のため，精神障害のなかでは適応障害の割合が多い．そのほかに感情障害やパーソナリティ障害などがみられ，感染の経緯によっては物質関連障害にも注意が必要である．

■患者・家族説明のポイント
・患者のプライバシーが保護され，双方が落ち着いて話せる場を準備する．
・ARTにより生命予後は著しく改善し，かつての死に至る感染症はコントロール可能な慢性感染症になったと説明する．
・抗HIV薬の予想される副作用と対処方法をあらかじめ説明する．
・医療費助成制度を含めた社会保障制度や支援制度の説明を行う．

**参考文献**
1) HIV感染症治療研究会：HIV感染症「治療の手引き」第18版．2014
2) 岸田修二：エイズ脳症．精神科治療学 24：1329-1334, 2009
3) Clifford DB, Ances BM：HIV-associated neurocognitive disorder (HAND). Lancet Infect Dis 13: 976-986, 2013

# 細菌性・真菌性感染症
*bacterial and fungal infection*

町田　明　土浦協同病院・神経内科
横田隆徳　東京医科歯科大学大学院教授・脳神経病態学分野（神経内科）

## 細菌性髄膜炎

### 疾患概念

【定義・病型・病態・病因】　細菌性髄膜炎は細菌によって起こる髄膜の細菌感染症による炎症である．細菌性髄膜炎は化膿性の中枢神経系感染症で最も多いものであり，わが国での年間発症数は約1,500人に上る．起炎菌としては市中髄膜炎のなかでは肺炎球菌が最も多く，それに次いで髄膜炎菌，B群レンサ球菌，インフルエンザ菌，そしてリステリア菌とされている．また患者年齢により起炎菌の違いがあり，3か月未満の乳児での髄膜炎では大腸菌とB群レンサ球菌が主体であり，4か月-5歳までの乳幼児ではインフルエンザ菌と肺炎球菌が多く，成人ではその多くが肺炎球菌とインフルエンザ菌である．わが国においてもインフルエンザb型(Hib)・肺炎球菌ワクチンの普及により2011年以降，Hibおよび肺炎球菌による髄膜炎の割合は減少しつつある．

典型的な症状と徴候は，発熱，頭痛，嘔吐，羞明，項部硬直，傾眠，錯乱，昏睡である．発熱，項部硬直，意識障害を髄膜炎の三徴というが，これら三徴が全てそろうのは髄膜炎患者全体の2/3以下とされている．1秒間に2-3回頭部を水平回旋させたときに頭痛の増悪がみられるJolt Accentuation of the headacheは髄膜炎において感度97％，特異度60％とされ，項部硬直やケルニッヒ徴候，ブルジンスキー徴候とともに参考になる．

【経過・予後】　細菌性感染症のなかでも最も重篤な感染症の1つであり，抗菌薬の進歩に

もかかわらず死亡率や後遺症の割合が高く, 転帰が初期治療に左右されることから, neurological emergency に位置づけられる. 早期診断と早期治療が重要であり, 2007 (平成19) 年に日本神経治療学会, 日本神経学会, 日本神経感染症学会の3学会共同による細菌性髄膜炎の診療ガイドラインが発表され, 現在では,「細菌性髄膜炎診療ガイドライン2014」に改訂されている.

### 診断のポイント

本疾患の診断には禁忌がない限り髄液検査は必ず行われるべきであるが, 脳ヘルニア徴候を認めた場合には腰椎穿刺は禁忌となる. また髄液培養に加えて, 血液培養も行うことが推奨され, 頭蓋内圧亢進などにより髄液検査が施行不可能な場合は必須である.

細菌性髄膜炎での典型的な髄液所見は, ①初圧の上昇 (200 mmH₂O 以上), ②多核白血球の増加 (1,000/μL 以上), ③糖の低下 (40 mg/dL 以下, または血糖の40%以下), ④蛋白量の増加である. しかし, 初期に細菌性髄膜炎でもリンパ球優位のことがあり, 特に細胞数 1,000/μL 以下のときや, リステリア菌による細菌性髄膜炎のときにみられることが報告されている.

### 治療方針

#### A. 治療方針の概要

細菌性髄膜炎は未治療では転帰不良で致死的であるため, 菌の培養結果を待たずに, 経験的治療を早急に開始すべきである. 治療開始前に必ず髄液培養と場所を変えた2セット以上の血液培養を行い, その培養結果および薬剤感受性に基づき, この初期の抗菌薬投与を変更する. 治療期間は一般に 2-3 週間とされるが, 患者の状態・免疫機能などによっては長期治療が必要となる.

また成人例の副腎皮質ステロイドの併用の有用性は確立している. 基本的に, 抗菌薬の投与 10-20 分前または同時に投与する.

#### B. 薬物療法

##### 1. 起炎菌未確定時の経験的治療

**処方例** 1か月-50歳の患者には, 下記の 1)-3) を併用する.

1) ロセフィン注 1回2g 12時間ごとに静注 もしくはセフォタックス注 1回2g 4-6時間ごとに静注 （保外）用量
2) 塩酸バンコマイシン注 1回500-750 mg 6時間ごとに静注 （保外）用量
3) デカドロン注 1回0.15 mg/kg 6時間ごとに静注 2-4日間 抗菌薬初回投与と同時または直前に投与

50歳以上の患者, アルコール依存症, 他の消耗性疾患合併や免疫不全を伴う場合は, 上記の 1)-3) に加えて, 下記 4) を併用する.

4) ビクシリン注 1回2g 4時間ごとに静注 （保外）用量

脳外科術後, 頭部外傷後または人工内耳埋め込み後, 脳室-腹腔 (心房) シャント感染による脳室炎/髄膜炎の患者には, 上記 2) に加え, 下記 5) を併用する.

5) マキシピーム注 もしくはモダシン注 1回2g 8時間ごとに静注 （保外）用量

##### 2. 起炎菌が確定した場合

**処方例** ペニシリン感受性肺炎球菌の場合は, 下記 1), 2) のいずれかを用いる.

1) ペニシリンGカリウム注 1回400万単位 4時間ごとに静注
2) ビクシリン注 1回2g 4時間ごとに静注 （保外）用量

ペニシリン耐性肺炎球菌の場合は, 下記の 3), 4) を併用で用いる.

3) ロセフィン注 1回2g 12時間ごとに静注
4) 塩酸バンコマイシン注 1回500-750 mg 6時間ごとに静注 （保外）用量

インフルエンザ菌・髄膜炎菌の場合は, 上記 3) を用いる.

リステリア菌の場合は, 上記 2) を用いる.

## C. 難治症例・家族への対応

- 脳血管障害（脳梗塞，脳出血），脳浮腫，水頭症，敗血症，播種性血管内凝固症候群（DIC），全身性炎症性反応症候群（SIRS）などの重篤な合併症を生じる可能性がある．
- また治療中止に伴い症状が再燃することがあり得るため，治療終了後も検査を適宜行っていく必要がある．

### ■患者・家族説明のポイント

- 患者を不安に陥れぬよう言葉に注意して疾患の概念の概略を説明するとともに，綿密な臨床経過の把握のため，種々の検査が必要であることを納得してもらう．
- 家族には，抗菌薬や診断法の進歩にもかかわらず死亡率 10-30% であり，重篤な後遺症を残すことも多い疾患であり，さらに治療上，薬の副作用なども起こりうることを説明する．

## クリプトコックス脳髄膜炎

真菌感染による髄膜炎のなかではクリプトコックス，カンジダ，アスペルギルスの順に頻度が高い．クリプトコックス脳髄膜炎はHIV 感染症を代表とする細胞性免疫不全患者に発症しやすいが，健常者にもみられる点に注意が必要である．

臨床症状は亜急性ないし慢性に経過するが，まれに急性の経過をとる．性格変化，頭痛，嘔気・嘔吐，項部硬直，発熱が主な臨床症状だが，免疫不全がない患者の初期症状は，特に軽微で緩やかであり，患者の性格変化に家族が気づいている程度の場合もある．

髄液検査では髄液細胞数の増加，髄液糖の低下が認められ，墨汁染色で厚い莢膜をもったクリプトコックスが認められる．脳脊髄液 cerebrospinal fluid（CSF）のグルクロノキシロマンナン（GXM）抗原を検査して陽性であれば臨床診断例とする．他の真菌感染症と異なり，血清 $\beta$-D-グルカンが陽性とならないことにも注意を要する．

## A. 治療方針の概要

臨床診断あるいは確定診断された症例に対して治療を行う．初期治療には 2 週間以上のアムホテリシン B（AMPH）使用が推奨されるが，AMPH と同等の効果が期待できる忍容性が高い．

L-AMB（AMPH のリポソーム製剤）が使用される機会が増えてきている．AMPH は副作用のために長期にわたる治療が困難な場合が多く，ホスフルコナゾール（F-FLCZ）あるいはフルコナゾール（FLCZ）にスイッチして治療を継続する．CSF の圧亢進がみられる場合，初圧が 20 cmH$_2$O 程度となるまで繰り返しドレナージが進められる．治療は症状と髄液所見を指標に行い，グルクロノキシロマンナン抗原のみ陽性が継続する場合でも治療を終了し，注意深い経過観察への移行が可能である．しかし，細胞性免疫不全のある患者では治療が長期にわたる場合が多く，基礎疾患が軽快しない限り再発もみられる．

## B. 薬物療法（非 HIV 患者の場合）

**R 処方例** 1），2）を 6-10 週間併用するか，1），2）を 2 週間使用した後に 3）を 10 週以上使用する．

> 1) ファンギゾン注　1回 0.5-1.0 mg/kg　1日1回　点滴静注　もしくはアムビゾーム注　1回 2.5-6.0 mg/kg　1日1回　点滴静注
> 2) アンコチル錠（500 mg）　1日 50-200 mg/kg　1日4回　経口投与
> 3) プロジフ注もしくはジフルカン注またはカプセル（50・100 mg）　1回 200-400 mg　1日1回（loading dose：1回 400-800 mg　1日1回　2日間）点滴静注あるいは内服　保外 用量

## C. 難治症例・家族への対応

- 治療の長期化や再発などがみられることもある．
- 時に性格異常などがみられ，精神病と誤診されることがある．

■ 患者・家族説明のポイント
・不必要に患者を心配させないように注意しながら、経過・予後および治療方針の決定のための検査の必要性を説明し、再発の可能性を視野に入れた定期的なチェックアップが治療終了後にも必要となる旨の説明を行っておく.

参考文献
1) 日本神経治療学会, 日本神経学会, 日本神経感染症学会(監), 細菌性髄膜炎の診療ガイドライン作成委員会(編):細菌性髄膜炎の診療ガイドライン. 医学書院, 2014
2) 深在性真菌症のガイドライン作成委員会(編):深在性真菌症の診断・治療ガイドライン 2014. 協和企画, 2014
3) 戸塚恭一, 橋本正良(監):サンフォード感染症治療ガイド 2014. 第44版, ライフ・サイエンス, 2014

# 神経梅毒
*neurosyphilis*

阿部康二　岡山大学大学院教授・脳神経内科学

## 疾患概念
【定義・病型】　神経梅毒はスピロヘータの treponema pallidum 感染後に生じる神経系疾患の総称である. treponema pallidum は主に血行を介して中枢神経系に侵入し、初感染後、数年から十数年経過したのちに髄膜や髄膜血管、脳・脊髄実質とその血管に障害を引き起こす.

神経梅毒の病型分類は、無症候性神経梅毒や、髄膜炎・脳炎に類似し多発性脳神経麻痺などを呈する脳髄膜型、主として中大脳動脈などを侵し一般的な脳梗塞と鑑別が重要となる脳血管型、急性や慢性の横断性脊髄障害を呈する脊髄髄膜血管型、感染後 10-20 年で出現し進行性認知機能障害と性格変化など精神症状を呈する進行麻痺, さらに歩行障害を初発症状とし進行性の脊髄後索性運動失調を呈する脊髄癆などがよく知られている.

【疫学】　ペニシリン療法の確立とともに梅毒の頻度は 1942 年の 10 万人当たり 5.9 人から 1965 年の 0.1 人へと激減したが, その後の AIDS の登場と蔓延に伴って AIDS 合併症としての神経梅毒がわが国でも増加している. また最近の傾向では実質性神経梅毒よりも髄膜血管型が増加しているのが特徴である.

## 診断のポイント
神経梅毒の診断は神経梅毒を疑う臨床症状と病歴と経過, 梅毒感染を裏づける血清梅毒反応陽性(STS, TPHA, FTA-ABS), 髄液中の TPHA や FTA-ABS が陽性であり細胞増多や蛋白高値がみられること, 髄液中での treponema pallidum に対する局所抗体産生所見(IgM-TPHA)を得ることが重要である. 進行麻痺や脊髄癆患者では瞳孔不同や対光反射の異常をみることが多く, Argyll Robertson 瞳孔(対光反射消失, 近見反射保持)も半数程度にみられる.

日本国内でも HIV 感染者が増加するにつれ, 梅毒の混合感染が多くなり AIDS 患者における梅毒と神経梅毒の合併もまた増加している. AIDS 患者に合併する神経梅毒は眼障害(視神経炎やぶどう膜炎など)や髄膜炎の頻度が高く, 治療に反応しにくい, 再発が多いなど非定型的なことが多いので注意を要する. 髄液検査では細胞蛋白増多の程度が梅毒単感染より大きい. また AIDS そのものに伴う神経症状と神経梅毒の症状が区別しにくいことや AIDS 患者では血清梅毒反応が陰性になりやすいこと, 髄液細胞・蛋白増多は AIDS そのものでも起こることも鑑別の点から注意が必要である.

## 治療方針
神経梅毒の治療にはペニシリン大量点滴療法が無症候性も含めたすべての病型・病期に対して第一選択である〔下記処方例 1) と 2)〕. このうち髄膜血管型は最も治療効果が期待で

きるが，実質型では症状改善に著効しないことも多く，治療開始後24時間以内に死滅したtreponema pallidumの外毒素によってJarisch-Herxheimer反応(悪寒発熱，頻脈，頭痛など)が起きることがあり，この場合はプレドニゾロンの投与も有効なことがある．またペニシリンアレルギーの場合はテトラサイクリン〔下記3)〕を用いることがあり，ペニシリン療法に代わってセフトリアキソン(CTRX)投与が有効であるとの報告もある〔下記4)〕．

**R 処方例**

1) ペニシリンGカリウム注　1回200-400万U　1日6回　2週間　筋注
   (保外) 用法・用量
2) 水性プロカインペニシリンG注　1回60万U　1日1回　2週間　筋注(日本未発売)　＋ベネシッド錠(250 mg)　1回2錠　1日4回　(保外)
3) アクロマイシンVカプセル(50・250 mg)　1回500 mg　1日4回　10-14日　(保外)
4) ロセフィン注　1回1 g　1日2回　2週間　点滴静注　(保外)

**参考文献**

1) 足立絵美，松原悦朗，阿部康二，他：パーキンソニズムで発症しSPECTで視床，基底核脳血流変化を評価した神経梅毒の1例．神経内科 60：105-107, 2004

# 橋本脳症
*Hashimoto encephalopathy*

**銭谷怜史**　東京医科歯科大学大学院・脳神経病態学分野(神経内科)
**横田隆徳**　東京医科歯科大学大学院教授・脳神経病態学分野(神経内科)

## 疾患概念

【概念】　橋本脳症とは橋本病に伴う自己免疫的機序により多彩な精神・神経症状を呈する疾患である．粘液水腫性昏睡や甲状腺クリーゼと異なり甲状腺ホルモン値の正常化では改善せず，ステロイドなど免疫学的な治療が著効することが特徴である．Shawらは精神・神経症状の存在，抗甲状腺抗体の存在，ステロイドに対する反応性という3点を疾患の特徴として強調している．steroid-responsive encephalopathy associated with autoimmune thyroiditis(SREAT)やnonvasculitic autoimmune inflammatory meningoencephalitis(NAIM)は橋本脳症とほぼ同様の概念である．

【疫学】　橋本脳症はまれな疾患であり10万人中2名と推定されている．

【病型分類】　急性脳症型と慢性精神病型の2つの病型がよく知られている．急性脳症型では脳卒中のような急性または亜急性の神経脱落症状と進行する意識障害(昏睡や錯乱)を示す．慢性精神病型は慢性の経過で認知機能低下や意識障害(錯乱，幻覚，傾眠)などを示す．両者はオーバーラップすることもあり，けいれんやミオクローヌスなどの不随意運動も伴うことがある．比較的まれな病型としては慢性進行性小脳失調型，クロイツフェルト-ヤコブ病様病型，ミエロパチーなどの報告もあるがその因果関係は確立していない．

【病態】　橋本脳症の病態は明らかになっていない．数少ないが病理解剖の結果や脳血流シンチグラフィなど機能画像の結果，免疫学的

な治療反応性などから自己免疫性の血管炎と推測されている．

## 【検査】
### A. 血液検査
　抗甲状腺抗体陽性は橋本病の潜在性病期と考えられており，膠原病の患者でも陽性を示す．抗甲状腺抗体は「健常人」でもおよそ18％で陽性である．そのためShawらの診断基準は特異度に問題がある．血管内皮細胞の表面に発現しているαエノラーゼという多機能蛋白質(解糖系酵素，プラスミノーゲン受容体など多くの機能をもつ)のN末端に対する自己抗体，抗NAE(anti-NH$_2$-terminal alpha-enolase)抗体が特異度の高いマーカーとして有用であるという報告がある(感度50％，特異度90％)．しかし抗αエノラーゼ抗体自体は多くの感染症や自己免疫疾患で陽性になるためマーカーとして疑問視する意見もある．

### B. 画像検査
　頭部MRIでは異常を指摘できないこともしばしばある．脳血流シンチグラフィでは血流障害を示唆する灌流欠損が認められる．

### C. 生理学検査
　脳波では基礎律動の徐波化が認められる．

### D. 髄液検査
　髄液蛋白の増加が認められる．

## 【予後】
ステロイド治療によって症状が改善する例がほとんどである．しかし診断が困難であり治療開始が遅れることが多い．治療開始が遅れた場合は後遺症を残しやすい．

## 診断のポイント
　まずは橋本脳症の存在を疑うことが重要である．他疾患の除外のため髄液検査，脳波，頭部MR，血液検査は不可欠である．抗NAE抗体は陰性であっても橋本脳症は否定できないため検査結果を待たず早期にステロイド治療を開始する．

## 治療方針
### A. 治療方針の概要
　急性脳症型ではステロイドパルス療法から開始しPSL内服で治療する．典型例では数か月以内に症状が軽快する．慢性精神病型ではPSL内服治療で開始する．症状の軽快を確認したら緩徐に漸減する．漸減に伴い再発が認められることがある．難治例では免疫抑制薬や単純血漿交換，免疫グロブリン大量療法など追加治療が検討される．免疫抑制薬はアザチオプリンやシクロホスファミドが使用される．

### B. 薬物療法
**R 処方例** 意識障害を伴う急性脳症型などには下記1)を用いる．

1) ソル・メドロール注(1,000 mg)　1回1,000 mgを1日1回点滴するステロイドパルス療法を3-5日間行う．点滴終了後プレドニン錠(5 mg)を1 mg/kgで内服投与する．体重50 kgならばプレドニン(5 mg)1回5錠1日2回で投与する．治療効果がみられた場合は漸減する．効果不十分な場合は2クールのステロイドパルス療法を行い，それでも効果不十分ならば，免疫グロブリン大量療法または単純血漿交換を考慮する．免疫グロブリン大量療法は献血ベニロン-Iまたは献血ヴェノグロブリンIHを400 mg/kgで5日間連続投与する．血圧低下の防止やアレルギー反応などの副作用の早期発見のため投与開始1時間以内はゆっくりと点滴をする．体重50 kgならば1日20 g点滴静注する．体重50 kgの場合は投与開始1時間以内は30 mL/分の速度で点滴を開始する．副作用がなければ徐々に点滴速度を加速するが90 mL/分を超えないようにする．単純血漿交換は週に2回の頻度で開始する．これらの治療は保険適用外である

　プレドニン減量困難と考えられた場合は下記2)のように免疫抑制薬を併用する．保険適用外である．

2) イムラン錠(50 mg)　1回1錠　1日1

回 (保外)
慢性精神病型など緊急性が乏しい場合は下記3)のようにプレドニン内服を加療する.
3) プレドニン錠1日1mg/kgを1-2回に分けて内服投与する
体重50kgならばプレドニン錠(5mg)1回5錠1日2回またはプレドニン錠(5mg)1回10錠1日1回で投与する.

# 傍腫瘍性・自己免疫性辺縁系脳炎
*paraneoplastic and autoimmune limbic encephalitis (PLE and ALE)*

藤田浩司　徳島大学大学院・臨床神経科学分野(神経内科)
湯浅龍彦　鎌ヶ谷総合病院千葉神経難病医療センター・センター長

## 疾患概念

**【定義・病型】**　古くは腫瘍の直接浸潤によらない,遠隔効果による辺縁系脳炎を傍腫瘍性辺縁系脳炎 paraneoplastic limbic encephalitis(PLE)といった.現在では遠隔効果の本体は免疫学的な反応であるとの認識が一般的である.

PLEは関与する抗神経抗体の種類によって大きく2つに分類される.第1は細胞内抗原に対する抗体がみられるもので,古典的PLEである.第2は細胞表面のシナプス蛋白に対する抗体が関連する,最近知られるようになった新規PLEである.ただし後者の抗体は,PLEのみならず非傍腫瘍性の辺縁系脳炎にもかかわっているため,近年,自己免疫性辺縁系脳炎 autoimmune limbic encephalitis(ALE)とも称される.なお,抗体が関与し非傍腫瘍性のものを特に,自己抗体介在性急性可逆性辺縁系脳炎(AMED-ARLE)とよぶ(別項).

**【病態・病因】**　古典的PLEでみられる抗体には抗Hu抗体,抗Ma2抗体,抗CRMP5抗体などがある.抗Hu抗体陽性PLEは肺小細胞癌,抗Ma抗体陽性PLEは精巣腫瘍,抗CRMP5抗体陽性PLEは肺小細胞癌や胸腺腫を主に伴う.しかし,これらの抗体が辺縁系を侵す機序は不明である.病理学的には,血管周囲や間質のT細胞浸潤,グリオーシス,神経細胞貪食,神経細胞脱落を認める.B細胞も血管周囲に集簇し,形質細胞浸潤を伴うことがある.

新規PLE/ALEの抗体としては抗NMDA受容体抗体,抗VGKC複合体(実際の抗原はLGI 1やCaspr 2)抗体,抗AMPA抗体,抗$GABA_B$抗体などがあり,前二者が大部分である.抗NMDA受容体抗体陽性脳炎(抗NMDA受容体脳炎:厳密には"辺縁系"脳炎とされていない)ではしばしば卵巣奇形腫を伴うが,その頻度は年齢,性別,人種によって異なる.抗LGI 1抗体陽性辺縁系脳炎では腫瘍はまれだが,伴う場合は主に胸腺腫である.抗NMDA受容体抗体(NR 1サブユニットに対するIgG)については病態への関与(病原性)が示されつつある.

**【疫学】**　わが国における急性脳炎・脳症の疫学調査〔2001-2005(平成13-17)年〕によれば,傍腫瘍性脳炎・脳症は全体の8%であり,古典的PLEはまれである.しかし,その調査以降に診断可能となった新規PLE/ALEは臨床で遭遇する可能性が高い.抗NMDA受容体脳炎は80%が女性で,発症年齢は23か月-76歳(中央値19歳)と若年主体だが,小児から高齢者まで幅広い.抗LGI 1抗体陽性辺縁系脳炎は65%が男性で,発症年齢は30-80歳(中央値60歳)と中高年主体である.

**【経過・予後】**　PLEは急性-亜急性の脳症で,短期記憶障害,記銘力障害を示す.患者は最初うつ症状,人格変化,易刺激性の亢進,記憶障害をきたす.てんかん発作,主に部分てんかん発作をきたすことがある.幻臭や味覚異常をきたしたり,意識障害,視床下核障害,下垂体ホルモンの異常をきたすものもある.

抗NMDA受容体脳炎患者は初期に精神科を受診することが多いため，早期診断における精神科医の役割はとりわけ大きい．典型例は前駆期（頭痛・発熱などの感冒様症状）→精神病期（さまざまな精神症状）→無反応期→不随意運動期（口舌ジスキネジアなど）→緩徐回復期を経る．てんかん発作や中枢性低換気も頻度が高い．一方，抗LGI 1抗体陽性辺縁系脳炎は典型的なPLEの臨床像を呈することが多いが，クロイツフェルト-ヤコブ病を思わせる急速進行性認知症を呈する例もある．

一般に，古典的PLEは免疫療法の効果が乏しく予後不良（抗Ma 2抗体は例外），新規PLE/ALEは免疫療法が有効で予後良好なことが多い．いずれにせよ，腫瘍が存在する場合はその治療が肝要である．留意すべきこととして，抗NMDA受容体脳炎，抗LGI 1抗体陽性辺縁系脳炎は約2割の例で再発する（抗NMDA受容体脳炎では非傍腫瘍性のほうが再発しやすい）．

## 診断のポイント

古典的PLEでは，6割で髄液異常（細胞増加，オリゴクローナルバンド），5割で脳波異常（てんかん性），6割で脳MRI異常（側頭葉内側のFLAIR高信号）を認める．関連抗体は6割の患者で検出される（※4割では認めない）．中年以上の喫煙男性患者で抗Hu抗体陽性PLEと診断した場合，肺小細胞癌を検索する必要がある．

抗NMDA受容体脳炎では，髄液は（初期に正常のこともあるが）リンパ球増加を示し，6割でオリゴクローナルバンド陽性となる．脳波はほとんどの例で異常を示し，非特異的な徐波，時にてんかん性活動を呈する．脳MRIは3-4割で異常となり，FLAIRなどで大脳・小脳皮質，海馬，島回，基底核，脳幹などに一過性に高信号を認める．診断確定に必要な抗NMDA受容体抗体は，血清よりも髄液のほうが感度が高いため，髄液を評価に含める．卵巣奇形腫の有無も確認する．

抗LGI 1抗体陽性辺縁系脳炎では，髄液はしばしば正常か，軽度の細胞増加，蛋白上昇，オリゴクローナルバンドを認める程度である．脳波ではてんかん性放電など何らかの異常，MRIでは側頭葉内側を含む領域で信号異常を認めることが多い．診断確定には血清で（抗VGKC複合体抗体および）抗LGI 1抗体を評価する．胸腺腫，肺癌の有無も確認する．

## 治療方針

### A．概要

古典的PLEでは，悪性腫瘍の早期発見・治療が神経症状改善に寄与する一方，免疫療法は無効なことが多い（抗Ma 2抗体は例外）．一方，抗NMDA受容体脳炎，抗LGI 1抗体陽性辺縁系脳炎では，腫瘍（認める場合）摘出に加えて，免疫療法が有効な場合が多い．

### B．免疫療法

抗NMDA受容体脳炎ではステロイド（パルス療法+維持療法），免疫グロブリン療法，血漿交換療法が第一選択である．実際には，まずステロイドパルス療法を行ったのち，必要に応じて後二者のいずれかを追加することが多い．卵巣奇形腫を認める場合，婦人科と連携してなるべく早期に摘出する．第一選択治療および腫瘍摘出で効果不十分な場合，第二選択として免疫抑制薬を検討する（欧米ではリツキシマブ，シクロホスファミドなどが用いられる）．

抗LGI 1抗体陽性辺縁系脳炎の治療でもステロイド，免疫グロブリン療法，血漿交換療法などが選択され，約8割の患者で有効である．

### C．難治症例・家族への対応

PLE/ALEが考えられる場合，患者ならびに家族には，病状がおそらく自己免疫的な機序で生じていること，したがって免疫治療が必要なことを説明する．原因として腫瘍が存在する場合があり，検索・治療が必要なことも伝える．場合によっては専門施設への転院が必要になることも話す．

■患者・家族説明のポイント
・辺縁系脳炎の一般的な説明をする．
・傍腫瘍性の場合には，患者の辺縁系脳炎が，腫瘍の遠隔症状として免疫学的な機序で招来されている理屈を説明する．脳炎に対する治療に加え，腫瘍そのものに対する治療が重要であることを説明する．
・チーム医療が必要で，高度専門施設への転院も必要になることを話す．

**参考文献**
1) Vedeler CA, Antoine JC, Giometto B, et al：Management of paraneoplastic neurological syndromes：report of an EFNS Task Force. Eur J Neurol 13：682-690, 2006
2) Lancaster E, Martinez-Hernandez E, Dalmau J：Encephalitis and antibodies to synaptic and neuronal cell surface proteins. Neurology 77：179-189, 2011
3) Dalmau J, Rosenfeld MR：Paraneoplastic and autoimmune encephalitis. UpToDate, 2015

# 自己抗体介在性急性可逆性辺縁系脳炎
*autoantibody-mediated acute reversible limbic encephalitis (AMED-ARLE)*

藤田浩司　徳島大学大学院・臨床神経科学分野（神経内科）
湯浅龍彦　鎌ヶ谷総合病院千葉神経難病医療センター・センター長

## 疾患概念

【定義・病型】　抗グルタミン酸受容体抗体を伴い非ヘルペス性かつ非傍腫瘍性の急性辺縁系脳炎を，自己抗体介在性急性可逆性辺縁系脳炎 autoantibody-mediated acute reversible limbic encephalitis (AMED-ARLE) という．類似の臨床を呈する疾患として抗NMDA受容体脳炎がある．後者は当初，卵巣奇形腫 ovarian teratoma (OT) を伴う傍腫瘍性脳炎という位置づけだったが，現在では半数以上でOT陰性とされている．OT陰性例の臨床像はAMED-ARLEとほとんど同じである．

【病態・病因】　AMED-ARLEの病態には，抗グルタミン酸受容体抗体がかかわると考えられる．具体的にはNMDA型グルタミン酸受容体（NMDA受容体）のサブユニット GluRε2 (NR 2B) に対する抗体（抗GluRε2抗体）である．一方，抗NMDA受容体脳炎では，抗体はNMDA受容体を発現させたHEK 293細胞などで検出され，細胞膜上のサブユニットNR1のN末端を認識する．抗NMDA受容体脳炎の女性患者では約半数にOTを伴い，その場合は傍腫瘍性といえる．一方，AMED-ARLEは主として傍感染性辺縁系脳炎である．

【疫学】　「急性脳炎・脳症のグルタミン酸受容体自己免疫病態の解明・早期診断・治療法確立に関する臨床研究」（高橋班）の疫学調査によれば，ウイルス性脳炎（22％），傍感染性脳症（AMED-ARLEを含む）（25％），傍腫瘍性脳炎・脳症（8％），膠原病合併例（4％），その他（41％）である．わが国における推定罹患数は，急性脳炎・脳症が年間約2,000例，傍感染性脳症は約550例と見積もられる．AMED-ARLEは男女比2：3で女性，特に若年女性に多い．なお，抗NMDA受容体脳炎の報告では，男女とも小児例が少なくない．

【経過・予後】　臨床症状の概略は次のようである．感冒様の前駆症状があって，その後，精神症状が出現して，亜急性に経過する．行動異常，滅裂思考，精神運動性興奮，幻聴，味覚異常，カタレプシー，発熱，意識障害，けいれん発作，各種の不随意運動，口唇の chewing 運動，各種の異常運動（チック，アテトーゼ，舞踏運動，ミオクローヌス，後弓反張），各種の自律神経反応（発汗，頻脈，血

圧変動，呼吸低下）を呈し，人工呼吸器を要すことが多い．回復期には，さまざまな通過症候群，記銘力障害，健忘（前向，逆行性）などを呈す．極期に死亡する例もある．それを乗り越えれば，生命予後は比較的良好とされる．後遺症として記憶障害，精神・知能障害，後発性のてんかん症候群をきたすものがある．こうした臨床症状から抗NMDA受容体脳炎とは実際には区別がつかない．

## 診断のポイント

急性辺縁系脳炎全体が鑑別診断となる．すなわち，単純ヘルペス脳炎などの感染性脳炎，自己抗体陽性脳炎（傍腫瘍性，非傍腫瘍性とも），橋本脳症，膠原病に伴う辺縁系脳炎などである．診断が確定するまでの間，まず単純ヘルペス脳炎を想定して対処するのは順当である（髄液HSV-DNA PCR，アシクロビル投与など）．AMED-ARLEでは，髄液の細胞数や蛋白は一般に軽微な変化にとどまる．血清・髄液では抗GluRε2抗体，抗NMDA受容体抗体などの自己抗体を測定する．

脳MRIでは明らかな異常を認めないか，扁桃・海馬，辺縁系に軽微な信号変化，腫脹をきたす（破壊性の病変ではむしろ単純ヘルペス脳炎を疑う）．悪性腫瘍ないし卵巣奇形腫が併存する可能性を考慮し，全身のスクリーニングを行う．

## 治療方針

### A. 概要

AMED-ARLEの治療は現在なお，経験的に実施されている．発症早期にはさまざまな精神症状を呈し，統合失調症やカタレプシーなどが疑われる．そうしたときには，対症療法として向精神薬が使用される．発熱やけいれん，意識障害に対して，抗けいれん薬，呼吸や血圧の管理など全身管理を実施する．単純ヘルペス脳炎の疑いが払拭できない急性期において，抗ヘルペス薬（主にアシクロビル）を用いる．こうした処置を行いながら腫瘍の検索を行い，並行して下記の免疫療法を実施する．なお，OTその他の腫瘍を有する場合は傍腫瘍性と考え，関連診療科と連携して治療する（抗NMDA受容体脳炎ではOTの早期摘出が望ましい）．後遺症としててんかんを併発するときは，抗てんかん薬を用いる．

### B. 免疫療法

AMED-ARLEでは，介在するグルタミン酸受容体に対する抗体産生をまずコントロールし，二次性に生じる各種の免疫学的なカスケードを制御することを狙う．まず早急に実施するのがステロイドパルス療法である．

**℞ 処方例**

ソル・メドロール注（1,000 mg/バイアル）1回1バイアル　1日1回　生理食塩液250 mLに溶かして点滴静注　3-5日間を1クールとして，1-数クール行う

後治療にはプレドニゾロン（経管ないし経口）を投与し漸減する．さらに免疫グロブリン療法や血漿交換療法が必要となることが多い．以上で効果不十分な場合，免疫抑制薬の使用も検討する．

### C. 心理・社会的療法

後遺症をもった患者の社会復帰や，慢性のてんかんが持続する症例での社会支援が必要である．

### D. 難治症例・家族への対応

まず，発症早期で診断が確定するまでは，病状が急激に進展・悪化することが多く，家族の不安は大きい．何を疑って，どう検査を進め，どう対処しようとしているのかなど難しい状況を正直に説明することが肝要である．さまざまな鑑別を要する疾患があること，それらの検査を実施しながら，目前の急性の病態に対処しようとしていることを話す．しかも，予断を許さない事態であること，そして，救命のためには気管切開，人工呼吸器も必要になることを話して理解を得る．AMED-ARLEが疑われるという状況になれば，けいれん発作をコントロールしながら，根本的には免疫療法が必要になることを話す．

なお，OTを有する抗NMDA受容体脳炎の場合，早期のOT摘出が推奨されている．場合によって卵巣全摘も考慮しなければならない．これから挙児を望む若年女性の場合，難しい判断を迫られる．特に，両側にOTが発見された場合には，卵巣全摘でなく，可能な限りOT核出術を検討すべきであろう．

急性期を乗り越えた時点では，今後の見通しとして回復の見込みのあることを話す．難しいなかにも希望があることを家族に伝え，家族を支援する．そして，なかには後遺症を残す例のあることも正直に説明して治療全体の理解を得る．

### 参考文献

1) 根本英明，高橋幸利，湯浅龍彦：自己抗体介在性急性可逆性辺縁系脳炎(AMED-ARLE). Neuroinferction 10：44-46, 2005
2) 湯浅龍彦，藤田浩司：辺縁系脳炎—歴史，症状，最新分類. Brain Nerve 62：817-826, 2010
3) Titulaer MJ, McCracken L, Gabilondo I, et al: Treatment and prognostic factors for long-term outcome in patients with anti-NMDA receptor encephalitis: an observational cohort study. Lancet Neurol 12: 157-165, 2013

## 単純ヘルペス脳炎
*herpes simplex encephalitis (HSE)*

小路純央　久留米大学准教授・神経精神医学

### 疾患概念

【定義】　単純ヘルペスウイルス herpes simplex virus(HSV)による中枢神経感染症である．

【病態・病因】　HSVの初感染の多くは，不顕性感染であるが，成人での初感染は重篤化しやすい．HSV-1型(口唇ヘルペス)とHSV-2型(性器ヘルペス)があるが，その多くが1型が原因である．成人では嗅神経や三叉神経に潜伏していたHSVが再活性化して脳炎を起こし，2型は新生児で経産道的に感染することが多く，また成人での脊髄炎・髄膜炎の原因となる．病理学的には側頭葉，大脳辺縁系が好発部位の左右非対称性の急性壊死性脳炎であり，約半数に核内封入体(Cowdry A型封入体)を認める．HSEの多くは急性発症であるが，時に亜急性，例外的に慢性発症，再発例も認められる．

【疫学】　脳炎の原因の多くは未確定であるが，HSEは脳炎全体の約20％，起炎ウイルスが判明している脳炎の60％で最も頻度が高い．いずれの年齢でも発症を認め，明らかな性差や季節的変動はない．

【経過・予後】　発熱，頭痛，倦怠感で発症し，脳圧亢進症状，髄膜刺激徴候(頭痛，悪心・嘔吐，項部硬直，Kernig徴候)，さまざまな程度の意識混濁(ほぼ必発)と変容，けいれんの出現が特徴的で，局所徴候として，幻覚・妄想などの精神症状，健忘症候群，自発性低下，運動麻痺，味覚障害，嗅覚障害，失語症，視野障害，ミオクローヌスなどを認める．まれではあるがKlüver-Bucy症候群(精神盲，口唇傾向，情動変化，性行動の異常亢進)を認めることがある．わが国において抗ヘルペスウイルス薬の導入以後，予後は改善されたが，致命率は10-30％と依然高く，約30-40％の社会復帰がみられるが，同程度に記憶障害，症候性てんかん，性格・行動異常，嗅覚脱失，失語，失外套症候群などの後遺症が残存する．特に治療開始の遅れ，昏睡に至る意識障害，けいれん重積，脳圧亢進した症例は予後不良とされる．

### 診断のポイント

臨床症状・徴候，髄液，画像，脳波所見に加え，ウイルス学的検査を参考に診断を行う．診断には迅速さが要求され，髄液HSV陽性(PCR法)，EIA抗体陽性値が有用である．

急性（時に亜急性）脳炎を示唆する症状・徴候を認め，末梢血で白血球増加，赤沈・CRP増加がみられ，髄液検査にて，通常髄液圧上昇，単核球優位の細胞増多，蛋白上昇を示す．糖濃度は正常で，HSEでは出血性脳炎を起こすことがあり赤血球，キサントクロミーを認める．脳波はほぼ全例で異常を認め，局在性の異常（高振幅徐波）は多くの症例で認めるが，約30％に周期性一側性てんかん性放電（PLEDs）を認める．頭部CTで発症7病日前後で側頭葉の低吸収域，脳腫脹が50-60％の頻度で検出される．MRIでは早期に，側頭葉内側面，前頭葉眼窩，島回皮質，角回など中心にFLAIR，T2，拡散強調画像で高信号となり，一側優位のことが多い．臨床症状と上記神経学的所見にて"疑い例"とされ，髄液のPCR法によるHSV陽性，HSV抗体価の経時的かつ有意な上昇，髄腔内抗体産生を示唆する所見（血清／髄液抗体価比≦20 または，抗体価指数＝髄液抗体／血清抗体÷髄液アルブミン／血清アルブミン≧2）にて"確定例"となる．ただし陰性であっても診断を否定するものではない．髄液からウイルス分離できることはまれである．

鑑別診断には，各種髄膜炎，脳膿瘍，非ヘルペス性辺縁系脳炎，二次性脳炎，急性散在性脳脊髄炎などが問題となる．グローバル化とともに，西ナイルウイルス脳炎，日本脳炎，狂犬病などの輸入感染症としての，思わぬ髄膜脳炎などの混入にも注意が必要である．

## 治療方針

### A. 治療方針の概要

呼吸・循環管理，輸液・栄養管理がまず重要である．HSEの疑い例の段階でも，「1分でも早く」抗ウイルス薬の大量投与を開始する．けいれんや脳浮腫に対しての加療も併せて行う．二次感染予防に留意し，抗菌薬を投与する．副腎皮質ステロイドの併用については，脳浮腫の軽減や炎症性サイトカイン抑制機序などにより，有用性が報告されており，パルス療法なども考慮されているが，その効果についての十分な裏づけはない．中枢神経感染症は増悪した場合など躊躇せず，高次の救急医療機関や専門病院へ転院させることも重要である．

### B. 薬物療法

#### 1. 抗ウイルス薬

アシクロビル（ゾビラックス）の早期投与が重要である．腎機能障害がある患者では投与量を調整する．アシクロビル不応例にはビダラビン（アラセナ-A）の使用が勧められる．HSEが否定された段階で投与を中止する．

**処方例**

1) ゾビラックス注（250 mg）　1回10 mg/kg　1日3回　1時間以上かけて点滴静注，14日間．重症例ではインフォームド・コンセントに留意して20 mg/kgが使用されることもある．ゾビラックスはアルカリ性を呈するため多剤との混注を避ける．遷延，再発例には1クール追加

2) アラセナ-A注（300 mg）　1回15 mg/kg　1日1回　500 mLの輸液に溶解し，2-4時間かけて点滴静注10-14日間

#### 2. けいれん発作，脳浮腫の治療

けいれん発作にはジアゼパム（セルシン，ホリゾン），フェニトイン（アレビアチン），フェノバルビタール（フェノバール）のいずれかの静注・筋注を行う．

**処方例** 下記のいずれかを用いる．

1) セルシン注（10 mg）またはホリゾン注（10 mg）　5 mg/分で静注，けいれんが消失しないときはさらに10 mg静注，呼吸抑制に注意

2) アレビアチン注（250 mg）　1回125-250 mg　50 mg/分以下の速度で緩徐に静注．けいれんが消失しないときは30分後100-150 mg追加投与　けいれんが持続ないし再発する場合は持続静注（0.1-0.15 mg/kg/時間）が可能　薬剤

の血管外漏出による組織壊死，血圧降下，意識障害などに注意
3) フェノバール注（100 mg）　1回100-200 mg　1日1-2回　筋注

けいれん重積状態には，呼吸管理下で，ホスフェニトイン（ホストイン），フェノバルビタール（ノーベルバール），ミダゾラム（ドルミカム）などの点滴静注で発作を止め，採血・血液ガスなどの検査を適宜行う．

4) ドルミカム注（10 mg）　1回 0.1-0.3 mg/kg　緩徐に静注，点滴静注　0.05-0.1 mg/kg/時間ずつ 0.3 mg/kg/時間まで増量可　保外

脳浮腫に対してはグリセリン（グリセオール）かマンニトールの点滴静注を行う．

5) グリセオール注　1回 200-500 mL　1日1-2回　500 mL/2-3時間の速度で点滴静注（年齢・症状に応じ適宜増減）

脳幹脳炎，脊髄炎に対しては，抗ウイルス薬に加え副腎皮質ステロイドの併用を考慮する．

6) ステロイドパルス　ソル・メドロール（メチルプレドニゾロン）1,000 mg/日　点滴　3日間

■患者・家族説明のポイント
・確定診断前からの治療の重要性について十分説明する．
・早期に治療を開始しても本疾患の致命率は 10-30% と高い．
・死亡回避しても，重篤な後遺症が残る可能性がある．

参考文献
1) 日本神経感染症学会（編）：ヘルペス脳炎―診療ガイドラインに基づく診断基準と治療指針．中山書店，2007
2) 庄司紘史：ヘルペス脳炎とその周辺．永井書店，2009
3) 日本神経感染症学会：単純ヘルペス脳炎診療ガイドライン．http://www.neuroinfection.jp/guideline001.html

# 硬膜下血腫
*subdural hematoma*

**開道貴信**　国立病院機構奈良医療センター・脳神経外科医長

### 疾患概念
【定義・病型】　慢性硬膜下血腫 chronic subdural hematoma は受傷から3週間以上経て硬膜下に血液が貯留した状態である．受傷後3日以内は急性 acute，4日-3週は亜急性 subacute，3週以降は慢性 chronic と定義されるが，硬膜下血腫は急性・亜急性と慢性で病態が異なる．慢性硬膜下血腫について記す．

【病態・病因】　症状は，頭痛，精神鈍麻，記憶障害，片麻痺，失語，尿失禁などが単独か組み合わさってみられる．外傷の既往が大半にあるが，多くは程度が軽い．外傷歴がないものも 10-20% 存在する．抗凝固薬服用や悪性腫瘍硬膜転移によるものもある．前頭・側頭・後頭部にわたることが多く，時に両側性にみられる．血腫は厚い外膜と薄い内膜に包まれ，流動性の血液成分に茶褐色の小塊が混じったものが多いが，キサントクロミーや水様透明のこともある．

【疫学】　約半数が60歳以上で，年間1-2人/10万人に発生し高齢者でさらに増える．

【経過・予後】　受傷直後のCTで硬膜下液貯留 subdural fluid collection があることもあるが，すべてが慢性硬膜下血腫に移行するわけではない．無症状の血腫が自然吸収される例もある．

一方，症状を呈する際は，わずかでもさらに増大すれば著しく症状が進行するおそれがある．脳ヘルニアをきたし，呼吸抑制や死に至ることもある．

### 診断のポイント
神経症状は非特異的なため，認知症，正常圧水頭症，脳卒中，加齢変化，抗精神病薬過量投与などとの鑑別を要する．

頭部CTやMRIにて脳実質を外側から圧迫する病変が，頭蓋骨と脳の間に指摘される．典型的なものは三日月形で均一な高吸収域を示すが，凸レンズ型，低・等吸収域，不均一な吸収域もある．脳萎縮が強く，症状が乏しいにもかかわらず巨大な血腫が発見される例もある．中に隔壁が形成されCT値の異なる多房性血腫例もある．等吸収域の血腫は診断困難で，脳溝の偏位や側脳室の圧迫所見から診断するが，両側性でmidline shiftがない場合は見落とす危険がある．

MRIでは信号域の変化をとらえやすく，典型例では遊離メトヘモグロビンによりT1・T2高信号域を示す．

### 治療方針

#### A. 治療方針の概要

本症は診断された時点で脳神経外科医に紹介し判断を委ねる．症候性の場合は緊急手術か，少なくとも数日内に手術される．マンニトールや高張グリセリン液などの浸透圧利尿薬は，脳ヘルニアを回避するため緊急時に用いるが，それ以外ではかえって血腫の増大を起こすおそれがある．

#### B. 手術

穿頭血腫洗浄ドレナージ術が一般的である．1-2か所穿頭し，血腫腔にチューブを挿入し，生理食塩水や人工髄液で洗浄したのち1-2晩留置しドレナージする．ドレーン留置は再発や死亡率を有意に減らす．局所麻酔が多いが，鎮静困難な例では全身麻酔もある．両側性は一度に両側を手術することが多い．器質化例や多房性例で開頭術が選択されることもある．再発例は再手術を行う．

#### C. 経過観察

術後薄い血腫がいくぶん残存するが徐々に吸収され，多くは消失に至る．再発は1-2割にみられ，アルコール多飲，脳萎縮，抗血小板薬・抗凝固薬服用，血液透析，凝固能異常，水頭症シャント術後で生じやすい．増悪因子の薬剤の中止や，中和剤や血小板輸血投与，シャント調整をすることもある．

無症候性の場合も定期的に観察する．五苓散など漢方薬での改善例が増えつつある．軽症例では，増大防止または軽減，消失をみることがあり，文献的にも報告されている．

### R 処方例

ツムラ五苓散エキス顆粒 (2.5 g/包)　1回1包　1日3回　食間　保外

### ■患者・家族説明のポイント

・高齢者で進行する認知症，尿失禁，麻痺，頭痛などは本症も疑う．
・軽い頭部外傷で数週経ってからでも発症しうることを教える．

### 参考文献
1) 太田富雄，松谷雅生（編）：脳神経外科学．改訂10版，金芳堂，2008

# 外傷性脳損傷
*traumatic brain injury (TBI)*

**唐澤秀治**　総合病院国保旭中央病院脳神経外科脳神経疾患センター・センター長（千葉）

### 疾患概念

頭部外傷後遺症としての認知障害に関しては，診療科によって使用する用語が異なり，かなりの混乱がみられている．疾患概念として，以下1-4を理解しておく必要がある．

#### 1. 脳神経外科領域で使用されている頭部外傷 (head injury)

脳神経外科領域では，頭部外傷を，①頭蓋骨骨折，②頭蓋内または脳実質の局在性損傷，③脳実質のびまん性損傷の3つに分けたGennarelliの分類が用いられており，このなかに「外傷性脳損傷」という用語は存在しない．また頭部外傷の重症度に関しては，国際的にはグラスゴーコーマスケール（GCS）（深昏睡が3，意識清明が15）が用いられ，13-15が軽症，9-12が中等症，3-8が重症と定義されている．

## 2. WHOが推奨した軽度外傷性脳損傷の基準

1993（平成5）年に米国リハビリテーション学会が「軽度外傷性脳損傷 mild traumatic brain injury（MTBI）」の定義を提案したが，その後用語の意味するところが論文によって異なり，混乱が生じてしまった．そこで，2004（平成16）年にWHOのタスクフォースが混乱しているMTBIに関する文献をレビューし次のようなoperational criteria（運用基準）を推奨した（iおよびiiを満たすこと）．（i）以下のうち1つ以上：①混乱や失見当識，②30分以下の意識消失，③24時間以内の外傷後健忘，④その他の一過性の神経学的異常（巣症状やけいれん，外科手術を必要としない頭蓋内病変），（ii）受傷後30分またはそれ以降の診察時点でのGCSが13-15．

## 3. DSM-5における外傷性脳損傷による認知症

DSM-5では，「外傷性脳損傷による認知症（DSM-5）または外傷性脳損傷による軽度認知障害（DSM-5）Major or Mild Neurocognitive Disorder Due to Traumatic Brain Injury」を，次のA，B，Cにより定義している．

A：認知症または軽度認知障害の基準を満たす．

B：外傷性脳損傷の証拠がある．つまり頭部への衝撃や，頭蓋内で脳が速く動くか移動するような機序に関する証拠があり，以下のうちの1つ以上を伴う．①意識喪失，②外傷後健忘，③失見当識および錯乱，④神経学的徴候（例：損傷を示す神経画像，てんかん発作の新たな出現，既存のてんかん性障害の顕著な増悪，視野欠損，嗅覚脱失，片麻痺など）．

C：神経認知障害が外傷性脳損傷の発生後すぐ，または意識の回復後すぐに認められ，急性の受傷後過程が終わっても残存する．

## 4. 厚生労働省のモデル事業における高次脳機能障害の診断基準

高次脳機能障害者支援の手引き（改訂第2版，2008）内に高次脳機能障害の行政的診断基準があり，高次脳機能障害情報・支援センターHPからダウンロード可能である．

### 診断のポイント

診断のポイントは，診断の根拠を明確にすることである．記載例：WHOのタスクフォースの基準またはDSM-5の基準にしたがって○○を満たすので○○と診断する．

### 治療方針

#### A．頭部外傷に対する急性期治療

頭部外傷に対する急性期治療は，救急医または脳神経外科医により手術的治療または保存的治療が行われる．

#### B．高次脳機能障害や軽度外傷性脳損傷に対する治療・訓練

高次脳機能障害などに対する治療・訓練には，医学的リハビリテーション，生活訓練，職業訓練が含まれる．各都道府県には，高次脳機能障害者への支援拠点機関および支援コーディネーターが配置されており，必要に応じてこのような専門機関に紹介することが望ましい．

**参考文献**

1) Holm L, Cassidy JD, Carroll LJ, et al: Summary of the WHO collaborating centre for neurotrauma task force on mild traumatic brain injury. J Rehabil Med 37: 137-141, 2005

# 脳腫瘍術後
post-operative state, brain tumors

藤木 稔　大分大学教授・脳神経外科学

## 疾患概念
【定義・病型】　脳腫瘍術後には麻痺や失語などの局所症状以外に，意識障害をきたす．軽度の意識障害と高次脳機能障害との明確な判別は時として困難である．

脳腫瘍の意識障害の発生様式は脳血管障害に比べ時間をかけて進行する．これは組織型や増殖の速度などの要因により規定されるが，進行性の意識障害は致命的である．意識障害には頭蓋内圧亢進を背景とすることが多く，①腫瘍の増殖や周囲の浮腫の増強に伴って頭蓋内圧が進行性に亢進し意識障害をきたすもの，②腫瘍内出血の合併により突発性の頭蓋内圧亢進が加わる場合，③腫瘍の増大により髄液路の閉塞をきたすことにより閉塞性水頭症・頭蓋内圧亢進をきたす場合，④腫瘍細胞の髄腔内播種により水頭症をきたす場合，⑤頭蓋内圧亢進は伴わずに腫瘍の意識中枢への直接進展，⑥けいれん発作による一時的意識障害，⑦電解質・内分泌学的異常の併発などに分類できる．これらの病態が術後に修飾され器質性精神障害が出現する．

第三脳室近傍の脳腫瘍（頭蓋咽頭腫，鞍結節・嗅窩部髄膜腫），前頭葉脳梁に浸潤した神経膠芽腫，転移性脳腫瘍などは感情や意欲の障害を伴った意識内容障害や覚醒障害を起こすことがある．患者は無動性無言や前帯状回症候群を呈し，開眼し追視運動がみられるが，終日動かず意欲がなく抑うつ的である．

意識障害に付随して高次脳機能障害もさまざまな要因できたしうる．特に前頭葉障害によるもののなかでも前頭前野は損傷されても神経脱落症状が目立たず，silent area とよばれ浸潤性の脳腫瘍ではこの部を含む前頭葉切除術が一般的に行われてきた．脳機能評価の手法が進歩し，これら silent area の中にも高次脳機能を有する領域が示されることにより，腫瘍摘出においてもその機能を考慮すべきことが指摘され始めている．

【意識障害の発生機序】　意識は脳幹網様体賦活系と視床下部調節系の二重支配が重視されている．上行性網様体賦活系は橋中部より吻側に広がり脳幹被蓋を上行して視床から大脳皮質に投射し，視床下部調節系は視床下部から辺縁皮質に作用する系である．

### A. 上行性網様体賦活系と視床下部調節系
網様体は中脳・橋・延髄のほぼ中央部にあり，下方には脊髄反射に対して促進あるいは抑制的に作用するが，上方には主に視床および視床下部を経て大脳皮質に賦活性に働く．この上行性システムは上行性網様体賦活系とよばれ，意識レベルと密接な関連を保っている．

脳幹網様体は脊髄視床路から線維を受けて賦活される．動物の上行性網様体賦活系を電気刺激すると直ちに脳波に覚醒反応が生じるが，破壊すると昏睡となり，脊髄視床路に強い刺激を与えても覚醒しない．

### B. 前頭前野損傷
大脳基底核や視床との線維連絡から前頭前野は背外側部，内側部，眼窩面に分けられる．前頭前野の限局性障害では一般に知能は保たれる．その症状は目立たないが部位により以下の症状を見いだすことができる．

1) 前頭前野背外側部：遂行機能の障害．行動の開始，維持困難，中止障害，保続や固執，認知の転換障害を認める．人格変化として気づかれる．無感情，意欲低下，うつ．
2) 前頭前野眼窩面：知的障害のない脱抑制，易刺激性で特徴づけられる人格変化．対人関係障害を生じる．
3) 前頭前野内側部：発動性低下，無関心，広範囲両側性損傷では無動性無言となる．

### 診断のポイント

脳腫瘍術後急性期の意識障害は覚醒度の障害を中心とするものが多く，意識内容の障害に比較すると定量化しやすい．太田らによる Japan Coma Scale（JCS）は覚醒度を軽症から重症までの間で大きく3段階に分け，各段階を3項目に分類したものである．

### 治療方針

脳腫瘍周囲の浮腫増強による頭蓋内圧の亢進には，高浸透圧利尿薬〔マンニトール（20%マンニットール），濃グリセリン（グリセオール）〕を，髄液路閉塞による閉塞性水頭症・頭蓋内圧亢進には脳室ドレナージなどを病態に応じて併用する．

**R 処方例** 意識障害や脳浮腫に準じ下記1)，2)のいずれかを投与する．分子標的薬ベバシズマブ（1回 10 mg/kg，2週間間隔）が有効な場合がある．投与時期・副作用には注意を要す．

1) グリセオール注　1回 200 mL　1日 2-3回　1-2時間かけて点滴静注
2) 20% マンニットール　1回 300 mL　1日 2回　1-2時間かけて点滴静注

#### 参考文献

1) 太田富雄，和賀志郎，半田 肇，他：急性期意識障害の新しい grading とその表現法（いわゆる 3-3-9度方式）．第3回脳卒中の外科研究会講演集．pp 61-66，にゅーろん社，1975

# 多発性硬化症
*multiple sclerosis (MS)*

田平　武　順天堂大学大学院客員教授・神経学講座

### 疾患概念

**【定義・病型】** 多発性硬化症（MS）は中枢神経系の脱髄疾患で，病変が時間的，空間的に多発する．多くは再発・寛解を繰り返し（再発・寛解型 MS），初期には完全寛解することが多いが，やがて完全寛解が得られず徐々に進行性の経過をとるようになる（二次進行型 MS）．まれに最初から徐々に進行し時間的多発性が不明瞭な症例がある（一次進行型 MS）．

欧米白人では脱髄斑が大脳，小脳，脳幹，視神経などに多発するタイプがほとんどである．わが国を含むアジア地域には視神経と脊髄を侵すタイプがあり，視神経脊髄炎 neuromyelitis optica（NMO）とよばれる．その多くにアクアポリン4（AQP4）の抗体が上昇していることが発見され，独立した疾患であるとみなされる．NMO は失明に至るほど重篤な視神経障害，横断性脊髄炎を特徴とし，病変の壊死傾向が強く，髄液の細胞数が高値，オリゴクローナルバンドが陰性，MRI で脊髄に3椎体以上の長い病巣を示す，などの特徴がある．

### 【病態・病因】

MS の急性期病変は単核球浸潤を伴う炎症，肥胖グリアの増生，脂肪顆粒細胞の浸潤と斑状脱髄（髄鞘の崩壊と軸索の残存）を特徴とし，脳室に接する部位の静脈周囲白質に好発する．慢性期病巣には炎症は目立たず，線維性アストログリオーシス，髄鞘の再生がみられる．NMO では壊死傾向が強く軸索障害も強く，アストロサイトの AQP4 が消失している．

MS の病因はミエリン抗原に対する自己免疫（細胞性）が，NMO は AQP4 に対する自己免疫（液性）が原因と考えられる．

**【疫学】** 欧米白人に多く，有病率は高い所で人口10万人に対し100に達する．わが国の有病率は1980年頃までは NMO も含めて人口10万人に対し5前後とまれな疾患であったが，近年 MS が増加し人口10万人当たり10-15 となっている．NMO は変わらない．MS の増加は生活スタイルの欧米化が関係していると推定されている．遺伝因子としては

MSとHLA DRB1*1501との相関が最も強い．

**【経過・予後】** 再発・寛解を繰り返しながら徐々に障害度が高くなるが，生命予後は比較的よい．近年再発を抑える薬が開発され，患者のQOLはかなり改善されている．

### 診断のポイント

2か所以上の病巣に基づく臨床症候があり，2回以上の増悪を認めるときMSと診断する．それが明瞭でない場合でもMRIで①1個の造影病巣または9個のT2病巣，②1個の皮質直下病巣，③3個の脳室周囲病巣，④1個のテント下病巣のうち3つを満たす場合，空間的多発とみなすことができる．また①初回の発作から3か月以上経って繰り返されたMRIで初発時の責任病巣とは異なる部位にガドリニウム（Gad）造影病巣がある，または②初回の発作から30日以上経って施行したMRIを基準MRIとして，その後のフォローMRIで新たなT2病巣を見いだしたとき，時間的多発性とみなしMSと診断することができる．

MRIでみるMSの病巣はT1強調画像で低信号，T2強調画像およびFLAIR画像で高信号，急性期にはGad造影陽性となる．病巣は脳室に接しているか，脳室に接していないものでも垂直軸方向に長い楕円形をしているのが特徴であり，横長の病巣は血管性である可能性が高い．

髄液の軽度細胞増加，オリゴクローナルバンド陽性，IgG Index高値，ミエリン塩基性蛋白高値や，視覚・聴覚誘発電位の遅延が参考となる．

### 治療方針

#### A. 治療方針の概要

再発寛解型MSの急性期には炎症を抑制し，できるだけ早期に機能回復をはかる治療が行われる．そのためにMS治療ガイドラインでは副腎皮質ステロイドがグレードAで推奨されている．またステロイドで十分な効果が得られない症例では血漿交換が推奨される．その際単純血漿交換がグレードB，免疫吸着療法がグレードCで推奨される．単純血漿交換では抗体のみでなくサイトカインその他の免疫活性物質も除去される．急性期治療の最中あるいはそれに引き続いてリハビリテーションと対症療法が行われる．

再発寛解型MSの寛解期には再発予防の治療が行われる．それにはインターフェロンβの注射がグレードAで推奨されていたが，近年経口薬フィンゴリモド（ジレニア，イムセラ）がインターフェロンβより再発抑制作用が強くグレードAで推奨されている．フィンゴリモドはリンパ節に帰還したリンパ球が末梢に出ていくところを抑える．またナタリズマブ（タイサブリ）を点滴静注する方法もある（グレードA）．ナタリズマブはα4β1インテグリン（CD49d）に対するモノクローナル抗体で，リンパ球が血管内皮細胞に付着し神経系に侵入するところを抑制する．これらで十分な再発抑制が得られないときは免疫抑制剤がグレードB，Cで推奨される．

NMOの急性増悪期はステロイドパルス療法，血漿交換療法を行う．再発予防には少量ステロイド，免疫抑制薬，抗B細胞抗体（リツキシマブ，保険適用外）が推奨される．

#### B. 薬物療法

急性期にはステロイドを大量静脈注射する方法（ステロイドパルス療法）が行われる．ステロイドパルス療法のみでは十分な機能回復が得られない症例には引き続きステロイド内服後療法が行われる．

再発抑制にはフィンゴリモドの内服，ナタリズマブの静脈注射，インターフェロンβの皮下ないし筋肉内注射が行われる．インターフェロンβには組み換えDNAを大腸菌で発現させたインターフェロンβ1b（ベタフェロン）とCHO細胞で発現させ糖鎖のついたインターフェロンβ1a（アボネックス）がある．

1. ステロイドパルス療法

**Rp 処方例**

ソル・メドロール注　500-1,000 mg を 100 mL の生理食塩液に溶解し，1日1回 30 分以上かけて点滴静注し，これを 3-5 日行い1クールとする．効果が不十分なときはさらに 1-2 クールを追加する．それでも効果が不十分なときは血漿交換療法を選択する

2. プレドニゾロン経口投与療法

**Rp 処方例**

プレドニン錠　1日1 mg/kg を3回に分けて毎食後投与　1週間に 5-10 mg ずつ漸減し，30 mg となったら朝食後1回投与にし，20 mg となったら朝1回隔日投与とする．制酸薬を必ず併用する

副腎皮質ステロイドの副作用としては下記が挙げられる．
1) 治療中に起こるもの：不眠，多幸症，興奮，食欲亢進，肥満，発汗，頭痛など
2) 副作用のリスクファクターのある患者に起こるもの：消化性潰瘍，糖尿病，高血圧，ニキビ，うつ病など
3) 長期あるいは反復投与で起こるもの：骨粗鬆症，骨頭壊死，白内障，脂肪肝，クッシング症候群，感染症，創傷治癒遅延など

3. インターフェロンβによる再発予防

**Rp 処方例**　下記のいずれかを用いる．

1) ベタフェロン注（960万 IU）　1回 800万 IU　隔日1回　皮下注
2) アボネックス注（30 μg）　1回 30 μg　週1回　筋注

インターフェロンの副作用としては下記が挙げられる．様子をみながら，必要があれば減量，中止する．
1) インフルエンザ様症状：発熱，頭痛，筋肉痛，倦怠感など．非ステロイド性消炎薬が有効．
2) 注射部位反応：発赤，腫脹，疼痛，硬結，壊死，潰瘍など．注射部位のローテーション，発赤・硬結部位を避ける，冷蔵注射液の温度を注射前に室温にする，空気抜きのから打ちはしない，直角に針を刺入，注入後間をおいて針を抜く，注射後は強くもまない，などの注射手技で軽減できる．
3) 検査値異常：白血球減少，AST，ALT，γGTP の上昇，血小板減少，腎機能障害，耐糖能異常，甲状腺機能低下，自己免疫性甲状腺炎など．
4) 月経異常：月経周期異常，続発性無月経，不正性器出血，月経血過多など．
5) うつ状態：軽症の場合は抗うつ薬で対処，自殺企図を伴う重症例ではインターフェロンβを中止し精神科医による専門治療が必要．

4. フィンゴリモドによる再発予防

**Rp 処方例**

ジレニアカプセル（0.5 mg）またはイムセラカプセル（0.5 mg）　1日1回　1カプセルをできるだけ同じ時間に内服　初回投与時徐脈，不整脈が現れることがあり，投与開始6時間は心電図検査を含め注意深く観察する必要がある．またリンパ球減少により感染症にかかりやすくなる

5. ナタリズマブによる再発予防

**Rp 処方例**

タイサブリ注　1回 300 mg を4週に1回　1時間をかけて点滴静注する．まれに進行性多巣性白質脳症（PML）が起こることがある

6. アザチオプリンによる再発予防

上記治療が無効あるいは使用できない症例に使用する．

**Rp 処方例**

アザニン錠（50 mg）またはイムラン錠（50 mg）　1日1回　1回1錠　朝食後で開始，様子をみながら 2-4 週ごとに 0.5 mg/kg/日ずつ漸増し，2.0-3.0 mg/kg/日で維持する．腎機能低下があれば減量し，白血球減少，肝障害，感染症に注意す

### C. 心理，社会的療法

若年成人を侵す難病であり悲観的になっていることが多いので，心理面でのサポートが必要．ストレスは再発を招くことがあり，病気を重症化することがあるので，ストレス対策が重要．

### D. 難治症例患者・家族への対応

両眼失明，寝たきりとなる症例が少なからずみられるが，決して諦めることのないよう患者・家族への励ましが必要．

### E. 併存疾患

シェーグレン症候群，関節リウマチ，全身性エリテマトーデス，自己免疫性甲状腺炎など他の自己免疫性疾患を合併することがある．インターフェロンβによりNMOや他の自己免疫疾患が悪化する場合があるのでその使用には注意が必要である．

### ■患者・家族への説明のポイント

MSは基本的にはよく治る病気であること，寛解期には普通の生活が可能であること，結婚・出産も問題なく行われること，過度の心配・ストレスは再発を招き予後不良となることがあるので，心身一如の状態に努めること，など．

#### 参考文献
1) 日本神経学会，日本神経免疫学会，日本神経治療学会(監)，「多発性硬化症治療ガイドライン」作成委員会(編)：多発性硬化症治療ガイドライン2010．医学書院，2010

# 求心路遮断性疼痛
*deafferentation pain*

土井永史　茨城県立こころの医療センター・院長
米良仁志　東京都保健医療公社荏原病院・麻酔科部長

### 疾患概念
【定義】　求心路遮断性疼痛とは，感覚神経系の障害によって感覚低下部位を中心に生じた疼痛を指し，組織損傷による侵害受容器の刺激に基づく侵害受容性疼痛 nociceptive pain と対比される．持続的な灼熱痛と発作性電撃痛，allodynia（通常は痛みを生じさせない軽い接触などの刺激により激痛が生じる状態）を認め，モルヒネ抵抗性ないし耐性を示す．就寝中には痛まないことが特徴的である．帯状疱疹後神経痛，視床痛など，いまだ有効な治療法が確立されていない難治性疼痛が多く，長期間にわたり日常生活上著しい制限を受けている症例も多い．これらの患者のなかには，反応性にうつ状態を呈する者も少なくない．

### 診断のポイント

病歴ならびに上記症状から明らかであるが，サーモグラフィ・SPECTを用いて，痛みの部位の皮膚温低下，痛みと対側の視床血流量低下を確認する．一方，表1に示すような日常生活動作と抑うつ気分などの評価を行うことは，治療上不可欠である．

### 治療方針
#### A. 治療方針の概要

三環系抗うつ薬ないしSNRIによる薬物療法，ならびに認知行動療法的アプローチを基本とし，麻酔科との協力による集学的治療体制が必要である．上記症状に対して，抗うつ薬は一定の治療効果をもつが，その奏効機序は十分解明されていない．薬物療法が効果を示さないか，抑うつ症状が顕著な場合には，電気けいれん療法（⇒818頁）を考慮する．電気けいれん療法を施行するにあたっては，十分な術前評価に基づき，危険因子に応じた適切な全身麻酔管理を行うことが不可欠である．鎮痛効果の持続は数か月であるが，この難点は1-2か月に1回の維持療法的電気けいれん療法に導入することで克服できる．

#### B. 電気けいれん療法の適応

表1に慢性疼痛に対する電気けいれん療法の筆者らが考える適応基準を示す．求心路遮断性疼痛においては，痛みの中継核である対

## 表1 慢性疼痛に対する電気けいれん療法の適応基準

A. 包含基準:次の1または2のいずれかを満たすこと
  1. 病歴・症状・検査所見から求心路遮断性疼痛であることが明確であること
  2. 重篤な抑うつ症状を伴うこと(下記①-⑤のうち3項目以上)
     ①抑うつ気分,②思考・行動抑制,③食欲不振・体重減少,④睡眠障害(入眠困難+中途覚醒+早朝覚醒),
     ⑤自責感(他罰傾向の欠如)
B. 除外基準:次の1-3のいずれも該当しないこと
  1. 詐病
  2. 疾病・障害にかかわる係争事項の存在
  3. 疾病利得の存在
C. 痛み関連障害について Visual Analog Scale 以外の客観的な評価尺度があること
  1. 疼痛・allodynia の性状・範囲,発作痛の頻度・持続時間の評価
  2. 身近で協力的な家族の観察による ADL 評価
  3. アクチグラム,万歩計,握力計などを用いた ADL 評価
  4. サーモグラフィ,脳機能画像などの生理学的手法による評価
D. インフォームド・コンセント

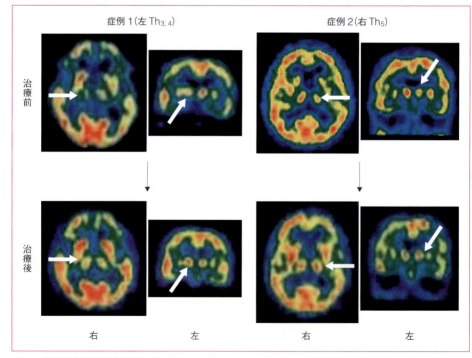

**図1 帯状疱疹後神経痛患者2例の電気けいれん療法治療前後の脳 SPECT 所見($^{99m}$Tc-ECD 使用)**
治療前には痛みと反対側の視床血流低下を認める.治療後1週間の時点で,これが改善し,視床血流の左右差は消失している.大脳皮質感覚野,島などでは有意な変化を認めない.

側視床の血流量が低下しており，電気けいれん療法はこれを改善することから，その作用機序は視床機能の改善を介するものと考えられる（図1）．

## ■患者・家族説明のポイント
・痛みを完全に取り除くことは困難であるが，痛みに対する抵抗力をつけ，これを克服することは可能であることを丁寧に説明する．

## 参考文献
1) 土井永史，中村 満，一瀬邦弘，他：神経因性疼痛に対するECTの治療効果．脳の科学 21：155-161，1999
2) Usui C, Doi N, Nishioka M, et al：Electroconvulsive therapy improves pain associated with fibromyalgia. Pain 121：276-280, 2006

なぜあなたの治療はうまくいかないのか

# 精神療法の実践
## 治療がうまくいかない要因と対処法

**堀越　勝**　国立精神・神経医療研究センター認知行動療法センター・センター長
**野村俊明**　あいクリニック神田／日本医科大学名誉教授

患者さんが突然来なくなる、話が逸れていってしまう、症状がよくならない…、精神科外来で起こりうるさまざまなつまずきとそれらへの対応についてまとめた1冊。発達障害やパーソナリティ障害などへのアプローチ、行動医学への応用など、近年のトピックテーマについても議論。前作『精神療法の基本―支持から認知行動療法まで』に続き、今日の外来から実践できる精神療法のコツを徹底紹介！

## 目次

**第1編　対談　精神療法の臨床応用**
第1章　イントロダクション
第2章　よくあるつまずきとその対応
第3章　精神療法の応用
第4章　薬物療法のあり方と精神療法
第5章　行動医学と認知行動療法
第6章　認知行動療法のこれから

**第2編　精神科医による精神療法**

●A5　頁304　2020年
定価：4,180円（本体3,800円＋税10%）
[ISBN978-4-260-03942-0]
消費税率変更の場合、上記定価は税率の差額分変更になります。

医学書院

〒113-8719　東京都文京区本郷1-28-23　[WEBサイト]https://www.igaku-shoin.co.jp
[販売・PR部]TEL:03-3817-5650　FAX:03-3815-7804　E-mail:sd@igaku-shoin.co.jp

# 薬剤性精神障害と他の症状性精神障害

**14**

抗精神病薬による精神症状　　466
抗うつ薬による精神症状　　469
抗てんかん薬による精神症状　　472
抗不安・睡眠薬による精神症状　　476
抗認知症薬による精神症状　　479
抗パーキンソン病薬による精神症状　　480
抗酒薬(ジスルフィラム)による精神症状　　485
インターフェロンによる精神症状　　486
ホルモン剤による精神症状　　489
抗がん剤による精神症状　　490
鎮痛薬による精神症状　　494
循環器用薬による精神症状　　496
抗潰瘍薬による精神症状　　498
抗結核薬による精神症状　　500
内分泌疾患に伴う精神症状　　503
腎不全・人工透析に伴う精神症状　　504
性周期に伴う精神症状　　507
代謝障害(糖尿病)に伴う精神症状　　508
全身感染症に伴う精神症状　　510
全身性エリテマトーデスに伴う精神症状　　511
インスリノーマに伴う精神症状　　514
神経ベーチェット病　　515
ビタミン欠乏症に伴う精神症状　　517
低酸素脳症　　518
肝性脳症　　521
尿毒症性脳症　　523
悪性腫瘍に伴う精神症状　　524
抗NMDA受容体脳炎　　528

# 抗精神病薬による精神症状
*antipsychotics-induced psychiatric symptoms*

竹内啓善　　トロント大学・精神科
渡邊衡一郎　杏林大学教授・精神神経科学

## 疾患概念

**【定義・病型】**　表題の"抗精神病薬による精神症状"を抗精神病薬の使用によって発現する有害事象または副作用としてとらえ，"精神症状"を広く精神活動の変化としてとらえると，これを亢進と低下の方向性により2つに大別することができる（表1）．

精神活動の亢進としての精神症状には，不安，焦燥，躁，精神病症状（幻覚・妄想）などが含まれる．統合失調症を対象とした抗精神病薬の臨床試験では，有害事象として不安，焦燥，躁症状が報告されているのみならず，本来であれば治療目的であるはずの幻覚・妄想といった精神病症状も報告されている．ただし，これらはあくまで有害事象であること，すなわち当該薬剤との関連性の有無は問われておらず，偶然その薬剤の使用中にこれらの精神症状が自然増悪したケースも含まれている可能性には注意しなければならない．出現頻度も数％にとどまることが多く，プラセボと変わらない場合もある．しかしながら，症例報告レベルでは，副作用（すなわち当該薬剤との関連が示唆される）と思われるものも報告されている．特に，非定型抗精神病薬における躁症状の惹起，アリピプラゾールにおける精神病症状の悪化については繰り返し報告がなされている．ただし，症例報告からは出現頻度などを知ることができない．よって，抗精神病薬の投与によって精神活動の亢進が生じる可能性があるとはいえるものの，まだ不明な部分が多く，体系的に論じることができない．今後，臨床研究によって出現頻度，機序，予測因子，対処法などの解明が待ち望まれるところである．

これに対し，抗精神病薬による精神活動の低下としての精神症状については，今まで多くの検討が重ねられている．よって，本項ではこれに主眼をおき，以下解説する．

診察場面で患者が「だるい，頭がはっきりしない，楽しめない，やる気が出ない」などと訴えることがある．そして，これらの多くは「薬を飲み始めてから」と述べられ，少なくとも患者自身は薬剤との関連を強く感じている．このような抗精神病薬により惹起される思考抑制，無感情，無関心などの不快な主観的体験（以下，主観的副作用）は，出現頻度が高く，臨床でしばしば遭遇する．

主観的副作用は1970年代から報告があり，akinetic depression, neuroleptic anhedonia, neuroleptic-induced deficit syndrome（NIDS）など強調される側面によってこれまでさまざまな名称がつけられてきたが，抗精神病薬により惹起される不快な体験すべてを指す．具体的症候としては，覚醒度においては傾眠や鎮静，思考においては思考抑制や集中欠如，感情においては無感情や不快気分，意欲においては無関心や快楽消失などがある．このうち覚醒度の低下である傾眠・鎮静は，臨床試験で独立した有害事象または副作用として扱われ，出現頻度が報告されることも多い．また，想定される機序も異なる．よって，ここでは傾眠・鎮静についても主観的副作用と並べて解説する．

**【病態・病因】**　錐体外路症状が黒質線条体系のドパミン$D_2$受容体遮断によって惹起されるのに対し，主観的副作用は中脳辺縁系のド

表1　抗精神病薬による精神症状の分類

| | |
|---|---|
| 精神活動の亢進 | 不安・焦燥<br>躁症状<br>精神病症状（幻覚・妄想） |
| 精神活動の低下 | 主観的副作用（不快な主観的体験）<br>傾眠・鎮静 |

表2　抗精神病薬による精神活動の低下の機序と対処法

| | 機序 | 対処法 |
|---|---|---|
| 主観的副作用 | $D_2$受容体遮断 | ①非定型抗精神病薬(特にオランザピン,クエチアピン,アリピプラゾール)への切り替え,②抗精神病薬の減量 |
| 傾眠・鎮静 | $H_1$および$\alpha_1$受容体遮断 | ①オランザピン,クエチアピン,クロザピン,低力価定型抗精神病薬以外の抗精神病薬への切り替え,②抗精神病薬の減量 |

パミン$D_2$受容体遮断によって惹起されると想定されている(表2).中脳辺縁系は報酬や意欲に関与しており,この系でのドパミン伝達が抗精神病薬によって過剰に遮断されると主観的副作用が出現する.抗精神病薬によって$D_2$受容体が占有されるほど主観的副作用が強くなることが,PETやSPECTなどの神経画像で確認されている.傾眠・鎮静については,ヒスタミン$H_1$受容体遮断が関与していると想定されている.抗ヒスタミン薬によって脳内$H_1$受容体が占有されるほど傾眠・鎮静作用が強くなることがPET研究で示されている.傾眠・鎮静には,このほかに$\alpha_1$受容体遮断も関与しているといわれている.

【疫学】　主観的副作用の出現頻度は,定型抗精神病薬では25-50%程度と高い.非定型抗精神病薬では,評価尺度の得点で示されることが多いため出現頻度は不明であるが,定型抗精神病薬と比較すると主観的副作用が少ないことが報告されている.傾眠・鎮静については,統合失調症の初回エピソードではリスペリドンで50%,オランザピンで53%,クエチアピンで56%,慢性期ではリスペリドンで28%,オランザピンで31%,クエチアピンで31%に中等度以上の傾眠が認められたという大規模臨床試験の結果がある.また,抗精神病薬による傾眠は疾患によって出現頻度が異なることが示唆されており,非定型抗精神病薬による傾眠は統合失調症患者よりも双極性障害患者に出現しやすいことが報告されている.

【経過・予後】　主観的副作用があると,服薬アドヒアランスや生活の質が低下することが報告されている.服薬アドヒアランスの低下は統合失調症の再発率を増やすことが示されているため,長期的治療を行ううえで主観的副作用のマネジメントは重要な課題である.主観的副作用自体は服薬を開始した早い時期(数時間以内)から出現している可能性が高い.しかし,患者によって報告を受けるのは,退院して数か月経過したあとが多い印象がある.これは,入院中の環境下では主観的副作用が顕在化せず,退院後に日常生活で要求される水準が高くなることで機能障害に結びつき,そこで初めて自覚に至るためと考えられる.以上から,より早期に主観的副作用を発見しようとする姿勢と適切な対応が求められる.

### 診断のポイント

　鑑別すべき病態としては,①うつ症状,②陰性症状,③錐体外路症状などが挙げられる.主観的副作用とうつ症状や陰性症状は重畳していることも多く,厳密に区別することは非常に困難である.1つの目安としては,抑うつ気分,罪責感,悲観的思考について質問し,これらがなく,かつ,服薬の開始後に,だるい,頭が働かない,楽しめないなどが出現したのであれば,主観的副作用の可能性が高いと判断する.また,錐体外路症状との鑑別も必要である.これは,以前に錐体外路症状の無動とうつ症状が併存する病態が報告されていたためである.鑑別のポイントとして,出現時期の差が挙げられる.錐体外路症状は急性ジストニアが24時間以内,パーキンソン症候群が5-7日に出現するのに対

し，主観的副作用は抗精神病薬服用後4-6時間とより早い時期に出現する．いずれにせよ，薬剤と出現時期の関連について詳細に問診することが診断に必要不可欠である．

## 治療方針

### A. 治療方針の概要

予防的観点からは，最初から非定型抗精神病薬を使用することが望ましい．また，主観的副作用は患者自身の体験に基づくものであり，患者の訴えと報告に十分に耳を傾けることが早期発見につながる．主観的副作用が出現した場合，特に苦痛や機能障害をきたしているならば，非定型抗精神病薬への切り替えや抗精神病薬の減量を検討する．

### B. 薬物療法（表2）

主観的副作用については，どの抗精神病薬も引き起こす可能性があるが，非定型抗精神病薬は定型抗精神病薬より引き起こしにくいことが示されている．また，定型抗精神病薬が投与されている場合は，非定型抗精神病薬に切り替えることで主観的副作用が減少することが報告されている．よって，予防のためには非定型抗精神病薬を使用する．定型抗精神病薬を使用中に出現した場合は非定型抗精神病薬に切り替えることが推奨される．非定型抗精神病薬のなかでは，オランザピン，クエチアピンはより主観的副作用が少ないとの報告がある．また，アリピプラゾールはドパミン受容体に対してパーシャル・アゴニストであり，$D_2$受容体占拠率が80％を超えていたとしてもフル・アンタゴニストより主観的副作用が生じにくい可能性がある．よって，オランザピン，クエチアピン，アリピプラゾールへの切り替えが有効であるかも知れない．

用量に関し，定型抗精神病薬については高用量投与がより主観的副作用を惹起しやすいが，非定型抗精神病薬については用量による差は認められていない．しかし，非定型抗精神病薬のPET研究で，$D_2$受容体占拠率が高いほど主観的副作用が強くなることが示されていることから，非定型抗精神病薬でも減量は有効である可能性がある．よって，抗精神病薬の減量も有効と考えられる．

傾眠・鎮静については，非定型抗精神病薬のなかでは，ハロペリドールと比較した場合，アリピプラゾールは有意に少なく，クエチアピン，クロザピンは有意に多いが，リスペリドン，オランザピンについてはハロペリドールと差がないこと，低力価定型抗精神病薬と比較した場合は，クロザピンのみ有意に多いことがメタ解析で示されている．また，複数のガイドラインで，オランザピン，クエチアピン，クロザピンは傾眠・鎮静が多い薬剤として位置づけられている．したがって，オランザピン，クエチアピン，クロザピンを投与中に傾眠・鎮静が目立つ症例では，これら以外の抗精神病薬（低力価定型抗精神病薬を除く）への切り替えが有効であると考えられる．用量と出現頻度の関係は明確ではないものの，用量設定試験で用量が高くなると傾眠が増えることが示された薬剤もあり，減量を試みることも1つの方法である．また，傾眠・鎮静は抗精神病薬以外の向精神薬（ベンゾジアゼピン系薬剤，抗ヒスタミン薬，気分安定薬，抗てんかん薬など）でも出現することがあるので，これらの減量や中止も検討する．

### ■患者・家族説明のポイント

・患者・家族が薬剤によるものと考えている場合でも，うつ症状や陰性症状との鑑別は困難であるため，これらが原因である可能性についても言及する．
・患者・家族が抗精神病薬の切り替えや減量を希望する場合，これらによる悪化のリスクについて説明する．
・抗精神病薬の切り替えや減量を試みる場合，状態の悪化が認められたときには，薬剤や用量を元に戻す可能性があることをあらかじめ伝えておく．

**参考文献**

1) 竹内啓善：Neuroleptic dysphoria. 精神科治療学 22（増刊）：28-29，2007
2) 渡邊衡一郎，竹内啓善：非定型抗精神病薬の登場によってドパミン関連の副作用はどう変わったか？ 臨床精神薬理 12：2311-2323，2009
3) 渡邊衡一郎，竹内啓善，菊地俊暁：飲み心地を重視した統合失調症治療のすすめ. 精神科治療学 25：335-345，2010

# 抗うつ薬による精神症状
*psychiatric symptoms due to antidepressants*

堀川直史　埼玉医科大学客員教授・かわごえクリニックメンタルヘルス科
國保圭介　コクボ診療所

## 疾患概念

抗うつ薬に関係して生じると推定される精神症状のうち代表的なものは，activation syndrome（賦活症候群）あるいはjitteriness/anxiety syndromeと，discontinuation syndrome（退薬症候群，中断症候群，中止後症候群）であろう．そのほかに抗うつ薬服用中の自殺の問題があり，SSRI使用中にアパシーが生じうるとも指摘されているが，これについての詳細は不明である．

## 【定義・病型】

### A. activation syndromeあるいはjitteriness/anxiety syndrome

抗うつ薬を使用したとき，特に使用開始からまもない時期に，不安，焦燥，苛立ち，衝動性などが強まる場合のあることは古くから知られていた．このような症状は主にjitterinessとよばれるが，そのほかにactivationなどの言葉も用いられている．

これとは少し異なる視点から，1990年代以降主にSSRIを使用したときに自殺関連症状が強まる危険性が指摘されるようになった（この問題に関する現在の知識は以下に述べる）．これを受けて，米国食品医薬品局（FDA）は，2004（平成16）年2月の勧告で，抗うつ薬使用開始時や増量時にactivating symptoms（不安，焦燥，パニック発作，不眠，易刺激性，敵意，衝動性，アカシジア，軽躁病，躁病という10の症状であり，activation syndromeとまとめられた）が生じる場合があることを述べ，これは（小児および成人の）自殺傾向の上昇を示すシグナルである可能性があり，十分な注意が必要であると指摘した．

このactivation syndromeであるが，一見してわかるように，範疇の異なるいくつかの症状を含んでいる．すなわち，抗うつ薬に関係して生じたと推定される原疾患の悪化と躁転，抗うつ薬そのものの副作用などであり，症候群としての輪郭や意味は不明確である．また，抗うつ薬全体の問題として記載されているが，具体的に名称を挙げられている薬剤は主にSSRIであり（そのほかに，bupropion，ベンラファキシン，nefazodone，ミルタザピン），三環系抗うつ薬（TCA）は記載されていないなど，対象となる薬剤のクラスや種類も不明確である．こうした不明確さはその後も解消されていないように思われる．

一方，activation syndromeという名称から離れて，jitteriness，activationなどについてであれば，最近の系統的レビューなどによって知識がかなりよく整理された．そのうち症状について概略を述べると，これまでjitteriness，activationなどの言葉で表現されてきた症状は，原則として抗うつ薬開始後比較的早期に生じる不眠，不安，焦燥，苛立ち，エネルギー水準の上昇などであり，これらをまとめてjitteriness/anxiety syndromeとよぶことができるということになる．

### B. discontinuation syndrome

discontinuation syndromeは，それまで使用していた抗うつ薬を急速に中止あるいは減量したときに起こる現象であり，主な症状は不安，焦燥，情動不安定，夢の増加，倦怠

感，めまいやふらつき，頭痛，悪心・嘔吐，電気ショック様感覚やその他の知覚障害（痛み，音への過敏性，光が見えるなど），振戦などである．このなかで特に多い症状はめまいと悪心であり，これらはうつ病や不安障害の一般的な症状とは若干異なるという点でも重要である．

### C. 抗うつ薬服用中の自殺

抗うつ薬服用中の自殺については，年齢による影響が大きいことが明らかにされている．最近のメタ解析によると，25歳未満の患者では，抗うつ薬服用群の自殺企図のオッズ比はプラセボ群に対して2.30であり，有意に高値を示す．これに対して，25-65歳の患者では両群間に有意差がなく，65歳以上の患者では抗うつ薬服用群の自殺企図が有意に減少する．抗うつ薬のクラスや種類ごとの検討も行われているが，大きな差異は認められていない．jitteriness/anxiety syndromeが自殺のリスクを高めるか否かについては，まだ明確なデータがない．

【病態・病因】 jitteriness/anxiety syndromeの病態・病因は不明確であるが，抗うつ薬による5-HT受容体，特に5-HT$_{2A}$受容体の過剰刺激に起因する可能性が指摘されている．

discontinuation syndromeについても病態の詳しいメカニズムは知られていない．持続的なセロトニン再取り込み阻害作用により，シナプス後5-HT受容体の二次的な減感作が生じることが重要な役割を演じているのであろうといわれている．

【疫学】 FDAのactivation syndromeに関する詳しい疫学的データはない．jitteriness/anxiety syndromeの疫学についても，データは広い範囲に分散している．発生率は4-65％である．この症候群が起こりやすい抗うつ薬のクラスや種類は知られていない．すなわち，TCAでもSSRIでも同様に生じうる．使用量との関係も明らかではないが，少量から開始すると発生率が低いという報告がある．また，パニック障害における頻度はその他の不安障害やうつ病性障害よりも高い．さらに，若年者やDSM-Ⅳ第Ⅱ軸診断をもつ患者（特に，対人関係機能や衝動制御に問題のある人，知的機能が低い人など）に出現しやすいという報告がある．

discontinuation syndromeも，発生率は0-78％と広い範囲に分散している．TCAでもSSRIでも生じうるが，半減期の短い薬剤に多い．急速な減量と中止のときに起こりやすい．若年者と女性に多いという報告もある．

【経過・予後】 activation syndromeもjitteriness/anxiety syndromeも，抗うつ薬の使用開始または増量後比較的早期に，多くの場合2週間以内に生じる．しかし，その後の経過については詳しいことが知られていない．原因薬剤の減量または中止により改善することが多いとされるが，原因薬剤の中止から3か月後の調査でも不眠と不安が残存していたという報告もある．一方，原因薬剤の減量や中止を行わなかったにもかかわらず，症状が8週間以内に消失したという報告もある．

discontinuation syndromeは，それまで使用していた抗うつ薬（原則として1か月以上）を急速に減量または中止したのち1週間以内，多くは1-2日以内に生じる．もとの薬剤を再開するか，類似の薬剤を使用すれば急速に改善する．薬剤を再開しなかったときにも数日から2週間で消失することが多い．

### 診断のポイント

jitteriness/anxiety syndromeの診断のためには，その可能性を忘れないことが重要であり，先に述べた症状，経過，危険因子などに従って早期診断を心がける．特に抗うつ薬の開始や増量と症状発現の時間的な一致に注目すべきである．また，臨床的には，activation syndromeという枠組みで，抗うつ薬に関係して生じる精神症状を広くとらえるという姿勢も有益であろう．このときには，jitteriness/anxiety syndromeを見逃さないこ

とばかりではなく，軽躁病を正しく診断すること，これに関係してこれまでの経過を確認して双極性障害の可能性を検討することなども重要となる．

discontinuation syndromeについても同様であり，症状，経過，危険因子などを忘れず，特に抗うつ薬の減量や中止と症状発現の時間的な一致に注目する．そのほかに，抗うつ薬の減量や中止後に生じる原病の再燃・再発との鑑別も重要である．症状が抗うつ薬の減量または中止から10日以降に生じたとき，ゆっくりと悪化するとき，抗うつ薬を再開せずに経過をみていて症状が3週間以上持続するときなどは，原病の再燃・再発の可能性が高い．

### 治療方針

activation syndromeにせよjitteriness/anxiety syndromeにせよ，予防が重要である．そのためには，薬剤の用法用量を守り，性急な増量を避ける．また，上に述べたように，早期発見も同様に重要である．jitteriness/anxiety syndromeが生じてしまった場合には，原因薬剤の減量や中止を考えることになる．他の抗うつ薬への変更が有効な場合もある．このようにしても，不眠や不安などの症状が残存したときには，睡眠薬，抗不安薬などによる対症療法を試み，不安，焦燥などが強い場合には抗精神病薬の使用も検討する．なお，activation syndromeのなかのアカシジアと判断されるとき，あるいは躁転が生じたときには，いうまでもないが，その治療を行うことになる．

discontinuation syndromeでも予防が重要である．患者と相談し，減量に対する患者の心配が強くないことを確かめながら数週以上かけて少量ずつゆっくりと減量する．discontinuation syndromeが生じてしまった場合であるが，症状が比較的軽ければ，そのまま時期を待つことができる．しかし，症状が強く，このような待機期間を作ることが難しい場合もある．そのときには，いったん減量前の用量に戻し，そのあとでさらにゆっくりと減量していく．あるいは，半減期の長い抗うつ薬に変更し，そのあとで減量，中止するという方法もある．

**℞ 処方例**）activation syndromeの対症療法として，不眠時は下記1)を，不安時または焦燥感の強いときは2)，3)のいずれかを用いる．

1) マイスリー錠(5 mg)　1回1錠　不眠時．保険適用疾患は不眠症である　保外
2) ソラナックス錠(0.4 mg)　1回1錠　不安時，焦燥感の強いとき．保険適用疾患は心身症，不安，緊張，抑うつ，睡眠障害である　保外
3) リボトリール錠(0.5 mg)　1回1錠　1日2回　朝・夕食後．保険適用疾患はてんかんの小型発作，精神運動発作，自律神経発作である　保外

2)または3)で不安・焦燥感が軽減しないときは，下記4)，5)のいずれかに変更する．

4) リスパダール錠(1 mg)　1回0.5-1錠　焦燥感の強いとき．保険適用疾患は統合失調症である　保外
5) セロクエル錠(25 mg)　1回1-2錠　焦燥感の強いとき．保険適用疾患は統合失調症である　保外

### ■患者・家族説明のポイント

activation syndromeあるいはjitteriness/anxiety syndromeを説明するときには，まずうつ病の診断，治療，その一部としての抗うつ薬療法の重要性などを簡潔に説明する．activation syndromeあるいはjitteriness/anxiety syndromeそのものについても説明するが，これに対応することができることを明確に伝えることが重要である(症状が強い場合の医師への連絡の方法を含む)．これらの症状が起こってしまった場合には，患者が医療への不信感をもち，これからの治療を心配し，悲観的になることもまれではない．まず，このような気持ちをよく聞き，正

しく理解しなければならない．そのうえで，今後の治療の選択肢を説明し，相談して治療の方法を決めていくことになる．

discontinuation syndrome については，すでによい状態が続き，抗うつ薬を減量，中止しても大丈夫であるという説明が重要である．患者が薬の減量を不安に感じている間は，減量や中止は難しい．反対に，自分で抗うつ薬をやめてしまう患者もいるので，急にやめることは避けるべきであることも伝えておく．discontinuation syndrome が起こってしまった場合，患者がその後の薬剤の減量に恐怖心をもつことは当然である．また，薬をやめると病気が悪くなるので，あるいは薬の依存が起こってしまったので，一生薬をやめることができないと考えて悲観的になる患者もいる．このようなときも，まず患者の苦痛を聞き，理解することが出発点になる．そのうえで，今後の治療あるいは薬剤減量の方法について選択肢を示し，相談していくことになる．

**参考文献**

1) Sinclair LI, Christmas DM, Hood SD, et al: Antidepressant-induced jitteriness/anxiety syndrome: systematic review. Br J Psychiatry 194: 483-490, 2009
2) Stone M, Laughren T, Jones ML, et al: Risk of suicidality in clinical trials of antidepressants in adults: analysis of proprietary data submitted to US Food and Drug Administration. BMJ 339: b2880, 2009
3) Shelton RC: The nature of the discontinuation syndrome associated with antidepressant drugs. J Clin Psychiatry 67 (Suppl 4): 3-7, 2006

# 抗てんかん薬による精神症状
psychiatric symptoms of antiepileptic drugs

加藤昌明　むさしの国分寺クリニック・院長（東京）

## 疾患概念

**【定義・病型】**　抗てんかん薬 antiepileptic drug は，一部は気分障害，疼痛性障害などにも広く用いられているが，その主たる対象疾患はてんかんである．また抗てんかん薬による精神症状が最も出やすいのも，てんかんである．そこで本項では，てんかん患者における，抗てんかん薬による精神症状について述べる．

抗てんかん薬による主な精神症状は以下の5つである．①精神病症状，②抑うつ症状，③行動変化（易刺激性，不機嫌，多動など），④認知機能への影響（思考力・集中力・判断力低下など），⑤心因性非てんかん性発作（偽発作・擬似発作）の誘発・増悪．

**【原因】**　原因を表1にまとめた．抗てんかん薬が直接に精神症状の原因となるだけでな

表1　抗てんかん薬による精神症状出現の原因

| |
|---|
| 薬物による直接の影響 |
| 　薬物の作用自体 |
| 　多量・過量投与（高血中濃度） |
| 　離脱 |
| 　多剤併用 |
| 薬物によっててんかん発作が減少あるいは増加するための影響 |
| 　発作減少→交代性精神病 |
| 　発作増悪→発作に関連した精神症状（発作後精神病など） |
| 患者側のリスクファクター |
| 　器質変化（海馬硬化など） |
| 　精神疾患の既往歴 |
| 　精神疾患の家族歴 |

（Mula M, Monaco F: Antiepileptic drugs and psychopathology of epilepsy: an update. Epileptic Disord 11: 1-9, 2009 より一部改変）

く，抗てんかん薬によっててんかん発作が減少（あるいは期せずして増加）すると，そのために精神症状が出現するという機序も忘れてはならない．またこれらのいずれにも，患者側の器質因あるいは素因がリスクファクターとして絡んでくる．

表1の各項目を補足説明しておく．まず薬物の作用自体に関しては，抗てんかん薬の作用機序を大きく2つに分けて，精神面への影響を考える視点がある．1つはGABA-ergicな作用をもつ抗てんかん薬で，バルビツール酸系薬，ベンゾジアゼピン系薬，バルプロ酸，ガバペンチンなどが含まれる．鎮静，抗不安，抗躁効果が期待できる群である．もう1つはantiglutamatergicな作用をもつ抗てんかん薬で，ラモトリギンなどが含まれる．賦活，抗うつ効果が期待できる群である．トピラマートは両群の中間に位置づけられる．この2分法は大きな観点として有用だが，臨床場面ではこれ以外の機序も複雑に影響し，これほど単純にはいかない．

また薬物によっては多量・過量投与（高血中濃度）により，精神面への影響が強く出るものがある．フェニトイン，トピラマートなどである．特にフェニトインは，非線形の用量・血中濃度曲線をもつため，思いがけない血中濃度の上昇（中毒）が起こりやすく，そのために身体的副作用のみならず精神面への副作用が出てくる．

抗てんかん薬の中止時には，離脱による精神症状出現の可能性がある．また多剤併用療法では精神症状の副作用が出やすい．

次に，薬物によって発作が減少すると，それと交代性に精神症状が出現してくる場合がある．典型例が交代性精神病である．これはエトスクシミド，ゾニサミド，トピラマートなどでみられやすいが，すべての抗てんかん薬で起こりうる現象である．また薬のパラドキシカルな効果として発作が増加すると，発作後精神病に代表されるような，発作と関連した精神症状が出てくる可能性がある．

患者側の要因も関係する．海馬硬化などの器質変化がある場合，精神疾患の既往歴あるいは家族歴がある場合には，抗てんかん薬により精神症状が出る可能性が高くなる．

抗てんかん薬使用中に何らかの精神症状が起こった場合，上記要因が複雑に絡み合い，単純に1つに原因を帰するのは困難なことが多い．薬物変更との時間的関係性，発作の増減との時間的関係性，もともとの患者の素因などから総合的に考慮する必要がある．

【主要な抗てんかん薬の特徴】

A. わが国で以前から使用されている主要な抗てんかん薬

精神面への影響で注意が特に必要な薬は，フェノバルビタール，フェニトイン，ゾニサミドである．一方，カルバマゼピン，バルプロ酸は感情障害の治療薬として広く使用されていて，精神面への悪影響は少なく，使いやすい．

・フェノバルビタール：うつが多い．投与開始後時間が経ってから出てくることも多い．小児では，多動，易刺激性，興奮性を増すことがよくある．離脱時に，不機嫌，不眠などがみられる．

・フェニトイン：血中濃度が高い場合に，精神病症状，認知機能障害，心因性非てんかん性発作（偽発作，擬似発作）の誘発などさまざまな影響を及ぼすことがある．血中濃度のこまめなモニターが大切である．

・ゾニサミド：精神病症状を引き起こすことが多い．そのなかには発作が減少して交代性精神病として現れる場合が少なからず含まれる．また，認知機能障害（思考力低下，集中力低下）なども比較的高頻度でみられる．低用量から開始し，急速な増量を避けることが望ましい．

・カルバマゼピン：精神症状を惹起することはまれだが，気分変動（抑うつあるいは軽躁）をきたすことがある．

・バルプロ酸：精神症状を惹起することはかなりまれである．

## B. 新規抗てんかん薬

わが国でも2006(平成18)年以降4種類の新しい抗てんかん薬が相次いで市販開始された．そのうち，精神面への注意が特に必要なのはトピラマートである．レベチラセタム，ラモトリギンはこれに比べると影響が少ないが，気分への影響には注意が必要である．ガバペンチンは影響がかなり少ない．

- トピラマート：うつがかなり多い．うつの発現は用量依存性であり，200 mgで9%，より高用量だとさらに多いという報告がある．また精神病症状を引き起こす可能性も高く，そのなかには発作が減少して交代性精神病として現れる場合が少なからず含まれる．低用量から開始し，急速な増量を避けることが大切である．認知機能障害(思考力低下，集中力低下)や構語障害なども比較的高頻度でみられる．
- レベチラセタム：精神症状への影響は少ないが，抑うつを引き起こすことがある．また易刺激性，攻撃性を高めることがあり，もともとそういった傾向のある患者でみられやすい．
- ラモトリギン：抗うつ効果を有するのが特徴である．精神症状への影響は少ない．まれに易刺激性，軽躁状態がみられる．学習障害や知的障害の症例でまれに不機嫌などがみられる．
- ガバペンチン：精神症状への影響は少ない．学習障害や知的障害の症例でまれに不機嫌などがみられる．

## 【予防・早期発見のための留意点】

### A. 薬剤の選択

抗てんかん薬による精神症状が発現する可能性をできるだけ低くするためには，薬物の選択にあたって，あらかじめ患者の精神的特性あるいは既往と，各薬物の特徴を考慮することが大切である．特に精神症状の発現リスクの高い患者(表1を参照)に対しては，そのような精神症状を起こしにくい薬物から使用するようにする．例えばうつの既往をもつ患者に対しては，うつを起こしにくい薬を優先的に使用する，などである．このような注意点を表2にまとめた．

### B. 薬剤使用法の原則

低用量から開始し，ゆっくりと増量してい

表2 精神的状態に応じた，抗てんかん薬使用時の注意点

| 患者の精神的状態あるいは既往 | 優先的には使用しない，あるいは使う場合には注意が必要な薬 | 起こりうる副作用 |
| --- | --- | --- |
| 気分変調 | フェノバルビタール<br>フェニトイン<br>トピラマート<br>レベチラセタム | 抑うつ |
| 幻覚・妄想 | ゾニサミド<br>トピラマート<br>フェニトイン | 精神病症状 |
| 興奮性 | ラモトリギン | 不眠・不安・軽躁状態 |
| 多動 | ラモトリギン | トゥレット障害 |
| 不機嫌 | レベチラセタム | 攻撃性 |
| 学習障害 | すべての抗てんかん薬 | 行動障害 |

〔Schmitz B: Psychiatric side effects of antiepileptic drugs. Engel J, Pedley TA (eds): Epilepsy: A Comprehensive Textbook. 2nd ed, pp 2163-2167, Lippincott Williams & Wilkins, 2008 より一部改変〕

く.日頃から薬剤の整理を心がけ,多剤併用療法をなるべく避けておく.これによって精神症状の出現の可能性を減らすことができる.

### C. 早期発見のために

抗てんかん薬を処方する医師として重要なのは,まず自らが,起こりうる精神症状についてあらかじめよく認識し,診察時にそのあたりを注意深く問診・観察することである.また,患者あるいは家族にもそういった可能性をあらかじめ説明しておいて,精神面の変化が起こったら報告するように促しておくことも大切である(さもないと患者は,精神的な変化が起こっても,てんかんとは関係のないことだと思って,主治医に話さないことがある).

## 治療方針

### A. 薬剤の整理

多剤併用中の患者に精神症状が現れた場合,まずすべきことは薬剤の整理である.これで精神症状が改善することが少なくない.

### B. 精神病症状の治療

被疑薬物の中止・整理が何よりも大切である.特にゾニサミド,トピラマートなどの使用開始後比較的早期にこれらの症状が現れた場合には原則としてそれらを中止し,てんかん発作の種類・状態に応じて他の薬剤に切り替える.フェニトインを使用中であれば,思いがけない血中濃度上昇が起こっていないか直ちに確認し,濃度上昇がみられたらすみやかに減量する.

これらの処置により精神病症状が改善しない場合に,抗精神病薬を追加する.ただし症状が急性に激しく出現している場合には,抗てんかん薬の整理と並行して抗精神病薬を開始してよい.

抗精神病薬を使用する場合,基本的には統合失調症に対するのと同等の薬物療法を行うことになるが,抗精神病薬によるけいれん閾値の低下に注意する.フェノチアジン系薬の多量投与,ゾテピンの多量投与は避ける.

**R 処方例** 下記1)を1-2週間用いて改善がみられない場合には,2)に変更する.

1) リスパダール錠(1・2・3 mg) 1日1-3 mgを1-3回に分けて投与より開始し,最大12 mgまで増量 保外
2) セレネース錠(1.5・3 mg) 1日1.5-3 mgを1-2回に分けて投与より開始し,最大9 mgまで増量 保外

### C. 抑うつ状態の治療

被疑薬物の中止・整理が何よりも大切である.特にフェノバルビタール,トピラマート,レベチラセタムなどの使用開始後比較的早期にこれらの症状が現れた場合には原則としてそれらを中止し,てんかん発作の種類・状態に応じて他の薬剤に切り替える.その際,抑うつを生じにくい薬物(カルバマゼピン,バルプロ酸,ラモトリギン,ガバペンチンなど)を優先的に使用する.

抗てんかん薬による抑うつ状態は,原因薬物を中止すればすみやかに改善することが多く,通常は抗うつ薬の投与は必要としない.抑うつ状態が遷延する場合には,抗うつ薬を補助的に併用する.その際は,抗うつ薬によるけいれん閾値の低下に注意し,多量の三環系抗うつ薬(特にクロミプラミン),アモキサピン,マプロチリンは避ける.SSRIは発作増加の可能性は低いが,ないわけではない.またパロキセチンやフルボキサミンでは,薬物相互作用による抗てんかん薬の血中濃度の思わぬ上昇に注意する.セルトラリン(ジェイゾロフト),エスシタロプラム,ミルタザピンは薬物相互作用がなく使いやすい.

**R 処方例** 下記のいずれかを用いる.

1) ドグマチール錠(50・100 mg) 1日100-300 mgを2-3回に分けて投与
2) ジェイゾロフト錠(25 mg) 1回1錠1日1回より開始し,最大100 mgまで増量

# 抗不安・睡眠薬による精神症状
mental manifestation induced by psychotropics

吉村匡史　関西医科大学総合医療センター病院准教授・精神神経科
木下利彦　関西医科大学教授・精神神経科学

## 疾患概念

**【定義・病型】**　抗不安作用をもつ薬剤には，ベンゾジアゼピン（BZ）系抗不安薬，5-HT$_{1A}$受容体部分作動薬，選択的セロトニン再取り込み阻害薬（SSRI），セロトニン・ノルアドレナリン再取り込み阻害薬（SNRI），さらには一部のβブロッカーも含まれる．また，睡眠薬として使用される薬剤は，BZ系薬剤，非BZ系薬剤，メラトニン受容体作動薬，オレキシン受容体拮抗薬，バルビツール系薬剤などがある．しかし一般的に，抗不安薬といえばBZ系薬剤を意味し，睡眠薬についてもいまだBZ系薬剤が中心である．非BZ系睡眠薬は，化学構造はBZ系とは異なるものの，BZ受容体に結合することで作用を発現するため，その機序はBZ系薬剤と類似することが多い．本項では，薬剤の構造の違いの詳細を論じているわけではないため，これらを厳密には区別せず，"主にBZ系薬剤に起因する精神症状"ということでまとめて述べた．また，BZ系薬剤は抗不安作用，鎮静・催眠作用，抗けいれん作用，筋弛緩作用の4つをもち，その作用の強さにより，抗不安薬あるいは睡眠薬に分類される．しかし，通常の臨床場面では，抗不安薬を睡眠薬として使用することも多いため，この両者を特に区別せず記載している．

**【疫学】**　最初に開発された抗不安薬はバルビツール系薬剤である．しかし，耐性を形成しやすく薬物依存に至る可能性が高いこと，大量服薬で呼吸抑制をきたして生命にかかわることがあるため，その使用には注意が必要であった．1960年代に発売されたBZ系薬剤は，その安全性から急速に普及し，多くの種類が開発され現在に至っている．しかし，近年，多くの不安障害治療のガイドラインでは，BZ系薬剤による依存の危険性が強調され，第一選択薬とはされず，使用期間も短く制限されるようになった．それに代わって，セロトニン系薬剤が第一選択となってきているものの，わが国の2007（平成19）年7月-2008（平成20）年1月のICD-10の神経症性障害，ストレス関連障害，身体表現性障害に対する抗不安薬の処方件数は，BZ系薬剤が断然多く66.9％であり，SSRIは8.2％であった．BZ系薬剤は，精神科医だけでなく，身体科の医師にとってもなじみが深く，不安や不眠を訴える患者に対して数多く処方されている．この事実は，不安症状に対してBZ系薬剤が安全で有効であることを意味するものではあるが，その一方で，服薬人口が多いということは，薬剤に起因する精神症状が引き起こされるケースも多いことを意味する．一般的にBZ系薬剤は副作用が少ないと思われているため，薬剤に起因する問題が生じていたとしても，医療者側が注意深く観察しないと気づかないことが多い．

**【病態・病因】**　BZ系薬剤は，抑制系であるGABA神経系に作用し，その活動を増強することで細胞の興奮を抑制し，作用を発現する．BZ受容体は$\omega_1$，$\omega_2$，$\omega_3$の3つのサブタイプに分かれる．$\omega_1$は鎮静・睡眠作用，抗不安作用，$\omega_2$は筋弛緩作用などと関係している．また，作用時間によって超短時間型，短時間型，中間型，長時間型に分かれる．薬剤ごとに受容体の選択性や半減期に差があるため，それらのプロフィールを理解したうえで使用する必要がある．また，急に薬剤を中止した場合，GABA活動の低下による脱抑制からさまざまな症状が生じることがある．BZ系薬剤に起因する精神症状として，以下のものがある．

### A. 持ち越し効果

薬剤の効果が翌日にまで残り，眠気や体の

だるさを訴えることがある．日中に眠ってしまうことで夜間の不眠が生じ，生活リズムの障害を引き起こす．特に半減期の長い睡眠薬を使用した場合に多い．

### B. 前向性健忘

服薬したあとに行ったことを，あとから想起できないことがある．特に超短時間型の睡眠薬は血中濃度の上昇が急激であるため，健忘を残しやすい．

### C. 臨床用量依存

一般的に臨床で用いられるBZの量であったとしても，それを長期継続することで依存が形成され，薬剤を中断すると以下に述べる反跳現象や退薬症候が出現する．抗不安作用の強い薬剤に多いといわれる．BZ系薬剤はバルビツール系薬剤に比べて耐性が形成されにくいため，同じ薬効を得るために必要な薬剤量が増加していくわけではない．そのため，依存が見過ごされがちであり注意を要する．

### D. 反跳現象・退薬症候

反跳現象とは，もともとあった不眠や不安などの症状が増強して現れることをいう．臨床用量依存が形成されている場合，このために薬剤を中止することができなくなる．退薬症候とは，薬剤中断時にけいれんや自律神経症状，幻覚妄想やせん妄などの精神症状が出現することをいうが，激しい病的体験を生じるケースはそれほど多くない．反跳現象や退薬症候の危険因子としては，半減期の短い薬剤，高力価，長期間投与（6か月-1年以上），他の薬物依存の既往歴，受動的・依存的な性格傾向，多剤併用，最高血中濃度への到達時間の短いもの，抗不安作用の強いもの，レム睡眠や徐波睡眠を抑制するもの，アルコールとの併用が挙げられている．

### E. 逆説反応・奇異反応

BZ系薬剤の本来の作用とは逆に，不安，焦燥，不眠，脱抑制，興奮，せん妄，錯乱などが生じることがあり，これらは逆説反応あるいは奇異反応とよばれている．半減期の短い薬剤を使用している場合，薬剤が過量投与されている場合，あるいは脳の器質的障害がある場合に出現しやすく，中枢神経系の抑制機構に何らかの脆弱性を有することが奇異反応の出現に関係しているといわれる．例えば，認知症患者の不眠症状に対して，安易にBZ系薬剤を処方することで，せん妄が惹起されることがあるので注意が必要である．

## 治療方針

### A. 原則

BZ系薬剤を投与するにあたって重要なのは，適正な用法・用量で投与し，多剤併用を避けることである．さらに，原疾患が寛解すれば減量・中止することをあらかじめ念頭においておく．

### B. 治療方針の概要

#### 1. バルビツール系睡眠薬を用いている場合

バルビツール系薬剤は，精神依存，身体依存，耐性が生じやすく，過量服用，乱用に陥りやすい．BZ系薬剤もしくは催眠作用をもつ抗うつ薬に置換することが必要である．

**処方例** 1)で効果不十分もしくはふらつきなどの副作用がみられる場合は2)を用いる．

> 1) ドラール錠（15もしくは20 mg）　1回1錠　1日1回　就寝前
> 2) レスリン錠（25 mg）　1回1-2錠　1日1回　就寝前 保外

#### 2. 持ち越し効果がある場合

より作用時間の短い薬剤に変更する．服薬時間を確認し，遅くとも午前0時までには服用して臥床するよう指導する．

**処方例** 下記のいずれかを用いる．

> 1) マイスリー錠（5もしくは10 mg）　1回1錠　1日1回　就寝前
> 2) ルネスタ錠（2 mg）　1回1錠　1日1回　就寝前

#### 3. 前向性健忘がある場合

睡眠薬は，就寝時間を基準にしてその直前に服用し，眠れなかったとしても服薬後は臥床しておくよう指導する．超短時間型の睡眠薬を使用している場合は，短時間型もしくく

は，もう少し持続性のある薬剤に変更する．

**Rx 処方例** 下記のいずれかを用いる．
1) レンドルミン錠(0.25 mg)　1回1錠　1日1回　就寝前
2) エバミール錠(1 mg)　1回1錠　1日1回　就寝前

4. 臨床用量依存，反跳現象や退薬症候のある場合

原疾患が寛解状態にある患者に対し，1-2週ごとに1日量の1/4-1/2を減薬し，4-8週間以上かけて漸減・中止する方法が推奨されている．6か月以内に減量を開始すれば中断しやすい．また，半減期の長い長時間作用型のBZに置き換えたあとに漸減する方法や，長期使用しても依存を形成しにくい5-HT$_{1A}$受容体作動性抗不安薬への置き換えといった方法もある．また，BZ系睡眠薬のなかでも，$\omega_1$受容体選択性の高いものは抗不安作用が少ないため依存が形成されにくく，離脱に成功しやすいといわれる．

a. 不安時

**Rx 処方例** 1)で眠気やふらつきを認めれば2)を用いる．
1) メイラックス錠(2 mg)　1回1錠　1日1回
2) セディール錠(10 mg)　1回1錠　1日3回　毎食後

b. 不眠時

**Rx 処方例** 下記のいずれかを用いる．
1) マイスリー錠(5もしくは10 mg)　1回1錠　1日1回　就寝前
2) ルネスタ錠(2 mg)　1回1錠　1日1回　就寝前

5. 逆説反応・奇異反応のある場合

BZ系薬剤で逆に興奮が強まるような場合は抗精神病薬への変更を試みる．ただし，抗精神病薬により過鎮静となる可能性があるため，慎重に少量から開始すべきである．

**Rx 処方例** 下記のいずれかを用いる．2)は糖尿病には禁忌である．
1) リスパダール錠(1 mg)　1回1/2-1錠　1日1回　就寝前 （保外）
2) セロクエル錠(25 mg)　1回1/2-1錠　1日1回　就寝前 （保外）

### C. 難治症例患者・家族への対応

上記の病態が複合して起こってくることは，臨床的によく経験する．認知症患者の不眠症状にBZ系睡眠薬が処方されたあとにせん妄が増強した場合，持ち越し効果によって睡眠覚醒リズムが崩れたために起こってきているのか，逆説反応として起こってきているのか，判断に迷うことがある．日中に入眠してしまっていないか，睡眠パターンを家族によく観察してもらう必要がある．

### D. 併存疾患

不眠，不安症状の背景に身体疾患がある場合，安易にBZ系薬剤を使用することで，せん妄をはじめとする精神症状が出現する危険性がある．しかし，これらの症状が医原性とは気づかれずにいる場合が多い．BZ系薬剤を処方する前に，身体合併症の評価を忘れてはならない．

### ■患者・家族説明のポイント

BZ系薬剤が抗不安薬，睡眠薬として果たしてきた役割は非常に大きい．臨床用量依存を恐れるあまり，もともとの不安，不眠症状に対する治療が不十分となってはならない．BZ系薬剤は，適正に使用すれば有効かつ安全な薬剤である．治療者自身の有効性と安全性に関するイメージの混同によって患者に服薬への不安をもたせるべきではない．まず，適切な薬剤を適量使用し，それで症状が十分に改善した時点で減量・中止を考慮すべきであろう．

### 参考文献
1) 越野好文：わが国における抗不安薬の使用状況．精神科 13：369-375，2008
2) 内村直尚：睡眠薬の臨床用量依存をどうみる．臨床精神薬理 9：2003-2010，2006
3) 尾崎茂，和田清：睡眠薬乱用・依存の実態と対策．臨床精神薬理 9：2011-2016，2006

# 抗認知症薬による精神症状
*psychiatric symptoms caused by anti-dementia drugs*

船木　桂　慶應義塾大学・精神・神経科学
三村　將　慶應義塾大学教授・精神・神経科学

## 疾患概念
**【定義】**　ドネペジルはわが国における唯一の適応症をもつ抗認知症薬として使用されてきたが，2011年にガランタミン，リバスチグミン，メマンチンが発売され，現在，使用できる抗認知症薬は4剤となった．ドネペジル，ガランタミン，リバスチグミンの主な作用はアセチルコリンエステラーゼ阻害作用であり，本項ではアセチルコリンエステラーゼ阻害薬（以下，AChE-I薬）のなかで最も使用頻度が高く，エビデンスの多いドネペジルを中心に述べる．メマンチンは他の抗認知症薬と異なりNMDA（N-methyl-D-aspartate）受容体拮抗薬であり，AChE-I薬とは別に述べる．なお，本項で問題とするのは精神神経系の副作用であるが，AChE-I薬の副作用としてはアセチルコリン系の賦活に伴う悪心・嘔吐，下痢などの消化器系症状がよく知られており，頻度も高い．メマンチンの副作用としては，めまい，便秘，頭痛，傾眠などが挙げられるが，いずれも10％を超える頻度で生じるものはない．

**【病態・病因】**　AChE-I薬による精神症状の副作用は，脳内アセチルコリン濃度が上昇することにより，刺激症状として興奮，焦燥感，攻撃性などが発現するためと考えられる．これらの精神症状の出現はAChE-I薬開始後，比較的短時間のうちが多く，増元らによれば最初に発売されたドネペジルにおいては3日-8週間程度であった．

**【疫学】**　AChE-I薬（ドネペジル）の副作用としては，消化器症状，精神症状，神経症状がある．症状の頻度としては，興奮，不穏，不眠，眠気，易怒性，幻覚，攻撃性，せん妄，妄想，多動，抑うつ，無感情，徘徊，振戦，頭痛，めまいが0.1-1％未満，リビドー亢進，多弁，躁状態，錯乱，昏迷が0.1％未満とされている．精神症状の頻度は2.93％で，不眠（0.59％），易興奮性（0.56％），易刺激性（0.52％）という報告もある．メマンチンの副作用は，傾眠，不眠，徘徊，不穏，易怒性，不安が1％未満，激越（0.2％），攻撃性（0.1％），妄想（0.1％），幻覚，錯乱，せん妄（頻度不明）とされている．

**【経過・予後】**　AChE-I薬による精神症状の増悪は一過性のこともあるため，注意深くそのまま経過をみることも一案である．精神症状により，介護困難が持続する場合には，減量や中止，他抗認知症薬への切り替えを考える．ドネペジルよりもガランタミン，リバスチグミン，メマンチンは精神症状の副作用が生じにくいという報告もあり，切り替えは治療選択肢の1つである．

## 診断のポイント
臨床的に最も重要なのは，抗認知症薬による薬剤性の精神症状なのか，原病の症状としての不穏・興奮が増悪しているのかの見極めであるが，これはきわめて難しい．投薬開始後に，時間的関連性をもって上述の精神症状の悪化，特に過度の刺激性がみられる場合に，副作用の可能性を疑う．

## 治療方針
### A. 治療方針の概要
臨床上，抗認知症薬による精神症状が疑われれば，減量，中止，もしくは他抗認知症薬への切り替えを行う．それでもコントロールが不十分な場合，漢方薬や抗てんかん薬，抗精神病薬の投与が検討される．

### B. 薬物療法
認知症患者への抗精神病薬の投与は適用外使用であり，2005（平成17）年4月には米国食品医薬品局（FDA）から，認知症高齢者に非定型抗精神病薬を使用すると死亡リスクを上昇させるという警告が出されている．した

がって，メリットとデメリットを十分に検討したうえで，やむなく使用する場合は，副作用の少ないリスペリドン（リスパダール），クエチアピン（セロクエル），オランザピン，アリピプラゾールなどの非定型抗精神病薬をできるだけ少量かつ単剤で，症状の出ている期間だけ慎重に使用する．通常は夕方から夜間に症状増悪をみることが多いため，夕方1回で使用するか，興奮時の頓服として使用してみる．抗精神病薬以外には，抑肝散などの漢方薬や気分安定薬としてのバルプロ酸やカルバマゼピンの投与も考える．抑肝散は副作用が少なく使用しやすいが，低カリウム血症を生じることがあり注意が必要である．

**R 処方例** 下記1)～3)のいずれかを用いる．抗精神病薬は特に幻覚・妄想症状があるときには有効だが，錐体外路症状の出現に注意を要する．

1) ツムラ抑肝散（2.5g包）　1日1-2包を1-2回に分けて投与　保外
2) リスパダール錠（1mg）　1日0.5-1錠を1-2回に分けて投与　保外
3) セロクエル錠（25mg）　1回1-2錠　1日2回　保外

■患者・家族説明のポイント

抗認知症薬に伴う精神症状については，あらかじめ介護者にその可能性を適度に伝えておく．最近では，介護者自身がその情報をもっている場合も少なくないが，上述のごとく，精神症状の副作用頻度はさほど高くないので，過剰反応は禁物であることを伝える．

**参考文献**

1) 増尾康紀, 柿木達也, 浅野達藏, 他：ドネペジル服用開始後に出現した異常行動. 老年精神医学雑誌 12：65-70, 2001
2) 朝田 隆, 木之下徹（編著）：認知症の薬物療法. 新興医学出版社, 2011
3) Jones RW: A review comparing the safety and tolerability of memantine with the acetylcholinesterase inhibitors. Int J Geriatr Psychiatry 24: 547-553, 2010

# 抗パーキンソン病薬による精神症状

*psychiatric symptoms induced by antiparkinsonian medicine*

丸山哲弘　まるやまファミリークリニック・理事長（長野）

### 疾患概念

**【定義・病型】**　抗パーキンソン病薬によって出現する精神症状を総称して「抗パーキンソン病による薬剤性精神障害」という．パーキンソン病は運動障害以外に非運動障害の1つとして精神障害を呈する疾患である．パーキンソン病の精神障害は疾患自体によって呈する，つまり中枢神経系の変性・脱落などの器質的変化によって生じる内因性と，抗パーキンソン病薬の有害事象として出現する外因性の2つがある．これら2つの病態ははっきり区別することは困難であるが，おおむね前者が20％，後者が80％といわれている．抗パーキンソン病による薬剤性精神障害は，薬剤起因性精神障害，レボドパ起因性精神障害，抗コリン薬起因性精神障害，ドパミン作動性精神障害といわれることもある．

抗パーキンソン病薬によって出現する精神症状は，幻覚や妄想などの精神病が主であるが，最近punding（常同行動の1つで，病的物集めなど意味のない行為を固執的に反復すること）や病的賭博などの衝動制御障害などの報告も多い．

**【病態・病因】**　抗パーキンソン病薬によって出現する精神障害，主として精神病には，神経薬理学的に3つの神経伝達系の機能異常が，精神病の発現に関与していると推察されている．つまり，ドパミン作動性神経，セロトニン作動性神経，コリン作動性神経系である．ドパミン作動性神経系には，黒質－線条体ドパミン神経のほかに，中脳－皮質－辺縁系ドパミン神経があり，これらのドパミン神経は前頭葉機能や感情機能に深くかかわっている．抗パーキンソン病薬による発現機序とし

ては，中脳-皮質-辺縁系ドパミン神経は，黒質-線条体ドパミン神経よりも変性し難いため，ドパミン作動薬などの補充により，その中継核である側坐核のドパミン受容体が相対的に過剰な刺激を受けることと，長期にわたるドパミン受容体の間欠的な刺激により側坐核のドパミン伝達性が亢進していることが考えられている．つまり，中脳-皮質-辺縁系ドパミン神経のドパミン受容体が過剰に刺激されることによって，視覚などの知覚情報は感情による異様な修飾を受けて変容しやすくなる．また前頭皮質ドパミン神経の過剰な刺激によって，現実の視覚情報と過去の経験情報がうまく照合評価できなくなり，歪曲された思考中の情報に置き換えられる．これらが複雑に絡み合い幻覚や妄想を生じさせている．

ドパミン作動性神経系障害とほぼ同じ時期からセロトニン作動性神経系も変性が始まると考えられている．セロトニン作動性神経とドパミン作動性神経は線条体や辺縁系において間接的ないし直接的に相互作用している．例えば，レボドパ投与は非生理的にセロトニン分泌を高めるため$5\text{-}HT_{2A}$受容体が過剰刺激される．$5\text{-}HT_{2A}$の過剰刺激によって活性化したGABA作動神経が中脳皮質辺縁系領域に及び，最終的に辺縁系は興奮し，前頭皮質は抑制される．これによって辺縁系の感覚情報のシグナル/ノイズ比を低下させる．このことが，情報選択を狂わせて，さらに連合皮質からの知覚入力の解釈を誤ることによって幻覚が生じる．また，過剰な誤った情報入力により，現実に対する間違った信念を抱かせる結果，妄想を生じると考えられる．

コリン作動性神経系の関与が想定されている．パーキンソン病ではマイネルト基底核の神経脱落によって認知機能障害を発症する．マイネルト基底核から大脳皮質にコリン作動性神経が投射されている．大脳皮質のアセチルコリンはニューロンのシグナル/ノイズ比を強化しているため，アセチルコリンの欠乏状態では，誤ったないし無意味な感覚情報が現実の感覚情報に混入しやすくなり幻覚を生じるといわれている．さらに 脚橋被蓋核および背外側被蓋核から視床中継核，非特殊核，網様核に投射するコリン作動性神経は，パーキンソン病，特に認知症を伴うケースでは変性・脱落しており，注意覚醒機能に甚大な影響をもたらし，現実に夢体験を挿入することにより幻覚や妄想を生じさせている．

【疫学】　パーキンソン病の精神障害（主として精神病）は，報告者によって異なるが，患者の16-40％に発生している．これはパーキンソン病の進行に伴って発症頻度が上昇する．

近年パーキンソン病における精神病の新診断基準（新NINDS-NIMH診断基準）に基づいた横断的研究の結果が報告されている．その診断基準では，特徴的な精神症候としての幻覚，妄想のほかに，錯覚や実体意識性を取り上げ，これらのうちどれか1つがあれば精神病ととらえている．ここで，実体意識性とは，「自分の後ろなどに，ありありと，ある存在を，実感として感じる」ことをいうが，それは「知覚」以前の「直感」的なものであって，その患者にとっては，まさに「実体」そのものとして，そこに「ある」ものと「意識」される．多くの場合，この「実体」は，何ものかとして明確に規定できるものではない．

この研究の結果，116連続症例のうち，幻覚は51％（幻視16％，幻視以外35％），妄想4％，小症状45％（実体意識性，錯視，通過幻覚）であった．この新診断基準を用いるとパーキンソン病の精神病の頻度は60％であった．

【経過・予後】　抗パーキンソン病薬による薬剤性精神障害の多くは，本疾患に罹患して長期間経過，少なくとも5年以上経過した患者に出現する．つまり進行期に出現するため，運動合併症であるwearing-off，on-off，ジスキネジアを合併していることが多い．急性に発症した場合，抗パーキンソン病薬の増量

や追加によることが多い．既存の抗パーキンソン病薬を増量した場合には元の量に戻す．新しい抗パーキンソン病薬を追加したあとに精神病を発症したなら，それを中止することによって薬剤性精神障害は消失する．

ほとんどの場合抗パーキンソン病薬を中止しなければならなくなるが，逆にパーキンソン症状の悪化は避けられないため，ほとんどの場合入院管理が必要になる．薬剤性精神障害自体が予後に結びつくことは少ないが，抗パーキンソン病薬の減量や中止によってADLは極端に低下し，場合によっては全身の筋固縮や無動が顕著になり，ひいては悪性症候群を併発することもある．

### 診断のポイント

コンセンサスの得られた診断基準はないが，精神障害を呈している患者がパーキンソン病であること，何らかの抗パーキンソン病薬を服用し，精神障害として，幻覚，妄想，小症状（実体意識性，錯視，通過幻覚）のいずれかを伴う場合に抗パーキンソン病による薬剤性精神障害が疑われる．重要なことは，抗パーキンソン病薬の増量や新規の抗パーキンソン病薬を追加した場合に精神障害が出現し，これらの薬剤を減量もしくは中止することによって改善もしくは消失すれば薬剤性精神障害と確定診断できるということである．

問診にあたっては，症状の観察，本人・家族から経過を詳しく聞くことが重要である．薬剤性精神障害の直接的誘因が抗パーキンソン病薬であるか，それ以外のものであるかを見極めることが大切である．既往歴や家族歴により精神疾患や薬物依存症などのハイリスクの患者の場合，おおかた抗パーキンソン病薬の増量や追加が精神病発症の直接的引き金になっているため，発症直前の服薬内容の確認が必要である．なかには医師が処方箋を変更していないにもかかわらず患者自ら服薬量を増量している場合もあるため，家族に服薬状況を確認することも必要である．

抗パーキンソン病薬以外の誘因として，ストレス，外傷，熱中症，気道感染や尿路感染症などの身体合併症が鑑別上重要である．

### 治療方針

#### A．治療方針の概要（図1）

治療方針には2つの重要なポイントがある．つまり，精神障害が治療の必要な程度のものか，その誘因が薬剤性かその他のものか，である．まずは出現している精神障害が治療を必要とするか否かの見極めが第一歩である．長期治療例や多剤併用例などのハイリスク群においては軽度の精神症状として幻覚を訴えることがしばしばみられる．多くは夜間に，人の気配を感じたり，カーテンの模様や床の塗装に人物の顔や小動物を見たり（錯視），寝室や浴室などに子どもや男女の姿を見るといった（幻視），軽度の幻覚が多い．重要なことは，患者が幻覚であることを認識している，つまり意識 sensorium が保たれていることである．それがいくら生き生きとした現実味を有していても，良好な洞察から，幻覚であるという認識をもっていれば，治療の必要は全くない．しかしながら，これらの軽度の幻覚がある患者に抗パーキンソン病薬の増量や追加は避けるべきであると思われる．

一方，自覚を伴わない幻覚は治療の介入が必要となる．多くの場合は幻覚に妄想を伴う．妄想を伴うようになると幻覚に関連した非現実的な文脈が発生して，こだわりをもつようになる．おおかたこのような幻覚や妄想が出現するとADLに支障が出てくることになる．妄想は幻覚に比べて厄介であり，非現実的なことに過剰なこだわりを示すために，周囲からの援助に対してしばしば抵抗するようになる．迫害妄想，嫉妬妄想，物盗られ妄想などの被害妄想であることが多く，周囲の者たちとの関係が悪化する．また，不安，焦燥，興奮を伴いやすく，ひいては攻撃性を示すようになり，ますます周囲への抵抗を示す．さらに，混乱，錯乱，昏迷へと意識は低下し，変容していくと，事態は非常に深刻に

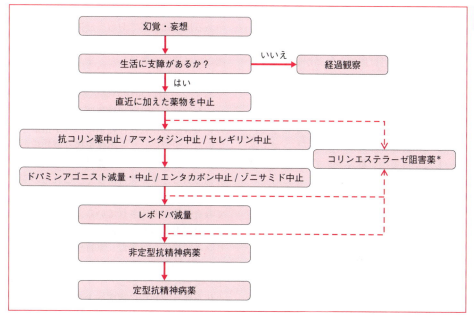

図1　パーキンソン病の幻覚・妄想治療アルゴリズム
＊：抗パーキンソン病薬減量と並行して追加を考慮．
〔日本神経学会(監)，「パーキンソン病治療ガイドライン」作成委員会(編)：パーキンソン病治療ガイドライン2011．医学書院，2011 より〕

なる．

　まず治療の第一歩は，抗パーキンソン病薬の減量および中止である．先述したように，急性に発症した場合，多くは抗パーキンソン病薬の増量や追加によることが多い．したがって，抗パーキンソン病薬の変更についてまず調べることが必要である．つまり，精神障害が発症した場合に，最初にすべきことは発症以前の状態に戻すことである．既存の抗パーキンソン病薬を増量した場合には元の量に戻す．新しい抗パーキンソン病薬を追加したあとに発症したなら，それを中止する．

　このような場合には，次のステップとして，内服中の他の抗パーキンソン病薬を減らしていかなければならない．「パーキンソン病治療ガイドライン 2011」(以下ガイドライン)では，生活に支障のある幻覚や妄想に対して，直近に加えた薬物を中止し，その次に抗コリン薬あるいはアマンタジンあるいはセレギリンを中止，次いでドパミンアゴニストの減量・中止あるいはエンタカポン中止あるいはゾニサミド中止，最後にレボドパの減量としている．抗コリン薬やアマンタジンは，過去に錯乱やせん妄などの意識障害を伴う重度の精神障害の報告があるため，早い段階での投与中止が勧められている．

　ほとんどの場合には，ガイドラインに従って減量・中止を行えば，精神障害は徐々に改善していくはずである．しかし，それでも改善しない場合には，レボドパの減量を開始する．この段階では，患者はレボドパのみで身体活動を行わねばならないため，最も抗パーキンソン病効果の強いレボドパを減量することは死活問題である．したがって慎重にきわめて緩徐に減量する必要がある．しかし最小維持量である 200 mg(分4)は残しておく．

ここまでが，パーキンソン病における精神障害治療の第一ステップである．

レボドパ減量によって，精神障害は改善するが，多くの患者は固縮と無動が強くなり，歩行困難になり，多くのADLを自力で行えなくなる．このように，精神障害が改善したからといって患者は決していい状態になるのではなく，運動面からは最悪の事態になる．これが薬剤性精神障害の治療のジレンマである．したがって次なるステップ，つまり薬物治療を考えなければならない．

### B. 薬物療法

ガイドラインでは，レボドパ減量が困難な場合，非定型抗精神病薬またはチアプリド（グラマリール）とうたわれている．非定型抗精神病薬は，従来の抗精神病薬とは異なり，ドパミン遮断作用が弱く，またドパミン遮断作用以外に，セロトニン受容体などの他の神経伝達物質遮断作用を有しているため，錐体外路系の副作用が少ないのが特徴である．欧米で最もよく使用されているのがクロザピンである．しかしながらわが国においてクロザピンの使用は，この薬が顆粒球減少といった重篤な副作用プロフィールを有するため，精神科専門医，血液内科専門医のいるごく少数の施設に限られ，使用中は副作用モニターのため2週間に1回の血球検査が義務づけられている．

クロザピン以外の非定型抗精神病薬は多数使用できる状況にあるが，世界的な使用経験やわが国のガイドラインから推奨されている非定型抗精神病薬はクエチアピン（セロクエル）である．通常，抗パーキンソン病薬をある程度減量していき，クエチアピンを少量12.5 mgから併用していく．

他の非定型抗精神病薬以外のオプショナルな治療方法として，漢方薬の抑肝散とコリンエステラーゼ阻害薬がある．抑肝散はわが国独自の治療薬であり，海外での報告はないが，コリンエステラーゼ阻害薬無効例に抑肝散が有効であるという報告もある．コリンエステラーゼ阻害薬はアルツハイマー病に適応のある抗認知症薬である．最近，わが国ではドネペジル（アリセプト）がレビー小体を伴う認知症に適応を取得した．また，ドネペジル以外にガランタミン，リバスチグミンがアルツハイマー型認知症の適応を受けている．パーキンソン病の認知機能低下や精神症状においてコリン作動性神経系の障害が指摘されている．すでにレビー小体を伴う認知症の幻覚などに対してコリンエステラーゼ阻害薬が有効であるとする報告が多く，これらの薬剤が抗パーキンソン病薬による精神症状に対しても有効性が期待されている．コリンエステラーゼ阻害薬の有用性については，クエチアピンと同様に，いまだ二重盲検試験が実施されていないため，高いエビデンスレベルには至っていない．しかし，ドネペジルがレビー小体を伴う認知症に適応拡大されたように，コリンエステラーゼ阻害薬は抗パーキンソン病薬による精神症状に対する新しい治療オプションとして試みてもよいと思われる．ガイドラインでは，非定型抗精神病薬のクエチアピンとドネペジルの併用も有効かもしれない．

**R 処方例**　下記1）と2）は併用しない．1）と3）または4）の併用か，2）と3）または4）の併用とする．

1) グラマリール錠（25 mg）　1回2錠　1日1回　保外
2) セロクエル錠（25 mg）　1回1/2-1錠　1日1回　保外
3) ツムラ抑肝散エキス顆粒（2.5 g）　1回2.5 g　1日3回　保外
4) アリセプト錠（5 mg）　1回1錠　1日1回　レビー小体を伴う認知症に適応

### C. 難治症例への対応

薬物療法が無効の難治症例では，全身麻酔下における電気けいれん療法（ECT）が選択されることがあるが，適応は限られる．

### D. 併存疾患

抗パーキンソン病薬による薬剤性精神障害

では，原因として本薬の薬物中毒や薬物依存が存在していることが多く，ドパミン調節障害症候群 dopamine dysregulation syndrome とよばれている．幻覚や妄想など精神症状以外に，punding，病的賭博，性行動亢進などの衝動制御障害を伴うことがある．薬剤性精神障害と同様に，まずは抗パーキンソン病薬，特にレボドパやドパミンアゴニストの減量を試みるべきである．

■患者・家族説明のポイント

先述したようにパーキンソン病治療薬により精神障害が生じることを患者および家族に十分に説明し，抗パーキンソン病薬を減量ないし中止する場合や非定型抗精神病薬を投与して治療にあたる場合には，運動障害が増悪する可能性が高いことを事前に伝えておく必要がある．場合によっては，専門病院での治療が必要になることも説明しておく．

**参考文献**

1) 丸山哲弘：パーキンソン病に伴う精神症状．水野美邦，近藤智善（編）：よくわかるパーキンソン病のすべて．pp 28-92，永井書店，2004

# 抗酒薬（ジスルフィラム）による精神症状

*psychiatric symptoms induced by alcoholphobic*

湯本洋介　久里浜医療センター・アルコール科
樋口　進　久里浜医療センター・院長

## 疾患概念

【定義・病型】　抗酒薬は，現在も多くのアルコール依存症者に処方されている．わが国で使用可能な抗酒薬に，液体製剤のシアナミドと粉末製剤のジスルフィラムがある．数は多くないものの，ジスルフィラムは精神症状を引き起こすとの報告がされている．

ジスルフィラムは，1881（明治14）年にゴム製品の製造過程で使用される物質として生成され，産業分野で使用されていた．1930年代になってアルコールと同時に用いると不快な反応が起こることが判明し，1948（昭和23）年よりアルコール依存症の治療薬に用いられ始めた．その後，60年以上にわたって本薬剤は，抗酒薬として世界中で使用されている．

【病態・病因】　本薬剤の作用機序について述べると，ジスルフィラムはアルデヒド脱水素酵素（ALDH）の働きを阻害し，もしアルコールを摂取すればアセトアルデヒドが蓄積され，不快なジスルフィラム-アルコール反応 disulfiram-ethanol reaction（DER）を起こさせ，頻脈や顔面紅潮，嘔気や嘔吐をもたらすというものである．それに加え，DERへの恐怖感や苦痛を避けようとする思考が，アルコール使用を思いとどまらせ，断酒効果につながるという心理的効果もある．

ジスルフィラムが精神症状を起こす理由は，本薬剤の代謝産物であるジエチルジチオカルバミン酸ナトリウム sodium diethyldithiocarbamate（DDC）が，ドパミン$\beta$ヒドロキシラーゼ阻害作用をもっているためである．この作用により，ドパミンからノルアドレナリンへの代謝がブロックされるため，大脳辺縁系でドパミンの蓄積が引き起こされる．ジスルフィラム使用中に飲酒をすることで精神症状が引き起こされることもあるが，ジスルフィラム単独での使用でもドパミン濃度が上昇し，精神症状を引き起こすことがある．

状態像としては，幻覚妄想を主体とした精神病症状やカタトニア，躁状態の報告もみられるが，意識障害を伴ったせん妄状態の報告が，国内外にて最もよくみられている．鑑別としては，アルコールの急性中毒や離脱の際に認めるアルコール誘発性精神病やせん妄がある．

【疫学】　ジスルフィラムが精神症状を引き起

こす作用は，内服期間の長さおよび内服量に関連があるといわれている．過去にジスルフィラムが使用されていた際，その量は今日使用されている量(250-500 mg)よりも非常に多い量(1,000-3,000 mg)であったため，精神症状を起こすことが多かったようである．しかし，250 mg 程度の内服量にて精神症状を呈した例も報告されており，さらに飲酒が加わったことを契機に症状が出現，あるいは増悪した例もみられている．ジスルフィラム使用中に飲酒をする患者は 25-75% いるといわれるため，アルコールと併用した場合の副作用について十分な指導を行い，医療的な管理のもとで使用されるべきである．

また，精神病の家族歴をもっていると，遺伝的な背景から，精神病の家族歴をもっていない患者や一般人口と比較して，よりジスルフィラムによって引き起こされる精神病症状が生じやすいとの指摘もされている．したがって，ジスルフィラムの処方の際には，患者の病歴において家族歴も詳細に聴取されるべきである．

## 治療方針

治療法は，ジスルフィラムの中止である．精神症状が引き起こされても，ジスルフィラムを内服してから 2 週間程度で精神症状は消退しうるが，多くの場合でジスルフィラムを中止すれば 3 日間以上は症状が続くことはなかったと報告されている．その間はせん妄状態の管理に準じ，少量の抗精神病薬を短期間投与することで症状を和らげることができる．

# インターフェロンによる精神症状
*psychiatric symptoms related to interferon*

佐藤晋爾　埼玉県立大学准教授・精神医学
水上勝義　筑波大学大学院教授・人間総合科学研究科

## 疾患概念

【定義・病型】　インターフェロン interferon (IFN/peg-IFN)は，主にC型慢性肝炎，多発性硬化症，慢性骨髄性白血病や腎癌，悪性黒色腫，脳腫瘍などの治療薬として用いられるサイトカインである．一般的な IFN の副作用は，発熱，倦怠感，頭痛，筋肉痛，食欲低下などインフルエンザ様身体症状，血球減少，甲状腺機能異常などである．一方，IFN 使用開始後にさまざまな精神症状が生じることが知られており，IFN 治療が中断される理由の1つとなっている．症状は，大別すると気分障害(うつ・躁)，意識障害(せん妄)，精神病状態であり，そのほかに不眠，不安・焦燥状態，希死念慮，人格変化などがある．

【病態・病因】　IFN は分子量が2万前後で脳血液関門を通過しないとされているが，大量投与で 2-4% 程度，中枢神経組織へ浸透することが報告されている．IFNα の精神症状の機序として以下の可能性が指摘されている．①IFN そのものの中枢への直接作用，②IFN によって二次的に産生が促進される interleukin-1, 2, 6 や tumor necrosis factor などのサイトカインを介した間接作用，③IFN が ACTH に構造的に類似するために生じるコルチゾール上昇，④IFN のオピオイド様神経伝達物質作用，である．ほかにも IFN が神経伝達物質(セロトニン，ドパミン，グルタミン酸)を動かし，それらが精神症状の形成に関連しているとの報告もある．

一方，精神症状発現の risk factor として，加齢，器質的脆弱性，精神疾患の既往・家族歴，物質依存などが挙げられている．さらに IFN の投与量については，1回投与量が多い

と精神症状が出現しやすく総投与量は関係しないという報告が多い．ほかにも，IFNの投与経路，投与頻度，他の化学療法との併用，頭部への放射線療法の併用なども影響する．IFNの種類による差がないとする報告もあるが，多くはIFNαのほうが出現しやすいと報告している．

**【疫学】** 旧厚生省研究班の多数例による検討では，8,810例中113例（1.3％）で精神症状の副作用が出現し，さまざまな副作用のうちでこれが最も頻度が高かったという．他の報告では精神症状の出現率はおおむね13-30％の範囲だった．一方，これらのなかには自然軽快する症状が含まれている可能性があり，精神科医が介入するべき例は10％程度ではないかとの報告もある．

精神症状の内訳はうつ状態が2-60％，不安状態が5-20％，幻覚・妄想状態が10-30％，躁状態が10-20％，せん妄5-20％と報告されており，うつ状態が最も多いとされている．

**【経過・予後】** IFN投与開始後，多くは1週目にインフルエンザ様の副作用が生じ，その後2週以降に精神症状が出現する．精神症状全体では半数が1か月以内に発症するが，2か月以降に発症した例も20％程度報告されており，なかにはIFN投与中止後に精神症状（特に躁状態）を呈する場合もある．したがって，投与後も含めどの期間でも発症riskはある．例えばうつ状態では，2週目から出現し始め，最も発症頻度が高いのは投与開始1-3か月目の間とされる．

一般的にはIFN投与を中止すれば，中止後1-2か月以内に精神症状は軽快するとされている．ただし，投与中止後6か月を超えて持続する例が8-20％，2年間持続した例が5％との報告もある．とりわけ躁状態は持続する傾向にあり，軽快するまでに1-2か月を要することがある．

### 診断のポイント

IFNによる精神症状の初期症状は非特異的である．主に無欲状態，注意力低下，変動する不安感や易刺激性などが挙げられる．したがって「診断基準」に拘泥せずに非特異的な精神症状が出現し始めた時点で注意深い観察を行い，場合によっては早めに対応することが重要である．例えば，不眠に注意力・集中力低下が重なればせん妄の初期，あるいは不眠に加えて不安焦燥感が出現すれば抑うつ状態の前駆期を疑って介入するなどである．また特にうつ状態の診断では，原疾患自体に起因する倦怠感や疲労感とうつ状態の意欲低下や精神運動制止との鑑別が困難であり注意が必要である（Endicottらなどが身体因によるうつに特化した診断基準を発表しているので参照のこと）．

さらに他の器質的影響を除外する意味で頭部CTもしくはMRI検査は必須であろう．また，意識障害の有無を確認するために脳波検査を行うことも必要である．注意すべきは，IFN自体が甲状腺機能異常や血球異常を引き起こすという点である．それらによる症状精神病を除外するために甲状腺機能や血算のチェックも行うべきである．

### 治療方針

#### A. 治療方針の概要

精神症状が出現した際にはIFNの投与を中止することが基本とされてきたが，近年はIFNが不適格な場合は，他剤への切り替えが可能になっている．さらに，向精神薬を投与しつつIFN治療を完遂した例などの報告もある．したがって，後者の方法を選択する際は，IFN治療を継続するbenefitと精神疾患のriskを比較したうえで，IFN治療を継続したまま向精神薬の投与を行う，あるいは1回当たりのIFN投与量を減量したり，週当たりのIFN投与頻度を少なくするなど，症例によって柔軟に治療を組み立てることが必要である．これらは内科医と密に議論していくことが重要であろう．

一方，精神科的にIFNの継続使用について判断するうえで重要な点は希死念慮の程度

である．希死念慮が切迫している場合にはやはりIFN治療を中止すべきであり，漠然としたものである場合には精神科病棟に転棟しIFN投与量の減量と抗うつ薬投与で経過観察するなどの対応が考えられる．

## B. 薬物療法

基本的には，それぞれの精神症状に対する一般的な薬物療法と大差はないが，原疾患やその治療を考慮した投薬が必要になる．具体的には，慢性肝炎では肝代謝の低下を考慮に入れる必要があり，悪性腫瘍であれば全身状態，特に腎腫瘍の場合は腎機能，さらに薬物相互作用などに配慮しなければならない．以下，IFNで誘発される精神症状として多い，うつ状態，せん妄，精神病状態に対する薬物療法を示す．代謝経路や相互作用に留意して選択した薬剤および初期投与量であり，実地には改めて精神状態，肝機能，腎機能を評価したうえで，適宜増減していただきたい．

### 1. うつ状態

**R 処方例** 下記1)を単剤，また特に意欲の低下が目立つ場合は2)を単剤で用いる．さらに不安が強い場合は，3)，4)のいずれかを1)もしくは2)と併用する．

1) レクサプロ錠(10 mg)　1回1/2-1錠　1日1回　(QT延長および肝機能障害時は消化管出血に注意)
2) サインバルタカプセル(20 mg)　1回1カプセル　1日1回
3) ワイパックス錠(0.5 mg)　1回1錠　1日3回
4) セディール錠(10 mg)　1回1錠　1日3回

### 2. せん妄

**R 処方例** 下記のいずれかを用いる．2)と3)は特に糖尿病およびその既往歴のある患者には禁忌なので注意．

1) リフレックス錠(15 mg)　1日1/2-2錠を1-2回に分けて投与　夕食後，就寝前　(保外)
2) セロクエル錠(25 mg)　1日1-2錠を1-2回に分けて投与　(高血糖に注意)　(保外)
3) ジプレキサ錠(2.5 mg)　1回1/2-1錠　1日1回　(高血糖に注意)　(保外)

### 3. 精神病状態

**R 処方例** 下記のいずれかを用いる．1)と2)は特に糖尿病およびその既往歴のある患者には禁忌なので注意．

1) ジプレキサ錠(2.5 mg)　1回1/2-1錠　1日1回　(高血糖に注意)　(保外)
2) エビリファイ錠(6 mg)　1回1/2-1錠　1日1回　(保外)
3) ルーラン錠(4 mg)　1回1錠　1日3回　(保外)

## ■患者・家族説明のポイント

・可能であれば，IFN使用前に精神症状の副作用が生じることを伝えておく．さらに可能であれば，万が一IFN投与を中止せざるを得ない場合，代替治療手段をどうするかについて事前に内科主治医を交えて話し合っておくとなおよい．

・精神症状が出現した際には，本人，家族に「薬物による可能性が高く，精神疾患に罹患したのではないと考えられる」ことを伝える．

・本人，家族に内服開始から効果発現まで1週間以上の時間が必要であることを伝える．

## 参考文献

1) Raison CL, Demetrashvili M, Capuron L, et al: Neuropsychiatric adverse effects of interferon-alpha: recognition and management. CNS Drugs 19: 105-123, 2005
2) 細田眞司，河野通盛，熊田博光：慢性肝炎に対するインターフェロン治療に伴う精神症状．精神神経学雑誌 105：768-786, 2003
3) Van Gool AR, Kruit WH, Engels FK, et al: Neuropsychiatric side effects of interferon-alpha therapy. Pharm World Sci 25: 11-20, 2003

# ホルモン剤による精神症状
mental disorder induced by hormone drugs

井上雅之　三井記念病院・精神科（東京）
中嶋義文　三井記念病院・精神科部長（東京）

## 疾患概念

中枢神経系に影響を与えるホルモン剤として，副腎皮質ステロイド，女性ホルモン製剤が挙げられる．特に副腎皮質ステロイドは内科疾患で幅広く適応があり，精神症状に出くわす場面も多いと思われる．婦人科領域でも，子宮内膜症の治療薬として第一選択で使用されることの多い第四世代の黄体ホルモン類似物質ジエノゲストが抑うつを引き起こすことが知られており，うつ病患者が治療を受ける場合には細心の注意を払う必要がある．

## A. 副腎皮質ステロイド

1940年代後半以降にステロイドは，さまざまな疾患に用いられている．その効果は誰もが認めるところであるが，副作用も多岐にわたる．中枢神経系の副作用としては，一番頻度が高いのはうつ病（うつ状態，適応障害を含む）で4割近いとされる．次に躁病（躁状態，躁うつ混合状態を含む）で3割，そして2割にせん妄，幻覚妄想などの統合失調症様症状を呈するものが1割程度認められる．精神症状は早い患者ではステロイド投与初日から，遅い患者では3か月以降という報告があるが，多くは投与後3-14日の間に出現する．ステロイド投与量と精神症状の出現に大きな相関関係は認められないが，投与量が40 mg/日のパルス療法などで何らかの精神症状が出やすいとされる．せん妄の場合は5 mg/日を超えると生じやすいという報告がある．

### 1. 治療方法

副腎皮質ステロイド誘発性の精神症状の場合，薬剤を漸減中止すれば軽快することが大半である．ただしステロイドを使用しなければならないような身体疾患の場合は減薬が困難なケースも多く，減薬により身体疾患が増悪するリスクも高いため，基本的にはバランス調整ということになる．

a. うつ状態

副作用の少ない選択的セロトニン再取り込み阻害薬やセロトニン・ノルアドレナリン再取り込み阻害薬などが使われる．

**処方例**
レクサプロ錠（10 mg）　1回1錠　1日1回　夕食後

b. 躁状態

躁状態の治療は気分調整薬の投与が望ましいが，安静が保てない場合も多く効果発現の早さを期待して，非定型抗精神病薬を使用する．ステロイド治療中は耐糖能異常をきたす場合もあるため，オランザピン（ジプレキサ）よりアリピプラゾール（エビリファイ）を推奨する．

**処方例**
エビリファイ錠（6 mg）　1回1錠　1日1回　夕食後　保外

c. せん妄

睡眠覚醒リズム作りなどの環境調整を合わせて行うこと．

**処方例**
リスパダール錠（1 mg）　1回1錠　1日1回　夕食後　保外

d. 幻覚，妄想状態

内服できれば1)を，経口不可の場合は2)を用いる．

**処方例**
1) リスパダール錠（1 mg）　1回1錠　1日1回　夕食後　保外
2) セレネース注（5 mg/1 mL/アンプル）　1回1アンプル　1日1回　静注　保外

## B. 女性ホルモン製剤

子宮内膜症は子宮内膜の組織が異所で機能するため月経周期に応じて，月経困難症や慢性疼痛を生じる．約半数の患者が不妊症に苦しみ，二次的に抑うつを合併している患者も

多い．oral contraceptives（OC）製剤（低用量ピル）やGonadotropin-releasing hormone（GnRH）アゴニスト，黄体ホルモンが使われてきたが，骨粗鬆症や心血管系障害のリスクなど長期間の安全性が問題視されるほか，うつ病の副作用も多い．

製剤はエストロゲンとプロゲステロンの合剤で，ほぼ100％の避妊法として広く用いられるほか，子宮内膜増殖作用ももつため，子宮内膜症の疼痛の改善のために用いられることがある．市販されている薬剤のなかではオーソで5％，アンジュ，マーベロンでは1％程度のうつ病合併の報告がある．

GnRHアゴニストは下垂体の性腺刺激ホルモンの分泌を刺激するが，継続的に投与することでダウンレギュレーションが起こりGnRH受容体の数が減るので結果的にゴナドトロピンの分泌が抑制される．子宮内膜症のほか，性ホルモン依存性癌，子宮筋腫，体外受精の際の排卵調整などに使用される．GnRHアゴニストは胃液で分解されてしまうため，点鼻薬や注射製剤が使われている．スプレキュアではうつ病，不眠などの精神症状が高頻度で出現するので注意が必要である．

黄体ホルモンでは，プロベラにはうつ病患者への慎重投与が推奨されている．近年は新世代の黄体ホルモン類似物質ジエノゲスト（ディナゲスト）の有用性が示され，むくみ・体重増加といった従来の黄体ホルモン製剤につきものであった男性ホルモン作用がないことから長期間安全に使用できる第一選択薬として広く使われるようになっている．しかしながらジエノゲストが中枢神経系に対して，抑うつ症状のリスクを高める可能性がある．発売されて日が浅いのと，発売国が少ないことから検証に足りうるデータが乏しいが，2-20％程度のうつ状態の合併が報告されている．

### 1．治療方法

前述の通り，うつ病を合併していたり，既往がある子宮内膜症の患者は多い．女性ホルモン投薬中にうつ症状の合併をみた場合は，注意深く病歴を聴取し，ホルモン療法開始のタイミングとうつ症状出現の時間関係を検証すれば，薬剤性かどうかの判断は容易であろう．ただし子宮内膜症には二次性にうつが合併しているケースも多く，その場合は鑑別は困難となる．またうつ病で治療中，もしくはうつ病で治療歴のある患者が女性ホルモン療法を行う場合は，注意深く観察することが肝要である．

もし女性ホルモン誘発性のうつ病が疑われた場合は，被疑薬を減量するか他のホルモン療法に切り替えることが望ましい．うつ症状が出ないホルモン剤としては，ジドロゲステロン（デュファストン），リュープロレリン（リュープリン）（注射薬）などが知られている．もし減量や変更が不可能，もしくはそれを患者が望まない場合は，抑うつ症状に対する対症療法を行うことになる．その場合，副作用の少ない選択的セロトニン再取り込み阻害薬やセロトニン・ノルアドレナリン再取り込み阻害薬などが使われる．

**℞ 処方例**

レクサプロ錠（10 mg） 1回1錠 1日1回 夕食後

# 抗がん剤による精神症状
*mental disorders due to anticancer drugs*

水上勝義 筑波大学大学院教授・人間総合科学研究科

### 疾患概念

**【定義・病型】** 抗がん剤は，分子標的薬，アルキル化薬，代謝阻害薬，アルカロイド薬，抗がん性抗菌薬，プラチナ製剤，ホルモン剤などいくつかのグループに大別される．すべてのグループの薬剤に精神系の副作用が出現しうる．またうつ，不安，不眠，せん妄をはじめとし，多彩な症状がみられる．頻度的に

表1 各薬剤の副作用

| 種類 | 薬剤 | 副作用 |
|---|---|---|
| 分子標的薬 | イマチニブ | うつ, 不安, 不眠, 記憶障害, 錯乱, けいれん, 失神 |
| | ゲムツズマブオゾガマイシン | 抑うつ, 不眠, 不安 |
| | トラスツズマブ | うつ, 不安, 不眠, 思考異常, 異常感覚, 傾眠 |
| | トレチノイン | うつ, 不安, 錯乱 |
| | ベバシズマブ | 可逆性後白質脳症症候群, けいれん, 錯乱, 視覚障害, 皮質盲 |
| | ボルテゾミブ | うつ, 不眠 |
| DNAのアルキル化薬 | イホスファミド | うつ, 不眠, 幻覚, 焦燥, 錯乱, 脳症, せん妄, 意識障害, けいれん |
| | シクロホスファミド | 不眠 |
| | テモゾロミド | うつ, 不眠, 感情不安定, 焦燥, 健忘, 錯乱, 傾眠, 意識障害 |
| | ブスルファン | 不眠, 焦燥, 錯乱, けいれん |
| | プロカルバジン | けいれん, 傾眠 |
| 代謝阻害薬 | カペシタビン | 脳症 |
| | カルモフール | 白質脳症 |
| | ゲムシタビン | 不眠, 嗜眠 |
| | シタラビン | 白質脳症, 活動性低下, 傾眠, 言語障害 |
| | テガフール | 白質脳症 |
| | フルオロウラシル | 白質脳症 |
| | フルダラビン | 不眠, 興奮, 錯乱, 昏睡, けいれん |
| | ペントスタチン | 意識障害 |
| | メトトレキサート | 脳症, 意識障害 |
| アルカロイド薬 | イリノテカン | うつ, 不安, 不眠, 興奮, 不穏, 意識障害, けいれん |
| | エトポシド | 一過性皮質盲 |
| | ドセタキセル | 意識障害, 見当識障害, 昏迷, 不眠, 傾眠, 視力異常, 視覚障害 |
| | パクリタキセル | うつ, 不安, 気分変動, 不眠, 激越, 思考異常, 健忘, せん妄, 意識障害, 傾眠, けいれん |
| | ビノレルビン | 不眠, 不穏, 激越 |
| | ビンデシン | うつ, 失神, けいれん |
| | ビンブラスチン | 不安, 不眠, 錯乱, 昏睡, けいれん |
| 抗がん性抗菌薬 | アクチノマイシンD | 不安, 神経過敏, けいれん |
| | エピルビシン | 不眠, 意識障害 |
| プラチナ製剤 | オキサリプラチン | 不眠, 胸部絞扼感, 手・足・口周囲の知覚異常 |
| | カルボプラチン | 不安, 不眠, 神経過敏, 視力障害 |
| | シスプラチン | 不眠, 失見当識, 意識障害, けいれん |
| | ネダプラチン | けいれん |
| ホルモン剤 | アナストロゾール | 傾眠 |
| | タモキシフェン | うつ, 不眠 |
| | ビカルタミド | うつ, 不眠, 性欲減退, 傾眠 |
| | フルタミド | うつ, 不安, 不眠, 神経過敏, 傾眠, 混乱 |
| | リュープロレリン | 眠気, いらいら感, 記憶力低下, 注意力低下 |
| | レトロゾール | うつ, 不安, 不眠, 易興奮性, 記憶障害 |

はそれほど多くはないが，抗がん剤投与後に新たに出現した症状については，常に副作用の可能性を念頭において対応する必要がある．表1に各薬剤のインタビューフォームに記載されている副作用を示す．

【病態・病因】 それぞれの薬剤が精神系の副作用を発現する機序については不明の点が多い．神経細胞への直接の傷害，神経軸索の微小管の傷害，髄鞘の傷害など，さまざまな神経毒性が推測されている．また抗がん剤治療

により認知機能の低下がみられることが報告されている．メタ解析によれば，化学療法治療群に神経心理学的検討の結果，実行機能，言語性記憶などの低下を認めた．また乳癌の化学療法群では，注意，作動記憶，近時記憶，遠隔記憶，情報処理速度，言語，視空間認知能，運動機能に軽度ながら低下がみられた．抗がん剤治療による認知機能低下は，治療終了後何年か経過したのちでも認められる場合がある．

### A．脳症

神経毒性で最も注意を要する病態に脳症がある．表1に示したように脳症の副作用が記載されている抗がん剤は多い．また記載がなくとも，意識障害やけいれんなどの記載がある場合，脳症の可能性が考えられる．脳症のなかには，後頭葉中心に障害がみられる可逆性脳症（後白質脳症）や，大脳白質に広範な脱髄所見を認める白質脳症があり，広範に変化が及ぶ脳症では重篤な後遺症がしばしば残存する．

イホスファミドの神経毒性は投与後数時間から数日の間に急性に出現する．脳症ではせん妄やけいれんがしばしばみられるが，意識障害を伴わず幻覚や妄想を呈した症例も報告されている．通常可逆性であり，投与中止後3-5日程度で回復する．しかし投与を継続し死亡した例も報告されている．MRIで変化がみられなくても，脳波の徐波化が認められ，診断に有用である．イホスファミド脳症の治療にメチレンブルーが用いられることがある．メトトレキサートの大量静注療法でも投与後2週間以内に急速に脳症が起こることがあり，片麻痺，嚥下障害，けいれんなどの神経症状に加えて錯乱状態などの精神症状がみられる．通常中止後7日以内に回復する．MRIの拡散強調画像は早期の発見や回復の指標として有用とされている．

可逆性後白質脳症候群は，抗がん剤治療のみならず，高血圧や自己免疫疾患などでも出現する．頭痛，けいれん，錯乱状態，視力障害などが急速に出現する．MRIのFLAIR画像や拡散強調画像で後頭葉白質を中心に高信号域が広がる．血管内皮細胞の障害から血

> **症例**
>
> 上行結腸癌の術後カルモフール450 mg/日を開始．1か月後吃逆が出現．1週間後カルモフールを中止したが，その1か月後見当識障害が出現し，さらに無言，無動状態に進行した．ステロイドパルス療法で，発語，歩行可能となったが，判断や実行機能障害を中心とした高度の認知機能障害が残存した．
>
>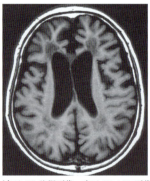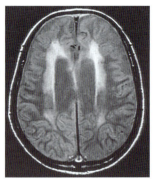
>
> 本例のMRI所見（左はT1強調画像，右はFLAIR画像）

管性浮腫が生じる機序が考えられている．通常，原因薬剤の中止により臨床所見は軽快する．ただし対応が遅れると進行し，視力障害などの後遺症を残すため注意が必要である．オキサリプラチン，シクロホスファミド，メトトレキサート，カペシタビン，フルオロウラシル，カルボプラチン，シスプラチン，ベバシズマブなどで可逆性後白質脳症症候群の症例が報告されている．

抗がん剤治療により時に広範な脱髄が生じ，非可逆性の認知症に至る場合がある．フルオロウラシルやその誘導体であるカルモフール（現在販売中止）やテガフールなど代謝阻害性の抗がん剤で白質脳症の報告が多い．歩行時のふらつき，構音障害，記憶障害，動作緩慢で発症することが多い．およそ半数は治療開始後1～2か月後に発症する．ただし300日を超えて発症する場合もある．投与量が多いほど早期に発症する傾向が認められる．診断には，CTやMRIなどの形態画像や脳波が有用である．CTでは大脳白質にびまん性の低吸収域が，MRIではFLAIR画像やT2強調画像で高信号域が広がる．脳波では広範囲に徐波が出現する．

意識障害に至らない軽症例では回復するが，重症例では意識障害が遷延したり死亡に至ることがあり，また意識障害を脱しても後遺症として高度の認知機能障害を呈することがある．早期に発見し原因薬剤を中止することが何よりも重要である．原因薬剤を中止してもその後にさらに悪化する例もある．

【経過・予後】　抗がん剤による精神症状や意識障害の多くは可逆性であり，原因薬剤を中止することで回復する．しかし非可逆性の白質脳症が生じた場合は，認知症や高次脳機能障害などの重篤な認知機能障害が残存することがある．また抗がん剤治療では，臨床的に気づかれない程度の認知機能の低下が長期間続くことがある．

【診断のポイント】
抗がん剤投与後に生じた精神症状については，常に抗がん剤による副作用の可能性を考慮する．ただし原疾患の進行や全身状態不良による精神症状や意識障害との鑑別が困難な場合がある．

【治療方針】
A．治療方針の概要
抗がん剤による症状と診断されれば，原因薬剤を中止する．幻覚，妄想，興奮，せん妄など激しい症状を呈する場合，抗精神病薬を用いた対症療法が行われる場合がある．ただし全身状態不良の場合が少なくないので，薬物療法による全身状態の悪化には十分注意が必要である．

B．心理・社会的療法
認知機能障害が後遺症として残遺した場合，患者および家族は，不安，混乱，絶望などさまざまな心理的反応が生じる．そのため患者および家族に対して心理的な支援が必要である．機能訓練として，自立支援給付のうちの訓練等給付を利用する方法がある．

C．難治症例・家族への対応
高度の認知機能障害が残存した場合，経済的な支援としていくつかの方法がある．自立支援医療を申請することによって，指定医療機関における通院医療費の自己負担額が軽減される．精神障害者保健福祉手帳は，長期にわたって日常生活や社会生活への制約があると認められた場合に障害に応じて交付される．手帳を取得すると，所得税や住民税の減免および控除を受けられる．自立支援医療との同時申請が可能である．また精神障害者年金が適用になる場合がある．

【患者・家族説明のポイント】
精神神経症状の副作用についても，抗がん剤の使用前に説明するべきである．高度の後遺症が残存した場合，上述した支援についてもアドバイスを行う．

# 鎮痛薬による精神症状
*psychiatric symptom induced by analgesic*

高橋　晶　筑波大学医学医療系准教授・災害・地域精神医学

## 疾患概念

**【定義・病型】**　鎮痛薬 analgesic とは，痛みを緩和，除去する医薬品の総称であり，中枢，末梢神経系にさまざまな作用を示す．鎮痛薬の種類は多種多様であるが，主なものに非ステロイド性消炎鎮痛薬（NSAIDs），オピオイド，鎮痛補助薬などがある．

NSAIDs は疼痛，炎症を伴う疾患に対して，さまざまな臨床科で使用されている薬剤である．薬理作用としてはシクロオキシゲナーゼ（COX）の阻害によるプロスタグランジンの合成抑制である．オピオイドは麻薬性鎮痛薬や，その合成鎮痛薬などのアルカロイド，モルヒネ様活性を有する内因性または合成ペプチド類の総称である．麻薬性鎮痛薬としては，モルヒネ，フェンタニル，オキシコドン，コデイン，トラマドールがあり，麻薬拮抗性鎮痛薬にはペンタゾシン，ブプレノルフィンがある．

鎮痛補助薬とは本来，鎮痛薬として分類されていないにもかかわらず，特定の痛みに対して鎮痛作用を発揮したり，他の鎮痛薬の作用を増強したり，あるいは鎮痛薬の副作用を改善させるなどの特徴をもつ薬剤である．鎮痛補助薬には抗けいれん薬や，向精神薬，睡眠薬，鎮痙薬，消炎酵素薬，血管作動薬，漢方薬がある．

ここでは NSAIDs とオピオイドについて記載する．

**【病態・病因】**　引き起こされる精神症状の病態はそれぞれの薬剤によって異なる．

NSAIDs が精神症状を引き起こす原因は不明であるが中枢神経の COX-2 阻害により，ドパミン系に影響を及ぼし，その結果，精神症状を引き起こすのではないかと推測されている．しかし，すべての症状をドパミン伝達系のみで説明するのは困難なため，その他の機序も考えられる．

一方，モルヒネ，オキシコドン，フェンタニルなどの多くのオピオイドの鎮痛作用は，主に $\mu$ オピオイド受容体を介して発現する．$\mu$ オピオイド受容体は扁桃体，帯状回，側坐核などに高密度に存在しているので，情動に影響を与える．またドパミン関連の報酬効果による多幸感を生じるともいわれている．オピオイドのなかでも，ペチジンは活性代謝産物が長時間作用すること，また抗コリン作用を有することからせん妄のリスクが高いとされる．

**【疫学・頻度】**　NSAIDs のジクロフェナクの製薬会社のインタビューフォームでは精神神経系の副作用として，神経過敏，振戦，錯乱，幻覚，けいれん，抑うつ，不安，記憶障害と記載されている．しかし，頻度は明確に記載されていない．不眠，しびれ，頭痛，眠気，めまいの頻度は 0.1% 未満と記されている．セレコキシブでは幻覚やせん妄の報告がある．性差については非常にまれな病態であるので言及できない．妊婦ではエストロゲン作用により，ドパミン受容体増加に伴う感受性亢進が起こり，NSAIDs による精神症状が起こりやすいという報告がある．

フェンタニルパッチでは傾眠が多く 5% 以上，幻覚，多幸症，せん妄，うつ病，意識障害，けいれんは頻度不明との報告がある．

モルヒネでは眠気・傾眠，不穏，意識障害，発汗，めまい，視調節障害，不安，興奮などが挙げられている．いずれも頻度は不明とされるが，眠気や傾眠の頻度は比較的高い．

**【好発年齢】**　30-60 歳でリスクが高くなり，それ以上の高齢になると，リスクは低下するという報告がある．ただ基本的には全年齢で起こりうると考えるべきだろう．

**【症状】**　NSAIDs に特有の頻度の高い精神症

状はない．報告例としては，抑うつ，傾眠，幻覚，焦燥，不安，精神病状態，離人症状，神経過敏，振戦，錯乱，けいれん，記憶障害などが挙げられる．

オピオイドでは眠気・傾眠が多く，不穏，せん妄，うつ病，意識障害，不安，興奮が挙げられる．認知機能への影響についても検討されている．モルヒネを使用するがん患者において，反応速度の延長，注意機能，構成能力の低下などが報告されている．オピオイド未使用の患者に静脈内投与を行った場合，認知機能の低下が起こりやすく，また長期間内服している患者では，認知機能の低下が起こりにくいとされる．

【経過・予後】 原因がこれら薬剤によるものと推測されれば，減量，中止，変更で改善することが多い．時に，遷延することもある．

### 診断のポイント

薬剤投与後に精神症状が出現したという時間的関連性をよく検討する．インドメタシンでは投与後1時間以内に発症する例が最も多く，症状の持続は平均6時間程度であったという報告もある．オピオイドによる副作用は開始初期，増量時に出現しやすい．眠気，鎮静も同様に治療初期，増量時に出現しやすいが，耐性がすみやかに生じ，数日以内に自然に軽減することが多い．基礎疾患ががん関連疾患においても，それ以外の疾患でも鑑別として相互作用のある他の薬剤，感染症，肝・腎障害，中枢神経系の疾患，高カルシウム血症など他の原因を除去する必要がある．

### 治療方針

#### A. 治療方針の概要

原因薬剤の中止により，すみやかに精神症状は改善するため，減量，中止，変更を試みる．

特にオピオイドは中等度から重度の疼痛をもつがん患者に使用される治療において重要な薬剤であり，その使用法は，日本緩和医療学会による「がん疼痛の薬物療法に関するガイドライン」などの基準方針があるので，基本的にそれに沿った使用法をしていれば，副作用はある程度予防できると考えられる．

オピオイド使用中のせん妄については，オピオイドが原因なのか，それとも原疾患による全身状態の悪化によるものか，あるいは併用されている薬剤（ベンゾジアゼピン系抗不安薬，抗コリン性薬剤など）によるものかの鑑別が困難な場合も少なくない．また単独使用で生じなくても併用により発現する場合もある．いずれにしても薬剤が原因と考えられる場合は，減量，中止あるいは他剤への変更を試みることが必要である．オピオイドの場合，中止により数日から1週間で改善することが多い．

また眠気，せん妄，幻覚などの副作用でオピオイドの増量が困難な場合は他のオピオイドに変更する方法もとられる（オピオイドローテーション）．高度な腎不全障害のある患者で，モルヒネを使用した場合に，その代謝産物であるM6G，M3Gの排泄が低下し，副作用が出現しやすい可能性があり，オキシコドン，フェンタニルへの変更によって副作用が軽減する場合がある．せん妄が激しい場合，ブチロフェノン系抗精神病薬〔ハロペリドール（セレネース）など〕や非定型抗精神病薬〔リスペリドン（リスパダール），クエチアピン（セロクエル）など〕などの薬物療法を考慮する．

#### B. 薬物療法

**処方例** まずは該当薬物の減量，中止を行い，経過をみる．それでも症状が残存するせん妄症状に対して，下記のいずれかを用いる．

1) セレネース錠（0.75 mg） 1回1錠 1日1回 夕食後または就寝前または不穏時 保外
2) リスパダール内用液（1 mg/mL） 1回0.5–1 mL 1日1回 夕食後または就寝前または不穏時 保外
3) セロクエル錠（25 mg） 1回1/2–1錠

1日1回　夕食後または就寝前または不穏時　(保外)

オピオイド開始後1週間以上経過しても眠気が改善しない場合はオピオイド以外の原因を検索することを考慮すべきである．またオピオイドの投与量を減らすために，非オピオイド鎮痛薬の投与を考慮することもある．

このように状況に応じて投与量や投与方法を変更し，漫然と使用しないことが重要である．

また鎮痛薬の乱用，依存も重要な問題である．ペンタゾシンを例に挙げると，これは1970（昭和45）年に非麻薬性鎮痛薬として発売され，モルヒネの1/3程度の強力な鎮痛作用をもちながら，非麻薬と扱われたことから乱用，依存が相次いだ．潜在的な依存例もかなり存在すると考えられる．ペンタゾシン依存例では，他の薬剤への依存傾向もあることが多く注意が必要である．ペンタゾシンを摂取すると，酩酊状態が出現し，高揚感が生じ，不安が減弱し，注意集中困難などの症状が出現する．ペンタゾシンの作用時間は2-3時間であり，高揚感を求めて，頻回に使用することで依存を形成する．ペンタゾシンを含めたオピオイドでは依存が形成されると，断薬時には離脱症状が出現する．これは発汗，流涙，あくび，くしゃみなどから始まり，不安，焦燥感，易刺激性，振戦，嘔吐，下痢，筋肉痛など感冒症状に類似した離脱症状がある．場合によってはせん妄がみられることがある．ペンタゾシン依存はほとんどが医原性であるため，ペンタゾシンの適応を十分に考慮し，安易に長期処方することは避けなければならない．依存傾向のある患者には投与は控えるべきである．

離脱の治療には，まず断薬し，離脱症状に対しては，抗不安薬，抗うつ薬，抗精神病薬を適宜使用していく．また断薬の意志をサポートすることが重要であり，家族，ソーシャルワーカー，自助グループ，医療機関の協力を要請し，個人，集団精神療法，認知行動療法などを使用して，加療していくことが大切である．

■患者・家族説明のポイント

鎮痛薬による精神症状が考えられる場合，徐々に減量，中止する必要がある旨を話す．特に鎮痛薬依存に対しては，依存を断ち切るために使用を制限することについて，十分な説明が必要である．

# 循環器用薬による精神症状
*psychiatric symptoms due to cardiovascular drugs*

佐藤　明　筑波大学医学医療系准教授・循環器内科

わが国の循環器疾患患者は，高齢化社会の訪れ，食習慣をはじめとする生活様式の変化，社会的ストレスの増大とともに急増しており，それに伴い降圧薬を含めた循環器用薬の処方も増加している．循環器用薬のなかには，中枢神経系へ作用し，せん妄や抑うつ症状などの精神症状を引き起こす可能性がある薬剤もあり，その使用にあたっては十分な注意が必要である．特に高齢者においては，しばしば臨床上の問題点を伴っている．本稿では，循環器用薬でも使用頻度の高い降圧薬と抗不整脈薬を中心にして解説する．

## 降圧薬

### A. $\beta$遮断薬

現在，$\beta$遮断薬は高血圧から虚血性心疾患，頻脈性不整脈，心不全まで幅広く臨床使用されている．$\beta$遮断薬の薬効は，主に$\beta_1$および$\beta_2$受容体の遮断によるが，$\beta_1$受容体は心臓に多く分布し，心拍数増加，心収縮力増強，房室伝導亢進，不応期短縮などが起こる．また，$\beta_2$受容体は血管平滑筋や気管支筋に多く分布し，その刺激により血管拡張や気管支拡張が起こる．

$\beta$遮断薬の副作用として，一般的に抑うつ

症状や疲労感が報告されており，日本におけるβ遮断薬の使用頻度が低いことの一因となっている．この問題について，Koらは35,000人以上を含んだ15のランダム化プラセボコントロール試験のシステマチックレビューを行い，β遮断薬治療によって疲労感の軽度増加がみられたが，抑うつ症状のリスクを増加させないという報告を行った．また，プロプラノロールやメトプロロールなどの脂溶性β遮断薬は脳血管関門を通過しやすいため，疲労感や抑うつ症状などを惹起しやすいと考えられてきたが，このレビューでは脂溶性β遮断薬がこのような副作用のリスクに影響を与えなかったと報告している．このようにβ遮断薬は，当初考えられていたほど抑うつ症状との関連が強くないことが明らかとなっており，このような副作用の心配から安易にβ遮断薬を中止すべきではないと考えられている．

### B．カルシウム拮抗薬

高血圧に伴う臓器障害の進展抑制には，降圧が最も重要であり，この安定した降圧効果を得ることができるのがカルシウム拮抗薬である．そして，日本においては，多くの高血圧患者でカルシウム拮抗薬が好まれて使用されている．

カルシウム拮抗薬は，双極性障害に対する気分安定薬として，前向き二重盲検試験が行われ，ある程度効果が認められている．また，症例報告にて抑うつ症状や自殺との関連があるという報告とないという報告があり，一定の見解は得られていない．以上から，カルシウム拮抗薬が精神症状を惹起する可能性は低いと考えられる．

### C．ACE 阻害薬/アンジオテンシンⅡ受容体拮抗薬(ARB)

ACE 阻害薬および ARB は，降圧を超えた臓器保護効果として，心機能保護効果に加えて腎機能保護作用を有する．ARB は，高血圧治療ガイドライン 2014 において降圧薬の第一選択薬となっている．

ACE 阻害薬は，抑うつ症状との関連があるという報告とないという報告があり，一定の見解は得られていない．また，ACE 阻害薬は，リチウムの血漿濃度を増加させることがあり，リチウムを投与している患者には注意が必要である．ARB によって抑うつ症状が惹起されたという報告はみられていない．

### D．レセルピン，メチルドパ(アルドメット)，クロニジン(カタプレス)

レセルピンは，アドレナリン作動性ニューロン遮断薬の1つで，降圧薬として使用されてきた．また，モノアミン枯渇作用があることから抑うつ症状を惹起したり，パーキンソン症候群などの副作用のリスクも生じうる．現在，レセルピンは降圧薬の第一選択薬として使われることはほとんどなくなった．

メチルドパは，中枢性交感神経抑制性の降圧薬であり，妊娠中に生じた高血圧に対して安全性が確認されていて，妊娠高血圧に最も多く使用されている．ノルアドレナリンの合成を競合的に阻害し，さらにセロトニンなどを減少させ，抑うつ状態を惹起させる．

クロニジンも中枢性交感神経抑制性の降圧薬であり，ノルアドレナリンの分泌を抑制することにより血圧を低下させる．現在はより作用が強く，作用時間も長いα受容体遮断薬が登場し，高血圧の治療そのものにはあまり用いられない．なお，ときに褐色細胞腫を診断するための負荷試験に用いられることもある．またβ遮断薬と併用した場合に抑うつ症状が出現しやすい．中止の際には，不安感，頻脈，血圧上昇などのリバウンド現象が生じるために，必ずβ遮断薬から先に中止し，クロニジンはそのあとに漸減する．

## 抗不整脈薬

### A．ジギタリス

ジギタリスは，ジゴキシン，メチルジゴキシンがよく用いられるが，これらは腎排泄型で腎機能障害や薬物相互作用により血中濃度が上昇する．ジギタリスによって，認知症様

症状がみられることがあり，比較的高い割合で高齢者にせん妄を引き起こすこともある．また，せん妄の経過中に精神運動抑制，倦怠感，睡眠障害，食欲低下を示すことがあり，うつ病と間違われることがある．ジギタリスは血中濃度が上昇するとジギタリス中毒を引き起こすため，血中濃度モニタリングが必要である．

### B. アミオダロン

アミオダロンは，Kチャネル遮断作用のみならず，NaチャネルやCaチャネル遮断作用などを有し，致死的不整脈（心室頻拍・心室細動）に対しての有効性が確かめられている．アミオダロンは心外性副作用の頻度が高く，神経に対する毒性もみられている．神経に対する毒性は，振戦，運動失調，知覚異常を伴う末梢神経障害，睡眠障害などを呈する．これらの症状は，投与初期のローディング時や高用量投与を必要とする患者の3-30％において，投与量に応じてみられると報告されている．しかしながら，アミオダロンによって抑うつ症状が惹起されたという報告はみられていない．

### C. リドカイン（キシロカイン）-メキシレチン（メキシチール）

リドカイン/メキシレチンは，抗不整脈薬として心室性不整脈，特に心室頻拍の停止と予防の目的で治療に用いられる．メキシレチンは，リドカインと同様に安全域が高く，経口薬でも用いられている．しかしながら，過量投与によって，悪心，眠気，徐脈，低血圧，けいれん，錯乱，心停止などの症状のほかに，知覚異常，意識障害，不穏，妄想などを生じることがあり，十分に注意する必要がある．

### 治療方針

循環器用薬によって抑うつ症状をはじめとした精神症状が考えられる場合，その原因となる薬を中止する必要がある．しかしながら，急性心筋梗塞をはじめとする循環器疾患は，高血圧・糖尿病などの全身血管の動脈硬化をきたす疾患が原因となっており，ストレスや抑うつ状態がかかわっていることが明らかになっている．また，うつ病患者も心筋梗塞などの冠動脈疾患に多いこと，うつ病をもつ心筋梗塞患者の予後が悪いことが報告されている．このため，もともと抑うつ状態があったのか，降圧薬をはじめとする循環器薬によって抑うつ症状が惹起されたものなのか鑑別が難しい場合がある．しばしば降圧薬が多剤併用となっている場合が多く，原因薬剤を同定するのが困難なことがある．

以上をまとめると，現在よく使われているβ遮断薬は，当初考えられていたほど抑うつ症状を引き起こすことは多くなく，カルシウム拮抗薬，ACE阻害薬，ARBなども精神症状に与える影響は少ないと考えられる．以前から抑うつ症状との関連について数多く報告されてきたレセルピン，メチルドパ，クロニジンなどは，ほとんど日常臨床において使われることはなくなり，その使用に気をつける必要はなくなってきた．また，抗不整脈薬に関しては血中濃度の上昇により精神症状が出現する可能性があり，血中濃度のモニタリングなどを行い，過量投与には十分注意する必要がある．しかしながら，これらの薬剤によって一部の患者では抑うつ症状などが惹起される可能性もあり，投薬前後での抑うつ症状の変化や症状の出現時期と内服開始時間の関連性などを詳細に調べることが重要となる．

## 抗潰瘍薬による精神症状

*central nervous system reactions associated with antiulcer drugs*

井上雅之　三井記念病院・精神科（東京）
中嶋義文　三井記念病院・精神科部長（東京）

潰瘍の治療薬のなかで，精神症状をきたしやすい薬剤は，主として胃酸の分泌を抑制す

るプロトンポンプ阻害薬，H₂ 受容体拮抗薬の2種類である．防御因子増強薬として抗ドーパミン薬は抗精神病薬作用をもつ一方で錐体外路症状を生じることがある．

## プロトンポンプ阻害薬

　胃壁の細胞の $H^+$ 分泌の最終段階といわれているプロトンポンプを特異的に阻害することによって，胃酸の分泌を抑制する．H₂ 受容体拮抗薬より胃酸分泌抑制効果が強力なため，消化性潰瘍，逆流性食道炎などさまざまな種類の胃潰瘍の第一選択薬となっている．わが国では，オメプラゾール（オメプラール），ランソプラゾール（タケプロン），ラベプラゾール（パリエット），エソメプラゾール（ネキシウム）の4種が認可されている．出血を伴う胃潰瘍で内服のできない症例にはオメプラゾールとランソプラゾールに注射液剤が用意されている．4種のプロトンポンプのうち，オメプラゾール，エソメプラゾールに中枢神経系への副作用が報告されている．錯乱状態を引き起こすとされているが，せん妄を主体とした意識障害と考えてよいだろう．その作用機序や頻度は不明である．

### 治療方針

　昨今では「再発，再燃を繰り返す逆流性食道炎」「維持療法の必要な難治性逆流性食道炎」の診断記載のもとにレセプト上でも長期処方が可能となっているため，漫然と処方されているケースがあとを絶たない．またピロリ菌除去が保険適用となり，3剤併用療法が一般的に使われている．パックで認可されている，ランサップ，ランピオン，ラベキュア，ラベファインは抗潰瘍薬がランソプラゾールとラベプラゾールが主剤となっており，精神症状出現のリスクはないが，抗潰瘍薬を個別に選択している場合，注意が必要となることを忘れてはならない．

　それでももし中枢神経系の副作用が出現した場合は，まずは原因薬剤を中止することが第1である．抗潰瘍薬を中止することができない場合は，ランソプラゾールかラベプラゾールに変更してみるのがよい．数日でせん妄様の錯乱状態が治まらない場合は，せん妄の治療に準じて向精神薬を使用する．

**R 処方例** 内服を変更する場合．下記のいずれかを用いる．

1) パリエット錠（10 mg）　1回1錠　1日1回
2) タケプロン OD 錠（15 mg）　1回1錠　1日1回

せん妄出現時．
内服できれば3)を，経口不可の場合は4)を用いる．

3) リスパダール錠（1 mg）　1回1錠　1日1回　夕食後　保外
4) セレネース注（5 mg/1 mL/アンプル）　1回1アンプル　1日1回　静注　保外

## H₂ 受容体拮抗薬

　胃酸分泌にかかわる神経伝達物質ヒスタミン，アセチルコリン，ガストリンのうち，胃粘膜の壁細胞にあるヒスタミン H₂ 受容体に拮抗して働き，胃酸の分泌を抑制する働きをもつ．プロトンポンプ阻害薬発売後も根強く抗潰瘍薬として頻処方されているほか，第一種医薬品として，ドラッグストアの対面販売で購入できるなど幅広く使用されている現状である．中枢神経系への副作用としては，可逆性の錯乱状態，幻覚，妄想，意識障害，不眠などと記載されているが，いずれもせん妄と思われる意識障害であるのが実態である．H₂ 受容体拮抗薬を服用している場合，せん妄の頻度が約 2-2.5 倍との報告があるが，一般家庭や老人施設などで潜在的に起きているせん妄も加えれば，相当な頻度となるであろう．H₂ 受容体拮抗薬のうち，ファモチジン（ガスター）は主として腎排泄，シメチジン（タガメット）も腎排泄優位であるので，腎クリアランスの低下した特に高齢者では，副作用の出現に気をつけたい．シメチジンでは高齢者の中枢神経系への副作用を添付文書に明

記している．

### 治療方針

せん妄が疑われた時点で原因薬剤を中止することが望ましい．$H_2$受容体拮抗薬の中止が困難な場合は，ランソプラゾールとラベプラゾールなどのプロトンポンプ阻害薬に切り替えるか，効果は弱くなるが，選択的ムスカリン受容体拮抗薬，抗ガストリン薬，抗コリン薬などの制酸剤や粘膜保護作用をもつ薬剤に切り替えていく．薬剤中止後もせん妄が遷延する場合は，せん妄に準じて治療を行う．

**処方例** 内服できれば1）を，経口不可の場合は2）を用いる．

1) リスパダール錠（1 mg）　1回1錠　1日1回　夕食後　(保外)
2) セレネース注（5 mg/1 mL/アンプル）　1回1アンプル　1日1回　静注　(保外)

## 抗ドーパミン薬

スルピリド（ドグマチール）は視床下部交感神経の中枢抑制作用により，胃血流を改善し，胃潰瘍薬としては防御因子としての効果をもつ．抗潰瘍薬として使用する場合50-150 mg/日であるが，高用量では抗精神病作用や抗うつ作用をもつため，統合失調症やうつ病の治療薬としても使用されることがある．スルピリド自体は中枢神経系の副作用が出にくいとされるが，やはり長期間漫然投与されると，特に高齢者では蓄積効果も加わり，振戦，筋強直，仮面様顔貌，小刻み歩行，寡動などのパーキンソン症候群が生じる．加えて錐体外路症状として，唾液分泌過多，嚥下困難から誤嚥性肺炎を惹起したり，アカシジアが出て夜間不眠，不穏を引き起こすことがある．スルピリドほど頻度は多くないが，抗精神病薬（とりわけ非定型抗精神病薬）が制吐薬として使われているケースも目につくようになってきており，2次的な錐体外路症状に陥っているケースも少なくはない．抗潰瘍薬の範囲を超えて注意を促しておきたい．

### 治療方針

脳内のドーパミンが欠乏状態にあるので，原因薬剤を中止することが先決である．抗パーキンソン薬の併用は，せん妄を誘発するので原則使用しないことが望ましい．変更を要する場合でも，抗ドーパミン薬以外の抗潰瘍薬は多彩にあるので，選択に困ることはないだろう．

# 抗結核薬による精神症状
*mental disorders due to antituberculosis*

**石井映美**　筑波大学医学医療系・保健管理センター・精神科
**水上勝義**　筑波大学大学院教授・人間総合科学研究科

### 疾患概念

**【定義・病型】** 肺結核や，一部の非結核性抗酸菌感染症の治療中，使用した抗結核薬と何らかの因果関係が疑われる有害事象として精神症状が出現した場合，これを抗結核薬による精神症状という．直接的に精神症状をきたす場合と，それまで継続して服用されていた抗精神病薬の血中濃度を下げる形で，精神症状をきたす場合がある．また，抗結核薬の併用により副作用が増強する場合もある．

**【病態・病因】** 抗結核薬の主な副作用としては肝障害が挙げられるが，ほかにせん妄，不眠，不安，気分障害などの精神症状が現れることは，広く知られている．現在わが国で抗結核薬として使用されている薬剤は10種類にすぎないが，その約半数に，副作用として何らかの精神症状が挙げられている．一般的には，意識障害を呈するものが多く，それに伴うけいれん，精神運動興奮や，認知症様症状の報告がみられる．

個々の薬剤における有害事象としての精神症状を表1に記す．報告としてはイソニアジドに関するものが多く，エタンブトール，リファンピシンがそれに続く．サイクロセリン

表1　各抗結核薬による精神症状

| 薬剤 | 精神症状 | 考えられる精神症状の発現機序 |
| --- | --- | --- |
| イソニアジド | けいれん，せん妄，認知症様状態，幻覚妄想，抑うつ，不眠 | GABAの低下，MAO阻害作用など |
| エタンブトール | 幻覚，不眠，不安，躁状態 | 不明 |
| リファンピシン | 不眠，不安，いらいら感，傾眠 | CYP3A4誘導による併用向精神薬の血中濃度低下 |
| エチオナミド・プロチオナミド | 興奮，不眠，不安，抑うつ | GABAの低下．サイクロセリンとの併用で増強 |
| サイクロセリン | けいれん，意識障害，興奮，不眠，不安 | イソニアジドとの併用で増強．GABAの低下も関与？ |

は使用される症例が限定されるが，近年わが国でけいれん，意識障害を伴う激しい精神症状が報告されている．また，汎用される抗菌薬ではあるが今日結核治療にも有用なものとして，ニューキノロン系薬剤やリネゾリドがあり，これにも精神症状の報告がある．

抗結核薬は，耐性菌を出さないように，数種を併用する方法をとるが，このために精神症状をはじめとする有害事象が増強される可能性がある．

また，概して結核という疾患自体高齢者に多いため，どの薬剤を使用する際にも，肝の代謝能や腎の排泄機能低下による影響に，留意する必要がある．

### A．イソニアジド

結核治療における，基本的な薬剤である．イソニアジドの主な副作用は肝障害，消化管症状であり，精神症状の出現は0.1%未満とされる．しかし，抗結核薬のなかでは，最も精神症状出現の報告が多く，けいれん，せん妄，認知症様状態，幻覚妄想，抑うつ，不眠などその症状も多岐にわたる．精神障害やてんかんの既往があるものには慎重投与とされており，精神疾患の既往がない場合，1日15 mg/kg以上投与しなければ精神症状の出現はまれである一方，統合失調症の既往や家族歴のある例では，1日5 mg/kgの投与でも容易に精神症状が出現するとの報告もある．本剤開始後過量内服を命ずる幻覚を体験し，命令に従ったためけいれん発作を呈した症例があり，精神疾患や薬物使用の既往・家族歴がない場合でも，一定の注意を要する．

イソニアジドはビタミン$B_6$を減少させる作用があり，その活性型を介して，脳内のGABAレベルを低下させ，種々の中枢神経障害をきたすと考えられている．このため予防の目的であらかじめビタミン$B_6$を投与することが多いが，それが無効であったとする報告もある．このほか精神症状に関与する機序として，モノアミンオキシダーゼ阻害作用（当初は抗うつ薬として使われていた）や，ニコチン酸との拮抗なども考えられている．

### B．エタンブトール

エタンブトールの副作用として，視神経障害がよく知られている．これは，同薬剤が体内の亜鉛とキレートを形成することにより，亜鉛の濃度が低下するためではないかといわれている．まれとはされるが幻覚，不安，不眠などいくつかの精神症状の報告もあり，特に躁症状を挙げているものもある．

### C．リファンピシン

結核治療においては，イソニアジドと並んで使用頻度の高い薬剤である．リファンピシンにも，副作用として不眠，不安，いらいら感，傾眠などの精神症状が挙げられる．この薬剤はチトクローム P450，特に CYP3A4，2C9を誘導する作用を有し，このため多くの精神科薬剤をはじめ他の薬剤との併用が問題

となってくる．他剤の血中濃度を有意に下げることから，思わぬ問題を引き起こす可能性があり，最近もわが国で，ハロペリドールの血中濃度が低下したことにより，精神症状が再燃した症例が報告されている．なお，この薬剤はハンセン病の治療にも用いられている．

### D．エチオナミド

不眠，不安，抑うつ，興奮などの精神症状がみられることがある．今日，使用頻度は比較的低い．この薬剤もGABAレベルの低下から，精神症状を引き起こすと考えられる．サイクロセリンとの併用で，副作用が増強される可能性があるという．

### E．サイクロセリン

サイクロセリンは比較的使用頻度の低い薬剤だが，わが国の藤田らの報告にあるように，けいれんや意識障害を伴う精神症状が，主な副作用として知られている．よく使用されるイソニアジドとの併用で，めまい，眠気など中枢神経系の副作用が増強されるとの報告がある．てんかんなどの精神神経障害のある患者には禁忌とされている．ビタミン$B_6$投与である程度の予防が可能，とする報告がある．

### F．ニューキノロン系抗菌薬，リネゾリド

この薬剤群は，一般の感染症やMRSAにもよく用いられる．わが国では抗結核薬には分類されないが，WHOはこれらを結核のセカンドラインまたはサードラインの薬剤に定めており，その効果はよく知られている．不眠，不安，幻覚，興奮，けいれんなどの精神・神経症状がみられる．特にけいれんは，重大な副作用として挙げられている．

【疫学】 肺結核は，かつてわが国において，国民病といわれた時期もあった．国情は戦後急速に復興を遂げ，栄養・衛生環境も格段に改善し，結核をはじめとする抗酸菌感染症の罹病率は一時期低下したようにみえた．しかし周知のように近年再び，特に高齢者を中心に，結核は注意すべき疾患の1つに挙げられている．治療は抗結核薬を中心とした化学療法が中心だが，薬剤添付書に精神症状についての記載がされている抗結核薬は多い．結核予防会結核研究所の報告によると，2013年度の国内新規全結核患者数は20,495人であり，人口10万対16.1の登録率である．登録率自体は徐々に減少しているものの，20,000人以上の人々が今日でも国内で新たに，いずれかの抗結核薬を服用し始めている．

一般的な結核治療では，イソニアジド，リファンピシン，ピラジナミド，エタンブトール（またはストレプトマイシン）を使用する頻度が高く，したがって精神症状の報告もこれらの薬剤で多くなっている．

#### 診断のポイント

抗結核薬を使用したことと，出現した精神症状との間に，何らかの因果関係が疑われるとき，本病態を考える．精神症状が意識障害を伴う場合はより疑わしく，投与中止や減量で改善すれば，これが原因であった可能性は高くなる．おのおのの薬剤の特徴を知っておくことが，判断の助けになるだろう．全身態不良の者や高齢者は，腎の排泄機能や血中ビタミン濃度などを考えると，薬剤の影響を受けるリスクが高まる．

#### 治療方針

それまでてんかんの既往がなかった人に，てんかん発作が起きたり，ほかに明らかな原因が存在しないのに意識障害が出現したりした場合，使用中の抗結核薬による影響を疑い，可能な限り投与を中止することが望ましい．また，精神科既往歴のある人の精神症状が明らかに悪化した場合，使用する薬剤の見直しが必要とされる．抗結核薬は一定期間確実な服用が必要になるため，使用に先立ち精神疾患についても病歴聴取は不可欠である．

当然のことながら，適切な補液など，全身状態の改善に向けた手当てがなされたのち，なお精神症状が残る場合は，それぞれの症状に合わせた少量の向精神薬が有用である．

今日，高齢者を対象にこれらの薬剤を使用

### 参考文献

1) 朝田　隆, 川西洋一：怖さを知って使いこなす向精神薬　処方のDo&Don't．MEDICAL VIEW, 2009
2) 公益財団法人結核予防会結核研究所：結核の統計　年報．平成25年結核年報速報．http://www.jata.or.jp/rit/ekigaku/toukei/nenpou/
3) Kass JS, Shandera WX：Nervous system effects of antituberculosis therapy. CNS Drugs 24：655-667, 2010

# 内分泌疾患に伴う精神症状
psychiatric symptoms of endocrine dysfunction

**鷲見幸彦**　国立長寿医療研究センター・副院長

　内分泌疾患に伴う精神症状は表1に示したように多様であると同時に，疾患特異性に乏

表1　内分泌疾患でみられる中枢神経症状

甲状腺機能亢進症
　躁状態　統合失調症様症状
　軽躁状態　多幸症
　うつ　アパシー（殊に高齢者）
　意識障害（クリーゼ時）
甲状腺機能低下症
　意識レベルの変容：嗜眠　昏迷　昏睡
　知的機能の低下，認知症
　精神病様症状，興奮
副腎皮質-ACTH異常
　躁うつ　統合失調症様症状　自殺企図　不眠
　軽躁状態　多幸症
　意識レベルの変動（まれ）

(Arief AI, Griggs RC：Metabolic Brain Dysfunction in Systemic Disorders. Little, Brown and Company, 1992を改変)

しい．肝心なことはこれらの精神症状をみた際に鑑別診断として，内分泌疾患の存在をイメージできるかどうかにある．本項では比較的頻度の高い甲状腺疾患について述べる．

## 甲状腺機能亢進症に伴う精神症状

### 疾患概念

【病態・病因】　甲状腺ホルモンの過剰がどのように脳に作用して精神症状をきたすかはわかっていない．

【疫学】　甲状腺機能亢進症は女性に3-7倍多く，20-40代に多いが精神症状の発現頻度は明らかでない．

### 診断のポイント

　軽躁，興奮が多い．身体症状として，若年者では手指の振戦，頻脈，体重減少に，高齢者では心房細動に注意する．

### 治療方針

#### A. 治療方針の概要

　チアマゾールによる薬物療法が標準である．

#### B. 薬物療法

**処方例**　精神症状が出ている例は重症例が多いため，チアマゾール（メルカゾール）30 mgから開始する．また併せてβ遮断薬を使用する．興奮性の精神症状が強い場合には抗精神病薬の併用が必要なことがあり，甲状腺機能が正常化してからも長期に必要なことがある．

**処方例**　下記1），2）のいずれかを用いる．

1) メルカゾール錠（5 mg）　1回2錠　1日3回　朝昼夕
2) インデラル錠（10 mg）　1回1錠　1日3回　朝昼夕　保外

#### ■患者・家族説明のポイント

　抗甲状腺ホルモン薬の最も重大な副作用は無顆粒球症である．発熱，咽頭痛がみられた際にはすぐに受診するように指導する．

## 甲状腺機能低下症に伴う精神症状

### 疾患概念

**【病態・病因】** 甲状腺ホルモンの脳への作用機序が不明であるため，成人での慢性的欠乏がどのように脳機能に影響を与えていくかは明らかでない．重症例では，甲状腺ホルモンの低下による換気不全から低酸素血症が持続することによって脳障害が起きる．甲状腺自体に障害のある原発性甲状腺機能低下症と，下垂体や視床下部の障害による中枢性甲状腺機能低下症がある．

**【疫学】** 甲状腺機能低下症は女性に多く，年齢が上昇するに従って頻度が増えるといわれている．認知症との鑑別が問題になる理由である．

**【経過・予後】** 甲状腺機能低下症による認知機能障害は treatable dementia として知られているが，治療によって認知機能が回復するか否かは意見が分かれており，必ずしも回復するとはいえない．

### 診断のポイント

緩徐に進行するため，うつ病や認知症と誤診されやすい．原発性では血中 TSH の増加と遊離 $T_4$ 低下を認める．

### 治療方針

#### A. 治療方針の概要

甲状腺ホルモンの補充療法を行う．中枢性の場合は副腎皮質不全の存在を確認してから投与する．

#### B. 薬物療法

**Rp 処方例** 初回量は下記 1) を，維持量としては 2) を用いる．維持量は血清 TSH 濃度をみながら決定するが，高齢者ではわずかなチラーヂンSの過剰投与でも心房細動を起こしやすいので注意が必要である．

1) チラーヂンS錠（25 μg） 1回1錠 1日1回 就寝前 高齢者では 12.5 μg から開始
2) チラーヂンS錠（50 μg） 1回 1-2 錠 1日1回 就寝前

中枢性の場合は上記 1) に加えて，3) を用いる．

3) コートリル錠（10 mg） 1回2錠 1日1回 朝 (保外)

### ■患者・家族説明のポイント

甲状腺ホルモン補充療法は長期にわたるため，怠薬，中断に注意する．またコートリル投与時には突然中断しないように指導が必要である．

# 腎不全・人工透析に伴う精神症状

*psychiatric symptoms in renal failure and dialysis therapy*

菅原裕子　熊本大学医学部附属病院・神経精神科
西村勝治　東京女子医科大学教授・精神医学

### 疾患概念

腎不全には急性腎不全と慢性腎不全があり，前者は急速な腎機能低下により体液の恒常性が維持できなくなった状態を指し，可逆性の腎機能障害である一方，後者は不可逆性の腎機能低下が持続することで，体液の恒常性維持が不可能となった状態を指す．急性腎不全は，48時間以内において血清クレアチニン値が 0.3 mg/dL 以上あるいは発症前の 1.5 倍以上に増加した場合，あるいは尿量が 6 時間にわたって 0.5 mL/kg/時未満に達した場合と定義されている．慢性腎不全は，血清クレアチニン値が 2.0 mg/dL 以上かつクレアチニンクリアランスが 30 mL/分以下と定義されており，両者ともに体液貯留による肺水腫，電解質異常，といった腎不全症候が認められる場合，腎代替療法として人工透析の導入が検討される．

腎不全・人工透析に伴う精神症状は，「尿毒症による精神症状：身体要因が基盤となる精神症状」，「心理的・環境的・状況的要因に基づく精神症状」の2つに大別される．

## 尿毒症による精神症状：身体要因が基盤となる精神症状

**【病態・病因】** 腎不全に伴う尿毒症により，尿毒性物質の蓄積，水・電解質代謝異常，アミノ酸代謝異常，代謝性アシドーシス，腎性貧血，骨代謝異常などのさまざまな病態が引き起こされ，軽度の意識変容〜高度の意識障害に至るまでさまざまな精神症状が起こりうる．尿毒症の初期においては，頭重感，頭痛，倦怠感といった身体症状に伴い，無気力，活動性・発動性の低下，注意力の低下が認められる．尿毒症の進行に伴い，夜間の不眠・昼間の傾眠といった睡眠覚醒リズム障害に加え，不安・抑うつ，イライラ感，焦燥感といった気分症状を呈するようになる．さらに進行すると，拒否的・攻撃的態度，易怒性・興奮が目立つようになり，意識障害が高度になると見当識障害に加え，幻聴・幻視，妄想などの精神病症状が出現する場合もある．これらの病態は意識障害が基盤となっており，腎不全によるせん妄といえる．せん妄の亜型には不穏が目立つ過活動型，無気力，活動性・発動性の低下が主体の低活動型，両者が混在した混合型があり，腎不全によるせん妄ではいずれの病態もみられる．

せん妄の発症には脳器質要因，脳以外の身体要因，環境要因，薬剤要因が関与する．腎不全患者において，腎不全という身体要因以外にも，これらの要因が重複して存在する可能性がある．脳器質要因としては脳血管性障害のほか，脳萎縮などの器質的変化，環境要因としては入院環境や感覚遮断，薬剤要因としてはベンゾジアゼピン系薬剤や $H_2$ ブロッカーなどが挙げられる．

### 診断のポイント

腎不全患者が何らかの精神症状を呈した場合，まずは尿毒症によるせん妄を鑑別すべきである．発症が急性であるかどうか，症状に日内変動が認められるかどうかは，せん妄の鑑別にあたって重要なポイントであるが，軽度の意識変容の場合は発症時期が不明瞭な場合も多く，見当識が保たれており，気分症状が主である場合には次に挙げる「心理的・環境的・状況的要因に基づく精神症状」として解釈されやすい．いかなる場合も，まずは脳器質因の精査(頭部画像検査など)を行い，せん妄発症にかかわる薬剤の使用について確認し，必要に応じて意識障害の鑑別のため，脳波を測定する．

また，長期透析患者においては，糖尿病性腎不全における脳血管性障害を含めた合併症，アルツハイマー型認知症に代表される認知症，透析脳症(アルミニウムの問題)といった尿毒症以外のせん妄の身体要因が存在する可能性を十分考慮する必要がある．

### 治療方針

#### A. 治療方針の概要

尿毒症の改善をはかるため，人工透析を行うことが第一優先である．すでに透析が導入されている患者であれば，透析を十分に行うことが重要である．その他，せん妄の要因と考えられる身体要因，環境要因，薬剤要因について，可能な限り排除するよう努める．

#### B. 薬物療法

透析遂行にあたり精神症状が弊害となっている場合にのみ，対症療法として薬物療法を検討する．薬剤の選択においては，せん妄のリスクとなるベンゾジアゼピン系薬剤の使用は控え，精神症状に応じて主に抗精神病薬をいずれも少量から用いる．

##### 1. 睡眠覚醒リズム障害に対して

**R 処方例**

ロゼレム錠(8 mg)　1回1錠　1日1回　就寝前
＊睡眠相が後退している場合は
ロゼレム錠(8 mg)　1回1/2錠　1日1回　夕食後

##### 2. 不安・抑うつが目立つ場合

**R 処方例**

テトラミド錠(10 mg)　1回1錠　1日1回　就寝前

### 3. 夜間せん妄が目立つ場合
#### a. 糖尿病性腎症の患者に対して
**処方例** 下記のいずれかを用いる.
1) リスパダール内用液(0.5 mg/0.5 mL/包)
   1回1包　1日1回　夕食後　(保外)
2) エビリファイ OD 錠(6 mg)　1回1-2錠　1日1回　夕食後　(保外)

#### b. 糖尿病性腎症以外の患者に対して
**処方例** 下記のいずれかを用いる.
1) ジプレキサザイディス錠(2.5 mg)　1回1錠　1日1回　夕食後　(保外)
2) セロクエル錠(25 mg)　1回1錠　1日1回　夕食後　(保外)

#### c. 内服が困難な場合
**処方例**
セレネース注(5 mg/1 mL/アンプル)　1回1/2アンプルを生理食塩液50 mLに混入して点滴静注　夕食後　(保外)

## 心理的・環境的・状況的要因に基づく精神症状

**【病態・病因】** 透析患者における心理背景には，慢性でかつ治癒しない疾患であること，透析を受けなければ死につながること，透析のために以前とは全く異なる生活様式になること，肉体的・精神的能力の低下と質的変化についての不安，合併症を含めた生命予後への不安といった共通点が存在する．こうした心理背景に加え，患者個人の自我機能の成熟度と家族の支持のあり方が重要な要素として加わり，透析患者は主に不安・抑うつ，透析拒否の心理を示す．これらは時に易怒性・攻撃性となって表現されることもある．

春木は，透析患者の精神症状・心理的態度についての時期的変化を第7相に区分して，見解を示している(表1).

### 診断のポイント

1人の腎不全・透析患者において，先に挙げた「尿毒症による精神症状：身体要因が基盤となる精神症状」と「心理的・環境的・状況的要因に基づく精神症状」が独立して出現するとは限らない．むしろ両者は混在している場合が多く，腎不全・人工透析に伴う精神症状をどちらかに区分することは困難である．

重要なことは，透析患者が示す不安・抑うつといった精神症状をすべて心理的要因に基

**表1　透析患者の精神症状・心理的程度の継時的変化**

| 第1相：透析導入前の時期 |
|---|
| ・尿毒症(腎不全)期：<u>尿毒症による精神症状を示しやすい時期</u> |
| ・透析と診断されたショック |
| ・死の不安，健康を失った挫折感，絶望感 |

| 第2相：透析導入期(〜1か月) |
|---|
| ・安堵の時期：<u>大部分は透析受容</u> |
| ・透析治療へのアンビバレンスな感情 |

| 第3相：回復〜安定期(1〜3か月) |
|---|
| ・身体的安定期：社会復帰へ |
| ・<u>社会復帰への不安</u> |
| ・透析中のトラブル・合併症に対する不安 |

| 第4相：中間期(4〜12か月) |
|---|
| ・社会生活と透析生活の両立期：社会復帰への成功/不成功 |
| ・本格的な精神医学上の問題の出現 |
| ・目標喪失，見捨てられ感，不安，抑うつ，透析拒否の心理 |
| ・易怒性，攻撃性 |

| 第5相：社会適応期(1〜3年) |
|---|
| ・透析療法下での人生設計構築期：QOLの問題 |
| ・<u>真の透析受容</u> |

| 第6相：再調整期(3〜15年) |
|---|
| ・透析生活への順応期 |
| ・社会活動(人並みの生活)への希望・意欲 |
| ・<u>自己欲求実現の困難さ</u> |

| 第7相：長期透析期(15年以降) |
|---|
| ・合併症出現期 |
| ・老化の問題 |
| ・周囲との別離 |
| ・長期生存そのものの不安 |
| ・心気状態，うつ状態，無気力(アパシー) |

(春木繁一：サイコネフロジーの臨床．pp 34-40，メディカ出版，2010 より)

づくものとして一元的に理解・解釈しないことである．

### 治療方針
#### A. 治療方針の概要
　透析患者における不安・抑うつ，透析拒否の心理に対しては，精神療法が中心となる．まずは患者の話をよく聴くことである．この際，「人生のいかなる時期に透析患者になったのか」は重要な視点である．時に表現される易怒性・攻撃性の背後には，生死についての不安や自身の運命に対する嘆きが存在することを認識しながら，患者の身になって共感することが重要である．この際に注意すべきことは，患者との間には心理的距離をとり，自身と患者を重ね過ぎないことである．また，適応のためには死の不安をある程度否認しなければやっていけないため，こうした否認を尊重しながら，ゆっくりと受容の過程を見守る姿勢が重要である．

#### B. 薬物療法
　薬物療法としては，不安・抑うつの程度に応じて検討する．不安に対してベンゾジアゼピンを用いる際は，常にせん妄のリスクとなりうることを念頭におき，漫然と投与を継続するのではなく，少量の短期使用を心がける．

1. 抑うつ症状に対して
**℞ 処方例** 下記のいずれかを用いる．
1) ジェイゾロフト錠（25 mg）　1回1錠　1日1回　夕食後
2) レクサプロ錠（10 mg）　1回1錠　1日1回　夕食後

2. 不安に対して
**℞ 処方例**
ワイパックス錠（0.5 mg）　1回1錠　1日2回　朝・夕
＊短期使用を心がける

参考文献：
1) 「腎と透析」編集委員会（編）：透析・腎移植のすべて．東京医学社，2014．
2) 春木繁一：サイコネフロロジーの臨床．メディカ出版，2010．

## 性周期に伴う精神症状
menstrual cycle-related psychiatric symptoms

川村　諭　東京慈恵会医科大学講師・精神医学
中山和彦　東京慈恵会医科大学教授・精神医学

### 疾患概念
**【定義・病型】**　性周期に伴う精神症状を発現させる病態とその成因は多種多様であり，確立した病型分類は存在していない．本項目では，月経前症候群 premenstrual syndrome（PMS）の診断と治療について述べる．

**【病因・病態】**　月経周期を有するほとんどの女性が月経前に経験する何らかの身体的変調や不快気分が日常の活動に影響を及ぼすほどに重症化したものがPMSである．病因仮説として，ジヒドロプロゲステロン dihydroprogesterone（DHP）の代謝物でありベンゾジアゼピン様作用を有するアロプレグナノロン allopregnanolone（ALLO）に対するGABA$_A$受容体の反応性低下が想定されている．

**【疫学】**　月経年齢にある女性の5-8％が中等度以上のPMS症状をきたす．

**【経過・予後】**　症状出現期間は月経周期後半の数日間-2週間であるが，多くの場合，明らかな症状は，月経開始6日前に出現し始め月経開始2日前にピークに達する．怒りの爆発とイライラが最も耐え難い症状であり，他の症状に先行して出現する．

　報告されている気分障害との lifetime comorbidity は 30-70％ に上り，特に産後うつ病や更年期うつ病の重要な発症危険因子である．

### 診断のポイント
　米国産婦人科学会の診断基準では，過去3回の月経周期のいずれにおいても，月経開始

前5日間に以下の精神症状および身体症状の少なくとも1つが存在する場合にPMSと診断される．診断序列は，精神症状としての①抑うつ，②怒りの爆発，③イライラ，④不安感，⑤混乱状態，⑥社会的ひきこもり，身体症状としての①乳房痛，②腹部膨満感，③頭痛，④四肢のむくみである．さらに，これらの症状は，月経開始後4日以内に消失し，少なくとも月経開始13日目までは再発しないこと，何らかの薬物療法やホルモン剤摂取，ドラッグやアルコールの使用によるものではないこと，2周期の前方視的記録においても認められること，明らかに日常生活に支障をきたしていることが診断の要件に挙げられている．

### 治療方針
#### A. 治療方針の概要
ホルモンとその代謝物の変動抑制が理論的治療目標であり，選択的セロトニン再取り込み阻害薬 selective serotonin reuptake inhibitors(SSRI)と経口避妊薬 oral contraceptives(OC)が代表的薬物療法である．

#### B. 薬物療法
SSRIは，DHP⇔ALLOの反応経路にかかわる酵素3α-HSDの活性を高めて右向きの反応を促進し，ALLOを増加させることがPMSに対する奏効機転と考えられている．なかでもセルトラリン（ジェイゾロフト）は，前記経路における左向きの反応を抑制する効果も有することが示されており，第一選択薬と考えてよい．

OC使用下では，下垂体ゴナドトロピンおよび卵巣ホルモン分泌が抑制され，血中の女性ホルモンがほとんどOC由来のものとなる．こうして女性ホルモンの生理的変動が消失することが作用機転である．

PMSと診断されうる病態のheterogeneityはきわめて高いと考えられ，SSRIやOCの効果を疑問視する報告も多い．そのため，PMSの診断・治療に際しては，他の身体および精神疾患の月経前増悪を除外する必要がある．

1. 精神症状が優勢な場合

**処方例**
ジェイゾロフト錠（25・50 mg）　1回25 mgまたは50 mg　1日1回　(保外)

2. 身体症状が優勢な場合，SSRIが無効な場合

**処方例**
ヤーズ配合錠　1日1錠　28日間連続服用．29日目から次の周期の錠剤を服用
(保外)

**参考文献**
1) Yonkers KA, O'Brien PM, Eriksson E: Premenstrual syndrome. Lancet 371: 1200-1210, 2008

# 代謝障害（糖尿病）に伴う精神症状
*psychiatric symptoms of metabolic disease*

小林和人　飯野クリニック・副院長

## 糖尿病による急性の精神症状・意識障害

### 低血糖に伴うもの

【病態・病因】　低血糖症状は交感神経刺激症状と中枢神経症状に大別できる．交感神経刺激により，発汗，動悸，頻脈，振戦，焦燥感などの症状がみられるが，罹病期間，自律神経障害，β遮断薬服用などで無自覚になることがある．一方，重篤な低血糖に伴う中枢神経系機能低下は，不穏，支離滅裂な会話，目的動作の困難，けいれんなどの精神・神経症状を発症し，昏睡に至る場合もある．

【治療方針】　ブドウ糖またはショ糖の経口摂取が基本であるが，経口不能な場合はブドウ糖静注を行う．糖尿病患者の意識障害では，まず血糖測定を行うことが望ましいが，不可能な環境ではブドウ糖を投与してから鑑別を

進めていくのがよい．

### 高血糖に伴うもの

【病態・病因】　高血糖性の意識障害を伴うものとしては，糖尿病性ケトアシドーシス（DKA）と高血糖高浸透圧昏睡（HHNC）が知られている．いずれの場合も，生命的危険がある重篤な病態である．高血糖時に舞踏病様症状を伴う症例もある．

【治療方針】　集中治療室（ICU）管理が可能な医療機関に搬送する．

### 可逆的な認知機能の低下

【病態・病因】　認知症がなくても高血糖によって，可逆的に情報処理速度，作動記憶，語想起，注意力などが低下するといわれている．その閾値はおおむね 270-300 mg/dL と考えられている．

### 認知症

【背景】　高齢者糖尿病では認知症がなくても脳機能（特に記憶，注意，前頭葉機能）が低下している場合がある．糖尿病による認知機能の低下は，代謝的要因，脳萎縮，脳血管疾患などが関与していると考えられる．HbA1c が 1% 上昇すると軽度認知機能障害と認知症を含めたリスクが 1.4 倍になるとの海外の報告がある．一方，重篤な低血糖は認知症の相対危険度を増加させることも報告されている．また，インスリン抵抗性は海馬萎縮のリスクになるとの報告がある．

### 脳血管性認知症

糖尿病では脳卒中の相対危険度が約 2-5 倍に増加，特に虚血性脳卒中の割合が高い．これに伴い血管性認知症のリスクが 5 倍程度になるといわれている．

### アルツハイマー型認知症

【病態・病因】　脳での高血糖持続や酸化ストレスの増加がアルツハイマー型認知症の神経病変を悪化させる．インスリン抵抗性はアミロイド β 蛋白の産生亢進・分解抑制やタウ蛋白のリン酸化を促進させる．非糖尿病者と比較して相対危険度は 2-3 倍になる．

【治療方針】　通常のアルツハイマー型認知症の治療に準じる．ピオグリタゾンがアミロイド β 蛋白の脳内沈着抑制や炎症性サイトカインを減少させる報告や，認知機能や前頭葉・頭頂葉の血流の改善効果があるという報告があるが，同剤の有害事象を勘案して選択すべきである．

### 2 型糖尿病とうつ病

【病因・病態】　2 型糖尿病とうつ病は双方向性の関係にある．糖尿病患者は生活上の制限やインスリン注射，自己血糖測定などのストレス，合併症に対する不安やすでに合併症による QOL の低下などにより健常者と比較し 2-3 倍うつ病・うつ状態になりやすい．逆に，うつ病患者は身体活動の低下，食事の乱れ，治療・通院コンプライアンスの低下，ストレスホルモンの増加やセロトニン欠乏による耐糖能の悪化などから，健常者と比較して 2 倍程度糖尿病を発症しやすいといわれている．

## その他の注意点

### 1 型糖尿病と摂食障害

1 型糖尿病（特に若い女性）では時に摂食障害が問題となる．疾病概念の誤認識や周囲の不理解などが誘因になる．1 型糖尿病は生活習慣病ではないが，血糖上昇の原因を食事に帰結させてしまうためである．反復する重症低血糖やケトアシドーシスに注意を要する．

### 統合失調症治療薬と糖尿病

非定型抗精神病薬の一部（アリピプラゾール，オランザピン，クエチアピンなど）で重篤な高血糖を起こす症例があること，抗精神病薬による治療により食欲が亢進して食事療法への障害となることがあり，注意を要する．

# 全身感染症に伴う精神症状
*psychiatric disorders due to infectious diseases*

小金丸博　筑波大学医学医療系講師・感染症科

## 疾患概念

**【定義・病型】**　脳以外の身体疾患に随伴して起こる精神障害を症状性精神病とよび，脳炎など脳に主要疾患をもつ精神障害は器質性精神病として区別する．しかし，症状性精神病の場合にも2次的に脳の侵襲を認めるため，症状性精神病と器質性精神病を厳密に分類することは難しい．脳炎などの原因となり，精神神経症状をきたす病原微生物を表1に示す．

症状性精神病では基礎疾患のいかんにかかわらず共通の症状が出現することが知られており，Bonhoefferの外因反応型とよばれる．外因反応型として，急性期にはせん妄，興奮，もうろう状態，幻覚症，アメンチア（軽い意識変容があり思考がまとまらず，本人もそれを自覚して困惑している状態）などが現れ，意識障害の回復過程で健忘症候群と過敏情動性衰弱状態が出現する．Marnerosらは，中枢神経感染症を除く肺炎，敗血症，感染性心内膜炎などに，見当識障害，意識障害，精神運動不穏，話に一貫性がない，不安，幻視，精神運動興奮などの精神症状を認めたと報告しているが，これらの症状はBonhoefferの提唱した急性外因反応型と一致する．

**【病態・病因】**　全身感染症で精神症状が発現する機序として，発熱，代謝障害，毒素，血流障害などの関与が想定されている．敗血症関連脳症では，脳への酸素運搬の低下，炎症性サイトカインによる脳機能の低下，酸化ストレスによる脳細胞障害などで意識障害が生じる．

**【疫学】**　どの感染症でも精神症状をきたしうるが，精神症状を合併する頻度の高い疾患として腸チフス，熱帯熱マラリア，発疹チフスやツツガムシ病などのリケッチア感染症が知られている．

一般細菌感染症では，感染性心内膜炎の10-15％，重症敗血症の9-71％に精神症状を合併する．高齢者では感染早期や経過中に意識状態の変容を多く認め，高齢者における市中肺炎の12-45％に精神症状を認める．

**【経過・予後】**　髄膜炎や脳炎の場合，感染症の治療開始が遅れると死亡したり，認知力低

**表1　精神神経症状をきたす病原微生物の例**

| | |
|---|---|
| 1. ウイルス<br>　エンテロウイルス<br>　日本脳炎ウイルス<br>　西ナイルウイルス<br>　インフルエンザウイルス<br>　ヒト免疫不全ウイルス<br>　ムンプスウイルス<br>　麻疹ウイルス<br>　単純ヘルペスウイルス<br>　Epstein-Barrウイルス<br>　サイトメガロウイルス<br>　狂犬病ウイルス<br>　JCウイルス（進行性多巣性白質脳症） | 2. 細菌<br>　スピロヘータ（梅毒など）<br>　結核菌<br>　チフス菌<br>　リケッチア（ツツガムシ病など）<br>　ブルセラ<br>　バルトネラ（ネコひっかき病など）<br>3. 真菌<br>　クリプトコッカス<br>4. 寄生虫<br>　トキソプラズマ原虫<br>　マラリア原虫（特に熱帯熱マラリア）<br>5. その他<br>　プリオン蛋白（クロイツフェルト-ヤコブ病） |

下などの後遺症を残す可能性が高い．全身感染症による症状性精神病の予後は一般的によく，一過性かつ可逆性の場合が多い．

### 診断のポイント

精神症状をきたしている原因疾患がはっきりしない場合，常に感染症を鑑別に挙げて，各種培養検査（血液培養，髄液培養，喀痰培養，尿培養）や画像検査（胸部X線，腹部エコー，胸腹部CT）などで検索することが重要である．培養検査は，必ず抗菌薬を投与する前に採取する．

### 治療方針

治療の原則は，精神症状の原因となっている感染症を治療することである．原因疾患の回復に伴い，精神症状は軽快することが多い．せん妄，精神運動興奮，徘徊などの症状が著しいときは鎮静目的に抗精神病薬を投与する．抗コリン作用のある薬剤はせん妄を起こしやすいので，原則として抗コリン作用の少ない抗精神病薬を用いる．

**処方例** 下記1），2）のいずれかを用いる．
1) リスパダール内用液（1 mg/mL）　1日1-2 mLを1-2回に分けて投与　保外
2) セロクエル錠（25 mg）　1日1-2錠を1-2回に分けて投与　保外

経口投与ができない場合や緊急を要する場合は，下記3）を用いる．

3) セレネース注（5 mg/アンプル）　1回0.5-1アンプルを生理食塩液100 mLに混入して点滴静注　保外

### 参考文献

1) Marneros A, Rohde A: Psychopathology of organic mental disorders due to infections in the antibiotics era. stability of syndromes and classification. Psychopathology 20: 129-135, 1987
2) Janssens JP, Krause KH: Pneumonia in the very old. Lancet Infect Dis 4: 112-124, 2004

# 全身性エリテマトーデスに伴う精神症状

*psychiatric symptoms due to SLE*

伊藤　聡　新潟県立リウマチセンター・副院長

### 疾患概念

**【定義・病型】** 全身性エリテマトーデス systemic lupus erythematosus（SLE）の中枢神経障害（CNSループス）は，腎障害と並び予後に関与する重要な合併症である．1999（平成11）年の米国リウマチ学会（ACR）の分類基準では，SLEに伴う精神神経症状を neuropsychiatric systemic lupus erythematosus（NPSLE）とし，大きく中枢神経病変と末梢神経病変に分けている．中枢神経病変は，さらに神経症状 neurologic syndromes とびまん性精神医学的／神経心理学的 diffuse psychiatric／neuropsychological syndromes に分けられ，後者をいわゆるループス精神病（全身性エリテマトーデスに伴う精神症状）とよぶ．ループス精神病はさらに，①急性錯乱状態 acute confusional state，②不安障害 anxiety disorder，③認知障害 cognitive dysfunction，④気分障害 mood disorder，⑤精神病様症状 psychosis に分類される．

CNSループスは一般的に抗DNA抗体価や補体値などの，血清学的な活動性のマーカーが病勢と一致して動くことが少ないとされており，放射線科医，精神科医，神経内科医，膠原病内科医の十分な協力によって診断を行う必要がある．CNSループスとステロイド精神病の鑑別は，膠原病内科医にとって永遠のテーマといっても過言でないほど難しく，近年ではステロイド精神病はCNSループスがステロイドによって顕在化したものであるとの認識もなされている．

**【病態・病因】** 髄液中のインターロイキン（IL）-6が高値を示し病態形成に関与してい

るという報告が多い．次いで，インターフェロン（IFN）αの関与も数多く報告されている．抗リン脂質抗体による脳内の血栓が精神神経症状の原因であるとする報告もある．また，抗リボゾーマルP抗体や抗神経細胞抗体，抗NR2グルタミン酸塩（NMDA）受容体抗体などの自己抗体の関与も報告されている．CNSループスでは，脳血液シンチグラフィ（SPECT）での血流低下が認められ，ステロイド投与で血流がさらに低下する．ヘパリン投与によりSLEにおけるステロイド誘発性精神症状の発症が抑制されるという報告もある．

【疫学】　精神神経症状を合併するSLEの発症頻度は14-80％以上と報告によりかなり幅がある．これはどこまでの症状を精神症状としてとらえるかという各医療施設の認識の違いによると思われる．

【経過・予後】　CNSループス全体でみると，5年生存率は55-85％とSLE全体の生存率より低い．しかし精神症状のみを呈する症例では，生命予後は悪くない．精神症状は急性期を過ぎても残存し，回復には数か月を要する．しかしほぼ後遺症を残さず改善することが多い．入院中に激しい精神症状をきたしていた患者も，退院後の外来受診では全く正常な対応をするようになり，外来見学に来た研修医や学生に入院総括を読んでもらうと非常に驚き，"SLEはよくなる疾患である"という教育効果を得られることが多い．

### 診断のポイント

SLEの診断には，1997（平成9）年改訂のACRの分類基準を用いる．SLEの診断が確定している患者で，精神症状が認められた場合は，脳脊髄液検査を行う．中枢神経内での免疫グロブリン産生を示すIgG indexが上昇する．IL-6やIFNαも測定をする．IL-6は4.3 pg/mLをカットオフ値とすることが提唱されている．しかしこの値に達しないループス精神病があること，中枢神経系の感染症や脳血管障害が合併している場合も上昇するので注意を要する．脳波では，基礎律動の徐波化などが認められる．SPECTでは大脳皮質の血流低下が認められることが多い．CT・MRIの所見は多彩である．前述のように，SLEの血清学的な活動性の悪化を表す，抗二本鎖DNA抗体の上昇や補体値の低下を伴わないことも多いので注意を要する．

### 治療方針

#### A. 治療方針の概要

CNSループスの治療ガイドラインでは，ステロイド内服，ステロイドパルス療法，シクロホスファミドパルス療法，シクロホスファミド以外の免疫抑制薬の使用，血漿交換療法，ステロイド＋メットトレキサート（MTX）の髄腔内投与，自家骨髄幹細胞移植，抗CD20抗体（リッキシマブ）の使用が推奨され，推奨度も示されている（表1）．これらの内科的治療に加え，精神症状に応じて向精神薬などが使用される．

#### B. 薬物療法

**処方例**

1) プレドニゾロン錠（5 mg）　1日12錠を3回（6-4-2）に分けて投与．体重1 kg当たり1 mgを目安に

SLEの診断がつき，ステロイド療法が行われていない段階で，精神症状が明らかな場合などに用いる．

2) ソル・メドロール注（1,000 mg）　1日1,000 mg　3日間点滴静注後，上記1)へ変更する

ステロイド内服を開始したが激しい精神症状が改善しない場合に用いる．

長らく保険承認がない状態で使用されていたが，2014年公知申請が妥当と判断され，同時に保険償還も可能となった．すなわち，2014年8月に「治療抵抗性のリウマチ性疾患」※下記の効能・効果，用法・用量の承認を取得した．

治療抵抗性のリウマチ性疾患：

①通常，成人にはメチルプレドニゾロンとして1日500-1,000 mgを緩徐に静注または

表1　CNSループスの治療ガイドライン

| 治療法 | 精神症状 | 神経症状 | |
|---|---|---|---|
| | | 横断性脊髄炎 | その他 |
| ステロイド内服 | A | A | B |
| ステロイドパルス | B | B | B |
| シクロホスファミドパルス | B | | B |
| ステロイドパルス＋シクロホスファミドパルス | | B | |
| 免疫抑制剤内服 | B | | |
| 血漿交換療法 | C | C | |
| ステロイド＋MTXの髄腔内投与 | C | C | C |
| 自家骨髄幹細胞移植 | C | C | |
| 抗CD20抗体 (rituximab) | C | C | |

(廣畑俊成：難治性神経筋疾患　I. CNSループス．厚生労働省免疫アレルギー疾患等予防・治療研究事業：全身性自己免疫疾患における難治性病態の診断と治療に関する研究「自己免疫疾患における難治性病態の診療ガイドライン」．p 9, 2005より)

点滴静注する．

　②通常，小児にはメチルプレドニゾロンとして1日30 mg/kgを緩徐に静注または点滴静注する．なお，症状や患者の反応に応じて適宜増減するが，1日1,000 mgを超えないこと．

> 3) エンドキサン注　1回500-1,000 mg/m² 点滴静注　月に1回，6回程度まで．用量を減らして2週間おきに使用するプロトコールもある

　ステロイドを使用中に精神症状が悪化し，ステロイド性精神病あるいはステロイドによるCNSループスの顕在化が疑われるときに用いる（以下の免疫抑制薬も同様の状況で使用）．20代の女性で10人に1人程度の不可逆性無月経が出現するとされており，年齢が上がるとそのリスクは増大する．挙児希望のある場合は十分なインフォームド・コンセントが必要である．長らく保険承認がない状態で使用されていたが，2010年公知申請が妥当と判断され，同時に保険償還も可能となった．

> 4) ブレディニン錠（50 mg）　1回1錠　1日3回　または　1回3錠　1日1回　(保外)用量

　ループス腎炎の病名で保険適用がある．最近は血中濃度を上昇させることの重要性が提唱され，150 mgの朝1回投与が行われているが，保険で認められている使用法とは異なることのインフォームド・コンセントが必要である．筆者は，プレドニゾロン40 mg/日の治療を開始したあとに激しい精神症状をきたした症例を経験したことがある．閉鎖病棟に転棟し，精神科の治療を受けたが改善はなく，プレドニゾロンを減量したが，プレドニゾロン10 mg/日でも症状に変化はなかった．さらなるステロイドの減量を目指し，ブレディニン錠（50 mg）3錠を分3で開始し，プレドニゾロンを9 mg/日にしたところ，劇的に症状が改善した．

> 5) プログラフカプセル（1 mg）　1回3カプセル　1日1回　夕食後

　ループス腎炎の病名で保険適用がある．糖尿病を悪化させる可能性があるので注意を要する．血中濃度測定が保険適用になっており，投与12時間後の濃度（$C_{12}$）をモニタリングする．10 ng/mLを超えないように留意する．しかしループス腎炎での承認最大用量を使用しても，血中濃度が上昇しないことのほうが多い．臨床試験において，平均4-5 ng/mL（$C_{12}$）で良好な成績を示したが，5-10 ng/mLが至適濃度との報告もある．内服

が夕方なので，午前の採血で血中濃度を測定すると $C_{12}$ 値が得られる．併用禁忌薬，慎重投与の薬剤に注意をする．

6) ネオーラルカプセル（10・25・50 mg）適宜（通常 1 日 3 mg/kg 程度から開始）1 日 2 回

ネフローゼ症候群の病名で保険適用がある．プログラフより頻度は低いが，糖尿病を悪化させる可能性があるので注意を要する．適用疾患での血中濃度測定が保険適用になっており，ネフローゼ症候群での目安は，6 か月以上使用する場合は，トラフ値を 100 ng/mL 以下にする．CNS ループスで明確な規定はないが，同程度の血中濃度が目安になるものと思われる．投与の上限量が定められていないので，有効血中濃度を得られやすいことが利点である．トラフ値を測定するには，入院時は内服前の早朝に採血し，外来では受診日だけは内服しないように指導することが必要である．併用禁忌薬，慎重投与の薬剤に注意をする．

7) イムラン錠（50 mg） 1 日 1-2 錠を 1-2 回に分けて投与

上記 3) 同様，長らく保険承認がない状態で使用されていたが，2010 年公知申請が妥当と判断され，同時に保険償還も可能となった．

上記の免疫抑制薬はすべて，保険適用上は妊娠中の使用は禁忌である．SLE は妊娠可能な年齢の女性に多い疾患であるので注意を要する．上記 5)-7) は移植領域での実績があり，内服をしながらの妊娠もさほど危険ではないと考えられるが，十分なインフォームド・コンセントが必要である．

■患者・家族説明のポイント

精神症状は SLE によるものであり，治療により必ず改善することを十分に説明する．筆者は，激しい精神症状をきたし，攻撃的な言動を繰り返すようになった主婦を治療した経験がある．付き添いに来た夫，息子は非常に驚き，息子は，"これは僕のお母さんではない" と泣き出したが，その後ステロイドパルス療法が奏効し，精神症状は改善した．面会に来た息子が，"僕のお母さんが帰ってきた" と言ったことが印象に残っている．

**参考文献**

1) 広畑俊成：ループス精神病の分類基準．厚生労働省免疫アレルギー疾患等予防・治療研究事業：免疫疾患の合併症とその治療法に関する研究「診療ガイドライン」．pp 8-13, 2005
2) 廣畑俊成：難治性神経筋疾患 Ⅰ．CNS ループス．厚生労働省免疫アレルギー疾患等予防・治療研究事業：全身性自己免疫疾患における難治性病態の診断と治療に関する研究「自己免疫疾患における難治性病態の診療ガイドライン」．pp 5-9, 2005

# インスリノーマに伴う精神症状

psychiatric symptoms due to insulinoma

鈴木浩明　筑波大学医学医療系准教授・内分泌代謝・糖尿病内科

## 疾患概念

【定義・病型】　インスリノーマ insulinoma は，膵 β 細胞由来の膵内分泌腫瘍であり，過剰なインスリン分泌により低血糖を発症する．インスリノーマにおける精神症状は低血糖に起因するものであり，低血糖を発症する疾患に共通に認められる．

【病態・病因】　正常では，血糖が低下すると膵 β 細胞からのインスリン分泌は低下するが，インスリノーマではインスリン分泌が低下せず，低血糖を発症する．空腹時低血糖が特徴である．

健常者では，空腹時血糖は 70-110 mg/dL に維持されている．血糖が 80 mg/dL 以下になるとインスリン分泌が低下し，血糖が 70 mg/dL 以下になると，交感神経系の活性化とグルカゴンやアドレナリン，コルチゾー

ルなどのインスリン拮抗ホルモンの上昇が認められる．通常，脳はグルコースしかエネルギー源として利用できず，グリコーゲンの蓄積もほとんどないため，血糖が50 mg/dL以下になると，中枢神経系でのグルコース欠乏による症状が出現する．

交感神経系の活性化による症状には，動悸や振戦，発汗，不安，空腹感，異常感覚がある．脳のグルコース欠乏症状には，認知機能障害，行動変化，錯乱，けいれん発作，昏睡などがあり，脳梗塞と間違われるような神経症状を呈することもある．

【疫学】 2005（平成17）年に行われた全国調査では，膵内分泌腫瘍の頻度は人口10万人当たり2.23人，新規発症は人口10万人当たり1.01人と推定され，そのうち38.2％がインスリノーマであった．

【経過・予後】 精神症状は，低血糖が改善すれば消失する．インスリノーマは，90％が良性であるが，悪性では肝臓などに転移する．

### 診断のポイント

インスリノーマは空腹時の低血糖が特徴であるが，上述のような低血糖に起因すると考えられる精神症状を呈する患者では，必ず血糖値を確認する．低血糖が確認された場合，薬剤，肝不全，腎不全，敗血症，副腎皮質機能低下症，膵外腫瘍，インスリン自己免疫症候群，低栄養，アルコール依存症による低血糖を鑑別する．

低血糖と同時に測定されたインスリン値が抑制されていれば，インスリノーマは否定される．低血糖にもかかわらずインスリン値が測定される場合，インスリノーマが疑われる．また，低血糖時のインスリン値が抑制されていなくても，インスリンと同時に測定された血清Cペプチド値が抑制されている場合は，インスリン自己免疫症候群やインスリンの過剰投与を鑑別する．一方，インスリン以外の薬剤（経口血糖降下薬，ニューキノロン系抗菌薬，ジソピラミド，ペンタミジンなど）では，低血糖時の血清インスリン値およびCペプチド値は抑制されておらず，服薬歴の聴取が大切である．

インスリノーマの確定診断には72時間絶食試験を行う．インスリノーマの98％は48時間以内に低血糖を発症する．低血糖（40 mg/dL以下）を発症したら，血清インスリン値とCペプチド値を測定する．Turnerの基準〔インスリン値×100/（血糖値−30）＞50〕やFajansの基準（インスリン値/血糖値＞0.3）があるが，これらの基準を満たさないインスリノーマも存在する．

インスリノーマは，造影CTもしくは造影MRIで，膵臓に造影早期に濃染される腫瘍として認められる．

### 治療方針

低血糖による意識障害に対しては，50％グルコースを20-40 mL静注する．意識がある場合は，20 gのブドウ糖もしくはショ糖を経口摂取させる．

インスリノーマの治療は，手術が第一選択である．術前は，頻回の食事やジアゾキシドにより低血糖を予防する．これらの治療でも低血糖を頻回に発症する場合，5-10％のブドウ糖を含む輸液を持続点滴静注する．ソマトスタチンアナログであるオクトレオチドが使用されることもある．手術不能例では，オクトレオチドに加え，エベロリムスやストレプトゾシンが使用される．

# 神経ベーチェット病
*neuro-Behçet disease*

**若山吉弘** 昭和大学名誉教授

### 疾患概念

【定義・病型】 神経症状を合併したベーチェット病（以下B病）で，再発性の口腔粘膜や陰部のアフタ性潰瘍，結節性紅斑や毛囊

炎などの皮疹，再発性のぶどう膜炎に，中枢神経症状を呈する．中枢神経系では脳幹障害が多く，脊髄，基底核，小脳，大脳皮質障害もみられる．頭痛発熱など髄膜炎様症状を伴うことが多い．

【病態・病因】 遺伝的素因，免疫異常が重要である．患者ではHLA-B51の陽性率が高い．インターロイキン（IL）-8，IL-10，*CD28*遺伝子の多形が本症と関連する．IL-1α，IL-1β，IL-2，IL-8，IL-12，tumor necrosis factor（TNF）-α，TNF-βなどの炎症性サイトカイン，好中球指向性サイトカイン，熱ショック蛋白が病態形成に関与する．

【疫学】 欧米での発症率は低く，古代シルクロード沿いの各国に多発する．わが国では寒冷地域の北海道，東北地方に多く，女性より男性に多い．1991（平成3）年の全国調査では人口10万人に対し約1.5人とされている．B病の神経症状は5-30％の症例に認められる．

【経過・予後】 神経B病で急性脳炎随伴症例の多くはステロイド療法で回復する．10-15年間の後方視的研究から20-30％の患者に神経後遺症が残る．予後悪化因子は進行性の経過，寛解期の残存神経症状で，脳幹，脊髄障害例や髄液所見の悪い症例は回復が悪い．潜在性神経障害は臨床的に明らかな神経障害に進展しがちであり，静脈洞血栓症や頭蓋内圧亢進症は迅速で適切な治療で改善する．

#### 診断のポイント

B病の主症状は，①口腔粘膜の再発性アフタ性潰瘍，②結節性紅斑，毛囊炎様・痤瘡様皮疹などの皮膚症状，③虹彩毛様体炎，網膜ぶどう膜炎などの眼症状，④外陰部潰瘍である．副症状は，①関節炎，②副精巣炎，③回盲部潰瘍などの消化器病変，④血管病変，⑤中等度以上の中枢神経病変である．

診断基準では完全型は4主症状のあるもの，不全型は3主症状か2主症状と2副症状のあるものないし定型的眼症状とその他の1主症状か2副症状のあるもの．疑い症例は不全型の条件を満たさず主症状の一部か定型的な副症状が反復出現するものである．神経B病の3-5％に神経症状が初発する．検査所見では①皮膚の針反応，②血清CRP陽性化，白血球増多の炎症反応，③HLA-B51の陽性である．鑑別診断は中枢神経の結核腫や脳膿瘍などの感染症，サルコイドーシス，ループスエリテマトーデス，シェーグレン症候群，Vogt-小柳-原田症候群，多発性硬化症，視神経脊髄炎，脳腫瘍，神経Sweet病，中枢神経原発リンパ腫などである．

#### 治療方針

感染症や外傷，ストレスを避け，口腔内の清潔を心がけるよう指導する．患者Tリンパ球ではサイトカイン産生が亢進しており，これを抑制するシクロスポリン（CyA）や好中球機能を抑制するコルヒチンがステロイドとともに用いられてきた．具体的には，治療法は軽症例と生命の危険を伴う症例や重大な後遺症を残す中等-重症例とで異なる．軽症例は粘膜・皮膚症状にステロイド外用薬を用いる．効果不十分ならコルヒチン（0.5-1 mg/日）を内服する．これでも効果不十分なときや中等-重症例ではプレドニゾロン（PSL）（40-80 mg/日）療法を行う．さらに効果不十分ならシクロホスファミド（CPM）やアザチオプリン（AZ）を追加する．CyAはB病に有効であるが，神経B病を誘発する可能性もある．PSL無効例やPSLにCPMやAZ追加無効例にはメトトレキサート（MTX）の少量間欠投与を試みる．MTX効果不十分例には抗TNF-αモノクローナル抗体であるインフリキシマブ5 mg/kg静注の0，2，6週とその後の8週ごと投与が有効．その他の生物学的製剤ではアダリムマブが腸管型B病に適応がある．

# ビタミン欠乏症に伴う精神症状
psychiatric symptoms associated with vitamin deficiency

中村重信　洛和会京都新薬開発支援センター・所長

## 疾患概念

**【定義・病型】**　ビタミンが欠乏すると，認知機能などの精神機能が障害される．ビタミンの種類や欠乏期間により症状が異なる(表1)．

**【病態・病因】**　ビタミンは補酵素として神経機能維持に必要である．摂食不良・偏食，アルコール過剰摂取，胃・十二指腸切除などが誘因となる．

**【経過・予後】**　アルコール過剰摂取者は症状がより重篤である．ビタミン欠乏による精神・神経症状は他の臓器障害による症状より予後が悪く，治療に難渋する．

## 診断のポイント

ビタミン欠乏症特有の症状を呈するが，すべての症状が現れるわけではない．誘因をもつ人が精神症状を呈すれば，ビタミン欠乏症を疑う．

精神症状に加え，貧血，末梢神経障害，浮腫，舌炎などの消化器症状，皮膚症状を伴うことがあり，診断の手がかりになる(表1)．

血中のビタミン $B_1$，$B_2$，$B_6$，$B_{12}$，ニコチン酸，葉酸などの濃度を測定し，基準値以下の場合はビタミン欠乏症と診断する．$B_1$ 欠乏症を疑えば，赤血球中のトランスケトラーゼ活性を測定することもある．

## 治療方針

### A. 治療方針の概要

ビタミン欠乏症予防のための日常の食生活を指導する．誘因を回避し，環境を整備する．

胃切除，十二指腸の blind loop があれば，普段より少量のビタミン $B_{12}$，$B_1$，葉酸を総合ビタミンの形で投与するとよい．

意識障害を伴うウェルニッケ脳症の患者は生命の危機が迫っていることもあり，即刻大量のビタミン $B_1$ を投与する．

### B. 薬物療法

吸収障害も考慮して，最初は経静脈投与を試みる．その後，経口投与により経過観察する．コルサコフ症候群は補充の効果が乏しい．

1. ビタミン $B_1$ 欠乏症(ウェルニッケ脳症)

**R 処方例**　アルコール過剰摂取者が意識障害を起こした重症例には下記1)，軽症例には

表1　ビタミン欠乏に伴う精神症状・併存疾患と補充療法

| ビタミン | 精神症状 | 併存疾患 | 1日投与量 |
|---|---|---|---|
| $B_1$ | 意識障害，健忘，見当識障害，作話 | 浮腫，末梢神経障害 | 75-1,500 mg |
| $B_2$ | 性格変化，知能低下 | 舌炎，角膜混濁 | 2-30 mg |
| $B_6$ | 知能低下，けいれん | 皮膚炎，口内炎 | 10-100 mg |
| $B_{12}$ | 記憶障害，意欲低下，抑うつ気分 | 悪性貧血，脊髄後索障害．末梢神経障害 | 1.5 mg |
| ニコチン酸 | 無感情，睡眠障害，幻覚，錯乱，認知症 | 皮膚炎，消化器症状(下痢) | 50-100 mg |
| 葉酸 | 記憶障害，意欲低下 | 悪性貧血，末梢神経障害，味覚障害 | 15 mg |
| パントテン酸 | 抑うつ気分，睡眠障害，疲労感，食欲減退 | 体重減少，皮膚炎 | 10-200 mg |
| ビオチン | 抑うつ気分，幻覚，食欲減退 | 末梢神経障害，悪心 | 0.5-2 mg |

2) を投与し，その後3)を継続する．

1) アリナミンF注　1回500mg　1日3回　30分以上かけて点滴静注　3日間投与　保外
2) アリナミンF注　1回50mg　1日3回　30分以上かけて点滴静注　3日間投与　保外
3) アリナミンF錠(25mg)　1回1錠　1日3回

2. ビタミン$B_{12}$欠乏症

**Rx 処方例** 下記1)を2日間投与し，その後2)を継続する．

1) メチコバール注　1回500μg　1日1回　静注
2) メチコバール錠(500μg)　1回1錠　1日3回

3. ニコチン酸欠乏症(ペラグラ)

**Rx 処方例**

ニコチン酸アミド散(100mg/g)　1日50-100mg(成分量として)を3回に分けて投与

4. 葉酸欠乏症

**Rx 処方例**

フォリアミン錠(5mg)　1回1錠　1日3回

### C. 心理・社会的療法

適量のアルコール摂取を心がけ，豊かに暮らせる状況を作る．

### D. 難治症例・家族への対応

消化管切除術後はビタミンを補充し，家族や地域が飲酒や食事の習慣を指導する．

### E. 併存疾患

併存疾患や症状の治療は表1に示す．

■患者・家族説明のポイント

・習慣や栄養により治療可能な疾患であると説明し，協力を求め，快適な環境に包摂する．

# 低酸素脳症

*hypoxic encephalopathy*

安田　貢　水戸医療センター救命救急センター長・脳神経外科部長

## 疾患概念

**【定義・病型】** 循環不全，または呼吸不全などにより，十分な酸素供給ができなくなり脳に障害をきたした病態を低酸素脳症という．通常，組織への血流量低下(脳虚血)と，血液の酸素運搬能の低下(低酸素血症)の2つの病態が混在していることが多く，両者を判別することは困難であるため，低酸素性虚血脳症 hypoxic-ischemic encephalopathy ともよばれる．

**【病態・病因】** 原因として，心筋梗塞，心停止，各種ショック，窒息，麻酔事故などが挙げられる．体重の2%しかない脳であるが，酸素は全体の20%を必要とし，一度酸素の供給が途絶えると，かなりの速さで脳の損傷が起こる．その速さは，脳に対しての酸素供給が足りない状態が3-4分ほど続くだけで起こり始め，脳の表面，内部にかかわらず均等に広がるため，脳血流や酸素濃度が低下する速度が脳損傷の程度を決定する一番の要素であると考えられる．

脳虚血により主幹血管の境界領域に起こる脳梗塞，もしくは大脳皮質第3,6層だけではなく，レンズ核も主に障害される広範な脳損傷となりうる．一方で，低酸素血症は，酸素利用能の低下，全身性アシドーシス，高二酸化炭素血症，そして循環虚脱を含んだ複雑な状態であり，小脳，頭頂葉後頭葉皮質，海馬が障害を受けやすい部位とされている．脳幹は比較的，低酸素状態に強いとされている．このように虚血性脳症は，脳虚血-低酸素血症が複雑に絡み合った病態であり，その損傷部位・程度により多彩な症状を呈する．

**【神経学的症候・経過】** 低酸素脳症初期にお

いて，昏睡状態，重症例ではけいれん，ミオクローヌス様異常運動が認められる．その後の回復経過・障害程度は，昏睡状態からいかに覚醒するかが1つの指標であり，また脳組織がどれだけ脳虚血下・低酸素下に曝露されていたかに起因する．

### A. 一過性・軽度神経学的脱落症状

短時間の全脳虚血・無酸素状態下では，可逆性の代謝性脳症が認められる．その際，昏睡状態に陥っても通常は12時間以内であり，その後，前向性健忘を伴う錯乱状態が数時間〜数日間は残るが，急速かつ完全に回復し発症前の社会生活に復帰しうる．

### B. 不可逆性神経症状

長時間にわたる全脳虚血・無酸素状態下において，脳卒中様の局所脳器質障害が起こりうる．これらの患者は通常12時間以上の昏睡状態をきたし，回復しても限局性もしくは多焦点性の運動障害，知覚障害，高次脳機能障害を示す．

臨床的に明らかな局在徴候は，主に3つの症候群に分けられる．すなわち，部分的もしくは完全皮質盲，両上肢麻痺，そして四肢麻痺である．皮質盲は通常は一過性であるが，時に不可逆性である．前述のように，低酸素状態において障害を受けやすい両側後頭葉障害に起因し，特に小児の低酸素症後においては傍線条体皮質，視放線に障害がみられる．視覚の回復の程度は，受傷年齢と視放線の障害範囲による．また，前大脳動脈，中大脳動脈支配域の境界の運動皮質部に両側性の障害が生じると，両上肢麻痺，四肢麻痺を生じる．回復は不完全でしかも数週から数か月を要することが多く，これらの患者の一部は障害を残しながらも最終的には家庭生活が可能なまで回復するが，その他の患者では重度の障害が残り介助が必要となり，介護施設での生活を継続せざるを得ない．

脊髄は中枢神経系のなかでは一過性の虚血・低酸素に強いとされているが，まれに脊髄単独の梗塞が起こることが知られている．脊髄中心構造の壊死が，脊髄栄養動脈灌流域辺縁，特に上位胸髄，腰髄において観察される．これらの症状は，下肢の弛緩性麻痺，排尿障害，胸髄レベルの知覚障害であり，知覚障害においては，触覚や位置覚よりも温痛覚がより強く障害される．

### C. 広範囲脳損傷症候群

さらなる全脳虚血・無酸素状態において広範な脳の破壊を示すグループは，植物状態となるか，あるいは脳死に至る．初期にミオクローヌス様異常運動やけいれん重積がしばしば観察されるが，低酸素脳症における予後不良因子の1つとして挙げられる．重度の不可逆性脳損傷患者でも，1週間以上生存すると，開眼，睡眠・覚醒のリズム，自発的な眼球運動を取り戻すが，低酸素状態に強いとされている機能が残存した脳幹レベルの活動であり，認識を伴わない覚醒状態で除皮質状態である．この状態が長期間続いたのち，認知能力が改善した症例も報告されるが，きわめてまれである．

### 診断のポイント

低酸素脳症における昏睡患者に対しては，その生命を維持し合併症を防止するため，初期には集中治療が必要である．昏睡患者の診断には身体所見の継続的な観察が最も重要であり，中枢神経障害の可塑性の程度や予後の指標となる．また，神経機能の脱落は心肺機能の悪化に先行する．

### A. 神経学的検査

昏睡患者の神経学的検査では意識レベルの評価が大切で，開眼運動，言葉に対する反応，顔面や四肢への痛み刺激に対する反応や合目的的運動などで判断する．脳幹機能は，瞳孔の大きさや対光反射，自発的眼球運動，眼球頭位反射，眼球前庭反射など，脳幹反射で診断する．自律神経機能は主として呼吸パターンで判断する．神経学的徴候により，その障害部位が推定可能であり，中枢神経系の機能不全の広がりと重症度が判定できる．

## B. 画像検査

軽度の低酸素脳症の場合，CT上，所見を認めないことも多くあるが，重度の低酸素脳症の場合，CT上まずは最初に大脳半球の皮髄境界があいまいになり，約48時間後には大脳皮質や小脳皮質，尾状核やレンズ核に低吸収領域が出現する．そして数日後，限局性の脳梗塞，浮腫，脳萎縮が出現することがある．

一方，MRIは層状壊死のような典型的境界領域の虚血性変化や，海馬病変の描出に有用である．24時間以内の急性期では，拡散強調画像により損傷部位が高信号に描出され，T2強調画像やFLAIR画像は，1日以降の病変描出に優れる．層状壊死はびまん性脳萎縮とともに2-3週間後にMRI上明らかになる．

## C. 脳波

脳波は脳機能のよい指標となる．周波数スペクトル圧縮連続記録脳波は昏睡患者に対する連続モニターとして使用される．この方法を用いることにより，何時間分もの脳波活動が，全電気活動の強度ならびに周波数の維持的な変化として1枚の画像に圧縮して記録される．バースト・サプレッションがみられたり，反応性がなかったりする場合は，予後不良とされるが，脳波による予後の予測に関する絶対的な有用性については依然として確立されていない．

## D. 誘発電位

誘発電位からは，感覚系における機能障害の局在や重症度に関する情報が得られ，脳波と異なり意識レベルによる影響を受けない．全脳虚血後，体性感覚誘発電位 somatosensory evoked potentials(SEP)が両側性に消失している場合，死亡率は98%と高くなる．また一方で，SEPが正常であれば，生存率は74%を超えると報告されるが，恒久的な後遺症を生じる可能性は残存する．近年では昏睡患者の予後に関して，短潜時体性感覚誘発電位 short latency somatosensory evoked potentials(SSEP)が優れているとする報告が散見される．

# 治療方針

## A. 治療方針の概要

治療として，単に血圧を維持するだけでは生存率・社会復帰率の改善につながらず，全身の臓器，末梢組織への血流を維持することが重要である．さらに侵襲性高血糖や代謝亢進に基づく高体温，乳酸アシドーシス，カルシウムホメオスタシスの崩壊が発生することが多く，これらは神経学的転帰を悪化させる重大な要因である．したがってこれらを予防，管理するとともに，適切な呼吸循環管理により二次性脳障害を最低限にすることが必要である．近年，心停止患者で自己心拍再開後も昏睡状態が続く場合，低体温療法を施行することで，機能的転帰が改善する可能性が報告されている．

## B. 低体温療法

心停止後の低体温療法に関する最近の知見では，生存率，神経学的予後のいずれにおいても有用であることが明らかになっている．ミダゾラムやフェンタニルによる鎮静，ベクロニウムなどを用いた筋弛緩下に，冷却パッドなどのクーリング機器を用い，食道，膀胱，直腸，鼓膜などを中枢温測定部位として32-34℃に保つように24時間冷却し，その後復温するプロトコールが多く用いられている．現在，心停止後の神経症状回復の可能性を有する唯一の治療法である．

## C. 薬物療法

低酸素脳症に対する一般的に推奨される薬物療法は現在存在せず，対症療法が中心となる．高血糖，アシドーシスは脳損傷に重大な影響を及ぼすと考えられており，インスリン持続点滴静注などの治療が必要となる．また，脳浮腫に対するステロイド投与やカルシウム拮抗薬投与は，逆に高血糖を助長する可能性や血圧を下げる可能性があり推奨されない．脳保護作用を有するバルビツレートも同様に血圧低下や不整脈の副作用が報告されて

おり，特に心停止後の低酸素脳症への使用は推奨されていない．

てんかん重積発作やミオクローヌス発作は予後不良の因子であり，ジアゼパム，バルプロ酸，フェニトインを用いた早急な治療を必要とする．

おのおのの患者に対する状況に応じた集学的集中治療，全身状態管理が必要である．

### D. 難治症例への対応

　低酸素脳症は神経細胞そのものに影響が及んでいるため，回復の程度が高くない可能性があり，その際，治療にリハビリテーションが行われる．劇的な回復は最初の半年程度といわれているが，その後も回復を諦めたり，焦ったりすることなく，根気よくリハビリテーションや治療を続けることが最良の治療方法であると考えられる．

### 予後とその予測

　蘇生後脳症の転帰不良を予測する因子としては，自己心拍再開後24時間以内のミオクローヌス・てんかん重積状態の出現，瞳孔反応や角膜反射の消失などの脳幹反射の消失，および3日後の運動反応の消失や痛み刺激に対する逃避反応の消失，または四肢の異常伸展反応が挙げられる．その他，近年においてはSSEPにおける反応消失や，組織損傷の血液生化学的マーカーである神経特異的エノラーゼ高値が予後を反映すると報告されており，今後の臨床研究が待たれる．しかし，いずれの報告も，後ろ向き研究であり，対象患者数が少なく，評価方法が一定でないなどと，十分な結論を見いだすまでに至っていない．

　低酸素脳症は，さまざまな要因によって起こるが，心停止後によるものが多くを占めている．虚血性脳症の予後は良好とはいえず，予後不良に至る患者の多くは，死亡や，長期の寝たきり生活を強いられることとなる．虚血性脳症からの良好な回復を得るためには，そのひとつに，心肺停止状態からいかに早く灌流状態を回復するかにかかっているといっても過言ではない．近年，さまざまな場所に自動体外式除細動器 automated external defibrillator（AED）の設置がみられる．医療従事者や医学生，看護学生に対する蘇生教育の充実は当然のことであるが，救急領域における一般市民への啓発と教育活動も非常に重要であり，今後のBLS（basic life support）やACLS（advanced cardiovascular life support）の普及が良好な転帰を得るための大きな武器となりうるであろう．

### 参考文献

1) Young GB: Clinical practice. Neurologic prognosis after cardiac arrest. N Engl J Med 361: 605-611, 2009
2) 有賀　徹，堤　晴彦，坂本哲也（監訳）：神経救急・集中治療ガイドライン．メディカル・サイエンス・インターナショナル，2006

# 肝性脳症
*hepatic encephalopathy*

**西原桜子**　高知大学・消化器内科
**西原利治**　高知大学教授・消化器内科

### 疾患概念

　肝性脳症とは肝予備能低下や門脈-大循環シャント形成により脳症惹起物質が除去されないために生じる意識障害や精神症状のことをいう．脳症の発症機序は単一ではなく，アンモニアをはじめとする脳症惹起物質による神経細胞のミトコンドリア機能低下などが中心的役割を占める．

　精神症状には昼夜逆転，興奮，人格水準の低下，指南力の低下，傾眠傾向などがある．脳症の発症時には，本人からの正確な聞き取りは困難であるため，家人からの病歴聴取が重要である．便秘や脱水を誘因とすることが

**表1 肝性脳症の昏睡度分類**(第12回犬山シンポジウム)

| 昏睡度 | 精神症状 | 参考事項 |
|---|---|---|
| I | 睡眠-覚醒リズムの逆転<br>多幸気分,時に抑うつ状態<br>だらしなく,気にとめない態度 | retrospectiveにしか判定できない場合が多い |
| II | 指南力(時,場所)障害,物を取り違える(confusion)<br>異常行動(例:お金をまく,化粧品をごみ箱に捨てるなど)<br>時に傾眠状態(普通のよびかけで開眼し,会話ができる)<br>無礼な言動があったりするが,医師の指示に従う態度をみせる | 興奮状態がない<br>尿・便失禁がない<br>羽ばたき振戦あり |
| III | しばしば興奮状態またはせん妄状態を伴い,反抗的態度をみせる<br>嗜眠傾向(ほとんど眠っている)<br>外的刺激で開眼しうるが,医師の指示に従わない,または従えない(簡単な命令には応じえる) | 羽ばたき振戦あり(患者の協力が得られる場合),指南力は高度に障害 |
| IV | 昏睡(完全な意識の消失)<br>痛み刺激に反応する | 刺激に対して払いのける動作,顔をしかめるなどがみられる |
| V | 深昏睡<br>痛み刺激にも全く反応しない | |

多く,消化管への蛋白負荷となる食道静脈瘤破裂による吐血,タール便,便秘などがあれば,診断の手がかりとなる.さらに,肝性口臭(甘い便のような呼気)や腱反射の亢進,特に羽ばたき振戦(前腕を固定し手首を背屈することによって速い手首の屈曲-伸展の繰り返しがみられる),高アンモニア血症を認めれば診断的価値が高い.脳波検査で三相波を認めることもある.

肝性脳症の重症度は5段階に分類される(表1).

#### 診断のポイント

鑑別診断は,糖尿病に伴う高血糖,低血糖,ケトアシドーシス,外傷,感染症,脳出血,脳腫瘍,薬物中毒,代謝性疾患など.

#### 治療開始までのポイント

意識障害の鑑別のために,まず血液検査(全血算,血糖を含む一般生化学検査,電解質,プロトロンビン時間に加えて,アンモニア,Fischer比またはBTRなど)を行い,治療のための血管確保を行う.次に頭部CT検査(意識障害の鑑別診断目的),腹部超音波検査(肝細胞癌,門脈塞栓の有無)などを行う.吐下血を認める場合や血液検査結果から劇症肝炎を疑う場合は消化器専門医に相談する.

#### 治療方針

##### A. 治療方針の概要

肝性脳症治療の基本は誘因の同定と除去である.腸管でのアンモニアなどの脳症惹起物質の発生抑制と吸収阻害に加えて,Fischer比,電解質などの代謝是正を行う.

##### B. 誘因除去

頻度の高い誘因には脱水や便秘,食道静脈瘤破裂などがある.消化管出血時にはまず止血を試みる.腸管への蛋白負荷により血中のアンモニア値が上昇するため,難消化性二糖類の内服や浣腸により腸管内pHを下げ,アンモニアの腸管内産生や吸収を抑制し,排便を促す.さらに,脳症からの覚醒を目的に分岐鎖アミノ酸輸液を投与する.

**処方例** 下記の1),2)を併用する.

1) ラクツロース・シロップ(60%) 1回50-100 mLを微温湯にて2倍に希釈し,1日1-2回 注腸投与 投与期間は1-3

日を目安に　(保外)用法, 用量
2) アミノレバン注(500 mL)　1回 500 mL　1日 1-2回　点滴静注　投与期間は 1-7日を目安に

### C. 再発防止の治療

脳症から覚醒後は再発防止の治療を開始する. 通常は, 症状の改善後も予防的に続ける.

#### 1. 薬物療法

a. 難消化性二糖類

**R 処方例** 下記のいずれかを用いる.

1) ポルトラック原末(6 g/包)　1回 1-2包　1日 3回　食後
2) ラクツロース・シロップ(60%)　1回 10-20 mL　1日 3回　食後
3) カロリールゼリー(40.496%)　1回 1個　1日 3回　食後

b. 抗菌薬

上記にて効果がない場合, 経口難吸収性抗生物質を併用する. これは腸内細菌数の減量を目的とする.

**R 処方例**

カナマイシンカプセル(250 mg)　1回 1-2カプセル　1日 3回　食後　(保外)

c. 分岐鎖アミノ酸製剤

経口摂取可能となればアミノレバン注を分岐鎖アミノ酸製剤に切り替える. 分岐鎖アミノ酸投与による脳症や栄養状態の改善を目的とする. 時に高アンモニア血症を生じるので, その場合には経口分岐鎖アミノ酸製剤の投与を中止する.

**R 処方例** 下記のいずれかを用いる.

1) リーバクト配合顆粒(4.15 g/包)　1回 1包　1日 3回　食後
2) アミノレバンEN配合散(50 g/包)　1回 1包　1日 3回　食後

#### 2. 栄養管理

腸管内で発生する脳症惹起物質の多くは食事蛋白に由来するので, 過量の蛋白摂取により, 容易に肝性脳症を発症する. 分岐鎖アミノ酸製剤の摂取が可能となれば, 低蛋白食(40 g/日以下)から食事を開始する.

### 参考文献

1) 森脇久隆：肝性脳症. 小俣政男(監訳)："シャーロック"肝臓病学. 第11版, pp 95-108, 西村書店, 2004
2) 日本肝臓学会(編)：非代償性肝硬変. 慢性肝炎・肝硬変の診療ガイド 2013. 文光堂, 2013
3) 日本消化器病学会(編)：肝硬変診療ガイドライン. pp 160-175, 南江堂, 2010

# 尿毒症性脳症
*uremic encephalopathy*

楊　景堯　筑波大学医学医療系解剖学・発生学教室

### 疾患概念

**【定義・病型】**　尿毒症性脳症は, 尿毒症物質の蓄積, および腎不全に伴うさまざまな代謝異常により生じる中枢神経障害である.

**【病態・病因】**　尿毒症性脳症の病態は, 尿毒症物質の蓄積のほか, 貧血, 体液の電解質や酸塩基平衡の異常, 低酸素血症, およびその他内分泌障害など多くの要因が複合的に関与している. 症状は多彩で, 精神機能障害, 神経学的障害, そして運動機能障害に分類される. 精神機能障害では, 倦怠感, 不安, 短期記憶の喪失, 集中力低下, 感情鈍麻, 認知機能の低下, 幻視, 興奮, せん妄, 昏迷, 昏睡などが認められる. 神経学的障害では, てんかん性けいれん, 構音障害, 振戦, 固定姿勢保持困難, テタニー, ミオクローヌスなどが認められる. 運動機能障害では不器用, 不安定, 把握反射の亢進, 四肢筋緊張の変化, 伸張反射の非対称性などが生じる.

尿毒症物質は, 尿素, グアニジン化合物, 尿酸, 馬尿酸, アミノ酸, フェノール類, インドール化合物, アセトンなど多くの物質が挙げられる. このほか, 副甲状腺ホルモン,

プロラクチンなどのホルモンの関与も報告されている．

【疫学】 尿毒症性脳症は，腎不全の進行に伴い発症頻度が増加する．通常糸球体濾過量が10 mL/分以下になると，発症しやすいと考えられる．最近では未治療の末期腎不全患者が少ないため，尿毒症性脳症患者は減少している．

【経過・予後】 適切に血液透析などの腎代替療法が施行されれば，症状の改善が期待できる．

### 診断のポイント

腎不全患者の中枢神経症状を呈する疾患として，尿毒症性脳症以外に，脳血管障害，髄膜炎・脳炎，または透析施行に伴う不均等症候群などが挙げられる．尿毒症性脳症の多くは，病歴，検査所見から鑑別が可能である．意識障害で，高度の腎不全，代謝性アシドーシス，浮腫・心不全などが認められるとき，診断は確定しやすいと思われる．また，CTやMRIでは脳の特異的変化は認めず，脳脊髄液でも，尿毒症性脳症特異的な所見はない．このほか，脳波では低振幅徐波が生じると知られている．

### 治療方針

#### A. 治療方針の概要・治療法

尿毒症性脳症と診断した場合，直ちに血液透析・腹膜透析などの腎代替療法を施行する．慢性腎不全患者では，血清クレアチニン値または推算糸球体濾過量 estimated glomerular filtration rate(eGFR) のみではなく，全身状態など総合的に検討して透析の導入を決定する．適切に透析導入を行うことにより，尿毒症性脳症の発症および増悪のリスクを減少することが可能となる．

#### B. 併存疾患

尿毒症性脳症の併存疾患としては，慢性腎不全の原因疾患(糖尿病や慢性糸球体腎炎など)が挙げられる．

### ■患者・家族説明のポイント

・尿毒症性脳症は，尿毒症の改善により病状の回復が期待できることを説明する．
・尿毒症性脳症の原因となる慢性腎不全に対して，血液透析，または腹膜透析を継続する必要がある．そのほか，腎不全の治療として腎移植も選択肢として挙げられることを説明する．

### 参考文献

1) 石田伊都子，平方秀樹：尿毒症性脳症．腎と透析 49(増刊)：593-597, 2000
2) 衣笠えり子：尿毒症性脳症，透析脳症．日本臨牀 62(増刊)：424-428, 2004
3) 中村雄作：目から学ぶ脳波 神経内科疾患と脳波 肝性脳症と尿毒性脳症．臨床脳波 52：403-411, 2010

## 悪性腫瘍に伴う精神症状
psychiatric symptoms due to malignant tumor

**井上真一郎** 岡山大学病院・精神科神経科
**内富庸介** 国立がん研究センター中央病院支持療法開発センター・センター長

### 疾患概念

【定義・病型】 担がん患者においては種々の精神症状が出現しうる．症状性精神障害としては，低栄養に伴うビタミン欠乏症(ウェルニッケ-コルサコフ Wernicke-Korsakoff 症候群やペラグラ脳症)，尿毒症性脳症，肝性脳症などのほかに，腫瘍随伴症候群 paraneoplastic syndrome として，悪性腫瘍に伴う高カルシウム血症，異所性 ADH 産生腫瘍による低ナトリウム血症(SIADH)，異所性 ACTH 産生腫瘍による Cushing 症候群，腫瘍の遠隔効果による傍腫瘍性辺縁系脳炎などがある．また，器質性精神障害としては，脳腫瘍あるいは転移性脳腫瘍などがある．そのほかにも放射線治療や化学療法，オピオイドやステロイドなどの副作用による精神症状を

認めることもあり，またストレス反応としての不安・抑うつ状態なども起こりうる．よって，担がん患者の精神症状に対応するためには，上記のような疾患について十分理解しておく必要がある．

本項では悪性腫瘍に伴う精神症状として，①悪性腫瘍に伴う高カルシウム血症，②異所性ADH産生腫瘍による低ナトリウム血症，③異所性ACTH産生腫瘍によるCushing症候群，の3つの内分泌異常に伴う腫瘍随伴症候群について述べる．なかでも最も頻度の高いとされる①について主に述べることとし，②および③については別項『内分泌疾患に伴う精神症状』（⇒503頁）も参照いただきたい．

## 悪性腫瘍に伴う高カルシウム血症

【病態・病因】　一般的に，血清カルシウム濃度が12.0mg/dL以上になると高カルシウム血症として臨床症状が出現することが多い．

悪性腫瘍に伴う高カルシウム血症の機序については以下の2つに分類される．

1) 腫瘍細胞から産生されるホルモンによるもの humoral hypercalcemia of malignancy (HHM)：腫瘍細胞から副甲状腺ホルモン関連ペプチド parathyroid hormone-related peptide (PTHrP) が産生され，破骨細胞の骨吸収が促進されるなどして高カルシウム血症をきたす．本症が悪性腫瘍に伴う高カルシウム血症の80％以上を占めている．がん腫は，肺癌（特に扁平上皮癌），食道癌，頭頸部癌，乳癌，胃癌，腎癌，成人T細胞性白血病 adult T-cell leukemia (ATL) などでみられる．

2) 腫瘍細胞の骨転移・浸潤に続発するもの local osteolytic hypercalcemia (LOH)：骨に転移した腫瘍細胞による直接的な骨吸収と腫瘍細胞からサイトカインなどの局所因子が産生され骨からの融解が起こることで高カルシウム血症をきたす．がん腫としては多発性骨髄腫や乳癌の骨転移などでみられる．

【疫学】　高カルシウム血症は担がん患者の10％前後に発症するといわれており，比較的多い合併症の1つである．

【経過・予後】　軽度の場合は倦怠感・食欲不振・悪心・口渇・多尿・便秘・イライラ感などがみられる．さらに進行するとせん妄を含む意識障害や重症不整脈，腎不全に陥り，死に至ることもある．経過が急速なことも多く，症状が数日ごとに進行していくこともある．発症後の予後は不良なことが多いが，早期に診断・治療ができれば短期的な救命ばかりでなくQOLの改善にもつながる．

主に終末期にみられることもあり，多くは低アルブミン血症を伴っている．その際，血清カルシウムは約半分が血清アルブミンなどの蛋白と結合しているため，血清アルブミン値が低い際は次のPayneの式を用いて補正のうえ評価する必要がある．

補正カルシウム値(mg/dL)
＝実測カルシウム値(mg/dL)＋〔4−血清アルブミン値(g/dL)〕

### 診断のポイント

鑑別診断としては高カルシウム血症をきたす疾患が挙げられ，副甲状腺機能亢進症（原発性・二次性），肉芽腫性疾患，ビタミンD製剤やカルシウム製剤の過剰投与・摂取，骨疾患などがある．

### 治療方針

#### A. 治療方針の概要

高カルシウム血症は終末期に発症することが多いため，原疾患である悪性腫瘍に対する根治治療は困難なことが多い．そのため，QOL改善を目的とした対症療法が行われる．まず，生理食塩液の大量輸液によって脱水の補正とカルシウムの尿中排泄を増加させる必要がある．脱水が補正されたらループ利尿薬を使用してさらにカルシウムの利尿を進めていく．この際，サイアザイド系利尿薬はカルシウム濃度を上昇させるため禁忌である．

適宜カルシトニン，ビスホスホネートと

いった薬剤を使用し，骨吸収の抑制をはかる．ビスホスホネートは効果発現に時間が必要なため，即効性のあるカルシトニンを併用しながら用いられることもある．

治療抵抗性や意識障害などの重症例は透析療法も検討する．

せん妄をきたしている場合，高カルシウム血症が改善されれば一時的な回復が見込めることもある．よって上記の治療が基本になるが，夜間せん妄で興奮を伴わないもしくは興奮が軽度の患者には抗うつ薬のトラゾドン（レスリン，デジレル）など，興奮が顕著な患者には抗精神病薬のリスペリドン（リスパダール）やクエチアピン（セロクエル）などが対症療法として用いられる．ただしいずれも保険適用外である．特にクエチアピンは糖尿病またはその既往がある患者には禁忌である．薬剤内服が困難な場合はハロペリドール（セレネース）の点滴静注が使われることが多いが，不整脈や悪性症候群などに注意が必要である．

担がん患者の場合，せん妄に対しての薬剤投与量は少量で十分なことも多いため，投与量の調整は慎重に進めていく．

### B. 薬物療法

下記の薬剤を症状に応じて適宜増減しながら使用する．

#### 1. 高カルシウム血症の治療として

℞ 処方例 まず下記1)を，次に2)を単剤で投与し，適宜3)，4)のいずれかを併用する．

1) 生理食塩液　1日2,000-4,000 mL　点滴静注
2) ラシックス注（20 mg）　1回20 mg　1日1-数回　静注　保外
3) エルシトニン注（40単位）　1回40単位　1日2回　筋注
4) ゾメタ注（4 mg）　1回4 mgを生理食塩液100 mLに希釈したものを15分以上かけて点滴静注　1日1回　再投与が必要な場合は少なくとも1週間の投与間隔をおく

#### 2. せん妄をきたしている場合

℞ 処方例 薬剤内服が可能で興奮を伴わない，もしくは興奮が軽度の場合は下記を用いる．

レスリン錠（25 mg）　1回1-3錠　1日1回　夕食後　保外

#### 3. 薬剤内服が可能で興奮が顕著な場合

℞ 処方例 下記のいずれかを用いる．

1) リスパダール錠（1 mg）　1回1-2錠　1日1回　夕食後　保外
2) セロクエル錠（25 mg）　1回1-3錠　1日1回　夕食後　保外

#### 4. 薬剤内服が不可能な場合

℞ 処方例

セレネース注（5 mg/アンプル）　1アンプル＋生理食塩液100 mL　1日1回　夕に1時間かけて点滴静注　保外

### C. 心理・社会的療法

前述のように高カルシウム血症を呈している場合，病期としてはすでに終末期であることも多い．そのため，担がん患者およびその家族の心理・社会的苦痛をアセスメントし，それに基づいた支援を行っていく必要がある．また，チーム医療として精神科医，身体科医，看護師，薬剤師，ソーシャルワーカーなどが連携しながら包括的に援助していくことが望ましい．

### ■患者・家族説明のポイント

高カルシウム血症発症後の予後は不良のことが多いため，どこまで積極的な治療をするかはQOLなどを考慮して判断されるべきであり，患者および家族に十分な説明を行ったうえで方針を決めていく必要がある．

前述のように，高カルシウム血症によってせん妄が出現することもある．患者がせん妄をきたしコミュニケーション不良になると治療選択の意思決定が困難になる．よって，早い段階から本人の意思を確認しておくことも重要である．また，患者のせん妄に対して家族が動揺するケースもあるが，本疾患に伴うせん妄の場合はその原因である悪性腫瘍が進

行性の疾患であるため，一時的な改善が見込めたとしても完全回復は難しい場合が多い．この点も十分に家族に説明をしておくことが必要である．

## 異所性ADH産生腫瘍による低ナトリウム血症（SIADH）

### 【病態・病因】
抗利尿ホルモン（ADH）は本来下垂体後葉から分泌されるホルモンで，体内への水の再吸収作用を有する．ADH不適切分泌症候群 syndrome of inappropriate secretion of antidiuretic hormone（SIADH）とは，このADHが不適切に過剰分泌されることによって水が過剰に貯留する状態であり，著しい低ナトリウム血症をきたす．一般に，血清ナトリウム濃度が135.0 mg/dL以下を低ナトリウム血症とよぶ．SIADHの原因としては以下の2つに分類される．

1) 異所性ADH産生腫瘍によるADH分泌亢進：ADHが下垂体以外の腫瘍細胞から産生され，体液貯留や低ナトリウム血症をきたす．癌腫としては肺小細胞癌が多く，ほかに膵癌，十二指腸癌，前立腺癌などがある．
2) 下垂体後葉由来のADH分泌亢進
   ・中枢神経系疾患：髄膜炎・外傷・くも膜下出血・脳腫瘍など
   ・肺疾患：肺炎・肺癌（異所性ADH産生腫瘍を除く）・肺結核など
   ・薬剤性SIADH：抗がん剤・向精神薬など

### 診断のポイント
特に肺癌の治療中にSIADHをきたした場合などは，肺癌によるものや異所性ADH産生腫瘍のほかに薬剤性のSIADH（ビンクリスチン・シクロホスファミド・シスプラチンなど）の可能性も考慮する．

### 治療方針
低ナトリウム血症が高度になるとせん妄を含む意識障害やけいれんなどをきたすため，可能な限り早期の治療が望ましい．治療の原則としては原疾患である悪性腫瘍の除去である．

また，低ナトリウム血症については水制限や高張食塩液の投与により血清ナトリウム値の補正を行うが，急速または過剰な補正により橋中心髄鞘崩壊症 central pontine myelinolysis（CPM）を引き起こす可能性があるため，慎重に行うべきである．具体的には1日で10-12 mEq/L以内の補正速度が推奨される．

なお，バソプレシン$V_2$受容体拮抗作用を有するモザバプタン（フィズリン）が2006年に発売され，異所性ADH産生腫瘍によるSIADHにおける低ナトリウム血症に対する薬剤として期待できる．

### 処方例
フィズリン錠（30 mg）　1回1錠　1日1回

## 異所性ACTH産生腫瘍によるCushing症候群

### 【病態・病因】
副腎皮質刺激ホルモン（ACTH）は本来下垂体前葉から分泌されるホルモンで，副腎皮質ステロイドの合成作用を有する．異所性ACTH産生腫瘍は，ACTHが下垂体以外の腫瘍細胞から産生されるため，副腎皮質ステロイドが慢性的に過剰になったCushing症候群を呈する．本症はCushing症候群のなかで10%前後を占めるとの報告もあるが，Cushing症候群に典型的な満月様顔貌や中心性肥満といった症状がみられないことも多い．精神症状としては気分障害などの種々の症状を呈する．癌腫としては肺癌（小細胞癌や気管支カルチノイド）が多く，ほかに胸腺腫，膵ランゲルハンス島癌などがある．

### 治療方針
異所性ACTHにおける治療の原則は原疾患である悪性腫瘍の除去であり，外科的治療や放射線治療，化学療法などが行われる．また，ステロイド合成阻害薬メチラポンによる薬物療法も行われる．

これらの内分泌異常に伴う腫瘍随伴症候群については，精神症状の発症を契機にまず精神科を受診しその後の精査で悪性腫瘍の存在が判明することがあり，この点は精神科医にとって非常に重要といえる．精神科医が臨床症状を踏まえてこれらの疾患を鑑別に挙げ，身体科医と連携しながら精査・加療を進めていくことが大切である．

# 抗NMDA受容体脳炎
*anti-NMDA receptor encephalitis*

飯塚高浩　北里大学准教授・神経内科学

### 疾患概念

抗NMDA受容体脳炎は，NMDA受容体のNR 1とNR 2 subunitを，遺伝子導入により発現させたcell-based assay（CBA）によって検出される抗体を有している脳炎である．本疾患は，2007（平成19）年に「卵巣奇形腫に随伴する傍腫瘍性脳炎」としてDalmauらによって提唱されたが，疾患概念が変わってきている．577例の解析では，発症年齢は8か月-85歳（中央値21歳），18歳未満が37%を占め，あらゆる年齢層で発症するが，45歳以上は5%とまれである．女性が81%を占めるが，男性にも発症しうる疾患である．腫瘍は全体の38%に認められ，腫瘍非合併例が多い．しかし，女性では腫瘍は46%に認め，13-44歳に好発し，94%は卵巣奇形腫である．一方，男性における腫瘍合併率は6%と少ない．病初期には統合失調症類似の精神症状が高率に出現することから，本疾患は抗体によって器質性精神障害を生じる自己免疫性疾患であるといえる．

本抗体は抗NMDA受容体抗体とよばれているが，NR1 subunitの細胞外のある限局した領域の立体的エピトープを認識するIgGで，抗NR1-IgG抗体ともよばれている．しかし，ELISA法やWestern blot法では蛋白質の立体構造が破壊されるため，これらの方法では検出されない．ELISAなどで測定された各subunitの線状エピトープを認識している抗グルタミン酸受容体抗体とは根本的に異なる．本抗体はpathogenicな抗体と考えられており，NMDA受容体に架橋結合し，受容体を内在化することにより，細胞表面に発現している受容体数を減少させる．受容体数の減少によりNMDA受容体機能が低下し，神経症候を生じると考えられている．補体の活性化，アポトーシス誘導，抗体に受容体阻害によって発症するわけではない．剖検脳ではグリオーシスとミクログリアが増加しているが，細胞傷害性T細胞浸潤はほとんど認められず，神経細胞も比較的保たれている．IgGは海馬に沈着しているが補体の沈着は確認されていない．本疾患は，抗体によってNMDA受容体の発現量と局在が変化する液性免疫主体の疾患である．また，血管周囲腔には抗体産生細胞である形質細胞や形質芽細胞が散見され，髄内で抗体が持続産生されていると考えられている．したがって，抗体を早期に除去し，抗体産生を持続的に抑制することが重要である．

### 【臨床ステージ】

典型例では，前駆期，精神病期，無反応期，不随意運動期，緩徐回復期と各臨床ステージで本疾患をとらえることができる．発熱，頭痛などの非特異的感冒症状に引き続き1-2週以内に精神症状が出現する．初期には無気力，無感動，抑うつ，不安，孤独など感情の変化が出現する．自らの内的変化に気づいている患者もいるが，数日以内に興奮，幻覚，妄想など統合失調症類似の著明な精神症状が急速に進行する．100例中77%は精神症状で発症し，残りの23%は記憶障害やけいれんで発症している．精神症状が極期に達する頃，けいれん様発作を契機に急速に意識・反応性が低下する．無反応期に入ると自発開眼しているが発語はなく外的刺激に対する反応も乏しく，緊張病性昏迷類

似の状態に至る．自発呼吸は減弱し，多くの症例で人工呼吸器管理となる．その頃から口，顔面を中心とするジスキネジアが出現し，次第に増強し，開眼・開口，涎舌，四肢の周期的運動，舞踏病様運動，後弓反張，アテトーゼ，ジストニア，ミオクローヌスなど多彩な不随意運動が数か月-1年持続する．不随意運動は86％に認め，意識障害にもかかわらず奇妙な不随意運動が持続するのが本疾患の特徴である．発熱，頻脈，徐脈，発汗過多，唾液分泌亢進など多彩な自律神経症状を随伴する．不随意運動は抑制困難であり経静脈麻酔薬を長期間使用せざるを得ない場合がある．この時期に深部静脈血栓症，肺梗塞，敗血症を合併しやすい．しかし，この時期を乗り越えることができれば，数年以上かけて非常に緩徐に回復しうる疾患である．

**抗NMDA受容体抗体と精神疾患**　2011（平成23）年，新規発症の統合失調症患者46例中3例（6.5％）に本抗体が検出され，統合失調症患者のなかに本疾患患者がまぎれている可能性があることを指摘された．しかし，206例の統合失調症患者と270例の健常者のなかには，本抗体陽性者は誰もいなかったことから，確実に診断されている精神疾患患者では本抗体を測定する必要はないとDalmauらは述べている．一方，本抗体陽性患者571例中23例（4％）は精神症状のみを呈しており，5例は初発時に18例は再発時に認めた．主な精神症状は，妄想思想，情緒障害，易攻撃性であった．初発時に精神症状のみを呈する頻度は0.9％と非常に少ないが，精神症状出現後，不随意運動，言語障害，記憶障害，けいれんが出現した場合や，感冒後に著明な精神症状が急速進行性に出現した場合には，本疾患を鑑別する必要がある．

**診断のポイント**

抗NMDA受容体抗体を検出し確定診断とする．髄液所見は非特異的炎症性変化を示すに過ぎないが，67％でoligoclonal bandsが検出される．頭部MRIでは，側頭葉内側病変を認めるのは22％に過ぎず，臨床症状と比べ脳実質変化が乏しいのが特徴である．脳波では発作波を認めるのは23％に過ぎず，$\delta$波を中心とするびまん性徐波を認めることが多い．また，急性期にはextreme delta-brushとよばれる徐波に速波が重畳する所見が特徴とされている．12歳以上の女子および若年女性では卵巣奇形腫の検索は必須である．統合失調症，緊張病性昏迷，悪性症候群，薬物による精神障害，単純ヘルペス脳炎，多発性硬化症，視神経脊髄炎，ADEM，神経ベーチェット病，CNSループス，橋本脳症，および抗NMDA受容体脳炎以外の自己免疫性脳炎などの疾患と鑑別する必要がある．

わが国でも，CBAを用いて抗体が測定されるようになったが，類似抗体と本抗体を混同してはならない．また，血清のみで抗体を測定した場合には偽陽性率は0-4％，偽陰性率は13％と報告されている．低力価の血清中抗体には臨床的意義はない．血清と髄液の両者で抗体を測定することが望ましい．ただし，本抗体が陰性でも，その他の抗神経細胞表面抗原抗体（抗AMPA受容体抗体，抗$GABA_B$受容体抗体，抗$GABA_A$受容体抗体）やシナプス蛋白抗体（抗Lgi 1抗体）が関与している脳炎が否定されたわけではない．これらの抗体を同時に測定している施設（バルセロナのDALMAU LAB）に検体を送るのが理想である．

**治療方針**

外科療法，免疫療法，対症療法およびリハビリテーションからなる．腫瘍随伴例では早期腫瘍切除と免疫療法の併用療法が原則である．腫瘍非随伴例では急性期から積極的に免疫療法を行う．抗精神病薬や抗てんかん薬は対症療法に過ぎず，抗体を取り除く根本的な療法をしない限り機能改善は期待できない．2011（平成23）年にDalmauらは治療アルゴリズムを提唱している．本アルゴリズムでは，免疫グロブリン大量療法，ステロイドパ

ルス療法，および血漿交換を第一選択療法とし，シクロホスファミド(エンドキサン)大量療法とリツキシマブ(リツキサン)の単独あるいは併用療法を第二選択療法として位置づけている．本疾患を疑った場合には抗NMDA受容体抗体を測定し，抗体陽性例では腫瘍を検索する．腫瘍が確認された症例では腫瘍を切除するが，腫瘍の有無にかかわらず，第一選択療法をすみやかに実施する．これらの治療が無効な場合には，すみやかに第二選択療法を開始する．その他，栄養・呼吸管理，深部静脈血栓症の予防，関節拘縮を予防するためのリハビリも重要である．ただし，上記免疫療法はすべて保険適用外である．本疾患は回復しうる疾患であり，卵巣毒性のあるシクロホスファミドを未婚若年女性へ投与すべきか否か，慎重に検討する必要がある．第一選択療法が奏効した症例では経過観察でもよいが，再発率が高いとされる腫瘍非随伴例や第二選択療法で改善した症例では，アザチオプリン(アザニン)やミコフェノール酸モフェチルなどの免疫抑制薬を1年間使用する．そのほか，シクロスポリン(ネオーラル)やタクロリムス(プログラフ)を使用してみる価値はある．一方，第二選択療法にも反応しない症例では，メトトレキサートの経口あるいは静注療法が使用されているが，エビデンスのある治療はシクロホスファミドのみである．501例の長期予後調査では，発症24か月の機能予後は全体の81％が良好であるが，死亡率は約7-9.5％，約10％は高度な後遺症が残存している．患者の約半数は第一選択療法が無効であり，約10-20％は第二選択療法にも反応しない症例である．

### A. 診断・治療のポイント

本疾患を疑った場合には，まず血清および髄液を凍結保存する．検体を適切な施設に送る手続きを進めるとともに，若年女性では卵巣奇形腫を疑い骨盤MRI(CT)を行う．卵巣奇形腫を有する典型的例では，抗体結果を待つことなく第一選択免疫療法を開始し，可及的すみやかに卵巣奇形腫を切除する．腫瘍が確認されない症例でも，臨床像から本疾患が強く疑われた場合には，第一選択免疫療法を開始しながら抗体結果を待つ．臨床症状が改善せず，かつ本抗体が髄液から検出された症例では，神経内科医と連携しながらすみやかに第二選択療法を開始する．

### B. 薬物療法

#### 1. 第一選択療法

**R 処方例** 下記のいずれかを用いる．

> 1) ソル・メドロール注(500mg)　1回500-1,000mg　点滴静注　保外
> ソリタT3号200-500mLに混和し，1日1-2回(1日量1,000mg)点滴静注を5日間連日施行する．後療法としてステロイドを短期間追加することもある
> 
> 2) 献血ベニロン-I注(5,000mg)　1回400mg/kg　点滴静注　保外
> ソリタT3号500mLでルートを確保し，1日1回　点滴静注を5日間連続投与する

第一選択療法はステロイド大量療法，免疫グロブリン大量療法および血漿交換療法からなる(保険適用外)．血液浄化療法の目的はIgGからなる抗体の除去であり，単純血漿交換療法以外に免疫吸着療法や二重膜濾過法を用いてもよい．ギラン-バレー症候群に準じ計6-7回実施する．

#### 2. 第二選択療法

**R 処方例** 下記のいずれかあるいは併用する．

> 1) エンドキサン注(500mg)　1回500-750mg/m²で点滴静注　1か月に1回　保外
> 
> 2) リツキサン注(100mg)　1回375mg/m²で点滴静注　1週間間隔で4回　保外

シクロホスファミドの月1回の静注療法は，症状が安定するまで1-6回まで繰り返す．リツキシマブは悪性リンパ腫の治療法に準じ計4回繰り返す(保険適用外)．なお，シクロホスファミド静注療法では，十分な補液

と，副作用軽減のため制吐薬とメスナ（ウロミテキサン注）を併用する（保険適用外）．

### 3. 免疫抑制薬

**Rx 処方例** 下記のいずれかを用いる．

1) アザニン錠（50 mg）　1回0.5-1錠　1日2回　食後　保外
2) プログラフカプセル（1 mg）　1回3カプセル　1日1回　夕食後　保外
3) ネオーラルカプセル（50 mg）　1回1-2カプセル　1日2回　食後　保外

### 4. 不随意運動

**Rx 処方例** 下記のいずれか，あるいはこれらを併用する．

1) ドルミカム注（10 mg）　0.03-0.18 mg/kg/時　持続静注
2) 1％プロポフォール注（200 mg）　0.3-4 mg/kg/時　持続静注*
3) セルシン散（1％）　1回5-10 mg（成分量として）　1日2-3回　食後
4) リボトリール細粒（0.1％）　1回3-6 mg（成分量として）　1日2-3回　食後

* 長期使用に伴う propofol infusion syndrome に注意する．

### 参考文献

1) Dalmau J, Gleichman AJ, Hughes EG, et al：Anti-NMDA-receptor encephalitis：case series and analysis of the effects of antibodies. Lancet Neurol 7：1091-1098, 2008
2) Dalmau J, Lancaster E, Martinez-Hernandez E, et al：Clinical experience and laboratory investigations in patients with anti-NMDAR encephalitis. Lancet Neurol 10：63-74, 2011
3) Titulaer MJ, McCracken L, Gabilondo I, et al：Treatment and prognostic factors for long-term outcome in patients with anti-NMDA receptor encephalitis：an observational cohort study. Lancet Neurol 212：157-165, 2013

精神科の薬を"ざっと"知りたいあなたへ
# オールカラーになりました！

# 精神科の薬がわかる本

第 4 版

姫井昭男
PHメンタルクリニック所長

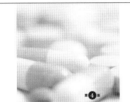

好評定番書の内容改訂＆オールカラー化！
「精神科の薬を取り巻く環境の変化や新薬を、著者の臨床実践を基に追加」というコンセプトはそのままに、よりわかりやすく見やすく紙面を刷新。社会背景とともに変わっていく薬の評価や役割。氾濫する情報にまどわされないためにも、医療職だけでなく精神科の薬にかかわるすべての人が手元に置いておきたい1冊。

## 目次

1 「抗うつ薬」がわかる。
2 「睡眠薬」と「抗不安薬」がわかる。
3 「抗精神病薬」がわかる。
4 「抗てんかん薬」がわかる。
5 「認知症治療薬」がわかる。
6 「老年期に使う薬」がわかる。
7 「その他の精神科の薬」がわかる。

● A5 頁228 2019年
定価：2,420円（本体2,200円＋税10％）
[ISBN978-4-260-03830-0]

医学書院

〒113-8719 東京都文京区本郷1-28-23 ［WEBサイト］https://www.igaku-shoin.co.jp
［販売・PR部］TEL:03-3817-5650 FAX:03-3815-7804 E-mail:sd@igaku-shoin.co.jp

# 15

# 睡眠覚醒障害

睡眠覚醒障害の基本的な治療姿勢　　534
不眠障害　　537
内科疾患による不眠　　542
神経疾患による睡眠障害　　545
精神疾患に伴う不眠　　549
ナルコレプシー　　556
睡眠時無呼吸症候群　　559
時差症候群や交代勤務による概日リズム睡眠障害　　562
睡眠覚醒相後退障害　　565
睡眠相前進症候群(概日リズム睡眠−覚醒障害群・睡眠相前進型)　　568
非24時間睡眠覚醒症候群　　571
睡眠時随伴症　　575
レストレスレッグス症候群(むずむず脚症候群)　　579
周期性四肢運動障害　　582

# 睡眠覚醒障害の基本的な治療姿勢
*treatment of sleep-wake disorders*

田ヶ谷浩邦　北里大学医療衛生学部教授・健康科学科

睡眠と関連した訴えは多彩であり，さまざまな疾患・状態で同一の訴えがみられるため，患者の訴えだけでは診断・治療方針を決定することが困難である．詳細に問診・診察・一般検査を行い，必要なら睡眠障害専門医療機関に検査を依頼する．

不眠の訴えは，さまざまな原因による．睡眠薬など眠気を引き起こす薬剤を投与すると，かえって悪化する場合，思わぬ有害事象を引き起こす場合，効果が得られない場合が含まれている．睡眠薬多剤投与の原因は，睡眠薬が無効な不眠への睡眠薬投与や，睡眠薬の作用を減弱させるような服薬法・習慣であることが多い．

薬物療法開始・薬剤追加の前に，睡眠習慣を含めた十分な問診と鑑別を行うことが重要である．

## A. 問診の重要性

睡眠障害の原因・病態は多彩で，①閉塞性睡眠時無呼吸症候群 obstructive sleep apnea syndrome(OSAS)など，専門的治療を行わないと医学的にも社会的にも重大な問題を引き起こす場合，②レストレスレッグス症候群 restless legs syndrome(RLS)，概日リズム睡眠障害など，睡眠薬は効果が乏しく，増量により有害事象を引き起こす場合，③生理的に眠れるはずのない状況で眠ろうとしている場合，などが含まれている．多くの項目を漏れなく問診するためにはチェックリスト(表1)の利用が有効である．

まず，どのような睡眠の問題であるのかを明らかにする．不眠(布団の中で眠れず目覚めていることが苦痛，あるいは，睡眠をとっても休息がとれない)なのか，逆に過眠(覚醒していなければいけないのに居眠りをしてしまう)や，朝の覚醒困難，昼夜逆転なのか，睡眠に伴う異常現象(いびきや呼吸停止，下肢や上肢の異常感覚・不随意運動，睡眠中の異常行動など)なのかを確認する．これらは，複数併存していることがある．

睡眠中の異常現象について本人が自覚していない場合や，実際は眠っているのに全く眠っていないと感じている場合がある．家族やベッドパートナーからの情報も重要である．

## B. 睡眠習慣・生活習慣の評価

不適切な睡眠習慣(早すぎる時刻から眠ろうとしたり，生理的に必要な睡眠時間を大幅に上回って眠ろうとする)・寝床環境が不眠の悪化・持続因子となっている場合には睡眠薬の効果は期待できない．病院や施設では消灯から点灯までの時間が長すぎるので(多くは8.5-9時間)，不眠は必発である．

睡眠習慣(睡眠薬服用，入床，入眠，最終的な覚醒，起床)は時刻で確認する．午睡・仮眠の時間帯と長さ，平日と休日の睡眠習慣に大きな違いがあるか，寝床環境は適切かを確認する．夕方以降の嗜好品(カフェイン，タバコ，アルコール)摂取は不眠を誘発する．お茶(緑茶，ほうじ茶，ウーロン茶)にカフェインが含まれていることを知らない者も多い．

## C. 基礎疾患，基礎疾患治療薬による睡眠障害の除外と対応

すべての身体疾患・精神疾患が，何らかの睡眠障害を引き起こす．処方薬，大衆薬，嗜好品，サプリメントには睡眠障害を誘発・悪化させるものがある．基礎疾患の治療・症状緩和，処方薬・大衆薬・嗜好品・サプリメントの整理・漸減・置換により劇的に問題が解決することも多い．

## D. 睡眠障害診断の手順

見逃した場合の影響が大きい睡眠障害，専門的治療を必要とする睡眠障害を先に鑑別するとよい．

## 表1 睡眠の問題のチェックリスト

### 1. 睡眠の問題と頻度

- 入眠障害(寝つきが悪い)　　　　　　　　　なし・あり(週・月・年に＿＿回程度)
- 中途覚醒(途中で目が覚める)　　　　　　　なし・あり(週・月・年に＿＿回程度)
  その原因は?(　　　　　　　　　　　　　)
- 早朝覚醒(朝早く覚醒して再入眠不能)　　　なし・あり(週・月・年に＿＿回程度)
- 熟眠障害(眠っても疲れがとれない)　　　　なし・あり(週・月・年に＿＿回程度)
- 過眠(目覚めていなければならない状況で居眠り)
  　　　　　　　　　　　　　　　　　　　　なし・あり(週・月・年に＿＿回程度)
- 睡眠時間帯の異常(昼夜逆転など)　　　　　なし・あり(週・月・年に＿＿回程度)
- 居眠り運転,居眠り運転事故　　　　　　　　なし・あり(これまでに＿＿回程度)
- 激しいいびき　　　　　　　　　　　　　　なし・あり(週・月・年に＿＿回程度)
- 睡眠中の呼吸停止　　　　　　　　　　　　なし・あり(週・月・年に＿＿回程度)
- 歯ぎしり　　　　　　　　　　　　　　　　なし・あり(週・月・年に＿＿回程度)
- 夜間の下肢や上肢の周期的不随意運動　　　なし・あり(週・月・年に＿＿回程度)
- 夜間の下肢や上肢の異常感覚　　　　　　　なし・あり(週・月・年に＿＿回程度)
- 睡眠中の大声,手足の粗大な運動　　　　　　なし・あり(週・月・年に＿＿回程度)
- 睡眠の前後に寝ぼけ行動や異常な言動　　　なし・あり(週・月・年に＿＿回程度)

### 2. 睡眠習慣

- 睡眠のための薬剤　　　　　　　　　　　　なし・あり(服用時刻＿＿時＿＿分頃)
- 入床時刻　　　　　　　　　　　　　　　　＿＿時＿＿分頃
- 消灯時刻　　　　　　　　　　　　　　　　＿＿時＿＿分頃
- 入眠時刻　　　　　　　　　　　　　　　　＿＿時＿＿分頃(入眠潜時　消灯してから＿＿分程度)
- 中途覚醒時刻　　　　　　　　　　　　　　＿＿時頃　中途覚醒の理由(　　　　　　　　　　)
  　再入眠潜時　　　　　　　　　　　　　　＿＿分程度
- 最終覚醒時刻　　　　　　　　　　　　　　＿＿時＿＿分頃
- 目覚まし設定　　　　　　　　　　　　　　なし・あり(設定時刻＿＿時＿＿分)
  　目覚ましを鳴らす回数(目覚ましの個数)＿＿回
- 起床時刻　　　　　　　　　　　　　　　　＿＿時＿＿分頃
- 午睡や仮眠　　　　　　　　　　　　　　　なし・あり(＿＿時頃から＿＿分程度)

### 3. 背景

- 身長＿＿cm　　・体重＿＿kg　　・BMI＿＿　　・20歳の頃の体重＿＿kg
- 既往歴
- 治療中の疾患
- 服用中の治療薬
- 飲酒習慣　　　　　　　　　　　　　　　　なし・あり
  　　　　　　　　　　　　　　　　　　　　「あり」の場合(週・月に＿＿回程度,＿＿＿＿で＿＿杯)
- 喫煙習慣　　　　　　　　　　　　　　　　なし・あり(日・週に＿＿本程度)
- カフェイン類(コーヒー,紅茶,緑茶,ほうじ茶,ウーロン茶,ココア,コーラ,エナジードリンク,チョコレートなど)
  　　　　　　　　　　　　　　　　　　　　なし・あり(週に＿＿回程度)
  　夕食以降の摂取　　　　　　　　　　　　なし・あり
- 大衆薬・サプリメント・健康食品　　　　　なし・あり(週に＿＿回程度)

## 1. 睡眠関連呼吸障害

　睡眠関連呼吸障害は,睡眠に伴う身体状況の変化により,さまざまな呼吸障害が引き起こされる疾患群である.

　中等症以上のOSASを放置すると,高血圧,冠動脈疾患,脳血管障害を誘発・悪化さ

せ，10-20年後の生存率が大幅に低下する．健常者の数倍の確率で交通事故や転落事故などの当事者となり，社会にも影響をもたらす．日本人成人男性の約3%が中等症以上のOSASといわれる．OSASでは不眠を訴えることが多いが，睡眠薬は無呼吸を悪化させる．睡眠中の呼吸停止に気づかず，不眠，日中の眠気・意欲低下を主訴に精神科を受診し，うつ状態として治療されOSASが見逃されていることも多い．治療は経鼻持続陽圧呼吸(nCPAP)か口腔内装置(OA)である．

### 2. 睡眠関連運動障害

睡眠関連運動障害は夜間や睡眠中に不随意運動が出現し，睡眠が分断される疾患群である．歯ぎしりや睡眠関連下肢筋れん縮(夜間こむら返り)などが含まれる．

RLSでは，周期性四肢運動に加えて異常感覚が生じる．患者は，夕方から夜中過ぎにかけて，足や腕を動かしたいという強い欲求と，脚や腕の深部の不快な異常感覚(むずむず，痛い，火照る，だるいなど)が生じるため，寝床でじっとしていることができず，強い入眠困難，頻繁な中途覚醒，日中のQOL低下が引き起こされる．東アジア人では成人の約1-3%にみられる．鉄欠乏，血液透析は続発性RLSを引き起こす．カフェイン，タバコ，アルコールの3大嗜好品，抗うつ薬，抗精神病薬，抗ヒスタミン薬により誘発・悪化する．下肢や上肢の異常感覚を，眠れないために起こる二次的現象と考え医師に訴えない患者が多いので，問診が重要である．睡眠薬は無効であり，睡眠薬によりせん妄や転倒が誘発されやすい．少量の非麦角系ドパミンアゴニストが第一選択薬である．

### 3. 中枢性過眠症

夜間睡眠には問題がないにもかかわらず，日中に居眠りが生じ，日常生活に影響が生じるのが中枢性過眠症で，ナルコレプシーが代表的疾患である．

近年，過眠を訴えて受診する患者の多くが，普段の睡眠時間が短すぎるため過眠を生じる「行動誘発性睡眠不足症候群」である．習慣的な平日の睡眠時間が6時間未満である場合は，まず平日の睡眠時間の延長を指示する．

依存・濫用の危険があるので，精神刺激薬投与には睡眠障害専門医療機関での鑑別が必要である．

### 4. 睡眠時随伴症

睡眠中の大声，寝ぼけ行動などが出現するのが睡眠時随伴症である．代表的な睡眠障害として，幼児に多い睡眠時驚愕症(夜驚症)と睡眠時遊行症，初老期以降に多いレム睡眠行動障害がある．

夜間の異常行動を訴えて受診する患者の多くは，せん妄，薬剤やアルコールによるもうろう状態，睡眠中のてんかん発作後もうろう状態である．

OSASやRLSなど，頻回の中途覚醒が引き起こされる疾患では，睡眠時随伴症が誘発されやすい．

### 5. 概日リズム睡眠-覚醒群

体内時計によって作り出される睡眠と覚醒の概日リズムが，望ましい社会的スケジュールと一致しないために，不眠や覚醒困難を引き起こすものである．多くは昼夜逆転を引き起こし，就学・就業の障害となる．睡眠薬は無効であり，増量するとかえって昼夜逆転を固定化させる．

休職，不登校など社会的スケジュールの強制力がなくなると健常者でも昼夜逆転が出現する．眠気をきたす薬剤や，RLSなど昼夜逆転をきたす原因は多い．特にメンタルヘルス不調による休職者では，長時間にわたり眠気・倦怠を引き起こす薬剤による起床困難，昼夜逆転の固定化が多くみられる．

### 6. 不眠症

不眠症とは，主観的不眠が，適切な寝室環境で引き起こされており，日中に影響がみられるものである．

不眠を訴える患者の多くで，基礎疾患，服用薬剤・摂取物質，不適切な睡眠習慣など，

# 不眠障害
*insomnia disorder*

松浦雅人　田崎病院・副院長(沖縄)

## 疾患概念

**【定義】**　不眠障害とは適切な環境で眠ろうとしているのに寝つけなかったり，中途覚醒や早朝覚醒があったりして，日中の活動に支障がある状態である．従来は精神生理性不眠症，特発性不眠症，逆説性不眠症などと細分していたが，これらが明確に異なる表現型でないという理由から，DSM-5では不眠障害，ICSD-3では慢性不眠障害と一括して呼称するようになった．

不眠障害の診断基準は，①入眠困難，睡眠維持困難，早朝覚醒のいずれか1つがあり，②日中の機能障害を呈し，③週に3夜以上みられ，④3か月以上持続するというものである．回復感のない睡眠，いわゆる熟眠障害は，入眠困難や睡眠維持困難などと関連して訴えられるので，独立した不眠症状とはみなされなくなった．

不眠障害による日中の機能障害には，疲労感，注意集中困難，作業効率低下，気分不快，眠気，多動，気力低下，間違いの増加，夜間睡眠へのこだわりなどがある．QOLが低下し，生活習慣病が悪化し，長期欠勤やうつ病の発症が懸念される．

**【病態】**　ストレスのある出来事，環境変化，睡眠スケジュールの変化などをきっかけに生じる急性不眠は，数日から数週間持続して状況が改善すれば消失する．しかし，心理的な脆弱性をもつ人は状況が改善したあとも不眠が持続したり，軽微な出来事で再発することがある．

精神生理性不眠症は不眠障害の中核群であり，偶発的な不眠をきっかけに不眠に対する不安・恐怖感が生じて，夜になると眠ろうと

不眠を引き起こす原因が複数重複している．慢性の不眠がある者では，生理的に必要な睡眠時間を上回る長い睡眠を希望していることがある．睡眠薬や向精神薬の催眠作用は限定的で，不適切な服用法・睡眠習慣により効果が減弱してしまうし，生理的に必要な睡眠時間を上回って眠らせることは不可能である．

薬剤で眠らせようとするのではなく，睡眠に対する誤った考え方の是正，不適切な生活習慣(夕方以降の嗜好品摂取など)の是正，不適切な睡眠習慣(早すぎる入床時刻，長すぎる床上時間，眠くないのに眠ろうとする)の是正を指導することが有効である．

## E. どのような場合に睡眠障害専門医療機関に依頼するか

1) OSASなど睡眠関連呼吸障害が疑われ，院内で検査・治療ができない場合．
2) RLSなど睡眠関連運動障害が疑われ，院内で検査・治療ができない場合．
3) 6-7時間の睡眠を確保しても居眠りが出現する場合．
4) 睡眠時随伴症が疑われ，せん妄，てんかん，薬剤やアルコールによるもうろう状態が除外された場合．
5) 概日リズム睡眠-覚醒障害が疑われ，院内で検査・治療ができない場合．
6) 常用量の睡眠薬で効果が得られず，生活習慣改善指導で効果がない場合．

睡眠障害専門医療機関については日本睡眠学会ホームページの睡眠医療認定医療機関リストを参照されたい．

## 参考文献

1) 田ヶ谷浩邦，清水徹男：一般医療機関における睡眠障害スクリーニングガイドライン．睡眠医療 2：267-270，2008
2) 睡眠障害の診断・治療ガイドライン研究会，内山 真(編)：睡眠障害の対応と治療ガイドライン．第2版，じほう，2012
3) 日本睡眠学会診断分類委員会(訳)：睡眠障害国際分類 第2版－診断とコードの手引．医学書院，2010

努力してかえって目がさえてしまう．夜間だけでなく日中も過覚醒状態にあり，昼寝をしようと思っても寝つけないことがある．元来几帳面で神経質な性格の人に生じやすい．

特発性不眠症は子どものときから寝つきが悪く，しばしば幼児期から症状がみられる．遺伝的体質が関与すると考えられるが，関連遺伝子は見つかっていない．

逆説性不眠症は睡眠状態誤認ともよばれ，客観的には寝ているのに，自覚的には全く眠れていないと感じ，日中の疲労感，作業能率低下，うつ状態などがみられる．時間認知に障害があると考えられている．

【疫学】 現在の日本は高齢化，夜型化，ストレス社会，シフトワークの常態化などで，不眠障害のリスクはますます高くなっている．日本人の 30％ 以上が不眠の症状を経験し，不眠障害はおよそ 10％ にみられる．高齢者では頻度が高く，男性よりも女性に多い．

【経過・予後】 不眠症状は青年期に生じることが多いが，女性では更年期にも始まることがある．急性あるいは一時性不眠を経験した人が，慢性不眠となる率は半数に達するという指摘がある．また，睡眠薬を開始した人の 30％ は 6 か月を超して長期にわたって服用しているという．

### 診断のポイント
#### A．問診のポイント
厚生労働省研究班の「健康づくりのための睡眠指針 2014」(http://www.mhlw.go.jp/stf/houdou/00000042749.html) には，朝食摂取，日中の眠気，運動習慣，生活習慣病の有無など，日常生活指導が書かれており，これを参照して問診すると漏れがなく，睡眠衛生指導にもつながる．また，夜間のタバコやカフェイン摂取，就寝前の過食や過度な運動習慣などが，不眠の原因となっていることがあり，就寝前習慣についても聴取する．

#### B．除外診断
不眠傾向の人は不眠の結果を過剰に憂慮して，夕方に仮眠をとったり，早い時間帯にベッドに入って眠くなるのを待ち，それを入眠困難と訴えることがある．高齢者では夕食後に眠くなってしまい，やることがないと言って，早い時間帯にベッドに入って就寝し，夜半に目が覚めて睡眠維持困難を訴えることがある．いずれも必要な睡眠は確保できていると考えられ，真の不眠障害ではない．

### 治療方針
#### A．非薬物療法
##### 1．睡眠衛生指導
不眠障害の人は家族や世間が寝静まったなかで，時計とにらめっこをしながら悶々とつらい夜を過ごした経験をもっており，医師はこのような孤独の闘いに共感を示すことから治療が始まる．患者は不眠の苦痛が強いため，自らの睡眠状態を過小に評価していることが少なくない．睡眠日誌（例えば，http://www.ncnp.go.jp/pdf/hos_guide_s_outpatient_detail07_02.pdf）をつけて，自分の睡眠を客観視することは重要である．思った以上に寝ていることが判明して安堵する人もいる．睡眠は個体差が大きいことを理解し，自分に合った睡眠パターンを見つけ，好ましい睡眠習慣を身につけることが治療目標となる．

##### 2．就寝前のリラックス法
就寝前に入浴したり，歯をみがいたり，何気なく行っている行為を就寝儀式という．このような就寝儀式を意図して順番に行うことが就寝の心理的準備となる．就寝前のリラックス法としては，全身の筋を順次（手→脚→腰→肩などの順に）弛緩させる漸進的筋弛緩法，就寝前に呼吸を整えて緊張を和らげる呼吸調整法，就寝前に不安を緩和させるイメージを思い浮かべるイメージ法などがあり，これらが有効な人もいる．

##### 3．認知行動療法
不眠へのこだわりが強い人は，無理に眠ろうとする態度を改める認知行動療法の適応となる．患者は今夜もまた眠れないのではないかという不安感・恐怖感をもち，夜になると

かえって目がさえて眠気がなくなる．必要以上に眠ろうとしてかえって不眠を悪化させていることが多い．眠くなってからベッドに入る，途中で目が覚めて寝つけなかったらベッドから離れる，朝起きる時間は一定にするなどを指導する．

通常の認知行動療法では，睡眠制限法と刺激制御法を組み合わせた睡眠スケジュール法を行う．睡眠制限法は，睡眠日誌から自分の平均睡眠時間を割り出し，朝起きる時間を決めて，平均睡眠時間をさかのぼった時刻にベッドに入るようにする．刺激制御法は，寝ること以外でベッドを使わないようにすることで，15分以上たっても寝つけないときはベッドから離れる．あれこれ考え事が始まるようなら，寝室から離れて別の部屋に行くようにする．眠れないときにベッドから離れて，どのように過ごしたらよいかを患者とともに考え，夜間起きていることは医師の指示で行っていることを家族に理解してもらう．日中は眠くてもいつも通りの生活を心がける．当初は短い睡眠時間で過ごさねばならないため，施行前に十分な動機づけが必要である．

### B. 薬物療法

最近の疫学調査では睡眠薬の処方数も投与量も増加しつつあり，多剤併用傾向も増加している．2014年の診療報酬改定では，1回の処方において睡眠薬を3剤以上投与した場合に，精神科継続外来支援・指導料を20%減算されることとなった．

医療機関を受診する不眠障害患者は，睡眠薬を飲めばどのような時間帯であっても眠れ，眠ったあとはすっきり目覚めることができるなど，過剰な期待をもっていることがある．不眠障害治療は睡眠衛生指導が基本で，睡眠薬は補助的に用いることを伝える．それでも睡眠薬を服用して実際に眠れたという体験は重要で，これにより過覚醒状態が改善し，不眠への過剰な不安がなくなることがある．睡眠薬を服用して安定した睡眠が得られたら，睡眠薬は漸減中止して生活指導を主体とした治療になる，といった方針を伝える．

#### 1. 入眠困難

a. 寝つきが悪いがいったん寝ついてしまえば朝まで眠れると，入眠困難を訴える場合

作用時間の短い睡眠薬を用いる．通常は非ベンゾジアゼピン系睡眠薬（英語の頭文字がZで始まることからZドラッグともよばれる）を用いる．耐性や依存が生じにくく，筋弛緩作用が少なく，虚弱者や高齢者にも使いやすい．睡眠薬は単剤で用いるのが原則であり，効果が乏しい場合は同じ薬剤の用量を増やすか，別の睡眠薬の単剤に切り替える．

**R 処方例** 下記のいずれかを用いる．

> 1) マイスリー錠（5 mg）　1回1錠　1日1回　就寝直前
> 2) アモバン錠（7.5 mg）　1回1錠　1日1回　就寝直前
> 3) ルネスタ錠（1 mg）　1回1錠　1日1回　就寝直前

b. 不眠症状とともに強い不安を訴える場合

ベンゾジアゼピン系睡眠薬を用いることがある．催眠作用とともに抗不安作用と筋弛緩作用があり，即効性があるため効果を実感しやすいが，長期服用や高用量服用では耐性や依存が生じる．常用量を長期服用して安定した睡眠が得られていても，服用をやめると反跳性不眠や退薬症候が生じ，常用量依存とよばれる．常用量依存があっても適切な指導による計画的な漸減で中止することは可能である．

**R 処方例** 下記のいずれかを用いる．

> 1) レンドルミン錠（0.25 mg）　1回1錠　1日1回　就寝直前
> 2) リスミー錠（1 mg）　1回1錠　1日1回　就寝直前
> 3) ロラメット錠（1 mg）　1回1錠　1日1回　就寝直前

c. 夜更かしの朝寝坊といった睡眠リズムの問題を背景に，入眠困難を訴える場合

メラトニン受容体作動薬を用いる．効果発現には時間を要し，夕食直後に服用すると効果の出現が不十分となる．1-2週間続けて服用することで安定した睡眠が得られる．

**R 処方例**
ロゼレム錠（8 mg）　1回1錠　1日1回　就寝1時間前

d. 軽症の不眠障害例

「眠れないときに服用しなさい」と指示する睡眠薬の間欠的服用（頓用）が定期服用と同等の効果があるとのエビデンスがある．オレキシン受容体拮抗薬は入眠改善と睡眠維持作用があり，頓用として用いても有効である．

**R 処方例**
ベルソムラ錠（15 mg）　1回1錠　1日1回　不眠時に頓用

2. 中途覚醒・早朝覚醒

a. 寝つきはいいが夜中に目が覚めてしまう，あるいは朝早く目が覚めてしまうと，中途覚醒や早朝覚醒を訴える場合

中間作用型あるいは長時間作用型の睡眠薬を用いる．しかし，睡眠薬の睡眠持続に対する効果は期待するほど大きくはない．用量を増やしても翌朝の持ち越し効果や，ふらつき・転倒といった副作用が生じるだけで睡眠が改善されない場合は，必要とする睡眠が満たされている可能性がある．

**R 処方例**
ドラール錠（15 mg）　1回1錠　1日1回　就寝直前

b. 入眠後の眠りが浅くすぐに目が覚めるといった熟眠障害を訴える場合

短時間作用型睡眠薬と長時間作用型睡眠薬を組み合わせるとより効果的であるといったエビデンスはない．このような患者は，しばしば抑うつ状態にあり，適用外使用であるが鎮静系抗うつ薬を用いることがある．

**R 処方例** 下記のいずれかを用いる．
1) レスリン錠（25 mg）　1回1錠　1日1回　就寝前　（保外）
2) テトラミド錠（10 mg）　1回1錠　1日1回　就寝前　（保外）
3) レメロン錠（15 mg）　1回1錠　1日1回　就寝直前　（保外）

C. 睡眠薬のやめ方

①夜間睡眠が確保され，②日中の不調がなくなり，③不眠に対する恐怖感が軽減され，④適切な睡眠習慣が身につく，といった4条件を満たしたら睡眠薬の中止を考える．うっかりして睡眠薬を飲み忘れてしまったなどというエピソードは，睡眠薬のやめどきを示唆している．長期間にわたって漫然と睡眠薬処方を続けてはならない．

バルビツール酸系睡眠薬や古典的な非バルビツール酸系睡眠薬を連用している場合には，ベンゾジアゼピン系あるいは非ベンゾジアゼピン系睡眠薬に置換してから，減薬・断薬を試みる．複数のベンゾジアゼピン系あるいは非ベンゾジアゼピン系睡眠薬を併用している場合には作用時間の短い睡眠薬から減量・中止し，作用時間の長い薬物を最後に残す．作用時間の短い睡眠薬を高用量用いているときは，いったん作用時間の長い睡眠薬に置換することも考慮する．

睡眠薬を半年以上服用している例では，中止時に不眠，不安，動悸，知覚過敏などの退薬症候が生じることがあることを説明する．短時間作用型の睡眠薬では減量後すぐに現れ，そのまま様子をみていれば数日程度で治まる．一方，長時間作用型の睡眠薬であれば服用を中止して少し遅れて出現し，1週間程度持続することがある．

作用時間の短い睡眠薬は5-6か月かけて，長い睡眠薬は3-4か月をかけて漸減法と隔日法を試みる．具体的には2週間ごとに1/4ずつ投与量を漸減し，不眠が生じた場合には同じ睡眠薬の半量を頓用する．最小用量となったら週末の休薬日を試みる．2週間ごとに1日おき，2日おき，3日おきと服用間隔を延長する．そして定時処方を中止し，不眠時に

最小用量を頓用するように指示する．

　服薬中止による退薬症候が重度で，長く持続する場合は，不眠障害が治癒していないと判断して，中止を断念する．重度の不眠障害，身体疾患や精神障害の合併，不安・依存の強い性格傾向などでは，睡眠薬の継続投与が必要なことがある．非ベンゾジアゼピン系睡眠薬を副作用がなく連用している場合には，定期的な診察と睡眠衛生指導を前提に長期投与が許容される．

### D. 小児，妊娠中，高齢者への睡眠薬投与

　小児は自ら不眠症状を訴えることはなく，寝る時間になってもベッドに行こうとしない，あるいは添い寝しないと寝つかないなどの行動で表出する．すべての睡眠薬は小児に対する安全性が確立しておらず，使用のためのガイドラインがない．小児は脳が未発達であり，超短時間作用型や高力価・高用量の睡眠薬を用いると脱抑制や奇異反応を生じることがある．適切な睡眠習慣の獲得を目標とした行動療法を優先して行う．

　妊娠初期には睡眠薬の服用を避ける．妊娠10週以降は薬物による催奇形性は少なくなるが，16週までは慎重でなければならない．分娩前に睡眠薬を連用した場合には，出産後新生児に離脱症状，黄疸，仮死などが報告されている．妊娠中の不眠障害の治療には環境調整，心理教育，精神療法といった非薬物療法が優先される．

　高齢者は寝つくまでの時間やレム睡眠は若い人とさほど変わらないが，徐波睡眠が減少し，中途覚醒が頻繁となり，まとまった夜間睡眠がとれなくなる．また，生活習慣病などの身体疾患，うつ病などの精神疾患，レストレスレッグス症候群，周期性四肢運動障害，レム睡眠行動障害などの睡眠障害の合併頻度が高くなり，さまざまな薬物を服用しており，これらが不眠の原因となっていることがある．

　高齢者にベンゾジアゼピン系睡眠薬を投与すると，過鎮静，認知機能低下，せん妄，転倒・骨折などのリスクが上昇するため，非ベンゾジアゼピン系睡眠薬の少量，あるいは非鎮静系のメラトニン受容体作動薬かオレキシン受容体拮抗薬を用いる．高齢者では制限用量を低く設定している睡眠薬があるので注意が必要である．すなわち，ベルソムラ（成人20 mg，高齢者15 mg），ルネスタ（成人3 mg，高齢者2 mg），ハルシオン（成人0.5 mg，高齢者0.25 mg），デパス（成人3 mg，高齢者1.5 mg），サイレース（成人2 mg，高齢者1 mg）である．

### E. 睡眠薬を服用している人の自動車運転

　厚生労働科学研究班・日本睡眠学会「睡眠薬の適正な使用と休薬のための診療ガイドライン」（2013年）（http://www.jssr.jp/data/pdf/suiminyaku-guideline.pdf）では，睡眠薬を服用した翌朝に自動車運転を行うことは推奨できないとし，睡眠薬を処方する医師に適切な指導を求めている．睡眠薬を投与開始してから日が浅い例，半減期が長い睡眠薬を投与している例，高用量投与例，服用時刻が遅い例などでは特に注意が必要である．

■患者・家族への説明のポイント
- 日本人の30％以上が不眠の症状を経験し，およそ10％に不眠障害がみられ，高齢者や女性に多い．
- 不眠障害とは，入眠困難，睡眠維持困難，早朝覚醒のいずれか1つがあり，日中の機能障害を呈し，週に3夜以上みられ，3か月以上持続するというものである．
- 中核群は精神生理性不眠症とよばれ，偶発的な不眠をきっかけに不眠に対する不安・恐怖感が生じて，夜になると眠ろうと努力してかえって目がさえてしまうといった過覚醒状態が生じる．
- 不眠障害治療は睡眠衛生指導が中心で，睡眠には個体差が大きいことを理解し，自分に適した睡眠パターンを見つけ，好ましい睡眠習慣を身につけることが目標となる．
- 不眠へのこだわりが強い人は，眠くなってからベッドに入る，途中で目が覚めて寝つ

けなかったらベッドから離れる，朝起きる時間は一定にするなどの認知行動療法を通じて，無理に眠ろうとする態度を改める．
・睡眠薬の入眠効果は薬剤による差異が小さく，服用してから10-30分で現れるが，睡眠持続に対する効果は期待するほど大きくはない．
・夜間睡眠が確保され，日中の不調がなくなり，不眠に対する恐怖感が軽減され，適切な睡眠習慣が身についたら，医師の指導のもとに睡眠薬の中止を試みる．

**参考文献**
1) 日本精神神経学会(日本語版用語監修)，髙橋三郎，大野 裕(監訳)：DSM-5 精神疾患の診断・統計マニュアル．医学書院，2014
2) 松浦雅人(編)：睡眠とその障害のクリニカルクエスチョン．診断と治療社，2014
3) 松浦雅人：内科医のための睡眠薬の使い方．診断と治療社，2015

# 内科疾患による不眠
*insomnia due to medical condition*

粥川裕平　かゆかわクリニック・院長(愛知)

### 疾患概念

不眠は日常臨床で最もありふれた訴えだが，主治医からは「不眠で死ぬことはない」と軽視される傾向があった．最近では良好な睡眠が高血圧，肥満，糖尿病や癌などの内科疾患そのものの管理や予後に影響すると報告されている．

したがって，内科疾患による不眠の一節を設ける医学的根拠は十二分にある．

**【定義・病型】** 内科疾患による不眠症の基本的特徴は，同時に存在する内科疾患によって引き起こされるという点である．入眠困難や睡眠維持困難がもたらされるか，あるいは目覚めがすっきりしなかったり，ぐっすり眠れなかったりすることを心配するのが特徴である(表1)．

**【病態・病因】** 多くの内科疾患のため慢性的不眠が引き起こされる．正常な睡眠をとるためには身体的に快適でなければならないので，痛み・呼吸障害・移動制約・中枢神経症状を引き起こす障害によって，入眠困難や睡眠維持困難が引き起こされる．慢性疼痛では，目覚めがすっきりしないという訴えが多い．慢性閉塞性肺疾患(COPD)の場合，入眠

**表1　内科疾患による不眠症の診断基準(ICSD-2による)**

A. 患者の症状が不眠症基準に適合する．
B. 不眠が1か月以上認められる．
C. 睡眠を乱す内科疾患や身体的条件が同時に存在する．
D. 内科疾患や身体的不調と不眠症に明らかに関連性が認められる．内科疾患や身体的不調の発症時間際，または，重要な進行がみられるのと同時に不眠が始まり，重症度が変動するのに合わせて悪化したり寛解したりする．
E. この睡眠障害は，他の睡眠障害，精神疾患，薬物使用，または物質使用障害で説明できない．

〔日本睡眠学会診断分類委員会(訳)：睡眠障害国際分類 第2版－診断とコードの手引．医学書院，2010 より一部改変〕

## 表2 不眠症診断の問診のポイント

1. いつ頃から，どのように眠れないのか．
2. それは持続的か，眠れたり眠れなかったりするのか．
3. 眠れなくなる前は，何時に眠って何時に起きる生活習慣であったか．
4. 現在困っているのは，寝つくのに時間がかかるからなのか．
5. 眠ってから中途で目が覚めて，再び寝つくのに困るのか．
6. 朝早く目覚めてしまうのか．朝早く目覚める場合，気分がすぐれないということはないか．
7. 熟眠感がないのか．
8. 昼間に眠気がないか．
9. これまでどんな睡眠薬の処方を受けてきたか．どのような睡眠薬が有効であったか．逆に睡眠薬を利用することについて過度な不安を抱いていないか．
10. 寝る前にアルコール等の乱用はしていないか．常用の薬物は如何なるものがあるか．

〔粥川裕平：不眠症の診断と治療．日本臨牀66(増刊)2 臨床睡眠学：188-202, 2008 より〕

困難，呼吸窮迫に随伴した頻回の覚醒，朝目を覚ましても十分休んだ感じがしないことが特徴である．睡眠関連喘息の場合，呼吸困難とともに夜間覚醒がよく認められる．更年期に随伴した睡眠障害も多く，不眠を訴えることがある．妊娠でも，特に第3期で睡眠障害が生じる．頻回の夜間覚醒と徐波睡眠の欠如が一般的である．癌性疼痛を抱えて，余命いくばくもない病床で安眠できる患者は皆無に近い．

内科疾患による不眠症でも，眠りに対する過度の心配，よく眠れないことに対する不安，日中の機能不全の訴えなどが随伴する．原疾患の回復や予後，そして社会生活上の支障などの不安が不眠を増悪させる．

【疫学】 疫学研究によれば，内科疾患による不眠症は一般人口の0.5％，臨床人口の4％程度である．どの年齢でも発症するが，通常は中年期以後である．高年齢層で最もよく認められる．

【経過・予後】 内科疾患による不眠症の経過は，原因となる内科疾患や身体的病状の経過によってさまざまである．随伴する内科疾患の処方薬によって睡眠障害が悪化することもある．

### 診断のポイント

内科疾患による不眠症の鑑別診断で重要なのは，原疾患の治療薬が睡眠を乱すことがあるので，原疾患によって引き起こされた睡眠障害と区別するのが難しいことである．内科疾患の悪化や寛解とともに不眠が悪化したり寛解したりする場合に，内科疾患による不眠症が該当する．多くの内科疾患によって著しい機能性低下や顕著な障害が引き起こされるので，不眠が内科疾患によるものなのか，それとも内科疾患に伴う心理ストレスによるものなのか適切な問診が必要である（表2）．色々な抗高血圧薬，抗高脂血症薬，コルチコステロイド，抗パーキンソン病薬，テオフィリン，食欲抑制薬，一部の抗てんかん薬の副作用として不眠が生じる．

### 治療方針

#### A. 治療方針の概要

不眠症の治療目的は，質的にも量的にも十分な睡眠を確保して，翌日の日中の健全な精神的・身体的活動を回復することにある．薬物療法は非薬物療法と相補的関係にあり，積極的に心理・社会療法を推進すべきである．

#### B. 薬物療法

徐波睡眠が，免疫能や血圧，耐糖能と関連が高いという近年の報告をみると，単に睡眠の持続だけではなく，睡眠の質も悪化させない睡眠薬療法が内科疾患による不眠症治療で不可欠となっている．睡眠薬療法の基本は，①翌日の快適な活動を保証する目的で使用すべきであること，②必要最小限の用量で，持

ち越し効果，健忘，転倒・骨折などの副作用のない薬剤選択がなされること（特に高齢者では通常の成人の1/3程度の用量で），③さらにCOPDは睡眠中に増悪し，睡眠時無呼吸症候群との併存もあるので，筋弛緩作用，呼吸抑制作用のある睡眠薬を避けること，④不眠症は慢性持続性障害なので，長期間の睡眠薬持続使用が，脳障害や認知症など巷で心配されている事態を引き起こしている事実がないことを明言し，根拠のない不安を除去すること，の4点に集約される．

### 1. 入眠困難型

"寝つきが悪い"と主に訴えるものである．いったん寝ついてしまえば朝まで眠れるのであれば睡眠薬は超短時間作用型あるいは短時間作用型のものを使用する．睡眠相後退型不眠には，ラメルテオン（ロゼレム）の投与が効果的である．特に熟眠感を増す狙いの場合には徐波睡眠の増加作用があるゾルピデム（マイスリー），ゾピクロン（アモバン），エスゾピクロン（ルネスタ）などのZドラッグやスボレキサント（ベルソムラ）を使用する．また精神的ストレスに伴う不安・緊張，あるいは肩凝りなどを伴う場合には筋弛緩作用・抗不安作用の強いエチゾラム，トリアゾラム，ロフラゼプ酸エチルなどを使用する．

### 2. 中途覚醒型

"途中で何度も目が覚める""途中で目覚めてしばらくしないとまた眠れない"などと訴える場合である．一般的には中間型を使用するが，中途覚醒の時間帯が比較的早い場合などは短時間作用型でも対応できる．持ち越し効果の有無をみながらこれらを選択してもよい．

### 3. 早朝覚醒型

"朝早く目覚めてしまってあとは眠れない"というものである．うつ病にしばしばみられる不眠のパターンであるため，この訴えを聞いた際は必ず覚醒時の気分の悪さがないか確かめる必要がある．特にそのような気分の問題がなければ，中間型あるいは長時間作用型の睡眠薬を使用する．注意すべきは持ち越し効果がみられるなら薬物の減量あるいは半減期の短い薬物への変更を行うことである．

### 4. 熟眠障害型

"ぐっすり眠れない""眠りが浅くて眠った感じがしない"などという訴えであり，徐波睡眠の減少，レム睡眠の増加，中途覚醒などが実際に生じている場合である．この訴えには，睡眠時無呼吸症候群やうつ病が多い．DSM-5や睡眠障害国際分類第3版（ICSD-3）では，熟眠障害は不眠症の定義から除外された．睡眠薬で無呼吸症状が悪化し，かえって熟眠感の欠如が強くなる場合がある．ゾピクロン，ゾルピデムなどの睡眠薬を使用してみるほか，明け方の浅眠に対しては中間型を，また不安が背景にみられる場合には抗不安効果の強いものを使用してみる．これらの薬物療法によっても十分な効果が得られない場合，トラゾドン（デジレル，レスリン），ミアンセリン（テトラミド）などの抗うつ薬，あるいはクエチアピン（セロクエル），オランザピン（ジプレキサ）などの非定型抗精神病薬の少量使用も考慮する．

**R 処方例** 症状に応じて下記のいずれかを用いる．睡眠相後退気味の不眠症では，下記5)を用いる．また，1)-4)と5)との併用もありうる．肥満や糖尿病，睡眠時無呼吸の症例では，下記6)-9)は避けて10)という選択が適切である．なお高齢者の場合は成人の1/2から1/3の用量を目安とする．

1) アモバン錠（7.5 mg） 1回1錠 1日1回 就寝前
2) マイスリー錠（10 mg） 1回1錠 1日1回 就寝前
3) ルネスタ錠（1・2・3 mg） 1回1錠 1日1回 就寝前
4) ベルソムラ錠（15・20 mg） 1回1錠 1日1回 就寝前
5) ロゼレム錠（8 mg） 1回1錠 1日1回 就床時刻の4-5時間前に投与
6) デジレル錠（25 mg）またはレスリン錠

(25 mg) 1回1錠 1日1回 就寝前 （保外）
7) テトラミド錠 (10 mg) 1回1錠 1日1回 就寝前 （保外）
8) セロクエル錠 (25 mg) 1回1錠 1日1回 就寝前 （保外）
9) ジプレキサ錠 (2.5 mg) 1回1-2錠 1日1回 就寝前 （保外）
10) リスパダール内用液 1回1 mL（製剤量として） 1日1回 就寝前 （保外）

### C. 心理・社会療法

　睡眠障害の原因の1つに生体リズムの乱れが挙げられる．生体リズムの強化には，多くの同調因子に接する必要があり，そのなかで社会的な同調因子と光が重要である．社会的同調因子を強化するためには，規則的な生活習慣を守る必要がある．したがって，一定の時刻に起床し，規則正しい睡眠時間を守ることは重要である．光は，概日リズムの同調因子として最も強力なものの1つである．したがって，日中，特に午前中に太陽光を浴びることで寝つきはよくなり睡眠も深くなる．入眠前に心身をリラックスさせることは，入眠にとって重要である．ぬるめの入浴，適度な運動は心身をリラックスさせる．不眠への恐怖という認知の歪みを早期に断ち切るような認知行動療法（⇒780頁）も不可欠となる．

### D. 難治症例・家族への対応

　睡眠薬療法や心理・社会療法に反応しない場合，うつ病をはじめとする精神疾患や，睡眠時無呼吸症候群の可能性を考慮して専門医に相談することが望ましい．

### E. 併存疾患

　夜間不眠のために転倒・骨折の比率が高くなる．睡眠薬を投与しない群では，投与群よりも転倒率が高いという報告がある．高齢者で内科疾患を重層的に抱えていると，睡眠薬の反応性も十分ではない．閉塞性睡眠時無呼吸症候群，むずむず脚症候群，周期性四肢運動障害など睡眠ポリグラフ検査が不可欠な睡眠障害を併発している場合も少なくない．また，うつ病の併存を考える必要がある．昼夜逆転がみられ日中はほとんど静かで，夜間不穏になる場合はせん妄を考慮する必要がある．高齢癌患者では，不安，抑うつ，孤独，絶望感が強く，睡眠薬に十分反応しないことも多い．緩和ケアやペインコントロールなども不可欠となる．

■ 患者・家族説明のポイント
・不眠を放置すると内科疾患そのものがよくならない．
・睡眠薬は寝酒などよりはるかに安全である．
・起床時刻の16時間後に次の眠りは訪れるので，起床時刻を一定にする．

### 参考文献

1) 日本睡眠学会診断分類委員会（訳）：睡眠障害国際分類 第2版－診断とコードの手引．医学書院，2010
2) 粥川裕平：睡眠障害治療の基本．JIM 14：200-204，2004
3) 粥川裕平：不眠症の診断と治療．日本臨牀 66（増刊）2 臨床睡眠学：188-202，2008

## 神経疾患による睡眠障害
*sleep disorder in neurological diseases*

平田幸一　獨協医科大学教授・内科（神経）講座

### 疾患概念

【定義・病型】　神経疾患でも睡眠障害合併率はかなり高い．神経疾患での睡眠障害は，かつてはその病態との関連は密接なものでなく，筋力低下などの結果としての睡眠呼吸障害や，難治性疾患に罹患したための抑うつによる精神性不眠が主体と考えられていた時期もあったが，実際にはその病態生理自体が睡眠障害を呈している場合がしばしばみられることが判明してきつつある．すなわち神経疾

患の睡眠障害を診ることは，その病態解明，新たな補助診断，将来的な治療法の開発に重要な示唆を与えるものと思われる．一方，多くの原発性不眠症患者や精神疾患患者が，深刻な不眠や過眠を愁訴の中核とすることが多いのに比べ，概して神経疾患では睡眠障害の訴え自体は乏しく，それがまた，神経障害における睡眠障害が今まで注目を浴びなかった理由であるとも考えられる．

**【病態・病因】** 神経疾患のうち変性疾患では，進行とともに，睡眠を直接制御する脳神経核や神経伝達物質の量が減少する．それに伴い，睡眠構築の崩壊，そして不眠・過眠が生じる．したがって，前述したように，心理的な要因や療養に伴う睡眠衛生の問題だけでなく睡眠障害が生じる．また，神経症状自体が睡眠妨害因子となっている場合，すなわち先に述べた，筋ジストロフィーなどによる筋力低下などの結果としての睡眠呼吸障害やパーキンソン病での無動による寝返りの障害，夜間ジストニアや早朝の痛みなどもしばしば起こりうる．

パーキンソン病の10％以上に合併するレストレスレッグス（むずむず脚）症候群や睡眠時無呼吸症候群など二次性の睡眠障害の病態が併存する場合がある．パーキンソン病では二次性過眠症状，特に突発性睡眠といわれるものが特徴的であり，頻度も高い．その眠気の性状は，ナルコレプシーに似た断続的な居眠りのパターンを示すものが多いが，必ずしもナルコレプシーのようなレム関連症状を呈するわけではない．その病因として，ナルコレプシーと同様に視床下部性ペプチドであるオレキシンの分泌低下を指摘する向きもあるが，共通した見解には至っていない．しかし，少なくとも，罹病期間が長いほど発症率が高いことから，変性疾患そのものによる細胞脱落と，過量の薬剤投与が関連すると考えられている．その他のナルコレプシー様の過眠症状を呈する疾患としては，多発性硬化症，頭蓋咽頭腫，血管障害などで視床下部に病変を有するものが大多数を占めており，特にかつて多発性硬化症との異同が論じられていた，抗アクアポリン4抗体陽性の視神経脊髄炎では高頻度で視床下部に病変がみられ，長期にわたる過眠がみられることは重要である．

認知症もアルツハイマー病を中心に考えれば変性疾患の1つではあるが，比較的早期から睡眠維持障害・入眠障害が生じており，しかもこれと相まって概日リズム睡眠障害などの周辺症状 behavioral and psychological symptoms of dementia（BPSD）が認知症の症状増悪に働き，それは介護者の睡眠障害をも発生させていることがしばしばある．

アルツハイマー病でももちろんのことであるが，血管性認知症では，認知症状の重症化につれて概日リズム睡眠障害の合併が多くなり，時に昼夜逆転となる．こうなるとせん妄の発現リスクが高まるので注意が必要である．原因としては概日リズム中枢である視交叉上核の変性の影響もあるが，認知機能低下と介護などの影響から概日リズム同調にかかわる明暗環境の問題，運動量の低下なども関与していると考えられている．

その他の認知症であるレビー小体型認知症，またパーキンソン病による認知症，さらには多系統萎縮症などではα-シヌクレインの蓄積が主な病因と考えられている．また，これらのα-シヌクレイノパチーでは，特徴的に悪夢体験に伴って大声の寝言と暴力的な行動を生じるレム睡眠行動障害 REM sleep behavior disorder（RBD）が多く，運動症状に先行するケース，運動症状発現後の経過中にRBD症状が生じるケースの両方がある．パーキンソン病で経過中にRBDを生じるケースでは，夜間幻視体験が併在することが少なくない．なお，パーキンソン病でのRBD発現は，認知症状発現や転倒へのリスクと関連すると指摘されている．多系統萎縮症においては，声帯開大障害を伴う呼吸障害・いびきが比較的早期から発現するのが特

徴的であり，夜間の突然死を招くことがあり要注意である．

睡眠時無呼吸症候群，特に閉塞性睡眠時無呼吸症候群 obstructive sleep apnea syndrome (OSAS) では，脳血管障害発現リスクが高い一方，脳血管障害になると OSAS が出現しやすくなり，睡眠障害をきたす．他方，脳幹部に病変を有する血管障害や多系統萎縮症などでは，睡眠時呼吸障害（呼吸リズム失調を伴う中枢性無呼吸を呈するケース，閉塞性無呼吸を呈するケースが混在している）を合併するケースが多い．パーキンソン病でも OSAS の合併はかなり多いが，その重症度はあまり高くなく，生命予後に影響するものは少ないといわれている．

【疫学】 疫学調査の結果によればアルツハイマー病とパーキンソン病では両者の約3割が不眠を有することがわかっているが，一般の原発性不眠とさほど差がないということになってしまう．ただし，原発性不眠と比べると睡眠の質が圧倒的に悪いということに尽きるであろう．過眠症状に関しては，前述したようにパーキンソン病ではその3割が本症状を有し，罹病期間，運動症状の重症度，抗パーキンソン病薬の投与量，そしてうつが関連しているとされている．他の疾患についてはその実態は十分把握されていない．

RBD に関しては，これが発見されたあとに α-シヌクレイノパチーに進展する症例は多く見積もると 40-60% あるといわれている．一方，運動症状が発現してから RBD が後発する症例の割合はこれ以上と考えられている．神経疾患での睡眠時無呼吸症候群の有病率も，脳血管障害，パーキンソン病でのそれは 30% を上回る．多系統萎縮症ではその大半が睡眠時呼吸障害を合併し，前述したようにこれが死因になるケースも多い．認知症における概日リズム睡眠障害も，無視できない水準の有病率を有すると思われるが，疾患重症度と環境要因の影響を受ける介護，地域，経済力などの違いから正確な数字は把握されていない．

【経過・予後】 神経疾患における睡眠障害の経過・予後については，その疾患の病態生理により異なる．例えば脳血管障害などでは二次予防を行い，OSAS などの加療が適切に行われれば，進行をくい止めることができる．一方，変性疾患では，原則的には神経症状の進展につれて徐々に悪化する．パーキンソン病では，運動症状が中等症以上では，徐々に過眠傾向が強まる可能性がある．また，適切な治療が行われなければ，寝返りの障害，夜間ジストニアなどが進行し，結果的に寝たきりとなる．

RBD に関しては，パーキンソン病で発現すると長期間持続することが多く，暴力的な行動が顕著な場合には本人およびベッドパートナーが受傷するケースがあるので，治療する必要がある．他方，多系統萎縮症での RBD は経過中に軽減していくことが多く，一概にはいえない．

軽度認知障害 mild cognitive impairment (MCI) でも不眠頻度の水準はアルツハイマー病と同程度だが，前述したように不眠が認知症状を増幅している可能性があるので，効率的に治療対応すべきである．

重度の OSAS では脳血管障害，心血管障害を高率に発症することが大規模調査でも知られているので早急な診断・治療が必要である．前述したように，多系統萎縮症における睡眠時呼吸障害も重症化しやすく突然死に至ることがあるので，積極的に治療する必要性が高い．

### 診断のポイント

睡眠障害国際分類第3版 (ICSD-3) に準拠して診断するが，神経疾患には睡眠障害がつきものという基本的態度で診断する．原発性不眠と異なり，本人からの訴えがはっきりしないことに注意する．ただ，急速な発現・進行を示す場合には，薬剤性の睡眠障害やうつ病の共存の可能性を考慮しながらも，神経学的診察，画像診断が必要である．神経疾患，

特に認知症性疾患では症状の表出が乏しいので，不眠ならびに概日リズム睡眠障害の診断にあたっては，家族・介護者による睡眠日誌記載，微小重力センサーを用いた体動静止記録（アクチグラム）などが必要であることが多い．

過眠症状は，自記式の眠気スケール Epworth sleepiness scale（ESS）で病的水準（11点以上）にあることが目安になるが，パーキンソン病における突発性睡眠のように，すぐに診断ができる場合もある．一般に客観評価のためには，反復睡眠潜時検査 multiple sleep latency test の入眠潜時を把握することが必要である．

RBD は，悪夢体験に一致した大声の寝言や暴力的な行動（夜間後半に多い）があれば，その存在が疑われるが，夜間てんかんやその他の睡眠時随伴症の鑑別のために，終夜ポリソムノグラフィ polysomnography（PSG）を実施すべきである．睡眠時無呼吸症候群については，神経疾患に特有の診断法は特にない．

## 治療方針

### A. 治療方針の概要

神経疾患の場合，特に変性疾患や脳血管障害では，中途覚醒時に脱力や失調のために転倒しやすい，また認知症などでは概日リズム睡眠障害が出現しやすいということが，重要である．もちろん不眠・過眠症状に関しては，自覚症状と他覚症状との乖離を考慮して，家人・介護者の意見も参考にする．不眠・概日リズム睡眠障害については，生理学的なアプローチを主に，薬物療法を二次的な手段として考え，投薬は必要最小量にとどめるようにする．特に神経疾患患者では多くの合併症のために種々の投薬がされていることや，高齢者が多く，元来薬の代謝能力が低いことを想定して治療する必要がある．

### B. 薬物療法

#### 1. 不眠症の場合

**処方例** 転倒（特に夜間）を避けるため，下記 1），2）を用いる．効果のない場合もあるので，投与開始後 1-2 週間程度経過観察し，無効な場合は 3），4）に変更する．

1) ベルソムラ錠（15・20 mg）　1回1錠　1日1回　就寝前
2) ロゼレム錠（8 mg）　1回1錠　1日1回　就寝2時間前
3) ルネスタ錠（1・2・3 mg）　1回1錠　1日1回　就寝前
4) マイスリー錠（5 mg）　1回1錠　1日1回　就寝前

#### 2. 過眠症の場合

**処方例**

モディオダール錠（100 mg）　1回1-3錠　1日1回　朝食後　1錠から投与開始し，5-7日間投与して無効の場合は増量を考慮　（保外）

#### 3. RBD の場合

**処方例**

リボトリール錠（0.5 mg）　1回1-2錠　1日1回　就寝前　2-4週間単位で，症状頻度と重症度を調べ，用量調節を行う　（保外）

#### 4. RLS の場合

**処方例**

レグナイト（300 mg）　1回2錠　1日1回　就寝前　ドパミンアゴニストが効果のない場合使用する

### C. 睡眠衛生・概日リズムに対するアプローチ

不眠，概日リズム睡眠障害に対しては，適度な運動，就眠前のあまり熱くない入浴，日中（特に朝）の採光，夜間の照度と騒音の抑制などによる生体リズムの安定化が重要である．

### D. 難治例へのアプローチ

神経疾患における睡眠障害の難治例に，高力価の薬剤を投与することは，QOL を悪化させるのみでなく神経疾患自体を悪化させることや，転倒の危険があるので避けるべきである．過眠症状へのモダフィニル（モディオダール）の投与も，300 mg/日を上限とする．

RBDに対して，クロナゼパム（リボトリール）投与が無効な場合には，抑肝散（保険適用外）も選択肢となる．

睡眠時無呼吸症候群については，一般と同様に経鼻的持続陽圧呼吸（CPAP：閉塞性睡眠時無呼吸の場合），間欠的陽圧呼吸（NIPPV：炭酸ガス蓄積性の場合）などが適応になるが，舌根の状態など神経症状に起因する状況を把握して行うべきである．

### E．併存疾患

不眠が重度でなくとも変性疾患では抑うつを伴っている場合が多いことがわかっており，不眠に対する認知行動療法を加えるなど治療強化が必要になる．前述したようにRBDでは夜間出眠時に幻視症状が合併するケースがあるが，これもレム関連症状の延長線上なので，RBDに対する治療で軽減することが多い．パーキンソン病で突発性睡眠が甚だしい場合は運転禁止や，危険な仕事への就業禁止も必要となる．多系統萎縮症では，夜間突然死に至ることがあるため，その前兆である夜間の高調性（キイキイと表現される）いびきがあった場合，注意が必要である．

### ■患者・家族説明のポイント

- 神経疾患に伴う睡眠障害を個々の病態に基づいて説明する．
- 患者あるいは家族が気づいていない場合も多く，患者の神経症状ならびに生命予後にどのような影響を与えているかという点について理解を促す．
- 睡眠障害が神経疾患の進展に影響されやすいことについて，説明を加える．
- 反対に神経疾患が睡眠障害の進展に影響することも説明する．
- 各種治療の目標と副作用を説明し，睡眠衛生の重要性を伝える．

### 参考文献

1) 平田幸一，鈴木圭輔：Restless legs症候群の診断と新規治療法Ⅰ．病態治療と診断．Brain Nerve 65：1185-1197, 2013
2) Suzuki K, Miyamoto T, Miyamoto M, et al: Dream-enacting behaviour is associated with impaired sleep and severe headache-related disability in migraine patients. Cephalalgia 33: 868-878, 2013
3) Suzuki K, Miyamoto M, Miyamoto T, et al: Correlation between depressive symptoms and nocturnal disturbances in Japanese patients with Parkinson's disease. Parkinsonism Relat Disord 15: 15-19, 2009

# 精神疾患に伴う不眠
*insomnia associated with psychiatric disorders*

小鳥居望　久留米大学講師・神経精神医学講座
内村直尚　久留米大学教授・神経精神医学講座

### 疾患概念

【定義・病型】　DSM-5あるいはICD-10により規定される精神疾患に伴って出現する不眠や過眠などの睡眠障害である．精神疾患に伴う不眠は，国際標準分類のICSD-2（睡眠障害国際分類第2版）では睡眠障害の鑑別を行う際に出合うことが多い一群として付録Bに掲載されており，気分障害，不安障害，身体表現性障害，統合失調症とその他の精神病性障害，幼児期・小児期または青年期に診断される障害，パーソナリティ障害に細分化されている．

【疫学・病態】　睡眠障害はほとんどの精神障害で生じるが，逆に不眠を訴える者の40%と過眠を訴える者の46.5%がDSMの何らかの精神疾患の基準を満たすなど，両者はきわめて深いつながりの中にある．

病因は疾患により異なるが，種々のストレスや抑うつ，不安・緊張，精神運動興奮などの情動などが，視床下部-下垂体-副腎皮質系hypothalamo-pituitary-adrenal axis（HPA-axis）の活動亢進などを介して脳に過覚醒状

態をもたらすことが，多くの不眠の下地になる．以下に，特に不眠の頻度が高い，気分障害，統合失調症，不安障害に伴う不眠について概説する．

### A. 気分障害

うつ病の随伴症状として不眠は最も多く，患者の80-85％に認められる．入眠障害（73.3％），熟眠障害（89.9％），早朝覚醒（47.7％）などあらゆる型の不眠がみられるが，特に早朝覚醒は内因性のうつ病に比較的特徴的である．睡眠ポリグラフでは，これらの臨床症状を裏づける所見が観察されるほか，レム潜時の短縮，レム密度の増加，特に第1睡眠サイクルの徐波睡眠の低下を認める．これらの所見は，うつ病者におけるコリン作動系神経伝達の増強かあるいはアミン作動系神経伝達の減弱を反映していると予測されている．また一般には夜間睡眠の後半に多く出現するレム睡眠が，うつ病患者では前半に多く出現し，これがうつ病では体内時計機構に何らかの問題が生じているといわれるゆえんである．

一方，近年よく話題に上る過眠，過食などの非定型的な症状を呈する「非定型うつ病」やこれと親和性が高いといわれる双極Ⅱ型のうつ病相，あるいは2年連続して冬季にうつ病相を示す季節性うつ病では過眠を呈することが多い．

睡眠障害が再発に先駆けてみられることが多く，また残遺症状として最も頻度が高いこと，うつ病患者では早朝覚醒の際に自殺が多いこと，さらに慢性化した不眠が明らかにうつ病発症のリスクを高めることを示す近年のデータは，いずれも気分障害における睡眠治療の重要性を示すものである．

### B. 統合失調症

統合失調症でも不眠は高頻度に合併する．特に急性期，増悪期あるいはそれらの直前から，入眠機能または睡眠維持機能が低下し，レム睡眠，ノンレム睡眠が抑制される．幻覚，妄想，思考障害などいわゆる一級症状が活発な時期では，不眠の訴えは前面に出てこないことも多いが，客観的にみると明らかな不眠が認められる．ポリグラフ所見は特異的とはいえないが，脳室容積や陰性症状と負の相関を示す深睡眠量の減少，陽性症状尺度と正の相関を示す入眠潜時の短縮などが比較的特徴的である．慢性期には好褥的となる患者が多いが，これは過眠を意味するわけではなく，むしろ行動抑制と過覚醒が併存した「見せかけの過眠」であることが多い．リズムが不規則になり，昼夜が逆転したり，睡眠が多相性になることもしばしばである．不眠が再発の前触れになることが多く，再燃の予防の観点でも不眠治療が重要であるという点は，うつ病あるいは不安障害と同様である．

### C. 不安障害

不安障害のうち，特にパニック障害は大多数が夜間睡眠関連パニック発作を体験する点で特徴的である．この発作の多くは睡眠前半のノンレム睡眠中に起こり，患者は突然恐怖状態に陥って覚醒し，息切れ，動悸，窒息感，顔面紅潮，死への恐怖などが生じる．夜間発作の経験をもつものの約1/3はこの発作が繰り返され，発作への予期不安が高じて入眠に恐怖を抱く者もいる．パニック障害患者全体の70％に不眠，特に入眠障害と睡眠の維持障害が認められる．レム睡眠に関しては通常異常は認められないとされるが，うつ病と共存することも多い．

PTSD（心的外傷後ストレス障害）でも同様に強い不安による入眠困難や中途覚醒が認められるが，外傷体験に関連した悪夢が59-68％の患者で認められることが特徴的である．悪夢は診断基準にも記載されるなど，この疾患のマーカーの1つであり，また最も永続的な症状の1つでもある．外傷体験からの経過期間が短い例では，レム睡眠期において睡眠の分断が認められることもある．

**【経過・予後】** 不眠の経過については，それぞれの疾患の特性や病勢，時期によってさまざまであるが，精神疾患の病勢が安定化すれ

ば，次第に不眠も改善してくることが多い．先に挙げたポリグラフ所見も大抵の異常所見は状態依存性であるが，病状の増悪や再発に先立って睡眠障害も再燃することが多い．またうつ病などでは睡眠障害の残遺の有無が予後に影響するため，寛解期以後も注意が必要である．

### 診断のポイント
- まず，各精神疾患の診断基準を満たすことが必須である．
- 不眠や過眠がいつから，どのような状況で生じたのかを詳細に聞き，発症や再燃に際して不眠が出現または増悪するパターンを確認する．
- 入眠障害，中途覚醒，早朝覚醒，熟眠障害など不眠の型を把握する．
- 睡眠衛生に関して悪しき習慣があるものは，生活指導によりその悪影響を除外したうえで睡眠障害の評価を行う．
- 多くのケースで鑑別に挙げられるであろう精神生理性不眠症では，不眠それ自体が患者の訴えの中心にくるのに対し，精神疾患に伴う者では不眠よりも他の諸症状を前面的に訴える傾向がある．
- 不眠を訴える患者に睡眠薬が反応しない場合は，うつ病をはじめとする精神疾患が背後に隠れていることを考慮すべきである．

### 治療方針

#### A. 治療方針の概要

まずは不眠そのものを標的にするのではなく，十分な原疾患の治療による全般的な精神症状の改善を目指すべきことは言うまでもない．ほとんどの疾患で薬物治療が根幹となるが，認知行動療法の適応となるケースには積極的に導入すべきである．睡眠障害は再発サインとしても重要であり，患者の睡眠動態の縦断的な把握は，再発の早期発見に繋がることを強調しておきたい．

#### B. 薬物療法（表1）

入眠困難，睡眠維持障害，早朝覚醒などの不眠に対し，ベンゾジアゼピン系（BZP）あるいは非ベンゾジアゼピン系（非BZP）の睡眠薬を使用する際は，それぞれ超短・短時間型，中間型，長時間型など半減期に応じて使い分けるのは周知の通りである．また最近では，視交叉上核に存在するメラトニン受容体のみに作用が局限されるラメルテオン（ロゼレム），オレキシン受容体拮抗薬のスボレキサント（ベルソムラ）といったGABA$_A$受容体に作用しない新しい作用点をもつ睡眠薬が上市された．これらは，依存，乱用，離脱症状や反跳性不眠だけでなく，理論的には転倒も生じにくいなどのメリットがあり，精神疾患に伴う不眠にも適宜利用されている．

しかしいずれの睡眠薬を導入するにしても，特に精神疾患の急性期には，内的不穏・興奮・希死念慮などを伴うケースも多く，そのような場合は，眠前にもある程度の鎮静作用を有する薬物の併用が睡眠改善に必須となる．また，徐波睡眠の減少を伴う精神疾患には，その増加を促す薬物のほうがより望ましい．ここでは抗うつ薬や抗精神病薬を用いた不眠治療について述べる．

表1に精神疾患に伴う睡眠障害に対し使用されうる薬物を挙げ，血中消失半減期により分類し，不眠に対して臨床的に使用される用量，睡眠に及ぼす効果，およびその他の特徴を付記した．ただし，BZP系・非BZP系薬物以外は不眠症への保険適用は認められていない．

うつ病者の睡眠障害の治療では，まず抗うつ薬により精神症状，睡眠障害の改善を図り，必要に応じて睡眠薬の併用を考慮するのが現実的である．抗うつ薬で睡眠改善作用が併せて期待できる薬物にはトラゾドン，ミアンセリン，ミルタザピンが挙げられる．いずれも眠前に投与することで，鎮静作用および抗セロトニン作用に基づく徐波睡眠の増加作用を有し，さらにレム睡眠を抑制する抗コリン作用が弱いため睡眠構築への影響も少ないなど，睡眠の導入と維持の双方にバランスのよい効果を示す．特に2009年に上市された

## 表1 睡眠障害に対して使用され得る薬物の特徴

| 作用時間 | 分類 | 薬物名 | 主な商品名 | 半減期(hr) | 不眠への用量(mg) | コメント |
|---|---|---|---|---|---|---|
| 超短時間作用型 | メラトニンレセプターアゴニスト | ラメルテオン | ロゼレム | <1 | 8 | 入眠潜時を短縮．第2段階，徐波睡眠，レム睡眠いずれにも影響なし．大きな副作用はなく，使用の仕方によってはリズムの改善も期待される． |
| | 非BZP系 | ゾルピデム | マイスリー | 2.5(1.4-4.5) | 5-10 | $\omega_1$受容体への選択性が高いため，筋弛緩作用，抗不安作用はほとんどないが，ふらつきや睡眠時遊行には注意を要する．徐波睡眠増加作用あり． |
| | 抗精神病薬(非定型薬) | クエチアピン | セロクエル | 2.8 | 12.5-50 | 強い鎮静効果あり．第2段階↑，徐波睡眠には影響なし．体重増加作用あり．せん妄にも使用される． |
| | BZP系(睡眠薬) | トリアゾラム | ハルシオン | 2.9 | 0.25-0.5 | 第2段階↑，徐波睡眠↓．筋弛緩作用，健忘症状に注意を要する． |
| | 非BZP系 | ゾピクロン | アモバン | 3.7 | 7.5-10 | $\omega_1$受容体への選択性が比較的高いため，筋弛緩作用や抗不安作用は弱い．徐波睡眠増加作用の報告あり． |
| 短時間作用型 | 非BZP系 | エスゾピクロン | lunesta（米国商品名） | 4-6 | 1-3 | ゾピクロンより半減期がやや長い．長期使用の安全性が確認されている． |
| | BZP系(抗不安薬) | エチゾラム | デパス | 6 | 1-3 | 筋弛緩作用，抗不安作用が強い．統合失調症に保険適応あり． |
| | BZP系(睡眠薬) | ブロチゾラム | レンドルミン | 7 | 0.25-0.5 | 第2段階↑．徐波睡眠，レム睡眠への影響は少ない． |
| | 抗うつ薬(非定型抗うつ薬) | トラゾドン | デジレル，レスリン | 8 | 25-100 | 徐波睡眠増加作用あり．抗コリン作用は弱く，レム睡眠への影響は少ないが，起立性低血圧，めまいにはなお注意を要する．せん妄にも使用される． |
| | 抗ヒスタミン薬(OTC薬) | ジフェンヒドラミン | ドリエル | 8.5 | 25-50 | 入眠潜時を短縮．第2段階，徐波睡眠，レム睡眠いずれにも影響なし．数日で耐性が生じる． |
| 中間時間作用型 | オレキシンアンタゴニスト | スボレキサント | ベルソムラ | 10 | 15-20 | 入眠潜時を短縮．投与3か月後で徐波睡眠，レム睡眠に影響なし．半減期は10 hrだが，有効血中濃度が比較的高いため，それを上回らなければ翌日の持ち越し効果は生じにくい． |
| | BZP系(睡眠薬) | エスタゾラム | ユーロジン | 10-24 | 1-4 | 第2段階↑，徐波睡眠↓．筋弛緩作用，健忘症状に注意を要する．レム睡眠への影響は比較的少ない． |
| | 抗うつ薬(四環系) | ミアンセリン | テトラミド | 18 | 10-30 | 強い鎮静効果と徐波睡眠増加作用あり．抗コリン作用は強くないが，レム潜時は延長の報告あり．せん妄にも使用される． |
| | 抗精神病薬(SDA) | リスペリドン | リスパダール | 4(代謝物20-24) | 0.5-2 | 第2段階↑，徐波睡眠には影響しないか，統合失調症では増えるという報告もあり．錐体外路症状，高プロラクチン血症が出やすい． |

(次頁につづく)

表1(つづき)

| 作用時間 | 分類 | 薬物名 | 主な商品名 | 半減期(hr) | 不眠への用量(mg) | コメント |
|---|---|---|---|---|---|---|
| 中間時間作用型 | BZP系(睡眠薬) | フルニトラゼパム | ロヒプノール,サイレース | 18-26 | 0.5-2 | 第2段階↑,徐波睡眠↓,筋弛緩作用,健忘症状に注意を要する. |
| | BZP系(睡眠薬) | ニトラゼパム | ベンザリン,ネルボン | 28 | 5-10 | 第2段階↑,徐波睡眠↓,筋弛緩作用,健忘症状に注意を要する.レム睡眠の抑制作用が強い. |
| 長時間作用型 | 抗うつ薬(NaSSA) | ミルタザピン | レメロン,リフレックス | 26-40 | 7.5-15 | 強い鎮静効果と高い徐波睡眠増加作用を有する.体重増加作用あり. |
| | BZP系(抗てんかん薬) | クロナゼパム | リボトリール,ランドセン | 30-40 | 0.5-2 | レストレスレッグス症候群やレム睡眠時行動障害を伴う不眠に高い有効性.躁症状を伴う不眠にも使用される. |
| | 抗精神病薬(MARTA) | オランザピン | ジプレキサ | 33 | 5-10 | 強い鎮静効果と高い徐波睡眠増加作用を有する.体重増加,低血圧,耐糖能異常などに注意を要する. |
| | BZP系(睡眠薬) | クアゼパム | ドラール | 36 | 15-30 | BZP系ながらω₁受容体への選択性が高いため,筋弛緩作用や抗不安作用は弱い. |

通常は GABA 受容体に親和性のある薬物で消失半減期により分類されるが,あえて他の薬剤もこの分類枠に入れて記載した.BZP系・非BZP系薬物以外は,不眠症への保険適応はない.いずれも催眠作用を有するが,短時間作用型の薬物は入眠困難に適し,睡眠維持障害には4時間以上の $T_{1/2}$ が必要である.半減期の長い薬剤を使用する際は,日中の眠気や認知機能の低下などの持ち越し効果に注意を要するが,抗ヒスタミン作用を催眠作用の拠り所とするものは数日で軽減する可能性がある.
(小鳥居望,内村直尚:向精神薬の睡眠に及ぼす効果.臨床精神薬理 14:401-410, 2011 より)

　ミルタザピンは,うつ病の主症状に対しても主剤として使用できるため,単剤の使用でも一石二鳥の効果が期待できる.
　統合失調症患者の睡眠の諸異常にはドパミン受容体の過活動が関与しており,ドパミン $D_2$ 受容体遮断作用を有するほとんどの抗精神病薬は,入眠潜時を短縮し,覚醒時間を減らしてノンレム睡眠を増やし,レム睡眠を抑制する.しかしながら従来型のブチロフェノン系であるハロペリドールは主に睡眠第1段階の浅い睡眠を増やすのに比べ,リスペリドンなどの非定型抗精神病薬は睡眠第2段階のより質の高いノンレム睡眠を増加させ,さらにセロトニン受容体(5-HT$_{2A/C}$)に特に親和性の高いオランザピンはより深い徐波睡眠の増加作用を有する.クエチアピンは徐波睡眠に変化をもたらさないが,強力な $H_1$ および $α_1$ への拮抗作用により睡眠潜時を著明に短縮させて睡眠第2段階を増やし,また他剤に比べて半減期が短いため(6時間),高齢者に使用しやすいといった利点がある.このように非定型薬やMARTAの眠前投与は有力な治療手段である.また,クロルプロマジンやレボメプロマジンといった古典的な抗精神病薬も,主剤としては使いづらいが睡眠改善を目的に補助的に頻用されている.ここに挙げた抗うつ薬,抗精神病薬は,クエチアピンを除いてはいずれも消失半減期が長いため,持ち越し効果による日中の過鎮静に注意を要する.
　パニック障害の治療には選択的セロトニン再取込み阻害薬 selective serotonin reuptake inhibitor(SSRI)が頻用されるが,SSRIはセロトニンのトランスポーターに選択的に作用し,セロトニン受容体を刺激することで睡眠を浅化・分断し,レム睡眠を強く抑制す

るなど，逆に不眠を惹起することに注意が必要である．よって，不眠を伴うパニック障害を扱う場合には，SSRIとともにBZP・非BZP系の睡眠薬を併用されることが多い．PTSDにも同様の処方がなされるが，難治性の悪夢にはオランザピンやクロルプロマジンなどの抗精神病薬の追加投与が効果的なこともある．

### C. 心理・社会的療法（図1）

規則正しい睡眠覚醒リズムを保つことが多くの精神疾患において，その再発を防ぐために重要である．そのため睡眠衛生教育を行い，さらに睡眠日誌を日常的につけてもらうことが，リズム維持，さらには再発の早期発見に役立つ．図1に，久留米大学精神神経科で使用されている睡眠日誌，双極II型の1か月の記録例を示した．各上段にぐっすり眠れた時間を塗りつぶし，うとうとした時間を斜線で示している．下段には，床に就いていた時間を矢印で示している．右欄に，朝の目覚めの良さ・日中の眠気・1日の気分の3段階評価，食事量や便と尿の回数の記入欄を設けているが，本例では便・尿の回数の欄に，イベント事を記載してもらった．①月の前半は過食・過眠を伴ううつ病期で，頻回の午睡を認めている．②17日に日中に4時間の午睡をし，翌日早朝から釣りの約束をしていたためか，その夜は一晩中浅眠となり，③その翌日から3日連続で不眠を認めている．④その後，気分が上昇し，夜間の睡眠時間は減少したにもかかわらず，眠気が消失した．⑤28日の受診時にオランザピンを増量し，⑥睡眠時間が確保され，その後約1週間で軽躁状態は改善した．このように，睡眠動態と食欲や精神症状，およびそれらの関連性を時系列で把握することで，再燃を早期に発見し，すみやかに対処できる．さらに日誌をつけていくこと自体，患者にはリズム維持に対する認知療法的な意味合いもあるなど，非常に得るものが多い有用なツールである．

### D. 難治症例患者・家族への対応

近年，原発性不眠やうつ病に対する認知行動療法 cognitive behavioral therapy（CBT）（⇒780頁）の有効性の高さが注目を集めている．さらに不眠を伴ううつ病患者に不眠に対するCBTを行うと，不眠のみではなくうつ病の症状も著明に改善するという予備的な報告もある．これは不眠がうつ病の症状の本質に関与する可能性とともに，うつ病寛解後の残遺性不眠が原発性不眠（⇒545頁）を併発している（comorbidity）可能性を示すものである．原発性不眠のなかの，特に神経質性不眠症は，不眠のときの不快さそのものがストレスとして脳に刻まれ，不眠のきっかけになった悩みなどは解消したのに不眠だけが持続するというもので，神経症傾向があり，不眠を経験した者では誰にも経験する可能性がある．残遺性不眠は，うつ病ばかりでなく，他の精神疾患の危険因子であることも示されており，主要症状が消失したあとも不眠が残存し，原発性不眠の色合いがみられる場合は，睡眠の専門機関に紹介し，不眠に対するCBTを推進するのも良いと思われる．

また，不眠が薬物療法や心理・社会療法に反応しない場合，不眠をもたらす他の睡眠障害が併存している可能性がある．それについて次項で述べる．

### E. 併存疾患

近年，睡眠時無呼吸症候群 sleep apnea syndrome（SAS）（⇒559頁）が，多くの精神疾患に高い頻度で認められることが明らかになっている．また，逆に，SAS患者では，うつ病，不安障害，PTSD，統合失調症の有病率が高いなど，両者は互いに強化し合う双方向性の関係にある．非定型抗精神病薬の服用により，肥満が誘発された場合などは特に注意が必要である．薬物治療を行っても頻回の中途覚醒が続く，常習性のいびき・日中の眠気・起床時の口乾がひどいなどの徴候がある場合は，睡眠ポリグラフ検査が可能な専門施設への紹介が望ましい．

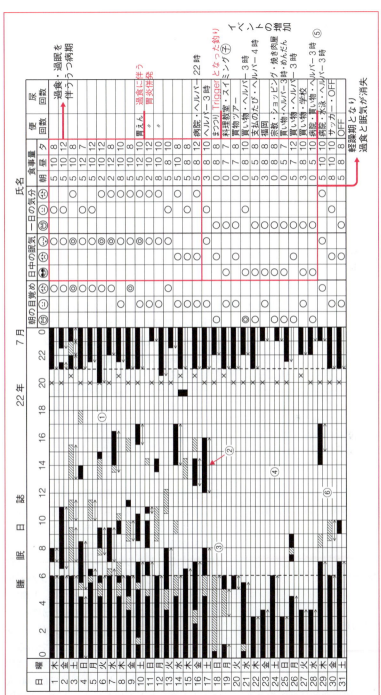

図1 双極II型障害患者（32歳・女性）の1か月の睡眠日誌の記録

各上段：ぐっすり眠れた時間…塗りつぶし、うとうとした時間…斜線

各下段：床に就いていた時間…矢印

右欄に、朝の目覚めのよさ・日中の眠気・1日の気分の3段階評価、食事量や便と尿の回数の記入欄（本例では便・尿の回数の欄に、イベント事を記載）
①頻回の午睡、②日中に4時間の午睡、③その翌日から3日連続の不眠、④軽躁状態となり、夜間の睡眠時間の減少にもかかわらず、眠気が消失、⑤5/28日の受診日にオランザピンを増量、⑥睡眠時間が確保され、その後約1週間で軽躁状態は改善。

また，就寝時や夜中に，下肢にむずがゆさ，虫が這うような感じ，時に痛みを伴う異常感覚が出現し，それにより不眠をきたすレストレスレッグズ症候群 restless legs syndrome（RLS）も比較的罹患率の高い（全人口の2-5%）疾患だが，抗精神病薬の副作用のアカシジアもほぼ同じ症状であるため，鑑別を要する．

SSRIや三環系抗うつ薬の投与により，筋活動低下を伴わないレム睡眠 stage REM without atonia を形成する可能性があり，レム睡眠行動障害やせん妄の発現には注意が必要である．

■患者・家族説明のポイント
・良好な睡眠をとり，規則正しい睡眠覚醒リズムを保つことが，再発を防ぐために重要である．
・多くの抗精神病薬や抗うつ薬には，睡眠の質を高める作用がある．

**参考文献**
1) American Academy of Sleep Medicine: The International Classification of Sleep Disorders; 2nd edition, Diagnostic and Coding Manual. American Academy of Sleep Medicine, Westchester, 2005〔日本睡眠学会診断分類委員会（訳）：睡眠障害国際分類第2版−診断とコードの手引．医学書院，2010〕
2) 小鳥居望，内村直尚：向精神薬の睡眠に及ぼす効果．臨床精神薬理 14：401-410, 2011

# ナルコレプシー
*narcolepsy*

本多 真　東京都医学総合研究所・睡眠プロジェクトリーダー

## 疾患概念
【定義・病型】　夜間睡眠の質的量的障害の有無にかかわらず日中の過剰な眠気を生じるものを過眠症（狭義）という．睡眠中枢の過活動や覚醒中枢の機能低下など中枢神経の機能異常が原因と想定され，ナルコレプシーはその代表である．日中の居眠りの反復と情動脱力発作の組み合わせにより特徴づけられ，1つの疾患単位と考えられている．以前は睡眠麻痺と入眠時幻覚を加えて4主徴，あるいは夜間の熟眠障害を加えて5主徴と称されたが，これらの症状は全例でみられるわけではない．

【病態・病因】　ナルコレプシーの不思議な症状は，2つの基本障害から説明されてきた．1つは単相性の睡眠覚醒リズム（1日1回眠ればあとは起きていられる）が分断化し，乳児のように多相化する障害，もう1つはレム睡眠の構成要素である随意筋の緊張消失，夢体験が意識水準の十分な低下を伴わずに生じる障害（レム関連症状）である．前者によって居眠りの反復と夜間中途覚醒が説明される．後者は情動脱力発作や睡眠麻痺・入眠時幻覚の背景となる．

ナルコレプシーの病態基盤に覚醒性神経ペプチドであるオレキシンの異常低値が知られる．オレキシン神経の機能低下に基づき，ナルコレプシーは「睡眠覚醒スイッチの不安定化」が病態であると提唱され，上述の2つの基本障害の基盤が説明可能となった．睡眠中枢と覚醒中枢は相互に抑制性の神経入力を行うことから睡眠覚醒の素早い切り替えが可能と説明される．いったん覚醒状態となると睡眠中枢が強く抑制されるため，安定した覚醒が持続する．ところがナルコレプシーでは覚醒状態の安定化に寄与するオレキシンが不足するため，スイッチが不安定となり，居眠りが反復され，また睡眠と覚醒の移行が容易に生じ，中間である寝ぼけ様状態が長引いてレム関連症状を引き起こすということである．

【疫学】　ナルコレプシーは世界的には約2,000人に1人であるが，わが国では600人に1人と多いことが知られる．人種差の原因

は明らかではない．性差はない．家族内集積性の指標である罹患同胞危険率 λs = 6.9-40 と遺伝素因の関与が知られ，複数の疾患関連遺伝子の探索同定が進行している．

【経過・予後】 70％は思春期（10歳代）に発症する．一般的には居眠りの反復に続いて情動脱力発作が生じる経過をとる．眠気の発症は急性であるが，その後は慢性経過をとる．長期予後調査で情動脱力発作は3割でほぼ消失するが，眠気改善は1割にとどまる．

## 診断のポイント
### A. 問診と鑑別

過眠症は基本的には除外診断で，鑑別診断に必要な情報を集める手順がガイドラインにまとめられている．面接では日中の眠気の性状の確認が大切である．ナルコレプシーは数分-20分程度実際に眠り込み，サッパリと覚醒する特徴がある．情動脱力発作については一連のエピソードを話してもらい，脱力部位，持続，意識状態について確認する．脱力は本人にははっきり自覚され，「よくわからない」ことはないこと，また力が入りにくい（筋力低下）のは脱力（筋緊張消失）と異なる点に注意する．

### B. 検査所見

覚醒とレム睡眠が相互に移行しやすい特徴の検出のため，ポリソムノグラフを用いた反復睡眠潜時検査 multiple sleep latency test（MSLT）が行われる．寝つきが早いこと（平均入眠潜時が8分以内），レム睡眠が生じやすいこと（MSLTの4-5回の居眠り試行のうち2回以上，入眠後15分以内にレム睡眠が生じる）が診断に用いられる．脳脊髄液中のオレキシン蛋白が異常低値であること，また *HLA-DQB1\*06:02* という遺伝子型をもつことも特徴である．

### C. 診断基準

DSM-5では，3か月以上持続する居眠り（睡眠発作）の反復と，情動脱力発作の存在またはレム関連症状（MSLTあるいは夜のポリグラフ検査での入眠時レム睡眠期の出現）の検査所見のいずれかの存在によってナルコレプシーを診断する．2013年の睡眠障害国際分類第3版（ICSD-3）では，ナルコレプシーを典型例である「ナルコレプシータイプ1」，亜型を「ナルコレプシータイプ2」の2つに分類し，ナルコレプシータイプ1の診断には，①脳脊髄液中のオレキシンA蛋白が異常低値であること，あるいは②情動脱力発作があり，上述のMSLT所見を満たすこと，のいずれかを条件としている．

## 治療方針
### A. 治療方針の概要

治療は睡眠衛生についての生活指導（非薬物療法）と薬物療法を組み合わせて行う．

### B. 非薬物療法

周囲ばかりでなく患者自身も，過眠症状を「だらしない性格」「なまけ癖」と考え，なかなか病気であると認識できない場合があり，まず本人の疾病受容と周囲の理解が大切である．また睡眠不足により眠気の悪化がより顕著となるため，健常者以上に夜間睡眠の確保と規則正しい生活習慣の維持を指導することが大切である．

疾患の特徴として，短時間の昼寝が非常に有効であるので，通勤通学時間や休み時間を利用した計画的な10-30分程度の昼寝を勧める．これによって，日中の眠気軽減と精神刺激薬を減らすことも可能な場合がある．また疲労や眠気のため帰宅以降に行動に時間がかかりソファ・風呂などで転寝して生活習慣が乱れる場合もみられるため，手早く眠れる準備を整え，寝床で睡眠をとる生活習慣の確立を促す．

職場や学校など社会生活の環境調整も重要で，病気を明かし，短時間の昼寝で仕事や勉強の効率が格段と上がることを理解してもらう．そして仮眠可能な環境を整えてもらうと非常に治療的である．過度な残業で睡眠不足とならないように配慮を求め，本人自らにも睡眠を確保するための努力を促す．睡眠日誌の記録は，医療サイドでの睡眠習慣の把握や

治療効果判定に加えて，本人に睡眠習慣についての自覚をもたせる点で有用である．

### C. 薬物療法

薬物療法は対症療法にすぎず副作用がありうることをよく説明する．特に精神刺激薬は睡眠不足の代替にはなり得ないこと，睡眠時間を確保したうえで残る眠気に対して精神刺激薬は有効であることを十分理解してもらう．また精神刺激薬については，特に半減期についてよく説明し，夕方以降就寝に影響する時間帯には服用させないことも大切である．

#### 1. 日中の過剰な眠気

R 処方例　第一選択は下記1)で，眠気重症度により1/2-1錠で開始し，副作用がなければ有効性が確保できるまで増量する．わが国では最大処方量が3錠に制限されている．効果不十分の場合は2)を併用する．これも副作用を観察しながら，日常生活で支障がない程度まで増量する．1)の副作用（頭痛など）が目立つ場合は，2)のみで薬物調整を試みる．ナルコレプシーの確定診断まで時間がかかる場合や，1)，2)が副作用や薬効などの問題で使いにくい場合は3)を用いる．やはり1錠から開始し，副作用を観察しながら薬効が得られるまで増量する．

1) モディオダール錠(100 mg)　1回1-3錠　1日1回　朝食後
2) リタリン錠(10 mg)　1日1-4錠を1-2回に分けて投与　昼食後または朝・昼食後
3) ベタナミン錠(25 mg)　1回1-2錠　1日1-2回　朝食後または朝・昼食後

上記1)と3)は半減期が長く（それぞれ10-14時間，8-12時間），効果が穏やかなので朝あるいは朝と昼に服用し，必要に応じて半減期が短く（3-4時間程度）覚醒作用の強い2)を昼あるいは頓服として服用することで，眠気のコントロールを行う．1)は副作用が少ないため，わが国でも第一選択薬となっている．なお2)の乱用が社会問題となったことを受け，2008年1月より，2)はナルコレプシーのみが保険適用となり，医療機関，医師，薬局も登録制となって流通管理がなされている．日本睡眠学会ホームページに表示されている睡眠医療認定機関など専門機関で検査を行い，ナルコレプシーの確定診断を行ったうえで治療導入することが推奨されている．

#### 2. 情動脱力発作と入眠時幻覚

R 処方例　第一選択は下記1)である．緑内障や尿閉・便秘など抗コリン作用が問題となる合併症をもつ場合や，1)に伴う眠気などの副作用が強い場合には2)を用いる．

1) アナフラニール錠(25 mg)　1日1-3錠を1-2回に分けて投与　就寝前または朝食後・就寝前
2) トレドミン錠(25 mg)　1日1-3錠を1-2回に分けて投与　就寝前または朝食後・就寝前　保外

レム関連症状の治療には，レム睡眠阻害作用をもつ三環系抗うつ薬が特効的作用をもつ．情動脱力発作に伴う生活上の支障が大きい場合は朝に，入眠時幻覚や睡眠麻痺で夜間睡眠の障害が強い場合は就寝前に多く用いるとよい．2013年には上記1)の保険適用に情動脱力発作が加えられた．2015年12月よりアナフラニールと同等のレム睡眠抑制作用をもつイフェクサーが国内でも処方可能となった．

#### 3. 夜間熟眠障害

R 処方例　下記1)または2)を用いる．重症度が高く精神刺激薬の服用量が多い場合，あるいは神経過敏傾向を生じやすい場合，精神刺激薬の作用が夜まで持続し寝つきが悪いが精神刺激薬の減量が難しい場合は，3)，4)のいずれかを併用する．

1) アモバン錠(7.5 mg)　1回1錠　1日1回　就寝前
2) レンドルミン錠(0.25 mg)　1回1錠　1日1回　就寝前
3) コントミン錠(12.5 mg)　1回1錠　1日1回　就寝前　保外

4) ヒルナミン錠（5 mg） 1回1錠 1日1回 就寝前 保外

　ナルコレプシーでは，すぐ寝つくが入眠後2-3時間でぱっちりと目覚めてしまうという，睡眠相分断化に伴う夜間熟眠障害が，長期経過とともに目立つようになる．中途覚醒後に再入眠が容易な場合は経過観察，再入眠に問題がある場合は寝る前に短時間作用型の睡眠導入薬を用いる．上記処方例以外の睡眠導入薬でも構わない．夢と現実が混ざり浅眠が続く場合は，上述のレム睡眠阻害作用のある薬物を用いる．なおナルコレプシーにも一定割合で入眠障害（不眠）は併存し，それに合わせた治療が行われる．過量の精神刺激薬服用に伴う精神病症状発現を予防するために，少量の鎮静系の精神安定剤を用いて深く眠らせることも有効である．

### D. 副作用とその対応

　精神刺激薬には交感神経刺激作用があり，短期的には動悸，口渇，胃不快感，食欲低下，頭痛，羞明などの副作用が生じやすい．連用すると多くは1週間程度で消失する．ナルコレプシー典型例では副作用が軽度で薬剤反応性がよいのが一般である．対症的に胃薬や鎮痛薬を併用する場合もある．なおペモリン（ベタナミン）はADHDの小児で致死的肝不全をきたした報告があり（過眠症例ではない），肝機能の定期的な検査が推奨される．

　精神刺激薬を連用する必要がある症例が多いが，長期的な副作用として重要なのは精神症状の発現と依存・耐性の出現である．睡眠不足を避ける，休日は減薬・休薬を試みるなどの工夫に加え，神経過敏症状がみられた場合は，精神刺激薬の減量や抗精神病薬の併用で夜間睡眠を確保する．副作用としての幻覚妄想は抗精神病薬併用が有効だが，入眠時幻覚の発展型と見なせるまれな幻覚妄想状態は，レム睡眠阻害薬や精神刺激薬での覚醒度上昇が有効な場合がある．特に脳波異常を伴う例ではメチルフェニデート（リタリン）が情動易変性に結びつく場合があり，感情調整剤の併用を行う．

### E. 合併症

　ナルコレプシーには肥満傾向を伴うことが多く，2型糖尿病のリスクも高いことが知られる．中年期以後に睡眠時無呼吸症候群を併発する場合がある．睡眠障害合併症としては，周期性四肢運動障害の頻度も高い．日中の眠気への影響をみて治療する．

**参考文献**

1) 本多 真：ナルコレプシーと睡眠制御機構．甘利俊一（監），加藤忠史（編）：精神の脳科学．pp 221-261，東京大学出版会，2008
2) 吉田 祥，本多 真，井上雄一，他：過眠症の診断・治療・連携ガイドライン．睡眠医療 2：311-323，2008
3) 井上雄一，本多 裕，高橋康郎，他：日本人ナルコレプシー患者におけるモダフィニルの有効性と安全性の検討．睡眠医療 1：85-97，2007

# 睡眠時無呼吸症候群

*sleep apnea syndrome (SAS)*

**亀井雄一**　国立精神・神経医療研究センター睡眠障害センター・センター長

### 疾患概念

**【定義・病型】** 睡眠時無呼吸症候群は，いびきを伴う肥満者に多く，その自覚症状は居眠り運転をするなどの日中の眠気や疲労感であることがよく知られている．最初に疾患名とその分類についてまとめる．睡眠に関連して発症または増悪する呼吸・循環障害のことを睡眠呼吸障害とよぶ．DSM-5では呼吸関連睡眠障害群とされている．睡眠呼吸障害は，睡眠時無呼吸症候群，睡眠時低換気症候群，それ以外，に分類される．それ以外の睡眠呼吸障害とは，いびきや睡眠中の「うなり」などであるが，これが病的なものかどうかには

議論がある．睡眠時無呼吸症候群は，閉塞性，中枢性，混合性の3種類に分類されるが，通常，睡眠時無呼吸症候群といえば最も頻度の高い閉塞性睡眠時無呼吸症候群を指すことが多い．DSM-5では，呼吸関連睡眠障害群は，閉塞性睡眠時無呼吸低呼吸，中枢性睡眠時無呼吸，睡眠関連低換気に分類される．

## 閉塞性睡眠時無呼吸症候群
（DSM-5では閉塞性睡眠時無呼吸低呼吸）

### 疾患概念
**【病態・病因】** 基本的な病態は，小顎や扁桃肥大または肥満など何らかの原因により上気道が狭窄し，睡眠中に上気道が閉塞して無呼吸となる．無呼吸により睡眠中に覚醒が頻回に繰り返され，十分な睡眠がとれず，昼間に眠気が起こる．また，無呼吸により睡眠中の酸素飽和度（$SpO_2$）が低下し，多血症，高血圧，心不全，不整脈，虚血性心疾患などのリスクとなる．

### A. 臨床症状
夜間の症状として，いびき，鼻鳴らし，あえぎ，呼吸停止，不眠，夜間頻尿などがある．日中の症状として，眠気，疲労感，非回復性の睡眠，起床時の口渇，起床時の頭重感・頭痛などがある．

### B. 検査
検査法には，終夜睡眠ポリグラフ検査 polysomnography（PSG），簡易無呼吸検査法（簡易モニタ），パルスオキシメーターがある．簡易無呼吸検査法とパルスオキシメーターはスクリーニングに使用し，疑わしい場合にはPSGを実施する．PSGで認められる呼吸イベントは閉塞性睡眠時無呼吸パターンである．睡眠1時間当たりの無呼吸あるいは低呼吸の回数を示す無呼吸低呼吸指数 apnea hypopnea index（AHI）を算出する．AHIが5以上であることが，診断の条件となる．

### C. 危険因子
肥満と男性であることが危険因子である．肥満は閉塞性睡眠時無呼吸症候群の危険因子で，BMIはAHIと相関する．単純に太ることが悪いのではなく，太ることで咽頭から喉頭にかけての上気道粘膜下や上気道周囲の軟部組織の蓄積が上気道を狭くすることが問題となる．また，下顎の発達が十分でないことも危険因子であり，顎が小さいか狭いと，同じレベルの体重増加でも閉塞性睡眠時無呼吸症候群は悪化しやすい．

### 診断のポイント
#### A. 診断
臨床症状とPSG結果から診断する．臨床症状として，①睡眠中のいびき，鼻鳴らし，あえぎ，または呼吸停止，②日中の眠気，疲労感，睡眠をとる機会が十分だったにもかかわらず回復感のない睡眠，のいずれかを満たすことが必要である．PSG所見として，閉塞性無呼吸イベントを示すAHIが5以上であるときに閉塞性睡眠時無呼吸症候群と診断する．小児の場合はAHIが2以上であることが異常の閾値となる．

#### B. 重症度判定
AHI 5-15を軽症，15-30を中等症，30以上を重症と判定する．ただし，重症度はAHIだけで判断されるのではなく，睡眠の断片化，覚醒反応指数の上昇，$SpO_2$低下などによって総合的に判定されることが望ましい．

### 治療方針
治療の前提として，肥満があれば適切な減量指導を行う．特に20歳代の体重より10 kg以上の体重増加がある場合には，食事療法や運動療法で減量をはかる．アルコールにより，AHIは1.5～2倍に悪化するとされているため，就寝前のアルコールの摂取の禁止または節酒を勧める．睡眠薬や抗不安薬は筋弛緩作用があるため，必要最小限の使用にとどめる．長時間作用型睡眠薬であるクアゼパムは，睡眠時無呼吸症候群の場合には使用禁忌となっている．閉塞性睡眠時無呼吸症候群は心血管疾患との関連が指摘されているた

め，喫煙者には禁煙を指導する．

AHI 20 以上では，持続陽圧呼吸 continuous positive airway pressure（CPAP）が第一選択，AHI 5-20 では口腔内装置 oral appliance（OA）となっている．また，治療前に上気道疾患の評価を行い，適応があれば外科的治療を行う．

CPAP は，鼻マスクを介して閉塞した気道に持続的に空気圧を負荷し，気道を拡張して無呼吸を改善させる治療法である．PSGで AHI が 20 以上，あるいは簡易無呼吸検査法で AHI が 40 以上のときに保険適用となる．この治療により確実に AHI を下げることができるが，陽圧空気のために入眠困難を引き起こすことがある．適切な空気圧の設定，マスクの正しい装着の仕方，漏れの防止などの指導が必要である．鼻閉があると空気圧が高くなり CPAP のコンプライアンスの低下につながるため，耳鼻科的治療を行う．

OA は，下顎または舌を前方移動させることによって上気道を確保し，無呼吸を防止する治療法である．AHI が 5 以上の場合に保険適用となる．装着が簡便で携帯可能であるという利点があるが，顎関節痛が生じる可能性があること，義歯が多い場合には装着ができないこと，などの欠点もある．重症例や高度肥満例では有効性が低下するため，軽症から中等症の閉塞性睡眠時無呼吸症候群に適した方法と考えられる．

外科的治療は，耳鼻科や口腔外科などで行われる．小児では，アデノイド切除術や口蓋扁桃摘出術は有効である．高度な鼻閉がある場合は，粘膜下鼻甲介骨切除術，鼻中隔矯正術などを行う．鼻閉の改善は，CPAP のコンプライアンスを向上させる．

## 中枢性睡眠時無呼吸症候群
（DSM-5 では中枢性睡眠時無呼吸）

### 疾患概念

**【病態・病因】** 閉塞性睡眠時無呼吸が上気道の閉塞によって起こるのに対し，中枢性睡眠時無呼吸は中枢からの神経刺激が消失した結果，呼吸運動が起こらない状態を指す．特発性のものと，それ以外の要因によって起こるものに分類される．特発性中枢性睡眠時無呼吸の原因は不明だが，$CO_2$ に対する換気応答が高いことが関与していると考えられている．特発性中枢性睡眠時無呼吸以外の中枢性睡眠時無呼吸としては，チェーン-ストークス呼吸，薬物による中枢性睡眠時無呼吸，脳器質性変性疾患による中枢性睡眠時無呼吸，がある．チェーン-ストークス呼吸は，無呼吸（低呼吸）と過呼吸が交互に起こり，漸増漸減変動を認めるようなパターンを呈する．心不全，脳血管障害，腎不全患者などに認められる．心不全患者におけるチェーン-ストークス呼吸の存在は，予後不良のサインである．薬物による中枢性睡眠時無呼吸は，モルヒネやオピオイドなど麻薬系鎮痛薬を長期にわたって使用している患者に生じるものである．脳器質性変性疾患による中枢性睡眠時無呼吸は，多系統萎縮症，パーキンソン病，シャイ-ドレーガー症候群，ダウン症などに生じるもので，脳幹神経系の異常が中枢性睡眠時無呼吸を引き起こしていると考えられている．

### A. 臨床症状

日中の眠気や疲弊，不眠，夜間の頻回な覚醒，呼吸困難を訴えるが，寡症状のこともある．

### 診断のポイント

PSG において，睡眠中に気流の消失とともに胸・腹部の呼吸が停止する中枢性無呼吸が 10 秒以上続き，AHI が 5 以上認められる場合に診断する．

### 治療方針

中枢性睡眠時無呼吸症候群の原因はさまざまであり，原因によって治療も変わってくるため，鑑別をきちんと行う必要がある．特発性中枢性睡眠時無呼吸症候群は閉塞性睡眠時無呼吸症候群に比べて，酸素飽和度の低下も軽度であり，循環器系の合併症も少ない．し

かし，AHI が 20 以上であり，不眠や過眠の自覚症状を伴う場合には治療が必要となり，CPAP や薬物治療を行う．

**Rx 処方例**
ダイアモックス錠（250 mg） 1 回 1 錠 1 日 2 回 朝・夕食後

チェーン-ストークス呼吸の場合，慢性心不全患者で重症であり，なおかつ AHI が 20 以上を示す場合には，在宅酸素療法の適応となる．

## 睡眠時低換気症候群（DSM-5 では睡眠関連低換気）

### 疾患概念

**【病態・病因】** 睡眠時低換気症候群は，睡眠中に呼吸が浅くなったり不安定になったりすることによって，睡眠中の低酸素血症が持続的に認められるものであり，明らかな無呼吸や低呼吸を示さないものを指す．肥満低換気症候群は，高度肥満と低酸素血症を伴う肺胞低換気を示すもので，以前はピックウィック症候群とよばれていた．睡眠薬は潜在的な睡眠時低換気症候群を顕在化させたり，併存する睡眠時低換気症候群を悪化させたりすることがあるので注意が必要である．特に，高度の肥満を呈する（精神疾患）患者には，睡眠薬の処方は慎重にすべきである．

### A. 臨床症状
日中の眠気，睡眠中の頻回の覚醒，起床時の頭痛，不眠などがみられる．

### 診断のポイント
本疾患の病態は低換気であるため，PSG において $PaCO_2$ の上昇と，それに関連する呼吸減少が認められることが診断基準とされている．$PaCO_2$ の上昇とは，覚醒時仰臥位よりも 10 mmHg 以上と定義される．しかし，$PaCO_2$ の測定は容易でないため，$SpO_2$ が 90％ 未満を示し，これが 5 分以上継続する場合や睡眠時間全体の 30％ を超えるような場合で，上気道閉塞がない場合は，本疾患を疑う．

### 治療方針
高度肥満があるときには減量を指導する．また，CPAP や Bi-level PAP を行う．高度肥満の場合には CPAP を行うが，CPAP は低換気には基本的に治療効果が少ないため，低換気を主徴とし，換気補助が必要な場合には Bi-level PAP を行う．

### 参考文献
1) 日本睡眠学会認定委員会 睡眠障害診療ガイド・ワーキンググループ（監修）：睡眠障害診療ガイド．文光堂，2011
2) American Academy of Sleep Medicine：International Classification of Sleep Disorders. 3rd ed（ICSD-3），American Academy of Sleep Medicine, Darien, 2014
3) 井上雄一，山城義広：睡眠呼吸障害 Update 2011．ライフ・サイエンス，2011

# 時差症候群や交代勤務による概日リズム睡眠障害
*circadian rhythm sleep disorder*

佐々木三男　太田総合病院睡眠科学センター（神奈川）

## 時差型（時差障害）

### 疾患概念
**【定義・病型】** 概日リズム睡眠障害，時差型は，時差による生活時間と体内リズムの急激なずれにより生じる睡眠・覚醒障害で，睡眠の乱れ，不眠，日中の過眠，精神作業能力低下，疲労感，食欲低下などが生じる．症状の重症度は，通過した時間帯域の数と移動方向によって異なる．東回りの移動のほうが西回りよりも調節が難しい．

**【発症・経過】** 時差による睡眠障害は一過性である．症状は時間帯域を 2 つ以上の飛行後 1-2 日で始まり，一定の経過をたどる．症状

の重症度と持続期間は，移動した時間帯域数と移動方向により異なる．概日リズムが現地時間に同調されるのは，時差1時間帯当たり1日かかると推定されているが個人差も大きい．しかも時間帯域を6つ以上移動すると，概日リズムが飛行の移動方向と逆方向に移行して同調することがある（逆行性同調）．この際は時差症状の持続期間が長期化することもある．

【睡眠ポリグラフ】　時差地での睡眠ポリグラフ検査所見は，日本から時差7時間の米国西海岸への東行飛行では，現地で睡眠の短縮化，分断，睡眠前半のレム睡眠減少などが認められる．

## 診断のポイント

表1に診断基準を示す．時差症状群の時差症状は一過性であり，その地に滞在しているうちに現地の生活時間に適応していく．しかし，時差のある地域を頻繁に往復する人々は，慢性の時差症候群に悩まされ，さまざまな心身の疾患を併発することもある．時差による生体リズムの乱れとそれによって引き起こされる二次的な障害が持病を悪化させ，心身症や精神障害の引き金となることもある．

以上の所見は，発生率はきわめて少ないにしても，精神障害を既往にもつ人の海外旅行では，服薬中の場合には服薬を続けて旅行するように勧めることが望ましい．

表1　概日リズム睡眠障害，時差型（時差障害）の診断基準

| |
|---|
| A．2つ以上の時間帯域を通過する飛行に随伴して，不眠や日中の強い眠気の訴えがある． |
| B．移動後数日間の日中の機能障害，全身性不定愁訴，または胃腸障害などの身体的症状が随伴する． |
| C．この睡眠障害は，現在知られている他の睡眠障害，身体疾患，神経疾患，薬物使用，または物質使用障害で説明できない． |

〔日本睡眠学会診断分類委員会（訳）：睡眠障害国際分類 第2版―診断とコードの手引．p131, 医学書院, 2010より一部改変〕

## 治療方針

### A．治療方針の概要

時差症状解消対策の基本的な戦略としては，①ずれたリズムを早く現地時間にリセットさせること，そのためには，現地の同調因子，特に明暗，社会的接触などを利用して再同調を早くする，②現地の夜に合わせて一定時刻の睡眠をとるように心がけ，その作用力が他のリズムへ及ぶようにする，③短時間の仮眠をとり旅行中の睡眠不足を解消する，の3点ということになる．

### B．光療法の試み

本間らは，ヒトのリズムがフリーランしている状況で，その主観的な活動期の早期，つまり睡眠から目覚めたあとの光パルスが睡眠・覚醒リズムや体温リズム位相を前進させることを認め，ヒトの概日リズムにも光に対する位相反応性のあることを示した．以上の成績をもとに，実際の到着後の光の浴び方を具体的に述べてみる．

時差ぼけの強い東行飛行の場合である．成田―サンフランシスコを例にとると，到着第1日は，午前中はホテルの部屋でカーテンを引いて仮眠し機内での寝不足を解消する．しかし，生物時計の位相前進相に当たる現地の午後には無理にでも起きて戸外で高照度光（自然光）に当たるようにする（起きられずにそのままホテルで眠ってしまい，その夜は全く眠れなくなってしまう）．できれば外出，ゴルフ，海岸やプールサイドで降り注ぐ日を浴びる．この自然光が生体リズムの位相を前進させ同調を早くすることになる．翌日もなるべく午後に高照度光に当たるようにする．その結果，睡眠相を前進させて再同調させなければならない東行の時差ぼけ解消を早めることになる．

### C．薬剤による時差調整法

#### 1．睡眠薬

短時間作用型の睡眠薬で睡眠が十分とれることは，日中の活動性を高めその夜の睡眠をよくし，時差の影響を少なくするのに役立つ

ものと考えられる．特に到着後の2日目は，不眠の程度が強いので，これらの薬剤を上手に使うことも1つの方法であろう．

実際の処方としては，東行飛行の場合，現地夜の就寝前に，短半減期の睡眠薬などを服用する．

**処方例** 下記のいずれかを用いる．
1) マイスリー錠（5・10 mg）　1回1錠　1日1回　就寝前
2) レンドルミン錠（0.25 mg）　1回1錠　1日1回　就寝前

2. メラトニン

メラトニンは，明らかな催眠作用と，概日リズムを調整する可能性が明らかになっている．メラトニン受容体作動薬ラメルテオン（ロゼレム）は視交叉上核に存在する$MT_1/MT_2$受容体に特異的に作用することにより，睡眠・覚醒リズムを調節し，自然な睡眠をもたらすといわれる．メラトニンの位相反応曲線によれば，メラトニンを夕方に投与すると，その日の夜間メラトニンの上昇開始時刻が前進する．東行飛行の時差の場合，夕刻のメラトニン服用は，睡眠・覚醒リズム位相を前進させ，一方，朝の覚醒後の高照度光を浴びることは睡眠・覚醒リズム位相を前進させることが知られているので，メラトニンと光の併用は，現地時間への体内時計同調の効果が期待される．

**処方例**
ロゼレム錠（8 mg）　1回1錠　1日1回
入眠時刻の5時間以内に服用

## 交代勤務型（交代勤務障害）

### 疾患概念

交代勤務スケジュールには，夜間勤務，早朝勤務，シフト勤務などいくつかの型がある．夜間勤務と早朝勤務に伴う睡眠障害が多く報告されている．この勤務者の総睡眠時間は一般的には1-4時間減少して睡眠の質も不十分といわれ職場の作業遂行能力の低下が起こる．加えて覚醒水準の維持が保てず安全面での影響も認められている．平成7(1995)年の厚生労働省の就業条件調査では，労働人口の20％以上が交代勤務に従事しているという．今後さらに睡眠衛生対策が必要とされている．

### 診断のポイント

過度の眠気は，閉塞性睡眠時無呼吸症候群やナルコレプシーなどの他の原発性睡眠障害との鑑別が必要である（表2）．

### 治療方針

生体リズムの性質を考えれば，基本方針として，シフト勤務者はなるべく昼中心day-orientedの社会生活から大きくずれないようにする．そのためには，①深夜勤務を少なくするか深夜勤務後の休日や夕勤務を多くする，②勤務体制は時計回りにし，1-2日ですることが望まれる．さらに，交代勤務で望ましくない体制としては，①夜勤時間が12時間以上になる，②日勤が午前7時以前に始まる，③交代勤務が週ごとになる，④3交代勤務後に休日が48時間しかない，⑤残業が多い，⑥逆行する勤務（日勤-深夜-夕勤），⑦非常に不規則なシフトで仕事の計画が立てにくい，などが挙げられる．

このようなシフト勤務の体制を考慮しなが

**表2　概日リズム睡眠障害，交代勤務型（交代勤務障害）の診断基準**

A. 通常の睡眠時間に重なる勤務時間帯の反復に，時間的に随伴して不眠や過度の眠気の訴えがある．

B. 最低でも1か月にわたる交代勤務に症状が随伴している．

C. 最低でも7日間（睡眠日記とともに）睡眠日誌やアクチグラフを記録すると概日的調整と睡眠時間の調整の乱れが確認される．

D. この睡眠障害は，現在知られている他の睡眠障害，身体疾患，神経疾患，薬物使用，または物質使用障害で説明できない．

〔日本睡眠学会診断分類委員会（訳）：睡眠障害国際分類 第2版―診断とコードの手引．p134, 医学書院, 2010より一部引用〕

ら，入眠困難や必要な睡眠がとれない場合には超短・短半減期の睡眠薬を適時に使用することも考えられる．

**Rx 処方例** 下記のいずれかを用いる．
1) マイスリー錠（5・10 mg） 1回1錠 1日1回 就寝前
2) レンドルミン錠（0.25 mg） 1回1錠 1日1回 就寝前
3) ルネスタ錠（1・2・3 mg） 1回1錠 1日1回 就寝前
4) ロゼレム錠（8 mg） 1回1錠 1日1回 就寝前

**参考文献**
1) 佐々木三男：時差ボケ．睡眠の科学．鳥居鎮夫（編）：睡眠の科学．pp 149-183, 朝倉書店，1984
2) 高橋敏治，佐々木三男：生体リズムと時差ぼけ．川崎晃一（編）：生体リズムと健康．健康の科学シリーズ．pp 129-148, 学会センター関西，学会出版センター，1999

# 睡眠覚醒相後退障害
*delayed sleep-wake phase disorder (DSWPD)*

佐藤萌子　睡眠総合ケアクリニック代々木
井上雄一　東京医科大学教授・睡眠学講座

## 疾患概念
【定義・病型】 睡眠覚醒相後退障害（DSWPD）は，概日リズムの位相が後退することで生じる夜間の入眠困難と朝の起床困難を主症状とする疾患であり，概日リズム睡眠障害の1つに分類される．通常，睡眠と覚醒のスケジュールが社会生活上望ましい時刻より2時間以上遅延していることが診断上の目安となる．睡眠位相はいわゆる「遅寝遅起き」に固定化され，朝の望ましい時刻に起床できないために，学業や就業などの社会生活にしばしば支障をきたす．

【病態・病因】 生体には，約24時間のリズム（概日リズム）をもつ体内時計が備わっており，睡眠覚醒サイクル，深部体温，メラトニン分泌など多くの生体現象は概日リズムに基づき制御されている．DSWPDではこの概日リズムが内因性に変調をきたす結果，睡眠と覚醒のスケジュールが望ましい時間帯から慢性的に遅延してしまう．

概日リズムの遺伝子研究において，就寝時刻にまつわる遺伝的関与は40-50％といわれており，DSWPDの病因においても遺伝的要因が関与しているものと考えられる．時計遺伝子である *PER3* やカゼインキナーゼ1イプシロン（*CK1 epsilon*）などの遺伝子多型との関連も指摘されている．

【疫学】 思春期・青年期にかけて好発し，老年期にはまれとされる．欧米の大規模試験結果では，有病率は一般人口（18-67歳）において0.13-0.17％，青年期（16-18歳）において3.3％とされる．わが国での有病率は一般人口（15-59歳）において0.13％，学生（中学生から大学生）に限ると0.48％程度と推定される．性差は現在のところ不明である．

【経過・予後】 適切な治療を行わなければ慢性に経過することが多い．一方，加齢により睡眠の位相が前進することで症状が緩和する可能性があるが，これには10年以上を要すると考えられる．治療により望ましい睡眠位相に改善しても，夜更かし生活を行うと症状は再燃しやすい．夜間の入眠困難や日中の眠気を改善させるための，飲酒や安易な睡眠薬・中枢神経刺激薬使用は無効なだけでなく，物質依存・乱用につながる可能性があり慎むべきである．

## 診断のポイント
深夜に及ぶ受験勉強やアルバイト，夏休みなどの長期休暇で極端に夜型化した生活を過ごすことが発症の誘因となることがある．DSWPDでは，健常者と異なりいったん遅れた生活スケジュールを戻すことは非常に困難

である．努力して望ましい時刻に起床しても，生体のリズムと睡眠覚醒のスケジュールが脱同調しているため，日中の眠気，注意力や集中力の低下，起立性低血圧，全身倦怠感，頭痛などを生じる．加えて抑うつ状態を呈しやすいことが指摘されており，注意が必要である．

診断は，睡眠障害国際分類第3版（ICSD-3）に準拠するのが一般的である．「望ましい時刻に寝つけず，希望する時刻に起床できず，睡眠時間帯の位相後退が存在する」「位相が後退することで学校や会社などの社会的スケジュールに合わせることができない」「本人が睡眠を得やすい生活スケジュール下では睡眠の質と持続時間は年齢相応で，24時間周期の睡眠覚醒スケジュールは後退しているが安定している」ことを確認することが必要である．前述した身体症状や眠気が夕方−夜間に消失ないし軽減することも鑑別点になる．睡眠状態の確認には，睡眠日誌やアクチグラムを用いる．これらによる記録を最低でも1週間，できれば2週間以上行い，睡眠覚醒スケジュールの慢性的な後退を確認する．睡眠日誌やアクチグラムは，その後の治療効果をみるために継続して記録させるのがよい（図1）．

生活スケジュールの影響で睡眠スケジュールが後退・固定化している健常者との鑑別を求められることがあり，深夜の勉強や労働など現在の生活状況の把握を丁寧に行う必要がある．健常者では，夜型生活を改めると比較的容易に睡眠覚醒スケジュールが正常化する．また学業や就労への意欲が低下していることで生活リズムが乱れ，二次的にDSWPD

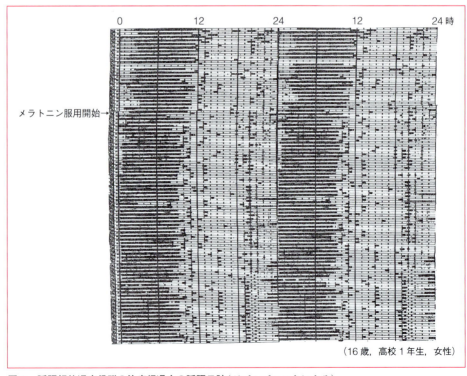

図1　睡眠相後退症候群の治療経過中の睡眠日誌（ダブルプロットによる）

様の症状を呈する場合もある．

## 治療方針

### A. 治療方針の概要

DSWPDでは，時間生物学的観点に基づいた治療を行う．睡眠衛生指導や高照度光療法，または両者の併用を試みる．睡眠衛生指導や高照度光療法で十分な改善が得られない場合，時間療法や薬物療法を組み合わせて治療を行う．

なお，DSWPDの治療として医療保険適用を得ている治療方法はなく，いずれも適用外使用になる．

### B. 非薬物療法

#### 1. 睡眠衛生指導

まず試みられるべき治療であり，軽症例では睡眠衛生指導のみで改善することがある．避けるべきものとして，休日の極端な遅寝遅起き，夜型の生活習慣（仕事，娯楽や夜間のテレビ・ビデオ鑑賞，PCやスマートフォンの使用を含む），深夜の激しい運動や熱い温度での入浴，過度に明るい夜間照明などが挙げられる．勧めるべきものとして，週末も含め一定時刻の就寝・起床，毎朝一定時刻にカーテンや雨戸を開けるなどによる起床時の光曝露，朝食の摂取，日中（特に午前中）の外出や戸外での運動などが挙げられる．

#### 2. 高照度光療法

高照度光療法は，早朝に高照度光を照射するとヒトの概日リズムの位相が前進することを利用した治療法である．自然に覚醒できる時刻の2-3時間前に起床させ，2,500 lux以上の高照度光を1-2時間照射することで入眠時間を早めることができる．詳細は825頁を参照されたい．

#### 3. 時間療法

DSWPDでは睡眠位相を早めることは困難だが，遅らせることは比較的容易であるという特徴を利用した方法である．1日2-3時間ずつ入眠時刻を遅らせていき，約2週間かけて望ましい入眠時刻に至った時点で就寝・起床時間を固定する．概日リズム位相を前進した状態で固定するために，高照度光療法の併用，睡眠衛生指導強化も重要となる．

### C. 薬物療法

メラトニン，もしくはその受容体アゴニストが用いられる．

メラトニンは，夕方から夜間に投与することで概日リズムを前進させることができ，DSWPDの薬物療法では最も有効性が高いと考えられる．メラトニンはわが国では製造されていないが，米国でサプリメントとして販売されている．このため実際には，患者の自己責任において購入したメラトニンの服用方法を指導することになり，使用にあたっては十分なインフォームド・コンセントが必要になる．メラトニン0.25-1 mg（成分量として）程度を，実際に入眠できる時刻の6-10時間程度前に服用する．サプリメントに含まれるメラトニン含有量はばらつきが大きく，ほとんどメラトニンが含まれていないものもあるので注意が必要である．副作用として，翌日の眠気，倦怠感，男性性機能低下を生じることがある．効果発現には数週間を要し，有効性が認められる場合でも，中途半端な服薬中断や不規則な生活を行うと再増悪することが多いので，注意が必要である．

ラメルテオン（ロゼレム）はメラトニン受容体アゴニストであり，DSWPDに有効な可能性がある．しかし現在までにプラセボ対照二重盲検比較試験による有効性の検証はなされていない．また，概日リズム位相変位作用にかかわるメラトニン2型受容体への親和性はメラトニンの3倍と高いため，投与量についても検討の余地があることに留意すべきである．

**処方例** 下記を用いる．

ロゼレム錠（8 mg）　1回1/4錠または1/2錠　1日1回　入眠6-10時間前　保外

### D. 難治症例・家族への対応

睡眠衛生指導を1か月以上行っても症状が改善しない場合，時間生物学的な治療の強化のために睡眠障害医療専門機関への紹介を検

討する．

### E．併存疾患

DSWPDが，不登校や社会的引きこもりの原因になっている可能性がある．これらを主訴に来院した若者を診察する場合，一次性・二次性を含めてDSWPDの存在を念頭においた睡眠覚醒スケジュールや生活状況の確認が必要である．他方，気分障害ないし統合失調質性や回避性の人格傾向にDSWPDが随伴することがあるので，睡眠状態だけではなく精神症状の把握にも努める必要がある．

■患者・家族説明のポイント

- いわゆる「怠け」「さぼり」ではなく，睡眠障害の1つであることを伝える．
- 生活習慣の夜型化が発症・増悪要因になりやすいこと，睡眠衛生の適正化が重要であることを説明する．
- 寝酒や安易な睡眠薬使用には，治療効果がないことを伝える．

## 睡眠相前進症候群（概日リズム睡眠-覚醒障害群・睡眠相前進型）

*advanced sleep phase syndrome (Circadian rhythm sleep-wake disorder, advanced sleep phase type)*

三島和夫　国立精神・神経医療研究センター精神保健研究所・精神生理研究部部長

### 疾患概念

【定義・病型】　睡眠相前進症候群は，睡眠障害国際分類（ICSD第3版）およびDSM-5ではそれぞれ概日リズム睡眠-覚醒障害群に属する睡眠・覚醒相前進障害および睡眠相前進型と疾患名が変更された．本稿では後者を用いる．概日リズム睡眠-覚醒障害の原因は，生物時計自体の機能障害（周期異常や同調不全などの内因）か，生物時計位相に合致しない時間帯で人為的に睡眠をとらなくてはならない心理社会的理由（時差や交代勤務などの外因）に二大別される．いずれの場合も，望ましい時間帯に眠る（覚醒する）ことができないことから，不眠や過眠，自律神経症状などの身体的不調を呈するようになる．

睡眠相前進型は睡眠時間帯が著しく早い時間帯で固定し，努力しても望ましい（より遅い）時刻に入眠・覚醒できない病態を指す．診断基準には具体的な時刻は定義されていないが，これまでに報告された定型例では夕方以降の比較的早い時刻から眠気を生じ，午後8時前には入眠し午前2時過ぎには覚醒するなど，睡眠時間帯が著しく前進するのが特徴である．不眠症などとは異なり，自由に睡眠時間帯を選択できる場合には入眠・覚醒時刻は規則的であり，睡眠の質（睡眠ポリグラフィ上での睡眠構築）や睡眠時間にも特段の異常は認められない．しかし，通常生活では出勤や登校などの社会的制約から睡眠習慣を維持するのに困難が生じ，生活の質が大きく低下することが多い．高齢者にみられる早寝早起き型の睡眠習慣は，生物時計機能の加齢変化に基づく生理的変化であり，その症状が本人の強い苦痛や著しいQOLの低下を招かない限り狭義には本症に含めないのが一般的である．

【病態・病因】　常染色体優性遺伝形式のメンデル発症をする睡眠相前進型家系が知られており，罹患患者の概日リズム周期（フリーラン周期）が短いことが報告されている．米国の大規模家系の分子遺伝学的解析から*Per2*遺伝子内のカゼインキナーゼ1ε（CK1ε）結合部位のミスセンス変異，カゼインキナーゼ1δ（CK1δ）のミスセンス変異が責任部位として同定されている．これらの変異は時計遺伝子のリン酸化速度と転写サイクル周期を修飾する結果，生物時計周期が24時間より大きく短縮して外界明暗サイクルに同調する際に睡眠相が早い時間帯で固定すると考えられている．上記の時計遺伝子以外の領域であっても時計遺伝子転写サイクル周期を短縮する遺

伝子変異や多型が存在すれば，睡眠相前進型の表現型を呈する可能性がある．実際，既知の遺伝子変異を有しない本症患者が多数見いだされている．また孤発例は多因子的機序で発症している可能性があるが，病態生理は不明である．また生物時計周期は正常であっても，光感受性の変化や位相反応曲線の特性の変化などで本症に類似した表現型を呈する可能性があるが，実証されていない．

【疫学】　本症の有病率に関する信頼できる調査結果は得られていない．きわめてまれな疾患と考えられていたが，米国では多数の家族性発症家系が見いだされている．日本国内でも複数の発症家系が報告されている．また，孤発例の疫学は明らかになっていないが，一般住民を対象とした睡眠習慣調査を行うと，先に示したような極端に早い睡眠相を呈し日常生活に支障をきたしている一群が存在するため，従来の予測よりも有病率が高い可能性がある．中等度までであれば社会生活に順応し臨床的に問題となることが少ないために受診にまで至らないケースも多いと考えられる．加齢変化に伴う睡眠相の前進も本症に含めた場合には中高年の約1％程度に本症が認められるとされる．

【経過・予後】　家族性発症の場合，思春期前などかなり早い時期から症状が出現することがある．特定の遺伝子変異もしくは疾患感受性遺伝子多型などによる場合には，症状は生涯にわたって持続すると想定される．加齢に伴う場合には中年期以降に発症し，やはり自然寛解は期待できない．適切な治療を行わないと，社会生活への不適応や過眠症状，うつ状態などの精神的および身体的併存症を有するに至る場合がある．

## 診断のポイント

睡眠障害国際分類による診断基準によれば以下の基準を満たすことが必要である．①一般的に社会的に受容された，望ましい覚醒時間帯まで眠り続けることができず，また望ましい習慣的な就床時間帯まで起きていられないという症状が反復的に認められる．すなわち睡眠時間帯の前進がみられる．②自分の好きなスケジュールを選択できれば睡眠の質と持続時間は年齢相応に正常で，睡眠時間帯は前進しているものの24時間周期の安定した睡眠覚醒パターンを示している．③睡眠日誌や活動計などにより，習慣的な睡眠の位相前進が少なくとも1週間持続していることが確認できる．④このような症状が他の睡眠障害や神経疾患，精神疾患，薬物使用などで説明できない．

社会的・職業的な要請から睡眠時間帯が前進していないか鑑別する必要がある．恣意的に早朝に起床することによって高照度の日照を覚醒直後に浴びることになり，そのことがさらに生物時計位相を前進させる可能性がある．

生物時計位相を評価する客観的指標として低照度光下でのメラトニン分泌立ち上がり時刻 dim light melatonin onset time（DLMO）や深部体温リズム位相がある．これらの生理機能リズム位相の著しい前進は本症と診断する補助になる．

## 治療方針

### A. 治療方針の概要

本症でみられる早朝覚醒は生物時計位相の著しい前進により生じる病態であり，一般的な不眠症とは異なる．したがって，睡眠薬などの催眠鎮静系薬物を用いた薬物療法は効果が乏しい．生物時計位相を正常な時間帯にシフトさせる時間療法が治療の基本となる．

### B. 時間療法

#### 1. リズム同調の強化，光療法

治療の骨幹は望ましい時間帯から大幅にずれた睡眠時間帯を正常化することであるが，そのためには睡眠覚醒のタイミングを調整している生物時計の時刻合わせ（位相調節）が必要である．生物時計の位相を最も強力に調節するのは高照度の環境光である．普段の睡眠時間帯が安定している場合，概算として入眠時刻の6時間前から5時間後に相当する時間

帯（健常人では夕刻から深夜に相当）にかけて光を浴びると翌日の位相後退が期待できる．ただし，この時間帯はすでに日没後であるため人工光照射装置が必要になる〔「高照度光療法」の項（⇒825頁）を参照〕．それ以降（覚醒時刻の2-3時間前以降）の高照度光は逆に位相前進を引き起こすため寝室は遮光カーテンを引くなどして朝日をブロックし，午前中いっぱいは自然光への曝露をできるだけ避けるように指導する．位相変位効果は光照度と曝露時間にほぼ比例すると考えてよい．数千ルクス以上の高照度光を浴びることが生物時計の位相調節には効果的である．屋内でこのレベルの光に曝露する機会は非常に少ない．例えば，標準的な室内照明は500ルクス前後であり，治療効果が乏しい．光療法以外では社会的同調因子を強化するための生活指導も重要であり，定時の食事摂取，規則的な入床・起床といった指導を行う．抑うつ症状がある場合には心理的サポートがないと実施は難しい．

### 2. メラトニン，メラトニン受容体作動薬

松果体ホルモンであるメラトニンもまた生物時計の位相調節作用をもつ．メラトニンの位相調節作用は光のそれとほぼ逆位相である．夕方にメラトニンを服用すると生物時計の位相は早まり，朝に投与すると位相は後退する．その効果は高照度光に劣るが，服用だけで済むので簡便でありコンプライアンスも保たれやすい．睡眠相前進型の場合には当人の早朝にあたる時間帯（患者の通常の覚醒時刻の3時間前から3時間後に相当する時間帯）にかけてメラトニンの血中濃度が高まると翌日の生物時計位相は後退し，睡眠時間帯もまた後退する．そのため早朝覚醒した際にメラトニンを追加服用させるとよい．メラトニンは催眠作用もあるため再入眠を助ける．また閉眼することで位相前進を悪化させる早朝光をブロックすることもできる．

メラトニンは半減期が30分程度と短半減期であることから，推定された位相前進域を広くカバーして血中メラトニン濃度を高めるために（再入眠ができない場合には）1時間程度の間隔をおいてメラトニン0.5-3 mgを2分割，もしくは3分割投与させる．上記の方法で1週間程度服用させ，睡眠相の後退が認められたら投与時刻を30分程度刻みで遅くして経過をみることを繰り返す．最近ではメラトニン受容体作動薬であるラメルテオン（ロゼレム）が上市された．ラメルテオンは催眠作用を発揮する1型受容体だけではなく，生物時計位相の変位作用を発揮する2型受容体への親和性もメラトニンよりも高いため，本症への治療効果も期待できる可能性がある．ただし服用方法を確立するにはラメルテオンの血中濃度プロファイルだけではなく2型受容体に作用する持続時間などのデータが必要である．

### 3. その他の時間療法

本症では生物時計周期が短く睡眠時間帯の前進が比較的容易であることを利用して，就床・起床時刻を2日ごとに3時間ずつ早めてゆく，もしくは毎日3時間ずつ早めてゆくことで，望ましい時間帯まで入眠覚醒時刻を移行させる方法が報告されている．

### C. その他の薬物療法

三環系抗うつ薬（イミプラミン）を用いて睡眠相の後退と身体症状（全身倦怠感，嘔気・嘔吐）の改善が得られた症例が報告されている．

■ 患者・家族説明のポイント

・実生活上での自然光，人工光照射装置，その他のリズム同調因子（食事，運動など）をうまく活用することで睡眠相は調整可能であることを説明する．理論的な背景も含めてリズム調節法を丁寧に説明することが長期的な臨床転帰を改善する．

# 非24時間睡眠覚醒症候群
non-24-hour sleep-wake disorder

海老澤尚　和楽会横浜クリニック・院長

## 疾患概念

**【定義・病型】** 非24時間睡眠覚醒症候群は，睡眠覚醒リズムを望ましい生活スケジュール（あるいは24時間周期の昼夜リズム）に合わせることができず，入眠時刻と覚醒時刻が徐々にずれる（多くは日に1-2時間程度ずつ遅れる）ため，夜間の不眠と日中の過剰な眠気（または日中の覚醒困難）・注意集中困難・不定身体愁訴などが周期的に出現し，仕事や学業などの社会生活に支障をきたす疾患である（図1）．盲目の人に多いが，視覚健常者でもまれに発症する．

**【病態・病因】** 睡眠は，恒常性維持機構（覚醒が続くと疲労が蓄積して睡眠欲求が高まり，眠ると睡眠欲求が低下する）と，体内時計の働き〔24時間周期で睡眠傾向（眠りやすさ）の上下を繰り返す〕の相互作用で生じると考えられている．体内時計の中枢は視床下部の視交叉上核に存在し，ほぼ24時間周期のリズム（概日リズム）を生み出す．概日リズム本来の周期は24時間よりやや長い場合が多いが，朝に光刺激を受けてリセットされることで24時間の昼夜リズムに同調して（合わせて）いる．

良好な睡眠をとるには，睡眠覚醒リズムが望ましい生活スケジュール（あるいは昼夜リズム）と一致している必要がある．一致しない場合，適切な時刻に眠れなかったり，不適切な時刻に眠気・居眠りを生じたりする．

盲目の人の睡眠覚醒リズムは，光刺激によって24時間周期に合わせることができないため，昼夜リズムから徐々にずれることがある．視覚健常者に非24時間睡眠覚醒症候群が発症する原因は不明だが，体内時計の生み出す概日リズム周期が24時間より長すぎて昼夜リズムに合わせることができない，体内時計の光刺激に対する感受性が低下している（または亢進している），光刺激に対して感受性のある時間帯が睡眠中に現れるため，覚醒時に光刺激を受けても睡眠覚醒リズムの位相が前進しない（入眠・覚醒時刻が早まらない），などの機序が想定されている．

**【疫学】** 盲目の人の半数以上が非24時間睡眠覚醒症候群を発症するとされるが，視覚健常者ではまれである．視覚健常者では10歳代から20歳代で発症することが多く，男性に多いとされている．

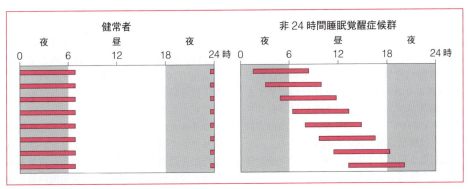

図1　非24時間睡眠覚醒症候群の睡眠パターン
色の部分は睡眠時間を表す．

【経過・予後】 受験勉強での徹夜などを契機に発症し，慢性的に症状が継続することが多い．自分固有の睡眠覚醒リズムに合った時間に自由に睡眠をとることができれば，睡眠の質などに問題はない．

## 診断のポイント

本人や家族は「ときどき眠れない」「眠くて仕方がないときがある」「朝起きられないことがある」「睡眠リズムが不規則」などととらえており，睡眠覚醒リズムが日々遅れているとは気づいていない場合が多い．したがって，まず医療者側がこの疾患の可能性を念頭において診察することが診断の第一歩である．患者に睡眠日誌（睡眠表，sleep log）〔入眠・覚醒，居眠りなどの時刻を患者に毎日記録してもらい，睡眠時間帯や睡眠時間の長さの推移を調べる方法．睡眠表はExcelなどで自作してもよいが，日本うつ病学会のホームページ（http://www.secretariat.ne.jp/jsmd/sokyoku/pdf/suimin_kakusei_rhythm.pdf）から双極性障害を対象に作成されたものをダウンロードすることもできる〕を2週間以上記録してもらい，睡眠覚醒リズムの遅れを確認する．可能ならアクチグラフィー（被験者の手首に小型機器を装着し，活動量の経時的変化を記録するもの）を施行するとより客観的に睡眠パターンを把握できる．睡眠障害国際分類第3版（ICSD-3）の診断基準では3か月以上症状が持続する場合に診断される．

## 治療方針

### A. 治療方針の概要

基本的病態は「睡眠覚醒リズムの周期が24時間より長いため，日々社会的に望ましい生活スケジュールから（あるいは昼夜リズムから）ずれていく」ことなので，治療方針の基本は睡眠覚醒リズムの修正である．

光刺激を利用する方法，メラトニン受容体作動薬や睡眠薬を使う方法がある．

「病態・病因」の項で述べたように，睡眠覚醒リズムは体内時計にコントロールされている．一般的に，夕方から夜にかけての時間帯に光刺激を与えると睡眠覚醒リズムは遅れ（入眠・覚醒の時刻が遅くなり），明け方に与えると概日リズムは前進する（入眠・覚醒時刻が早まる）．正確には，深部体温の最低時刻（直腸温などの深部体温は体内時計にコントロールされて概日リズム周期を示して上下し，一般には自然覚醒する時刻の2時間程度前に最低になる）を境に，光刺激に対する睡眠覚醒リズムの変化の方向は正反対になる．つまり，深部体温最低時刻より前に光刺激を与えると睡眠覚醒リズムは後退し，それよりあとに光刺激を与えると同リズムは前進する．

また，松果体で産生されるホルモン，メラトニンは体内時計にコントロールされ，夜間血中濃度が高く日中は低いという日内変動を示すが，メラトニンまたはメラトニン受容体作動薬を外部から投与すると，視交叉上核などに発現するメラトニン受容体を介して睡眠覚醒リズムを前進・後退させることができる．光刺激とは逆に，メラトニン/メラトニン受容体作動薬を夕方から夜の時刻に投与すると概日リズムは前進し，明け方に投与すると後退する．メラトニンは医薬品として認可されておらず，現在わが国で使用可能なメラトニン受容体作動薬はラメルテオン（ロゼレム）のみである．そこで，非24時間睡眠覚醒症候群など睡眠覚醒リズム障害の治療にラメルテオンが用いられる．

このように，光刺激やラメルテオン投与は非24時間睡眠覚醒症候群をはじめとする睡眠覚醒リズム障害に治療効果が認められるが，投与時刻によって作用が正反対になるので注意が必要である．

ラメルテオンを1-4 mg投与すると睡眠覚醒リズムが前進したが，8 mg投与では有意な作用を認めなかったとする報告が複数ある（8 mgでも有効だったとする少数例の報告もある）．8 mgのラメルテオンを投与すると1時間足らずで血中濃度がメラトニン受容体に

対するKi値の100倍以上に達するが，ラメルテオンの半減期は約1-2時間で，その代謝産物もメラトニン受容体作動性活性をもつうえにラメルテオンより半減期が長い．したがってラメルテオンを高用量投与すると，睡眠覚醒リズムを後退させる夜の後半-明け方の時間帯までメラトニン受容体作動性活性が血中に残存し，リズムの前進作用を弱める可能性がある．

睡眠薬自体には睡眠覚醒リズムを変える作用は認められていないが，投薬により少しでも早く入眠できれば早い時刻に覚醒し，光刺激を受けることができるので，結果として睡眠覚醒リズムを前進させる効果が期待できる．ただし，睡眠薬のみで睡眠覚醒リズムを大きく前進させようとすると，過量投与になったり，翌日まで作用が持ち越してかえって起床困難を増悪させることもある．したがって睡眠薬は補助的治療と考え，短時間作用性のものを最小限使用するにとどめたほうがよい．

非24時間睡眠覚醒症候群のなかには，深部体温の最低時刻から自然覚醒までの時間が長く，自然覚醒時にはすでに光刺激に感受性のある（体内時計が光刺激でリセットされる）時間帯が終了しているケースがあると報告されている．この場合，自然覚醒後に光刺激を与えても，睡眠覚醒リズムを前進させるのは困難と思われる．

### B. 高照度光療法（⇒825頁）

朝の光刺激で睡眠覚醒リズムをリセットするとともに，睡眠覚醒リズムを後退させる可能性のある夜の時間帯に明るい光を浴びすぎないようにする．

夜間に睡眠できる時期，起床後すぐに30分間以上外の景色を見る，空を見る，外を散歩するなどして太陽光刺激を受けてもらい，睡眠覚醒リズムの後退を抑える．太陽光を直視してはいけないことは当然である．覚醒後すぐに起き出すのが困難な場合は，寝室を東か南向きの部屋にして，カーテンを開け放して寝てもらう，家族に朝早く雨戸やカーテンを開けてもらうなどして，朝日が寝室に入ってくるようにする．通勤・通学時に30分以上駅まで歩くようにすることも効果的な場合があるが，覚醒後すぐに光刺激を受けたほうがより高い効果が期待できる．

ただし，非24時間睡眠覚醒症候群では，既述したように自然覚醒時にはすでに光刺激が有効な時間帯が終了しており，十分な効果が得られない場合もあるようである．

太陽光を利用するのが難しい場合は，人工光を用いる方法もある．一般家庭の室内光程度では明るさが不十分とされており，2,500 lux以上の高照度光の照射を，30分-2時間受けることが必要とされる．高照度光照射器具が販売されている．

適切な時刻に覚醒・起床できるようになっても，その状態を維持するには光療法を継続しなければならない場合が多い．

高照度光により視覚障害などが生じないよう注意する．

太陽光・人工光ともに，毎朝一定の時刻に光刺激を受けることが重要であり，一定の時刻に起こしてもらうなど家族の協力が望ましい．

また，既述したように夜に明るい光を浴びすぎると睡眠覚醒リズムは後退する．近年はインターネットやスマートフォン・携帯電話の普及により，夜遅くまで長時間液晶画面を至近距離で見る機会が増えている．液晶画面の青色成分は，体内時計の感受性が高い460 nmの波長に近く，長時間液晶画面を至近距離で注視すると睡眠覚醒リズムが後退する可能性がある．睡眠覚醒リズムに異常のある場合は，夜のインターネット・スマートフォン・携帯電話の長時間使用を避けることが望ましい．

### C. 薬物療法

#### 1. メラトニン受容体作動薬

® 処方例

ロゼレム錠（8 mg） 1回1/8-1/2錠　1日

1回　望ましい入眠時刻の2-3時間前（20-21時など）（ただし，添付文書ではロゼレムの効能・効果は「不眠症における入眠困難の改善」，用法・用量は，「就寝直前に8 mgを服用．服用して就寝した後，睡眠途中において一時的に起床して仕事等をする可能性があるときには服用させないこと」と記載されているので注意が必要である） (保外) 用法・用量

ラメルテオンを少量投与した場合，ベンゾジアゼピン系の睡眠薬のような服薬直後の眠気・ふらつきなどの自覚に乏しく（強く自覚される場合もある），患者が物足りなさを感じることがある．服薬直後に眠気を催させるのではなく，体内時計にコントロールされた自然な眠気を適切な時刻に出現させることが目的であることをあらかじめ説明しておくとよい．

ラメルテオン投与の効果を確認するには，睡眠覚醒リズムを睡眠表などで記録する．初めのうちは睡眠覚醒リズムが投与前と同様に毎日後退していくが，効果のある場合，入眠開始時刻がラメルテオン投与時刻より遅くなったあと，ラメルテオン投与時刻の数時間後に固定される．入眠時刻が望ましい時刻と異なる場合は，ラメルテオンの投与時刻を2週間に1時間程度ずつ前後させることで調整する．ラメルテオンの投与時刻から自然に入眠できる時刻までの間隔には個人差があるため，投与時刻は試行錯誤で決めることになる．

### 2. 睡眠薬

睡眠薬を使う場合，翌朝に持ち越さないよう短時間作用性のものを使用する．

**R 処方例**

マイスリー錠（5 mg）　1回1-2錠　1日1回　就寝前

### 3. ビタミン$B_{12}$

ビタミン$B_{12}$投与が効果的な場合がある．作用機序は不明だが，光刺激に対する感受性を亢進させる可能性が挙げられている．

**R 処方例**

メチコバール錠（500 $\mu$g）　1回1錠　1日3回　毎食後（添付文書ではメチコバールの効能・効果は「末梢性神経障害」のみである） (保外)

### D. 難治症例・家族への対応

難治の場合，上記の方法を組み合わせて施行する．在宅では毎日一定の時刻に起床して光刺激を受けることが難しい場合など，入院して光療法を施行することもある．ただし，入院による光療法ができる施設は限られている．

### E. 併存疾患

しばしば朝の適切な時刻に起床できず，起床できても眠気や体調不良・注意集中困難などで就労・勉学が困難となるため，不登校・出社拒否・引きこもり・うつ病などとしてとらえられている場合がある．実際にうつ状態・うつ病を合併する率も高いが，体内時計の異常が直接の原因なのか，社会適応できないことによる二次的反応なのかは不明である．

入眠困難のため，睡眠薬の重複服用，就寝前の大量飲酒などの習慣が生じ，病像を複雑にしていることがある．

### ■患者・家族説明のポイント

毎日服薬時間を守る，起床後すぐに光を浴びる，夜の液晶画面の長時間注視を避けるなど，本人の努力が必要な治療が多いため，本人・家族に病態や治療の効能を十分説明し，モチベーションを高めてもらったうえで正しい治療を適切な時刻に継続的に行ってもらうことが重要である．

### 参考文献

1) Richardson GS, Zee PC, Wang-Weigand S, et al: Circadian phase-shifting effects of repeated ramelteon administration in healthy adults. J Clin Sleep Med 4: 456-461, 2008
2) Bjorvatn B, Pallesen S: A practical ap-

proach to circadian rhythm sleep disorders. Sleep Med Rev 13: 47-60, 2009
3) Yanagihara M, Nakamura M, Usui A, et al: The melatonin receptor agonist is effective for free-running type circadian rhythm sleep disorder: case report on two sighted patients. Tohoku J Exp Med 234: 123-128, 2014

# 睡眠時随伴症
*parasomnia*

佐藤雅俊　横手興生病院
清水徹男　秋田大学大学院教授・精神科学

## 疾患概念

**【定義・分類】**　睡眠時随伴症とは，睡眠中あるいは覚醒と睡眠との境界の状態で起こる異常な現象を指す言葉である．患者の訴えはその異常な現象に限られており，その異常な現象が原因となって不眠や過眠などの障害が生じることは少ない．睡眠障害国際分類第3版（ICSD-3）では，睡眠時随伴症をさらに，覚醒障害（ノンレム睡眠からの覚醒時に起こるもの），通常レム睡眠に伴って起こる睡眠時随伴症，その他の睡眠時随伴症の3つに分類している．本項では，ICSD-2の診断分類に従い，主な睡眠時随伴症の疾患特徴について述べる．なおICSD-3においても睡眠時随伴症の分類はおおむね変わっていない．

## 覚醒障害（ノンレム睡眠からの覚醒時に起こるもの）

ICSD-2では錯乱性覚醒，睡眠時遊行症，睡眠時驚愕症の3疾患に分類されている．これらはいわゆる"ねぼけ"に相当するものであり，それらの病態生理学的機序には覚醒障害が共通して関与する．

## 錯乱性覚醒

### 疾患概念

**【定義・病型】**　典型的には夜の初めに認められる徐波睡眠からの覚醒中や覚醒後の精神的錯乱や錯乱的行為で，朝，目を覚まそうとするときにも認められる．時間や空間の見当識を失い，動作が緩慢になって精神作用が減退し，質問や指示への反応が鈍くなる．無理やり起こされた場合，患者は身をよじって抵抗し，ますます興奮することが多い．ほとんどのエピソードが5-15分で終わるが，なかには30-40分持続する場合もある．

**【病態・病因】**　視床下部後部，中脳網様体領域，脳室周囲灰白質など覚醒をつかさどる脳領野の病変に随伴する錯乱性覚醒の報告がある．しかし，患者の大多数には特定の脳病変は認められない．

**【疫学】**　性差はなく，特に子どもと35歳未満の成人でよく認められる．3-13歳までの有病率は17.3%，15歳以上の成人の有病率は2.9-4.2%である．

**【経過・予後】**　子どもの錯乱性覚醒は一般には良性で，5歳以上では認められなくなる．錯乱性覚醒が認められる子どもは，青年期に睡眠時遊行症に移行することが多い．

### 診断のポイント

ICSD-2による診断基準は以下の通りである．
A. 夜間睡眠や昼寝からの覚醒，中途覚醒の際に，精神的錯乱や錯乱的行為が繰り返し認められる．
B. この障害は，他の睡眠障害，身体疾患や神経疾患，薬物使用，または物質使用障害で説明できない．

### 治療方針

小児発症例の経過は一般に良好であり，重症の錯乱性覚醒も加齢に伴って頻度が減少し，その後消失することが多い．その点を家族に十分説明して不安を軽減することが重要である．ただし，エピソードの際に，なだめ

ようとするとかえって興奮することが多いので，危険に配慮して見守るという対応が基本である．

## 睡眠時遊行症

### 疾患概念

【定義・病型】　夜間の睡眠の初めの1/3の間の時期に起こる．患者は寝床から急に起き上がり，初めの間は寝具を常同的にいじくるなどの保続的運動を繰り返す．次いで，患者は寝床を離れて歩き回るが，その際に服を着る，扉を開ける，階段を上ったり下りたりする，別の部屋に入る，ものを食べるなどの半ば目的のあるような行動をとることも多い．

【病態・病因】　病態生理には覚醒障害を伴う徐波睡眠の不安定性が関連している．

【疫学】　子どもでは性差は認められない．成人の場合，けがや暴力を伴う睡眠時遊行症は男性のほうに多く認められる．有病率は子どもでは17%で8-12歳がピークとなる．これらの子どものほとんどで幼少時，錯乱性覚醒が認められている．成人の有病率は4%までである．一卵性双生児と二卵性双生児の研究から，睡眠時遊行症例の65%で遺伝的要因が絡んでいることが考えられている．

【経過・予後】　通常，思春期初期までには自然に消失する．

### 診断のポイント

ICSD-2による診断基準は以下の通りである．

A. 睡眠時に生じる歩行．
B. 睡眠の持続，意識状態の変容，または歩行中の判断障害が，以下の1つ以上から確認できる．
　ⅰ）患者を起こすのが難しい．
　ⅱ）エピソードから目覚めると精神的に混乱している．
　ⅲ）エピソードを（すべて，または部分的に）覚えていない．
　ⅳ）不適切な時間の型通りの行動．
　ⅴ）不適切な行為や意味のない行為．
　ⅵ）危険な行為，または危険性のある行為．
C. この障害は，他の睡眠障害，身体疾患や神経疾患，精神疾患，薬物使用，または物質使用障害で説明できない．

### 治療方針

大部分の症例が自然軽快する．その点を家族に十分説明して不安を軽減することが重要である．

## 睡眠時驚愕症

### 疾患概念

【定義・病型】　眠っていた患者が急に"血も凍るような叫び声"を上げながら上半身を起こすことで始まる．目は通常，大きく見開いており，恐怖に引きつった表情を呈する．著明な発汗，呼吸促迫，頻脈などの自律神経興奮の徴候がみられることも特徴的である．両親がなだめようと声をかけてもその声には反応しない．

【病態・病因】　病理については不明である．病態生理には徐波睡眠の不安定性が関連し，睡眠初期と，大抵は1回目の徐波睡眠中か2回目の徐波睡眠中に覚醒障害が認められる．

【疫学】　発生率や有病率に性差はない．子どもの有病率は1-6%で，成人では2.2%と報告されており，15-64歳での年齢群では2.3-2.6%と有病率は事実上一致しており，65歳を超えると1%に落ちる．

【経過・予後】　睡眠時遊行症と同様に，青年期に自然消退する傾向がある．

### 診断のポイント

ICSD-2による診断基準は以下の通りである．

A. 睡眠中に突然，驚愕エピソードが生じる．通常，叫び声や大きな悲鳴を上げて始まり，強い恐怖が自律神経系と行動に発現する．
B. 少なくとも次の随伴特徴の1つ以上が存在する．
　ⅰ）患者を覚醒させることが難しい．
　ⅱ）エピソードから目を覚ましたとき，精

iii）エピソードを（すべて，または部分的に）覚えていない．
iv）危険な行動や危険性のある行動をとる．
C．この障害は，他の睡眠障害，身体疾患や神経疾患，精神疾患，薬物使用，または物質使用障害で説明できない．

### 治療方針
大部分の症例が自然軽快する．その点を家族に十分説明して不安を軽減することが重要である．

## 通常レム睡眠に伴って起こる睡眠時随伴症

ICSD-2では，レム睡眠行動障害REM sleep behavior disorder（RBD），反復性孤発性睡眠麻痺，悪夢障害の3疾患に分類されている．

## レム睡眠行動障害（RBD）

### 疾患概念
【定義・病型】 レム睡眠の時期の夢の精神活動が行動面に表出されて粗大な異常行動が現れる病態である．RBDの患者の夜間睡眠には骨格筋緊張の抑制を欠く異常なレム睡眠が出現し，その時期に一致して，鮮明で活発な夢体験の内容が外部に表出されているものと判断される寝言，叫び，哄笑，寝具や寝間着をまさぐるなどの夢幻様行動，時にはベッドから飛び出すような激しい異常行動がしばしば観察される．笑う，叫ぶ，しゃべる，中空に手を差し伸べる，蹴る，寝具をまさぐる，ベッドから跳ね起きて走る，寝床をともにする配偶者の首を絞めるなどの異常行動を呈する病態を指す．

【病態・病因】 橋を含む脳幹部にはレム睡眠の筋トーヌス抑制にかかわる神経機構が存在することから，RBDの患者ではこの神経機構の障害が想定されている．しかしRBDは，脳幹を侵す多系統変性疾患〔multiple system atrophy（MSA），オリーブ橋小脳萎縮症（OPCA），シャイ-ドレーガー症候群など〕や脳幹腫瘍など明らかな脳器質性疾患が見いだされない高齢者においても，比較的に高い頻度で認められることがわかってきた（特発性RBD）．しかし，特発性RBDと診断された患者の4割近くがのちにパーキンソン病を発病したという報告，レビー小体型認知症ではきわめて高い頻度でRBDがみられ，しかもRBDは認知機能の低下よりも数年以上も先行して出現するという報告もあり，特発性RBDがシヌクレイノパシーと総称されるこれらの疾患の前駆症状である可能性も示唆されている．

【疫学】 男性に多く，通常50歳以後に生じるが，どの年齢でも認められる．神経疾患に随伴するRBDと他の症候性RBDも，特発性RBDと同様に男性に多く認められる．有病率は，一般人口では0.38％，高齢者では0.5％である．

【経過・予後】 発症背景に大きく左右される．基礎神経疾患に伴うRBDの場合，経過は進行性である．しかし，基礎にある神経変性疾患の末期になると，目立たなくなる．

### 診断のポイント
ICSD-2による診断基準は以下の通りである．
A．レム期抗重力筋脱力を伴わないレム睡眠が認められる．筋電図（EMG）所見で，下顎のEMG緊張の持続的・周期的増加が過度に認められる．または，下顎や四肢のEMG相動性収縮が過度に認められる．
B．少なくとも次の1つ以上が存在する．
  i）睡眠に関連したけが，危害を加えるおそれのある行為，または破壊的行為をしたことがある．
  ii）睡眠ポリグラフ観察中に異常なレム睡眠行為が認められる．
C．RBDが共存するレム睡眠関連てんかんとははっきり異なるものでない限り，レム睡眠中にてんかん様脳波活動は認められ

ない．
D. この障害は，他の睡眠障害，身体疾患や神経疾患，精神疾患，薬物使用，または物質使用障害で説明できない．

睡眠中の異常行動，特徴的な睡眠ポリグラフ所見，てんかんその他の疾患がないことが確定診断には必要である．鑑別すべき疾患としては，ノンレム睡眠からの覚醒障害，夜間前頭葉てんかん，せん妄などがある．

### 治療方針
#### A. 治療方針の概要
主たる治療法は薬物療法である．異常行動の間の受傷を避けるため，寝室環境を整えるのも重要である．

#### B. 薬物療法
少量のクロナゼパム（リボトリール）が有効である．高齢者ではふらつき，転倒などの副作用に注意する．

#### ℞ 処方例
リボトリール錠（0.5 mg）　1-2錠を眠前に投与．作用機序は不明だが，夢の内容を静穏化し，表出される行動をおさえる作用がある　(保外)

## 悪夢障害

### 疾患概念
【定義・病型】　睡眠中の生々しい夢から，その内容と関連した不安と恐怖を伴って，覚醒が生じることである．睡眠時驚愕（夜驚症）の場合とは異なって，患者は覚醒後に夢の内容をきわめて鮮明に記憶しており，詳細に想起することができる．また，目覚めたときには意識は清明であり，直ちに周囲の状況を理解し，適切に行動することができる．自律神経系の変動は錯乱性覚醒や睡眠時驚愕症の場合と比べて軽度である．夢の内容は，通常，生存や安全，自己の尊厳に対する脅威を含むものである．同じ内容の主題がしばしば繰り返されることも多い．夢の内容そのもの，および，それに伴う覚醒はかなりの苦痛となりうる．覚醒後の再入眠は困難であることが多い．

【病態・病因】　悪夢はレム睡眠から生じる．したがって，一夜のいずれの時期からも起こりうるが，レム睡眠の持続時間が長くなる明け方の時期に生じやすい．発症に先立つ何らかの大きな外傷体験が60％以上の患者に存在する．また，成人期に発症した症例や，小児期に発症し成人期に達しても症状が持続する症例では，境界性パーソナリティ障害などの精神障害が基盤に存在することが多い．薬物の服用，あるいは連用している薬物やアルコールの摂取の中断を原因とすることも多い．これらの薬物の大部分は抗うつ薬，降圧薬，ドパミン受容体作動薬である．これらの薬物の多くは，レム睡眠を抑制したり，異常なレム睡眠を誘発する作用があることがわかっている．

【疫学】　この障害をもつ患者の50％以上は10歳以前に発症する．3-5歳までの小児の10-50％が両親を心配させるほどの悪夢をみると推測される．

【経過・予後】　6-10歳の間にピークに達し，その後減少するが，なかには青年期や成人期まで悪夢を持続させる場合や，生涯悪夢に苦しむこともある．

### 診断のポイント
ICSD-2による診断基準は以下の通りである．
A. 睡眠からの中途覚醒が繰り返し認められる．同時に，かなり不快な夢が思い出せる．通常は恐怖や不安が伴うが，怒り，悲しみ，嫌悪感，その他不快な感情も伴う．
B. 目を覚ますと，完全な覚醒状態で混乱や失見当識はほとんど認められない．睡眠中の異常な精神的活動（悪夢の内容）を速やかにはっきり思い出せる．
C. 以下の随伴特徴のうち1つ以上が認められる．
　ⅰ）悪夢症状後再び眠りに戻るのに時間がかかる．
　ⅱ）通常の睡眠時間帯の後半に悪夢症状が

生じる．

### 治療方針

　小児期の症例に対しては治療を必要とすることは少ない．両親に対しては，一時的なものであり，自然に軽快することを説明することが必要である．悪夢を誘発するような刺激，例えば恐ろしい内容のテレビ番組を見せることや，怖い話を聞かせることは避けるほうがよい．薬物やアルコールが原因となる場合には，その使用を中断したり，他の薬物に切り替えることで悪夢は軽快することが多い．著しい外傷体験を契機に発症した症例や，パーソナリティ障害を基盤にもつものに対しては，精神療法などの不安や葛藤を軽減する治療が必要である．

## Non-REM 関連 parasomnia

　睡眠関連食行動障害 sleep related eating disorder（SRED）は，睡眠時遊行症の夜間異常行動の 1 バリエーションとして専ら食行動が生じたものと考えると理解しやすい．若年成人で発症することが多い．夜間前半の入眠後 1-2 時間たってから生じることが多い．めざめたときには夜間の食行動について記憶がない．専ら高カロリーの食品を食べることが多い．覚醒障害があるため，調理や食事中にけがを負うこともある．（超）短時間作用型の睡眠薬により誘発されることもある．鑑別すべき疾患は夜間摂食症候群 night eating syndrome（NES）である．NES は夕-夜間の覚醒時に生じる強い摂食欲求によるもので，食行動の記憶がある．SRED については確立した治療法はないのが現状である．

### 参考文献

1) American Academy of Sleep Medicine: International Classification of Sleep Disorders. Diagnostic and Coding Manual. 2nd ed, American Academy of Sleep Medicine, Westchester, 2005
2) 足立浩祥, 杉田義郎：睡眠時随伴症．日本睡眠学会（編）：睡眠学．pp 532-537, 朝倉書店, 2009
3) 井上雄一：レム睡眠行動障害．日本睡眠学会（編）：睡眠学．pp 538-548, 朝倉書店, 2009

# レストレスレッグス症候群（むずむず脚症候群）
*restless legs syndrome (RLS)*

水野創一　福山医療センター・精神科医長（広島）
堀口　淳　島根大学教授・精神医学

### 疾患概念

【定義・病型】　レストレスレッグス症候群（むずむず脚症候群）（RLS）は，下肢を中心とした耐え難い不快な感覚が生じる疾患である．症状が夕方から夜にかけて強まることが多く，重度の不眠を生じるため，抑うつ気分や不安焦燥感，QOL 低下などを伴うことが多い．「下肢の深部を虫が這うような」と形容される独特の感覚症状がメインであるために，病状を客観評価することが難しい．診断基準については，1995 年に国際 RLS 研究班（IRLSSG）によって臨床症状の特徴に焦点を絞った診断基準が作成され，その後小改訂を受けて現在に至っている．しかし症状の多様性や RLS mimics の存在などから，適切な診断や初期治療が行われているとはいい難いのが現状である．

【病態・病因】　RLS には明らかな誘因なく発症する本態性 RLS と，腎不全や鉄欠乏性貧血，妊娠などによって誘発される続発性 RLS とに分類される．中核群とされる本態性 RLS では，中枢神経内におけるドパミン作動系の異常が関与していると考えられている．パーキンソン病（PD）における RLS の合併例や，抗精神病薬の副作用による RLS の症例報告，ドパミン作動薬による RLS の治療効果など，臨床的な状況証拠が発端となっ

て病態研究が進んでいる．

近年ではD3ノックアウトマウスを用いた研究によって，脊髄に投射する背後側視床下部ドパミンA11神経系の機能障害が症状発現に関与することが判明した．この神経系には下肢に生じる感覚過敏や不随意運動を抑制する働きがあること，ドパミン合成の律速酵素であるチロシン水酸化酵素は夜間活性が低下する概日性をもつことが，RLS関連要因として取り上げられる理由である．

【疫学】 欧米諸国では一般人口の5-15%，アジア諸国では健常者では1%未満，高齢者でも5%未満であり，欧米人に比べてアジア人では有病率が低いことが示唆される．一方で，加齢によって有病率は上昇すると考えられているが，小児から高齢者まで，どの年齢でも発症しうる疾患であることを念頭におくべきである．性差に関しては，女性に多いという調査結果が，人種差に関係なく報告されている．また小児期発症例では家族歴が認められる場合が多い．

【経過・予後】 RLSは一般に成人初期に発症し，増悪・寛解を繰り返しながら病状が進行する．最初は安静時にときどき下肢の不快感が現れる間欠型であったものが，徐々に進行して持続型に移行する場合が多いが，長年かけて自然軽快するケースもある．大規模疫学調査では，加齢とともに有病率が上昇することが示されているが，患者の約40%が最初に症状を自覚したのは20歳代であったとする報告がある．高齢発症のケースでは，重症度が高く，進行が速いと考えられている．

## 診断のポイント

診断はIRLSSGによる5項目の必須診断基準(表1)を用いて行われる．5項目すべてが満たされる場合は容易に診断が可能であるが，完全に一致しない場合には，臨床的に重要な補助項目(表2)を参考にする．重症度評価は，国際RLS評価尺度(IRLS)を用いる．これは症状の重さと頻度を評価する5項目と，夜間の睡眠状況や日中の疲労度，気分を

**表1 むずむず脚症候群の必須診断基準(2014年8月改訂)**

1. 脚を動かしたいという強い欲求が，常にではないものの，通常不快な下肢の異常感覚に伴って，あるいは異常感覚が原因であると感じて起こる．
2. その強い欲求および異常感覚が，安静にして，静かに横になったり座ったりしている状態で始まる，あるいは増悪する．
3. その強い欲求および異常感覚は運動によって改善する．
4. 安静時におけるその強い欲求および異常感覚が，日中より夕方・夜間に増強する．
5. これらの特徴をもつ症状が，他の疾患・習慣的行動で説明できない(筋肉痛，静脈うっ血，下腿浮腫，関節炎，こむらがえり，特定の体位における不快感，フットタッピングなど)．

〔Allen RP, Picchietti DL, Garcia-Borreguero D, et al：International Restless Legs Syndrome Study Group. Restless legs syndrome/Willis-Ekbom disease diagnostic criteria：updated International Restless Legs Syndrome Study Group (IRLSSG) consensus criteria—history, rationale, description, and significance. Sleep Med 15：860-873, 2014 より〕

**表2 むずむず脚症候群の補助的診断項目(2014年8月改訂)**

1. 睡眠中あるいは安静時の周期性四肢運動の合併．
2. ドパミン受容体作動薬(ドパミンアゴニスト)が不快感の軽減に効果をもつ．
3. レストレスレッグス症候群の家族歴がある．
4. 日中の強い眠気がない．

〔Allen RP, Picchietti DL, Garcia-Borreguero D, et al：International Restless Legs Syndrome Study Group. Restless legs syndrome/Willis-Ekbom disease diagnostic criteria：updated International Restless Legs Syndrome Study Group (IRLSSG) consensus criteria—history, rationale, description, and significance. Sleep Med 15：860-873, 2014 より〕

評価する5項目の計10項目で構成されている．

患者が訴える症状が典型的な異常感覚であれば問題はないが，痛みや痒み，その他形容し難い感覚である場合に診断が困難となる．

異常感覚が皮膚表面でなく深部で生じているか，その部位を動かすことで症状が軽減するかどうか，またRLSと考えられる症状が下肢だけでなく比較的広範囲に広がっている場合，初発部位が下腿であったかどうかが診断上重要である．

生理検査法のなかで，感度，特異度が比較的高いものに，終夜睡眠ポリグラフ検査（PSG）での周期性四肢運動（PLM）の存在，Suggested Immobilization Test（SIT）で睡眠潜時が延長しない，アクチグラフィにおける夜間活動量増加などがあり，確定診断を行う場合の客観的な補助検査として有効である．

## 治療指針

### A. 治療方針の概要

RLSの治療にはドパミン作動薬やベンゾジアゼピン系薬剤などを用いた薬物療法と環境調整がある．症状が軽度，もしくは頻度が週1回以下の場合は，環境調整のみで症状が改善することがあるが，病状の進行に伴って薬物療法が必要となる場合が多い．続発性RLSの場合は基礎疾患の治療を優先し，必要に応じて薬物療法を行う．

### B. 薬物療法

2004年にRLS財団（RLS Foundation）が発表した治療アルゴリズムによると，治療薬物は主に，①ドパミン作動薬（ドパミンアゴニスト，L-ドパ），②オピオイド，③ベンゾジアゼピン系薬剤，④抗てんかん薬の4つに分類される．薬物の効果や副作用，費用，QOLなど多くの要素を検討した結果，ドパミン作動薬が第一選択薬として推奨されている．

**℞ 処方例** 下記1)または2)を第一選択とし，強い不眠を伴う場合は3)を，下肢の強い疼痛を伴う場合は4)を追加する．2)はドパミン受容体への特異性が高い徐放性の貼付薬であり，症状増強現象augmentationを引き起こしにくいが，局部の発赤や瘙痒感などの皮膚反応に注意が必要である．

1) ビ・シフロール錠（0.125 mg） 1回1-3錠 1日1回 就寝前
2) ニュープロパッチ（2.25 mg） 1回1-2枚 1日1回 就寝前
3) ランドセン錠（0.5 mg） 1回1-2錠 1日1回 就寝前 保外 強い焦燥感を伴う症例に効果的であるが，ふらつきや脱力，転倒に注意する
4) レグナイト錠（300 mg） 1回2錠 1日1回 夕食後

### C. 小児のRLS

RLSは小児においてまれな疾患ではなく，欧米での有病率は2-3%と報告されている．小児におけるRLSの特徴として，①異常感覚の症状が多彩，②日内変動が不明瞭で日中も症状が強い，③PLMが出現しにくい，④鉄欠乏状態を生じやすい，⑤家族歴を有する割合が多い，などが挙げられる．治療においても血清フェリチン値40 ng/mL以下の場合は鉄補充が第一選択となる．ベンゾジアゼピン系薬剤やドパミン作動薬は重症例に限り処方するのがよい．

### D. 妊娠中のRLS

妊娠中のRLS発現頻度は高く，妊娠7-8か月のピーク時には約30%という報告もある．薬剤による母胎への影響を考えると正確な診断が何より重要であり，基準に該当しない場合は積極的に除外診断する．妊娠時に起こりやすいmimicsには，下腿浮腫，静脈うっ血があり，RLSと混同されやすい．治療に関しては，妊娠第1期を除いて低用量のクロナゼパム（ランドセン）や，血清フェリチン値が75 ng/mL以下の場合は鉄補充が推奨される．L-ドパとカルビドパの併用は，胎児への骨髄毒性が指摘されている．

### E. 続発性RLSの鑑別

特定の身体疾患をベースとして生じる続発性RLSの場合は，まず基礎疾患の治療を行う．鉄欠乏性貧血の場合（血清フェリチン値が50 ng/mL以下）は鉄剤投与，腎不全には透析療法による血液データの改善，精神科領域における抗精神病薬の副作用の検討，妊婦

### F. 環境調整

夕方以降のコーヒーや紅茶，飲酒，喫煙は睡眠の質や量を損なうために，なるべく控えるべきである．規則正しい食生活や就床・起床習慣を守って，基本的な生活リズムを身につけることが大切である．やや熱めの風呂に入ったり，冷たいシャワーを浴びるなど，就寝前に温度刺激を与えたり，下肢のマッサージやストレッチなども症状緩和に効果的である．

### G. 専門医へ紹介するポイント

下記のような徴候が現れた場合，すみやかに専門医へ紹介すべきである．
1) 治療抵抗型：適切な用量を投与しているのに効果不十分，薬物増量または他の治療薬に変更しても症状が軽減しない，看過できない副作用が出現するなどである．
2) 症状増強現象 augmentation：治療開始以前に症状が出現していた時刻よりも2時間以上前から，より強い症状が出現する現象で，L-ドパ治療中にみられる．Augmentation を見逃すと治療薬がさらに増量され，重症化・慢性化することになる．
3) 反跳現象：L-ドパなど比較的半減期の短い薬物を就寝前に投与すると，翌日早朝に離脱現象によって RLS の症状が増強する．

上の2)および3)は病状軽快後，3, 4か月経過して現れることがある．

#### 参考文献

1) Allen RP, Picchietti D, Hening WA, et al: Restless legs syndrome: diagnostic criteria, special considerations, and epidemiology. A report from the restless legs syndrome diagnosis and epidemiology workshop at the National Institutes of Health. Sleep Med 4: 101-119, 2003
2) Silber MH, Ehrenberg BL, Allen RP, et al: An algorithm for the management of restless legs syndrome. Mayo Clin Proc 79: 916-922, 2004
3) Allen RP, Picchietti DL, Garcia-Borreguero D, et al: International Restless Legs Syndrome Study Group. Restless legs syndrome/Willis-Ekbom disease diagnostic criteria: updated International Restless Legs Syndrome Study Group (IRLSSG) consensus criteria—history, rationale, description, and significance. Sleep Med 15: 860-873, 2014

## 周期性四肢運動障害
### periodic limb movement disorder (PLMD)

水野創一　福山医療センター・精神科医長（広島）
堀口　淳　島根大学教授・精神医学

### 疾患概念

**【定義・病型】**　周期性四肢運動障害（PLMD）とは，睡眠中に出現する四肢の周期的な不随意運動 periodic limb movement（PLM）が原因となって，入眠障害や中途覚醒，日中の眠気を生じる睡眠覚醒障害である．夜間睡眠中，下肢にミオクローヌス様の不随意運動が出現することは古くから知られていたが，てんかんに伴う運動症状と区別されたのは比較的近年である．2014年に改訂された睡眠障害国際分類第3版（ICSD-3）では睡眠関連運動障害に分類されている．

**【病態・病因】**　PLM の運動形態は足関節の背屈およびバビンスキー反射に類似した拇趾の背屈と他足趾の開扇運動であり（図1），これらの運動が数十秒間隔で周期的に出現する．PLM は一夜の睡眠を前半と後半に分けた場合，前半部分に出現することが多い．また浅いノンレム睡眠である睡眠段階1と2で出現しやすいため，浅睡眠から深睡眠への移行を妨害し，熟睡することが難しくなる．筋収縮の持続時間が長い PLM ほど，睡眠に与える影響が大きい．下肢の反射に関する研究によると，脊髄単シナプス反射や伸張反射，各種腱反射は睡眠中に抑制されるが，これに

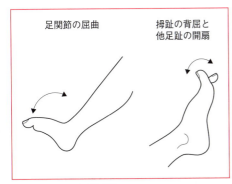

**図1 PLMの運動形態**
足関節の屈曲が単独でみられる場合が多いが，重度の場合上記の運動のほかに膝関節，股関節の屈曲を伴った三重屈曲反射様の運動を呈することがある．
〔水野創一，堀口 淳：周期性四肢運動障害．内山 真（責任編集）：専門医のための精神科臨床リュミエール 8 精神疾患における睡眠障害の対応と治療．pp 114-118，中山書店，2009より一部改変〕

は背側網様体脊髄路から脊髄前角細胞に至る反射抑制機能が作用している．PLMが脳幹障害や脊髄横断性障害の患者に高頻度に出現するのは，健常者に通常機能している中枢から脊髄前角細胞への抑制力が低下しているためと考えられている．PLMの規則的な筋放電周期は，睡眠中の動脈圧や呼吸，心拍数，瞳孔径がPLMとほぼ同じ周期の20-40秒で変動していることから，睡眠中の交感神経系活動の周期的変動が，何らかの形でPLM発症の閾値低下に関与していると考えられている．

**【疫学】** PLM出現は，睡眠状況に大きな影響を受けるため，検査日によって非常にばらつくことがある．したがって正確な有病率は不明であるが，睡眠ポリグラフ検査（PSG）などを用いた研究では，睡眠障害患者全体の10-15%にPLMが認められ，加齢に従ってその割合が増加することが指摘されている．一方で不眠の訴えがない健常高齢者にもほぼ一定の割合で認められるため，すべてのケースで病的意義があるわけではない．家族性に発生するケースや，むずむず脚症候群（RLS），睡眠時無呼吸症候群（SAS）など，他の睡眠障害に合併しやすいことも知られている．

**【経過・予後】** 軽症の場合は患者自身が気づかないことが多いが，増悪と軽快を繰り返しながら，加齢に伴って徐々に進行する．患者のQOLや生命予後を改善するためには，PLMと併存するRLSやSASなど，ベースとなる疾患を適切にコントロールすることが重要である．

## 診断のポイント

診断は，下肢の筋電図を含めたPSGのデータをもとに，ICSD-3の診断基準（表1）に当てはめて行われる．PLMDの重症度を表す指標としては，睡眠1時間当たりのPLMの個数であるPLM指数（PLM index：PLMI）が用いられる．

PLMは通常，睡眠中に発現し覚醒すると消失するために，患者自身が下肢の不随意運動を自覚することはまれであるが，症状が増悪し睡眠が分断されると熟眠感不足や中途覚醒，日中の眠気や活動性低下を生じる．夜間不眠の自覚がないにもかかわらず，日中の眠気や活動性低下，下肢の疲労感を訴える場合は要注意である．

## 治療指針

### A．治療方針の概要

PLMが臨床的に重要であるか否かについては，症例ごとに個別に判断しなければならない．異常運動を減少させる薬物を投与しても，睡眠時間や睡眠効率はほとんど変化しないこともある．PLMの病態がいまだ十分解明されていないため，治療アルゴリズムのような構造化された治療手順は確立されていない．RLS患者の多くがPLMを合併しており，両者が共通の病態機序を有することが考えられるため，PLMDの治療は基本的にRLSの治療に準じる．その際，PLMの出現によって睡眠を含めた生活レベル全体がどの程度障害されているかを十分検討することが

## 表1 PLMDの診断基準(ICSD-3)

1. 最新の判定基準[※1]で，終夜睡眠ポリグラフ検査によりPLMが確認される．
2. PLMIが小児では5回/時以上，成人では15回/時以上．
3. PLMによって臨床的に重大な睡眠障害や，日常生活に支障をきたす程度の精神的，身体的，社会的，職業的，教育的，行動的な障害を生じている．
4. PLMとそれに関連した症状は，他の睡眠障害や，内科的，神経学的，精神医学的障害で合理的に説明することが困難である[※2]．

※1：ICSD-2では，前脛骨筋の筋電図振幅が覚醒時随意収縮の25%以上で，持続時間が0.5-5秒間のものが"limb movement"と定義されていたが，ICSD-3では，同部位の筋電図振幅が安静時振幅の8μV以上，持続時間が0.5-10秒間と定義されている．
※2：睡眠時無呼吸症候群やナルコレプシー，むずむず脚症候群に合併してPLMが出現した場合は，PLMDと診断しない．

(American Academy of Sleep Medicine: International Classification of Sleep Disorders. 3rd ed, pp 281-337, American Academy of Sleep Medicine, Darien, IL, 2014 より)

前提となる．

### B. 薬物療法

第一選択薬はRLSと同様にドパミンアゴニストである．PLM indexや下肢に関するさまざまな自覚症状，不眠や日中の機能障害の程度などを考慮して調整を行う．

**処方例**）下記1)または2)を第一選択とする．効果不十分あるいは不眠が強い場合は3)を追加する．

1) ビ・シフロール錠(0.125 mg)　1回1-3錠　1日1回　夕食後または就寝前　保外
2) ニュープロパッチ(2.25 mg)　1回1-2枚　1日1回　就寝前　保外
3) ランドセン錠(0.5 mg)またはベンザリン錠(5 mg)　1回1-2錠　1日1回　就寝前　保外

その他，オピオイドやモノアミン酸化酵素阻害薬であるセレギリン，抗てんかん薬のバルプロ酸，カルバマゼピン，ビタミン$B_{12}$の有効性が報告されている．高齢者に投与する場合，副作用の出現に注意して少量から投与開始し漸増する．

### C. その他の注意点

高齢者は加齢変化によって浅いノンレム睡眠の割合が増加していることや，脳器質的変化，身体合併症の増加，他の薬物治療の影響などによってPLMが出現しやすい状態にある．PLMによって不眠を生じていないケースもあることから，すべてのPLMに病的意義があるわけではないが，高齢者においてはPLMの存在を日常臨床的に認識しておくことが重要である．

### D. 専門医へ紹介するポイント

下記のような徴候が現れた場合，すみやかに専門医へ紹介すべきである．

1) 第一選択薬であるドパミンアゴニストでは効果不十分で，ベンゾジアゼピン系薬剤を追加しても症状改善がみられない場合
2) 他の内因性睡眠障害を合併している場合
3) 脳器質的疾患を有する場合

その他，精神疾患を合併しているケースや，心気的な訴えが目立つ場合も専門医との連携が必要である．

### 参考文献

1) Mosco SS, Nudleman KL: Somatosensory and brainstem auditory evoked responses in sleep-related periodic leg movements. Sleep 9: 399-404, 1986
2) Lugaresi E, Coccagna G, Mantovani M, et al: Some periodic phenomena arising

during drowsiness and sleep in man. Electroencephalogr Clin Neurophysiol 32: 701-705, 1972

# てんかんなら、『てんかん学ハンドブック』

てんかん診療の第一人者による、その診療哲学と最新の情報をギュッと詰め込んだミニ百科全書、**6年ぶり待望の改訂！**「てんかんは難しい」「どこから手をつけたらいいかわからない」と悩む若手医師、非専門医には最良な入門書として、経験豊かなてんかん専門医にも必ず気づきをもたらす奥深い1冊。「**新規抗てんかん薬**」はもちろんのこと、ILAEの「**2017年分類**」および『**てんかん診療ガイドライン2018**』にも言及。

## てんかん学ハンドブック
### 第4版

**兼本 浩祐** 愛知医科大学精神科学講座 教授／愛知医科大学こころのケアセンター部長

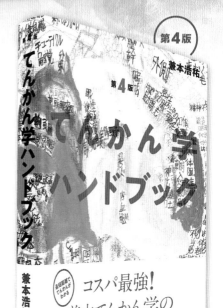

● A5 頁446 2018年
定価：4,400円（本体4,000円＋税10%）
[ISBN978-4-260-03648-1]

### CONTENTS

- 第1章 てんかん学の基礎
- 第2章 治療
- 第3章 脳波
- 第4章 鑑別診断
- 第5章 てんかん症候群とてんかん類似疾患
- 第6章 抗てんかん薬
- 第7章 遺伝
- 第8章 器質因
- 第9章 診療アラカルト

**医学書院** 〒113-8719 東京都文京区本郷1-28-23 ［WEBサイト］https://www.igaku-shoin.co.jp
［販売・PR部］TEL：03-3817-5650 FAX：03-3815-7804 E-mail：sd@igaku-shoin.co.jp

# 16

# てんかん

てんかんの基本的な治療姿勢　588
強直間代発作　592
欠神発作　595
ミオクロニー発作　598
単純部分発作　601
複雑部分発作　604
ウェスト症候群　607
レンノックス-ガストー症候群　608
状況関連性発作　610
発作に直接関連した精神症状　611
発作間欠期精神症状　615
心因性非てんかん性発作　618
てんかんの外科的治療　619
てんかんの心理・社会的治療　621

# てんかんの基本的な治療姿勢
therapeutic attitude to treatment of epilepsy

兼本浩祐　愛知医科大学教授・精神医学

## 疾患概念

【定義】　てんかん発作は，大脳皮質の過同期によって一過性に出現する症状であり，これは従来から大きな変化はない．これに対しててんかんの定義には最近本質的な変更が加えられている．元来はてんかんとはてんかん発作が反復する慢性の神経学的状態と定義されていたが，2005（平成17）年以降の新しい定義では，てんかん発作を引き起こす持続する病態と，その神経生物学的，認知的，心理的，社会的影響によって形成される病態からなる脳疾患と定義され，少なくとも1回のてんかん発作の出現を条件とするとされている．若干わかり難い定義なので図示したが（図1），従来の定義がてんかんを単純にてんかん発作の集合体としてとらえていたのに対して，新たな定義ではてんかん発作を発生させる脳の機構が，てんかん発作を通して，あるいはてんかん発作とは独立に引き起こすさまざまな障害を総括しててんかんとよぶことになっており，てんかんをより深く包括的に理解しうる枠組みを提供している．

　最近のてんかんの定義の改定に際して現実的に最も重要なのは，従来24時間以上を開けて2回以上のてんかん発作があるものをてんかんと定義していたのが，1回のてんかん発作でも2回目が起こる確率が6割以上であればてんかんとよぶことになった点である．より具体的にいうならば，脳波上のてんかん波，中枢神経系の疾患の既往歴ないしは脳画像における病巣の存在が確認された場合には，2回目の発作が出現する確率はおおよそ6割を超えることになるので，てんかんの操作的定義に当てはまることになる．こうしたリスクファクターがない場合1回目のてんかん発作は治療しても治療しなくても発作が再来する確率は減少しないことが示唆されていることもこうした低リスク群をてんかんから除外した根拠の1つである．

　ただしたとえば低ナトリウム血症や頭部外傷後1週間以内に出現する早期発作など誘発されて起こる発作は急性症候性発作とよばれ，てんかんの範疇では考えないことは注意

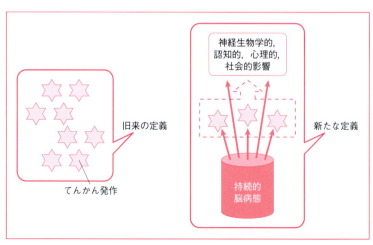

図1　てんかんの定義

を払っておく必要がある.

【病態・病因】 病因については大きくは代謝性あるいは脳内の解剖学的に視認できる病巣に由来するものと遺伝子が関与するものに分けて考えることができる. 遺伝子の関与は明確なメンデル型の遺伝を示すごく少数の家系と大部分は発症の確率をいく分高めるだけの多因子遺伝とに分けることが可能であり, てんかんにおける遺伝の大部分が, 比較的に広範に一般人口のうちに広がっている相対的にてんかんを起こしやすい体質のようなものと考えておくのが, 高い家族集積を示すメンデル型遺伝のモデルよりははるかに実態に近い. さらにこうした遺伝的な性向を示すてんかんの大部分は発作予後に関しては薬剤感受性の高いものが多く, 社会的な予後もよいことが多い. 遺伝について尋ねられた場合, 必ずこうした全体像をセットで解説しておくことがてんかんへの偏見を軽減するために必要である.

てんかんの治療薬は昨今はイオン・チャンネルとの関連で説明されることが多いが, 抗てんかん薬の作用点は, ざっと挙げただけでも膜電位依存型のものでは, ナトリウムチャンネル, 低電位依存型(T型)カルシウムチャンネル, 高電位依存型(L型)カルシウムチャンネル, 塩素チャンネル, さらにリガンド依存型のものでGABA(A)受容体, グルタミン酸受容体などに影響を与えるものがあり, きわめて多岐にわたっている.

【疫学】 てんかんの有病率はほぼ100人に1人といわれているが, わが国では1975(昭和50)年に岡山県の小児を対象とした調査では1,000対8.2とほぼそれに近い数値が報告されている.

### 診断のポイント

てんかんの診断において留意しておくべきなのは, ①てんかんかてんかんではないか, ②焦点性てんかんか全般てんかんか, ③可能であれば何らかのてんかん症候群の診断が可能かどうかの3点にまずは絞られる. 図2aに示したように理屈からいえば大分類の上位分類から診断し, 次第に下位の細かい分類へと診断を進めていくイメージがあるが(すなわち①から③への流れ), 現実には図2bのように明確な症候群診断が可能であればそれを優先し, 症候群診断ができない場合により枠組みの緩い焦点性てんかんか全般てんかん

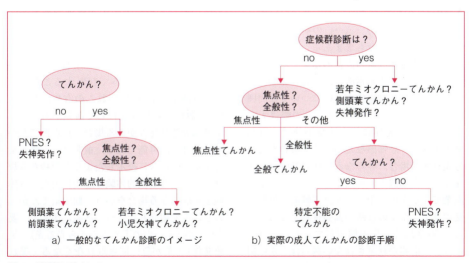

図2 診断のポイント

かという鑑別に進むほうがより現実的で習得しやすい．

まずは成人てんかんを問題とする場合，精神科医が最低限習得しておくべきてんかん症候群は側頭葉てんかんと若年ミオクロニーてんかんの2つである．側頭葉てんかんは新国際分類では正式にはてんかん症候群として採用されてはいないが精神科医にとっての重要性という意味ではてんかん症候群のなかで群を抜いている．側頭葉てんかんの診断の中核は複雑部分発作の診断であるといってよい．臨床的に複雑部分発作は重大な支障を患者・家族にもたらすうえに，一定の病態特異性があるからである．側頭葉起源の複雑部分発作は典型的にはA動作停止・凝視期→B発作時自動症(口部自動症・言語自動症などの発作ごとに共通した比較的動きの少ない自動症・一側上肢の硬直や頻脈・チアノーゼなどの自律神経症状が時に先行)→C発作後もうろう状態(うろうろ動き回ったり，頓珍漢な受け答えをしたりなど環境刺激に対して一定の応答がある)といった3つの相から成り立っていて，問診でこうした典型的な組み合わせを聴取できれば相当の確率で側頭葉が関与した複雑部分発作と考えることができる．A→B→Cの順番が逆転することはないが，Aのみで終始したり，A→Cの病歴しか聴取できないような場合もままある．AおよびBの相は脳の過剰放電の直接的結果であり，局在徴候であるため基本的に同一人のどの発作でも常同的に繰り返すが，Cについては周囲の状況によってバリエーションの幅は大きい．複雑部分発作に，上腹部不快感，既知感・未知感，恐怖感などの前兆が数秒から数分先行する場合，さらなる診断の補強材料となる．また脳波上の前側頭部棘波は内側型側頭葉てんかんの，中・後側頭部棘波は外側型側頭葉てんかんの診断の補強材料となる．ただし50歳以降発症の側頭葉てんかんでは，こうした前兆が経験されない例のほうが圧倒的に多い．MRI上の海馬扁桃核硬化像あるいは熱性けいれん重積状態の既往歴は薬物療法が奏効しなかった場合，手術が強く推奨されるため病歴聴取上重要である．側頭葉てんかんの診断の難易度は相対的に高く，診断には一定の熟練を要するが，診断に習熟しておくことで精神科医にとっても必ずプラスがありそうな病態である．

もう1つの代表的なてんかん症候群は若年ミオクロニーてんかんである．思春期発症，覚醒時数時間以内の発作が集積すること，両上肢のミオクロニー発作(肩関節付近から1-2秒両上肢がビクビクっとするのが典型．ただし左右差があることがあり，1-2秒上肢がビクビクっとする場合には，左だけとか右だけといった病歴の陳述の場合もありうる)がトリアスである．脳波上は全般性の多棘徐波が典型である．

補足としては，夜睡眠中に急にしかめつらをして起き上がったかと思うと激しく数分動き回る状態が毎夜(時には毎夜何回も)出現する場合，前頭葉てんかんの過運動発作を考えておく必要がある．

失神発作の可能性を強く示唆する発作症状の場合で特に立位以外で発作が起こっている場合には循環器科で不整脈の除外診断をしてもらったうえでてんかんの鑑別診断を考える．

上記2つの症候群に当てはまらない場合には，焦点性てんかんか特発性全般てんかんかをもう少し緩い枠組みで判断することになる．意識消失発作(けいれんの有無は問わない)に数秒から数分先行して前兆があるか，単純部分運動発作がある場合，焦点性てんかんとほぼ診断可能である．前兆とは，側頭葉てんかんの場合に提示したような数秒から数分の際立った主観的体験が急峻に出現する体験を聴取できる場合をいう．側頭葉てんかんのところで紹介した3つの前兆に加えて，要素性幻視(赤い火の玉やきらきら光る光)，失語発作(言葉が急に聞き取れなくなる・喋れなくなる)，耳鳴，幻臭，幻味などが代表

的な前兆である．単純部分運動発作とは，身体の一部が意識保持下にけいれんを起こすことをいい，四肢あるいは顔面の一部から数分から十数分の時間で次第に間代性のけいれんが広がっていくジャクソン発作，弓を弾くような姿勢をとる姿勢発作（一側上肢ないしは下肢の一部が強直する場合もあり），頭部が一側を向く向反発作などが典型である．こうした前兆ないしは単純部分運動発作が意識消失発作に先行するか，あるいは全身けいれん発作後，一側上下肢に一過性の麻痺が残れば焦点性てんかんと考えてよい．

こうした前兆や単純部分運動発作を伴わず，全身けいれんのみで終始する発作しか病歴聴取ができない場合，焦点性てんかんか全般てんかんかを鑑別することは困難だが，発作がもっぱら睡眠中のみ起こる場合にはどちらかといえば焦点性てんかんを，発作がもっぱら覚醒後数時間以内に集積しているか脳波上全般性の棘徐波（少なくとも3連以上の）が出現している場合には特発性全般てんかんを考える．

発作の数が一定以上あるにもかかわらず，焦点性てんかんか全般てんかんかの区別も判然としない場合，心因性非てんかん性発作の可能性は念頭においておく必要があり，スマートフォンなどでの動画撮影を家族にお願いすることが強く推奨される．

## 治療のポイント

### A. 薬剤選択

成人てんかんに関して，抗てんかん薬を選択するうえで重視すべき点を表1に列挙した．何よりも抗てんかん薬の投与が長期間に及び，社会的インパクトも大きいことを考えれば，治療を開始する時点で相当の蓋然性をもっててんかんと断ずる根拠が必要である．ただし，成人てんかんの場合，発作時脳波を記録することは困難なことも多く，特に側頭葉てんかんの一部の人達では病歴のみから治療の開始を推奨せざるをえない場合もある．しかしその場合も事後的にでも，必要十分なてんかんと診断する根拠を得るべく絶えず努めることは必須である．

てんかんだと考えられる場合には，焦点性てんかんか全般てんかんかの鑑別が次のステップの軸となる．焦点性てんかんの場合には，カルバマゼピン，ラモトリギン，レベチラセタムのいずれかがわが国では最初に選択する薬剤となるが（単剤療法の保険適用に限定があるため），高齢者・合併症の存在下ではラモトリギンあるいはレベチラセタム（場合によってはガバペンチン）の選択が推奨されている．若年ミオクロニーてんかんの場合，薬効という点ではバルプロ酸は特効的に奏効するが，特に妊娠を予定している女性においては，バルプロ酸は中止することが基本的には推奨されている．しかし一部の若年ミオクロニーてんかんの女性ではバルプロ酸のみで発作が抑制される人がおり，そうした場合には本人・家族との慎重な話し合いが必要である．

最初の1剤が奏効しなかった場合，焦点性てんかんの場合で，ナトリウムチャンネル遮断薬（カルバマゼピン，ラモトリギン，フェニトイン）がすでに投薬されている場合には，レベチラセタム，トピラマート，ゾニサミドといったナトリウムチャンネル遮断薬以外の薬剤の併用を試みる．あるいはラモトリギンの濃度を上昇させる目的でバルプロ酸を追加投与する方法もある．おおよそ6-7割の人達が最初の単剤療法とその後のこうした併用療法で大きな副作用なく発作の消失をみる．

表1　成人てんかんの治療上留意すべき諸点

1. 本当にてんかんか
2. 焦点性てんかんか全般てんかんか
3. 若年ミオクロニーてんかんではないか
4. 高齢発症・多数の内科系併用薬を必要としていないか
5. 精神科的合併症の可能性はないか
6. 妊娠予定の女性ではないか

## B. 副作用による治療の制限

抗てんかん薬の副作用は眠気や認知機能の抑制，抑うつその他の精神症状の誘発といった患者の負担感を増大させるが，状況に応じて投薬の続行が可能な比較的用量依存的なものと，薬疹や造血系の副作用に代表される重篤で処置の遅れが非可逆的な結果を招く副作用に大別される．

負担感の増大系の副作用に関しては，個々の抗てんかん薬ユーザーのQOLを常に意識した提案が必要である．例えば公認会計士で連日クライアントと交渉をしている人と今は作業所で箱作りをしている中等度の知的障害のある人では，治療目標が異なる場合がある．最初の単剤治療において両者の治療は同じであるが，前者であれば年に1回の複雑部分発作でも職業生活全般にかかわるため，ある程度の負担があっても発作の抑制をユーザーが選択することが相対的に多く，後者では年に1回程度の複雑部分発作があっても抗てんかん薬の負担が軽いほうが選択されることが多い．患者・家族のニーズをよく聞き取ることが肝要である．高齢者発症てんかん・合併症を伴う焦点性てんかんの場合には，薬剤相互作用が相対的に少なく患者負担が相対的に軽いガバペンチン，ラモトリギン，レベチラセタムが選択されることが多い．

これに対して薬疹や造血系副作用に関しては，投薬前によく告知し，投薬開始後3か月程度の厳重な監視と実際に副作用が発現した場合の迅速な対応の準備が必要である．薬疹に関しては特にフェニトイン，フェノバルビタール，カルバマゼピン，ラモトリギンに注意する必要がある．

### 参考文献

1) Fisher R, Acevedo C, Arzimanoglou A, et al: A practical clinical definition of epilepsy. Epilepsia 55: 475-482, 2014
2) 兼本浩祐：てんかん学ハンドブック．第3版，医学書院，2012
3) 兼本浩祐，丸 栄一，小国弘量，他（編）：臨床てんかん学．医学書院，2015

# 強直間代発作
*tonic-clonic seizure*

渡辺雅子　新宿神経クリニック・院長
渡辺裕貴　国立精神・神経医療研究センター病院・精神科医長

## 疾患概念

**【定義】** 強直間代発作は継続的に筋が収縮する強直相に続いて筋収縮と弛緩を交互に繰り返す間代相が起こるものである．全身性の強直間代発作は全般性強直間代発作 generalized tonic-clonic seizure（GTCS），または，全般性強直間代けいれん generalized tonic-clonic convulsion（GTC）とよぶ．なお，局在関連性てんかんの発作（部分発作）が進展してGTCとなった場合は，部分起始性全般化けいれん partial-onset generalized tonic-clonic convulsion（pGTC）とよんで区別することがある．

**【病態】** 強直間代発作は，はじめに大脳の神経が連続して興奮している時期（強直相）があり，それが進展して抑制性の神経活動が生じてくるようになると神経の興奮性活動（筋収縮）と抑制性活動（筋弛緩）が交互に出現するようになる（間代相）病態と考えられている．強直間代発作では一部の例外を除き患者は意識がなくなるため，脳幹部なども巻き込まれていると推測される．

**【経過・予後】** 多くの場合，強直間代発作は，1-2分で自然に終了し，意識が回復するか，または後睡眠に移行する．しかし，発作のコントロールが不良な患者においては，いったん発作が終了したあとにも，比較的短時間の間に何度も同様の発作を繰り返したり，数分経過しても発作が終了せずに長時間続くことがある．けいれん発作とけいれん発

作の間で意識が回復せずに発作が続く場合をけいれん重積という．長時間のけいれん重積では発作後に大脳萎縮や重大な後遺症が残ることがある．

### 診断のポイント

1) てんかんの診察では家族などからの間接的情報に依存することが多いため注意が必要である．患者がけいれんといっている場合でも，実際には意識消失発作であったり，単なる体のふるえであることがある．
2) 初診時には非てんかん性のけいれん発作を鑑別しなければならない．非てんかん性のけいれん発作には，熱性，機会性，外傷性，代謝異常，脳器質性病変，循環器異常，薬物性，心因性などがあり，発作の発現の状況や反復性・再現性，家族歴などを参考にして判断する．
3) てんかん性のGTCでは全般てんかんと局在関連性てんかん（部分てんかん）の鑑別が必要である．両者の鑑別はその他の発作がある場合はそれを参考にする．発作がGTCのみのときは発作の進行や強直の強さの左右差が参考になる．これらに左右差が著しい場合は部分てんかんである可能性が高く，終始対称性である場合は全般てんかんの可能性が高い．

### 治療方針

#### A. 治療方針の概要

強直間代発作は特発性全般てんかんの場合と部分てんかんの二次性全般化発作に大別されるが，いずれにせよ各発作を治療するというよりは原疾患であるてんかんを治療すれば結果的に強直間代発作も減少するという方針で治療する．ただし，けいれん重積の場合は可能な限り短時間で発作を止めなければならないため，原疾患のてんかんを治療するという考えではなく，目の前のけいれん発作を止めることに全力を注ぐ．

#### B. 薬物療法

けいれん発作の薬物療法では発作回数が治療の指標になる．患者に発作の回数を正確に記録してもらい薬物変更の前後で比較する．治療効果は少なくとも2週間以上経ってから判定する．投与は少量から開始し，ゆっくりと増量するのが基本である．同時に，定期的または必要に応じて薬物血中濃度を測定する．

薬物療法で発作頻度以外に重要なことは副作用の影響である．抗てんかん薬の副作用により社会生活が著しく阻害されては，発作を治療した意義が半減してしまう．さらにできる限り多剤併用療法は避け単剤療法を心がける．妊娠可能な女性では抗てんかん薬による催奇形性の問題も考慮する必要がある．適齢期女性には葉酸を服用させて奇形発生率を低下させることが推奨される．

#### 1. 特発性全般てんかん，強直間代発作，成人男性の場合

**処方例** 下記1)を基本とし，効果不十分の場合は，適宜増量する．それでも効果不十分の場合は，2),3)のいずれかを併用する．1)と4)の併用は避けたほうがよい．

1) デパケンR錠（200 mg） 1日3錠を1-2回に分けて投与 朝・夕食後
2) フェノバール錠（30 mg） 1回1錠 1日2回 朝・夕食後
3) マイスタン錠（5 mg） 1回1錠 1日2-3回 食後
4) ラミクタール錠（25 mg） 1日1回1錠から開始．添付文書に従った用法用量，スケジュールで増量する

#### 2. 特発性全般てんかん，強直間代発作，成人女性の場合

**処方例** 適齢期女性はすべて妊娠する可能性があるという前提で処方を行う．下記1)または2)が胎児の催奇形性がほとんどないが，1)は重篤な副作用が少ないのでこちらを優先する．2)を使用する場合は重篤な副作用を起こすことがあるので，添付文書の指示に従い，少量から漸増する必要がある．1),2)とも妊娠中には血中濃度が低下して発作が増えることがある．デパケンは適齢期女性には

原則として使用しないのが望ましい．3)も催奇形性はほとんどないので使用できるが，1)，2)よりも発作の抑制効果がやや劣るので，1)，2)で治療がうまくいかないときに3)を選択する．

1) イーケプラ錠(500 mg)　1回1錠　1日2回　朝・夕食後
2) ラミクタール錠(25 mg)　1日1回1錠から開始．添付文書に従った用法用量，スケジュールで増量する
3) エクセグラン錠(100 mg)　1回1錠　1日2回　朝・夕食後

### 3. 症候性全般てんかん，強直発作などのけいれん発作が頻発する場合

**R 処方例**　下記1)を基本とする．効果不十分の場合は2)–5)を下記の順に交代で追加し2剤併用療法を試みる．効果がみられれば，それを規定の範囲内で増量する．

1) デパケンR錠(200 mg)　1日6錠を1–2回に分けて投与　毎食後
2) ラミクタール錠(100 mg)　本剤は併用薬により用法用量が異なるので，用法用量は添付文書の規定に従うこと
3) イーケプラ錠(500 mg)　1回2錠　1日3回　毎食後
4) アレビアチン錠(100 mg)　1回1錠　1日2回　朝・夕食後
5) フェノバール錠(30 mg)　1回1錠　1日2回　朝・夕食後

### 4. 局在性関連てんかん，成人，複雑部分発作と強直間代発作が混在する場合

**R 処方例**　下記1)を基本とする．効果がない場合は，2)–5)を順に単剤療法で試みる．効果がみられれば，それを規定の範囲内で増量する．

1) テグレトール錠(200 mg)　1回1錠　1日2回または3回　食後
2) イーケプラ錠(500 mg錠)　1回1錠　1日2回　朝・夕食後
3) ラミクタール錠(25 mg)　1日1回1錠から開始．添付文書に従った用法量，スケジュールで増量する
4) トピナ錠(25 mg)　1回1錠　1日2回　朝・夕食後．効果あれば増量可
5) エクセグラン錠(100 mg)　1回1錠　1日3回　毎食後

### 5. 局在関連てんかん，何らかの精神症状を伴う場合

**R 処方例**　下記1)を基本とし，効果不十分かまたは向精神薬を併用する場合は，2)–4)を下記の順で試みる．原則として単剤処方を心がける．効果がみられれば規定の範囲内で増量する．

1) テグレトール錠(200 mg)　1回1錠　1日2–3回　食後
2) イーケプラ錠(500 mg)　1回1錠　1日2回　朝・夕食後
3) ラミクタール錠(25 mg)　1日1回1錠から開始．添付文書に従った用法用量，スケジュールで増量する
4) マイスタン錠(5 mg)　1回1錠　1日3回　毎食後

### 6. 透析治療を受けている患者

**R 処方例**　下記1)を基本とする．増量しても効果不十分の場合，部分てんかんでは2)を追加し，全般てんかんでは3)を追加する．

1) エクセグラン錠(100 mg)　1回2錠　1日2回　朝・夕食後
2) テグレトール錠(100 mg)　1回2錠　1日3回　毎食後
3) デパケンR錠(200 mg)　1回2錠　1日3回　毎食後

### 7. けいれん重積，在宅処置

**R 処方例**　下記1)を基本とする．入院中の患者に使用してもよい．1)が無効な患者では，2)を使用する．1)と2)は同時に使用しない．

1) ダイアップ坐剤(10 mg)　1回1個　1日1回まで　(保外)用法(成人の場合)
2) ワコビタール坐剤(30 mg)　1回1個　1日2回まで　(保外)用法(成人の場合)

### 8. けいれん重積，入院処置

**処方例** 下記1)を最初に試みる．効果不十分であれば，順次2)-4)を試みる．これらの薬剤はいずれも急速静注すると呼吸停止することがあるので細心の注意が必要である．事前に呼吸管理の準備をしておくとより安心である．投与量は体重や発作の強さに合わせて適宜増減する．

1) ホリゾン注(10 mg) 　1回10 mg　静注 1日1回まで．ゆっくり静注すること
2) ノーベルバール注(250 mg) 　1回20 mg/kgを静注　1日1回まで．10分以上かけて緩徐に投与すること．ただし，100 mg/分の投与速度を超えないこと
3) ホストイン注(750 mg) 　1回22.5 mg/kgを静注　1日1回まで．投与速度は3 mg/kg/分または150 mg/分のいずれか低いほうを超えないこと
4) ミダフレッサ注(10 mg) 　ミダゾラムとして0.15 mg/kgを静脈内投与する．投与速度は1 mg/分を目安とすること．なお，必要に応じて1回につき0.1-0.3 mg/kgの範囲で追加投与するが，初回投与と追加投与の総量として0.6 mg/kgを超えないこと．持続静脈内投与を行う場合は，ミダゾラムとして0.1 mg/kg/時より持続静脈内投与を開始し，必要に応じて0.05-0.1 mg/kg/時ずつ増量する．最大投与量は0.4 mg/kg/時までとすること

### C. 心理・社会的療法

患者のなかには，服薬の必要性に対する意識が低い者や，生活リズムの崩れが原因で発作を起こしている者がある．必要ならば疾病教育や生活指導を行う．

### D. 難治症例・家族への対応

難治なてんかん発作を有する患者では，薬物療法と並行して，けいれん発作による受傷を防ぐための指導を行う．難治な患者では発作軽減よりも副作用の軽減による生活改善を優先したほうがよいこともある．難治とされる患者の一部に，心因性発作がきちんと鑑別されていないために見かけ上の難治となっていることがある．薬物を変更しても発作がどんどん増えていく場合は心因性発作も考慮する．

### E. 併存疾患

大脳の器質性病変を常に想定しMRI検査を行ったほうがよい．低血糖による強直間代発作は見かけ上，てんかん発作と区別がつかないので，原因不明のけいれんの場合，血糖値を必ず検査する．

■ 患者・家族説明のポイント

強直間代発作は見た目の激しさのために後遺症を心配したり救急車をよぶ家族も多いので，けいれん重積にならない限り後遺症の可能性は低いことを説明し，落ち着いて対応するようにいう．救急車については5分以上のけいれんの持続か2回以上の全身けいれんがあったときによぶように話す．発作後のもうろう状態についても発作の終わった状態であることを説明するのがよい．

# 欠神発作
*absence seizure*

**小国弘量**　東京女子医科大学教授・小児科学
**藤井明子**　長崎県立こども医療福祉センター・小児科

## 疾患概念

**【定義・病型】** 欠神発作は突然に始まり，終了するごく短時間(5-20秒)の発作性意識喪失で全般性両側同期性3 Hz棘徐波群発に伴うと定義されている．発作は自発性に生じ，過呼吸により誘発されやすい．また発作間欠期脳波では背景活動は正常であり，発作波もおおむね律動的で対称的であるとされる．国際抗てんかん連盟(ILAE)による国際発作型分類(1981)では，欠神発作は大きく全般性両側同期性3 Hz(2-4 Hz)棘徐波群発に伴う定型欠神発作とそれ以外の異質のてんかん性脳

波異常(例えば不規則な棘徐波複合や速波活動など)に伴う非定型欠神発作に分類されている．後者は，定型欠神発作に比べ，意識減損が軽度であったり，開始や終了がより緩徐であったり，持続時間がより長いとされる．また両者とも発作時の運動性随伴症状の有無で，意識減損のみで運動症状を伴わない単純型と軽度の間代，脱力，強直成分や自動症を伴う複雑型に分類されている．詳細な発作時ビデオ脳波同時記録研究では単純型はまれであり，発作時にさまざまな軽微な随伴症状を伴う複雑型が多いとされている．

ILAEのてんかん症候群分類(1989, 2010)によると，欠神発作を主徴とするてんかん症候群には小児期(ピークは6-7歳)に発病する小児欠神てんかんと，青年期・成人期に発症する若年欠神てんかんが存在する．前者の場合は男児より女児に多く，頻発する欠神(日に数回からそれ以上)を特徴とする．脳波は正常の背景活動に，全般性両側同期性3Hz棘徐波を示す．一部の例では思春期になって，全般性強直間代発作(GTCS)を合併する．後者の若年欠神てんかんは，前者よりも発作頻度が少なく，日単位以下で，多くは散発的である．GTCSをしばしば合併し，先行して出現することが多い．けいれん性疾患の家族歴がしばしば認められるが，遺伝形式や関連する遺伝子については未解明のままである．

【病態・病因】 欠神発作の神経生理学的機序として，過去に中心脳性仮説や皮質仮説が提唱された時期もあったが，最近では詳細な欠神発作動物モデルの研究から皮質・網様体説が主流となっている．遺伝的に規定された軽微な皮質興奮性と皮質・視床反響回路の駆動から全般性両側同期性3Hz棘徐波複合の律動性群発を生ずると推測されている．またfMRIによるヒト欠神発作時の局所脳血流研究においても，前頭葉や頭頂葉皮質からの皮質活動が視床より先行することが証明されており，本仮説を支持している．また遺伝子研究では，小児欠神てんかん患者の一部にT型$Ca^{2+}$チャンネルを構成する*CACNA1H*遺伝子の異常が見いだされており，小児欠神発作の疾患感受性遺伝子ではないかと推測されている．また早発型欠神発作(4歳以下発症)の約10%にグルコース輸送蛋白1欠損症遺伝子(*SLC2A1*)の変異が報告されている．

【疫学】 小児欠神てんかんは，16歳未満のてんかん児の10-12%を占め，男児より女児に頻度が高い．若年欠神てんかんは，有病率は不明であるが，性差はなく，7-17歳(ピークは10-12歳)に発病する．

【経過・予後】 小児欠神てんかんに合併する欠神発作は，適切な抗てんかん薬の投与にてすみやかに抑制され，約80%の症例で成人までに寛解する．GTCSの合併は13-16%とされているが，9-10歳発症例に限ると44%に達するという報告がある．8歳以後の発症，GTCSの合併，明らかなミオクロニー発作の存在は，予後不良因子となる．若年欠神てんかんでは，欠神発作だけでなく，GTCSを合併することが多いが，治療に対する反応は良好で約85%で発作は抑制される．

### 診断のポイント

問診で，発作症状の詳細な聴取が重要である．欠神発作は，過呼吸で誘発されやすいため，小児でも風車を吹かせるなどして過換気状態にすると発作を比較的容易に観察できる．欠神発作は，動作停止を伴う意識消失発作であるが，この発作形態をとりうる他の発作型として，複雑部分発作，非定型欠神発作がある．両者ともに過呼吸で誘発されず，発作の開始や終了がすみやかでない点で欠神発作とは異なる．脳波検査では，特徴的な全般性両側同期性3Hz棘徐波複合が特に過呼吸賦活で記録される．

### 治療方針

#### A. 治療方針の概要

欠神発作は連日，頻回であるため認知機能に悪影響を及ぼすとされ抗てんかん薬治療が必要となる．断薬は2年間以上発作が抑制さ

れ脳波も正常化してからの漸減中止が推奨される.

### B. 薬物療法

バルプロ酸（セレニカ）あるいはエトスクシミド（エピレオプチマル）が第一選択薬である. 反応が不良な場合はどちらか一方に変更を考慮する. GTCS を合併している場合にはバルプロ酸（デパケン），第二選択薬としてラモトリギン（ラミクタール）が推奨される. 妊娠可能女性の場合には，催奇形性などの問題からバルプロ酸使用には下記の注意が必要である.

1. 5歳，体重 20 kg の小児欠神てんかんの場合（錠剤服薬困難例）

**℞ 処方例** 下記 1) または 2) を第一選択とし，効果不十分な場合にはどちらかに変更，あるいは 3) に変える.

1) セレニカ R 顆粒 （成分量）1回 100 mg 1日2回から開始して 1-2 週間ごとに 1回 150 mg 1日2回，1回 200 mg 1日2回まで増量する. 血中濃度で 60-100 μ/mL 目標

2) エピレオプチマル散 （成分量）1回 100 mg 1日2回から開始して 2 週間ごとに 1回 150 mg 1日2回，1回 200 mg 1日2回まで増量. 血中濃度で 50-100 μ/mL 目標

3) ラミクタール錠 錠剤は崩壊錠のため錠剤が飲めない小児でも服薬可能である. 併用する薬剤により開始方法，維持量が異なるために，使用にはラミクタール錠の医薬品情報の投与法を順守すること

2. 18歳，体重 50 kg の GTCS を合併する若年欠神てんかんの場合（錠剤服薬可能例）

**℞ 処方例** 下記 1) を用いる. 必要に応じて 2) を併用する.

1) デパケン R 錠（200 mg） 1日2錠を 1-2 回に分けて投与から開始して 2 週間ごとに 1日3錠，4錠，最大5錠を 1-2 回に分けて投与まで増量. 血中濃度は 50-100 μ/mL を目標. ただし妊娠可能女性の場合にはなるべくバルプロ酸を避けラミクタールを選択する. バルプロ酸選択の必要性がある場合にはデパケン R 錠（200 mg）を最大1日5錠を2回に分けて投与まで，あるいは血中濃度で 70 μg/mL 以下を目標とする

2) ラミクタール錠 前記3)を参照

### C. 発作抑制が困難な場合の対応

薬物での発作抑制が困難な場合，再度発作症状の詳細な確認を行い，発作型診断・症候群診断の見直しが必要である. 単剤で困難な場合には相乗効果を期待してバルプロ酸+エトスクシミドやバルプロ酸+ラモトリギンの併用も考慮する.

### D. 併存疾患

小児欠神てんかんの場合，約 50% の症例で注意欠陥多動症候群，衝動性や学習障害などを併存しているという報告もあり，発作のみでなく日常生活における行動や学習にも注意が必要である.

■患者・家族説明のポイント

・欠神発作は小児，若年欠神てんかんの両者で発作予後，知的予後は概して良好である. しかし，精神遅滞などの発作予後不良因子をもつ患者においては，発作の抑制が困難な場合も存在するので，それらを踏まえたうえでの発作予後を説明する.

・思春期に GTCS を起こした場合には，内服の再開または継続を考慮する.

### 参考文献

1) Panayiotopoulos CP: Idiopathic generalized epilepsies. Panayiotopoulos CP (ed): A Clinical Guide to Epileptic Syndromes and their Treatment, 2nd ed. pp 319-362, Springer-Verlag, 2007

2) Roger J, Bureau M（編），井上有史（監訳）：てんかん症候群―乳幼児・小児・青年期のてんかん学. pp 345-348, 中山書店, 2007

3) Hughes JR: Absence seizures: a review

of recent reports with new concepts. Epilepsy Behav 15: 404-412, 2009

# ミオクロニー発作
*myoclonic seizure*

岩佐博人　社会医療法人社団同仁会木更津病院/きさらづてんかんセンター・センター長
兼子　直　湊病院北東北てんかんセンター・センター長

## 疾患概念
【定義・病型】
### A. ミオクロニー発作の一般的特徴
　ミオクロニーという現象は，皮質性，皮質下性，脊髄性などさまざまな病態基盤に関連して出現する徴候であるが，ミオクロニー発作という呼称は「てんかん発作」の一型としての症状を指す（てんかん性ミオクロニー発作）．てんかん発作国際分類では全般発作に分類される．

### B. 病型：ミオクロニー発作を呈する病態
　ミオクロニー発作という表現は症状のみを示す用語であり，特定の「疾患」を意味するものではない．ミオクロニー発作を呈する疾患の一部を表1に示したが，基盤となる病態によってそれぞれ臨床的な特徴や予後が大きく異なる．

【病態・病因】　てんかん性のミオクロニー発作のメカニズムについては，大脳皮質と視床を巻き込んだてんかん性放電の発現が関与している可能性が基礎的な研究から示唆されている．いわゆる corticoreticular epilepsy または centrencephalic epilepsy（中心脳性てんかん）と類似の神経生理学的基盤が推定されているが不明の部分も多い．

　ミオクロニー発作を呈するてんかん症候群の分子病態としてニューロンのチャネル異常が関与しているものもある．

【頻度】　ミオクロニー発作は，てんかん患者全体のうちの約4%に認められるといわれている．しかし，他の原因疾患の中枢神経症状として一過性あるいは持続的に出現する場合があるので（症候性），症状自体の出現頻度はより高いと考えられる．

【経過・予後】　ミオクロニー発作は非特異的な発作であり，てんかん症候群全体として本発作を呈する割合は比較的高い．しかし，適切な抗てんかん薬 antiepileptic drug（AED）を選択すれば抑制できる可能性が高いので，

表1　ミオクロニー発作が出現する可能性のある主な病態

てんかん症候群（てんかん性ミオクロニー発作）
　早期ミオクロニー脳症　early myoclonic encephalopathy
　乳児良性ミオクロニーてんかん　benign myoclonic epilepsy in infancy
　乳児重症ミオクロニーてんかん（Dravet 症候群）　severe myoclonic epilepsy in infancy
　ミオクロニー失立発作てんかん（Doose 症候群）　myoclonic-astatic epilepsy
　レンノックス-ガストー症候群
　ミオクロニー欠神てんかん　epilepsy with myoclonic absences
　若年性ミオクロニーてんかん　juvenile myoclonic epilepsy
　良性成人家族性ミオクローヌスてんかん　benign adult familial myoclonic epilepsy
　全般てんかん熱性けいれんプラス　generalized epilepsy febrile seizure plus（GEFS+）
症候性ミオクロニーを呈する疾患
　進行性ミオクローヌスてんかん　progressive myoclonic epilepsy（Lafora 病，Unverricht-Lundborg 病，Gaucher 病など）
　アルツハイマー病
　代謝性脳症（尿毒症など）
　クロイツフェルト-ヤコブ病（主に進行期）

十分な鑑別診断を行い治療計画を立てることが重要である．

その半面，病態の差異によってはミオクロニー発作以外の発作型や他の障害の併存などを認め，それぞれの予後は異なる．原疾患の鑑別を厳密に行い総合的な治療方針を決定していくことが必要である．

## 診断のポイント

詳細な問診（本人あるいは目撃者）と脳波所見から得られる情報が診断上有用である．振戦やチックなどとの鑑別も必要である．

以下に，ミオクロニー発作の一般的な特徴について記した．

### A．臨床的特徴

両側対称性，同期性に出現する衝撃的な短い持続の筋収縮を主徴とし，全身性，または顔面や四肢，体幹などの一部の筋群に出現する場合とがある．また，覚醒時のみでなく入眠期あるいは眠気を伴うときにも出現する．上肢に出現する場合は，手にしている物を放り投げるような動作として出現したり，下肢に出現する場合には突然膝をついたり転倒することもある．自覚症状として電撃感や「しびれ」感などと表現されることもある．

発作は群発して出現することも単発で出現する場合もあり，1回の発作持続時間はきわめて短い．このため，意識減損や発作後の意識混濁などは明確でない場合が多い．まれに重積に至ることがあり，この際には意識減損を伴う．

発作は誘因なく出現するが，光刺激など視覚的な刺激や，タッピングなどの運動や強大な音刺激などで誘発される場合もある．光過敏性 photosensitivity が認められることも多く，光刺激によって脳波上の突発波および臨床上のミオクロニー発作が誘発される場合には，反射てんかんの一種である光過敏性てんかん photosensitive epilepsy とよばれることもある．

### B．脳波所見など

てんかん性のミオクロニー発作の診断には脳波検査が必須である．基礎律動のパターンは各病態によって異なり，正常範囲からさまざまな程度の徐波の混入を認めるものまである．

発作間欠期の突発波としては，3-6 Hz の全般性多棘徐波複合 multiple spike & slow wave complex や棘徐波複合が出現するが，前頭中心優位な場合もある．発作時脳波では，ミオクロニー症状に同期して全般性多棘徐波複合の群発が認められる．発作の始まりの時点から，臨床症状および脳波学的な所見も両側同期性であることが多いが，症状が体の一部に限局する場合もある．また，光過敏性を検討するために，脳波検査時に光刺激による賦活が診断上有用である．可能なら，ビデオ−脳波同時モニタリングを行えば，より確実な診断に結びつく．

基本的に X 線 CT, MRI などの画像診断や，その他の臨床検査所見には異常は認められないことが多い．

### C．てんかん性か症候性かの鑑別

症候性の病態が疑われる場合は，それぞれの原因疾患に関する精査を適宜行っていく必要がある．

## 治療方針

### A．治療方針の概要

大半の皮質性ミオクロニーには AED が有効であるが，脊髄性のミオクロニーにはあまり効果がない．また，症候性の病態に対しては原疾患の治療も行う必要がある．

### B．薬物療法

ここでは，てんかん性ミオクロニー発作の治療について具体的に記す．

バルプロ酸 valproate（VPA）（デパケン，セレニカ）が著効し，ほとんどの場合，発作の消失が期待できるが，再発することも少なくないので長期間にわたる AED 療法が必要となる．

VPA 単剤での治療が原則である．効果が不十分な場合，多剤併用を試みるが，この際には各 AED の作用機序や，薬物間相互作用

に十分留意することが重要である.

カルバマゼピン,フェニトインはミオクロニー発作を悪化させるので使用は避ける.ガバペンチンも症状を悪化させる可能性があるので注意が必要である.

他のタイプの発作や併存障害が認められる場合は,さまざまな種類の薬剤との併用となる.この際には,各発作型に対応した適切なAED選択や,他の治療薬との薬理遺伝学的な特性や薬物間相互作用に十分留意した合理的な治療デザインが重要である.もし,AED多剤併用によって発作が消失した場合は,最も効果のあったAED単剤治療への切り替えを検討する.

1. 初回投与時(成人の場合)

**R 処方例**

デパケンR錠(200 mg)またはセレニカR錠(200 mg) 1日2錠(400 mg)前後から開始 維持量の目安は1回1-2錠 1日2回 1-2か月間で発作が消失しない場合は,1日100-200 mgずつ漸増する.特別な理由がない限り,徐放剤を使用し,1日1回ないし2回に分けて用いること.明らかな有害反応がなければ,十分な発作抑制効果が得られるまで1日1,000 mg前後まで増量する

2. 多剤併用処方例(原則的にVPA単剤で十分な効果がなかった場合)

以下の用量は,付加したAED開始時の服用量の目安である(下記a,dの保険適用は既存のAEDに抵抗性を示す部分発作への付加投与のみ).

a. 服用中のVPA維持量プラス

**R 処方例**

マイスタン錠(5 mg) 1回0.5-1錠 1日2回

b. 服用中のVPA維持量プラス

**R 処方例**

ランドセン錠(0.5 mg)またはリボトリール錠(0.5 mg) 1回0.5-1錠 1日2回

c. 服用中のVPA維持量プラスまたはイーケプラ単剤

**R 処方例**

イーケプラ錠(250 mg) 1日1-2錠を1-2回に分けて投与

d. 服用中のVPA維持量プラス

**R 処方例**

トピナ錠(50 mg) 1日1-2錠を1-2回に分けて投与

その他,プリミドン,フェノバルビタールを併用する場合もある.

いずれのAEDで多剤併用を行う場合も,追加したAEDは少量から開始し,自覚的および他覚的な有害反応の増悪が認められないことを確認しつつ,発作抑制効果の増大が得られるまで漸増する.

## C. 心理・社会的療法

治療にあたっては薬物療法のみならず,長期服薬などによる本人および家族の負担に対するケアや発作時の事故の防止など,生活全般についての具体的な方策を指導する.また,睡眠不足や光過敏性(テレビ,テレビゲーム,パソコン作業時など)など,明らかな発作誘発因子がある場合は,日常生活面での指導が大切である.特に,児童は日常的な遊びのなかで自覚せずに誘発因子に接してしまう機会が少なくないので,本人や家族への細やかな心理教育的アプローチが重要である.

## D. 難治症例・家族への対応

大半のケースでAEDの効果が認められるが,基盤にある病態の差によって再発や治療抵抗性を示す場合もある.この場合にはAED多剤併用療法になることが少なくないが,可能な限り合理的な薬剤選択を検討し,十分な相乗効果と不要な有害反応の防止に留意する.また,今後の治療方針とその治療効果予測について可能な限り具体的な説明を心がけ,患者や家族からも詳細な相談ができるように配慮する.

発作以外の併存症状(知的障害や運動機能

障害など)のために複合的な障害を抱えているケースには，それぞれの症状の特性に応じた適切な加療や支援を行い，社会資源についての情報提供も行っていく．このためには，専門職によるチームでの支援体制が必要になる．

### E. 併存症状

他のタイプのてんかん性発作(強直間代発作など)が経過中に出現することがある．併存障害を認める場合はそれぞれに適切な治療方策を講じる．

■患者・家族説明のポイント
- 一般的には，「てんかん」＝「全身けいれん」というイメージが強い．このため，本症状が比較的軽微な場合には「てんかん」という診断名を本人や家族が受容しにくい場合が少なくない．症候学的な見立てと脳波学的な所見などを含め，症状がてんかん性の病態であることをわかりやすく説明すること．
- 治療開始時には薬物療法の必要性と治療効果予測，生活面での注意事項などを具体的に提示し，初期の段階から患者本人や家族にも治療へのアドヒアランスを築いていくことが好ましい．治療が長期に及ぶことが少なくないので，患者の社会背景の変化にも目を配った対応が重要である．
- 遺伝負因や長期予後については，各症候群によって大きく異なるので概要のみを伝えるのではなく，必要に応じて遺伝子レベルでの精査を考慮する場合もある．しかし，「遺伝性」については本人，家族にとってきわめて切実な課題なので，正確かつ柔軟な説明を行っていくこと．

### 参考文献

1) Aicardi J: Epilepsy in children. 2nd ed. Raven Press Books, NY, 1994
2) Proposal for revised clinical and electroencephalographic classification of epileptic seizures. from the commission on classification and terminology of the International League Against Epilepsy. Epilepsia 22: 489-501, 1981
3) Glauser T, Ben-Menachem E, Bourgeois B, et al: ILAE treatment guidelines: Evidence-based analysis of antiepileptic drug efficacy and effectiveness as initial monotherapy for epileptic seizures and syndromes. Epilepsia 47: 1094-1120, 2006

## 単純部分発作
*simple partial seizure*

齋藤貴志　国立精神・神経医療研究センター病院・小児神経科

### 疾患概念

【定義・病型】　部分発作は，最近焦点発作とよばれることも多いが，一側の大脳半球の神経ネットワークから生じるてんかん発作である．部分発作は，単純部分発作 simple partial seizure(SPS)と複雑部分発作 complex partial seizure(CPS)に分けられる．単純部分発作は，部分発作のうち意識減損を伴わない発作を指し，意識減損を伴う場合は複雑部分発作といわれる．単純部分発作のあとに複雑部分発作あるいはてんかん活動が両側半球を巻き込んで生じる二次性全般化発作が続く場合がある．発作中の意識の有無を評価することは困難な場合もあり，単純部分発作と複雑部分発作の区別は必ずしも容易ではなく，最近の発作分類でもこの用語は使用されていない．しかし，発作時の意識の有無は，診療や患者の生活管理上有用ではあることから，この用語は日常診療ではよく使われるのが実情である．

【病態】　単純部分発作の症状は，次のように分けられる．

1) 運動症状：定型的な異常な運動であり，強直，間代，脱力などがみられる．
2) 自律神経症状：心窩部不快感や血圧，心拍

の変動などがみられる．
3) 感覚症状：しびれ，痛みなどの体性感覚，聴覚，視覚，嗅覚，味覚症状が生じる．
4) 精神症状：既視感，恐怖などが起こる．

　これらの症状はてんかん活動が波及した皮質の部位に対応して出現する．例えば，片側の間代けいれんであれば，対側の運動野を原因とする発作であることが多い．このように症状とてんかん焦点の対応を考える必要がある．

　なお，小児期に最も頻度の高いてんかんである中心側頭部に棘波をもつ良性小児てんかん benign epilepsy with centro-temporal spikes（BECT）は，多くは10歳以前に発症し，典型的には睡眠中の片側顔面あるいは口咽頭の単純部分発作が典型的な発作症状で，ときに二次性全般発作がみられる．脳波上，睡眠時記録で中心部，側頭部にみられる高振幅の棘波，棘徐波が特徴的である．年齢とともに自然に脳波異常，症状が消失する．罹病期間中数回のみの発作がみられる場合から，月に数回発作が起こる場合など発作頻度もさまざまである．発作の頻度が少ない患者は経過観察のみで様子をみることも可能である．

### 診断のポイント

　患者の訴える発作症状が，てんかん発作であるかどうかを鑑別する必要がある．発作が診察中に起こることはまれであり，詳細な問診により判断する．発作時の様子をビデオ撮影してきてもらうとよい．てんかんの鑑別診断は多岐にわたり，患者の年齢や基礎疾患によっても異なるため詳細は成書に譲るが，単純部分発作では，生理的ミオクローヌス，発作性運動誘発性ジスキネジア，チックなどの不随意運動，脳血管障害，心因性の異常運動などが鑑別に挙がる．

　発作中の意識障害の有無は，発作中の患者に声をかけ，適切な答えが返ってくれば意識障害はないと判断できる．優位半球を焦点とする発作の場合には返答できない場合もあるため，手を挙げるなどの動作を指示する，発作後に発作の内容を説明してもらうことも意識障害の有無の判断に用いられる．

　てんかんの診断には，電気生理学的検査，画像診断も必要である．脳波検査は必須であり，睡眠賦活脳波も含めた記録をとることが望ましい．脳波異常が見られればてんかん診断の根拠になりうるが，症状を説明できるものでなければならない．また，発作間欠期に脳波異常がないこともあり，繰り返し記録する必要がある．発作時脳波記録はてんかん診断の最有力手段であるが，単純部分発作では症状を起こす大脳の比較的小さな領域の異常興奮によって生じると考えられるため，発作時脳波でも異常が認められないことがあり，注意を要する．単純・複雑を問わず，部分発作では，小児期の特発性てんかんを除いて，画像診断を行い，てんかん発作の原因となっている病変の有無を確認する必要がある．MRIが最も適している．もちろん，脳波と同様に画像上に病変が認められたからといって単純にその病変が発作の原因と限らないことは留意が必要である．発作症状と関連がある部位かよく検討する必要がある．

### 治療方針

#### A. 治療方針の概要

　初回発作では原則として経過観察とし，発作が繰り返される場合は内科的治療を考えるが，発作の回数，発作による日常生活への支障を考慮して治療開始するかどうか決定する．治療は抗てんかん薬の内服が中心であるが，難治例では外科的治療も考慮される．BECTでは，発作の頻度が低い場合などで，無治療で経過観察することも1つの選択肢である．一般的には2年以上発作が抑制されていると減薬を始めることを考えるが，症状や患者のおかれた環境などから総合的に判断する．

#### B. 薬物療法

　1つの薬剤を効果が出るまで十分量を投与することが基本である．十分な単剤治療で効果が不十分な場合に薬剤の変更，追加を考え

る．多剤にする場合もできれば2〜3剤以内での治療を目指す．

単純部分発作で最も頻用されるのはカルバマゼピン（テグレトール）であり，長い間第一薬として使用されている．最近では，新規抗てんかん薬が部分発作に対して単独処方も含めて保険適用となっており，治療の選択肢が広がっている．以下に処方例を提示したい．

**℞ 処方例** 下記1），2）のいずれかを用いる．単剤で効果が不十分なときは併用することもある．

> 1) テグレトール錠（100 mg） 1回1錠 1日2回あるいは 1回1錠 1日1回（夜）で開始し，2週間ごとに効果が出るまで徐々に増量する．通常400-600 mg，最大1,200 mgまで増量可能
> 2) イーケプラ錠（250・500 mg） 1回250 mg 1日2回で開始し，通常1,000-3,000 mgで維持する．低用量でも有効例があることが特徴である

上記で効果がないとき，あるいは副作用が強いときは下記3），4）を併用または代替薬として使用する．

> 3) エクセグラン錠（100 mg） 1回1錠 1日2回で開始，2週間ごとに効果が出るまで100 mgずつ増量し，最大600 mgまで増量する
> 4) マイスタン錠（5 mg） 1回1錠 1日2回で開始し，5 mgずつ効果が出るまで1日30 mgまで増やす（単剤では 保外 ）

フェニトインも部分発作への治療薬としてよく使われるが，代謝の飽和による血中濃度の急上昇が生じること，多毛，歯肉増生などの副作用が大きい点がやや使いにくい点である．処方例以外の新規抗てんかん薬ではトピラマート，ラモトリギンが部分発作には効果的で，使用可能である．このほか，全般発作によく使われるバルプロ酸は，部分発作にも効果があることがある．

### C. 心理・社会的療法

詳細は別項（⇒621頁）に譲る．

### D. 難治症例・家族への対応

てんかんの治療では，1つの薬剤を十分量投与することが原則である．抗てんかん薬を投与量が不十分なまま次々と代えるような治療は避けなければならない．十分量を投与した抗てんかん薬による治療が無効な場合は，てんかんの診断が正しいか，怠薬はないか，偽発作ではないかの検討も必要である．

難治例や脳に器質的異常がある場合には専門施設に紹介し評価を受ける必要がある．

### E. 併存疾患

画像診断により，脳皮質形成の異常，腫瘍，血管奇形などが明らかになることがあり，その場合は専門施設へ紹介する．

■患者・家族説明のポイント

- 単純部分発作では，生活への支障はほかの発作型に比べると大きくないことが多い．治療方針決定や生活管理上のアドバイスは，患者の意向に十分耳を傾け，患者の生活環境と症状から個別の対応が必要である．

- 抗てんかん薬の長期的な副作用に強い不安をもっている患者と家族は多い．説明が不十分な場合や，副作用について十分な対応を行わないと，内服への抵抗感，怠薬，医師への不信感から治療のドロップアウトにつながってしまう．

- 小児期のBECTの場合は，発作の頻度が低く，加齢による自然寛解が期待できることから，治療方針（無治療経過観察を含めて）は患者，家族と十分相談のうえ決定する．

# 複雑部分発作
## complex partial seizure

吉岡伸一　鳥取大学教授・地域・精神看護学

### 疾患概念
【定義・病型】　複雑部分発作は，1981（昭和56）年の国際抗てんかん連盟の分類によると発作時に意識減損がある部分発作として分類される．意識の減損は，発作の始まりから起こる場合や意識のある単純部分発作（⇒601頁）から意識が減損してくる場合がある．また，意識減損に自動症を伴うこともある．2010（平成22）年に国際抗てんかん連盟から提唱されたてんかん発作分類では，単純あるいは複雑部分発作の用語が廃棄され，部分発作は焦点性発作（意識障害あり，なし）に統一され，焦点性発作（意識障害あり）が複雑部分発作の概念に該当するとなっている．

意識減損は，自覚性および，もしくは反応性や認知が変化し，外来刺激に正常に反応する能力が失われると定義されている．反応性とは単純な命令や意図的な動作を遂行する能力のことを，認知とは問題の期間の出来事に対する患者の接触性とその回想のことを指している．単純部分発作あるいは複雑部分発作からさらに進展して二次性全般化発作に至り，強直間代発作（⇒592頁）となることもある．

複雑部分発作は，表1のように細分類される．

**表1　複雑部分発作の細分類**
1. 単純部分発作で始まり意識減損に移行するもの
    a）単純部分発作で始まり意識減損に移行するもの
    b）自動症を伴うもの
2. 意識減損で始まるもの
    a）意識減損のみのもの
    b）自動症を伴うもの

【病態・病因】　複雑部分発作は，60％は側頭葉を起源とし，30％は前頭葉を起源として生じてくる．側頭葉てんかんは，その起始部位によって，内側側頭葉てんかん，外側側頭葉てんかんに分類される．内側側頭葉てんかんは，前兆，動作停止や自動症を特徴とし，海馬硬化を認めることが多い．外側側頭葉てんかんは，聴覚や味覚に関する症状が特徴的で，意識は内側側頭葉てんかんに比べて保たれることが多い．前頭葉てんかんは，発作の持続時間が比較的短く，発作が頻発する傾向がある．複雑で激しい運動性自動症を伴いやすく，偽発作と誤認されることがある．また，二次性全般化発作に発展しやすい．そのほか，傍ローランド領域や頭頂葉や後頭葉から始まる複雑部分発作も知られている．

【疫学】　時点有病率は0.04-0.21％と高く，てんかん発作型に占める割合も10-40％と高い．また，女性に比べて男性に多くみられる．複雑部分発作が生じる平均年齢は10-13歳で，20歳以下が3/4を占めるが，基礎疾患によって発症年齢は異なってくる．

【経過・予後】　てんかんの発作予後は，新しく診断された患者では発作抑制が60-80％と比較的高いが，複雑部分発作の予後はさまざまで，発作抑制率は30-40％と低い．しばしば難治例となることがあるが，予後は基礎疾患により左右される．

### 診断のポイント
診断にあたり，発作の状態を詳細に尋ねることが重要である．発作時に意識減損があるため，本人は発作を記憶していないことが多く，家族など発作を目撃した人からの情報収集が重要である．発作が起こった際，簡単な問いかけをし，発作が終わったあとにそのことを本人が覚えているかどうかを尋ね，意識減損の有無を確認する．脳波検査，頭部のCT検査，MRI検査，脳血流測定，PETなどによる画像検査はてんかんの診断だけでなく，原因診断としても重要である．

単純部分発作で始まり意識減損に移行する場合，意識が消失する前に，単純部分発作としての運動症状，感覚症状，自律神経症状，精神症状が先行する．これら複雑部分発作に先行する諸症状は，しばしば前兆として表現され，本人からそのときの症状を聞くことが可能である．

最初から意識減損で始まる発作では，意識減損のみを示すものと，意識減損に加え自動症を伴う場合がある．自動症は複雑部分発作の経過中，あるいはその後に，意識が曇った状態で生じるが，自動症を伴う場合，複雑部分発作と診断する価値が高い．自動症には，嚥下する，噛むなどの口周囲の単純な運動（口部自動症），恐怖や当惑した表情を呈したり，笑ったり，泣いたりなどの顔の運動や，手で身体や衣服をまさぐるといった単純な身振り動作を呈するものが多い．激しい身振りを示したり，一連の作業を行っているかのような動作を続け，走ったりする自動症や言葉を発する自動症も存在する．

複雑部分発作は，単純部分発作や欠神発作，時に偽発作との鑑別が重要である．前頭葉起源の複雑部分発作の場合，しばしば偽発作と誤診されることが多く，発作症状の観察に加え，発作時の脳波測定が診断確定に不可欠である．また，失神，一過性脳虚血発作，小児の夜驚症をはじめ，解離性健忘，挿間性衝動制御困難症，パニック障害をはじめとする精神障害も鑑別の対象となる．

## 治療方針
### A. 治療方針の概要

てんかん発作の治療は，複雑部分発作に限らず，抗てんかん薬による薬物療法が中心である．患者に対しては決められた薬物量を規則的に服用するように指導する．薬物療法とともに，身体的疲労や睡眠不足，多量の飲酒は，発作を誘発し，増悪させるため，規則的な生活を行うように指導する．

発作が抑制されない場合，通常，第二・第三選択薬による単剤治療を行う．単剤で発作の抑制困難な難治例に対しては，2剤ないし3剤による治療を行う必要がある．薬剤の選択にあたり，作用機序の異なるものを組み合わせることが望ましい．

近年承認された新規抗てんかん薬のなかには，単剤使用が可能となったものがあり，難治例に対する単剤治療での効果が期待される．

抗てんかん薬の投与量や治療効果を評価する際，発作症状の観察や副作用の発現に注意し，最高耐用量まで十分量使用して効果を確かめる必要がある．その際，血中薬物モニタリングが参考になるが，治療濃度に達していなくても発作抑制に至った場合にはさらなる増量を必要としない．なお，薬物投与中，薬疹，白血球減少症などのアレルギー反応と考えられる症状が出現した際には，すみやかに薬剤を中止しなければならない．

薬物療法による発作抑制が困難な症例では，臨床症状の観察とともに，随時，脳波記録や画像診断を施行し，発作型が複雑部分発作であるかどうか再検討する．複雑部分発作に対し効果のある薬剤が3種類以上使用されても発作が抑制されない場合，外科的治療を考慮する．

発作の抑制困難な難治例はもとより，発作が抑制されている場合でも，患者は発作の出現や再発に対し，不安を常に抱いていることに配慮し，精神療法的な対応が必要になる．日常・社会生活が困難であったり，自立できない場合，環境調整や医療・福祉制度の情報提供を行っていく．

### B. 薬物療法

てんかんの基本処方は，原則として単剤から始める．

**処方例**

1) テグレトール錠（200 mg）　1回1-2錠　1日1-3回　食後

まず単剤で使用し，発作症状の観察や副作用に注意し，最高耐用量まで十分使用する．同剤には投与初期に薬物分解酵素を誘導する

作用が認められるため，初期には少量から始め，漸増していく必要がある．

上記1）で発作が抑制されない場合，下記2）-6）のいずれかを単剤で用いる．

2) エクセグラン錠（100 mg）　1回1錠　1日1-3回　食後
3) アレビアチン錠（100 mg）　1回1錠　1日1-3回　食後
4) デパケンR錠（200 mg）　1回1-3錠　1日1-2回　食後
5) ラミクタール錠（25 mg）　1回1-4錠　1日1-2回　食後
6) イーケプラ錠（500 mg）　1回1-3錠　1日1-2回　食後

上記薬剤を単剤投与しても発作抑制困難な場合，2剤あるいは3剤を組み合わせて治療する．あるいは，下記7），8）の抗てんかん薬を追加するか組み合わせて使用する．

7) ガバペン錠（200 mg）　1回1-2錠　1日3回　食後
8) トピナ錠（50 mg）　1回1-2錠　1日1-2回　食後

その他，発作抑制困難な場合，マイスタン錠（10 mg），リボトリール錠（0.5 mg）などの抗てんかん薬や，メイラックス錠（1 mg），メンドンカプセル（7.5 mg）が補助的に用いられる．なお，メイラックス錠とメンドンカプセルは保険適用外であり，また通常の保険適用で用いられる使用量に比べて少量から始める．

### C. 心理・社会的療法

てんかんに合併する諸障害に対しての治療やリハビリテーションなどを行う．生活・就学・就労面の支援や心理状態の評価，個別カウンセリングや集団療法も行う．日本てんかん協会をはじめ，自助グループを中心としたピアカウンセリングも効果的である．

### D. 外科的療法

薬物治療に反応しない難治性てんかん患者に対して，外科的治療法が適応となる．複雑部分発作を主徴とする側頭葉てんかん患者では選択的海馬扁桃体切除術や前側頭葉切除術などが有効である．ほかに，側頭葉以外の脳葉に対する脳葉切除術や，運動野・言語野に焦点をもつ患者に対する軟膜下皮質多切術 multiple subpial transection が行われる．

### E. その他の療法

外科的療法が困難な患者の場合，迷走神経刺激療法が適応となる．発作頻度の減少に加え，認知機能の改善など生活の質の改善を期待して行われる．

### F. 難治症例・家族への対応

薬物療法による発作抑制が困難な場合が多く，治療が長期にわたるため，日常・社会生活に問題が生じやすい．発作抑制に向けた治療はもとより，患者・家族に対する生活支援や，医療・福祉制度など最新の情報や社会資源の提供を行い，ひきこもりにならないように支援する．

### G. 併存疾患

複雑部分発作は症候性部分てんかんの一症状として発現することが多く，知的障害や身体障害などが併存することが多い．治療が長期化すると，幻覚妄想や抑うつ気分などの精神症状が発作間欠期に生じてくることが知られている．

■患者・家族説明のポイント

・脳神経の病気であることなど，てんかんを正しく理解してもらう．
・薬物療法により発作抑制の可能性があることを説明する．
・本人や家族からの発作症状に関する情報提供は薬物選択に重要であることを伝える．
・規則的な生活を送るように，また薬の服用を忘れないように伝える．

**参考文献**

1) 日本てんかん学会ガイドライン作成委員会：成人てんかんにおける薬物治療ガイドライン．てんかん研究 23：249-253，2005
2) 藤原建樹，池田昭夫，井上有史，他：新規抗てんかん薬を用いたてんかんの薬物治療

ガイドライン．てんかん研究 28：48-65，2010

# ウェスト症候群
West syndrome

**前垣義弘**　鳥取大学教授・脳神経小児科学

## 疾患概念

**【定義・病型】**　ウェスト症候群とは，群発するスパズムと脳波でヒプスアリスミアを呈し，しばしば精神運動発達の停止・退行をきたすてんかん性脳症である．

**【病態・病因】**　周産期脳障害や結節性硬化症，染色体異常（ダウン症候群など），先天代謝異常などの基礎疾患をもつ場合が多い（症候性ウェスト症候群）．発症までの発達が正常で，周産期歴・既往歴や諸検査で基礎疾患が特定されず，他の発作型がない場合は潜因性ウェスト症候群に分類され，症候性に比べ予後はよい．

**【疫学】**　出生 1,000 に対して，0.16-0.42 とされる．小児てんかんに占める割合は約 5% である．

**【症状】**　発症年齢のピークは 3-7 か月であり，大部分は 1 歳までに発症する．急激に頭部を前屈し，両上肢を屈曲挙上するスパズムとよばれる発作が，5-30 秒ごとに規則的に数分から 30 分間にわたり反復する．寝起きに起こることが多い．発作後は，不機嫌となり次第に発達が停止・退行する．

**【経過・予後】**　副腎皮質刺激ホルモン（ACTH）の短期的効果は 50-80% であるが，半数近くは再発する．近年は，レンノックス-ガストー症候群（⇒608 頁）への進展はまれで，スパズムが長期間続く例が比較的多い．知能予後は不良で潜因性の一部を除けば，大多数で知能障害や運動麻痺が残る．予後は基礎疾患に依存している．

## 診断のポイント

乳児が頭部や四肢をピクつかせるという訴えの場合には，脳波を確認すべきである．初期に脳波異常を認めない場合でも 1-2 週間後に再検したほうがよい．また，不機嫌や発達停止を主訴に来院した場合にもウェスト症候群を念頭におくべきである．頭部画像や染色体検査，血液・尿・髄液での代謝スクリーニング検査などによる基礎疾患の診断が重要である．

脳波所見は高振幅徐波と鋭波・棘波が非同期性に無秩序に持続するヒプスアリスミアとよばれる特徴的な脳波像を発作間欠期に呈する．この所見は覚醒時にも睡眠時にも持続する．

## 治療方針

### A. 治療方針の概要

基礎疾患の精査と治療を並行してすみやかに行う必要があるので，入院治療が好ましい．最も有効性の高い ACTH 治療を早期に始めたほうが，知能予後が良好とされる．治療効果判定は発作消失と脳波改善で行う．

### B. 薬物療法

わが国では，ACTH 療法の前にビタミン $B_6$ 大量療法を行う施設が多い．ビタミン $B_6$ 大量療法の有効率は 1 割に満たないが，著効例は予後良好である．内服治療が多いが，

**表 1　ACTH 療法プロトコール**

開始：コートロシン Z 0.0125 mg/kg 連日筋注 2 週間
・発作消失・ヒプスアリスミア消失の場合：2-3 日後に 1-2 回筋注して終了
・発作残存の場合：2 週目よりコートロシン Z を 0.025 mg/kg に増量し 2 週間継続
　→発作消失の場合：同量を隔日投与 2 週間，週 2 回を 2 週間，週 1 回を 2 週間
　→無効の場合：週 1-2 回を数回筋注して終了

10 mg/kg/回を静注する場合もある.

**℞ 処方例**

1) アデロキザール散(7.8%)あるいはピドキサール錠を粉砕 （成分量として）1日 20 mg/kg を 3 回に分けて投与開始し，2-3 日ごとに 10 mg/kg ずつ増量．40-50 mg/kg で効果判定 保外 用法・用量

ビタミン $B_6$ 無効の場合の第二選択薬は施設によって異なる．潜因性の場合は，ACTH 療法を筆者らは選択する（表1）．ACTH の投与量と投与期間は施設ごとに異なる．

ACTH 治療中は，血圧や電解質，感染チェックをこまめに行う．2 週目に頭部 CT，眼科紹介を行う．

ACTH 無効例や全身状態不良で ACTH 療法が実施できない場合は，内服薬で発作抑制を試みる．第二選択薬は，バルプロ酸（デパケン），ゾニサミド（エクセグラン），トピラマート，クロナゼパム，ニトラゼパムなどが使用される．

下記2)を用い，無効の場合は3)に変更する．

2) デパケンシロップ(50 mg/mL) （成分量として）1日 20 mg/kg を 2-3 回に分けて投与開始し，数日ごとに 10 mg/kg ずつ，40-50 mg/kg まで増量する

3) エクセグラン散(20%) （成分量として）1日 5 mg/kg を 2 回に分けて投与開始し，1 週間ごとに 2-3 mg/kg ずつ，10-12 mg/kg まで増量する

**参考文献**
1) 日本てんかん学会：ウエスト症候群の診断・治療ガイドライン．http://square.umin.ac.jp/jes/index.html
2) Oguni H, Yanagaki S, Hayashi K, et al: Extremely low-dose ACTH step-up protocol for West syndrome: maximum therapeutic effect with minimal side effects. Brain Dev 28: 8-13, 2006

# レンノックス-ガストー症候群
*Lennox-Gastaut syndrome*

中川栄二　国立精神・神経医療研究センター病院・小児神経科外来部長

**疾患概念**

**【定義・病型】** レンノックス-ガストー症候群 Lennox-Gastaut syndrome（LGS）は，強直発作，脱力発作，非定型欠神発作を主とする複数の短い全般発作を示し，ミオクロニー発作，全般強直間代発作，部分発作を伴うこともある．脳波で 3 Hz より遅い広汎性緩徐棘徐波と睡眠時の全般性速波律動を示し，発作はきわめて難治であり，知的障害がほぼ必発となるてんかん性脳症である．国際分類〔1989（平成元年）〕では，潜因性または症候性全般てんかんに分類されている．LGS の臨床像を示す発症年齢は 3-10 歳で，3-5 歳がピークである．さまざまな基礎疾患をもつ場合が多く，他のてんかん症候群（特にウェスト症候群）から変容する場合が多い．高頻度にけいれん性あるいは非けいれん性のてんかん重積や群発が起こり，精神運動発達の退行を認める．

**【病態・病因】** 脳の異常（形成異常，新生児仮死による脳障害など）や，発症前に発達遅滞や他のてんかん（ウェスト症候群など）があり，LGS の原因が明らかに推定される場合を症候性 LGS，発症前に発達遅滞もなく，原因も推定されない場合を潜因性 LGS とよぶ．症候性が約 70%，潜因性が約 30% である．ウェスト症候群から変容した例（約 20-40%）は，早期発症で，強直発作が優位で発作も多く，予後が特に不良である．

**【症状・予後】** 発作は複数の短い全般発作を示し，強直発作（74-95%），脱力発作（14-

36%)，非定型欠神発作（75-100%）が主な発作であるが，ミオクロニー発作，全身性強直間代発作，部分発作を伴うこともある．睡眠時の強直発作はほぼ必発である．強直発作，脱力発作，ミオクロニー発作では転倒（drop attack）を伴うことがあるため転倒予防に保護帽などの対応が必要である．約50-75%でけいれん性あるいは非けいれん性のてんかん重積・群発を認め，しばしば精神運動発達の退行を認め知的障害は必発である．

### 診断のポイント

強直発作を主体とした全般発作が2種類以上あることと，脳波で覚醒時あるいは睡眠時に3Hzより遅い（多くは1.5-2.5Hz）広汎性緩徐棘徐波と睡眠時の全般性速波律動（rapid rhythm/fast rhythm）を示すことが必須である．症候性か潜因性かの診断のためには，病歴（特にウェスト症候群の既往）と頭部画像検査が重要である．基礎疾患の鑑別には，皮膚をはじめとする身体所見，代謝異常検査，染色体・遺伝子検査などを行う．

#### A. 鑑別診断

複数の全般発作と脳波で全般性緩徐棘徐波を示すものが対象となり，ミオクロニー失立発作てんかん，徐波睡眠時に持続性棘徐波を示すてんかん，非定型良性部分てんかん，前頭葉てんかんなどがある．

### 治療方針

複数の発作型があり，かつ難治なため多剤併用になる．強直発作，強直間代発作，非定型欠神発作，ミオクロニー発作，脱力発作などの各発作型に対して有効とされる薬剤を選択する．抗てんかん薬の相互作用や作用機序，副作用を考慮した多剤併用が必要となる．LGSの強直転倒，脱力発作に対して有効とされるルフィナミド（イノベロン）が使用可能となった．経口抗てんかん薬が無効な場合，ACTHやケトン食が有効な場合もある．強直発作，脱力発作によるdrop attackに対しては脳梁離断術が有効である．約70-80%の例で脱力転倒発作が抑制されるが，他の発作症状は変わらないことが多い．迷走神経刺激は発作を50%以上減少させ，また認知機能の改善にも有効である．

**R 処方例** 下記の薬剤を発作症状，体重に合わせて処方する．

1) デパケンR錠（100・200 mg）あるいはセレニカR錠（200・400 mg） 10-20 mg/kg/日より開始し，30-40 mg/kg/日まで10 mg/kgずつ増量する（1,200 mg/日）．欠神発作，非定型欠神発作，強直間代発作，ミオクロニー発作，脱力発作やてんかんに伴う性格行動障害（易興奮性，衝動性）に有効．食欲亢進，眠気，血小板減少などの副作用に留意する

2) エクセグラン錠（100 mg） 2-4 mg/kg/日から開始して，2 mg/kgずつ増量し8-10 mg/kg/日まで増量（400 mg/日）する．部分発作（強直発作），強直間代発作に有効．食欲不振，体重減少，発汗低下，いらいら感などの副作用に留意する

3) トピナ錠（25・50・100 mg） 1-2 mg/kg/日から開始し，1-2 mg/kgずつ増量して，5-9 mg/kgで維持する（400-600 mg/日）．部分発作（強直発作），二次性全般化発作に有効．食欲不振，体重減少，発汗低下，いらいら感などの副作用に留意する

4) イノベロン錠（100・200 mg） 4歳以上の小児では体重15.0-30.0 kgの場合1日100-200 mgから開始して，増量は2日以上の間隔をあけて1日用量として200 mg以下ずつ行う．維持用量は1日1,000 mgとする．体重30.1 kg以上の場合は成人の用法・用量に従う．成人は，1日200-400 mgから開始し，増量は2日以上の間隔をあけて1日用量として400 mg以下ずつ漸増する．維持用量は体重30.1-50.0 kgには1日1,800 mg，体重50.1-70.0 kgには1

日2,400 mg, 体重70.1 kg以上には1日3,200 mgとする. レンノックス-ガストー症候群の強直発作, 脱力発作に有効. 増量により食欲低下に留意する

5) マイスタン錠（5・10 mg）　0.1-0.2 mg/kg/日を1あるいは2回に分けて投与開始し, 0.1-0.2 mg/kgずつ増量, 維持量は0.2-0.8 mg/kg/日（最大30-40 mg/日）. 部分発作（強直発作）, 欠神発作, 非定型欠神発作, 強直間代発作, ミオクロニー発作に有効で他の抗てんかん薬との併用療法となる

6) ラミクタール錠（2・5・25・100 mg）バルプロ酸併用時は1回0.15 mg/kg/日(1-2週間)より開始し, 1日0.3 mg/kgを2回に分けて投与(1-2週間)増量し, 維持量は1-3 mg/kg/日（最大200 mg/日）. 部分発作（二次性全般化発作）, 強直間代発作, レンノックス-ガストー症候群における全般発作, 定型欠神発作や双極性障害のうつ症状に有効. 併用する薬剤での用量・用法の調整と薬疹に注意が必要である

7) テグレトール錠あるいはカルバマゼピン錠（100・200 mg）　5-10 mg/kg/日を1あるいは2回に分けて投与し, 10-20 mg/kg/日まで増量（400-600 mg/日）する. 薬疹に注意が必要である. マクロライド系抗菌薬, 抗精神病薬等の併用薬剤やグレープフルーツで血中濃度が変動するおそれがあるので注意が必要である

**参考文献**

1) 日本神経学会(監修)：てんかん治療ガイドライン 2010. 医学書院, 2010
2) 高橋幸利：プライマリー・ケアのための新規抗てんかん薬マスターブック. 診断と治療社, 2012
3) 日本てんかん学会(編)：てんかん専門医ガイドブック. 診断と治療社, 2014

# 状況関連性発作
*situation-related seizures*

田邉卓也　田辺こどもクリニック小児神経内科・院長（大阪）

### 疾患概念

【定義・病型】　状況関連性発作とは, 中枢神経疾患や全身疾患などの急性期に一過性にみられる発作症状で, 脳機能を障害あるいは変化させ, 発作の誘因となる要素がある状況においてのみ誘発される発作をいう. 急性症候性発作 acute symptomatic seizure とほぼ同義で, 慢性的に自生性に繰り返される真のてんかん発作とは区別される.

てんかんおよびてんかん症候群の分類(1989)によると, 「特殊症候群」のなかに分類され, さらに以下のように細分類されている. ①熱性けいれん, ②孤発発作, あるいは孤発のてんかん重延状態, ③アルコール, 薬物, 子癇, 非ケトン性高グリシン血症などによる急性の代謝障害や急性中毒の際にみられる発作.

【病態・病因】

#### A. 熱性けいれん

通常38℃以上の発熱に伴って乳幼児期に生ずる発作性疾患で, 中枢神経感染症, 代謝異常, その他明らかな発作の原因疾患のないものをいう. 家族歴が高率に陽性で体質・素因の関与がみられる.

#### B. アルコール関連性発作

多くは慢性アルコール依存者にみられ, 大部分はアルコール離脱後48時間以内に起こる. 典型的には全般性の強直間代性発作である. 閃光刺激に対して高い過敏性（光けいれん反応, または光ミオクロニー反応）を認めることがある.

#### C. 薬物中毒

アンフェタミン, コカイン, フェンシクリジンなどの薬物は交感神経刺激作用ととも

に，中枢神経刺激作用をもち，けいれんを誘発することがある．バルビタール酸，ベンゾジアゼピン，非バルビタール系鎮静催眠薬は離脱症状としてけいれん発作を起こすことがある．

### D. 子癇

子癇前症（妊娠高血圧症候群）の妊婦がけいれん発作を起こした場合をいう．約半数が分娩期に起こる．

### E. 急性代謝障害

低ナトリウム血症，低マグネシウム血症，尿毒症，低カルシウム血症，低血糖が重要である．

### F. 非ケトン性高グリシン血症

グリシンの蓄積による先天代謝異常であり，種々の神経症状を呈する．ミオクロニー，部分発作などがみられ，早期ミオクロニー脳症をきたすこともある．

【疫学】 熱性けいれんの頻度は人種差が知られており，わが国では7-11%，欧米では2-5%との報告が多い．男児に多い．

【経過・予後】 熱性けいれんの再発率は約30%である．将来てんかんへの移行率は2.0-7.5%程度とされている．

1) 熱性けいれん再発予測因子：1歳未満の発症，両親いずれかの熱性けいれんの既往，短時間の発熱-発作間隔，発作時体温が39℃以下．
2) てんかん発症関連因子：熱性けいれん発症前の神経学的異常，両親・同胞にてんかんの家族歴，複雑型熱性けいれん，短時間の発熱-発作間隔．

【診断のポイント】

詳細な問診を行い，服用薬剤の種類・用量の確認を行うこと．また，治療前の検査，特に血糖値や血清電解質の測定は重要である．

【治療方針】

上記した多くの病態に対して直接的な薬物療法はなく，原疾患を正確に診断し，それに対する治療・対応を行うことが基本となる．

熱性けいれんは年齢依存性の良性疾患であり，基本的には再発予防は不要であるが，遷延性発作の既往のあるもの，実際に2-3回以上反復して保護者の不安の強いものには発熱時に予防を行う．

【処方例】

ダイアップ坐剤(4・6・10 mg) 1回0.4-0.5 mg/kg(最大10 mg) 発熱初期に8時間間隔で2回投与．1日1 mg/kgを超えないようにする

# 発作に直接関連した精神症状

*ictal, postictal and peri-ictal psychiatric symptoms*

吉野相英　防衛医科大学校教授・精神科学

てんかんに伴う精神症状は発作間欠期と発作周辺期に大別される．発作周辺期精神症状とは発作と同期して生じるものであり，「発作に直接関連した精神症状」と同義ととらえてよい．発作周辺期症状はさらに発作時と発作後に分けられる．

## I. 発作時精神症状

【疾患概念】

てんかん性「前兆」として精神症状を呈することがあるが，これは発作症状にほかならない．前兆の25%は精神症状であり，その60%が恐怖あるいは不安である．てんかん発作型としては単純部分発作のなかの精神発作に分類される．精神科臨床で問題になる精神発作には発作時恐怖と持続性前兆がある．持続性前兆とは精神発作の重積状態であり，後述する非けいれん性てんかん重積の1つである．

### A. 発作時恐怖

発作時パニックとも称される発作時恐怖は側頭葉内側面，特に扁桃体がてんかん発作に巻き込まれると生じる．症状はパニック発作に酷似するが，持続は30秒以内であり，パ

ニック発作に比べて極端に短い．恐怖感自体もパニック発作の「死の恐怖」に比べれば軽度であり，救急車出動を要請したりすることはない．また，パニック発作とは異なり，流涎を伴うこともある．発作が複雑部分発作に進展した場合には意識減損や自動症が出現するだろう．治療は前出の単純部分発作に従う（⇒601 頁）．

## B. 非けいれん性てんかん重積

非けいれん性てんかん重積 nonconvulsive status epilepticus(NCSE)とは文字通りけいれんを伴わない「見えないてんかん重積」であり，脳波検査を実施しない限り確定診断には至らない．NCSE には精神発作の重積と意識障害を伴う重積がある．後者はさらに欠神発作重積と複雑部分発作重積に分類される．

### 1．持続性前兆

単純部分発作の重積は持続性部分てんかん epilepsia partialis continua ともよばれるが，精神症状，自律神経症状，感覚症状の発作重積に限っては持続性前兆 aura continua とよび，発作症状が数時間から数日にわたって頻発あるいは遷延する．持続性前兆のあとに複雑部分発作が連なることもある．発作焦点はほとんどが側頭葉内側面である．

症例

25 歳女性．てんかん発作の既往はない．1 か月前から不眠，動悸，全身倦怠が出現．7 日前から突然生じる上向性の上腹部不快感が頻発し，ほとんど 1 日中続くようになった．2 日前からは一点を見つめたまま無反応となる 30 秒程度のエピソードも日に数回生じるようになった．脳波では無動凝視のエピソードに一致して左側頭部に鋭波律動の発作時脳波が確認された．セルシン 10 mg の静注によって上腹部不快感のエピソードも無動凝視のエピソードも消失．その後，失語，幻視，易刺激性などの多彩な精神神経症状を呈し，約 2 か月後に寛解に至った．最終診断は抗 NMDA 型グルタミン酸受容体抗体による辺縁系脳炎．上向性上腹部不快感は側頭葉発作でよくみられる自律神経発作であり，持続性前兆と複雑部分発作を繰り返していたと考えられる．

### 2．欠神発作重積

小児てんかんでみられる欠神発作が重積するものであり，その中核症状は遷延性のもうろう状態だが，意識障害のレベルはさまざまで，自覚症状のみの軽度のものから昏迷までと幅広い．律動的な瞬目や顔面・四肢に軽微なミオクローヌスを伴うことも多い．発作の持続時間は 30 分-2 時間．ほとんどは大発作の出現とともに終了する．

### 3．複雑部分発作重積

複雑部分発作重積にはサイクル型と持続型がある．サイクル型では発作後もうろう状態から回復する前に再び複雑部分発作が生じることを繰り返す．持続型では文字通り発作が持続する．その基本的特徴は欠神発作と同じく遷延性のもうろう状態であり，その程度は従命可能な軽度のもうろう状態から完全な無反応までとさまざまである．サイクル型の場合は普段の発作と同様の自動症を認めるが，持続型では自動症は目立たず，もうろう状態だけが遷延する．持続時間は欠神発作重積よりも長く，1-24 時間に及び，数日にわたり持続することもある．複雑部分発作重積であっても発作時脳波が二次性に全般化し，棘徐波複合が連なり，欠神発作重積のようにみえることがある．その脳波所見から spike-wave stupor とよばれることもあり，特に前頭葉の焦点性発作放電から始まる場合はその傾向が強い．高齢者では初発てんかん発作が複雑部分発作重積であることも少なくない．

症例

76 歳女性．てんかん発作の既往はない．夕方，家族が帰宅すると，室内を徘徊し続けている本人を発見．話しかけると家族であることはわかったものの，どこにいるのか，いつなのかわからなかった．一晩中もうろう状態が続いたため，翌日外来を受診．診察室では話しかけると「はい」と答えるだけで，上

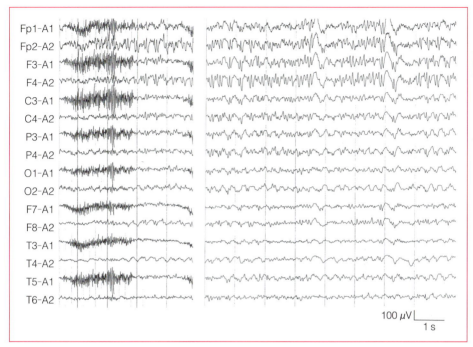

図1　複雑部分発作時脳波（右：発作起始時）

着を脱いでは着る動作を繰り返していた．身体診察にはある程度応じることができた．脳波を測定すると前頭優位に多棘徐波複合群発が連続していた．このてんかん性放電は右前頭領域から起始する二次性両側性同期放電であった（図1）．セルシン 10 mg の静注によってもうろう状態から回復した．頭部 MRI では中等度の虚血性変化（深部皮質下白質病変）を認めた．

### 治療方針

脳波を用いて診断を確定したのち，抗てんかん薬を静注し，すみやかに発作の抑制をはかる．

**Rx 処方例**　下記のいずれかを用いる．
1) セルシン注（10 mg）　1回 5-20 mg を静注する
2) ホストイン注（750 mg）　1回 22.5 mg/kg を静注する　投与速度は 3 mg/kg/分

または 150 mg/分のいずれか低いほうを超えないこと

## II．発作後精神症状

### 疾患概念

てんかん発作後にはもうろう状態以外にもさまざまな精神症状が出現する．発作後精神病がよく知られているが，それ以外にも抑うつ症状や認知機能障害が発作後に遷延することがある．治療抵抗性局在関連てんかんでは 18% に定型うつ病と区別のつかない発作後抑うつ状態が 24 時間以上続くと報告されている．また，発作後認知障害は高齢者では遷延しやすく，集中困難，記銘障害，見当識障害，思考の停滞などが数日にわたって続き，認知症と誤診されることも少なくない．ここでは入院治療がほぼ必須の発作後精神病エピソードを取り上げる．

## A. 発作後精神病エピソード

発作後精神病エピソードの最大の特徴は発作後に意識が清明な時期を経てから精神病症状が出現することであり，この点から発作後もうろう状態とは明らかに異なる病態である．なお，この清明期は72時間以内のことがほとんどである．てんかん類型では側頭葉てんかんが多く，80%を占める．発作後精神病エピソードの契機となる発作は複雑部分発作あるいは二次性全般化のどちらかであり，大半は発作群発後に生じる．精神病症状にも特徴があり，幻視，誇大妄想，宗教妄想，談話心迫，既視感などの親近性の錯覚，精神性複視を認めることが多い．精神性複視とは意識の流れが2つに分かれ，対立し合っている感覚である．また，ささいな刺激に対して激しい攻撃性を示すのも特徴である．精神病エピソードの平均持続期間は10日であり，ほとんどは1か月以内に軽快する．発作後精神病は再発しやすく，50%強が再発する．発作後精神病を繰り返しているうちに慢性精神病に移行する例もよく経験する．

治療抵抗性てんかんではてんかんを発症してから精神病エピソードを発症するまでに平均15年の隔たりがあるが，発作後精神病は発作間欠期精神病に比べて潜伏期間が長く，発作間欠期精神病の平均発症年齢が30歳代前半であるのに対し，発作後精神病は30歳代後半である．

治療抵抗性てんかん患者の発作後精神病エピソードの発病率は8%と見積もられており，発作後精神病の発病率は決して低くない．表1にLogsdailとToone(1988)による発作後精神病エピソードの診断基準を示す．

### 症例

36歳男性．前頭葉てんかん．4歳時に発作を初発して以来，難治に経過している．2日前の夜に大発作を3回繰り返した．翌日は特に問題なく過ごしていたが，翌々日の夕方から「だから言ってるだろう」などと大声で独語し，机をひっくり返すなど激しい攻撃性を呈したため，家族が救急搬送を要請．結局，警察官も同乗し，当院に救急搬送された．「お前ら覚えていろ」と診察医に飛びかかろうとするなど攻撃性が顕著で，「あいつがいる」「来たことあるぞ」と幻視に加えて，既視感の存在が疑われた．拒薬するためジプレキサ注(10 mg)で治療を開始．第4病日になると攻撃性，気分易変性は目立たなくなり，2週間後には幻覚も消退した．改めて入院前後のことを聴取してみると，一部健忘を残していた．幻視が活発で健忘を残した点からは夢幻状態あるいは急性錯乱に類似した状態像だったのかもしれない．

### 治療方針

発作後精神病が生じてしまった場合は病期の短縮あるいは症状の軽減を目指す．発作後精神病は軽躁状態で発症することが多く，この初期段階で鎮静に成功して入眠させることができれば，精神病症状の発現を阻止できる可能性がある．もちろん，必ずしも阻止できるわけではなく，激しい攻撃性や精神運動興奮を呈した場合には入院治療はほぼ必須である．また，大量の抗精神病薬を投与しても反応を示さず，治療に苦慮することも少なくない．発作後精神病の再発予防には発作の抑制が第1だが，治療抵抗性のために発作抑制は

**表1 発作後精神病エピソード診断基準(Logsdail and Toone, 1988)**

1. 発作後に精神状態が一見正常に戻ってから1週間以内に生じるもうろう状態・精神病状態
2. 持続期間は1日-3か月
3. 以下の精神症状を呈する
    (a) 意識混濁，見当識障害，せん妄
    (b) 意識清明下での幻覚，妄想
    (c) (a)と(b)の混合状態
4. 以下の問題が否定できること
    (a) 抗てんかん薬中毒
    (b) 発作間欠期精神病の既往
    (c) 発作重積(脳波)
    (d) 頭部外傷，アルコール依存，薬物依存の最近の既往

困難なことが多い．再発例に対しては抗精神病薬の予防的投与も試みられているが，その効果はよくわかっていない．

**R 処方例**　下記のいずれかを用い，適宜増量する．
1) リスパダールOD錠（1 mg）　1回1錠　1日2回　(保外)
2) ジプレキサ筋注用（10 mg/バイアル）　1回1バイアル　1日1回　(保外)

**参考文献**
1) Trimble M, Schmitz B(eds)：The Neuropsychiatry of Epilepsy. 2nd ed, Cambridge University Press, 2011〔吉野相英（監訳）：臨床てんかん next step．新興医学出版，2013〕
2) 吉野相英（編）：てんかん診療スキルアップ．医学書院，2014

# 発作間欠期精神症状
interictal psychopathology

西田拓司　静岡てんかん・神経医療センター・精神科医長

## 疾患概念

**【定義・病型】**　てんかん患者にはあらゆる精神症状が出現しうるが，その頻度は一般人口より高いことが知られている．このことはてんかんと精神障害が偶然に合併しているのではなく，それらに共通した病因や病態が関与していること，あるいはてんかんと精神障害がお互いの促進因子として寄与している可能性を疑わせる．発作間欠期の精神症状には，周発作期（発作前，発作時，発作後）にみられるような精神症状とてんかん発作との直接の関連はないが，てんかん性の発作活動が関与すると考えられる病態やてんかん発作が抑制された場合に出現する強制正常化（交代性精神病）のような病態も含まれる．発作間欠期精神症状は，その病因・病態にかかわらずてんかん患者で発作間欠期にみられる精神症状すべてが該当する．

臨床上重要なものとして，小児では自閉症スペクトラム障害，注意欠如・多動性障害，学習障害，抑うつ障害，不安障害，成人では抑うつ障害，不安障害，精神病性障害，解離性・転換性障害（心因性非てんかん性発作を含む），認知障害，自閉症スペクトラム障害がある．てんかんに特有な精神障害として，抑うつ，不安，焦燥，無気力，疼痛，不眠，恐怖，多幸など多彩な精神症状を呈し，時に幻覚や妄動なども出現する発作間欠期不快気分症 interictal dysphoric disorder（IDD）が知られている．

**【病因・病態】**　発作間欠期の精神障害の病因として，てんかん病態に関する要因，脳器質病変に関する要因，精神障害の遺伝的素因，てんかん治療による医原的要因，心理社会的要因などが推定されている．これらの要因が複合的に寄与することで精神症状が出現するものと考えられる．

側頭葉てんかんでみられる精神病や不快気分症，パーソナリティ・行動特性（Geschwind症候群）では，大脳辺縁系のてんかん性発作活動や周辺組織の脳内抑制機構が関与して精神症状が出現すると考えられている．一方，特発性全般てんかんでみられる精神症状には精神障害の遺伝的素因が，パーソナリティ・行動特性には前頭葉機能障害が関与するものと考えられている．

てんかん治療に関連する医原的要因としては，まず抗てんかん薬の影響が挙げられる．フェノバルビタール，プリミドン，ゾニサミド，トピラマートによる抑うつ症状，ゾニサミド，トピラマート，エトスクシミド，高用量のフェニトインなどによる精神病症状の惹起などが知られている．また，小児や知的障害のある患者では，バルビツレート系やベンゾジアゼピン系薬物により焦燥，多動，攻撃性などが生じることがある．知的障害や自閉

症のある患者では，レベチラセタムにより攻撃性が生じることがある．また，てんかん外科治療後に一過性の抑うつ症状が出現することがある．これは発作が抑制されたことによるてんかん原性領域周辺組織の過剰活動という生物学的要因，あるいは長年の発作から解放されることで逆にそれが重荷となり（burden of normality），新しい状況に適応できないという心理的要因が想定されている．てんかん外科治療後に新規に出現する精神病は de novo 精神病として知られるが，実際には出現頻度は高くない．

　心理社会的要因としては，いつ起こるかわからないてんかん発作に対する不安，経験不足による自信の欠如，自尊心の低下，てんかんに対する社会の無理解や偏見，家族や同胞との葛藤，学業や就労の困難，友人やパートナー，妊娠・出産，自動車運転など生活や人生のなかで遭遇するさまざまな問題がある．

【疫学】てんかんにみられる精神症状の頻度は一般より高いことが知られている．例えば，不安 19-45％（一般人口では 3-7％），抑うつ 11-60％（2-4％），精神病 2-8％（1％），ADHD 25-30％（2-10％）などとされている．また，自殺のリスクも高く一般人口の 5 倍，側頭葉てんかんの患者では 25 倍にも達するとの報告がある．

【経過・予後】てんかんでみられる精神症状は急性・亜急性に発症し一過性で消退するものから，慢性に経過するものまでさまざまである．発作後精神病や発作間欠期の急性精神病エピソードを繰り返すうちに慢性精神病状態へ移行することがある．周発作期にみられる精神症状とは異なり，自然に寛解することは少なく，薬物治療や心理社会的治療など何らかの介入が必要なことがほとんどである．特に自殺につながるような抑うつ状態や激しい精神運動興奮を伴うような精神病状態は早期の治療的介入が必要となる．

### 診断のポイント

　「成人てんかんの精神医学的合併症に関する診断・治療ガイドライン」(2006)が公表されており，日本てんかん学会のホームページで見ることができる．診断のポイントは，てんかんには多彩な精神症状が併存するということを認識することが基本となる．特に，てんかんにみられる抑うつ状態，精神病状態は非定型な病像を呈することが多く，見逃されていることも少なくない．また，てんかん患者にみられる精神症状の病因・病態は多因子が関与していることを考慮すべきである．

### 治療方針

#### A. 治療方針の概要

　てんかんでみられる精神症状は，てんかん病態に関する要因，脳器質病変に関する要因，精神障害の遺伝的素因，てんかん治療による医原的要因，心理社会的要因などが，それぞれ複雑に関与している．また精神症状の病像が精神科一般でみられるそれと比べて非定型な臨床像を示すことが多い．さらに，精神症状に対する治療がてんかん発作へ影響を及ぼすことも考慮しなければならない．これらのことが治療方針の決定を難しくしている．例えば抑うつ症状がみられても，それはてんかん発作が直接的，間接的に関与することがあれば，遺伝的背景をもった内因性の要素があったり，あるいは環境因子や心因が関与したりすることもある．また，臨床像も躁的要素や情動不安定，不機嫌，時には精神病症状などが混在することがあるため，症状・状態像に合わせて治療手段を選択する必要がある．

#### B. 抗てんかん薬の調整

　まず使用している抗てんかん薬が精神症状を惹起している，あるいは悪化させている可能性を考える．その可能性が考えられる場合は，てんかん発作の悪化に十分注意しながら抗てんかん薬の変更を試みる．抑うつ症状が目立つ場合はラモトリギン，情動不安定が目立つ場合は発作型に合わせてカルバマゼピンかバルプロ酸の使用を考える．米国食品医薬品局（FDA）は 2008（平成 20）年に，抗てんか

ん薬の投与を受けている患者では自殺関連行動が2倍になるとの黒枠警告を行った．その後，これを否定する報告も出されており議論が残るところであるが，いずれにしても精神症状を伴うてんかん患者では自殺のリスクに十分注意が必要である．

### C. 薬物療法

てんかんに併存する精神症状に対する薬物療法は，症状に応じて抗精神病薬，抗うつ薬，気分安定薬，抗不安薬，睡眠薬などを用いる．使用方法や使用量は精神障害一般での使用方法と大きな違いはないが，時にみられるてんかん発作の誘発，抗てんかん薬との相互作用に注意が必要である．また，不安に対するベンゾジアゼピン系薬物の長期使用は効果がないばかりか，薬物依存を惹起したり，離脱時にてんかん発作を悪化させたりすることがあるので，使用する場合には頓用あるいは短期間の使用にとどめることが望ましい．

#### 1. 抑うつ症状

発作間欠期の抑うつ症状には抗うつ薬を使用する．まれに抗うつ薬が発作閾値を下げて，てんかん発作を悪化させることがあるので，特に三環系抗うつ薬では注意が必要である．また，抗うつ薬は抗てんかん薬とCYP代謝経路に基づく薬物間相互作用がある．酵素阻害作用をもつSSRIは抗てんかん薬の血中濃度を上昇させることがあり，使用する際は血中濃度モニタリングを行う必要がある．

**℞ 処方例** 下記のいずれかを用いる．
1) ジェイゾロフト錠(25 mg)　1回2-4錠　1日1回
2) リフレックス錠(15 mg)　1回1-3錠　1日1回　就寝前

#### 2. 不快気分症状

抑うつ症状がみられても躁症状や不機嫌など情動の不安定さが目立つ場合は抗うつ薬より気分安定薬や抗精神病薬を使用する．気分安定薬としてバルプロ酸(デパケン)を使用することもある．

**℞ 処方例** 下記のいずれかを用いる．
1) デパケンR錠(200 mg)　1回1-2錠　1日2回
2) セロクエル錠(25 mg)　1日1-6錠を1-2回に分けて投与　保外

#### 3. 精神病症状

発作間欠期精神病でみられる幻覚，妄想に対しては非定型精神病薬を使用する．非定型抗精神病薬は比較的副作用は少ないが，耐糖能異常には十分注意が必要である．また使用量が多い場合は抗パーキンソン薬を併用する必要があることがある．不眠がみられる場合は鎮静作用のある抗精神病薬や睡眠薬を使用し十分な睡眠を確保することが重要である．精神運動興奮が激しい場合は，ハロペリドールの静脈内注射や筋肉内注射が必要なことがある．

**℞ 処方例** 下記のいずれかを用いる．
1) リスパダール錠(1 mg)　1日1-8錠を1-3回に分けて投与　保外
2) ジプレキサ錠(5 mg)　1日1-4錠を1-2回に分けて投与　保外

### D. 心理社会的療法

てんかん患者の抑うつ症状や不安症状に対して個別のカウンセリングが行われることがある．てんかん患者では，いつ起こるかわからないてんかん発作に対する不安，経験不足による自信の欠如，自尊心の低下などがみられることが多い．てんかんが患者の生活や人生に与える影響を考慮し，患者の訴えを傾聴しつつ，具体的な対処法や環境調整などの支援を行っていく．また，てんかん患者には知的障害や発達障害をもつものが多く，本人の能力や特性を踏まえたうえで，家庭内や職場内での環境調整を行うことが精神症状の安定につながることがある．

てんかん患者はてんかんに関する知識が乏しいことが知られている．そのことが患者の生活上の制限・制約を必要以上に強め，患者の心理面へネガティブな影響を及ぼしていることがある．このような場合，心理社会的教

育が有効である．てんかん患者の心理社会的学習プログラムとして，MOSES（モーゼス，modular service package epilepsy）がある．2人のトレーナー（医療スタッフ）と数人のてんかん患者が小グループでてんかんに関する医学的・心理社会的問題を扱い，話し合いをしながら学習を進める．

てんかん患者の心理社会的治療は医師，看護師，心理士，ソーシャルワーカー，作業療法士，理学療法士，言語聴覚士など多職種により包括的，継続的に行うことが重要である．

**参考文献**
1) 松浦雅人，藤原建樹，池田昭夫，他：成人てんかんの精神医学的合併症に関する診断・治療ガイドライン．てんかん研究 24：74-77，2006
2) Matsuura M, Inoue Y (eds): Neuropsychiatric Issues in Epilepsy. Progress in Epileptic Disorders. Vol. 8, John Libbey, 2010
3) MOSES企画委員会（監），井上有史，西田拓司（訳）：MOSESワークブック：てんかん学習プログラム．クリエイツかもがわ，2010

# 心因性非てんかん性発作
psychogenic nonepileptic seizure

伊藤ますみ　上善神経医院・院長（北海道）

## 疾患概念

【定義】　心因性非てんかん性発作 psychogenic nonepileptic seizure（PNES）は「突発的に生じるてんかん発作に類似した種々の身体症状であるが，身体的生理学的発症機序をもたないもの」と定義される．真のてんかん発作に合併する例もある．発症高リスク群として，女性，知的障害，若年層が挙げられる．

【臨床症状】　PNESは緩徐に始まり，徐々に消退する．長時間持続し，その間多彩な症状が時間や周囲の状況とともに変化する．頭部の横振り，全身の突っ張りや後弓半張，手足の細かいふるえまたは間代けいれん様の屈伸，身もだえや腰ふりなど不規則な運動を呈する．刺激に反応せず意識障害と思わせることがある．睡眠中には起こらない．咬舌，失禁，発作時受傷は起こりうる．

## 診断のポイント

確定診断は発作時脳波所見にて，てんかん性異常放電を認めないことによる．しかし，一部のてんかん発作では脳波変化が生じないことがあり，発作波が認められなくてもPNESと断定することはできない．臨床症状，ビデオ脳波同時記録，治療反応性，背景にある心理社会的要因などから総合的に診断する．心理的機制として，元来の性格傾向（依存的，自己中心的），生育歴，周囲への不適応やそれに伴う不安，疾病利得が考えられる．

## 治療方針

### A. 薬物療法

てんかんにPNESが合併している例は，すでに複数の抗てんかん薬を服用している．そのうえ，PNESを発作増悪ととらえられ，抗てんかん薬が大量投与されていることが多いため，減薬や処方の単純化を試みる．この間に離脱発作や，真のてんかん発作が生じる可能性もあるが，前もって患者と家族に説明したうえで，すぐに抗てんかん薬を増量せずに一定の観察期間をおいて判断する．てんかん合併の有無にかかわらず，併存する精神症状や情動不安定に対し，向精神薬を適宜使用する．この際，副作用により，認知機能が低下したり，患者の訴えのたびに薬剤が増量されるおそれがあるため，最小限にとどめる．発作時に暗示的意味をもたせて抗不安薬や抗精神病薬を頓用するのは有効である．その際，どんな症状のときにどの薬を服用する

か，具体的に指示するとよい．

### B. 精神療法

　薬物療法に並行して精神療法や環境調整を行う．患者や家族に，現在問題となっている発作が真のてんかん発作ではなく，心因からくる発作であることを説明する．てんかん発作とPNESとをビデオ録画して両者を比べてみせるなどして，真の発作がどれでPNESがどれであるかを具体的に示すとわかりやすい．その際，PNESを詐病といって叱責してはいけない．PNES自体は，生命の危険がなく，時間がたてば自然とおさまることを伝えて安心させ，周囲が必要以上に騒ぎ立てず，患者の安静を保って発作がおさまるのを見守るように指導する．PNESの背景にある心理的葛藤や社会的問題を明確化し，学校や職場などと連携をはかりながら環境調整を行う．言語表現が可能な患者には内省的な精神療法を行い，自己洞察に導くが，知的障害がある患者には困難なため，疾病利得が不必要になるような保護的サポートが有効である．PNESが生じることを前提として生活が成り立っている患者もあり，社会福祉資源の利用を含めた新たな生活の確立を目指すことも必要である．

**参考文献**

1) 伊藤ますみ：成人難治てんかんに対する診断・治療ガイドライン研究―精神医学的側面を中心に―．成人てんかん治療におけるpseudoseizureの特徴と診断．てんかんの診断・治療ガイドライン作成とその実証的研究　厚生労働省精神・神経疾患研究委託費平成15年度研究報告書　pp 61-65, 2004
2) 兼本浩祐，日本てんかん学会ガイドライン作成委員会：心因性非てんかん性発作（いわゆる偽発作）に関する診断・治療ガイドライン．てんかん研究 26：478-482, 2009

# てんかんの外科的治療
*surgical treatment of epilepsy*

三國信啓　札幌医科大学教授・脳神経外科

## 概論

　てんかんは，薬物治療で70-80%の患者で発作コントロールが得られ，残る20-30%の患者では薬剤抵抗性とされる．日本てんかん学会のガイドラインでは，「2-3種類の適切な抗てんかん薬にて2年以上治療しても無発作期間が1年以下で，発作のために患者に不利益がある場合に外科治療の適応を検討するべき」とされている．0.5-1%というてんかんの有病率から考えると，相当数の患者にとって外科治療適応を検討する機会をもつことが適切となる．本稿では外科治療の適応とその成績について解説する．

## 外科治療の適応となりうるてんかんの分類

### A. 開頭外科治療　（　）内は手術術式

1) 内側側頭葉てんかん（焦点切除術）
2) 器質病変が検出された部分てんかん（焦点切除術）
3) 器質病変を認めない部分てんかん（焦点切除術および場合によって軟膜下皮質多切術）
4) 一側半球の広範な病変による部分てんかん（複数脳葉切除・離断または大脳半球離断術）
5) 失立発作をもつ難治てんかん（迷走神経刺激療法または脳梁離断術）

　焦点切除術は，てんかん発作を惹起する脳を切除する方法で，治癒が期待できる．その代表は側頭葉てんかんに対する側頭葉切除術や選択的海馬扁桃核切除術，てんかんを生じる脳腫瘍摘出も焦点切除術である．

　軟膜下皮質多切開術は機能野の皮質てんかん焦点に対する手術手技として開発されたものである．実際には，脳表面を皮質の深さま

で5mm間隔で多数の切開を加えるものである．単独で十分な発作抑制があるという報告もあるが，現在では皮質焦点切除に追加する補助的な手技として用いられることのほうが多い．

大脳半球離断術は片側巨脳症など一側大脳半球の広範な障害によるてんかんに対して，脳の容積を残したまま患側大脳半球の線維連絡をすべて切断する．術後反対側の運動麻痺は必発であるが，乳幼児では脳の可塑性による機能回復がありうる．

脳梁離断術は発作の二次性全般化を抑制する目的に考案された手技で，脳梁全体を，または前方部分を切断するものである．最もよい適応は，脱力発作によって転倒，外傷を繰り返している例であるが，迷走神経刺激療法との成績比較はされていない．

### B．迷走神経刺激療法

迷走神経刺激療法は開頭手術よりも侵襲度が低く，治療の調整がオンデマンドで可能な緩和的治療方法で，患者や家族が前兆を感じて一時刺激を追加することが可能である．日本では2010（平成22）年に抗てんかん薬難治性てんかん患者のうち開頭手術が適応にならない症例，および開頭てんかん手術後残存発作があり再開頭治療の適応がない症例に対して保険適用となり，2015年までに1,050件施行されている．現在本療法の適応判断と刺激装置植込み術は，日本てんかん学会専門医と相談の下に日本脳神経外科学会専門医が行っている．

### 手術成績

焦点切除術，複数脳葉切除・離断および大脳半球離断術は発作消失を目指し，迷走神経刺激療法や脳梁離断術は緩和的目的で行う．内側側頭葉てんかん，器質病変が検出された部分てんかん，一側半球の広範な病変による部分てんかんに対する開頭外科治療では70％以上の症例で発作が術後消失する．一方で，器質病変を認めない部分てんかんや機能野に近い新皮質てんかんでは発作消失は約半数に満たず，慎重な適応決定が望まれる．迷走神経刺激療法や脳梁離断術では発作頻度が約50％の症例で術前の50％以下に減少する．

### 手術適応と時期

正確な診断と予後予測，適切な薬物その他の治療が行われたことを前提として，てんかんの手術術式，適応と時期は検討される．てんかん外科は脳神経外科領域では機能外科としての位置づけである．つまり，発作抑制だけでなく生活の質の改善が患者やその関係者に与える効果と，包括的治療としての外科治療効果・影響の双方を検討して外科治療適応と時期は決定される．

成人てんかんでは原則「2ないし3種類の抗てんかん薬による治療に発作の抑制されていない状態が2年以上持続している」薬剤難治性と診断される場合に外科的治療を考慮する．内側側頭葉てんかん，およびMRIで限局した器質病変が検出された症例では切除術の有効性が確立しており，薬物治療2年を待たずに早期から外科治療が検討できる．また，小児期つまり脳・精神や体の成長過程に生じる発作は，発達停止や退行を引き起こし，社会への適応困難が危惧される破局型てんかん（catastrophic epilepsies）や，発作頻発による全身状態の悪化により生命が危ぶまれる症例では罹病2年以内での手術を勧めている．上記のように手術著効が期待できる，あるいは小児期の発達にかかわる場合には早期から外科治療を視野に入れて診療し，手術のタイミングを逃さないようにする．一方で，手術効果が十分でないと予想される場合，機能障害が起こる可能性が高い症例，MRI所見を認めない症例，では慎重な対応が必要である．

### 外科治療のポイント

てんかんに対する外科治療は包括的治療の1つとして提供されるのが適切である．手術の実際や合併症については脳神経外科にコンサルトし，焦点診断を含めた手術適応検討や

長期経過観察を行える複数診療科連携体制の構築が重要である．

### 参考文献

1) 三原忠紘, 藤原建樹, 池田昭夫, 他：てんかん外科の適応に関するガイドライン. てんかん研究 26：114-118, 2008
2) 日本神経学会（監修）：てんかん治療ガイドライン 2010. 医学書院, 2010

# てんかんの心理・社会的治療
psychosocial treatment of epilepsy

久保田英幹　静岡てんかん・神経医療センター・統括診療部長

## 定義

　てんかんは社会的に正しく理解されているとはいえない．一般市民だけでなく，福祉職や医療職でさえ，誤った知識や偏見をもっていることがある．患者自身や家族も発病まではそのような市民の一員であり，必ずしも正しい知識をもっているとは限らない，というよりもっていないと考えたほうがいい．患者自身あるいは家族の病気に対する誤った理解は，患者の意欲喪失や不安，抑うつ，社会的孤立（患者だけでなく，家族全体が孤立することもまれではない）といった心理社会的問題をもたらす．

　てんかんの治療は，発作の抑制が最大の目標である．しかし薬物療法や，外科療法で発作が止まったとしても，以上のような心理・社会的問題は必ずしも解決しない．

　てんかんの心理・社会的治療の定義は，てんかんと向き合い，てんかんを乗り越え，てんかんをもちながら主体的・積極的に日常生活や社会生活を送ることをサポートするための治療を指す．ゴールは，自信を回復し，自分自身への最大の理解者になり，治療に積極的にかかわり，人としての尊厳を回復することである．

## 適応

　発作が抑制されたとしても，再発の不安を抱えたままであったり，病気の告知に迷ったり，資格取得などに際し，困難を感じることが少なくない．社会生活を送るうえで，薬物療法に関する基本的知識，ライフスタイルに関する諸注意，自己管理能力を身につける必要がある．また社会制度などに関する知識を身につけることは義務ともいえる．

　てんかんが難治であれば，発作の対処法，リスク管理の仕方，薬物療法に伴う体調の変化とその理由なども知っておく必要があり，心理・社会的治療の必要性は発作が抑制されているときのほうがより高い．

　したがって心理・社会的治療の対象は，てんかん患者全員であり，特に発病当初の患者のニードは高く，効果的といわれている．

## 心理・社会的療法の種類

　てんかんの心理・社会的治療は，必要度が高いことは古くから認識されていたにもかかわらず，構造化されたプログラムは少ない．方法論的に分類すると，心理教育的プログラム，医学的情報提供プログラム，カウンセリング，精神療法，認知行動療法に分けられ，これまでに 14 種類のプログラムが開発されたが，エビデンスが実証され 2009（平成 21）年の段階で活用されているのは心理教育的プログラムと医学的情報提供プログラムの 4 種類しかないという．

　てんかんの心理・社会的治療はいまだ体系化の途上にある．本項では，現在当院で実施されている，医学的情報提供を中心とした教育プログラムと，心理教育的プログラムである MOSES を紹介する．社会生活技能訓練（SST）は対人関係技能や社会的経験が不足していたり，自信を失っている患者に適応があるが，てんかん患者のための SST は現在実施されていない．

## A. 医学的情報提供を中心とした教育プログラム

### 1. 目的
てんかんに関する医学的知識を習得し，治療に積極的に参加するとともに，てんかんを乗り越える力を身につける．

### 2. 対象
患者と家族(当院では，入院中の成人患者と小児病棟の付き添い家族にそれぞれ別のプログラムを提供している)．

### 3. 実施の概要(当院)
1) 参加形態：自由意思による参加．
2) 実施回数：患者本人用を月1回，小児の家族用を2週に1回実施．年1クールあるいは2クール．
3) 時間：質疑応答を含めて1時間程度．
4) 実施主体：初期はソーシャルワーカーが企画，調整を行っていたが，最近は病棟看護師．
5) 実施場所：当院は病棟デイルーム．
6) フィードバック：参加者にはアンケートを実施し，今後の参考とする．
7) 公告：病棟内にポスター掲示，口頭伝達．

### 4. プログラムの作成
医学的情報提供が中心となるとはいえ，医師，看護師以外に薬剤師，リハビリテーションスタッフ，ソーシャルワーカー，小児の場合は療育スタッフなど関係するテーマと職種は多岐にわたるため，事前の打ち合わせが重要である．職種別に，よくみられる問題点を整理し，提供したい情報，提供すべき情報を挙げて全体の調和をはかる．

### 5. プログラムの実際
てんかんの疫学，原因，発作症状，発作の介助，てんかん分類(個々のてんかん症候群を取り上げることもある)，薬の副作用，服薬の工夫(飲み忘れないための工夫，飲み忘れたときの対処法など)，制度や社会資源の紹介，てんかんのリハビリテーション，てんかん患者の心理的問題，合併症・併存症，肥満に対する栄養指導，子どもの発達，食育など．ビデオも有効である．当院では，服薬，肥満(栄養指導，運動療法)，福祉制度・福祉サービスに関するビデオを作成，活用している．

### 6. 期待される効果
「日頃疑問に思っていたことがわかった」「服薬の必要性が理解できた」など，参加者からは前向きな反応が多い．

## B. Modulares Schulungsprogramm Epilepsie(MOSES)

MOSESはてんかん学習プログラムとしてドイツで開発された．講義，講演など一方行の情報提供ではなく，主体としての患者に心理的にアプローチしている点と，メンバー同士，トレーナーと意見や体験を交換しながら学ぶ，双方向性プログラムである点が特徴である．

医学情報だけでなく，日常生活，職業，社会(福祉)制度など，てんかん患者が必要としている情報が包括的に網羅されている点も優れている．2010(平成22)年に日本語版が出版された．

MOSESを実施するためにはトレーナー講習を受講する必要がある．現時点で講習は，静岡てんかん・神経医療センターにて年1回実施されている．アップデートな情報は，以下で得られる(http://mosesjapan.com/)．

### 1. 目的
病気とその影響を理解し，病気と取り組むことを学び，病気を積極的に克服すること．診断と治療のみならず心理的な局面についての理解を進め，自主性を強め，自分の病気を他の人に正しく伝える力を身につけること．以上を通しできるだけ制限の少ない生活を送ることである．トレーナーはそのために参加者の自主性を促し，他のメンバーとの積極的交流を支持し，変化に富んだダイナミックな環境を提供する．

### 2. 対象
16歳以上の患者が対象だが，必要に応じて家族などが参加しても構わない．一定以上

の理解力が求められるので，知的障害の程度によっては参加は困難だが，均一な参加者である必要はない．

### 3. 形態

1-2人のトレーナーを中心に，7-10人（最大12人）の小グループで実施する．テーマごとに他の患者やトレーナーと経験や意見を交換しながら病気の理解を深めてゆく．わからないことは，いつでも質問でき，話し合う．

### 4. 準備するもの

ホワイトボード，模造紙，カラーフェルトペン，カラーマグネット，パソコン，プロジェクター，スクリーンなど．

### 5. 実施の実際

ホワイトボードに模造紙を貼り，トレーナーが参加者の意見を書き込んだり，模造紙に回答欄を設定し参加者がカラーマグネットを置いてきたり，参加者の自由な意見をマインドマップに表現するといった形でセッションを進める．トレーナー教本には，セッションの目的や参考資料などを収載したCDが付属しているので，脇にスクリーンを設置し補助的に活用する．セッションの内容と所要時間を表1に示した．

参加者の緊張を軽減し，グループとしての連帯感を醸成するため，開始前に運動やゲームを行うとよい．

### 6. 期待される効果

MayらによりMOSESの効果が証明されており，MOSESを受けた人は以下の4点で改善がみられた．①てんかんに関する知識の増加（受講前の知識は学歴に依存していたが，受講後は学歴に関係なく知識が増えた），②てんかんへの対処法の改善（諦めるのではなく積極的に対処する，積極的に情報を集め病気に対処する，他の人と積極的にコミュニケーションをとる），③発作の減少，④副作用の減少．

## C. 社会生活技能訓練 social skill training（SST）

### 1. 目的

対人交流や自己表現（発言）を経験することで対人技能を習得し，社会参加の意欲を高める．

### 2. 対象

（当院では）入院中の成人てんかん患者で，社会経験の不足などにより，対人交流に乏しかったり，自信のない患者，病棟内で孤立している患者．基本的な対人技能の訓練を行うことにより，対人関係の改善もしくは社会参加の動機づけになると考えられる者．

### 3. グループの形態

5-10人のクローズドグループで行う．SSTのリーダー講習を受けたリーダーとコ・リーダーがセッションの進行を行う．

### 4. 方法

4回を1クールとし，1クールごとにテーマを設定し，週1回実施する．グループでの話し合いを行う．次に話し合いをもとにロールプレイや作業を行い，メンバー同士でフィードバックを行う．セッション終了後に入院生活場面で実際に実行し，次のセッ

表1 MOSESの構成

| | | |
|---|---|---|
| 第1章 | てんかんとともに生きる | 90分×2回 |
| 第2章 | 疫学 | 30分 |
| 第3章 | 基礎知識 | 60分 |
| 第4章 | 診断 | 60-90分 |
| 第5章 | 治療 | 90-135分＋自己学習 |
| 第6章 | 自己コントロール | 45-90分 |
| 第7章 | 予後 | 45分 |
| 第8章 | 心理社会的側面 | 90分×3回＋自己学習 |
| 第9章 | てんかんネットワーク | 自己学習のみ |
| 合計 | 14-16回 | 13時間-14時間30分 |

〔MOSES企画委員会（監），井上有史，西田拓司（訳）：MOSESワークブック－トレーナー教本．p7, クリエイツかもがわ, 2010より〕

ションで報告を行う．

5. テーマの設定

　参加者がそれまでの生活で経験していること，または場面が容易にイメージしやすいテーマで，実際の生活ですぐに生かせる技能から選ぶ(例：挨拶をする，褒める，断る，受診に必要なものを考える，日常生活で困ったときどうする，日頃自分に欠けているものを考えるなど)．

6. 準備するもの

　セッションの進行や約束事が書かれたポスター，「気分調べ」用のポスター(ウォーミングアップで使用)，ホワイトボード(プリントアウトができるとよい)，マグネットなど．

7. 期待される効果

　実際には，社会生活技能を身につけるよりも，対人関係や自己表現などの基本的生活技能を身につけるのに有用である．

### 参考文献

1) MOSES企画委員会(監)，井上有史，西田拓司(訳)：MOSESワークブック－てんかん学習プログラム．クリエイツかもがわ，2010
2) Mittan RJ: Psychosocial treatment programs in epilepsy: a review. Epilepsy Behav 16: 371-380, 2009
3) May TW: The Efficacy of an Educational Treatment Program for Patients with Epilepsy(MOSES): Results of a Controlled, Randomized Study. Epilepsia 43: 539-549, 2002

# 物質関連障害および嗜癖性障害群

アルコール使用障害　　626
アルコール離脱　　632
アルコール幻覚症　　635
ウェルニッケ-コルサコフ症候群　　637
鎮痛薬，鎮咳薬依存　　640
抗不安薬・睡眠薬依存　　643
覚醒剤依存，メチルフェニデート(リタリン)依存症　　646
有機溶剤依存症　　649
ヘロイン依存　　652
大麻依存　　654
ニコチン依存　　655
ギャンブル障害　　658
インターネット使用障害　　659

# アルコール使用障害
*alcohol use disorder*

松下幸生　久里浜医療センター・副院長
樋口　進　久里浜医療センター・院長

## 疾患概念

【定義・重症度】　アルコール使用障害は飲酒に関連して重大な問題が生じているにもかかわらず，飲酒を続けることが本質的な特徴である．

DSMの改訂にあたり，物質関連障害には大きな変更がなされた．DSM-IVではアルコール使用障害をアルコール依存とアルコール乱用に分けていたが，DSM-5ではアルコール使用障害に統一された．診断基準は表1に示すが，おおむねDSM-IVのアルコール乱用と依存を合わせたものになっている．項目内容の変更点として，アルコール乱用の基準に含まれていたアルコール関連の法律的問題は採用されず，ICD-10の診断基準（表2）には含まれていてDSM-IVにはなかった飲酒欲求がDSM-5で採用された．一方，該当する診断項目数によって重症度を定めている点も，DSM-IVにはなかった点である．

改訂の理由として，①DSM-IVでは乱用と依存が階層的に区別されていたが，乱用の

### 表1　アルコール使用障害診断基準（DSM-5）

A. アルコールの問題となる使用様式で，臨床的に意味のある障害や苦痛が生じ，以下のうち少なくとも2つが，12カ月以内に起こることにより示される．
 (1) アルコールを意図していたよりもしばしば大量に，または長期間にわたって使用する．
 (2) アルコールの使用を減量または制限することに対する，持続的な欲求または努力の不成功がある．
 (3) アルコールを得るために必要な活動，その使用，またはその作用から回復するのに多くの時間が費やされる．
 (4) 渇望，つまりアルコール使用への強い欲求，または衝動
 (5) アルコールの反復的な使用の結果，職場，学校，または家庭における重要な役割の責任を果たすことができなくなる．
 (6) アルコールの作用により，持続的，または反復的に社会的，対人的問題が起こり，悪化しているにもかかわらず，その使用を続ける．
 (7) アルコールの使用のために，重要な社会的，職業的，または娯楽的活動を放棄，または縮小している．
 (8) 身体的に危険な状況においてもアルコールの使用を反復する．
 (9) 身体的または精神的問題が，持続的または反復的に起こり，悪化しているらしいと知っているにもかかわらず，アルコールの使用を続ける．
 (10) 耐性，以下のいずれかによって定義されるもの：
  (a) 中毒または期待する効果に達するために，著しく増大した量のアルコールが必要
  (b) 同じ量のアルコールの持続使用で効果が著しく減弱
 (11) 離脱，以下のいずれかによって明らかとなるもの：
  (a) 特徴的なアルコール離脱症候群がある．
  (b) 離脱症状を軽減または回避するために，アルコール（またはベンゾジアゼピンのような密接に関連した物質）を摂取する．

〈中略〉
▶現在の重症度を特定せよ
　305.00（F10.10）軽度：2〜3項目の症状が存在する．
　303.90（F10.20）中等度：4〜5項目の症状が存在する．
　303.90（F10.20）重度：6項目以上の症状が存在する．

〔日本精神神経学会（日本語版用語監修），髙橋三郎，大野 裕（監訳）：DSM-5精神疾患の診断・統計マニュアル，pp 483-484，医学書院，2014より〕

## 表2 アルコール依存症診断基準(ICD-10)

過去1年間のある期間，次の項目のうち3つ以上が経験されるか出現した場合にのみくだすべきである．
(1) アルコールを摂取したいという強い欲望あるいは強迫感(渇望)．
(2) アルコール使用の開始，終了，あるいは使用量に関して，アルコール摂取行動を統制することが困難(抑制喪失)．
(3) アルコール使用を中止もしくは減量したときの生理学的離脱状態．
(4) はじめはより少量で得られたアルコールの効果を得るために，使用量を増やさなければならないような耐性の証拠．
(5) アルコール使用のために，それにかわる楽しみや興味をしだいに無視するようになり，アルコールを摂取せざるをえない時間や，その効果からの回復に要する時間が延長する．
(6) 明らかに有害な結果が起きているにもかかわらず，いぜんとしてアルコールを使用する．例えば過度の飲酒による肝障害，ある期間物質を大量使用した結果としての抑うつ気分状態，薬物に関連した認知機能の障害などの害．使用者がその害の性質と大きさに実際に気づいていることを確定するよう努力しなければならない．

〔融 道男，中根允文，小見山実(監訳)：ICD-10 精神および行動の障害―臨床記述と診断ガイドライン．p 87，医学書院，1993 より〕

妥当性，信頼性は依存と比較して著しく低い，②乱用ケースの半数以上は1項目のみで診断されており，そのほとんどが危険な使用である，③乱用は依存より軽症と考えられるが，乱用にも役割義務をはたせないなど重症ケースも含まれる，④乱用を依存の前駆症状とみなすなど概念の混乱がみられる，⑤因子分析によると，乱用と依存は相互に強く相関しているといった点が挙げられている．

診断基準は，①制御障害，②社会的問題，③危険な使用，④薬理効果という4つの群にまとめることができ，最初の4項目は飲酒に関する制御の障害に含まれ，基準5-7は社会的問題，基準8，9は危険な使用に関する項目であり，基準10は薬理効果としての耐性，基準11は同様に薬理効果としての離脱に関する項目になっている．

【病態・病因】 アルコールは軽い多幸感や抗不安作用といった報酬効果を有し，薬理学的には中枢神経系の抑制効果が主である．アルコールを含む依存物質が効果を発現する神経基盤としては，中脳腹側被蓋野から内側前脳束を経て大脳辺縁系の側坐核へ，さらに内側前頭前野へ投射するドパミン神経系が重視されている．コカインやメタンフェタミンなどの依存物質は直接的に側坐核などのドパミン放出を促進するが，アルコールはGABAを増強して間接的にドパミン放出を促進するものの，その力は弱く，作用部位も扁桃体が主な役割をはたしている．扁桃体は恐怖と関連しており，扁桃体の機能を抑制することが不安の軽減につながることから，不安が強く神経症傾向にある人はアルコールに依存しやすいと考えられる．また，多量飲酒は前頭前野の機能にダメージを与えるため，抑制系としての前頭前野の機能が減弱することも依存形成に関与すると考えられている．

【疫学】 厚生労働省研究班が実施した飲酒実態調査では，面接調査を用いてICD-10の基準に合致する人の抽出を行っており，2013(平成25)年の調査では，生涯で基準に該当した者は男性の1.3%，女性の0.3%であり，この割合を2012年の人口に当てはめると，アルコール依存症の基準を満たしている者または満たしたことのある者の数は109万人と推計された．

一方，厚生労働省の患者調査によると，アルコール依存症や乱用による受療者数は5万人程度で推移している．住民調査による依存症者の推計数とは大きく異なるが，これは以下のように解釈できるであろう．①相談窓口がわからなかったり，本人の否認などのため

受療に至らない，②内科など他の診療科に合併症の治療を求めて受診している，③依存症であっても医療機関を訪れる人の割合は限られている（米国での調査では24%程度），④一時的に依存症の状態になっても自然回復するケースが一定の割合で存在する．

【経過・予後】　アルコール依存症の経過や予後については，治療を求めて受診したケースを対象に多くの調査があるが，自然経過については，アルコール乱用の約半数が自然経過のなかで軽快するという報告や，アルコール依存症の約20%ないしそれ以上が治療を受けることなく長期の断酒を達成しているといった報告があり，必ずしも治療を受けなければ回復しないとはいえない面も指摘されている．

### A. 死亡率

入院治療後の472人のアルコール依存症者の4.4年後の生死に関する調査によると，断酒を継続した，または時に飲酒するが入院前より減った者（改善群）の死亡率は7.4%であるのに対して，入院前の飲酒に戻った者（再発群）では38.5%の死亡率であった．対象者を糖尿病，肝硬変の有無で分けると，糖尿病または肝硬変の合併のない者で改善群の死亡率は6%に対して，再発群は28%，糖尿病を合併した者のうち，改善群の死亡率は10%に対して再発群は74%，肝硬変を合併していた者のうち，改善群の死亡率は12%に対して再発群は65%と，再発すると死亡率が著しく高くなるが，特に合併症があるとより大きく死亡率が上昇する．このようにアルコール依存症は他の精神疾患と比較して死亡率が高いことが特徴であり，再発は生命予後を悪化させると認識することが重要である．

### B. 断酒率

わが国でアルコール依存症の治療成績を検討した研究は多数存在するが，治療後2-3年での断酒率は28-32%，5年では22-23%，8-10年で19-30%，13年で18-25%と報告されており，断酒率はだいたい30%といわれている．

### C. 治療転帰の男女の違いについて

最近は若い女性の飲酒が増加しているが，専門治療施設でも女性依存症者の増加が指摘されている．女性依存症の転帰調査は国内外を問わず数が少なく，十分検討されているとはいえない．女性の治療成績は男性とほとんど変わらないが，男性と比較して明らかに異なるのは，男性の場合は結婚が予後を改善する方向に影響するのに対して，女性の場合は結婚することや婚姻ストレスがかえって依存症の再発率を高める危険性があることが指摘されている．その理由は推測の域を出ないが，女性依存症者はパートナーにアルコール問題のある男性を選ぶ傾向があるという指摘もある．

## 診断のポイント

【臨床症状】　アルコール依存症は繰り返しアルコールを摂取することによって生じる心理的，行動的，認知的な症候群である．臨床症状として，飲酒のコントロールを喪失し，飲酒をやめたり減らしたりすると離脱症状が出現することが典型的である．離脱症状はすべてのアルコール依存症にみられるわけではないが，その重症度は依存症そのものの重症度をある程度反映すると考えられる．症状は中枢神経の過活動によるもので，不眠，イライラ感などが多く，飲酒することによって消失する．離脱症状が重症化する場合は，最終飲酒から48-72時間後に，手指振戦，発汗，不安，頻脈，体温上昇などがみられ，最重度ではせん妄に至る．適切な治療を受けられない場合には死に至ることもある重篤な状態である．

【検査】　必要な情報には以下のようなものがある．①飲酒歴（初めて飲酒した年齢，習慣的に飲酒を始めた年齢，ブラックアウトを初めて経験した年齢，昼から飲酒するようになった年齢，隠れて飲酒するようになった年齢，連続飲酒を始めた年齢），②最近の飲酒

頻度・量，③最終飲酒日時（離脱症状の出現の予測に用いる），④離脱症状の出現した年齢，⑤アルコール依存症の治療歴，⑥アルコールに関連した身体疾患の既往歴，精神科疾患の既往歴（うつ病，不安障害，摂食障害などの有無と飲酒との関連，希死念慮・自殺企図の有無），⑦他の物質乱用の有無，⑧自殺企図の有無，⑨飲酒に関連した問題〔家族問題，社会的問題（経済的問題，警察沙汰）〕，⑩自助グループ参加の有無，⑪アルコールや薬物問題の家族歴，法的問題（飲酒運転や暴行など）．

a．血液生化学検査

1) γGTP：30歳以上の男性では最も感度が高い．アルコール以外にも肝胆道疾患，糖尿病，膵炎，高中性脂肪血症，薬剤（抗てんかん薬，NSAIDsなど），喫煙で上昇
2) AST/ALT：AST/ALT比が2を超えるとアルコール性肝障害が疑われる．感度は低いが，上昇している場合は肝細胞障害を示す．
3) 尿酸：アルコールによる痛風の悪化
4) コレステロール：HDLコレステロールは飲酒により上昇

b．腹部CT/エコー：肝障害の評価
c．腹部単純X線：膵石灰化の評価
d．胸部単純X線：肺炎，肺結核，心筋症の評価
e．心電図：心房細動の有無
f．心エコー：心筋症の評価
g．頭部CT：硬膜下血腫の有無，脳萎縮の程度の評価
h．脳波：てんかんと離脱けいれんの鑑別

## 治療方針

### A．治療方針の概要

依存症の多くは身体合併症のために最初に身体科を受診することがほとんどだが，依存症が疑われる場合は可能なら専門治療施設へ紹介することが望ましい．

治療初期には丁寧に症状を聴取して根拠とともに診断を明確に伝えるが，一方的に伝えるのではなく患者の言い分も十分に聞いて，まず良好な医師-患者関係を築くよう努める．

受診前まで飲酒をしていた場合には離脱の治療から開始する．一般的に治療段階は①離脱期，②離脱後のリハビリテーション，③再飲酒防止のためのアフターケアに分けられる．離脱が軽度で身体合併症も軽症で自傷他害のおそれがなければ，治療は通院でも可能だが，①明らかな自律神経興奮が認められる，②振戦せん妄や離脱けいれんの既往がある，③妊娠，重篤な身体合併症やうつ病など他の精神疾患を伴う，④自傷他害のおそれがある，⑤過去の治療歴から外来で断酒できないことが明らかな場合，といったケースは入院治療を原則とする．

入院治療の目的は，離脱への対応，断酒を始めるきっかけ，合併症の治療，そして依存症への洞察を深めて断酒の動機づけを強化することにある．治療法としては，依存症の理解を深めるための教育や集団による精神療法，認知行動療法が中心である．さらに自助グループへの参加や断酒継続のための薬物療法を行っていく．なお，離脱期の治療については，他稿を参照されたい．

### B．アルコール依存症治療のステップ

・診断とその根拠を明確に伝え，回復には断酒が必要であることを説明するが，押し付けるのではなく，断酒に向けての不安や問題点などを聞き出して共感を示し，本人の自己効力感を高める．動機づけ面接の技法を用い，飲酒をやめて断酒を目標とすることを受け入れるようにする．

・離脱が終了していなければ離脱の治療を行う．

・薬物療法について十分説明したうえで開始する．

・心理・社会的治療を開始する．

・身体合併症や精神科合併症のマネジメントおよびケースマネジメントを行うが，多職種でかかわることを原則として医療者間で情報を共有する．

表3 疾病教育のタイトルと担当者

| | 基礎編 | | 発展編 | |
|---|---|---|---|---|
| | タイトル | 担当者 | タイトル | 担当者 |
| 1. | 依存症概論 | 精神科医師 | 依存症の検査 | 検査技師 |
| 2. | 依存症と家族 | 看護師 | 依存症と代謝障害(大酒家突然死症候群) | 内科医師 |
| 3. | 節酒と断酒 | 精神科医師 | 対処技能 | 精神科医師 |
| 4. | 臓器障害 | 内科医師 | アルコールと栄養 | 栄養士 |
| 5. | アルコールとがん | 内科医師 | 依存症の心理 | 臨床心理士 |
| 6. | アルコールと脳神経 | 精神科医師 | 口腔疾患 | 歯科医師 |
| 7. | アルコール依存症の治療 | 精神科医師 | アルコールと筋力・骨密度,リハビリ | 作業療法士 |
| 8. | 合併精神疾患 | 精神科医師 | 依存症の薬物療法 | 薬剤師 |

・家族にもアルコール依存症に関する医学的知識を提供して,イネイブリング(過剰な世話焼き)や共依存などの行動を修正するように指導して支援する.
・自助グループへの参加を促す.
・通院を継続すること,抗酒薬やアカンプロサートの服用継続,自助グループ参加の重要性を繰り返し説明する.
・個人的な生き方や環境が変化して,より安定した断酒になる.

## C. 心理・社会的療法

離脱症状から回復したあとに,断酒を目標とした心理・社会的治療を始める.依存症の心理・社会的治療は集団治療を原則とするが,動機づけ面接を中心とした個人精神療法,集団認知行動療法,酒害教育のほか,断酒会やAA(アルコホーリクス・アノニマス)などの自助グループへ導入するよう努めることも必要である.アルコール依存症の治療にアカンプロサートが導入されるなど薬物療法にも進展がみられるが,心理・社会的治療が治療の中心であることに変わりはない.

### 1. 教育プログラム

アルコール依存症に対する疾病教育は古くから実施されているもので,入院治療ではよく行われる一般的なものである.その効果については,ほとんど効果はないとする研究もあるが,アルコール依存症のほとんどの専門治療病棟で実施されている.

久里浜医療センターで実施している教育プログラムのタイトルを表3に示す.週2回,約50分の時間でスライドを使って実施している.入院して4週間までは基礎編,その後は発展編と称して教育内容を治療段階によって変えるように工夫している.

### 2. 動機づけ面接法

飲酒行動を変えるという患者自身の意欲が治療結果を左右することは当然だが,医療機関を訪れる多くの受診者は十分な動機をもっているとはいえず,やめるかやめないか両価的な状態にあることがほとんどで,渋々受診していることも少なくない.以前は否認を依存症に特有な病的なものと考えて,飲酒によって起こったさまざまな問題に直面化させることが否認を打破するために必要と考えられた.しかし,ミラーによる動機づけ面接法の開発など面接技法の進歩によって,否認に対する考え方も変わってきた.この技法は飲酒行動を変える場合だけでなく,食事療法など広く応用が可能なものだが,詳細は参考文献を参照いただきたい.

### 3. 認知行動療法

認知行動療法は気分が認知のあり方(受け取り方や考え方)の影響を強く受けることに注目して,認知や行動に働きかけて気分を改善したり,問題解決を促す構造化された精神療法であり,アルコール依存症などの依存性疾患にも応用されている.

アルコール依存症では，飲酒行動に関する特有の認知の偏りがある．すなわち，①問題否認（自らの飲酒問題を否認），②節酒容認（コントロールして飲める），③逃避（ストレス発散のために飲酒が必要），④合理化（理由づけして飲酒を容認），⑤感情論（酒が好きだから飲む），⑥断酒はできないと諦める，⑦投げやりな態度（酒をやめてもよいことはない），⑧断酒はその気になればいつでも可能，といった考え方が多い．アルコール依存症の認知行動療法は，集団または個人でこれらの認知について振り返りながら，再飲酒につながりやすい認知や行動の修正を目的とするものである．

### 4. 認知行動対処技能療法（cognitive behavioral coping skills therapy）

この治療法は対処技能に注目したもので，再飲酒の可能性を減らすために生活のあり方を変えることを強調する．どのような状況が飲酒の引き金になって危険かを認識したり，このような状況を避けたりするトレーニングを行い，飲酒欲求への対処技能を学ぶものである．飲酒につながりやすい状況を避けるために生活のあり方を変化させてよりよい生活を促進することが推奨される．状況→考え→感情→行動の連鎖のさまざまな側面に断酒の障害となる問題があることに気づいていく．

### 5. 家族療法

アルコール依存症は家族や周囲の人を巻き込む特徴があり，家族は依存症者の飲酒について自分を責めたり，罪悪感を抱いたり，飲酒によって生じたさまざまな問題の尻拭いをしようとしたり，イネイブリングをしてかえって飲酒を促進してしまう結果になることも多い．そのため，家族にもアルコール依存症に関する医学的知識を提供して，イネイブリングや共依存などの行動を修正するように指導することで治療効果の向上が期待できる．

### 6. 自助グループ参加

国内には断酒会とAAがある．双方とも参加者の体験談を聴いたり，自分の経験を語ったりする場であり，孤立感や劣等感を抱きやすい依存症者を孤独から解放し，内省を深め，仲間の共感を得て安らぐことができるようにする．AAで行われている12のステップとよばれるプログラムは，効果が実証されており，実施している医療機関もある．断酒会は家族の参加が可能だが，AAに参加できるのは本人のみであり，家族にはアラノンというミーティングの場がある．自助グループでの体験は医療機関ではなかなか提供できないものであり，医療機関においては，地域の自助グループ活動を常に把握して，受診する依存症者に参加を促す必要がある．

## D. 薬物療法

断酒を目標とした薬物療法には以下のものがある．抗酒薬は患者の理解を得たうえで使用することを原則とし，家族などの協力でコンプライアンスを守ると，より一層の効果が期待できる．

### 1. 抗酒薬

**R 処方例** 下記1），2）のいずれかを用いる．
1) ノックビン原末　1回0.2g　1日1回　朝
2) シアナマイド内服液1%「タナベ」　1回7〜10mL　1日1回　朝

上記はともに，アルコールが代謝されてできたアセトアルデヒドを酸化するアルデヒド脱水素酵素の阻害薬である．服用後に飲酒するとアセトアルデヒドが代謝されず，高アセトアルデヒド血症を生じて顔面紅潮，眩暈，嘔気，血圧低下などの反応を生じさせる．シアナマイドは肝細胞にスリガラス様封入体を形成して慢性的な炎症を起こすため，使用する場合は短期間にする．重篤な心疾患，肝障害（肝硬変など），腎疾患，呼吸器疾患のある人，または妊婦には使用しない．

### 2. 離脱症状の治療後

**R 処方例**
レグテクト錠（333mg）　1回2錠　1日3回　毎食後

レグテクトは2013年に承認された治療薬であり，心理・社会的治療と併用して離脱症状の治療終了後に開始する．抗酒薬のようにアルコールと反応を起こすことはない．飲酒欲求を抑制して断酒率を向上させる効果があるが，抗酒薬と併用することも可能である．服用開始時には副作用として下痢が出現することがあるが，服用を継続する間に軽減することが多い．

### 参考文献
1) 日本精神神経学会（日本語版用語監修），髙橋三郎，大野 裕（監訳）：DSM-5 精神疾患の診断・統計マニュアル．医学書院，2014
2) ウィリアム・ミラー，ステファン・ロルニック（著），松島義博，後藤 恵（訳）：動機づけ面接法：基礎・実践編．星和書店，2007
3) Latt N, Conigrave K, Saunders JB, et al: Addiction Medicine, Oxford University Press, New York, 2009

# アルコール離脱
*alcohol withdrawal*

小林桜児　神奈川県立精神医療センター・専門医療部長

## 疾患概念

**【定義・病型】**　アルコール離脱は，習慣的飲酒者が突然断酒したり，飲酒量を減らしたりしたときに生じる臨床症状全般を指す．基本的には，離脱症状は，自律神経や中枢神経系に対する精神作用物質の作用の逆の症状であり，中枢神経抑制薬の1つであるアルコールの場合，交感神経や精神運動面でのさまざまな興奮症状がみられる．DSM-5では，断酒または飲酒量の減量後，数時間から数日以内に，自律神経や中枢神経系の興奮に基づく8つの症状のうち2つ以上が認められることをアルコール離脱の診断基準としている．

通常，アルコール離脱というと，長くても1週間以内に症状が消退する「急性離脱」を指す．しかし，特に長期大量飲酒者においては，急性離脱の時期を過ぎても，何事にも楽しみを感じられない状態（アンヘドニア）や不安，焦燥感，抑うつ気分，気分易変，不眠，集中困難感，倦怠感，身体愁訴などといった多彩な精神身体症状（遷延性離脱）を呈することがある．遷延性離脱はその症状が急性離脱と比較すると非特異的なため，診断基準としてDSM-5には採用されていない．

**【病態・経過】**　摂取されたアルコールは脳内で神経系に抑制的に作用するGABA受容体を刺激するが，慢性的にアルコールを摂取していると脳がそれに適応し，GABA受容体の感受性は低下する．そのため，同程度の神経抑制作用を実現するためには，より多量のアルコールを摂取しなければならなくなる．これがアルコールに対する中枢神経系の耐性形成である．慢性的な多量飲酒者が突然断酒したり飲酒量を減らしたりすると，GABA受容体による神経抑制作用が低下すると同時に，神経系を興奮させる作用をもつグルタミン酸に対する受容体が活性化し，全体として中枢神経や自律神経系の過剰な興奮状態をもたらす．

初期症状は飲酒量低下後3-6時間程度で出現するといわれており，軽度の不安，不眠，手指振戦などが典型的である．それらの症状はおおむね72時間以内には消失する．重症例では72時間以内に著明な交感神経興奮症状が出現し，頻脈，血圧上昇，体温上昇，発汗，全身の筋緊張と粗大な手指振戦，嘔気，嘔吐などを呈する．それらの症状も通常は1週間以内に軽快することがほとんどである．アルコール離脱けいれんも同時期に好発する症状であり，飲酒歴を見落とすとてんかんと誤診されることがあるため注意が必要である．

最も重症なアルコール離脱はいわゆる「振戦せん妄」とよばれる病態であり，上述した

症状に加えて，精神運動興奮や失見当識，一過性の幻視，幻聴，錯視を伴う．典型的には壁や床をはい回る虫のような小動物や犬の頭が見え，いないはずの家族の声が聞こえたりして，切迫した不安興奮状態や易怒性がみられる．振戦せん妄は断酒後1週間を過ぎても続くことがあり，長い例では1か月近く遷延することもある．

【疫学・予後】 顕著な交感神経興奮症状を伴う比較的重症なアルコール離脱は，およそ10％のアルコール使用障害患者でみられると報告されている．またアルコール離脱けいれんも5-10％程度に発症するといわれている．離脱症状の重症度は直前の習慣飲酒量に比例する．大量飲酒者以外にも，過去にも離脱症状を起こしている症例や，覚せい剤など薬物乱用の既往がある例，低栄養状態や身体合併症を有する例，あるいはアルコールと同時に向精神薬などほかの物質も並行して乱用していた例などで重症化しやすい．振戦せん妄が消退したあとも，失見当識や健忘，小脳失調が遷延している場合は，ウェルニッケーコルサコフ症候群を疑う．

## 治療方針

### A. 治療方針の概要

上述した各種症状は，特に軽症な場合，それだけをみればほかの精神身体疾患と鑑別困難であるものの，飲酒歴を確認し，最終飲酒からの時間経過を推測したうえで症状を評価すれば，診断自体はさほど困難を伴わない．習慣的な大量飲酒者であることが明らかで，かつ最終飲酒から72時間が経過していない入院症例では，アルコール離脱の重症化リスクを考慮し，原則としていつでも隔離拘束可能な個室または保護室で経過観察するべきである．

### B. 薬物療法

薬物療法としては，脱水と低栄養状態を改善するための補液や各種ビタミン剤の投与，そして交感神経や中枢神経の興奮を抑えるためのベンゾジアゼピン系や抗てんかん薬の投与が中心であり，離脱症状を全く認めない症例でも，最終飲酒から72時間未満の入院例や，外来で断酒や飲酒量の減量を目指す場合は予防的投与を行う．

### 1. 急性離脱

断酒または飲酒量の低下によって体内に摂取されるアルコールの量が減った分を，ベンゾジアゼピン系や抗てんかん薬によって置換しなければならない．また，重症化を予防するためには全身状態の改善も不可欠であり，各種ビタミン剤を投与する．少なくとも年単位の大量飲酒者に対する標準的投与例を以下に示すが，習慣飲酒量や大量飲酒年数，投与開始時点での離脱症状の有無や重症度，身体合併症，年齢など諸条件を考慮し，適宜増減する．下痢や嘔吐がみられる場合は必ず，薬剤の経静脈的投与や補液，電解質補正を行う．なお，肝障害や慢性膵炎，慢性胃炎や逆流性食道炎などアルコール離脱時に併存しやすい身体疾患についても確認し，それらに対する薬物療法も同時に開始するべきである．

#### a. 交感神経の興奮症状ならびに離脱けいれんに対する治療または予防

**R 処方例** 通常は1）をまず用いる．重症例では2）を加える．それでも不十分なら，近年有効性が報告されている3）も追加する．なお，特にセルシンを漫然と長期投与することは依存形成のリスクがあるため望ましくなく，急性離脱の時期を過ぎたあとは漸減中止する．

1) セルシン錠(5 mg) 1回1錠 1日3-4回 保外
2) リボトリール錠(0.5 mg) 1回1錠 1日2-3回 保外
3) ガバペン錠(200 mg または400 mg) 1回1錠 1日3-4回 保外

#### b. 不眠に対して

**R 処方例** てんかんに対する適応もある1）を用いる．強度の不眠やせん妄が予想される場合は2）または3）を併用する．

1) ベンザリン錠(10 mg) 1回1錠 1日

1回　就寝前
2) レスリン錠（25 mg または 50 mg）　1回1-2錠　1日1回　就寝前　保外
3) セロクエル錠（25 mg または 100 mg）　1回1-4錠　1日1回　就寝前　保外

c. 入眠困難または中途覚醒時

**Rx 処方例** 頓服としては，以下を用いる．ただし，急性離脱を過ぎたあとは，ほかの短期作用型睡眠導入薬や少量の抗精神病薬などに変更することが望ましい．

1) セルシン錠（5 mg）　1回1錠　不眠時頓用　保外

d. 離脱の重症化とウェルニッケ-コルサコフ症候群発症の予防

**Rx 処方例** 嘔吐や下痢を認めない場合は1)と2)を投与する．特に低栄養状態の著しい例では3)と4)も併用する．

1) ビタメジン配合カプセル B25（25 mg）　1回1カプセル　1日3回　毎食後
2) アリナミンF錠（25 mg）　1回1-2錠　1日3回　毎食後
3) ナイクリン錠（50 mg）　1回1錠　1日3回　毎食後
4) フォリアミン錠（5 mg）　1回1錠　1日3回　毎食後

e. 体重減少や脱水など，明らかな低栄養状態が認められる例や，下痢や嘔吐を呈している例

**Rx 処方例** ビタミン $B_1$ は濃度勾配により受動的に脳血管関門を通過するため，脳内へとビタミンを効率的に届けるには，持続点滴ではなくワンショットの静注を行う必要がある．下記1)を体重や栄養状態，発汗，下痢の程度に応じて調節しながら投与する．

1) ソルデム3A注　1回500 mL　1日2-4回　点滴静注

1)を点滴する際には必ず側管より2)も静注する．

2) アリナミンF注（50 mg/A）　1回2Aにビタメジン注（100 mg/V）　1回1Vを溶解し，混合して静注

離脱症状著明で低栄養や下痢を伴っているときは離脱症状緩和のため1)の側管より3)も静注する．ただし静注の際には呼吸抑制の危険性に留意し，酸素飽和度を測定しつつ，緩徐に静注する．

3) セルシン注（10 mg/A）　1回1A　静注

なお，症状が軽減しないときはさらに2-3回追加で静注を行う．呼吸抑制の危険性が高い場合は筋肉注射に切り替える．

### 2. 遷延性離脱

遷延性離脱は断酒後も数年間は持続することがあり，患者はささいなストレスに過剰反応して再飲酒に陥りやすい．そのため，特に慢性的な大量飲酒者に対しては，あらかじめ，急性離脱の時期を過ぎたあとに遷延性離脱を体験する可能性があることを説明し，依存症からの回復には断酒だけでなく，時間も必要であることについて，心の準備を促しておくとよい．さらに，アルコホーリクス・アノニマス（AA）や断酒会などといった自助グループへの参加を促し，心理的孤立を防ぐ試みを始めておくことも重要である．実際にアンヘドニアを経験するようになると，自助グループの仲間からの助言や励ましが支えとなり，再飲酒を防ぐ力となるものである．気分転換やリラクセーションの方法を患者とともに考えることも有効である．

遷延性離脱に対する薬物療法は現状では対症療法しかない．不眠は長引くことが多く，急性離脱で用いた寝る前の薬は，朝の傾眠や覚醒不良などを患者が訴えない限り，年単位で継続することが望ましい．不安や焦燥感に対してベンゾジアゼピン系を用いることは依存性の観点から原則禁忌であり，下記のような処方のいずれかを用いて対処すべきである．ビタミンB群は再飲酒時にすぐに欠乏状態に陥らないよう年単位で継続する．

**Rx 処方例** 下記のいずれかを用いる．

1) セディール錠（10 mg または 20 mg）　1回1錠　1日3回　毎食後

2) ジェイゾロフト錠（25 mgまたは50 mg）　1回1錠　1日2回　朝・夕食後　保外
3) レグテクト錠（333 mg）　1回2錠　1日3回　毎食後
4) ルーラン錠（4 mgまたは8 mg）　1回1錠　不安時頓用　保外
5) リスパダール液（1 mg）　1回1包　イライラしたとき頓用　保外

# アルコール幻覚症
*alcoholic hallucinosis*

小林桜児　神奈川県立精神医療センター・専門医療部長

## 疾患概念

【定義】　アルコール幻覚症は，慢性的なアルコール乱用者においてまれに発症する続発性の精神病性障害の1つであり，幻聴や幻視を主症状とする．DSM-5では「物質・医薬品誘発性精神病性障害」に分類される．アルコール幻覚症は，アルコールの急性中毒や離脱の経過中や直後（おおむね1か月以内）に発症する．振戦せん妄に幻覚は好発するが，アルコール幻覚症と診断するためには，せん妄が消退したあとか，せん妄を発症する前にも幻覚が存在していなければならない．経過中，一切せん妄を呈したことがなくても，アルコール幻覚症のみ発症することもありうる．

【病態・病因】　その病態や発症機序についてはいまだ十分解明されておらず，アルコールの長期摂取に伴う脳内のドパミン系やグルタミン酸系など複数の伝達系の変化や，アルコール長期乱用に伴うビタミン$B_1$の欠乏などが複合的に関与しているものと推測されている．

アルコール離脱における振戦せん妄では，しばしば昆虫や小動物，家族など見知った人の顔が床や壁，天井に見える幻視や，家族や見知らぬ人の声が聞こえる幻聴の体験がある．アルコール幻覚症を発症していると，せん妄消退後も「人の顔や虫，小動物などが見える」などといった幻視の訴えや，被害的な内容の幻聴が残存する．

【疫学】　フィンランドで8,000人以上を対象に行われた地域研究では，せん妄を含めたアルコール誘発性の精神病性障害の有病率は0.5％であった．性別では圧倒的に男性が多く，年齢層別にみると，特に45～55歳で1.8％と最も有病率が高かった．すでにアルコール使用障害を発症している患者群では，アルコール誘発性精神病性障害の有病率は4.83％であった．アルコール誘発性精神病性障害のうち，97％は幻覚が主症状であり，53％が幻覚に加えて妄想症状も併発していた．幻覚症状の内訳は，14％が幻視のみ，28％が幻聴のみ，59％が幻視と幻聴両方を経験していた．また，アルコール誘発性精神病性障害が確認された者の87％に複数回の精神病エピソードを認めた．

【経過・予後】　初飲からアルコール幻覚症の発症までは平均18.4年，アルコール使用障害の発症からアルコール幻覚症の発症までは平均10.4年と報告されている．アルコール幻覚症は，断酒によって通常は1か月以内に軽快し，慢性化する症例は10～20％程度といわれている．再飲酒によって幻覚症状は容易に再燃し，断酒すると再び消失する．断酒後も精神病症状が長期にわたって悪化し続けている症例では，統合失調症など原発性の精神病性障害を疑う．

アルコール幻覚症を発症するアルコール使用障害患者はすでに慢性の経過をたどっており，身体合併症率も高い．そのため，フィンランドの調査では，アルコール誘発性精神病性障害の既往がある群は，8年後の追跡調査時点で37％が死亡しており，死亡リスクは精神病の既往のないアルコール使用障害患者と比較して12倍であった．

## 鑑別診断
### A. 統合失調症

幻覚症状だけをみて統合失調症と鑑別することは困難である．幻覚症状がアルコール使用障害の発症以前から確認されている場合や，アルコール乱用が長期にわたって止まっている時期にも幻覚症状が出現しているのであれば，アルコールの使用とは無関係な統合失調症である可能性が高い．

統合失調症と比較したとき，アルコール幻覚症は以下のような生活歴，家族歴，臨床症状の特徴が報告されており，鑑別診断の際，有用である．

1) 学歴が比較的低い
2) 幻覚症状の発症年齢が遅い
3) 重度の抑うつ症状や不安症状を伴う
4) 陰性症状や滅裂な言動は乏しい
5) 病識は保たれ，判断力低下もまれ
6) 社会機能の低下は軽度
7) 親に物質乱用の問題がある
8) 幻覚症状のなかでは幻聴より幻視優位
9) アルコール問題で複数の入院歴がある

### B. その他の鑑別すべき疾患
#### 1. 精神病症状を伴う気分障害

アルコール乱用の時期と一致しない幻覚症状の出現に加えて，気分変動や抑うつ状態がアルコールの使用と無関係に独立して認められる場合に，双極性障害やうつ病の可能性を検討すべきである．

#### 2. アルコール関連の脳器質性疾患

アルコールの長期乱用者で重度の栄養障害や肝障害を併発している場合は，ウェルニッケ-コルサコフ症候群や，ペラグラ脳症，肝性脳症などを除外する必要がある．いずれも臨床所見や血液尿検査，頭部CT・MRIや脳波検査などにより鑑別する．少しでも疑われる場合は積極的に薬物療法を開始し，治療的診断を試みる．

#### 3. 薬物乱用

まれではあるが，若年から中年期の男性患者や外来症例などでは，幻覚を発症しうる覚せい剤やLSDなどの幻覚剤などの薬物を隠れて乱用している可能性や，薬物乱用の既往がある症例では後遺症として残異性精神病性障害を発症している可能性もあるため，念のため除外しておくべきである．

#### 4. 解離性幻聴

若年から中年期までのアルコール使用障害患者では，特に女性患者において虐待歴が見過ごされている可能性もあり，もし幼少期に長期にわたる外傷体験が確認された場合は，解離性障害に伴う一過性の幻覚症状も疑う必要がある．

#### 5. 変性疾患

初老期から高齢のアルコール使用障害患者において，せん妄が消退したあとも幻覚症状が遷延している場合は，レビー小体型認知症やパーキンソン病も鑑別診断に加えて，神経内科へのコンサルテーションも検討する．

#### 6. ジスルフィラム誘発性脳症

もともとアルコール使用障害を発症している症例のうち，抗酒薬のジスルフィラム（ノックビン）を定期的に内服している中高年の患者では，ごくまれに薬剤性の意識障害や精神病症状を呈することがある．疑わしい症例では抗酒薬の中止を検討する．ジスルフィラム誘発性脳症の場合，投与中止後早ければ数日，遅くとも数週間以内には精神症状の改善が認められる．

## 治療方針
### A. 治療方針の概要

基本的には，アルコール乱用を止め続けることがアルコール幻覚症の治療の第一歩である．幻覚症状の存在が明らかとなった時点で，すでに長期にわたってアルコール使用障害が存在していた可能性が高く，離脱症状への対処や鑑別診断のためにもすみやかに入院治療を導入する必要がある．

入院後は，アルコール離脱（⇒632頁）やアルコール乱用に関連した身体合併症の治療を開始するとともに，血液検査や画像検査などを通して幻覚症を起こしうるほかの器質性疾

患との鑑別も行っていく．幻覚症状に振戦せん妄が伴っている場合は失見当識や易怒性，多動のため，隔離のみならず身体拘束を要する場合もあるが，離脱期を過ぎたあとに幻覚症のみ認める場合は比較的病識が保たれているため，隔離のみの対応で十分なことも少なくない．離脱の時期が過ぎても幻覚症が遷延している症例では，抗精神病薬の投与を検討する．

アルコール幻覚症は，断酒によって通常はすみやかに改善するが，再飲酒によって容易に再燃もするため，基礎疾患であるアルコール使用障害に対する継続的治療が，アルコール幻覚症の再発予防には不可欠である．本人や家族に十分な疾病教育を行い，退院後も定期的な通院に加えて，抗酒薬の内服，アルコホーリクス・アノニマス（AA）や断酒会などの各種自助グループへの参加なども検討することが望ましい．

### B. 薬物療法

離脱症状が残存している場合は，アルコール離脱の薬物療法を継続する．アルコール幻覚症に固有の薬物療法は存在せず，断酒して離脱症状も消退したにもかかわらず，幻聴幻視が遷延している場合に，統合失調症に準じる抗精神病薬の投与を以下のように行う．単剤使用が基本である．アルコール離脱や振戦せん妄の最中に幻覚が出現し，十分な量のベンゾジアゼピン系や抗てんかん薬を使用したにもかかわらず，幻覚症状が改善しない場合は，離脱期においても抗精神病薬を追加することがありうる．

**R 処方例** 幻覚症状の頻度，睡眠や日常生活への影響度，病識の程度，年齢，身体合併症の有無などを総合的に判断して，投与量は適宜増減する．食欲の低下が目立つ症例では，糖尿病を否定したうえで2）の投与を行う．糖尿病が否定され，せん妄が目立つ症例では3）を用いる．いずれの薬剤も幻覚症状の消失後は，慎重に数か月かけて漸減し，特に症状の再燃がなければ中止してよい．

1) リスパダール錠（1 mg）　1回1錠　1日1-3回　保外
2) ジプレキサ錠（2.5 mg または 5 mg）　1回1錠　1日1回　就寝前　保外
3) セロクエル錠（25 mg または 100 mg）　1回1-4錠　1日1-4回　1日750 mgを超えないこと　保外

### 参考文献

1) Caton C, Drake R, Hasin D, et al: Differences between early-phase primary psychotic disorders with concurrent substance use and substance-induced psychosis. Arch Gen Psychiatry 62: 137-145, 2005
2) Perala J, Kuoppasalmi K, Pirkola S, et al: Alcohol-induced psychotic disorder and delirium in the general population. Br J Psychiatry 197: 200-206, 2010

# ウェルニッケ-コルサコフ症候群
*Wernicke-Korsakoff syndrome (WKS)*

小宮山徳太郎　飯田病院・副院長（長野）

## 疾患概念

**【定義・病型】**　ウェルニッケ-コルサコフ症候群（WKS）は，DSM-5 では substance/medication-induced major or mild neurocognitive disorder の major neurocognitive disorder にあたるビタミン欠乏性脳症の1つで，チアミン（ビタミン$B_1$）欠乏に起因する脳症である．その急性期ないし亜急性期は，眼球運動障害，小脳症状，意識障害を呈するウェルニッケ脳症（Wernicke C, 1881）であり，慢性期は健忘，記憶障害，失見当識，作話のいわゆる健忘症候群を呈するコルサコフ症候群（Korsakoff SS, 1890）である．

WKS は，アルコール依存症者に多いため，アルコールによる脳症と考えられがちだ

がそうではない．Wernicke C の硫酸嚥下後に幽門狭窄を起こした例のほか，嘔吐頻回の妊娠悪阻，悪性疾患，糖尿病，胃腸疾患の外科手術，極度の痩せ，不適切なダイエット，肥満手術（胃緊縛術，胆膵消化回避術など）など多種ある．

【病態・病因】 ウェルニッケ脳症は，乳頭体，第3脳室，中脳水道，第4脳室周囲の出血性灰白質脳炎で眼球運動障害や失調や意識障害を起こし，コルサコフ症候群では視床や乳頭体の神経細胞の脱落やグリオーシスが生じ，記憶に関与する乳頭‐視床間の神経回路網が障害され健忘症状群を生じる．

神経細胞の脱落や出血性変化の原因はチアミン欠乏による．チアミンは TCA サイクルの補酵素として消費される．糖負荷や高カロリー輸液，妊娠・授乳などで消費が増大する．食事摂取が不十分のまま飲酒を繰り返すアルコール依存症では，チアミンの摂取量が減り必要量が増大するので容易にチアミン欠乏が生じる．そのため，WKS がアルコール依存症者に圧倒的に多い．アルコール依存症者でも WKS になる例とならぬ例があるのは，遺伝的素因の関与が考えられる．

【疫学】 西欧では剖検から，WKS は全人口の 1‐2％，アルコール乱用者の 10％ と推定されている．ウェルニッケ脳症が生前に診断されずにいる例が多く，入院患者で生前に診断されたのは 20％ という報告がある．全剖検の 0.4‐2.8％で，平均 1.3％ がウェルニッケ脳症と診断されている．剖検結果から，ウェルニッケ脳症が生前診断されるのはアルコール依存症の 30％，非アルコール依存症の 6％ と推定されている．スコットランドの精神科病院の長期入院者の 5％ をコルサコフ症候群が占めるという報告がある．

【経過・予後】 ウェルニッケ脳症はチアミンで治癒可能な脳症で，チアミン治療を適切に行えば，意識障害は 1‐2 日，眼球徴候は数日から数週間以内で回復する．歩行障害は 1 週間以内に軽減改善するが 1‐2 か月からそれ以上長期間残存することがある．

ウェルニッケ脳症に気付かず未治療では 20％ が死亡し，死を免れても 85％ がコルサコフ症候群に移行する．アルコールによるコルサコフ症候群では，2 年以内に 75％ は改善をするが，残りの 25％ は長期施設入所に及ぶ．

### 診断のポイント

ウェルニッケ脳症の剖検例の 8％ において，生前に眼球運動障害，小脳症状，意識障害の三徴（古典的三徴）が記載されていた．この三徴では，ウェルニッケ脳症が見落とされることから，Caine らは，①栄養障害，②眼球徴候，③小脳徴候，④軽度記憶障害あるいは意識障害の四徴のうち，少なくとも 2 つあればウェルニッケ脳症と診断できるとした．診断感度が古典的三徴では 23％ であるものが，Caine らに従うと 85％ に改善するという．

Caine らの診断項目の有無は，①栄養障害は，極端な摂食障害の履歴，平均 MRI から 2 SD 以上の体重減少，チアミン欠乏状態（チアミン欠乏食）などから判断し，②眼球徴候は，眼筋麻痺，眼振，輻輳障害などから判定し，③小脳徴候は歩行不安定，失調歩行，ディスディアドコキネジア，踵膝試験不能から判定し，④軽度記憶障害あるいは意識障害については，軽度記憶障害は 4 語記憶検査で 2 語以上想起不能や厳密な神経心理検査で判定し，意識障害は時間・場所・人のうち 2 つ以上の見当識障害，錯乱，digit span 異常，昏迷などで判定する．その結果，4 項目中 2 項目以上満たせばウェルニッケ脳症と考えられる．しかしこれで万全ではなく，①のみの場合さえある点は注意が必要である．

治療開始前に血液試料の血中チアミン値測定は有用であるが，血液試料の遮光を忘れてはならない．

画像検査では両側性に視床，乳頭体，第 3 脳室周囲，被蓋，中脳水道周囲に，頭部 CT では低吸収域，頭部 MRI 検査の T2 強調画

像やFLAIR画像では高信号域の異常所見は診断の支持所見になる.

コルサコフ症候群は意識が清明でワーキングメモリーが保たれ，精神機能や会話は円滑で自然なことが必要条件になる．そこに①近時記憶障害，②逆向性健忘，③失見当識，④作話の四徴がそろえば典型例である．作話は出現様式で自発作話，誘発作話，当惑作話に分けられるが，作話がみられないことがある．逆向性健忘の範囲は数年から30-40年に及ぶなど個人差が大きい．

記憶障害の評価に最近のニュース，スポーツ，家族や個人的出来事などを問うことは有用であるが，可能なら詳細な神経心理検査を行うことが望ましい．

血液検査で診断に有用なものはない．

画像検査では，視床，乳頭体，前頭葉の体積減少をMRIのボクセルベースの形態計測で明らかにしたり，18-fluorodeoxyglucose PETで視床，眼窩前頭で糖代謝低下を明らかにしたりする精密な診断が可能になっているが，日常臨床では行えない診断技法である．

## 治療方針

### A. 治療方針の概要

WKSはチアミン欠乏症であるので，欠乏しているチアミンを投与することになる．

アルコール依存症では，入院数日前まで飲酒していたり酩酊状態で入院してきた場合，意識障害や神経症状の出現がない段階でも栄養状態が不良であることが分かれば，血中チアミンの測定結果を待たずチアミンの静脈内投与を開始する．

栄養状態に問題がない場合でも退薬せん妄にウェルニッケ脳症が併発することが多い．退薬せん妄のなかにウェルニッケ脳症の徴候を早期に見いだすのに筆者は，眼球を外側上方へ指を追随させて眼振の出現の有無を確認し，眼振が出れば直ちにチアミンの静脈内投与を開始する．急性脳症の改善後は，十分な食事摂取に至るまでチアミンの経口投与を継続する．失調歩行が残存するときは，転倒予防にリハビリテーションを行う．

コルサコフ症候群に移行するとチアミンは有効でないため投与を行わない意見がある一方，成書では経口投与を3-12か月継続することを勧めている．筆者は従前から，コルサコフ症候群に移行後も経口投与を継続している．

コルサコフ症候群は数か月以内に改善する例もあれば長年月を要する例もある．2年経っても改善がなければ症状は固定する．症状の経過にかかわらず早期から作業療法を導入し，記憶障害や認知機能を評価し，生活の工夫をしたり退院後の適応の可能性を検討する．退院後の自宅での生活が困難であれば，施設適応を目的にした作業療法を実施する．

アルコール依存症では，ウェルニッケ脳症の改善後にコルサコフ症候群に進展してもしなくても，再飲酒すれば介護者に失望を招き燃え尽きを引き起こしてしまうので，断酒継続が大切になる．コルサコフ症候群は記憶障害や見当識障害のためアルコール依存症専門療法は困難に思われがちだが，そうではない．講師の筆者を想起不能でも過去の飲酒行動は想起できたり，講義の詳細は想起不能でも飲んではいけないらしいと理解できる患者は多いが，そこに到達するには3か月の入院期間では難しい．

非アルコール依存症の場合には，症状を引き起こした原因に即した身体的・精神科的治療を行うことが必要になる．

### B. 薬物療法

薬物療法は欠乏しているチアミン補充療法になる．急性期はチアミン200 mgの静脈内投与を1日3回，2-3日間繰り返す．チアミンを筋肉内投与したり生理食塩液に溶解して静脈注射したりする方法もある．アルコール依存症の場合，栄養状態が悪くチアミン以外のビタミン類も欠乏している．そこで，筆者は複合ビタミン剤のビタメジンを点滴投与する方法をとっている．なお，肝機能の障害も

伴っていることが多く肝庇護薬も加えている．

治療開始時の2-3日間は毎日1），2），1）と行い，次の1-2日間は毎日1）を2回行い，最後は1）を毎日1回1-2日行ったあとに3）の経口投与に切り替える．

**℞ 処方例**

1) ラクテック注（500 mL/袋）　1袋
   ビタメジン注（100 mg/バイアル）　2バイアル　(保外)用量
   ビタミンC注（500 mg/2 mL）　1アンプル
   強力ネオミノファーゲンシー注（20 mL）　1バイアル
2) ラクテック注（500 mL/袋）　1袋
   ビタメジン注（100 mg/バイアル）　2バイアル　(保外)用量
3) ビタメジン配合カプセルB25　1回2カプセル　1日3回　毎食後　(保外)用量

### C. 難治症例・家族への説明

家族にはウェルニッケ脳症の段階で予後を告げておく．治療を始めても不幸な転帰も起こりうること，急性期を脱してもコルサコフ症候群を呈することが多い，コルサコフ症候群は2年の経過で改善しない場合は将来の回復は困難であることなどを伝える．

コルサコフ症候群が2年経過のなかで改善する例はあるので，2年間の処遇をどうするか家族と協議して決めることになる．認知症リハビリテーションに通院するとか，65歳以上であれば介護保険を使いデイサービスに通所すると，家族の負担が軽減される．記憶障害以外にADLは自立しているため，認定員の審査のみでは介護認定は得にくい．医師意見書で困難状況を詳記して介護認定を得るようにする．

**参考文献**

1) Galvin R, Brathen G, Ivashynka A, et al: EFNS guidelines for diagnosis, therapy and prevention of Wernicke encephalopathy. Eur J Neurol 17: 1408-1418, 2010
2) Kopelman MD, Thomson AD, Guerrini I, et al: The Korsakoff syndrome: Clinical aspect, psychology and treatment. Alc Alcoholism 44: 148-154, 2009

## 鎮痛薬，鎮咳薬依存
*analgesic/antitussive dependence*

荒井　稔　東京臨海病院・精神科部長/同院健康医学センター長
大熊智子　東京臨海病院・薬剤科科長

### 入手経路による分類

鎮痛薬および鎮咳薬の依存については，大きく医師によって投与される薬剤によるものと，一般市販薬によって生じる場合の2種類がある．前者については，処方医の責任のもとに管理される必要があり，後者については，症状に対応した薬剤師の購入支援が適正であることが必須である．

### 依存によって出現する症状群

#### A. 薬物依存

薬物に耐性が生じ，長期間にわたる大量の薬物摂取によって，その薬剤の薬理学的作用のために，急性中毒や精神症状が発生し，薬物の摂取の中断によって離脱症候群が発現するため日常生活・社会生活に支障がみられることをいう．

#### B. 薬物乱用

薬剤の反復的な使用の結果として，日常生活・社会生活に支障が出たり，危険な状況下で服薬したり，法的な問題が生じたり，対人関係障害などが生じる場合をいう．

#### C. 物質離脱

一定の薬剤の長期間，大量摂取が持続したのちに，摂取中断後に当該薬物に特徴的な精神・身体症状が現れ，生活に相当程度の支障が出ることをいう．

### D. せん妄

アルコール依存症の場合が臨床的には多いが，理論的には鎮痛薬，鎮咳薬の依存経過中に生じることもある．主症状は，不眠，振戦，恐怖，意識混濁・錯乱，幻覚・妄想，激越・焦燥感，睡眠障害，自律神経系の壊乱などである．

### E. 精神病性障害

薬剤の使用時・使用後に生じる幻覚，妄想，精神運動性不穏あるいは昏迷，激しい感情の変化および軽度の意識混濁に伴う認知機能障害が現れる．

### F. 健忘症候群

短期記憶障害が慢性的で顕著な症候群である．即時の記憶想起障害は認められず，意識障害もないのが通常である．

### G. 残遺性障害および遅発性精神病性障害

認知，感情，人格，行動などにおいて，当該薬物の摂取中止後にも，長期間にわたって，それぞれの領域での障害が一定期間認められる場合である．短期間のフラッシュバック，動作・思考の緩慢さ，礼節が保たれないこと，通常の気分障害からは区別される躁・うつ状態，認知症に類似した認知機能障害，断片的な幻覚・妄想が亜急性ないしは慢性に経過する場合である．

### 精神症状発現の原因となりうる薬剤例

一般市販薬による鎮痛薬，鎮咳薬による精神症状の報告は多くはないが，ナロン依存症，ブロン依存症は，比較的有病率が高い．また，潜在的には，顕著な精神症状を示すことはないが，鎮痛薬や鎮咳薬の常用量を長期間使用する常用量依存も問題になってきている．一般市販薬の範疇が拡大することによって，このような潜在的な有害な使用や常用量依存の増加には注意すべきである．

医師によって処方される鎮痛薬，鎮咳薬の代表的な薬剤を表1に示す．これらの薬物の投与の際には，薬物依存の傾向の有無，症状の過剰な申請，他者への非合法の譲渡などに日頃から注意が必要である．また，医療関係者は，これらの薬物を入手しやすい環境にいるので，乱用などにも留意が必要で，厳格な管理が求められる．

### 治療とリハビリテーション

#### A. 急性中毒

全身管理（補液，褥瘡予防など）に加えて，経口からの大量摂取の場合は，胃洗浄，体重1 kg当たり1 gの活性炭の胃内への留置が選択される．

#### B. 依存状態からの離脱

患者が依存に陥る心理的機序をできる限り理解するように努め，依存によって生じる社会的・生活上の支障に焦点を当てた面接を行う．離脱に際して，麻薬などの解毒化detoxicationの際には，より依存性の弱いナロキソンなどの薬剤への置換を行い，離脱症状の出現を軽減することが選択されることもある．また，バルプロ酸（デパケン），カルバマゼピン，鎮静系抗うつ薬などが投与されることもあるが，有効であるという確証は得られていない．社会的支援については，本人の依存からの回復のためにダルクなどの自助グループへの参加が効果的である場合も少なくない．

#### C. せん妄

精神運動性不穏が強く不眠があったり，けいれん発作などの症状がある場合には，以下の処方例を用いる．

1. 経口摂取ができない場合

**R 処方例**
セレネース注　1回2.5-5 mg　1日数回まで　筋注　保外

2. 経口摂取可能な場合

**R 処方例** 下記1)-3)のいずれかを用いる．

1) グラマリール錠　1回25 mg　1日3回毎食後
2) リスパダール内用液　1回1-2 mg　1日2回程度　保外
3) セロクエル細粒　1回10-50 mg　1日200 mgくらいまで漸増可　保外

**表1 精神症状発現の原因となる医家用薬剤例**

| 分類 | | 一般名 | 代表薬剤の商品名 |
|---|---|---|---|
| 鎮痛薬 | モルフィナン系オピオイド（モルヒネ）（麻薬） | モルヒネ塩酸塩 | モルヒネ塩酸塩，アンペック，オプソ |
| | | モルヒネ塩酸塩徐放剤 | パシーフ |
| | | モルヒネ硫酸塩水和物徐放剤 | カディアン，MSコンチン |
| | モルフィナン系オピオイド（モルヒネ以外）（麻薬） | オキシコドン塩酸塩水和物 | オキノーム，オキファスト |
| | | オキシコドン塩酸塩水和物徐放剤 | オキシコンチン |
| | フェニルピペリジン系オピオイド（麻薬） | フェンタニルクエン酸塩 | フェンタニル，フェントス，アブストラル |
| | | ペチジン塩酸塩 | ペチロルファン |
| | その他のオピオイド（麻薬） | メサドン塩酸塩 | メサペイン |
| | | タペンタドール塩酸塩徐放剤 | タペンタ |
| | 天然アヘンアルカロイド（麻薬） | アヘンアルカロイド塩酸塩 | パンオピン |
| | ベンゾモルファン系オピオイド（非麻薬） | 塩酸ペンタゾシン | ソセゴン，ペンタジン |
| | モルフィナン系オピオイド（非麻薬） | ブプレノルフィン塩酸塩 | レペタン |
| | | ブプレノルフィン | ノルスパン |
| | その他のオピオイド（非麻薬） | トラマドール塩酸塩 | トラマール |
| | | トラマドール塩酸塩徐放剤 | ワントラム |
| | | トラマドール塩酸塩・アセトアミノフェン配合 | トラムセット |
| 鎮咳薬 | 中枢性麻薬性鎮咳薬 | コデインリン酸塩水和物 | コデインリン酸塩 |
| | | ジヒドロコデインリン酸塩 | ジヒドロコデインリン酸塩 |
| | | オキシメテバノール | メテバニール |
| 鎮咳去痰薬 | 鎮咳去痰配合薬 | コデインリン酸塩水和物・桜皮エキス | 濃厚ブロチンコデイン |
| | | ジヒドロコデインリン酸塩・dl-メチルエフェドリン塩酸塩・クロルフェニラミンマレイン酸塩 | フスコデ |

（添付文書に依存性を生じる旨の記載がある医薬品を抜粋）

### 3. 不眠が強い場合

**R 処方例**

エバミール錠　1回1-2 mg　1日1回　就寝前

### 4. けいれん発作が合併する場合

**R 処方例**

デパケン錠　1日600-1,200 mgを3-4回に分服　保外

5. けいれん重積発作の場合

処方例　下記のいずれかを用いる.
1) セルシン注　1回 10-30 mg まで　呼吸管理のできる環境下で発作が止まるまで緩徐に静注
2) アレビアチン注　1回 50 mg を 1 分以上かけて心電図モニター下で静注

### D. 精神病性障害

幻覚・妄想が持続している場合には，統合失調症との鑑別が問題となるが，薬物関連障害としての精神病性障害の場合，対人関係障害が比較的軽度の場合が多いとされている．患者に対し，幻覚・妄想の非現実性を指摘し，病的体験の自我異和化を促しつつ，以下の薬物療法を行う．

1. 幻覚・妄想が軽度な場合

処方例　下記のいずれかを用いる．
1) ドグマチール錠　1回 50-100 mg　1日3回　毎食後 保外
2) ジプレキサ錠　1日 2.5-10 mg を 1回または 4 回に分服 保外

2. 幻覚・妄想が中等症以上の場合

処方例
インプロメン錠　1回 1-3 mg まで　1日3回　毎食後 保外

3. 躁状態などで興奮が激しい場合

処方例
バルネチール錠　1回 100-300 mg　1日1回または 1 日 3 回

### E. 健忘症候群

薬物療法として確立した治療法はないので，ノートなどに記銘すべき内容を書くことを勧め，想起するトレーニングを実施し，健忘に伴う生活障害を予防する高次脳機能障害に対する対応に準じたリハビリテーションなどを行う．

### F. 残遺性障害および遅発性精神病性障害

健忘症候群と同様の治療となるが，SSTあるいはリハビリテーションとして手作業，間違いチェックなどを実行してもらい，残遺症状の増悪を予防し，生活機能の低下を防ぐ．また，精神障害者保健福祉手帳を取得し，社会的資源を利用しやすくするなどの対策が選択されることもある．地域生活支援センターなどの利用は，患者のノーマライゼーションに役立つと思われる．

#### 参考文献
1) 融 道男, 中根允文, 小見山実, 他(監訳)：ICD-10 精神および行動の障害—臨床記述と診断ガイドライン. 新訂版, 医学書院, 2005
2) 井上令一, 四宮滋子(監訳)：カプラン臨床精神医学テキスト. 第 2 版, メディカル・サイエンス・インターナショナル, 2004

# 抗不安薬・睡眠薬依存
anxiolytic/hypnotic dependence

**八田耕太郎**　順天堂大学医学部附属練馬病院・メンタルクリニック科長

## 疾患概念

**【定義・病型】**　抗不安薬・睡眠薬依存はほかの依存性物質と同様，重大な問題にもかかわらず使用し続け，認知，行動，生理学的症状を呈する．反復的な自己摂取様式があり，抗不安薬・睡眠薬では依存，乱用，中毒，離脱のいずれも認められる．さらに，中毒せん妄，離脱せん妄，持続性の認知機能障害や健忘性障害，精神病性障害，気分障害，不安障害，性機能不全，睡眠障害に発展することがある．なお，DSM-5 では，乱用と依存は統合されているが，異論もある．

**【病態・病因】**　病因は，直接的には抗不安薬・睡眠薬の長期使用であり，間接的に個人の人格的偏倚や遺伝特性が推定されている．病態の薬理学的背景には，慢性的なベンゾジアゼピン系薬剤の使用による中枢型ベンゾジアゼピン受容体のダウンレギュレーションと，それによる抑制性神経伝達物質である

γ-アミノ酪酸（GABA）の感受性低下がある．分子薬理学的レベルでは，ベンゾジアゼピン受容体の結合部位サブタイプの$ω_1$の構成要素として多く含まれている$α_1$サブユニットと依存性との関連が議論されている．

【疫学】　わが国の最近の一般住民における睡眠薬・精神安定薬の常用者は，それぞれ1.8％および3.0％といった調査報告があるが，このうち依存にあたるのがどの程度かは不明である．

【経過・予後】　乱用者ではアルコール依存も含めてほかの物質依存の併存がしばしば認められ，専門的な根気強い治療が必要となる．常用量依存の場合は，丁寧な漸減スケジュールの実施である程度薬剤を整理できることは多い．すべて中止できることも少なくない．いずれも人格の偏倚や性格傾向，および加齢性の人格変化が予後に大きく関与するように感じられるが，疫学的に明確な数字は見当たらない．

### 診断のポイント

抗不安薬・睡眠薬依存は，DSM-5ではその使用により臨床的に意味のある障害や苦痛を引き起こす「鎮静薬，睡眠薬，または抗不安薬使用障害」として，当初の予定より大量または長期間使用すること，その中止・制限の努力の不成功，希求行動，その使用・作用からの回復に長時間費やされること，渇望，社会・家庭における役割の遂行不能，対人関係の悪化にもかかわらず使用継続，社会・家庭における役割の放棄，身体的に危険な状況においても反復使用，身体的・精神的問題の原因と知りながらも使用継続，耐性，離脱といった項目が挙げられており，これらのうち2つ以上が12か月の期間内に起こることによって診断する．

また，中毒（急性）および離脱についても定義されているが，いわゆる常用量依存はこの定義には含まれていない．

### 治療方針

#### A. 治療方針の概要

抗不安薬・睡眠薬依存に対する治療方針は，漸減・中止とその過程で出現する退薬症候への対応といった薬物療法上の対策を中心に，精神療法的アプローチや家族も含めた環境調整としてのケースワークを必要に応じ時期をみて並行することである．

#### B. 薬物療法

漸減方法は，治療者によってさまざまな見解があるが，共通するのは緩徐にということである．数値にすれば1/8ずつを2週間ごとにといった目安がある．

漸減に際して，短時間作用型のベンゾジアゼピン依存であれば，長時間作用型にいったん置換して減量するといった方法が一般的に推奨されている．

しかし，ベンゾジアゼピン系薬剤はしばしば脱抑制を誘発する．一方，薬物依存は暴力の予測因子である．長時間作用型ベンゾジアゼピンは抑制を欠く時間を延ばし，短時間作用型ベンゾジアゼピンが時に惹起するせん妄型の行動異常とは別の，脱抑制に伴う暴力のリスクを増大させるという見方もできる．よって，筆者は長時間作用型にいったん置換して減量する方法をとらない．退薬症候が出現する可能性が考えられる患者には，抗ヒスタミン薬のヒドロキシジン（アタラックス），睡眠の質の改善作用をもつトラゾドンやミアンセリン（テトラミド），あるいはクエチアピン（セロクエル）など$D_2$受容体遮断力価の低い抗精神病薬を用いる．特に，暴力のリスクが考えられる患者では，抗精神病薬と，併用するならリチウム以外の気分安定薬である．ただし，これらにエビデンスはない．

1. 退薬症候が出現する可能性が考えられる場合

**R 処方例**　下記の薬剤を症状に応じて適宜用いる．

1) アタラックスPカプセル（25 mg）　1日1-2錠を1-2回に分けて投与　夕食

後，就寝前 (保外)
2) テトラミド錠（10 mg） 1回1-3錠 1日1回 夕食後または就寝前 (保外)
3) セロクエル錠（25 mg） 1日1-4錠を1-2回に分けて投与 夕食後または就寝前 (保外)

## 2. 暴力のリスクが考えられる場合

**Rx 処方例** 下記の薬剤を症状に応じて適宜用いる．

1) セロクエル錠（25 mg） 1日1-6錠を1-4回に分けて投与 (保外)
2) セロクエル錠（100 mg） 1日1-6錠を1-4回に分けて投与 (保外)
3) コントミン錠（25 mg） 1日1-12錠を1-4回に分けて投与 (保外)

保険外適用に関する理解が得られない場合，コントミンは神経症にも適用があるため用いやすい．

退薬症候は焦燥・易怒の方向に進展するため，出現すれば抗精神病薬を用いる．

### C. 心理・社会的療法

漸減スケジュールを実施していくうえで重要なことは，十分な説明のもとに患者の減量意欲を引き出し，維持させることである．漸減に難渋する場合は，薬物依存に対する個人精神療法として推奨されている，薬物使用による利得と損失のバランスシートを明確にして治療への動機づけを強化する方法がよいと思われる．また，家族も含めた環境調整としてのケースワークを，必要に応じて時期をみて並行する．

### D. 難治症例患者・家族への対応

多物質依存や複数の医療機関で投薬を要求する患者では，定期的な受診は望めず，本質的な意味での治療意欲に欠けるため，漸減・中止のスケジュールを外来で実施していくことは困難である．このため患者・家族に依存症に陥っていることを説明のうえ，専門的なプログラムにのっとった入院治療を勧めることになる．

### E. 併存疾患

ほかの物質への依存・乱用，自殺関連の精神・行動の障害，人格の偏倚がパーソナリティ障害水準である場合などが挙げられる．物質依存の患者の10％が自殺企図するといわれているが，抗不安薬・睡眠薬依存に限定した数値は不明である．多物質依存，少なくともアルコール依存との関連が大きいこと，常用量依存の問題の混入，およびそれらの境界の不明瞭さのため，抗不安薬・睡眠薬依存に限定した併存疾患の疫学的数値を推計するのは困難と思われる．

### ■患者・家族説明のポイント

・依存の治療は治してもらうのではなく，自ら治す意欲を持続させることが最も重要であることを説明する．
・治療を開始したら，家族は患者に振り回されないこと，医療と連携をとることの重要性を理解してもらう．

**参考文献**

1) Taylor D, Paton C, Kapur S: The Maudsley Prescribing Guidelines in Psychiatry. 11th ed, Wiley-Blackwell, 2012
2) 井澤志名野，早川達郎，和田 清：ベンゾジアゼピン系薬物の使用原則と臨床用量依存の診断と治療．白倉克之，樋口 進，和田 清（編）：アルコール・薬物関連障害の診断・治療ガイドライン．pp 207-222，じほう，2002
3) Hatta K, Nakamura M, Yoshida K, et al: A prospective naturalistic multicentre study of intravenous medications in behavioural emergencies: haloperidol versus flunitrazepam. Psychiatry Res 178: 182-185, 2010

# 覚醒剤依存，メチルフェニデート(リタリン)依存症
amphetamine/methamphetamine dependence syndrome, methylphenidate (Ritalin) dependence syndrome

成瀬暢也　埼玉県立精神医療センター・副病院長

## 疾患概念
【定義】　覚醒剤，リタリンの使用に関するコントロール障害であり，ICD-10では，強い欲望，コントロール障害，離脱症状，耐性形成，物質使用中心の生活，有害な結果が起きても使用，の6項目中3項目以上を1年間に満たせば依存症であるとしている．

### A. 覚醒剤およびリタリンとは
　覚醒剤は，覚醒剤取締法で規制された物質の総称であるが，ほとんどがメタンフェタミンである．精神依存と精神病状態を高頻度に惹起する依存性薬物であり，わが国の精神科臨床において最も重要な薬物である．覚醒剤患者は，精神科医療機関を受診する薬物関連患者の過半数を占め，中毒性精神病で精神科救急に登場することも多い．経静脈的あるいは吸煙(あぶり)で使用される．

　リタリンは，メチルフェニデートを含む医薬品であり，適応症はナルコレプシーのみである．経口中枢神経刺激薬であり薬理作用は覚醒剤に類似する．乱用問題が指摘され，2007年にうつ病の適応を削除，流通規制が実施された．

## 【病態】
### A. 薬物誘発性障害
#### 1. 覚醒剤
##### a. 急性中毒
　中枢神経系興奮作用，交感神経刺激作用がある．
①精神身体症状
・精神症状：精神運動興奮，気分発揚，多幸感，万能感，多弁，過覚醒，不安，焦燥，知覚過敏，錯覚，パレイドリア，要素性幻聴など
・身体症状：不眠，食欲減退，頻脈，瞳孔散大，血圧上昇，発汗，四肢冷感，嘔吐，口渇，腱反射亢進，振戦，けいれんなど
②急性症候群：恐怖不安反応，幻覚，せん妄，急性錯乱など意識障害を伴うことが多い．包囲襲撃状況を訴え，切迫した不穏状態を呈する．
③反跳現象：嗜眠，疲労，無欲，過食，抑うつなど

##### b. 慢性中毒
①覚醒剤精神病

　覚醒剤には催幻覚妄想作用がある．妄想は関係妄想を中心に被害・追跡・注察・嫉妬妄想などからなり，幻覚は幻聴が主である．幻覚や妄想の内容は実際の生活や覚醒剤使用に関連した状況反応性のことが多い．使用直後を除けば，病的体験が全人格を支配することは少なく，現実との交流や病識が保たれている．加えて，対人接触・疎通性が良好である点が統合失調症との相違点とされる．いったん症状が出ると再使用で容易に再燃し(逆耐性現象)，ストレス・不眠でも自然再燃(フラッシュバック)がみられる．

　覚醒剤の非使用時にも遷延する「猜疑心」と「音に対する敏感さ」も特徴である．これらが悪化して妄想，幻聴となる．日常生活において，他人の視線や生活音などが気になり，妄想に発展して粗暴な行為に及びやすい．

　覚醒剤精神病の診断については，症状の持続期間を巡って欧米との見解には相違がある．DSM-Ⅳでは1か月，ICD-10では6か月を超えないとされ，長期遷延持続例を認めていない．

②残遺症候群
　慢性精神病以外に以下のものがある．
・不安神経症様状態あるいは身体的不安定愁訴
・情動障害，意欲障害を中心とする症状

- 人格変化：意欲欠如性，軽佻浮薄性，情動不安定，爆発性，敏感性など

c. 依存症

精神依存は強いが身体依存はないと考えられる．使用時は，一般的症状のほか，強迫的常同行動がみられる．退薬後に渇望に基づく焦燥・易怒性を認める（薬物渇望期）．持続性に意欲減退および情動障害，神経症様症状がみられることが多い．

### 2. リタリン

a. 急性中毒

中枢神経刺激作用を発現し，爽快感・高揚感・活動性の亢進をきたす．大量摂取により興奮，錯乱，幻覚妄想を引き起こす．副作用として，不眠，動悸，食欲低下，不安焦燥，神経過敏，消化器症状，眼圧亢進，頭痛，口渇などがある．

b. 慢性中毒

倦怠感，意欲低下，抑うつ気分，不安焦燥とともに，長期大量摂取により幻聴や妄想が出現する．

c. 依存症

医薬品であることから，虚偽の症状や病名を申告して医療機関を転々としたり，インターネットなどで不法に入手したりする．ベタナミンなどを代替薬として求めることもある．

## 治療方針

### A. 治療方針の概要

覚醒剤では，高率に精神病症状を引き起こして精神科救急などを受診，しばしば入院となる．精神病症状が消退するとすみやかに治療終了となる例が多いが，依存症の治療を行わないと再使用により同様の問題を繰り返す．ほかの疾患と同様に良好な治療関係を築き，治療を継続することが重要である．リタリンは，「ソフト覚醒剤」ととらえて覚醒剤に準じて対応する．

### B. 薬物誘発性障害の治療

#### 1. 急性中毒の治療

急性中毒としての急性錯乱や幻覚妄想の治療は，統合失調症の急性期の治療に準じる．大量摂取時は意識混濁を起こして脈絡のない行動や衝動的行動に及ぶ．刺激に過敏に反応するため，安全な場所で安心できる対応を心がける．非定型抗精神病薬を主とした薬物療法により，比較的容易に症状は消退する．覚醒剤は急に中止しても安全で，数日間は嗜眠状態となる（離脱期）．その後，情動不安定で易刺激的な時期（薬物渇望期）に移行する．入院直前まで覚醒剤を使用していた場合は，抗精神病薬の減量，行動制限の解除，退院処遇を急ぎすぎず，薬物渇望期を乗り切ることが望ましい．

#### 2. 慢性中毒（覚醒剤精神病）の治療

幻覚妄想や精神運動興奮などの治療は，統合失調症の治療に準じる．比較的容易に寛解に導入できるが，難治で統合失調症と鑑別が難しい例もある．急性中毒か否かの鑑別やほかの薬物使用の有無を確認するために尿検査を行う．

精神病症状の消退をもって治療を終了とせず，再使用の可能性があれば依存症治療に導入する．専門医療機関がなければ外来通院を維持するだけでも有効である．症状の再燃を予防するために抗精神病薬の維持療法を行う．

### C. 依存症の治療

依存症の治療は，①治療関係づくり，②治療の動機づけ，③精神症状に対する薬物療法，④解毒，⑤疾病教育・情報提供，⑥行動修正プログラム，⑦自助グループ（Narcotics Anonymous：NA）・リハビリ施設（ダルク）へのつなぎ，⑧生活上の問題の整理と解決援助，⑨家族支援・家族教育などからなる．

これらは，決して特殊な治療ではなく，専門医療機関でなくても治療は可能である．患者に対して陰性感情を募らせず信頼関係を築き，コーチ役として寄り添う対応が望ましい．

新たな治療では，依存症に否認があるのは当然と考え，動機づけを積極的に行う．その

際に，説得や叱責ではなく，動機づけ面接法や随伴性マネジメント（褒美と罰による動機づけ．筆者は，罰は不要と考えている）などを使った介入を行う．治療の中心は認知行動療法的スキルトレーニングであり，再使用に至る危険な状況や欲求の引き金を明らかにして，適切な対処法を身につける．自助グループは重要であるが，すぐに参加できない場合はできることから始める．「依存症は慢性疾患である」という認識に立って，患者が治療から脱落しないように十分配慮する．

### a. 解毒入院の留意点（薬物渇望期の対応）

薬物渇望期は，退薬後1-2週間して顕在化し2-3か月で徐々に落ち着く，易刺激的・易怒的・情動不安定を特徴とする依存症に特有な時期である．精神病状態で入院した場合は，症状消退後1-2週間してみられることが多い．この症状を，「症状」として認識し適切に対処しないと，治療者はいたずらに陰性感情を募らせ治療は困難となる．入院直前まで使用していた覚醒剤依存症患者に典型的である．症状の特徴を表1に示す．症状の出現前からチェックリストを用いてかかわると，症状を客観視しやすい．依存症患者に対する治療者の忌避感情の多くは薬物渇望期の症状によるため，病棟スタッフはこの時期の特徴を十分理解し，早めの対応を心がける．

対処法としては，面接によるストレスの「ガス抜き」と励まし，不安焦燥に対する薬物療法の強化，運動・レクリエーション，生活上の問題の整理と解決支援などが挙げられる．この時期を乗り越えると別人のように落ち着く．

### b. 外来での治療継続

外来で良好な治療関係を保ち通院を継続することはきわめて重要である．来院できたことを評価・歓迎する．よい変化は明確に指摘し，危険な行動には懸念を示す．精神病症状の再燃防止や併存する精神症状に対する適切な薬物療法，生活指導とストレス対処，断薬継続のための援助が目的となる．覚醒剤の使用につながる人間関係を断ち，覚醒剤の欲求を高める刺激を日常生活から排除することが大切である．重要なのは，「安全な環境」「安定した精神状態」「信頼関係の構築」に集約される．日々の経過をモニタリングすることも有効である．

覚醒剤の再使用を患者が安心して話せることが大切であり，医療者に通報の義務はないことから，筆者は通報しないことを保証して治療を行っている．外来治療の継続に配慮し，ダルクやNAへのつなぎ，SMARPP（スマープ）などのワークブックを用いた介入を行えればより有効である．

### c. 基本的な患者への対応

依存症のもとには対人関係障害がある．依存症患者の薬物使用は，「生きにくさを抱えた人の孤独な自己治療」という視点が適切であることが多い．実際，薬物依存症患者の多くに「自己評価が低く自信をもてない」「人を信じられない」「本音をいえない」「見捨てられる不安が強い」「孤独で寂しい」「自分を大切にできない」などの特徴がみられる．治

**表1 薬物渇望期の特徴**

1. 焦燥感が高まり，易刺激的，易怒的で威嚇的，暴力的態度をとりやすい．
2. 病棟のルールを守れず，自分勝手な行動が目立つ．
3. 過食傾向がみられ，喫煙も増える．
4. 異性やギャンブルなどに関心が高まる．
5. 頭痛，歯痛，不眠，いらいらなどの苦痛を訴え，頻回に薬を要求してくる．
6. 借金や仕事上の約束などを理由に，唐突な外出・外泊要求をしてくる．
7. 入院生活に対する不満を訴え，あるいは過剰な断薬の自信を表明して唐突に退院要求をしてくる．
8. 弱々しい患者や若いスタッフに対して「弱いものいじめ」や「揚げ足取り」をし，排斥したり，攻撃を向けたりする．
9. 面会者や外来患者に酒や薬物の差し入れを依頼する．
10. 生活のリズムが乱れ，昼夜逆転傾向が目立つ．

療者は，これらの特徴を十分理解してかかわることが大切である．

人のなかにあって安心感・安全感を得られるようになったとき，薬物によって気分を変える必要はなくなる．回復のためには，対人関係の問題を改善していくことが不可欠である．その回復を実践する場がNAでありダルクである．

患者に断薬を強要せず，再使用してもとがめず，よい方向に患者が行動できた場合は十分評価する．患者の意向を無視して患者を変えようとすることは支配である．提案はするが強要はしない．信頼関係が築けると，彼らは自らよい方向に変わろうとし始める．回復とは信頼関係を築いていくことにほかならない．

治療者が疲弊しないためには，患者を「治してやろう」と意気込まず，ひとりで抱え込まず，多職種でかかわることである．また，回復者に会い回復を信じられることである．「良好な治療関係が維持できれば患者は変わり始める」と楽観的にとらえ，再使用の有無に一喜一憂せず，治療者が余裕をもって対応できることが望ましい．

対応の基本について表2に示す．薬物依存症の治療を困難にしている最大の原因は，治療者の依存症患者に対する陰性感情・忌避感情である．治療者が，共感と敬意をもって患者とかかわり続けることが大切である．覚醒剤依存症の治療の留意点について表3に示す．

### 表2 薬物依存症患者への対応の留意点

1. 患者1人ひとりに敬意をもって接する．
2. 患者と対等の立場にあることを常に自覚する．
3. 患者の自尊感情を傷つけない．
4. 患者を選ばない．
5. 患者をコントロールしようとしない．
6. 患者にルールを守らせることにとらわれすぎない．
7. 患者との1対1の関係づくりを大切にする．
8. 患者に過大な期待をせず，長い目で回復を見守る．
9. 患者に明るく安心できる場を提供する．
10. 患者の自立を促すかかわりを心がける．

### 表3 覚醒剤依存症患者の治療の留意点

1. 患に陰性感情・忌避感情をもたない．
2. 治療の場を正直な気持ちを話せる場とする．
3. 一緒によりよい状態を目指すという姿勢をとる．
4. 尿検査による通報や自首の促しはしない．
5. 患者の求める治療目的に沿った治療計画を立てる．
6. 疾患に関する必要な教育・情報提供を行う．
7. 簡便な認知行動療法的アプローチを取り入れる．
8. 治療介入を容易にする補助介入ツールを活用する．
9. 回復に必要な自助グループなどの情報を提供する．
10. 入院治療に際しては，「薬物渇望期」の対応を知っておく．
11. 処方薬依存を生まないように配慮する．
12. 治療が継続するよう配慮する．
13. 併存疾患に対する適切な治療を行う．
14. よい変化は十分評価し，失敗は責めずに修正できるように促す．
15. 回復を願った誠実な対応を心がける．

# 有機溶剤依存症
*organic solvent dependence syndrome*

**成瀬暢也** 埼玉県立精神医療センター・副病院長

## 疾患概念

【定義】 有機溶剤使用に関するコントロール障害であり，ICD-10では，強い欲望，コントロール障害，離脱症状，耐性形成，物質使用中心の生活，有害な結果が起きても使用，の6項目中3項目以上を1年間に満たせば依存症であるとしている．

有機溶剤とは，一般に常温で液体であり，油脂や合成樹脂など脂溶性物質を溶かす有機

化合物の総称である．トルエン，シンナーなどは「毒物及び劇物取締法」によって規制されている．製剤としては，シンナー，塗料，接着剤などがある．

　有機溶剤は，わが国において1995年頃まで覚醒剤と並んで二大問題薬物であったが，精神科受診者数は減少を続け，2014年の調査では覚醒剤，危険ドラッグ，鎮静薬に次いで第4位になっている．ただし，15歳以上の違法薬物の生涯経験率では依然として第1位を占めている．

## 【病態】
### A. 薬物誘発性障害
#### 1. 急性中毒
　吸入すると脂溶性のため容易に脳に達する．急性中毒症状として，麻酔作用と催幻覚作用が主であり，昏睡，もうろう状態のほかに，脱抑制，気分高揚，多幸感，万能感，易刺激性，衝動性，精神運動興奮などがみられる．

#### a. 意識障害
　麻酔作用により，もうろう状態や昏睡などの意識障害を起こす．記憶の欠損を残すことも多い．アルコール酩酊に類似しており，飲酒の代替行為として乱用されることもある．大量・連続の吸引により，るいそうや脱水を引き起こしやすく，呼吸抑制などで死に至ることもある．

#### b. 知覚障害
　催幻覚作用による幻覚や錯覚が特徴で，視覚異常や聴覚異常を引き起こす．前者は周囲が鮮やかに見えたり，大きく見えたり（巨視）小さく見えたり（小視），変形して見えたりする．身体浮遊感を伴うこともある．後者は聴覚過敏や要素性の幻聴が多い．自分の思い通りに幻覚を体験できる夢想症もみられる．

#### 2. 慢性中毒
　精神科的には，前頭葉機能障害や中枢神経系の広範な脱髄がみられ，意欲・発動性の低下，認知機能障害や幻覚妄想をきたすようになる．主な病態として，慢性精神病，動因喪失症候群，フラッシュバックなどがある．身体面については慢性気管支炎，脳萎縮，多発性神経炎，視神経萎縮，肝障害，腎障害，再生不良性貧血などに注意を要する．知覚麻痺や筋力低下から歩行障害をきたす．

#### a. 有機溶剤精神病
　幻覚（特に幻視）や錯覚を求めて乱用していた場合でも，長期乱用により非難する内容の幻聴や被害関係妄想が継続して現れるようになる．そのため不穏となり，衝動行為に及んだり引きこもったりする．覚醒剤精神病が妄想型統合失調症に類似しているとすると，有機溶剤精神病は破瓜型に類似することが多く鑑別が難しいこともある．

　有機溶剤精神病についても覚醒剤精神病と同様に，慢性に経過する中毒性精神病ととらえるわが国と，乱用中止後の精神病症状の遷延は統合失調症と診断する欧米の考えとに相違がある．ICD-10，DSMの診断基準は後者となる．

#### b. 動因喪失症候群
　長期間の乱用後，断薬しても無関心，無気力，集中力の低下，情動障害などが慢性的に遷延することがある．生産的な行動はできず，引きこもりがちな状態となる．本来は大麻の長期乱用者に指摘されたものであるが，有機溶剤についても同様の病態がみられる．重度の例では，統合失調症の陰性症状との鑑別を要する．

#### c. フラッシュバック（自然再燃）
　有機溶剤を使用しなくても一過性に，使用時と同様の症状が出現することがある．乱用時にみられた幻視体験の再現として経験されることもある．

### B. 依存症
　乱用は友人・知人に誘われて集団で開始することが多いが，次第に依存性が高まると単独での使用となる．自室などにこもって連続的に吸引するようになる．身体依存の存在については意見が分かれる．

### 治療方針

#### A. 急性中毒の治療

身体面については，抑制系の物質使用障害の対応を基本とする．意識レベルやバイタルサインに注意して身体管理を行う．食事摂取や飲水が不十分であれば，脱水や解毒目的に十分な補液を行う．意識障害が深刻で呼吸抑制があれば気道確保・酸素吸入などを要する．ショック状態にあれば，適切に対処しモニタリングを続ける．

精神面については，幻覚妄想状態で精神運動興奮が認められれば，すみやかに事故の起こらないよう安全を確保し，統合失調症の治療に準じて非定型抗精神病薬を主とした薬物療法を行う．ただし，投与の際は意識障害の状態に注意を要する．もうろう状態で意思の疎通がとりにくい場合などは，患者を刺激せず安心できる状況を確保する．衝動性が高い場合，身の安全が守れない場合など，対応が困難であれば入院が必要となる．

#### B. 慢性中毒の治療

身体面については，前述の身体問題について必要な検査を行い症状に応じた治療を行う．長期大量の乱用例では，視覚障害，歩行障害が重篤なこともある．

精神面については，幻覚妄想などの精神病症状に対して，非定型抗精神病薬を主とした薬物療法を行う．

#### C. 依存症の治療

基本的には覚醒剤依存症の治療に準じる〔覚醒剤依存，リタリン依存症の項（⇒646頁）を参照〕．覚せい剤は中枢神経興奮作用，有機溶剤は抑制作用をもつ薬物であるが，離脱期の対応を除けば，依存症自体の治療は変わるものではない．

有機溶剤は生活環境に出回っているものであり，入手は容易に可能である．「毒物及び劇物取締法」で規制されているが，覚醒剤に比べて罪の意識が軽いか使っても捕まらないという思いが強く動機づけが難しい．連続使用が続き，家族が繰り返し通報して逮捕され，服役に至る例もある．10歳代前半からの長期使用例では断薬自体が困難であることが多い．有機溶剤は催幻覚妄想作用があるが，覚醒剤とは異なり中枢神経抑制作用をもつことから，引きこもりがちであり激しい興奮で事例化する例は比較的少ない．

意欲や活動性の低下が顕著な例では，孤独感が強く自信喪失しており治療的介入が難しい．それでも治療的接近を試み続けることが大切である．全くやめる意思がないようにみえる患者であっても，少なからず問題意識をもっている．ただし，連続的に吸引している場合は現実的な思考ができず解毒を要する．対応としては，頭ごなしに批判・叱責しても，敬遠して遠ざかるか追い詰められて薬物使用に向かうだけである．依存症は病気であり懲罰では回復しない．むしろ悪化する．治療関係の構築こそが重要であり優先される．信頼関係がないままにいくら正しい指示をしても，受け入れられずむしろ反発を招く．治療意欲を高めるためには，治療者が自分を傷つける敵ではなく，回復のよりどころとなる理解者であると認識してもらうことが必要である．

状況が深刻で危険を伴う場合，連続使用が続き外来受診ができない場合，来院しても診察にならない場合などは入院治療へ導入する．そうでなければ，性急に使用をやめさせることにとらわれず，家族への介入，保健所などとの連携を通して治療の導入を優先する．

治療に導入できれば，心理教育，動機づけ面接法，随伴性マネジメント，認知行動療法，自助グループへの参加などを患者の状況に合わせて試みる．動機づけが浅い段階では，心理教育，動機づけ面接法，随伴性マネジメント，動機づけが進んで自ら行動できるようになれば，認知行動療法，自助グループへ導入し，回復後は外来継続，自助グループへの参加が中心となる．このように患者の動機づけのレベルに応じた治療介入を行う．一

律に画一的なプログラムへの参加を義務づける方法から，個別の特性とニーズに合った治療計画を立て，柔軟に対応する方法に移行してきている．合併する精神疾患がある場合は，統合的に治療できることが望ましい．入院中であれば，自助グループ(NA)や回復施設(ダルク)につながるように，メンバーやスタッフに来院してもらう「メッセージ」の利用も有効である．スタッフ同伴で出向くことができればより有効である．

それでも患者に治療意欲が乏しく，治療の場に登場しなかったり容易に治療を中断したりする場合は，家族に対しての働きかけが重要である．家族の疲弊が深刻な場合はまず家族のサポートを行う．家族に介入を受け入れる余裕があれば，家族に対して動機づけを行い，家族の自助グループや家族会につながるように援助する．さらに，家族支援と患者を治療につなぐことを目的としたCommunity Reinforcement and Family Training (CRAFT)がわが国にも導入され始めている．家族に働きかけて患者とのコミュニケーション方法を改善し，関係性を変えるトレーニングであり，これまでの介入法に比して有効性が認められている．

### 補足：ブタンガスなどの乱用・依存について

トルエン，シンナーなどの新たな乱用者は激減している．ただし，「ガスパン遊び」とよばれるガスの乱用者が未成年を中心にみられる．乱用されるガスは，ライター充填用やカセットコンロ用のブタンガス，各種スプレーに使われるプロパンガスなどである．使っても捕まらない安価な薬物で，ホームセンターやコンビニで簡単に入手できることから，乱用に対する問題意識も低い．治療の動機づけが困難であり，酸欠による窒息，ガス爆発の危険もあることから，軽視できない薬物問題である．最近は大人の依存症患者の受診も珍しくない．

ブタンガスは，中枢神経抑制作用(麻酔作用)がプロパンガスよりも強く，高濃度では意識障害，精神運動興奮を起こす．低濃度では流涎，縮瞳，嘔吐，めまい，眠気などがみられる．低温のガスを吸引するため呼吸器系の浮腫や咽頭けいれんを引き起こして低酸素血症，徐脈，心肺停止に至ることもある．ほかにも肝障害，換気の悪い場所で吸引してガス爆発を起こし，重度の熱傷となる危険もある．有機溶剤を含まないガスでも酸欠状態は引き起こし健康問題を生じる．ブタンガスは依存性も強いと思われ，数日間連続して数十本を使い続ける例もみられる．また，難治性の慢性精神病に陥る例もみられる．今後も手軽さから乱用が続くと考えられ注意を要する．

## ヘロイン依存
*heroin dependence*

和田 清　埼玉県立精神医療センター・依存症治療研究部長

### 疾患概念

【定義・病型】　ヘロインに対して，ICD-10ではF11.2，DSM-5では304.00に該当する場合をいう．

ヘロインとは，モルヒネをアセチル化して作った半合成麻薬である．依存性はモルヒネ以上であり，世界的に最も厳しい統制下におかれている麻薬である．国際的にも国内的にも医療用使用も認めていない．

【病態・症状】　ヘロインは体内ではモルヒネとして作用する．血中半減期は経口で約20分，静注で3分以内とされている．中枢神経系には抑制に働き，多幸感は性的オルガスムスに似た快感であり，腹部を中心に滲み渡るような温かさを伴う快感であるという．体内ではヒスタミンが放出されて，全身にムズムズ感を感じ，目が赤くなる．注射の場合，数分後には静寂に包まれ，傾眠状態となる．効果は4-6時間持続する．時に悪心や嘔吐がみ

られる．

これを繰り返すうちに，依存・耐性が急速に形成される．退薬(離脱)を迎えると，不安感と同時に強い渇望を感じる．そのため，4時間ごとに摂取する必要性が生じ，依存・耐性はますます強固なものになっていく．これを怠ると，最終使用から8-12時間後に，流涙，あくび，発汗，鼻水が認められるようになり，その後，焦燥感，瞳孔散大，対光反射減弱，易刺激性，下痢，腹痛を呈し，皮膚は周期的に鳥肌立ち，薬物への強い渇望を示すようになる．これらの退薬症状は断薬後2-3日後に極期を迎え，7-10日で消失する．ヘロイン依存のみの場合には過量摂取がない限り，自然経過を見守るだけでも死に至ることはほとんどないとされている．また，ヘロイン依存の母親から生まれた新生児はヘロイン依存に陥っていることが多く，生後1週間は退薬症状に対する処置が必要であるという．

受診するケースでは，過量摂取となっていることが少なくない．呼吸抑制，縮瞳，血圧低下(ないしは昏睡)が3大徴候である．新生児を含めて年少者では全身のけいれんが認められることもある．死因の多くは呼吸不全によるとされている．

### 治療方針

#### A．過量摂取に対する治療

とにかく救命を目指す．オピオイド受容体拮抗薬のナロキソン塩酸塩を静注する．

**R 処方例**

ナロキソン塩酸塩静注(0.2 mg)　1-10アンペア　(保外)用量　必要に応じて静注する．これにより呼吸抑制，血圧抑制，中枢神経系の抑制が改善される．初回量は0.4 mgの静注である．静脈路が確保できない場合には筋注，皮下注，舌下や気管内チューブに投与してもよい　(保外)用法．初回投与で反応不十分のときには，さらに追加投与する

ナロキソン塩酸塩の総量が10 mgに達しても反応が認められないときは，アヘン類以外の薬物の併用やその他の原因を疑う必要がある．

#### B．離脱(退薬)時の管理(解毒)

**1．即時退薬法(コールドターキー法)**

ヘロインを一気に禁断し，一気に退薬症状を出させて，離脱させる方法である．依存者にとってはつらい体験であり，その体験が，その後の断薬維持につながるという意見がある一方で，断薬への動機づけに災いするという意見もある．マイナートランキライザー，メジャートランキライザーなどを補助的に使うが，本質的には効果はない．

**2．急速漸減法**

オピオイド受容体作動薬でヘロインを置換し，漸減しながら7-10日で解毒する方法である．

「麻薬及び向精神薬取締法」第58条の8第1項による「麻薬中毒者医療施設」でのメサドン使用以外，同法第27条第4項により麻薬を治療に使うことは禁じられている．ただし，μオピオイド受容体の部分作動薬であるブプレノルフィン(レペタン)は第二種向精神薬であり，利用可能である．

**R 処方例**

レペタン注(0.2 mg/1 mL/アンプル)　1回1アンプル　1日4-5回　筋注　離脱症状が強い場合には，1回に2アンプルとし，1日6-8アンプル使用する．以上を4-5日間続け，以後，1日に1アンプルないしは2日で1アンプルずつ減量する．最後の筋注の2日後をもって，解毒の終了とする　(保外)

**3．置換漸減法(メサドン漸減療法)**

世界的には普及している方法であるが，わが国では法的に実施不可能である．

#### C．依存に対する治療

依存そのものに対する特異的薬物療法は存在しない．したがって，薬物依存一般の治療法に従って，治療を進めることになる．

参考文献
1) 麻生克郎：ヘロイン依存症患者の解毒治療における注射用 buprenorphine の使用経験. 日本アルコール・薬物医学会雑誌 44：156-166, 2009

# 大麻依存
cannabis dependence

松本俊彦　国立精神・神経医療研究センター精神保健研究所・薬物依存研究部部長

### 疾患概念
【定義・病型】　大麻依存とは，大麻を繰り返し摂取しているうちに，当初に比べて，期待する効果を得るのに必要な大麻の量が増えたり（耐性獲得），大麻に没頭するあまり仕事や趣味が犠牲になる，もしくは大麻のことを考えて過ごす時間が長くなったり（精神依存），あるいは減薬や断薬を試みても失敗したりして（コントロール喪失），学業や職業的活動，日常生活に支障をきたした状態を指す．

【病態・病因】　大麻とは，インド産大麻という植物に含まれる活性成分 $\varDelta 9$-テトラヒドロカンナビノール（$\varDelta 9$-THC）を含むものを総称した名称であり，大麻を経気道的に摂取した結果，この $\varDelta 9$-THC が内因性カンナビノイド受容体に結合することで多幸感をもたらす．

大麻は，$\varDelta 9$-THC を摂取する方法によって通称名が異なり，含有される $\varDelta 9$-THC の濃度も異なる．大麻の葉を乾燥させたもの（通称：「ハッパ」「ガンジャ」「クサ」），大麻樹脂を固めたもの（通称：「チョコ」），植物から樹脂浸出液を抽出したもの（通称：「ハッシシ」）の順に $\varDelta 9$-THC 濃度は高くなる．

大麻を摂取すると，数分後に多幸感，知覚変容，運動失調，眼球結膜の充血などの効果が発現し，約30分でピークとなり，その後，2-4時間持続する．大麻には身体依存は認められないが，長期乱用者では，使用中止によって不安や焦燥，攻撃性亢進，食欲不振，不眠といった離脱症状を呈し，精神依存や耐性獲得はある．

【疫学】　15歳以上の地域住民を対象とした調査では，過去1年以内の大麻経験率は，1997年に住民の 0.1％ であったのが，2009年には 0.04％ と微減しているように思われる．しかし，大麻取締法による検挙者数も，2000年までは 1,500 人/年以下であったのが，2008年には 2,867 人/年と激増しており，精神科医療機関における薬物関連障害患者調査でも，大麻使用経験のある患者の割合は，2002年以降，10％ 前後から 22-25％ 前後へと倍増している．しかし，これらの大麻使用経験者のうち，一体どのくらいが大麻依存の診断に該当するのかは不明である．

【経過・予後】　大麻は「入門的薬物」といわれ，それ自体の危険性以上に，その後のハードドラッグ（依存性の強い薬物）乱用へとつながる危険がある．

大麻そのものによる健康被害としては，身体面では，気管支炎，肺気腫，肺高血圧症などの呼吸器疾患が知られている．精神面では，統合失調症との関連が知られており，遺伝的・体質的に脆弱な個人の場合には，大麻は統合失調症発症の誘因となりうる．また，長期使用の結果として，無動機症候群や記憶障害を呈することもある．

### 診断のポイント
大麻依存の診断において特に着目すべきなのは，大麻使用による健康被害の有無ではなく，その使用様態におけるコントロール喪失，ならびに大麻使用による生活機能障害である．重症例では，不安・焦燥，攻撃性亢進，食欲不振，不眠といった離脱症状がみられる場合もあるが，依存の診断に必須ではない．また，コントロール喪失や生活機能障害を呈していない者については，大麻乱用と診断される．

### 治療方針
大麻による生活機能障害を呈しているにも

かかわらず，大麻使用が継続する場合には，麻薬及び向精神薬取締法第58条の2にしたがって，医師は都道府県薬務課への届け出をする．その際，この届け出は，逮捕を目的とするものではなく，治療継続と更生を支援するためのものである．併せて，依存症専門病院，ダルクなどの民間回復施設，自助グループ Narcotics Anonymous（NA）などに紹介する．

また，家族を精神保健福祉センターの家族教室につなげ，本人の大麻使用を維持する環境に介入することも大切である．

### 参考文献
1) 小林桜児，松本俊彦（訳）：アルコール・薬物依存臨床ガイド―エビデンスにもとづく理論と治療．金剛出版，2010

# ニコチン依存
*nicotine dependence*

宮里勝政　府の森メンタルクリニック・院長（東京）

### 疾患概念
【定義・病型】　ニコチン摂取（喫煙）に伴う障害があり，禁煙や節煙などを意図してもできない状態をニコチン依存とよぶ．ニコチンに対する強い欲求（心理的依存）を主とする「ニコチン依存」と，ニコチン血中濃度の低下や消失に伴って起こる「ニコチン退薬（離脱）」とがある．喫煙は薬物依存の一型ではあるが，他の薬物依存症の場合と異なり急性中毒などの病態を生じないし退薬症候も限られている．しかし，喫煙と関連する疾患がありながらも禁煙できないのは，依存の強さの反映である．

【病態・病因】　ニコチンの精神作用が依存の主要因である．喫煙すると，ニコチンは肺経路で血中へ移行し，その90％が約7秒という速さで脳へ達する．そして，脳内ニコチン受容体と結合して，ノルアドレナリン，アセチルコリン，βエンドルフィン，ドパミンの遊離を促進する．その結果，覚醒水準や学習などが影響を受ける．その変化は，穏和な調整といったレベルである．ニコチンによる多幸感は，脳内側坐核に終わる腹側被蓋野の中のドパミン作動性神経の賦活により生じる．

反復喫煙により耐性がすみやかに形成され，これは短期の禁煙により部分的に消失し，再喫煙により容易に再形成される．長期の喫煙後では禁煙後に退薬症候が現れ，これは再喫煙によって消失する．退薬症候には，比較的長期にわたってみられるものもある．次第に禁煙が困難となっていく．

【疫学】　成人男性の平均喫煙率は30.3％，高い年代は40歳代で38.5％である．成人女性の平均喫煙率は9.8％，高いのは40歳代の14.8％である〔日本たばこ産業，平成26（2014）年全国たばこ喫煙者率調査〕．喫煙者の67.7％がニコチン依存症に相当する（ファイザー，2012年調査）．これらの数値は，喫煙環境の変動に呼応している．

【経過・予後】　禁煙補助剤は，喫煙関連身体疾患がありながらも自らの試みでは禁煙が不可能な場合に利用され，特に禁煙1週間以内での退薬症候の軽減に役立つ．ニコチンガム，貼付剤，経口薬がある．

1回の禁煙試行で成功する人もいるが，通常は数回の試みの積み重ねで長期的な成功を収める．禁煙成功率は男性のほうが高く，女性は情動不安や集中力低下を感じやすく，退薬症候も強く発現する．再発と関連する喫煙衝動は，禁煙後も年余にわたり間欠的に出現する．禁煙後の体重増加も残された課題である．

### 診断のポイント
米国のDSM-5には「タバコ使用障害」と「タバコ離脱」がある．タバコ使用障害の診断は，他の物質への依存と共通の物質依存の

診断によって行われる．診断には11項目が用意され，12か月間に2項目以上を満たす場合が相当する．11項目の要点は，耐性，退薬症候，喫煙量や喫煙時間の制御困難，禁煙や節煙の欲求あるいはその試みの不成功，連続喫煙，喫煙による社会的活動の狭小化，喫煙による害を体験しながらも喫煙継続である．タバコ離脱には7項目が挙げられ，4つ以上を満たす場合にニコチン退薬の診断になる．その症候は，抑うつ気分，不眠，易怒性・欲求不満・怒り，不安，集中困難，落ち着きのなさ，食欲増加である．

世界保健機関（WHO）のICD-10では，ニコチン依存の診断に少なくとも1か月の持続か過去12か月に反復して次の3項目以上が必要である．①喫煙したいという強い欲望または切迫感，②喫煙の開始，終了，喫煙の程度を制御できない，③節煙や禁煙に伴う退薬症候（離脱症状）の体験，④耐性，⑤タバコ以外のことへの関心の低下，あるいは喫煙のために多大な時間を費やす，⑥喫煙による有害な結果を知っているにもかかわらず喫煙．節煙や禁煙に伴う退薬症候（離脱症状）とは，①タバコあるいはニコチン含有物を熱望，②倦怠感，虚脱感，③不安，④不快気分，⑤易刺激性，落ち着き欠如，⑥不眠，⑦食欲亢進，⑧咳の増加，⑨口腔内の潰瘍形成，⑩集中困難．

## 治療方針

### A. 治療方針の概要

目標は禁煙にあり，薬物依存の機序に着目しながら進める．すなわち，ニコチン依存症の理解，禁煙の動機づけ，禁煙理由の明確化，禁煙開始日の設定，「今日1日禁煙」の実践，禁煙の継続，禁煙できなかったらその理由の検討と新たな対策，行動科学的方法の利用，禁煙補助剤の利用，再発の予防である．動機づけに利用されるのは，喫煙の不利益と禁煙によって得られる利益である．

### B. 薬物療法

#### 1. ニコチン置換療法（NRT）

置換療法は，依存している薬物を類似の薬理作用をもつ薬物へ管理下で置き換え，その後置き換えた薬物を徐々に減らし，最終的には中止する方法である．禁煙成功の鍵は禁煙初期の退薬症候とその後の精神依存への対処にあるが，禁煙補助剤は退薬期を乗り切るのに有用である．

a．ニコチンガム

一般用医薬品のニコレットも旧来の医療用のものと同量のニコチンを含有している．用法は喫煙欲求が生じたら1個をゆっくりと間をおきながら約30分間咀嚼する．通常1日4-12個の投与から始め，1日の総使用量を次第に減らし，1日1-2個となった段階で終了する．初期使用量は喫煙の状況により適宜増減するが，1日24個を限度とする．2-4週ごとまたはそれ以下の間隔で禁煙の進行状況を検討し，継続使用の必要性を判断しながら，通常3か月をめどに使用する．

このニコチンガムを用いての禁煙指導は以下のように行う．まず，準備期にはタバコ依存と禁煙補助剤による治療方法の説明，禁煙の動機づけ，禁煙開始日の決定などを行う．置換療法の初期では，退薬症候が発現しやすいので喫煙欲求に対しては必ずガムをかむように勧める．酒席やストレスなど喫煙を誘発しやすい状況に気をつける．中期（5-8週）では1週単位でガム使用量を減量していき，後期（9-12週）でガムを中止できるようにする．中期から後期にかけては，ガムにより充足されていた喫煙欲求を水を飲んだり，深呼吸を数回するなどの対処法に置き換えていく．禁煙達成後の3か月から半年は，1本の喫煙でも元の喫煙へと急速に戻るので特に注意し，禁煙下での生活習慣を定着させていく．

b．ニコチンパッチ

医療用医薬品としてニコチネルTTSのほか，一般用医薬品としてニコチネルパッチ，シガノンCQがある．

**表1 タバコ依存症スクリーニングテスト The Tobacco Dependence Screener(TDS)**

1. 自分が吸うつもりよりも，ずっと多くタバコを吸ってしまうことがありましたか．
2. 禁煙や本数を減らそうと試みてできなかったことがありましたか．
3. 禁煙したり本数を減らそうとしたときに，タバコが欲しくて欲しくてたまらなくなることがありましたか．
4. 禁煙したり本数を減らそうとしたときに，次のどれかがありましたか．（イライラ，神経質，落ち着かない，集中しにくい，憂うつ，頭痛，眠気，胃のむかつき，脈が遅い，手のふるえ，食欲または体重増加）
5. 上の症状を消すために，またタバコを吸い始めることがありましたか．
6. 重い病気にかかって，タバコはよくないとわかっているのに吸うことがありましたか．
7. タバコのために健康問題が起きていることがわかっていても吸うことがありましたか．
8. タバコのために精神的問題が起きているとわかっていても吸うことがありましたか．
9. 自分はタバコに依存していると感じることがありましたか．
10. タバコが吸えないような仕事やつきあいを避けることが何度かありましたか．

判定方法：各1点，10点満点のうち5点以上の場合，ICD-10診断によるタバコ依存症である可能性が高い．

(Kawakami N, Takatsuka N, Inaba S, et al: Development of a screening questionnaire for tobacco/nicotine dependence according to ICD-10, DSM-Ⅲ-R, and DSM-Ⅳ. Addict Behav 24: 155-166, 1999 より)

　ニコチネルパッチの場合，最初の6週間はニコチネルパッチ20（ニコチン35 mg含有）を1日1回，1枚を起床時から就寝時まで貼付し，次の2週間はニコチネルパッチ10（ニコチン17.5 mg含有）を1日1回，1枚を起床時から就寝時まで貼付する．禁煙による焦燥感などがなくなり，禁煙を続ける意志が強く，禁煙を続けられる自信がある場合には，6週間のニコチネルパッチ20を使用後，7週目以降のニコチネルパッチ10を使用せずに使用を中止してよい．

### 2. バレニクリン

　バレニクリン酒石酸塩（チャンピックス）は経口禁煙補助薬である．本剤はニコチン受容体部分アゴニストである．わが国では2008年4月に保険薬として禁煙治療に使えるようになった．バレニクリンの効果は，$α_4β_2$ニコチン受容体の部分作動薬作用（刺激作用と拮抗作用）によって発現する．刺激作用は部分的でニコチンより弱く，ニコチン受容体を軽く刺激することで少量のドパミンを放出させ，ニコチン退薬症候と喫煙欲求を軽減する．拮抗作用により，ニコチンのニコチン受容体への結合を妨げるので喫煙しても自覚効果は乏しくなる．

**R 処方例** 下記を1)-3)の順に用いる．

1) チャンピックス錠(0.5 mg)　1回1錠　1日1回　夕食後(1-3日目)
2) チャンピックス錠(0.5 mg)　1回1錠　1日2回　朝・夕食後(4-7日目)
3) チャンピックス錠(1 mg)　1回1錠　1日2回　朝・夕食後(8日目-12週)

　タバコ依存症スクリーニングテスト（表1）で診断．

　ニコチン依存症管理料は，入院中の患者以外の患者に対し，「禁煙治療のための標準手順書」に沿って12週間にわたり計5回の禁煙治療を行った場合に算定できる．

### C. 心理・社会的療法

　禁煙の意思表示があれば以下のステップで進める．

1) 禁煙準備：喫煙具を処分して完全禁煙で開始するのが原則である．なかには完全禁煙に難色を示すことがあり，節煙から始めることもある．節煙スタートの場合は1週間毎日の喫煙記録の分析を行う．そして，いつタバコをやめるかを決める．最終的には禁煙へと向かうようにする．
2) 禁煙理由と禁煙開始日を決める．
3) 「今日1日禁煙」から始める．
4) できたら「今日1日の禁煙」を続ける．
5) できなかったら，その理由を確認し再挑戦

する．

節煙から始める場合には，節煙理由を常に意識し，食後など最も欲しいときには吸わないようにするなどのセルフコントロール法，喫煙欲求を鼓舞する刺激があったら数分待ってから吸うなどの刺激統御法を利用する．禁煙や節煙に伴うストレスの軽減には自律訓練法，禁煙の積み重ねに対して何らかの報酬を設定しておくのもよい．喫煙欲求が生じたら冷たい水を飲んだり，軽い運動や散歩などの方法で乗り切る．

### D. 難治症例・家族への対応

精神障害者の禁煙指導では，精神障害の治療と禁煙が並行して進められるかどうかの判断，両者の必要性の程度，精神障害の病状の安定度，社会生活の安定度，ニコチン依存度，過去の禁煙試行歴，性格特性に目を向ける必要がある．禁煙により抑うつ化がありうることには十分留意する．

依存は慢性疾患なので，再喫煙は起こりやすい．短期の成功から長期の成功へと向かえるように，家族や周囲も支援する．

### E. 併存疾患

アルコール依存症，統合失調症，感情障害者は喫煙率が高い．

■ 患者・家族説明のポイント

依存症の理解に立ち，本人が自主的に健康回復に努められるよう援助する．

**参考文献**
1) 宮里勝政：タバコはなぜやめられないか．岩波書店，1993
2) 宮里勝政：タバコ依存症．野村総一郎，樋口輝彦（監修）：こころの医学事典．pp 408-409，講談社，2003
3) 宮里勝政：ニコチン依存の臨床．日野原重明，宮岡 等（監修）：脳とこころのプライマリケア 8 依存．シナジー，2011

# ギャンブル障害
*gambling disorder*

斎藤 学　家族機能研究所・代表（東京）

## 疾患概念

【定義・疫学】　ギャンブル障害とは，賭博（ギャンブル）という行為にとらわれ，有害な影響が明らかであるにもかかわらず，そこから抜け出すことができないという衝動的で強迫的な行為の反復のこと．この種の有害な強迫的・反復的行為は一括して嗜癖 addiction とよばれるが，有害性が顕著な賭博行為も「これに類する精神障害」として治療の対象とされるようになった．ギャンブル嗜癖（アディクション）ともよばれる．

米国での生涯有病率は男性を中心に 1.5%（アルコール依存症の 1/10 程度）とされている．わが国における疫学的資料はまだないが，街にあふれるパチンコホールや自治体が主催する競馬，競輪などの人気を考慮すれば，米国並みの発生率が予測される．仮にアルコール依存症者の 1/10 とすると実数で 8万-10万人程度の治療対象者がいることになる．

さらに近年ではパソコン，インターネットなどの普及に伴い，これら通信機器を介した射幸性の高いゲームや，複数人がそれぞれの役割をもってネット上で対戦する RPG（ロールプレイングゲーム）などが開発され，世間からひきこもりがちな青少年にとっては魅力的な（時には唯一の）精神活動になっている．いわゆる「自己愛的ひきこもり」とよばれる類いの人々は 35 歳以下の若年層を中心に 40万人程度存在するものと推定されているが，彼らのなかには日夜インターネット・ゲームに浸る「ネトゲ廃人」（彼らの自嘲的な自己定義）もみられる．この種の人々も新種のギャンブル嗜癖と考えると，罹患者の数は一

挙に倍増することになる．

【病態】　ルーレットなどカジノ（賭博社交場）型のゲーム，ポーカーなどカード・ゲームやマージャンなどの自宅型の対戦ゲーム，それに競輪や競馬などの大がかりな行事を対象とした賭けなどが伝統的なギャンブルであるが，これらの多くは社交的なものである．これが賭博者の借金や失業を招くことによって初めて当人以外の周囲の人々の心配や非難を招くという場合が多いので，当人に治療の必要を自覚させることが難しい．外出をいとう対人恐怖の青少年たちになると治療への導入はさらに困難になる．

### 治療方針

したがって治療の初期段階では当人以外の家族や友人とだけ接触可能という場合が多くなる．もっともこのことはアディクション問題とよばれるもの一般についてみられることなので，対処にあたる者はこの段階で介入を断念するべきではない．家族や友人への説明で大切なことは，安易な金銭的援助によって問題の遷延化を招かないようにすることである．ただしこれは難しい．多くの場合，事態が切迫することによって問題が露見するからである．この件について親族らの協力が得られないようであれば，当人への治療に進むべきではない．

当人への治療の段階に入る際には，まず複合精神障害を診断する．ギャンブル障害者にはアルコール・薬物などの依存症がみられることが多いが，その場合には，これら物質依存の治療から入る．これらの改善がないと賭博癖の治療が進まないからである．患者は基本的に対人恐怖の傾向をもっており，30-50％にはうつ病が顕在化している．抗うつ薬の効果は10-50％と大きな幅があるが，親族にうつ病や自殺既遂が多発している例もあるので，身体的に使用可能であれば使うべきであろう．抗うつ薬としては強迫行動の改善が期待されるフルボキサミン（デプロメール）が用いられることが多い．

#### 処方例

デプロメール錠（25 mg）　1回1-6錠　1日1回　夕食後（25 mgから開始し週に25 mgずつ増量する）　保外 用法

ただし，これのみで改善がみられるわけではなく，支持的で認知行動療法的な精神療法が並行して進められなければならない．特にギャンブル行為への渇望が高まる際に，それに先立つ状況，その際の感情，ギャンブル行為に踏み切るまでの思考の推移を記録させ，それに基づいて定期的面接を続けることが望ましい．また，そうした「危機」に際して，電話・メールなどで救助を発する他者を確保させることも重要である．ほかの依存症問題と同様，ギャンブル問題で悩む者同士の自助グループが効果的である．当人のグループとしてはGA（ギャンブラーズ・アノニマス），家族・知人のグループとしてはGam-Anon（ギャマノン）がある．

# インターネット使用障害
*internet use disorder*

中山秀紀　久里浜医療センター・精神科
樋口　進　久里浜医療センター・院長

### 疾患概念

【定義】　この十数年でインターネットは急速に普及したが，最近はさまざまな悪影響も問題視されるようになり，嗜癖（依存）や使用障害もその1つである．インターネット使用障害を疾患としてとらえるかどうかは議論されているが，世界的には疾患としてとらえる方向に向かっているようである．DSM-5では，「今後の研究のための病態」の項目（正式な診断基準ではない）に，インターネットゲーム障害の診断基準が収載されている．これはオンラインゲームの使用問題に限定されているが，本項ではSNSや動画の依存などゲーム以外の問題についても触れており，項

目名を「インターネット使用障害」としている．一般的にインターネット使用障害の特徴として，「過剰使用」「離脱（例：インターネットができない，取り上げられたときのイライラ感など）」「耐性（例：インターネット使用時間などが延長していく）」「悪影響」が挙げられる．

【病態】 おおむね中〜大学生の世代に多く認められ，2012-2013（平成24-25）年に行われた厚生労働省研究班によってわが国で行われた中高生の自記式調査では，男子の6.4%，女子の9.9%がインターネット依存の疑いに該当するとされている．問題利用しているコンテンツについてはオンラインゲームの報告が多いが，ほかにも動画観賞やインターネット電話，SNS（social networking service）など多様である．さまざまな悪影響をもたらすが，昼夜逆転などの生活の乱れやそれに伴う学校生活の破綻（遅刻，欠席，留年，退学など），家族不和，ひきこもり，運動不足，精神症状（うつ，不安，攻撃性，睡眠の質の低下など）の悪化などが特徴的である．注意欠如・多動性障害（ADHD），うつ病，不安性障害，睡眠障害，アスペルガー傾向などの発達障害や精神疾患・症状の合併が報告されている．構造化面接法による調査では，インターネット使用障害者の14.7-100%に合併精神疾患が認められたと報告されている．台湾での中学生の自記式調査では，インターネット使用障害が疑われる生徒の約半数が介入なしで1年後の調査では軽快しており，すべての人にこの障害が長期間継続するわけではないようである．

【治療方針】

インターネット使用障害者の多くは学生世代なので，家庭や教育機関での予防的取り組みは重要である．一部の教育機関ではクラスや学校全体でスマートフォンなどの利用に関するルールをつくるなどの対策をとっている．しかし不登校や昼夜逆転，ひきこもりなど問題が顕著な場合は，医療による対処が求められることも考えられる．

### A． 問診について

最近の生活状況（特に睡眠状況など），就学・就労状況，インターネットやゲームなどの使用状況，そして発達障害の可能性も念頭に幼少期からの生活・就学状況などを詳細に聞き取る必要がある．インターネット使用障害者本人はその否認傾向から診療自体に拒否的となる場合も多いが，動機づけ面接法は介入の参考となる．また本人はその使用時間や悪影響などを過小に申告することが多いので，家族など周囲の人からの情報収集も重要となる．

### B． 合併精神疾患の診断・治療

インターネット使用障害に合併する精神疾患や発達障害は，患者の社会復帰や依存的なインターネット使用からの脱却を妨げるため，その診断，治療や対処が必要である．インターネット使用障害者の主訴はこれらの精神症状ではないことがほとんどなので，意識して聴取していくことが必要である．

### C． 薬物療法

インターネット使用障害に直接有効的であったという薬物療法の報告は少ない．しかしうつ病やADHDを合併しているインターネット使用障害者に薬物療法〔うつ病に対してブプロピオン（抗うつ薬，わが国では保険未認可），ADHDに対してメチルフェニデート（コンサータ）〕を行ったところ，それぞれの精神症状の軽減とともに，インターネット依存度も軽減したと報告されている．合併する精神疾患や発達障害の治療には薬物療法も有効である．

### D． 心理・精神療法など

認知行動療法や動機づけ面接法などをもとにした心理療法の有効性が報告されている．個人・集団による心理療法それぞれの有効性が報告されているが，発達障害などでコミュニケーション障害が顕著な場合には個人療法のほうが導入しやすい．わが国や韓国などでは10泊前後のインターネット使用障害の治

療キャンプが行われ，その有効性が報告されている．構造化された心理療法でなくとも，患者に生活の日記（睡眠やインターネット，ゲーム利用などに関する）をつけてきてもらい，それらをもとに生活指導をするのも有用と考えられる．昼夜逆転や不登校など社会的後退が顕著な場合には，デイケア参加や入院加療も有用と考えられる．

唯一無二の身体合併症診療マニュアル、待望の改訂版！

# 精神科身体合併症マニュアル

## 第2版

監修 **野村総一郎** 六番町メンタルクリニック・所長　　編集 **本田 明** 東京武蔵野病院・内科医長

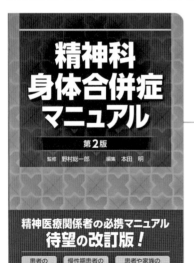

精神科身体合併症に対応する実践的マニュアル、待望の改訂版！総論、各科合併症、精神科と関連が深い身体合併症／身体疾患に起因する精神症状、付録という初版の4部構成は踏襲しつつ、プライマリケアとして頻度の高いものや心身症に関するものなど、新たな要素も豊富に加わりパワーアップ。超高齢化社会で働く精神医療関係者必携の1冊！

■目次
Ⅰ 精神科身体合併症の治療・管理総論
　精神科身体合併症総論／精神科身体合併症の入退院／精神科診察・身体診察／精神科身体合併症の鎮静法（急性の鎮静）／精神科身体合併症における手術前後の管理／経口投与不能時の向精神薬治療／臓器障害時の向精神薬治療／精神科身体合併症の各種検査依頼／精神科身体合併症管理で行われることのある基本手技・治療

Ⅱ 各科合併症の治療・管理
　全身疾患合併症／消化器疾患合併症／呼吸器疾患合併症／循環器疾患合併症／脳神経疾患合併症／内分泌・代謝疾患合併症／腎・泌尿器疾患合併症／外傷・整形外科疾患合併症／産婦人科疾患合併症／皮膚・形成外科疾患合併症／緩和ケア

Ⅲ 精神科と関連の深い身体合併症，身体疾患に起因する精神症状
　向精神薬による副作用／急性中毒／水中毒／症状精神病・器質性精神病／アルコール離脱症状，Wernicke脳症／神経性無食欲症の入院精神身体管理／リフィーディング症候群

●B6変型　頁448　2018年　定価：4,950円（本体4,500円＋税10%）
[ISBN978-4-260-03545-3]

〒113-8719　東京都文京区本郷1-28-23　[WEBサイト]https://www.igaku-shoin.co.jp
[販売・PR部]TEL:03-3817-5650　FAX:03-3815-7804　E-mail:sd@igaku-shoin.co.jp

# 心身症

**18**

心身症総論　664
消化器系の心身症　667
心血管系の心身症　672
呼吸器系の心身症　674
内分泌系の心身症　678
皮膚の心身症　682
神経・筋肉系の心身症　684
リウマチ性疾患(関節リウマチ・線維筋痛症)　685
頭痛　689

# 心身症総論
*outline of psychosomatic diseases*

須藤信行　九州大学大学院教授・心身医学

## 疾患概念

**【定義・病型】**　心身症とは，"身体疾患の中で，その発症や経過に心理・社会的な因子が密接に関与し，器質的ないし機能的障害が認められる病態をいう．ただし，神経症やうつ病など，他の精神障害に伴う身体症状は除外する"〔日本心身医学会教育研修委員会（編），1991〕と定義されている．このように心身症とは独立した疾患単位を指す言葉ではなく，身体疾患のなかで心身相関が認められる病態をいう．代表的な心身症としては，片頭痛，緊張型頭痛，虚血性心疾患，高血圧，気管支喘息，アトピー性皮膚炎，じん麻疹，過敏性腸症候群などが挙げられる（表1）．一般に思春期，青年期には機能的障害の頻度が高く，成人期，初老期，老年期になるにつれて，器質的障害の頻度が増加する傾向がある．一方，小児では大人の場合と異なり，心身が未分化で，全身的な反応を示す場合が多いといわれている．さらに心身症は，現実的なストレス環境に由来するタイプ（現実心身症とよばれることもある）とストレスの受け止め方や対処の仕方など，本人の性格傾向に問題が認められるタイプ（性格心身症）に大別される．心身症に比較的よくみられる性格傾向としてアレキシサイミア（alexithymia：失感情表出症）や過剰適応が挙げられる．

**【病態・病因】**

### A. 心身症の特徴

心身症の病態に共通する特徴として"心身相関"が挙げられる．その理論的背景につい

**表1　心身医学的配慮が必要な代表的疾患**

| 呼吸器系 | 気管支喘息，過換気症候群，神経性咳嗽，喉頭痙攣，慢性閉塞性肺疾患など |
|---|---|
| 循環器系 | 本態性高血圧症，本態性低血圧症，起立性低血圧症，冠動脈疾患（狭心症，心筋梗塞），発作性上室性頻脈，神経循環無力症，レイノー病など |
| 消化器系 | 過敏性腸症候群，functional dyspepsia，胃・十二指腸潰瘍，機能性胆道障害，潰瘍性大腸炎，食道アカラシア，機能性嘔吐，呑気症など |
| 内分泌・代謝系 | 糖尿病，甲状腺機能亢進症，神経性食欲不振症，神経性過食症，単純性肥満症，愛情遮断小人症，偽バーター症候群，心因性多飲症など |
| 神経・筋肉系 | 筋緊張性頭痛，片頭痛，慢性疼痛性障害，チック，痙性斜頸，筋痛症，吃音など |
| 皮膚科領域 | アトピー性皮膚炎，慢性蕁麻疹，円形脱毛症，皮膚瘙痒症など |
| 外科領域 | 頻回手術症 polysurgery，腹部手術後愁訴（いわゆる腸管癒着症，ダンピング症候群ほか）など |
| 整形外科領域 | 関節リウマチ，腰痛症，外傷性頸部症候群（いわゆるむち打ちを含む），多発関節痛など |
| 泌尿・生殖器領域 | 過敏性膀胱（神経性頻尿），夜尿症，インポテンス，遺尿症など |
| 産婦人科領域 | 更年期障害，月経前症候群，続発症無月経，月経痛，不妊症など |
| 耳鼻咽喉科領域 | メニエール症候群，アレルギー性鼻炎，嗄声，失語，慢性副鼻腔炎，心因性難聴，咽喉頭部異常感など |
| 眼科領域 | 視野狭窄，視力低下，眼瞼痙攣，眼瞼下垂など |
| 歯科・口腔外科領域 | 口内炎（アフタ性），顎関節症など |

〔小牧　元，久保千春，福土　審（編）：心身症—診断・治療ガイドライン 2006. p2, 協和企画，2006 より〕

ては後述するが，この心身相関を正しく把握してこそ，心身医学的な診断や治療が可能となる．その具体的目安として，以下の項目などが挙げられる．しかし，同じ心身相関が認められても，その生物学的要因がより強いものから，心理社会的要因が強いものまで，同じ心身症という病態を呈していても，その内容は疾患の種類により，また患者個々により，比重のかかり方は異なる．上に述べたように"性格心身症"と"現実心身症"という概念区分がなされるゆえんである．病態把握の基本は，症状に関連する器質的疾患の有無の検討，鑑別診断，そして心身医学的診断のための面接および心理テスト，それによる病態仮説の作成よりなる．身体的因子と心理・社会的因子をいかに有機的に結びつけることができるか，それぞれの要素に精通しているとともに，それらの関係をダイナミックにとらえておく必要がある．最近では，分子生物学的手法や脳機能画像診断手法などの進歩により，心身相関のメカニズムが解明されつつある．

### B. 心身相関の理論的背景

精神的葛藤や行動様式が体の状態に影響を与えて病気を作り，逆に体の状態が心の働きに影響を及ぼすことを心身相関とよぶ．このような心身相関の考え方が生まれた背景にはCannonの緊急反応 emergency reactionやSelyeの汎適応症候群 general adaptation syndromeなどの自律神経系や内分泌系の変化をもとにしたストレス学説がある．

Cannonは，1914年に初めて"ストレス stress"という言葉を用いて，物理学における"歪み strain"を生理学の領域に導入した．またBernardが唱えた，体の外部環境が変化しても内部環境の固定性が保たれるという概念を発展させ，"ホメオスタシス homeostasis"として体系化した．さらに犬に襲われた猫の心拍亢進，血圧上昇，血糖値上昇などの急性のストレス反応を交感神経の亢進によるメカニズム（"闘争か，逃避か fight or flight"）で説明した．一方，Selyeは，Cannonの考え方をさらに発展させ，"ストレス"を"さまざまな外的刺激（ストレッサー）によって生じる生体内の歪み（ストレス反応）"という身体の臓器反応としてとらえ，いわゆる"ストレス学説"を提唱した．特に，ストレッサーの種類に関係なく，それが長く続くと，副腎の腫大，胸腺の萎縮，出血性胃潰瘍という三徴候を引き起こし，"警告反応期-抵抗期-疲弊期"という共通の生体内変化（汎適応症候群 general adaptation syndrome）を見いだしたことは，その後の心身医学研究の発展に大きく寄与した．

一方，20世紀初頭には，精神分析的観点より，Alexanderの提唱した"植物神経症 vegetative neurosis"やヒトの攻撃的欲求とその抑圧に注目した"器官選択説"が心身相関を説明するものとして登場した．ある情動要因が特定の身体反応を引き起こすとした"器官選択説"は興味深いものであるが，いまだ仮説の域を出るものではない．むしろ近年は，タイプA行動様式と冠動脈疾患との関連についての研究に代表されるようなパーソナリティと疾患との関係，アレキシサイミアなどの感情認知プロセスの障害や情動処理の問題と身体疾患とのかかわりなどに注目が集まり，精力的に研究されている．

また，学習理論，行動心理学の立場から，行動医学的に心身相関を理解しようとする動きが欧米を中心に展開されてきた．行動医学とは医学と健康と疾病の領域に対して，行動心理学の原理と技法を体系的に応用していく学問である．こうした行動医学の基礎には，Pavlovの反射学説（イヌの唾液分泌実験に代表される古典的条件づけ理論）やSkinnerのオペラント条件づけ理論（ネズミのエサ獲得にレバー押しが強化因子として働く），またBanduraの社会的学習理論（モデリングといった認知過程を重視）などの学習理論がある．これらの理論に基づくバイオフィードバックや自律訓練法などは心身症治療におい

以上に加えて，現在では中枢神経系と自律神経系，内分泌系，免疫系の相互関係を究明する精神神経免疫学が盛んになってきたことも心身相関の生物学的理解を促進させている．

【疫学】 代表的心身症である過敏性腸症候群の有病率は一般人口の10–15％，1年間の罹患率は1–2％と概算されている．また成人アトピー性皮膚炎の10–20％および多くの難治性気管支喘息では，心身症の病態をとりうる．

### 診断のポイント
#### A. 診断の概要

心身症の診断においては，身体面の評価に加えて疾患の発症や経過に関係している心理・社会的背景を明らかにすることにより，患者の全体像を把握する姿勢が大切である．具体的には病歴，現症，検査所見に基づく身体面からのデータと，面接による生活史の調査，心理テスト，行動観察，周囲からの情報などの心理社会面からのデータを総合して行う．時に心身症は「身体的疾病を否定された精神疾患」や「検査してもどこも悪くないから心身症」という除外診断のみによる，という間違ったとらえ方をされている場合があるが，心身症を正確に診断するためにはその疾患の発症と経過に密接に関与している心理・社会的因子，心身相関を積極的に明らかにしていく必要がある．その際，ライフイベントや日常生活におけるストレスの存在およびその程度，心身症によくみられる性格傾向（タイプA性格行動パターン，過剰適応，アレキシサイミアなど）の有無を見極めることも重要である．

一般に，多くの心身症を呈する患者は，一見，何の心理的問題もなさそうな，むしろ社会的には何の問題も起こさないように頑張っている（過剰適応的）人々に少なくないことにも留意しておく必要がある．それを避けるためには十分な病歴聴取が必要であり，実施にあたっては，受容的雰囲気，共感的理解のもとで行われること，身体医学的所見だけでなく患者の表情や態度も観察し心理面の情報を得ること，また心理学的検査（質問紙法，投影法など）を上手に活用することなどが求められる．

#### B. 操作的診断を用いた心身症の診断

DSM-5では，心身症は，"他の医学的疾患に影響する心理的要因（psychological factors affecting other medical conditions）"に相当する．診断基準として以下のA，B，Cが挙げられている．

**診断基準 316（F54）**

A. 身体症状または医学的疾患が（精神疾患以外に）存在している．

B. 心理的または行動的要因が以下のうちの1つの様式で，医学的疾患に好ましくない影響を与えている．
   (1) その要因が，医学的疾患の経過に影響を与えており，その心理的要因と，医学的疾患の進行，悪化，または回復の遅延との間に密接な時間的関連が示されている．
   (2) その要因が，医学的疾患の治療を妨げている（例：アドヒアランス不良）．
   (3) その要因が，その人の健康へのさらなる危険要因として十分に明らかである．
   (4) その要因が，基礎的な病態生理に影響を及ぼし，症状を誘発または悪化させている，または医学的関心を余儀なくさせている．

C. 基準Bにおける心理的および行動的要因は，他の精神疾患（例：パニック症，うつ病，心的外傷後ストレス障害）ではうまく説明できない．

さらにDSM-5では，軽度（例：高血圧の治療においてアドヒアランスが安定しない）から最重度（例：心臓発作の症状を無視する）までの重症度を特定することが求められている．

一方，ICD-10では，心身症に相当する箇所は，"behavioural syndromes with physiological disturbances and physical factors（生理的障害および身体的要因に関連した行動症候群）"，という項目（F5）のなかにおける，摂食障害（F50），性機能不全（F52），他に分類される障害あるいは疾患に関連した心理的および行動的要因（F54）などであり，F54の例として，喘息，皮膚炎と湿疹，胃潰瘍，粘液性大腸炎，潰瘍性大腸炎，じん麻疹などが挙げられている．その際，身体的障害はその疾患に応じてそれぞれ別の該当コードを併記することになっている（例：喘息ではF54-J45，胃潰瘍ではF54-K25，じん麻疹ではF54-L50など）．

### 治療方針

　心身症の治療では，各疾患とその治療経過によって薬物療法が中心になる段階から，カウンセリング，行動療法といった種々の心理的アプローチが中心となる段階まで，それぞれの病態・症状・時期に応じて異なった組み合わせが考えられる．具体的な治療については各論を参照されたい．

　心身症としての病態理解に基づき，適切な身体治療とともに発症と経過に影響を与えている因子それぞれに最も有効とされている治療技法を選択していく．特に初診時においては，患者とその家族が医師と医療スタッフに対して信頼感を抱くことができるように，それぞれが病歴の聴取や診断的面接，診察，臨床検査などで患者にかかわる際に表情，態度，言葉遣いなどに配慮することが必要である．まずは先入観なく患者の訴えに耳を傾けるという，共感的な対応を心がけたい．さまざまな治療法に精通しておくことはもちろんであるが，患者との治療的な信頼関係の確立と治療への動機づけは，その治療法の土台となるものである．

### ■患者・家族説明のポイント

　一般に心身症患者は，自ら望んで心療内科や精神科を受診することは少なく，"心の問題を扱われる"ことに対する抵抗感が強い．過剰適応やアレキシサイミアなどの特徴を有する中核的心身症患者であればあるほどその傾向は強い．まずは身体診察をしっかりと行い，基礎疾患をしっかりとコントロールしていくことが重要である．

　心療内科は心の問題だけを扱うのではなく，身体症状をコントロールするために心と身体の両面から治療していく，という立場を明確に伝える．

**参考文献**

1) 小牧 元，久保千春，福土 審（編）：心身症―診断・治療ガイドライン2006．協和企画，2006
2) 久保千春（編）：心身医学標準テキスト．第3版，医学書院，2009
3) 河野友信，吾郷晋浩，石川俊男，他（編）：ストレス診療ハンドブック．第2版，メディカル・サイエンス・インターナショナル，2003

## 消化器系の心身症

psychosomatic diseases of the digestive system

**福土 審**　東北大学大学院教授・行動医学/東北大学病院・心療内科長

### 疾患概念

**【定義・病型】**　心身症とは，身体疾患のなかで，その発症や経過に心理社会的な因子が密接に関与し，器質的ないし機能的障害が認められる病態をいう．ただし，神経症やうつ病など，他の精神障害に伴う身体症状は除外する（日本心身医学会の定義，1991年）．すなわち，心身症は単一疾患概念ではなく，病態概念である．心理社会的因子の最も代表的なものはストレスであるので，心身症はストレスによって発症・増悪する身体疾患であると換言できる．

　心身症の病態は，あらゆる身体疾患に生じ

表1　心身症の病態をきたしやすい消化器疾患

| 疾患名 | 有病率 |
|---|---|
| 過敏性腸症候群 | 10-20% |
| 機能性便秘 | 2-27% |
| 機能性下痢 | 4.5% |
| 機能性腹部膨満 | 10-30% |
| 機能性腹痛症候群 | 0.5-2.2% |
| 機能性ディスペプシア | 20-30% |
| 慢性特発性悪心 | 8% |
| 機能性嘔吐 | 2-3% |
| 機能性胆道障害 | 7.6-20.7% |
| 胃食道逆流症 | 7-15% |
| 消化性潰瘍 | 10-12%（米国，生涯有病率） |
| 炎症性腸疾患 | 0.002-0.015% |
| 慢性膵炎 | 0.004% |
| アルコール性肝障害 | 常習飲酒者の10-20% |

心身症の有病率ではなく，該当疾患そのものの有病率．厳密には該当疾患のなかでさらに心身症の病態を呈する患者の割合を示さなければならないが，そのような研究はほとんどない．

うるが，心身症の病態を呈しやすい疾患群がある．内科の器質的疾患としては虚血性心疾患，本態性高血圧，気管支喘息，消化性潰瘍，潰瘍性大腸炎，糖尿病，甲状腺機能亢進症，関節リウマチなどがこれに該当する．また，機能的障害としては起立性低血圧，過換気症候群，機能性ディスペプシア，過敏性腸症候群，片頭痛，緊張型頭痛などが挙げられる．このほかにもアトピー性皮膚炎，円形脱毛症，慢性疼痛などがある．消化器系心身症とは，これらのうち，消化器にみられる心身症の病態を総称したものである．心身症の病態をきたしやすい消化器疾患を表1に挙げる．

【病態・病因】　心身症を診療するうえで欠かせない概念は心身相関である．心身相関とは脳と末梢臓器の機能的関連を指す．臨床的にはストレスによって発生もしくは増悪する身体の変化をいうが，それだけでなく，身体の変化によって情動が影響される現象も含まれる．よって，心身症の診断には，①身体疾患bio，②心理社会的因子psychosocialの両面の把握が不可欠である．例を挙げると，心理社会的ストレスにより，腹痛と下痢をきたす過敏性腸症候群の患者は心身症と診断してよい．同時に，この患者において不安，うつ，身体化などの心理機制が強ければそれらに沿った心理診断を併存して下す．心身症の病態は神経症・うつ単独による身体症状では説明できない．これらに加えて，ストレス対処行動，生活様式を中心とする③行動分析をしておくと治療上有益である．

【疫学】　心身症の病態をきたしやすい消化器疾患の罹患率には大きなばらつきがある．しかし，過敏性腸症候群と機能性ディスペプシアの疫学研究が最も充実しており，地域による差異はあるものの，これらの疾患はきわめて高頻度である（表1）．過敏性腸症候群と機能性ディスペプシアは，臨床的にもしばしば遭遇する疾患群である．

【経過・予後】　最も代表的な疾患である過敏性腸症候群を例に挙げると，軽症，中等症，重症のそれぞれで経過も予後も異なる．軽症は軽度の生活指導や薬物療法により完全寛解する例も少なくない．中等症は消化器系の検査が繰り返されることが多く，複数の薬物療法が必要になる．重症になると，心理社会的要因の比重が増え，向精神薬と心理療法を要する場合がほとんどである．過敏性腸症候群は，軽症であっても，患者のquality of life（QOL）も社会適応度も低下しており，医療費ならびに非医療費による経済的負担も増大する．

### 診断のポイント

心身症としての消化器疾患の診断は，消化器疾患であり，かつ，日本心身医学会の心身症の定義（表2）を満たしていればよい．米国精神医学会刊行のDSM-5の「臨床的関与の対象となることのある他の精神状態」のなかの「他の医学的疾患に影響する心理的要因」の診断基準（表3）でもよい．DSM-5は名称を「心身症」と明言していないだけで，内容は日本心身医学会の心身症の定義とほぼ同じ

## 表2 日本心身医学会の心身症の定義

(1) 身体疾患である
(2) 発症や経過に心理社会的因子が密接に関与する
(3) 器質的ないし機能的障害が認められる病態
(4) 神経症やうつ病など他の精神障害に伴う身体症状は除外する

〔福土 審, 金澤 素, 篠崎雅江, 他：過敏性腸症候群の診断・治療ガイドライン. 小牧 元, 久保千春, 福土 審（編）：心身症—診断・治療ガイドライン 2006. pp 11-40, 協和企画, 2006 をもとに著者作成〕

## 表3 「他の医学的疾患に影響する心理的要因」の診断基準

A. 身体疾患が存在する
B. 心理的要因が, 以下のうち1つの形で身体疾患に悪影響を与える
  (1) 心理的要因が身体疾患の経過に影響を与えている（発症, 増悪, 回復遅延との間の時間的関連がある）
  (2) 心理的要因が身体疾患の治療を妨げている
  (3) 心理的要因が身体疾患患者の健康を阻害する危険因子となっている
  (4) ストレス関連性の生理反応が身体疾患の症状を誘発あるいは悪化させる
C. 基準Bにおける要因は他の精神疾患では説明できない

〔日本精神神経学会（日本語版用語監修）, 髙橋三郎, 大野 裕（監訳）：DSM-5 精神疾患の診断・統計マニュアル. pp 317-318, 医学書院, 2014 より一部改変〕

## 表4 過敏性腸症候群の Rome Ⅳ 診断基準

・腹痛が
・最近3か月の中の1か月につき少なくとも3日以上を占め
・下記の2項目以上の特徴を示す
  (1) 排便によって改善する
  (2) 排便頻度の変化で始まる
  (3) 便形状（外観）の変化で始まる

・少なくとも診断の6か月以上前に症状が出現し, 最近3か月間は基準を満たす必要がある.

(Mearin F, Lacy BE, Chang L, et al: Bowel disorders. Gastroenterology 150: 1393-1407, 2016 より)

## 表5 機能性ディスペプシアの Rome Ⅳ 診断基準

1. 下記の中の1つ以上の症状がある
  (1) 食後膨満感（苦悩を伴う）
  (2) 早期満腹感（苦悩を伴う）
  (3) 心窩部痛（苦悩を伴う）
  (4) 心窩部灼熱感（苦悩を伴う）
かつ
2. 上記症状を説明しうる器質的疾患がない
  （上記消化管内視鏡検査による除外を含む）

・少なくとも診断の6か月以上前に症状が出現し, 最近3か月間は基準を満たす必要がある

(Stanghellini V, Chan FK, Hasler WL, et al: Gastroduodental disorders. Gastroenterology 150: 1380-1392, 2016 より)

---

である. DSM-5の「心理的要因」の典型的なものはストレスである. うつ病性障害, 不安症, 身体症状症であることも多い.

心身症の病態をきたしやすい代表的な消化器疾患の過敏性腸症候群と機能性ディスペプシアの国際的基準である Rome Ⅳ による診断基準を挙げる（表4, 5）.

### 治療方針
#### A. 治療方針の概要

心身医学的治療は①発散・受容, ②弛緩, ③認知変容, ④行動変容の順に進める. まず, ①発散・受容では患者の訴えを批判せずに受容する. 心身症の診断がついたら, その病態生理を患者が理解できる言葉で説明し, 納得を得る. ストレス対処行動・生活様式に問題があり, 改善が容易であればその改善を促す. そのうえで身体疾患に対する薬物療法を中心とする標準的な治療を行う. 次に, ②弛緩では, 症例に応じ, 日常生活で実行可能な弛緩行動を定期的に行うことを勧める. 症状の改善をみながら徐々にストレスの感じ方にかかわる③認知変容, ストレス対処行動にかかわる④行動変容に導入していく.

#### B. 薬物療法
##### 1. 消化器疾患に対する薬物療法

まず, 消化器系疾患に対する必要かつ十分な薬物療法を行う.

> **処方例** 胃食道逆流症に対して，下記1)を用いる．
> 1) ネキシウムカプセル(20 mg) 1回1錠 1日1回 朝食後
>
> 機能性ディスペプシアに対して，2)を用いる．
> 2) アコファイド錠(100 mg) 1回1錠 1日3回 毎食前
>
> 下痢型過敏性腸症候群(男性)に対して，3)を用いる．
> 3) イリボー錠(5 μg) 1回1錠 1日1回 朝食後
>
> 下痢型過敏性腸症候群(女性)に対して，4)を用いる．
> 4) イリボー錠(2.5 μg) 1回1錠 1日1回 朝食後
>
> 便秘型過敏性腸症候群に対して，5)を用いる．
> 5) アミティーザカプセル(24 μg) 1回1カプセル 1日2回 朝・夕食後
>
> 過敏性腸症候群に対して，6)または/同時に7)を用いる．
> 6) セレキノン錠(100 mg) 1回2錠 1日3回 毎食後
> 7) ポリフル錠(500 mg) 1回2錠 1日3回 毎食後

## 2. 心身症の病態に対する薬物療法

心身症に対する向精神薬による薬物療法はストレスによる心身の悪循環を遮断し，寛解に導くうえで重要である．患者には単なる対症療法ではないこと，薬物の作用機序，副作用，使用上の注意点(運転・危険作業の禁止)を説明し，服用した結果を確認して治療を進める．高齢者では用量を減じ，転倒事故対策を講じておく．

### a. 不安を伴う場合

> **処方例** 軽症には非ベンゾジアゼピンの1)を用いるが，不安が強く，速効させるときはベンゾジアゼピン系の2)を用い，維持期から離脱時には3)を用いる．
> 1) セディール錠(10 mg) 1回1-2錠 1日3回 毎食後
> 2) ソラナックス錠(0.4 mg) 1回1-2錠 1日3回 毎食後
> 3) メイラックス錠(2 mg) 1日1-2錠を1-2回に分けて投与 朝食後もしくは朝・夕食後

ベンゾジアゼピン系抗不安薬の処方はできるだけ短期にとどめ，抗うつ薬との併用や置換により常用量依存にならないように十分に注意する．

### b. うつを伴う場合

うつを伴う消化器心身症に対しては，選択的セロトニン再取り込み阻害薬(SSRI)，セロトニン・ノルアドレナリン再取り込み阻害薬(SNRI)，ノルアドレナリン・セロトニン作動性抗うつ薬(NaSSA)が頻用される．SSRIやSNRIの投与初期には悪心・嘔吐をきたすことがあるので，初期投与量を少量として漸増する．病態に応じ，三環系・四環系抗うつ薬を用いる．

> **処方例** 下記1)-3)のいずれかを用いる．
> 1) リフレックス錠(15 mg) 1回1-3錠 1日1回 就寝前
> 2) レクサプロ錠(10 mg) 1回1錠 1日1回 夕食後
> 3) サインバルタカプセル(20 mg) 1回1-3カプセル 1日1回 朝食後

### c. 不眠を伴う場合

非ベンゾジアゼピンの1)あるいは2)を第一選択とし，睡眠障害の病型に応じてベンゾジアゼピン系睡眠導入薬を使用するか，鎮静作用をもつ抗うつ薬の夕刻・夜間の投与法を工夫する．

> **処方例**
> 1) ベルソムラ錠(20 mg) 1回1錠 1日1回 就寝前
> 2) マイスリー錠(10 mg) 1回1錠 1日1回 就寝前

これらのほかに，ドパミン$D_2$遮断薬ドグマチール，ベンゾジアゼピン系抗不安薬ワイパックス，ベンゾジアゼピン系抗てんかん薬

リボトリール，漢方製剤（機能性ディスペプシアに六君子湯，過敏性腸症候群に桂枝加芍薬湯もしくは大建中湯）などを病態に合わせて使用することにより，著明に改善する症例がある．心身症患者は，失感情症傾向をもつなど，神経症患者やうつ病患者とは異なる特性をもち，抗うつ薬もうつ病における常用量よりも少量で奏効するという報告がある．

### C. 専門的心身医学療法

脳機能画像法を用いた研究により，心身医学療法は向精神薬の作用部位とは異なる部位に奏効していることが解明されつつある．心身医学療法は消化器用薬と向精神薬の併用により寛解し，結果として向精神薬不要となった患者には必要はない．しかし，消化器用薬と向精神薬の併用により改善し向精神薬離脱を要する患者，消化器用薬と向精神薬の併用によってもなお寛解しない患者，向精神薬を服用しない患者を寛解に導くためにはきわめて重要な治療法である．

自律訓練法は弛緩をもたらす代表的治療法であり，心身相関の病態生理が改善するとともに，患者が自己効力感を獲得し，より適応的なストレス対処行動を行ううえで有益である．認知行動療法は弛緩，認知変容，行動変容を体系的に総合した治療であり，根拠水準が高い．このほかに，一般心理療法，行動療法，バイオフィードバック，交流分析，精神分析，催眠療法，絶食療法などが心身医学の専門施設で行われている．

### D. 難治症例・家族への対応

難治症例・家族に対しては，消化器専門医による消化管の検査と結果説明の必要がある．この点で，心療内科・精神科と消化器科との連携が重要である．

### E. 併存疾患

代表的な疾患である過敏性腸症候群では，併存精神障害が診断される患者の割合が94％であり，不安症40-60％（パニック障害30％），うつ病性障害40-60％，身体症状症25-33％と報告されている．過敏性腸症候群には他の身体疾患が合併し，線維筋痛症49％，慢性疲労症候群51％，顎関節症64％，慢性骨盤痛50％と高率である．

■ **患者・家族説明のポイント**

代表的な疾患である過敏性腸症候群について記す．

- 過敏性腸症候群は米国や英国などストレスの多い先進国に多く，一種の文明病と考えられている．
- バロスタットという専門的検査で大腸を刺激すると，過敏性腸症候群では内臓が感じやすいことがわかった．過敏性腸症候群では脳と腸の情報のやりとりが過敏である．ストレスで脳が興奮すると，腸の運動も内臓感覚も異常になりやすく，症状が起こりやすい．
- 過敏性腸症候群では生活や体調を患者自身でコントロールする方法を医師と一緒に考え，身につけていくことが重要である．

### 参考文献

1) American Psychiatric Association：Diagnostic and Statistical Manual of Mental Disorders. 5th ed, American Psychiatric Association, Washington DC, 2013
2) Drossman DA, Hasler WL：Rome Ⅳ-Functional GI disorders：Disorders of gut-brain interaction. Gastroenterology 150：1257-1261, 2016
3) Fukudo S, Kaneko H, Akiho H, et al：Evidence-based clinical practice guidelines for irritable bowel syndrome. J Gastroenterol 50：11-30, 2015

# 心血管系の心身症
*psychosomatic diseases in cardiovascular system*

稲光哲明　及川病院・緩和ケア・心療内科部長(福岡)

## 疾患概念

代表的な心血管系の心身症としては，冠動脈疾患(心筋梗塞，狭心症)，高血圧，低血圧・起立性低血圧，神経循環無力症，たこつぼ型心筋症，一部の不整脈が挙げられる．さらに，生活習慣病の行動変容，心疾患のリハビリテーション，開胸術後・ペースメーカや除細動器植え込み術後の精神面のケア，CCU・ICU の精神症状の診療などにおいて，心身両面からの治療が必要となる．

### A. 冠動脈疾患(心筋梗塞，狭心症)

冠動脈疾患 coronary artery disease である心筋梗塞 myocardial infarction や狭心症 angina pectoris の危険因子には，糖尿病，高血圧，脂質異常症などの生物学的要因のほかに，心理行動的要因としてタイプA行動 type A behavior pattern(TABP)がある．TABP の特徴は攻撃的，野心的，競争心，時間切迫感，焦燥性であり，マイペースでゆったりした行動をとるタイプBに比較して発症率が約2倍となる．しかし欧米の疫学研究から得られたこの結果は，わが国では様相が異なる．日本型の心理・社会的危険因子の特徴としては，仕事中心の生活様式，社会的優位性(支配性と協調性)，顕著な TABP を抑制する傾向，の3因子が挙げられている．

一方，心筋梗塞患者の予後を悪化させる因子として，抑うつ，不安，タイプD性格などが挙げられる．うつ病は心筋梗塞の独立した危険因子であるだけでなく，心筋梗塞や心不全では高率にうつ病を合併し，うつ病の合併により心筋梗塞の再発や危険な不整脈の合併が起こりやすいことが疫学調査で示されている．したがって，うつ病を伴う心筋梗塞患者では，うつ病を積極的に診断し治療することが求められる．治療薬である三環系抗うつ薬やセロトニン・ノルアドレナリン再取り込み阻害薬は，致死的不整脈を誘発し，血圧を上昇させるので，心臓疾患患者への投与には注意が必要である．タイプD性格は陰性感情をもちやすく，これを抑圧する性格傾向であり，心筋梗塞の予後を約4倍悪化させる．抑うつや不安，TABP やタイプDは，治療介入により生命予後へのよい効果が出ることの明確な結論は出ていないが，QOL を改善する意味でも治療介入の意義がある．

**℞ 処方例**）うつ病を伴う心筋梗塞に対しては，選択的セロトニン再取り込み阻害薬を用いる．

> ジェイゾロフト錠(25 mg)　1回1錠　1日1回　1〜2週間ごとに漸増し1日100 mg まで使用可

### B. 高血圧

高血圧 hypertension で心身症を呈する場合としては，①TABP や過剰適応のもの，②ストレスの多い生活をしているもの，③ライフスタイルの修正の困難なもの，④ノンコンプライアンスのもの，⑤自律神経愁訴の強いもの，⑥不安や抑うつを伴うもの，⑦白衣高血圧や職場高血圧の一部，などがある．

高血圧の診断の際には，同時に心理・社会面の評価を行う．うつ病や認知症が合併している場合には脳血管障害の合併に注意する．脳血管障害に伴ううつ病(脳血管性うつ vascular depression)は前頭葉病変によって起こりやすい．脳血管障害に伴う認知症(血管性認知症 vascular dementia)は多発性や皮質下の病変によって起こりやすく，記憶障害よりも感情や気分，性格の変化などが目立ち，段階的に進行することが特徴である(⇒361頁)．動揺性の高血圧では，褐色細胞腫などの二次性高血圧の除外診断と同時に，パニック症や過換気症候群などの不安症群の合併を考える．睡眠時無呼吸症候群は，夜間や早朝

の高血圧や，治療抵抗性の高血圧の原因となることがある．

高血圧治療薬がうつ病を誘発する可能性が議論されているが，第一選択薬であるアンジオテンシン変換酵素阻害薬，アンジオテンシンⅡ受容体拮抗薬，カルシウム拮抗薬，利尿薬については，急激な血圧低下を起こさない限りうつ病を発症することはない．うつ病は，服薬，食事，運動，睡眠，飲酒や喫煙などの行動面のノンコンプライアンスを通じてだけでなく，交感神経系の亢進，副腎皮質コルチゾールの増加により，高血圧の経過に悪影響を及ぼす．高血圧治療においては，個々の症例で降圧目標と治療法を選択して，継続的な治療が可能となるよう，患者中心の行動療法的介入と支援が重要である．

### C．低血圧・起立性低血圧

低血圧 hypotension は，一般的には収縮期血圧で 100 mmHg 未満とし，拡張期血圧は考慮に入れないことが多い．低血圧には，その原因から分類した場合に，原因の明らかでない本態性低血圧と，原因となる疾患や病態がある二次(症候)性低血圧とがある．後者では，心疾患，内分泌疾患，神経疾患，感染，中毒疾患や，薬物，循環血液量の減少などがある．低血圧が起こる状況による分類では，起立性低血圧 orthostatic hypotension，神経調節性失神 neurally mediated syncope，食後性低血圧，排尿後低血圧などがあり，起立性低血圧の類縁疾患として起立性調節障害，起立性頻脈(症候群)，起立直後性低血圧がある．これら起立によって，ふらつき，頭痛，倦怠感，動悸，冷汗，失神などの諸症状が起こるものを総称して起立性不耐症 orthostatic intolerance とよぶ．神経調節性失神は，循環調節系の機能失調が痛みや不安，恐怖，精神的興奮などの条件下で起こりやすい．起立性低血圧は，起立により血液が下半身に貯留し心臓への静脈還流量が減少することで症状が起こってくる．正常であれば働くべき圧受容器を介した血圧維持機構が，うまく作動しなくなって起こる．原因としては，体質的なもの(本態性)と脱水，長期間の臥床，自律神経疾患，薬物(血管拡張薬など)，高年齢がある．

起立性低血圧の診断は，臥位から立位にした前後で血圧と脈拍を測定する．ベッドサイドで行う体位変換試験(シェロング試験 Schellong test)と，傾斜台 tilting table を用いて傾斜角 60-70 度で行う head-up tilt 試験とがある．一般には，起立により収縮期血圧が 30 mmHg 以上の低下，あるいは拡張期血圧が 15 mmHg 以上の低下をみる場合に起立性低血圧とする．

低血圧であっても支障をきたすことなく日常生活を送っている場合もあるが，易疲労感，動悸，めまい，立ちくらみ，食欲不振，頭痛頭重感，不眠，抑うつ，不安など多彩な症状を呈することがある．こうした症状のある場合には，生活指導，昇圧薬の投与，心理療法などが必要となってくる．予防は，生活指導で十分な睡眠をとる，塩分・水分を摂取する，運動習慣をつける，がある．立ちくらみが起こったときにはすぐにしゃがむか横になる，特に起こりやすい入浴後・食後・朝の起床時などに注意する，など日常の注意事項も伝えておく．また，弾性ストッキングの着用などは起立性低血圧に有効である．低血圧の治療においては，血圧値を参考にしつつ全人的な視点で患者を支えていくことが大切である．

**R 処方例** 低血圧に対しては，下記 1)を用いる．

1) メトリジン錠(2 mg)　1 回 1 錠　1 日 2 回　朝・夕食後，1 日 8 mg まで増量可

起立性低血圧に頻脈がみられる場合は，下記 2 剤を併用する．

2) メインテート錠(2.5 mg)　1 回 1-2 錠　1 日 1 回　朝食後
3) リズミック錠(10 mg)　1 回 1 錠　1 日 2 回　朝・夕食後

## D. 神経循環無力症

動悸や胸痛などの胸部症状があっても，それらを説明する心臓の病気がないもので，特に自律神経症状が中心であるものを神経循環無力症 neurocirculatory asthenia とし，精神症状が中心であるものを心臓神経症 cardiac neurosis と分けている．DSM-Ⅳの診断基準では，パニック症や全般不安症，身体症状症などに相当し，さらには起立性低血圧症や起立性頻脈症候群，動揺性高血圧などと概念が重なる．

## E. たこつぼ型心筋症

たこつぼ型心筋症 Takotsubo cardiomyopathy は，突然の胸痛で発症し，心電図でST上昇を示すなど，急性心筋梗塞に似た症状や検査所見がみられるが，冠動脈造影検査では明らかな異常がなく，左心室造影検査で特徴的な「たこつぼ様」の形状，すなわち，左室心尖部のバルーン状の拡張（無収縮）と心基部の過収縮がみられる．不安，恐怖，興奮など心身のストレスが誘因となることが多く，交感神経機能亢進の関与が原因と考えられている．精神科へは，原因となるストレスに対する治療を依頼される可能性がある．しかし，現時点で心理的あるいは薬物的に有効な予防法のエビデンスはなく，経験的にストレス対応の心理療法（簡易精神療法，認知行動療法など）や向精神薬が有効と考えられる．また，本症が精神科で施行される電気けいれん療法に伴って起こることが報告されており，治療実施の際には心電図などをモニターすることが推奨されている．予防としては，β遮断薬をあらかじめ使用することが有効と報告されている．

### ■患者への対応のポイント

心血管系はストレスの影響を直接反映する臓器である．また，循環器疾患をもつ患者では死の不安が強いために，元の疾患による症状が修飾されることが多い．よって循環器疾患の診療にあたっては，病態を客観的検査により十分評価しつつ，同時に心理面にも配慮しながら診療を行うことが重要となる．

# 呼吸器系の心身症
psychosomatic care of pulmonary disease

村松芳幸　新潟大学教授・保健学科
村松公美子　新潟青陵大学大学院教授・臨床心理学研究科

心身症呼吸器疾患として，気管支喘息 bronchial asthma，過換気症候群 hyperventilation syndrome，神経性咳嗽，喉頭けいれん，慢性閉塞性肺疾患などが挙げられる．ここでは，代表的な心身症呼吸器疾患である気管支喘息と過換気症候群について述べる．

## 気管支喘息

### 疾患概念

**【定義・病型】** 成人喘息は気道の慢性炎症，可逆性のある種々の程度の気道狭窄と気道過敏性の亢進，また臨床的には繰り返し起こる咳，喘鳴，呼吸困難で特徴づけられる閉塞性呼吸器疾患で，慢性気道炎症性疾患と認識されている．病型としては，アトピー型と非アトピー型がある．

**【病態・病因】** 喘息症状は，気道平滑筋れん縮，炎症に伴う粘膜浮腫や分泌物貯留，気道リモデリングなどにより生ずる．気道炎症は，気道平滑筋の収縮，気道の浮腫，気道分泌亢進，気道壁のリモデリングにより，気流制限を起こす．小児喘息の病態は，成人喘息と共通の部分と年齢層に特異的な相違部分がある．

病因として，遺伝的素因などの個体因子とアレルゲンや呼吸器感染などの環境因子がある．

**【疫学】** 喘息の有訴率は増加傾向を示しており，乳幼児は5.1％，小児は6.4％，成人は3.0％である．発症年齢は，小児喘息では乳児期に多く，成人喘息では中高年発症が多い．家族歴でアレルギー疾患や喘息をもつ比

率が有意に高い.

**【経過・予後】** 吸入ステロイドによる治療法で，喘息コントロールや QOL が改善し，喘息死亡者は 2,000 人台/年まで減少している．成人喘息では寛解に至ることは困難であるが，小児喘息では 60-80％ が思春期から青年期にかけて寛解する．

### 診断のポイント

喘息を「心身症喘息」と「非心身症喘息」に二分するのではなく，心理・社会的背景を理解して治療することが大切である．心身症としての気管支喘息を診断する際に重要なことは，心理・社会的因子が発症および経過に関与していることである．心理・社会的因子が多くかかわる喘息が心身症喘息である．

身体医学的な診断と同時に，気管支喘息の発症と経過を心身両面から検討し，以下の多面的・複合的な心理・社会的因子が関与している可能性を検討する．①物理学的ストレッサー（冷房，寒冷，温度・湿度，気圧の変化など），②化学的ストレッサー（タバコ，排気ガス，アルコール，薬物など），③生物学的ストレッサー〔微生物（細菌，ウイルスなど），花粉，食物など〕，④心理的ストレッサー（不安・恐怖，怒り，憎しみ，劣等感，罪悪感などとこれらの感情を引き起こす心理的刺激），⑤社会的ストレッサー（受験，就職，配転，昇進，定年，結婚，離婚，住宅ローン，法律上の問題など）である．これらの多面的な心理・社会的因子から，複合的にアセスメントすることが重要である．心理・社会的因子を把握する際，「心の問題」「メンタルの問題」という言葉で単純に表現することは，患者の人間的価値観を減じてしまうニュアンスを含むことがあるため，十分な配慮が必要である．

一般的な成人発症の気管支喘息患者の診断的面接について述べる．①具体的な生活環境について（騒音，排気ガス，カビの有無など），②職場における状況について（勤務時間，仕事の量，過剰適応の有無など），③家庭生活上の変化，変化があった際の対処について，④喘息発作に対する対処行動，家族の対応など，⑤食欲，睡眠，意欲の低下などの抑うつ，不安に伴う症状，⑥医療機関の受診歴，医療機関に対する不信感など，⑦幼少時の親子関係などの情報を面接により得る．これらの情報は非常にプライベートなことであり，患者と医師の間に良好なパートナーシップが確立してから得られることもあり，患者が話しづらいことは話さなくてもよいという保証をすることが重要である．

心理・社会的ストレッサーの関与の有無と心理的側面の評価は，主として面接や行動観察によってなされるが，患者の同意が得られた場合には補助的に心理学的検査が併用されることが多い．喘息の心身相関を調べる質問票に comprehensive asthma inventory (CAI)，喘息の発症と経過に関する調査票（成人），喘息の発症と経過に関する調査用紙（小児）などの質問票がある．

### 治療方針

#### A. 治療方針の概要

喘息治療の基本は，まず症状をガイドラインに沿った薬物療法で管理することである．身体管理が十分になされていることが前提で治療が行われる．

主治医を一定にした定期通院を維持し，患者と医療者間に良好な関係を作ることが大切である．そのためには初診時に気管支喘息は寛解しうる疾患であること，治療のゴールを具体的に説明すること，定期的に通院すること，投薬内容を理解し自己判断しないことなどの説明が必要である．定期的通院が可能となってから病歴を詳しくとり，患者でも認知しやすい問題から対応を考えていく．心身相関の理解は治療者が指摘するのではなく，できるだけ患者が考え，患者自身で気づくように援助する．その際，身体症状のみでなく，喘息日誌やピークフロー値などの変化を参考にすると効果的である．また一般的な心身医

療を継続しても軽快しない場合や薬剤の減量中止をはかりたい場合に，心療内科における心身医学的アプローチとして，自律訓練法，呼吸抵抗値によるバイオフィードバック療法，絶食療法なども行われる．

### B．薬物療法

身体医学的治療については，喘息予防・管理ガイドラインに準ずる．うつ状態や不安などの心理的要因が喘息に影響を及ぼしている場合には抗うつ薬や抗不安薬を用いる．抗うつ薬では，副作用や薬物相互作用に十分に注意しながら，気道粘液の粘稠度を増加させないため抗コリン作用の少ない選択的セロトニン再取り込み阻害薬（SSRI）を第一選択薬とする．不安緊張が強く，過換気発作がみられる症例や，理学的所見や血液ガス分析値からは軽度の発作であるにもかかわらず訴えが強くパニックに陥りやすい症例には，抗不安薬を用いることがある．しかし，抗不安薬には呼吸抑制作用や筋弛緩作用があり，大発作や重積状態にあるときには使用しないほうがよい．

**R 処方例** うつ状態を伴う場合は，下記の1)-2)のいずれかを用いる（成人）．

1) ジェイゾロフト錠（25 mg）　1回1-4錠　1日1回　25 mgから開始し，1日4錠（100 mg）を超えない範囲で増減する
2) レクサプロ錠（10 mg）　1回1錠　1日1回夕食後に経口投与する．増量は，1週間以上の間隔をあけて行い，1日最高用量は20 mgを超えないようにする

不安を伴う場合は，3)を用いる．

3) メイラックス（1 mg）　1日1-2錠を1-2回に分けて投与．1日2 mgまで

不安，緊張が強く過換気発作がみられる場合は，4)を用いる．

4) セルシン錠（2 mg）　1回1-2錠またはセルシン錠（5 mg）　1回1錠　不安発作時　頓用

### C．心理・社会的療法

心身症としての気管支喘息は，心理・社会的因子が多くかかわる場合である．ストレスにより喘息の発症，再燃，悪化，持続する症例，喘息に起因する不適応を引き起こしている症例や喘息の治療・管理への不適応を引き起こしている症例などである．カウンセリングが基本であり，受容，共感，支持により，感情の発散，心身相関の気づき，問題点の明確化を進める．患者の心身相関の気づきの悪い場合にはピークフローメータを用いたモニタリングを行う．さらに自律訓練法，バイオフィードバック療法なども行われる．

### D．難治症例・家族への対応

パーソナリティ障害を含め性格や行動上の問題が関与する場合やどうしてもストレス状況から離れられない場合に，難治化する症例が認められる．この場合，各種心理療法や絶食療法などが併用される．

### E．併存疾患

うつ病・うつ状態の合併が20-33.7%に認められ，42%にパニック様発作，外来患者の13.9%にパニック障害が認められた報告がある．高齢者では，慢性閉塞性肺疾患（COPD）の合併が多く24.7%に上る報告があり，喘息COPDオーバーラップ症候群が提唱されている．

■患者・家族説明のポイント

・喘息は治療がほぼ確立されている慢性疾患であり，大部分の患者は適切な治療で日常生活は健常者と同じように過ごせる．しかし喘息死する患者もあり，勝手な自己治療をすることがないように説明する．
・喘息の背景には慢性の気道炎症があり，心理・社会的ストレスなども発作の誘因となることを理解してもらう．
・心理・社会的問題を取り上げる際に，自己評価を低下させてしまわないような配慮が必要である．

## 過換気症候群

### 疾患概念

【定義・病型】　低$CO_2$血症に伴う症状や訴

えがあるが，過換気 hyperventilation の原因となる器質的因子がなく，非器質的原因による低 $CO_2$ 血症によって引き起こされる換気の調節障害を過換気症候群と定義している．

【病態・病因】 器質的要因が認められず，心理学的，精神医学的な非器質的要因(心因性)による大脳皮質からの行動性呼吸調節系を介する換気の調節障害によって過換気が起こる．過換気の引き金になると推定される因子として，激しい運動や入浴などの身体的因子以外に，不安，抑うつ，空気飢餓感 air-hunger，パニック発作などの因子がある．

【疫学】 好発年齢は若年で，内科外来に受診した患者の1-3%にみられ，女性が男性より約2倍多い．既往に同様な発作を経験していることが多い．

### 診断のポイント

過換気症候群には一定の診断基準がない．過換気を呈する患者のほとんどが，過換気を引き起こす呼吸中枢の駆動亢進の原因として，器質的・生理学的・心理学的・精神医学的要因などがしばしば複雑に絡み合って臨床像を形成していることが多い．単に過換気症候群とラベルづけするのではなく，まず器質的疾患の除外について段階的にアプローチしていくことが望ましい．検査を進めるにあたっては，患者に過剰な不安感をもたせないよう配慮した面接が必要である．

### 治療方針

#### A. 治療方針の概要

発作時と発作間欠時に分けて述べる．

**1. 発作時**

①発作時には，まず静かな場所で安静にさせる．②ゆっくり呼吸するよう指導する(吸った時点で1回息を止め，可能な限りゆっくり吐き出し，力を抜いて自然に吸う)．③呼吸数が減少し落ち着いてきたら，ゆっくりと受容的な態度で不安を軽減し，安心感をもたせるように対応する．早期からの積極的な心理面への介入は避け，まずは不安感の軽減にのみ努めたほうがよい．症状が改善しない場合，薬物療法を行う．紙袋呼吸法 paper bag rebreathing は推奨されないが，行う場合には密着する袋(ポリ袋)は避け，1人で行わず，パルスオキシメータによる $SpO_2$ のモニタリングを必ず行うことが望ましく，必要であれば酸素投与を行う．

**2. 発作間欠時**

器質的疾患の除外を行い，病態を説明する．薬物療法，カウンセリングなどの心理療法を行う．

#### B. 薬物療法

必要に応じて，抗不安薬を使用して発作の鎮静化をはかる．抗不安薬だけで効果不十分な場合に，抗うつ薬を併用する．循環器系の症状が強い場合に $\beta$ 遮断薬を補助的に用いる．副作用に注意し，喘息患者には用いない．注射の場合，呼吸抑制に注意し，処置中は必ずパルスオキシメータによる $SpO_2$ のモニタリングを行う．

**処方例** 不安，緊張を伴う過換気発作時は下記1)または2)を用いる．経口で改善しない場合，3)を用いる．

1) ワイパックス錠(0.5 mg)　1回1-2錠　不安発作時　頓用
2) ソラナックス錠(0.4 mg)　1回1-2錠　不安発作時　頓用
3) セルシン注(5 mg/10 mg)　1回5-10 mg　筋注または2分程度で呼吸を観察しながら静注

**処方例** 発作間欠期において，うつ状態を伴う場合は1)または2)を用いる．不安緊張が強い場合は3)を用いる．

1) ジェイゾロフト錠(25 mg)　1回1-4錠　1日1回　25 mgから開始し，4錠(100 mg)を超えない範囲で増減する
2) レクサプロ錠(10 mg)　1回1錠　1日1回　夕食後　増量は，1週間以上の間隔をあけて行い，1日最高用量は20 mgを超えないようにする
3) メイラックス(1 mg)　1日1-2錠を1-

2回に分けて投与　1日2mgまで

#### C．心理・社会的療法

心理学的・精神医学的要因（心因性）による過換気が原因であり，発作間欠期に，行動療法，カウンセリング，自律訓練法，家族療法などを行う．日常生活においては，アルコールやカフェインを避け，激しい運動や空腹時の労働に注意するように指導する．

#### D．難治症例・家族への対応

難治症例には，入院加療を要し，薬物療法や精神療法を併用し多元的治療を行う．付き添ってきた家族や友人には，患者にとって強い自覚症状を感じる発作であるが，生命に危険はないのでゆっくりと静かに見守り，周囲も不安をもたないことを理解してもらう．患者の苦痛感については，十分理解する必要があることを説明する．

#### E．併存疾患

パニック障害の併存が多く認められる．

■患者・家族説明のポイント

・強い自覚症状を感じる発作であるが，生命に危険はなく，周囲も不安をもたないことを説明する．
・患者の苦痛感については，十分理解する必要があることを説明する．
・パルスオキシメータによる$SpO_2$のモニタリングを実施せずに患者が単独で紙袋呼吸法を行うことは推奨されておらず，むしろ危険であることを説明する．

**参考文献**

1) 日本アレルギー学会喘息ガイドライン専門部会（監），「喘息予防・管理ガイドライン2015」作成委員：喘息予防・管理ガイドライン2015．協和企画，2015
2) 村松芳幸，村松公美子（編）：呼吸器疾患の心身医療．新興医学出版社，2002
3) Hasegawa T, Koya T, Sakagami T, et al: Analysis of depression in asthmatic patients using the Japanese version of patient health questionnaire-9. Allergol Int 61: 475-487, 2012

# 内分泌系の心身症
*endocrinological psychosomatic diseases*

**小牧　元**　国際医療福祉大学教授・心身医学

内分泌疾患は精神症状を伴っていることが多い．歴史的には心身症の代表とされたseven holy diseases にバセドウ病が含まれているように，心身症の病態をとるものが少なくない．本項では，甲状腺疾患を中心に解説し，ほかに内分泌疾患のなかでも注意を要する疾患を簡単に解説する．

## 甲状腺機能亢進症

### 疾患概念

【定義・病型】　血中に甲状腺ホルモンが増加することにより代謝亢進をきたした状態である．したがって，代謝亢進に伴う種々の身体症状，精神症状が現れる．原因として甲状腺自体の機能亢進によるものと，機能亢進はないが炎症などで甲状腺濾胞細胞が破壊されることで血液中の甲状腺ホルモン値が上昇する破壊性甲状腺中毒症，また甲状腺ホルモンの過剰摂取などがある．また，厳密には甲状腺機能亢進症と甲状腺中毒症は区別されるが，ここでは同一のものとして扱う．

【病態・病因】　甲状腺機能亢進症の原因として最も頻度が高いのがバセドウ病である．甲状腺関連自己抗体が甲状腺を刺激して甲状腺ホルモンが過剰に産生・分泌される自己免疫疾患と考えられている．発症に精神的ショックを受けたライフイベントや，日常的いら立ちなどに関連したストレスが関与している場合がある．

日常臨床では大部分がバセドウ病であり，以下，バセドウ病を中心に述べる．

【疫学】　甲状腺機能亢進症で最も頻度が高く，20-30歳代に多い．男女比は1：3-4と女性に多く発症する．

【経過・予後】　バセドウ病では，いらいら感や集中力の低下あるいは神経過敏さなどの精神症状の程度は，甲状腺機能の不安定さに伴って同様に揺れることが多い．しかし甲状腺機能が正常化したあとも多くの患者で心気症状，抑うつ，疲労感など精神症状が残存する例もあり，特に再発群ではこうした精神症状が著明であったと報告されている．これは精神症状が甲状腺中毒症（血中甲状腺ホルモンの過剰状態）のみで説明されないことを示唆している．ただし，未治療の場合やコントロール不良の患者がまれに不穏，せん妄，傾眠などの中枢神経症状，発熱，循環不全，消化器症状など重篤な合併症（甲状腺クリーゼ）をきたすことがあり，注意を要する．

　一般にバセドウ病においては，2年間の治療で寛解が得られるのは約3割にすぎないと報告されている．若年者や治療前の甲状腺腫が大きい例，機能正常化後も $T_3/T_4$ 比高値，抗甲状腺刺激ホルモン TSH 受容体抗体の低下しにくい例では寛解しにくい．

　高齢者の場合，臨床症状が乏しく甲状腺腫が明らかでないことも多い．また，まれではあるが小児では学力低下，身長促進，落ち着きのなさなどを認めることがある．

## 診断のポイント

　バセドウ病の診断は臨床症状と血中甲状腺ホルモンの上昇が基本である．精神症状として，いらいらして落ち着きがなく注意集中困難，活動的で多弁，神経過敏で興奮しやすく，軽躁状態になったり，逆にうつ状態に陥ったりする．本人の性格や精神的気質によってさまざまな精神症状がみられると考えてよい．また食欲が亢進しているにもかかわらず，体重減少をきたす．

　身体所見として，①頻脈，体重減少，手指振戦，発汗増加などの甲状腺中毒症状，②びまん性の甲状腺腫大，③眼球突出や複視などの特有の眼症状，のうちのいずれか1つ以上の項目が存在すること．また検査所見として，①TSHの低値，②甲状腺ホルモン（遊離 $T_4$，遊離 $T_3$ のいずれか一方または両方）の高値，③抗 TSH 受容体抗体（TRAb，TBII）陽性，または刺激抗体（TSAb）陽性，④放射性ヨード（またはテクネチウム）甲状腺摂取率高値，シンチグラフィでびまん性の所見が認められること，である．

　身体所見のうちのいずれか1つ以上，検査所見のうち①-③がそろえば，まずバセドウ病と考えてよい．軽症例では，TSH は低値であっても甲状腺ホルモン値が正常内にとどまるものもある．

　ほかの甲状腺炎との鑑別は，検査所見における炎症マーカーや自己抗体の有無，また放射性ヨード甲状腺摂取率でおよそ判断可能である．種々の自律神経失調症状を呈する不安障害などとの鑑別は重要である．

## 治療方針

### A. 治療方針の概要

　バセドウ病では一般的に初期の第一選択は薬物療法（抗甲状腺薬）である．それによっても寛解しない，あるいは副作用が強い場合などには外科的手術（甲状腺亜全摘術）や放射線アイソトープの治療が適応となる．

### B. 薬物療法

　バセドウ病では抗甲状腺薬の内服1-2か月で甲状腺機能は正常化することが多い．手指のふるえや動悸，あるいは不安症状が続く場合は β 遮断薬を併用する（喘息合併例では注意が必要）．またいらいらや不安症状が強い場合はベンゾジアゼピン系薬剤を併用する．抑うつ症状が強い場合には SSRI を，また精神病様の症状が強い場合には抗精神病薬も適宜併用する．

　内服治療開始後，月1回程度，血中甲状腺ホルモンを測定し，正常化すれば徐々に減量し，少量（0.5-1錠/日）で維持する．寛解を得るには1年以上の投薬が一般にすすめられている．

　抗甲状腺薬の頻度の高い副作用にじん麻疹・皮疹が，また重篤な副作用に無顆粒球症があるので注意が必要である．

> **処方例** 初期投与例として，重度（血中遊離 $T_4$ 値 5 ng/dL を超える）の場合は下記 1）を，軽度〜中等度（血中遊離 $T_4$ 値 5 ng/dL 未満）の場合は 2）を用いる．
> 1) メルカゾール錠（5 mg） 1回3錠 1日2回 朝・夕
> 2) メルカゾール錠（5 mg） 1回3錠 1日1回 朝

動悸・頻脈が強いときは下記 3）を，いらいら・情緒不安定時は 4）を，抑うつが強いときは 5）を，幻覚妄想出現時は 6）を，上記 1）あるいは 2）にそれぞれ併用する．

> 3) セロケン錠（20 mg） 1回1錠 1日2回
> 4) ソラナックス錠（0.4 mg） 1回1錠 1日3回
> 5) デプロメール錠（25 mg） 1回1錠 1日2回 朝・夕
> 6) セレネース錠（0.75 mg） 1回1/2〜1錠 1日1回 （保外）

### C．心理・社会的療法

バセドウ病の経過には，日常の心理的ストレス（仕事や人間関係，経済的問題など）が影響していることが多いので，カウンセリングなどを行い，それらの課題の解決をはかる．また喫煙はバセドウ病の寛解率の低下や再発の危険性を増大させると報告されているので，禁煙をすすめる．

バセドウ病は慢性疾患であり，特に良好な患者−治療者関係の維持は重要である．

### D．難治症例・家族への対応

甲状腺中毒症の患者自身が自責，他責の念を増悪させていることが多く，ほかの心理的諸問題を増強させている可能性がある．抗甲状腺薬による治療を先行させ，効果が得られなければ外科的療法や放射線治療を検討する．病状の理解に家族の協力は必要である．

### E．併存疾患

不安障害（パニック障害を含む），うつ病，摂食障害など．

### ■患者・家族説明のポイント

代表疾患であるバセドウ病の多くの例が，第一選択である抗甲状腺薬投与で甲状腺機能は正常化し，それに従い，種々の身体症状，精神症状が消失することを説明する．治療1〜2か月後のある程度落ち着いた時期に，病気や今後の治療方針について再度説明を行う．

## 甲状腺機能低下症

### 疾患概念

【定義・病型】 血中の甲状腺ホルモンが不足することにより全身の代謝が低下した状態である．甲状腺自体の機能低下により甲状腺ホルモンが減少したものを原発性甲状腺機能低下症とよぶ．ほかに視床下部・下垂体が障害されることによって生じる中枢性甲状腺機能低下症（下垂体腫瘍や全脳放射線照射後）がある．

【病態・病因】 最も一般的なのが自己免疫疾患である慢性甲状腺炎（橋本病）である．甲状腺ホルモンは中枢神経系の活動に不可欠であるので，その低下により種々の身体症状に加えて精神症状，なかでも認知機能の低下やうつ状態をきたす．特に中高年以降の患者ではほかの精神・神経疾患と誤診されやすい．

次に多いのは，バセドウ病に対する放射性ヨード治療や外科手術施行が原因で起きるものである．抗甲状腺薬の長期投与でもまれにみられる．双極性障害を併発している患者へのリチウム投与で進行する場合がある．ほかにクレチン病や中枢性甲状腺機能低下症，あるいは甲状腺ホルモン不応症がある．こうしたものが疑われる場合は専門医に紹介する．以下，橋本病を中心に述べる．

【疫学】 最も頻度が高いものは橋本病であり，中年から高年齢層に多く，男女比は1：10〜20と女性に多く発症する．

【経過・予後】 橋本病を代表として甲状腺機能低下症は，生涯にわたり甲状腺ホルモン製剤の補充を必要とする疾患である．しかし橋

本病の治療経過中に血中抗甲状腺抗体価が低くなった場合には，甲状腺機能が回復することがある．一方，甲状腺機能低下が悪化し，意識障害に低体温，呼吸・循環不全，また低Na血症などをきたす粘液水腫性昏睡は，生命にかかわるので注意が必要である．

### 診断のポイント

精神症状・行動特徴として無気力，無表情，易疲労感，集中力の低下，記憶力低下，発語の減少，口調の遅さ・動作の緩慢化などがあり，高齢者の場合，一見アルツハイマー病やほかの認知症と間違われる．女性では自律神経失調症や更年期障害と紛らわしい場合がある．重症化すると幻覚が現れたりする．身体症状として，眼瞼浮腫，便秘，脱毛，皮膚の乾燥（夏でも汗をかかない），嗄声，寒がり，体重増加などの特徴を示す．日頃から「甲状腺機能低下症の可能性はないか」と疑うことが大切である．

検査所見として遊離 $T_4$ の低値および TSH 高値を確認する．橋本病の場合，抗甲状腺抗体（TPO 抗体または Tg 抗体）が陽性となる．一般に甲状腺機能低下ではコレステロール高値，クレアチンホスホキナーゼ高値を示す．ただし軽度の機能低下の場合，血中遊離 $T_4$，$T_3$ 値は正常範囲内で，TSH 値のみが上昇することがあり，注意が必要である．

慢性の消耗性疾患や飢餓状態に代表される非甲状腺疾患による低 $T_3$ 症候群では，$T_3$ 値は低下するものの TSH 値は正常，抗甲状腺抗体は認められない．

### 治療方針

#### A. 治療方針の概要

甲状腺機能低下症の治療はまず甲状腺ホルモンの投与を行い，甲状腺機能を正常化させる．それに伴い種々の症状は軽快・消失する．

#### B. 薬物療法

基本的には甲状腺ホルモン剤（$T_4$ 製剤）で治療を行う．少量から始め，遊離 $T_3$，遊離 $T_4$，TSH 値を参考にして2週間間隔で 12.5〜25 $\mu$g ずつ増量し，TSH 値が正常になるように維持量を決定する．不安焦燥が強いときはベンゾジアゼピン系薬剤などを追加して様子をみてもよい．甲状腺ホルモン剤の過量投与に注意する．

**処方例** 下記を用いる．
1) チラーヂンS錠（25 $\mu$g） 1回1錠 1日1回 朝食後

不安焦燥が強いときに，2) を追加する．

2) ワイパックス錠（0.5 mg） 1回1/2〜1錠 1日2回 朝・夕

#### C. 心理・社会的療法

甲状腺機能が正常化しても種々の精神，身体症状が残存している場合は，甲状腺機能低下症によるものではないことを説明する．特に橋本病の場合，甲状腺ホルモン剤を一生継続して服用しなければならないので，患者の負担感への配慮は時として大切である．

#### D. 難治症例・家族への対応

薬物治療で甲状腺機能は正常化するが，ホルモン剤を服用していると本人が申告していても正常化しない場合，実際に服用されているか確認する必要がある．特に高齢者の場合，甲状腺機能低下の症状として記憶力低下があるので家族の協力が必要となる．

#### E. 併存疾患

更年期障害やうつ病では甲状腺機能低下症のオーバーラップに注意する．また，双極性障害患者ではリチウム投与により，本症が誘発されることがしばしばある．男性より女性に多く，治療開始後2年間に発症する危険性が高い．TSH 値の上昇の有無のチェックは必要である．ほかの自己免疫疾患として SLE や悪性貧血，シェーグレン症候群なども合併することがある．

### ■患者・家族説明のポイント

甲状腺ホルモン剤による治療はあくまでも補充療法であり，不足したホルモンを補うだけということを強調しておく．いわゆる「ホルモン療法」とは異なることを説明する．

ほかに内分泌疾患で精神・神経症状を呈するものを簡単に挙げる．

## 1. 副腎皮質刺激ホルモン（ACTH）分泌低下症

下垂体あるいは視床下部の病変によるACTH分泌低下によりコルチゾール減少をきたす病態である．全身倦怠感，易疲労感，食欲不振を主訴とすることが多いので，うつ病や神経性食欲不振症との鑑別を要す．

## 2. 副腎疾患

クッシング症候群あるいはクッシング病で血中コルチゾールの高値が長期間持続すると，高血圧や糖尿病のリスクが増大し，満月様顔貌や中心性の肥満，水牛肩，低K血症の合併，またうつ症状や幻覚を含む精神障害が起こる場合がある．アルコールの長期飲用者でも本症と同様の所見を示すことがあり，偽性クッシング病とよばれる．また外因性にステロイドの大量投与中に，二次性に躁病様の症状をきたすことがある．

アジソン病では慢性の血中コルチゾール低下により体重減少，血圧低下，低血糖や低Na血症などとともに，精神症状として不安感，脱力感，疲労感，性欲低下，食欲低下など不定愁訴をきたす．そのため精神疾患との鑑別が必要となる．手掌や口腔内など日光にさらされていない部分の色素沈着が特徴的である．

## 3. 副甲状腺疾患

副甲状腺機能低下症は副甲状腺ホルモンの作用低下により，低Ca・高リン血症をきたし，テタニー，しびれなどの症状をもたらす．てんかん発作との鑑別が必要であるが，徐々にCa濃度の低下をきたしている場合はテタニーなどの筋症状があらわれないことがある．一方，高Ca血症の原因疾患として最も頻度が高いのは副甲状腺機能亢進症である．非特異的症状が多く，放置される場合がほとんどである．高Ca血症に食欲不振，いらいら，倦怠感，集中力低下，頭痛などに骨粗鬆症や尿管結石，膵炎や十二指腸潰瘍を伴っている場合は本症を疑う．

### 参考文献

1) Goebel-Fabbri A, Musen G, Levenson JL: Endocrine and Metabolic Disorders. Levenson JL (ed): The American Psychiatric Publishing Textbook of Psychosomatic Medicine: Psychiatric Care of the Medically Ill. pp 503-524, The American Psychiatric Publishing, 2010
2) 河合啓介：甲状腺機能亢進症．久保千春，中井吉英，野添新一（編）：現代心療内科学．pp 400-405，永井書店，2003
3) 日本甲状腺学会ホームページ：甲状腺疾患診断ガイドライン．http://www.japanthyroid.jp/doctor/guideline/japanese.html

# 皮膚の心身症
psychosomatic diseases of skin

羽白　誠　はしろクリニック・院長（大阪）

### 疾患概念

【定義・病型】　皮膚科の心身症に関する明確な定義はないが，皮膚疾患で心理・社会的，精神的要因と関連のあるものを広い意味で皮膚科心身症という．

【病態・病因】　病態はKooらにより大きく4つに分けられている．

1) 狭義の心身症：皮膚症状が心理・社会的要因で寛解増悪するものをいう．アトピー性皮膚炎〔心身症，DSM-5では他の医学的疾患に影響する心理的要因〕や慢性じん麻疹（心身症）などである．
2) 一次性精神疾患：精神疾患であるが皮膚に関する症状がみられるものをいう．皮膚寄生虫妄想や抜毛癖（DSM-5では抜毛症），自傷性皮膚炎（皮膚むしり症）などである．精神科的には妄想性障害や強迫性障害などである．

3) 二次性精神疾患：皮膚疾患があるために精神疾患を生じているものをいう．アトピー性皮膚炎があるためにうつ状態や不安障害などになる場合をいい，広い意味で適応障害に当たるものである．
4) 皮膚粘膜感覚異常症：皮膚や粘膜に病変がないのに感覚の異常を訴えるものである．精神科的には妄想性障害の身体型や身体表現性障害(DSM-5では身体症状症)に当たる．

これらの4つのうち，1と3は併存することが多く，アトピー性皮膚炎(心身症)でそれによるうつ状態などを呈する症例は多い．

【疫学】 皮膚科の心身症は疫学的なものはほとんどない．アトピー性皮膚炎で心身症を呈するのは10-30%くらいだと思われる．

【経過・予後】 狭義の心身症においてはきっかけとなる心理・社会的要因が存在し，その後心身症の病態が持続することが多い．心理・社会的要因が除去されたりとらえ方が変わったりすれば改善する．一次性精神疾患は妄想性障害や強迫性障害などによるものが多いため，経過は長い．二次性精神疾患は皮膚症状が改善すると軽快することが多く，短期的なケースも多い．皮膚粘膜感覚異常症は妄想性障害や身体表現性障害のため経過は長い．

## 診断のポイント

狭義の心身症は皮膚症状の変化が心理・社会的要因と関連があるかどうかをみる．一次性精神疾患は発疹の形状や分布などから既知の皮膚疾患にはない人工的な発疹であることで判断ができる．二次性精神疾患は皮膚疾患をどのようにとらえているかを理解することによって診断ができる．皮膚粘膜感覚異常症は発疹がないこと，もしくは発疹にそぐわない感覚を訴える点で診断ができる．

## 治療方針

### A. 治療方針の概要

狭義の心身症は心理・社会的要因とのつきあい方や，ストレス軽減策を探していく．一次性精神疾患はそれぞれの病態に応じた向精神薬による治療が主体となるが，一部には精神療法も用いる．二次性精神疾患は皮膚疾患のつらさを支えるとともに状況によって向精神薬を用いる．皮膚粘膜感覚異常症は抗精神病薬を主に用いる．

### B. 薬物療法

皮膚寄生虫妄想では少量の非定型抗精神病薬を，抜毛癖ではSSRIや抗てんかん薬を，自傷性皮膚炎は少量の非定型抗精神病薬や抗てんかん薬を用いる．二次性精神疾患では抗うつ薬や抗不安薬を用いる．皮膚粘膜感覚異常症では少量の非定型抗精神病薬を用いる．

### C. 心理・社会的療法

狭義の心身症や二次性精神疾患では支持療法や認知行動療法を用いてストレスを解決あるいは軽減させる．激しい掻破や抜毛癖などではセルフモニタリングやハビットリバーサルが有用である．

### D. 難治症例・家族への対応

小児の場合は家族の対応が重要である．激しい掻破や抜毛癖，自傷性皮膚炎などでは，大げさにとらえてはならない．冷静に指摘するのみとする．

### E. 併存疾患

一部の狭義の心身症や大部分の自傷性皮膚炎では境界性パーソナリティ障害が多い．

■患者・家族説明のポイント
・皮膚科領域で向精神薬を使う場合，上記のような病態を説明し，向精神薬を用いたほうがよいことを説明する．また用量も大抵は精神科領域より少ないことも伝えておく．

### 参考文献

1) Koo JY, Do JH, Lee CS: Psychodermatology. J Am Acad Dermatol 43: 848-853, 2000
2) 羽白 誠：薬物療法―その適応と実際．Visual Dermatology 4: 467-471, 2005

# 神経・筋肉系の心身症
*psychosomatic diseases of the neuromuscular system*

金光芳郎　福岡歯科大学・心療内科学

## 疾患概念
**【定義・病型】**　神経・筋肉系の心身症として挙げうる疾患としては，自律神経系（起立性調節障害，多汗症，心因性発熱など），運動系（ジストニア，声帯けいれん，チックなど），感覚系（頭痛，耳鳴，めまい症）など多岐にわたる．それらの多くは神経・筋が関与する機能的な疾患であると同時に，緊張や心理的なストレスにより悪化することが知られ，また心理的アプローチや心理・生理学的治療法が有効な疾患でもある．

**【病態・病因】**　遺伝的素因を含む器質的な要因が関与する疾患，例えば DYT 遺伝子群が関連するジストニアなどにおいても，心理的ストレスを契機に発症・増悪する症例があり，辺縁系と感覚運動回路の相互作用としてとらえられている．また自律神経系・感覚系の症状においては，その多くに心理的ストレスなどによる交感神経系の亢進の影響がみられる．抑うつに関連する身体症状においては，うつ症状としての感覚閾値の低下や自律神経系への影響が関与すると考えられる．

## 診断のポイント
器質的な要因を含めた正確な病態の把握を行う．前面にある器質的・機能的障害の診断とともに，心理・社会的な背景を十分に聴取していく．病歴上，明らかに，発症や増悪に関連した心理・社会的背景が認められる場合もあるが，患者自身が心因の関与を意識していないことも多く，治療の経過においても症状の詳細な聴取や検討を行っていく．心理治療が効果を上げるのと並行して身体症状が改善するなど，心理的な状況と関連した病状の推移がみられて，心身相関がより明らかになることがある．

## 治療方針
### A. 治療方針の概要
器質的・機能的病態と症状に対応した原因治療や対症療法を十分に行ないながら，心理的側面に配慮した，環境調整を含む心理療法，心理・生理学的治療法を組み合わせて治療を行っていく．

### B. 薬物療法
原因治療および対症療法としての薬物療法を行う．局所性ジストニアについては，ボツリヌス毒素の局注が選択肢となる（眼瞼けいれんおよび痙性斜頸については保険適用．その他は適用外）．片頭痛に対するトリプタン製剤や，本態性振戦に対する β ブロッカー，その他鎮痛薬や筋弛緩薬など，心因の関与が主でない場合と同様に，症状緩和のために有効な治療は必要に応じて積極的に行う．心理的緊張が症状を増悪させている場合には状態に応じて抗不安薬を処方するが，漫然と投与するのではなく，症状のセルフコントロールを目標として調整していく．抗うつ薬は，抑うつ症状としての神経系症状（頭重，めまい，耳鳴など）に対してのみならず，心理的ストレッサーの軽減や，慢性化した症状による悪循環の緩和に奏効することがある．抗うつ薬の選択・用量としてはうつ病に対する処方と基本的には同様であるが，少量処方が有効な場合もある．

### C. 心理療法
対症療法と並行して，心理面に十分配慮した治療を行う．症状そのものによるストレスや症状へのこだわりが悪循環的に持続・増強因子となっていることがしばしばあり，病態や治療に関する十分な説明を行って，症状に対する必要以上の不安を軽減させるとともに，治療経過の見通しを共有する．症状の悪化要因となるような生活習慣については指導を行う．増悪要因となっている心理的因子や家庭・職場などの対人関係について，対処法の検討や環境調整を行っていく．

## D. 心理・生理学的治療法

　筋緊張が症状の原因になっている斜頸・書痙・緊張型頭痛などでも，患者が原因筋の緊張に気づかず拮抗的緊張の悪循環にあることがあり，筋電位のバイオフィードバック療法が症状のコントロールにしばしば有効である．また，血管性緊張（収縮）が増悪因子となる片頭痛などの場合には，末梢皮膚温のフィードバックを行う．自律訓練法（AT）は，筋緊張や皮膚温を改善するとともに，交感神経系の過緊張から来る症状の緩和のためにも有効である．

# リウマチ性疾患（関節リウマチ・線維筋痛症）
rheumatic disease, incl. rheumatoid arthritis (RA)・fibromyalgia (FM)

村上正人　国際医療福祉大学教授/山王病院・心療内科部長

## 疾患概念

【定義・病型】　リウマチ性疾患は関節，筋，筋膜，結合組織，内臓器官など，全身の広範部位の変性，炎症，あるいは代謝異常によって特徴づけられる数十の医学的診断を包括した疾患概念である．代表的なリウマチ性疾患は関節リウマチ（RA），全身性エリテマトーデス systemic lupus erythematosus（SLE），皮膚筋炎 dermatomyositis（DM），シェーグレン症候群，混合性結合織病 mixed connective tissue disease（MCTD）などである．それぞれに特異的な自己抗体が出現する（表1）．

　RAは多関節に滑膜の炎症と増殖を生じ，関節の変形と破壊をきたす全身性・消耗性の慢性疾患である．また通常の関節リウマチの病態に加え，血管炎，関節以外の内臓病変を認め，難治化して重篤な臨床病態を伴ったものを悪性関節リウマチ malignant RAとよび，特定疾患に認定されている．SLEは，蝶形紅斑や円板状皮疹などの皮膚症状を特徴とし，腎，皮膚，肺，脳など全身の臓器に障害が発生する妊娠可能な若い女性に多い自己免疫疾患である．

　一方，線維筋痛症（FM）は長期間持続する全身の筋肉や関節周辺の結合織の疼痛を特徴とするが，明確な器質的異常が認められない機能性慢性疼痛のモデル的疾患である．病態の特性からFMはリウマチ性疾患の1つとして扱われることが多い．FMには原発性（あるいは一次性）とRAなどの他のリウマチ性疾患，軸性骨格系疾患と合併して生じる続発性（あるいは二次性）FMがある．

　いずれの疾患も心身医学的な視点が必要であるが，本項ではRAとFMに絞って解説する．

【病態・病因】　RAは関節滑膜の増殖により多発関節炎が進行，寛解と再燃を繰り返しながら終局的には，骨破壊，拘縮，強直などの構造変形をきたす全身炎症性疾患である．RAでは家族内集積が約12%あり，白血球組織適合抗原のHLA-DR4が多く認められ

表1　代表的なリウマチ性疾患と自己抗体

| | |
|---|---|
| 関節リウマチ（RA） | リウマチ因子（RF，RAPA），抗CCP抗体 |
| 全身性エリテマトーデス（SLE） | 抗核抗体，抗ds-DNA抗体，抗Sm抗体，抗カルジオリピン抗体 |
| 皮膚筋炎（DM） | 抗核抗体，抗Jo-1抗体 |
| 強皮症（SSc） | 抗核抗体，Scl-70抗体 |
| 混合性結合織病（MCTD） | 抗核抗体，抗U1-RNP抗体 |
| シェーグレン症候群（SS） | 抗核抗体，抗SS-A，抗SS-B抗体 |

るところより，遺伝的関与は大きい．IL-1，IL-6，TNF-αなどの炎症誘発性サイトカインが病態形成に重要であり，その活性は感染，肉体的外傷，精神的ストレスによって刺激される．また発症と経過には過労，環境変化，病気や事故，精神的外傷体験などさまざまな情動ストレスとの関連性が論じられており，アレキサンダー（F. Alexander）の提唱した7つの心身症 seven holy diseases の1つでもある．

FMの病因は特定されていないが，筋や靱帯などの結合組織のれん縮や循環障害，中枢の痛みへの過敏性亢進，痛みとこれらの悪循環，全身のシステム障害などが考えられている．発症には遺伝，疾病や過労などの肉体的負荷，事故や手術など身体的外傷などのエピソードが認められ，中高年期女性に生じる性ホルモンの変動，内的環境の変化が関係するとされる．近年では中枢神経系の炎症説も浮上し，類縁疾患とされる慢性疲労症候群とともに筋痛性脳脊髄炎 myalgic encephalomyelitis（ME）と呼称する動きもある．FM患者には睡眠障害，頭痛，倦怠感，慢性的な疲労，過敏性胃腸障害などの全身性の愁訴が多く，機能性身体症候群 functional somatic syndromeの1つとして慢性疲労症候群，過敏性腸症候群，顎関節症などと同列に分類されている．

FMの病態は身体疾患から精神疾患にかけて幅広い様相を呈することからFMをスペクトラム障害の視点でとらえようとする考え方もある．

RA，FMとも心身相関がよく認められる疾患であり，一般的な医学的対応に加え心理状態を把握した全人的医療が望まれる疾患である．

【疫学】 RAは30-50歳代の発症が多く，男女比は1：3-4で女性に多く，わが国には約100万人の患者がいるとされる．FMについては厚生労働省の研究班による実態調査が行われ潜在患者は200万人で男女比は1：8-9，中高年の女性に多いが，実際の受診率は5％前後とみられている．

【経過・予後】 RAの病態は1年ほどで急速に進行する事例から5-10年の経過で進行する事例まで個人差が大きい．進行すると間質性肺炎，胸膜炎，心囊炎，心筋炎，貧血，腎障害，消化管出血などを併発し，食欲不振，体重減少，発熱，倦怠感，不安，抑うつなどの心身症状も伴って消耗性疾患の様相を呈してくる．重症度は関節の単純X線画像・周囲組織所見から Stage I-IV に分類する．近年はメトトレキサート（MTX）や生物学的製剤の早期導入により臨床的寛解を得て通常の社会生活も可能になるまで改善することも期待できるようになり隔世の感がある．

FMは基本的には機能性疾患であり炎症や器質的な変化を伴わないが，痛みや全身的な不調により QOL の低下が著しい．多種類の薬剤が使用されるが，治療に難渋し長期化，遷延化する症例も多く，過剰な安静や不動により二次的な関節の拘縮や変形をきたして歩行障害などの後遺症を残すこともある．

【診断のポイント】

RAについては診察で関節の炎症や腫脹，変形を評価，CTやMRI，関節超音波検査などの関節画像や血液学的検査などの結果を合わせて診断を行う．血液検査で白血球や血小板の増加や，RF（リウマチ因子），抗CCP抗体（抗シトルリン化ペプチド），CA-RF（抗ガラクトース欠損IgG抗体）などの自己抗体がみられ，CRP上昇，ESR亢進，MMP-3（マトリックスメタロプロテアーゼ-3）などは活動性の指標となる．2010（平成22）年8月に米国リウマチ学会（ACR）と欧州リウマチ学会（EULAR）により診断基準が23年ぶりに改訂された（表2）．

FMについては全身の筋肉系の痛みを訴えるが関節の腫脹や変形は認めず，臨床検査でも炎症所見，自己免疫機序がなく関節の画像でも異常を認めない．倦怠感や胃腸症状など多彩な不定愁訴も訴えるが症状を裏づける客

表2 関節リウマチのACR/EULAR診断基準（2010年）

① 関節浸潤（0-5点）
② 抗体検査（RFまたは抗CCP抗体）（0-3点）
③ 炎症反応（CRPまたはESR）（0-1点）
④ 症状持続期間が6週間未満（0-1点）
合計6点以上でRAと診断する．

表3 FM診断（予備）基準

① 広範囲の疼痛指標 widespread pain index（WPI）が7か所以上当てはまり，症状の重症度 symptom severity（SS）スコアが5以上となった場合，あるいは，WPIが3-6か所でSSスコアが9以上となった場合．
② これらの症状が少なくとも3か月以上続いていること．
③ 疼痛を説明するほかの疾患がないこと．

〔Wolfe F, Clauw DJ, Fitzcharles MA, et al: The American college of rheumatology preliminary diagnostic criteria for fibromyalgia and measurement of symptom severity. Arthritis Care Res (Hoboken) 62: 600-610, 2010より〕

観的所見に欠けることも多い．ACRが1990（平成2）年に分類基準 classification criteria を提唱，全身の疼痛が3か月以上持続し全身の18か所の圧痛点のうち11か所以上陽性であれば診断可能とした．実際はこれ以上の圧痛点を認め，触れるだけでも痛いというアロデニア allodynia を呈することも多い．2010年5月には新しい診断予備基準 preliminary diagnostic criteria が発表され，全身の痛みのみならず症状の重症度も加味されるようになった（表3）．

## 治療方針
### A. 治療方針の概要

RAについては早期診断が重要で，EBMに基づいて抗リウマチ薬（DMARDs），MTX，生物学的製剤を用いて治療を行う．当初より寛解を目標として疾患活動性の抑制，関節破壊の予防，社会生活の回復を目指した目標達成に向けた治療T2T：Treat 2 (to) Target が治療原則となっている．対症療法として非ステロイド系消炎鎮痛薬（NSAIDs），ステロイドなどを適宜用いる．関節の破壊や変化をきたさないように早期からリハビリテーションや理学療法を導入する．

FMに対してはNSAIDsやステロイドなどの一般的な鎮痛薬，抗炎症薬が奏効しないことも多く，抗うつ薬，抗けいれん薬などが使用される．抗うつ薬は疼痛を直接緩和する機序が考えられており，抑うつ作用も相まってFMの症状緩和に役立つ．

### B. 薬物療法
#### 1. RAに対する薬物療法
a. 疾患修飾性抗リウマチ薬（DMARDs）

関節破壊などRAの病勢を抑える薬剤としてメトトレキサート（リウマトレックス）の効果が確認されている．その他，サラゾスルファピリジン（アザルフィジン），ブシラミン（リマチル），レフルノミド（アラバ），ミゾリビン（ブレディニン），タクロリムス（プログラフ）があり，免疫抑制薬であるアザチオプリン（イムラン），シクロスポリン（ネオーラル）も効果が示されている．

b. 生物製剤

現段階で7種類の「分子標的薬」が開発されRA治療に画期的な進歩がみられている．インフリキシマブ（レミケード），アダリムマブ（ヒュミラ），エタネルセプト（エンブレル），ゴリムマブ（シンポニー）はTNF-αに対するモノクローナル抗体であり，トシリズマブ（アクテムラ）はIL-6レセプターに対する抗体，アバタセプト（オレンシア）はT細胞の活性化抑制作用を有する薬剤である．

#### 2. FMに対する薬物療法

三環系，SNRI，SSRIなどの抗うつ薬，抗けいれん薬のエビデンスレベルは高い．米国FDAはミルナシプラン（トレドミン），デュロキセチン，プレガバリンの3剤を認可，わが国ではデュロキセチン（サインバルタ），プレガバリン（リリカ）が保険適用を取得している．

**R 処方例** 下記のいずれかあるいは，適宜併用する．
1) リリカカプセル（75 mg）　1回1カプセル　1日2回　朝・夕食後
2) サインバルタカプセル（20 mg）　1回1カプセル　1日1回　朝食後

少量から開始し眠気，ふらつきなどの副作用，効果に考慮しながら加減，他剤への変更などを考慮する．アセトアミノフェンなどの鎮痛薬も有効ならば併用する．

また発作性の疼痛増強時には，緊急的な対応としてワクシニアウイルス接種家兎炎症皮膚抽出液（ノイロトロピン）やクロミプラミン（アナフラニール）の静脈内・点滴投与が有効である（保険適用外）．

RAなどに続発する二次性FMに対しても同様の対応を行う．

### C. 心理・社会的療法

リウマチ性疾患に不安，抑うつが加わると痛みは慢性疼痛化し，病態が修飾されて複雑化することが多いため早期からの心理的な介入が必要である．RA患者は，長期の闘病生活が強いられる不安や恐怖などの心理的負担感，関節の痛みや変形による日常生活の障害，外見の変化に対するひけめ，社会的活動性が制限されるなどの要因から人生や生活の質も損なわれやすい．生物学的製剤により治療効果は飛躍的に向上したが再燃や副作用への不安，経済的負担，QOL低下による心理的負担は大きい．

FMでは長期化して病態が悪化すると，二次的な筋肉の萎縮や関節の拘縮を招くこともあるため，有酸素運動を根気よく続けるなど，治療継続への動機を高めることが重要である．痛みの背景にある強迫的で完全主義的な思考や行動の特性を理解させ，生活習慣の見直し，感情の調整などをはかるようにする．

双方の疾患とも長期にわたる治療を支える心理的アプローチ，ストレス緩和のための生活指導や自己成長モデルからのアプローチが必須で，リラクセーション技法や認知行動療法を取り入れる．

### D. 難治症例患者・家族への対応

リウマチ疾患のような慢性疾患の患者は肉体的な負荷もさることながら，精神的なストレスが苦痛であることが多い．周囲の家族は心ない言葉や傷つける言動は避けて，患者の

**表4　RAとFM患者にみられる精神疾患の生涯発症率**

|  | Hudson et al. | | Walker et al. | | Arnold et al. | |
|---|---|---|---|---|---|---|
|  | FM, % | RA, % | FM, % | RA, % | FM, % | RA, % |
| ・精神障害 | (N=31) | (N=14) | (N=36) | (N=33) | (N=78) | (N=40) |
| ・大うつ病性障害 | 71 | 14 | 86 | 31 | 62 | 28 |
| ・双極Ⅰ型 | 0 | 0 | NA | NA | 1 | 0 |
| ・双極Ⅱ型 | 0 | 0 | NA | NA | 12 | 0 |
| ・何らかの不安障害 | 26 | 0 | NA | NA | 60 | 25 |
| ・パニック障害 | 23 | 0 | 47 | 12 | 28 | 8 |
| ・心的外傷後ストレス障害 | NA | NA | NA | NA | 23 | 5 |
| ・全般性不安障害 | NA | NA | 33 | 15 | 5 | 8 |
| ・社会恐怖 | NA | NA | NA | NA | 21 | 5 |
| ・強迫性障害 | 6 | 0 | 14 | 0 | 6 | 0 |

Data from Hudson et al., Walker et al., and Arnold et al.
Abbreviations: FM = fibromyalgia, RA = rheumatoid arthritis, NA = not assessed.
〔Arnold LM: Management of fibromyalgia and comorbid psychiatric disorders. J Clin Psychiatry 69 (suppl 2): 14-19, 2008 より〕

努力や積極性を評価し引き出すような言葉がけに努める．特に FM では，自覚的な疼痛症状が強度であるにもかかわらず客観的な所見に欠けるため，なかなか患者の苦痛が理解されにくい．時に転換障害の診断で患者の苦悩がディスカウントされることもあり，注意が必要である．孤立しがちな患者の生きがいを支える家族や友人のサポートが得られるように支援することも重要である．

### E. 併存疾患

リウマチ性疾患では長い経過のなかで不安障害や気分障害を伴うことが多く，対応に苦慮することもある．特に RA では自己に対する否定的な感情，自信の喪失，無力感を抱きやすく，焦燥感，意欲や集中力の低下，興味や関心の喪失などが認められることも多い．

FM は天候・温度・気圧・湿度などの環境変化，肉体負荷・労働・睡眠状態などの身体的ストレス，生活や対人交流上のトラブル・感情のもつれなどの精神的ストレス，強迫性や完全性などの性格的特性などが関係するため，精神疾患との comorbidity も論じられている．FM 患者の 71% にうつ病の既往があり（64% の患者が発症 1 年以上前にうつ病を経験），関節リウマチ患者の 13% に比較して有意に高いとの報告もあり（表4），双極性障害やその他の不安症との comorbidity も意識しておく必要がある．

### 参考文献

1) Wolfe F, Clauw DJ, Fitzcharles MA, et al：The American college of rheumatology preliminary diagnostic criteria for fibromyalgia and measurement of symptom severity. Arthritis Care Res（Hoboken）62：600-610, 2010
2) Arnold LM：Management of fibromyalgia and comorbid psychiatric disorders. J Clin Psychiatry 69（suppl 3）：14-19, 2008
3) 日本線維筋痛症学会（編）：線維筋痛症診療ガイドライン 2013. 日本医事新報社, 2013

# 頭痛
*headache*

**吉内一浩** 東京大学大学院准教授・ストレス防御・心身医学

## 疾患概念

**【定義・病型】** 頭痛の分類として現在広く普及しているのは，国際頭痛学会によるもので，『The International Classification of Headache Disorders, 3rd edition（beta version）』（国際頭痛分類第3版 beta 版，ICHD-3β）が，2013 年に公開され，日本語版が 2014 年に刊行された．ICHD-3β は，基本的に ICHD-Ⅱ の分類を踏襲する形で，頭痛を一次性頭痛（ICHD-Ⅰ の機能性頭痛），二次性頭痛（ICHD-Ⅰ の症候性頭痛），有痛性脳神経ニューロパチー，他の顔面痛およびその他の頭痛の 3 つに大きく分類し，さらに 14 のグループ分類が存在する．一次性頭痛は頭痛の原因となる基礎疾患が存在しないものであり，片頭痛，緊張型頭痛，三叉神経・自律神経性頭痛（TACs）（ICHD-Ⅱ では，「群発頭痛およびその他の三叉神経・自律神経性頭痛」と記載されていた）などが含まれる．これらのなかでも特に頻度の高い，緊張型頭痛や片頭痛は代表的な心身症と考えられている．緊張型頭痛はその頻度からさらに稀発反復性，頻発反復性，慢性の 3 つに分類されている（表1）．片頭痛は 6 つのサブタイプに分類されているが，ICHD-Ⅱ からの変更点として，ICHD-3β では，慢性片頭痛がサブフォームからサブタイプに掲載され，「前兆のない片頭痛」や「前兆のある片頭痛」と同レベルの頭痛カテゴリーとして扱われている．さらに，前兆のある片頭痛は 4 つのサブフォームに分類されているが，「典型的前兆を伴う片頭痛」が代表的である（表2）．

**【病態・病因】** 緊張型頭痛の病態生理はいまだ明らかにはなっていないが，緊張型頭痛患

表1 国際頭痛分類第3版 beta 版(国際頭痛学会)による緊張型頭痛の診断基準

| 稀発反復性緊張型頭痛 | 慢性緊張型頭痛 |
|---|---|
| A. 平均して1か月に1日未満(年間12日未満)の頻度で発現する頭痛が10回以上あり,かつB-Dを満たす<br>B. 頭痛は30分-7日間持続する<br>C. 以下の4つの特徴のうち少なくとも2項目を満たす<br>　1. 両側性<br>　2. 性状は圧迫感または締めつけ感(非拍動性)<br>　3. 強さは軽度-中等度<br>　4. 歩行や階段の昇降のような日常的な動作により増悪しない<br>D. 以下の両方を満たす<br>　1. 悪心や嘔吐はない<br>　2. 光過敏や音過敏はあってもどちらか一方のみ<br>E. ほかに最適な ICHD-3 の診断がない<br>**頻発反復性緊張型頭痛**<br>A. 3か月を超えて,平均して1か月に1-14日(年間12日以上180日未満)の頻度で発現する頭痛が10回以上あり,かつB-Dを満たす<br>B-E. 稀発性反復性緊張型頭痛に同じ | A. 3か月を超えて,平均して1か月に15日以上(年間180日以上)の頻度で発現する頭痛で,B-Dを満たす<br>B. 数時間-数日間,または絶え間なく持続する<br>C. 以下の4つの特徴のうち少なくとも2項目を満たす<br>　1. 両側性<br>　2. 性状は圧迫感または締めつけ感(非拍動性)<br>　3. 強さは軽度-中等度<br>　4. 歩行や階段の昇降のような日常的な動作により増悪しない<br>D. 以下の両方を満たす<br>　1. 光過敏,音過敏,軽度の悪心はあってもいずれか1つのみ<br>　2. 中等度-重度の悪心や嘔吐はどちらもない<br>E. その他の疾患によらない |

〔日本頭痛学会・国際頭痛分類委員会(訳):国際頭痛分類第3版 beta 版.医学書院,2014 より〕

者において頭蓋周囲筋の圧痛が健常者よりも頻度が高いことなどから末梢性のメカニズムの関与が考えられる一方で,慢性緊張型頭痛の患者において疼痛閾値が低下していることから,中枢性のメカニズムの関与もあるものと考えられ,さまざまな異常が推定されている.

片頭痛の病態生理としては,血管説,神経説,三叉神経説などの説が唱えられているが,いまだ未解明な点が多い.また,セロトニン系の役割も近年注目されている.

さらに後述のように,これらの一次性頭痛の発症や経過には心理的ストレスなどの心理・社会的因子が関与することが示されてきている.

**【疫学】** 緊張型頭痛は一次性頭痛のなかでも最もよくみられるもので,生涯有病率は30-78%とされている.罹患率は男性より女性が高く,性比は男性:女性で1:1.5である.発症は10歳代が多いが罹患率は30歳代が最も高い.

片頭痛は,全頭痛患者の15%を占めるとされており,生涯有病率は,12-28%とされている.罹患率は,女性は男性の2-3倍と考えられており,家族歴を有することが多い(40-50%)ことが特徴的である.罹患率は,30歳代が多い.また,前兆を伴う片頭痛よりも伴わない片頭痛のほうが頻度が高い.

**【経過・予後】** 緊張型頭痛および片頭痛ともに,反復性の疾患であり,適切な治療を行わないと慢性化する危険性がある.また,片頭痛の場合,脳血管障害の危険因子とされ,注意を要する.

**診断のポイント**

『心身症の診断・治療ガイドライン2006』のなかの「緊張型頭痛」と「片頭痛」の章に従うが,まず,緊張型頭痛および片頭痛ともに診断は,前述のICHD-Ⅱに従う.その際,明らかに頭痛の原因のある二次性頭痛を鑑別・除外することが重要である.また,片頭

**表2 国際頭痛分類第3版 beta 版による片頭痛の診断基準**

**前兆のない片頭痛 migraine without aura**
- A. B-D を満たす発作が5回以上ある
- B. 頭痛の持続時間は 4-72 時間(未治療もしくは治療が無効の場合)
- C. 頭痛は以下の4つの特徴の少なくとも2項目を満たす
  1. 片側性
  2. 拍動性
  3. 中等度-重度の頭痛
  4. 日常的な動作(歩行や階段昇降などの)により頭痛が増悪する,あるいは頭痛のために日常的な動作を避ける
- D. 頭痛発作中に少なくとも以下の1項目を満たす
  1. 悪心または嘔吐(あるいはその両方)
  2. 光過敏および音過敏
- E. ほかに最適な ICHD-3 の診断がない

**前兆のある片頭痛 migraine with aura**
- A. B および C を満たす発作が2回以上ある
- B. 以下の完全可逆性前兆症状が1つ以上ある
  1. 視覚症状
  2. 感覚症状
  3. 言語症状
  4. 運動症状
  5. 脳幹症状
  6. 網膜症状
- C. 以下の4つの特徴の少なくとも2項目を満たす
  1. 少なくとも1つの前兆は5分以上かけて徐々に進展するかまたは2つ以上の前兆が引き続き生じる(あるいはその両方)
  2. それぞれの前兆症状は 5-60 分持続する
  3. 少なくとも1つの前兆症状は片側性である
  4. 前兆に伴って,あるいは前兆発現後60分以内に頭痛が発現する
- D. ほかに最適な ICHD-3 の診断がない.または,一過性脳虚血発作が除外されている

**慢性片頭痛 migraine without aura**
- A. 緊張型頭痛様または片頭痛様の頭痛(あるいはその両方)が月に15回以上の頻度で3か月を超えて起こり,B と C を満たす
- B. 「前兆のない片頭痛」の診断基準 B-D を満たすか,「前兆のある片頭痛」の診断基準 B および C を満たす発作が,合わせて5回以上あった患者に起こる
- C. 3か月を超えて月に8日以上で以下のいずれかを満たす
  1. 「前兆のない片頭痛」の診断基準 C と D を満たす
  2. 「前兆のある片頭痛」の診断基準 B と C を満たす
  3. 発症時には片頭痛であったと患者が考えており,トリプタンあるいは麦角誘導体で改善する
- D. ほかに最適な ICHD-3 の診断基準がない

〔日本頭痛学会・国際頭痛分類委員会(訳):国際頭痛分類第3版 beta 版.医学書院,2014 より〕

痛の診断にあたっては,鎮痛薬やエルゴタミン製剤を連用,乱用することによって生じる薬物乱用頭痛(表3)の存在も念頭におくことが強調されている.次に,「心身症」としての病態評価を行うが,この点に関しては,日本心身医学会の指針にある「心身症とは,身体疾患の中で,その発症や経過に心理・社会的因子が密接に関与し,器質的ないし機能的障害が認められる病態.ただし,神経症やうつ病など,他の精神障害に伴う身体症状は除

## 表3 国際頭痛分類第3版 beta 版による薬物(注1)乱用頭痛の診断基準

A. 以前から頭痛疾患をもつ患者において，頭痛は1か月に15日以上存在する
B. 1種類以上の急性期または対症的頭痛治療薬を3か月を超えて定期的に乱用している
C. ほかに最適な ICHD-3 の診断がない

注1：エルゴタミン，トリプタン，単純鎮痛薬，アセトアミノフェン，アセチルサリチル酸，オピオイドなどの各薬物がリストアップされている．

〔日本頭痛学会・国際頭痛分類委員会(訳)：国際頭痛分類第3版 beta 版．医学書院，2014 より〕

---

外する」という定義を用いて行う．頭痛症状が心理・社会的因子と密接な関連をもつと考えられる例としては，「発症前または発作の頻度が増加する前にストレスとなる大きなできごと（ライフイベント）があった（例：失業，家族の死，破産，結婚など）」，「発作の頻度または強さが増加する前に日常のストレスが強かった（例：多忙な仕事，家庭内不和，近隣の騒音など）」などがある．また，片頭痛と心理的ストレスの関連で特徴的なこととしては，頭痛の発作が心理的ストレスから数日間のインターバルをおいて出現することが多いとされていることである．

## 治療方針

### A. 治療方針の概要

一次性頭痛の治療としては，大きく発作急性期と間欠期における予防治療に大別される．急性発作期の治療に関しては，薬物療法が中心となり，緊張型頭痛では非ステロイド性抗炎症薬(NSAIDs)，片頭痛ではトリプタン製剤，NSAIDs を中心とした鎮痛薬，エルゴタミン製剤，制吐薬などが使用される．

発作急性期以外の予防的治療としては，緊張型頭痛では有効な薬物療法が存在しないので，まず日常生活上の増悪因子の除去や歯科的異常，視力矯正の不適合などの是正を行うことが挙げられる．片頭痛では，患者ごとに明らかな誘発因子（チョコレート，赤ワイン，ポートワイン，チーズ，柑橘類，ナッツ，乳製品，コーヒー，紅茶，中華料理などのグルタミン酸を含む食品）の除去を行うが，効果が十分でない場合には薬物を使用する．薬物としては，塩酸ロメリジン，ジヒドロエルゴタミンメシル酸塩，ジメトチアジンメシル酸塩，バルプロ酸ナトリウム（デパケン）が適用となっているが，三環系抗うつ薬，内因性交感神経作動性でない β 遮断薬の効果も報告され，使用されている．

緊張型頭痛，片頭痛ともに，前述の治療では効果が不十分である場合，特に頓用薬の使用が頻回である場合には，自律訓練法(表4)のような心身医学的治療法を中心とした非薬

## 表4 自律訓練法の実施方法

- 背景公式：「気持ちが落ち着いている」
- 第一公式(重感練習)：「右腕が重たい」「左腕が重たい」「右脚が重たい」「左脚が重たい」
- 第二公式(温感練習)：「右腕が温かい」「左腕が温かい」「右脚が温かい」「左脚が温かい」
- 第三公式(心臓調整練習)：「心臓が静かに規則正しく打っている」
- 第四公式(呼吸調整練習)：「楽に呼吸をしている」
- 第五公式(腹部温感練習)：「おなかが温かい」
- 第六公式(額部涼感練習)：「額が心地よく涼しい」

(消去動作)両手を握り，少し力を入れて5,6回強く曲げ伸ばしをし，続いて大きく背伸びをしながら2,3度深呼吸を行い，最後に目を開ける．消去動作を行うのは，自律訓練法施行中は副交感神経系の活動が亢進しているため，起立性低血圧を起こしたり，筋肉に力が入りにくかったりする可能性があるからである．

物療法による積極的な予防療法を考慮する必要がある．心身医学的治療法には，2つの側面があると考えられる．1つは，前述したように，発症および症状の持続に心理・社会的因子が関与している可能性が強いので，この部分への介入を行うことにより，症状の持続因子を除去し，症状を軽減させるという側面である．もう1つは，痛みに対する対処法の習得により，痛みによって引き起こされている社会生活への悪影響（頭痛により活動が障害されてしまうことなど）の軽減をはかることである．いずれにしても，両者に共通する事柄としては，セルフコントロールの習得ということがある．

### B. 薬物療法

#### 1. 緊張型頭痛

**R 処方例** 発作急性期には，下記1)～3)のいずれかを用いる．

1) アスピリン末　1回500～1,000 mg　頓用
2) アセトアミノフェン末　1回500 mg　頓用
3) ポンタールカプセル（250 mg）　1回1錠　頓用

予防的治療には，下記4)～6)のいずれかを用いる．

4) テルネリン錠（1 mg）　1回1錠　1日3回
5) ミオナール錠（50 mg）　1回1錠　1日3回
6) エチゾラム錠（0.25 mg）　1回2～4錠　1日3回

#### 2. 片頭痛

**R 処方例** 発作急性期には，下記1)～6)のいずれかを用いる．

1) アスピリン末　1回500～1,500 mg　頓用
2) マクサルト錠（10 mg）　1回1錠　頓用
3) イミグラン錠（50 mg）　1回1錠　頓用（皮下注射薬，点鼻薬あり）
4) ゾーミッグ錠（2.5 mg）　1回1錠　頓用
5) レルパックス錠（20 mg）　1回1錠　頓用
6) アマージ錠（2.5 mg）　1回1錠　頓用

予防的治療には，下記7)～9)のいずれかを用いる．

7) ミグシス錠（5 mg）　1回1～2錠　1日2回
8) デパケンR錠（100 mg）　1回2～4錠　1日2回
9) インデラル錠（10 mg）　1回2～6錠を2～3回に分けて投与

### C. 心理・社会的療法

専門的な心身医学的治療法としては，リラクセーション法，認知行動療法，バイオフィードバックなどの方法がある．緊張型頭痛および片頭痛ともに，心理療法に関するメタ分析で，リラクセーション法，認知行動療法，バイオフィードバックのすべてについて有効であると報告されている．さらに，緊張型頭痛では，三環系抗うつ薬とリラクセーション法を含むストレスマネジメントの併用は，それぞれの単独療法よりも有効であったとの報告もある．重要なことは，まず，心理・社会的因子の関与も含めた疾患の病態生理および生活指導を含めた治療の説明を行い（患者教育），患者の生活様式に合わせて継続可能な治療の方法をともに考えることが重要である．また，日常生活上での隠れた増悪因子を同定するために，日記形式の記録をつけることが望ましい（セルフモニタリング）．

### D. 難治症例・家族への対応

薬物療法だけでは，コントロールが難しい場合や，服用量・頻度の増加が認められる場合は，非薬物療法を試す価値があるので，心療内科などの専門科を受診することを勧める．

### E. 併存疾患

頭痛では，不安障害（⇒159頁）および気分障害（⇒105頁）の併存が多い．最近の研究では，緊張型頭痛の67％，片頭痛の59％，両

者の合併の69％で大うつ病(⇒110頁)を経験しており，頭痛患者全体の11％でパニック障害(⇒166頁)，12％で全般性不安障害(⇒178頁)を経験すると報告されている．

■**患者・家族説明のポイント**
・緊張型頭痛に関しては，姿勢が影響することがあり，うつむき姿勢を避けることと，高すぎない枕を選ぶことを伝える．
・片頭痛に関しては，チョコレート，アルコール，チーズなどの食物が引き金となる場合があり，関係がある場合には，避けることを伝える．
・鎮痛薬を頻用すると，かえって頭痛を招くことがあり，自己判断で一般用医薬品も含め，常用しないことを説明する．
・心理療法を中心とした非薬物療法が有効であることがあり，難治性の場合は心療内科などの専門科を受診するよう伝える．

**参考文献**
1) 吉内一浩，菊地裕絵，赤林 朗：緊張型頭痛．小牧 元，久保千春，福土 審(編)：心身症－診断・治療ガイドライン2006．pp 206-223，協和企画，2006
2) 坪井康次，端詰勝敬：片頭痛．小牧 元，久保千春，福土 審(編)：心身症－診断・治療ガイドライン2006．pp 226-248，協和企画，2006
3) 日本神経学会・日本頭痛学会(監修)：慢性頭痛の診療ガイドライン2013．医学書院，2013

# 精神科面接，診断と各種検査

**19**

面接への導入(予診)　696
面接の方法　700
特別な配慮が必要な患者との接し方　702
疾患診断　704
精神症状評価尺度　708
QOL 診断　711
ヘルピングスキルズでベストな結果を導く「SDM 診療手順」　713
脳波検査，脳磁図　715
脳画像検査　718
神経心理学検査　722
心理検査　727
睡眠ポリグラフィ　731

# 面接への導入（予診）
*intake interview*

村上伸治　川崎医科大学講師・精神科学
青木省三　川崎医科大学主任教授・精神科学

　精神疾患の診断においては，各種の臨床検査も大切であるが，まずは面接が重要であることは今も昔も変わりはない．そして，実際の臨床現場においては，正式な医師の診察（面接）の前に，予診（インテーク）が行われることが多い．予診とは，本診察に先立って，来院に至る大まかな現病歴と主訴，既往歴，家族歴，生活歴，アレルギー歴などの基本情報を聴取するものである．上手に聴取された予診は，診察を助けるだけでなく，診断や治療方針にも多くのヒントや示唆を与えてくれる．

## 問診表

　初診の場合，多くの医療機関が本人や家族にまずは「問診表」の記入をお願いしている．この問診表には多くの有益な情報が詰まっていることが多い．例えば，ある若い男性が本人1人で受診した．主訴の欄はミミズが這うような字でひとこと「苦しい」とだけ記載があり，ほかの欄は空白だった．この例の診断は結果的には境界性パーソナリティ障害だった．また，ある例では，主訴の欄には「仕事のストレス」とだけ記載があり，「ほかに困ることは何ですか？」の欄に「眠れない」とあり，最後の「何かほかに付け加えたいことなどがあったらお書きください」の欄に「過食，死にたい」と記載があった．最も重要な訴えが「主訴」となるとは限らない．まずは問診表を熟読して，どんな患者かを連想し，そのうえでどのように予診を行えばよいかを考えたい．受付の事務職員からも本人と家族の様子を聞いておきたい．それは非常に有益な情報である．

## 誰から話を聞くか

　予診の際には，待合室に向かって名前をよんでよび入れることになるが，誰から話を聴くかがまずは重要なこととなる．例えば，言動がおかしい息子を親が連れて来たような場合，親が本人の前で言動がおかしい様子を話すと本人が怒り出しかねないので，親は「親である私が先に話をさせてほしい」と思っていることが多い．一方，本人としては「親が先に入ったら，何を言われるかわからない」と思っていることが少なくない．そんな状況で，われわれが名前をよんだとしたら，本人と親が「俺が先に入る！」「いやお母さんが先よ！」などと言い合い，待合室で親子げんかが始まったりする．名前をよんだときに本人と家族がどのような反応を示したかは，つぶさに観察しておくべきである．

　名前をよんで，本人と家族が一緒に予診の部屋に入ってもらえるなら，まずはそれが一番よい．誰が入るかでもめたり躊躇したりしているようなら，「まずはご本人と家族の方が一緒に入っていただければと思います．ですが，順番に別々にお話を伺うこともできますよ」と伝えるのがよいだろう．別々の場合は本人を先にするべきである．

## 症例

　本人を差し置いて，両親が先に話をしたいと希望したため，ある研修医がまず母親だけに入ってもらって予診を始めた．すると，しばらくして待合室に座っていた本人が急に立ち上がり，「お前たち！　俺をヤクザに売り渡そうとしているな！　そうはいかないぞ！」と叫び始めた．

## 予診の初めにすること

　患者や家族を予診を行う部屋によび入れたら，まずは自己紹介し，予診というものについて説明することが必要である．患者や家族は，白衣を着た者が目の前に現れると，その者が自分を診察する担当医だと思ってしまいやすいからである．

　自己紹介をしたら，誰が本人であるか，一

緒に入って来た家族がそれぞれ誰であるのかを尋ねる．これを怠ると，母親が娘を連れて来たのだと思って話を聞いていたら，「あっ，担任の先生なんですか」とか，父親が息子を連れて来たのだと思っていたら，「あっ，会社の上司の方ですか」ということが起こりうる．予診室に入った人全員を1人ずつ，間柄を尋ねて同定する．待合室に残っている家族がいればそれも尋ねておく．本診察の際に，「そういえば，おじいちゃんも来られてるんですよね．ちょっと入っていただきましょう」という展開がありうるからである．

## 予診で確認すること

### A. 主訴

人物の同定が済んだら，主訴を尋ねる．問診表があるなら，「先ほど書いていただいたこの用紙には，〇〇と書かれていますが，詳しく教えていただけますか，いつからどのように困られるようになったのですか？」などと尋ねる．紹介状があるなら，紹介状の概要を説明したうえで尋ねるのがよいだろう．筆者は「今までのこと？　すべて紹介状に書いてあるんでしょ？　読んでないんですか？」と言われたことがある．

尋ねる側としては，家族歴，家族構成，生育歴，生活歴，既往歴などを聞いたうえで，主訴と現病歴を聞くと理解しやすい．だが，話す側としてはその順番では話しにくい．やはりまずは主訴と現病歴からが話しやすいだろう．現病歴を話していると，途中で家族の話が出てくるので，そのときに家族構成や家族歴を尋ね，そのあとに既往歴や生活歴，アレルギー歴などを聴取するのがスムーズであろう．

### B. 現病歴

主訴に続いては，まずは患者・家族が話す現病歴をそのまましばらく，話を遮らずに傾聴するのがよいだろう．予診においてもすでに精神療法は始まっており，われわれが患者に信頼感を得る（ラポールを形成する）ことも予診の重要な役割であるからである．最近の話やかなり過去の話が錯綜しながら話されることが多いので，紙に数直線でも引き，そこに年表のように書き入れながら話を聴くのが1つの方法である．これは，話を聴く者が何とか話を理解しようとして工夫していることを示すことにもなる．

話が要領を得ないと，こちらもついつい「尋ねたことだけ答えてください」と言いたくなるが，まとまらない訴え自体が連合弛緩や思考制止，不安などの症状であるので，観察するつもりで聴くほうがいくらかゆとりをもって聴くことができる．

### C. 家族歴

身体医学的な家族歴は尋ねやすい．だが，精神科的な家族歴はやや尋ねにくい．「ご家族や親類の方などで，本人と同じようなことで困られたり，精神科や心療内科にかかったことがある人がおられたら教えてください」などと尋ねる．可能なら「身内のなかで，自殺された方がもしおられたら，それも教えてください」と聞けるとよいのだが，これはいきなりはきつい質問なので，尋ねられそうなら尋ねるくらいでよいであろう．ある母親から「ここに最初に来たときに研修医の先生に『親族に自殺した人はいませんか』と尋ねられたんです．心の病の人は自殺する人が多いんでしょ．あれから息子が自殺するんじゃないかと，ずっと心配で気が気じゃないんです」と言われたことがある．われわれが尋ねた事柄に患者や家族が強く影響を受けることを知っておくべきである．また，親族に自殺者や精神障害者がいることを家族が本人には隠していることも少なくない．通院開始から1年以上経ってから，「実は先生，……」と言って教えてくれた例も少なくない．予診の段階ですべての情報を得ようとするのは無理がある．

家族歴においては，医学的な家族歴だけではなく，家族構成員の各人が何をしているどんな人か，親類縁者はどこに誰がいて，どれくらいの関係にあるかなども尋ねておきた

い．キーパーソンや治療に協力してもらえそうな人など，患者の人的資源を把握しておく．時には薬物療法や精神療法などより，周囲の人からの援助のほうが予後の改善要因となる事例は少なくないからである．

### D. 病前性格

病前性格についても尋ねておきたい．「どんな性格ですか？」と本人に尋ねればよいのであるが，「性格？ 普通です」と答える人がかなり多いので，尋ね方を工夫したい．筆者はよく「人からはどんな性格だとかタイプだとか言われますか？」と尋ねることが多い．そうすると「みんなには，私のことを明るいって言われます」などと答えてくれる．そこで「では，ご自分ではどう思いますか？」と尋ねると，「結構，くよくよと考えるほうなんですけど」などと話してくれることが多い．本人と家族で意見が異なることも多いので，多くの視点から立体的に聴取したい．

### E. 生育歴

近年，児童思春期だけでなく，成人後に精神科を受診する人においても，基底に若干の発達障害があると思われる人が多い．例えば，うつ病であったとしても，うつ病の原因を考えると，軽い発達障害→職場での孤立→うつ病発症，などの機序が認められる事例が圧倒的に増えており，生育歴や教育歴は，かつて以上に重要度を増している．受診した患者全例において詳細な生育歴を聴取するのは大変であり現実的ではないが，児童思春期の患者では詳しく尋ねたい．

詳しく尋ねるのであれば，「生まれたときは何グラムだったか覚えておられますか？」から尋ねるのがやりやすいだろう．「難産とか早産とか未熟児だったとか，生まれた頃に困ったことはありましたか？」に続き，「生まれたあとは順調でしたか？」「そのあとに困ったことや不思議だったことなどありましたか？」などを尋ね，「首が据わる，ハイハイを始める，立つ，歩き始める，話し始める，がいつ頃だったかわかりますか？」と尋ねていきたい．そして，「1歳半健診や3歳児健診で何か指摘されたことはなかったですか？」「小さいときからの子育てで，何か困ったことや気になることはなかったですか？」「保育園や幼稚園は行かれましたか？」「元気に行っていましたか？」「何か困ることや指摘されることはなかったですか？」なども尋ねたい．

### F. 教育歴

教育歴は学歴だけでなく，できれば学校名，学部学科名，成績，部活など，その人がどんな学生生活を送っていたかをイメージして尋ねたい．例えば，大学で成績が悪くても部活で役員をしていたとか，バイトで店を任されていたとかなら，かなりの社会的能力があったと推察される．以前，「部活もバイトもせず，勉学一筋でした」という人がいたが，診断は発達障害だった．

「最終学歴は？」と尋ねると嫌がる人が多いので，尋ね方を工夫したい．「小学校，中学校は地元の公立でしたか？ では高校はどちらへ行かれましたか？ 高校卒業のあとは？」と聞いていけば自動的に最終学歴がわかり，「就職した」と言えばそこから職歴を尋ねていけばよい．小中学校のときのことについては「小学校の思い出で何か印象に残っていることはありますか？」などと尋ねると，どんな子どもだったのかを彷彿させてくれるエピソードが得られることがよくある．「学校は楽しかったですか？ いじめられたりはしなかったですか？」なども尋ねておきたい．

### G. 生活歴

学歴に続いて職歴を尋ねるような形で，生活歴を尋ねていくのがよいだろう．「就職されて，職場はずっと同じでしたか？」「異動とか転勤などは？」「ご結婚されたのはいつですか？」などと尋ねていけばよい．「体の調子が悪かった時期や，精神的にかなりしんどかった時期などはありましたか？」なども

尋ねたい．年齢を書いた年表のようなメモを書くのを見せながら尋ねると，本人と家族も年代順に生活歴を話してくれやすい．

「受診はしなかったけど，精神的にかなり参っていた時期があった」のであれば，反復性うつ病の既往かもしれないし，「元気のない時期と活発な時期が交代していた」のなら，気分の波だった可能性がある．これまで，どの程度のどんなライフイベントや困難に遭遇し，どのように乗り切ってきた歴史をもっているのかを把握したい．さもなければ，今回受診に至った症状の心因性の関与の評価をすることはできない．過去に比べて急にストレスに弱くなったのなら，器質的なものをまず考えるなどの示唆が得られる．

### H. 受診のいきさつ

これは現病歴に含まれることかもしれないが，なぜ今日，受診となったのか，受診しようと最も強く思っているのは誰なのか，受診について本人はどう思っているのか，も確認しておきたい事柄である．仮に，何か月も何年も前から症状があったのなら，なぜこのたび受診することになったのか，何か理由があるはずである．例えば，「受診は本人の希望」と言いながら，実は職場や学校に受診を命じられて来た，という事例は少なくない．症状としては今よりも少し前のほうがひどく，今のほうがやや軽減しているのだが，「放っておいてはいけない」と誰かから言われたとか，テレビなどの情報を知って受診することにした，などの例も多い．本人と親が対立した状況の思春期患者の場合だと，両者が周囲の者を自分の味方に引き入れようとして総力戦を展開していたりする．受診を勧めた教師の対応に腹を立て，「わが息子は絶対に病気などではない」と親が思っているような例に通院を勧めたら，親の逆鱗に触れて大変な事態に陥る，という展開もありうる．

精神科の受診を「風邪を引いたから内科を受診」のように手軽にする人はいない．受診することを決めるまで，本人も家族も相当に悩んだり，家族で意見が対立してけんかになったり，かなりのプロセスを経ているのが普通である．そのプロセスを話してもらえると，患者と家族の価値観や問題対処能力やパターンなど多くの情報が得られる．あまりにも簡単に受診を決めたのなら，それが1つの所見なのかもしれない．受診が主に誰の意向なのかがはっきりしない場合は，「病院で診てもらうことを一番望んだのはどなたですか？」とはっきり尋ねるとよい．そしてそう尋ねたときの本人と家族の表情や反応を観察しておきたい．

### 予診をまとめる

その医療機関によって，A4用紙1枚など，予診をまとめる用紙が定まっていることだろう．その定まった用紙に入るように要約する．これが簡単なようで結構難しい．そして，要約に入らなかった情報がそのまま捨てられるのは非常にもったいない．要約に漏れた情報も別紙の形でカルテの一部にすることを勧めたい．それがあとで貴重な情報となることが少なくない．

以上，予診で尋ねる事柄について述べてきたが，上記のすべてを満たすような予診は，特殊な専門機関でもない限り，実際にはなかなかできないことであろう．現実には，予診後の診察や，毎回の診察のなかで，必要で足りない箇所を補充するように尋ねていくのが，現実的だと思われる．「予診は初診時だけではない」「困ったときや，あれっと思ったら予診に戻れ」「予診に治療のヒントあり」と覚えておきたい．

**参考文献**
1) 笠原 嘉：精神科における予診・初診・初期治療．星和書店，2007
2) 青木省三：思春期の心の臨床─面接の基本とすすめ方．金剛出版，2001
3) 村上伸治：実戦心理療法．日本評論社，2007

# 面接の方法
psychiatric interview

宮岡 等　北里大学主任教授・精神科/北里大学東病院・院長

### はじめに

　精神科医は面接を専門とし，得意であると周囲から思われがちであるが，意外なほどに医師間の技術差が大きい．最も大きな理由は「患者ごとに病状，性格，環境などに差が大きいから面接も多彩にならざるを得ない」という面を重視して，適切な標準化を怠ってきたせいであろうか．その間に身体科の医師は，患者医師関係を良好にして，診断に必要な情報を効率よく得ようとする医療面接を作りあげた．医療面接の試験を学生や研修医時代に受けた医師は，専門性が高いと誇る経験豊富な精神科医よりも基本的な面接は上手ではないかと感じることも少なくない．

　かつて精神科医の主な診療対象は統合失調症を中心とする精神病性障害であった．一方，近年，一部のうつ病や適応障害と診断されるような非精神病性精神障害が増えた．前者に対する面接に慣れた精神科医はそれが後者にも通じると考えていたが，実際は多くの限界があった．後者を主な対象とする外来診療において，多剤大量処方問題が起こったのは，非薬物療法につながる情報を集める適切な面接を実施できる精神科医が少ないことと関係しているかもしれない．

　このようなことを念頭におきながら，筆者が面接において重要と考えることを述べる．

### 面接で念頭におくべきこと

#### A. 医療面接や日常会話で守るべき原則は重視する

　近年，医学部学生や初期研修医の教育において医療面接が重視されている．「精神科の面接は特殊である」などと考えず，すべての精神科医は，診断と治療，いずれの面接においても，医療面接の基本技法は頭に入れておくべきである．医療面接では，傾聴・受容，共感，closed questions と open questions を適切に組み合わせる，要約を述べる，解釈モデルを尋ねる，患者への説明に難しい医学用語を用いない，などが重視される．統合失調症患者に対する面接から発展してきた精神科面接では傾聴・受容や共感すら軽視されがちである．

　医療面接では難解な医学用語や意味の曖昧な言葉を避けることも重要である．自閉症スペクトラム障害患者の面接においては，常識や前後関係から意味を読みとる必要がある言葉を用いず，できるだけわかりやすく具体的に述べるべきといわれる．「十分睡眠はとっていますか」「仕事中も適当に休養をとってください」などは，「十分に」や「適当に」が曖昧で，患者ごとに理解が異なるので好ましくない．「何時に寝て，朝は何時に起きていますか」「仕事中も12時から1時までは休んでください」のように言うことが必要である．これは自閉症スペクトラム障害患者に限らず，通常の面接でも重要であり，簡潔に伝える，一度の情報量を多くしない，話を急がせない，聞いているという相槌をうつ，なども面接の基本である．

#### B.「自分が目の前の患者だったら自分をどうみるか」を考えて，修正しながら面接する

　診断，治療いずれの面接においても，「もし自分が目の前の患者だったら，今面接している自分をどうみるか」を常に考えながら，自分の姿，話，行動を修正していくことが大切である．もし自分が面接されているときに「白衣が汚れていたら」「こんなに症状がつらいと言っているのに表情も変えず医師が機械的に記録をとるだけだったら」「聞きとれないようなスピードで医師がしゃべったら」どう思うだろうかと考え，自分の面接を修正しながら面接を続けることが重要である．

### C. 面接の副作用を念頭におく

　面接の目的のひとつは，診断や治療に必要な情報を得ることである．医療面接は良好な患者医師関係を築いて，身体疾患の診断に必要な情報を効率よく得るために行う．精神科では主に診断を目的として行う面接であっても，それに治療的な意味がある．「自分が一番気にしていることを質問してくれなかった」「面接内容が家族の情報に引きずられている」などと患者が考えると，それで患者医師関係が悪化するだけでなく，精神症状自体が増悪することも珍しくない．

　治療のための精神療法やカウンセリングでは，診断のための面接以上に副作用が強く出やすい．自分の過去を振り返り始めたら憂うつ感が強まったなどという患者の訴えは珍しくないし，長期間にわたる精神療法で，治療者との相互依存関係が成立して，治療を中止できなくなっているようにみえる患者に出会うこともある．

　「面接中の症状増悪や新たな症状出現は，治療者ではなく患者の問題である」と考える精神科医に時々出会う．しかし予期せぬ変化が起こったときは，薬物療法と同様に，適切な面接であっても副作用が出ている可能性や，不適切な面接による精神症状の増悪の可能性を考える癖をつけておきたい．

### D. 面接を透明化する

　精神医療における多剤大量処方問題が語られるなかで，「薬物は薬剤師などが処方箋をチェックできるが，精神科診察室内の精神療法やカウンセリングは大丈夫なのか」と言われることがある．外科系の診療では手術手技を録画して多くの専門家が意見を出し合うことができるが，精神科診療では面接の密室性が高い．専門家のなかであっても面接が公開されると，患者の個人情報も公開されることになる．もし，録画して専門家間で議論することに患者の同意が得られたとしても，録画すること自体が面接内容に影響を与えるであろう．個人情報は重視されねばならない，しかし一方で，個人情報を守るという原則に守られることで，精神科医や心理士の面接の質を議論する機会が少なかったとも考えられる．

　容易には解決法を見いだせない問題であり，専門家間でも意見の相違はあろうが，「個人情報を守りながら，診療をどう透明化していくか」は面接を含む精神医学を科学にするために不可欠な課題である．面接も，個人情報さえ守られれば，公開して議論できるような内容にする努力が求められる．

### E. 精神疾患全般に対する基本的な知識をもって，標準的な面接を行う

　最近，認知症やうつ病に関する非専門医向け講習が増えたせいか，自分が知識をもつそれらの疾患のみを中心に面接する医師が少なくない．また精神科医でも面接初期から，自分が専門としている精神療法学派の特色が強く出るような面接を行う医師に出会うことがある．患者の同意を得て薬物療法や精神療法を行う前の段階での面接は，精神疾患全般に対する基本的な知識に基づく標準的な面接であるべきであり，特殊で個性的なものであってはならない．

### F. 家族などへの面接は慎重にする

　患者から話を聞くのが大原則であるが，家族が患者とは別の場で，どうしても医師に情報を伝えたいなどと希望したり，手紙を送ってきたりすることがある．患者が「家族同席でいい」と言っても，同席した家族に気を遣っていることが多く，面接内容に影響する．医師が家族と接点をもつ場合は，家族全体の治療をしているという理解のもと，適切に方向性を決めていく必要がある．

# 特別な配慮が必要な患者との接し方
approaching patients with special needs

石川正憲　日白大学人間学部人間福祉学科教授

### 定義

精神科領域における面接は，単に現病歴や既往歴，家族歴，生活歴などの診療情報の聴取や精神科現症を把握するだけでなく，心理療法や精神療法といった治療自体も意味し，さらには治療の詳細な内容や報酬も含めた治療契約の締結をも含んだ幅広い内容を包含している．種々の心理療法や精神療法については他の項目に譲ることとし，この項では特に児童・思春期の患者，興奮している患者，終末期の患者への接し方について解説する．

### 適応

上記の診療場面では，治療の必要性について本人の了解や選択，同意能力に問題や障害が存在することが多い．このような状況は，入院・外来にとどまらず，精神保健福祉法上の任意入院，医療保護入院などの自発的・非自発的入院にかかわらず生じる．このなかで代諾者（多くは保護者）との話し合い，地域のサポートメンバーとの協議や情報提供が診療上大きな役割をはたす．患者とコミュニケーションをとる際は，言葉遣いや言い回しだけでなく，時には診察環境も配慮する必要がある．

### 各場面別の対応
#### A. 児童・思春期の症例

児童・思春期への対応は年齢によっても異なるが，概して若年なほど本人との言語的なコミュニケーションは困難で，病状の把握には本人の行動観察と家族の陳述が重要になる．逆に思春期の症例は，言語的なコミュニケーションは成人と同様にとることができるが，思春期の心性ゆえの表出させることの難しさや，両親には伝えていない秘密も多く存在する．このように本人の言語発達や心理的な発達段階を十分に考慮した面接を必要とする．さらに，保護者の不安や心配も受け止めていく．

病歴や現症を正確に把握するためには，両親を中心とした保護者の陳述に耳を傾ける必要がある．この際にも，両親は「わが子」ならではの思い入れ，先入観があり，時には精神疾患に罹患した子どもへの気持ちから，強い後悔の念をもって，事実と異なる状態の陳述をすることもある．このような場合は親子同席の面接だけでなく，必ず別々の面接時間を設ける．保護者にはこれまでの大変な闘病生活をねぎらいつつ，過剰に自責的になっている保護者の先入観を除き，客観的な目でわが子の発達の問題や，友人関係，学業成績，病歴について語ってもらう．これらの情報を補完するために，母子手帳や学校の通信簿を持参していただく．成績だけでなく，行動面の担任の教師の記載は重要な情報となる．

本人に面接する際には，患者の年齢が若いほど医療者に対する恐怖心は強く，内面を聞き出すことは困難である．できるだけ恐怖心を取り除くよう，医療者の言葉遣いや表情などから威圧感を与えないように心がける必要がある．前述したように言語的なコミュニケーションだけで病状の聴取をできることはまれで，ドアを開けて入室するときから，診察が終わって退室するまで，細心の注意を払って行動を観察する．親とのやりとりだけでなく，歩行，姿勢，不随意運動や常同行為の有無，年齢に即した言葉遣い，口調，視線などの表出，礼儀を含めたしつけや清潔な衣類が与えられているかなど，限られた時間で可能な限りの情報を得られるようにする．

一方，思春期症例は精神症状に加え，素行症にみられる非行行為，違法薬物使用歴，さらに性的な悩みなど，医療者が「聞きづらい」ことを聴取することも必要である．質問を切り出すことを躊躇することもあるが，あ

る程度ラポールがとれれば本人に「今までドラッグを使ったことある？」とか「セックスの悩みはある？」と直接聞いたほうがうまくいくことが多い．

病歴を十分に聴取できたら，今後の治療のある程度の見込みと，治療の限界を伝えておく．特に再診からは，診察時間を十分に確保することが困難であり，できること・できないことや，どのような枠組みで診療を行うかなど，十分に説明し同意を得ておくと，その後の治療が円滑になる．

### B. 興奮している症例

興奮した状態は，ほとんどが緊急の対応で，正確で迅速な判断が要求される．一言で「興奮」といっても原因はさまざまで，統合失調症の精神運動興奮や双極性障害の躁状態，うつ病の激越などの精神病性のもの，不安障害にもパニック発作の興奮があり，パーソナリティ障害にみられる一時的な反応性の興奮もある．覚醒剤や麻薬などの違法薬物以外にも治療用薬剤による薬剤性の興奮，器質性・症候性の精神障害やせん妄に伴う興奮など鑑別すべき疾患は多い．

興奮に対しての面接は，安全を確保しつつその原因を鑑別し，その後の治療を組み立てていく道程である．診察環境も暴力を伴うことを考え，診察室には振り回すことが可能な折りたたみ椅子や投げたりすればけがをしかねない物品を手の届く範囲に置くことは禁物である．医療者がもしもの場合に助けを呼ぶことができるように，緊急コールのボタンを設置したり，異常を知らせるサインを院内であらかじめ決めたりする必要がある．

興奮が強い患者の診察には可能な限り人手を集め，相手に暴力を振るう気持ちを低減させることで，必要以上の鎮静を減らすことができる．また，拘束などの行動制限を施行する際にも，大勢で対応することで，患者にけがを負わせることを減少させる．しかし突然多人数で行動制限を行うと，案外スムーズにできないことが多いため，普段から手順を確認しながら練習しておく．現場では指示を与えるリーダーを決め，誰が，体のどこを押さえるかなど瞬時に指示するが，なかなかうまくいかないことも多く，とっさの判断と日頃の練習が物をいう．

興奮した状態では，質問に対して患者から適切に返答してもらえることはまれである．精神病症状としても幻覚や妄想の存在，誇大性，支離滅裂な言動が，統合失調症性のものか，それとも躁状態の強い観念奔逸かなどを判別する．症状精神病では失見当識や健忘から意識障害の存在を見いだす．希死念慮の有無の確認も必要である．パニック発作が疑われても，呼吸器・循環器疾患の除外は必要である．

同伴している家族や支援者から，受診までの経緯や既往歴の有無，違法薬物の摂取歴を聞き出し，興奮の原因を探る．特に老人においては，薬剤性のせん妄や精神障害が生じやすい．日頃から高齢者で副作用を生じやすい薬剤をチェックしておくとよい．

暴力が激しい，ないし凶器を所持していたり使用したりする症例では相手に対して十分な距離をとり，病院職員だけでなく他の患者を避難させるなど安全の確保に努める．暴力を振るわないことや，凶器を使用しないよう毅然とした態度で伝えるとともに，警察へ通報し司法の介入を依頼することを躊躇するべきではない．

同席している家族や支援者には，興奮状態に対し必要な鎮静や行動制限が，しばしば重篤になりかねない有害事象を起こす可能性があることを説明する．了解が得られない場合，処置をしないことで起こりうる問題を説明し，それでも了解が得られない場合には，家族に引き取っていただくこともありうる対処である．鎮静や拘束などの行動制限は時に致死的な結果をもたらすこともあり，慎重な判断が必要である．

### C. 終末期の症例

終末期は意識障害の有無にかかわらず，身

体疾患や使用している薬剤の影響を受けていることが多く，しばしば認知機能に障害がある．身体状況は悪く，精神症状があるにしても向精神薬を十分に使用できないことも多い．精神科に診察の依頼がある症例の多くは，疾患や死への恐怖からの抑うつ，薬剤性や身体疾患から生じる精神障害，せん妄などである．

本人の面接では，せん妄などの症状精神病の可能性を考え，身体科の担当医から精神症状の出現時期と身体状況，薬剤使用歴を十分に聴取し，精神症状発生と身体状況の変化の時間的因果関係をよく把握する．また，軽微な意識障害を見落とさないために失見当識や健忘だけでなく，本人の質問への反応や返答のまとまりにも注意を払う．

症状精神病やせん妄ではなく，うつ病，死や疾患に対する適応障害も多い．この場合，身体状況から向精神薬の使用が困難なことも多いため，定期的に面接を行い，支持的，受容的に傾聴する．強く直面化させたり，死を受容させようと教育したり，本格的な認知行動療法を施行したりしても，前述のように認知機能に障害をきたしていることも多く，洞察を深めようとしても混乱するばかりということもまれではない．傾聴し悩みを表出するだけでも，死への受容が進むものである．

本人が病状の説明を受け，死期が迫っていることを認識している場合は，死の受容を手助けできるよう，苦悩を十分に傾聴する．本人の希望する身体治療や死の迎え方に希望があるときなどは，身体科の診療チームと間に入って調整することもある．

家族への面接でも，家族の一員を喪失しようとしている不安や恐怖を感じていることがほとんどである．この点を十分に受容したうえで，本人が安らかに死を迎えられるよう，今後の治療に協力を依頼する．

**参考文献**
1) Fick DM, Cooper JW, Wade WE, et al: Updating the Beers criteria for potentially inappropriate medication use in older adults. results of a US consensus panel of experts. Arch Intern Med 163：2716-2724, 2003

## 疾患診断
*clinical diagnosis*

中込和幸　国立精神・神経医療研究センター精神保健研究所・所長

**定義**

精神科領域における診断とは，身体疾患とは異なり，病因が明らかでないものが多く，また客観的なマーカーに乏しいため，問診に依存する部分が大きい．問診によって，診断に有用な精神医学的な情報を得るとともに，必要に応じて神経学的ならびに身体的診察や検査を行って，一定の診断基準に基づいて疾患診断を行う．現在，臨床現場では診断基準として，いわゆる従来診断（伝統的診断）と操作的診断基準（DSM，ICD）が混在しているが，それぞれ一長一短を有している．

従来診断は，クレペリン E. Kraepelin の精神医学書がその基礎をなし，その後ブロイラー E. Bleuler，シュナイダー（K. Schneider）など，主としてドイツ学派によって発展を遂げたものである．わが国では，呉秀三が1901年にドイツからの留学より帰国してわが国の精神医学の礎を築いたため，当然ながらドイツ精神医学の伝統的診断の影響を強く受けることになる．

一方，従来診断には評価者間信頼性の低さという短所が存在し，その欠点を克服するために，1980年に米国精神医学会（APA）より操作的診断基準であるDSM-Ⅲが発表された．わが国にも1980年代に導入され，WHOによるICD-9とともに臨床現場に徐々に浸透することとなった．DSM-Ⅲの大

きな特徴として，従来診断では取り入れられていた病因に基づく診断を排除した点が挙げられる．そのため，心因性の意味を含む「神経症」という病名が消えた．操作的診断基準を用いることによって，評価者間信頼性が向上し，国際的な研究や疫学調査の信頼性が高まるという大きな進歩がもたらされる一方で，その妥当性については常に疑問が呈せられ，改訂を重ねることとなった．一方，わが国では公的に，行政や疾病統計，保険業務においては，WHOによるICDが慣例的に使用されている．

　診断は，単に病名をつけるだけのものではなく，治療法の選択や転帰の予測につながるものでなければならない．多くの治療指針，ガイドラインは，操作的診断基準に基づいて作成されており，現時点では治療的介入を伴う臨床試験や治験も多くの場合，DSMの診断基準に従って，対象選択がなされている．しかし，DSMを用いて大うつ病と診断された患者を対象とした大規模臨床研究（Star*D: Sequenced Treatment Alternatives to Relieve Depression）で，最初の抗うつ薬によって寛解に至った者の割合が約1/3，治療効果不十分な者について，認知行動療法や増強療法を含めて，治療法の変更を第4段階まで施行した場合でも，寛解に至った者の割合は累積して約2/3であった．現状の大うつ病に対する治療法の不十分さを反映しているととらえることもできるが，操作的診断基準に基づく診断が治療法の選択に十分寄与できていないという見方も可能である．現時点での精神科領域における疾患診断の限界を表す事象と考えられる．

## 診断の進め方

　正確な診断を下すためには，問診はきわめて重要である．一方，最初の問診は患者とのファーストコンタクトの場であり，今後治療を進めていくうえでの良好な関係の構築や患者の心理的負担を減らして安心感を与えるなど治療的側面も含んでおり，診断を下すために情報をとることにこだわりすぎて，取り調べのようにならないように注意する必要がある．

　まずは，プライバシーが守られる静かな部屋で，座りやすい椅子を用意し，机の角を挟んで斜めに向き合うなど，患者が安心して話せる環境を整備する．自己紹介から始まり，付き添い人がいる場合は，同席してもらうのがいいか，患者1人のほうがいいのか，患者に問う．主訴から聞くのが原則であるが，その前に受診発意者を明らかにしておく必要がある．特に精神科の場合は，患者が家族に説得されて渋々ついてきている場合が往々にしてある．その場合は，家族に受診理由（主訴）を聞かなければならない．いずれの場合も，あくまで患者の立場に立って，受容的，共感的に話を聞いていく．治療者は余計な口を挟まず，時に相づちや表情で共感を示しながら，患者が話しやすい雰囲気づくりに努める．

　問診によって得るべき情報は，生活歴，現病歴，家族歴，既往歴，病前性格，嗜癖（飲酒歴，喫煙歴，物質使用歴）などであるが，そのほか，診察場面での服装，姿勢，表情，話し方（口調，イントネーション，話の流れなど）などの現在症にも注意を払い，患者の全体像を把握するように努める．生活歴から病歴にかけては，患者のいわゆる生活の屈曲点に注意をする．発症から治療が開始されるまでの期間 duration of untreated psychosis（DUP）が疾患の予後や転帰に影響することを考慮すると，発症時期を明らかにすることは重要である．時に，顕在発症以前に，それまでの患者の生活様式が変化を遂げる時期，すなわち生活の屈曲点が認められることがあり，その時点が本来の患者の発症時期ととらえられる．家族歴については，単に遺伝負因に着目するばかりでなく，家族がもつ価値観，家族間の人間関係や患者の家族のなかでの立ち位置についても聴取することが望ましい．こうした診療情報は，可能な限り，話の

流れを遮らないように，順序や時間的経過にはこだわらずに聴取する．このようにして，患者の人柄や状態像を把握したうえで，診断に必要な情報が欠けている場合は，あとで追加して聞いてもよい．当然ながら，患者が話しづらそうにしていることについては無理に聞き出さない．ひと通り，患者や家族の話を聞き終えたあとに，患者および家族に今の患者の状態に関する見立てを聞いてみるとよい．そうすることで，患者および家族の気持ちや考えをくんだうえで，診断について説明を行うことは，その後の治療を円滑に進めるうえで大変重要なことである．

精神症状を把握し，まずは精神医学的状態像診断（幻覚妄想状態，うつ状態など）を行い，臨床診断に至るわけであるが，その前に器質性精神障害や身体疾患に伴う精神症状との鑑別目的で，必要に応じて神経学的および身体的診察や臨床検査を行う．薬物による精神症状も考慮し，現在服用している薬物についてもできるだけの情報を入手する．診察の過程で神経および身体疾患が疑われた場合は，専門家へのコンサルトも考慮する．器質的精神障害，身体疾患や薬物に起因する精神症状を否定したうえで，精神疾患の診断基準に照らし合わせることが必要なのはいうまでもない．

診断補助および病像の把握のために，必要に応じて人格や知能に関する心理検査を行うほか，さまざまな認知領域における機能障害が疑われる場合は神経心理学的検査を行う．また，てんかんや睡眠障害の診断，あるいは意識障害が疑われる場合は脳波検査が有用であり，認知症や器質的脳疾患や脳炎などが疑われる場合は，CT，MRI，SPECTなどの神経画像検査，時に脳脊髄液検査を施行する．2014年4月の診療報酬改定では，光トポグラフィー検査が抑うつ症状の鑑別診断の補助として保険適用となり，講習の受講など一定の条件を満たす施設において，うつ病，統合失調症，双極性障害の鑑別診断に対する適用が承認された．

### 診断基準

従来診断における評価者間信頼性の低さという問題点については，すでに記したとおりである．一方で，現在汎用されている操作的診断基準については妥当性の観点から批判を受けていることも事実である．

現在，研究や臨床の場面でも汎用されている診断基準は，APAが発刊しているDSMシリーズである．現在，2013年5月に米国精神医学会の開催に合わせて刊行されたDSM-5が用いられている．DSM-Ⅳが刊行されたのが1994年であるから，19年ぶりの改訂となる．DSM-Ⅳについては，併存症があまりに多いこと，特定不能で括られている診断群が多いこと，同一診断に含まれる患者の異種性，といった問題点が指摘されていた．ある研究によると，外来患者500人中7年後に同じ診断がつけられた患者がわずか237人だったとする報告もある．また，いわゆる"zone of rarity"といわれるカテゴリー間の明快な境界線がなく，連続的な分布を示す点も診断妥当性を疑わせる根拠として指摘されてきた．

改訂の過程では多くの議論がなされ，こうした問題の抜本的解決を目指して，2012年5月にタスクフォースが組まれ，当初は①病態に根ざした，科学的に信頼できる分類，②数的スケールを適用するなど次元性を取り入れるという予定であったが，①は時期尚早として見送られ，②については「Ⅲ．新しい尺度とモデル」の「1．評価尺度」，「臨床家評価による精神病症状の重症度ディメンション」としてディメンション方式の評価として触れられるにとどまり，全体の構成としてはカテゴリー診断の形式が維持されることとなった．そのほか，大きな変更点としては，網羅的，統合的に精神障害をとらえる目的で用いられてきた多軸診断システム〔第Ⅰ軸：精神疾患，第Ⅱ軸：知的障害・パーソナリティ障害，第Ⅲ軸：身体疾患，第Ⅳ軸：環境的問題（心理

社会的問題），第Ⅴ軸：機能の全体的な適応評価〕が廃止されることとなった．DSM-5では，精神疾患は「一般的なストレス反応・文化的に許容される反応」ではない特異的な病的反応を伴うものと定義し，「社会経済的あるいは職業的な機能不全」と明瞭に区別して扱っている．すなわち，疾患に関連する第Ⅰ-Ⅲ軸はとりまとめて併記されることとなり，第Ⅳ軸はICD-CMコードに変わり，第Ⅴ軸は精神症状評価と機能障害が入り交じっていた機能の全体的評定 global assessment of functioning(GAF)に代わって，精神症状を排して機能に特化した，国際生活機能分類 international classification of functioning disability and health (ICF) に基づくWHODAS2.0が用いられることとなっており，総合的にとらえるという視点が放棄されたわけではない．そのほか，これまでの生物学的な研究成果を踏まえて，双極性感情障害を大うつ病と異なるカテゴリーとして両者の区別化を図ったり，診断サブカテゴリー間の領域が曖昧であった広汎性発達障害のサブカテゴリーを廃して，自閉性障害，レット障害，小児期崩壊性障害，アスペルガー障害，特定不能の広汎性発達障害（非定型自閉症を含む）を包括して自閉スペクトラム症という新しい疾患名でまとめた．その他のDSM-Ⅳからの変更点については成書を参照されたいが，いずれにしても精神疾患におけるカテゴリー診断の矛盾点については，先送りの課題となった．

### 今後の方向性

向精神薬の新薬開発における成功率が低いことがしばしば指摘されている．その一因として，薬物の作用機序と対象疾患とのミスマッチが挙げられる．すなわち，臨床試験での対象患者は臨床診断基準を基に選定されるが，臨床診断に基づく疾患は，生物学的異種性を包含したものであり，必ずしも均一な集団ではない．一方，向精神薬はさまざまな受容体，トランスポーター，酵素などへの作用を介して神経回路の機能を変容する．したがって，臨床診断に基づく疾患そのものより，神経回路に規定された機能ドメインを治療ターゲットとしたほうがその効果が発揮される可能性が高い．米国国立精神衛生研究所 National Institute of Mental Health(NIMH) が2008年に提唱した Research Domain Criteria(RDoC)ではカテゴリカル診断横断的に，その神経回路が比較的明らかな5つの機能ドメインについて，遺伝子，分子，細胞，神経回路，生理，行動の各解析ユニットから，その生物学的な基盤を明らかにしていく方向性が示されている．現時点では，5つの機能ドメインとは，不快の感情価 negative valence(恐怖，不安，喪失感など)，快の感情価 positive valence(報酬，学習，習慣など)，認知(注意，知覚，記憶など)，社会性(愛着，コミュニケーション，自他の認識など)，覚醒・調整(覚醒，日内リズム)が挙げられているが，機能ドメインについては研究が進むことによって，新たな機能ドメインが加わったり，各機能ドメインの細分化が行われる可能性がある．また，各機能ドメインは必ずしも独立したものではなく，相互に影響を及ぼし合うものと推定され，そのメカニズムの解明も重要な課題である．今後は，診断横断的な研究に基づいて，精神疾患における機能ドメインのメカニズムに迫るとともに，その治療法の開発に向かっていくものと思われる．

実際，米国ではRDoCに先行して，2002年にNIMH主導によるMATRICS(Measurement and Treatment Research to Improve Cognition in Schizophrenia)プロジェクトが立ち上がり，5つの機能ドメインのうち，統合失調症の認知機能障害に焦点を当てた薬物の開発に取り組んでいる．最近では，感情障害においても気分症状の改善後も認知機能障害が残存し，社会機能的転帰に大きな影響を及ぼすことが知られるようになり，感情障害においても認知機能障害を主要評価項

目とする臨床試験が立ち上がるようになっている．感情障害における認知機能障害は，統合失調症と比較して軽度ではあるが（効果サイズが0.6程度で統合失調症の約1/3），その認知領域間のプロフィールは似ていることが指摘され，認知機能改善薬が診断横断的に奏効する可能性が示唆されている．このような薬物の開発戦略はその他の機能ドメインにも広がることが予想され，将来的には生物学的な知見に基づく機能ドメインによる次元的な診断基準が加えられ，治療法の開発に生かされることが期待される．その一方で，患者個人ごとに，その病像について網羅的，総合的にとらえる視点も重要で，環境的問題や社会機能に対する配慮も怠ってはならない．

# 精神症状評価尺度
psychiatric rating scales

稲田俊也　名古屋大学大学院准教授・精神生物学

## 定義

精神症状評価尺度は，統合失調症，気分障害，不安障害，認知症など各種精神障害の重症度の測定，スクリーニング，診断，症状特性の把握，治療効果の判定などを目的として開発されたものであり，大きく分けて被験者自身が質問紙に回答する自己記入式質問票と，評価者が被験者と面接を行って評価を行う評価者面接による評価尺度の2つのタイプがある．

## 適応

被験者に評価尺度を用いた各種精神症状の重症度評価を行う際には，評価の目的に応じて，適切な精神症状評価尺度を選択することが望まれる．以下の「分類」では，精神障害別に広く用いられている代表的な評価尺度を抜粋して選んでおり，その概要を紹介する．

## 分類

### A. 統合失調症の症状評価に用いられる評価尺度

#### 1. 簡易精神症状評価尺度 Brief Psychiatric Rating Scale (BPRS)

簡便で包括的な精神症状を評価するために開発され，現在も統合失調症の薬効評価や臨床精神薬理学研究の際などに広く用いられている評価尺度の1つである．開発当初のOverall版（Overall & Gorham, 1962）は16項目であったが，これに興奮および見当識障害の2項目が追加された18項目のOverall版やECDEU版が広く使用されている．評価の信頼性を高めるために，具体的なアンカーポイントの設定されたOxford版（Kolakowska, 1976）や構造化面接 Structured Interview Guide for BPRS（Crippaら，2001）などが開発されている．日本語版は宮田ら（1995）が18項目のOverall版を，また北村ら（1985）がOxford版の信頼性を報告している．

#### 2. 陽性・陰性症状評価尺度 Positive and Negative Syndrome Scale (PANSS)

統合失調症の精神状態を全般的に把握する目的で，Kayら（1991）が開発した30項目からなる評価尺度である．その内訳は陽性尺度7項目，陰性尺度7項目，それに総合精神病理尺度16項目で構成され，BPRSの18項目がすべて含まれている．各評価項目は具体的な7段階のアンカーポイントで定義されており，評価は被験者との臨床面接をベースに家族や看護者から得られた情報も参考にして行う．構造化面接 Structured Clinical Interview for PANSS (SCI-PANSS)が開発され，統合失調症を対象とした新薬開発の臨床試験では標準的に使用されている．

#### 3. 薬原性錐体外路症状評価尺度 Drug Induced Extra-Pyramidal Symptoms Scale (DIEPSS)

DIEPSS（稲田，1996）は，抗精神病薬の副作用として発現する薬原性錐体外路症状の重

症度を評価する目的で開発された評価尺度である．歩行，動作緩慢，流涎，筋強剛，振戦，アカシジア，ジストニア，ジスキネジアの個別症状8項目と概括重症度1項目を合わせた9項目の構成で，各評価項目の重症度は具体的なアンカーポイントにより5段階で評価される．日本語版（稲田，2012）と英語版（Inada, 2009）の解説書が刊行されており，韓国，台湾，中国，ロシア，ウクライナや欧州各国語版など，現在，15の言語版に翻訳され，世界で広く普及している．

4. 統合失調症認知機能簡易評価尺度 Brief Assessment of Cognition in Schizophrenia（BACS）

統合失調症の認知機能障害は注意・遂行機能・記憶・言語機能・運動機能など広範囲に及び，近年その評価手法がいろいろと検討されている．Keefeら（2004）によって開発されたBACSは，言語性記憶，ワーキング・メモリ（作動記憶），運動機能，注意，言語流暢性，および遂行機能を評価する6つの検査で構成され，評価に約30分を要する尺度である．日本語版は兼田ら（2008）により公表されている．

## B. 気分障害の症状評価に用いられる評価尺度

1. ハミルトンうつ病評価尺度 Hamilton Depression Scale（HAM-D）

うつ病の重症度を評価する目的でHamilton（1960）が開発した評価尺度である．うつ病の重症度を表す主要17項目版とこれにうつ病の特徴を表す4項目を加えた21項目版が広く用いられており，各項目の重症度は3-5段階で評価が行われる．Pottsら（1990）やWilliams（1988）による構造化面接のほか，米国大規模臨床試験STAR*Dで用いられた医師版うつ病症候学評価尺度（IDS-C）との併用評価用構造化面接が開発されている．わが国では中根（2003）によるWilliams版構造化面接と稲田ら（2014）によるIDS-Cとの併用評価用構造化面接から抽出されたSTAR*D 版HAM-Dが刊行されており，トレーニング用DVD（日本精神科評価尺度研究会，2008）も公表されている．このほか症状の程度と頻度を考慮して重症度を評価するGRID-HAMD構造化面接も開発され，その日本語版の信頼性はTabuseら（2007）が報告している．

2. モンゴメリ・アスベルグうつ病評価尺度 Montgomery-Åsberg Depression Rating Scale（MADRS）

包括的精神病理学評価尺度 Comprehensive Psychopathological Rating Scale（CPRS）（Åsbergら，1978）のなかから，MontgomeryとÅsberg（1979）がうつ状態を評価するための10項目を抽出して作成した尺度であり，CPRS英語版の一部改訂に加え，重症度の得点刻みを0-6点に変更している．抑うつ症状の改善を鋭敏に反映できるように，身体症状の影響を極力除外して，精神症状を中心とした抑うつ症状と無快感症を重視した尺度であり，日本語版は昭和大学グループにより開発され，構造化面接ガイドSIGMA日本語版を用いることで高い信頼性の得られることが確認されており（Takahashiら，2004），日本語版解説書（稲田ら，2013）やトレーニング用DVD（日本精神科評価尺度研究会，2006）も公表されている．

3. 医師版うつ病症候学評価尺度 Inventory of Depressive Symptomatology-Clinician Rating（IDS-C）

Rushら（1986）が開発した30項目で構成されるうつ病の評価尺度である．HAM-Dをプロトタイプとして，DSM-Ⅳの大うつ病性エピソードの診断基準Aに含まれる9項目が網羅されるように項目が追加され，各項目は4段階で，重症度と頻度の双方でアンカーポイントが明示されている．このほか，非定型うつ病やメランコリー型うつ病を同定するための評価項目も含まれている．米国大規模臨床試験STAR*Dで用いられてから注目されるようになり，日本語版の信頼性は山

本ら（2009）が報告しており，HAM-Dとの併用評価用構造化面接日本語版は稲田ら（2009）が公表している．

4. Zung Self-rating Depression Scale（SDS）

Zung（1965）によって開発された代表的なうつ病の自己記入式質問票であり，うつ病を肯定する10項目と否定する10項目の計20項目で構成されている．過去に報告された抑うつ状態像およびうつ病の因子分析的研究に基づいて20項目が抽出されており，検査時の状態を1-4点の4段階で評価を行う．Zung（1967）はうつ病のスクリーニングでは40点をカットオフポイントとしている．日本語版の信頼性は福田ら（1973）が報告している．

5. ヤング躁病評価尺度 Young Mania Rating Scale（YMRS）

躁病エピソードの重症度を評価する目的でYoungら（1978）が開発した臨床面接に基づく評価尺度である．気分高揚，活動の量的-質的増加，性的関心，睡眠，易怒性，会話（速度と量），言語-思考障害，思考内容，破壊的-攻撃的行為，身なり，病識の11項目で構成され，このうち易怒性，会話，思考内容，破壊的-攻撃的行為の4項目は，躁病エピソードが重症であり面接に協力が得られない場合を補うために，他の7項目の2倍の重みづけとなっている．日本語版解説書（稲田ら，2012）やトレーニング用DVD（日本精神科評価尺度研究会，2006）も公表されている．

## C. 不安障害の症状評価に用いられる評価尺度

1. ハミルトン不安尺度 Hamilton Anxiety Scale（HAM-A）

Hamilton（1959）が開発した不安障害の重症度を評価するための尺度である．不安に伴う精神症状や自律神経症状，不眠，認知障害，抑うつ気分，面接時の行動など14項目で構成され，各項目は5段階で評価を行う．Brussら（1994）やShearら（2001）により構造化面接ガイドが開発されており，Shearらが開発した構造化面接ガイドの日本語版は稲田ら（2010）が公表している．

2. リーボヴィッツ社交不安尺度 Liebowitz Social Anxiety Scale（L-SAS）

L-SASは，社交不安障害の重症度を評価する目的で開発された評価尺度である（Safrenら，1999；Heimbergら，1999）．行為状況に関する13項目と社交状況に関する11項目を含む合計24項目で構成され，各評価項目は，それぞれ「恐怖感・不安感」と「回避」の程度を4段階で評価を行う．日本語版の信頼性は朝倉ら（2002）が報告している．

3. パニック障害重症度評価尺度 Panic Disorder Severity Scale（PDSS）

パニック障害と診断された患者に対し，その中核的な症状の重症度を評価する目的でShearら（2001）が開発した評価尺度である．発作の頻度，発作中の不快度，予期不安，広場恐怖と回避，内受容器感覚性の恐怖と回避，職業上の障害，社会生活上の障害の7項目からなり，各項目は構造化面接により5段階で評価を行う．日本語版の信頼性は高塩ら（2004）が報告しており，トレーニング用DVD（日本精神科評価尺度研究会，2006）も公表されている．

4. エール-ブラウン強迫尺度 Yale-Brown Obsessive Compulsive Scale（Y-BOCS）

強迫性障害の重症度を評価する目的でGoodmanら（1989）が開発した尺度である．強迫観念と強迫行為のそれぞれについて，費やす時間，社会的障害，伴う不快感，抵抗，制御の5項目を5段階で評価し，全部で10項目の評価を行う．日本語版の信頼性は中嶋ら（1993）が報告している．

## D. 認知症の症状評価に用いられる評価尺度

1. アルツハイマー病行動病理学尺度 Behavioral Pathology in Alzheimer's Disease（Behave-AD）

アルツハイマー型認知症患者にみられる精

神症状の重症度を評価する目的で Reisberg ら(1987)が開発した尺度である．25 の個別症状項目は，パラノイドと妄想，幻覚，行動異常，攻撃性，日内リズム障害，感情障害，不安および恐怖の 7 つの下位尺度からなり，このほか全般評価 1 項目で構成される．各項目は被験者との面接および介護者からの情報に基づき，4 段階で評価を行う．日本語版の信頼性は朝田ら(1999)が報告している．

## 2. 改訂長谷川式簡易知能評価スケール (HDS-R)

長谷川(1974)が開発した言語性の認知症スクリーニングテストの 1 つである長谷川式簡易知能評価スケール(HDS)の改訂版である．HDS はその簡便性と有用性から広く使用されてきたが，時代とともに信頼性が低下する(太平洋戦争の終了年)，正答がよくかわる(総理大臣)，正答不明のことがある(出生地)，基準が一定しない(最近起こった出来事からどのくらい経ったか)などの問題点が指摘され，HDS-R ではこれらの質問事項が削除され，記憶力・記銘力の程度を測定する尺度として，原版に含まれる年齢・日付・居場所の確認，計算や数字の逆唱に関する項目のほか，新たに単語の復唱，単語の遅延再生，言語の流暢性の項目が追加されている．

## 3. ミニメンタルステート検査 Mini Mental State Examination (MMSE)

Folstein ら(1975)が開発した 11 項目の尺度であり，前半 5 問は言語性テスト，後半 6 問は動作性テストとなっている．認知症のスクリーニングテストとして臨床試験や臨床研究において国際的に広く使用されている．日本語版の信頼性は北村ら(1986)が報告している．

### 参考文献

1) 稲田俊也，岩本邦弘：観察者による精神科領域の症状評価尺度ガイド．改訂第 3 版，じほう，2014
2) 稲田俊也，樋口輝彦：症状評価法．山内俊雄(総編集)，岡崎祐士，神庭重信，小山司，他(編)：精神科専門医のためのプラクティカル精神医学．pp 213-220，中山書店，2009

# QOL 診断
*QOL diagnosis*

山本暢朋　榊原病院・精神科診療部長(三重)
稲田俊也　名古屋大学大学院准教授・精神生物学

### 定義

QOL (quality of life)とは，世界保健機関(WHO)によれば「個人が生活する文化や価値観のなかで，目標や期待，基準，関心にかかわる自分自身の人生の状況についての認識」とされている．精神科領域における QOL について，完全なコンセンサスが得られている定義はいまだ存在しないものの，患者の主観的満足度だけでなく，患者の社会的機能や患者を取り巻く環境も，その要因として見なされることが多い．そして，患者の満足度は主観的 QOL，社会機能や環境は客観的 QOL とよばれている．

### 適応

QOL 診断やその評価は，治療転帰を評価するためのエンド・ポイントとして，近年特に重要視されるようになっている．これは，①医療技術の発展や社会基盤の整備・人口の高齢化に伴い，慢性期の医療サービスに対して関心がもたれるようになったことや，②医療従事者-患者関係が対等に扱われるようになった結果，医療ユーザーの主観的認識を評価・診断する指標が必要になったこと，の 2 つがその背景として挙げられる．このため，QOL 診断や評価は，すべての精神科ユーザーに適応があると考えられる．

### 分類

QOL 診断や評価の枠組みには，①全般的 QOL，②健康関連 QOL，③障害特異的 QOL の 3 つが存在する．①は一般人口を対象とし

て行われるものであり，例えば人間関係や経済状況といった，QOLを構成しているが，直接健康と関連しない要素を含有していることがある．②は健康に関する項目に限ったQOLであり，疾患やヘルスケアが直接影響を及ぼす要素のみを扱っている．③は特定の疾患やその治療が機能に及ぼす影響につき検討するものである．

QOL診断やその評価は，標準化された評価尺度を用いて行うことが推奨されており，またさまざまなQOL関連の評価尺度が公表されている．しかし，わが国において，精神障害に関するQOL研究の数はまだ少なく，また精神障害に特異的なQOL関連の尺度も十分に普及しているとまではいえない．ここでは，日本語版がすでに確立されている尺度のうち，精神障害以外の疾患なども含めた包括的な尺度と，統合失調症の特異的QOL尺度の概要について紹介する．

1. MOS 36-Item Short-Form Health Survey (SF-36v2)

SF-36は，8つの下位尺度〔身体機能，日常役割機能（身体），体の痛み，全体的健康感，活力，社会生活機能，日常役割機能（精神），心の健康〕，36項目の質問からなる評価尺度であり，対象は精神障害者に限られたものではなく，身体疾患を有する者や健常者などもその対象としている．評点は項目により3段階，5段階，6段階のものがある．この尺度は，主要な慢性疾患を対象とした医療評価研究であるMedical Outcome Studyに伴って開発されたものであり，自己記入式のほか，面接式のものも開発されている．

SF-36は，その高い信頼性と妥当性が示され，また質問項目が少ないことによる簡便さから，米国では広く普及しており，現在は健康関連QOLに関する標準的な評価尺度の1つとなっている．また，この尺度は開発当初より多国間・多文化間の健康関連QOL比較を想定して作成されており，わが国でもSF-36v2の日本語版が作成されている．これはウェブ上で公表されているほか (https://www.sf-36.jp/)，マニュアルが出版されており（福原と鈴鴨，2011），当該ウェブサイトを通じて購入可能である．

2. WHOQOL-26およびWHO-SUBI

いずれもWHOが作成したものである．前者は100項目よりなる研究用の評価尺度であるWHOQOL-100から項目を抽出するなどして作成されたものであり，4つの領域（身体，心理，社会的関係，環境）から構成され，各項目は1-5の5段階で評価を行う尺度である．WHOQOL-26は，SF-36同様に身体疾患や健常者なども対象に含めた評価尺度であるが，統合失調症・うつ病・パニック障害・強迫性障害といった精神障害を対象として，この尺度を用いた研究が行われている．現在，田崎と中根（2007）による日本語版のマニュアルが公表されており，日本人の一般人口を対象としたデータなども紹介されている．

後者のWHO-SUBI（WHO Subjective Well-being Inventory）は，陰性感情のみならず，幸福感や自信といった陽性感情の双方を評価する尺度である．心の問題は，ストレス反応といった陰性感情を中心に議論されることが多いが，陽性感情は陰性感情と必ずしも相関するわけではなく，両者を独立して把握することが重要であるという視点により，この尺度は開発された．WHO-SUBIは，11の下位尺度（満足感，達成感，自信，至福感，近親者の支え，社会的な支え，家族との関係，精神的なコントロール感，身体的な不健康感，社会的つながりの不足，人生に対する失望感），40項目の質問から構成されており，各項目は3段階で評価される．この尺度では，陽性感情（心の健康度）と陰性感情（心の疲労感）の2つの軸から構成されており，これら2軸を互いに独立して評価することで，より対象群のQOLの把握や，それに応じた働きかけが可能となっている．日本語版のマニュアルは，大野と吉村（2010）が公表し

ており，日本語版 WHO-SUBI の標準化の過程なども併せて説明されている．

### 3. Quality of Life Scale（QLS）

QLS は，欠損症状を評価する際に開発された尺度である．欠損症状とは，「持続して存在する陰性症状」と定義される統合失調症の機能障害であり，精神病の陽性症状と比較すると目立たないものの，統合失調症の最も重大な障害であり，これらの症状が存在することによって，患者の生活のさまざまな局面に支障が出るとされている．この評価尺度は，半構造化面接によって行われ，4 つの因子（対人関係と社会的ネットワーク，仕事・学校・家事などの役割遂行，精神内界の基礎，一般的所持品と活動）を含む 21 項目で構成されている．各項目は原則として 0-6 の 7 段階で評価され（評価の適応外になる場合がある 2 項目については，9 の評点が設定されている），偶数の評点にアンカーポイントが設定されており，得点が低いほど重症と考えられている．QLS は 1 回の評価に約 45 分を要するとされる．この尺度は，日常生活の質に反映されるような精神病理のより潜在的な側面を扱うために作成されていることから，評価の対象は入院患者ではないことに留意する必要がある．また，原作者は，慢性感情障害やパーソナリティ障害のような患者に適応を広げられる可能性があることを示唆している．

わが国では，宮田と藤井（2001）が日本語版を公表しており，信頼性・妥当性が確認されている．またこのマニュアルでは，第二世代抗精神病薬の臨床試験における QLS の概要なども紹介されている．それによれば，抗精神病薬の QOL 効果を測定するには，2-3 か月程度の期間ではその効果を見落とす可能性があり，6-12 か月の長期間にわたって観察することが望ましいとされている．なお，QLS の定義する欠損症状は，SDS（Schedule for the Deficit Syndrome）が規定するほど厳密な概念ではなく，また陰性症状について，一次性と二次性のものを明確に区別していないなどといった問題点が指摘されており，本尺度を使用する際には，これらの事項に留意しておく必要がある．

**参考文献**

1) 福原俊一，鈴鴨よしみ：SF-36v2™ 日本語版マニュアル．NPO 健康医療評価研究機構，2011
2) 宮田量治，藤井康男（翻訳と解説）：クオリティ・オブ・ライフ評価尺度．増補改訂，星和書店，2001
3) 田崎美弥子，中根允文：WHOQOL 26 手引改訂版．金子書房，2007
4) 大野 裕，吉村公雄：WHO SUBI 手引 第 2 版．金子書房，2010

## ヘルピングスキルズでベストな結果を導く「SDM 診療手順」

*a semi-structured interview method for shared decision making in psychiatry*

豊嶋良一　埼玉医科大学かわごえクリニック客員教授

### 初診面接の 6 つの課題

初診で必ずなすべきことは表 1 の 6 項目である．初診の限られた時間内でこれらすべてを効率的に成就するには，一定の手順を身につける必要がある．しかし，教科書・手引書

**表 1　初診面接の 6 つの課題**

| | |
|---|---|
| ① | 患者自身が困っていること・つらい症状・生活への支障を聞き出す |
| ② | 患者自身の解釈モデル，医療への希望・期待を聞き出す |
| ③ | よい医師・患者関係を醸成する |
| ④ | 診立てと治療プランを頭に描く |
| ⑤ | 診立てと治療プランを説明・相談・共有する（SDM: shared decision making） |
| ⑥ | 対処法・服薬法・養生法を手ほどきする |

## 表2　ヘルピングスキルズでベストな結果を導く「SDM診療手順」

| | 起承転結の内容 | 面接手順リスト | 各プロセスの目標リスト |
|---|---|---|---|
| 準備 | 詳細な問診表 | 問診表の記載・書き方を読む | 詳細な情報を短時間で効率的に入手する |
| 起 | 受診理由把握<br>(問題の意識化と共有) | 1．いったん，あらゆる先入見を排除する<br>2．1つひとつ，共感のレスポンスを返しつつ，<br>3．下記の順に尋ねる<br>①一番困っていること，つらい症状は？<br>②その他の困りごとは？<br>　ほかにお困りのこと・症状は？<br>　(患者が考え込んで「もうない」というまで何度も繰り返し尋ねる)<br>③生活への支障は？<br>　毎日の生活は？　どんな支障が？<br>④来院のきっかけは？<br>　今日来る決意をしたきっかけは？<br>　ここを選んだ理由は？<br>⑤解釈モデルは？<br>　ご自分では，こうなったのは何のせいだろうと？<br>⑥医療への期待・希望の内容は？<br>　どうなりたい？　そのためにして欲しいことは？ | 1．患者の抱える問題(不安，苦痛，生活への支障)，患者の解釈モデル・医療への希望・期待がリアルにみえてくる<br>　患者自身によって問題が意識化され，それが医師と共有化される<br>2．医師・患者関係が早く自然に醸成される<br>①医師側に共感的理解が，<br>②患者側に信頼感が湧く<br>3．患者の態度，表情，受け答えから，精神所見が浮かんでみえてくる<br>①疎通性・意識レベル・認知機能<br>②思考のまとまり・妄想など<br>③気分感情・意欲欲動・睡眠など<br>④性格人柄・知能教養<br>⑤病識・意思決定能力・自己制御力<br>⑥重症度・緊急度<br>4．取り急ぎ対応を要する課題がみえてくる |
| 承 | 診立てと治療プランの素描 | 1．下記を聞く<br>①これまでのストーリーを時系列的に聞き出す<br>　発症前からこうなるまでの環境状況・出来事の経緯，その都度本人がどう思い，どう感じたか<br>②精神症状・身体症状を確認する詰めの質問<br>③家族構成・家族歴，生活歴，既往・治療歴の確認<br>2．身体診察，検査 | 1．環境・出来事・心の反応その他の精神症状の時系列を把握できる<br>2．そこにおける了解可能な心因反応部分と了解不能な器質・内因部分を見分けられる<br>3．それによって自然と「診立て」の全体像(ケースフォーミュレーション)が浮かんでくる<br>4．およその治療プラン・分類診断が浮かぶ |
| 転 | 説明・相談・合意<br>(診立てと治療プランの共有) | 下記4つの話題を順次，設定し，それぞれについて<br>①医師としての感想・考えを語り，<br>②それについての患者(家族)の意見・感想を聞き，<br>③両者が合意できるベストな結論を導き出す<br><br>1．問題の共有(解決したい症状・問題は何？)<br>2．解釈モデルの共有(問題はなぜ生じたか？)<br>①患者の理解力と解釈モデルを念頭において，<br>②心因で了解できる部分と，了解不能で医学的原因を想定すべき部分を医師の立場で説明し，<br>③患者の感想を聞いて，患者と医師の双方が納得できるような解釈モデルを描く<br>3．目標を共有する(どうなることを目標にするか？)<br>　今後の短期的・長期的治療見通しを説明しつつ<br>4．プランの共有(それにはどんな方策がベストか？)<br>　(患者の重症度・合意能力によっては入院治療や強制的医療の必要性を話題とする) | 1．患者(家族)の心理状態，理解・合意能力を見定め，それに応じて適切に合意に誘導できる<br>2．下記を患者と合意・共有できる<br>①解決すべき問題は何か<br>②問題の成因の解釈モデル<br>③当面の到達目標<br>④最適な治療プラン |
| 結 | 治療の実行・手ほどき<br>対処法・服薬法・養生法 | 1．薬の効果・副作用の説明，服薬法の手ほどき<br>2．症状と環境への対処法の手ほどき<br>①当面の問題への対処法(認知行動療法など)<br>②養生法(職場・家庭での過ごし方)<br>3．しめくくり<br>　患者の感想・懸念や今の気分などを確かめる<br>4．次回の診察を予約する | 1．問題対処のよき手ほどき，よき処方ができる<br>2．受診前よりも患者が希望を抱いて初回面接を終えることができる |
| 評価 | SDM面接の評価 | 1．受診理由を共有できたか<br>2．解釈モデルを共有できたか<br>3．目標・治療プランを共有できたか<br>4．治療プラン実行の手ほどきができたか<br>5．少しは希望を共有できただろうか | 今回の面接の目標達成度を知ることができる |

でその具体的手順の全体を示したものは皆無といってよい．

表1の①困っていること・症状・支障のすべて，②解釈モデルと医療への希望・期待を聞き出す過程で，③が自ずと醸成され，同時に精神症状，診立てが浮かんでみえてくる．したがって，①，②は何より真っ先に行うことが推奨される．

### SDM の効用

SDM の効用については近年，渡邊衡一郎氏によって薬物選択過程での重要性が唱えられている．さらに本項で勧めたいことは，SDM の適応領域を拡張して，臨床判断のすべてに患者の参与を求めることである．治療法選択のみならず，受診理由把握から解釈モデルの構成，目標設定，結果の評価に至るまでのすべての臨床判断に患者自身も可能な限り参与することによって，患者自身の自己洞察やセルフコーピングまでもが促されることになる．

### SDM に必要不可欠なヘルピングスキルズ helping skills

援助過程全体に被援助者自身を参与させる面接技法は，すでに対人援助分野での「ヘルピングスキルズ」として確立している．筆者は20年来，ヘルピングスキルズを用いた診療を心がけ，その有用性を深く実感してきた．しかしこのヘルピングスキルズのことは，わが国の医療分野ではあまり知られていない．

### SDM 診療手順

そこで，ヘルピングスキルズを用いたSDM で初診の6課題すべてを効率的に成就する「SDM 診療手順」を紹介する．表2にその各段階の施行手順と達成目標を掲げた．この SDM 診療手順は初診時用のものであるが，再診の節目にも折にふれ用いるとよい．これによってその診療は自ずとベストな方向に導かれるだろう．

### 参考文献

1) 渡邊衡一郎：うつ病軽症例に対する対応の実際―シンプル SDM の導入のススメ．臨床精神医学 43：45-51，2014
2) Hill CE（著），藤生英行（監訳）：ヘルピング・スキル―探求・洞察・行動アクションのためのこころの援助．金子書房，2014
3) 豊嶋良一：ベストな結果を導く初診面接の極意―臨床40年で辿り着いた私の「必勝法」．臨床精神医学 43：441-445，2014

## 脳波検査，脳磁図

electroencephalography, magnetoencephalogram (MEG)

**多田真理子** 東京大学大学院・精神医学分野
**荒木　剛** 東京大学大学院特任准教授・ユースメンタルヘルス講座

### 定義

脳波 electroencephalogram（EEG）は1929年にドイツの精神科医 Hans Berger 博士により発見された．脳波検査とは，特別に指定されている場合でなければ，頭皮上に装着した電極によってとらえられた脳の電気活動である脳波を脳波計によって増幅し記録することである．特別に指定されている場合とは，例えばてんかん外科手術における皮質脳波や深部脳波などである．

脳波の発生源は大脳皮質の第Ｖ層錐体細胞の後シナプス電位 postsynaptic potential（PSP）であると考えられているが，きわめて微小な電気活動であるため，頭皮上で計測される脳波は，複数の神経細胞の電気活動の空間的な総和である．脳波計を通して計測される脳波の振幅は正常であれば20-100 μV 程度である．

脳波はリズミカルなサイン波の複合として観測されるが，周波数帯域によってデルタ波 $\delta$ wave（4 Hz 以下），シータ波 $\theta$ wave（4-8 Hz），アルファ波 $\alpha$ wave（8-13 Hz），ベー

タ波 β wave（14-30 Hz）に分類される．アルファ波よりも周波数が遅い場合を徐波 slow wave，速い場合を速波 fast wave とする．健常者では，安静閉眼時に後頭部優位にアルファ波が観察される．このリズムは中脳網様体賦活系の影響を受けた視床の入力によると考えられており，脳波は睡眠研究において中心的な役割をはたしてきた．

脳波検査は，非侵襲的で，比較的簡便であり，ミリ秒単位の高い時間分解能で神経細胞の電気活動を直接とらえることができるという利点があり，広く臨床応用がなされている．

脳磁図（MEG）は，脳の電気活動に伴って発生する頭部周囲の磁場を計測したものである．1968年に米国でDavid Cohen博士により発見された．脳磁場は，地磁気の1億分の1程度ときわめて微弱であるため，超高感度の磁気センサーであるSQUID（superconducting quantum interference devices）と，測定環境の磁場を遮断するシールドルームを必要とする．脳磁場は脳脊髄液，頭蓋骨といった構造物による影響を受けずに透過するため，脳波では同定が困難な神経活動の空間分布の推定が可能である．このため，てんかん焦点の推定などの脳外科領域での臨床応用が進んでおり，100を超える多チャンネル計測装置が一般的となっている．

しかし，頭部から計測可能な脳磁場は，電流源となる錐体細胞の向きが脳表面に対して平行に並んだ場合に発生する．つまり脳磁図で計測される信号は，脳溝の神経細胞の電気活動の反映が主であり，脳回の電流源の検出は困難であるという点を考慮する必要がある．

**適応**

脳波検査は，精神科領域においては，器質性精神障害の除外目的に初診の際にオーダーしておくことが望ましい．また，意識障害の有無や程度の評価に際しても有用である．疾患特異性の高いものとしては，クロイツフェルト-ヤコブ病における周期性同期発射 periodic synchronous discharge（PSD）や肝性脳症における三相波 triphasic wave が知られている．また，睡眠覚醒障害においては，ナルコレプシー（⇒556頁）の診断の際に有用となる．

てんかんは，脳波検査が最も有用な疾患であるが，精神科領域においても，てんかん発作に直接関連した精神症状（⇒611頁）が疑われた際には必須であり，治療経過中も状態に応じて繰り返し評価することが重要である．なお，非てんかん性発作のうちで最も多いとされる偽発作 pseudoseizure の鑑別を目的として，ビデオ脳波同時記録が有効である場合がある．

脳磁図の適応は，現在，原発性てんかんおよび続発性てんかん，中枢神経疾患に伴う感覚障害および運動障害の患者に対する脳外科手術の評価法として，術前1回のみ保険診療報酬点数が5,000点算定される．また，これが算定できるのは，厚生労働大臣が定める施設基準に適合するとした保険医療機関のみである．

なお，いずれの検査も脳の機能的状態を反映する時間分解能の高い検査であるが，空間解像度に劣るため，頭部CT，MRIといった脳画像検査による解剖学的な評価を併せて検討することで，診断的価値が高まる．

**分類**

臨床上，最も一般的に測定される脳波検査では，国際10-20法に従って，頭皮上に19個の探査電極 exploring electrode を配置し，耳朶に基準電極 reference electrode を貼付する．導出法によって，耳朶を基準に探査電極との電位差をとらえる基準電極導出法 referential derivation と2つの探査電極間の電位差をとらえる双極導出法 bipolar derivation に分類される．

脳波検査中は，安静時記録のほかに各種賦活法が用いられる．一般的なものには，①開閉眼試験，②過換気 hyperventilation（HV），③光刺激 photic stimulation（PS），④睡眠賦

活法などがある．④では，自然睡眠記録と薬物による誘発睡眠記録がある．こうした制約された条件下で観測される異常波も多いためである．

長時間ビデオ脳波同時記録は，ビデオと脳波を長時間同時記録する検査であり，診察場面で観測困難である発作の臨床症状，発作時，発作間欠期の脳波所見を記録することで，診断の困難なてんかんの評価のみならず，転換性障害（⇒200頁）との鑑別にも有用である．

精神科領域よりも脳外科領域での適応が一般的となるが，硬膜下の大脳皮質表面に直接に電極を装着して記録する皮質脳波 electrocorticogram（ECoG）や皮質下に針電極を挿入して記録する深部脳波がある．

なお，特殊なものとして，外的な感覚刺激に関連した脳波活動を加算平均することにより背景活動から取り出される外因性成分である大脳誘発電位 evoked potential（EP），刺激の認知や予測など被験者の脳活動を反映するとされる内因性成分である事象関連電位 event related potential（ERP）がある．前者は，神経内科，耳鼻咽喉科，眼科の各領域で臨床応用がなされているが，後者は主に認知科学における研究手法として発展した．

脳波自体は，判読の際に，安静閉眼時に観測される基礎律動と突発波 paroxysmal wave とに分類される．

## 脳波検査の手順

1) 脳波検査を依頼する：この際に，検査目的（スクリーニング，てんかん疑い，意識障害疑い，フォローアップなど）と臨床症状を正確に技師に伝えることで，検査の質が高まる．年齢は脳波検査において非常に重要であるが，検査時の睡眠・覚醒状態，食事摂取の有無，使用薬剤についても記載しておくとよい．

2) 脳波検査を実施する：多くはシールドルームのある脳波検査室で行う．緊急検査や移動が困難な場合，ベッドサイドでポータブルの脳波検査が実施されることもある．国際 10-20 法に従い，被験者の頭皮に皿電極を装着する．酒精綿で頭皮の脂肪分を除去し，電極糊で皿電極を固定することが一般的である．シールドルーム内でも，アーチファクトの排除には注意する．被験者をリラックスさせ，検査を開始することを説明する．

3) 脳波を記録する：まず，安静覚醒時の記録を行う．開閉眼試験を行い，基準電極導出法と双極導出法で基礎律動の記録を行う．次に過換気賦活を行う．自然な速さ（20-30回/1分）でおよそ3分間の深呼吸を指示する．これにより build up とよばれる脳波の徐波化と振幅の増大がみられる．その後，通常の呼吸で2分間の安静記録を行い，脳波の回復の程度を観測する．光刺激を行う際には，ストロボスコープの閃光を用いることが多く，刺激頻度を 3-30 Hz 程度まで漸増させながら記録する．これにより刺激周波数に脳波の位相が関連する光駆動 photic driving が観測される場合がある．その後，必要に応じて睡眠脳波を記録する．

4) 脳波の判読を行う：脳波の判読を行う際には，解釈に影響を及ぼす年齢，検査時の覚醒度といったパラメーターに注意を払うことが重要である．さらに，処方薬の影響も考慮する必要がある．特にベンゾジアゼピン系向精神薬内服によって速波化することはよく知られている．そのうえで，まずは基礎律動を同定し，背景脳波から突発波を判読する．賦活法に対する反応性の有無や程度を評価しておく．アーチファクトについては，心電図や筋電図の混入，電極の接着不良，まばたきや眼球運動などに由来することが多い．脳波検査時と臨床状態が変化した際には，脳波所見を再度確認し，縦断像をとらえることが有用な場合がある．

参考文献
1) 大熊輝雄：臨床脳波学．第5版，医学書院，1999

# 脳画像検査
*neuroimaging*

舘野　周　日本医科大学准教授・精神医学

**定義**

　画像検査は今日広く用いられており，生体内部の情報を得る貴重な手段となっている．精神科領域で用いられる画像検査は，精神症状と関連が強い脳の形態や機能を評価するものが中心であり，視覚的な診断だけでなく，統計手法を利用したソフトウェアと組み合わせることでより客観的な評価が行える．精神科診断をしていくにあたり，除外診断を含めてまず器質性疾患の可能性を評価する必要がある．そこに補助的な意味合いではあるが，画像検査の客観的な情報を十分に生かすことは重要である．

　脳画像検査を用いる目的は大きく分けて①器質性精神障害の補助診断，②身体疾患に伴う症状の除外診断，のためである．血液検査，髄液検査，尿検査，心電図検査，単純X線検査なども行われるが，生体内で脳形態変化，脳機能変化をとらえられる脳画像検査は，客観的で有用な情報をわれわれに提供してくれる．

　研究領域では，さまざまな脳画像検査による新たな知見が集積されつつあり，精神疾患の診断，治療効果などのバイオマーカーとして今後さらなる役割が期待されている．

**適応**

　現在われわれが臨床で使用できる脳画像検査は，コンピュータ断層撮像 computed tomography（CT），磁気共鳴画像 magnetic resonance imaging（MRI），単光子放射線コンピュータ断層撮像 single photon emission computed tomography（SPECT），陽電子断層撮像 positron emission tomography（PET），近赤外線スペクトロスコピー near-infrared spectroscopy（NIRS，光トポグラフィ）である．

　CTとMRIは主に脳の形態を評価するが，SPECTでは脳血流，中枢性ベンゾジアゼピン受容体（BZR），線条体ドパミントランスポーター（DAT）の評価が，PETではブドウ糖代謝の評価が可能である．脳画像検査ではないが，心筋の交感神経障害を検出する$^{123}$I-MIBG心筋シンチグラフィは，2012（平成24）年よりパーキンソン病（PD）やレビー小体型認知症（DLB）の診断補助として保険適用となっている．近年$^{18}$F-florbetapirや$^{18}$F-flutemetamolなどを用いたアミロイドPETの認知症診断における有用性が確認され，アルツハイマー型認知症（AD）やDLBの診断基準に取り入れられた．しかしこれらの検査薬についてわが国では製造に関する承認は得られたが，現在は保険診療ではまだ利用できない．検査を行う際には，適応となる疾患や状態，保険適用の有無を十分に踏まえる必要がある．

### A．CT

　骨折，石灰化，早期の出血の検出に適しており，頭部外傷，脳出血などの脳血管障害，慢性硬膜下血腫，脳腫瘍などの診断に用いられる．またMRIに比べ安全・迅速に撮影ができるため，緊急時や安静保持が難しい患者などに対して行われる．

### B．MRI

　CTと比べて組織分解能が高く，より詳細な脳の解剖情報を得ることができる．MRIにはさまざまな撮影方法があり，それぞれ異なる情報が得られるので，いくつかの撮影を行い，形態のみならず，組織の性状を認識することができる．近年は海馬傍回の萎縮度を数値化してAD診療に利用されている．拡散強調像は超急性期の脳梗塞の検出に頻用さ

れる．磁気共鳴血管撮影 magnetic resonance angiography（MRA）は，血管の閉塞性病変や動脈瘤，脳動脈奇形などの脳血管病変の検出に有用であり，認知症や器質性精神障害が疑われた場合や，電気けいれん療法施行前のリスク評価などに用いられる．機能的磁気共鳴画像 functional MRI（fMRI）は運動機能や言語関連領域などの局所脳機能の評価に用いられることがある．

### C. SPECT

放射性薬剤を用いる検査である．脳血管性障害が疑われる際の脳血流評価や，脳血流を介した脳機能評価により認知症の補助診断に用いられる．中枢性BZRを評価する薬剤は，てんかんの発作焦点を検出できるので難治性部分てんかんの外科手術における適応判定や切除部位の同定に用いられる．また線条体DATを評価する薬剤は，線条体ドパミン神経が変性するPD，DLBの鑑別診断に用いられる．

### D. PET

放射性薬剤を用いる検査である．ブドウ糖代謝を評価する薬剤を使用することで細胞の活動状態を評価できるため，悪性腫瘍，虚血性心疾患などの評価や，難治性てんかんの外科手術のための病巣診断に用いられる．またブドウ糖代謝が活発なシナプス機能を鋭敏に反映するとされ，海外では認知症の診断に用いられることがあり，米国では保険適用となっているが，わが国では保険適用となっていない．

### E. NIRS

NIRSは，言語野関連病変または正中病変における脳外科手術のための言語優位半球を同定する目的，難治性てんかんの外科手術にあたり，てんかん焦点を計測する目的として行われるが，2014（平成26）年4月1日より抑うつ症状の鑑別診断の補助を目的に，一定の施設基準を満たす医療機関では保険診療として実施できることになった．

## 分類

### A. CT

CTは組織のX線吸収値の違いをもとに体内の様子をコンピュータ処理により画像化したもので，広く用いられている脳画像検査である．2000（平成12）年頃より検出器を複数配列した多列型CTの開発により撮影時間は大幅に短縮されている．

### B. MRI

磁場にさらされた原子核が特定の周波数の電波に共鳴して電波を発する nuclear magnetic resonance（NMR）現象を利用する検査である．臨床で用いられるMRIは，体内に水および脂肪として多く存在する水素原子核の分布，状態を画像化している．画像構成要素は，水素原子密度，原子核スピンの緩和時間，血流速度である．

拡散強調像は，水分子のブラウン運動（自己拡散）を画像化したもので，動きのある水分子は低信号に，組織内の動きにくい水分子の動きは高信号に示される．脳虚血の超急性期では，細胞が浮腫をきたすことで組織の水分子は動きにくくなるため高信号となるのを観察できる．

MRAは造影剤を用いずに脳の血管を描出する．脳の血管によく用いられる time-of-flight（TOF）法は，血液の流入効果を利用した画像で，血管壁そのものは描出されていないが，血管の走行や形態の評価が可能である．

fMRIは，刺激課題実施時の脳活動によるヘモグロビン（Hb）の酸化・脱酸化の変化により生じた局所信号強度を安静時と比較する．検査課題の作成や結果解析のための専用ソフトウェア，解析用の3次元の脳構造画像が必要である．

### C. SPECT

投与した放射性薬剤（放射性核種のうち単光子放射体で標識した薬剤）から放出されるガンマ線を検出してその分布を画像化する検査である．放射性薬剤ごとに分布に特徴が

ある．

N-isopropyl-[$^{123}$I] p-iodoamphetamine ($^{123}$I-IMP) や $^{99m}$Tc-hexamethylpropyleneamine oxime ($^{99m}$Tc-HMPAO), $^{99m}$Tc-ethyl cysteinate dimer ($^{99m}$Tc-ECD) は, 血液脳関門を通過して脳組織に入りアミン結合部位に結合したり, 水溶性代謝物になることで脳内にとどまる. この脳内分布は局所脳血流に比例するため, 脳血流量を知ることができる. $^{133}$Xe は, 空気混合ガスを吸引し, そのクリアランスを求めることで局所脳血流量を評価できる.

$^{123}$I-iomazenil は, 中枢性 BZR に高い親和性を有している. 投与後 15-30 分後では脳血流に比例した分布を示すが, 投与 180 分後には脳内中枢性 BZR を反映した分布を示す. 中枢性 BZR は, 抑制性神経伝達を担う GABA 受容体と複合体を形成しており, てんかん焦点では分布密度が低下している. このため難治性部分てんかんの外科手術における適応判定や切除部位の同定に用いられる.

$^{123}$I-ioflupane はドパミン神経のシナプス前における DAT に高い親和性を有しており, 健常者では投与 3 時間以降の画像で線条体の DAT に強く集積する. ドパミン神経の変性・脱落が生じる PD や DLB では, 線条体への集積が乏しい. シナプス前のドパミン神経の機能を反映する DAT を評価することで, パーキンソン症状を呈している患者の線条体におけるドパミン神経の状態を知ることができる.

### D. PET

$^{11}$C, $^{13}$N, $^{18}$F, などのポジトロン放出核種で標識した放射性薬剤を投与し, 体外に放出される消滅ガンマ線を計測してその体内分布を画像化している. SPECT との大きな違いは, エネルギーが高く, 正反対の方向に放出される 2 本のガンマ線を同時に計測するため, 感度と解像度が勝り, 定量性を有することである.

$^{18}$F-fluorodeoxy glucose (FDG) はブドウ糖の $C_2$ 水酸基を $^{18}$F に置き換えたもので, 体内でブドウ糖と同様に細胞内に取り込まれたあと, ブドウ糖と違いリン酸化体として細胞内に蓄積される. 投与後 1 時間ほどで, ブドウ糖代謝の活発な部位に強く集積している画像が得られる. 脳細胞はブドウ糖をエネルギー源としているため, 正常の皮質に強く集積する. てんかんでは, 発作間欠期には焦点とその周囲の代謝低下がみられる. 側頭葉てんかんでは, 焦点検出率は SPECT よりも高いが, 側頭葉外てんかんでは, 診断能は低い.

$^{18}$F-florbetapir と $^{18}$F-flutemetamol は, ともに β シート構造をとった脳内 β アミロイド (老人斑) と親和性が高く, 脳内 β アミロイドの検出に有用である. 投与後に皮質領域の β アミロイドの分布に比例した画像が得られる. AD では β アミロイドが皮質に蓄積していることから, 脳萎縮が軽度にとどまる時期の AD の早期発見に有用であると考えられている. しかしながら, 他の認知症でも β アミロイドが蓄積するので, 現時点での本検査の意義は, アミロイドの蓄積が認められなかった場合には AD の可能性が低いと判断するというものである. わが国では, これらの検査薬の合成装置の薬事承認は得られているものの, 検査自体はまだ保険適用となっていない.

### E. NIRS

波長が 800 nm 程度の近赤外線は, 頭皮や頭蓋骨を比較的容易に通過し, 頭皮上から 20-30 mm 深部にある大脳皮質に届く. 血液成分中の Hb は光を散乱させるが, 酸化の程度によって吸収や散乱の程度は変化する. 頭皮や頭蓋骨を通過した近赤外線は, 大脳皮質で吸収・散乱して反射光となるが, この際に大脳皮質の Hb の変化や酸化 Hb, 還元 Hb の割合により変化を示す. 成人の場合 30 mm 程度離れた頭皮上の光ファイバーで集光し, それを光電子増倍管によって電気信号に変換する. 語流暢課題実施時の電気信号

の変化をコンピュータで数値化して評価を行う．うつ状態の患者の示すパターンがうつ病性障害，双極性感情障害，統合失調症のいずれかのパターンに合致するかを判別することでうつ状態の鑑別診断の補助として用いられている．

## 【実施手順】
### A. CT

被検者を撮影寝台に仰臥位にし，頭部を軽く固定した状態で撮影する．撮影は，検出器とX線管球の配置されたガントリー内を寝台が移動して行われる．X線管球は被検者周囲を360度回転する．造影剤を投与する場合には，過敏症や腎機能障害，重篤な甲状腺疾患などの禁忌事項に注意して適応を考える．頭部の単純CTに禁忌はない．不必要な検査を避け，放射線被曝の低減に留意することが必要である．得られた画像はX線吸収値が高いほど（硬い骨など）白く，低いほど（空気など）黒く表示される．CT画像のX線吸収率は一般的には水のX線吸収値を0，空気のX線吸収値を−1000とする単位（Hounsfield Unit）を用いて相対的な数値で表されている．

### B. MRI

被検者を撮影寝台に仰臥位にし，頭部を電磁波の送受信を行うコイルの組み込まれた器具内に置き，固定した状態にしたのち，寝台ごとガントリー内に移動させて撮影する．一般的な装置では，被検者の視界はかなり狭い．

MRI機器は強力な磁力と電波を出すため，検査依頼前に，ペースメーカ，体内自動除細動器，注入ポンプ，人工内耳，金属弁，圧可変式脳室シャントなど破損のおそれのある体内機器の有無の確認は必須である．このほかにも取り外せない磁性体の有無，体内では脳動脈クリップや冠動脈などのステント，特殊な義歯など，体表では酸化鉄などの金属を含む入れ墨，アートメークなどを確認する必要がある．また，狭い空間で長時間の体位保持が必要なため，閉所恐怖症の者，意思の疎通が困難な者に施行する際には特別の配慮が必要である．

妊婦には原則として検査を行わない．

機器や撮像方法により異なるが，1回の検査で，いくつかの撮影を行うため，所要時間を15分以上に設定している施設が多い．fMRIでは，刺激課題の種類や解析方法により，検査時間は10分程度で済むこともあれば，1時間程度かかることもある．

画像は視覚的な判定だけでなく，統計解析ソフトウェアを利用した局所脳萎縮の程度などの客観的判定も行われる．

### C. SPECT

放射性薬剤投与後，検査ごとに定められた一定時間をおいてから撮影を行う．撮像に要する時間は検査により異なるが，30分以上かかることがある．撮像中は頭部を動かさないようにする．脳血流評価を行う場合には，仰臥位，安静閉眼とし，外部からの刺激を与えないようにして検査薬を静脈注射するが，$^{123}$I-iomazenilや$^{123}$I-ioflupaneは特に指定はない．$^{133}$Xeを用いる場合には呼吸マスクを通じて検査薬を吸入する．

鎮静作用を有する薬剤は脳血流分布に影響を与えるため，放射性薬剤の脳内分布が安定した状態になるまでは使用しないほうがよい．中枢性BZRを評価する$^{123}$I-iomazenilはベンゾジアゼピン系薬剤の影響を受ける．$^{123}$I-ioflupaneはセロトニントランスポーター（SERT）への親和性も有しているため，DAT阻害作用を有する薬剤だけでなく，SERT阻害作用を有する抗うつ薬の影響も受ける．検査時にはこれらの点について留意しなければならない．

### D. PET

$^{18}$F-FDGはブドウ糖代謝の影響を受けるため，検査前4-5時間は絶食とし，検査直前に血糖値を測定しておく必要がある．$^{18}$F-FDG投与後は，少なくとも20分程度は仰臥位で安静に過ごし，視覚・聴覚刺激による局

所脳機能の賦活を防ぐ．投与 40-50 分後から撮影を開始する．撮像中(30 分程度)は頭部を動かさないようにする．

### E. NIRS

検査装置を，帽子をかぶるようにして頭部に設置し，語流暢性課題を 60 秒間，課題前後の統制課題と合わせても約 3 分間検査を行い，語流暢性課題実施時の脳血流がベースラインからどの程度変化しているかを計測し，解析ソフトを用いてグラフ化して，NIRS 信号の時間経過パターンを評価する．

**参考文献**
1) 平安良雄，笠井清登(編)：精神疾患の脳画像解析・診断学．南山堂，2008
2) 福田正人(責任編集)：専門医のための精神科臨床リュミエール 2 精神疾患と脳画像．中山書店，2008

# 神経心理学検査
*neuropsychological test*

上田敬太　京都大学医学部附属病院・精神科神経科

### 定義

脳の器質的な障害によって生じる症状として，厚生労働省の策定した「高次脳機能障害」の定義では，記憶障害・注意障害・遂行機能障害・社会行動障害が挙げられ，DSM-5 によれば，neurocognitive disorder の各症状，すなわち複雑性注意(注意障害)，実行機能(遂行機能障害)，学習と記憶(記憶の障害)，言語(失語)，知覚-運動(失認・失行)，社会的認知(社会認知障害)が挙げられる．これらの障害について評価を行うために用いるのが，神経心理学検査とよばれる諸々の検査である．また，机上の検査が難しい社会行動障害のような複雑な機能については，日常生活場面などにおける行動評価尺度を用いることが多い．

### 適応

神経心理学検査では，高次の脳機能についての評価を行う．したがって，より低次の脳機能が障害されている場合には，課題を行うことが難しく，評価の妥当性も低くなる．例えば，意識障害がある場合，注意力の低下をきたし結果として神経心理学検査の成績の低下が生じうる．あるいは，言語障害を有する症例に対して，言語依存的な神経心理学検査を行っても，解釈には慎重を要する．社会行動障害のようなより複雑な障害については，机上の神経心理学検査を行うことは難しく，多くの場合，日常生活についての質問紙などを用い症状を検出することとなる．

### 神経心理学検査の手順

特定の神経心理学検査を行う前に，患者のバックグラウンドについて把握する必要がある．障害の原因となった疾患についての現病歴はもちろんであるが，矯正歴も含めた利き手，教育歴，さらに社会行動障害や人格変化が問題となる場合は，病前の就業歴を含めた社会適応状態についても聴取する必要がある．

さらに，検査に入る前に，診察室に入室した際の歩行状態，あるいは椅子に座る際の座り方，および病歴聴取の際などにおけるフリートークの様子などは，これから行うべき神経心理学検査の選択を行ううえで重要なヒントを提供する．

#### A. 注意機能の検査

注意機能が働くためには，覚醒していることが条件となる．したがって，覚醒度が低下している条件では，注意機能は低下している．下位機能として，「持続性(集中を維持する能力)」「他方向性(複数対象への注意の分配)」「転換性(必要に応じて注意の対象を切り替える)」「選択制(不必要な対象への注意を抑制する)」機能を含むと考えられている．

**標準注意検査法**

実際の注意能力は，ワーキングメモリー

working memory（作業記憶）と密接な関連があるため，この検査にも多くの作業記憶検査が含まれている．見当識障害などの粗大な注意障害が認められない場合は，このような複雑な注意機能検査を行う価値がある．より単純な数唱検査からかなり複雑な記憶更新検査など，7つの下位検査からなり，施行には1時間半あるいはそれ以上かかる．

### B. 記憶の検査

　記憶は，新しいことを記銘・貯蔵し，貯蔵された情報を適宜取り出すという能力から構成されている．記銘し貯蔵することは，新しいことを覚えるという前向きの記憶に関係し，貯蔵された情報を取り出す能力は，逆向性の記憶に関係している．ただし，一度貯蔵されたはずの情報が失われてしまうことも疾患によっては生じうる．外傷性脳損傷などにおける逆向性健忘では，急性期には数年にわたっていた健忘が，経過を追うごとに短くなり，最終的には数日から数か月の健忘を残すのみとなる，といった経過をたどることが多い．回復した記憶は一時的なアクセスの障害によって，回復しなかった記憶については貯蔵そのものが失われたことが想定される．したがって，疾患によっては経過中に繰り返し検査を行う必要がある場合がある．逆向性の記憶については，自らが経験したことについての記憶（自伝的・エピソード記憶）と，学習したことの記憶（意味記憶）に分けて考えることが必要である．特殊な精神疾患，例えば解離性健忘などでは，自伝的・エピソード記憶のみが顕著に障害されやすい．また，エピソード記憶の検査では，家族や親しい友人などの第三者から真実についての確認を行うことが重要である．

　前向きの記憶については，保持できる時間を考慮する必要がある．即時記憶・作業記憶のように，海馬に依存しない記憶，数時間・数日以上といった長期記憶があり，それらを別々に検討する必要がある．ワーキングメモリーは主に背外側前頭前野が担うと考えられているメモ帳のような機能であり，言語を含めた音韻を処理する音韻ループ，音声の関係ない図形などの処理に関与する視空間スケッチパッドの2つの処理系が存在すると考えられている．

### 1. Mini-Mental State Examination（MMSE）・改訂版長谷川式簡易知能評価スケール（HDS-R）

　MMSEにもHDS-Rにも，3単語の復唱および遅延再生の下位項目が存在する．MMSEに含まれるdigit span（数唱）も同様である．順唱の場合は数字をワーキングメモリーの音韻ループで保持する能力，逆唱の場合は操作を加えてから取り出す能力についての検査である．

　HDS-Rには，5つの品物を見せ，それを隠したあとに何があったかを答えさせるという項目が存在する．視覚性記憶の検査であるが，物品を見せてから特に干渉課題を行うような構成にはなっていない．

### 2. ウェクスラー記憶検査改訂版 Wechsler memory scale-revised（WMS-R）

　総合的な記憶検査としてWMS-Rが挙げられる．下位項目として視覚性記憶指数，言語性記憶指数，それらを合わせた一般記憶指数，注意・集中力指数，遅延再生記憶指数を評価することができる．この検査は言語性・視覚性の記憶をともに評価できる包括的バッテリーであるが，施行時間が約1時間かかり，日常診療で使用するには簡便とはいい難い．また，言語による教示が入りにくい失語症症例などでは正確な評価を行えない．

### 3. Rey-Osterrieth 複雑図形 Rey-Osterrieth complex figure（ROCF）

　視覚性記憶の代表的な検査である．この検査では，複雑な図形を被験者に提示し，まず模写を行うよう求める．模写が終了したあと，元の図版を取り去り，3分後の直後再生さらに30分後の遅延再生を行う．描かれた絵について，18のコンポーネントに分け，採点を行う．この検査は，模写する，想い出

して描く，ということのみからなる検査であるため，被験者の複雑な言語理解を必要としない．一方で，かなり複雑な図形を扱うため，高次視知覚障害を有する症例では正確な記憶の評価を行うことができない．また，模写の段階では，視覚処理の計画性や注意力を評価することもできる．

4. リバーミード行動記憶検査 Rivermead behavioral memory test（RBMT）

従来の机上の記憶検査では，必ずしも日常生活の記憶能力の障害について，正確に反映されない場合がある．RBMT には道順の記銘や遅延再生，展望記憶（タイマーが鳴ったら特定の質問をするように要求するなど）といった項目が含まれ，社会生活上必要とされる記憶能力を検査することができる．

5. 逆向性記憶の検査

統制された検査を行うことは，その性質上難しい．確かな情報をもつ第三者の立ち会いのもとで，生活史の想起を行ってもらい，評価を行う．また，過去の社会的な大きな出来事についても想起を行ってもらい，正誤についての評価を行う．

### C. 失語の検査

失語とは，言語機能すなわち言語の理解や表出が障害された状態を指す．音声言語，書字言語それぞれの理解と表出が独立して障害されることもあるため，どちらについても検査を行うことが必要である．

失語症の評価においては，語産生の流暢性は非常に重要な所見である．診察場面におけるフリートークで，構音やプロソディの障害を認め，努力様発話を認めるような場合，これを非流暢性失語とよぶ．これらの所見を認めない場合は流暢性失語とよばれる．流暢性以外には，錯語の有無，復唱能力，ジャルゴン，反響言語，再帰性発話，文法能力などのチェックを行うことが診断上必要となる．

また，読み書きでは，日本語には表意文字である漢字と，表音文字であるひらがな・カタカナが存在し，それぞれの処理の主な脳内基盤は，左後頭側頭連合野，左後頭頭頂連合野が想定されている．したがって，表意文字あるいは表音文字が独立して障害されることもあるため，両者についての評価を行うことが必要である．

1. 標準失語症検査 Standard Language Test of Aphasia（SLTA）

わが国で開発された失語症検査である．聴く・話す・読む・書く・計算という5つの大項目があり，計算を除くすべての項目について，単音・単語・文レベルの評価が行えるように構成されている．読み書きに関しては，前述のような理由から，仮名と漢字をそれぞれ別々に検査するように工夫されている．ただし，この検査は検査の施行に60-90分かかり，訓練された言語療法士によって行われるべき検査である．また，失語の分類を意図して作られたものではないので，下位項目の点数と診察場面や日常生活上の問題点を総合的にとらえて失語型を判断することとなる．

2. WAB 失語症検査日本語版（Western Aphasia Battery）

Kertesz らによって開発された Western Aphasia Battery を元にして，日本語版として改編された．下位項目として，自発話，話し言葉の理解，復唱，呼称，読み，書字，行為，構成行為・視空間行為・計算を含む．このうち，特に最後の項目は言語評価に必須ではなく，省いてもよいとされる．

最初の4項目の得点をつけることによって，失語症のタイプの特定ができるように工夫されているのも特徴である．ただし，この検査も施行するのに60-90分かかり，熟練した言語療法士が行うことが望ましい．

### D. 失行の検査

専門家の間でも失行の定義や分類についての意見の一致はない．最大公約数的な定義としての失行は「運動可能であるにもかかわらず意図的な運動が不可能な状態」と定義される．古くからの分類である肢節運動失行，観念運動失行，観念失行（概念失行）に加え，近

年では，衣服を着ることについての運動能力が残存しているにもかかわらずうまくできない「着衣失行」，二次元の図形や三次元の構造物を模写したり組み立てたりすることができなくなる「構成失行」なども失行とよぶ．

失行の検査を行うときには，書字の場合と同様，左右の手についてそれぞれ評価を行う必要がある．

### 標準高次動作性検査

失行概念，あるいは失行の分類に関して，諸家の間で意見が一致していないため，この検査のなかでは，「動作」を違った観点から分類している．1つは，操作対象のない「自動詞的動作」であり，さらに「単一的」「系列的」に分類される．もう1つは操作対象のある「他動詞的動作」であり，このなかには「顔面」「一側性」「両側性」「全身」といった身体部位の分類，さらに「着衣」という操作対象の分類を含む．「構成的動作」はこれら2つとは別に分類されている．

### E. 失認の検査

失認とは，感覚そのものの障害がないにもかかわらず，感覚様式特異的に，感覚対象の認知が障害されることをいう．したがって，すべての感覚に特異的な失認が生じうる．また，失認は感覚特異的であるため，他の感覚を併用すると対象認知が正確に行われることもその特徴である．例えば，犬の姿を見て「犬であること」の認知ができなくても，「ワン」と吠えると「犬である」と認知できるような場合である．本項では，視覚失認に絞って解説する．

従来，視覚失認は，要素的視知覚が統合される段階での障害である統覚型と，全体としての視覚表象が確立したあとで，対応する概念と連合する段階での障害である連合型とに分けられてきた．しかしながら，要素的視知覚を視覚表象として統合できない病態としては，現在ではいくつかのタイプが存在すると考えられている．

1つは狭義の統覚型失認である．このタイプでは，対象の要素の処理は問題なくできる一方で，それを全体として知覚することに困難を示す．典型例では，対象が動くと認知しやすくなる．もう1つはバリント症候群の一症状とされる同時失認である．この障害はいわば視覚における注意障害であり，対象のなかの複数の要素的知覚対象に同時に注意を向けることができない．例えば，「あ」という字をいくつも並べて「い」という大きな字を書いたような場合，要素的知覚対象としての「あ」は認識できても，複数の「あ」を同時に処理できないため，全体を「い」と読むことができない．この障害は，視覚情報処理のうち，背側路の障害で生じると考えられるため，背側性同時失認ともよばれる．もう1つは腹側型の同時失認とよばれるものである．知覚対象の処理容量，処理速度の低下が関係するとされている．時間をかけることで複数の要素的対象をある程度処理することができ，字を読むときの逐次読みが特徴とされる．

視覚失認は，対象のカテゴリーによっても分類される．物体・画像失認，相貌失認，街並失認，および失認性失読を含めたシンボル失認，色彩失認である．これらが独立して障害されうるのは，それぞれを処理する脳部位が異なることによるが，実際の症例では多かれ少なかれ障害が混在していることが多い．

上述のような視覚失認の弁別を行うためには，視覚失認の必要条件を満たしていることを確認したうえで，提示した視覚情報についての模写を行わせる．この段階で不可能であれば広義の統覚型失認であると考えられる．模写は可能であれば，対象のカテゴリーに特異的かどうかを確認する．

### 標準高次視知覚検査 Visual Perception Test for Agnosia（VPTA）

標準化された唯一の視覚認知検査である．①視知覚の基本機能（長さや傾き，奥行きなどの認知），②物体・画像認知，③相貌認知（熟知相貌・未知相貌），④色彩認知，⑤シン

ボル認知，⑥視空間認知・操作（線分二等分試験や抹消試験，自発画），⑦地誌的見当識（日常生活・地誌的記憶・白地図）の7つの大項目からなる．施行には1時間半以上かかるため，日常診療の枠内では難しい．

## F. 遂行機能の検査

遂行機能とは，問題を解決するために，計画を立て，計画を効果的に実行する能力である．この能力は，新奇な出来事に対して適切に，柔軟に対処する際に求められる能力と考えられ，主に背外側前頭前野，前頭極を含む神経回路によって担われていると想定されている．日常生活場面での複雑な問題解決能力をそのまま観察することが理想的ではあるが，机上の検査としては次のようなものが工夫されている．

**遂行機能障害症候群の行動評価 Behavioural Assessment of Dysexecutive Syndrome (BADS)**

標準化された遂行機能評価のバッテリーであり，検査項目としては，①規則変換カードテスト，②行為組み立てテスト，③鍵探しテスト，④時間判断テスト，⑤動物園地図テスト，⑥修正，の6要素テストからなる．このうち，①は Wisconsin Card Sorting Test (WCST) と同様，規則の変化に柔軟に対応する能力を測定するが，規則が常に目の前に提示されているため，より簡単な検査といえる．②は問題解決のための計画を立てるという点で独特なものである．③は，日常生活でも生じるような捜し物をする状況を反映している．同様に④も日常生活で体験する出来事ではあるが，こちらはかかる時間の推測である．⑤は動物園の地図上にある一連の場所に，決められた規則を守って訪れるルートを計画するものであるが，自ら計画を立てなければならないバージョン1では被験者の計画能力を綿密に検討することができる．一方でバージョン2は指示通りに道筋をたどることが求められ，要求水準は低い．これら2つを比較することで，どの程度計画を他人に任せることが必要か，さらに，他人が立てた計画をどれほど忠実に守ることができるかについて評価することができる．⑥では，6つの課題について規則を守りながら遂行することが要求される．自らの行動を組織化し，計画的に課題を遂行することが求められる．

この検査は，複雑な遂行機能を評価するバッテリーとしては簡便化されているが，それでも45分程度の検査時間を要する．

日常診療の場面では，Trail Making Test A and B や，ハノイの塔，clock drawing test など，より簡便に行える検査を組み合わせ，代用する工夫も必要であると考えられる．

## G. 認知機能・知能の検査

認知機能を定義することは難しい．DSM-5では，器質性の認知機能障害は neurocognitive disorder とよばれることになり，従来のように記憶の障害を必須とする診断基準ではなくなった．つまり，複雑性注意（注意障害），実行機能（遂行機能障害），学習と記憶（記憶の障害），言語（失語），知覚-運動（失認・失行），社会的認知（社会認知障害）のいずれかが，器質的原因によって生じている場合，neurocognitive disorder とする，というものである．したがって，本来であれば認知機能，あるいは知能とよばれるものは，これらの総体としかいいようのないものと考えられ，測定された能力の総和と考えるのが適している．

**ウェクスラー成人知能検査（第3版）Wechsler Adult Intelligence Scale-Ⅲ (WAIS-Ⅲ)**

現在，世界的に使用されている知能検査の代表である．前の版と違い，言語性知能，動作性知能だけでなく，言語理解，知覚統合，作動記憶（working memory），処理速度の4つの下位得点を算出することが可能で，知能のどの側面の障害が強いのかを検討することも可能となっている．言語理解能力については，教育年数の影響なども考慮する必要が

ある.

　神経心理学および神経心理学テストについて解説を行った．限られた紙数のため，社会行動障害，あるいはその基盤となる社会認知の障害については本項では触れなかった．また，標準化された神経心理学検査はいずれも施行に時間がかかり，日常診療場面で施行するには困難が伴う．しかし，どのような障害が生じうるかについての知識をもつことで，必要な検査だけをピックアップし，症例に応じた簡便化をはかることも可能であると考えられる．中核となる症状については診療のなかで自ら確認し，包括的な評価については標準化された検査バッテリーを利用することが求められると思われる．

## 心理検査
*psychological test (testing)*

津川律子　日本大学文理学部教授・心理学科

### 定義
### A. 心理検査と心理アセスメント

　心理検査を理解するためには，まず心理アセスメント psychological assessment という概念を理解することが必要である．アセスメント assessment という用語は，複数の対人援助職で用いられている．そのなかでも心理学で用いるアセスメントを「心理アセスメント」とよび「心理査定」と訳すこともある．「心理アセスメント」は，かつて心理検査と同義に見なされていた時代もあったが，現在では，①心理検査法，②面接法（アセスメント面接を含む），③観察法（行動観察），という3つの方法を用いて，対象の特徴を収集・解析し，多角的・多層的に総合した結果を提示するという意味になっている．心理検査は，対象の心理的特徴を測定する方法であ

り，臨床心理学における心理アセスメントのなかの1つとして位置づけられている．

### B. 信頼性

　心理検査が巷で氾濫している心理占いと一線を画す最大の要因は，信頼性と妥当性の検証が常に求められていることにある．信頼性 reliability とは，同一の対象に対して同一の条件のもとで同一の検査を繰り返して実施したとき，一貫して同一の得点が得られる程度のことである．しかし，実際には，同一の個人に同じ検査を繰り返して実施すると，再実施までの期間が短ければ1回目の問題を記憶していたり，練習効果が生じたり，再実施までの期間が長ければ，対象の特性そのものが変化してしまっている可能性があるなど，単純に2回実施すれば信頼性が証明されるというものではない．そのため，信頼性を確かめる方法として複数の方法が開発されているが，現在の主流は内的整合性をみる方法で，具体的にはクロンバッハのアルファ係数（Cronbach の α 係数）として知られている．しかし，信頼性がどんなに高く担保されていても，妥当性 validity が高くなければ，その心理検査は意味が乏しい．そして，妥当性の高さを証明するのは信頼性を確認することよりもはるかに難しい．

### C. 妥当性

　妥当性を単純にいえば，その検査が測定しようとしているものをどれだけ正確に測定できているかということである．妥当性の概念にもさまざまなものがあるが，最も大切なものとして構成概念妥当性 construct validity がある．この概念の詳細は心理統計学の専門書に譲るとして，それよりも精神科医として理解すべきことは，完璧に100%妥当性が担保されるということはあり得ないが，高い妥当性の担保に向けて努力し続けているところが，心理占いと心理検査を本質的に分けているという事実である．例えば，患者の「うつ」を測定するとして，「あなたは，うつですか？」と紙に質問を印字しておき，「はい」

か「いいえ」にマルをしてもらい，「はい」なら「うつ病」で，「いいえ」なら「うつ病でない」などという質問紙法があったとしたら，どんなに心理統計学に疎い読者でも，それではおかしいと反発するだろう．「うつ」といっても，さまざまな「うつ」が存在するうえに，質問紙法でいえば，うつか，うつではないか，と安直に問うのではなく，自分が測定したいと思う「うつ」という構成概念を明確にして，その構成概念に関する内容的妥当性 content validity が担保された質問を適切な個数で用意しない限り，自分が測定しようと目指す「うつ」に迫ることはできない．つまり，「どのような」うつを，「どのような目的で」測ろうとしているのかという姿勢がしっかりしていなければ，その質問紙で測っている「うつ」は，いったい何なのかわからなくなる．

信頼性と妥当性を例えると，弓道のイメージをもてばいいだろうか．何回，矢を放っても同じ所に当たる（信頼性が高い）選手がいると聞くと，それは優秀な選手だと思い込んでしまいがちだが，当たっている場所が的の中ではなく，はるか離れた天井に集中していたとしたら，その選手は腕がよいとはいえない．後者が妥当性であり，心理検査における妥当性の定義は「検査で得られた得点の解釈とそれに基づく推論の正当性」のことである．

## 適応

### A. 実施場所

個別実施を念頭にまとめる．まず，適切な実施場所が必要である．何が適切なのかは，心理検査によって個別の条件が存在するが，大前提として次のようなものである．作業ができる幅をもつ机．特に子どもの場合は患者の背丈に合う椅子．検査用具を脇に置くことができ，車椅子がそのまま入れる空間のある個室．カーテンで仕切られているだけで人が出入りする外来の診察室などは不適切である．電話が鳴り続けるような部屋や，隣室から大声が聞こえるような部屋では集中力検査や記憶検査が実施できず，他の検査の場合でも望ましくない．室内も，特に子どもの場合，検査以外の刺激が多い部屋は望ましくない．

### B. 患者の身体状況

日常生活に支障のない程度の視力と聴力が必要である．高齢者などの場合，患者に合った老眼鏡や補聴器の事前準備も大切である．身体的な麻痺がある場合，事前に検査者が知らなければ適切な心理検査を実施することができない．意識レベルも，極軽度の意識障害であっても心理検査はそれを敏感に反映することが多いので「JCSでⅢ-300ではない」といったレベルではなく，極軽度の疑いでもそれを検査者に伝える．そのほか，医学上の身体的コンディションを検査者に事前に伝えておくことが心理検査の適切な選択と実施につながる．なお，適応年齢も心理検査ごとに異なっており，実施の際に注意が必要である．

### C. 再検査

心理検査は再検査することで治療の成果を測定できるものが多いが，たった1回しか実施しない慣習が精神科臨床では多すぎる．再検査 re-test によってもたらされる治療に有効な情報量を考えると，再検査の有用性という視点をもつべきである．

### D. 検査者

多くの心理検査がその開発・改良・研究・発展を心理学者が担っている．そのため，臨床心理学の基礎訓練を受け，心理検査に熟達した者でないと，適切な心理検査の選択・実施・処理を経て，治療に役立つ所見をもたらすことが困難である．熟達していない者は，その職場内で熟達した者から指導を受けて熟達を目指すのみならず，心理療法と同様に専門家のスーパーヴィジョンを受けることが必要である．

## 分類

従来の教科書的分類ではなく，2014年4

## 表1 診療保険点数として認められている臨床心理・神経心理検査(2014年4月現在)

| | | |
|---|---|---|
| 1. 発達および知能検査 (D283) | 津守式乳幼児精神発達検査,牛島乳幼児簡易検査,日本版ミラー幼児発達スクリーニング検査,遠城寺式乳幼児分析的発達検査,デンバー式発達スクリーニング,DAMグッドイナフ人物画知能検査,フロスティッグ視知覚発達検査,脳研式知能検査,コース立方体組み合わせテスト,レーヴン色彩マトリックス,JART(以上,80点).MCCベビーテスト,PBTピクチュア・ブロック知能検査,新版K式発達検査,WPPSI知能診断検査,全訂版田中ビネー知能検査,田中ビネー知能検査V,鈴木ビネー式知能検査,WISC-R知能検査,WAIS-R成人知能検査(WAISを含む),大脇式盲人用知能検査,ベイリー発達検査(以上,280点).WISC-Ⅲ知能検査,WISC-Ⅳ知能検査,WAIS-Ⅲ成人知能検査(以上,450点). | |
| 2. 人格検査(D284) | パーソナリティイベントリー,モーズレイ性格検査,Y-G矢田部ギルフォード性格検査,TEG-Ⅱ東大式エゴグラム,新版TEG(以上,80点).バウムテスト,SCT,P-Fスタディ,MMPI,TPI,EPPS性格検査,16P-F人格検査,描画テスト,ソンディーテスト,PILテスト(以上,280点).ロールシャッハテスト,CAPS,TAT絵画統覚検査,CAT幼児児童用絵画統覚検査(以上,450点). | |
| 3. 認知機能検査その他の心理検査(D285) | CAS不安測定検査,SDSうつ性自己評価尺度,CES-Dうつ病(抑うつ状態)自己評価尺度,HDRSハミルトンうつ病症状評価尺度,STAI状態・特性不安検査,POMS,IES-R,PDS,TK式診断的新親子関係検査,CMI健康評価票,GHQ精神健康調査票,MAS不安尺度,ブルドン抹消検査,MEDE多面的初期認知症判定検査,WHO QOL26,COGNISTAT,SIB,Coghealth(医師,看護師または臨床心理技術者が検査に立ち会った場合に限る),NPI,BEHAVE-AD,音読検査(特異的な読字障害を対象にしたものに限る),AQ日本語版,WURS,MCMI-Ⅱ,MOCI邦訳版,日本語版LSAS-J(6か月に1回に限る),DES-Ⅱ,EAT-26(以上,80点).ベントン視覚記銘検査,内田クレペリン精神検査,三宅式記銘力検査,ベンダーゲシュタルトテスト,WCSTウィスコンシン・カード分類検査,SCID構造化面接法,CLAC-Ⅱ,遂行機能障害症候群の行動評価(BADS),リバーミード行動記憶検査,Ray-Osterrieth Complex Figure Test(ROCFT)(以上,280点).ITPA,CLAC-Ⅲ,標準失語症検査,標準失語症検査補助テスト,標準高次動作性検査,標準高次視知覚検査,標準注意検査法・標準意欲評価法,WAB失語症検査,老研版失語症検査,K-ABC,K-ABCⅡ,WMS-R,ADAS,DN-CAS認知評価システム,小児自閉症評定尺度(以上,450点). | |

月1日現在で,診療保険点数として認められている臨床心理・神経心理検査に限って**表1**に列挙し,点数をカッコに入れた.なお,検査の名称もすべて通知された名称にしており(そのため,必ずしも正式名称ではないものもある),**表1**の下位分類も診療保険点数の分類通りになっている.

### A. 診療保険点数の課題

課題は山積している.主たるものは以下の通りである.①有用な心理検査でも診療保険点数の対象になっていないものがある.反対に,②臨床現場でも心理学研究でも現在ほとんど使用されない心理検査で対象となっているものがある.③WAIS-Ⅲのように,臨床現場で活発に使用されており,実施・処理・結果のレポートで丸1日かかるような重要な心理検査の診療保険点数が低すぎる.④ロールシャッハ法と描画法のように,検査バッテリーとして同時に実施することで多角的な所見がもたらされる検査において,同時実施が点数として認められていない.いずれにしても,心理検査に詳しい臨床心理職の意見を採り入れて臨床現場の現実が反映される未来が望ましい.

### 臨床心理検査の留意点

心理検査の実施準備(検査目的の明確化,

患者の状態把握など）→検査バッテリーの仮決定および良質のデータを獲得するために実施時期の決定→実施（ラポールから実施後のフォローまで）→検査結果の処理と所見の作成→検査結果のフィードバック→検査結果を精神科治療に生かす，という流れが臨床心理検査である．この一連の流れをきちんと行えるようになるためには，かなり長期の専門的訓練が必要となる．ここでは，教科書的な内容ではないかも知れないが，精神科臨床現場で心理検査が適切に活用されるために，日頃，気になっていることを盛り込んだ．精神科臨床を愛するゆえであり，ご理解いただきたい．

### A. 発達障害を疑う場合

例えば，統合失調症なのか発達障害なのかという鑑別診断の補助のため，なぜかWAISだけが指定されて検査依頼されることが増えてきた．統合失調症なのか発達障害なのかという視点は重要なものであるが，なぜ鑑別診断の補助のためにWAISだけが指定されるのだろうか．病態水準の同定や知覚の特性をみるのにロールシャッハ法はきわめて優秀であり，風景構成法のように鑑別診断の補助に有用な描画法もあれば，SCTでは患者の書字の特徴などがよく反映されるのに，なぜか発達障害疑い＝WAISをやればよい，といった安易な考えがはやっているように思う．さすがにWAIS-ⅢをIQを算出するだけの道具と誤解している精神科医は少なくなってきたが，今度はWAIS-Ⅲの評価点だけを表面的にみて能力のばらつきがあるから発達障害だと簡単にいってしまう人が出現するようになった．日本版WAIS-Ⅲの臨床研究アドバイザーとして標準化作業からかかわった筆者からすると，耐えられないほど安易な発想である．慎重にバッテリーを組んで心理検査を実施し，WAIS-Ⅲにおける誤答の性質（質的分析）も含めて，おのおのの検査結果を緻密に解析して比較対照すれば，心理検査は多くの治療関連情報を精神科臨床にもたらしてくれることは確かである．しかし，WAISだけを実施して，しかも評価点を表面的に眺めているだけでは，治療に役立つ所見は得られない．ともかく，①心理検査は1つでなくバッテリーを組む．それによって多角的・多層的に患者をとらえることができる．②表面的な数値だけに惑わされず，量的分析と質的分析の両方を精緻に行い，それらの結果をまとめ上げるのが心理検査の使い方である．どんなに信頼性と妥当性が担保された最新の尺度が出てきても同じである．基本に返ろう．

### B. 標準的な検査バッテリー（成人）

検査目的によって検査バッテリーは違ってくるが，標準的にはWAIS-Ⅲ，ロールシャッハ法，描画1つ，SCT，それに評価尺度1つが臨床現場で多い組み合わせであろう．これらを実施するだけなら半日×2日でできる（処理や解釈にはもっと時間を要するが，それは患者の負担にはならない）．実際の臨床現場では診断に迷うケースは少なくない．また，診断が確定していても，個々人に合ったこまやかな治療戦略を考えることは医療スタッフの本来業務である．診断も治療戦略も迷っていないが，予後のためにいまの時点でデータを押さえておく必要もある．心理検査はこれらのどの場合でも対応できる．半日×2日で患者の人生にとって大きな情報がもたらされるのであれば，それは長い時間で高いコストといえるのだろうか．脳波検査や画像診断を除くと，精神科臨床の補助は心理検査だけなのが現実である．適切に有効活用してほしい．

### C. 良い検査者の雇用

標準的な検査バッテリーのみならず，さまざまな心理検査を駆使できるよい心理職者をチーム医療の一員として雇用してほしい．よい検査者は，よい臨床家である．その理由は，臨床心理検査に熟達しているということは，心理アセスメントにおける多角的・多層的な視点が鍛えられていることを意味するか

らである．患者の病態水準，認知の特徴，パーソナリティ傾向，感情状態の特性など，心理アセスメントの視点の多くが精神科臨床に役立つものである．

**参考文献**
1) 津川律子：精神科臨床における心理アセスメント入門．金剛出版，2009
2) 津川律子，篠竹利和：シナリオで学ぶ医療現場の臨床心理検査．誠信書房，2010
3) 津川律子（編）：投映法研究の基礎講座．遠見書房，2012

# 睡眠ポリグラフィ
*polysomnography (PSG)*

**亀井雄一** 国立精神・神経医療研究センター睡眠障害センター・センター長

## 検査概要

　睡眠ポリグラフ検査（PSG）は，睡眠を客観的に評価することを目的に，睡眠中に生じる生体信号を長時間にわたり記録する検査である．睡眠障害の診断や重症度判定，治療効果判定などに用いられる．夜間睡眠の評価をする終夜睡眠ポリグラフ検査 overnight PSG と，日中の眠気を評価する睡眠潜時反復検査 multiple sleep latency test（MSLT）がある．PSG と終夜睡眠ポリグラフ検査は，一般的には同義語として扱う．

## 適応疾患

　確定診断に PSG が必要な疾患としては，睡眠時無呼吸症候群，睡眠関連運動障害（周期性四肢運動障害），睡眠時随伴症（レム睡眠行動障害など）などである．また，睡眠中の異常行動の鑑別で，睡眠てんかんが疑われる場合も実施する．不眠症や概日リズム睡眠障害は，PSG で特別な所見を認めないために適応とはならないが，鑑別目的として実施することはある．レストレスレッグス症候群も PSG で特別な所見を認めないが，周期性四肢運動障害が併存することが多いため，参考のために PSG を実施することがある．また，睡眠時無呼吸症候群などの治療効果判定にも PSG を実施する．

　確定診断に MSLT が必要な疾患としては，ナルコレプシーや特発性過眠症などの過眠症がある．また，睡眠時無呼吸症候群の治療後の残遺眠気の評価にも実施する．

## 測定項目

　睡眠段階判定に最低限必要な測定項目は，脳波，眼球運動，オトガイ筋筋電図である．脳波は前頭部，中心部と後頭部で測定することが推奨されている．てんかんの評価時には必要な部位を追加する．心電図，呼吸センサー（鼻口気流，胸腹部運動），動脈血酸素飽和度，いびきセンサー，前脛骨筋筋電図，体位センサーなどを同時記録し，睡眠障害の評価に用いる．測定と判定は，American Academy of Sleep Medicine（AASM）による睡眠および随伴イベントの判定マニュアルに基づいて行う．

　MSLT は，入眠するまでの時間と睡眠段階判定（特にレム睡眠が出現するかどうか）が主であるため，脳波，眼球運動，オトガイ筋筋電図，心電図を測定すればよい．

## 測定手順

　検査室は，なるべく心地よく眠れるような環境であることが望ましい．温度や湿度を適度に保ち，外部からの騒音を防ぎ，室内光も調節する．特に MSLT の場合は，音や光が入らないような環境下で実施する．ベッドや寝具も寝やすいものとし，必要であれば枕は持参してもらってもよい．睡眠時随伴症の患者に対して PSG を行う際は，ベッド周囲から危険物を取り除く，マットを敷いておく，など怪我をしないように配慮する．

　合併症の有無，心電図の所見，服用薬物，などの患者の身体情報は事前に把握しておく．

　夕食前からはコーヒーや緑茶などのカフェ

イン類は控えるよう指示する．PSG開始時刻に合わせて電極を装着する．正確な部位への装着，アーチファクトの除去，長時間記録に耐えうる固定法，に留意して装着する．発汗はアーチファクトの大きな原因となるため，状況に応じて冷却枕などを利用する．

測定開始前には，必ず測定機器の較正と生体情報の較正を記録する．

PSGを終夜にわたって正しく記録するためには，常に波形を観察している必要がある．センサーが外れたりアーチファクトがひどくなったりしたときには装着し直す．また，検査中の危険な不整脈，けいれん，動脈血酸素飽和度の低下，急変，夜間異常行動，などに対応するために，波形とともにビデオモニターでの常時観察も必ず行う．夜間の異常行動や訴えなどはすべて記録しておく．

MSLTは，2時間間隔で行われ，4回ないし5回実施する．MSLTは単独で実施することなく，必ずPSGの翌日に実施する．その理由としては，日中の眠気をもたらす睡眠障害の有無の確認と，6時間以上睡眠をとれているかどうかを確認するためである．検査時には，「静かに横になって楽な姿勢をとってください．眼を閉じて眠ろうとしてください」と指示を与え，照明を消して検査を開始する．検査以外の時間帯に眠らないようにさせる．

**参考文献**

1) The American Academy of Sleep Medicine: The AASM Manual for the Scoring of Sleep and Associated Events: Rules, terminology and technical specifications. American Academy of Sleep Medicine, Illinois, 2007
2) 日本睡眠学会（編）：臨床睡眠検査マニュアル．ライフサイエンス，2011

# 20

# 薬物療法総論

薬物療法の基本　734
抗精神病薬　739
抗うつ薬　744
気分安定薬　749
抗不安薬　752
睡眠薬　755
抗パーキンソン病薬　757
抗てんかん薬　759
抗酒薬　764
ADHD治療薬　765
抗認知症薬　766
今後期待される抗精神病薬　771
薬物血中濃度　773
小児の薬物療法　776

# 薬物療法の基本
*introduction of pharmacotherapy for mental disorders*

石郷岡純　CNS薬理研究所・主幹

## A. 薬物療法における情報の重要性

　薬物療法とは，薬物という化学物質を使用して治療を行うことであるから，当然のことながらその薬物に関する必要最小限の知識をもつことが求められる．後述するが，治療行為とは臨床判断の連続であるので，知識はその判断に根拠を与えてくれる．根拠がない臨床判断は単なる賭けになってしまうので，常に結果を予測しながら進められるべき治療行為に知識・情報は不可欠である．しかし，1つの薬物だけでもその情報は膨大なので，そのなかから治療を行うために重要な情報にアクセスし，選択する技量が医療者には求められるのである．

　では，薬物療法を行う際に欠かせない情報とはどのようなものであろうか．臨床試験から得られた添付文書の内容，その他の有効性や安全性に関する情報は基本的なものとして把握しておくべきである．しかし，これだけでは表層的な判断にしか役立たないので，薬物療法を立体的なものへと深化させるには，作用機序と薬物動態の概略は理解しておかねばならない．現在の精神疾患の診断は症状群に基づいて行われる操作的診断なので，薬理学を軽視すると，薬物療法が症状を標的としていると錯覚した，単なる対症療法の発想に陥る危険性が常に存在するからである．臨床判断を合理的に行うためには，アウトカム情報と薬理・動態学的情報の双方を用いて行うことが何よりも重要であり，どちらに偏っても仮説に大きく依存した医療になりやすい．

　このように，薬物療法を行う際には情報が何よりも重要であるが，それは医療者にだけではなく，受療者にとっても同様である．後述するが，薬物療法に関する情報の提供のあり方次第で治療の成否は大きく影響されるので，医療者による情報の提供技術に大きく依存するといえる．

## B. 臨床判断：イベントとその確率で考える

　ここまで，臨床判断のためには情報を得ることが重要であることを述べたが，適切な臨床判断の方法についても医師は一定の手順をもっておく必要がある．最初に行うことは，疾患の種類，患者の特性などに応じた薬物療法と非薬物療法のバランスや構成を設定することである．これは，この作業によって薬物療法に必要な情報の種類も異なってくるからで，情報とは条件が変わればその意義は変わるものであり，あらゆる条件で同じ価値をもつとは限らないのである．

　次に必要な作業は，手にできた情報が作られた過程を知ることである．同じ有効性を表す数字であっても，試験のデザイン，解析方法によってその意味するところは全く異なってくる．そして可能な限り，連続量によるデータは臨床的に意味のあるイベントに置き換えたり，副作用情報も臨床的に重みづけを変えながら有用な情報へと転換しておくと診療に役立てやすい．例えば「うつ病を初回治療薬で開始したのち，2週間後のハミルトンうつ病評価尺度（HAM-D）の改善が20％未満であったとき，6週間後に寛解レベルまで改善する確率は10％以下である」というデータがあったとして，これを根拠に臨床判断をするとしよう．この場合，2週間後の診察で改善が乏しいときは次の治療薬に変更するべきか否かという判断を行うことになろうが，「症状の重症度が20％未満の改善」を何らかの臨床的なイベントに変換できないと，診察時に常にHAM-Dを測定しなくてはならなくなり，また臨床が無味乾燥なものにもなりやすい．一般的には「20％未満の改善」とは，臨床的にはほとんど改善したとはみえない程度であるので，「臨床的に改善がほとんどない」というイベントに置き換えて判断

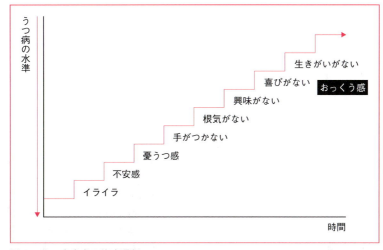

**図1　うつ病患者の治癒過程**
(笠原 嘉：精神科医による言葉の処方—うつ病の場合. 精神神経学雑誌 100：1074, 1998 より一部改変)

することができる．また，よく引用される笠原の「うつ病患者の治癒過程」(図1)もイベントの進行で表されており，1つのイベントも発生しない，すなわち1段階も改善しなければ，おおむねここに例示したデータの臨床的表現と読み取れよう．これは，臨床判断は基本的には，また一般的にも，イベントの発生を根拠に行われることが常であることに由来したデータの活用法である．

副作用情報は一般的に発生頻度で表され，対照群との比較で示されることが多い．その重症度は常に情報として存在するとは限らない．生命にかかわったり，障害を残すような副作用でない限り，発生頻度の情報で十分のように感じてしまいやすいが，治療の中断というイベントにつながりやすい副作用であるかどうかの臨床判断が実際には必要である．例えば，眠気は軽度であれば直ちに中断につながることは少ないが，悪心は軽度であっても直ちに中断されやすい．重症度のデータが欠落していても，臨床家はその副作用プロフィールをみて治療の継続に与える影響を判断する必要がある．

有効性に関するイベントにせよ副作用にせよ，判断のための情報は常に確率として与えられることも，意識しておくべき重要な視点である．医療の世界で確率による治療というと誤解を生じやすいが，ある介入に対する患者個人の反応は，十分な予測因子が得られていない現状では確率としてのみ知ることができるのである．さまざまな情報を駆使して確率を上げることはできても，基本的には確率の高い選択を行っていかざるを得ないのが現状であり，結局好ましい結果が得られる確率の高い治療を選択するのが医療者の務めである．それを無視した医療は，たとえそれが何らかの有力な仮説に合致した合理的なものにみえても，独善的なものに陥る危険性をはらんでいる．医師の経験は重要ではあるが，現在は1人の医師の経験をはるかに上回る信頼すべき情報で満ちあふれている時代なのである．そして，確率で考えていく場合，やはり診断基準は操作的診断で行われることが望ましい．薬物療法に関するほとんどの情報は，

DSM-ⅣやDSM-5，またはICD-10で診断された患者を対象とした試験から得られた結果なので，操作的に定義された対象群における確率のみが判断材料として利用できるからである．例えば，大うつ病性障害に対してA薬は60％の確率で有効であるが，B薬は40％であるというデータがあれば，患者の診断を操作的に行い，大うつ病性障害の基準を満たしていればA薬から選択していくという合理的な判断ができるのである．もし，他の方法による診断でうつ病と診断されても，上記のA薬とB薬の比較データは使用できないので，薬剤選択の根拠を失うことになる．

以上のような作業を通じて最終的に重要な要素は，判断のタイミングである．回復したという点では同じ転帰をたどった症例ではあっても，一方は3か月かかり他方は3年であったとすれば，生活者としての患者にとってはその治療の意味・価値は全く変わってくる．判断の不要な遅れは，たとえ転帰が好ましいものであっても治療の価値を半減させると考えておかなければならない．エビデンスの充実に伴い薬剤選択のアルゴリズムも緻密なものになってきたが，それを患者個人に適用する場合は，常に横軸に時間をおいた形で臨床家の頭の中で再構成しておかなければならないのである．

### C. アウトカムを意識：症状の改善と機能・QOLの改善の関係

ここまで，薬物療法に関する基本的な事項を述べてきた．しかし，毎回の診察でこれらすべての検討を網羅的に行っていくことは現実的には困難であり，必須であるともいえないであろう．そこで，治療経過全体を俯瞰できるような指標をもち合わせておくことが必要になってくる．このような指標があれば診療がより効率的かつ効果的になる．

このような考え方に立つとき重要となる点は，アウトカムを常に意識しながら自らの行ってきた治療の成否を評価し直し，治療目標の設定を確認することである．一般的に長期にわたることの多い精神疾患の治療では，治療行為はダイナミックに変遷することが一般的であり，目標設定を変更すること自体は問題ではなく，適切な変更が行えるか否かが重要である．そのためには，簡便かつ有用な判断指標が求められ，薬物療法では寛解率と中断率が今日最も有力となっている．この2つの指標を押さえておけば，すなわち期待される数字と自らが行っている治療の成果の一致・不一致をみていけば，それが見直しに関する基本的に重要な判断材料となる．

今日，精神疾患の治療目標は症状の軽減ではなく，機能の回復・QOLの改善にあることは常識となり，臨床家であればこれに反対する者はいないであろう．しかし，症状の軽減と機能・QOLの改善はある程度相関するし，症状群に基づく操作的診断が一般的になってきたことも相まって，治療を進めていくなかでは症状の重症度に目が奪われがちになりやすいことも事実である．ここで重要視している寛解も，現在広く採用されている定義では統合失調症（表1），大うつ病性障害（表2）とも，基準となっているのはPANSSやHAM-Dなど，標準的な症状重症度評価に使用される尺度の得点なので，「寛解の重要性」は症状の軽減と矮小化されてとらえられてしまいやすい．一般に，症状と機能・QOLの回復の関係は，直線的に正の相関を示すと想像しがちである．しかし，寛解の重要性は単に症状が消失したことにあるのではなく，症状が多少軽減しただけでは機能・QOLの改善はわずかであり，寛解のレベルに達して初めて病前のレベルに急速に回復するという，指数関数的な関連性を示すことにある（図2）．したがって，寛解とは，そのあとに続く最終的な目標である回復に至るために必須の通過点を表すイベント・マーカーであると考えるべきである．ここに，寛解率を治療上重要な判断指標とする根拠がある．

もう1つの主要な指標は継続（中断）率であ

**表1 統合失調症の寛解に関する米国精神医学会作業部会(2005)の基準**

| 精神病理の次元 | DSM-Ⅳの基準 | 提唱されたremission基準の項目 | | | | | |
|---|---|---|---|---|---|---|---|
| | | SAPSとSANS | | PANSS | | BPRS | |
| | | 基準 | 項目番号 | 基準 | 項目番号 | 基準 | 項目番号 |
| 精神病症状(現実の歪曲)の次元 | 妄想 | 妄想(SAPS) | 20 | 妄想<br>不自然な思考内容 | P1<br>G9 | 誇大性<br>猜疑性<br>異常な思考内容 | 8<br>11<br>15 |
| | 幻覚 | 幻覚(SAPS) | 7 | 幻覚による行動 | P3 | 幻覚による行動 | 12 |
| 解体の次元 | 解体した会話 | 陽性の思考形式障害の総合評価(SAPS) | 34 | 概念の統合障害 | P2 | 概念の統合障害 | 4 |
| | ひどく解体した、あるいは緊張病性の行動 | 奇異な行動の総合重症度(SAPS) | 25 | 衒奇症/不自然な姿勢 | G5 | 衒奇性/不自然な姿勢 | 7 |
| 陰性症状(精神運動性貧困化)の次元 | 陰性症状 | 情動の平板化(SANS) | 7 | 情動の平板化 | N1 | 情動の平板化 | 16 |
| | | 意欲・発動性欠如(SANS) | 17 | 社会的ひきこもり | N4 | 明らかに関連する症状なし | |
| | | 快感消失・非社交性(SANS) | 22 | | | | |
| | | 会話の貧困(SANS) | 13 | 会話の自発性欠如 | N6 | 明らかに関連する症状なし | |

症状寛解:3つの次元すべて、またすべての項目において同時に軽度以下の点数(SAPSとSANSの項目得点≦2, PANSSの項目得点≦3, BPRSの項目得点≦3)が、6か月を超えて持続する場合。
SAPS:陽性症状評価尺度、SANS:陰性症状評価尺度、PANSS:陽性・陰性症状評価尺度、BPRS:簡易精神症状評価尺度

(Andreasen NC, Carpenter WT Jr, Kane JM, et al: Remission in schizophrenia: proposed criteria and rationale for consensus. Am J Psychiatry 162: 441-449, 2005 より)


**表2 うつ病転帰の操作的基準**

| | SADS | HAM-D-17 | BDI |
|---|---|---|---|
| 無症候性 | 症状が2以下 | スコアが7以下 | スコアが8以下 |
| 完全な症候性 | 症状が5以上 | スコアが15以上 | スコアが15以上 |
| エピソード | 4週間以上にわたり症候性 | 2週間以上にわたり完全な症候性 | 4週間以上にわたり完全な症候性 |
| 完全寛解 | 2週間以上8週間未満にわたり無症候性 | 2週間以上6か月間未満にわたり無症候性 | 3週間以上4か月未満にわたり無症候性 |
| 回復 | 8週間以上にわたり無症候性 | 6か月以上にわたり無症候性 | 4か月以上にわたり無症候性 |

SADS=Schedule for Affective Disorders and Schizophrenia(感情障害および統合失調症面接基準)、HAM-D-17=17-item Hamilton Depression Rating Scale(17項目ハミルトンうつ病評価尺度)、BDI=Beck Depression Inventory(21items)(21項目ベックのうつ病自己評価尺度)

(Frank E, Prien RF, Jarrett RB, et al: Conceptualization and rationale for consensus definitions of terms in major depressive disorder. remission, recovery, relapse, and recurrence. Arch Gen Psychiatry 48: 851-855, 1991 より)

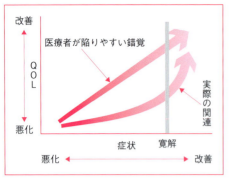

**図2 症状の改善とQOL・機能の改善の関係性**
〔石郷岡純：治療目標の設定とそのモニタリング．永井良三（シリーズ総監修），笠井清登，三村 將，村井俊哉，他（編）：精神科研修ノート 改訂第2版．診断と治療社，2016より〕

る．服薬の継続に影響する要因は，疾患・薬剤の理解，精神症状，副作用，認知機能，QOLなどが考えられるが，多くは寛解率に影響する要因と共通している．ただ，寛解率は治療の達成度の指標となるのに対し，継続（中断）率はアドヒアランスの指標であるという点で，治療における評価の側面が異なるのである．寛解率と中断率という，異なる指標で治療全体を俯瞰しながら評価すべきであるというのは，これが理由である．

### D. 入り口と出口

最後に，治療の入り口（開始時）と出口（終了時）には特別の配慮が必要であることに触れておきたい．

精神疾患の治療におけるアドヒアランスは，他の慢性疾患と同様かやや低いと報告されている．統合失調症に比べ気分障害圏のアドヒアランスは高いと思われてきたが，実際には決して高くはなく，病識や疾病への理解度ばかりが影響しているわけではないと考えられるようになってきた．最近のアドヒアランス研究では，最も大きく影響する要因は治療開始時の医師・患者関係であることが判明してきている．すなわち，初めて出会った医師が薬物療法について詳しく説明をしてくれた，心配について聞いてくれたといった体験が，その後の薬物療法に対する信頼感を高め，高い継続性につながるのである．初めての薬物療法に伴う経験は，その後の長期にわたる治療全体に長く影響を残すので，特に初発時の治療にあたる場合は注意しなければならない．また患者の治療史上では途中からかかわることになった医師でも，それまで受けてきた薬物療法に対する体験を聞いたうえで，否定的な印象をもっている患者に対しては一層の説明と配慮をしていく必要がある．

一般に長期にわたることが多い精神疾患の治療においては，方向性や内容がどのように進んでいくのか，患者・家族は心配になりやすいものである．方向性がみえていれば，一時的に苦痛があっても治療の継続には大きく影響しないが，方向性がわからないと，わずかの困り事でも治療への不信感や中断といった結果をもたらす．したがって，治療継続中は常に近い将来の治療方針を示し，こういうときはこのような形で進めていくといった情報を与え続けることが重要である．この重要性が最も典型的に現れるのが，治療終結時である．終結することの妥当性に関する根拠の説明，再発の可能性を確率（数字）により説明することなどが重要である．医学的に確度の高い情報が存在しない場合もあるが，その場合も医学的判断が可能な範囲を説明し，科学的な判断と疾患・治療に対する価値観による判断を峻別しておくことが必要である．そして，再度受診する必要があるのはどのような場合であるかを伝え，治療は終結されるべきである．

**参考文献**
1) 石郷岡純：Effectivenessを考慮した抗精神病薬の選択－2大指標としての脱落率と寛解率．臨床精神薬理 10：1639-1649，2007

# 抗精神病薬
*antipsychotics*

大森哲郎　徳島大学大学院教授・精神医学分野

## 定義

抗精神病薬とは統合失調症の治療に用いる薬物を原義とするが，それ以外の疾患にみられる幻覚妄想状態や不穏興奮状態にもしばしば用いられている．双極性障害の躁状態やせん妄に対してもしばしば用いられる．さらに抗うつ薬に反応しないうつ状態や選択的セロトニン再取り込み阻害薬（SSRI）に反応しない強迫性障害などにも付加的に使用されることがある．現在のところわが国における保険適用は統合失調症に限られている薬物が多いが，臨床的な使用範囲はそれを大きく超えて広がり，器質性および症候性精神疾患，気分障害，不安障害に及んでおり，抗精神病薬という名称自体が必ずしも実際にそぐわなくなりつつある．

歴史的には，抗精神病薬は1952（昭和27）年フランスのDelayとDenikerによって統合失調症に対する効果が発見されたクロルプロマジンを嚆矢とし，ハロペリドールが続いた．当時はまだドパミンが神経伝達物質として同定される前であり，作用機序は全く不明であった．1960年代に入って，2000（平成12）年にノーベル賞を受賞することになるCarlssonが，ドパミン代謝産物の増加という間接的な実験所見から，抗精神病薬の作用機序はドパミン受容体阻害作用にあることを推定した．その後の研究から，ドパミン受容体のなかでも$D_2$受容体阻害作用が重要であることが明らかとなっている．現在に至るまで，臨床的に有効なすべての抗精神病薬は，$D_2$受容体を介したドパミン神経伝達を減少させる作用を共通の作用としている．

抗精神病薬は，1950年代の発見当初から錐体外路症状（EPS）が出やすいことに気づかれていた．そのような薬物を，従来型 conventional，定型 typical または第一世代 first generation 抗精神病薬という．当時にあってクロザピンという薬物は例外的に錐体外路症状が出にくいことが知られ，それゆえに非定型抗精神病薬 atypical antipsychotics とよばれて注目されたが，無顆粒球症などの副作用のため臨床導入は見送られた．1990年代以降に，EPSが出にくく，しかも安全性も高い薬物が続々と導入され，それらを新規 newer，非定型 atypical，または第二世代 second generation 抗精神病薬という．

## 適応

### A. 統合失調症

統合失調症に有効であることが抗精神病薬の定義であり，すべての抗精神病薬は統合失調症に対する保険適用をもっている．

### B. 気分障害

躁病に対して保険適用があるのは，定型抗精神病薬ではクロルプロマジン，レボメプロマジン，ハロペリドール，スルトプリドの各薬剤およびチミペロンの注射製剤である．非定型抗精神病薬では2015（平成27）年段階で，オランザピンとアリピプラゾールが適用を取得している．抗躁作用は定型・非定型を問わず，すべての抗精神病薬におそらく共通している．

うつ病・うつ状態に対しては，スルピリドが保険適用を有している．また定型抗精神病薬のなかでクロルプロマジンは，神経症における不安，緊張，抑うつなどにも保険適用を有し，レボメプロマジンはうつ病における不安，緊張にも適応を有している．実際にはクロルプロマジンやレボメプロマジンは不眠に対し処方されることはあっても，うつ病治療の主剤となることはまれである．クエチアピン，オランザピン，アリピプラゾールなどの非定型抗精神病薬は，抗うつ薬に十分反応しない症例に対し，付加的に用いることによって抗うつ効果が増強することが知られてい

る．アリピプラゾールは保険適用を取得した．また双極性障害のうつ病相（双極うつ病）に対してオランザピンが適用を取得し，クエチアピンは有効性が報告されている．

### C. 不安障害

クロルプロマジンは神経症にも適用を有している．保険適用はないが，SSRIに十分反応しない強迫性障害に対し，少量の定型あるいは非定型抗精神病薬を付加すると有効であることが知られている．このほか，身体表現性障害など他の不安障害でも付加的に使用して有効という報告がある．

### D. 認知症および器質性精神疾患

認知症に伴う幻覚妄想状態や不穏興奮状態に対しても，抗精神病薬がしばしば使用される．ただし，高齢者への抗精神病薬の投与は死亡率を増加させるという報告がある．

### E. せん妄

せん妄に対しても使用される．かつてハロペリドールが使用されることが多かったが，現在では非定型抗精神病薬が使用されることが多い．しかし，せん妄に対して保険適用をもつ抗精神病薬は存在せず，せん妄に対して保険適用がある薬物はチアプリドだけであり，それも脳梗塞後遺症に伴う場合に限定されている．

### F. 自閉症

小児の自閉性障害と精神遅滞に伴う異常行動や常同症に対して，ピモジドが保険適用をもっている．現在ではこの目的のためにも非定型抗精神病薬が使用されることが多い．

### G. その他

さまざまな精神疾患に伴う幻覚妄想，不穏興奮，衝動性，攻撃性に対して抗精神病薬が使用されることがある．

## 分類

すでに述べたように抗精神病薬は，非定型抗精神病薬と定型抗精神病薬とに分類されている．前者は新規ないし第二世代抗精神病薬ともよばれ，後者は従来型ないし第一世代抗精神病薬ともいわれている．

### A. 非定型抗精神病薬

アリピプラゾール，オランザピン，クエチアピン，ブロナンセリン，パリペリドン，ペロスピロン，リスペリドンがここに分類される（表1）．臨床効果は，幻覚・妄想などの陽性症状の改善効果，および無気力，感情鈍麻などの陰性症状に対して，定型抗精神病薬と比較して少なくとも同等である．これらの薬物は定型抗精神病薬と比べてEPSが少ない．また高プロラクチン血症も少ない．しかし，体重増加や糖尿病の増加などの代謝面の副作用は定型抗精神病薬よりもリスクがやや高い薬物もある．

非定型抗精神病薬のなかでも副作用プロフィルには差異があり，リスペリドンとペロスピロンは相対的にEPSが出やすく，オランザピンとクエチアピンではEPSは出にくいが眠気や体重増加が出やすい．オランザピンとクエチアピンは糖尿病患者では禁忌となっている．

クロザピンは2009（平成21）年に治療抵抗性統合失調症を適用として認可された．この薬物は他の抗精神病薬に不応性の統合失調症に対して有効である．しかし，無顆粒球症をはじめとする重篤な副作用のリスクを伴うため，クロザリル患者モニタリングサービスClozaril Patient Monitoring Service（CPMS）に登録した医師・薬剤師のいる医療機関において，使用基準を遵守して用いることが定められている．

### B. 定型抗精神病薬

定型抗精神病薬の分類は，力価に基づく分類と化学構造に基づく分類とがある（表1）．低力価薬はドパミン遮断作用が弱く，EPSは比較的少ない．しかしドパミン以外の神経伝達物質受容体にも作用をもっているため自律神経系症状が生じやすい．逆に高力価のものは治療用量が低く，副作用ではEPSが多いが自律神経症状は少ないという傾向がある．

化学構造上からは，フェノチアジン系には

表1 主な抗精神病薬

| 分類 | | | 一般名 | 標準1日投与量 (mg/日) | 錐体外路症状 | 高プロラクチン血症 | 体重増加 | 低血圧 |
|---|---|---|---|---|---|---|---|---|
| 非定型抗精神病薬 | 第二世代抗精神病薬 | | アリピプラゾール | 12-24 | − | − | − | − |
| | | | ブロナンセリン | 8-24 | + | + | + | + |
| | | | オランザピン | 5-20 | − | − | +++ | + |
| | | | パリペリドン | 6-12 | + | ++ | ++ | + |
| | | | ペロスピロン | 12-48 | + | + | + | + |
| | | | クエチアピン | 150-600 | − | − | ++ | ++ |
| | | | リスペリドン | 1-6 | + | ++ | ++ | + |
| | | | クロザピン | 200-600 | − | − | +++ | +++ |
| 定型抗精神病薬 | 第一世代抗精神病薬 | フェノチアジン系 低力価 | クロルプロマジン | 50-450 | + | + | ++ | ++ |
| | | 〃 | レボメプロマジン | 25-200 | + | + | + | ++ |
| | | 中力価 | ペルフェナジン | 6-48 | ++ | + | + | + |
| | | 高力価 | フルフェナジン | 1-10 | +++ | ++ | + | + |
| | | ブチロフェノン系 高力価 | ハロペリドール | 0.75-6 | +++ | ++ | + | − |
| | | ベンザミド系 | スルピリド | 150-600 | − | ++ | ++ | − |

〔米国精神医学会:統合失調症医療ガイドライン.Am J Psychiatry 161(2 suppl):1-56,2004を参照して作表〕

低力価のクロルプロマジンやレボメプロマジン,中力価のペルフェナジン,高力価のフルフェナジンなど,ブチロフェノン系には高力価のハロペリドールなど,ベンザミド系にはスルピリドなどがある.

定型と非定型抗精神病薬の境界はあいまいであり,例えばゾテピンはわが国では1980年代に導入されて定型ないし第一世代に分類されるが,海外では非定型に分類されることがある.スルピリドはEPSが少ないという点では非定型的であるが,高プロラクチン血症の発現が多い.

### 薬理作用

#### A. ドパミン $D_2$ 受容体遮断作用

現在までの研究から,抗精神病薬による抗精神病効果(抗幻覚・妄想効果や鎮静効果)の作用機序は $D_2$ 受容体遮断作用にあることが判明している.その根拠は次のような点にある.

#### 1. すべての抗精神病薬は $D_2$ 受容体遮断作用を有する

すべての抗精神病薬は共通して $D_2$ 受容体遮断作用を有することが,初期にはドパミン代謝産物の増加という間接的実験所見から推定され,のちには受容体結合実験により直接的に確認されている.また $D_2$ 受容体遮断作用をもてば,それ以外にはほとんど薬理作用をもたない薬物でも抗精神病作用を示す.

#### 2. 抗精神病薬の $D_2$ 受容体阻害能と臨床用量は比例する

臨床効果発現に, $D_2$ 受容体阻害能が強い薬(高力価)ほど低用量で治療でき,阻害能が弱い薬(低力価)ほど高用量を必要とする.この明瞭な相関関係は,作用機序が $D_2$ 受容体阻害能にあることの傍証である.

#### 3. 抗精神病薬服用下における脳内 $D_2$ 受容体占拠の確認

PET(positron emission tomography)を用いた研究により,主に線条体においてであるが,抗精神病薬服用下では $D_2$ 受容体が占拠

されていることが証明され，抗精神病作用を発揮するには，通常ある値（約60％）以上の占拠率が必要であることが示されている．

しかし，ドパミン$D_2$受容体遮断作用が強ければ強いほどよいわけではない．統合失調症のドパミン皮質下亢進・皮質低下仮説によれば，幻覚・妄想などの陽性症状は中脳-辺縁系でのドパミンdopamine（DA）伝達の過剰が関係し，無為・自閉などの陰性症状については中脳・皮質系でのDA伝達の欠乏が関係しているとされる．したがって，DA伝達抑制作用が中脳-辺縁系に働くと幻覚や妄想の軽減をはかる作用をもつが，中脳-皮質系に働くと統合失調症の陰性症状を増悪させる可能性がある．また，黒質-線条体経路でのドパミン遮断はEPSを，漏斗-下垂体経路でのDA遮断はプロラクチンの上昇をもたらすなど，副作用の原因ともなる．

### B. 非定型抗精神病薬の特徴

定型抗精神病薬では増量とともに4つのDA系を強く遮断しやすく，そのため効果とともに副作用も出現しやすい．これに対し非定型抗精神病薬では，常用量ではDA伝達遮断が60-80％程度にとどまる．この程度の遮断は，中脳-辺縁系において臨床効果を発揮するには十分であり，しかも黒質-線条体系においてEPSを出現させるには至らない．中脳-皮質系と漏斗-下垂体系における遮断も過剰とならず，陰性症状の増悪や高プロラクチン血症の出現を最小化していると考えられている．非定型抗精神病薬ではEPSが出にくいのは，次のような薬理学的性質が関連している．

#### 1. 5-HT$_{2A}$受容体遮断作用

強い5-HT$_{2A}$受容体遮断作用がリスペリドンやペロスピロンをはじめ多くの非定型薬に共通している．セロトニン系は，ドパミン系の起始部と終末領域においてドパミン系を抑制している．黒質-線条体系において，セロトニンによるドパミン放出抑制を5-HT$_{2A}$受容体遮断作用が解除するとドパミン放出が促進され，$D_2$受容体遮断作用に拮抗すると推定される．

#### 2. ドパミン受容体遮断特性

$D_2$受容体を遮断しても，ドパミンと競合するとすみやかに解離するという性質（解離定数が高い）が重要であるという考え方もある．その性質のために，EPSが出現しにくく，プロラクチンの分泌亢進が一過性にとどまると説明される．クエチアピンやオランザピンについて説明しやすい．

#### 3. ドパミン受容体部分作動薬

アリピプラゾールはドパミン$D_2$受容体の部分作動薬という新たな作用をもっている．$D_2$受容体の完全作動薬のドパミンの固有活性（受容体刺激の程度）が1であるのに対し，部分作動薬アリピプラゾールは0.3程度とされている．そのため，シナプス間隙にドパミンが豊富で$D_2$受容体が過剰刺激状態のときにはドパミンと置き換わることによって$D_2$受容体神経伝達を減弱させる．

### C. 抗精神病薬の副作用

#### 1. ドパミン受容体遮断作用に由来する副作用

a. 錐体外路症状extra pyramidal sign（EPS）

黒質-線条体系DA系抑制によって生じる．短期使用で出現するパーキンソン症状，アカシジア，急性ジストニアと，長期使用後に生じる遅発性ジスキネジアと遅発性ジストニアがある．

b. 悪性症候群

筋強剛と発熱とともに，発汗，嚥下困難，頻脈，血圧上昇などの多彩な自律神経症状や意識障害，血清CPK値の上昇，高ミオグロビン血症，ミオグロビン尿，白血球増加，代謝性アシドーシスなどを認める．放置すると致命的となる．

c. 乳汁分泌，無月経

漏斗-下垂体系でのDA遮断で血中プロラクチンの増加が起こると，乳汁分泌，月経不順などが現れる．

## 2. 代謝系への副作用

抗精神病薬の多くは体重増加をもたらす．また，現在までのところ機序が解明されていないが，糖代謝異常の原因となることが知られている．オランザピンとクエチアピンは糖尿病では禁忌である．

## 3. その他

一部の抗精神病薬には，$α_1$受容体，ヒスタミン$H_1$受容体，ムスカリン性アセチルコリン受容体の遮断作用があり，作用特性と副作用に関連する．$α_1$受容体遮断作用は鎮静作用と関連するが，起立性低血圧を起こすことがある．ヒスタミン$H_1$受容体遮断作用は催眠鎮静作用につながるが，一方では認知機能の低下やせん妄の誘因となる．また，食欲の増進にもかかわり，肥満や耐糖能異常と関連している可能性もある．ムスカリン性アセチルコリン受容体遮断作用はEPSの軽減につながるが，認知機能の低下やせん妄の原因ともなりうる．末梢では副交感神経系を抑え，口渇，便秘，心拍数の増加，眼圧上昇などが出現する．

そのほかにも，血球減少，肝機能障害，発疹，けいれん誘発作用，不整脈誘発などがある．

## 使用法の基本

統合失調症に対して使用する際の基本事項を説明する．

### A. 単剤治療

統合失調症に対して，1990年代頃まではわが国ではハロペリドールなどの高力価薬にクロルプロマジンやレボメプロマジンなどの低力価薬を組み合わせる併用療法が主流となっていたが，非定型抗精神病薬の導入以降は単剤使用が原則となっている．単剤使用によって初めて個々の薬物の特徴を生かすことができ，効果と副作用の判定も確実になるとともに，錐体外路症状と過剰鎮静が最小化され，患者のQOLの維持と向上につながる．現在では，多くの臨床場面で錐体外路症状が出現しにくい非定型抗精神病薬が第一選択となる．

薬物の選択は，個々の薬物の特徴を踏まえたうえで，臨床症状，性別，年齢，身体的合併症，身体状態，既往歴（糖尿病・肥満・脂質異常症・高血圧を含む），家族歴，生活状況，妊娠の可能性など，患者側の要因を考慮して決定する．投与ルート（経口，注射，デポ剤）や剤形（錠剤，粉剤，液剤，口腔内崩壊錠），服薬回数，コストなども考慮する．他の薬物を服用している場合には，相互作用も考慮する．

### B. 用量

抗精神病薬の1つを選択し，通常は少量から中等量で開始し，数日間効果と副作用をみて調節する．

適切な用量は各患者によって異なり，一般的には，重症例では多く，軽症例や初発エピソード患者では少ない．また，発症年齢が若いほど，未治療期間が長いほど，病前適応が不良なほど治療反応は悪い．抗精神病薬の効果には即効性もあり服薬開始後直ちに発現し始めるが，その投与量における最大効果を得るためには，ある程度の日数を要する．不快な副作用がない限り，少なくとも2-4週間は経過をみる．薬物反応性の遅い患者に，早まった増量や安易な他剤併用は避ける．2-4週間観察して効果がなければ，服薬遵守を再度チェックする．投与量不足が疑われる場合や，軽度改善がみられ，かつ不快な副作用がみられない場合は，増量して経過をみる．しかし，増量すればするほど効果が増強されるわけではなく，常用量上限あたりで効果は頭打ちとなり，副作用が出現しやすくなる．

# 抗うつ薬
*antidepressant*

三浦智史　九州大学病院講師・精神科神経科

### 定義
　抗うつ薬とは，抑うつ症状の改善を主な目的として使用される薬剤の総称である．1950年代後半に，当時結核治療薬として使用されていたiproniazid，および抗精神病薬として開発されていたイミプラミンに抗うつ作用が発見され，その開発の歴史が始まった．のちに，前者にはモノアミン酸化酵素阻害作用が，後者にはモノアミン再取り込み阻害作用が見いだされ，うつ病のモノアミン仮説が生み出される背景となった．

### 適応
#### A. うつ病
　抗うつ薬の適応症は，「うつ病・うつ状態」である．これは，DSM診断では，気分変調症を含む，抑うつ障害群全般に相当する．そのなかでも特に，うつ病（DSM-5）が最も重要な適応症である．

　うつ病の診断は，詳細な問診により得た情報を用いて，操作的診断基準（DSMもしくはICD）に準拠して行う．問診では，過去の躁病・軽躁病エピソードについて，慎重に評価することが大切であり，双極性障害との鑑別が重要である．

　抑うつエピソードのスクリーニングには，自己記入式の「こころとからだの質問票」（http://www.cocoro-h.jp/depression/checksheet/index.html）や，「M.I.N.I.―精神疾患簡易構造化面接法」（星和書店）などが使用可能である．また，双極性障害との鑑別には，「Mood Disorder Questionnaire（MDQ）日本語版」や「Bipolar Spectrum Diagnostic Scale（BSDS）日本語版」などのツールが参考となる（⇒第3章　気分障害の疾患概念，大うつ病）．

#### B. 双極性障害の抑うつエピソード（双極性うつ病）
　双極性障害の抑うつエピソードは，うつ病のそれと，明確に区別されてこなかった．そのため，双極性うつ病に対して，抗うつ薬が処方されることも多かった．しかし，近年，両者に，薬物反応性の違いが存在することが明らかとなり，双極性うつ病に対して，抗うつ薬を投与することの是非が議論となっている．現時点では，双極Ⅰ型障害の抑うつエピソードに対して三環系抗うつ薬を投与することは推奨されないが，選択的セロトニン再取り込み阻害薬 selective serotonin reuptake inhibitor（SSRI）をはじめとする新規抗うつ薬の使用，および双極Ⅱ型障害の抑うつエピソードに対する抗うつ薬の使用について，その安全性と有効性の結論は出ていない．双極性うつ病に抗うつ薬を使用した場合に，①（軽）躁病相を誘発する可能性（抗うつ薬と躁転の項参照），②急速交代型を惹起する可能性（ラピッドサイクラーの項参照），などが指摘されている．双極性障害の抑うつエピソードに対しては，ジプレキサ，セロクエル（保険適用外），lurasidone（日本未発売）などの第二世代抗精神病薬の有効性が示されている（⇒双極性うつ病）．

#### C. 不安障害
　従来，パニック障害には，トフラニールやアナフラニールが，また，強迫性障害には，アナフラニールが使用されてきた．最近では，SSRI，セロトニン・ノルアドレナリン再取り込み阻害薬 serotonin-noradrenaline reuptake inhibitor（SNRI）が，広く不安障害に対して使用されるようになっている．

　診断は，いずれも操作的診断基準（DSMもしくはICD）に準拠して行う．「M.I.N.I.―精神疾患簡易構造化面接法」には，不安障害の各診断モジュールが含まれており，スクリーニングおよび診断の補助として使用できる（⇒神経症性障害）．

### D. その他の適応疾患

#### 1. 夜尿症，遺尿症

トフラニール，アナフラニールは遺尿症に，トリプタノールは，夜尿症に適応をもっている.

#### 2. 月経前不快気分障害（保険適用外）

性周期に伴う気分障害の亜型であり，黄体期の最終週に，著しい抑うつ気分，不安，情緒不安定などの症状が出現する．診断は，DSM-5に準拠して行う．米国では，SSRIのうち，fluoxetine（Prozac），ジェイゾロフト，パキシルが適応症を獲得している（⇒女性の気分障害）.

#### 3. 線維筋痛症

慢性の広範囲な骨格筋の疼痛やこわばり，多発性の圧痛点を伴い，睡眠障害や抑うつ症状，易疲労感を特徴とする疾患である．日本線維筋痛症学会から，線維筋痛症診療ガイドライン2013（日本リウマチ財団）が発刊されている（http://minds.jcqhc.or.jp/n/medical_user_main.php）．同ガイドラインでは，各種抗うつ薬が，その推奨度とともに記載されている．（詳細はガイドラインを参照）（⇒疼痛性障害）.

#### 4. 疼痛性障害

慢性疼痛に対して，抗うつ薬が効果を示すことがある．三環系抗うつ薬が用いられてきたが，近年は，高い忍容性から，SSRI，SNRIが用いられることが多くなっている．サインバルタは，糖尿病性神経障害に伴う疼痛に適応を取得している.

癌性疼痛に対しても，疼痛補助薬として抗うつ薬が用いられる場合がある．トリプタノールなどが用いられる（⇒疼痛性障害）.

### 分類

わが国で発売されている主な抗うつ薬とその適応症を表1に示す.

#### A. 三環系抗うつ薬，四環系抗うつ薬

化学構造的特徴として，ベンゼン環を含む環状構造を3ないし4個有する抗うつ薬を，三環系・四環系抗うつ薬という．抗うつ効果の作用機序としては，セロトニンおよびノルアドレナリン（ノルエピネフリン）再取り込み阻害作用に加え，セロトニン自己受容体の脱感作作用，β受容体の脱感作作用が考えられている．うつ病の薬物療法では中心的な役割をはたしてきたが，より忍容性に優れる新規抗うつ薬の出現により，軽症から中等症のうつ病に対しては，第一選択薬として用いられなくなった．しかし，重症あるいは治療抵抗性うつ病など，特に入院症例では，現在でも使用されている.

#### B. モノアミン酸化酵素阻害薬 monoamine oxidase inhibitor（MAOI）

モノアミン酸化酵素を阻害することにより，脳内のモノアミン神経伝達を促進することで抗うつ効果を発揮すると考えられている．服用中にチラミンを含む食事を摂取した際に，危機的な高血圧を起こすため，その適応は制限されてきた．しかし，近年，可逆的阻害作用を有する薬剤が開発され，海外ではすでに使用可能になっている．わが国では，選択的MAOB阻害薬であるエフピーが，パーキンソン病の治療薬として発売されているが，うつ病に対する保険適用は取得していない.

非定型うつ病は，もともとこのクラスの抗うつ薬への治療反応が良好な一群として，臨床的に区別されたものである〔⇒うつ病（非定型）〕.

#### C. SSRI

1980年代後半に入ると，セロトニン再取り込み阻害作用は有するが，その他のドパミンやノルアドレナリン再取り込み阻害作用，および受容体に対する作用が弱い，fluoxetine（Prozac）が開発された．その後，同様の作用を有する薬剤の開発が相次ぎ，これらはその作用特徴から，SSRIとよばれるようになった．従来の三環系・四環系抗うつ薬と比較すると，忍容性に優れていたため，うつ病の薬物療法では，第一選択薬として用いられることが多い.

表1 抗うつ薬の種類と適応疾患

| クラス | 薬剤名 | うつ病・うつ状態 | 遺尿症 | 夜尿症 | 強迫性障害 | 社会(社交)不安障害 | パニック障害 | 外傷後ストレス障害 | 糖尿病性神経障害に伴う疼痛,線維筋痛症に伴う疼痛,慢性腰痛症に伴う疼痛 | 統合失調症 |
|---|---|---|---|---|---|---|---|---|---|---|
| 三環系 | トフラニール | ○ | ○ | | | | | | | |
| | アナフラニール | ○ | ○ | | | | | | | |
| | スルモンチール | ○ | | | | | | | | |
| | アンプリット | ○ | | | | | | | | |
| | トリプタノール | ○ | | ○ | | | | | | |
| | ノリトレン | ○ | | | | | | | | |
| | アモキサン | ○ | | | | | | | | |
| | プロチアデン | ○ | | | | | | | | |
| 四環系 | ルジオミール | ○ | | | | | | | | |
| | テトラミド | ○ | | | | | | | | |
| | テシプール | ○ | | | | | | | | |
| SSRI | ルボックス デプロメール | ○ | | | ○ | ○ | | | | |
| | パキシル | ○ | | | ○ | ○ | ○ | ○ | | |
| | ジェイゾロフト | ○ | | | | | ○ | ○ | | |
| SNRI | トレドミン | ○ | | | | | | | | |
| | サインバルタ | ○ | | | | | | | ○ | |
| | イフェクサー | ○ | | | | | | | | |
| NaSSA | リフレックス レメロン | ○ | | | | | | | | |
| その他 | レスリン | ○ | | | | | | | | |
| | ドグマチール | ○ | | | | | | | | ○ |

### D. SNRI

セロトニンおよびノルアドレナリンの再取り込み阻害作用により,抗うつ効果を発揮すると考えられている.SSRI同様に,忍容性に優れるため,うつ病の薬物療法では,第一選択薬として用いられることが多い.

### E. ノルアドレナリン作動性・特異的セロトニン作動性抗うつ薬 noradrenergic and specific serotonergic antidepressant(NaSSA)

$\alpha_2$,5-$HT_2$,5-$HT_3$受容体遮断作用を有する.$\alpha_2$受容体遮断作用により,セロトニンおよびノルアドレナリン神経伝達が促進されるとともに,5-$HT_2$,5-$HT_3$受容体遮断作用により5-$HT_{1A}$を介した神経伝達が促進されると考えられている.リフレックス,レメロンがこのクラスの薬剤に相当する.構造的に類似している四環系抗うつ薬のテトラミドおよびテシプールも,同様の作用機序をもつ.ヒスタミン受容体遮断作用を介した鎮静作用が特徴である.

### F. ドパミン・ノルアドレナリン再取り込み阻害薬 noradrenaline-dopamine reuptake inhibitor(NDRI)

ドパミンおよびノルアドレナリンの再取り込み阻害作用により,抗うつ効果を発揮すると考えられている.このクラスに属する抗うつ薬は,bupropion(Wellbutrin)であり,わが国では,現在開発中である.

## G. その他の抗うつ薬

### 1. トリアゾピリジン系
5-HT$_{2A}$受容体遮断作用，およびセロトニン再取り込み阻害作用により抗うつ効果を発揮すると考えられている．デジレル，レスリンがこのクラスに属する．鎮静・催眠効果が比較的強く，睡眠障害の改善の目的で使用される場合がある．

### 2. スルピリド
抗精神病薬に分類される薬剤であるが，低用量で，抗うつ作用が認められる．わが国では，主に軽症のうつ病に対して用いられる．しかし，欧米では抗うつ薬として用いられることはない．ドグマチール，アビリットなどがある．

### 3. ドパミン作動薬
ドパミン受容体を直接刺激することで，抗うつ作用を発揮すると考えられている．心臓弁膜症のリスクの問題から，非麦角系のビ・シフロール，レキップなどが用いられる．いずれも保険適用外であり，単独で抗うつ薬として用いられることはない．治療抵抗性うつ病に対して，その他の抗うつ薬と併用で用いられる（⇒難治性うつ病）．

### 4. 抗うつ補助薬
厳密には，抗うつ薬には分類されないが，主に治療抵抗性うつ病に対して，抗うつ薬の増強療法として，使用される薬剤がある．

リチウム（リーマス），および甲状腺ホルモンは，古くからその有効性が明らかとなっている．近年は，第二世代抗精神病薬であるセロクエル，エビリファイ，ジプレキサなども，同様の目的で用いられる．エビリファイは，SSRIもしくはSNRIとの併用で治療抵抗性うつ病に対して適応を取得している（⇒難治性うつ病）．

## 副作用

SSRI/SNRIなどの新規抗うつ薬の使用拡大に伴い，抗うつ薬の副作用がマスコミに取り上げられ，社会問題化している．これに対して，日本うつ病学会から，「SSRI/SNRIを中心とした抗うつ薬適正使用に関する提言」（http://www.secretariat.ne.jp/jsmd/koutsu/pdf/antidepressant%20.pdf）が出されている．

### A. 中枢系神経症状

眠気は，ヒスタミンH$_1$受容体遮断作用と関連している．テトラミド，レスリン，デジレル，リフレックス，レメロンなどで強く，睡眠障害の改善を目的として用いられる場合がある．SSRIでは，逆に不眠を生じる場合がある．

せん妄は，中枢性の抗コリン作用が原因と考えられている．高齢者に対して，三環系抗うつ薬を用いた場合に生じやすい．

抗うつ薬投与開始初期や増量時に，不安，焦燥，パニック発作，不眠，易刺激性，敵意，攻撃性，衝動性，アカシジア，躁，軽躁，などが出現することがあり，「アクチベーション」とよばれている．SSRIに関連している可能性が指摘され，しばしば自殺企図や他害行為につながるとして，広く社会の関心を集めたが，すべての抗うつ薬で起こりうる．

抗うつ薬の中断もしくは減量後7-10日以内に，ふらつき，めまい，頭痛，不安，悪心・嘔吐，不眠などが出現することがあり，中止後症候群とよばれる．すべての抗うつ薬で起こりうる．

抗うつ薬は，特に24歳以下の若年者において，自殺関連行動のリスクを増加させることが明らかとなっている．

### B. 循環器系症状

循環器系の副作用は，三環系抗うつ薬でしばしば認められ，SSRIでは比較的頻度が少ない．起立性低血圧，頻脈，心電図変化（補正QT時間の延長）などが認められる．高齢者や栄養状態が悪化している場合には，特に注意する必要がある．心筋梗塞の回復初期の患者は，禁忌とされている抗うつ薬もある．

### C. 代謝・内分泌系症状

体重増加を認める場合があり，抗ヒスタミ

ン作用によると考えられている．

### D. 泌尿・生殖器症状

抗コリン作用により排尿障害が生じることがある．高齢者に対して三環系抗うつ薬，SNRI を用いた場合にしばしば認められる．また，性機能障害は，SSRI 服用中に比較的頻度の高い副作用の１つである．

### E. 消化器症状

抗コリン作用により，麻痺性イレウスを起こすことがある．高齢者で三環系抗うつ薬を服用している場合に，しばしば認められるので注意が必要である．また，口渇や嚥下障害も認められる．

SSRI，SNRI では，特に投与開始初期に，悪心・嘔吐，下痢，軟便などの消化器症状を認めることが多い．通常は，服用継続により１週間程度で症状は軽快するが，治療へのアドヒアランスにも影響を与えるため，十分な情報提供を行ったうえで，必要であればガスモチンなどを併用する．

### F. セロトニン症候群

発熱，発汗などの自律神経症状に加え，振戦，反射亢進，ミオクローヌス，意識障害，興奮，錯乱などを認める．抗うつ薬により，中枢神経系におけるセロトニン神経系の過剰活動が惹起されて生じると考えられている．

### G. その他

抗コリン作用のために，閉塞隅角緑内障では，症状を悪化させることがあり，禁忌に指定されている薬剤もある．

## 抗うつ薬使用の実際

### A. うつ病

うつ病に対する，治療ガイドラインやアルゴリズムは，多数作成されている．主なものには，①米国精神医学会が作成した Practice Guideline（http://www.psychiatryonline.com/pracGuide/pracGuideTopic_7.aspx），②英国 NICE ガイドライン（http://www.nice.org.uk/CG90），③カナダ CANMAT ガイドライン（http://www.canmat.org/guides.php），などがある．わが国でも，精神医学講座担当者会議が編集した「気分障害治療ガイドライン」（2010）や，日本うつ病学会が公開している大うつ病性障害治療ガイドライン（http://www.secretariat.ne.jp/jsmd/mood_disorder/img/130924.pdf），などが公開されている．

うつ病の重症度を評価することは，薬物療法戦略を立て，経過を把握するうえでも非常に重要となる．評価者が評価を行うハミルトン抑うつ評価尺度（HAM-D），MADRS や，自己記入式の Zung Self-rating Depression Scale（SDS）（保険適用），BDI-Ⅱ，QIDS-SR などのツールが利用可能である．

精神病症状を伴わないうつ病では，忍容性に優れるため，SSRI，SNRI，NaSSA が第一選択薬となる．忍容性に問題がない場合には漸増し，十分量を少なくとも 4-6 週間の十分期間服用したうえで，その効果を判定する（⇒うつ病・大うつ病性障害）．

抗うつ薬の投与開始初期は，アクチベーションを含む副作用の発現に注意する．特に，自殺企図を含む自殺関連行動については，慎重に評価を行い，必要に応じて適切な介入を行う．消化器系の副作用は通常１週間程度で改善することが多いが，必要であれば，モサプリドなどを併用する．睡眠障害の強い症例では睡眠薬を，不安焦燥が強い症例ではベンゾジアゼピン受容体作動薬などの抗不安薬を併用することもある．ただし，ベンゾジアゼピン作動薬を使用する場合には，常用量依存に注意をしながら，１か月程度で漸減中止を目標とし，漫然と長期投与とならないよう注意する．

第一選択薬で十分な効果が得られなかった場合には，他のクラスの抗うつ薬に変更するか，増強療法を行う．増強療法には，リチウム（リーマス，保険適用外），その他の抗うつ薬，第二世代抗精神病薬などが使われることが多い．

精神病症状を伴う大うつ病性障害では，抗うつ薬に加え第二世代抗精神病薬の併用を行

う〔⇒大うつ病（幻覚妄想を伴う）〕．

うつ病性の昏迷など，経口からの服薬が困難な症例では，アナフラニールの注射薬を用いる．カタトニアを呈している場合には，ベンゾジアゼピン作動薬の積極的な投与を考慮する．

急性期の薬物療法により症状が改善したあとは，抗うつ薬による継続・維持療法を行う．通常は，急性期治療に用いた用量を，6か月程度継続し，その後に漸減することが推奨されている．高齢者や，複数回のエピソードの既往のある症例では，より長期間の維持療法を行う．抗うつ薬を減量する際には，中止後症候群の出現に注意する．

### B. 不安障害

不安障害に対してSSRIを投与する場合も，基本的な使用方法および注意する点は，大うつ病性障害の場合と同様である（個別の疾患の治療法については，第4章「不安症・強迫症とその関連障害群」を参照）．

### C. その他の適応疾患

慢性疼痛や，癌性疼痛に対して，その他の鎮痛薬と併用して抗うつ薬が用いられることがある（⇒疼痛性障害）．

**参考文献**
1) 上島国利，樋口輝彦，野村総一郎，他（編）：気分障害．医学書院，2008
2) 村崎光邦，青葉安里（編）：臨床精神医学講座14 精神科薬物療法．中山書店，1999
3) 神庭重信（編）：新世紀の精神科治療2 気分障害の診療学．新装版，中山書店，2008

# 気分安定薬
*mood stabilizer*

渡邊衡一郎　杏林大学教授・精神神経科学

### 定義

気分安定薬とは，主に双極性障害の患者に対して，気分の波を抑制する，いわゆる気分安定効果を期待して用いられる薬剤の総称である．そのなかには双極性障害の治療法として開発された薬剤のみならず，抗てんかん薬や抗精神病薬として用いられていた薬剤のなかで気分安定効果が認められたものも含まれる．また，気分安定効果と一概にいっても躁状態を治療する抗躁効果，うつ状態を治療する抗うつ効果，躁病相・うつ病相の出現を予防する病相予防効果がある．

### 適応

双極性障害が主な適応であるが，昨今ではその疾患概念が混乱していることもあり，適応は多岐にわたる．明らかな躁状態を認める双極Ⅰ型障害以外にも，軽躁状態がみられる双極Ⅱ型障害，単極性うつ病に対する抗うつ薬への増強療法，さらに鎮静効果を目的として著しい不穏を認める統合失調症，パーソナリティ障害，自閉スペクトラム症，知的障害などに対しても使用される．

### 分類

気分安定薬として最もよく用いられるリチウムの歴史は古く，19世紀後半Garrodによって痛風治療薬として紹介され，その後の研究により鎮静効果が認められることが判明した．また，1944年Hendersonらは精神疾患の治療に効果があるという泉の水を調査し，その効果が水に含まれるリチウム量に直接比例していることを報告した．これらのことから，1949年Cadeはリチウムを躁病患者に用い，その抗躁効果を初めて報告した．また，抗てんかん薬であるカルバマゼピンも

抗躁効果，病相予防効果をもつことがわが国の竹崎，花岡らにより 1971 年に発見された．同じく抗てんかん薬であったバルプロ酸は 1966 年にフランスで急性躁病に対する有効性が報告され，1990 年代に米国で二重盲検比較試験が実施され躁状態の治療薬として認可された．そのほかに気分安定効果のある薬剤として昨今注目されているのはオランザピン，アリピプラゾール，クエチアピンなどの第二世代抗精神病薬であり，盛んに研究が進められている．このほか，抗てんかん薬であるラモトリギンにも気分安定効果が認められている．

## A. リチウム

リチウムは抗躁効果・抗うつ効果・躁・うつ両病相の予防効果を併せもつが，即効性がなく鎮静作用が弱い．また，混合状態や再発の多い急速交代型（rapid cycler）（⇒136 頁）には効きにくく効果があるのは全体の 40-50％ とする報告もある．また，治療有効域が狭く過量服用や脱水傾向などにより容易に血中濃度が中毒域となりやすいため，特に投与開始時は数週間おきに血中薬物濃度の監視を行い，血中濃度が 0.4-1.2 mEq/L に入るよう調節し，中毒症状の出現に注意を払う必要がある．このとき，正しい採血の時期は開始あるいは増減後 5 日以上経過し，血中濃度が定常状態に達した段階で最終服薬後 12 時間経過した時点である．すなわち朝服薬せずに採血することが望ましい．血中リチウム濃度が 1.5 mEq/L を超えると中毒症状として手指の粗大な振戦，下痢・嘔吐などが出現し，さらに上昇すれば意識障害，けいれんが生じ場合によっては死に至る．血中濃度が高値の場合はリチウム濃度を低下させる目的で血液透析を行うこともある．リチウムの維持量は 400-800 mg/日であるが，血中濃度により適宜増減する．投与後は，消化器症状，振戦，協調運動障害などの短期的な副作用のほか，甲状腺や腎臓に対する長期の有害効果にも注意が必要である．また，リチウムは肝代謝はせず腎排泄のみの薬剤であるため，併用薬には注意が必要となる．臨床上しばしば問題になるのは，非ステロイド性抗炎症薬（NSAIDs）との併用である．NSAIDs は腎のプロスタグランジン合成を抑制し，腎のクリアランスを低下させることからリチウムの腎排泄が減少し，血中リチウム濃度が上昇するため注意が必要である．また妊婦への影響としては，米国食品医薬品局（FDA）では評価は D（ヒト胎児のリスクを示唆する明らかなエビデンスがあるが，潜在的な利益によって，妊婦への使用が正当化されることがありうる）とされ，わが国でも，妊婦および妊娠の可能性のある女性へのリチウムの投与は禁忌である．これは，胎児の心血管奇形，特に Ebstein 奇形が 400 倍になるほか，胎児の体重増加や floppy infant などの合併症との関連があるとされるためである．

## B. カルバマゼピン

カルバマゼピンは抗躁効果，鎮静効果が強いのが特徴である．400-1,200 mg/日を投与するが，胃腸障害，眠気，皮膚症状などに注意が必要である．特に皮疹の出現率は高く，時に Stevens–Johnson 症候群のような重篤な皮疹が生じることがある．また，催奇形性があるとされるため，妊娠可能な女性への投与は慎重に行う．投与中は血中濃度を測定することが多いが，気分安定薬としての至適血中濃度に関しては十分な検討がなされておらず，抗てんかん薬として用いる場合の濃度である 5-10 µg/mL を目安としている．

## C. バルプロ酸

バルプロ酸は急速交代型，混合性エピソードの患者に有効であり，抗躁効果が高い．抗うつ効果に関しては，単独での使用ではリチウムやラモトリギン，クエチアピンより劣る．躁病相の予防には効果があるが，うつ病相の予防には働かない．気分安定薬と抗うつ薬の併用治療の有効性に関しては，エビデンス・レベルの高い報告はされていない．副作用は胃腸障害，肝機能障害，汎血球減少，脱

毛，体重増加，過鎮静などである．催奇形性があり，神経管の欠損（二分脊椎・無脳症），外表奇形，心血管系奇形，口唇・口蓋裂などが報告され，その確率は単剤使用の場合でも非投与群に比較して10倍ともいわれている．また，胎児期に高用量のバルプロ酸に曝露された児では，他の抗てんかん薬に曝露された児に比してIQが有意に低いというデータもある．同様に自閉症スペクトラム症を3倍多く認めるとのデータもある．これらから，わが国では妊娠可能な女性への投与は原則禁忌であり，避けるのが望ましいが，やむを得ず投与する場合には多剤併用を避ける，服用量を減らす，葉酸を投与するなどの配慮が必要である．通常用量は，400-1,200 mg/日で適宜増減する．至適血中濃度に関しては，抗てんかん薬として用いる場合は50-100 μg/mLとされているが，抗躁効果を発揮するには70 μg/mLを超える必要があるという報告もあり，血中濃度はあくまで参考にとどめる．

### D．ラモトリギン

うつ病相の予防および，抗うつ効果があり，急速交代を引き起こしにくいとされているが，否定的な報告もあるためさらに研究の蓄積が必要である．皮疹が問題となり，危険性は用量漸増の速度と関係している．重症例は，皮膚結膜眼症候群（Stevens-Johnson症候群），中毒性表皮壊死融解症（TFN）に至ることがある．バルプロ酸との併用例や急速増量例で多く，投与は添付文書を一読してから行うことが勧められる．

### E．抗精神病薬

Cipriani らの抗躁効果（平均変化および反応率）を見たメタ解析の中で，第二世代抗精神病薬のアリピプラゾール，オランザピン，クエチアピン，リスペリドンはいずれも躁状態の改善度がプラセボと比較して高かった．錐体外路症状，体重増加，眠気などの副作用の問題はあるが，総合的に検討しても第二世代抗精神病薬は躁病相に有用だと考えられている．また，リチウム，バルプロ酸との併用療法についても同様に抗躁効果を発揮する．

うつ病相に対する治療法としては，クエチアピン300 mg/日，600 mg/日の投与で同程度の抗うつ効果が認められたとする報告がある．第二世代抗精神病薬の多くは単極性うつ病に対する補助療法としての効果が認められており，双極性障害のうつ病相に対する治療効果も期待されている．

病相予防に関しては，Miura らが双極性

**表1　CANMAT＋ISBDガイドライン（2013）による双極性障害の治療選択（一部改変して引用）**

| | 躁状態 | うつ状態 | 維持療法（病相予防） |
|---|---|---|---|
| First Line | Li<br>VPA<br>VPA 徐放剤<br>第二世代抗精神病薬<br>（OLZ, RIS, QTP, ARP, Ziprasidone）<br>ASP<br>PAP ER<br>Li or VPA＋RIS<br>Li or VPA＋QTP<br>Li or VPA＋OLZ<br>Li or VPA＋ARP<br>Li or VPA＋ASP | Li<br>LTG<br>QTP<br>QTP 徐放剤<br>Li or VPA＋SSRI<br>OLZ＋SSRI<br>Li＋VPA | Li（躁・うつ両病相）<br>LTG（うつ病相）<br>VPA（躁病相）<br>OLZ（躁病相）<br>QTP（躁・うつ両病相）<br>RIS LAI（躁病相）<br>ARP（躁病相）<br>Li or VPA＋QTP<br>Li or VPA＋RIS LAI（躁病相）<br>Li or VPA＋ARP（躁病相） |

ARP：アリピプラゾール，ASP：アセナピン，Li：リチウム，LTG：ラモトリギン，OLZ：オランザピン，PAP：パリペリドン，QTP：クエチアピン，RIS：リスペリドン，RIS LAI：リスペリドン持効性注射剤，SSRI：選択的セロトニン再取り込み阻害薬，VPA：バルプロ酸

障害の維持期を前述のように躁病相，そしてうつ病相の予防と分けて効果を解析したメタ解析がある．双方とも予防するのは，リチウムそしてクエチアピンのみである．オランザピン，リスペリドンは，躁病相の予防に効果がある．

#### 薬剤の選択

躁病相，うつ病相，維持期のいずれでどの薬剤を選択するかに関しては，最新のガイドラインを参考にするのがよい．2013年CANMAT＋ISBDガイドラインをまとめたものを表1に示す．双極性障害の疾患概念，治療法が迷走する現状を示す通り，多くの選択肢が示されているので，各薬剤の特徴を加味しながら，症例に応じて選択していくのが推奨される．

**参考文献**

1) Cipriani A, Barbui C, Salanti G, et al: Comparative efficacy and acceptability of antimanic drugs in acute mania: a multiple-treatments meta-analysis. Lancet 378: 1306-1315, 2011
2) Miura T, Noma H, Furukawa TA, et al: Comparative efficacy and tolerability of pharmacological treatments in the maintenance treatment of bipolar disorder: a systematic review and network meta-analysis. Lancet Psychiatry 1: 351-359, 2014
3) Yatham LN, Kennedy SH, Parikh SV, et al: Canadian Network for Mood and Anxiety Treatments (CANMAT) and International Society for Bipolar Disorders (ISBD) collaborative update of CANMAT guidelines for the management of patients with bipolar disorder: update 2013. Bipolar Disord 15: 1-44, 2013

# 抗不安薬
*anxiolytics*

稲田　健　東京女子医科大学講師・神経医学講座

#### 定義

不安はさまざまな精神障害において認められる非特異的な症状である．原疾患を治療することによって，不安は軽減されるため，抗うつ薬，抗精神病薬にも抗不安効果は認められる．抗不安薬という薬剤分類名は，不安症状を緩和するものから，不安症の治療薬まで，広い範囲の薬剤が含まれるが，主効果を抗不安作用のみとする薬剤を狭義の抗不安薬，抗不安作用および不安症に対する治療効果を有するものを広義の抗不安薬と考えることができる．前者においては，ベンゾジアゼピンbenzodiazepine(BZ)受容体作動薬とセロトニン受容体部分作動薬があり，後者には選択的セロトニン再取り込み阻害薬selective serotonin reuptake inhibitor(SSRI)をはじめとする抗うつ薬が当てはまる．

#### 抗不安薬の分類

抗不安薬として用いられる薬物は，狭義のものとしてBZ受容体作動薬，セロトニン受容体部分作動薬があり，広義に不安症を治療する薬剤として抗うつ薬，適応外であるが抗不安作用を期待して使用される薬として，抗てんかん薬，抗精神病薬，β遮断薬がある．

不安症治療における各薬剤の特徴を表1にまとめた．

#### A．BZ受容体作動薬

GABA(gamma-amino-butyric acid)-BZ-Clイオンチャネル受容体複合体に作動薬として作用する薬剤で，抗不安効果，鎮静・催眠効果，筋弛緩効果などの幅広い効果を示す．同じ作用機序で，抗不安薬(ジアゼパム，ロラゼパム，エチゾラムなど)以外に，睡眠薬(ゾルピデム，トリアゾラムなど)や抗てん

表1 抗不安薬の特徴

| | ベンゾジアゼピン受容体作動薬 | セロトニン受容体部分作動薬 | 選択的セロトニン再取り込み阻害薬(SSRI) | セロトニンノルアドレナリン再取り込み阻害薬(SNRI) | 三環系抗うつ薬 | 抗てんかん薬 | 抗精神病薬 | β遮断薬 |
|---|---|---|---|---|---|---|---|---|
| 作用機序 | GABA系の活性化 | セロトニン1A受容体部分作動 | セロトニンの再取り込み阻害 | セロトニンの再取り込み阻害 | セロトニンの再取り込み阻害 | グルタミン酸系の抑制など | ドパミン遮断、5-HT$_{2A}$遮断など | アドレナリンβ受容体遮断 |
| 依存性 | あり | なし | なし | なし | なし | なし | なし | なし |
| 副作用 | 依存性,持ち越し,健忘,せん妄,ふらつき,転倒 | 少ない | アクチベーション 中断症候群 | | 抗コリン作用,心臓毒性 | 鎮静,薬疹,肝機能障害 | 錐体外路症状,体重増加,レストレスレッグス,転倒 | 自律神経症状 |
| ガイドラインにおける推奨 | 消極的な推奨 | | 多くのガイドラインで第一選択 | 多くのガイドラインで推奨 | 多くのガイドラインで推奨 | 抗うつ薬が無効な症例に推奨 | 抗うつ薬が無効な症例に推奨 | 抗うつ薬が無効な症例に推奨 |
| コメント | 即効性がある | 副作用の問題 | 効果発現に時間 | 効果発現に時間 | 効果発現に時間 SSRIと同等の効果だが脱落率はやや高い | 適応外 PTSDへのバルプロ酸にエビデンス | 適応外 全般不安症(GAD)に対するクエチアピンにエビデンス | |
| 保険適用 神経症 | BZ受容体作動薬全般 | タンドスピロン | | | | | | カルテオロール |
| パニック症 | | | パロキセチン,セルトラリン | | | | | |
| 強迫症 | | | パロキセチン,フルボキサミン | | | | | |
| 社交不安症 | | | パロキセチン,フルボキサミン | | | | | |
| 心的外傷後ストレス障害 | | | パロキセチン,セルトラリン | | | | | |

かん薬(クロナゼパムなど)に分類されるものもある.

GABA-BZ-Clイオンチャネル受容体複合体にGABAとBZの両者が結合すると,GABAの作用は増強され,抗不安作用を生じる.このようなアロステリック調節作用を作用機序とするため,BZ受容体作動薬は,過量服薬時の安全性が比較的高い.一方で,一定以上に多く投与しても効果は頭打ちとなり,高用量投与では,副作用のみが目立つ結果となる.

BZ受容体作動薬の副作用としては,過鎮

表2 BZ受容体作動薬の作用時間による違い

| 短時間型 | 不安発作に対する頓用に有用<br>頻繁に頓用使用すると依存を形成しやすい<br>依存形成後には離脱症状を生じやすい |
|---|---|
| 長時間型 | 依存形成後の離脱時に有用<br>持ち越し(体内蓄積)を生じやすい |

静，持ち越し効果，ふらつき，転倒，健忘，奇異反応，せん妄の誘発，脱抑制，依存性などがある．これらの副作用は，単剤で短期に用いている場合には目立たない．しかし，漫然と長期使用すると，依存形成ののちに，副作用を明瞭に生じて，大きな事故につながることもある．したがって，依存性に注意を払い漫然とした長期使用にならぬように心がける必要がある．

BZ受容体作動薬の依存の特徴は，服薬したいと感じる渇望感は少ないが，離脱症状を生じるために中止が困難となる点である．離脱症状として多くみられるものは，不眠，不安，気分不快，焦燥感，ふるえ，発汗，頭痛，嘔気，知覚異常などである．これらは服用中止のみならず用量の減量でも生じる．依存形成の最大の要因は長期使用で，ほかに高用量使用，多剤併用といった使用方法と，短時間作用型，最高血中濃度到達時間が短い，高力価であるといった薬物特性が危険因子として挙げられる．BZ受容体作動薬を安全に使用するには，多剤併用を避け，短期間に限定して使用すること，必要がなくなれば中止を検討すること，長期服用後であれば，離脱症状に注意し，ゆっくりと漸減することなどに留意する．

BZ受容体作動薬間の使い分けは，抗不安効果，鎮静・催眠効果，筋弛緩効果のバランスと，作用時間によって行うとよい．作用時間による特徴は表2の通り．

### B. セロトニン受容体部分作動薬

セロトニン受容体のサブタイプであるセロトニン1A受容体は不安と関連し，セロトニン1A受容体部分作動薬のタンドスピロンは，部分作動薬の特性によってセロトニン神経を抑制し，抗不安作用を発揮する．適応症は心身症と神経症である．過鎮静や筋弛緩作用，依存といったBZ受容体作動薬で問題となる副作用をほとんど生じない安全性の高い薬剤である．しかし，抗不安作用は穏やかで特にBZ受容体作動薬を繰り返し服用した症例においては，効果の実感が乏しい．

### C. SSRI/SNRI

SSRIとSNRI(セロトニン・ノルアドレナリン再取り込み阻害薬 serotonin-noradrenaline reuptake inhibitors)はセロトニンの再取り込みを阻害し，シナプス間隙におけるセロトニン量を増やし，セロトニン神経伝達を増強する．SSRI/SNRIを慢性投与すると，過剰なセロトニン系の神経活動は徐々に抑制され，抗不安作用を生じる．SSRI/SNRIのセロトニン再取り込み阻害作用は急性に生じるものの，抗不安作用の発現には時間がかかる．ただし，神経系に可塑的な変化を生じうる可能性があり，慢性投与によって，不安発作の頻度も程度も軽減する．これは，BZ受容体作動薬が，血中濃度を維持しているときのみ作用を発揮していることと異なる．

SSRIとSNRIの両者は不安障害の治療薬として多くの治療ガイドラインで推奨されている．ただし，わが国においては，SSRI/SNRIは薬剤と不安症の類型によって保険適用の承認状況が異なっている．

SSRI/SNRIの副作用として，多く認められるものは，悪心や下痢などの消化器症状である．注意すべきものとして，賦活症候群，中断症候群がある．

### D. 三環系抗うつ薬

三環系抗うつ薬もSSRI/SNRIと同様の作用機序で，抗不安作用を生じる．SSRI/SNRIと比較して，抗コリン系の副作用や心毒性(特に過量服薬時)の危険があることから，SSRIに次いだ推奨とされる．

### E. β遮断薬

カルテオロールが心臓神経症に適応を有する．末梢のアドレナリンβ受容体の遮断により，不安に伴う自律神経症状を軽減する．不安発作の頻度自体が軽減するかは疑問が残るが，不安症状を軽減することにより，不快感が軽減することで，認知行動療法を導入しやすくなるなどのメリットがある．効果発現は素早く，依存性も問題とならないが，副作用として，気管支喘息の悪化，起立性低血圧などの問題がある．

### F. 抗てんかん薬

抗てんかん薬のバルプロ酸は，グルタミン酸系に作用し，抗不安作用を呈すると考えられている．PTSD（心的外傷後ストレス障害）の過覚醒症状に対する有効性が示されているが，わが国では適応外である．ガイドラインの推奨では，抗うつ薬による治療が無効な場合の選択肢として推奨されている．

### G. 抗精神病薬

抗精神病薬の主な作用機序はドパミン受容体遮断作用であるが，薬剤によってはセロトニン1A受容体作動や抗ヒスタミン作用なども併せもち，これらが抗不安作用にかかわると考えられている．抗うつ薬で十分な改善が得られず焦燥感を伴う症例や，鎮静を要する症例において使用される．全般不安症（GAD）に対するクエチアピンの有効性が示されているが，わが国では適応外である．副作用として，錐体外路症状やアカシジア，レストレスレッグス，体重増加などがある．

### 薬剤の選択と使用方法の基本

不安が非特異的な症状であるため，日常臨床において，抗不安薬を用いる場面は幅広い．うつ病や統合失調症などに伴う二次性の不安に対しては，原疾患の治療を確実に行うことが大切である．うつ病に対しては抗うつ薬，統合失調症に対しては抗精神病薬による薬物療法を行うことが基本となる．そのうえで，治療の補助薬として，BZ受容体作動薬やSSRIが使用される．重要なことは，原疾患の改善に伴い，不安が軽減されたのちには，補助薬である抗不安薬は中止することである．

原疾患のない不安症の治療においては，SSRI/SNRIや三環系抗うつ薬が治療の主体となる．抗うつ薬のうち三環系抗うつ薬は抗コリン作用などの副作用があるため，第一選択はSSRIとなる．不安症に対するSSRIの用量は，うつ病に対する用量よりも少なくても効果がみられることが多い．

SSRI/SNRIは効果発現までに，数週間を要するため，治療初期にはBZ受容体作動薬を併用してもよい．実際にパニック障害に対してSSRI単独とSSRIとBZ受容体作動薬の併用を比較した試験では，治療初期のBZ受容体作動薬併用の有効性が確認されている．一方で，4週目以降では，有効性の差は認められておらず，不安症治療においても，BZ受容体作動薬は漫然と使用せず，軽快後には，漸減・中止することが原則である．

### 参考文献

1) 日本臨床精神神経薬理学会専門医制度委員会（編）：臨床精神神経薬理学テキスト第3版．星和書店，2014
2) 稲田 健：本当にわかる精神科の薬はじめの一歩．羊土社，2013

# 睡眠薬
*hypnotic drugs*

吉村玲児　産業医科大学教授・精神医学

### はじめに

不眠に対して用いられる薬であり，睡眠導入剤あるいは単に睡眠薬とよばれる．現在わが国で最も処方されている睡眠薬はベンゾジアゼピン系（BZ）である．また，最近メラトニン受容体作動薬（特に視交叉上核に存在す

るメラトニン$MT_1$/$MT_2$受容体作用薬）ラメルテオン（ロゼレム）やオレキシン受容体拮抗薬であるスボレキサント（ベルソムラ）が相次いで発売された．今回は主にこれらの薬物に焦点を絞り論じる．

## 睡眠薬の選択基準

不眠は，寝付きにくい（入眠困難），夜中に何度も目が覚める（中途覚醒），朝早く目が覚める（早朝覚醒）の大きく3つの種類に分類される．一般的には，入眠困難タイプには超短時間・短時間型，中途覚醒タイプには中間型，早朝覚醒タイプには中間型‐長時間型を用いる．しかし，これはあくまでも原則であり，各患者の睡眠薬を代謝する酵素の多い少ないなどの体質にも作用されるので，効果が得られない場合には変更する．

## 睡眠薬投与の際の注意点

### A．BZ睡眠薬の使用原則

不眠症に対しては，患者の睡眠障害の原因を明らかにすることと睡眠環境を整えることが第1に行われるべきである．睡眠薬を開始する場合にも，最も患者に適すると考えられる薬1種類のみを投与すべきである．BZ睡眠薬の多剤が単剤よりも有効であるとの証拠はなく，むしろデメリットのほうが多い．一過性の不眠であれば，症状が回復後直ちに睡眠薬を漸減するべきである．たとえ常用量であっても1か月以上漫然と服用すると依存を生じる．この依存には精神依存と身体依存がある．精神依存とは，睡眠薬を服用しないと不安で睡眠薬がやめられなくなる状態である．一方，身体依存は睡眠薬を急に中止することで，頭痛，発汗，震え，けいれんなどの症状が出現する．

うつ状態・うつ病では不眠が高率で出現する．したがって，治療に際して抗うつ薬と同時に治療初期にBZ睡眠薬が処方される場合が多い．その後，抗うつ薬の効果が発現して睡眠がとれるようになったら，うつ病患者に対して，抗うつ薬単剤と抗うつ薬とBZ睡眠薬併用で治療したRCT研究があるが，その結果は治療開始4週間以内に限りBZ睡眠薬併用群のほうが勝っていたが，それ以降は全く差がなかった．以上のことから，うつ状態・うつ病患者にBZ睡眠薬を投与する場合には4週間以内にとどめるべきである．少なくとも漫然と処方すべきではない．

### B．BZ睡眠薬多剤併用投与への制限

日本は世界のなかでもBZ睡眠薬が容易に処方されている国の1つである．そのために上述した依存のほか，筋弛緩作用による転倒，健忘，交通事故の問題をもっと真剣に考える必要がある．厚生労働省は2015（平成27）年4月から，BZ睡眠薬や抗不安薬を外来診療服薬管理する場合，3種類以上投与した場合には診療報酬を請求できなくし，処方箋料も減額することを決定実施した．この取り組みが日本のBZ睡眠薬，抗不安薬の多剤併用や乱用の改善につながることを期待したい．

### C．メラトニン受容体作動薬（ラメルテオン）

メラトニンは体内時計を調整するホルモンである．早朝に太陽光を浴びるとメラトニン分泌が抑制されるために覚醒する．反対に夕方から夜にかけて，メラトニン分泌が増加するので眠くなる．したがって，メラトニンを体内に投与すると主にメラトニン受容体（$MT_1$，$MT_2$）に作用することにより，朝の覚醒，夜の入眠作用が確立されて睡眠リズムが整う．しかし，メラトニンはBZ睡眠薬と異なり即効性はない．通常，投与開始1週間後より効果が出現し2週間程度で患者はその効果を実感することが多い．薬物併用作用により，ラメルテオンとフルボキサミンの併用は禁忌である（ラメルテオンの肝臓のチトクロームP450阻害作用により，フルボキサミンの血中濃度が上昇するため）．また，ラメルテオンはうつ状態・うつ病の症状を悪化させるとの報告があるために，これらの患者には慎重に投与するべきである．成人の場合は1日1回，1錠8mg・就寝前の投与を行う．

### D. オレキシン受容体拮抗薬（スボレキサント）

　オレキシンは神経ペプチドであり，生理的には食欲・報酬系をはじめ，睡眠・覚醒に作用することが知られている．スボレキサントはこのオレキシン受容体に拮抗することにより，睡眠覚醒リズムを制御する．元来，オレキシンが脳に作用すると覚醒度が増すので，ナルコレプシー患者には禁忌である．またスボレキサントはCYP3Aで代謝されるために，イトラコナゾールなどの抗真菌薬やリトナビルなどの抗HIV薬などCYP3A4を強力に阻害する薬物との併用は禁忌である．血中半減期は約12時間であるが翌朝に持ち越し作用が生じる場合もある．

　成人は1日1回，1錠（20 mg），就寝前の投与，高齢者は1日1回，1錠（15 mg），就寝前の投与を行う．また，BZ睡眠薬からスボレキサントへ変薬した場合，BZ睡眠薬の離脱による反跳性不眠が生じ，本来のスボレキサントの効果が十分に発揮されない可能性がある．

## 抗パーキンソン病薬
*antiparkinsonian drug*

稲見康司　西条道前病院（愛媛）
堀口　淳　島根大学教授・精神医学

### 定義

　パーキンソン病 Parkinson disease やパーキンソン症候群 parkinsonism では，線条体内のドパミンが減少するために，ドパミン作動性神経系の機能低下を生じ，同時にアセチルコリン作動性神経系の機能亢進を示すのがその病態と考えられている．抗パーキンソン病薬とは，このような中枢神経系における神経伝達物質の不均衡を是正して，振戦，筋強剛，寡動といったパーキンソン症状を軽減する目的で使用される薬物の総称である．なお，精神科領域では，抗精神病薬の副作用として出現する薬剤性パーキンソン症候群 drug-induced parkinsonism や急性ジストニア acute dystonia，アカシジア akathisia などの薬原性錐体外路症状 drug-induced extrapyramidal symptoms（EPS）を治療するために使われる場合がほとんどである．

### 分類と適応

　抗パーキンソン病薬は，その作用機序，あるいは薬理学的特性によって表1のように分類されている．

　抗パーキンソン病薬の適応となるのは，パーキンソン病および種々の原因によるパーキンソン症候群である．抗パーキンソン病薬は，それぞれ異なる薬理学的特性をもついくつかの薬物の総称であることから，診断名や年齢によって使い分ける必要がある（パーキンソン病の薬物療法についての詳細は，神経内科領域の成書を参考にされたい）．

　抗パーキンソン病薬の副作用としては，レボドパ製剤やドパミン作動薬では悪心，嘔吐などの胃腸症状，幻視やせん妄などの精神症状が挙げられ，抗コリン薬では口渇，便秘，認知機能障害，せん妄などがみられることがある．

### A. パーキンソン病

　2007（平成19）年度末時点で厚生労働省の特定疾患治療研究事業で登録されているパーキンソン病関連疾患の患者数は92,000人，いずれも Hoehn-Yahr の分類でIII以上である．IおよびIIの軽症例を含めれば，人口10万人当たり100-150人の患者がいると推定されている．補充療法であるレボドパ製剤がパーキンソン病の薬物療法の中心にあることは間違いないが，70歳以下で認知症を合併していない場合には，ドパミン作動薬の単剤投与から開始することが推奨されている．ドパミン作動薬には麦角系と非麦角系があるが，麦角系ドパミン作動薬には心臓弁膜症や線維症という重大な副作用が知られている．

　非麦角系のドパミン作動薬には，突発性睡

表1 抗パーキンソン病薬の分類

1. レボドパ製剤
    A. レボドパ単剤
        ・ドパストンカプセル(250 mg)
        ・ドパゾール錠(200 mg)
    B. レボドパとベンセラジドの合剤
        ・ネオドパゾール配合錠(100 mg)
        ・イーシー・ドパール配合錠(100 mg)
        ・マドパー配合錠(100 mg)
    C. レボドパとカルビドパの合剤
        ・ネオドパストン配合錠(100・250 mg)
        ・メネシット配合錠(100・250 mg)
2. ドパミン受容体刺激薬
    A. 麦角系ドパミンアゴニスト
        ・ペルマックス錠(50・250 μg)
        ・カバサール錠(0.25・1.0 mg)
        ・パーロデル錠(2.5 mg)
    B. 非麦角系ドパミンアゴニスト
        ・ドミン錠(0.4 mg)
        ・ビ・シフロール錠(0.125・0.5 mg)
        ・レキップ錠(0.25・1・2 mg)
        ・レキップCR錠(2・8 mg)
        ・ニュープロパッチ(9 mg)
        ・アポカイン注(30 mg)
3. 抗コリン薬
    ・アーテン錠(2 mg)
    ・アキネトン錠(1 mg)
    ・パーキン錠(10・50 mg)など
4. モノアミン酸化酵素阻害薬
    ・エフピーOD錠(2.5 mg)
5. その他
    ・ドプスOD錠(100・200 mg)
    ・シンメトレル錠(50・100 mg)
    ・コムタン錠(100 mg)
    ・ノウリアスト錠(20 mg)

眠という副作用が知られており,患者に対して注意を払うように指導しておく必要がある.

症状の進展に伴い,レボドパ製剤の追加が必要となってくるが,できる限り少量の投与から開始する.さらにパーキンソン病の罹病期間が長くなってくると,wearing off やon-offといった,神経症状の日内変動が問題となってくる.offの時間を短縮する目的でトレリーフやコムタン,ノウリアストなどを追加投与する.

パーキンソン病における抗パーキンソン病薬の処方計画の要点は,多剤少量併用投与という特徴があることをよく理解しておく必要がある.以前によく併用投与された抗コリン薬は,認知機能障害や精神症状の発現を容易にするために,最近ではあまり使用されない.

### B. パーキンソン症候群

#### 1. 血管性パーキンソン症候群,他の変性性パーキンソン症候群

多発性脳梗塞やビンスワンガー型血管性認知症の神経症状としてパーキンソン症候群が出現する.パーキンソン病と比較するとまれな神経変性疾患である進行性核上性麻痺 progressive supranuclear palsy(PSP),線条体黒質変性症 striatonigral degeneration(SND),オリーブ橋小脳変性症 olivopontocerebellar atrophy(OPCA),シャイ-ドレーガー症候群などの多系統萎縮症 multiple system atrophy(MSA)の部分症状としてパーキンソン症候群がみられる.レボドパ製剤を中心に,症状に応じてドパミン作動薬や抗コリン薬を併用するが,パーキンソン病と比較して効果に乏しい.

#### 2. 薬剤性パーキンソン症候群

統合失調症や,精神病症状を発現する種々の精神疾患に対して,ドパミン遮断作用をもつ抗精神病薬が投与される.投与直後に振戦や筋強剛,流涎などのパーキンソン症状が出現する場合があり,その治療薬として抗コリン薬を併用投与することがある.薬剤性パーキンソン症候群に対してレボドパ製剤やドパミン作動薬を用いることはまずない.精神症状が悪化するからである.

かつては,「セレネース錠(3 mg) 3錠,アキネトン錠(1 mg) 3錠 分3 毎食後」のような処方をよく書いたものである.薬剤性パーキンソン症候群に対する予防投薬として,抗精神病薬の最初の処方時から抗コリン薬を併用していたが,これは誤りである.か

つて行われていた定型抗精神病薬の多剤大量療法に対する見直し，および比較的パーキンソン症状を発現させにくい非定型抗精神病薬の登場によって，抗精神病薬の単剤投与が可能となった．抗コリン薬の適応は，急性ジストニアやアカシジアに限られつつある．このような錐体外路症状は，患者にとって通常のパーキンソン症状よりも苦痛や不快感が著しく大きく，抗精神病薬の服薬を拒否するようになる場合が多いからである．

抗コリン薬の併用投与を可能な限り避けるようになったのは，抗コリン薬は薬剤性パーキンソン症候群の症状は軽減するが，慢性に投与された場合に難治性の遅発性ジスキネジア tardive dyskinesia(TD)を誘発したり，TD を増悪させることが明らかになってきたからである．TDへの対策として最初にするべきことは，併用投与されている抗コリン薬があるのならば，その休薬である．

### 参考文献
1) 日本神経学会(監)，「パーキンソン病治療ガイドライン」作成委員会(編)：パーキンソン病治療ガイドライン 2011. 医学書院，2011

# 抗てんかん薬
*antiepileptic drugs (AED)*

岩佐博之　社会医療法人社団同仁会木更津病院/きさらづてんかんセンター・センター長
兼子 直　湊病院北東北てんかんセンター・センター長

### 【定義】
てんかん治療において，薬物療法は必須かつ基本的な手段であるが，その際に「発作」の抑制のために使用される薬物を抗てんかん薬(AED)と総称する．AEDの治療ターゲットは，「てんかん症候群」あるいはてんかん原性 epileptogenesis に対する根源的な作用ではないので，てんかん性発作治療薬というニュアンスのほうが実質的である．

わが国でもいくつかの新規 AED が使用可能となり，AED 療法のパラダイムは新たな展開を迎えている．このような現況を踏まえたうえで合理的薬物療法の実践のため，AED の基礎的・臨床的なエッセンスを把握しておく意義は大きい．本項では AED の使用法，臨床適応，薬理学的特徴などについて記す．

### 【臨床薬理学的特徴】
現在，従来および新規 AED を合わせて 20 種類近くの AED が認可されている．AED は，バルビツール酸系，ヒダントイン系，ジベンゾジアゼピンおよびベンゾジアゼピン系，バルプロ酸類，サクシミド類，フェナセマイド系，スルフォンアミド系などに大別されるが，いわゆる新規 AED としてガバペンチン，トピラマート，ラモトリギン，レベチラセタム，ルフィナミド，スチリペントール，ペランパネル，ラコサミドが使用可能となっている．

臨床では，各 AED の薬物動態学的プロフィールの特徴を念頭においた使用が重要である．主な AED の臨床薬理学的特徴などいくつかの留意点を以下に記した(表1).

#### A. フェニトイン(PHT)
本剤の nonlinear kinetics に基づく血中濃度変動を示す．すなわち，ある程度以上の服用量を超えると半減期の延長およびクリアランスの低下が起こる．このため急激な PHT 濃度の上昇が起こる．PHT を増量する際には，適宜血中濃度モニタリング therapeutic drug monitoring(TDM)を行うことが望ましい．

#### B. フェノバルビタール(PB)
PB の半減期は長いので，定常状態に達するまで 2-3 週間を要することを念頭において投与量を決めていく．本剤は主に CYP2C9 により代謝されるが，CYP2C19 と CYP2E1 も代謝に関与しているため，同様の CYP に

表1 AEDの薬物動態学的プロフィール

| AED | 血中蛋白結合率(%) | 半減期(時間) | 治療推奨濃度(μg/mL) |
| --- | --- | --- | --- |
| フェニトイン(PHT) | 85-93 | 7-42 | 5-15 |
| フェノバルビタール(PB) | 45-55 | 80-100 | 15-40 |
| プリミドン(PRM) | 0-20 | 8-12 | 5-12 |
| バルプロ酸(VPA) | 85-95 | 8-15 | 50-100 |
| カルバマゼピン(CBZ) | 73-88 | 5-26 | 5-26 |
| エトスクシミド(ESM) | 0-10 | 30-60 | 50-100 |
| ゾニサミド(ZNS) | 30-50 | 57-68 | 10-40 |
| クロバザム(CLB) | 90 | 25-30 | 推奨濃度設定なし |
| クロナゼパム(CZP) | 85-87 | 19-42 | 0.03-0.08 |
| ガバペンチン(GBP) | <3 | 5-7 | 推奨濃度設定なし |
| トピラマート(TPM) | 15 | 20 | 推奨濃度設定なし |
| ラモトリギン(LTG) | 56 | 24 | 2.5-15 |
| レベチラセタム(LEV) | 0 | 7 | 12-46 |

よって代謝を受けるAEDとの併用時には血中濃度の変動に注意が必要である.

### C. バルプロ酸(VPA)

他のAEDを併用している場合には肝臓での酵素誘導が起こり,平均半減期が9時間に短縮される.代謝産物の4-enは親薬剤との血中濃度比は0.1%と低いが,催奇形性や肝毒性と関連しているので妊娠時や肝障害の併存がある場合には投与量の調整を慎重に行う.

### D. カルバマゼピン(CBZ)

本剤はautoinductionが起こるために,CBZ服薬開始後,1週間前後で血中濃度はピークとなるが,以後漸減し定常状態ではピーク時の約50%に減少する.服用後1か月程度で血中濃度は安定化する.

### E. クロナゼパム(CZP)

CZPの半減期は19-42時間と比較的長いため,服用開始後ある程度の期間を経たあとに定常状態に達したかどうか判断する.第一選択薬として使用される頻度は多くないが,ミオクロニー発作にも有効な場合がある.

### F. エトスクシミド(ESM)

血漿中の蛋白とはほとんど結合しない.ESMは,主にCYP3Aにより代謝されるが,CYP2EやCYP2B/Cも代謝に関与する.

### G. ゾニサミド(ZNS)

ZNSは血漿濃度よりも赤血球濃度がはるかに高いという特徴をもつ.投与量-血中濃度関係は,PHTと同様のsaturation kineticsを示す.CYPによる開裂反応による代謝を受ける可能性が指摘されている.わが国で開発された薬剤で,海外では新規AEDの1つとして使用されている.

### H. ガバペンチン(GBP)

GBPは,半減期が6-7時間と短く,蛋白結合率は<3%と非常に低い.代謝を受けずに未変化体として尿中へ排泄される.このため,他の薬剤との相互作用が少なく,併存疾患のための薬剤や他のAED併用時にも相互作用が起きにくい.その一方で,腎機能障害のためにクリアランスが低下した患者への使用は注意を要する.

### I. トピラマート(TPM)

TPMの30-50%はCYP3A4によって代謝されるが,大半は未変化体として尿中へ排泄される.このため高齢者や腎機能のクリアランスが低下した患者への投与には注意が必要である.

### J. ラモトリギン(LTG)

LTG は，グルクロン酸転移酵素 UGT1A2 によるグルクロン酸抱合を受け，尿中に排泄される．CYP による代謝を受ける他の AED との相互作用は少ない．しかし，VPA などグルクロン酸抱合による代謝を受ける薬剤との併用時には，LTG の血中濃度が上昇し，グルクロン酸抱合を誘導する AED(PHT，CBZ，PB，PRM など)との併用では LTG の血中濃度が低下する．腎機能障害，肝機能障害をもつ患者ではクリアランスが低下するため，投与量を低く設定する必要がある．

### K. レベチラセタム(LEV)

本剤は定常状態に 48 時間程度で達するため，臨床効果が服用開始後早期に発現する．CYP による酵素誘導がなく，他の AED とも併用しやすい．血漿蛋白との結合も認められない．約 75% は未変化体として腎臓から排泄される．作用機序の面で，他の AED と大きく異なる側面を有している．

【作用機序】

AED の作用機序は，ニューロンの $Na^+$ チャネルや $Ca^{2+}$ チャネル，GABA 伝達系への作用などが考えられているが，臨床効果との関連については不明の部分が残されている．また，1 つだけのメカニズムでなく，複合的な作用機序を介して効果が発現していると考えられる薬剤も少なくない．表 2 に各 AED の作用機序を示した．

特に多剤併用の際には，作用機序に留意した薬剤選択が重要である．

表2　AED の作用機序

| 抗てんかん薬 | $Na^+$ チャネルブロック効果 | T タイプ $Ca^{2+}$ チャネルブロック効果 | 非 T タイプ $Ca^{2+}$ チャネルブロック効果 | GABA 作用増強効果 | 抗グルタミン酸効果 | モノアミン放出効果 |
|---|---|---|---|---|---|---|
| フェニトイン | +++ | | | + | + | |
| フェノバルビタール | ++ | | | +++ | ++ | |
| カルバマゼピン | +++ | | | + | + | +++ |
| バルプロ酸 | ++ | ++ | | ++ | + | +++ |
| エトスクシミド | | +++ | | | | |
| ベンゾジアゼピン | + | | | + | +++ | |
| ゾニサミド | + | ++ | | + | ++ | +++ |
| ガバペンチン | | | +++ | ++ | | |
| ラモトリギン | +++ | | | | + | |
| oxcarbazepine | +++ | | | + | + | |
| tiagabine | | | | +++ | | |
| felbamate | + | | | + | ++ | |
| vigabatrin | | | | +++ | | |
| レベチラセタム* | | | ++ | + | | |
| トピラマート | ++ | | | + | ++ | +++ |

レベチラセタム* の作用機序として，シナプスの SV2A 蛋白への効果が報告されている．

表3 各発作型に対するAEDの治療効果

| 発作型 | 効果が期待されるAED |
|---|---|
| 部分発作<br>（単純または複雑部分発作） | CBZ, LEV, PHT, ZNS, VPA, LTG, TPM<br>（高齢者の場合GBPも推奨される） |
| 全般発作<br>・強直間代発作<br>・欠神発作<br>・ミオクロニー発作 | ・特発性全般てんかんの場合：VPA, LTG<br>・二次性全般化発作の場合：CBZ, PHT, VPA, ZNS, TPM, LTG, LEV, PB<br>VPA, ESM（LTGが有効な場合がある）<br>CZP, CLB, VPA（LEV, TPM, LTGも有効な場合がある） |

主として第一選択薬（first-line AED）ないし第二選択薬としての効果が期待できる薬剤を記した．わが国で使用できない薬剤は記載していない．同様の発作型でも，てんかん症候群の病態基盤の差異によって治療効果にも差が生じる．新規AEDの保険適用は部分発作のみのものが多いので，使用の際には添付文書などで確認することが望ましい．LTG, LEVは単剤使用が可能となった．

【適応：AED選択の指標】
A. てんかん薬物療法の概要－てんかん発作類型に準拠したAED選択

てんかんの薬物治療は，AED単剤療法が原則である．てんかん発作国際分類は発作症状と発作時および発作間欠期の脳波学的な特徴によって分類されているが，現在のところAED療法実践においてはこれらの発作型に対しての抑制効果が期待されるAED（第一選択薬，first-line AED）を用いて治療を開始する．その際，専門医によるさまざまなエキスパートコンセンサスや日本てんかん学会や国際抗てんかん連盟（ILAE）などによる薬物療法ガイドラインが提唱されているので，随時参照していくことが望ましい．

表3に単剤治療における，各発作型の治療に推奨される第一選択薬の候補を示した．しかし，個体側の要因や病態基盤の差異によって発作抑制効果に差があるので，あくまで目安としての指標である．各発作型についてのAED選択の詳細は，それぞれのてんかん発作の治療の項目を参照されたい．

B. AED治療効果予測に関連する個別の要因

現在の基本的なAED選択の指標は発作類型に対する抑制効果であるが，これはある意味では臨床経験に応じたevidence-based medicine（EBM）的な指標でもあり，発作抑制効果もある程度予想できる実践的な指標といえる．

一方，薬剤の効果は個体側のさまざまな要因によって大きな影響を受ける．個体側の因子としてはてんかん症候群の分子病態としての遺伝子異常や，AEDの代謝に関与するチトクロームP450（CYP）酵素群およびその多型性による代謝特性の個人差，さらには心理社会的背景に至るまで多岐にわたる要因が関連する．こうした視点は個別化治療を展開するうえで重要な指標である半面，プロトコール化しにくい．

表4に各AEDの代謝に関与するCYPなどを示したが，これらの代謝的特性は特に多剤併用や，AEDの治療効果のみでなく有害反応の予防においても重要な要因となる．てんかんの薬物療法においては，可能な限りこれらのさまざまな側面を考慮した治療計画が望ましい．

【治療効果予測】
A. 治療効果の判定

服用したAEDの有効性については，治療開始前の発作間欠期の最低3倍の期間か，あるいは治療開始後12か月間の観察期間かいずれか長いほうを判定期間の目安とする．この期間に発作抑制が実現しなかった場合は，服用中のAEDによる治療は困難であり薬剤の変更が望まれる．ちなみに，難治性てんか

表4 AED代謝に関与するCYP

| CYP | 代謝を受けるAED |
| --- | --- |
| 3A4 | CBZ, PHT, PB, ZNS, DZP, CLB, FBM, OXC |
| 2D6 | CBZ, PB, ZNS, VPA |
| 2C9 | PB, PHT, VPA |
| 2C19 | N-CLB, DZP, MPB, VPA, FBM, OXC, TPM, PHT |
| 1A2 | DZP, VPA |
| 2B1 | VPA, PB |
| 2B2 | VPA |
| 2B4 | VPA |
| 2E1 | VPA |
| 2C8 | CBZ, PHT |
| 2C10 | PHT |
| 4A1 | PB |
| 4B1 | VPA |

CBZ：カルバマゼピン，PHT：フェニトイン，PB：フェノバルビタール，ZNS：ゾニサミド，DZP：ジアゼパム，FBM：felbamate，OXC：oxcarbazepine，VPA：バルプロ酸，N-CLB：CLBの代謝産物，MPB：mephobarbital，TPM：トピラマート

ん refractory epilepsy（薬剤抵抗性てんかん drug-resistant epilepsy）とは，適切で十分な AED 療法によっても発作の完全抑制が得られていないあるいは得られにくいてんかんであり，単剤または付加投与による2種類程度の AED によっても完全な発作抑制に至らないてんかんを指す（ILAE による提言，2010）．

### B. 合理的多剤併用 rational polytherapy

単剤治療によって完全な発作抑制効果が得られなかった際には多剤併用を行わざるを得ない．2つの AED の併用が有効か否かについてはいくつかの状況が推定される．例えば，2剤の併用によって，付加効果 additive effects あるいはそれ以上の相乗効果 synergic effects が得られ，かつ副作用が増悪していないことが合理的な併用といえる．逆に，併用によっても単剤時以上の効果が得られず，副作用も増強したような場合は，その多剤併用が有用であるとは考えにくい．

したがって，併用する薬剤は①作用機序が異なる（表2），②類似した副作用を示さない AED を選択することが原則である．

ちなみに，単剤治療と比較して多剤併用によって治療効果の増強が期待できるか否かについては見解が一致していないが，多剤併用を行う際には，上述したような多面的な要因について配慮しながら行っていく必要がある．

### 【今後の課題および留意点など】

ここ数年でわが国でもいくつかの新規 AED の使用が可能となり，治療予後の改善が期待されているが，今後さらに多くのエビデンスの蓄積に待たねばならない面もある．最近，ドラヴェ症候群にスチリペントールが，レンノックス-ガストー症候群にルフィナミドの処方が認められたが，それぞれの AED は併用療法が原則である．確実な診断には遺伝子診断が有用であるが，この遺伝子検査（SCN1A 変異の同定）は保険適用外である．また，VPA に関しては催奇形性が他の AED に比し高いことなど，女性への AED 療法の際には十分留意が必要である．詳細は他に譲るが，いくつかの AED には気分調整薬としての効果や抗精神病薬としての効果も認められている．こうした，発作抑制という単一の治療効果の評価のみでなく，精神医学的な側面に留意した複合的な視点からの AED 療法パラダイムの検討も重要な課題であろう．

### 参考文献

1) Glauser T, Ben-Menachem E, Bougeois B, et al: ILAE treatment guidelines: evidence-based analysis of antiepileptic drug efficacy and effectiveness as initial monotherapy for epileptic seizures and syndromes. Epilepsia 47: 1094-1120, 2006
2) 岩佐博人，吉田秀一：てんかん薬物療法の意義と限界．兼子 直（編著）：てんかんの薬物療法―新たな治療薬の導入後．pp 33-55, 新興医学出版社，2010

3) 日本神経学会(監修),「てんかん治療ガイドライン」作成委員会(編):てんかん治療ガイドライン2010. 医学書院, 2010(本書発行時, 改訂作業中. 2017年発行予定)

# 抗酒薬
*aversive treatment for alcohol dependence*

**湯本洋介** 久里浜医療センター・アルコール科
**樋口　進** 久里浜医療センター・院長

## 【定義】

抗酒薬は数十年前から使用されており，現在も多くのアルコール依存症者に処方されている．わが国においては液体製剤のシアナミドと粉末製剤のジスルフィラムが使用可能である．

抗酒薬自体には飲酒欲求を抑える作用はない．その作用機序は，抗酒薬がアルデヒド脱水素酵素 acetaldehyde dehydrogenase 2 (ALDH2)の働きを阻害し，もしアルコールを摂取すればアセトアルデヒドが蓄積され，頻脈や顔面紅潮，悪心や嘔吐や血圧低下といった不快な反応をもたらすというものである．この不快反応に対しての恐怖感や苦痛を避けようとする思考がアルコール使用を思いとどまらせ，断酒効果につながる．ただし，いずれの薬剤もその代謝物が薬効を発揮するため，肝障害などで薬物代謝が十分でなければ服用していても効果がない場合があり，処方に注意が必要である．

両者には薬効の持続時間に差がある．シアナミドは内服直後から効果を認め，12-24時間作用している．一方で，ジスルフィラムはシアナミドよりも効果発現が遅いが，作用期間は1-2週間持続するといわれている．

副作用として，5％に薬疹がみられる．またまれに肝機能障害を起こすことがあるため，何度も断酒に失敗して肝機能が悪化している患者には使用できないこともある．

用法としては，毎朝起床時に内服する方法が推奨されているが，酒を勧められやすい状況で再飲酒を回避したいときに使用するなどの頓服的に使用する方法もある．また家族など，服薬を支援する者の前で服用することが効果的といわれている．

## 【適応】

抗酒薬の適応の選択については，服用に際して患者のモチベーションが重要であり，患者自身がアルコール依存症を治療するという意志をもって自ら進んで服用することが重要である．断酒治療のモチベーションが低い場合に本人に内密で投与することは，大量飲酒をしてしまった場合に不快度を超えて身体の危険性が生じることはもちろん，長期的にも治療に関する信頼関係を構築することを考えても行うべきではない．

実際の使用にあたっては，飲酒した際の不快な反応を嫌がって服用を自己中断する，場合によっては治療自体をやめてしまうなど，アドヒアランス不良の問題がある．そのため，服用する場合は飲酒した際の不快な反応について十分に説明をしたうえで本人の断酒に対する高いモチベーションがあることを確認してから使用を開始することが重要である．ジスルフィラムの内服中に飲酒をした患者は25-75％いたという報告もあるため，起こりうる副作用や反応については患者に十分に説明しておく必要がある．

## 【治療成績】

治療成績についてはさまざまな報告があり，併用される精神療法やアドヒアランスの問題のため，治療成績も施設や研究者によって差異があるとされてきた．しかしながら，最近，ジスルフィラムの臨床的効果が再評価されており，長いアルコール依存症の罹患歴をもつ者では，抗渇望薬のアカンプロサートよりも効果が高かったとの報告がされている（アカンプロサートは脳内のNMDA受容体に作用し，飲酒の渇望を抑える効果をもたらすとされる薬剤である．抗酒薬とは全く異

なった作用機序で断酒の維持に働きかける)．また，2000-2008(平成12-20)年に実施された臨床研究ではジスルフィラム投与は効果的な治療手段であったという報告もある．その背景として，ジスルフィラムのもつドパミンβヒドロキシラーゼ作用が注目されている．抗酒薬は，アルコールを使用したときの不快反応へのおそれが断酒効果をもたらすという心理的効果を狙って使用されてきたが，最近このドパミンβヒドロキシラーゼ作用が飲酒の渇望を抑える可能性が示唆され，心理的作用と併せた効果が期待されている．

抗酒薬についてはただ服用するだけで治療がうまくいくわけではなく，精神療法のなかで治療動機を高め，失敗しながらも回復していく依存症治療を補助的に支えているにすぎない．そのため，薬物療法を補助的に使用したうえでの精神療法がアルコール依存症の治療にとって鍵となる．

# ADHD 治療薬
*medication for treatment of ADHD*

小平雅基　総合母子保健センター愛育クリニック・小児精神保健科部長

### 定義

ADHD の治療薬の定義としては，「ADHD の主症状である不注意性，あるいは多動・衝動性に対して効果のある薬物」といえるだろう．現時点でわが国において ADHD に対する適応を取得している薬剤は，コンサータ(OROS-MPH：徐放錠-メチルフェニデート)とストラテラ(ATMX：アトモキセチン)の2剤のみとなっている．

海外における ADHD に用いられる薬剤としてはほかにも，放出型の異なるメチルフェニデート(即時放出型や持続放出型など)や，デキストロアンフェタミンをはじめとするアンフェタミン関連薬剤，モダフィニルなどが存在している．

### 適応

即時型のメチルフェニデートとしては国内でもリタリンとして存在し，以前は ADHD に対してベタナミン(ペモリン)とともに用いられてきたが，2007(平成19)年にコンサータが発売となってからは，リタリンはナルコレプシーのみが適応症となり，厳格に処方することが求められるようになった．ベタナミンに関しては，ナルコレプシーと軽症うつ病(10 mg錠のみ)が適応となっており，リタリンよりはナルコレプシー以外でも用いられる可能性はあるが，やはりコンサータ発売以降は ADHD に関して処方されることはきわめて例外的になったといっていいだろう．

またモディオダール(モダフィニル)も国内で発売されているが，リタリン同様ナルコレプシーのみの適応であることが厳格にされており，ADHD に用いることはできない．よって現時点での中枢刺激薬(以下に説明)で ADHD に用いられている薬剤はコンサータだけということになる．

コンサータ発売前から代替案として用いられてきたエスタリック(グアンファシン)〔2005(平成17)年に発売中止〕，カタプレス(クロニジン)，三環系抗うつ薬なども存在しているが，ストラテラが 2009(平成21)年より発売されて以降は，その使用頻度はかなり減少しており，現時点では国内で ADHD に対する治療を考えた場合には，コンサータとストラテラのいずれか，(時に)両者の併用という選択が標準的となっている．

### 分類

OROS-MPH は中枢刺激薬(あるいは交感神経刺激薬)に分類されており，ATMX は選択的ノルアドレナリン再取り込み阻害薬に分類される．

中枢刺激薬とは，神経細胞のシナプス間隙におけるノルアドレナリンとドーパミンの濃度を上昇させることで，動機付けや気分，覚

醒度を亢進させる作用をもち，アドレナリンの生理学的作用に類似している薬剤の群を示す．メチルフェニデートやデキストロアンフェタミン，アンフェタミンなどは，シナプス前神経細胞からのカテコールアミン放出の一次効果により，ノルアドレナリンとドーパミンの放出を促し，交感神経に作用している．コンサータではあまり問題となっていないが，中枢刺激薬は乱用の危険性をはらんでいる薬剤群といえる．モダフィニルも分類としては中枢刺激薬に分類されているが，メチルフェニデートなどとは異なりドーパミン系を介しての作用機序ではなく，$α_1$アドレナリン作動性と，ノルアドレナリン再取り込み阻害作用により，覚醒作用を起こしていると考えられている．

グアンファシンやクロニジンは$α_2$受容体作動薬であり，中枢刺激薬の覚醒作用中心の薬効とは異なり，むしろ交感神経としては弛緩系の作用をもつ．ADHDの衝動性に対して効果をもつと考えられている．

選択的ノルアドレナリン再取り込み阻害薬であるATMXは，シナプス前のノルアドレナリントランスポーターを選択的に阻害することによって，抗ADHD作用を生んでいる．非中枢刺激薬であり乱用の危険性は乏しいといえる．

**参考文献**

1) 神庭重信（監修），山田和男，黒木俊秀（監訳）：カプラン精神科薬物ハンドブック―エビデンスに基づく向精神薬療法，第5版．メディカル・サイエンス・インターナショナル，1994

# 抗認知症薬
*anti dementia drugs*

中村　祐　香川大学教授・精神神経医学講座

**【定義】**

抗認知症薬とは認知症における中核症状（記憶障害，見当識障害，失語，失行，実行機能障害）に対しての効果をもつ薬である．現在，抗認知症薬のターゲットは，アルツハイマー型認知症 Alzheimer's disease（AD）とレビー小体型認知症 diffuse Lewy body disease（DLB）である．

**【適応】**

わが国における抗認知症薬の適応はAD，およびDLB（アリセプトのみ）である．

**【分類】**

2015（平成27）年6月末現在，抗認知症薬として製造承認されている薬剤は，コリンエステラーゼ阻害薬であるドネペジル（アリセプト），ガランタミン（レミニール），リバスチグミン（リバスタッチパッチ，イクセロンパッチ），およびNMDA受容体に対する非競合的アンタゴニストであるメマンチン（メマリー）である．

ドネペジルはADにおいてすべての重症度において適応を有しており（軽度および中等度は5 mg/日，高度は10 mg/日の用量，普通錠，OD錠，ゼリー剤，細粒，ドライシロップの5剤形），DLBにも2014年9月適応が追加された．ガランタミンは軽度および中等度ADの重症度において適応を有している（16-24 mg/日の用量，普通錠，OD錠，分包液剤の3剤形）．リバスチグミンは軽度および中等度ADの重症度において適応を有している（経皮吸収型製剤）．

メマンチンは，中等度および高度ADにおいて適応を有し，コリンエステラーゼ阻害薬と併用投与が可能である（20 mg/日の用

量，普通錠，OD錠の2剤形）．

いずれの薬剤も，添付文書上では各適応のある重症度における「アルツハイマー型認知症における認知症症状の進行抑制」に適応を有している．

## 【手順】
### A．ADの診断を行う
1) 意識障害がないこと．
2) 近時記憶障害（頻回の置き忘れや探し物，発話や動作の反復）があり，失語（「あれ」，「それ」と言う），失行（運動機能が障害されていないにもかかわらず，動作を遂行することができない，立方体が書けない），失認（空間的，時間的失見当識），実行機能障害（計画を立てる，組織化する，順序立てる，抽象化するなどの機能の障害）のうちいずれかの症状があること．
3) 可能な限り，X線CTやMRI検査を行い，脳に器質的な変化があるかを確認し，脳血管障害，脳腫瘍，正常圧水頭症などを除外する．また，脳炎などの感染性の疾患を除外する．
4) 認知機能障害を起こす身体疾患を除外する．
5) 他の認知症（血管性認知症，ピック病など）を除外する．なお，血管性認知症は，脳血管障害と認知症の発症に関連があり，脳血管障害の発症より一定期間（3か月）の間に発症するものである．
6) うつ病などの精神疾患やアルコール中毒などを除外する．

### B．重症度を評価する
重症度は臨床症状をもとに判断を行う．認知機能テストの点数は参考程度とする．以下が重症度を評価するうえでの目安となる．

#### 1．軽度
主に記憶障害（物忘れ）による生活や社会活動の障害．例：頻回の置き忘れ，約束忘れ，大切なもののしまい忘れ，仕事上の失敗，複雑な料理ができない，複雑な道具・電化製品（リモコン）が使えない，など．

#### 2．中等度
認知機能障害による基本的な生活や社会活動の障害．例：天候や状況に合わせた服装や挨拶ができないことがある，簡単な料理で失敗，簡単な道具を使う際に失敗あり，最近の大きな出来事（災害など）の忘却，身の回りで起こっていることへの関心の低下（テレビ，新聞，雑誌を見る頻度が低下する）など．

#### 3．高度
認知機能障害による基本的な生活活動の著しい障害．例：ブラウスやシャツのボタンが留められない，風呂に入るのを嫌がる，待合室などでじっとしていられない，家事や日課をほとんどしなくなる，など．

### C．重症度に応じた薬物治療を行う（図1）
できる限り早期に治療を始めることにより，薬剤の効果が発揮されやすい．また，副作用などの問題がない限り，薬物治療を継続することが原則である．従来は，ドネペジルのみがADに対して適応を有していたが，複数の薬剤を用いることが可能となった．これらの薬剤の使い分けや，切り替え，併用することにより，より有用な治療の提供が可能になる．

#### 1．軽度
コリンエステラーゼ阻害薬の投与を行う．できる限り早期に治療を始めることが肝要である．2015年6月末現在で製造承認を取得している薬剤は，ドネペジル（アリセプト，ジェネリック），ガランタミン（レミニール），リバスチグミン（リバスタッチパッチ，イクセロンパッチ）である．各コリンエステラーゼ阻害薬には，悪心，嘔吐，下痢などの消化器系副作用があり，漸増することが基本である．房室ブロック（II度以上）や心房細動がみられる場合は，倦怠感や失神を生じることがある．このような場合はすみやかに中止，または，減量することが必要である．

なお，コリンエステラーゼ阻害薬を複数同時に投与することは添付文書上認められていない．

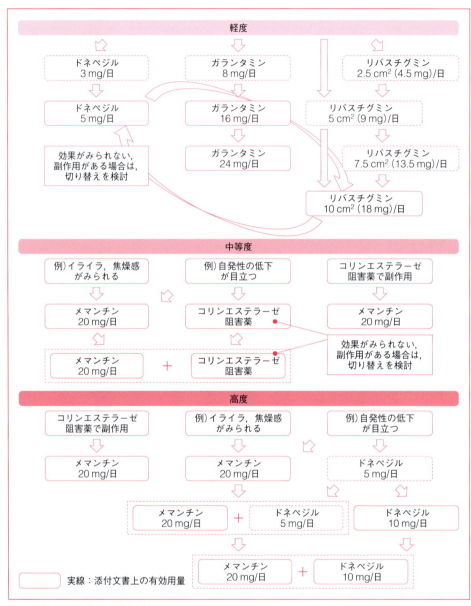

**図1　AD薬物治療アルゴリズム**

軽度：各コリンエステラーゼ阻害薬の特徴に関しては本文（分類・手順）を参照．
中等度：各コリンエステラーゼ阻害薬の漸増方法は軽度の項を参照．
メマンチンは1週間ごとに5mg/日ずつ増量，20mg/日を維持用量とする．
高度：ドネペジルは，初めて服用する場合は，3mg/日から開始し，1-2週間後に5mg/日に増量する．5mg/日で4週間経過したあと，10mg/日に増量する．
メマンチンは1週間ごとに5mg/日ずつ増量，20mg/日を維持用量とする．

a. ドネペジル（アリセプト）

　初めて服用する場合は，3 mg/日から開始し，1-2週間後に5 mg/日に増量する．特徴は，血中半減期が健常人で約90時間と長く，1日1回の服用で安定した作用を発揮する点にある．徐々に血中濃度が上昇することにより，消化器系の副作用（悪心，嘔吐）が生じにくい．

b. ガランタミン（レミニール）

　初めて服用する場合は，8 mg/日（2回に分けて投与，朝夕食後）から開始し，4週間後に16 mg/日に増量する．さらに4週間後に24 mg/日に増量することが可能である．8 mg/日，16 mg/日の用量で慣らすことにより消化器系副作用（悪心，嘔吐）を抑えることができる．特徴は，アセチルコリンエステラーゼ阻害作用のほかに，ニコチン性アセチルコリン受容体へのallosteric potentiating ligand（APL）作用を有する点にある．また，同一重症度内の用量に幅があることも特徴である．

c. リバスチグミン貼付剤（リバスタッチパッチ，イクセロンパッチ）

　初めて貼付する場合は，4.5 mg（2.5 cm²）（1日1回1枚）から開始し，4週間ごとに4.5 mgずつ増量し，18 mg（10 cm²）を維持用量とする．患者によっては，9 mgから開始し4週間後に18 mgに増量する．漸増することにより消化器系副作用（悪心，嘔吐）を低く抑えることができる．適応部位での副作用を避けるために貼付部位は変えることが肝要である．特徴は，アセチルコリンエステラーゼ阻害作用のほかに，ブチリルコリンエステラーゼ阻害作用を有する点にある．また，貼付剤であることから，経口剤で治療が困難な場合にも有用であり，薬物投与を視認でき，服薬コンプライアンスの向上が期待できることも特徴である．

## 2. 中等度

　中等度では，最も多くの選択肢がある．軽度で述べたコリンエステラーゼ阻害薬に加え，メマンチンの選択が可能となる．また，各薬剤の単独投与のみならず，両剤を併用することが可能である．また，メマンチンは神経保護作用があることから，重症度が中等度と診断された場合，なるべく早期に投与開始することが望ましい．

　イライラ，焦燥感などの感情が不安定な状態や易刺激性が高まっている場合（いわゆる「虫の居所が悪い」という状態）には，メマンチンを先行して投与することを検討する．状態が安定したところで，軽度で述べたコリンエステラーゼ阻害薬の併用を検討する．自発性の低下が前景に立っている場合には，軽度で述べたコリンエステラーゼ阻害薬を先行して投与することを検討し，維持用量に達してから1-2か月以降にメマンチンの併用投与を検討する．

　軽度からコリンエステラーゼ阻害薬を使用し，中等度に進行した場合にはメマンチンの併用投与を行う．

◎メマンチン（メマリー）

　NMDA受容体に対する非競合的アンタゴニストであるメマンチンはコリンエステラーゼ阻害薬と全く異なる機序で神経保護作用を発揮することから，コリンエステラーゼ阻害薬と併用投与が可能である．初めて服用する場合は，5 mg/日（1日1回）から開始し，1週間ごとに5 mg/日ずつ増量し，20 mg/日を維持用量とする．5 mg/日ずつ増量することにより，傾眠，浮動性めまい，頭痛，便秘などの副作用を低く抑えることができる．傾眠，浮動性めまいといった中枢性の副作用が出現した場合は，投与中止や即座の減量（半量以下）が必要かどうか判断する．多くの場合，投与タイミング（夕方投与など）の変更によって副作用の軽減をすることが可能である．また，睡眠導入剤，抗不安薬，抗精神病薬，抑制系の漢方製剤（抑肝散など）を服用している場合には，これら薬剤の減量・中止を考慮する．

### 3. 高度

高度 AD に適応をもつ薬剤は，ドネペジルとメマンチンのみである．メマンチンは中等度と同一用量であるが，ドネペジルは高度では 10 mg/日が添付文書上の維持用量である．ドネペジルは 5 mg/日で 4 週間経過したのち，10 mg/日に増量する．しかし，実際には 10 mg/日に増量後 1-2 週程度の間，食欲不振，悪心，嘔吐，下痢などの副作用がみられることが多い．各地域での保険上の考え方は異なるが，7.5 mg/日 (5 mg を 1.5 錠) または，8 mg/日 (3 mg 錠 + 5 mg 錠) を 1 か月程度投与したのち，10 mg/日に増量することにより先に述べた副作用を回避することが可能である．

高度から初めて治療を開始する場合には，中等度と同様にイライラ，焦燥感などの感情が不安定な状態や易刺激性が高まっている場合には，メマンチンの先行投与を検討する．状態が安定したところでドネペジルの併用を検討する．自発性の低下が前景に立っている場合にはドネペジルを優先して投与する．ドネペジル 5 mg/日まで増量した時点で，イライラ，焦燥感などがみられた場合にはメマンチンの追加を検討する．状態が安定したところでドネペジルの 10 mg/日への増量を検討する．最終的には，メマンチン 20 mg/日およびドネペジル 10 mg/日の併用投与が進行抑制をはかるうえでは好ましいと考えられる．なお，施設に入所した場合など，イライラや焦燥感などにより介護困難などが生じている場合には，メマンチンを先行投与することを検討する．

### 4. その他

#### a. コリンエステラーゼ阻害薬の切り替えと方法

コリンエステラーゼ阻害薬を有効用量以上投与しても効果がみられない場合，副作用で増量や維持が困難な場合，易怒性や興奮などBPSDが出現した場合には，コリンエステラーゼ阻害薬の切り替えを検討する．中等度以上であれば，易怒性や興奮などBPSDが出現した場合には，メマンチンの併用も検討する．コリンエステラーゼ阻害薬の切り替え法については確立した方法はない．基本的には，wash out の期間をおかずに切り替えを行う．

#### b. 消化器系副作用の対策

各コリンエステラーゼ阻害薬の消化器系副作用は，服薬中断の大きな原因になっている．漸増することにより消化器系副作用を回避できることが多い．しかし，強い悪心，嘔吐，食欲不振や胃痛がみられる場合は，一定期間 (1 週間-1 か月程度) の減量と再増量が最も効果的である．また，胃酸分泌亢進など逆流性食道炎様の症状 (いわゆる胸焼け) がみられる場合は，プロトンポンプ阻害薬や胃粘膜保護剤の併用が勧められる．強い悪心に対しては，ドンペリドン (ナウゼリン) などの中枢性制吐薬が有効な場合もあるが，メトクロプラミド (プリンペラン) はパーキンソン症状を惹起するおそれがある．

#### c. どこまで投与を続けるか？

AD において進行抑制を効能・効果とする薬剤は，安全性で問題のない限り投与を続けるのが原則である．しかし，食事の自発的摂取がない状態 (全介助の状態) まで進行すれば，末期と判断し，減量・中止を検討する．

#### d. MRI や X 線 CT でラクナ (小脳梗塞巣) がみられる場合

多発性のラクナの所見がある場合，多発性脳梗塞後遺症として診断する傾向があるために，ラクナなどの脳血管障害を発見した場合，AD と診断されないことがある．実際は，脳血管障害を伴う AD (AD with CVD) は AD 患者の約半数を超えるという報告がある．AD with CVD の治療に関しては，基本的には，先に述べた抗認知症薬を用いて治療を行い，シロスタゾール (プレタール) などの抗血小板薬の併用投与を行う．

#### e. レビー小体型認知症 (DLB)

レビー小体型認知症では α-シヌクレイン

の神経細胞内の異常蓄積(レビー小体)が主な病態である．2006(平成18)年に出されたガイドライン(第3回DLB国際ワークショップ版)では，「進行性認知機能障害」(初期には記憶障害が目立たないことがある)を必須とし，「注意や明晰さの著明な変化を伴う認知機能の変動」「構築され，具体的な内容の繰り返される幻視体験(典型的なものは人物や小動物の幻視)」「特発性のパーキンソニズム(寡動と筋固縮が主体)」の3中核症状のうち，2症状があれば，probable DLBと診断される．1症状の場合は，示唆症状(「REM睡眠行動異常(夜間睡眠時に悪夢を伴う大声や体動)」「重度の抗精神病薬に対する過敏性」など)1つが診断に必要である．支持症状(これがあるとさらに支持するという症状)では，繰り返す転倒と失神，一過性の意識障害，自律神経障害(起立性低血圧とそれに伴う尿失禁)，抑うつ(初期)などが挙げられる．画像診断であるが，初期ではMRI画像では萎縮がはっきりしないために診断が困難である．$^{123}$I-MIBG心筋シンチグラフィとダットスキャン($^{123}$I-イオフルバン)が診断に有用である．MIBG心筋シンチグラフィでは，心臓の陰影が抜けることが特徴的な所見である．ダットスキャンでは，左右の対称性および三日月型の形状を維持したまま，尾状核を含む線条体全体での集積低下を示す傾向がみられる．また，脳血流SPECTで血流低下が後頭葉に限局して認められればDLBの可能性がある．治療に関しては，ドネペジル(アリセプト)を用いる．ドネペジルを初めて服用する場合は，3 mg/日から開始し，1-2週間後に5 mg/日に増量する．5 mgで4週間以上経ってから10 mg/日に増量する．副作用などがみられた場合は，5 mg/日に減量する．

# 今後期待される抗精神病薬
*expecting new antipsychotics*

上島国利　昭和大学名誉教授

　抗精神病薬の定義，適応，分類，薬理作用，副作用などについては抗精神病薬の項(⇒739頁)に詳細に記載されている．本項ではそれらの項目は除外した．

## A. 抗精神病薬の登場からその後の発展まで

　1950年代に開発されたクロルプロマジンを嚆矢とし，60年代はハロペリドールなどが続いた．いずれもドパミン$D_2$受容体遮断作用を有し，統合失調症のドパミン仮説が生まれた．1970(昭和45)年になると多くの受容体の遮断作用をもつクロザピンが登場した．1990年代にはセロトニン・ドパミン拮抗薬のリスペリドンが非定型抗精神病薬の最初の薬物として臨床で用いられ，2000年代には，オランザピン，クエチアピン，ペロスピロンなど非定型(第二世代)抗精神病薬がそろい，2006(平成18)年に開発されたドパミン，パーシャルアゴニストのアリピプラゾールと相まって現在の精神科臨床の主要な薬物として幅広く用いられている．

## B. 現在頻用される抗精神病薬の特徴と問題点

　第二世代の抗精神病薬はその薬効に関して第一世代を凌駕するものではない．しかし錐体外路症状などの副作用は明らかに少なく，使いやすい薬物として用いられている．問題点としては，薬理作用が不十分であり，統合失調症の治癒に至る例は多くない．また頻度やその重症度は減少したとしても副作用は依然として存在する．ドパミン$D_2$受容体遮断効果のみでは，十分な薬効が得られず副作用も残存するおそれがあり，今後新しい奏効機序の薬物が期待されるゆえんである．

## C. 今後期待される抗精神病薬

端的にいえば上述の2項目すなわち十分な薬理効果と副作用のない薬物の開発である．

**表1 新しい抗精神病薬に求められる条件**

1. 統合失調症への治療効果が高い
   - 抗幻覚・妄想作用（陽性症状に対する効果）が確実で高度である
   - 鎮静作用（精神運動興奮に対する効果）が確実で高度である
   - 賦活作用（陰性症状に対する効果）が確実で高度である
   - 即効性である
   - 広い治療スペクトラムをもつ（多様な適応）
   - 明確な症状選択性をもつ
   - 再燃・再発予防効果がある
   - 難治例にも有効である
2. 安全性が高く有害な副作用がない
   - 有害な急性・慢性副作用がない
   - 大量服用時に致死的とならない
   - 精神および身体依存性がない
   - 薬物相互作用がない
   - 催奇形性がない
   - 胎児，母乳への移行がない
   - 変異原性，癌原性をもたない
   - 高齢者，小児，身体合併症をもつ患者にも安全である

1) 統合失調症のすべての領域（陽性症状・陰性症状，気分の変化，認知・思考やその統合の失敗）の改善に十分な薬理効果をもつもの．従来陽性症状の改善，次いで陰性症状の改善を目指した薬物の開発は，最近は認知機能障害に目が向けられている．認知機能の改善がQOLや社会機能の改善に寄与するからである．
2) 副作用がないか，きわめて軽微で日常生活のQOLの低下や社会機能障害をきたさぬもの．表1に新しい抗精神病薬に求められる条件を掲げた．

## D. 期待される抗精神病薬開発の方策

大別すると2つの方向性がある．その1は従来薬に類似するが，それらの長所をさらに発展させ，短所を是正したより洗練されたものの開発である．第一世代から第二世代への進歩さらに第二世代の薬剤のさらなる発展などである．表2は現在開発中で第Ⅲ相試験が行われている薬剤の一覧である．すべての治験中の薬剤は，$D_2$遮断を基本としてそれにセロトニンに対する作用（ドパミン-セロトニン仮説）を有しており，依然としてドパミンに対する作用がメインである．

**表2 統合失調症薬 国内第Ⅲ相試験**

| | 開発会社 | 薬理 | 備考 |
|---|---|---|---|
| brexpiprazole | 大塚製薬 | dopamine receptor $D_2$ partial agonist | 海外で大うつ病補助療法でも使用されている |
| cariprazine hydrochloride | 田辺三菱製薬 | dopamine receptor $D_3$ partial agonist<br>dopamine receptor $D_2$ partial agonist | 海外で双極性障害で申請 |
| lurasidone hydrochloride | 大日本住友製薬<br>武田薬品<br>第一三共 | dopamine receptor $D_2$ antagonist<br>5-hydroxytryptamine receptor 1A antagonist<br>5-hydroxytryptamine receptor 2A antagonist<br>5-hydroxytryptamine receptor 7 antagonist | 国内で双極性障害で開発中 |
| ziprasidone hydrochloride | Meiji Seika ファルマ | dopamine receptor $D_2$ antagonist<br>5-hydroxytryptamine receptor 2A antagonist | 海外では双極性障害でも使用されている |

（各社公表資料のまとめ）

第2の方向性としては，従来とは全く違った発想のもと新しい物質を模索する試みである．ドパミン以外の物質への注目が高まり，NMDA受容体活性化物質，シグマ-1受容体アゴニスト，神経保護・神経可塑性に関与する物質などが候補として挙げられ，なかには治験に至った物質もあるが，いずれも臨床使用が認められる結果は得られていない．

すぐれた抗精神病薬の登場には，充実した基礎研究により生まれた候補物質が，十分な精神病理学をおさめた臨床医の適切な臨床評価により真の価値が認められる必要がある．

最近は国際共同治験が行われる機会も多いが，倫理面をクリアしたプラセボ対応の治験体制の充実も重要である．

新規の抗精神病薬は，統合失調症の病態生理の解明と密接な関係をもちながら進歩している．さらなる研究成果を期待したい．

# 薬物血中濃度
plasma drug concentration and therapeutic drug monitoring (TDM)

野崎昭子　東京武蔵野病院・精神神経科
稲垣　中　青山学院大学国際政治経済学部教授

## 【定義】

それぞれの向精神薬には定められた用法，用量が存在するが，吸収や分布，代謝，排泄の個人差により同じ用法，用量で投与しても血中濃度には個人差が出てくる．向精神薬は一般に血中から血液脳関門を通って脳内に移行し効果を発揮するとされており，用量よりは血中濃度のほうが直接的に薬物の効果と相関すると考えられる．そのため，薬物の開発段階では薬剤の血中濃度を測定して効果や副作用と血中濃度の関連を調べることが行われており，臨床導入後は血中濃度を測定して個々人の至適用量に投与量や投与法を調整することが行われている．後者を特に治療薬物モニタリング(TDM)という．

## 【適応】

薬物血中濃度はそれぞれの個人では効果や副作用と相関するとも考えられるものの，患者を集団として観察した場合には血中濃度と効果，副作用の相関は多くの薬物で必ずしも明確ではない．また，海外では三環系抗うつ薬やクロザピンのTDMに関する報告も多いが，わが国で血中濃度測定が保険適用となっている薬剤は限られている．精神科臨床で使用される薬剤で2015(平成27)年7月現在保険適用となっているのは，リチウム，ハロペリドール，ブロムペリドール，および抗てんかん薬である．このなかで，治療域と中毒域双方の血中濃度について明確なコンセンサスがあるのはリチウムのみであり，ハロペリドールやブロムペリドールについては特に明確なコンセンサスはない．また，気分安定薬として多く用いられているバルプロ酸，カルバマゼピンについても，気分障害に対する治療域についてリチウムほど明確なコンセンサスはなく，てんかんに対する治療域濃度が援用されている．

薬物血中濃度に影響するのは，薬剤の吸収，分布，代謝，排泄である．吸収については，それぞれの薬剤について$T_{max}$(最高血中濃度到達時間)，$T_{1/2}$(半減期)が添付文書に記載されているが，多くの薬剤で活性代謝物が存在するため，$T_{1/2}$だけでは必ずしも薬効時間を推測できないことが多い．胃内容排出速度は吸収に影響するが，食事は一般に排出速度を遅らせ$T_{max}$を遅延させる．また食事により胃内pHが上がることで，胃酸により分解される薬剤の場合は血中濃度が上がる．吸収された薬剤は体内に分布するが，循環血漿量や細胞外液量は体重に比例するため，薬剤の分布容積も体重に比例する．また，薬剤は血漿蛋白と可逆的に結合するが，蛋白と結合していない薬剤のみ脳血流関門を通過できるため，複数の薬剤を併用した場合には血漿蛋白の結合に対する競合的相互作用が起き，

同じ血中濃度でも薬剤の効果が増強されることがある．代謝には，主に酸化反応である第1相反応，グルクロン酸抱合による第2相反応がある．第1相反応はcytchorome P450（CYP）がかかわっており42の分子種が知られているが，CYPの遺伝子多型や，併用薬剤によるCYPの阻害作用，誘導作用による血中濃度への影響が問題となりうる．第2相反応はグルクロン酸転移酵素（UGT）によるが，UGTも併用薬剤により誘導，阻害されて血中濃度に影響を及ぼしうる．薬剤や代謝物の排泄は，腎臓での糸球体濾過，近位尿細管での分泌，遠位尿細管での再吸収によるが，濾過は薬剤の分子量や荷電，血漿蛋白結合率，腎血流量の影響を受け，腎血流量の影響は特にリチウムの排泄で問題となる．また，分泌は薬物トランスポーターの，再吸収は尿pHの影響を受ける．

精神科臨床で薬物血中濃度を測定するのは以下のような場合である．

### A．薬物血中濃度に治療域と中毒域が存在し，特に両者が近接している場合

この代表的な薬物はリチウムであり，リチウムについては血中濃度測定が標準的な診療として確立している．米国精神医学会（APA）のガイドラインではリチウムの治療域濃度は0.5-1.2 mmol/Lとしているが，1.5 mmol/L以上では中毒症状が出現するため，血中濃度の測定による投与量の調整が必要である．また，バルプロ酸では125 μg/mL，カルバマゼピンでは12 μg/mLを超えると中毒症状が出現することが多い．中毒域濃度には個人差があるため，これらの濃度以下でも中毒症状は発現しうる．

### B．十分な用量を投与しているにもかかわらず効果が乏しい場合，あるいは，用量が少ないにもかかわらず副作用が強い場合

十分な血中濃度が得られているにもかかわらず効果が乏しければ，その薬物に対する治療反応性に乏しいということである．血中濃度が低すぎる場合には，投与量を増量することにより治療効果が改善する可能性がある．また，血中濃度が治療域内であるにもかかわらず副作用が強ければ，その薬物に対する忍容性に乏しいということである．血中濃度が高すぎる場合には，投与量を減量することで副作用が改善する可能性がある．

投与量に対して血中濃度が低い場合，臨床的にまず疑われるのは服薬コンプライアンスの問題であろう．服薬コンプライアンスの問題では統合失調症が取り上げられることが多いが，服薬コンプライアンス不良は必ずしも病識の欠如とのみ関連するわけではなく，気分障害における服薬コンプライアンス不良も統合失調症に比してそれほど少なくはないとの報告がある．また，入院中の服薬コンプライアンス不良は見過ごされがちであるが，入院中であるからといって必ずきちんと服薬しているとは限らないことも念頭においておく必要があろう．

投与量と血中濃度の相関にはかなりの個人差があることがわかっている．例えばハロペリドールではCYPの一種であるCYP2D6の遺伝子型により代謝速度に差が認められ，喫煙の有無によっても代謝速度が影響を受けるとの報告があり，結果として投与量に比して血中濃度が低いこともありうる．CYPについては他の種類についても遺伝子型と薬物血中濃度の関連が多数報告されている．しかし，多くの薬物について治療域や中毒域，血中濃度と効果との相関は明らかでないため，将来的にはCYPの遺伝子型に基づいて投与薬の選択，用量調整を行うことが望ましいとの意見から，臨床的にはそれほど意義がないとの意見まであり，必ずしも見解が一致していない．そのほか，服用中の他の薬物との相互作用による血中濃度への影響も考えられるが，後述する．

### C．薬物動態に影響を与える因子がある場合

肝機能や腎機能に障害がある場合，障害の程度に合わせて薬物の投与量を減量する必要がある．また，高齢者では代謝の低下により

血中濃度が投与量に比して高くなる場合があり，これらの場合には薬物の血中濃度測定が有用である．肝機能障害や腎機能障害については，投与前から機能障害が存在する場合だけでなく，投与薬が機能障害の原因となり血中濃度が急激に上昇する場合がありうることを念頭においておく必要がある．例えば，リチウムは腎臓で排泄されるが腎機能障害の原因薬物としても知られており，同じ用量を投与していても腎機能が次第に低下して血中濃度が上昇することがある．肝臓で代謝され肝機能障害の原因となりうる薬物は多数あり，同様の機序を念頭において，血中濃度が測定できない薬物の場合は肝機能，腎機能の定期的な検査を行うことが望ましい．

　代謝に影響を与える他の因子として，投与薬同士の相互作用がある．腎臓で排泄されるリチウムについては，サイアザイド利尿薬，ループ利尿薬，非ステロイド系抗炎症薬（NSAIDs），ACE阻害薬，AGⅡ拮抗薬によって血中濃度が上昇することが知られている．リチウムについては前述のように治療域と中毒域が近接しており，これらの薬剤との併用による中毒の報告がまれでないため，併用しないことが望ましい．また，カフェインは利尿作用によりリチウムの血中濃度を低下させる可能性がある．他の向精神薬の多くは主に肝臓で代謝され，前述のCYP，UGTを介した薬物相互作用が想定される．前述したハロペリドールはCYP2D6の基質であると同時に阻害薬でもあり，CYP2D6では多くの向精神薬が代謝されるため，三環系抗うつ薬など併用薬の血中濃度に影響を与えうる．カルバマゼピンはCYP3A4の基質であると同時に誘導薬でもあり，他のCYPに対しても酵素誘導作用を有しているため，併用薬の血中濃度を下げる可能性がある．フルボキサミンは特にCYP1A2の阻害作用を通して三環系抗うつ薬やオランザピン，クロザピンを含む抗精神病薬の血中濃度を上げる可能性がある．併用薬以外に考えられる因子として，

喫煙によりCYP1A2が誘導されること，グレープフルーツジュースにCYP3A4の阻害作用があること，カフェインにCYP1A2の阻害作用があることがわかっており，それぞれ薬物の血中濃度に影響しうる．UGTを介した薬物相互作用で重要なものとしては，バルプロ酸とラモトリギンの相互作用が挙げられる．バルプロ酸によるUGT1A4の阻害作用により，ラモトリギンの濃度が2倍程度に上昇するとされており，注意を要する．これらの薬物相互作用については総説が出ているため，興味があれば参考文献を参照されたい．

　代謝酵素を介した薬物相互作用以外に，近年ではP糖蛋白を介した薬物相互作用があることがわかっている．P糖蛋白は細胞膜に発現しているトランスポーターの一種であり，その遺伝子の多型が薬物の腸管での吸収や脳血流関門の通過の個人差に関与しているとの報告が多数なされている．P糖蛋白にも基質となる薬物，阻害薬，誘導薬が存在することが知られている．P糖蛋白は腸管で吸収された薬物を再度腸管に排出する作用があるため，P糖蛋白の阻害薬によって基質となる薬物の濃度は上昇し，誘導薬によって濃度が低下する．P糖蛋白に関与する薬物については，現在活発な研究がなされている．

### D．その他の場合

　外来での服薬コンプライアンスの見守りの一助として血中濃度測定が行われる場合がある．患者に対し処方薬の血中濃度を測定すると説明しておくことは，コンプライアンスを保つうえで一定の効果があるとも思われるが，外来受診時に血中濃度を測定しても採血と服薬の間にどの程度の時間間隔があったかなどタイミングによって血中濃度は異なるため，採血時の濃度がわかるだけであり，コンプライアンスを確認することはできない．その他，妊娠，授乳中の患者にやむを得ず向精神薬を投与する場合，血中濃度を治療域下限に調整する目的で測定が行われることもあ

る．また，意識障害で過量服薬が疑われる場合，処方薬に血中濃度測定可能な薬物が含まれていれば，血中濃度の測定が診断の一助となることがある．リチウムの過量服薬が疑われる場合は，1.5 mmol/L以上で中毒症状が起きるだけでなく，3.5 mmol/Lの濃度で致死的となりうるため，血中濃度を測定し，濃度が高ければ全身管理，血液透析を含め検討する必要がある．

### 【薬物血中濃度測定の手順】

　薬物の血中濃度は定常状態で測定する必要があるため，投与量を変えたあと少なくとも半減期の5倍の期間をおいて採血する必要がある．また，薬物の排泄相の最後に測定することが最も望ましい．ほとんどの向精神薬の半減期は12時間から36時間であり，おおむね投与量の調整から1週間後，朝の服薬前に採血するのが最も理にかなっている．外来で採血する場合は，採血後に服薬とすることが望ましい．抗精神病薬のデポ剤の調整目的で採血する場合は，注射直前とすることが望ましい．

　以上，薬物血中濃度について概説した．リチウムのように治療域，中毒域が存在し近接している薬剤については，定期的に薬物の血中濃度を測定する必要がある．また，中毒域が存在する薬剤については，血中濃度と中毒症状に注意しながら投与量を調整する必要がある．代謝の違いにより，同じ投与量でも血中濃度には個人差が存在し，また薬物相互作用による血中濃度の変化も考えうる．治療目的で薬物の血中濃度を測定する場合は，投与量の調整からおおむね1週間をおいて，できれば朝の服薬前に採血することが望ましい．

**参考文献**

1) Sandson NB, Armstrong SC, Cozza KL: An overview of psychotropic drug-drug interactions. Psychosomatics 46：464-494, 2005

2) 鈴木映二：向精神薬の薬物動態学と薬物相互作用．精神神経学雑誌 117：49-55, 2015

## 小児の薬物療法
### medical treatment in child psychiatry

**市川宏伸**　東京医科歯科大学非常勤講師・精神科

### 小児の薬物療法の背景

　子どもの心の診療では，長らく薬物治療は中心的位置を占めていなかった．その背景には，児童・青年精神医療においては，多くの疾患が心因性のものであると考えられ，歴史的には薬物療法は軽視される傾向があった．「児童青年期の精神疾患は根本的原因が解明されておらず，薬物療法は対症療法であって，望ましくない」「薬物療法を行うことで，成長してから依存・乱用の可能性がある」などがその理由であり，薬物が"科学的拘束衣"とよばれたこともあった．児童青年期の精神疾患においても，生物学的研究が進むとともに，脳内神経伝達物質の異常などが報告されるようになってきた．

A．薬物療法をどうとらえるか？

　「期待された症状に効果がない」「眠気が目立って，効果がよくわからない」などの理由で，薬物療法が非難されることがある．その背景には，心因論への過信，薬物への過度の期待などがあったと思われる．一方，学校現場では，教員による誤った"精神論"，保健の授業における"副作用の過度の強調"，福祉現場における"偏った医学モデル論"などの薬物療法軽視・否定論が存在する．薬物療法の適用意義，適用限界を適切に説明し，正しい理解を求める必要がある．

B．成長・発達を考慮する

　子どもは発達段階にあり，薬の作用は成人と異なる面がある．幼少時の使用については，少量からの漸増など，慎重を期すべきで

ある．体重を考慮して，子どもでは少量の投与が通常であるが，いくつかの例外を挙げる．①クロルプロマジン：小児では肝臓における酵素誘導があり，代謝速度が増加する．②炭酸リチウム：肝臓の代謝速度の増加，腎臓の糸球体濾過の亢進．③メチルフェニデート：受容体への反応性が小児と成人で異なっている可能性がある．

### C. 原因（疾患）にではなく，症状を目標に使用されることがある

多くの向精神薬は使用目的，症状の種類・程度を考慮して使用される．幼少時期の発達障害では療育などの補助手段になることがあり，青年期以降の激しい行動障害や精神症状では，中心的治療法になることもある．治療目的により使用される向精神薬は異なり，年齢・体重などを考慮して服薬量が選択される．

### 小児の向精神薬の現状

現在，小児の向精神薬として認可されているのは，以下の3つの薬剤のみである．①ピモジド（オーラップ）：小児の自閉性障害，精神遅滞における以下の症状（動き，情動，意欲，対人関係などにみられる異常行動．睡眠，食事，排泄，言語などにみられる病的症状．常同症などにみられる精神症状），②メチルフェニデート（コンサータ）：注意欠如・多動症（ADHD），③アトモキセチン（ストラテラ）：ADHD．ピモジドは，わが国では認められていても，海外では適応を認められていない薬剤である．

これ以外で小児・青年期に使用されている薬剤は「添付文書に適応の記載がない」「標準化がなされていない」「安全性が確立されていない」などとされており，いわゆる適応外使用（off-label-use）とされるものである．適応外使用とは，厳密には「承認を受けた効能・効果以外の目的に使用する」「承認を受けている用法・用量以外で使用する」ことを意味している．したがって，必要に迫られて向精神薬が使用されても，多くは処方する医師の責任において行われるものであった．

この背景には，小児向け精神薬の薬物治験が進まなかったことがある．国内で向精神薬の治験が行われても，小児についての検討はほとんど行われなかった．仮に，小児を含んだ治験の実施をお願いしても，「小児については，別途検討を行いますから」との説明で除外された．しかし，実際に小児のみの追加試験が行われることは皆無であった．

一方，自閉症やADHDの治験も，この30年ほど続けられ，少数例では効果があっても，多数例で行うと効果の有意差が認められず，適応薬とはならなかった．その理由としては「成人と比べて偽薬効果が高い」「保護者の期待度が高い」などが指摘されている．自閉症へのホパテン酸カルシウム（Hopate），tetrahydrobiopterin，bifemelane hydrochloride（Alnate）など，ADHDにbifemelane hydrochloride（Alnate）の治験が行われたが，最終的には認可に至らなかった．

児童青年期の対象者で，薬物治験が進まなかった理由としては，①患者で，インフォームド・コンセントがとりにくい，②この年齢では，診断基準が十分に一致していない，③厳密にマッチングできる対象群がとりにくい，④至適薬用量の決定が難しい，⑤客観的な評価尺度が確立しにくい，⑥使用量が少なく，製薬会社にとって魅力に乏しかった，などが挙げられている．近年，適応使用できる小児の向精神薬が乏しいことが指摘され，「治験を適切に行い，適応外使用を減らすべきである」という世論が芽生え，処方する医師側からも同様の要望があった．このような傾向は，向精神薬に限らず，小児用薬全般にいえることであった．以上の状況から，最近は「小児用の薬物についても積極的に適応を考えよう」という機運が出てきた．

### 小児の向精神薬の治験状況

米国では，「小児治験を実施した際の市場独占権の延長」「新規医薬品および生物製剤

申請時の小児臨床試験データの提出義務化」などが法令化され，小児薬の治験数は著しく増加した．厚生労働省でも，平成22（2010）年から「医療上の必要性の高い未承認薬・適応外薬検討会議」の枠組みで，臨床上の必要性が高い適応外薬・未承認薬について，その開発を積極的に進める枠組みが整備された．これにより，新薬創出・適応外薬解消等促進加算との抱き合わせで，適応外薬・未承認薬の適応拡大を行った製薬会社の新薬の薬価を上げるというインセンティブが設定された．

それまでは，国内の臨床試験のほとんどは世界的な「医薬品の臨床試験の実施の基準 good clinical practice（GCP）」に準拠していなかった．プロトコルの質の評価も不十分であり，データの品質管理も不十分であり，国際的に認められるものではなかった．厚生労働省は平成19（2007）年度に出された，治験活性化5か年計画に基づき，治験中核病院を指定し，平成22（2010）年度からは，治験基盤整備事業を立ち上げ，小児治験ネットワーク体制の強化がはかられた．若手医師および臨床研究コーディネーター clinical research coordinator（CRC）の育成が行われ，基幹病院では臨床試験ベッドや臨床試験外来などが整備された．

平成15（2003）年7月の薬事法改正以来，医師が「自ら治験を実施する者」として治験を行うことが可能となった．GCPに遵守して行うことを前提に，医師の自主臨床試験の一部を治験として承認申請に活用できることになり，製薬会社から未承認薬の提供を受けることが合法化された．この医師主導試験は，小児における適応外使用問題解決の重要な手段になりつつある．

## 今後の小児向精神薬の方向性

前述した3種類の認可されている小児向け精神薬以外に，いくつかの薬物の治験が行われており，治験の結果がよければ，平成28（2016）年以降に適応拡大が認められる可能性がある．

成人に使われている抗精神病薬の小児への適応拡大として，アリピプラゾール（エビリファイ）の統合失調症の青年期への治験が行われている．同じくブロナンセリン（ロナセン）についても統合失調症の青年期への治験が始まっている．

成人の強迫性障害に認可されているフルボキサミンマレイン酸（ルボックス）については，青年期の強迫性障害への適応拡大のための治験が行われており，認可される可能性がある．

青年期の自閉症者への治験も行われており，アリピプラゾール（エビリファイ），リスペリドン（リスパダール）について，自閉症の乱暴，衝動性に限定された治験が行われている．よい結果が得られれば，適応拡大が認められる予定である．

小児期のADHDについては，dextroamphetamine（Vyvanse），およびguanfacine（Intuniv）の治験が行われており，治験がうまくいけば，これまでの2種類の薬剤に追加される可能性がある．海外では，これ以外にも認可されている薬があり，国内でも他の治験が予定されている．これ以外にも，自閉症の社会性，あるいはチック症への適応薬の開発が行われる可能性がある．

小児，青年期においても薬物療法が必要になるが，適応となっている薬は3種のため適応外使用になってしまうことが多かった．このような状況を背景に，「小児用の薬物についても積極的に適応を考えよう」という世界的な気運が高まり，小児・青年期適応薬開発のための環境も整いつつある．今後，いくつかの適応薬が発売される可能性がある．

## 参考文献

1) 市川宏伸：小児における向精神薬使用の現状と課題．臨床精神薬理 16：1719-1726, 2013

# 21

# 精神療法とその他の治療法

認知行動療法　780
対人関係療法　783
社会生活技能訓練　787
力動的・分析的精神療法　791
集団精神療法　795
家族療法　798
森田療法　801
マインドフルネス　804
内観療法　805
描画療法　806
音楽療法　808
箱庭療法　809
心理劇　810
TEACCH　811
自律訓練法　813
感覚統合療法　814
EMDR　815
持続エクスポージャー療法　817
電気けいれん療法　818
経頭蓋磁気刺激　822
断眠療法　824
高照度光療法　825

# 認知行動療法
cognitive behavior therapy (CBT)

大野　裕　　認知行動療法研修開発センター・理事長

### 定義

　認知行動療法とは，人間の情緒が認知とよばれる心理的な情報処理のプロセスの影響を強く受けることに注目して，つらい気持ちになったときの認知に働きかけて心を楽にしたり，問題解決を手助けしたりする構造化された精神療法であり，2010（平成22）年4月に，熟練した医師が行ううつ病の認知行動療法が診療報酬の対象として収載された．さらに2016年（平成28年）4月からは不安障害とPTSDに対象が広がり，要件を満たした医療施設での医師と看護師のチームによるうつ病の認知行動療法が診療報酬の対象になった．ちなみに，認知療法は認知行動療法とほぼ同じものと考えてよい．また，行動的技法だけに特化したものを行動療法とよぶ．

　アプローチの際に重要になるのが，自動思考とよばれる，つらくなったときに頭に浮かんでいる考えである．うつ病の人は，自分自身に対して，周囲との関係に対して，将来に対して，ひどく悲観的になっている．不安障害の人は，危険を過大評価して，自分の力や周囲からの支援を過小評価している．精神疾患に苦しんでいる人は，こうした認知の偏りのために適切な行動がとれず，ますますつらくなるという悪循環に陥っているのだ．こうした悪循環が起きるのは心理的な情報処理が適切に行えていないためであるが，認知行動療法では，現実に目を向けて情報を集め，バランスよく考えられるように手助けしていく．

　治療の流れは，まず患者の性格や気質，生い立ち，発症のきっかけや症状の継続に影響している問題について詳しく尋ねて，患者の考え方の特徴（スキーマ）を明らかにして，どのような考え方が問題になっているか，それに対して認知行動療法はもちろんのこと，薬物療法や環境調整をどのように治療に取り込むかを判断する．これを「症例の概念化」とよぶが，こうした全人的な患者理解に立って面接の方針を立てることが認知行動療法では非常に重要な意味をもっている．

　そして，こうした理解に立ったうえで，患者の気持ちが大きく動揺したりつらくなったりしたときに，どのようなことを考え（自動思考），それが感情や行動にどのように影響しているかを現実に沿いながら検討する．これを認知再構成法とよぶが，こうすることで，自動思考の内容と現実との「ズレ」に気づくことができ，柔軟でバランスのよい考え方ができて，気持ちが楽になってくる．

　そのほかに認知行動療法では，日常生活のなかでやりがいのある行動や楽しい活動を増やしていく「行動活性化」，具体的な問題を解決するスキルを伸ばしていく「問題解決技法」，自分の気持ちや考えを適切な形で相手に伝える「アサーション」など，さまざまな行動的技法を用いて現実に目を向け，問題に対処し，うつや不安などを和らげていく．最後に，患者の考え方のクセ（スキーマ）を理解して患者と共有し，治療の終結へと至る．

### 対象

　認知行動療法は，うつ病に対する精神療法として開発され，治療効果と再発予防効果が実証され，その後，不安障害やストレス関連障害，さらには精神病性障害やパーソナリティ障害，ストレス対処などその適応範囲は広がっている．

### 分類

　1回のセッションが45-50分間の定型的な認知行動療法（高強度認知行動療法ともよぶ）のほかに，さまざまな程度のサポートを組み合わせて短時間で，専門家のかかわりを少なくした低強度認知行動療法とよばれるアプローチがある．いずれのアプローチも効果が

実証されている.

## 認知行動療法の手順

### A. 定型的認知行動療法（高強度認知行動療法）

定型的な認知行動療法は，以下のようなプロセスをとる．一般的には，16回前後で治療終結に至るが，重篤な疾患や慢性の疾患の場合には長期に続ける必要がある．

#### 1. 治療初期

治療初期の基本的な課題は，①問題点の洗い出しと症例の概念化，②治療方針の決定，③問題点と治療法についての教育的説明と必要に応じて参考になる読み物やサイトの紹介，④治療の枠組みの提供と良好な治療関係の確立，である．

認知行動療法のような問題解決指向的な精神療法では，良好な治療関係を維持することが特に重要になる．そこで認知行動療法では，患者を温かく受け入れると同時に，患者の考えや思い込みを治療者と患者が一緒になって「科学者」のように検証していく協同的経験主義 collaborative empiricism とよばれる関係を強調する．つまり，治療者と患者が協力し合って，患者の極端な考えの妥当性を，治療場面内外での患者の体験を参考にしながら検証し直すのである．

そのときに治療者は，考えを変えるように一方的に指導するのではなく，患者が現実に目を向けながら自分で気づきを広げていけるような形の質問をして気づきを促していく．認知行動療法では，この会話の様式をソクラテス的問答，ないしは誘導による発見 guided discovery とよぶ．その際に，時には，患者が自分の意見を表現しやすいように，温かい雰囲気のなかで相互交流を促進していくことが大切である．

こうした治療関係を基礎としながら，治療初期から認知の非適応的な部分を少しずつ話題にしていくのであるが，そのときに性急な介入はできるだけ避けるようにする．つまり，認知の問題をあまり直接的に面と向かって取り上げると，患者は自分の考え方や受け取り方が悪いと責められているように考えて，ますます自責的になって落ち込む可能性がある．したがって，現実に沿いながら，患者が徐々に自分の認知の非適応的な部分に気づけるようにしていくのが望ましい．また，面接のなかで取り上げる課題は1つか2つに絞る．課題が多くなりすぎると，十分に掘り下げて話すことができなくなるからである．

#### 2. 認知の偏りの修正

##### a. 認知面へのアプローチ

認知再構成法として，認知の偏りに焦点を当てて治療を進めることになる．その際に治療者は，「そのときどのような考えが浮かんでいましたか」と問いかける．そうしてさらに次に挙げる3つの視点からの質問を続ける．

1) 根拠を探す（そう考える根拠はどこにあるのか）

気持ちが動揺したときに自分が考えていたことを丁寧に見返し，そのように考えた現実的な根拠と反対の事実を探していく．

「いったい何を根拠に自分はこのように考えたのだろうか」「それを裏づける事実にはどのようなものがあるのだろうか」「逆の事実はないものだろうか」と自分に問いかけることで，思い込みから少しずつ解放され，現実的でバランスのよい考え方ができるようになり，視野が広がってくる．

2) 結果について考える（だからどうなるというんだ）

どうしても自分の判断が正しいように思えるときには，第2の質問，つまり結果についての質問をしてみる．「それが本当だとして，どんなひどいことが起こるんだろう」「それはどの程度重要なのだろう」「違った行動をすれば，何か困ったことが起きるのだろうか」と，考えてみるのである．このように自分自身に問いかけることで，客観的に考えられるようになるし，現実的な対処法を見つけやすくなる．

3) 代わりの考えを探す（別の考え方はないものだろうか）

　最後に，今までの硬直化した考えから解放されて，現実的で柔軟な考え方を見つけ出すようにする．

　こうした作業を進める際に，非機能的思考記録表を用いることが多い．そのフォーマットは色々と提案されているが，一例を挙げると，第1欄にその出来事が起きた状況，第2欄にそのときの感情，第3欄にそのときの自動思考，第4欄にそれに代わる適応的な思考，そして第5欄に最終的な感情と考え方の変化を書き込む．

　非機能的思考記録表は，第3欄の自動思考のあとに行動の欄を設けたり，第3欄の自動思考と第4欄の適応的な思考の間に，根拠と反証を書く欄を設けたりするなど，治療者によって工夫されることも多い．これらは，まず治療者が患者の話を聞きながら書き込むなどしてモデルを示し，次第に患者自身が書き込めるように手助けしていく．なお，記録したものを患者と治療者がともに手元に残せるように，複写式の思考記録表を用いるのも1つの方法である．これは，面接のプロセスを模式化したものでもあるが，一気にすべて進める必要はなく，状況に応じて対話のなかで徐々に練習していくようにする．

b. 行動面へのアプローチ

　認知の修正のためには，患者自らが行動して現実に足を踏み入れ，認知の妥当性を検証したり，問題に対処したりすることも大切になる．行動できたことによって，感情状態が変化していくことも少なくない．そのために，以下に述べるような行動的技法を積極的に用いるようにする．

1) 行動活性化

　うつ病のときには自分，周囲との関係，将来に対して悲観的になって閉じこもりがちになる．それによって日常活動のレベルが低下して，生産的活動が減少し，さらに無力感が強まり，自己評価が低下してくることになる．そうした回避行動を減らしていくためには，活動記録表を活用して患者と一緒に日常生活の計画を立てるようにする．

　活動記録表では，日常の行動と，その行動によって感じられた達成感や快感を記入し，達成感や快感を体験できた活動や時間帯を明らかにして，そうした活動を増やす方法を工夫する．一方，達成感や快感が低下している活動や時間帯を知って，その後の活動スケジュールに反映するようにする．やりがいのある活動や楽しめる活動に加えて，日常的に行う決まった活動（洗顔，洗濯，食事や睡眠など）や優先的に行う必要のある活動（入金，仕事の課題）を，優先順位をつけて行っていくようにすることで，気分の改善をはかる．

2) 問題解決技法

　患者のストレス要因が強い場合には，認知を修正するだけでは症状が改善しない場合がある．また，考え方やものの見方を変えたとしても，問題そのものが解決されないと症状が再発しやすい．したがって，問題解決技法を用いて問題の解決をはかることが治療的には重要であるし，問題の解決が困難な場合には気分転換をして，困難な状況をしばらく回避することが必要になることがある．

3. スキーマの修正

　しばらく自動思考をつけていくうちに，その患者に特有のいくつかの共通するテーマが明らかになるものである．これを認知行動療法ではスキーマとよぶ．例えばそれは，「自分はダメな人間だ」「何でも自分でやらないといけない」「人は自分を利用するだけだ」「自分は人に嫌われる」といった思いこみである．治療の後半では，このスキーマを修正することが主な目標になる．

　その場合，次に挙げる2つの側面からのアプローチが考えられる．1つは，スキーマどおりに行動しないとどのようになると患者が考えているかを明らかにして，それに従わなかったらどのようになるかを現実の行動を通して明らかにしていく方法である．もう1つ

は，現在の行動のなかから，スキーマに反する行動や態度を取り出し，それが必ずしも患者が予測するほど悪い結果にはならないということを明らかにする方法である．

### 4. 治療の終結

治療終結の段階では，それまでの治療の経過を振り返り，治療を通して獲得したことを再確認し，治療中にやり残したことや治療後に出合う可能性のある問題について話し合う．

この段階では，独り立ちしていくことに対する不安が強まるものである．この場合，患者の極端な認知が再活性化されていることが多く，それについて話し合うことが役に立つ．

### B. 低強度認知行動療法

より多くの人が容易に効果的な精神保健・医療サービスを受けられるようにするためには，高強度認知行動療法だけでは十分ではない．そうした不足を補うために用いられるのが低強度認知行動療法である．その特徴は，①支援者・実践者が個々人の患者に使う時間を減らすために，集団を利用する，短い時間かつ少ない回数で患者を診る（アドバイス，クリニック），セルフヘルプ資材（書籍，インターネットなど）を使う手助けをする，地域やボランティアの集まりへの参加を促すといった工夫をして，さまざまな形態のケアを提供する，②専門家に限定せず低強度認知行動療法を提供できる人を活用する，③相談者の負担にならない程度の認知行動療法の資材を活用する，④認知行動療法を用いた早期の介入や予防活動に参加しやすくする．

具体的なプログラムとしては，①当事者のサポートグループ・プログラムや集団認知行動療法，②認知行動療法の原則に準拠した資材（書籍，パンフレットなど）に基づく個人のセルフヘルプ，③コンピュータ支援型認知行動療法などがある．

コンピュータ支援型認知行動療法に関しては，わが国でも，セルフヘルプ用に認知療法・認知行動療法活用サイト「こころのスキルアップ・トレーニング」が使われている（http://cbtjp.net/）．その内容を簡単に紹介すると，①「簡易抑うつ症状尺度 QIDS-J」を使ってサイト上でうつ度のチェックができる，②認知再構成のための「コラム」に困った状況，そのときの感情，自動思考，自動思考の根拠と反証を書き込むと，適応的思考の案が自動返信されてきてバランスのよい考え方をする手助けをする，③「こころ日記」を使って自分の心に目を向けながら毎日の生活を整理したり，「こころ温度」や「こころの天気図」を使ったりして，生活を立て直す，④問題解決技法，行動活性化，リラクセーション，マインドフルネス体操などの行動的技法を段階を追って練習できる，⑤うつ病や不安障害，認知療法のスキルやリラックス法が動画などで解説・紹介されている，⑥毎週末にメールマガジンが届く，といった内容になっている．

**参考文献**

1) 大野 裕：認知療法・認知行動療法治療者用マニュアルガイド．星和書店，2010
2) 大野 裕（監修）：こころのスキルアップ・トレーニング（http://cbtjp.net/）
3) 大野 裕（訳）：認知行動療法トレーニングブック．医学書院，2007

# 対人関係療法

*interpersonal psychotherapy (IPT)*

水島広子　水島広子こころの健康クリニック・院長（東京）

### 定義

対人関係療法（IPT）は，期間限定の精神療法であり，認知行動療法（⇒780頁）と並んで evidence based な精神療法の双璧をなしている．クラーマンらによって1960年代末か

ら開発された．精神科的障害の原因は多元的であっても，通常何らかの対人関係的文脈のなかで発症すること，社会的役割と精神病理は双方向で影響し合うものであることから，現在進行中の対人関係問題に焦点を当て，対人関係と症状とを関連づけながら進めていく戦略性の高い治療法である．

IPTは何らかの治療仮説に基づいて作られた精神療法ではなく，臨床研究において効果検証が可能な形になるように，すでに行われている治療の有効な部分を体系化しようとして作られたものである．対人関係という焦点は精神科的障害についての実証的データに基づいて見いだされたものだが，実際の治療を体系化する際にはサリヴァンら対人関係学派の原則を多く採り入れた．

IPTは臨床研究のなかで開発され，長く臨床研究の分野で検証されてきたものであり，一般臨床家への普及は認知行動療法よりも大幅に出遅れたが，近年ではプライマリ・ケア医師向けのうつ病治療ガイドラインや米国精神医学会（APA）のうつ病の治療ガイドライン，英国のNICEガイドラインなどでも有効な治療法として位置づけられている．米国国立精神保健研究所（NIMH）による大規模共同臨床研究では，重度のうつ病に対して認知行動療法よりも効果的であったことが示されている．単独でも薬物療法との併用でも用いることができるが，何らかの形でIPTを受けた群は，治療終結後も心理社会機能が伸び続けることが確認されている．

IPTは，ウガンダなどの開発途上国をはじめとする他の文化圏への適用に成功してきた精神療法であり，わが国においても摂食障害に対するパイロット研究で国際水準と同等の治療成績が得られている．

### 適応

IPTは元来は大うつ病性障害をもつ成人外来通院患者の治療法として開発された．その後，大うつ病性障害以外の気分障害（双極性障害，気分変調性障害），摂食障害（神経性大食症，むちゃ食い障害）などさまざまな障害や，さまざまな対象（思春期，高齢期，身体疾患を伴う患者など）向けの修正版も作られ，夫婦同席面接やグループ療法も開発されている．大うつ病性障害についても，反復性のものに対しては維持治療としての効果が示されている．PTSDについても，持続エクスポージャー療法と等しい効果を示し，特にうつ病が併存する例については，持続エクスポージャー療法に比べて有意に脱落率が低く効果的な治療であることが示されている．

最もラディカルな修正版は双極性障害に対する対人関係・社会リズム療法 interpersonal and social rhythm therapy（IPSRT）である．IPTを行動療法的アプローチである社会リズム療法と組み合わせたものであるが，薬物療法への付加治療として双極Ⅰ型障害のエピソード再発防止効果，双極Ⅰ型・Ⅱ型障害のうつ病エピソード治療効果があることが示されている．

大うつ病性障害の診断基準を満たさない程度の軽度抑うつ状態に対しては，メンタルヘルスの専門家でなくても行える簡易版の対人関係カウンセリング interpersonal counseling（IPC）も開発されており，プライマリ・ケアなどで用いられている．

### 戦略

実際の治療においては，対人関係の4つの問題領域「悲哀」「対人関係上の役割をめぐる不和」「役割の変化」「対人関係の欠如」のうち1つか2つを選んで戦略的な治療を進めていく．

「悲哀」は，対象喪失後の喪の作業 mourning work がうまく進まずに異常な悲哀（遅延した悲哀，歪んだ悲哀）となっている場合に問題領域として選ばれる．IPTで「悲哀」として扱うのは「死別による喪失」のみである．それ以外の喪失体験は「役割の変化」として扱われる．治療戦略は，対象喪失後の患者の感情を表現させ，失った人との関係を再構築し，新たな愛着や活動を始められるよう

にすることである．

「対人関係上の役割をめぐる不和」は，対人関係上の役割期待にずれがあって解決していない場合に問題領域として選ばれる．不和には，①再交渉（互いのずれに気づいて積極的に変化をもたらそうとしている段階），②行き詰まり（互いのずれに関する交渉をやめて沈黙している段階），③離別（不和が取り返しのつかないところまできているが，別れるためには何らかのサポートが必要な段階）の3つの段階があり，治療者は不和がいずれの段階にあるかを見極めて治療を行う．再交渉の段階の戦略はより効果的に不和を解決できるようにすること，行き詰まりの段階では再交渉ができるよう，ずれをはっきりさせること，離別の段階では喪の作業を助けることになる．

「役割の変化」は，生物学的な役割変化（出産，加齢による身体機能の低下，重大な病気になることなど）や社会的な役割変化（大学入学，親元を離れる，結婚，昇進，引退など）にうまく対応できずにうつ病が発症した場合に，問題領域とされる．何らかの事件や事故に遭遇することも「役割の変化」である．「役割の変化」の治療においては，特に，変化に伴う気持ち（古い役割を喪失することに伴う気持ち，変化そのものについての気持ち，新しい役割に対する気持ち）をよく聞いていくことと，変化に伴って重要な他者との関係性がどのように変化しているかに注目してソーシャル・サポートを再構築することが特徴である．

「対人関係の欠如」は，満足すべき対人関係をもてなかったり長く続けられなかったりする場合に選ばれる問題領域であるが，近年では，他の3つの領域が該当する場合には，この問題領域は選ばれない．なお，気分変調性障害の患者を除外することは重要である．気分変調性障害患者の多くが，「対人関係の欠如」のようにみえるものであるが，これは慢性のうつの「結果」として理解できるものである．そのような場合は，気分変調性障害用のIPTを用い，「医原性役割の変化を起こす」というフォーミュレーションを行う．

医学モデルを採用し，患者に「病者の役割」を与えることもIPTの重要な戦略の1つである．通常の社会的義務，ある種の責任が免除される代わりに，治療者に協力する義務などが生まれる．このことが患者の罪悪感を減じ，治るという希望をもたせる．周囲に向けても，病者の役割を明確にすることによって，役割期待のずれを解消する効果がある．例えばPTSDの場合，トラウマ症状がどれほど現在の対人関係を妨げているかという視点をもつため，エクスポージャーに適さない患者にとって有力な選択肢となっている．医学モデルをとることは，薬物療法との併用も容易にする．

なお，問題領域の選び方であるが，大うつ病性障害のようにエピソード性をもったものについては一般に発症のきっかけとなった問題領域を選ぶ．神経性大食症の場合には，発症因子ではなく，症状を維持している維持因子に注目して問題領域を選ぶ．気分変調性障害や社会（社交）不安障害の場合には，それまで性格的なものだと思っていた問題を「治療可能な病気」として位置づける「医原性役割の変化」も問題領域の候補となる．

## 技法および治療者の姿勢

IPTの技法は，他の精神療法と共通しているが，技法は戦略の一環として用いられる点に特徴がある．大きな流れとしては，探索（探索的技法，コミュニケーション分析，感情の励ましなど）→決定分析（どんな選択肢が考えられるかというブレインストーミング）→ロールプレイ（決定したやり方に基づいて，実際に練習する）というような形になる．個別のテーマについてはこれを1セッション内で行うことも多いし，治療全体として問題領域に大きく取り組む際にも，このような流れとなっていく．IPTは感情に根づいた治療である必要があるため，具体的な対人関係上

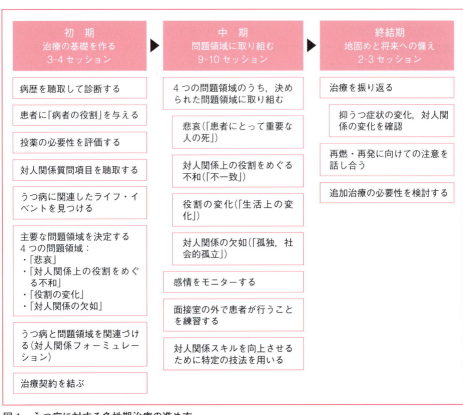

**図1 うつ病に対する急性期治療の進め方**
(水島広子：臨床家のための対人関係療法入門ガイド．p 52, 創元社, 2009 より)

の出来事ややり取りの詳細を聞き出し，感情との関連に焦点を当てていく．

治療者は患者の代弁者としての温かさを保ち，全体として，評価を下さない，無条件の肯定的関心を注ぐ．対人関係の問題領域への焦点を維持するという点では積極的であるが，常に終結を意識し，患者の熟達感を育てていく．

実際の治療の進め方について，うつ病への急性期治療を例に，図1に示す．

**参考文献**
1) 水島広子(訳)：対人関係療法総合ガイド．岩崎学術出版社，2009
2) 水島広子(訳)：臨床家のための対人関係療法クイックガイド．創元社，2008
3) 水島広子：臨床家のための対人関係療法入門ガイド．創元社，2009

# 社会生活技能訓練
*social skills training (SST)*

岩田和彦　大阪府立精神医療センター・医務局長

## 定義

### A. 社会生活技能訓練(SST)とは

　社会生活技能訓練(SST)は，認知行動療法の理論と技法をもとに自立生活に必要なスキルの習得を目的とした心理社会的治療である．

　統合失調症や双極性障害などの精神疾患をもつ人は，精神症状や認知機能障害などのために，対人関係を良好に維持するスキルやストレスに対処するスキルに障害が生じるため，生活の破綻を招き，再燃や再発に至ることも多い．それゆえ，病院中心から地域支援中心の精神医療への転換のなか，自立生活能力の改善に有用であるSSTの重要性は次第に増してきている．またストレス-脆弱性-対処力量モデルが精神疾患の説明モデルとして臨床現場に浸透するにつれ，SSTの治療的位置づけも次第に明確になってきた．

　SSTは自己主張訓練や社会学習理論などの理論や技法をもとに形作られてきた．当初は，精神疾患の結果として生じている不適応行動や生活技能の不足に焦点を当て，本人の行動が相手によい影響を及ぼすようにトレーニングを行うことを目的としていた．しかし次第に統合失調症など精神疾患の認知機能障害が注目されるようになり，SSTの治療目標は単に対人的効果の高い行動の獲得のみならず，全般的な自立生活技能の獲得に広がった．

　わが国では1988(昭和63)年にUCLAのR. P. Libermanが来日し，SSTのデモンストレーションを行ったことを受け，東京大学病院精神科デイホスピタルで同年から導入されたことを嚆矢とする．現在ではSST普及協会を中心に，精神疾患に対するSSTの研修がシステム化されており，技術の普及がはかられている．

### B. 社会生活技能(ソーシャルスキル)とは

　SSTで治療のターゲットとする社会生活技能(ソーシャルスキル)とは，感情や要求を他者に伝え，対人的な目的を達成することを可能にするためのスキルを指す．これは，食生活や金銭管理などを行う日常生活技能 living skillや，向精神薬を正しく服用し，副作用に適切に対処したり，再発の注意サインを把握する疾病自己管理技能 illness management skillとともに，精神障害をもつ人が自立生活を営むうえで必要不可欠なスキルである．

　ソーシャルスキルは単に対人的コミュニケーションのみを指すものではなく，対人場面で自分がとるべき行動を判断するスキルや，生活上のストレッサーに対処しストレス過剰状態を回避するための社会的問題解決の能力なども含む幅広いスキルと考えられる．

## 適応

　SSTは，ソーシャルスキルの改善が必要な状態にあるケースが適応となるため，さまざまな精神疾患をもつ人に対して実施可能である．

　最もよい適応は，急性期症状がおおむね改善した統合失調症のケースである．統合失調症では精神症状の改善後も，記憶や注意，実行機能などの認知機能障害が持続することが多いため，他者の意図を理解できず対人関係で困難さが生じたり，作業遂行時の能率や持続性が低下することがあるが，SSTはそのような問題の改善に有用である．

　そのほかにも広い範囲の精神疾患にSSTは適応可能であり，うつ病などの気分障害，発達障害をもつ小児，アルコールや薬物依存などのケースに対しても，対人場面での問題に焦点を当てた課題を設定することで，SSTを実施することができる．

　さらに，家庭内でのストレスを緩和するこ

とや，家族の感情表出 expressed emotion を緩和させることは，精神疾患の再発予防の観点から重要であるため，精神疾患をもつ人の家族を対象に SST を実施することも多い．

## SSTの種類

SST は表1に示すようにいくつかの治療技法から構成され，それぞれにソーシャルスキルのどの部分に焦点を当てるかが異なる．

一般的に日常生活の行動決定や対人的コミュニケーションは，他者からの情報を正確に受け取り，関連する状況を理解する「受信技能」，受け取った情報を理解し，その状況で選びうる行動と他の行動を比較照合しながら，最良の反応行動を決定する「処理技能」，選択した反応行動を適切な言語や非言語的行動を用いて他者に送る「送信技能」の3つの過程からなるが，「基本訓練モデル」は，送信技能を中心にこれらの3つの過程を総合的に取り上げる治療技法である．また受信技能の改善に向けた「注意焦点付け訓練」，処理技能の改善に向けた「問題解決技能訓練」などの方法がある．そのほかに心理教育的な内容を含み，課題領域別に学習内容がパッケージとなった「モジュール」や，家族内コミュニケーションの改善と問題解決能力の向上を目的とした「行動療法的家族指導（BFM）」などの技法から SST は構成されている．

## SSTの実施方法

### A．SST実施の原則

わが国の精神科医療機関で精神疾患をもつ人を対象に SST を行う場合は，グループで実施されることが多い．セッションは1回約

表1　SSTのさまざまな治療技法

基本訓練モデル
問題解決技能訓練
注意焦点付け訓練
課題領域別モジュール
　・服薬自己管理　　・症状自己管理　　・基本会話
　・余暇の過ごし方　・地域生活への再参加　　など
行動療法的家族指導（BFM）

60分，週1回程度の頻度で，5-8人程度を対象に実施するのが現実的である．実施頻度が少なかったり，グループの人数が極端に多い場合にはトレーニングの効果が減弱する可能性があるので注意を要する．

スタッフは1人の治療者（リーダー）に加えて，共同治療者（コ・リーダー）を1人以上配置することが望ましい．リーダーの主な役割は，参加者から練習課題を引き出し，手順に沿って練習を進行することであり，コ・リーダーは，参加患者の状態を把握しながら，リーダーの進行をサポートし，ロールプレイや参加患者からの正のフィードバックを促進させるなどの役割を担う．練習課題は，集団でのセッションとは別に，個別面接の機会を設けて決めることもある．課題は具体的で実生活で有益な内容を選定するが，継続的で段階的な練習となるよう3-6か月後に達成できそうな課題を長期目標，それに至る小さなステップを短期目標として定める．

また集団のなかで発言することが極端に苦手な患者に対しては，治療者と患者の1対1の面接場面に SST の技法を採り入れて，スキルのトレーニングを行うことも有用である．

### B．基本訓練モデル

基本訓練モデルは SST の中心的技法であり，図1の手順に従ってセッションを進めるのが原則である．

まず SST の目的や方法を確認したのち，ウォーミングアップで参加者の緊張をほぐし，グループの凝集性を高める．その後，参加者ごとにその日の練習課題を決める．SST は本人のニーズに基づいて常に希望志向的 hope oriented に練習を進めることが原則であるので，練習課題を選定する際にも，参加者自身の希望を尊重し，生活上の目標を実現するのに役立つ具体的な課題を見つけるように心がけることが重要である．

ロールプレイでは，まず課題内容に近い場面を設定し，本人が普段行っている方法を再

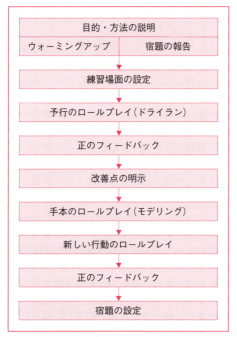

図1 基本訓練モデル

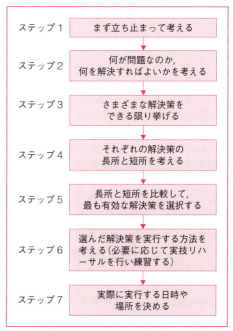

図2 問題解決技能訓練

現してもらう(これを「ドライラン」とよぶ).ロールプレイのあと,すぐにうまくできていた点を褒める.SSTでは,すでに獲得されているスキルを確認し,参加患者をエンパワメントすることを重視するので,正のフィードバックは欠かすことができない.正のフィードバックはリーダーやコ・リーダーだけでなく,他の参加者からも求める.

うまくできているスキルが確認できたならば,改善点を明示する.改善点は「修正すべき点」ではなく「さらによくする点」とポジティブに表現する.必要ならばその改善点を採り入れた手本のロールプレイを誰かに演じてもらう(これを「モデリング」とよぶ).

その後モデリングをもとに2度目のロールプレイを行う.そして改善したスキルに対して再度正のフィードバックを与える.このようにして新しい行動レパートリーの獲得ができたならば,実生活のなかで実行する「宿題」を設定し,その日の練習を終了する.

### C. 問題解決技能訓練

問題解決技能訓練は主に処理技能の向上を目的とするもので,生活場面において有効で合理的な行動決定ができるスキルを獲得するための訓練方法である.精神疾患に伴う認知機能障害のために,生活上の問題に対してさまざまな解決策を考え出したり,状況に合わせて最も有効な解決方法を選び出すことが困難になっているケースでは積極的に適用することが望ましい.

問題解決技能訓練は,図2のような流れでトレーニングを行うことによって,問題解決能力の改善を目指す.まず治療者は対象者の問題点を明確化し,次にその問題を解決するためのあらゆる解決策のアイデアを参加者全員から自由に提案してもらう.このときには提案される解決策の良し悪しは問わない.次にそれぞれの解決策の長所・短所を検討す

る．実際には，ホワイトボードなどに各解決策とその長所と短所を表にまとめ，可視化して検討しやすくするのが一般的である．さらに各解決法の有用性や実行可能性を検討し，最終的に自分の抱える問題状況の解決に最適な解決策を決定する．

### D. 課題領域別モジュール

モジュールはUCLAのR. P. Libermanらによって開発された自立生活技能プログラムを構成する課題領域別学習パッケージである．高度に構造化された学習課程に沿って，全般的な自立生活技能が学習できるように工夫されている．内容は多くの精神障害をもつ人にとって日常生活で必要性の高い課題が取り上げられ，治療者は指導者用のマニュアルとビデオ教材を使ってセッションを進めていくことができる．

進め方は，導入・ビデオを用いた質疑応答・ロールプレイ・社会資源管理・派生する問題・実地練習・宿題という7つの学習過程から構成されている．現在わが国で利用可能なものには「服薬自己管理モジュール」「症状自己管理モジュール」「基本会話モジュール」「余暇の過ごし方モジュール」「地域生活への再参加プログラム」などがある．

### E. SSTの新しい技法

SSTで練習したスキルが，練習場面では実行できても，実際の生活場面でうまく活用できないことは少なくない．その問題を解決するために，治療者と患者が協働して地域生活のなかで積極的に練習したスキルを使用し，強化していくプログラムが必要となる．in vivo amplified skills training（IVAST）はその目的で構築された治療技法である．

IVASTでは，対象者の生活に最も関係の深いスキルを選択し，それを地域生活場面で繰り返し教える．その際スタッフは，対象者が自主的に行動し，自分で社会資源を見つけ，実生活の場面で自立生活技能を実行できるように援助する．また，長期間スキルが維持されるように追加セッション booster session を行ったり，積極的に宿題を割り当てるのも IVAST の特徴である．

またわが国では厚生労働省精神・神経疾患研究委託費「退院促進研究班」（主任研究者：安西信雄）において，2006年に「精神障害を持つ人の退院準備プログラム」が作成されたが，これはモジュールの1つである「地域生活への再参加プログラム」をわが国の現状に合わせて追加・改編したものである．このプログラムでは，退院のための問題解決，服薬自己管理，症状自己管理，食生活や金銭の管理，ストレス対処，緊急時の対応策など17セッションを治療機関内で練習する．さらに，スキルの定着を目指して治療機関外の実際の地域生活場面で行う実習（実践編）が7セッション用意されており，IVASTの治療技法が採り入れられているのが特徴である．このように治療機関内の練習で得た知識とスキルを，実際の生活場面で使用し，強化していくことによって，退院後の生活のイメージ作りに役立ち，退院意欲を高めることを目指すプログラムとなっている．

#### 参考文献

1) 西園昌久（編著）：SSTの技法と理論―さらなる展開を求めて．金剛出版，2009
2) Liberman RP（編），安西信雄，池淵恵美（監訳）：リバーマン実践的精神科リハビリテーション．創造出版，2005
3) Liberman RP（編），安西信雄，池淵恵美（日本語版総監修）：自立生活技能（SILS）プログラム．丸善，1994

# 力動的・分析的精神療法
dynamic psychotherapy, psychoanalytic psychotherapy

狩野力八郎　元 小寺記念精神分析研究財団・理事長（東京）

### 定義

　力動的精神療法と精神分析的精神療法は同義である．それは，治療者と患者が，一定のルール，一定の時間と場所，一定の役割といった一貫した治療設定において，心と心の相互交流を繰り返すなかで，相互理解と新しい理解が進展するという臨床的経験の理解に裏づけられた治療法であり，治療者は転移と抵抗に関するタイミングを考えた配慮ある解釈をすること，および患者との相互作用に自分がどのように寄与しているかについてその真の価値を認めること，そしてそれらを実践するために持続的に傾聴する姿勢を保ち，自分・患者・相互関係を，意識的にも無意識的にも，探求すべく心を砕くことを重視した治療法である．

### 分類

　国際精神分析協会は規則として，週4回以上で寝椅子を用い自由連想法を行うやり方を精神分析と定義し，対面法で週1-3回の頻度の場合を精神分析的精神療法とよんでいる．支持的技法を中核に据える支持的精神療法，解釈や直面化・明確化を中核におく表出的精神療法という区別の仕方もあったが，現在は表出-支持的連続体ととらえている．すなわち，週1回であっても寝椅子と自由連想法を用いる治療者もいるし，力動的精神療法はどの場合であれ，いくぶんかは解釈的であり，いくぶんかは支持的であるという考えによっているのである．期限や目標を絞った短期精神療法もあるが，本項では長期精神療法について述べる．

　実践の立場からすると，力動的精神療法は，週1回以上の頻度，1回のセッションは45-50分，対面か寝椅子使用かはどちらでもよい，「思いつくまま自由に話す」といった独特な対話形式，終わりまでの期間や具体的な達成目標を設定しない，といった治療構造をもっている治療法といってよいだろう．

### 基本概念

　力動的精神療法は，以下のような基本概念をもっている．

　行動や精神生活の大部分は無意識の力による．精神生活を意識・前意識・無意識からなると理解する．例えば夢や失錯行為は，色々な精神的力の葛藤から成り立っている，すなわち心理学的意味をもっている．治療者の前で内面を言葉で表出するという精神療法過程は，大変に孤独で孤立した誰の助けも期待できない不安喚起的状況である．そこで患者はかつて経験したであろう危険な状況を喚起しそれは不安という形（不安信号）で体験される．主体は不安信号に促され，苦痛で危険な状況を回避しようとする無意識的活動を作動させる．これが自我の防衛機制である．精神療法場面におけるこのような主観的体験に関して公式化されたものが，エディプス葛藤，分離不安，抑うつ不安，迫害的・妄想不安，絶滅の不安，接触・自閉の不安などである．しかも，こうした不安には形も色も臭いもない．治療者は，身体医のごとく見る，聞く，触る，嗅ぐ診察法ではなく，「直感する」という方法をとるのである．

　幼少児はさまざまな苦痛な体験や性愛的な体験をもち，それらを受身的にだけでなく能動的に知覚し想像し思考する．それらは，遺伝的要因とともに成人の行動や性格を決定する．こうした精神分析的発達論的観点には，欲動論，自我心理学，対象関係論，自己心理学，愛着理論が含まれている．つまり人を生活史的に理解するのである．

　転移は患者理解の主要な源泉である．患者は，過去の対象関係，欲動，情動の形などに従って治療者を把握するが，その把握の仕方

は古い関係と新しい関係の混合である．すなわち，転移とは完璧な過去の再現ではなく，新しい状況によってある程度修飾されているのである．

治療者の逆転移は，患者が他者に喚起するものについて，すなわち過去の重要人物の患者に対するかかわり方・情緒反応やその際における患者の反応に関する適切な理解の情報源である．このように精神療法の今ここで展開する転移と逆転移を知ることは，治療促進的な情緒関係を作るだけでなく，患者についてよりよく知るために重要なのである．この仕事は，患者の身になって考えるとともに患者の苦痛・葛藤・快感などの主観的体験を自分のこととして考えるという内省的作業を伴うのである．

抵抗は治療の焦点である．原則的に患者は変化に対しアンビバレントである．上述したように治療状況は患者の精神的均衡を揺さぶり，不安信号と苦痛を回避するため長年にわたり用いてきた無意識的活動，すなわち防衛機制を用いる．治療で起きる防衛を抵抗といい，観察可能である．ほとんどの抵抗は転移性抵抗であり，治療者が自分をどのようにみているかという空想によって治療に抵抗するのである．つまり抵抗は重要な対象関係が，この場で現れているのであって防衛機制が苦痛な状況に対して採用された解決努力であったように，適応パターンの側面をもつ．ゆえに抵抗は取り除かれるべき障害ではなく，その意味を治療者と患者に理解されるべきものである．

症状や行動は，さまざまな要因が重複的にかつ多重的に関係し合って決定される（心的決定論）．性的・破壊的願望，安全性に関する無意識的幻想は，他者にどう接するか，苦痛な感情をどう制御するか，どのような生活を送るかを決定する．同時に生物学的，環境的要因もまた行動を決定するのであるが，それらは意識だけでなく無意識的信念，感情，思考に関連している．すなわち症状や行動は，色々な機能をもち，多くの問題を解決しているという一面がある．

治療者は，患者が正当さ・ユニークさの感覚をもてるように援助する．原則は，われわれは本当には自分のことを知らないということである．しかし，精神療法の仕事は，無意識的回避や自己欺瞞を明らかにしつつ，患者の本当の自己をなぞっていくことである．言い方を変えると，患者のユニークで主観的真実を認め妥当なものと見なす努力は，同時に患者の自己欺瞞を暴き，恥ずかしい空想・恐怖・願望を勇気をもって探求することに関与することになる．精神療法において，理解したいという願望だけでなく，知られたい，妥当だと見なされたい，認識されたいという患者の要求もまた基本的である．

### 適応

この問題について一般的な医学的思考に比べると，力動的精神療法の考えはかなりあいまいである．精神医学的疾患分類は力動的精神療法の適応の判断にあまり役に立たない，といってもよい．むしろ，内省的な精神療法への治療動機，内面を言語化する能力，内面を心理的に考える能力，治療同盟といった協働関係を維持する能力，自分の時間やお金を精神療法に投資する意志，といったことに関する評価が重要である．したがって，力動的診断面接においてはこれらについて，治療者と患者による相互評価が必要である．

もう1つ大切なことは治療者側の要因である．治療者側に当該患者について精神療法を行う準備があるかどうかである．治療者が十分に訓練を受けており，一貫性のある時間と空間を提供できる準備があれば始めてもよいであろう．しかし，そうした場合でも，きわめて難しい患者（あるいは自殺，暴力，性的逸脱行動などの危険が高い場合）に挑戦するときは，安全な治療環境を整えたうえで開始するというのが原則である．いわゆるA-Tスプリット，つまり精神療法担当者とは別に主治医がついて精神医療的マネジメントをす

る場合もある．経験のある治療者でも開始にあたっては，自分の限界についてしっかりとした評価と判断が必要だということである．訓練が十分でない治療者の場合は，スーパービジョンを受けつつ実践することが必須である．スーパービジョンなしの自己流の力動的精神療法は危険な副作用をもたらしかねない．

### 治療機序

　力動的精神療法において，何が効果的か決定的なことはまだわかっていない．治療者は自分の好みの視座から考える傾向がある．とはいえ，それらは決して独り善がりなものではなく一定の信頼をおくことができる考え方である．明確にいえるのは，抑圧されていた過去の記憶が突然想起され，情緒的カタルシスが起きて「治る」といったドラマのようなことはあり得ないということである．

　これまでの治療機序を大別すると，①患者の内的変化という視点，②関係性の変化という視点がある．①は，転移や抵抗などの無意識的活動に関する洞察が進み，内的生活史の不連続な部分が理解され，本人にも肯定的に納得されうるようなパーソナルな生活史的物語の再編成が起きるという考え方である．②は，治療関係そのものや内的対象関係が変化，成熟するという考え方である．これに含まれるものが，containing, holding, 自己対象機能の提供，外傷によるカテゴリカルな長期情緒記憶の事後作用による書き換えなどである．

　近年では，「洞察か関係か」というよりも「洞察も関係も」という視点が実際的だと考えられている．

### 手順と経過

　これまで述べてきたごとく，力動的精神療法関係と過程は，日常の人間関係とひどく異なった独特な交流である．

1) 治療構造を設定する：力動的診断面接の結果，治療者と患者とが治療開始について合意に達したならば治療契約を含む以下のような事柄について治療設定を行う．第1は物理的現実的設定である．頻度，1回の時間，座席配置，料金(保険診療も含む)，身体的接触の禁止，自己開示の制限，守秘義務と confidentiality を守ること，二重関係の禁止などである．第2は心理学的次元の設定である．自由連想，匿名性，非判断的態度，禁欲原則，中立的態度，相互関係の理解と無意識の解釈をすることである．このような独特の設定において，心理的次元における相互の交流は，治療者と患者のそれぞれの自己境界を互いに通過してなされるものであるが，この意味での境界通過と，倫理にもとるような実際的な境界侵犯との区別ができるような節度ある態度が重要である．

2) 最初のセッションは自由連想の指示で始まる．古典的には「頭に浮かぶことは何でも話してください．その際，話すべきか否か判断せずに，どんなささいなことでも話してください」という「must」を強調した指示(父親的命令)であったが，最近では「何であれ思いついたことを話してください」とか「話してみたいと思うことから自由に始めてください」といった患者の好みを重視する言い方(母親的共感)を主張する人も出てきた．いずれをとるかは治療者の考え方によるが，話すべき何かを規定せず，連想が過去の出来事，治療場面外での現在の出来事，治療場面の出来事やそれらにかかわる空想，未来に関する想像，(報告された)夢などを行き交い，しかも何らかの連関やつながりを重視するという点では共通している．

3) 患者の質問に対する答えにマニュアルはない．治療者が応答することもあるししないこともある．それは，質問に含まれる意識的・前意識的・無意識的意図をくみ取るべく努力するからである．

4) 治療者は「平等に漂う注意」を維持すべく努める．これをもう少し具体的に説明す

る．①患者の話や人生を，そしてセッション中起きていることをありのまま受け止め，鏡のようになり，姿勢，表情，声の調子などを順応させ，暗黙のうちに患者の情緒状態を読み取る，静かな母親的態度，②乳幼児や子どもあるいは夢を見ている人が，生き生きした考えを生み出すような，アナロジーやメタファーの使用，言葉だけでなく視覚・嗅覚など五感の使用によるイメージを想像する態度，③理論や概念を用いて解釈を構成し，解釈を伝えて真実を探求しようという判断をする態度，といえる．つまり，治療者は自分の理論的知識や経験に基づいて傾聴し解釈するが，同時に予測し得ないこと，意外なこと，新しいことに自分をオープンにするという矛盾した姿勢を包み込む態度が重要である．

5) かくして共感的に傾聴する過程で，ともに考える努力といった雰囲気が展開するのである．このような雰囲気を治療同盟といってもよい．

6) こうした独特の治療過程のなかで，ある意味では自生的に転移や抵抗が生起する．治療者の側にも自然に理解の深まりが起きる．丹念に傾聴を続けると，患者の生活に関する情報に慣れ親しむ．つまり，治療者は意識的にも無意識的にも患者とともに生きてきたという感覚をもつ．こうした経験を経て必然的にある種の反応共鳴ができ上がり，共感的理解そして解釈が構成されるのである．つまり，全体的には，力動的精神療法過程で implicit な表象から explicit な表象へと表象の書き換えが進行しているといえる．しかも，この変化は同時に患者にも起きていて，患者はこのような過程を経て治療者を共感的に理解するようになるのである．

7) それらを解釈する過程で，そして患者が抵抗に気づいていく過程で，患者が過去，現在，転移，夢の相互的つながりを徹底的に体験することを，徹底操作あるいは「やりぬくこと」という．

8) 治療者は，過去の出来事に関する体験や夢の報告，未来に関する想像を重視するが，とはいえそれらが語られているのはまさに精神療法の「今ここで」においてである．上述した(信号)不安，転移，抵抗，徹底操作などは患者が「今ここで」精神療法を主観的にどのように知覚し体験しているかということに関する概念化であるといえる．その意味で，治療者は常に，眼前にいる患者の主観的体験を理解し続けるということが肝心の作業である．

9) 終了について：開始については色々な決まりがあるものの，終わり方は実に多様である．治療開始早々に不安に対する防衛として症状が消失したり現実適応が見かけ改善したりして中断する現実への逃避(健康への逃避)，陽性転移の展開に基づき一定の洞察やパーソナリティの部分的成熟の結果中断する転移性治癒，といった現象がある．反対に，解決し難い依存関係のため精神療法関係を終えることができない場合もある．

　しかし，ほぼ良好な治療経過を経て終わる場合，終了に際し治療を振り返り相互評価するために何回かのレビューセッションを行う．時には，半年後あるいは1年後に精神療法で達成したことが身についているか，予測外の副作用が起きていないかどうか，などをチェックするためのフォローアップセッションを行う．こうしたいわばアフターケアのための面接に患者は予想以上に協力的であるし，経験的事実であるが，精神療法の効果について患者は治療者以上に高い評価を与えてくれることが多い．

**参考文献**
1) Gabbard G(著)，狩野力八郎(監訳)，池田暁史(訳)：精神力動的精神療法．岩崎学術

2) 狩野力八郎:方法としての治療構造論. 金剛出版, 2009

# 集団精神療法
*group psychotherapy*

北川信樹　北大通こころのクリニック・院長（北海道）

## 意義とプロセス

　集団精神療法とは，参加者の健康や幸福に寄与することを目的に，集団を意識して意図的に働きかける活動を総称している．さまざまな定義があるが，おおむね，①集団（2人以上のメンバーと1人以上の訓練を受けた集団療法家）が一定の時間枠で行う精神療法で，②目的はメンバーの，(i)症状・行動の改善，(ii)心理的問題の解決・緩和，(iii)人格的成長におかれ，③目的にかなうように集団が編成され（グループサイズ，問題や疾患別，自我レベルなど），④メンバー間のコミュニケーション，集団の心の動き（集団力動）を活用することと考えてよい．境界は必ずしも明瞭とはいえないが，厳密には，集団精神療法（group psychotherapy），集団療法（group therapy），集団活動（group work），活動集団（work group）などと大別される．集団であることによって，そこには必ず特有の心理的メカニズムが発生するが，これを集団力動（group dynamics）とよび，あらゆる集団活動の基礎理論となっている．集団精神療法を行う際には，1人では生じなかった個人の反応が生まれ，集団全体として変化していくとともに，最終的には集団を構成する個人の回復なり成長がもたらされる．したがって治療者は，①全体としての集団，②集団成員間の相互作用，③個々のメンバー間の相互作用の3つの側面に注意を払っていく必要がある．集団がどのように治療的作用をもたらすのかについては，特にヤーロムによる11の治療的因子が有名である（表1）．このような作用が最大限に発揮されやすいようにすることを念頭におく．

## 適応

　集団精神療法の対象は，多岐にわたる．疾患別では，統合失調症，うつ病，双極性障害，神経症性障害，パーソナリティ障害，摂食障害，アルコールや薬物などの物質依存などが考えられる．また，患者本人だけでなく，その家族が対象となることもあるほか，精神医療や精神保健福祉に携わる専門家が研修のために体験学習するグループまでさまざまである．精神科臨床において，集団精神療法が行われる場面は，病棟でのコミュニティ・ミーティングから，外来での参加目的や対象疾患を絞って行う集団精神療法，デイケアにおけるミーティングやさまざまなプログラム活動などである．また，地域においても社会復帰支援施設で行うプログラムやミーティング，自助グループなどが考えられる．さらに，教育場面や矯正施設など，集団精神療法を活用する場面は数多い．
　上述したヤーロムの集団療法の治療的因子に従えば，以下のような問題を抱えた人々が対象となりうると考えられる．
1)疾病や障害が重かったり，外からあるいは内なる偏見により回復の希望を失っている場合〈希望をもたらすこと〉．
2)疾病や障害を自分だけの問題ととらえて否定的になっている場合〈普遍性〉．
3)疾病や障害そのものについてか，利用可能な社会資源のことについて情報が乏しい場合〈情報の伝達〉．
4)自分の問題にばかり目が向いていて，誰の役にも立っていないと自信を失っている場合〈愛他主義〉．
5)復職や就労，復学など社会復帰に向けて実際のスキルを身に付けたいという動機がある場合〈社会適応技術の発達〉．
6)社会生活から引きこもっていたり，疾病に

表1　集団療法の治療的因子（Yalom, 1985 より）

| | 治療的因子 | | 定義 |
|---|---|---|---|
| 1 | 希望をもたらすこと | instillation of hope | 他のメンバーの成功によって，自分もよくなれると思えるようになること |
| 2 | 普遍性 | universality | 他のメンバーも自分と同様の感情，考え，問題をもっており，自分1人ではないと認識すること |
| 3 | 情報の伝達 | imparting of information | 治療者やメンバーによって提供される教示や助言 |
| 4 | 愛他主義 | altruism | 他のメンバーを援助することを通じて自尊心を高めること |
| 5 | 社会適応技術の発達 | development of socializing techniques | グループが，適応的で効果的なコミュニケーションを育む環境をメンバーに提供すること |
| 6 | 模倣行動 | imitative behavior | 他のメンバーの自己探求，課題の克服，人格成長を観察することを通して，自身の知識や技能を伸ばすこと |
| 7 | カタルシス | catharsis | 現在，過去の経験についての強い感情を開放すること |
| 8 | 初期家族関係の修正的繰り返し | corrective recapitulation of the primary family group | 自分の家族のなかで経験した力動を，グループメンバーとの間で再体験して修正すること |
| 9 | 実存的因子 | existential factors | 人生上の決断に対する責任を受け入れること |
| 10 | グループの凝集性 | group cohesiveness | 信頼感，所属感，一体感を体験すること |
| 11 | 対人学習 | interpersonal learning | 他のメンバーからのフィードバックを通して，自分が与える対人的影響に関する個人的な洞察を得ること |

よる認知機能低下のために社会生活に必要な技能が低下している場合〈模倣行動〉．

7）自らの苦悩やつらい感情を吐露する場に乏しい場合〈カタルシス〉．

8）過去または現在の家族関係に心理的な問題を抱えている場合〈初期家族関係の修正的繰り返し〉．

9）自らの人生や存在そのものに意味を見失っている場合〈実存的因子〉．

10）所属する場がなく，他者に親密な感情を抱けず孤立している場合〈グループの凝集性〉．

11）社会的な障害の結果，対人関係に慣れる機会を失っている場合〈対人学習〉．

## 分類と技法

厳密に精神療法として統制されたアプローチである（狭義の）集団精神療法から，治療補助的になされる治療促進的グループ，精神療法としてよりも人格の成長，発達促進または治療者の体験学習としての成長−訓練グループ，特定の問題や課題に対する当事者同士による相互支援，相互学習を意図した自助グループまでさまざまなものがあるが，以下に治療としてわが国で比較的よく行われている代表的なアプローチを紹介する．

### A．エンカウンターグループ

小集団で行われ，ロジャースの来談者中心療法をリーダー（ファシリテーター）の技法の中心におく．個人の成長と対人関係の発展と改善を目的とした集中的グループである．治療では「今，ここで」を重視し，成長を目指すことが強調されており，リーダーの介入は最小限にとどめる．自我の保たれた比較的健康度の高いメンバーが対象となる．

### B．精神分析的グループ

精神分析的な考え方を集団精神療法に適用するアプローチで，今日まで最も幅広く実践されてきた．症状の改善だけでなく，その原

因となる人格基盤の洞察を目指し，相互交流を通して無意識，転移，抵抗，防衛などを扱う．グループ構造が明確にされており，リーダーは非指示的に自由連想的な会話を促進し，適宜必要な「解釈」をフィードバックしていく．神経症水準以上のメンバーが対象となる．

### C．コミュニティ・ミーティング

すべてのスタッフと患者が，コミュニティのなかで起こるさまざまな問題を皆で検討していくものである．グループの助けを借りて自分の考えをまとめながら問題を解決していくという経験の積み重ねが，治療過程となる．病棟全体で全スタッフと患者が集まって行う定例会議や，デイケアや作業所で双方が参加して年間行事などを検討するミーティングなどがこれに当たる．参加人数が比較的多いので，大集団精神療法などとよばれることもある．洞察を目指すというよりは，話し合いによって問題解決を目指すのが特徴である．

### D．サイコドラマ

アクションメソッドによる集団精神療法であり，即興劇の形式によって進められる．言語だけでなく，非言語的な表現すべてが相互交流の媒介として用いられ，リーダーはディレクターとよばれ，積極的に集団に介入する．

### E．社会生活技能訓練（SST）

認知行動療法を基本とした社会的スキル学習の援助で，精神科リハビリテーション領域では広く用いられているものの1つである．特に，統合失調症患者の陰性症状の改善や再発予防，QOLの向上を目的として実施される．スタッフはメンバーに対して常に共感的態度で接し，周りのメンバーともども必ず行動に対して肯定的なフィードバックを行う．

### F．集団認知行動療法

グループ形式で認知行動療法の介入技法を用い，参加者のコーピングスキルを高め，問題を解決し，症状の改善をはかるアプローチである．自分のもののとらえ方（認知），対応の仕方（行動）の悪循環を概念化し，他の人と一緒に解決に取り組んだり検討したりする．集団の治療的因子がプラスされることで効果が高く，個人で認知行動療法を行うよりも費用対効果が高いと考えられ，豊富な効果のエビデンスがある．近年では，うつ病の復職支援や就労支援の現場などでも活用され広がりつつある．

### G．集団心理教育（サイコエデュケーション）

精神障害者およびその家族に対して，病気の性質や治療法・対処法など，療養生活に必要な正しい知識や情報を心理面への十分な配慮をしながら伝え，病気や障害の結果もたらされる諸問題・諸困難に対する対処法を習得してもらうことによって，主体的な疾病の受容や良好な治療関係の形成，対処技術の向上などを促すように援助する．知識・情報の提供から，患者・家族の問題解決，コミュニケーション行動の改善までを目標とするものなど多岐にわたり，対象（本人・家族）や扱う疾患も広がりつつある．

### H．集団芸術表現療法

絵画，音楽，コラージュ，ダンスムーブメントなど芸術表現を媒介する集団アプローチである．芸術表現を通してメンバー間の相互交流の促進をはかることは，言語と異なる次元で洞察への治療的効果をもたらす．集団プロセスの進展に応じた表現の変化をとらえ直すことで新たな理解が深まる．対象は，個人の自発性に依存しており，適用範囲に制限が少なく幅広いのが特徴である．

## 実施のための手順

このように，集団精神療法や集団活動は多様であるが，実践するための手続きとして以下の要点が必要である．

### 1．集団体験の研修

集団療法で用いる技術や体験は，実践のなかで伝わることが多い．したがって，集団療法の実践の場に参加してみること，実際にスーパービジョンを受けることが大切で

ある．

### 2. 治療環境の全体像把握

どのようなグループであっても，治療や支援全体のシステムのなかで集団療法を行う必要性を把握する．行っている治療または支援のなかで対象と機能を明確にしていく．例えば，対象とする疾患，年代，性別，家族か本人か，あるいは，集団の目的として復職支援，就労支援，退院準備，セルフヘルプ活動等々，さまざまなものが想定される．

### 3. 集団療法の構造設定

対象と目的を明確にしたのち，用いる技法，対象の人数，スタッフ構成，職種，場所，時間，1クールの回数と期間，オープン（セッションへの参加が自由でメンバーを固定しない）かクローズか，必要物品，記録方法，対象者の募集と説明の方法，事前事後のミーティング，守秘義務の範囲，集団内でのルール，指導や研修の体制などについて，それぞれ設定する．構造を明確にし維持することは，個人の精神療法同様，ほどよくメンバーの内界を守り，行動上の問題に対処するうえで特に重要である．

### 4. 組織的承認

集団療法が導入されることは，治療全体の構造やスタッフ-治療者間，患者-治療者間，患者間の力動に大きな影響を及ぼす．したがって，組織的にこれらを把握し統制するために，管理組織の承認とともにその後の十分なミーティングが担保されていることが重要となる．

### 5. 実践上の配慮

グループ力動は開始から展開，終結に至るまで常に変化し続ける．集団療法家はこれらを常に敏感に把握しつつ，効果的にグループの成長を促進する役割をもつ．「集団のことは集団に返す」「今，ここでを大切に」「集団を通した個別化」「自己決定への信頼」など，集団療法に共通したいくつかの技術的原則を土台にしながらも，そのうえで採用する技法を展開していく必要がある．また，集団への導入時の困難や集団からの脱落の危機，メンバー間の問題などに対して，集団内で処理するか個別に対応するかなど，治療活動の全体像を議論し危機介入を話し合う場が必要である．事前事後のミーティングで，情報の共有とともに集団力動の予測と振り返り，必要なら対策を検討しておく必要がある．

### 6. 集団療法の評価

可能な限り結果の評価について設定しておく．事前，中間，事後の評価方法を一致させ，集団の目的にかなった主要エンドポイントと副次評価項目をあらかじめ考えておく．また，治療者側だけでなく，参加したメンバー自身も参加したことの意義や効果を実感できるような工夫もあってよい．

## 家族療法
*family therapy*

**中村伸一**　中村心理療法研究室・室長（東京）

### 定義

家族療法とは，個人とコミュニティ（地域社会）との間に介在する家族という「特殊」な集団を主な対象とする心理療法である．多くの家族は男女の婚姻に起源を発し，子どもを育み社会に送り出し続けるという永続的な機能をもち，情緒的に深い絆で結ばれているという点においても「特殊」な集団といえる．そして，個人に特有な歴史と心的活動があるのと同様に，家族にもあたかも個人のような固有の歴史と（心的）関係性のプロセスがある．したがって，この家族という集団に治療的に働きかけることで患者の問題行動や症状を軽減し消失させることができる．

家族療法では，これら症状あるいは問題行動には，それ以前の硬直し問題解決機能が低下した家族システムを変化させる役割があると仮定することが多い．したがって，治療者

はそれまでの機能不全にあった家族関係をアセスメントし，症状あるいは問題行動を取り込んだ現在の家族関係についても観察し，特に症状行動を維持させている家族関係について仮説を立てる．こうした仮説には，現在の家族の構造（力関係，境界など）に力点をおいたもの，多世代にわたる家族関係から現在の家族関係を理解しようとするもの，精神力動的に個々の家族員のあり方と関係性について仮説を立てるもの，さらには円環的に繰り広げられる家族内コミュニケーションのパターンに注目するものなど，治療者のよって立つ理論的背景によって多少とも異なってくる．しかし，実際の介入にあたっては，各理論的な違いはあっても，その事例に見合った効果的な技法の折衷であることが多い．

## 適応

### A. 適応基準

症状（あるいは問題行動）が機能不全に陥った家族関係システムに由来すると治療者が容易に見なせる場合．換言すると症状の機能を個人よりも現在および現在に至るまでの家族状況と結びつけたほうが理解しやすい場合．筆者の考えでは，以上の作業仮説を無理なくもつことができ，具体的な介入の計画が立つなら，例えば患者の母親のみと会い続け，間接的に家族全体の関係性を変えようとするなど，必ずしも複数の家族員と同席面接をもたなくても家族療法であるといえる．したがって多くの精神疾患や問題行動で有益な治療的アプローチである．とりわけ以下のようなケースでは有効である．

#### 1. 患者が治療への動機づけをもたず，通院することに強い抵抗がある場合

このような場合，従来の精神療法（特に個人精神療法）では治療が困難であることが多い．しかし，初めに述べた治療原理から家族療法では来院している家族員同士の関係や，来院を拒否し続けている患者と家族の関係を間接的に変えることで，家族システム全体の力動を変化させることを狙って積極的に介入することができる．

#### 2. 劣悪な社会・経済的な条件下にある重度に混乱した家族

重度の身体的あるいは性的虐待が続いており，かつ家族がこれを問題視していない場合や，反社会的行動を抑制するのに家族の機能を生かせない場合などに家族療法もしくは家族教室（例：家族がさして気に留めていない少年の非行などを「問題」として認識させ，解決のための知識と心理教育的アプローチを同様な問題を抱えた家族を集めて行う）が必要になる．治療者はその権威を最大限に発揮し，バラバラになった家族の凝集力を高め，具体的な問題に対する対応を教育したり指示したりする．

### B. 適応疾患（症状）あるいは問題行動

#### 1. 子どもや青年の示すさまざまな症状

家庭内の葛藤状況は子どもや青年のさまざまな症状や問題行動となって現れやすい．とりわけ親からの分離と自立にまつわる葛藤は，親と子ども（青年）による相互決定的な症状や問題行動を生じやすくする．それらには以下のようなものがある．

- 問題行動：不登校，家庭内暴力，ひきこもり，自傷行為，非行，薬物乱用など．
- 精神科疾患：摂食障害（特に初期の制限型の拒食症），境界型パーソナリティ障害，反社会性パーソナリティ障害，演技性パーソナリティ障害，強迫性障害（特に家族を巻き込んでの強迫行為），解離性障害，転換性障害，身体表現性障害，過換気症候群，精神遅滞の心因反応，発達障害（AD-HD，アスペルガー症候群など），PTSDなど．
- 心身症：アレルギー性疾患，喘息，胃腸障害，糖尿病，肥満など．

#### 2. 成人における適応（夫婦療法を含む）

子どもや青年に比べると個人療法が優先される傾向にあるが，患者の両親や配偶者（場合によっては子ども）との関係に葛藤や緊張があり，それらが症状や問題行動と明らかに

関連している場合には適用となる．それらには以下のようなものが含まれる．

- 問題行動：出社拒否，帰宅拒否，アルコール依存症，ギャンブル依存症，児童虐待，浮気，性障害，夫婦間暴力など．
- 精神科疾患：うつ病（特に夫婦療法は有効である），不安障害，転換性障害，恐怖症，PTSD，境界性パーソナリティ障害，演技性パーソナリティ障害，老人性精神障害など．
- 心身症：アレルギー疾患，胃腸障害，糖尿病，本態性高血圧，肥満など．

### C．心理教育的家族療法

すでにわが国でも定着した統合失調症に対する心理教育的家族療法をはじめ，躁うつ病，うつ病，てんかん，老人性精神障害，慢性身体疾患などでは，まずこれらの疾患についての最新の経験的科学的データなどに基づく正確な知識を供給し，疾患に対応する際の個々の家族の困難に見合った具体的な指導をする．こうすることで家族は患者との生活に以前よりもストレスを感じずに対応できるようになり，患者に接する際の否定的な情動反応の統制もよくなり，結果的にそのことが患者の病状の安定に寄与する．最近では，摂食障害や境界性パーソナリティ障害，発達障害などに対しても同様な心理教育的な家族療法が行われ成果が得られている．患者および家族向けの細かな対応を述べている著書も多く出版されており，これらを利用しての家族心理教育を行うことも多くなった．

### 初回面接のもち方と家族（夫婦）合同面接の禁忌

初回面接は家族のアセスメントをするうえできわめて重要である．正確なアセスメントを行うためには，まずもって参加してくれた家族員それぞれと気楽で良好な関係を築くことが鍵となる．そのためには家族療法家は家族の今までの問題解決への努力をたたえ，おしなべて肯定的なコメントをするようにする．こうした初期の介入を通じて家族の治療動機を高め，その後の治療者からの指示などが浸透するような下ごしらえをする．

これに対して，例えば母子関係の問題が子どもの症状や問題行動の原因などと早期に見なして，母子のみと面接を続けるのは，結果的に治療効率が悪いことが多い．また，父親の参加および治療への協力の要請は，治療初期からきわめて重要であり，必ずといってよいほど面接に誘う必要があることは強調してしすぎることはない．

前述した通り，家族療法は他の精神療法に比べて適応範囲が広く，したがって適応の禁忌も少ない．しかし，先に述べたように家族療法が第一選択の治療法と考えるべきなのか，他の方法と並行して始めたほうがよいのか，あるいは，まず薬物療法や危機介入的な入院治療などを優先したあとの第二あるいは第三の治療選択と考えるべきなのかは，ケースの性質と治療の場および治療者の経験と判断による．

特に青年の家族からの自立にまつわる葛藤を扱うとき，筆者は多くのケースで，できるだけ早期に青年と「扶養者」である両親を含めた家族に会い，引き続き家族面接を続けるべきか，青年との個人面接を主体にして時々家族合同面接をアレンジすべきか，場合によっては個人療法家に青年を委ね，一方で家族面接を継続していくなど，治療の安全性と効率を熟慮したうえでの柔軟な治療方針を立てるのが常である．さらになぜこのような治療方針をとっているかについて患者にも家族にも納得のいくような説明がなされなくてはならない．

また，子ども（特に2-10歳）が，両親の離婚をも辞さない激しい口論に同席することは一般に好ましくなく，たとえ元来子どもの症状が問題での来院でも，こうした場合は両親と子どもとの面接を分離するなどする必要がある．また，激しい行動化が予想される家族員がおり，合同面接の内容によっては，面接終了後に自傷他害のおそれがある場合にも安全を考えて個別面接を多用するなど面接の局

面に応じてアレンジしていく必要がある．特に，児童虐待，夫婦間（両親間）暴力，性的虐待や近親姦の可能性が想定される場合には，きわめて慎重に不自然にならないように個別面接を勧めてみる必要がある．結果的に，治療者が個々の家族員と秘密をもったりすることになったりするが，こうした場合には，治療者はその家族員が治療者と秘密をもつことで，どのような影響（あるいは効果）が家族全体に及ぶのかを推定しながら介入しなければならない．「もしこのこと（治療者との秘密）が家族（家族の誰か）にわかったとすると，どのような事態になると想像されますか？」などと尋ねて，その回答の現実味から介入方針を熟慮していく必要がある．治療者自身が身動きできなくなるようであれば，スーパービジョンやコンサルテーションが必要と考えてよい．

　一般の精神科臨床でも患者の家族と会わないで治療を進めることはむしろまれなのではないだろうか．家族療法の諸理論や技法に習熟していなくても，われわれは家族への何らかの介入を日常臨床のなかで行っている．ただ，家族療法家がこれらの一般的な精神科医と異なるのは，家族員同士の「関係」を見極め，「関係」に原因を見いだし，これを変えようとする点である．決して特定の家族員の性格（病理）や行動が「原因」で患者が症状を示しているとは考えない．多くの家族員はたとえ治療者にとって「問題のある人々」にみえても，患者の症状や問題行動を何とかしようと奮闘し，その結果，症状を取り込んだ「家族関係」を維持していることが多いのである．したがって治療者はこうした家族の問題解決努力をたたえ，誰も悪者にせず「関係」を変えることに努めるべきである．

# 森田療法
Morita therapy

中村　敬　東京慈恵会医科大学附属第三病院・病院長/教授

## 定義

### A. 森田療法の成立と発展

　森田療法は，わが国の精神科医，森田正馬（もりたまさたけ）（1874-1938）によって1919（大正8）年に創始された神経症に対する精神療法である．森田療法は独特の入院治療を基本形としてきたが，最近は外来での森田療法も急速に普及してきた．また森田療法の考え方に立脚する当事者の活動（自助グループ）が大きく発展したこともこの療法の特徴である．

　治療の対象については近年，神経症に限らず慢性化した抑うつ障害に適用され，成果を上げている．そのほかPTSDなどのストレス因関連障害や，過敏性腸症候群，慢性疼痛，アトピー性皮膚炎など種々の心身症に森田療法の適用が広げられ，がんの患者のメンタルヘルスにも応用がなされている．

### B. 森田療法では神経症をどう理解するか

　森田療法の元来の治療対象はパニック症，全般不安症，社交不安症，広場恐怖症などの不安症群，強迫症，病気不安症（心気症）などの，いわゆる神経症性障害である．森田が着目したのは，これらの多様な神経症症状の背後に比較的共通の神経質性格が認められることだった．神経質性格とは内向的，自己内省的，小心，過敏，心配性，完全主義，理想主義などを特徴とする性格素質を指す．このような神経質性格を基盤にして，「とらわれの機制」とよばれる特有の心理的メカニズムによって発展する神経症が森田療法の典型的な治療対象と考えられてきた．

　とらわれの機制には，「精神交互作用」と「思想の矛盾」が含まれる．例えばパニック

症の患者は，軽度の心悸亢進をきっかけに，注意と感覚が悪循環的に増強して症状を発展させる（精神交互作用）．また赤面恐怖の患者は，何かの折に人前で恥ずかしく感じ，顔が赤らむといった当たり前の感情や生理的反応を「ふがいない」「もっと堂々としていなければならない」と考え，恥ずかしがらないように努める結果，かえって自己の羞恥や赤面にとらわれるのである（思想の矛盾）．

## C. 森田療法の基本的観点

神経症の人々の不安やその根底にある死の恐怖は，そもそも避けることのできない普遍的な感情である．そして，その裏にはよりよく生きようとする人間本来の欲望（生の欲望）が存在する．死の恐怖と生の欲望は人間心理の両面の事実にほかならない．

森田療法はこのような人間観に基づいて，患者が症状へのとらわれから脱して「あるがまま」の心の姿勢を獲得できるよう援助するのである．「あるがまま」の姿勢とはまず，不安や症状を排除しようとする行動や心のやりくり（はからい）をやめ，そのままにしておく態度を養うことである．さらに「あるがまま」は，不安の裏にある，よりよく生きていきたいという欲望（生の欲望）を建設的な行動に発揮していくことをも意味している．このような実践を通して，自分を受け入れ自分らしい生き方を実現することが森田療法の目標である．

### 森田療法の入院治療

「あるがまま」の姿勢は，知的に理解するだけでは不十分であり，体験を通した自覚によって初めて身につくものである．このために森田療法では臥褥と作業を骨子とする独特の入院療法を基本形にしてきた．入院は4期の治療期間から構成されている．

1) 第1期：絶対臥褥期（7日間）．この間は食事，洗面，トイレ以外，終日個室で臥床して過ごす．症状に対するはからいをやめ，自分の状態にそのまま向き合うことが目的である．ふつう臥褥の後半から心身の活動欲が高まっていく．
2) 第2期：軽作業期（4-7日間）．戸外に出て自然をよく観察し，部屋の掃除，木彫りなど軽い作業に徐々に手をつけていく．臥褥によって高まった活動欲を一時に発散するのでなく，気分に流れず徐々に必要な行動に向かっていくことが軽作業期の目標である．なおこの時期から主治医の面接と並行して日記指導が開始される．
3) 第3期：（重い）作業期（1-2か月間程度）．動物の世話，園芸，料理など生活に根ざしたさまざまな作業内容があり，他の患者と共同で作業する場面が飛躍的に多くなる．作業や生活の実践を通して，症状にとらわれず臨機応変に行動する姿勢が培われていくのである．
4) 第4期：複雑な実際生活期（1週間-1か月程度）．この時期は外泊を行うなど社会復帰の準備にあてられる．

今日入院療法を行う専門施設は減少傾向にある．だが言葉を介した働きかけにとどまらず患者の心身の全体に働きかけることで「あるがまま」の姿勢を体得させうるという意味で，入院療法には代替困難な利点がある．社会生活が困難な症例や外来治療では十分な改善が得られない難治例に対しては，今でも入院森田療法の適用が推奨される．

### 外来森田療法の進め方

近年，精神科クリニックの外来や職場・学生相談などにおいて，通院（通所）形式で森田療法を実施する施設が増加している．そこで日本森田療法学会は2009（平成21）年に「外来森田療法のガイドライン」（以下，ガイドライン）を策定し，のちに英語，中国語，独語，露語版も刊行された．ガイドラインには外来森田療法の基本的構成要素として以下のA-Eの5つが挙げられている．

#### A. 感情の自覚と受容を促す

神経症の患者は不安や恐怖の除去に努めるか，あるいはこうした感情に直面しないように腐心している．自己の感情を受容するに

は，まずそうした感情に気づかなくてはならない．そこで治療者は「そのときどのように感じていたのですか？」といった質問を繰り返すことによって，感情の自覚を促すのである．さらに患者には，自己の感情の流れをしっかりと見つめるよう助言していく．パニック発作を例に挙げれば，DSM-5の基準には数分以内にピークに達することが明記されている．ピークを過ぎれば，徐々に不安は鎮まっていくのである．「感情はこれをそのままに放任すれば，時を経るに従って自然に消失する」という「感情の法則」に体験的に気づくことができれば，はからわずにそのままにおくことも可能になっていく．

### B．生の欲望を発見し賦活する

患者の不安や症状の裏にある健康な欲望を照らし出し，現実に水路づけることは，森田療法の根幹だといっても過言ではない．そのような生の欲望は，不安を伴う行動に患者が踏み込む原動力にほかならないからである．

治療導入期には，患者の症状の裏にある欲望に言及することが課題である．けれども治療を本格的に展開する時期には，症状に関連した欲望ばかりでなく，患者の日々の生活に内在する健康な欲望を幅広く見いだしていくことが鍵になる．そこで治療者は機をみて「治ったらどのような生活を求めているのでしょうか」といった質問を患者に投げかけていく．また患者の生活の実際を詳しく聞き，何に関心を寄せているのかを話題にすることが，患者の欲望の発見につながることも多い．治療者は，患者によって語られる希求に対して，性急な価値判断を加えず，自然な欲望として承認する姿勢が求められる．

### C．悪循環を明確にする

先にも触れたように，森田療法では神経症症状の発展機制として，とらわれ（悪循環）に着目する．精神交互作用を明確にするには，症状出現時の体験を話題にして，「そのとき注意はどこに向かっていましたか？」といった質問を向けるとよい．こうした問いを通し て，例えばパニック発作のさなかに注意が心臓部分に狭窄していたことが想起されるのである．また思想の矛盾を明るみに出すには，「症状が出たとき，どんなことを考えていましたか？」といった問いを投げかけ，「かくあるべき」の考えに拘泥していたことに自覚を促すのである．

### D．建設的な行動を指導する

以上のような悪循環を明確にしたうえで，治療者は患者の生の欲望を建設的な行動に結びつけるよう促していく．不安や症状を抱えたまま，今できることから実行していくよう導くのである．

森田療法においては，治療者が患者に行動を指示するのではなく，患者自らが具体的な行動課題を見いだすことが原則である．ただし一応の行動指針として治療者は「気分は気分として，なすべきことをなす」よう助言する．そして行動に際しては，目的本位の姿勢，すなわち症状や不安の有無ではなく，本来の目的が果たされたか否かを評価の基準にするよう指導する．行動の内容については，症状に関連したものに絞る必要はない．生の欲望に従って，広く多様な行動に踏み出していくことが奨励される．またその日に実行可能な小さな目標を立てることも指導のポイントである．さらに次のこと，次のことと手早く動くよう助言していくことも森田療法の特徴的な指導である．このように活動的で外向的な生活を実践していくことから，おのずと注意は自己の症状から外界へと転換していくのである．

### E．行動や生活のパターンを見直す

患者が行動を広げようとするとき，元来の「かくあるべし」の姿勢もまた明るみに出てくることが多い．例えば社交不安症の患者が人前でのスピーチの際，「緊張せず，なめらかに話さなくてはならない」といったことに拘泥するように，である．このようなパターンを具体的に指摘し，「かくあるべし」から脱して「かくある事実に従って臨機応変に対

処する」よう助言していくのである．先の例であれば，人前で緊張するという事実を受け入れ，そのうえで伝えたいことが伝わるようあらかじめしっかり準備し，わかりやすく伝えるような工夫を凝らすといった具体的対処が大切なのである．こうした助言は，患者の生活のさまざまな側面において，きめ細やかになされなくてはならない．個々の行動に現れる神経症的パターンを修正することは，ひいては神経質性格の陶冶に帰着するのである．

### 参考文献
1) 森田正馬：神経質の本態及療法．森田正馬全集第2巻．pp279-393，白揚社，1974
2) 中村 敬：森田療法．岩崎徹也，小出浩之（編）：臨床精神医学講座15，精神療法．pp117-134，中山書店，1999
3) 中村 敬，北西憲二，丸山 晋，他：外来森田療法のガイドライン．森田療法学会誌 20：91-103，2009

# マインドフルネス
*mindfulness*

| 貝谷久宣 | 医療法人和楽会パニック障害研究センター・代表 |
| 長谷川洋介 | 東京マインドフルネスセンター・センター長 |

### 定義
　マインドフルネスとは，パーリー語のサティという言葉の英訳で，日本語では「気づき」，漢語では「念」と訳されている．最近のマインドフルネスの操作的定義は，①一瞬一瞬の体験に意図的に注意を向けること，②今の瞬間の体験に対して心を開き，好奇心をもってアクセプトする(そのままにしておく)こと，③結果的に，思考や感情に対して脱中心化した視点を獲得し，主観的で一過性という「心」の性質を見極めること，としている．マインドフルネスのルーツはブッダが説いた根本経典「呼吸による気づきの教え」だといわれている．ブッダはマインドフルネスにより一切の苦しみから解放されると説いた．

　マサチューセッツ大学のカバットジン(1944-)は学生時代に日本の禅者鈴木大拙の影響を受けた．そして，その後，鈴木俊隆の著書"Zen Mind, Beginner's Mind"に出会い，本格的に瞑想を追求した．さらに，曹洞宗の開祖道元禅師の思想の影響を強く受けた．このようにしてカバットジンは禅の思想と実践法をマニュアル化した8週間プログラムを作成し，医学に適応させた．そして，1979(昭和54)年にマインドフルネス・ストレス低減法 mindfulness-based stress reduction program を実施するセンターをマサチューセッツ大学医学部のなかに開設し，初期は医学的処置が困難な慢性疼痛の治療に成果を上げた．その後，対象範囲を乾癬や高血圧症などの心身医学的疾患に広げ，さらに精神疾患も取り扱うようになった．その後，ティーズデールらが「マインドフルネス・ストレス低減法」を認知療法に取り入れて"Mindfulness-based Cognitive Therapy for Depression"を著し，うつ病の再発予防効果があることを検証し，マインドフルネスは心理療法の領域でさらに注目されるようになった．

### マインドフルネスの作用機序
　心理学的には脱中心化が臨床効果に関係している．また，マインドフルネスによる反芻思考の減少と再評価機能の亢進がうつ状態の軽減に，心配性の軽減が不安症の改善に貢献しているとされている．マインドフルネスにより構造変化を生じる脳部位には，前帯状回皮質(注意の調整)，島および側頭・頭頂接合部(身体感覚，共感性，自他の区別)，背側前頭前皮質(感情調整-再評価)，腹内側前頭前皮質，海馬，扁桃体(不安・恐怖の軽減)などがある．

### 実施法

　座禅の瞑想は止瞑想といい呼吸にひたすら注意をする．この瞑想を基本にして，さらに，ブッパサナー瞑想に進む．カバットジンは次のような静座瞑想法を勧めている．呼吸に注意を集中する瞑想，呼吸と身体の一体感を味わう瞑想，音だけを聞く瞑想，心の中に浮かんだ思いをひたすら観察する瞑想，何も求めないあるがままに座る瞑想．そのほかに，自己の身体の感覚を感じ取るボディー・スキャン，食べる瞑想，歩行瞑想などがある．また，ヨーガで身体との対話をはかり，心身をリラックスさせる．

### 適応疾患

　うつ病をはじめとする種々感情障害，不安症，強迫症，心的外傷後ストレス障害，摂食障害，睡眠障害，物質使用障害，身体化障害，成人期注意欠如・多動症．急性期の精神病は禁忌．健常人でも瞑想により「錯乱状態」を生じる例がある．また，健康増進や自分の感情や行動を管理する目的で学校，職場，刑務所，少年院のほかアスリートのトレーニングにも活用される．

### 治療効果

　種々疾患による抑うつ症状と不安症状に対する効果は実証されている．メタ解析でうつ病の再発予防に抗うつ薬の維持療法とほぼ同等の効果が証明された．エピソード回数の多い患者にも再発予防効果が確認されている．うつ病の不完全寛解の残遺症状にも効果がある．また，最近，抗うつ薬無効例に対する大掛かりな研究でうつ病症状の軽減作用が検証された．不安症では主に社交不安症と全般性不安障害への適応が多い．最近のメタ解析ではうつ病よりも不安症におけるほうが効果率はやや低く，マインドフルネス・ストレス低減法よりもマインドフルネス認知療法のほうがやや効果率が高い．

### 参考文献

1) ZV シーガル，JMG ウィリアムズ，JD ティーズデール（著），越川房子（監訳）：マインドフルネス認知療法．北大路書房，2007
2) J カバットジン（著），春木豊（訳）：マインドフルネス・ストレス低減法．北大路書房，2007
3) 貝谷久宣，熊野宏明，越川房子（編）：マインドフルネスの基礎と実地．日本評論社，2016

# 内観療法
*Naikan therapy*

竹元隆洋　　指宿竹元病院・会長（鹿児島）

### 定義

　内観はわが国の吉本伊信（1916-1988）によって1940（昭和15）年に創始された自己啓発のための精神修養法であった．それが1954（昭和29）年には矯正教育に導入され，1965（昭和40）年には医学・心理学などに導入され「内観療法」とよばれるようになった．内観療法には一定条件のもとで1週間を基本として行われる「集中内観」と，その効果を持続させるために日常生活のなかで継続的に短時間ずつ行う「日常内観」とがある．集中内観の基本的技法は定式化されており，そのしっかりとした治療構造が治療効果を示している．技法は最初から症状や行動の問題に焦点を絞らず，現在までの生活で密接な人間関係であった人物を対象にして，小学1年生から現在までを3年間ずつに区分し①してもらったこと，②してあげたこと，③迷惑をかけたこと，の3つの視点から過去の具体的事実を調べる．その結果，愛情体験と罪責感（現実開放的罪悪感）の相乗効果によって全人生を通じて真実の全人的な自己を発見することができる．

### 適応

　過去の事実を想起できないレベルの知的障

害や認知障害には適応困難であるが，逆に想起可能な心因性疾患にはほとんど適応可能である．内観は真実の全人的自己の発見を目標にしているので神経性障害やストレス関連障害，身体表現性障害，パーソナリティ障害や気分障害(特に遷延性うつ病)にも成果が認められ，特にアルコール依存症，薬物依存症，病的賭博，病的窃盗などの嗜癖行動には有用である．さらに統合失調症の回復期から安定期の心理社会的療法として当院では一応の成果を認めている．

### 集中内観の基本的条件と技法

1) 和室の隅を屏風で仕切り，そこに自由な姿勢で座る．筆者の病院では内観専用の木造2階建ての研修棟で同時に最大14人が座れる．このような施設がなくても病室(個室)でベッドに座ればよい．2人以上の病室ではベッドをカーテンで仕切ればよい．
2) 午前6時から午後9時まで1日15時間(当院では11時間)，食事も屏風の中で食べながら内観放送(内観者の内観面接時の報告を収録したもの)を聞く．そして内観だけに集中して7日間を1クールとする．内観者が希望すれば期間を延長することもある．
3) 面接者(治療者)は集中内観体験者が望ましい．面接は1時間-1時間30分(当院では約1時間)おきに面接が行われ，面接者が屏風の前に座り，屏風を開いて内観者が調べた内容を聞く．1回の面接時間は3-5分間程度．
4) 内観に集中するために行動制限がある．用便，入浴，就寝以外は屏風から出ない．新聞や雑誌，ラジオ，テレビ，内観者同士の雑談などは禁止．携帯電話なども，よほどのことがない限り許可しない．
5) 対象人物は，最初に母，母と接触がなかった場合には母代わりをしてくれた人物を選ぶ．次に父や配偶者などを次々に選ぶ．母や父などに陰性感情(敵意，恨みなど)をもっている場合には内観の後半期に調べるようにする．
6) 年代区分は基本的には3年間隔であるが，高校生以下の内観者には1年間隔としたり1学期ずつに区分したりすることもある．
7) 内観を深化させるために内観の3つの視点の調べ方(内観3項目)以外に「嘘と盗み」とか「養育費の計算」，さらに嗜癖行動や問題行動には「自分の損」「周囲の人々への迷惑」や「酒代の計算」を調べることもある．
8) 当院では1日の内観が終了したら面接者は内観者が調べた対象者や具体的事実，気づいたことやその感想と評価を記録する．内観者も同様の記録をして毎日提出する．しかし，集中内観ができない場合でも，日々の生活のなかで内観3項目の想起を記録する記録内観として「日常内観」を継続することは外来通院の場合でも有効である．
9) 1週間の内観が終了したら座談会を行い，内観による気づきの確認や内観後の効果持続のために「日常内観」の動機づけを強化しておく．

## 描画療法
*art therapy*

**高江洲義英**　いずみ病院・理事長(沖縄)

### 定義

　描画の歴史は古く，有史以来の洞窟画にみるように，人は絵とともに歩んできた．中世，バロックの芸術を経て，絵画は，宗教や貴族の装飾から「祈り」「癒やし」を伴う「安らぎ」の芸術となり，その地の文化・風土を形成してきた．

　ルネサンスの絵画は「人物画」を宗教的神々から，庶民の生活の安らぎとしてきた．さらにレオナルド・ダ・ヴィンチが描いたモナ・リザの背景以来，「風景画」の成立によ

り，風景のもつ「安らぎ」「癒やし」も採り入れてきた．

ことに18世紀の印象派の絵画，モネ，ゴッホさらにムンクやピカソ，ミロ，シャガールなど多くの画家の作品は，今日では病跡学的視点からその自己治療や症状変遷などの「表現精神病理学」という領域を形成している．そして，第二次大戦以降の欧米を中心に，描画表現を媒介とした治療操作が，作業療法やデイケア活動とともに発展してきた．

### 技法選択

描画療法の技法としては，①自由画法，②課題画法，③誘発線法に分けられる．あるいは，①個人法，②集団法，③共同制作に分かれ，集団も①クローズド・グループ（固定参加）と②オープン・グループ（自由参加），③セミ・クローズド・グループなどそれぞれの実践による治療構造と治療操作が考えられ，適切な技法選択とその適応決定が，疾患の病相期や状態像によってスタッフの間で決められていく．

描画テストとしての各種技法は，描画療法に転用できるものが多く，治療状況に応じて臨床現場での判断が求められる．①バウムテスト（樹木画技法）「実のなる木を1本描いてください」，②HTPテスト（家，木，人），③Syn-HTPテスト（統合的，家，木，人，一枚法），④人物画法（DAM）「人を1人描いてください」，⑤動的家族画法（KFD）「家族が何かをしているところ」などのテスト技法，さらに⑥なぐり描き法，誘発線法，拡大画法，そして⑦道画法，⑧間合いによる人物連作画法，⑨風景画連作法など多くの工夫がなされ，治療的視点から⑩風景構成法（LMT）「川，山，田，道，家，木，人，花，植物，石，足りないと思うものを描き風景とする」，⑪枠付法，あるいは⑫MS-SM+C（相互なぐり描き-物語作り＋コラージュ技法）などのすぐれた技法が開発されてきた．その関連領域として，コラージュ療法，箱庭療法，あるいは園芸療法のなかの押し花（造形），クラフトなど多くの実践が試みられている．

### 描画分析

描画の解釈は，①形式分析，②内容分析，③系列分析として読み解くことができる．具体的には，画面の上下左右の空間構成，色彩のもつ心理学的意味，描線や図形のもつ形式特性，主題（内容分析），構図の萎縮，混色，重ね塗りなどから総合的な解釈がなされる．この際に各種疾患による表現特性や，病相期の症状変遷による表現様式を診断と治療に役立てることができ，「臨床図像学」（描画そのもののもつ特性）や「アール・ブリュット」（生の芸術）として考察されている．

### 治療操作と適応決定

これらの自発画や課題画は，多くは臨床の場でのセラピストとクライアントの共同作業であるが，なかには自宅で製作していることもある．「治療状況」や「治療的関与と観察」の視点から，治療構造とその操作の検討を要することも多く，表現のもつ多義性と，固有性をめぐる解釈が試みられている．

治療という行為は「見る-見られる」という視覚的表現行為のみでなく，言語を超えた感情の交流が起きやすく，プレ・バーバルな共時性（シンクロニシティ）を生じさせやすい．描画療法がノン・バーバル（非言語的交流）として着目されてきたゆえんである．

**参考文献**

1) 徳田良仁，大森健一，飯森眞喜雄，他（監）：芸術療法1，2．岩崎学術出版社，1998
2) 大森健一，高江洲義英，徳田良仁（編）：芸術療法講座3．星和書店，1981
3) 阿部惠一郎，高江洲義英（訳）：芸術療法入門．白水社，2004

# 音楽療法
*music therapy*

村林信行　医療法人社団信俊会心療内科アーツクリニック大崎・院長（東京）

### 定義

音楽療法とは，「音楽の持つ生理的，心理的，社会的働きを用いて，心身の障害の回復，機能の維持改善，生活の質の向上，行動変容などに向けて，音楽を意図的，計画的に使用すること」（日本音楽療法学会）と定義されている．

音楽は感覚ニューロンを通じて感情中枢，運動中枢，自律神経系など脳の幅広い領域に刺激を与え，長期記憶，認知プロセスなどにも影響を与える．また音楽活動はコミュニケーションとしてもとらえられ，特に集団音楽活動では社会性が要求される．

音楽は古くから民間療法のなかで，心身の病気を治す目的で用いられてきた．ギリシャ神話や旧約聖書のなかにも音楽を用いて疾病を治したという逸話が残されている．

1940年代に入ると米国では精神科病院でも音楽が治療の手段として用いられ始め，大学でも音楽療法士を養成するコースが誕生した．

わが国では1995（平成7）年に全日本音楽療法連盟（全音連）が設立され，1997（平成9）年から音楽療法士を認定している．全音連は2001（平成13）年に日本音楽療法学会と名称を変更し，現在に至るまで継続的に音楽療法士を認定している．

### 適応

音楽療法の適応は幅広いことが特色である．児童（発達障害，精神遅滞など），精神疾患（統合失調症，うつ病，神経症，心身症，頭部外傷など），疼痛管理（手術前後，医学的処置の前後，分娩時など），高齢者（認知症など），神経疾患（パーキンソン病など），緩和ケアなどの領域で音楽療法の実践が報告されている．

### 分類

能動的音楽療法と受容的音楽療法に分類できる．

能動的音楽療法とは，患者自身が楽器や声を使いながらセッションに参加する方法である．セラピストは，歌唱，楽器演奏，即興などの方法を用いてセッションを行い，患者と交流する．個人と集団を対象としたものに分けられる．

即興とは患者が楽器・音源に関して事前に知識をもたずに演奏・歌唱を行う．この際，治療者と患者の間の音楽的・音響的コミュニケーションに注目する．

集団による既成曲の歌唱は精神科病院や高齢者施設で幅広く行われている．

受容的音楽療法は，音楽を聴くことを通して患者の心身の状態が変化することを目指す．近年は高齢者，緩和医療，未熟児の治療にも応用されている．

### 音楽療法のプロセス

音楽療法の実践の形態は，セラピストの理論的背景によりさまざまであるが，系統立ったプロセスである必要がある．

1) 診断：治療を行うためには対象者を知ることが重要である．医学的診断に加えて生育歴，パーソナリティの評価，認知面・行動面の特色，家族に関する情報，音楽に関する情報（嗜好，声域，器楽的技術）などを聴取する必要がある．

2) 治療目標：短期目標と長期目標を設定する．目標には①病的な状態の治療，②リハビリテーション・教育，③生活の質の向上，④予防，⑤自己発展，自己成長などが考えられる．

3) 治療過程：音楽療法ではその治療過程で音楽を意図的・計画的に使用することが求められる．治療者には，音楽を上手に演奏する能力だけでは不十分で対象者の特徴に配慮してコミュニケーションをとれる能力を

もつことが要求される．
4) 評価：音楽療法の評価には①医学モデル，②精神分析モデル，③行動療法モデル，④人間主義的心理学モデル，⑤コミュニケーションモデルなどさまざまな立場がある．

　いずれの立場をとるにしても，音楽療法施行前後の患者の状態を記録し，セッションのプロセスを評価し，次のセッションに生かすという円環的なプロセスが重要である．

### 参考文献
1) 日野原重明（監），篠田知璋，加藤美知子（編）：標準音楽療法入門（上）（下）．春秋社，1998
2) ハンス＝ヘルムート・デッカー＝フォイクト，他（編著），阪上正巳，加藤美知子，齋藤考由，他（訳）：音楽療法事典．新訂版，人間と歴史社，2004

# 箱庭療法
*sandplay therapy*

**武野俊弥**　武野クリニック・院長（東京）

### 定義
　英国のローウェンフェルトによって子どものための精神療法として考案された技法を，スイスのカルフがユング心理学をもとにさらに発展・完成させた治療法である．内法57×72×7cmの内側を青く塗った箱に2/3ほど砂を入れ，その砂箱の中に種々のミニチュア玩具（人・動物・植物・乗り物・建造物・橋・柵・怪獣・ビー玉などのほかにタイル・ビーズなどの素材や石・貝殻・木片などの自然物，さらに綿や色とりどりの梱包用クッション材などの不定形のものもそろえておく）を用いて患者に好きなものを作らせる．なお，砂箱の内側を青く塗るのは，砂を掘ったときに川や海などの水を表現できるようにするためである．カルフは治療者と患者の人間関係を重視し，それを「母と子の一体性」という言葉で表現した．その治療関係を基盤とした「自由であると同時に保護された空間」のなかで，患者に内的イメージを表現する場を与えることにより，患者の無意識に内在する自己治癒力が大いに賦活され最大限に発揮されることになる．それが本療法の治療原理の根幹であると考えられている．

### 特徴
　西洋起源の治療法ではあるが，200年以上にわたる箱庭の伝統をもち，言語化を経ないでイメージ表現を直感的に理解し洞察することにたけた日本人の心性にとてもふさわしい方法であったため，全世界のなかでもわが国において最も普及し有効に活用されている．
　上述のローウェンフェルトは，同時代の児童分析家であるメラニー・クラインやアンナ・フロイトがあまりにも子どもの遊びをフロイトの精神分析理論に基づいて解釈しすぎることを批判し，解釈なしに治療できる方法としてこの技法を思いついたと述べている．その原点からもわかるように，箱庭療法の特徴として基本的に解釈せずに，患者の内的イメージが表現されていく過程をともに体験し，その表現された作品をともに味わう態度が重視されている．子どもの場合は，遊びながら作るだけで治療はほぼ完結するが，大人の場合は，治療終結のときに写真で記録しておいた全体の作品を振り返り，多少の解釈を行うこともある．このように写真で記録した作品を振り返ることができるため，視覚を通して直接的・具体的・感覚的に治療の流れや布置を把握しやすく，とりわけユング派の精神療法を学ぶ者にとっては，治療全体の流れを読み，かつ布置を読むための訓練としても，非常に優れている．

### 適応と実践
　箱庭療法は，それのみで治療が進んでいくわけではなく，そのほとんどが遊戯療法やそ

の他の精神療法の過程のなかで患者が作りたくなったときに作ってもらうという形をとる．

その適応は，当初は情緒的問題を抱えた子どもが対象であったが，現在では青年や大人さらには高齢者に至るまでその対象が広がっている．病態水準に関しては神経症水準のものが中心ではあるが，自分の心的葛藤を言語化できずに身体化する心身症にもよい適応を示し，さらには十分な配慮のもとに統合失調症の治療にも用いることができる．その場合，急性期は禁忌であり，慢性期や寛解期の病者に用いることが多いが，事前に風景構成法によって構成空間の歪みのないことを確認することが必要である．さらに上述の標準型の砂箱を1割縮小し高さだけ高くした内法51.5×65×10 cmの枠強調箱（反治療的な閉塞感を与えずに，枠のもつ保護機能を最大限に発揮させるために考案されたもの）を用意し，標準箱と2つ並べて病者に好きなほうを自由に選ばせるとよい．統合失調症者以外では枠強調箱を選ぶ者はほとんどいないが，統合失調症者では結構，枠強調箱を選ぶ者が多い．

**参考文献**
1) 河合隼雄（編）：箱庭療法入門．誠信書房，1969
2) 武野俊弥：枠強調砂箱による分裂病者の箱庭療法過程－枠強調砂箱の意義．河合隼雄，山中康裕（編）：箱庭療法研究2．pp 160-178，誠信書房，1985
3) 武野俊弥：ユング派精神療法．精神科治療学 24（増刊）：36-38，2009

# 心理劇
*psychodrama*

磯田雄二郎　焼津病院・副院長（静岡）

### 定義

心理劇（最近はサイコドラマと表記されることが多い）は，ユダヤ系オーストリア人（生地は現ルーマニアの首都ブカレスト）であり，のちにウィーンから米国に移住したモレノ Moreno JL（1889-1974）によって開発された，劇的な手法を用いた集団精神療法の一技法である．ビオン Bion WR やヤーロム Yalom I らによって発展させられてきた集団精神療法が，通常集団で円形に座って会話を行うことを主たる技法とするのと異なり，心理劇はアクションメソッド action methods（行為法）と総称されるものの一部であり，言語よりも動きや表現に重点をおく点に特色があるとされる．ただし，一部で行われているように，演劇を用いて精神病患者集団のグループワークを行ったり，リハビリテーションとして劇を用いる場合とは異なって，心理劇は患者自らが自らのことを今この場で演じるという，即興劇の要素を含んでいるという点が独特であり，またその評価も，一般的な演劇の場合と異なって，どれだけ役割を上手に演じられたかではなく，どれだけ自分の真実を表現し，そこから新しい変化を見いだしたかに重点がおかれており，こうした即興性重視という点では一般音楽と音楽療法との関係性にも通じる点がある．

### 適応

集団にとどまることができる水準の患者であれば，どのような疾病でも対象となりうる．ただし他者や自己に対して破壊的な行動化のやまない患者や，落ち着かずセッションの時間中（1時間程度が多いが）グループで座っていられないような患者は参加が困難で

ある．また対象は精神疾患患者とは限らず，広く一般企業での自己啓発や，対人訓練にも応用ができ，また特に子どもの場合は心理劇的手法のとてもよい対象となることが知られている．

### 分類

心理劇は広義のものと狭義のものとに分けられる．狭義のそれは個人の主役を立てて，集団内で即興劇を行い，劇的な展開を通じ，カタルシスを得て，自己の再統合へと導く技法である．これに対して広義の心理劇は狭義のそれと同一の原理や理論的背景に基づいた，科学的技法であるソシオメトリーや，役割の発展を中心とするロールトレーニング（わが国ではロールプレイの別名で知られている），集団そのものの内部構造を用いた劇であるソシオドラマ，そしてサイコドラマ（狭義の），そしてそれらを総合したものである集団精神療法からなるとモレノは分類した．しかしモレノの死後，モレノの概念を発展させたものとして，プレイバック・シアターや，ドラマセラピーといった新しい発展がみられ，これらも広義の心理劇に含まれている．

### 具体的な進め方

心理劇の初めは集団の形成に始まる．まず，心理劇に参加する希望者を募集し，そこで集団を形成する必要がある．サイコドラマの過程は，具体的には3つの段階に分かれる．それは，①ウォーミングアップ，②劇化（イナクトメント enactment），③シェアリング，とよばれる．第1段階は集団全体のウォーミングアップと個人のウォーミングアップに分かれる．前者については前田ケイの著作『SSTウォーミングアップ活動集』(1999)が最も役に立つ教科書である．第2段階はさまざまな技法を用いて即興劇を進行させ，主役のカタルシスを得たり，新しいロール（役割）の発見を援助する過程である．この実例は筆者らが翻訳した『エッセンシャル・モレノ』(2000)にモレノ自身の経験として示されている．最後の第3段階は「分かち合い」の意味であり，主役の体験し表現した世界に対して，参加者がおのおのの人生からの分かち合いを行う段階をいう．この段階は集団精神療法の醍醐味を示すものとして心理劇においては重視される過程であり，モレノにおいては発展していなかったが，その後発見され重視されるようになった過程である．

なお，2013年に筆者が『サイコドラマの理論と実践』を教科書として出版していることを付記しておく．

**参考文献**

1) 前田ケイ：SSTウォーミングアップ活動集―精神障害者のリハビリテーションのために．金剛出版，1999
2) 磯田雄二郎（監訳），横山太範，磯田雄二郎（訳）：エッセンシャル・モレノ―自発性，サイコドラマ，そして集団精神療法へ．金剛出版，2000
3) 磯田雄二郎：サイコドラマの理論と実践．誠信書房，2013

# TEACCH

*treatment and education of autistic and related communication handicapped children (TEACCH)*

内山登紀夫　大正大学教授・児童精神医学

### 定義

TEACCHはTeaching（教育方法の開発，啓発，デモンストレーション），Expanding（質の高い，エビデンスに基づいたサービスを提供するために，専門的な知見を高める），Appreciating（自閉症の長所を理解する），Collaborating and Cooperating（協力と協同），Holistic（自閉スペクトラム症の人全体，家族とコミュニティ全体の重要性を強調）の頭文字を並べた造語であり，ティーチプログラムとよばれる．1972年に心理学者のショ

プラーにより設立され本部はノースカロライナ大学にある．TEACCH部のサービスの対象は自閉スペクトラム症の児・者であり，診断・評価，親トレーニング，親支援グループ，個別カウンセリング，就労支援などの個人を対象にした臨床サービスに加えて教育機関や福祉機関などのコンサルテーション，支援者の養成・教育，医学的・心理学的研究などを精力的に行っている．

地域住民のサービスについては，ノースカロライナ州内に7つのTEACCH地域センターがあり，各センターがキャッチメントエリアをもち，地域の住民や支援者を対象にTEACCH部専門家による個別支援や地域の学校などのコンサルテーションを行っている．米国各地，英国，北欧，日本などを中心に多くの地域で講演会やトレーニングセミナーを行っている．トレーニングセミナーとは，実際の自閉スペクトラム症の子どもや成人にモデルとして参加してもらい，支援者が通常5日間かけて評価や支援方法を学ぶ実践的なセミナーであり，支援者養成に大きな効果を上げている．

TEACCHのミッションは，自閉スペクトラム症の人のライフスパンを通したコミュニティベースのモデル的な支援を提供することにある．TEACCHは自閉スペクトラム症の人や家族に直接のサービスも提供するが，それにとどまらず自閉スペクトラム症に関連した多様なサービスを行う組織である．

### 適応

対象は自閉スペクトラム症であり，年齢は幼児期から老年期までのすべての年代，知的能力に関しては最重度の自閉症からいわゆる高機能自閉症，アスペルガー症候群までカバーしている．

### 方法

TEACCHは特定の指導技法を指すのではなく，下記の基本理念を重視した自閉スペクトラム症の支援システムである．

1) 既存の理論を当てはめるのでなく，自閉スペクトラム症の行動特性や認知特性を把握することから支援方略を考案する．
2) 親と専門家の協力を重視する．
3) 自閉スペクトラム症の治癒を目指すのではなく，よりよい生活を目指すことをゴールにする．
4) 自閉スペクトラム症の児・者の各領域における能力，認知機能の偏り，興味・関心のあり方などを個別に正確に評価し，その評価に基づいて支援の方法を考える．
5) 構造化された指導を利用する．構造化とは自閉スペクトラム症の児・者が混乱しないように環境を操作する方法である．具体的にはパーティションなどで視覚的刺激を制限するなどの物理的構造化，注目すべき情報をマーカーなどで際立たせる視覚的構造化，視覚的スケジュール，ワークシステムの4つの方法があり，いずれも自閉スペクトラム症の認知特性を考慮し，長所を活用して弱点を補う方法である．具体的な方法は参考文献を参照されたい．
6) 認知理論と行動理論を重視する．認知理論とは人がどのように外界からの情報を処理し，その情報に基づいてどのように判断し行動をプランするかを検討することから出発する理論である．一般に行動分析的アプローチでは表面に現れた行動と環境の関係を重視するが，TEACCHでは表面の行動だけでなく脳内の認知的な情報処理のメカニズムを重視して，介入方法を検討するのが特徴である．
7) スキルを伸ばすと同時に，弱点を受け入れる．
8) 支援者はジェネラリストとして自閉症の人を支援する．例えば心理職であるから心理テストしかしないというわけではなく，担当した支援者が親の支援や教師のコンサルタントなど自己の職種に直接関連したことだけでなく，包括的な支援をする．
9) 乳幼児期から老年期に至るまでの生涯にわたる地域に根ざしたサービスを行う．

### TEACCH のゴール

TEACCH の責任者を長く務めたメジボフによると，TEACCH のゴールは自閉スペクトラム症の人の目を通して世界を見ること，そして彼らの視点を生かしてわれわれの文化のなかで彼らができるだけ自立して機能できるように支援することである．構造化された教育とは，この目的のために TEACCH で開発してきた方略である．

#### 参考文献
1) Mesibov GB, Shea V, Schopler E：The TEACCH approach to autism spectrum disorders. Kluwer Academic / Plenum Publisher, New York, 2005
2) 内山登紀夫：本当の TEACCH－自分が自分であるために．学習研究社，2006
3) ノースカロライナ大学 TEACCH 部ホームページ　https://www.teacch.com/

## 自律訓練法
*autogenic training (AT)*

久保木富房　楽山病院・名誉院長(埼玉)/東京大学名誉教授

### 定義

自律訓練法は Vogt, Schultz, Luthe らによって開発された心身医学的な治療技法である．『心身医学用語事典』によれば，簡潔に公式化された自己教示的語句を反復暗唱しながら，その内容に受動的な注意集中を行うことによって緊張から弛緩へ変換する心身調整法である．

Vogt は催眠に導入された被験者たちの観察から，中性的な催眠状態には健康を維持するために必要な休息効果があると考え，繰り返して中性的催眠に入ることを「予防的休息法」と名づけた．Schultz は Vogt の研究を引き継ぎ，自分自身で催眠状態に入る方法を開発し，予防的休息法を AT へと発展させた．Luthe は AT によって自律神経系が一時的に不安定になることがあり，その状態を「自律性解放」と命名し，あとに述べる自律性中和法に利用した．

### 適応

AT の特徴は，副作用が少ないので適用範囲が広いことである．主に期待される効果はリラクセーション効果であるが，心理面では不安・緊張の低減であり，身体面では基本的な健康状態の改善と血圧のコントロールなど具体的，直接的な効果も認められている．

具体的な例として，肩凝り，筋緊張型頭痛や対人緊張，自律神経失調状態のなかで特に交感神経緊張型の病態，条件づけの機制が働いている病態，ストレス関連疾患，森田神経質などが挙げられている．そのほかに健康な人たちのなかで，リラクセーション法として，あるいは健康づくりやセルフコントロールの方法として活用されている．

Luthe は，AT を行うことによって有害な反応が出たり，症状が悪化する可能性のあるものを禁忌症として挙げている．その例として，心筋梗塞の直後，低血糖症，妄想，離人症的反応，内因性精神障害などがある．

### 分類

AT は，基本的な標準練習と，疾患の種類や重症度によって用いられる特殊練習があり，図 1 のように自律療法として体系化されている．標準練習については次の「手順」のところで述べることとして，ここでは特殊練習について簡単に説明を加えておく．

自律性修正法とは標準練習で得られる被暗示性や心身の疎通性の亢進を利用して，個々の症状の改善を目指す技法である．

自律性中和法とは自律性解放を利用して，葛藤の除反応や言語化を進める技法である．

自律性黙想法とは視覚的イメージの自己誘発能力を開発し，意識と無意識の対話を進める技法である．

### 手順

標準練習の実際的な方法と手順を示す．ま

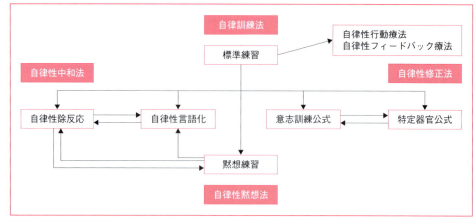

**図1　自律療法の体系**
〔池見西次郎(監訳)，大野喜暉，稲永和豊(訳)：自律訓練法．誠信書房，1971をもとに著者作成〕

ずリラクセーションの得られる姿勢(ベッドや布団の上に横になる．椅子に「どっこいしょ」と座る)をとる．軽い深呼吸を3-5回して，背景公式の「気持ちが落ち着いている」という言葉を頭の中で2-3回繰り返す．次に，受動的注意集中といって，何となく右手(利き手)に，「あぁーこれが自分の右手なんだなー」という思いを頭の中に浮かべる．そして，重感練習に入る．これは，筋肉の弛緩とそれに伴う手足の重たい感覚で，「右手が重たい」という自己暗示を3-5回ゆっくり頭の中で繰り返す．同様のことを右手→左手→右足→左足と進めていく．温感練習も同じく右手→左手→右足→左足と，「右手が温かい」と頭の中で進めていく．

そのまま眠ってしまうときは必要ないが，それ以外のときは取り消しの動作が求められる．両手を強く握って拳をつくり，それをパッと開くなどの動作をしてから起立する．

**参考文献**

1) Benson H, Beary JF, Carol MP: The relaxation response. Psychiatry 37: 37, 1974
2) 松岡洋一，松岡素子：自律訓練法．改訂版，日本評論社，2009
3) 佐々木雄二：実践自律訓練法―1日10分で出来る！ ごま書房新社，2011

## 感覚統合療法
*sensory integrative therapy*

**岩永竜一郎**　長崎大学大学院医歯薬学総合研究科准教授・作業療法学

### 定義

自閉スペクトラム症などの発達障害児者には感覚過敏や不器用さなどが高頻度にみられることがわかっている．感覚統合療法は，そのような発達障害児者の感覚処理機能や運動行為機能を改善するために用いられる．この療法は米国の作業療法士 A. J. Ayres が体系化したものである．近年では，自閉スペクトラム症児に適用されることが多い．

感覚統合療法の内容は幅広いが，スイングやアスレチック遊具などを用いて，子どもに豊富な感覚刺激が入る運動活動などを中心として行われるのが一般的である．そのような活動のなかで，子どもが感覚刺激をうまく処

理して適切な運動・行動を成し遂げられるように誘導する点も特徴である．

### 適応

発達性協調運動症や自閉スペクトラム症，注意欠如多動症などに適用されることが多い．ただし，社会性の障害に対する効果のエビデンスは不十分である．この療法は発達障害児の協調運動，感覚運動，行動などの改善に効果があることが報告されているため，運動や行動の問題へのアプローチに使える手法といえる．

### 分類

感覚統合療法は，元来医療機関などの感覚統合訓練室における個別アプローチが基本であった．ただし，実際には療育現場で集団での感覚統合アプローチが行われることも多い．教師が感覚統合理論を取り入れた指導を行うこともある．それは感覚統合法とよばれている．さらにコンサルテーションモデルでの感覚統合の活用なども行われている．保護者や教師に対して，家庭や学校での感覚刺激の与え方の調整の仕方や運動の問題に対する指導方法に関する助言をすることも多い．

### 感覚統合療法の手順

1) アセスメント：まず，対象児の感覚処理や運動機能を調べる．協調運動とそれに関連する感覚処理の評価には，日本版ミラー幼児発達スクリーニング検査（JMAP），日本版感覚処理・行為機能検査（JPAN）などが用いられることが多い．感覚過敏など，感覚刺激への反応異常は，感覚プロファイル（SP），日本版感覚インベンストリー（JSI-R）などの保護者への質問紙を用いて評価されることが多い．そして，検査結果に基づきその問題を改善するための指導および支援計画を立てる．
2) 感覚統合療法の実施：対象児の感覚処理障害の特性に応じて立てられた指導計画に基づいて感覚統合療法を実施する．バランスの問題が大きい子どもにはスイング上でのバランス活動などを行う．運動行為機能の問題が大きい子どもにはボールプールなどで触覚刺激を取り入れ身体各部への認識を高めたり，アスレチック遊具での活動などで運動行為機能を高めたりする．
3) 保護者や保育士・教師のコンサルテーション：感覚統合療法の実施と並行して，保護者や保育士・教師に子どもの障害特性について説明したり，コンサルテーションを行ったりする．子どもに感覚過敏などの感覚刺激への反応異常がある場合には，学校などでの配慮が不可欠であるため，感覚統合理論を知っている専門家が学校や家庭生活における工夫を提案することもある．また，ホームプログラムを作成したり，それを実施してもらうようお願いすることもある．

### 参考文献

1) Iwanaga R, Honda S, Nakane H, et al: Pilot study: efficacy of sensory integration therapy for Japanese children with high-functioning autism spectrum disorder. Occup Ther Int 21: 4-11, 2014
2) Schaaf RC, Benevides T, Mailloux Z, et al: An intervention for sensory difficulties in children with autism: a randomized trial. J Autism Dev Disord 44: 1493-1506, 2014

# EMDR

*eye movement desensitization and reprocessing*

**本多正道**　本多クリニック・院長（兵庫）

### 定義

EMDRとはeye movement desensitization and reprocessingの略語であり，日本語では「眼球運動による脱感作と再処理法」と訳されている．トラウマ記憶を想起しながら，治療者が左右の眼球運動を加えていくと

同時に，トラウマ体験によって引き起こされている認知の歪み，苦痛な情動，苦痛な身体感覚などへもアプローチを加えていく．そして，単にトラウマ記憶から来る苦痛を脱感作するだけではなく，トラウマ体験がもたらした人生への歪みや目標の喪失などを乗り越え，トラウマ体験の人生における位置づけや意味づけを行い，未来に向けての対処や目標を構築していくなど再処理とよばれる幅広い治療効果が得られる．

興味深いのは，こうした治癒のプロセスが患者のなかで自発的に進むことが多いことである．ちょうど，皮膚を縫合すると癒合するプロセスが自然に進むように，EMDRが本来患者がもっているトラウマからの治癒過程を促進しているような変化が起こっていく．

### 適応

基本的にはトラウマ，すなわち心的外傷の病理を基盤とする症状，病態の治療に有効な心理療法である．適応疾患の代表例としては心的外傷後ストレス障害（PTSD）が挙げられるが，PTSDの診断基準を満たしていなくても，外傷体験から由来するトラウマの病理をもった症状，病態の治療に幅広く有効である．

PTSDに代表される単回性のトラウマに有効なのはもちろんとして，幼少期の虐待など長年にわたって慢性的に繰り返されたトラウマの治療にも適応することができる．ただ，慢性的なトラウマは，より複雑な病理を抱えており，治療者の臨床的な経験，知識，治療技術により効果は左右される．このあたりは外科手術の例と同じく，難しい手術ほど術者の熟練を要することと似ている．

適応障害，抑うつ状態，パーソナリティ障害という診断がつく患者のなかにも，トラウマの病理を背景に抱えている場合があり，その場合にはEMDRによる改善効果がみられる可能性がある．

パニック症や強迫症にも効果があるともいわれているが，EMDRでパニック症の病理や強迫症の病理そのものが改善されるというよりも，これらの病態のなかにしばしばトラウマ体験としての病理が含まれていて，それが症状の悪化に寄与している場合には，EMDRによってトラウマ体験の病理の部分を処理することにより悪化要因を除去することで，一定の改善をみることができる．

### 適応の注意

EMDRはトラウマの病理に対して非常にシャープな治療効果をもつ治療方法であるので，EMDRが奏効しない場合にはなぜだろうという素朴な疑問がわく．多くはトラウマとは違う病理が併存している場合，隠れたトラウマがある場合，解離の問題がある場合などである．

治療者は，外傷体験とそれに引き続く症状をみた場合に，トラウマの病理ばかりに目が向きがちになってしまいやすいが，併存疾患としてトラウマ以外の病理がないかどうかを検討することは重要である．自閉スペクトラム症の病理を抱えている場合，ストレスに対する脆弱性があるためにトラウマ症状がより増強されたり，安定化が困難で治療への導入が難しかったりすることがある．双極性感情障害など他の精神疾患との併存もしばしばみられる．

患者の訴える外傷体験とは別の外傷体験が語られずにいたり隠れている場合，時として未知のトラウマが邪魔して，既知のトラウマの処理が進まないという現象がみられる．他の隠れたトラウマが存在しないかという注意も大切である．

解離症状がみられる場合も注意が必要である．より複雑で重篤なトラウマの病理が隠されている可能性があるし，時に発達障害の病理から解離症状がみられている場合もある．

### EMDRの手順

基本的にはトラウマ記憶を想起しながら左右の眼球運動を行っていくという刺激を加えていく．そういう意味でトラウマ記憶への曝露を行っているといえるが，トラウマ記憶へ

の曝露だけを行っているわけではなく，トラウマ記憶のもたらす認知への影響，情動，身体感覚なども並行して取り扱いながらトラウマ処理が進められている．

　トラウマを扱い，治療を行うということは，患者に大きな苦痛をもたらす可能性があるというリスクのある行為である．ちょうど，外科医が外傷を取り扱う際のリスクと似ている．そのため，EMDRの技法の習得については，EMDR国際協会（EMDRIA）のガイドラインに従った6日間のトレーニングを受講することが望ましく，日本では日本EMDR学会がトレーニングを開催している．

# 持続エクスポージャー療法
*prolonged exposure therapy (PE)*

金　吉晴　国立精神・神経医療研究センター精神保健研究所・成人精神保健研究部部長

## 概念

　持続エクスポージャー療法（PE）は，ペンシルバニア大学のEdna Foa教授によって作成され，遷延する心的外傷後ストレス障害（PTSD）症状の原因を回避avoidanceであるとの仮定のうえに立ち，avoidanceとは逆の直面化confrontationを系統的に行うことによって，体験記憶の馴化habituation，処理processingを促進する技法である．当初はレイプ被害者を主な対象としていたが，現在では体験の種別によらず，PTSD一般に対する治療として高く評価されている．米国学術会議の報告書ではPTSDについての各種治療法のなかで唯一十分なエビデンスが認められている．

## 治療プログラムの手順

　治療プログラムでは，週1回あるいは週2回として，合計10回の面接が行われる．所要時間はそれぞれ90-120分間である．1つのセッションのなかに異なった治療課題があり，またセッションごとに治療課題が段階的に進展するように定められている．技法としては，治療のなかで体験を想起させ，体験に伴う感情を十分に感じながら体験について語る想像エクスポージャー imaginary exposureと，実生活のなかで回避をしている対象を選んで，あえてそのような対象に接することによる現実エクスポージャー in vivo exposureが主なものである．それ以外に，トラウマ非反応についての心理教育と，被害に伴う認知の歪みの再構成cognitive restructuringが含まれる．

　想像エクスポージャーは，患者が体験記憶に感情的に適切に触れながら，体験について話すことを促していく技法である．想像エクスポージャーの最中には，治療者は患者が事件記憶を再体験し，それについて話すことを促す．患者が内心の恐怖に打ち勝って話し続けていることに対する支持的なコメントを挟んでもよいが，想起の流れを妨げないように注意する．問題となるのは感情的な関与の程度によって新たな回避が生じることである．すなわち，体験当時の感情を強く再体験し，コントロールができなくなるために語ることが妨げられるというover-engagement，また感情を切り離し，体験の表面的な概要だけをひとごとのように，一見平静に語り続けるというunder-engagementが生じる．それらを調整するための手段として，開眼，閉眼や，現在時制，過去時制の使い分けを行ったり，治療原理の再説明を行う．なお想像エクスポージャーの様子は録音し，患者は毎日家でそれを聞くという宿題をしなくてはならない．

　第6セッション以降，治療の進展に伴い，hot spotとよばれる方法が用いられる．これは体験の最も苦痛な場面に焦点を当て，それを繰り返し語らせるという技法である．通常，5分程度の場面が選ばれることが多い．この技法を用いるにつれて，患者はover-engagementもしくはunder-engagementの

状態を乗り越え，適切にトラウマ体験に焦点を当てた治療を続けることができ，馴化，認知修正の効果がもたらされる．通常は第10セッションで終了するが，改善が不十分だった場合には2-5回程度のセッションを追加することもある．

PEは不安を喚起する治療であるから，抑えていた感情が治療中に一気にこみ上げ，泣き出したり，感情のコントロールを失ったり，侵入症状などが悪化することもある．治療中に生じた不安に支持的，共感的に対処し，患者を安全に帰宅させる能力がないとPEは実施できない．止血できないのに手術をするようなものである．十分なコミュニケーションスキルのうえに，通常は24時間の研修と2例程度のスーパーバイズを受けることが必要である．

**参考文献**
1) 金 吉晴，小西聖子（監訳）：PTSDの持続エクスポージャー療法．星和書店，2009

# 電気けいれん療法
*electroconvulsive therapy (ECT)*

上田 諭　日本医科大学講師・精神医学

### 適応と方法

電気けいれん療法（ECT）は，薬剤抵抗性ないし不耐性の内因性うつ病，緊張病性の躁うつ病病態，緊張型または興奮著明な統合失調症，精神病病像を伴うパーキンソン病などを主たる適応とする精神科治療に必須の治療法である．ところが，その実施方法がいまだに浸透していないことが治療倫理にかかわる大きな問題点である．短パルス矩形波（以下，パルス波）治療器によるECTで効果を得るためには，麻酔，刺激用量設定，発作評価などにいくつかのパラメータ設定と評価が不可欠である．

なお，本項の内容は，米国精神医学会出版局の最新の教科書（2010）と国内のガイドラインといえる「電気けいれん療法（ECT）推奨事項　改訂版」（精神神経誌，2013）に拠っている．また，本項でいうECTは，麻酔管理のもとでの無けいれん性でパルス波治療器を用いる手法を指す．本手法が世界標準のECTであり，これを「修正型ECT」とか「m-ECT」とよぶのはもはや適切ではない．

### 効果判定——発作波の有効性評価

誘発した発作が臨床効果につながる発作であるかどうか．効果的なECTを実現するために，その判定は欠かせない．発作が一定時間生じてもそれが「不適切な発作」であれば，次の施行の回には刺激電気量を上げる必要がある（次項に詳述）．

重要なのは主に発作時脳波により以下を確認することである．

①規則的な対称性高振幅発作波，②発作後抑制postictal suppression（p.i.s.），③一定の発作持続時間であり，これらがそろうと④交感神経系の興奮を伴う．これらすべてが認められることを確認できれば，それは臨床効果に確実につながる発作である．

よくある誤解は，「けいれん発作が長く出れば効く」「25秒以上脳波上発作があれば有効」という思い込みであるが，発作持続時間は良好な発作波と発作後抑制を導くために最低限確保されていればよく，有効性判定にとって重要ではない．米国精神医学会でECT Task Force Report（邦訳「ECT実践ガイド」医学書院）をまとめたWeinerによる「刺激電気量と発作持続時間の関係」（図1）を認識しておくことがきわめて重要である．個人差はあるが，両者がパラレルなのは発作閾値を超えたばかりの刺激用量域のみであり，ある刺激用量を超えると，刺激用量を上げれば上げるほど発作時間は短くなるのが典型的である．ECTで最も発作が長くなるの

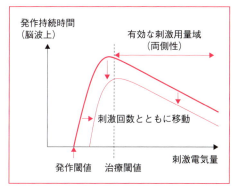

**図1　刺激電気量と発作持続時間の関係**

は，発作閾値を少し超えただけの弱い用量の刺激なのである．

　図1でさらに注目すべきは，臨床効果を生む刺激用量が発作閾値をある程度大きく超えた用量であること（次項に詳述）で，そのポイントが図中の「治療閾値」のライン（両側性電極配置の場合）である．

以下に具体的な判定項目について述べる．

### A. 規則的な対称性高振幅波（図2）

　高振幅で対称性同期性の徐波（棘徐波）が規則的に一定時間以上出現することで適切と判定される．図2のaは，十分な振幅と規則性をもった理想的な発作波，bはやや不規則だが対称性高振幅波が一定程度認められるので適切．他と比べて振幅が明らかに小さいc）は，規則的な個所もあるが発作波として不十分である．

### B. 発作後抑制（p.i.s.）（図3）

　十分な全般化発作のほとんどには，発作後抑制すなわち発作終了後の脳波平坦化をみる．これにより，適切な発作であったかどうかの判定が可能である．

　発作後抑制には2つのタイプがある．1つは，高振幅の発作波から急激に平坦化する場合である〔図3のa）〕．もう1つは，発作波が徐々に振幅と規則性を弱め，緩徐に平坦化へと至る場合である〔図3のb）〕．これも適

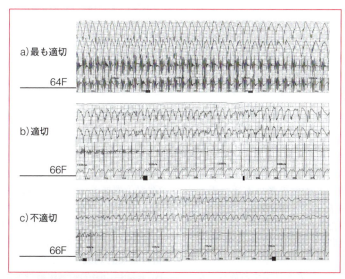

**図2　規則的な対称性高振幅波の評価**
a）は高振幅（500μV前後）の対称性の高振幅波が規則的にみられる．b）は一部不規則であるが，全体にほぼ高振幅（300-400μV）の棘徐波がみられる．c）は発作は出ているが，振幅が小さく十分ではない．

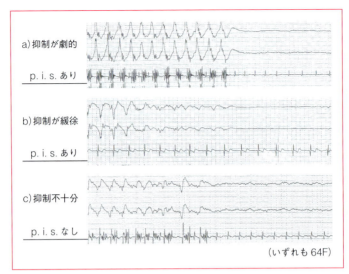

**図3 発作後抑制の評価**
a),b)とも発作後抑制(脳波平坦化)がみられるが,a)が発作波が急激に平坦化しているのに対して,b)は移行が緩徐である.c)は発作波終了後も平坦化に至っていない.

切な発作後抑制と判定されるが,b)タイプを見いだすためには,脳波の振幅が微弱となり発作が終了したと思われても,平坦化するかどうかをみるために10秒は脳波モニターを流しておく必要がある.図3のc)は,発作波が消えたあとも平坦化していない.

### C. 交感神経系の興奮

全般化発作が生じれば,交感神経優位となり一過性に心拍数と血圧が急上昇する.したがって,前述のA.とB.がともにみられれば,まずこの反応を伴わないことはない.併せて記録紙上の心電図異常にも注意する.ECT施行6回目で心室頻拍から死亡した32歳女性の報告(2013)があるが,初回から異型狭心症を示唆する心電図異常が認められていた.

以上を踏まえ,筆者が推奨する施行アルゴリズムを図4に示す.

### 1.5倍の%に上げる－適切な刺激用量設定

ECTの有効な刺激電気量に関して,臨床効果を得るには,両側性電極配置の場合,発作閾値の1.5-2.5倍の刺激電気量が必要であること(片側性では2.5-6倍)が指摘されている.図1が示すように,発作閾値をある程度大きく超える刺激用量すなわち「治療閾値」を超える用量が必要なのである.紙幅の関係で,両側性のみについて述べる.

### A. 初回の刺激用量設定

初回の用量設定には,一般にhalf-age(半年齢)法と滴定法があるが,両側性電極配置の場合,年齢の半分の%で初回刺激を行う(年齢が端数を伴うときは四捨五入して,その半分とする)half-age法が推奨される.発作が不発・中断(脳波上15秒以下または運動発作10秒以下)した場合は,同じ回で1.5-2倍の%で再刺激する(2度まで).

### B. 2回目以降の刺激用量設定

2回目以降の用量設定こそが治療転帰を決定する.

まず前項で述べた発作評価を行い,不適

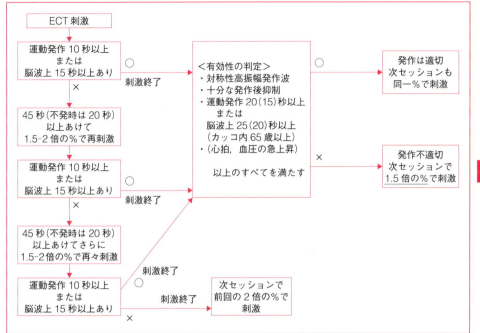

図4 推奨されるECT施行アルゴリズム(両側性電極配置, half-age法)

な発作であると判定された場合は，次回に1.5倍の％で刺激する(適切な発作の場合は，次回も同じ％で刺激する)．重要なことは，上げ幅の％絶対値ではなく発作閾値の1.5-2.5倍の％になっているかどうかにある．発作閾値はECTの刺激回数ごとに自然に上昇する．ある刺激用量による発作が不適切，すなわち高振幅発作波が乏しくなったり発作後抑制が曖昧になったりすることは，その刺激用量が「治療閾値」を下回り発作閾値へ接近していることを意味している．つまり不適切な発作とは，発作閾値をかろうじて超える刺激用量の結果生じた発作なのである．次回に「治療閾値」を超える発作になるために1.5倍の上げ幅が妥当な理由はここにある．

なお，国内のパルス波装置は上限が100％(504ミリクーロン＝mC)であるため，70％以上では次回1.5倍すると用量が上限を超えるが，その場合は100％で行う．

上げ幅が小さすぎると用量が「治療閾値」を超えず，図1でみたように不十分な発作で持続時間が長くなりすぎる危険がある．せん妄など認知の障害，十分に交感神経優位にならないことによる徐脈や心停止が生じかねない．最悪の場合，発作の遷延，遅発性発作が出現する．

**BZ系薬剤は禁止──発作抑制要因の配慮**

発作評価と刺激用量設定をどんなに適切に行っても，発作を台無しにするものがある．麻酔薬と併用薬としてのベンゾジアゼピン(BZ)系薬剤である．この2つが発作の成否に及ぼす影響はきわめて大きい．

麻酔薬はプロポフォールのような「発作時間を短くする」種類を極力避け，かつ用量と麻酔深度を最小限にすることが求められる．麻酔科との連携も大切になる．

精神科医自身ですぐにできることは，BZ系薬剤への対処である．BZ系薬剤は，用量

依存性に発作時間を減少させ，発作閾値を上昇させる．常用している睡眠薬や抗不安薬などすべて数日前から中止とすべきである．超短時間作用のゾルピデムやゾピクロンなども影響を与えずにはおかない．不眠時の頓用などとして投与しないよう注意したい．

どうしても中止できないとき，また緊張病特に悪性緊張病の治療で高用量BZを併用しているときには，BZ拮抗薬のフルマゼニルを麻酔前投与する．麻酔薬投与1-3分前に0.5mgを緩徐に静脈内投与する．注意すべき点は，本薬剤の作用のピークが2-6分後にあり，電気刺激のタイミングが早すぎると拮抗効果が不足することである．

### 認知面の副作用への対処

副作用として最も問題になりうるのは，認知面の問題特に逆向性健忘を中心とする記憶障害である．しかし，若年成人の患者であれば，ほとんどの人はECT治療終了後まもなく記憶はほぼ回復する．中高年から高齢の患者では，回復に1，2か月を要する人もいるし，一部の記憶が回復しない場合もある．ただ，それが復帰後の生活の障害になることはほとんどない．一部の記憶がどうしても回復しない患者がいることは事実であるが，適切な方法で行う限り，ECT施行の利益はそれをはるかに超えるものであると考えられる．

記憶障害が顕著になった場合，通電直後以外にもせん妄を生じるようになった場合は，対処として施行間隔をあけるべきである．刺激用量を下げることは，「治療閾値」を下回る可能性があり，通常適切ではない．場合によってはECT中止も検討する必要がある．

#### 参考文献

1) 上田 諭：ECT における発作評価と「治療閾値」の重要性―米国の Visiting Fellowship に参加して．精神医学 49：1135-1141, 2007
2) Mankad MV, Beyer JL, Weiner RD, et al: Clinical Manual of Electroconvulsive Therapy. American Psychiatric Publishing, 2010〔本橋伸高，上田 諭(監訳)，鈴木一正，竹林 実(訳)：パルス波ECTハンドブック．医学書院，2012〕
3) 本橋伸高，粟田主一，上田 諭，他：電気けいれん療法(ECT)推奨事項 改訂版．精神経誌 115：586-600, 2013

## 経頭蓋磁気刺激
*transcranial magnetic stimulation (TMS)*

**鬼頭伸輔** 国立精神・神経医療研究センター病院・精神先進医療科医長

### 定義

経頭蓋磁気刺激(TMS)は，非侵襲的に大脳皮質を刺激し皮質や皮質下の活動性を変化させる技術である．直径7-8cmの8の字コイルに瞬間的な電流を流すことにより，磁場が形成され，それに伴って生じる誘導電流が，主に神経細胞の軸索を刺激する．従来は，神経生理学的領域における検査方法として利用されてきたが，1990年代から，うつ病の治療に応用され，2008(平成20)年，世界で初めて，米国がTMSを薬物療法に反応しないうつ病の治療機器として認可した．修正型電気けいれん療法とは異なり，静脈麻酔や筋弛緩薬などの前処置は必要とせず，外来でもTMSを実施できる．

### 適応

精神神経科領域では，うつ病，双極性障害，統合失調症，依存症，強迫性障害などの疾患の治療に試みられている．現在では，米国に加えて，カナダ，オーストラリア，韓

表1 TMSが推奨される状態

・中等症以上のうつ病
・既存の薬物療法に反応しない
・電気けいれん療法が推奨される場合を除く

表2 TMSの禁忌とけいれんのリスク

| | |
|---|---|
| TMSの絶対禁忌 | 人工内耳，ペースメーカー，脳深部刺激，投薬ポンプなどを有する患者 |
| けいれんのリスクが高いあるいは不明なもの | 安全基準を超える刺激条件のTMS，てんかんの既往，頭蓋内病変の既往，けいれん閾値を低下させる薬剤の内服歴，睡眠不足，アルコール依存 |
| けいれん以外のリスクが高いあるいは不明なもの | 埋め込まれた脳深部刺激電極，妊娠，重篤な心疾患を有する患者 |

(鬼頭伸輔：国内外におけるrTMSの現況，安全性に関する留意点．精神経誌117: 103-109, 2015, 松本英之，宇川義一，臨床神経生理学会脳刺激の安全性に関する委員会：磁気刺激法の安全性に関するガイドライン．臨床神経生理学39: 34-45, 2011 より)

表3 TMSを行う際の問診事項

- けいれん，てんかんの既往
- 失神の既往
- 重度の頭部外傷の既往
- 聴覚異常，耳鳴の有無
- 妊娠の有無
- チタンを除く頭蓋内金属の有無（金属破片，クリップなど）
- 人工内耳の有無
- 埋め込み型刺激装置の有無（脳深部刺激，硬膜外電極，硬膜下電極，迷走神経刺激電極など）
- 体内金属の有無（特にペースメーカーや心臓内カテーテル）
- 植え込み型投薬装置の有無
- 内服薬の有無（けいれん閾値を下げる薬剤を確認する）
- 脊髄手術歴の有無
- シャント手術歴の有無
- TMSを受けた経験
- MRIを受けた経験

(鬼頭伸輔：国内外におけるrTMSの現況，安全性に関する留意点．精神経誌117: 103-109, 2015, 松本英之，宇川義一，臨床神経生理学会脳刺激の安全性に関する委員会：磁気刺激法の安全性に関するガイドライン．臨床神経生理学39: 34-45, 2011 より)

国，欧州の一部で，薬物療法に反応しないうつ病の治療法として認可されている．表1にTMSが推奨される状態を示す．昏迷，精神病症状，著しい自殺念慮を伴う，もしくは，精神症状や身体症状が重篤で，迅速な改善が求められる場合には，電気けいれん療法が推奨される．TMSは刺激部位に近接する金属を発熱させるか，その位置を動かしてしまう可能性があるため，体内金属は禁忌となる（表2）．妊婦は，けいれんのリスクが不明であることから，リスク・ベネフィットを十分に考慮する．TMSを行う際の問診事項を示す（表3）．

### 分類

規則的な刺激を連続して行うものをrepetitive TMS (rTMS) という．rTMSは，10-20 Hzの高頻度刺激により皮質興奮性が増強し，1 Hzの低頻度刺激により皮質興奮性が抑制される．うつ病患者では，左背外側前頭前野の機能低下と相対的な右半球の機能亢進が報告されてきた．したがって，うつ病の治療では，左前頭前野への高頻度刺激，あるいは，右前頭前野への低頻度刺激が選択される．さらに，同日に両側の前頭前野に高頻度刺激と低頻度刺激を行う方法もある．また，特殊コイルを使用したdeep TMSや，patterned rTMSとよばれるtheta burst stimulation (TBS)，quadripulse stimulation (QPS) などの刺激方法もある．

### 手順

標準的な刺激方法である左前頭前野への高頻度刺激の手順を説明する．

1) 評価：頭蓋内病変，けいれんのリスク，体内金属に関する問診と精神医学的な評価を行い，必要に応じて，頭部CT，MRI，脳

波などの検査を実施する．服薬，睡眠，アルコール摂取なども確認する．
2) 刺激部位の決め方：短母指外転筋の一次運動野を同定する．左前頭前野を刺激する場合は，右短母指外転筋の筋収縮を確認しながらコイルの位置を調整する．至適刺激部位から，矢状断に沿って前方5cmを治療標的部位とする（5cm法）．
3) 刺激強度の決め方：短母指外転筋の一次運動野を刺激し，10回中5回以上，運動誘発電位が50μVを超えたときの刺激強度を基準とし100％MT（motor threshold）とする．
4) 刺激条件：標準的な刺激方法では，左前頭前野を刺激部位とし，刺激強度120％MT，刺激頻度10Hz，刺激時間4秒，刺激間隔26秒，1日に計3,000回（37分30秒）の刺激を週5日，4-6週間行う．

### 有効性と安全性

薬物療法を併用しない二重盲検での寛解率は15-20％であり，薬物療法を併用した非盲検では30-40％の患者が寛解に至る．寛解した患者の58％は，3か月後も寛解を維持していた．頻度の高い有害事象としては，頭痛，刺激部位の疼痛，不快感が20-40％程度にみられる．治療日数を重ねるにつれ，これらはすみやかに軽減する．けいれん発作の頻度は0.1％未満である．

**参考文献**

1) George MS, Taylor JJ, Short EB: The expanding evidence base for rTMS treatment of depression. Curr Opin Psychiatry 26: 13-18, 2013
2) 鬼頭伸輔：国内外におけるrTMSの現況，安全性に関する留意点．精神経誌117：103-109, 2015
3) 松本英之，宇川義一，臨床神経生理学会脳刺激の安全性に関する委員会：磁気刺激法の安全性に関するガイドライン．臨床神経生理学 39: 34-45, 2011

# 断眠療法
*sleep deprivation therapy*

**越前屋勝**　えちぜんや睡眠メンタルクリニック・院長（秋田）

### 治療の概要

うつ病患者を一晩眠らせないことで抗うつ効果を示すという断眠療法は1970年代に広く知られるようになり，欧州を中心に各国で実施されてきた．断眠療法は，①一晩の断眠直後から効果が発現する，②有効率が約60％と高い，③副作用が少ない，④薬物抵抗性の難治性うつ病にも有効である，といった利点がある．一方で，①効果が持続しにくく，断眠療法後の回復睡眠で再燃してしまうことがある，②断眠中覚醒を維持させるために工夫が必要，③患者の治療を受ける十分なモチベーションが必要，④診療報酬請求ができない，といった欠点があり，今日までわが国ではあまり普及しなかった．しかし，断眠療法の効果を増強・持続させる方法について研究され，その知見が集積されてきている．

### 断眠療法の種類

断眠療法には，一晩全く睡眠をとらない「全断眠」，通常の就寝時刻に眠ったあと，深夜（午前2時頃）に覚醒させて以後は眠らない「夜間後半部分断眠」，夜間の前半部分は眠らない「夜間前半部分断眠」といった方法がある．全断眠は1回の断眠直後から抗うつ効果が発現することが多く，その有効率は約60％である．有効率は全断眠，夜間後半部分断眠，夜間前半部分断眠の順に高いと考えられている．

### 断眠療法の実施方法

断眠療法を実施する際は，睡眠を許可する時間帯および睡眠を禁止する時間帯の治療スケジュールを患者に明示する．断眠中は，読書，ゲーム，映画鑑賞，音楽鑑賞など患者が希望することをして過ごしてよい．夜間のみ

ならず日中の睡眠でも，短時間の睡眠であっても，断眠療法の効果を減弱させてしまいやすい．特に早朝から正午にかけての時間帯に睡眠をとると断眠療法の効果は減弱しやすい．したがって，計画された睡眠時間帯以外は眠らないように治療者側がよく観察していることが必要である．

### 断眠療法の副作用

断眠療法中には，眠気，疲労感，倦怠感，頭痛などが生じることがあるが，治療非反応者ほどこれらの症状が生じやすく，抑うつ症状の悪化と区別がつきにくいといわれている．抑うつ症状の悪化は2-7%で起こると報告されているが，多くは軽度の悪化のみである．全断眠中に最も眠気が強くなりやすい時間帯は早朝であり，それを過ぎると眠気は比較的弱くなりやすい．一方，治療反応者はあまり眠気を訴えない傾向がある．双極性障害の患者において，断眠療法によって躁転する割合は約10%であり，抗うつ薬による治療によって躁転する割合と同程度であると報告されている．

### 断眠療法の効果を増強・持続させる併用療法

上述したように，断眠療法は効果が持続しにくいという欠点があり，断眠療法単独では，回復睡眠や短い昼寝のあとでさえ部分的あるいは完全に再燃してしまうことがある．それに対し，断眠療法の抗うつ効果を増強・持続させる方法として以下の方法が推奨されている．

#### A. 薬物治療の併用

1回の断眠療法の急性効果に関しては，薬物治療併用の有無によって効果の違いはないことが知られている．一方，断眠療法の効果を持続させるという点では，薬物併用群は非併用群に比較して効果が長く続くということが報告されている．炭酸リチウムの併用が断眠療法の効果を増強・持続させることは数多く報告されている．断眠療法と各種抗うつ薬の併用で効果が増強・持続されることも報告されている．

#### B. 高照度光療法の併用

断眠療法の施行後に高照度光療法を行うことで断眠療法の効果が持続しやすいことが知られている．断眠中の早朝に30分-2時間行うことが多い．断眠後に数日間，朝に行う方法も有効である．

#### C. 睡眠位相前進の併用

断眠療法のあとで睡眠相の位相前進を行う（通常よりも早い時間帯に睡眠をとらせる）ことで断眠療法の反応者の再燃を防ぐことが多数の研究によって示されてきた．例えば，全断眠のあとの回復睡眠を17-24時にとらせ，その翌日以降は19-2時，21-4時，23-6時と1日2時間ずつ睡眠時間帯を遅らせて元に戻していく方法が行われている．

### 参考文献

1) Benedetti F, Barbini B, Colombo C, et al: Chronotherapeutics in a psychiatric ward. Sleep Med Rev 11: 509-522, 2007
2) Echizenya M, Suda H, Takeshima M, et al: Total sleep deprivation followed by sleep phase advance and bright light therapy in drug-resistant mood disorders. J Affect Disord 144: 28-33, 2013
3) 越前屋 勝：うつ病の時間生物学的治療. 睡眠医療2: 51-56, 2007

## 高照度光療法
*bright light therapy*

三島和夫　国立精神・神経医療研究センター精神保健研究所・精神生理研究部部長

### 概要

高照度光療法（光療法）は，ある特定の時間帯に高照度光を照射することで抗うつ効果や生体リズムの位相変位を惹起する身体療法の1つである．主として冬季うつ病（季節性感情障害）および概日リズム睡眠障害に用いられる．網膜から入射した光が，後頭葉の一次

視覚野を介した「物を見る」視覚性作用のほかに，網膜-視交叉-視交叉上核（網膜視床下部路）を介した生物時計の調節，さらに視床下部腹内側核や外側視床下野を介した自律神経機能の修飾，縫線核を介した気分調節など多様な非視覚性作用を有することを利用した治療法である．

### 実施手順

光療法は，①日照不足もしくは光感受性低下を補うことによる抗うつ効果，および②特殊な時間帯での集中的な照射による生物時計の矯正効果の2つを目的として行われる．患者の網膜に数千-1万ルクスの高照度光を入射させる．ちなみに屋外では数万-十数万ルクスの自然光を浴びられるが，家庭用照明器具はせいぜい500-1,000ルクス程度であり，抗うつ効果も生物時計の矯正効果も全く不十分である．眼精疲労を防ぐ観点からも光源を持続的に注視する必要はなく，1分につき十数秒-数十秒間の割合で光源に視線を向ける程度でよい．照射面に対する視線の角度や光源からの距離が変化すると，眼球に入射する照度は大幅に減少するため，受光方法を十分に指導する．効果が乏しいと訴える患者の多くは，使用法の誤りから不十分な光照度で施行しているケースが多い．光照射器は主として全波長帯域をもつ蛍光灯が用いられ，多くは携帯可能である．最近では非視覚性作用の強い青色光（波長460nm付近）を発するLEDを用いた機種も市販されている．

### 高照度光の位相調整作用

網膜に入射した高照度光は翌日の睡眠および生体リズム位相を変位させる．光を浴びた時間帯と翌日リズム位相の変位の間にはある規則性があり，覚醒時刻の2時間前から6時間後に相当する時間帯（健常人では早朝から正午過ぎに相当）にかけて光を浴びると翌日の位相は前進し，逆に入眠時刻の6時間前から5時間後に相当する時間帯（健常人では夕刻から深夜に相当）にかけて光を浴びると翌日の位相は後退する．この関係性をプロットしたものが位相反応曲線とよばれる．また，ある範囲内では光照度が高く照射時間が長いほど位相前進幅が大きくなる．1日での位相変位の総計は位相反応曲線下の積分値となる．

### 照射時間帯と照射時間

冬季うつ病に対しては午前中に1-2時間にわたり照射するのが標準法であるが，日中や夕照射の有効性も確認されており，照射時刻間で差異がないという研究報告もある．したがって過眠（覚醒困難）や制止症状のために早朝の実施が難しい場合にはその他の時間帯での照射でもよい．光照度を高くすれば照射時間が短くてもよい場合がある．抗うつ効果は1-2週間ほどで出現し，特に過眠，過食，夕方のうつ症状など非定型症状が認められるケースで有効性が高い．光療法は冬季うつ病患者で低下している脳内セロトニン機能を増強する．冬季うつ病患者は頻繁に炭水化物を摂取するが，インスリン分泌はセロトニンの基質となるトリプトファンの脳内移行を促進する一種のself-medicationと考えられている．トリプトファンが欠乏すると光療法の効果は即時に減弱するため，肉，魚，乳製品などを十分摂らせ，食生活が炭水化物に偏らないよう指導する．

概日リズム睡眠障害に実施する場合には，生体リズム位相の障害特性（後退，前進，フリーラン）に合わせて照射方法を決定する．睡眠時間帯が望ましい時刻よりも大幅に遅れる睡眠相後退型，逆に早まる睡眠相前進型，高齢者での早朝覚醒型不眠，時差ぼけ，交代勤務睡眠障害，認知症高齢者の不規則型睡眠覚醒などが対象となる．照射時刻は先述の原則に従って患者の睡眠時間帯を矯正（前進・後退）することが期待される時間帯を選ぶ．例えば，睡眠相後退型では午前中に照射を行うことで入眠・覚醒時刻が早まることが期待できる．

### 副作用

頭痛，眼精疲労，倦怠感，いらいら感，口

渇，発汗，顔面の火照り，軽度の動悸感，めまい，不眠などが生じることがある．冬季うつ病患者のなかに光療法中に躁転する例がある．

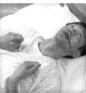  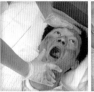 

**精神科で発生したファーストエイドの26場面をシミュレーションできる!**

自傷他害、あるいは事故など、精神科でファーストエイドが必要になった実例をリアルに写真で再現し、いざという時にどう対応するかをシミュレーションするための本。医療的に何をすべきか、とっさの声かけ、望ましい態度、避けるべき言動がわかる。搬送時に送るサマリーの実例付。

# 精神科ならではのファーストエイド
## 搬送時サマリー実例付

著 中村 創・三上 剛人

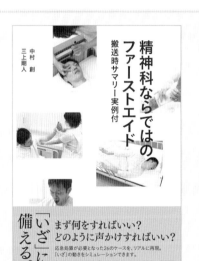

**CONTENTS**

**I いざというときの動き方**
　応急処置が必要となった26のケース
　1 自傷
　2 自殺
　3 事故
　4 急変

**II 家族と看護師のフォロー**
　1 家族へどう対応するか
　2 忘れてはならない！
　　命にかかわる事故に遭遇した看護師のフォロー

**III 搬送時サマリーの書き方**
　1 サマリーは2段階で書く！
　2 搬送時サマリー実例

● B5　頁168　2018年
　定価：2,640円（本体2,400円＋税10%）
　[ISBN978-4-260-03589-7]

**救急搬送にかかわるすべての人に必要なノウハウです。**

**医学書院**　〒113-8719　東京都文京区本郷1-28-23　[WEBサイト]https://www.igaku-shoin.co.jp
　　　　　　　[販売・PR部]TEL:03-3817-5650　FAX:03-3815-7804　E-mail:sd@igaku-shoin.co.jp

# 22 精神科救急

- 精神科救急の診療　830
- 統合失調症　835
- 双極性障害および抑うつ障害　839
- せん妄　842
- 物質離脱　845
- 認知症　847
- パーソナリティ障害に対する精神科救急医療の実践　849
- 症状精神疾患の見方　852
- 精神科領域の急性薬物中毒　855
- 胸・腹部症状を伴う精神症状　859
- 神経症状を伴う精神症状　861
- ジストニア（薬剤性）　864
- アカシジア（薬剤性）　865
- 身体系薬剤による精神症状　867
- 自殺のポストベンション　868
- 自殺企図への精神科的対応　870

# 精神科救急の診療
*emergency psychiatry*

浅野　誠　桜並木心療医院・院長（千葉）

### 概念

　主として急性精神病 acute psychosis 状態への迅速な医療の提供とされるが，精神科の救急医療の現場が対応を迫られるケースはこの定義におさまらない．そもそも，精神運動興奮状態や支離滅裂状態にあるものだけが急性精神病状態ではない．また，急性精神病状態ではないが，一時的に緊急診療が必要とされる状態もある．例えば，パニック障害における不安発作時には，流れ落ちる冷や汗や，胸部の苦悶感などを訴え，周囲を大きく巻き込むことになりがちである．小1時間程度でおさまるとしても，付き添う者に重篤感を与え，救急診療が求められることが多い．あるいは，強い分離不安を有するパーソナリティ障害の女性は自殺企図をほのめかし，時にリストカットなどを試みることで医療に救いを求める傾向があり，救急医療の現場に搬送されてくることが多い．自分の疾病について理解できず第三者が搬送せざるを得ない場合だけではなく，医療のもつ保護的側面への強い依存をにおわすケースへの対応も求められている．もう1つ精神科救急において念頭においておかねばならないことは，救急状態との判断は，疾病のもつ重篤のレベルによらず，患者の行った行為の周囲への影響度など状況依存的であることである．措置入院に関する診察も，疾病の軽重よりもすでに行った行為や予測される行為の軽重により緊急度が決められていることが一般的である．疾病としては重いとはいえなくとも，状況が緊急という取り扱いを望む場合も救急診療が求められることになる．

　したがって，精神科救急の対象をひと口で定義することは困難である．一応まとめれば，何らかの精神の疾病があって，自己または周囲の安全が失われる危険が切迫していると，本人あるいは周囲が判断したとき，電話相談も含めた迅速な対応による必要に応じた医療の提供を行うことで，起こりうる損害の最小化を試みる医療，といえよう．

### 目的

　精神科救急医療は各地域において1つの構造をもったシステムとして機能している．その目的は大きく2つある．

　1つは，迅速に介入することで，患者およびそれを取り巻く周囲の損失を最小化するということである．

**症例**　D君は大手量販店に就労して1年を過ぎた頃，統合失調症の症状が発現し，与えられた仕事を滞らせるようになった．そのため自宅休養を命じられたが，次第に不穏になり夜中に壁を叩き，自分は伊達政宗の生まれ変わりだなどと意味不明のことをいうようになった．家族は大学病院の精神科に受診依頼をしたところ，予約制で2週間ほど待つようにいわれた．会社からはすでに辞表の提出を求められていた．D君も最近は会社を辞めたいといっていたため，家族はD君の異常は会社への不適応と考え，辞めることで落ち着くとの期待を抱くようになっていた．会社からの催促に応じ，辞表を提出する予定の日の前夜，著しく興奮．精神科に救急受診した．つまりその日が精神科初診日となった（辞表を提出する前に精神科に初診したか，退職したあとに初診したかでは，その後の療養の形態が大きく違ってくる．ついに復職できず，しばらく療養したのち退職したとしても，傷病手当金がもらえることが多い）．幸い，D君は提出前であったため，退職を免れ，有給の療養休暇をとることができ，さらに1年の休職後復職することができた．

　もし退職してしまっていたら，新たに職を探すことは，たとえ良好に改善したとしてもなかなか困難である．最近の非定型抗精神病

薬のおかげで，よい経過が可能となったことも大きいが，迅速な医療提供は病者のその後に大きく影響する．

もう1つは，医療資源の有効利用である．地域ごとに救急システムを作れば，拡散しがちな医療資源の有効性を高められる．もちろん，早期の医療介入は疾病そのものの回復をも早めることが認められ，長期入院を含めた療養期間を短くすることに貢献でき，国民医療費の伸びの抑制に役立つとされている．

救急システムの構造

1) 救急情報センターの設置
2) 救急受け入れ病院の組織化
3) 受診援助，搬送についての保健所・警察・救急隊などとの連絡調整

以上が救急システムでの重要な要素であるが，システムにとって最も重要な要素は情報センターである．情報センターには緊急診療の依頼だけが寄せられるわけではない．初めての精神科受診についてだけではなく，すでに療養中の患者が不安を感じ電話してくれば，短いカウンセリング，指導アドバイスを行い，病状が悪化している場合には，適切な受診指導を行わねばならない．また，依頼は「患者本人，家族，救急隊，警察にとどまらず，一般診療科，他の精神科，保健所，その他，知人，同僚，同棲者」などからなされる．それぞれ，対応法は異なり熟練を要する．したがって，情報センターは通常，精神科の専門職によって運用されるべきであり，医師が関与することで医療的な判断の質が高まり，機能は大きくアップするが，地域によってはそうなっていない．

緊急の診療が必要との判断がなされれば，地域性を重んじた適切な医療機関に連絡して受診の打診を行ったのち，紹介しなくてはならない．また，受診の方法についても依頼者にアドバイスしなくてはならない．システムでは，緊急受診先が当番制で決められていることが普通であるが，当番病院のベッド状況によっては受け入れを拒否されることも少な

くない．また，緊急診療が必要でないとの情報センターの判断があっても，依頼者側が強く受診を求めてくることがある．例えば，「クリニックに通院中だが，たまたま睡眠薬を切らした．明日仕事がありぐっすり眠りたい．今すぐ処方してくれ」と要求してくる（こういう患者は複数の医療機関で依存性薬物を手に入れていることもあるので注意）．「一人暮らしで寂しい．通院先の病院が入院させてくれないので，ほかの病院に入院させてくれ」（「入院させてくれないなら，これから薬を2週間分まとめて飲む」などといってくることもある），などなど．

このように，精神科の緊急受診者はきわめて多彩であり，その来院の理由も疾病によることだけとは決め得ない．常に念頭においておく必要があることは，精神保健福祉法の適応の判断である．したがって，この法律の重要な要点について以下に述べる．

精神保健福祉法

症例　鹿児島出身の大学1年のB君はアパートの自分の部屋のすぐ下に住むAさんが，夜中に奇妙な音を立てて自分を眠らせないようにしていると思い始めた．その理由を考えめぐらした．どうやら本当のAさんではなく，違う人間がAさんになりすまして住んでいるようだ．ここのところ眠れず，不気味な圧迫感にさいなまれていたB君は，ある眠れぬ夜，そのように確信した．直ちに，バットをもってAさんの部屋に押しかけ，「お前は誰だ」と大声を出した．出てきたAさんはB君の形相とバットに驚いて逃げ出した．Aさんは警察に電話したが，それより早くB君自身が警察に「不審者がいる」と電話していた．不思議なことに，警察が押しかけるとB君はAさんの部屋のトイレに立てこもり，容易に出てこなかった．B君はバットは振り回さず（たぶん護身用にもっていた），Aさんにもけがはない．

こういう場合は，バットという凶器を所持していたことと家宅侵入により，警察が法第

23条によって保健所に通報することになることが多い(バットを振り回していなくとも).夜間であるから,定められた医療機関に搬送し,そこでの緊急措置診察(法29条の二)を行うことになるであろう(緊急措置診察は精神科病院であればどこでもやってよいというものではない).ただ,故郷の家族に連絡がつき,同意が得られれば医療保護入院(法33条)ということになるかもしれないが,家族は自分の息子が精神に異常が生じたということを電話だけで了解するとは限らない.直ちに迎えに来て,すぐに退院を求めてくることもよくある.

次のような例もある.

**症例** 10年も前に家を出て,パートや派遣の仕事を長く続けていた中年の男性が,アルコールの離脱でせん妄状態となり,裸で通りをうろついたため保護された.姉とおぼしき人に電話すると,かかわりを拒否.

こういう場合は,応急入院(法33条の七),市町村長の同意(法33条の3)の適応がありうる.

このように現場では精神保健福祉法の適用や運用について判断しながら,診療を行わねばならない.

精神科救急の現場で必要となる精神保健福祉法とその運用の要点を述べる.精神科の救急医療において主として知っておかねばならない条文は,第20-29条までと33,34,36条である.このなかでも重要な条文について表1に解説する.

## バイオレンスへの準備
### A. 診察の準備

事前の情報で,警察や家族から患者が落ち着いていると伝えられても,バイオレンスに対する備えは必要である.また精神科の場合,来院にかなり時間がかかることがあることも念頭においておく.時間の経過が鎮静化をもたらすか興奮をもたらすか予測はできない.

### B. 診察時の注意

たとえ患者が外見上落ち着いていても,医師1人ナース1人での救急外来の診察は避けるべきだが,やむを得ないときは,付き添ってきた警察官や救急隊員などにも診察終了時まで居残ってもらうことが大切.興奮した患者は大抵誰かに付き添われてくるから,むしろ安心である.しかし,母親1人と男性の患者だけで来院するケースについては,落ち着いていたとしても注意が要る.入院を宣言したときに突然興奮することがあり,この場合,医師1人で患者と格闘することになりかねない.

### C. 所持品のチェック

診察時は家族が付き添っていたとしても,受診前に一人で暮らしていた患者などの場合は,ひそかに凶器をもっていることがありうる.診察時に所持品について注意を払うことは大切だが,隅々まで調べられるとは限らない.入院を宣告した途端,それを持ち出すことがある.

### D. 入院の宣告時の注意

入院の宣告は患者の利き腕側のすぐ横(前でなく)に立ち,慎重に行うとよい(患者の利き腕を制止しやすい).

また,女性患者の場合,たくさんの人で囲むことがむしろ刺激になり興奮をあおることがある.油断して,咬傷を受けたり,爪でけがすることがある.また抑制をするときに,女性ナースに足を押さえさせてはならない.小柄な女性でも足の力は強く,蹴られてけがをすることがある.

### E. 処置中の事故に注意

注射などの際に針刺し事故が起きぬように注意が要る.

## 精神病状態の場合の鎮静法
### A. ある程度,時間をかけられる場合

リスペリドン(リスパダール液)1-2 mgを服用してもらうことがよい.この薬は即効性に優れている.1回のリスパダールの投与の効果は数時間程度.追加の投与を怠らないよ

## 表 1　精神科救急の現場で必要な精神保健福祉法の要点

- **20 条　任意入院**
  本人の意志による入院．ただ，治療者と患者とが治療目的を共有できていないときは，安易な入院は避けるべきかもしれない．
- **23 条　警察官の通報**
  精神障害者と思われるもので，自分を傷つけるか他人に害を及ぼすおそれを認めたとき，警察官は保健所に通報できるという規定である．通常，警察官は警察官職務執行法第 3 条により，その者を保護していることが多いが，必ずしもそうではないこともある．いずれにしても，この権限は警察官に認められたものであり，緊急性が高い場合に行われるため，書面の提出はあとでよいことになっている．
- **27 条　申請等に基づき行われる指定医の診察**
  精神障害者が存在し，自傷他害のおそれが認められるとき，申請，通報，届け出のいずれかが，知事あるいは政令指定都市の長に出されることになる（実際は保健所に出されることが普通．また，23 条による警察官からの通報がほとんどを占める）．この場合，かかる自治体の長は 2 名の指定医に診察を命じることができるという規定である．
- **27 条の 2　申請等がない場合**
  自傷他害のおそれが誰の目にも明らかな場合で，申請や通報や届け出がない場合でも，緊急性がある場合，保健所は指定医に措置入院に関する診察をするよう命じられる，という法である．実際は，その指定医ないしその周辺にいる誰かが，保健所の窓口に連絡して，それを受けて保健所が診察命令をその指定医に出すことが多い．自分で申請して自分で診察するという手続きは簡単であるが，人権上の問題を含むため著しい緊急性のあるとき以外は行われてはならない．
- **29 条　都道府県知事による入院措置**
  27 条の規定に従って 2 人の指定医によって診察を受け，精神の疾病があり，それによって自傷他害のおそれがあるとされた場合，措置入院となることを規定してある．入院させることを前提として，入院先の病院の指定医がこの診察を行うことは避けねばならない．
- **29 条の二　緊急の診察**
  夜間とか休日の場合，指定医 2 人での診察は現実的ではない．そこで，指定医 1 人に診察を命じて，自傷他害のおそれがあると判定されたとき，緊急にその診察が行われた病院（緊急措置診察をしてよいという病院はあらかじめ決められている）に入院させることができるという規定．72 時間以内に，新たに 2 人の指定医によって，措置入院を継続するか否か判定を行う．
- **33 条　医療保護入院**
  家族の同意によって入院させることができる．入院同意できる関係者が以前の規定にあった保護者から広がったことで，同意者の不在による対応困難の事例は少なくなっている．
- **第 33 条の 3**
  市町村長の同意．入院を要するが同意者が全く見つからない場合．しかし，適応には制限がある．
- **第 33 条の七　応急入院**
  入院を要するが同意者を見つけることができない場合，ひとまず 72 時間に限って入院させることができる．
- **36 条**
  入院に際し，かつ，入院中に，患者に対し行う必要のある行動の制限についての規定．閉鎖処遇と隔離と拘束とがある．
  原則：行動制限を行うために指定医の指示に基づく必要がある．12 時間を超える個室への隔離や，拘束を行ったとき，定められた回数の診察が求められる．また，隔離や拘束の理由の記載も求められる．
  また，通信面会などの制限に関することも行動の制限に含まれる．どんな場合でも，信書の発信と受信，弁護士との面会，人権擁護委員会や精神医療審査会との接触などは制限できないとされている．
  付記：興奮した患者を外来で診察する際，処置に際し拘束が必要になることがあるが，これについての規定はない．入院を宣言したあとであれば，必要な拘束は外来でもできるが，入院しないで帰宅することもある．家族がいれば家族の承諾を得る必要がある．ただ家族がその場にいるいないにかかわらず，拘束しなくてはならなかった理由をカルテに記載しておく．原則，指定医がその場にいることが望ましい．

うに注意する．

オランザピン（ジプレキサザイディス錠）10 mg の服用も勧められる．

## B．著しい興奮を呈している場合，服薬に応じない場合，時間的余裕もない場合

身体の抑制を行い，血管を確保し，ハロペリドール（セレネース注）5-10 mg が勧められるが，まれに不整脈の発生の可能性があり，疲弊の程度や心臓血管系の状態の把握が必要になる．また，これまで向精神薬を服用したことがない患者へのハロペリドールなどの高力価の薬剤の初めての投与は，その後，ジスキネジア，ジストニアなどの発生を高める可能性があるとの意見があり，フルニトラゼパム（サイレース注）2 mg の投与が望ましいと考えられる．ただ，このときは投与中の呼吸抑制に注意が必要となる．

患者は脱水状態にあることが多いため，薬剤の直接の静脈投与は悪性症候群を引き起こすおそれがある．そもそも興奮患者は身体合併症の存在を見分けにくい．あらかじめ，血管を確保しておくことはさまざまな身体的トラブルにすみやかな対処を可能にする．

オランザピン（ジプレキサ注）10 mg を可能なら投与（筋注）すべきだが，1 回の投与では鎮静しない場合もあり，2 時間程度ののち，再度の投与が必要となることがある．

なお上記のような処置は（拘束だけでなく，薬剤の投与についても），患者の混乱の程度に関係なく説明を行ったあとに行う必要がある．説明は強い拒否反応を引き出しうるが，採血すると説明して麻酔薬を打つようなその場しのぎのごまかしはするべきではない．医療側のフェアでない態度は，その後の医療とのかかわりに大きく影響してくる．

## その他，救急診療で配慮しておくこと

### A．身体合併症

身体合併症の存在は常に念頭におかねばならない．興奮している患者は骨折があっても痛みを訴えないことがある．腹壁の緊張を興奮のためだと思うと，急性腹症を見逃すことがある．脳炎の初期は発熱もないことがあり，画像にも所見が出ず，脳脊髄液検査，脳波での鑑別も難しいことがある（自己免疫性辺縁系脳炎に注意）．判断が難しいときは，脳波を数日あけて 2 度とるとよい．女性患者には常に妊娠に注意．

### B．自殺衝動

疾病のレベルにもよるが，自殺念慮・自殺企図のある患者には，非定型抗精神病薬が勧められる．また，自殺衝動は，何らかの親しい人との関係の希薄化あるいは喪失により賦活されていることが普通であり，それを念頭に病歴をとること．また，うつ病の患者は，つらい気持ちを取り繕ってニコニコしていることがあるので，帰宅させる場合は注意．十分な睡眠が得られるように処方することが肝要である．

### C．警察官職務執行法第 3 条

警察官は精神障害者と思える様子や行動をとった者を発見したら，直ちに，警察署や病院や救護施設に保護する処置をとらねばならないと規定されている．このとき警察官は 1 人でもできるとされている．ただし，保護する期間は 24 時間以内とされている．警察はこの法に沿って保護してから依頼してくることが原則であるが，保護せずに依頼してくることがあり，このときに保健所の関与があればよいが，ない場合は，受診を望んでいるのは本人か家族か知人かなどの確認が必要になる．家族が定かでないときは，警察に保護してもらい，保健所に連絡通報してもらったうえで，受診を受け入れるべきである．

### D．覚醒剤

覚醒剤精神病と統合失調症を見分けるのは容易とはいえない．生活歴，発症の仕方，患者のおかれている状況などから診断する．簡易尿検査キットがあり，診察時に採尿して検査を行うべきであるが，覚醒剤の乱用がなくとも逆耐性現象フラッシュバックなどにより幻覚や妄想が出現することがあるため，マイナスに出ることは珍しくない（覚醒剤類似物の

乱用の場合もマイナスに出ることが多い).

一般に向精神薬への反応性は統合失調症よりよい. 急性状態は適正な投与(セレネース注の5-10 mg静脈投与, リスパダール液2-4 mgの経口投与など)であれば, 2時間程度で鎮静する. ただ, 激しい興奮状態で来院した場合は, 横紋筋融解症の危険があり, やはり血管確保しておく必要がある.

明らかな覚醒剤の使用歴があるときは, 警察官が同行していれば, 令状に基づく, 強制採尿を行ってもらうべきである. なお病院側の尿検査で覚せい剤の陽性反応が出たとしても, 患者の覚せい剤乱用の証拠としては採用されず, 法的な対応には至らない(覚せい剤取締法違反容疑での逮捕につながらない). また, 医師のほうから「覚醒剤を乱用していた」と警察に伝えることは, 違法ではないが守秘義務に抵触しかねず, 治療関係に影響が出るため, 積極的には勧められない.

### 参考文献
1) 浅野 誠(編):精神科臨床ベストアドヴァイスーマニュアルからは得られない現場の技術のすべて. 診断と治療社, 2010

# 統合失調症
*schizophrenia*

田村昌士　茨城県立こころの医療センター精神科
太刀川弘和　筑波大学医学医療系准教授・精神医学

### 定義

統合失調症は, 急性期に精神運動興奮や自殺企図を呈することがあり, 精神科救急の第一義的な適応疾患である. その際, いかに的確かつ迅速に安全確保と治療に導入しうるかがきわめて重要であるが, 標準的治療が確立しているとは言い切れない. ここでは治療の骨子を提示する.

### 適応

基本的に, 統合失調症の急性期は精神科救急の適応である. 心配した家族に連れられてくる, 自殺をはかって救急隊や身体科救急医療機関から診察を依頼される, 暴力や異常行動を呈して警察に保護され, 精神保健福祉法第23条の警察官通報(23条通報)から措置診察に至る, など患者が精神科救急に至る経緯はさまざまである. 主治医, ないしかかりつけ医療機関において, 予約外受診による危機介入が行われることを, ミクロ救急とよぶ. 現実には初発例や未受診例を含めミクロ救急では対応できない場合も多い. この際には各地の精神科救急医療システムにかかわる窓口のトリアージによって救急医療機関につながる. これをマクロ救急とよぶ. 精神科マクロ救急システムは都道府県によってさまざまである. 医療機関への搬送は家族が行うことが多く, 警察と消防がこれを支援する.

### 対応の手順

#### A. 状態評価と鑑別診断

まず行動面の評価を行う. 患者は病状によっては興奮し, 診察に対して拒絶的で, 周囲に対して敵意や不信感を抱いている. このような場合, 患者は家族や医療者, 近隣住民, 通行人, そして駆けつけた警察官や救急隊員に対して攻撃的になり, 暴力を振るうこともある. 硬い表情やとげとげしい言辞, 突発的な暴力行為に留意し, ラポール形成もはかりながら慎重に診察を進める. 昏迷状態や滅裂状態を呈し, 意思疎通がはかれない場合, 家族・関係者から病歴を聴取する. 自殺企図後の場合は, まず身体状態の確認を優先すべきである.

次いで, 幻覚・妄想をはじめとする病的体験, 不安・抑うつなどの症状経過を聴取する. 救急における病歴聴取は時間的余裕がない場合も多いが, 非自発的入院の際には迅速に関連診断書の記載を行うことになるため, 少なくとも診断根拠, 症状増悪の理由, 受診経緯, 精神保健福祉法の適用根拠がわかるよ

う可能な限り手際よく，かつ詳細に病歴を聴取する．妄想自体よりその不安や恐怖に焦点を当てて，まずは支持的に対応すると聴取しやすい．また，統合失調症は自殺の危険性も高く，自殺企図歴や現在の自殺念慮の有無を確認する．

診断に際しては，まず妄想性障害や感情障害に伴う精神病症状など，他の精神障害との鑑別を行う．違法薬物による中毒性精神病，脳梗塞，脳炎，認知症などを原因とした器質性精神障害，代謝・内分泌疾患に伴う症状精神病も可能な限り除外する．これらは，病歴の聴取に加え，血液検査やCT，MRIによる脳画像検査，トライエージDOAによる毒物検査で鑑別する．わが国では，身体科が併設されていない精神科単科病院が精神科救急医療を担っていることも多いため，状況によって身体科救急と連携し，精査を依頼する．

### B. 治療環境の設定

治療方針に対して理解が得られ協力的であり，見守りが必要ないことが明らかな場合には，外来での治療可能と判断する．しかし，幻覚・妄想に加え，強い不安，興奮，攻撃的な言動，自殺念慮，あるいは治療の拒絶がみられ，症状や行動の悪化が予想される場合には入院治療に導入する．

入院形態を判断するうえで重要となるのが，患者の判断能力である．できる限り任意入院の形態をとることが望ましいが，治療に拒絶的な場合，思考障害が著しく十分な判断能力があるとはいえない場合，精神保健指定医（指定医）の診察のうえ，保護者の同意のもと，医療保護入院とする．保護者が発見できない場合などには，応急入院の選択がある．23条通報の場合，保健所の事前調査を経て，措置診察が行われる．指定医2名が一致して入院が必要と判断した場合，措置入院が適用される．自傷他害のおそれが著しいが，上記の手続きがとれず緊急に保護を要する場合には，緊急措置入院があり，指定医1名による診察で適用される．なお，応急入院，緊急措置入院は当該入院可能な指定医療機関でなければ行えず，72時間以内に入院形式を切り替える必要があるため，注意を要する．

入院時には，明確な治療目標，治療計画，退院基準を治療スタッフで共有し，本人，保護者に説明することが肝要である．興奮の改善，家族関係の調整など，具体的治療目標を設定しないまま入院させると，入院期間がいたずらに長引くことになる．

保護室や個室への隔離は，過剰な刺激から遮断し，患者自身の安全を確保するため，入院時必要となることが少なくない．身体拘束は可能な限り控えるべきではあるが，隔離しても安静が保てない場合などには患者および医療者の安全を鑑みて行うこともある．この際には静脈血栓塞栓症に留意して下肢の拘束は可能な限り避ける．また，高齢や脱水，寡動，抗精神病薬の服用などのリスク因子を評価し，高リスクと判断される場合には血中Dダイマーを測定し，ヘパリン投与，弾性ストッキング装着，間欠的空気圧迫装置の装着などの対策をとり，深部静脈血栓症の予防に努める．隔離，拘束などの行動制限に際しては，患者にその理由を書面と口頭で告知し，人権上十分な配慮を行い，症状や行動上の問題が改善すればすみやかに解除する．制限中は密に診察を行い，症候変化の把握に努める．

### C. 薬物療法

鎮静は，治療導入に際して患者の安全と静穏を確保するため，第一に必要な処置となることが多い．患者のアドヒアランスを考えると内服薬がより好ましい．リスペリドン液剤（リスパダール），オランザピン口腔内崩壊錠（ジプレキサ）など吸収と効果発現の早い抗精神病薬を用いる．しかし興奮や昏迷，身体合併症から経口内服が困難な場合には，静脈注射（静注）あるいは筋肉内注射（筋注）により鎮静をはかる．静脈注射可能な抗精神病薬は，現在ハロペリドール（セレネース）のみである．ハロペリドール，ベンゾジアゼピン系

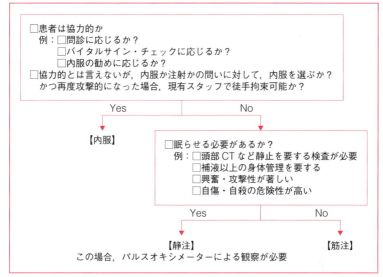

**図1 焦燥・興奮に対する薬物療法フローチャート**
〔日本精神科救急学会(監修),平田豊明,杉山直也(編):精神科救急医療ガイドライン2015年版.p94,へるす出版,2015より〕

〔フルニトラゼパム(ロヒプノール)〕薬剤,バルビツール酸系(チアミラール)薬剤のいずれを第一選択とすべきかについては議論がある.いずれを用いるにしても,QT延長,呼吸抑制といった副作用に注意を払い,パルスオキシメーターや心電図モニターなどを用いながら鎮静を行う.ベンゾジアゼピン系薬剤を用いる場合,拮抗薬のフルマゼニルを準備しておくことが望ましい.

急性期治療には,副作用が少ない非定型抗精神病薬の単剤内服が第一選択とされる.どの薬剤を用いるかは標的症状と副作用のリスク・ベネフィットを勘案し,選択する.興奮が認められる場合はベンゾジアゼピン系薬剤の併用が米国ガイドラインで推奨されている.わが国や欧州では,鎮静効果の比較的高いオランザピンやクエチアピンを使用し,クロルプロマジンやレボメプロマジンなどのフェノチアジン系抗精神病薬を併用することも少なくない.上記の薬剤でコントロールが不十分な場合,バルプロ酸などの気分安定薬を併用することもある.病識がない,過去に服薬を中断して再燃を繰り返しているなど,アドヒアランスが十分に得られない例では,持効注射薬も選択肢の1つとなる.

抗精神病薬の副作用のうち,悪性症候群やQT延長症候群,深部静脈血栓症などは致死的な結果をもたらすことがあり,定期的な血液検査,心電図検査を行い,発生に十分注意する.代謝異常や錐体外路症状,過鎮静などQOLを低めうる副作用もできるだけ生じないよう薬剤の種類,量を吟味する.患者と家族には抗精神病薬が引き起こす副作用と対策について十分に説明を行う.鎮静手段の決定手順を図1に示した.

**1.鎮静の処方例**

**処方例** 内服が可能な場合は下記1),2)のいずれかを用いる.

1) リスパダール内用液(2 mg/2 mL/包)
   1回1包 1日2回
2) ジプレキサザイディス錠(10 mg) 1回1-2錠 1日1回

内服が困難な場合は下記3），4）のいずれかを用いるか，あるいは併用する．
3) セレネース注（5 mg/1 mL/アンプル）
   1回 1-2アンプル　静注　頓用　不穏時
4) ロヒプノール注（2 mg/1 mL/アンプル）
   1回1アンプルを注射用水で希釈して1 mg/1 mLにし，バイタルサインを測定しながら，1 mg/分の間隔で入眠まで静注　保外

2．急性期治療の処方例

R 処方例　内服が可能な場合は下記1），2）のいずれかを用いる．
1) リスパダール内用液（2 mg/2 mL/包）
   1日 2-3包を 2-3回に分けて投与
2) ジプレキサザイディス錠（10 mg）　1回 1-2錠　1日1回　就寝前

上記1），2）の内服でも不安感が強い場合は，1），2）のいずれかと併用して3）を用いる．
3) ワイパックス錠（1 mg）　1日 2-3錠を 2-3回に分けて投与

内服が困難な場合は下記4）を用いる．
4) セレネース注（5 mg/1 mL/アンプル）
   1回1アンプルをメインボトル500 mLに混注し，1-2ボトルを夜間中心に点滴静注

### D．非薬物療法

医療者が患者およびその家族と治療同盟を築けるかどうかは，その後の維持期治療にも影響する重要な問題である．そのためには薬物療法にまして，支持的精神療法が不可欠である．具体的には，①患者の訴えを傾聴し，不安に共感する，②安全を保障し，患者の抱える危機的状況をともに改善していこうとする姿勢を示す，③治療開始時より状態，治療，予後について本人・家族に十分に説明を行う，などの対応を用いる．一方で，本人の興奮や衝動行動を抑止するため，決然として医師としての意見を述べる，いわば硬軟切り分けた対応が必要となる場合もある．

複数の薬剤でも効果が乏しく，いわゆる治療抵抗性，ないし治療不耐性の場合，緊張病状態が持続する場合，拒絶が強く食事摂取が困難な場合，自殺念慮が強い場合などには，電気けいれん療法を選択することもある．詳細については他項（⇒818頁）を参照されたい．

### E．ケースワーク

統合失調症においては，陽性症状によって生じた問題行動に伴う家族や地域関係の悪化，陰性症状による社会的機能の喪失，生活活動能力の低下から，多くの場合，社会復帰に困難を要する．そこで治療最初期から個別の社会的問題を抽出し，解決策を検討し，症状軽快後すみやかに社会資源につなぐケースワークが必須となる．具体的には訪問看護などによる地域の見守り，デイケアなど中間施設の利用，経済問題に対する自立支援医療の各種手続きなどをすみやかに計画する．措置入院などの場合には，家族のみならず地域の関係者も巻き込んで相談・支援を行う．主に精神保健福祉士の業務だが，医師，看護師，心理職も含めチームで対応し，総合的な問題把握と適切なケースワークに努めることが，治療予後に大きく貢献する．

**参考文献**
1) 澤温，平田豊明（監修），八田耕太郎（執筆）：精神科救急医療ガイドライン（2）薬物療法．日本精神科救急学会，2009
2) Thomas P, Alptekin K, Gheorghe M, et al: Management of Patients Presenting with Acute Psychotic Episodes of Schizophrenia. CNS Drugs 23: 193-212, 2009
3) 平田豊明：重症精神病の急性期治療ガイドライン－国際比較の試み．臨床精神薬理 8：1529-1536，2005

# 双極性障害および抑うつ障害
bipolar and depressive disorders

林　直樹　帝京大学教授・精神神経科学講座

　双極性障害およびうつ病性障害は，従来，気分障害 mood disorder に包括されていた精神障害であるが，2013 年に刊行された米国精神医学会の診断基準 DSM-5 において，症候論，家族歴，そして遺伝学的な知見に基づいて 2 種の診断グループとして分離されることになった．しかし両者とも，持続的な気分・意欲の障害を基本として，広範な睡眠異常などの精神症状や社会生活に障害を生じさせる精神疾患である．そして，双極性障害が躁状態とうつ状態，抑うつ障害がうつ状態をそれぞれ呈することが特徴である．そこには，さまざまな病型や状態が含まれるのであるが，この章では基本的に，躁状態・うつ状態の救急対応を中心として記述してゆくこととする．

## 治療の導入

　診察ではまず，十分に病歴を聴取し，躁状態もしくはうつ状態の程度を把握する必要がある．精神科救急の現場では，通院歴のある患者ばかりでなく，身元不明で情報を得るのが困難な症例にしばしば出会う．また，患者に病識がなく診察に協力的でない場合には，保護者など患者自身の生活をよく知る人物から得られる情報に大きく頼らなければならないことがある．既往の躁状態，うつ状態の評価は，経過や治療歴の情報が得られないと適切な判断が困難になることが多い．さまざまな情報を得て，それを総合して診断することは，治療を組み立てるうえできわめて重要である．なお，治療はうつ病・双極性障害，精神科救急診療の一般的な治療ガイドライン（参考文献参照）に沿って進めることが原則である．

## A. 診察

　診察の目的は，病状把握や診断，入院適応の判断，そして，治療導入のためのラポール形成である．外来において，躁状態の患者は"気分が高ぶり，早口でしゃべっている人"が典型である．病識が乏しいことが多く，連れて来た周囲の人に不信感をもち，時に怒りをあらわにしていることがある．診察では患者に安心感を与えるように，問診は一方的な質問や批判的にならないように行う必要がある．できる限り支持的・受容的に接し，協力して問題の解決を目指すという姿勢を示すことが，治療関係の形成につながってゆく．

　うつ状態の患者は"発語が乏しく，動作が緩慢な人"が典型である．こちらは症状の苦しみが前景に出ているので，治療の協力が得られることが多い．また，制止が強いうつ状態では昏迷を呈することがある．この状態では，患者の反応がなくても，意識は保たれており，状況を認識できていることがある．

## B. 診断・検査

　躁状態・うつ状態を呈する疾患は多数存在する．まず，物質使用障害や甲状腺機能異常症などに由来する二次性の躁状態・うつ状態の鑑別を考慮することが必要である．また，幻聴や妄想の有無は，他の精神疾患と鑑別するうえで重要な情報である．

　身体的状態の評価も重要である．救急受診をする躁状態・うつ状態の患者は，栄養障害・脱水など身体合併症をもっている可能性が高い．また，躁病患者は自身の身体的症状に無頓着で，症状を否認する場合があり，身体疾患の有無の判断には注意を要する．気分安定薬は身体的な問題がある場合に中毒症状をきたす薬物が多く，安全に薬物療法を行うために治療前の身体状態の把握が重要である．例えば腎排泄性の炭酸リチウムは血中濃度の適正範囲が狭く，脱水状態においてリチウム再吸収量が増加するため，少量投与でも中毒域に達する危険がある．今後の治療を行ううえで，血液検査（血算，腎機能，肝機能，

甲状腺機能など），心電図，X線検査などは最低限必要である．また，薬物による催奇形性のリスクを考慮して，女性患者で妊娠が否定されない場合は妊娠検査を行うべきである．

### C. 入院適応

診察では，外来治療か入院治療かを選択する必要がある．実際の救急現場では，以下のような場合において入院を考慮すべきである．

#### 1. 躁状態の入院適応

1) 爽快気分や誇大妄想に基づく行動や，精神運動興奮により自傷他害の危険性がある場合．
2) 躁状態にあることによって社会的信用が著しく損なわれる危険性が高い場合．興奮が著明でなくても，好訴的で過活動になる状態では，家庭や職場でのもめ事につながりやすい．また，浪費が多く，経済的問題が発生する場合がしばしばある．
3) 活動性が亢進し，睡眠障害や不食による身体状態の悪化を認め，身体管理が必要な場合．

#### 2. うつ状態の入院適応

1) 自殺未遂や深刻な自傷行為を認める場合，および過去の病歴や状況から，自殺企図の発生が予測される場合．特に焦燥感の強い激越型うつ病は自殺企図のおそれが強いため注意が必要である．
2) 昏迷状態が生じて，不食による栄養不良を認め，身体管理が必要な場合．

入院に際しては，入院形態を決める必要がある．入院治療の勧めに応じることができるなら，任意入院が選択されることが原則である．入院治療が必要と判断されるが，その同意を得られない場合には医療保護入院が，さらにそれに加えて自傷他害のおそれが強い場合は措置入院が選択される．

### D. 行動制限

精神科救急の現場では，易怒性が強い躁状態や著しい幻覚妄想などによって生じる攻撃性や逸脱行動（外に向かえば暴力行為，自分に向かうなら自殺企図や自傷行為）をコントロールすることが重要な課題である．治療を安全に行うためには，行動制限が必要になる場合がある．そこには，隔離や拘束などの種類があり，身体的状態の重症度や自傷他害の危険性の高さなどが，その選択の判断材料となる．また，拘束は隔離より高度な行動制限であり，特に精神的身体的に状態が悪いときに適応となることが多い．しかし，これらの行動制限は人権の制限であり，常に最小のものとすることが必要である．

## 治療

### A. 鎮静

治療を開始するにあたって，精神運動興奮が強く治療に非協力的な躁状態の患者や激越型うつ病のように制止が効かない患者では，鎮静が必要となることがある．鎮静方法としては，ベンゾジアゼピン系薬剤の静脈注射などが用いられるが，その前に十分な病歴聴取・身体診察を行うことが必須である．鎮静は，精神運動興奮状態に対する一般的な対応法である．詳しくは別章（⇒105頁）を参照されたい．

### B. 躁状態の治療

躁状態の治療ではまず，炭酸リチウムを代表とする気分安定薬・抗精神病薬などの薬物療法が考慮される．その際には，単剤投与が目指されるべきである．外来で治療可能な軽症例では，単剤投与で対応できることが多い．しかし，重症例が多く，早急な改善が求められる精神科救急では，複数の薬剤が使われることが少なくない．気分安定薬の単剤投与は，投与開始から効果発現まで時間がかかること，症例によって経口投与が不可能なことがある．このような場合では，適切な行動制限によって逸脱行動を防止すること，抗精神病薬の併用を行うことが必要になる．さらに，患者の状態に応じてベンゾジアゼピン系抗不安薬・睡眠薬の併用も考慮されることがある．

精神運動興奮が強く，治療に拒否的で経口投与できない場合は，鎮静目的でハロペリドール点滴注射10-15 mg/日といった抗精神病薬の点滴投与が行われる．この際，悪性症候群や錐体外路症状などの副作用に十分注意しなくてはならない．治療に協力的になれば内服を開始し，気分安定薬として，炭酸リチウムやバルプロ酸ナトリウムを投与する．抗精神病薬の経口投与では，オランザピン，リスペリドン，クエチアピンが使用されることが多い．また，鎮静作用が強いレボメプロマジンやゾテピンが使用されることもある．状況によっては抗不安薬を併用することがある．そこでは，比較的代謝経路の単純なロラゼパムが使われることが多い．治療抵抗性の症例において，一刻も早く急性期を終息させたい場合には，修正型電気けいれん療法が適応となることがある．

躁状態の治療では，病相がうつへと急速に転換することがあり，薬物療法を状態に合わせて行う必要がある．躁状態が続いている場合に副作用が訴えられなくともうつ病相に向かうと急速に過鎮静などの副作用が生じることがある．前回エピソードの治療記録がある場合は，それが適正な投与量を決定するための参考となる．また，多彩な症状が訴えられている場合，躁状態に対して複数の薬剤が使われることがあるが，その際にはなるべくシンプルな薬物療法にするよう心がけなければならない．

### C．うつ状態の治療

精神科救急では，自殺の危険性が高い患者や昏迷状態を呈する患者が治療の対象となる．抑うつ気分や焦燥が強く自殺の危険性が高いと判断される患者では，薬物療法などの治療介入を積極的に導入する必要がある．また，急性期はストレスを避け，十分な休息を取ることが重要となる．うつ状態の患者は否定的な思考に陥っており，わずかなストレスでも抑うつ気分を強めることが多い．そのような場合，心理教育的介入や認知行動療法的介入が行われることがある．

薬物療法では，内服が可能なら副作用の少ないSSRIやSNRIが第一選択とされる．しかしそれらは，効果発現までに時間を要するため，抗不安薬が併用されることがある．経口投与が無理ならば，クロミプラミンを使用し栄養管理も含めた点滴管理とする．ただし，クロミプラミンは心毒性などの重篤な副作用があることに注意する必要がある．また，激越型うつ病のように焦燥や興奮が強い場合や幻覚や妄想などの精神病症状を伴う場合には，抗精神病薬の併用を考慮する．電気けいれん療法も選択肢の1つである．それは例えば，栄養状態が著しく悪い場合など，すみやかな症状改善が必要となる場合に実施されることがある．

うつ状態で昏迷状態を呈している場合には，栄養不良や脱水を防止する観点から積極的に治療を進めることが必要である．昏迷を解く方法としては，ジアゼパムの静脈投与を用いることがある．モニター下で，ジアゼパム10-20 mgを呼吸抑制に注意しながらゆっくりと投与する．施行前に必ず身体的状態の評価を行い，アンビューバッグや拮抗薬を用意しておく．昏迷が解ければ，精神的，身体的状態の評価を続けながら，前述のうつ状態の治療を行う．

抗うつ薬処方の際には，過去の躁病エピソードの有無を確かめる必要がある．そのうつ状態が双極性障害のものである場合，抗うつ薬が無効であるばかりか有害に作用することがあるからである．双極性障害の約6割はうつ状態で発症し，そのうつ病相は躁病相に比べて長く，その回数が多いため，双極性うつ病を大うつ病と誤診する危険性は低くない．双極性障害のうつ状態であった場合，抗うつ薬投与には躁転・不安定化の危険性があるため，抗うつ薬単剤投与は基本的に行わない．抗うつ薬の投与が必要な重度のうつ状態では，抗うつ薬を気分安定薬と併用することがあるが，うつ状態が改善した時点で漸減中

止すべきである．

　治療中，治療スタッフは，患者の自殺の危険性を常に評価していなければならない．自殺予防のためには，他職種との情報共有を行うなどして，その徴候を早期に発見する努力が必要である．詳しくは他章に譲る（943頁参照）が，一般に自殺の危険因子として，自殺未遂の既往があることや焦燥感が強いことなどが挙げられている．

**参考文献**
1) 日本精神科救急学会：精神科救急医療ガイドライン（1）．2009年12月9日版日本精神科救急学会，2009　http://www.jaep.jp/gl/gl-1.pdf
2) 日本うつ病学会：日本うつ病学会治療ガイドラインⅠ．双極性障害　2012．日本うつ病学会，2012　http://www.secretariat.ne.jp/jsmd/mood_disorder/img/120331.pdf
3) 日本うつ病学会：日本うつ病学会治療ガイドラインⅡ．大うつ病性障害 2013 Ver. 1.1．2013　http://www.secretariat.ne.jp/jsmd/mood_disorder/img/130924.pdf

# せん妄
*delirium*

**一瀬邦弘**　多摩中央病院・精神科（東京）

### 定義

　せん妄とは，国際疾病分類第10版（ICD-10）ではF05．コードで示される．症状性を含む器質性精神障害（F0）に属し，認知症と同じ階層に並んでいる．従来から中枢神経系に侵襲が及んだ際に起こる意識障害の特殊な型（意識変容が強く，軽い意識混濁を伴う）と考えられている．せん妄は一過性の急性精神症状群であり，意識，注意，認知，知覚が障害され，睡眠障害や精神運動活動，情動が障害されることもある．

　古くからアルコール症者で有名な振戦せん妄 delirium tremens は精神作用物質使用による精神および行動の障害に属し，F10.4とコードされ，せん妄の診断基準（F05.）とアルコール離脱状態の診断基準（F10.3）の両方の基準を同時に満たすことになる．アルコール急性中毒時にせん妄を伴う場合はF10.03ということになる．

### 診断基準

　ICD-10の研究用診断基準 diagnostic criteria for research（DCR）に基づくと臨床症状は次に示す通りである．
1) 意識混濁，すなわち，周囲に対する認識の明瞭性の減退，注意を集中したり，持続させたり，あるいは移行させたりする能力の減退を伴う．
2) 次の認知機能障害がともにあること．
・遠隔記憶は比較的保たれるが，即時想起および近時記憶の障害
・時間，場所または人物に関する見当識の障害
3) 次の精神運動障害のうち，少なくとも1項があること．
・寡動から多動への予想し難い急激な変化
・反応時間の延長
・会話の増加あるいは減少
・驚愕反応の増強
4) 次の睡眠覚醒周期障害のうち，少なくとも1項があること．
・不眠，重症例では，完全な睡眠の喪失があり，日中に眠気を伴ったり，伴わなかったりするし，または睡眠覚醒周期の逆転も起こりうる
・症状の夜間増悪
・混乱した夢および悪夢，それらは覚醒後に錯覚や幻覚として残ることもある
5) 急激な発症と症状経過の日内変動．
6) 上記1)-4)に記載した臨床症状発現の原因と考えられるような基礎となる脳疾患または全身性疾患（精神作用物質には関連しな

いもので)の存在を，神経学的診察を含む身体的診察や臨床検査，または病歴において客観的に確認できること．

以上を満たすものをせん妄とする．抑うつ・不安・恐怖・易刺激性・多幸・無欲性・困惑などといった情緒障害，知覚障害(錯覚あるいは幻覚，視覚性のことが多い)，および一過性の妄想は，典型的なせん妄のときよくみられるが診断上は特異的ではない．

せん妄には，共通症状として，こうした意識混濁，認知の障害，それに障害が短期間で出現し動揺するという特徴がある．

## 注意すべき点

さて，DSM-5では，せん妄は神経認知障害群に属し病因によって7分類される．
① 物質中毒せん妄
② 物質離脱せん妄
③ 医薬品誘発性せん妄
④ 他の医学的疾患によるせん妄
⑤ 複数の病因によるせん妄
⑥ 他の特定されるせん妄，「弱いせん妄症候群」
⑦ 特定不能のせん妄

このため，病因が判明したあとでないとせん妄診断が不十分というジレンマが，DSM分類にはつきまとう．実地臨床では，病因が特定できない段階でも，まずアルコール性かそれ以外の「せん妄」と診断し，鎮静などの治療を進めながら，確実に病因を捜索していくのがよい．臨床では「せん妄」の診断はICD-10のDCRに準拠するほうが実用的である．

## 実施手順－精神科救急でのせん妄診断の実際

まず「せん妄」の診断，鎮静しながら検査，直接原因の検索と治療を行う．
1) 状態像がせん妄の診断基準に合うか否かを診断．
2) バイタルサインのチェック，一般理学所見，特に不整脈，脱水所見，そして発熱に注意．
3) 同伴していれば家族，救急隊員や警察官から話を聴く．
・家族から，今まで病気で医者にかかっていないか，かかっていれば病歴，服薬歴．
・家族から，アルコール歴の有無，今日飲んでいないか，最近飲み続けであれば現時点で，最終飲酒から何時間経過か．
・家族から，普段の生活，日常生活動作，睡眠・覚醒リズムの乱れはあるか，見当識障害や記銘力障害など認知症はあるか否か．
4) 鎮静が必要かどうかを改めて判断する．精神運動性興奮が強ければ鎮静を行う．
・鎮静を実施する前に，まず精神保健福祉法での必要事項(精神保健指定医の診察，指示，家族の氏名など)を確認．
・鎮静を実施する前に，バイタルサインの再チェック(ハロペリドールを使用予定であれば実施前に心電図上でQTc延長の有無をみたい)．
・鎮静を実施する前から，$SaO_2$モニターの装着とチェック開始．
5) 神経学的検査，心電図検査を救急室で行いながら，以下を確認する．
・粗大な麻痺，不全片麻痺はないかを確認．
・点滴ルートをとりながら，まず検査用採血を行って緊急検査提出．
・導尿ルートをとる．尿検査提出，女性なら妊娠反応検査，尿中薬物検査も行う．
6) X線検査室へ．撮像前に妊娠の可能性についての再チェック．
・CTスキャン(頭部)．必要なら他の部位も行う．可能ならMRI検査が有用．
・X線撮影(胸部，腹部)．必要なら他の部位(痛みや外傷部位の撮影)も行う．

1時間経過した頃から，血液検査値，尿検査などのデータが集まり始める．結果を参考に，家族に再問診と再確認を行う．食生活や漢方薬の服薬や栄養状態まで聞く．

## 適応

### A．治療の基本戦略

せん妄の治療は，いくつかの要素からなっ

ている．
1）精神医学的管理
2）法と人権の側面
3）薬物療法を含む身体的な介入
4）環境的・支持的な介入

## B. 法と人権の側面

　精神科救急の臨床場面で，精神科医の主要な役割として，法に基づく人権擁護の問題がある．精神保健福祉法，児童福祉法，医療観察法など関連法の知識をもっていて，法の裏づけを意識しながら精神医学的管理を行う．せん妄は意識障害の1つであるから，本人の意思行為能力はほとんどの場合損なわれている．せん妄患者では，一般の医療で行われている治療契約ができない．せん妄と診断した患者の治療の開始にあたって，緊急時に本人からの同意が得られないとき，その意思の代理人をチェックしたり，家族などの同意を確認しておく必要がある．

　精神科救急の入院の場面では，入院の形態に，（緊急）措置入院，医療保護入院，応急入院の3つがある．医療保護入院を行うとき，家族などの同伴がない場合が多く，連絡先や身元がわからない場面によく遭遇する．こうした場合は市区町村長同意の規定があることを忘れてはいけない．上級医である精神保健指定医の診察と診断，それにカルテ記載，本人への告知，法に基づく届け出など種々の手続きを要することがある点に注意が必要である．

　入院手続き，そして隔離や身体拘束だけでなく，強制下での鎮静薬の投与も，特に持効性抗精神病薬の注射など，説明に対する弁識能力が低下しているときに行うには法的根拠が必要なのはもちろんである．

## C. 薬物療法を含む身体的介入

　精神医学的管理の基本は第1に直接原因を明らかにし，適切な内科的あるいは外科的処置により背景にある器質因子を取り除いたり，補正したりする．せん妄の治療は基本的には，せん妄を引き起こす器質的原因に対する治療といえる．

　まず一般的な対症療法としての鎮静を行う場合，どのくらいの期間にわたって鎮静が必要であるかを推定し，それに従って用いる薬物を選択する．

### 1. 短い期間，つまり時間単位で即時に鎮静が必要なとき

　即効性が必要な場合，フルニトラゼパム，ジアゼパム，ミダゾラムなどのベンゾジアゼピン系薬物の静注を用いる．ICUやCCUでのせん妄や，手術室や救急外来などでそうした場面に遭遇する．直ちに効果を発揮する薬物ほど，安全域が狭く呼吸停止などをきたしやすいのが悩みの種である．

### 2. 日単位で数日のせん妄期間が見込まれるとき

　こうしたときにはハロペリドールの筋注，静注を用いる．最も多いのはアルコール離脱症候群で，自然経過がよくわかっている場合である．

### 3. 週から月の単位で予防的薬物投与が必要なとき

　長期間反復して夜間せん妄を起こすケースで，経口的にハロペリドールを少量，何か月にもわたって投薬すると，転倒，骨折などの合併症を起こしたり，パーキンソン症状の悪化を招くことがある．ミアンセリンを少量持続的に使用することがある．いずれの薬物も保険収載外であることに注意がいる．

## D. 環境的・支持的介入

　せん妄発症の構造は，3つの層からなっている．基盤にある準備因子（加齢，慢性脳血管障害，アルツハイマー型認知症など）に対しては治療的に関与することは難しい．その基盤のうえにせん妄誘発因子が認められることもある．断眠，感覚遮断，慢性疼痛などの誘発因子である．こうした場合，環境調整と不安の除去，および睡眠を妨害している症状の改善が重要である．昼夜逆転などの著しい睡眠覚醒リズムの障害があるときは昼間の働きかけなども大切となる．高度の難聴による

理解の不足が興奮を引き起こすこともある．大きな字を見せての筆談がよい．点滴ルートには工夫が必要で，注射部位を足部に取り直したりして違和感を減らすとよい．夜間頻尿も断眠のもととなりやすく，これに対しては泌尿器科的治療で改善する．

### E. おわりに－せん妄の予防

メラトニンアゴニストであるラメルテオン（ロゼレム錠 8 mg）にせん妄発症の予防効果があると発表された．現在の適応は不眠症における入眠困難の改善のみだが，プラセボを対照にしてランダム化された多施設共同研究の結果であり注目されている．睡眠覚醒リズム障害がせん妄発症の大きな要素を占めることはすでに知られていて，メラトニンの神経伝達が発症に関与していると考えられる．せん妄の臨床研究を，治療から予防へとパラダイムシフトさせた成果として大きな意義がある．

■ 患者・家族説明のポイント

せん妄について家族へ説明する第1のポイントとして，これは一過性で可逆的な症状であることを説明する．多くの家族は，せん妄の認知障害を「慢性のものが始まった」，つまり「認知症が始まった」と内心考え，恐れているものである．第2のポイントはせん妄の持続期間を推定して家族に告げることである．アルコール離脱せん妄であれば5日間程度とはっきり告げる．これとともに，患者に見当識をつけやすくさせるため一緒に過ごしたり，親しみのある写真を持参させて，患者にとって親しみやすい環境を作ることへ協力してもらうのも有用である．

### 参考文献

1) 粟田主一，佐藤光源（責任訳），日本精神神経学会（監訳）：米国精神医学会治療ガイドライン－せん妄．医学書院，2000
2) 日本総合病院精神医学会せん妄指針改訂班（統括：八田耕太郎）（編）：せん妄の臨床指針－せん妄の治療指針．第2版，星和書店，2015
3) Hatta K, Kishi Y, Wada K, et al：Preventive effects of Ramelteon on delirium, A randomized placebo-controlled trial. JAMA Psychiatry 71：397-403, 2014

# 物質離脱
*substance withdrawal*

上條吉人　埼玉医科大学教授・救急科

### 定義

物質離脱とは，物質の長期摂取や乱用によって耐性・依存が生じた状態で，物質の摂取の中断，減量，拮抗薬の投与のあとに生じる物質特異的な症候群である．

### アルコール，ベンゾジアゼピン系薬物，バルビツール酸系薬物

これらの物質はいずれも $GABA_A$ 受容体・複合体に結合部位をもち，GABA作動性神経伝達を促進する．これらの物質の長期摂取や乱用によって次第に $GABA_A$ 受容体・複合体の機能低下 down-regulation が生じ，耐性・依存が生じる．これらの物質はお互いに交叉耐性があり，離脱症状は類似している．

### 離脱症状

#### A. アルコール

最終摂取より7-48時間と比較的短時間で発症し，振戦や全般性けいれん発作などを生じる小離脱と，最終摂取より48-96時間と遅延性に発症し，せん妄や振戦せん妄などを生じる大離脱に分類される．

#### B. ベンゾジアゼピン系薬物

短時間作用型では最終摂取から1-2日で，長時間作用型では2-5日で出現し，発症後数日でピークを迎え，1-3週間以内に徐々に消

退する．再燃（原疾患の悪化），反跳（薬物によって抑制されていた症状の一時的な著しい再燃）とは対照的に，患者がこれまで経験したことのない症状が発現する．力価が高く，作用時間の短い薬物ほど可能性が高く重症になりやすい．

### C. バルビツール酸離脱

大抵は最終摂取から 24 時間以内に生じて，2-3 日目にピークを迎え，次第に消退する．力価が高く，作用時間の短い薬物ほど可能性が高く重症になりやすい．

- 自律神経症状：発汗，頻脈，高血圧，高体温など
- 精神症状：不眠，不安，易刺激性，精神運動焦燥，幻覚（幻視など）や興奮を伴うせん妄
- 身体症状：悪心・嘔吐，下痢，腹部不快感，振戦，全般性けいれん発作

#### 離脱の治療
##### A. 薬物療法

アルコールおよびバルビツール酸系薬物と交叉耐性のあるベンゾジアゼピン系薬物を投与し，GABA 作動性伝達機能を回復させる．最初の 24 時間は必要に応じて増量し，4，5 日かけて定期投与する用量まで漸減する．ただし，バルビツール酸系薬物によるせん妄などの離脱症状にはフェノバルビタールが第一選択で，治療量を投与し，漸減する．幻覚や精神運動焦燥が著しい場合は少量の高力価抗精神病薬を投与する．

##### B. ビタミン補給

葉酸（フォリアミン散）（成分量として）1 mg/日，およびチアミン（アクタミン散）（成分量として）100 mg/日を経口投与する．

### コカイン/アンフェタミン類

これらの物質はいずれも中枢神経系でモノアミンやセロトニンの神経終末からの遊離を促進，または再取り込みを阻害することによって中枢神経興奮薬として作用する．

### 離脱症状

長時間摂取を中止すると直ちに生じ，数日から数か月持続して自然軽快する．生命に危険を及ぼす重篤なものはない．

- 精神症状：気分症状（気分不快，気分変調，抑うつ，不機嫌など），疲労感，倦怠感，過眠，鮮明または不快な夢（クラックドリーム），過食，精神運動制止/精神運動興奮，自殺念慮/罪責感/絶望感，薬物探索行動

#### 離脱の治療
##### A. 薬物療法

気分症状が持続性，または重症であれば抗うつ薬を使用する．

## オピオイド

モルヒネなどのケシからの抽出物質，およびヘロインなどの合成物質がある．これらの物質は，疼痛と報酬を調節する中枢神経系の内因性 $\mu$-, $\kappa$-, $\delta$-オピオイド受容体のアゴニストとして作用する．

### 離脱症状

静注では最終摂取から数時間以内に，経口摂取では最終摂取から 1-2 日後に生じる．症状は不快であるが，生命に危険を及ぼす重篤なものはない．

- 自律神経症状：発汗，散瞳，頻脈，流涙，鼻汁，鳥肌，発熱
- 精神症状：不眠，不安，易刺激性
- 身体症状：頭痛，悪心・嘔吐，下痢，腹部疝痛，筋肉痛，筋けいれん，あくび

#### 離脱の治療
##### A. 経過観察

物質が入手できない状況で行う．不快な症状は再発の抑制に貢献する一方で，治療薬の服薬遵守を悪化させる危険もある．

##### B. 薬物療法

自律神経症状に対しては中枢性 $\alpha_2$ アドレナリン受容体刺激薬であるクロニジン（カタプレス錠）を必要に応じて 1 回 0.15-0.3 mg を 1 日 3-4 回，経口投与する．

# 認知症
*dementia*

粟田主一　東京都健康長寿医療センター研究所・自立促進と介護予防研究チーム・チームリーダー

## 定義

　認知症とは，脳あるいは全身の疾患ないし障害によって，記憶，見当識，言語，判断力，問題解決能力などの認知機能が後天的に障害され，これによって社会生活，職業生活，家庭生活などを営むための生活機能が著しく障害された状態をいう．ここには，発達の障害に起因する精神遅滞，意識障害に起因するせん妄，機能性精神疾患であるうつ病や統合失調症は含まれない．

　米国精神医学会の「精神疾患の診断・統計マニュアル」(DSM-5)では，「神経認知障害群」(Neurocognitive Disorders)というカテゴリーが設けられている．そこでは，複雑性注意，実行機能，学習と記憶，言語，知覚-運動，社会的認知の6つの神経認知領域が定義され，それぞれの領域に関する障害の有無と程度によって，認知症(Major Neurocognitive Disorder)と軽度認知障害(Mild Neurocognitive Disorder)が定義されている．

## 臨床像の全体

　認知症の臨床像の全体は，上記のような認知機能障害と生活機能障害を核にして，それを取り巻くさまざまな精神医学的問題(精神症状や行動障害)，身体医学的問題(身体症状や身体疾患)，社会的問題によって構成されている．

　認知症にみられる多様な精神症状および行動障害は，1996(平成8)年に開催された国際老年精神医学会(IPA)のコンセンサス会議において，「認知症の行動・心理症状 behavioral and psychological symptoms of dementia(BPSD)」とよぶことが提唱されている．BPSDは，行動症状(通常は患者を観察することによって明らかにされる)と心理症状(通常は患者や親族との面談によって明らかにされる)に分類される．IPAのコンセンサス会議では，①厄介で対処が難しい症状として，妄想，幻覚，抑うつ，不眠，不安，身体的攻撃性，徘徊，不穏，②やや対処に悩まされる症状として，誤認，焦燥，社会通念上の不適当な行動と性的脱抑制，部屋の中を行ったり来たりする，喚声，③比較的処置しやすい症状として，泣き叫ぶ，ののしる，無気力，繰り返し尋ねる，シャドウイング(人につきまとう)などが挙げられている．せん妄は，それ自体はBPSDと区別されるものであるが，認知症にせん妄が併存する場合にはBPSDが顕著になる場合が多い．認知症にせん妄が併存する場合には，せん妄に対する介入が優先される．

　認知症にみられる身体症状および身体疾患として特に留意されるべきものには，全身疾患(脱水症，低栄養，電解質異常など)，呼吸器疾患(誤嚥性肺炎，慢性閉塞性肺疾患，肺結核，肺癌など)，循環器疾患(高血圧症，うっ血性心不全，虚血性心疾患，心房細動など)，消化器疾患(消化性潰瘍，肝硬変，アルコール性肝障害，癌など)，腎疾患(腎硬化症，高血圧性腎症，糖尿病腎症，慢性腎不全など)，内分泌・代謝疾患(糖尿病，甲状腺機能低下症など)，泌尿器科疾患(下部尿路症状，尿路感染症，前立腺肥大症・癌など)，整形外科疾患(骨粗鬆症，大腿骨近位部骨折，腰椎圧迫骨折など)，皮膚科疾患(褥瘡，白癬，疥癬など)，眼科疾患(視力障害，白内障，緑内障など)，耳鼻咽喉科疾患(難聴など)，神経疾患(パーキンソン症候群，運動麻痺など)，口腔疾患(歯周病，多発性う蝕など)などがある．一般に，身体症状や身体疾患の併存はBPSDの増悪因子となり，BPSDは身体疾患をさらに増悪させる因子となる．

　認知症に伴いやすい社会的問題には，家族介護者の介護負担，独居・老老介護・認認介護などによる在宅生活の困難，BPSDなどに

よる施設や一般病院での処遇困難，家族介護者や施設職員による虐待，経済被害，経済的困窮，地域住民とのトラブル，自動車運転とそれによる危険，徘徊とそれによる危険，万引きや性的脱抑制などの社会的逸脱行動などがある．救急医療の場では，このような社会的問題が，医療ニーズとは別次元で，緊急介入を考慮しなければならない重要な契機になることがある．

## 救急対応の手順

認知症をもつ人の救急医療の基本原則は，一般の精神科救急医療のそれと変わらない．しかし，必要な検査や介入の標的として身体的問題の比重が相対的に高くなる場合が多いことに留意する必要がある．こうしたことから，認知症の人の救急医療の場は，さまざまな診療科との連携が可能な総合病院であることが望ましい．

1) まずは本人の話を聞く．実際には，救急医療の場で医師が本人と対面するまでの間に，家族や周囲の人から情報を事前に得ている場合が多いが，救急医療の場でまず行うべきことは，医師が本人自身から話を聞こうとする"態度"を明確に示すことである．特に，被害妄想，攻撃性，精神運動興奮を示す患者との出会いでは，患者と対面する医師の，誠実で，落ち着いた，寛容な態度が，診療を円滑に進めていくための基盤を形作る．

2) 総合的な臨床評価を行う．精神的な側面（BPSDやせん妄），身体的な側面（身体症状，身体疾患），社会的な側面（生活状況，経済状況，家族関係など）を総合的に評価しながら，認知症の中核症状である認知機能障害と生活機能障害の存在，性質，程度を大まかに評価し，現在の状態の背景に"何らかの"認知症疾患が存在する可能性を把握しておく．このような救急医療の場での総合評価には熟練した技が必要である．認知症の医療に取り組む医師は，日常の臨床において，高齢者の精神的・身体的・社会的機能を要領よく総合評価しながら認知症疾患を診断する技能を磨いておかなければならない．

3) 必要な検査および介入の項目を列挙し，緊急度の高低に従って優先順位をつける．検査および介入の優先順位はケースごとに異なるが，認知症をもつ人の場合は，身体的な検査・介入の優先順位が高くなる場合が多いことに留意する．したがって，総合病院の救急医療の場において認知症の人の救急医療に対応していくためには，各診療科の連携体制を十分に整えておく必要がある．

4) 必要な緊急検査と緊急処置をすみやかに実施する．救急医療の場で実施される一般的な緊急検査には，血液検査，尿検査，単純X線，単純CT，心電図などがあるが，必要に応じて，関連診療科と連携しながら，超音波検査，髄液検査，造影X線，内視鏡検査，脳波検査，MRI検査などが行われる．また，呼吸・循環動態の管理，脱水症の補正，血糖値の補正，外傷の緊急処置なども，救急医療の場ですみやかに開始する必要がある．

5) 検査や処置は，本人にその内容を説明し，本人の納得と同意を得ながら進めていく．アルツハイマー型認知症をはじめとする多くの認知症疾患では，比較的軽症の段階からワーキングメモリーの障害や超皮質性感覚失語が認められ，そのために聴覚性の言語理解能力が低下している場合が多い．難聴はこのような障害をさらに助長する．コミュニケーション能力の低下は被害妄想や攻撃的行動の土壌を形成する．本人への説明は，なるべく短い言葉で，わかりやすく，簡潔に話す配慮を忘れてはならない．

6) 身体的な状態が重篤であり，かつせん妄などのために疎通が著しく障害されている場合には，緊急避難的に身体拘束や薬物的鎮静が必要な場合もある．しかし，この場合でも，拘束や鎮静を選択する前に，本人の

意向，家族および関係者の意向を十分に考慮したうえで，最終的な介入方針を決定する必要がある．また，本人の同意が得られない状況で検査や処置を行う場合には，精神保健福祉法による医療保護入院などの手続きを考慮しておく必要がある．

7) **社会的問題に対処するためのケースワークを同時に行う．** 先述したように，認知症をもつ人は，しばしば複合的な社会的問題を抱えており，このことが医療行為を阻害したり，医療とは別次元で介入を必要とする要因となったりすることがある．最も頻繁に遭遇するのは，認知機能障害が著しい本人に代わって「必要な情報を提供できる家族や関係者がいない」「医療行為の決定にあたってそれに同意できる家族がいない」「医療行為を終えたあとも自宅に帰すことができない」といった問題である．身寄りのない，独居の認知症高齢者や，老老介護，認認介護の状況にある認知症高齢者は救急事例化しやすく，救急の現場でこうした事例に遭遇する機会は近年ますます増えている．また，虐待が疑われる事例，悪徳商法などによる経済被害が疑われる事例では，行政機関や司法機関などと連携した対応が必要となる．認知症の人の救急医療に対応するためには，こうした問題に対処するための相談チームの設置が不可欠かと思われる．

8) **院内リエゾンチームで入院医療を支援する．** 入院医療が必要な場合，精神医学的な医療の比重が大きい場合には精神科の精神病棟で，身体医学的な医療の比重が大きい場合には関連身体科の一般病棟で入院医療が行われる．しかし，この場合も，認知症の医療に精通している院内のリエゾンチームによって，認知症の人の入院医療をサポートできる体制を院内に構築しておくことが望ましい．

9) **退院支援チームで退院を支援する．** 救急事例化している認知症の人は，しばしば，入院前から在宅介護や施設介護の限界に直面しており，そのために，病状が回復したあとも元いた生活の場に帰ることができない場合がある．退院支援には地域のさまざまな社会資源との連携・調整が必要となる．認知症の救急医療に取り組む医療機関では，認知症の人の退院支援を進めていくための専門部署の設置が不可欠かと思われる．

**参考文献**

1) 髙橋三郎，大野　裕，染矢俊幸（訳）：DSM-IV-TR 精神疾患の分類と診断の手引．新訂版，医学書院，2003
2) Finkel SI, Costa e Silva J, Cohen G, et al：Behavioral and psychological signs and symptoms of dementia: a consensus statement on current knowledge and implications for research and treatment. Int Psychogeriatr 8(Suppl 3)：497-500, 1996

# パーソナリティ障害に対する精神科救急医療の実践

psychiatric emergency to personality disorder

白波瀬丈一郎　慶應義塾大学特任准教授・精神・神経科学

## パーソナリティ障害，特に境界性パーソナリティ障害をもつ患者との非生産的な交流

救急医療における，パーソナリティ障害，特に境界性パーソナリティ障害をもつ患者（BPD患者）との交流では，彼らのもつ精神病理が先鋭化した形で表現されやすい．結果，その交流は非生産的なものになりやすい．このことを十分認識したうえで，その交流を少しでも生産的で医療的なものにするための工夫を行うことが重要である．

過量服薬したあとに自ら救急車をよんで病院を訪れ寝入ってしまったBPD患者や，

ICUで目覚めたあと「あぁ，死ねなかったんだ」と悪びれる様子もなく語るBPD患者を目の前にすると，多くの医療従事者は空しさや怒りを覚える．さらに，医療従事者が体験するこうした陰性感情は，救急外来によばれた精神科当直医や翌朝ICUによばれた精神科医に八つ当たり的にぶつけられる．「薬を処方したのは，先生じゃないけど精神科医でしょ．だったら，胃洗浄は精神科医がやるべきなんじゃないの」とか「困るんだよね．こういう患者でベッドを塞がれると，本当に対応しなくてはいけない患者を受け入れられなくなるんだよ．何とかしてくれないかな」といった具合である．

手首自傷のために夜中に救急外来を訪れたBPD患者は，主治医がいかに自分のことを理解してくれていないかを訴え続ける．そして，精神科当直医のちょっとしたしぐさや一言で，患者は突然怒鳴り出す．「あんた，私のことを厄介者だって思っているんでしょ」「主治医への不満なら，主治医に直接言ってくれって思っているんでしょ」などなどである．確かにその通りである．しかし，うっかり患者の言葉に乗って「その通りです．手首を切って救急外来に来たって，あなたの困っていることは何も解決しないと思います」などと答えようものなら，火に油を注ぐことになる．「そんなこと，あんたに言われなくったって百も承知しているわよ．百も承知しているけど，どうにもならないから自分を傷つけるしかなかったんじゃない．あんた，そんなこともわからないの．それでよく精神科医やってられるわね」．あとの展開は推して知るべしである．

こうした状況におかれた精神科医のなかに陰性感情が生じてくるのは至極自然であり，場合によっては「患者は，こちらのあら探しをして難癖をつける機会を狙っている」という被害的な思いが浮かんだとしても不思議ではない．多忙な日中の診療が終わったあとの当直業務，そのうえ夜中という状況を考えれば，精神科医がこうした陰性感情に支配されるのも無理からぬことである．

他者との交流が非生産的なものになりやすいのはBPD患者の精神病理に根差した特徴であり，こうした精神病理の改善は継続的な治療における課題である．さらに，日中の診療業務に上乗せする体制で運営されている救急医療の現状もまた一朝一夕で変えられるものではない．したがって，救急医療におけるBPD患者と精神科医をはじめとした医療従事者との交流が非生産的なものになるのは致し方ない面がある．とはいっても患者に必要以上に厳しく接したり懲罰的な対応をしたりすることはやはり治療的とはいえず，精神科医ははからずも患者との交流をさらに非生産的なものにするのに加担することになるのである．こうした非生産的な交流は患者にとっても精神科医にとっても不幸なことである．

### 患者は悪意をもった人ではないことを認識する

BPD患者の特徴を示す言葉に，操作性がある．この言葉には，患者は周囲の人を操ったり困らせたり，場合によってはだましたりすることを目的にしているかのような語感が含まれる．確かに，彼らとかかわった人々は振り回された，利用されたという気持ちを抱きやすい．しかし，それで患者が満足を味わっているかといえば決してそんなことはない．それどころか，彼らは他者と安定した関係をもてないことで自分自身を責めていることも少なくない．

救急外来の利用にしても，それは彼らが嫌がらせのために行っているわけではない．BPDの治療結果研究において，自傷行為，自殺企図，さらに医療機関の利用頻度が治療効果の指標として用いられることが示す通り，救急外来の利用はBPDの症状としての行為であり，BPDの治療過程として必然的に生じてくるものである．つまり，それは非難されるべきものではなく治療されるべきものなのである．

### 身体的および精神的評価をしっかり行い，必要な対応を行う

　BPD患者の自傷行為や自殺企図は，上記の操作性の文脈で理解されることが多く，勢い彼らのこうした行動は医療従事者に軽んじられる傾向がある．しかし，BPD患者は一般人口に比べて約7倍の自殺のリスクがあるといわれている．身体的および精神的評価をしっかり行い，身体的状態が重篤だったり希死念慮が切迫していたりする場合は入院治療を積極的に検討すべきである．ただし，その場合は入院目標を明確にして治療計画をしっかり立て，入院治療でどこまで行うのかをはっきりさせることが必要である．あくまでBPDの継続治療の主体は外来治療である．

　必要に応じて，抗不安薬や抗精神病薬などの処方を行うことがあるが，それはあくまで対症療法的効果以上のものは望めないことを認識しておく必要がある．どのような症状を標的として薬を処方するかを明確にしておくことである．

### できることは一生懸命行う，しかしできないことは無理をしない

　BPD患者にしばしばみられる認知様式に，目的論的姿勢とよばれるものがある．それは，相手の気持ちを，目に見える具体的な結果でしか認知できないことを示している．例えば，患者が自らのつらさを訴えたときに精神科医が薬を処方したり臨時の面接を設定したりしない限り，患者は「先生は私のことなんてどうでもいいと思っているんだ」とか「私のことを嫌っているんだ」という認知をもちやすい．そこでは，効果を期待できる薬が見当たらないとか，どうしても臨時の面接を設定する時間的余裕がないといった精神科医の側の事情はほとんど考慮されない．つまり，精神科医が患者のことをどんなに考えていようと，具体的な結果が示されない限り，患者には精神科医のその気持ちは伝わらないのである．

　すでに述べたように，救急医療の場はBPD患者の目的論的姿勢に基づく非生産的な交流が活性化しやすい状況である．この状況への対応として，日頃から精神科救急医療として何ができ何ができないのかをよく考えたり同僚と話し合ったりしておくことが重要である．そうすることで，患者が目的論的姿勢に基づいて精神科医や他の医療従事者を非難してきたときに，精神科医は被害的になったり攻撃的になったりすることなく，誠意をもってしかし毅然と，自分たちが救急医療の場でできることはこういうことなのだとつまびらかにすることが可能になる．その際，患者が落胆するのは当然だと，患者の気持ちをもっともなものとして認める（validate）態度を同時に示すことができれば，精神科医の思いが患者に伝わる可能性はさらに高まる．

　ただし，精神科救急医療において自分たちが何ができ何ができないのかを明確にする作業は，言うは易く行うは難しである．特に経験の浅い医師の場合は，自分ができないと考えているのはそれが医療としてできないことだからなのか，それとも自分の能力不足や勉強不足のためだからなのかが区別し難いために，さらに難しくなる．この2つの区別は困難であるし，場合によってはあまり意味がないかも知れない．ただ，能力不足や勉強不足を一切省みることなく，わがままで欲張りだといって患者を一方的に責める態度は治療的とはいえない．こうした陥穽に落ちることなく，できることは一生懸命頑張るが無理はしないという治療態度が名実ともに治療的に機能するようになるためには，精神科救急医療において今自分たちは何ができ何ができないのかを明確化する作業を続けると同時に，そこで立ち止まることなく，さらにそのなかでできる工夫はないかと考え模索し続ける姿勢も欠かせない．患者の話をろくに聞かずに薬を処方すると，患者はしばしば「適当に薬を処方して，あしらおうとしている」と言って怒り出す．しかし，患者の訴えをきちんと聞き，患者の希望を明確化して共有する過程を

経たうえで「救急外来でその希望に沿うことは難しい．ここでできることとしては薬を処方することです」と提案した場合には，患者は存外素直にその提案を聞き入れることが少なくない．精神科医があれこれ困ったり考えたりする態度は，患者には自分と一緒に考えてくれているというふうに映るようである．

他方，救急医療においてはできないことを明確にすることも重要である．具体的には，救急医療はあくまでも一時的な緊急対応であり，できることには限りがあること，継続的に行われている治療の重要性などの説明を患者や家族に行うことを忘れてはならない．

## BPD治療における救急医療の役割

BPDの治療過程において自傷行為，自殺企図，救急外来の利用といった逸脱行動の発生は必然である．そのため，BPDの治療では，そうした逸脱行動の発生を未然に防ぐことを目的とするのではなく，そうして治療過程から逸脱しかける患者を再び治療過程のなかに収めていくために，それらの逸脱行動をいかに治療的に扱っていくかを目指すのである．その意味で救急医療における役割は，治療過程から逸脱してきた患者を本来の治療過程に治療的に差し戻していくことであるといえる．本項ではそのための工夫について述べた．

**参考文献**

1) 狩野力八郎，白波瀬丈一郎（監訳）：メンタライゼーションと境界パーソナリティ障害―MBTが拓く精神分析的精神療法の新たな展開．岩崎学術出版社，2008
2) 白波瀬丈一郎：パーソナリティ障害と摂食障害．西園マーハ文（責任編集）：専門医のための精神科臨床リュミエール 28 摂食障害の治療．pp 117-127，中山書店，2010

# 症状精神疾患の見方
*method of correspondence of symptomatic psychosis*

新井久稔　北里大学講師・救命救急医学

## 症状精神病の定義

症状精神病 symptomatic psychosis は脳以外の身体疾患によって二次的に脳の機能が障害されて起こる精神疾患をいう．基礎疾患にかかわらず共通の症状が認められ，これは急性期には意識障害を中心にせん妄やもうろう状態，錯乱状態，幻覚症などが現れる．

意識障害が回復していくと健忘症候群が出現してくる．通常は基礎疾患の回復とともに症状は消失していくが，重症な場合には認知機能の低下を認めることがあり，非可逆的な経過をたどることがある．脳以外の身体疾患も長期間持続した場合は，脳に何らかの器質的な変化を引き起こすことがあり，脳に影響を与えれば精神症状を呈することになるため，ICD-10診断基準では症状性精神障害を含む器質性精神障害としている．

「脳疾患，脳外傷，その他の損傷など，基礎に大脳の機能不全をきたす明らかな病因をもつ一群の精神障害が含まれる．機能不全は，脳を直接的にあるいは好んで侵す疾患，外傷または損傷の場合のように一次性のこともあれば，多数の臓器や器官系統のただ一部として脳が侵される全身性の疾患や障害の場合のように二次性のこともある」（ICD-10診断基準，F0；症状性を含む器質性精神障害）としており，器質性精神障害のなかに症状性精神障害を含めている．

また，アルコールや薬物による脳障害は，ICD-10診断基準においては別に分類されている．

## 原因となる身体疾患と薬剤

さまざまな身体疾患や薬剤が症状精神病の原因となる．主要な原因となる身体疾患にお

表1　症状精神病を起こす身体疾患

| ①感染症 | ③血液疾患 | ⑤膠原病 |
|---|---|---|
| ・敗血症 | ・貧血 | ・全身性エリテマトーデス |
| ・肺炎 | ④代謝障害 | ・ベーチェット病 |
| ・腎盂腎炎 | ・肝脳疾患 | ⑥心肺疾患 |
| ②内分泌疾患 | ・尿毒症 | ・心筋梗塞 |
| ・甲状腺機能亢進症(低下症) | ・ビタミン欠乏症 | ・心不全 |
| ・副腎皮質機能亢進症(低下症) | ・ウェルニッケ脳症 | ・呼吸不全 |
| ・クッシング症候群 | ・電解質代謝障害 | |
| ・アジソン病 | ・水中毒 | |
| ・副甲状腺機能亢進症(低下症) | ・抗利尿ホルモン分泌異常症 | |
| ・下垂体機能障害 | ・脱水症 | |
| | ・低カリウム血症 | |

いて以下のものが挙げられる(表1)．①感染症，②内分泌疾患，③血液疾患，④代謝障害，⑤膠原病，⑥心肺疾患．

そのほかにも症状精神病の原因となる身体疾患は多岐にわたり，特に身体疾患が重症化するとさまざまな精神症状をきたす．

精神症状の原因となる薬剤も多くみられる(副腎皮質ステロイド，向精神薬，抗不整脈薬など)．なお，薬剤による影響はICD-10診断基準においては別分類されている．

## 精神科救急における対応

### A. 症状精神病の精神症状の特徴

症状精神病においては，せん妄などの意識障害，不安や抑うつ症状などの気分障害，幻覚・妄想状態を中心にさまざまな症状を呈する．身体疾患においてみられる精神症状では意識障害が主要な症状である．身体疾患を有する患者において急に新たな精神症状がみられたり，内因性精神病と考えて薬物加療を行っても改善が認められない場合は症状精神病を疑ってみることも必要である．

症状精神病に関して，実際の精神科救急において重要となってくるのが，意識障害であり，そのなかでもせん妄における精神症状や身体疾患の検査への対応が重要である．

### B. 症状精神病に対する救急対応―せん妄を中心に

幻覚・妄想や意識障害，気分障害などの精神症状を認める患者の対応においては，内因性精神病を念頭におくだけでなく，症状精神病を中心とする身体的疾患による精神症状かどうかを鑑別していく姿勢が重要である．

精神症状の背景にある身体疾患のなかには，生命予後を左右する疾患も含まれていることもあるため，急性期の患者においては疾患の鑑別には注意を要する．そのなかでも興奮が著しい場合は身体治療をするのが困難となるため，迅速な対応や薬物による治療が必要となってくる．せん妄は複数の要因が重なり合って発症してくると考えられている．Lipowskiはこれらの要因を準備因子，直接因子，誘発因子の3つに分類している．せん妄の準備因子としては，せん妄を生じやすくする素因で，もともと脳に存在する脳の脆弱性に相当する(高齢，頭蓋内病変など)．

そのなかでもせん妄の直接因子は，脳機能に影響を及ぼす身体疾患と薬物である．精神科救急において多いのは，肝障害，腎機能障害，呼吸不全などの臓器障害と，肺炎・敗血症・髄膜炎などの感染症，電解質異常・血糖異常などの代謝・内分泌疾患である．

具体的な疾患としては，病的多飲水による水中毒(低ナトリウム血症)，糖尿病が基礎疾患にある血糖異常(高血糖，低血糖)，甲状腺機能異常(甲状腺機能亢進症)による精神病症状，脳炎・髄膜炎などがある．これらの疾患

は，初期対応や治療によってその後の患者の病状の予後に大きくかかわってくるので，注意して鑑別していかないといけない．

最近では高齢者の患者も多く，脱水症，肺炎などの感染症，貧血などの身体疾患に伴いせん妄などの精神症状をきたして受診するケースが増えてきている．せん妄の原因となる薬物としては，ベンゾジアゼピン系薬物，抗コリン薬，$H_2$受容体拮抗薬などが多い．

## C. 診断のアプローチ

### 1. 情報収集

精神症状により患者からの聴取が難しい場合もあるため，家族や患者の関係者からの情報も重要である．聴取のポイントとしては以下の内容が重要である．

- 発症の時期
- 様式(急性，亜急性，慢性)
- 生活状況
- せん妄の既往の有無
- 基礎疾患の有無(糖尿病，高血圧，腎疾患，内分泌疾患など)
- 薬物乱用や内服薬などの有無
- 飲酒歴
- 食生活など

### 2. 理学的所見・バイタルサイン・神経学的所見

問診を行いつつ，視診や触診で可能なものから開始していく．特に胸部・腹部の理学的所見は生命予後に関係するため重要である(呼吸の性状やリズム，腹部触診・腸管蠕動音など)．精神症状のため疎通がとりにくかったり，意識障害のため症状をとらえにくいこともあるため，バイタルサインの定期的なチェックは重要である．神経学的所見では，中枢神経障害の鑑別を常に念頭におく必要があるため，髄膜刺激症状，局所徴候(神経学的巣症状)，脳圧亢進症状の有無について注意深く診察していく．

### 3. 各検査

- 血算：貧血の有無，感染症
- 血液生化学検査：電解質，腎機能，肝機能，血糖値，血清蛋白，脱水症
- 単純X線(腹部・胸部)：心不全，肺炎
- 心電図：心疾患の検索や電解質異常
- 脳単純(造影)CT(可能であればMRI)：脳器質疾患の鑑別
- 脳波検査：意識障害の診断に有効
- 髄液検査：脳炎・髄膜炎を疑う場合
- 内分泌検査：甲状腺機能異常などの内分泌疾患の鑑別

その他，内科・外科医師，救命救急の身体科医と相談のうえ，検査の優先順位を検討しながら，身体疾患の検査を進めていく．

### 4. 鑑別を進めていくうえでの注意点

他医療機関からの転院や，本人・家族からの情報において過去の検査において身体的疾患が否定されているという情報で受診となるケースがある．

過去の検査から時間が経過していることもあるため，疾患の鑑別においては，再度症状から考えうる必要な検査は積極的に行い，鑑別していく姿勢が重要と思われる．

## D. 対応のポイント－せん妄の対応を中心に

### 1. 誘発因子の改善

不安やストレスの改善，睡眠時間の確保など．

### 2. 直接因子の改善

臓器障害，身体疾患に対して内科的，外科的治療が必要．

直接因子となりうる薬物の中止または減量，薬物の変更．

### 3. 身体抑制

疎通がとれず精神運動興奮が強ければ，患者を事故から守るため四肢抑制，体幹抑制することがある(家族の同意，本人への説明は重要)．

身体抑制自体がせん妄や患者本人のストレス，褥瘡・肺梗塞のリスクを高めるため，治療が進み不要と思われたら直ちに中止する．

### 4. せん妄への対応

適切なレベルでの環境刺激，昼夜逆転に注意して睡眠覚醒リズムを保つことが重要．

原疾患の治療を優先.

せん妄の病態を家族や医療従事者が理解するように精神科医が情報を伝えておくことも重要.

### 5. 薬物治療のポイント
#### a. 鎮静に関して
CT 検査や処置の際に静止状態が必要な場合や,病棟においての身体管理において安静保持が必要な場合.

1) 経口または経管投与が難しい場合
- ハロペリドール(セレネース)の静脈注射または筋注を行う(ハロペリドールの投与においては,QTc 時間の延長などの不整脈に注意が必要).
- フルニトラゼパムやミダゾラムを静脈注射する(呼吸状態に注意).

**処方例**
セレネース注(5 mg/アンプル) 1回 0.5-1 アンプルを生理食塩液 100 mL に希釈して点滴静注

2) 経口または経管投与が可能な場合
- リスペリドン(リスパダール)の液剤や細粒・錠剤を投与する(他の新規抗精神病薬の投与も可能.ただし糖尿病などの耐糖能異常に注意).

**処方例**
リスパダール内用液(1 mg/mL) 1回 0.5 mg または 1 mg を内服 1日 1-2 回

#### b. せん妄に対する薬物治療
- 高齢者の問題行動に対しては,チアプリド(グラマリール)は副作用が少なく使用しやすい薬である.
- 抗精神病薬はハロペリドールが多く使用されるが,リスペリドンなどの新規抗精神病薬による治療が最近は主流になってきている.
- 抗精神病薬以外のせん妄治療薬としては,鎮静効果が強い抗うつ薬であるミアンセリンやトラゾドンなどの使用も効果的である.
- 興奮が著しい場合は,感情調節薬であるバルプロ酸ナトリウムなどを併用していくのも効果的である.

**処方例**
グラマリール錠 1回 25-50 mg を 1-2 回に分けて投与 就寝前または夕食後・就寝前
リスパダール内用液(1 mg/mL) 1回 0.5-1 mg 1日1回 就寝前

#### c. 向精神薬使用においての注意点
身体状態が悪い患者や高齢者が多いため処方を単純化して,少量から開始して,副作用に注意しながら量を調整していくことが重要である(可能であれば,モニタリングや頻回にバイタルサインのチェックを行い,患者の状態変化に注意していくことが重要).

### ■患者・家族説明のポイント
向精神薬使用においては,意識障害や精神症状のため患者本人の使用に対する同意が得にくい場合もある.患者本人だけでなく家族や関係者に対して精神科治療に対する十分な説明を行い(向精神薬の効果や副作用を中心に),同意を得ておくことが重要である.

### 参考文献
1) 小島卓也:内科疾患における精神障害.亀山正邦,高久史麿(総編集):今日の診断指針.第5版,pp 1328-1330,医学書院,2002
2) 堀川直实:症状精神病 概論―リエゾン精神医学を含めて.日本臨牀 別冊精神医学症候群Ⅲ:339-342,2003
3) 中村 純,丹羽真一:症状精神病.精神神経学雑誌 108:997-1003,2006

# 精神科領域の急性薬物中毒
*acute poisoning of psychotropic drugs*

**上條吉人** 埼玉医科大学教授・救急科

### 疾患概念
急性薬物中毒とは,主として薬物の過量摂

取によって生じる病態である．ほとんどは精神疾患を背景とした自傷・自殺企図であるため，精神科治療薬によるものが圧倒的に多いが，近年では危険ドラッグによるものが大きな社会問題となった．意識障害があり，患者からの情報収集が困難だと診断に難渋することがある．予後は比較的良好で，全身管理などにより帰宅または短期間の入院で軽快することがほとんどである．ただし，三環系抗うつ薬やバルビツール酸などの過量服用，または危険ドラッグの過量摂取により死亡する，または後遺症を生じる例も散見される．

### 治療方針

急性薬物中毒の治療は，「全身管理」「吸収の阻害」「排泄の促進」「解毒薬・拮抗薬」の4大原則からなる．なかでも「全身管理」が最も重要である．

### A. 全身管理(AB & 3Cs)

気道(airway)，呼吸(breathing)，循環(circulation)，中枢神経系(central nervous system)の管理が重要である．また，合併症(complications)の管理も重要である．例えば，危険ドラッグによる急性中毒で，精神運動焦燥などの中枢神経興奮症状が生じればミダゾラムやプロポフォールを持続静注して鎮静する．けいれん発作が生じればジアゼパムを静注して発作を止める．横紋筋融解症を合併すれば輸液療法を施行する．

#### 1. 3大合併症(3Asまたは ABC)

頻度が高いのみならず，生命を脅かす，または後遺症を生じることのある誤嚥性肺炎(Aspiration Pneumonia)，異常体温(Abnormal Body Temperature)，非外傷性挫滅症候群・コンパートメント症候群(Atraumatic Crush Syndrome/Compartment Syndrome)の3大合併症が重要である．

a. 誤嚥性肺炎

昏睡状態のために咽頭反射が減弱，または消失している状態で，胃内容物の逆流または嘔吐が生じた際に，誤って肺に吸引された酸性の胃内容物による急性化学性肺炎である．

《治療》

化学性肺炎であるので抗菌薬は無効である．ただし，体温またはCRPの再上昇などの二次的な細菌感染を疑う所見があれば，喀痰の塗抹・培養を提出して抗菌薬を投与し，培養の結果により感受性のある抗菌薬に変更する．

b. 異常体温

フェノチアジン系抗精神病薬，三環系抗うつ薬，抗コリン薬などの過量服用では抗コリン毒性として高体温症が生じる．また，危険ドラッグやアンフェタミン類の過量摂取では交感神経興奮症状として高体温症が生じる．

一方，抗精神病薬の過量服用では末梢性アドレナリン $\alpha_1$ 遮断作用による悪寒(shivering)の阻害，中枢性ドパミン $D_2$ 受容体遮断作用または中枢性セロトニン $5\text{-}HT_2$ 受容体遮断作用による中枢性体温調節機能の阻害などにより低体温症が生じる．また，ベンゾジアゼピン系薬物やバルビツール酸系薬物などの中枢神経抑制作用のある薬物の過量服用では寒冷な環境から避難できずに低体温症が生じる．

《治療》

高体温症では，直ちに急速冷却して体温を39℃以下にすることが中枢神経障害や多臓器不全を防ぐために重要である．室温または冷却した細胞外液の急速輸液，体幹に水を噴霧して扇風機などで送風することによる気化熱の奪取，氷水による胃洗浄，冷却マットなどを用いて冷却する．

低体温症では，重症度に応じて毛布などによる保温，加温マットや湯タンポなどによる表面加温，加温・加湿酸素の投与や加温輸液などによる中心加温を用いて深部体温が35℃以上になるように復温する．

c. 非外傷性挫滅症候群・コンパートメント症候群

昏睡状態のために同じ体位のままで長時間放置され，自らの重さで長時間の圧迫を受けた部位の筋肉が挫滅するとカリウムおよびミ

オグロビンが大量に漏出する．この結果，高カリウム血症が生じると，血圧低下または不整脈が生じる．また，高ミオグロビン血症が生じると，急性腎不全が生じる．この病態が非外傷性挫滅症候群である．

一方，挫滅した筋肉が，筋膜などで囲まれたコンパートメント(筋区画)内で腫脹するとコンパートメント内圧が上昇して血行障害が生じる．この結果，神経・筋障害が生じるが，最悪の場合は非可逆的な神経・筋壊死が生じて麻痺を遺す．この病態が非外傷性コンパートメント症候群である．

《治療》
非外傷性挫滅症候群の治療としては，輸液療法を施行するが，高カリウム血症により血圧低下や不整脈が生じる，または高ミオグロビン血症により急性腎不全が生じれば腎臓内科専門医に依頼して血液透析法を施行する．

非外傷性コンパートメント症候群の治療としては，拡張期血圧とコンパートメント内圧の差が 30 mmHg 以下，または他動的なコンパートメント内の筋肉の伸展（passive stretch test）による激痛を認めれば，整形外科専門医に依頼して緊急筋膜切開術(減張切開術)を施行する．

### B. 吸収の阻害

消化管除染法によって過量服用された薬物の消化管からの吸収を防ぐことである．以前は，催吐，胃洗浄，下剤の単回投与が慣例的に施行されていたが，有効だとするエビデンスがないのに，誤嚥性肺炎などの合併症が有意に増加するので現在では推奨されない．国際的なガイドラインでは，「活性炭の投与を第一選択とし，適応のあるものには腸洗浄を施行するが，催吐，胃洗浄，下剤の単回投与は推奨されない」とされている．

#### 1. 活性炭の投与

活性炭は消化管内で非選択的にほとんどの薬物を高率に吸着し，消化管から吸収されずに排泄される．「中毒量の活性炭に吸着される薬物を服用し，服用後1時間以内に施行することができれば考慮する」が，服用時間が曖昧である，または重篤な合併症の報告が少ないために，実際には1時間以上経過していても施行されている．活性炭はほとんどの精神科治療薬を高率に吸着するが，リチウムを吸着しないので，炭酸リチウムの過量服用には無効である．

《方法》
18 F 程度の太さの経鼻胃管を挿入して胃内容物を十分に吸引し，嘔吐や誤嚥のリスクを減らすために患者を45度にベッドアップしてから，活性炭を経鼻胃管より注入する．意識がよければ経口投与してもよい．

**R 処方例**
薬用炭 50 g の入った 500 mL のポリ容器に微温湯 300 mL を注いで懸濁して，経鼻胃管より注入する

#### 2. 腸洗浄

下剤を持続的に投与して消化管内の薬物をすみやかに，かつ持続的に移動させて消化管からの吸収を抑制する方法である．「中毒量の徐放剤または腸溶剤を服用した場合であれば考慮する」．

《方法》
18 F 程度の太さの経鼻胃管を挿入して胃内容物を十分に吸引し，嘔吐や誤嚥のリスクを減らすために患者を45度にベッドアップし，直腸チューブを挿入してから，ポリエチレングリコール電解質液(ニフレック)を経鼻胃管より持続的に注入する．

**R 処方例**
ニフレック配合内用剤 1 袋を 2 L の専用ポリ容器に入れ，2 L の微温湯に溶解して，大人では 1–2 L/時の速度で，小児では 25–40 mL/kg/時の速度で，直腸からの排液がきれいになるまで経鼻胃管より持続的に注入する　保外

### C. 排泄の促進

肝臓や腎臓の機能を利用して，または人工臓器によってすでに吸収されてしまった薬物の排泄を促進する方法である．以前は，

2 L/時以上の細胞外液の大量輸液が施行されていたが，クリアランスは有意に増加しないのに，肺水腫や電解質異常などの合併症が有意に増加するので現在では推奨されない．

## 1. 活性炭の繰り返し投与

薬物のみならず，肝臓で代謝されて胆汁中に分泌される代謝物も活性炭に吸着させて排泄を促す方法である．例えば，肝臓でグルクロン酸抱合されて胆汁中に分泌されたあとに，腸管内で腸内細菌のもつグルクロン酸分解酵素によって分解されて再び吸収されるといった腸肝循環する薬物の過量服用では有効な可能性がある．「生命を脅かす量のカルバマゼピン，フェノバルビタールの服用であれば考慮する」．

《方法》

18 F 程度の太さの経鼻胃管を挿入して胃内容物を十分に吸引し，嘔吐や誤嚥のリスクを減らすために患者を45度にベッドアップしてから，活性炭を経鼻胃管より注入する．その後4時間ごとに半量を経鼻胃管より注入する．

**R 処方例**
薬用炭50 gの入った500 mLのポリ容器に微温湯300 mLを注いで懸濁して，経鼻胃管より注入する．その後4時間ごとに半量を経鼻胃管より注入する

## 2. 急性血液浄化法

ポンプによって血液を体外循環させて，薬物を除去してから再び体内に戻す方法である．血液灌流法は，ビーズ状の活性炭の詰まったカートリッジに血液を灌流させて，薬物を活性炭に吸着させて除去する方法である．血液透析法は，中空子となっている透析膜の中に血液を，外に透析液を灌流させることによって透析膜を介して血液と透析液を接触させて，両者の濃度勾配に従った拡散のメカニズムによって薬物を透析液の側に移動させて除去する方法である．血液灌流法は「カルバマゼピン，フェノバルビタール，フェニトインによる中毒では考慮する」．また，血液透析法は「リチウムによる中毒では考慮する」．

## D. 解毒薬・拮抗薬

薬物の毒性を減弱させる薬物である．

### 1. フルマゼニル

フルマゼニル（アネキセート注）は，GABA$_A$受容体・複合体にあるベンゾジアゼピン結合部位でベンゾジアゼピン系薬物と競合的に拮抗する．ただし，半減期が50分前後と短く，作用時間が短いため，治療目的で用いられることはほとんどない．ベンゾジアゼピン系薬物による急性中毒の鑑別に用いられることがあるが，頭部外傷やけいれん発作の既往やベンゾジアゼピン系薬物依存のある患者，けいれん発作を生じる可能性のある薬物との複合中毒などでは禁忌である．

**R 処方例**
アネキセート注0.2-0.3 mgの静注を覚醒が得られるまで繰り返す．総投与量が3 mgに達しても反応が得られなければ他の薬物による中毒や他の意識障害の原因を考慮する

### 2. 炭酸水素ナトリウム

三環系抗うつ薬による急性中毒では，心筋ナトリウムチャネル（cardiac fast Na$^+$ channel）阻害作用によって心室伝導障害，心室性不整脈，低血圧などが生じる．炭酸水素ナトリウムを投与すると，ナトリウム負荷により阻害されていないナトリウムチャネルが有効利用され，血液のアルカリ化によって薬物の蛋白結合率が上昇して中毒症状が改善する．「QRS時間＞0.12秒の延長，心室頻拍などの心室性不整脈，低血圧」があれば，炭酸水素ナトリウム（メイロン）50-100 mEq（1-2 mEq/kg）の静注を繰り返して血液をアルカリ化する．

**R 処方例**
メイロン注(8.4%) 50-100 mLの静注を繰り返し，血液のpHを7.45-7.55に維持する

### 参考文献
1) 上條吉人：臨床中毒学．医学書院，2009
2) 上條吉人：急性中毒診療ハンドブック．医学書院，2012

# 胸・腹部症状を伴う精神症状
*psychiatric symptoms with chest/abdominal symptoms*

| 森脇龍太郎 | 千葉労災病院・救急・集中治療部長 |
| 伊良部真一郎 | 千葉労災病院・救急・集中治療部 |
| 高村卓志 | 千葉労災病院・救急・集中治療部 |

　従来，脳自体の器質性病変に伴う精神障害を「器質精神疾患」とよび，脳自体には直接的な問題がないにもかかわらず，さまざまな身体疾患に伴って精神障害をきたすものを「症状精神疾患 symptomatic psychosis」とよんで区別されてきた．本項ではその伝統的な用語である「症状精神疾患」のうち，胸部症状や腹部症状を呈する身体疾患として代表的なものを示し，その場合にどのような精神症状が多く認められるかについて概観する．

## 症状精神疾患
　いかなる身体疾患においてもそれが長期にわたると，不安や抑うつ状態を引き起こしやすい．基本的にはあらゆる身体疾患が「症状精神疾患」の原因となると考えられる．なかでも全身性エリテマトーデスを代表とする自己免疫疾患，下垂体，副腎，甲状腺などの内分泌疾患，糖尿病，葉酸欠乏症などの代謝疾患，急性心筋梗塞などの循環器疾患，敗血症をはじめとする感染症などで頻度が高い．また女性においては妊娠・産褥期や月経前後において生じやすい．
　症状は，慢性症状として抑うつ状態，パーソナリティ障害，認知症などがあり，急性症状としてせん妄，けいれん，意識障害・昏睡などがみられる．
　治療は，基礎疾患に対するものが基本であり，これをしっかりと行ったうえで，精神症状に対する対症療法を施すことである．抗うつ薬や抗精神病薬がうつ状態や不安，興奮といった精神症状に用いられる．基礎疾患が難治性であれば再発することが多く，一方コントロールされれば症状もおのずから消失する傾向がある．

## 胸部症状を伴う精神症状
　さまざまな呼吸器疾患や心疾患が呼吸不全や心不全の原因となる．いずれの場合も低酸素症をきたし，呼吸困難とともに不安や恐怖，認知障害，視力障害，せん妄，昏睡などの精神症状を呈する．また慢性閉塞性肺疾患などでは高炭酸ガス症を合併し，傾眠，多幸感，行動異常，振戦，けいれん，せん妄，昏睡などの精神症状を呈することがある．
　交感神経亢進状態は，動悸，振戦，胸痛，呼吸困難などの胸部症状などの原因となる．これは日常よく遭遇する病態であり，患者は不安・恐怖などの精神症状をむしろ当たり前のように訴えることが多い．このような状態は心不全，貧血，甲状腺機能亢進などでも認められる．一方，副交感神経亢進状態は，疼痛や精神的衝撃などによって起こることが多い．全身の血管拡張による低血圧，徐脈による全脳虚血に伴って失神に至ることがその本態であるが，慢性的にこれが起こった場合は，傾眠，せん妄などの精神症状をきたすこともある．
　傾眠，記銘力低下，抑うつ状態などの精神症状が診断の手がかりになる疾患として，重要なものに閉塞性睡眠時無呼吸症候群がある．本疾患では夜間の睡眠が十分でなく，呼吸困難や動悸などの症状を合併する．進行すると肺高血圧，不整脈などを呈し，突然死なども認められる病態である．夜間の呼吸補助のため，マスクを用いた持続陽圧呼吸療法 continuous positive airway pressure（CPAP）によって劇的な治療効果を示すことがあり，早期発見がきわめて重要である．
　過換気症候群では，その6割に何らかの精

神疾患が基盤にあるとされる．生理的に炭酸ガスを排出させる必要がないにもかかわらず，心理的なストレスによって過換気を行う病態である．強い呼吸困難，動悸，胸痛，四肢のしびれなどとともに，不安・恐怖から意識障害などの精神症状を呈する．

### 腹部症状を伴う精神症状

腸管蠕動は自律神経によって調節されており，交感神経は抑制的に，副交感神経は促進的に働く．したがって自律神経の機能障害によって便秘・下痢，腹痛，腹部膨満などのさまざまな腹部症状を呈する．自律神経失調症は内科などで比較的安易に診断されることも多いが，うつ病，パニック障害，過敏性腸症候群などが関連する病態であり，気分障害がその根本にあることも多い．また周知のように向精神薬の副作用としても消化器症状は高頻度に認められる．

劇症肝不全や進行した肝硬変では，肝臓の解毒機能が著しく低下し，消化器症状として悪心・嘔吐，消化管出血，腹水などが認められる．精神症状は肝性脳症とよばれ，抑うつ，多幸から，せん妄や昏睡に至る．

腹部内臓疾患以外で，腹部症状とともに精神症状をきたす代表的な病態として，糖尿病，アジソン病，甲状腺中毒症，急性間欠性ポルフィリン症，ヒ素・鉄などの重金属中毒，全身性エリテマトーデスなどが挙げられる．

糖尿病においては，悪心・嘔吐，上腹部痛などが初発症状となり，その後傾眠，せん妄などの精神症状をきたすことがある．このようなケースが実は1型糖尿病発症に伴って糖尿病性ケトアシドーシスをきたしていたということもよくあり，注意が必要である．糖尿病では便秘・下痢，腹部膨満感，嚥下障害，悪心・嘔吐，腹痛などの多彩な消化器症状を呈する．その一方で経口血糖降下薬やインスリンを使用している場合は，低血糖症状をきたして異常行動，せん妄などの精神症状をきたすことがある．

アジソン病（急性副腎不全，副腎クリーゼ）は，副腎皮質ホルモンの欠乏によって生じる．副腎不全の初発症状は非特異的で，倦怠感，無気力，食欲不振，微熱，悪心・嘔吐，腹痛，便秘や下痢などの消化器症状も認められる．経過中にせん妄から昏睡，低血圧に至ることもある．治療は欠乏した副腎皮質ホルモンの補充である．甲状腺中毒症では，動悸，発汗，体重減少などの甲状腺機能亢進症状とともに，悪心・嘔吐，腹痛などの消化器症状や，不安，興奮，せん妄などの精神症状が認められる．治療は抗甲状腺薬投与が主体となる．

急性間欠性ポルフィリン症は，ヘム合成経路の酵素異常による常染色体優性遺伝疾患である．急性腹症を思わせる腹部症状が初期に現れることがあるが，明らかな器質的疾患は認められず，次いでせん妄やヒステリー発作様の精神症状を呈することで有名である．

重金属中毒でも消化器症状とともに精神症状が認められることがある．例えば，ヒ素の大量経口摂取では悪心・嘔吐，腹痛，下痢などの消化器症状からショック，肺水腫，致死性不整脈などが認められるが，経過中にせん妄，昏睡などの精神症状も呈する．また，鉄の大量経口摂取では悪心・嘔吐，下痢，腐食性腸管障害などの消化器症状からショック，肝・腎不全，凝固障害などを呈するが，精神症状としてけいれんや昏睡も認められる．

全身性エリテマトーデスはきわめて多彩な臨床症状を呈するが，経過中に消化器症状をしばしば認め，時に出血，潰瘍など重篤な症状に進展することも知られている．またループス精神病と称されるように，血管炎によってさまざまな精神症状を呈することもよく知られている．治療薬として副腎皮質ステロイドを用いることが多く，ステロイド精神病との鑑別が重要であるが，精神症状から鑑別は困難であり，ステロイドの増減によって鑑別することが一般的である．

身体疾患の経過中に精神症状をきたしたケースであっても，抗うつ薬や抗精神病薬の投与を要することがある．しかしあくまで身体疾患に対する治療が基本であり，抗うつ薬や抗精神病薬の投与は，身体疾患のコントロールとともに不要となることが多い．言い換えれば精神症状が身体疾患の経過の予測因子となりうる場合があるということであり，その意味でも，精神症状の把握は重要である．

**参考文献**
1) 小野江正頼, 濱田秀伯, 千葉裕美：身体疾患に伴う気分障害. 臨床精神医学 29：967-971, 2000

# 神経症状を伴う精神症状
*psychiatric symptoms with neurological abnormalities*

加藤正樹　関西医科大学准教授・精神神経科学
吉村匡史　関西医科大学総合医療センター病院准教授・精神神経科

## 定義

幻覚・妄想状態，錯乱状態などの精神症状や認知症状などが前景に発現しており，精神科救急に運ばれて来た患者が，実はそれらの症状は，一次的なものでなく，身体疾患に起因する二次的なものであることも少なくない．ここでは，そういった身体疾患により，二次的に精神症状が発現しているものを"神経症状を伴う精神症状"として定義する．

## 分類

神経症状を伴う精神症状は多岐にわたる．そういった疾患のうち精神科救急に搬送されてくるケースの状態像は，錯乱・せん妄や，幻覚・妄想状態などの精神病様状態，認知症状態，不安・抑うつ状態，けいれん発作が前景となることが多い．しかしながら，それらの疾患が呈する精神症状は，単一の状態像に収まらずに，多彩な症状を表出することが多い．

## 鑑別のための特徴と対応

前景となりやすい状態像ごとに，臨床上重要な疾患を鑑別するための特徴と対応を示す．

### A. 精神病様状態

精神科救急で遭遇する，身体症状に起因する精神病様状態は，おおむね，意識変容，意識狭窄，中程度の意識混濁といった意識障害を伴うことが多く，状態像としては錯乱状態，もうろう状態，せん妄，アメンチアを呈する．下記疾患の鑑別が特に重要となる．

1. 脳炎
- 精神症状：精神症状は多彩であり，意識障害をベースとして幻視，異常行動を伴う錯乱，せん妄状態を呈する．
- 鑑別のための特徴：これまでに精神症状の既往がない．発熱や頭痛などの感冒症状に引き続き，あるいは同時に急性の精神症状を呈する．髄液検査所見で髄液圧の上昇，細胞数の増加．脳波で非特異性全般性高振幅徐波．卵巣奇形腫の併発（抗NMDA受容体脳炎）．
- 対応：迅速な診断と全身管理が必要であるため，すみやかに集中治療室を備えた医療機関との連携をはかる（詳しくは446, 448, 450, 452頁参照）．

2. アルコール離脱・せん妄
- 精神症状：見当識障害，焦燥感，易刺激性とせん妄，錯乱が前景．
- 鑑別のための特徴：アルコール飲酒歴と中止後6-48時間以内に発症していることの確認．多汗，頻脈などの自律神経系の亢進．手指振戦．
- 対応：水分と電解質の維持とともに下記処置を行う〔詳しくは「物質離脱」の項（⇒845頁）参照〕．

**R 処方例**
セルシン注（10 mg）　1回10 mgを2分か

けて静注（呼吸状態に注意）　1日1-2回

### 3. ウェルニッケ脳症

- 精神症状：興奮，易怒的な態度を伴う短期記憶障害が前景．時折，錯乱状態を呈する．
- 鑑別のための特徴：長期の大量飲酒歴によるチアミン（ビタミン$B_1$）欠乏によるものなので，おおかた，中年以降に発症する．飲酒歴の確認．歩行失調，眼球運動障害を認める．血中チアミン低値．
- 対応：水分と電解質の維持と下記処置をし，適切な栄養摂取の指導を行う〔詳しくはウェルニッケ-コルサコフ症候群（⇒637頁）参照〕．

**R 処方例** 下記1)を用いる．精神症状が激しい場合は2)を追加する．

1) メタボリン注（50 mg/1 mL/アンプル）　1回2アンプル　1日1回　静注 （保外）用量
2) リスパダール内用液（1 mg/mL）　1回1-2 mL　不穏時 （保外）

### 4. 橋本脳症

- 精神症状：急性の意識障害，錯乱，抑うつ，けいれん，認知症様症状と多彩．
- 鑑別のための特徴：振戦，ミオクローヌス，脳波異常（基礎律動の徐波化など），甲状腺自己抗体陽性，抗 NAE 抗体陽性．甲状腺機能は正常であることが多い．
- 対応：代謝・内分泌内科へのコンサルト．ステロイドが著効〔詳しくは橋本脳症（⇒446頁）参照〕．

### 5. 急性間欠性ポルフィリン症

- 精神症状：意識障害を伴わない，幻覚・妄想，焦燥感，易怒性の亢進や抑うつ．
- 鑑別のための特徴：腹痛（時に嘔吐，便秘などを伴う），末梢性ニューロパチー，δ-アミノレブリン酸増加，ポルフォビリノーゲン増加．常染色体優性遺伝であるため，家族歴の聴取が有用．比較的まれな疾患であるが，内因性精神病とよく似た精神症状を呈するため，内因性精神病と誤診されることがあるので注意が必要．
- 対応：内科へのコンサルト．

**R 処方例**

ウインタミン細粒（100 mg/g）　（成分量として）1日50-200 mg を 1-3 回に分けて投与　精神症状および腹痛に対して有効 （保外）

### 6. 非けいれん発作重積状態

- 精神症状：意識障害を伴う奇異な言動，夢幻様状態．
- 鑑別のための特徴：脳波異常，けいれん発作の既往．しかしこれらの特徴がなく診断が困難なケースもあり，その場合は経過観察後に診断される．
- 対応：詳しくは発作に直接関連した精神症状（⇒611頁）参照．

**R 処方例** 下記を用いる．

セルシン注（10 mg）　1回10 mg を 2 分かけて静注（呼吸状態に注意）　1日1-2回
ホストイン注（750 mg）　22.5 mg/kg を静脈内投与．投与速度は 3 mg/kg/分または 150 mg/分の低いほうをこえないこと　初回投与から次の投与までは 12-24 時間あけて行う

## B. 不安・抑うつ状態

症状精神病による不安・うつ症状は，内因性の症状と似ており，精神症状からのみでは鑑別は難しいが，下記に示す疾患ごとに理学所見，血液検査所見に特徴がある．

### 1. 甲状腺機能亢進症

- 精神症状：感情は不安定で疲れやすく，うつと躁のどちらの状態も呈する．焦燥感を伴う不安を呈することが多い．時に幻覚・妄想などを呈する．
- 鑑別のための特徴：頻脈，眼球突出，甲状腺腫，多汗，振戦，全身倦怠感などを認める．血中 $T_3$，$T_4$，$fT_3$ 高値，TSH 低値．
- 対応：下記処置とともに代謝・内分泌内科へコンサルト．

**R 処方例** 躁症状が強いときは下記1)を用いる．

1) エビリファイ内用液（0.1％） 1回12-24mL 1日1回 保外

うつ症状が強いときは下記2），3）のいずれかを用いる．

2) リフレックス錠（15mg） 1回1-2錠 1日1回 就寝前
3) セロクエル錠（25mg） 1回2-4錠 1日1回 就寝前 保外

不安症状が強いときは下記4）を用いる．

4) ワイパックス錠（0.5mg） 1回1錠 1日3回 毎食後

## 2. 甲状腺機能低下症

・精神症状：活動性・喜び・意欲の低下，集中力困難，思考の遅延，動作緩慢などのうつ症状が主体となるが，感情の不安定，不安，焦燥などを示し，時には幻覚，妄想などを伴う．

・鑑別のための特徴：徐脈，顔面浮腫，低血圧，発汗減少，脱毛，粘液水腫などを認める．血中$T_3$，$T_4$，$fT_3$低値，TSHは甲状腺性では高値，下垂体，視床下部性では低値．

・対応：下記処置とともに代謝・内分泌内科への紹介．

R 処方例 うつ症状が強いときは下記のいずれかを用いる．

1) パキシルCR錠（12.5mg） 1回1-2錠 1日1回 夕食後
2) リフレックス錠（15mg） 1回1-2錠 1日1回 就寝前

不安症状が強いときは下記3）を用いる．

3) ワイパックス錠（0.5mg） 1回1錠 1日3回 毎食後

## 3. 全身性エリテマトーデス（SLE）

・精神症状：抑うつ症状を呈することが多いが，幻覚・妄想状態や躁状態を呈することもある．

・鑑別のための特徴：発熱，光線過敏，頭痛，関節痛，顔面紅斑．血中抗核抗体陽性，IgG高値．

・対応：下記処置とともに代謝・内分泌内科への紹介．

R 処方例 うつ症状が強いときは下記1）を用いる．

1) パキシルCR錠（12.5mg） 1回1-2錠 1日1回 夕食後

精神病様症状が強いときは下記2）を用いる．

2) エビリファイ内用液（0.1％） 1回6-12mL 1日1回 不穏時

躁症状が強いときは下記3）を用いる．

3) エビリファイ内用液（0.1％） 1回12-24mL 1日1回 保外

### C. けいれん

精神科救急の現場でけいれんに遭遇した場合，てんかんの既往が明らかな場合を除けば，まずは脳炎，頭蓋内占拠性病変，脳血管障害などの器質性脳障害や，何らかの身体的変調を念頭におくべきである．

## 1. 脳炎

本項「A．精神病様状態」の「1．脳炎」を参照．

## 2. アルコール・ベンゾジアゼピン系薬剤離脱

本項「A．精神病様状態」の「2．アルコール離脱・せん妄」および本章「物質離脱」の項（⇒845頁）を参照．

## 3. 薬剤による誘発

・発作型：全般性強直間代発作が多い．

・鑑別のための特徴：原因薬剤として，向精神薬が約30％を占める．増量や過量服用が誘因となるが，常用量でも起こりうる．抗精神病薬では，フェノチアジン系薬剤とゾテピンが特に誘発しやすい．抗うつ薬では，三環系・四環系抗うつ薬のほうが新規抗うつ薬よりも誘発しやすい．感情調整薬では炭酸リチウム中毒が原因となりうる．向精神薬以外では，ニューキノロン系化学療法薬（特にNSAIDsとの併用時）やテオフィリンが誘因となる．

・対応：迅速な診断と全身管理が必要であるため，下記処置とともに，集中治療室を備

えた医療機関との連携をはかる．

> **処方例**
> セルシン注（10 mg）　1回10 mgを2分かけて静注（呼吸状態に注意）　3分程度経過しても無効であればさらにもう1回施行する

### 4．水中毒
- 発作型：全般性強直間代発作がほとんどである．
- 鑑別のための特徴：日常の飲水行動（多飲水），抗精神病薬・抗コリン薬の服用，尿比重（1.008以下），低ナトリウム血症（120 mEq/L 未満），短時間での多量の尿流出（尿道カテーテル留置下）．
- 対応：高張食塩水による電解質補正〔詳しくは「水中毒への対応」の項（⇒101頁）を参照〕．

### 5．高血糖・低血糖
- 発作型：非特異的発作．
- 鑑別のための特徴：血糖値の確認．
- 対応：簡易血糖値が確認できない場合および低血糖の場合は，50％ブドウ糖 40 mL を静注する．高血糖の場合は生理食塩液 1-2 L を 1-3 時間かけて投与しつつ，専門医療機関への転送をはかる．

## D．認知症症状

元来認知症を有する症例における認知症症状の急速な増悪も含める．全般的にいえることは，精神科救急を受診するような急性発症（増悪）を示す認知症症状の場合，単純CTでよいので必ず頭部画像診断を行うことである．

### 1．せん妄
「せん妄」の項（⇒842頁）を参照．

### 2．慢性硬膜下血腫
- 鑑別のための特徴：頭部外傷の1-2か月後において，記銘力障害，見当識障害などの認知症症状や意識障害に加えて，片麻痺，歩行障害を示すことが多い．比較的若年の症例では頭蓋内圧亢進による頭痛，嘔吐がみられるが，高齢者では明らかでないことも多い．また，抗凝固薬の服用例などでは，外傷の既往がなくても発症することがある．頭部CTにて三日月形の血腫を認める．
- 対応：脳神経外科医にコンサルトする．

### 3．脳腫瘍
- 鑑別のための特徴：頭痛，嘔吐などの頭蓋内圧亢進症状と，腫瘍の発生部位に応じた局在症状に大別される．しかし，それらの症状が明らかでなく，認知症症状のみを主訴とすることもあるので，頭部画像診断にて占拠性病変を確認する．
- 対応：脳神経外科医にコンサルトする．

### 4．多発性硬化症
- 鑑別のための特徴：30歳前後で認知症症状を呈する．女性に多い．中枢神経内の時間的・空間的多発性に，視力障害や，病変部位に応じた多彩な運動・感覚障害，思考過程の緩慢化，注意力低下，作業記憶・エピソード記憶の低下といった認知機能障害を示す．自己中心性などの性格変化，抑うつも起こりうる．確定診断には，頭部MRIにおける多発病変の存在が重要である．
- 対応：「多発性硬化症」の項（⇒458頁）を参照．

### 5．脳炎
認知機能低下が前景となる脳炎もあり，注意が必要．本項 A．の 1．を参照．

# ジストニア（薬剤性）
*dystonia (drug-induced)*

土井永史　茨城県立こころの医療センター・院長

### 定義

ドパミン遮断作用をもつ薬物による錐体外路系の副作用で，体幹・頸部に生じる筋の収縮・強直を特徴とする．ドパミン遮断薬内服開始後数日以内に生じる場合が多いが，1回の内服で生じることもある．抗精神病薬のデ

ポ剤筋注による場合もある．

### 適応

多くの場合，統合失調症などの精神疾患の治療のために抗精神病薬投与が開始された初期に生じたものである．しかし，なかには吐き気止めや車酔い止めの目的で内服した処方薬や市販薬で急性ジストニアが生じる症例もある．このような場合，本人や周囲の人たちもそれとは気づかず，精神科救急につながることがある．いずれの場合においても，二次的な不安を伴うことが多い．

まずは，服薬の内容確認を行い，数日以内に抗ドパミン薬の内服ないし筋注があれば，急性ジストニアと診断される．診断に基づき，症状が持続していれば下記の救急処置を行う．症状がすでに消失している場合であっても，本人・同伴者に薬の一過性の副作用であったことを説明し，不安を軽減する配慮が大切である．

**R 処方例** 診察時にジストニアを認めれば下記1)を用いる．効果は数分以内に現れるが，筋肉痛がひどい場合や不安が強い場合には2)をゆっくりと静注する．抗精神病薬を継続して内服する必要のある症例やデポ剤使用中の症例に対しては3)を併用する．

1) アキネトン注(5 mg/mL/アンプル)またはタスモリン注(5 mg/mL/アンプル)　1回1アンプル　筋注
2) セルシン注(5・10 mg)　1回 5-10 mg 静注
3) アキネトン錠(1 mg)　1回1錠　1日3回　毎食後

# アカシジア(薬剤性)
akathisia (drug-induced)

宮田量治　山梨県立北病院・副院長

### 定義

アカシジアは「静坐不能症」ともいわれる薬剤性錐体外路症状の1つで，原因薬剤の投与開始後か増量後，比較的早期に出現する．身体の違和感(むずむず感，もぞもぞ感)によりじっとしていられなくなり，貧乏揺すり，足の組みかえ，足踏み，徘徊などが顕在化し，主観的苦痛(つらい，我慢できない，落ち着かないなど)を伴う．アカシジアの苦痛に耐えられず自殺に至るケースもある．

### 分類

アカシジアには，原因薬剤投与開始後・増量後3日から2週間以内(遅くとも6週間以内)に生じる急性アカシジア，抗精神病薬投与開始から3か月以上経過した維持治療中に新たに生じる遅発性アカシジア，抗精神病薬減量後・中止後6週間以内に生じる離脱性アカシジアがあり，いずれも3か月以上持続すると慢性アカシジアといわれる．

### 病態・病因

急性アカシジアは，ドパミン受容体遮断作用を有する薬剤により黒質・線条体系のドパミン活性が低下(コリン活性が相対的に上昇)することで生じ，抗パーキンソン病薬が有効である．アカシジアの発現にはさらにGABA活性の低下，ノルアドレナリン系活性の亢進も関与していると考えられている．遅発性アカシジアでは，ドパミン受容体，ノルアドレナリン受容体の感受性が亢進(コリン活性が相対的に低下)しており，抗精神病薬の一時的増量ないし抗パーキンソン病薬の減量・中止が有効となる．

### 疫学

アカシジアは，抗精神病薬ないし抗うつ薬

の治療中に生じ，抗パーキンソン病薬の減量後・中止後にも生じうる．従来型抗精神病薬によるアカシジアの頻度は20-30%程度であり，低力価薬剤より高力価薬剤のほうが起こりやすい．第二世代抗精神病薬による発現頻度は従来型より低く10%程度である．抗うつ薬によるアカシジアの頻度は低く三環系抗うつ薬で数%以下とされている．

### 診断のポイント

アカシジアは，一般に抗精神病薬の投与開始後・増量後に比較的すみやかに生じるため，発生を警戒していれば診断は難しくない．しかし第二世代抗精神病薬の導入以降，アカシジア発現頻度が低下したことで，医師の警戒心が以前ほど高くないことが問題である．アカシジアが疑われた場合，処方内容や変更プロセスからアカシジアが起こりうるケースか判定し原因薬剤を特定する．

アカシジアに類似の症候群としては，まず第一に不安・焦燥感の強いケースがあり，不安・焦燥感に身体徴候が加わると両者の鑑別は困難になる．アカシジアでは主観的苦痛に先行して身体的違和感（むずむず感）があるとの印象ももたれるが鑑別には十分ではない．第二にむずむず脚症候群 restless legs syndrome がある（⇒579頁）．夕方から夜間にかけて生じる下肢の多彩な不快感で，眠気とともに生じる点がアカシジアと異なる．activation syndrome では，不穏，躁的興奮，衝動性亢進に加えてアカシジアを生じることもあるが，β遮断薬は無効とされており，病態を全体として activation syndrome ととらえる視点が大切となる．

### 治療方針

#### A. 治療方針の概要

急性アカシジアの治療には，原因薬剤の中止・減量が有効である．アカシジアは自殺や対人暴力に駆り立てるような耐え難い苦痛を生じることもあり，迅速かつ適切な対応が必要となるケースも含まれる．アカシジアの治療のために入院治療を選択することは多くはないが，主観的苦痛が大きく衝動コントロールがよくないケースには一時的な入院治療も考慮し，アカシジアが軽減するまで原因薬剤の中止も含めて検討すべきである．時間外に受診したケースなどでは直帰させず，初期対応の成否を即日評価し回復の見通しについて本人・家族に説明することも大切である．

#### B. 薬物療法

即効性を求める状況下ではビペリデン（アキネトン）を注射するか経口投与を開始すると同時に，原因薬剤の中止・減量を試みる．

**℞ 処方例**
1) アキネトン注（5 mg/1 mL/アンプル）　1回0.5-1アンプル　頓用　筋注　またはアキネトン錠（1 mg）　1回2錠　頓用

アカシジアを起こしづらい薬剤としては，クエチアピン（セロクエル），クロザピン，低力価の従来型抗精神病薬がある．

2) セロクエル錠（25 mg）　1回2錠　1日3回　毎食後　アカシジアの再発に注意しながら前治療薬の投与量を参考に700 mgまで増量

減量・変更が行いづらい場合，それほど切迫していないケースでは，抗パーキンソン病薬，βブロッカー，ベンゾジアゼピンの順に有効な薬剤を探し，有効な薬剤を6か月程度追加投与する．不安との鑑別が困難なケースではベンゾジアゼピンを治療的診断に第一選択薬として投与することもある．

**℞ 処方例** 下記1)を用いる．1週間以上投与しても改善がみられない場合は，順次2)，3)を試みる．

1) アキネトン錠（1 mg）　1回1-2錠　1日3回　毎食後
2) インデラル錠（10 mg）　1回1錠　1日3回　毎食後　保外
3) ワイパックス錠（0.5 mg）　1回1錠　1日3回　毎食後　保外　またはリボトリール錠（0.5 mg）　1回2-3錠　1日1回　就寝前　保外

### 参考文献

1) 堀口 淳：Question 81. 統合失調症の薬物療法 100 の Q&A. 臨床精神薬理 10 周年記念特別号：259-266, 2008
2) 宮田量治：Question 33. 精神分裂病の薬物療法 100 の Q&A. こころの臨床アラカルト 19 巻増刊号：100-105, 2000

---

# 身体系薬剤による精神症状
*psychiatric symptom induced by non-psychotropic drugs*

高橋 晶　筑波大学医学医療系准教授・災害・地域精神医学

### 定義

精神科救急では幻覚・妄想, 不安, 焦燥, 興奮, 昏迷, さらにはせん妄状態などさまざまな状態を呈した患者が, その診断, 治療のために病院に搬送されてくる.

また一般の救急病院にも, 身体科に通院中の患者が突然, せん妄状態や不穏状態を呈して搬送されることがある. いずれの場合の鑑別においても, 身体疾患に伴う精神障害や中毒性精神障害の鑑別が重要だが, 時に身体疾患に対する治療薬剤が原因となり精神症状を呈する例が散見される.

### 病態・病因

身体系薬剤投与後に精神症状が出現した場合, 精神症状の原因になっている可能性について検討が必要である. 薬剤起因性の精神症状のなかでも, うつ状態, 躁状態, 幻覚妄想状態, せん妄状態が惹起され, 症状が強い場合, 精神科救急を受診する場合がある. したがって薬剤の服用歴について確認が必要である. 時には市販の感冒薬や $H_1$ 阻害薬, $H_2$ 阻害薬がせん妄の原因となる場合があるので留意する.

各薬剤によって精神症状発現機序は異なる. グルココルチコイドの反復投与はグルココルチコイド受容体の感受性を低下させ, 視床下部-下垂体-副腎皮質系機能の亢進を起こし, 意欲低下や気分障害をきたすと考えられている.

降圧薬のレセルピンは中枢神経終末のアミン類を枯渇させ, 抑うつ症状をきたす. またクロニジン, メチルドパは中枢性の $\alpha_2$ 受容体アゴニストで, ノルアドレナリン神経の受容体に作用することにより, ノルアドレナリン遊離を抑制し, 抑うつ症状を呈すると考えられている.

一般に高齢者ではコリン作動性伝達の低下に敏感であるため, 薬剤の抗コリン作用でせん妄になりやすい. 抗コリン性の抗パーキンソン病薬は, 線条体のアセチルコリン受容体を遮断することにより, ドパミン系に対して相対的に優位となったアセチルコリン系の作用を抑え, その結果, 精神錯乱, 幻覚, 昏睡, 興奮などを起こすという説がある. またドパミン作動薬をパーキンソン病およびレビー小体型認知症に用いた場合, 幻覚が惹起されることが少なくない.

表1には数ある身体系薬剤のうち, 代表的な薬剤を列記した.

### 診断のポイント

薬剤起因性に特有の精神症状はない. さまざまな精神症状を呈しうるので, 症状から診断することは困難である. したがって精神症状の発現に先行して表1に示したような薬剤の服用歴があれば, 診断として考慮される. このため本人, 家族に詳細な薬剤服用歴を聴取することが何より大切である. もちろん治療薬剤ではなくもともとの身体疾患による精神症状の場合も少なくないため, 鑑別診断に苦慮する場合もある. 例えば全身性エリテマトーデス(SLE)にグルココルチコイドを使用している場合など, SLEの活動性, グルココルチコイドの投与量や投与時期などを総合的に検討して判断される.

公開されている各薬剤のインタビューフォームでも, 精神症状をきたす頻度が 0.1% 未満, もしくは不明の記載が多いが,

表1 見落としやすい，頻度は少ないが精神症状出現の可能性のある薬剤の一例（症例報告例を含む）

| 精神症状 | 薬剤 |
|---|---|
| うつ状態 | 降圧薬（β遮断薬，Ca拮抗薬，ACE阻害薬など）　ホルモン療法（タモキシフェン）　インターフェロン　経口避妊薬　グルココルチコイド |
| 躁状態 | インターフェロン　グルココルチコイドなど |
| せん妄 | 降圧薬（ACE阻害薬による高カリウム血症など）　リドカイン中毒　ジギタリス中毒　抗ヒスタミン薬　抗がん剤の数種類（メトトレキサート，シスプラチンなど）　抗パーキンソン病薬（抗コリン薬など）　インターフェロン　グルココルチコイド，ペンタゾシン |
| 幻覚・妄想 | 抗パーキンソン病薬（抗コリン薬，ドパミン作動薬，L-ドパなど）　グルココルチコイド |
| 眠気 | 制吐薬（$D_2$拮抗薬など），抗ヒスタミン薬 |
| 不眠 | 降圧薬（β遮断薬，Ca拮抗薬，ACE阻害薬など）　抗パーキンソン病薬（ドパミン作動薬，L-ドパなど）　経口避妊薬　グルココルチコイド |
| 焦燥感 | インターフェロン　経口避妊薬　蛋白同化ホルモン　グルココルチコイド |
| 意識障害 | リドカイン中毒　抗菌薬（セフェピム，イミペネムなど） |
| 認知機能障害 | 抗ヒスタミン薬　抗コリン薬，グルココルチコイド |
| けいれん | 抗菌薬（セファゾリン，セフォチアム，イミペネム，ミノサイクリンなど） |

可能性はあるので注意したい．

### 経過・予後

原因と考えられる薬剤の変更，減量，中止により，精神症状が改善することが多い．ただし精神症状が著明な場合，対症治療が行われる．例えばうつ状態には抗うつ薬が，幻覚妄想や興奮状態に対しては抗精神病薬が必要に応じて用いられる．

### 具体的な治療・対応

うつ状態に対して，原因薬剤減量中止後，残存する場合

**Rx 処方例**

ジェイゾロフト錠（25 mg）　1回1錠　1日1回　夕　1錠を初期用量とし，効果不十分の場合は，1回4錠　1日1回まで段階的に漸増

幻覚妄想やせん妄に対して，原因薬剤減量中止後，残存する場合

リスパダール内用液（0.5 mg/0.5 mL/包）　1回1-2包　1日1回　夕食後または就寝前または必要時　症状に応じて適宜増減
（保外）

身体系薬剤に起因した精神症状で精神科救急外来を受診するケースはそれほど多くはないが，鑑別診断としては重要であり，常に可能性を念頭におきながら診療を進める必要がある．

## 自殺のポストベンション
*postvention*

**高橋祥友**　筑波大学医学医療系教授・災害・地域精神医学

### 定義

自殺予防に全力を尽くすのは当然だが，どれほど努力しても，不幸にして自殺が生じてしまう場合がある．ポストベンションとは，自殺が遺された人々にもたらす影響を可能な限り和らげることを目的としたケアである．

### 適応

例えば，入院中の患者が自殺した場合，遺族，他の入院患者，病棟スタッフ，故人を担当していた看護師や医師などがポストベン

ションの対象となる．

### 分類

ポストベンションは個別のケアとグループに対するケアからなるが，その両者は相互に補完的である．自殺に深刻な影響を受けていると考えられている人に対しては，原則的に個別のケアが望ましい．

### ポストベンションの手順

ここでは，他の入院患者を対象とした，グループによるポストベンションを想定して解説する．さまざまな精神症状のために入院している患者は潜在的な自殺のハイリスク者であり，適切な対応を怠ると，複数の自殺が連鎖して起きる可能性に注意しながらケアを行う．

1) 反応が把握できる人数を対象とする：10人くらいまでが，反応を十分に把握できる限界だろう．
2) 事実を中立的な立場で伝える：どのように事実を隠蔽しようとしても，瞬く間に，噂や憶測で自殺が生じた事実が広まってしまう．したがって，事実を伝えたうえで，動揺している患者をケアすることが重要である．自殺を非難したり，逆に，故人の美点を強調するようなことは，他の患者が故人と同一化することを助長しかねない．
3) 自殺後に起こりうる反応についてあらかじめ説明しておく：よく知っていた人が自らの手で命を絶った場合，遺された人に，うつ病，不安障害，急性ストレス障害（ASD），心的外傷後ストレス障害（PTSD）などが発症することがあるので，対象者にわかりやすい言葉で，このような症状が出現しうることを説明しておき，心配ならば，いつでもスタッフに相談するように伝えておく．
4) 複雑な感情を表現する場を与える：ただし，必死になって抑え込んでいる感情を無理矢理表出するように働きかけることは禁物である．気持ちをありのままに表現してもよいし，他の人々の話を黙って聞いているだけでもよいことを保証する．
5) 個別に話をしたい人にはその場を設ける：複数の人々のなかでは話ができないという人もいるので，それについて配慮する．
6) 他者の自殺によって動揺することが予想される人に対しては，本人からの求めがなくても，援助の手を差し伸べる：例えば，自殺未遂歴がある，家族からのサポートが乏しい，しばしば希死念慮を訴える，故人と密接な関係にあった，自殺が起きたことを自分の責任と感じている，他者の自殺後に症状の変化が激しいといった患者については，症状の評価を通常以上に頻繁に行い，適切な治療や看護を実施する．この種のポストベンションを実施した最中に動揺が明らかに認められた患者に対しては，そのままにせず，必ず個別に面接して病状の変化をとらえておく必要がある．

以上は，他の入院患者に対するポストベンションの原則であるが，遺族，病棟スタッフ，故人の担当だった看護師や医師も対象としてポストベンションを実施する必要がある．医療スタッフを対象としたポストベンションでは，「自殺が起きたのは誰に責任があったのか」といったスケープゴート探しのような場にしないようにすることが重要である．あくまでも「死からしか学べないことは何か」という観点から自殺について真摯に再検討し，再発を予防するといった姿勢が望まれる．

### 参考文献

1) Smolin A, Guinan J（著），柳沢圭子（訳）：自殺で遺された人たちのサポートガイド：苦しみを分かち合う癒やしの方法．明石書店，2007
2) 高橋祥友，福間 詳（編）：自殺のポストベンション―遺された人々への心のケア．医学書院，2004
3) 高橋祥友：自殺の危険―臨床的評価と危機介入．第3版，金剛出版，2014

# 自殺企図への精神科的対応
*psychiatric approaches to suicide attempts*

太刀川弘和　筑波大学医学医療系准教授・精神医学

## 定義

近年全国的に自殺予防への関心が高まっており，自殺企図への精神科的対応は以前にも増して求められている．通常，自殺企図が起こった場合，身体科救急と精神科救急が同時に連携して治療にあたることが最も望ましい．しかしわが国では身体科救急に精神科医が常勤配置されている医療機関は少ない．そこで本項では，精神科救急にまず自殺企図者が受診に至った場合の精神科的対応の骨子について述べる．なお，ここで自殺企図とは，自殺したいという考え（自殺念慮）に基づき，自殺するための具体的行動を行ったものを指す．

## 患者への基本的態度

自殺企図者は背景に精神疾患はもとより，さまざまな複数の人生の課題を抱え，追い詰められて自殺未遂に至り，救急受診する．そこで初めて患者に出会った際には，基本的に受容と共感，傾聴の態度を示す．これによって精神的危機に際して最初に必要な情緒的サポートを患者に与えることができる．頻回に自傷行為を行っている患者や行為を否認するような患者には，その言動に治療者が陰性逆転移を起こし，叱咤激励したくなることもある．なかなか共感できない場合にはゆっくりと患者の訴えを繰り返すだけでもよい．患者がどう感じるかが重要である．続いて中立的な立場で支援を表明し，情報収集のうえ，安全確保のための具体的な提案・説明を行う．早期に良好な治療関係（ラポール）を樹立し，患者に安心感を与えることが，正確な情報収集につながり，再企図の抑止効果を発揮する．

## 対応の手順（図1）

### A．自殺危機の情報収集

患者との間にラポールを醸成しつつ，迅速に情報収集を行う．①第1に身体状況を確認し，身体合併症を見逃さないようにする．次に，②自殺企図事実に関する情報，③自殺企図の経緯と病歴情報，④自殺企図者の社会的

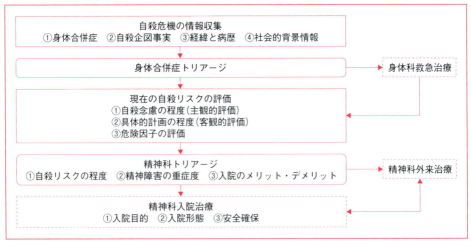

図1　自殺企図への精神科的対応の手順

背景情報を聴取する．特に自殺企図事実は，時間，場所，動機，手段詳細を順次尋ねていく．これらは身体合併症治療にはもちろんのこと，その後の精神医学的治療においても必須の情報である．情報収集に際しては，意識不明など身体合併症が重篤で患者本人の発言を得られない場合や，企図直後で患者が激しく動揺し，自暴自棄の言動や拒絶を呈して正しい情報を得られない場合もある．そこで家族や関係者にも可能な限り聴取を行い，できるだけ情報の確度を上げる必要がある．自殺企図は家族や関係者にも大きな心理的動揺を与えているため，聴取の際には本人同様に家族・関係者にも支持的態度で接する．

### B. 身体合併症トリアージ

企図の結果，身体合併症が重篤な場合，救命救急センターでまず身体合併症治療を行う．焼身による熱傷，飛び降りによる外傷・骨折などは緊急の身体科治療を要することは明白だが，リチウム・農薬による多臓器不全，練炭・排気ガス吸引による間欠型一酸化炭素中毒などは遅発性に生じる場合も多く，こうした手段をあとから確認した際は，ためらわず身体科救急にコンサルテーションを行い，再搬送も検討する．

一方で，精神心理学的問題が自殺企図の直接原因であり，身体科治療は自己毀損の結果としての負傷であるので，本来医学的に治療すべきは精神心理学的問題であることを精神科医，救急医ともに認識すべきである．トリアージの現場において，身体合併症治療に窮して精神科医が治療放棄的言動をして，救急医とトラブルが生じることがある．仮に精神科医が身体合併症の治療を救急医に任せる場合，精神心理学的問題の治療には責任をもつ前提で，丁寧に依頼することが肝要である．この逆に，救急医が精神心理学的問題を軽視し，身体合併症の軽快と説諭をもって治療終了する場合も多い．精神科救急と身体科救急は日頃より連携を深め，情報を共有し，互いの役割に敬意をもって接することが何より患者のためになると強調したい．

### C. 現在の自殺リスクの評価

身体合併症治療のあとに，現在の自殺リスクを評価する．評価に際しては患者の主観的評価と他の客観的評価の両者を総合的に検討する．主観的評価としては，患者の訴えに真摯に耳を傾けつつ，「今も死にたい気持ちがあるか」「具体的な自殺手段・計画をもっているか」を問う．自殺念慮が，持続している，自制困難である，他害の可能性を言及しているといった場合，自殺リスクは高い．一方，患者が自殺念慮を隠したり，否認したり，うまく表出できない場合もある．特に企図直後には，カタルシス効果でむしろ明るい表情で自殺念慮の消失を宣言する患者も少なくないが，自殺企図に至った要因が除去されたわけではなく，注意を要する．客観的評価として，具体的計画の時期，手段，場所，予告，死後の準備の有無，について家族への聴取や遺書などからリスクの程度を確認する．

自殺リスクの評価には，諸家により指摘されている危険因子も確認しておくことが必要である．主要な危険因子には，①過去の自殺企図歴，②喪失体験，③いじめなどの苦痛体験，④孤立，家族の不和などソーシャルサポートの不足，⑤精神障害の既往（うつ病，統合失調症，パーソナリティ障害，薬物依存），⑥企図手段への容易なアクセス，⑦家族歴，⑧性格傾向（衝動的，攻撃的，完全主義的など），⑨複数の心理・社会的問題（健康問題，経済問題など）が挙げられる．危険因子が多いほど自殺リスクは高い．

### D. 精神科トリアージ

精神科治療を開始する際，まず入院治療か，外来治療かの治療環境のトリアージが迫られる．現在の自殺リスクが高い，背景にある精神障害が重篤である場合，精神科への入院を検討する．この場合，入院目的を緊急避難的なものとするかどうか，入院形態として，医療保護入院，措置入院を選択するかどうか検討する．本人の興奮や再企図可能性が

著しく高く,安全確保のため,保護室隔離や身体拘束をせざるを得ない場合もある.自殺リスクからの保護のほかに,ケースマネジメントの導入,精神科治療の導入,自殺要因の精神科的評価も入院目的の視野に入れ,総合的に判断する.外来治療としてよいのは,自殺リスク,身体合併症の症度がいずれも低く,入院のメリットよりデメリットが上回る場合である.例えば,入院により家族関係,経済状況,治療関係などがかえって悪化する場合などが該当する.迷った場合は,入院を選択したほうがよいとされる.

ところで,精神科治療に導入を行う際,本人のみならず家族もこれを拒否する場合がある.こうした事例では,自殺に関する十分な理解がなく,家族間葛藤があり,自殺企図事実を周囲に知られたくない思惑や事実の否認を理由に拒否していることが多い.そこで自殺に関する家族,本人への心理教育も含めた説明がきわめて重要である.丁寧な説明を行うことで,多くの患者,家族は治療の必要性を理解してくれるか,仮に治療を拒否しても,相談につながることが多い.かたくなな本人・家族の言動に対して治療側が厳しい態度をとると,多くは治療を中断する.

### E. 精神科治療(図2)

精神科治療の内容は,①自殺念慮自体へのアプローチ,②背景精神障害の治療,③心理・社会的問題へのアプローチに大別される.自殺企図の病理として,複数の心理・社会的問題を抱え,精神障害を呈し,自殺念慮を強め,周囲との情緒的絆が断たれて企図に至るという経過が多い.したがって基本的な治療方針は,図2のように,まず情緒的サポートを与え,自殺念慮を和らげ,精神障害の治療を行い,その後,心理・社会的問題に対して道具的・情報的サポートを与えるという経過に即した治療順序が自然である.

まず自殺念慮に対しては,基本的に支持的精神療法と心理教育を行い,治療スタッフとの間にラポールを形成する.次いで精神障害の治療を行う.個々の精神障害の治療は他項

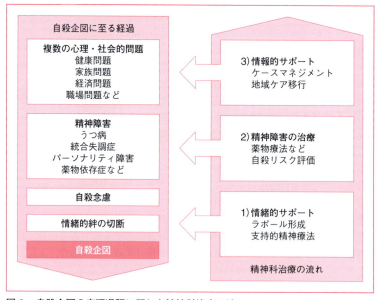

図2 自殺企図の病理過程に即した精神科治療の流れ

に譲るが，薬物療法は急性期には十分量，退院が近くなったら過量服薬のリスクも考えて単剤少量投与が好ましい．自殺リスクの高いうつ病に対しては，定型抗うつ薬の点滴投与，修正型電気けいれん療法が奏効することもある．リチウムの自殺予防効果が報告されているが，過量服薬の場合，身体毒性があるため投与は慎重に検討する．治療中自殺の危険性は変動するため，自殺リスクは継続的に再評価する．特に，入院中の転棟，外泊，退院など治療環境の変更，新たなライフイベントが生じたときには再企図の危険性が高まることが多く，再評価を要する．

心理・社会的問題に対しては，ケースマネジメントが重要である（⇒884頁）．これは，情報収集によって明らかとなった経済問題や生活問題，ソーシャルサポートの不足といった個別の問題に対して患者の相談にのり，道具的・情報的サポート手段により問題に即した最適な地域社会資源につなげ，問題解決をはかる手法である．主に精神保健福祉士（PSW）を中心に行うが，現在は自殺対策を熟知したPSWも，自殺対策ケースマネジャーの数も少ない．医師もケースマネジメントの重要性を認識し，多職種で情報共有を密にしてチームでかかわることが望ましい．

救急医療から直接，あるいは精神科入院治療を経て外来治療に移行する際は，治療の継続性が重要となる．退院時，治療中断例の自殺リスクは高いこと，また未遂後1年は再企図率が高いことが報告されている．受診先機関を決定し，早めの受診日時の設定を行い，次に心理的危機に至った場合の対処法（自らの対処法，周囲のケア体制，救急受診のルート）について本人，家族と話し合う．重症例や地域で孤立している例においては，住居地の保健福祉機関と連携して定期的な電話，訪問を計画し，円滑に地域ケアに移行できるようにする．

### より実践的な対応のために

厚生労働省戦略研究「自殺企図の再発防止に対する複合的ケースマネジメントの効果：多施設共同による無作為化比較研究：ACTION-J」では，救急医療施設に搬送された自殺企図者に対して精神科的診断・教育・ケースマネジメントを行い，通常対応に比較して再企図防止効果を検証した．研究成果が2014年に報告され，ケースマネジメントを実施した介入群は，介入後1か月の時点で再企図率を通常対応群の1/5に，6か月で1/2に抑止する，というエビデンスが示された．わが国では今後この手法がスタンダードとなるだろう．成果に呼応して，臨床救急医学会，日本うつ病学会，厚生労働省などで自殺企図者の救急対応の研修会がさまざまに実施されており，われわれもACTION-Jの手法に準拠した研修会を進めている．自殺企図者への対応は個別性が高く，精緻な精神科的対応が求められることから，より実践的な対応を習得したい方には，これら研修会への参加をお勧めする．

### 参考文献

1) 大塚耕太郎，河西千秋，杉山直也：精神科救急医療ガイドライン(3)自殺未遂者対応．日本精神科救急学会，2009
2) 高橋祥友：新訂増補 自殺の危険−臨床的評価と危機介入．金剛出版，2005
3) Kawanishi C, Aruga T, Ishizuka N, et al: Assertive case management versus enhanced usual care for people with mental health problems who had attempted suicide and were admitted to hospital emergency departments in Japan (ACTION-J): a multicentre, randomised controlled trial. Lancet Psychiatry 1: 193-201, 2014

# こころの回復を支える 精神障害リハビリテーション

帝京大学医学部精神神経科学講座 主任教授　**池淵 恵美**

## 精神障害リハビリテーション入門の決定版!

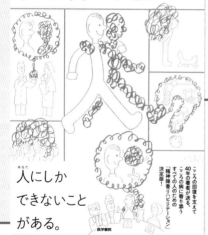

● A5　頁286　2019年
定価：3,740円（本体3,400円＋税10%）
[ISBN978-4-260-03879-9]

「精神障害リハビリテーションってなんだろう？」統合失調症のこころの回復を支えて40年の著者がそんな疑問にわかりやすく答えます。
精神障害リハビリテーションの基本的な概念や理論の解説にはじまり、実際にリハビリテーションを進めていく手順、ひとりひとりの人生に寄り添うことの重要さ、支援者に必要な技術や心構えまで、この1冊でわかります！

### CONTENTS

第1章　精神の「障害 disability」とは何か
第2章　リハビリテーションとはどういうものか
第3章　精神障害リハビリテーションのプロセス
第4章　精神障害リハビリテーションを計画する
第5章　人生を支援するリハビリテーション
第6章　回復を支える支援者の役割
第7章　精神障害リハビリテーションをゆたかにする研究
終　章　時代の精神を越えて

---

 **医学書院**　〒113-8719　東京都文京区本郷1-28-23　[WEBサイト]https://www.igaku-shoin.co.jp
[販売・PR部]TEL:03-3817-5650　FAX:03-3815-7804　E-mail:sd@igaku-shoin.co.jp

# 23 精神科リハビリテーション

精神科デイケア　876
作業所　879
障害者就業・生活支援センター　882
包括型地域生活支援　883
ケースマネジメント　884
退院促進・地域移行支援　885
幻覚・妄想症状に対する認知行動療法　888
日常生活の改善を目指した認知行動療法　891
認知リハビリテーション　893
うつ病の復職支援プログラム　896
精神科リハビリテーションの展望　899

# 精神科デイケア
day-care

窪田 彰　錦糸町クボタクリニック・理事長（東京）

## 【定義】

精神科デイケアとは，診療報酬制度に位置づけられた精神科リハビリテーションとしての治療機能の1つである．回復期にある精神疾患の患者が，他者との交流を通じて人間関係を作り，社会に開かれていくことを支援する場である（以下，精神科デイケアをデイケアと略す）．発足時よりデイケアは入院予防や，長期入院者の地域移行の重要な受け手として期待され，精神科地域ケアの担い手としての役割が大きい．実施施設の枠組みは，大規模デイケア，小規模デイケアとショートケア，そしてナイトケアなどがあり，施設基準に見合った職員配置が求められている．看護師，精神保健福祉士，作業療法士，心理士などの専門職員の支援のもとに，通所者はグループ活動などを通じて仲間作りなどの他者との付き合いになじむことが当面の目標になる．治療構造は，個別支援の場合もあるが，グループでの活動が基本である．

## 【治療対象】

1974（昭和49）年に初めて診療報酬制度に位置づけられた．当初は，統合失調症の退院支援，リハビリテーション，再発予防などが目的であった．治療対象は「精神障害者」として定義づけられていたおかげで，広くアルコール・薬物依存症などの患者に対しても応用されるようになった．その後，うつ病のリワーク活動の専門デイケアや，発達障害のコミュニケーショントレーニングの場としても有効活用され，さまざまな精神疾患が対象にされて発展してきた．また，2006（平成18）年に障害者雇用促進法が改正されて，精神障害者も障害者雇用の対象に含まれてからは，就労支援をテーマに掲げるデイケアも増えている．一方で，精神科病院に長期入院をしていた重い課題をもった患者が，地域に戻ったときの日中活動支援の貴重な場になっている．このように，今では現場の工夫によって，さまざまな精神疾患に対する地域ケアの場として応用されている．

## 【治療目標】

統合失調症の患者については，被害関係妄想が主症状であった患者が多いために，病状が回復しても他人とともに過ごすのは苦手だという患者が多い．「誰かが自分を殺そうとしている」「誰かが悪口や陰口をいっている」「自分だけがのけ者にされている」といった病的体験のあとであるため，人嫌いになり引きこもり状態の生活に陥る外来患者が多い．ここから立ち直り，自分の人生を自分の力で組み立てていくためには，他人と社会に緊張感少なく出会えるように成長する必要がある．さもないと，仕事に行くことも，一緒にスポーツを楽しむことすらできない．そこで，デイケアの第1の治療目標は，「他人と一緒にいられるようになること」である．実際に，プログラム活動を通して一緒に遊んで楽しむことができれば，他人といることが意外と楽しいものだということを体験できるのである．残念ながら，この参加初期の不安を乗り越えられず，数回の通所で中断になってしまう者も多い．したがって，参加初期の導入グループは，気楽に参加できて侵入的でない配慮の行き届いたプログラムがよい．

ここを乗り越えて，自身がグループのメンバーとしての自覚がもてるようになると，第2の治療目標の「病識の獲得，障害の受容」が課題になる．医師や専門家からいくら説明されても，自身が「病気」とは受け入れられない者が多い．ところが，デイケア活動のなかで仲間たちが病気と知って驚き，それならば自分も病気でよいと受け入れられる者が多く，この仲間（ピア）の力が生きるのがデイケアのよさである．第3の治療目標は「自発性

の獲得」が課題になる．グループに慣れてくると，時には司会を務め活動のリーダーの役割をはたすようになる．もちろんすべての患者がリーダーを務めるわけではないが，個々の個性と能力が活かされることが大切なのである．自発性が育ってこそ社会に出て行く力が強くなる．第4の治療目標は，デイケア活動のなかで人間関係に巻き込まれても葛藤状況をうまくかわすことができるような，「課題解決能力の成長」である．どんな社会でもストレスはあり，課題解決力や抵抗力がついてくることが望まれる．こうして第5の治療目標として「再発・再入院を予防する」力が身についてくるのである．さらに，仲間がいることで孤独感が軽減され再発予防に役立つのである．第6の治療目標としては，「就労準備性の向上」である．自発性が高まると就労意欲が高まってくることが多い．そのようなときに，パソコン教室のプログラムなどにより，技術習得とともに就労への動機づけが育つことが多い．近年は一歩進めて障害者雇用を実現する患者が増えている．第7の治療目標は，「地域で暮らす仲間の獲得」である．就労年齢の時期には，人間関係は職場のなかが中心になるが，職場以外の場にも仲間がいることが心の支えになる．特に，高齢になっても街に仲間を得られれば，孤独でなく人生の楽しみを得ることができる．また，第8の治療目標として，「街で暮らし続けること」が重要である．10年間以上も精神科病院に入院して，ようやく退院してきた慢性期の患者のなかには，デイケアと外来医療の支援があってようやく街で暮らせている者が多い．働けなくとも，この患者たちが入院に戻ることなく，街で暮らすことを維持する長期的な支援は，重要な治療目標である．このほかに，リワークデイケアでは「現職場への復帰」が当面の課題となる．発達障害者のデイケアでは「コミュニケーション能力の向上」が重要な課題である．

こうした治療目標に応じて，多職種連携によるケア会議を開き，患者ごとに「疾患別等診療計画」を立てることが求められている．活動を通しての成長の速度はさまざまであり，半年も待たずに就労する者や，一方で少しずつ対人関係の輪を広げて10年間を経て障害者就労を実現させた通所者もおり，変化のスピードは個人差が大きい．そこを理解して，目標設定がなされなくてはならない．

【デイケアの施設基準】

デイケアの施設基準は，2年ごとの診療報酬改定によって少しずつ変化している．施設基準は，実施時間の軸と人数規模の軸の組み合わせで成り立っている．実施時間により，3時間をショートケア，6時間をデイケア，10時間をデイナイトケアとしている．ナイトケアは午後4時以降の4時間である．人数規模では，20人以内のショートケアでは，職員は兼務の精神科医師（以下，医師と略す）と1人の職員で30 m²以上．小規模デイケアは，30人以内で兼務の医師と2人の職員で40 m²以上．50人規模の大規模デイケアは，兼務の医師と3人の職員で60 m²以上．70人規模の大規模デイケアは，兼務の医師2人と4人の職員で60 m²以上．ナイトケアは20人規模で，兼務の医師と2人の職員で40 m²以上が施設基準である．1人当たりの広さは，大規模デイケアのみが4 m²，それ以外は3.3 m²となっている．職員は，看護師，精神保健福祉士，作業療法士，心理士，栄養士，准看護師などの配置が，各規模ごとに細かく定められている．配置基準の詳細は，日本医師会による「改定診療報酬点数表参考資料」を参照いただきたい．基準ごとに診療報酬は異なっており，ショートケアは小規模275点，大規模330点，デイケアは小規模590点，大規模700点で，デイナイトケアは大規模も小規模も1000点である．ナイトケアは540点である．これに，通所開始後1年以内の者には50点の加算がつく一方で，2016（平成28）年の報酬改定で，3年以上継続してデイケアを利用している者が週4日以上

算定する場合には，1年間以上の入院歴がある者を除き，週4日目以降に算定する点数を逓減することとなった．また，同一日にほかの精神科専門療法は算定できない．

### 【デイケアでの工夫と評価】

デイケアの運営については，施設基準に沿う必要があるが，通所者の希望に応えてさまざまなタイプのプログラムを工夫する必要がある．また，1単位のデイケアのなかで複数の小グループが別々のプログラムを実施することによって，通所者自身が場を選ぶことが可能になる．複数の小グループに分かれて活動を実施することは，以前は施設基準に縛られて制限されていた時期があった．しかし，2012年4月の診療報酬改定からは，小グループに分かれて活動を実施することが認められるようになった．実際の運営上のグループ分けの工夫は，興味の方向，参加者の年齢層，疾患の違い，体力の程度，就労意欲のあり方，職員の治療方針等々によってさまざまな活動に分けられている．

また，デイケアの実施にあたっては，「個別記録」と「集団活動日誌」（活動記録）が求められている．さらに，定期的に実施する個別の「評価」が求められており，日本デイケア学会版の「精神科リハビリテーション評価表」が，一般に用いられている（HPからダウンロード可能）．

### 【施設基準上の矛盾】

現状の精神科デイケアの施設基準にはさまざまな矛盾があり，運営上の判断に困る場合が多い．例えば，小規模デイナイトケアおよびナイトケアは，精神保健福祉士と作業療法士の組み合わせで実施可能であるが，1人でも午後4時に帰宅する者がいれば，この組み合わせでは施設基準違反になってしまう．小規模デイケアの職員基準がほかと異なっているのである．同様に不合理な基準が実際にいくつもあり，現場の職員は困惑している．これは，1990年代の地域ケア推進の時代に，新しいデイケア制度を次々と継ぎ足したために，施設基準の整合性に混乱を残しているのである．制度全体を見直し，地域ケアを発展させる方向に修正する必要がある．

### 【デイケアの役割】

デイケアの登場は，日本の精神科外来医療にコメディカル職員を増やし，多機能型精神科地域ケアの発展を可能にした．近年の実態調査によっても，デイケアは明らかに再発・再入院予防の役割をはたしており，社会機能の回復にも大きな成果をもたらしている．また，2006年に障害者自立支援法（現在は障害者総合支援法）の施行によって，医療法人も自立支援事業所を開設できることになった．こうして，デイケアで就労意欲が高まった通所者を，就労移行支援事業所に導入するモデルが有効性を発揮している．精神疾患の回復期の入り口をデイケアが担い，出口を就労移行支援事業が担う連携によって，精神障害者の就労が飛躍的に伸びている．

一方で，長期入院から地域に戻ったなどの重い課題をもった通所者は，就労は困難でもデイケアの支援でようやく地域での生活が維持できている者が多く，地域移行になくてはならない機能である．精神疾患は現代の慢性疾患の1つであり，残念ながら短期間の治療で完治するものではない．長い自立の努力と周囲の見守りが必要な疾患であり，その面の支援の役割を忘れてはならない．

デイケアは，単に精神科リハビリテーションの役割にとどまらず，多職種・多機能の包括的精神科地域ケアが発展するための，中心的機能の1つとして期待されているのである．

# 作業所
sheltered workshop

佐藤嘉孝　岡山県精神科医療センター・リハビリ部

## 定義

「作業所」とは，1950年代から設置が始まった施設であるが，法律的に定められた基準はなく，よび名も，「共同作業所」「小規模作業所」「福祉作業所」「小規模授産施設」などさまざまある．そこには，障害をもった人々の地域での生活を支える基盤が乏しいなかで，「当事者の地域での生活を支える」という熱意をもった当事者，家族，支援者（専門職に限らない）らが，試行錯誤しながら作り上げてきた歴史がある．いわば，有志による草の根的な活動により発展し，障害をもつ人々にとって，「生活の場」「交流の場」「仕事の場」などとして着実にその機能をはたしてきたのである．

しかし，多くの施設では，資金面，人材面で運営に苦労しているという実情がある．障害者自立支援法施行後は，地域活動支援センター，就労継続支援A型，就労継続支援B型へ移行しているところも多いが，市町村間で施設に対しての支援内容は格差があり，それぞれの施設がさまざまなアイデアを出しながら，運営を切り盛りしている．

このように，「作業所」とは，法律や規則によって作られたものでなく，現場から生み出されたものであり，その後もさまざまな困難にぶつかりながらも，当事者の地域での暮らしを支えるために脈々とわが国の精神科分野に根づいている．

## 対象者

対象者には，さまざまな人が挙がる．地域で生活しているが，自宅にひきこもりがちで，何とか外につながるきっかけを必要としている人．退院後に，病院以外の穏やかな場所で他者と交流する場を求めている人．就労を目指しているが，一般就労するにはまだ自信がなく，訓練を通して自信をつけたい人．挙げればきりがないが，大切なことは，本人，家族，支援者が一緒に見学や体験入所をして，本人が「行きたい」「まずは挑戦してみたい」という意思をもつことである．

## 内容

### A．作業内容

作業内容はそれぞれの施設により異なり，多岐にわたる．例を挙げると，段ボール梱包作業，清掃業，喫茶店，ダイレクトメール封入などである．まずは，実際にその施設に出向き，確認することが大切である．なお，作業内容の変更を検討している施設も多々あるので，現在行っている作業内容だけでなく，将来的な内容も確認する必要がある．

### B．環境

ハード面では，民家を利用したもの，空き店舗を利用したもの，専用の建物を利用したものなど，築年数，広さ，設備面などはさまざまである．ソフト面では，当事者スタッフ，ボランティア，家族スタッフ，非専門職スタッフなど支援者も多岐にわたる．そのため，専門職が陥りがちな「症状のみをみる」のではなく，「人としてかかわる」ことが実践され，それが本人のリカバリー（回復）につながっていることがある．また，障害者自立支援法施行後は，施設利用者が精神障害をもった人だけでなく，さまざまな障害をもった人々である施設も増えている．このことは利用者にさまざまなメリットをもたらしている．例えば，難聴者と精神障害をもった人が筆談や作業ペースをお互いに確認しながら行うことで，ともに助け合う経験を通して，リカバリーしているといったことである．

### C．利用料

利用料に関しては，施設の事業形態や本人の経済支援状態によっても異なるため，利用を始めるにあたって確認が必要である．

## 利用するまでの手順

### A. 情報収集

　日頃から，支援者が情報収集しておくことが大切である．最近は，インターネット上でホームページを閲覧できる施設も多く，検索が容易になった．また，さまざまな情報機関誌に目を通しておくことや，外出時に「おや？」と気になる施設があれば確認すること，支援者間だけでなく，利用者，家族と情報交換をしておくことなどが必要である．そのときに，作業内容，事業形態，施設規模，場所などを具体的に知っておいたほうがよいし，一覧表などを作成しておけば，いざというときに大変役に立つ．そして，実際に見学してみることで，媒介を通して得ることができる以上のもの，例えば，スタッフ・利用者の人柄，場の雰囲気，スタッフ・利用者の意見などを知ることができるので，見学することをお勧めしたい．いくら便利な世の中になっても，臨床において「足でかせぐ」ことが基本であることには何ら変わりはない．

### B. 計画立案

　面接に限らず，さまざまな会話のなかで，「働きたいけど，いきなりは……」「日中にゆっくりできる場所があれば……」「同じ悩み，経験をもった仲間と一緒に話がしたい……」「病院以外でくつろげる場所が欲しい……」「日中することがないので，何か暇つぶしでもいいからすることが欲しい」というような内容があれば，計画立案する価値はあると思われる．

　個別のかかわりだけでなく，例えば「地域見学グループ」といったグループを作って，そのなかで意思を確認するのも1つの方法である．支援者と1対1ではなかなか意見をいえない人が，「実は……」とぼそぼそと長年思っていたことを話すことは多々ある．「仲間」の力を本人のリカバリーに生かす視点を忘れてはならない．

　個別であっても集団であっても，支援者からの一方的な情報提供だけでなく，本人の思いをなるべく具体的にしていくことがのちのちに役立つ．ただ単に根掘り葉掘り聞けばよいということではなく（あいまいな思いをそのままにしておくことが必要なときもある），様子をみながらではあるが，「なぜそのような思いをもっているのか？」「現在の状況をどのように感じているか？」「どのようなことを作業所に期待しているか？」「作業所に通い出したらどのような自分になれるだろうか？」などを一緒に考えてみるとよい．

　「作業所の場所が居住地から遠いけど作業内容がよさそう」「自分にはできそうにないけど行ってみたい」などの悩みや，「自分は一般就労していたので，作業所なんか行きたくない」といった意見も出てくるが，そんなときもまずは計画を立てて行ってみるのも1つの手である．その一方で，本人の思いに共感することも忘れてはならない．

　また，日頃の面接や作業場面を通して，本人の評価（対人関係，生活リズム，作業能力など）を本人とともに支援者が共有しておくことも大切である．

### C. 施設へのアポイントメント

　計画が立案できたら，見学予定の施設へ連絡することが必要となる．一般的常識だが，相手に失礼のないように，こちらの施設名，氏名，見学をお願いしたい旨，理由，希望日時，見学者人数などを伝える．連絡は遅くても1か月前にはしておきたい．作業所によって，見学に際しての受け入れ手順はさまざまで，事前の電話連絡だけでよいところもあれば，書類にさまざまな項目を記入したり，公文書が必要となるところもあるので，確認が必要である．なお，就労継続支援A型事業所については，ハローワークと相談するとよい．

### D. 見学実施

　見学当日は，緊張している利用者も多いので，傾聴と共感を心がけて出発し，予定到着時刻に遅れないようにする．

　見学中は，見学作業所の雰囲気を壊さない

ように，見学している支援者の対応に気をつけるようにしたい．質問をすることを遠慮している見学者に代わって，こちらがいろいろと質問したり交流を促していくことは大切である．しかし，それが出過ぎた対応（大きな声，積極的すぎるかかわり，利用者のことを置き去りにしたような態度）になってしまうと，作業所利用者・スタッフが萎縮したり，雰囲気が壊れたり，見学者の意欲が減退してしまう．そうなってしまうと何のために見学に来たのかわからなくなってしまう．よって，こちらが自分自身の振る舞いに気をつけることが大切である．

できれば，作業所利用者・職員との意見交換の時間ももてるとよい．

### E. 振り返りと施設利用

見学後，本人の様子をみながら，当日，あるいは日をおいて振り返りをすることは大切である．見学することで大変疲れる人も多いので，そのようなときは日をおいたり，期日を設定してメモ書きでもよいので，感想を書いてもらってもよい．「作業はどうだったか？」「場所はどうだったか？」「距離はどうだったか？　通えそうか？」「雰囲気はどうだったか？」「施設スタッフ，利用者はどうだったか？」「行くとしたらどのくらいの頻度で行くか？」などを一緒に振り返る必要がある．決して支援者の思いを一方的に押しつけるのではなく，本人の思いに共感することが大切である．こちらは本人にとっての作業所へ行くという決断の重大さを心に留めておく必要がある．

利用する場合はその旨を作業所に伝えて，具体的な調整を行う．残念ながら利用は見送りとなった場合も，作業所にお礼と断りの連絡は必ず入れるようにする．それが，次の利用者につながる場合もある．縁を大切にしたい．

### F. 施設利用開始後の連携

本人が作業所を利用し始めたあとも，定期的に作業所と連携することが大切である．特に，作業所を利用してしばらくの間は，本人も悩み事が多々出てくることがある．よって，支援者は「もう作業所に行き始めたんだから，かかわらなくてよい」という姿勢ではなく，作業所，本人と話し合いながら，必要に応じたつながりを保つことが大切である．

### さまざまな立場からの言葉

以下に，作業所利用者，作業所職員，医療関係者の言葉を記して結びに代えたい．今後も時代の流れのなかで形態は変われど，日本文化のなかで育まれた「作業所」を大切にしたい．

【作業所利用者から】
・作業所に行くと元気が出ます．
・仲間と会えるので楽しいです．
・「すること」があるのでいいです．
・一般就労ではないので気が楽です．
・いろんな人と話せて楽しいです．
・何でも話せて楽しいです．

【作業所職員】
・当事者の日中の居場所の確保を目的として立ち上げました．
・少なくとも，食事だけは提供できる場所をと思い，立ち上げました．
・利用者主体で，何かあればみんなで決めるようにしています．
・作業所で自信をつけて，本人の希望である一般就労につながって欲しいと思います．
・作業数を増やすことや，賃金の向上が課題です．

【医療関係者】
・作業所によっては，病院にはない穏やかな雰囲気があり，それが当事者の回復につながっている．
・医療では往々にして「治療者-患者」関係になってしまうが，作業所では「対等の関係」である様子がみられる．そして，それが利用者の新たな面を発見することにつながったり，リカバリーに役立っている．

# 障害者就業・生活支援センター
employment and livelihood support centers for persons with disabilities

佐藤さやか　国立精神・神経医療研究センター精神保健研究所・社会復帰研究部精神保健相談研究室室長

## 定義

障害者就業・生活支援センターは，雇用，保健，福祉，教育などの地域の関係機関との連携のもと，利用者の身近な地域において就業面および生活面における一体的な支援を行うことを目的とする支援機関である．同じ厚生労働省内でも障害保健福祉部が所掌する総合支援法下の就労移行支援事業，就労継続支援A型事業，同B型事業による支援機関と異なり，職業安定局と障害保健福祉部の連携事業である「障害者就業・生活支援センター事業」により平成14（2002）年より創設された．

## 適応

障害をもつ人のための就労支援は，就職に向けた準備，求職活動，就労後の職場適応・職場生活支援，といった段階を経るのが一般的である．一連の支援活動のなかで就業・生活支援センターは「働きたいが，何から始めればいいのかわからないので相談したい」と思っている人に対する職業訓練や職場実習のあっせんといった就労準備のごく初期の支援や，就労後に職場でのさまざまな悩みに関する相談を受けるといった職場定着のための支援を行う機能を担っている．いずれの支援も生活面での支援と一体的に行われることが同センターの特徴である．こうした支援ニーズは多くの人に共通のものであり，障害をもちながら就労を希望する人はみな同センターの利用が適応であると考えられる．

## 課題と今後の展望

平成25（2013）年の障害者雇用促進法の改正により精神障害者を法定雇用率の算定基礎に加える措置が追加され，平成30（2018）年より雇用が義務化されるにあたり，精神障害者への就労支援はますます重要となっている．

その一方，課題も明らかになりつつある．同センターは身体障害，知的障害，精神障害のいずれの障害をもつ人も対象としており，精神障害をもつ人に特化した機関ではない．

筆者らが平成24（2012）年5月1日現在，厚生労働省「障害者就業・生活支援センター事業」によって設置されている全国のセンター合計316か所を対象に実施した調査によれば，平成24年4月から平成25（2013）年3月までの新規登録者の調査時点における就労率（一般求人＋障害者求人）は，身体障害が28.91％，知的障害が42.22％，精神障害が25.31％であった．このように知的障害者が特に高い就労率を示しており，なかには知的障害者の支援には長らく携わっているものの，精神障害者の支援はほとんど経験がない，というセンターもあるのが現状である．

こうしたセンターでは，十分なアセスメントと繰り返し実施されるトレーニングのあとにさらに実習などを経て就労する，という従来知的障害者に対して行ってきた支援方法を精神障害者の支援にも援用することが多い．このようないわゆる「Train-Placeモデル（訓練のあとに実際の就労現場に入る）」による就労支援は，知的障害の障害特性には非常にマッチしている．しかし，精神障害では同じ人が複雑な作業を短期間で身につけることもあれば，決まった時間に決まった場所に行くこともままならないこともある，といったように病状が不安定になることがしばしばあり，よいときと悪いときのパフォーマンスの落差も大きい．この障害特性ゆえに「Train-Placeモデル」による就労支援では，最初のアセスメントやトレーニングの段階でトレーニング内容への不満や就職への焦りから調子を崩してしまい，なかなか実際の就労までた

どり着かないといったケースもみられる．近年，精神障害の特性を踏まえた支援方法として，利用者の好みと選択をできるだけ尊重する，迅速に仕事探しを始める，トレーニングは仕事探しと並行して行う，ないしは実際の就労現場で実施する（つまり「Place-Trainモデル」に基づく）といった原則をもつ Individual Placement and Support（IPS）とよばれる支援方法も脚光を浴びている．今後はこうした精神障害の特性に合わせた支援が，全国の障害者就業・生活支援センターや総合福祉法下の就労支援関連の事業所で提供されることが望まれる．

#### 参考文献

1) 佐藤さやか，市川 健，山口創生，他：障害者就業・生活支援センターに対する全国悉皆調査－厚生労働科学研究費補助金　難病・がん等の疾患分野の医療の実用化研究事業（精神疾患関係研究分野）「『地域生活中心』を推進する，地域精神科医療モデル作りとその効果検証に関する研究」平成25年度総括・分担報告書．pp383-405，2014
2) 伊藤順一郎（著），香田真希子（監）：IPS入門－リカバリーを応援する個別就労支援プログラム．地域精神保健福祉機構，2010

## 包括型地域生活支援
*assertive community treatment (ACT)*

高木俊介　たかぎクリニック・院長（京都）

### ACT とは何か

ACT（包括型地域生活支援）とは，統合失調症を主とする重度精神障害者の地域生活を，医療と福祉の多職種からなるチームによる生活現場への訪問を中心として支援する体制である．ACTチームは，精神科医，看護師，精神保健福祉士，作業療法士，臨床心理士，就労支援専門家など多彩な顔ぶれからなる．これらのスタッフが定期的に，あるいは必要に応じて，利用者の自宅や職場を訪問して，医学的治療，広範な生活支援，レクリエーション，リハビリテーション，就労支援，家族支援など精神障害者の療養と支援に必要なあらゆる支援活動を行う．さらに，急性増悪期には24時間365日の危機介入を同じチームが受け持つ．

### ACT の意義

このような支援体制は，特に医学的治療を要する疾患と日常生活上のつまずきをきたす障害が表裏一体となって存在している統合失調症の回復に対して大きな意義をもつ．つまり，①多職種による多角的支援，②チームによる継続的支援，③アウトリーチによる生活現場での支援，④24時間の危機介入という特性が，「安全保障感」に乏しい統合失調症にとって心強い助けとなり，その基盤の上に，障害を乗り越えて生活を営んでいく「リカバリー」が生まれる．

### ACT の方法

1つのACTチームは10-15人のスタッフからなり，スタッフ1人につき利用者数はおよそ10名である．各スタッフは利用者10人程度の主担当者となってケースマネジメントの責任をもつ．主担当者は，他のスタッフ2-3人と各利用者の支援を行う．この小さな担当チームを個別援助チーム Individual Treatment Team（ITT）といい，ミーティングを密に行い時期に応じた適切な支援を提供する．このように職種にかかわらず利用者への責任をもつACTでは，スタッフ間で自由に意見をいえる雰囲気と平等性が大切である．医師を頂点とした堅固なヒエラルキーのある病院医療の思想や雰囲気を，ACTに持ち込まないことがことに大切である．疾病管理が目的である病院医療の思想は，地域を疾病管理・生活管理の場にしてしまう．

ACTの現場では，自らが判断して動く自主性が各スタッフに求められる．自分の職域に固執すると援助の迅速さが損なわれ，ス

タッフ相互の依存と牽制によってチームの運営は萎縮する．ACTでの専門職のあり方は，必要なあらゆることを現場のスタッフ自身の責任で行う「超職種」でなくてはならない．

24時間365日の支援というと大変なことのようだが，実際には，日中の支援がしっかりすれば夜間休日の緊急事態はほとんどなくなる．現在の精神科救急の困難さは，地域における日中の支援が乏しいために生じることである．

### これからのわが国のACT

残念ながらわが国では，諸外国のようにACTが制度化されることはなかった．地域処遇への熱意に乏しい現体制と施設的な精神科病院に慣れきった精神保健医療従事者に，この現状を変えることは期待できない．したがって，ACTの実現は個々の支援者の熱意と創意にかかっている．幸いなことにこの10年で，それぞれ運営に工夫をこらしたACTチームがいくつか誕生しており，これからACTを立ち上げたい人はこれらの先達から学ぶことができる（ACT全国ネットワークHP参照のこと）．

また，本来のACT実践の基盤となるべき地域の資源は，現在のわが国には乏しいままである．そのような現状のなかで活動するとき，ACTチームは常に外部のさまざまな地域機関と連携して互いに切磋琢磨し，自らを支える地域基盤を地域の人々とともに創り，ACT自身が地域から孤立しないように努めなければならない．

**参考文献**
1) 高木俊介：ACT-Kの挑戦—ACTがひらく精神医療・福祉の未来．批評社，2008

# ケースマネジメント
*case management*

植田俊幸　鳥取医療センター精神科訪問チーム

### 定義

ケースマネジメントとは，多様なニーズをもった人々が，自分の能力を発揮し健康に過ごすことを目的として，フォーマル・インフォーマルの支援ネットワークを組織し調整し維持することを，計画的に実施する人やチームの活動である（参考文献より）．日本の精神障害領域では1990年代後半から注目され始めた．

法制度や強調点で名称が変わることがあり，日本の介護保険や障害福祉領域では「ケアマネジメント」と表記されることが多い．英国では「ケアプログラムアプローチ」とよばれることがある．

### 適応

単一サービスでは支援が困難な複雑なニーズをもち，慢性の障害がある人がケースマネジメントの対象になる．疾病や障害が一過性の場合は治療やリハビリテーション，緊急ニーズが強い場合には救急サービスといった，専門的な単一サービスが優先される．

ケースマネジメントは対人援助の基礎技術であり，さまざまな場面で応用されている．例えば，障害福祉サービスを利用するときに「計画相談支援」によって「サービス等利用計画」が作られるが，このときに活用される「ケアマネジメントの手法」がそうである．

### 分類

スタッフの職種，担当者1人あたりの受け持ち人数，直接提供できるサービスの違いなどによって，関係機関への紹介が主な業務の仲介型，直接的な援助関係を強調する臨床型，利用者の人数を限定した集中型，利用者の技能向上と環境調整に注目したリハビリ

テーション型，利用者や環境の強みに注目するストレングス型，精神科治療を含めた包括的支援を提供するACT（包括型地域生活支援プログラム）型（⇒883頁）などがある．

### ケースマネジメントの手順

多機関や多職種が協働し，医療を含めた多くのサービスを組み合わせ，目標と期間を明確にして効果的なサービスを提供するために，定式化された手順がある．

1) 契約を結ぶ（インテーク，受理）：利用者と支援者が出会って合意を形成する．コミュニケーション技術や，ストレングスやリカバリー概念の理解が必要である．
2) 情報の整理（アセスメント，査定）：生活史，1日の過ごし方，サービス利用状況などの情報を，健康，居住，経済，日常生活活動，対人関係といったニーズ領域ごとに整理し，包括的に理解する．
3) 計画作り（プランニング，計画策定）：まず支援者が，利用者にとって最適と思われる仮の計画を作る．次にケア会議を開き，支援者と利用者が一緒に仮計画を検討して，実際の支援計画を作る．
4) 支援の実行（インターベンション，介入）：利用者に直接あるいは間接的にかかわって支援を提供する．専門機関が提供するサービスだけでなく，図書館やコンビニエンスストアといった，誰でも利用しているインフォーマルサービスを積極的に活用する．
5) 進行状況をみる（モニタリング，追跡）：計画通りに支援が行われているか，進行状況を常に追跡し，現実場面の変化に合わせて，計画に細かな修正を加える．
6) 何が達成されたか振り返る（エバリュエーション，評価）：課題が達成されたり，決められた時期に達したら，援助の過程を振り返って，達成された事項や残された課題を明確にする．
7) 一連のプロセスの終了（クローズ，終結）：ケースマネジメントを終了し，必要に応じ他の支援機関に紹介する．新たな目標のためにマネジメントが必要であれば再契約する．

一連のプロセスを通じて精神科医には，他の職種と協働する能力や，医療場面だけでなく生活場面での医学的アセスメントを行う能力が求められている．

#### 参考文献
1) 野中 猛，加瀬裕子（監訳）：ケースマネジメント入門．中央法規出版，1994

## 退院促進・地域移行支援
*measures to prompt discharge from mental hospital to community*

坂田増弘　国立精神・神経医療研究センター病院・精神科医長

### 背景となる状況

1960年代以降，欧米の多くの国々が精神科病床の削減，精神科医療の脱施設化を目指してきたなかで，わが国においては，平成2（1990）年頃まで増床を続けてきたという歴史がある．平成16（2004）年に「入院医療中心から地域生活中心へ」という国の政策が明確に掲げられてから10年が経過したが，平成25（2013）年の人口1,000人当たりの精神科病床数は約2.67と，ピーク時から10％弱の減少にとどまり，精神病床の平均在院日数は284.7日と，国際的にみて，やはり非常に長いといわざるを得ない水準にある．こういったデータについて，「高齢の長期入院患者が平均在院日数を押し上げている」「欧米の脱施設化は，医療費削減のための，あるいは思想に基づく政治主導の結果であって，患者を支える地域や患者自身に負担を強いている部分が少なくない」と論じ，「必ずしも現在のわが国の精神科医療の質を反映するものではない」とする向きもある．しかしながら，平成19（2007）年の厚生労働省研究班の調査

データによれば，入院期間が1年未満の患者は，全入院患者の8.7%にすぎず，逆に20年以上にわたる患者は13.4%もいた一方で，「受け入れ条件が整えば退院可能」とされた患者は全入院患者の33.6%，「居住先や支援が整えば，現在または近い将来退院可能」とされた患者は51.2%を占めていた．このような「潜在的退院可能患者」が実際に退院して，地域で生活できるようにするための基盤を整備することは，福祉行政の役割であって精神科医療の質とは無関係であるとしてよいとは思えない．医療をサービスととらえたとき，質のよいサービスの条件として最も重要なものは，利用者つまり患者の満足度である．そして，患者のニーズは単なる症状の軽減だけではなく，リカバリー（障害によりもたらされた破局的な状況を乗り越えて，自らの可能性を広げつつ，新たな人生を主体的に生きていこうとするプロセス）の支援にあるという認識が広がりつつある現在，医療機関には，患者の地域生活を支える社会資源の1つとして，ますます重要な機能をはたすことが期待されている．退院促進や地域移行は，その後の地域定着支援があって初めてリカバリー支援となる．医療機関は，入院に頼らず地域で患者を支える地域精神医療の充実に，積極的に関与していく必要がある．

### 適応

精神科病院に入院する（している）患者すべてが対象となりうるが，特に重症精神障害 severe mental illness(SMI)とよばれる，統合失調症・重症うつ病・双極性障害といった疾病を有する患者は，入院期間が長期化しやすく，また病状の急性期を脱しても，生活のしづらさにつながる認知機能・日常生活能力の低下が残存することが多いことにより，本項で述べるようなケアの必要性が高いであろうと思われる．

### 治療方針

#### A. 疾病治療

退院後の生活環境への適応を容易にするという観点からは，入院期間は短いほうがよいのは自明である．そのために必要な疾病治療の最適化の詳細については他項に譲るが，薬物療法に関しては，使用する薬物の選択や薬物量の設定において，認知機能および生活機能への悪影響を最小限に抑制することを，常に心がけておく必要がある．また，本人に加えて家族や訪問サービスなどの支援も想定したうえで，退院後予想される服薬管理能力やアドヒアランスに応じて，1日における服薬の回数を少なくする，あるいは遅効性注射薬（デポ剤）を導入するなど，可能な対処法を入院早期から検討しておくことも重要である．

#### B. 心理社会的リハビリテーション

病状改善の度合いに応じて，多面的なリハビリテーションプログラムを実施する．なかでも，身体機能や日常生活機能の低下を防ぎ，現実の生活感覚を維持するための作業療法は，可能な限り入院早期から導入されるとよい．さらに，生活上の自己管理能力を強化し，再燃予防と地域生活への再参加を容易にするための心理教育（疾病教育・家族教育を含む），社会生活技能訓練 social skills training(SST)，認知行動療法といったプログラムを複合的に実施することが有効である．また，長期入院により日常生活機能の低下をきたし，場合によっては社会環境の変化に取り残されてしまっている患者においては，より具体的な生活場面を想定した技能訓練や，支援者同行での外出・外泊を利用した実地体験の必要性が高まる．こういった地域移行・定着に有効なプログラムの実際については，『精神障害を持つ人の退院準備プログラム』や『心理教育を中心とした心理社会的援助プログラムガイドライン』といった，研究成果を踏まえたテキストが参考になる．

治療技術の向上と，最近の入院期間の短縮化に向けた意識の高まりにより，それぞれのプログラムの目的を達するのに十分な期間を経ずして，退院可能な病状であるとの判断に至るケースも少なくない．その場合でも，地

域医療の枠組みで支援を受けつつリハビリテーションを継続することで，生活が維持される見通しがあるならば，退院を遅らせる理由はない．一方，すでに入院が長期にわたっている患者の場合，そもそも患者自身が入院生活に依存してしまい，上記のようなリハビリテーションプログラムを導入することすら困難なことが少なくないが，その場合，患者の退院への意欲を高め，具体的な生活のイメージを抱けるような支援が必要である．これらの状況に対応するには，後述するケースマネジメントが重要となる．

### C. 多職種チームによる支援とケースマネジメント

#### 1. 多職種チームによる支援体制

医療機関によって利用できる人的資源に差があるのが実情であろうが，前項で説明したリハビリテーションプログラムを含む医療サービスを実施するために，医師，看護師，臨床心理士，作業療法士，薬剤師，管理栄養士といった複数の専門職の関与が期待される．また，退院後の社会資源の利用に関しては精神保健福祉士の専門とするところであるし，利用される社会資源にも対応するスタッフが存在することが多く（訪問看護，ヘルパーサービス，グループホーム，デイケア，作業所，就労・復職支援施設など），入院中から支援者として患者との良好な関係が形成されるのが望ましい．さらに，現在ではまだ専門職として広く認められるには至っていないが，当事者スタッフ（ピアスタッフ）による心理的サポートやリカバリーのモデルとしての機能は今後評価が高まると考えられるし，家族もまた重要な支援者である．こういった広い意味での多職種チームによる支援の有効性を高めるためには，それぞれの役割や活動を調整するコーディネーターが必要である．このような作業をケースマネジメントとよび，それを遂行するスタッフをケースマネジャーとよぶ．

#### 2. リカバリー志向の支援とケースマネジメント

多職種チームは，ケースマネジャーの調整のもとに協調して働くが，その有効性を保証する要素の1つが，支援上の理念の共有である．

SMI患者においては，医療をサービスとして自らの生活のために利用するという視点がもてず，医療に対するアドヒアランスが不良であることがしばしばある．一方，長期入院患者においては，前述したように，退院後の生活について具体的なイメージがもてず，強い不安を抱くケースがある．このような患者たちに，「まず医療ありき」「まず退院ありき」の態度で臨んだのでは，そもそも支援を受け入れられない可能性が高い．このような問題を回避するには，患者のニーズに合った支援を提供するという態度，つまりリカバリー志向であることが重要な意味をもつ．

リカバリー志向の支援において，ケースマネジャーは患者の希望を引き出したうえで，チームが共有すべき目標を患者とともに設定し，必要なサービスや活動のアセスメント・計画・実施・調整・モニター・成果の評価を患者と協働的に行う．場合によっては，チームメンバーのミーティングが必要になるであろうが，そのような場であっても，住居や退院後に利用する社会資源などを含めて，患者の参加なしに重要な方針の決定がなされることはない．

#### 3. ケースマネジメントの継続性

新規入院患者における入院長期化の抑制のためには，入院直後からケースマネジメントが開始されるべきである．また長期入院者の退院促進においても，退院を困難にしている要因を分析的に評価し，多面的な問題解決を同時に進めていく必要があることから，やはりケースマネジャーを軸とした，多職種チームによる支援が有効である．いずれの場合も，退院後の地域定着支援まで含有したサービスを前提とするならば，ケースマネジメン

トは退院後も継続されることになる．

患者の受け皿となる地域におけるケースマネジメントのシステムとして，平成18(2006)年に制度化された指定一般相談支援事業所による相談支援事業が存在し，任意のサービスではあるが，入院中から支援を開始することができる．一方，法改正により，平成26(2014)年4月以降すべての医療保護入院者に対して，退院後生活環境相談員を選任して退院促進に当たらせることが義務づけられたが，退院後のケースマネジメントに関しては，前述の相談事業や，患者の利用する福祉施設，担当する保健師などに委譲されるのが多いことも実情であろう．

しかしながら，再燃・再入院のリスクの高い患者の支援にあたっては，医療機関内の，あるいは医療機関(主治医)と密接な連携をとることができるケアマネジャーが，入院中から退院後まで一貫して支援を行うことが望ましい．また，このようなケアマネジャーが，入院中の患者と頻回にコンタクトし，退院までの間に十分な関係づくりができる病棟環境も必要である．例えば，SMI患者に対する支援としてエビデンスのある，包括型地域生活支援プログラムassertive community treatment(ACT)のチームが入院中から介入を開始するといったケースが，1つの理想形といえる．米国で発展したACTは，社会・文化・制度上の違いから，そのままの形で国内に導入するには困難もあるが，『研究から見えてきた，医療機関を中心とした多職種アウトリーチチームによる支援のガイドライン』は1つの実践の指針となるものである．

### 参考文献

1) 井上新平, 安西信雄, 池淵恵美(監)：精神障害を持つ人の退院準備プログラム. 丸善, 2006
2) 浦田重治郎, 池淵恵美, 大島 巌, 他：心理教育を中心とした心理社会的援助プログラムガイドライン(暫定版).〔厚生労働省精神神経疾患研究委託費「統合失調症の治療およびリハビリテーションのガイドライン作成とその実証的研究」(主任研究者：浦田重治郎)心理社会的介入共同研究班〕, 2004
3) 伊藤順一郎(監)：研究から見えてきた, 医療機関を中心とした多職種アウトリーチチームによる支援のガイドライン. 独立行政法人国立精神・神経医療研究センター精神保健研究所社会復帰研究部, 2015

## 幻覚・妄想症状に対する認知行動療法

cognitive behavior therapy (CBT) for hallucinations and delusions

原田誠一　　原田メンタルクリニック・院長(東京)

### 定義

患者が抱えるさまざまな問題に対して認知・行動の両面からアプローチする認知行動療法(CBT)は，気分障害・不安障害での治療効果を立証して精神療法の有力な一派となった．加えて1990年代以降，英国を中心にCBTを統合失調症に適応拡大する臨床研究が進められている．その結果，幻覚・妄想体験などの陽性症状にCBTが一定の有効性を示しうるというデータが報告された．現在では，英国医療技術評価機構(NICE)や米国精神医学会のガイドラインでCBTの実施が推奨されるようになり，わが国の統合失調症治療ガイドラインでもCBTの項目が採用されている．こうして，統合失調症のCBTが国の内外で公認されつつある趨勢といえるだろう．

一方，筆者も同じ1990年代以降，幻覚・妄想症状に関する心理教育を作成してCBTに関する臨床研究を続けてきた．本項では，筆者の臨床経験を交えつつ幻覚・妄想症状に対するCBTの概要を紹介する．

## 適応

　幻覚・妄想状態にある患者のすべてが，CBT の対象となりうるわけではない．筆者は CBT の適応の目途として，次の「5つのC」を挙げたことがある．
・Calmness（落ち着き）
・Communication（対話）
・Curiosity（好奇心）
・Comprehension（理解）
・Cooperation（協力）

　特に，患者が curiosity（好奇心＝幻覚・妄想に対する CBT への興味・関心）を示さない場合には，CBT の施行は禁忌となる．そうした際は，「ではそういう治療もあると頭の片隅においておいて，興味が出てきたらおっしゃってください」と伝えて引き下がるようにする．
　5つの C が満たされる場合には，幻覚・妄想症状がみられる精神障害のさまざまな治療段階において実施可能である．特に，以下の4つのポイントにおける適応が臨床上重要であろう．

1. 治療導入期の病識育成

　幻覚・妄想状態にある患者の多くは病識がなく，治療導入に困難をきたしがちである．患者の病識育成という大きな臨床上のニーズがあり，CBT に期待が寄せられている．

2. 薬物療法抵抗性の症状への対応

　薬物療法を行っても，幻覚・妄想症状が十分消退しない症例が少なくない．こうした際に治療者が薬物療法という治療ツールしかもち合わせていないと，それ以上の介入が難しくなるし，多剤併用・大量投与の弊に陥る可能性も高くなるだろう．ちなみに薬物療法抵抗性の陽性症状に対する CBT の治療目標は，ほとんどの場合「症状の消退」ではなく，「症状に関する認知の修正」（認知再構成）や「対処力の増大」（対処戦略増強）である．つまり，患者の二重見当識を育成して症状の影響力を小さくし，生活面での好ましい変化を生み出す試みとなる．

3. 再発対策

　薬物療法によって寛解状態に入っても，各種ストレスや服薬コンプライアンス不良などに伴う再発が起こりやすい．そのため，「再発準備性の低下」「再発時の早めの受診行動の実現」「再発後の早期回復」などに関するニーズがある．

4. スキーマの変化への対応

　寛解状態に入ったあとも幻覚・妄想状態の記憶が残り，人間観・世界観（スキーマ）が変化してさまざまな支障をきたすことがある．例えば，「人間不信による孤立，生活の狭小化」「自分の認知・判断に関する自信を失い，代償的に強迫行為を行う」などがみられる．こうしたスキーマの変化への対応が，CBT に期待されている．

## 分類

　CBT でよく用いられる認知再構成法が，幻覚・妄想症状でも有効なことがある．一例として，薬物療法抵抗性の陽性症状を体験していた患者が書いた思考記録を供覧しよう．

---

【状況】公園で何人かの人がしゃべっていて，どっと笑い声が聞こえた．

【気分】イヤな気分(80)，つらい(80)，苦しい(80)

【自動思考】僕のことを笑っているように聞こえた．あの人たちは，僕のことがおかしくて笑ったんだ．

【適応的思考】あの人たちは，違うことで笑ったのかもしれない．様子をうかがっていると，別に僕のほうを見ることもないし，何か面白いことがあって，笑ったんじゃないか．

【気分の変化】イヤな気分(50)，つらい(50)，苦しい(50)

（【気分】【気分の変化】に出てくる数字は，当該の感情の強さを100点満点で表現している）

---

　ここで患者は，「話し声，笑い声」に対し

て，当初「僕のことがおかしくて笑った」と自分に関係づけて受け止めている（関係念慮＝自動思考）．以前はこの状態でとどまっていたが，CBTを通して「違うことで笑ったのかもしれない」という別の受け止め方を探してきて（適応的思考），結論への性急な飛躍をしないで済むようになっている．さらに，現実から客観的な情報をフィードバックして（「様子をうかがっていると，別に……」），客観的で冷静な認知が強化されている（認知再構成）．

また，症状に対する患者の対処力を増すプロセスを援助する対処戦略増強法も試みられる．幻聴への対処法を増やす介入を始める際には，以下のような他の患者のユニークな対処法を紹介すると有効な場合がある．

1. タイムワープ＆癒やし系コーピング「子ども返り」

当事者のAさんは，正体不明の声が聞こえ始めるとハッピーで安心感に満ちていた子ども時代（小学校高学年の頃）を思い出す．そうするとホッとして心が和むとともに，いつの間にか「声」も聞こえなくなるという．

2. ロマンチック＆メルヘン系コーピング「初恋の人」

Bさんは，不安になってくると初恋の人を思い浮かべる．初恋の人を思ってニッコリしているうちに，不安が和らいでゆとりを取り戻せる由である．

3. 誠実＆求道系コーピング「健常者を思い出す」

Cさんは，周囲の人が自分の噂話や悪口をいっているように感じられてつらい思いをする場合があるが，そうした際に次のように考えてみるとのことである．

「健常者でも，職場や学校などでたまたま自分の噂話が耳に入ってしまうことがありますね．そういうときには，その人はどう対応するだろうか？と考えてみます．多くの健常者はいちいち反応しないで聞き流して，相手が直接話しかけてきたときだけとりあげるでしょう．自分も，直接話しかけられること以外は，なるべく聞き流して気にしないようにしています．そうすると何とかしのげます」

4. 思索＆哲学系コーピング「感覚 vs 実在」「主観 vs 客観」

Dさんは，時折聞こえてくる正体不明の声で気持ちをかき乱されそうになることがある．そうした際に，学生時代に授業で習った「見えていることと，実在していることは異なる」「主観（＝ここでは悪口をいってくる幻聴の見方，内容）と客観は違う」という言葉を思い出すと落ち着きを取り戻せるそうである．

5. 頓知＆論駁系コーピング「幻聴を煙に巻く」

Eさんは，幻聴と次のようなやり取りをして上手に対応している．

> AH（幻聴）：〈本人に話しかけ質問してくる〉
> CL（当事者Eさん）：「○○さん（＝架空の人物）に聞いてくれ」
> AH：〈→○○さんに話しかけている様子〉
> CL：「○○さんは普通の人だから，君の声は聞こえないよ」
> AH：〈驚いた様子．黙ってしまう〉
> CL：「君たちは可哀想だよな．生きてもいないし，死んでもいない，中途半端な存在だね」
> AH：〈しゅんとして，沈黙する〉

6. 臨機応変＆融通無碍タイプ

Fさんは，幻聴の内容や自分の気分・体調によって上手に対応を使い分けている．

・無視：「知らないよ」など
・謝る：「ごめん，ごめん」など
・笑い飛ばす：「そんなこといってるんだ〜，ははは〜」など

さらに，「『声』を録音して，治療者や家族と一緒に聞いてみる」「自分を笑っていると感じられる人たちに，何気なく近寄ってみてそっと様子をうかがう」などの行動実験が，

現実検討を育てるのに役立つ場合もある．

### CBTの手順

CBTを行う際にはまずは心理教育を行い，病態・症状・治療に関する情報を身につけてもらう．筆者の場合，幻覚・妄想症状に関するパンフレット「正体不明の声」「日本版バーチャルハルシネーション」を用いて心理教育を行っている．

次いでCBTに入る．CBTの内容としては，先に紹介した思考記録を用いての認知再構成法，患者の対処法のレパートリーを増やす対処戦略増強法，各種の行動実験などが代表的である．CBTの具体的な内容・進め方の詳細に関しては，成書を参照されたい．

#### 参考文献
1) 原田誠一：統合失調症の治療―理解・援助・予防の新たな視点．金剛出版，2006
2) 原田誠一：精神療法の工夫と楽しみ．金剛出版，2008
3) デイヴィッド・G・キングドン，ダグラス・ターキングトン(著)，原田誠一(訳)：統合失調症の認知行動療法．日本評論社，2002

# 日常生活の改善を目指した認知行動療法
cognitive behavior therapy (CBT) for improvement of daily life

菊池安希子　国立精神・神経医療研究センター精神保健研究所・司法精神医学研究部専門医療・社会復帰研究室長

### 統合失調症の認知行動療法の目的

1990年代以降，統合失調症圏の患者を対象として実施されてきた「精神病の認知行動療法CBT for Psychosis(CBTp)」の効果研究においては，幻覚・妄想などの精神病症状の改善を主たるアウトカムにすることが通常であった．そのような無作為割付対照試験が重ねられた結果，英国などの統合失調症治療ガイドラインにおいてCBTpは，標準的に提供されるべき心理的介入法として推奨されるまでの位置づけを得ることができた．しかしながら，近年，CBTpの目的，そして効果検証時の主要アウトカムは，症状変化におくべきではないという考え方が広がってきている．

このような認識変化の背景としては，まず，統合失調症をもつ人々の抱える最大の問題が精神病体験であるとは限らないことが挙げられる．精神病症状よりも社会的排除やスティグマ，情緒的問題，対人関係の苦痛をより強く感じている者が少なくないことを示す調査結果が複数存在する．そのため，症状の軽減は必ずしも生活の質の向上やリカバリーに十分ではないことの理解が広がってきたのである．

さらに，そもそも認知行動モデルによれば，状況をどのように解釈(認知)するかが，その後の感情や行動(結果)を決める．精神病体験については，いくつかの認知行動モデルが提唱されているが，心理的苦痛をもたらすのは，精神病体験という状況をどのように解釈するかであって，体験そのものではないことを主張している点では共通している．そこで，心理的苦痛の軽減のためには，症状自体ではなく，症状に対する認知もしくは行動に介入すべきことがモデルから導き出される．症状の改善は苦痛軽減の結果，二次的にもたらされる可能性のある状態であって，第一義的な目的ではない．例えば，幻聴の頻度や内容が変わらないとしても，それによる苦痛や，影響された行動が改善すれば，介入の目的は達成されたと考えるということである．

以上のような理由から，現在では，CBTpを準向精神薬のように扱うのではなく，苦痛軽減と適応的行動の増加をターゲットにして，利用者本人の望む日常生活の改善を目的とした介入として位置づけるようになってきた．

## 日常生活の改善に向けたCBTp

幻覚・妄想に対するCBTpや社会生活技能訓練（SST）についての解説は別項（⇒787, 888頁）を参照されたい．本項では日常生活の改善に向けたCBTpを「CBTpの進め方」「CBTpの下地作り」「併存症・併存問題への介入」に分けて述べる．

### A. CBTpの進め方

幻覚・妄想への対応に限定しないCBTpの進め方は，うつ病や不安障害への認知行動療法に倣って，以下の7段階に分けると考えやすい．①関係構築，②問題リスト作り，③目標設定，④アセスメント，⑤事例定式化case formulation，⑥ホームワーク，⑦再発予防である．

#### 1. 関係構築

CBTpにおける関係構築の特徴は，「柔軟な治療構造」「ノーマライジング」「不同意の同意関係」である．本人の状態に応じて面接時間を短くしたり，ホームワークを簡略化したり，同じ内容を繰り返したりする柔軟性が必要である．「ノーマライジング」は，本人の体験している／していた異常知覚体験が一定の状況下では誰にでも起こりうるという情報を，感覚遮断実験などの実例などを挙げながら共有することで，精神病体験の破局視を緩和する．「不同意の同意関係」とは，状況に対する解釈が異なっていても協働して問題解決に当たれる関係を築くことである．

#### 2. 問題リスト作り

問題リスト作りにおいて重要なのは，本人の優先順位づけを尊重することである．幻覚・妄想が続いていても，本人が問題に挙げなければとりあげない．しかし症状が機能低下につながっている場合には，本人が一番に挙げた問題（例：友達が欲しい）を探っていくと，結局，症状を扱うことにつながることが多い．

#### 3. 目標設定

目標設定は，SMART原則に従って行う．Small（小さく），Measurable（達成度を測定可能），Achievable（達成可能），Realistic（現実的），Timeframe（期間設定のある）な目標とする．

#### 4. アセスメント

アセスメントは面接初期にまとめて終了させるものではなく，介入期間を通じて折々に行われる．状況，解釈，感情，行動，身体感覚といった認知行動モデルの各要素を同定していく．精神病症状が関係している主訴の場合は，引き金，異常知覚体験の詳細（幻声なら音量，声質，誰の声か，どこから聞こえるか，いつ聞こえるか，知覚された威力の格差，持続時間など），そのときの気分，採用された解釈（気分状態に一致した妄想信念），解釈を裏づける根拠と本人が考える出来事（選択的注目の対象），解釈の確信度（0-100%），本人なりの対処行動（対処ではなく，症状を維持する安全確保行動になっていることもある）をベースに確認する．生育歴・病歴や生活環境の情報が得られれば，幻覚・妄想の由来を考えやすいが，最初から聞かないほうが関係構築をしやすいこともある．

取り組みの効果や達成度のモニタリングのため，目標設定に沿った質問紙や構造化面接を利用し，本人とともにその推移を観察することも重要である．

#### 5. 事例定式化

事例定式化とは認知行動療法における見立てである．苦痛がなぜ生じて維持されているかについての仮説であり，患者と協働して作成する．引き金-認知-感情からなるベーシックな事例定式化から，トラウマなど過去の出来事からの影響も取り込んだヒストリカル事例定式化，症状維持サイクルを明示した維持事例定式化など用途に応じて使い分ける．患者の言葉を使い，複雑になりすぎないように工夫する．文章や図式化よりも，絵や漫画にしたほうがよい場合もある．作成した事例定式化をもとに介入（取り組み）を計画する．

#### 6. ホームワーク

介入は面接中だけでなく，ホームワークの

設定によっても行う．ホームワークへの取り組みは認知行動療法の効果を予測するといわれるが，患者の負担とならないような設定が必要である．記入が必要なものよりは，「パンフレットを読んでくる」程度から始めるほうがよい．

### 7．再発予防

再発予防は，扱った問題が症状である場合に実施することが多い．それまでのCBTpで得られた成果の要約（まとめ用紙やカード）を作成して時々振り返ることにしたり，再発の自覚的・他覚的注意サインをもとに対処計画を立てて必要な要素（例：特定の場所に電話する）を練習したりする．

### B．CBTpの下地作り

統合失調症をもつ患者では，自分の感情を認識したり，何に困っているのかを自覚するのに時間がかかることも多く，身体感覚を頼りに感情に名前をつけ，困り感を自覚することから始める場合もある．

また，援助希求が起こりにくい患者では，相談行動の強化が重要である．前述の困り感の自覚から始める場合もあれば，すでに生じている文句行動を徐々に丁寧な言い方へとシェイピングしていく場合などがある．

「情報を集めず結論に飛びつく傾向（結論への飛躍バイアス）」や「複数の解釈を考えることの難しさ（認知的柔軟性の低さ）」が妄想の形成・維持に関係していることから，たとえ幻覚・妄想に直接つながらない状況に対してであっても，日頃から「立ち止まって考える」ことや，「ほかの解釈も考え合わせて結論を出すのを保留する」練習をしておくことが有用である．

### C．併存症・併存問題への介入

統合失調症に併存する物質使用障害，心的外傷後ストレス障害（PTSD），うつ状態，社会不安障害，攻撃性，スティグマ，低自尊感情，心配 worry などについては，それぞれの問題に対する認知行動療法を援用した形で実施し，効果の検証も少ないながらされている．このように統合失調症以外の対象者で効果の検証をされた認知行動療法を使用する場合は，統合失調症をもつ人々のストレス脆弱性に配慮した修正をする必要がある．例えば，PTSDの治療として推奨される認知行動療法としては持続曝露療法があるが，統合失調症をもつ患者のPTSDに対しては，曝露は行わず，認知再構成を中心とした介入とするのが通常だとされている．

#### 参考文献

1) Tai S, Turkington D: The evolution of cognitive behavior therapy for schizophrenia: current practice and recent developments. Schizophr Bull 35: 865-873, 2009

## 認知リハビリテーション
*cognitive rehabilitation*

最上多美子　鳥取大学大学院教授・臨床心理学

### 定義

統合失調症など重度の精神疾患にみられる認知機能障害の改善を目的とした心理・社会的介入法を総称して認知リハビリテーションという．認知リハビリテーションでは認知機能障害の改善を通じて究極的には機能的転帰の向上を目指す．認知リハビリテーションは，薬物療法では認知機能障害に十分な改善が得られないことから，従来，頭部外傷患者の高次脳機能リハビリテーションに用いられてきた手法を応用して開発された．海外ではデイケアなどの精神科リハビリテーションで普及しているが国内では比較的新たな手法である．ほかに「認知機能リハビリテーション」「認知矯正療法」などの表現が使われている．

### 適応

認知リハビリテーションは統合失調症，統

合失調感情障害，統合失調症様障害の認知機能障害を主たる対象としている．統合失調症の認知機能障害は前駆期から認められ，急性期に悪化するが安定期にも顕著な改善はみせない．統合失調症のおよそ8割が認知機能障害を示し，神経心理検査のパフォーマンスは健常者の平均と比較して1.5標準偏差ほど低い．認知機能障害は大勢の患者に深刻な影響を与える問題だといえる．

統合失調症の認知機能障害のうち，初発から顕著で最も重篤な問題を認めるのは，実行機能，注意，言語記憶と学習である．さらに重度の障害が認められるのは実行機能，言語流暢性，言語学習，覚醒，運動速度とされている．中程度の障害は，作業記憶，注意の転導性，再生記憶，視覚運動，軽度の障害は再認記憶，呼称，知覚機能にみられることが報告されている．認知機能障害は自立生活能力，対人関係スキル，就労や就学など幅広い側面に影響を与える．認知リハビリテーションは多様な治療設定で実施され，急性期病棟，外来，就労訓練施設などでの効果が示されていることから，慢性で病態水準が重い患者から高機能の患者まで，幅広い適応が可能だといえる．なお，認知リハビリテーションは，重度の知的発達障害や，アルツハイマー病などの認知症は適応外である．

## 分類

認知リハビリテーションの手法は，①認知機能障害のとらえ方と訓練手法の違い，②学習理論の用い方により分類される．まず認知機能障害を回復可能な不全としてとらえる立場からは，反復学習により認知機能を訓練するのに対し，障害としてとらえる立場からは補償的な方略学習により認知機能訓練を行う．1つの課題を行うのに複数の方略を考えるのは，統合失調症の患者には認知の固着や作業記憶の問題のため困難であるため，治療者による提案や訓練が求められる．次に，学習理論を用いた手法では，エラーレス学習，シェイピング，プロンプトなどの技法によ

り，記憶や注意，集中力の問題がある患者でも課題に取り組むことができるような配慮をしている．

多くの認知リハビリテーションは集団形式で実施され，社会認知や対人スキルを直接または間接的に標的にしている．認知リハビリテーションには社会認知や対人スキル訓練が含まれている手法が多く，まず認知機能訓練を行い，それから応用機能である社会認知の訓練を行うのが一般的である．社会生活技能訓練（SST）などを併用し，直接社会認知の訓練を組み込んでいない場合でも，集団形式で実施することで，集団内のモデリング効果から社会認知が向上することが予想される．統合失調症の臨床における集団形式の介入の有用性はすでに指摘されている通りである．

具体的には，Volker Roderらが開発した手法で方略学習と反復学習を訓練し，社会認知介入を併用しているIntegrated Psychological Treatment（IPT），HogartyらがS開発した手法でSSTを併用しているCognitive Enhancement Therapy（CET），Bellらが開発した方略学習を訓練し，就労技能訓練を併用しているNeurocognitive Enhancement Therapy（NET），Medaliaらが開発し方略学習と反復学習を訓練し，言語セッションを併用するNeuropsychological and Educational Approach to Cognitive Remediation（NEAR）などが挙げられる．

## 手順

### A. 認知リハビリテーションの流れについて

認知リハビリテーションは包括的なリハビリテーションプログラム内に位置づけ，薬物療法や他の心理・社会的手法と組み合わせて実施することが推奨されている．手順は手法により異なるが，一般的に開始前に神経心理検査を実施し，認知機能プロフィールを把握する．さらに就労，復学，自立生活，余暇などリハビリテーション目標を明確にし，治療への動機づけを高め，認知リハビリテーション終了後の処遇を計画する．これら患者導入

のプロセスでは主治医，ケースワーカー，心理士など異職種間の連携が必要である．認知リハビリテーションの中心は認知課題を用いて認知機能訓練を行うことである．回数，頻度，期間は手法により異なるが，少ないものでは1セッション，多いものでは75時間以上の時間を要する．

### B．NEARの手順について

以下，認知リハビリテーションの一種であるNEARを例として，手順を解説する．導入時に神経心理検査と半構造化面接により認知機能障害の同定とリハビリテーション目標の確認を行う．NEARでは，週2回の認知課題セッションと，週1回の言語セッションの各セッション1時間程度を6か月間施行することを標準的な手続きとしているが，さらに慢性病態を示す低機能の患者が対象である場合，最大1年まで期間を延長して実施する．随時導入法により終了した患者のあと随時新規患者を導入し，新規患者とベテラン患者が混交して参加することで社会的相互作用が促進される．例えば患者間でグループ在籍期間が異なることにより，在籍期間の長い先輩患者は，課題の効果的な取り組み法や，治療で得たことを実生活場面でどのように生かしているのかについて披露するなど，後輩患者に対してモデリング効果をもつ．

患者は，各自の認知機能プロフィールに基づく個別メニューにより課題に取り組むが，セッション自体は集団形式で行う．治療者1-2人が1集団を担当する．基準を満たす課題の選定と言語的介入は治療者の役割であり，そのかかわり方はコーチングに例えられる．

治療者は規定の基準に基づいて治療の要となる認知課題を選定する．基準には，課題が患者の多様な認知機能障害領域と難易度を網羅していること，課題の構造が明確で短時間で終了可能なものから，構造があいまいで複雑な手続きを要するものまで多様な種類があること，言語，グラフィック，聴覚など複数の種類で刺激が提示されていることなどが含まれている．また，患者の興味を高め，動機づけを維持するために難易度が段階的に高まる構造，頻回に与えられるフィードバック，魅力的なマルチメディアやパッケージの使用も求められる．認知課題の設定背景が実生活場面に類似していることを文脈化とよび，認知機能の訓練内容が抽象的な体験ではなく，社会生活機能に応用可能にするために必要な条件である．治療者は患者の認知機能障害プロフィールに基づいて難易度が低いものから段階的に認知課題を紹介するが，一定期間後は患者が紹介された認知課題枠内から自由に課題を選んで行う．

### C．NEARの言語セッションについて

言語セッションでは，認知課題セッションで取り組んだ課題内容を日常生活で用いる認知機能や状況に関連づけるための般化を行うための討論や演習を行う．これは主として，訓練した認知機能がどのように実生活で用いられるのか，あるいは包括的リハビリテーションにおける目標を達成するうえでどのように役立てることができるのかを理解する機会を提供する．また，言語セッションでは他の参加者とのやりとりにおいて社会スキルやコミュニケーションスキルを訓練し，帰属意識を得る機会も得られる．

## 認知リハビリテーションの治療効果

認知リハビリテーションの治療効果に関するメタ分析では，認知機能に与える効果サイズは手法により変動があるが，平均的には中程度であることが示されている（Krabbendam, et al, 2003/McGurk, et al, 2007）．効果研究により示される効果サイズの多様性は，手法により異なる治療期間や密度，治療者熟練度，患者の就労歴など複数の要因による影響が考えられる．社会生活機能に与える効果では社会機能，リハビリテーション目標達成，就労機能の改善が示されている．認知機能と社会生活機能の改善の最大1年間の持続も示されており，今後の認知リハビリテー

ションのわが国における普及が望まれる．

**参考文献**
1) 丹羽真一, 福田正人(監訳)：統合失調症の認知機能ハンドブック―生活機能の改善のために. 南江堂, 2004
2) Krabbendam L, Aleman A: Cognitive rehabilitation in schizophrenia: a quantitative analysis of controlled studies. Psychopharmacology（Berl）169: 376-382, 2003
3) McGurk SR, Twamley EW, Sitzer DI, et al: A meta-analysis of cognitive remediation in schizophrenia. Am J Psychiatry 164: 1791-1802, 2007

# うつ病の復職支援プログラム
Re-Work program for affective disorders

奥山真司　トヨタ自動車株式会社・主査・統括精神科医

## 定義と概要

「心身がいつものように働かない」「仕事ができない」などの社会的あるいは職業的機能障害は，うつ病を規定する症状の1つである（DSM-5）．一方，うつ病に対する治療として「休息・休養」がある．勤務をしている人であれば，時として「仕事を休む」すなわち「休務・休職」に至る．そして「元の仕事に戻る際」すなわち「復職」の際に，それを支援するプログラムがある．支援は，「いつものように心身が働く，すなわち社会機能障害の軽快」と「職場に戻って再び負荷が加わったときの症状再燃防止」を目的として行われる．また，おおむね仕事を休んでいる期間に行われるプログラムと，仕事に戻ってから行われるプログラムに大別される．

仕事を休んでいる期間に行われるプログラムは，主に主治医，あるいは主治医から委託された医療機関が治療の一環として行う精神科リハビリテーションであり，なかでも主に集団で行う支援はリワークプログラムともよばれている（精神科デイケアや集団精神療法・作業療法として提供）．他方，「いわゆるうつ病の小精神療法」（笠原，2005）に代表される1対1で行うもの（個別の各種精神療法のなかに織り込んで行う）もある．いずれの場合も，「復職」とともに「再休職防止」を念頭において行われる．特にリワークプログラムでは①「現在抑うつ状態で休職中だが復職に主体的なモチベーションをもって取り組もうとしている」ことを参加の前提とする，②職場を想定した小集団における対人関係の課題を目標として取り上げ各種の心理・社会的療法が用いられる，③症状の回復程度に応じてプログラムに段階を設ける，などを共通の枠組みとし，標準化されつつあるが，一方では地域の規模や産業構造などに応じた分化も呈している．これらはおおむね健康保険下で行われている．また，地域障害者職業センターでは，治療行為としてではなく，職務上の技能の回復や適性の判断を目的とした「職業リハビリテーション」が行われている．

一方，仕事に戻ってから行われるプログラムは，患者本人が所属するおのおのの会社が執り行う．多くは「労働者の心の健康の保持増進のための指針」（厚生労働省，2006）や「改訂 心の健康問題により休業した労働者の職場復帰支援のための手引き」（以下，手引き）（厚生労働省，2009）」に準拠し，かつ各社内規則とも照らし合わせて策定されている．主に「業務遂行能力の漸次向上」と「安全配慮」が目的として掲げられる．手引きでは一般的な概略を「プログラム」とし，個々への対応を「プラン」として区別している．「プラン」には，復職者1人ひとりの①復職日，②就業上の配慮，③人事労務管理上の対応，④就業制限を見直すタイミング，などフォローアップの詳細などが含まれる．また，一部の会社では復職が決定される直前に「試し出勤制度等」などをさせて確認期間と

している．ただし現状は，メンタルヘルスについて何らかの対応を行っている企業は半数にすぎないことにも留意すべきである．以下には，治療指針という本書の性格上より前者を中心に記載するが，後者についても念頭において治療をすべきと考え，留意点を併せて記す．

### 適応

集団で行うリワークプログラムは，経済効率に加え参加前の選別困難（主にうつ病と双極性障害）や多くの併存疾患（主に不安症群や強迫症群そして神経発達症群）が存在するため，多くは疾患を限定しない単一プログラムが多様な対象者に提供されている．多様な対象者に対応するオプショナルなプログラムの用意も考えられるが，1対1の診察場面での補完がなされる．

主治医から他の医療機関にリワークプログラムを依頼するときは，「主治医を変更せずにリワークプログラムのみ委託」と，「主治医もリワーク先の医師に転医」の2つの選択が存在する．前者の場合，主治医は，復職先とリワーク先のいずれもとの丁寧な連携が必要となる．

### プログラムの手順と内容

#### A. 適切な診断とアセスメントそして復職準備への動機づけ

復職を目指す者へのいかなる支援も，個別の診察場面から始まる．適切な診断とアセスメントそして復職準備への動機づけである．復職準備は，薬物療法および精神療法により急性期症状の軽快が認められたのちに行われる．動機づけにおいては，①説明：「復職準備が本人ならびに家族など周りの人にとっていかに有意義であるか」「それを効率的に行うためには適宜必要なプログラムへの取り組みが有益であること」などを合理的に説明する．②承認：「プログラムに取り組むことへの必然性を感じない」とか「復職そのものへの不安や恐怖がある」などの本人の気持ちをいったん受容する．そのうえで③選択：症状の軽快だけではなく「休職に至った事例性」に気づき，「意識と行動」を変容させて復職を実現してゆくことを統合的に自己決定させるなど，内発的な動機づけを涵養する．この時点での内発的な動機づけは，その後の進捗に大きな影響を及ぼす．また，復職準備に費やせる期間は企業ごとあるいは雇用条件ごとに異なり，休職期間にまつわる情報をこの段階で入手しておくことが肝要である．一方で回復過程に当たるこの時期に，主治医をはじめ家族や職場の上司・同僚の気持ちが復職一辺倒に陥らず，むしろ本人の不安定な心情に寄り添いさらには希死念慮などに十分配慮することが肝要である．

#### B. 復職準備性（基本的な生活状況と心身の症状など）の確認

復職にあたり本人に必要とされる能力もしくは状態を秋山らは復職準備性とよび，一覧表（復職準備性評価シート）にしている．主体的に復職への準備に取り組む姿勢を確認したあとに，復職先が求める復職準備性と本人の現状との差異を明らかにする．（復職への意思が確認されている）本人に復職先が求める準備性を情報収集させるとともに，本人の現状を自らモニタリングさせる．モニタリングツールには，睡眠と気分の連関に着目した「睡眠・覚醒リズム表」や日中の社会行動に着目した「活動記録表」（いずれも日本うつ病学会ホームページよりダウンロード可），そして前述の両者を同一紙面で確認できる社会行動リズム表などがある．復職準備性評価シートは，①睡眠をはじめ生活リズムなど基本的な生活状況と心身の症状が安定しているかを確認する部分と，②身だしなみや挨拶などの基本的社会性に加え，周囲の人と柔軟な対人関係や作業への集中力ややる気など複雑な仕事を遂行しうる能力や状態などを確認する部分に大別される．①の部分は，集団でのリワークプログラム導入の有無にかかわらず，主に1対1の診察場面で達成されるべき事項となる．また，リワークプログラムの導

入に際しての前提となる事項でもある.

## C. 復職準備性（基本的な生活状況と心身の症状など）に関する心理教育と行動療法的介入

睡眠リズム・生活習慣などの復職準備性について復職先が求める水準と自らの現状に差異があれば，その解消に取り組ませる．その際，医学的意義や有効な解消法などについて心理教育を行う．セルフモニタリングし可視化した結果を本人と一緒に確認しながら，生活習慣と気分や症状との連関性，そして今回休務に至った経緯との連関性に対する洞察や復職後の負荷への抵抗力獲得などへとつなげてゆく．モニタリングを診察ごとのホームワークとし，それを通して意識および行動の変容を促す介入を繰り返す．復職先の勤務形態に即した時刻を社会行動の開始とし，例えば通院や散歩そして図書館などへの通所などをそれにあてる（対象者によってさまざまな勤務形態が想定されるが，いったんは常昼勤務を想定した規則正しい生活習慣を念頭において行う）．一方で行動化が認められがちなのはこの段階である．その場合は意義と学術的根拠を繰り返し丁寧に説明するとともに，導入時の自主選択を思い起こさせ，あくまでも自主性を重んじる姿勢を貫く．さらには集団プログラムでも，改めて取り上げ強化促進してゆく．モニタリングは復職時（時には復職後）まで続けられる．

## D. 復職準備性（基本的社会性や柔軟な対人関係など）に関する心理社会的介入

規則正しい生活習慣と毎日通勤できうる心身の安定を備えなければ，復職には至らない．しかしそれだけでは，復職後に求められる仕事は遂行できないし，復職先の求めるレベルでの就労は続きにくい．復職と同時に直面する業務上の困難な課題や対人関係に対応できる論理的分析能力，困難な状況への破滅的思考の緩和など，認知統制能力や機敏なコミュニケーション能力を，生来レベルへ回復あるいは新たに獲得させることが必要とな

る．集団で行われるリワークプログラムでは，これらを中心的内容として取り扱うことが可能である．もちろん，1対1の診察場面のみでも取り扱うことは可能であるが，集団的治療空間で執り行われるさまざまな心理社会的介入を通じて前述の課題を体感することが，より効果的である．集団での心理教育，集団でのさまざまな認知行動療法（認知再構成，リスニング＆アサーションテクニック，問題解決法，行動活性化など），グループディスカッション，体力づくりなどの介入が，前述の目的に沿って行われる．集団的治療空間では，自分と同じ思い，同じ境遇にある患者同士（仲間）が及ぼす力動は重大で，時に治療者のそれを凌駕する．復職するものにとって有効な変容が促進される．

また，復職を認める基準・条件は，企業ごとに異なり，それらにまつわる情報をこの段階で入手しておくことが肝要である．

## E. 評価あるいは再度の診断・アセスメント，そして復職先との連携

前述Dの段階を経ても，本人の現状と復職先が求める準備性との差異が解消されない，あるいは抑うつ症状が再燃してしまう場合は，診断上の離齬や見逃しについて再検討を行う必要がある．あるいは，「実は本人としては復職を望んではいない」ときなどには少なからず前述の状態が認められる．その場合は，前述のAの段階に立ち戻る必要性を本人と共有する．

復職先が求める準備性と本人の現状に差異が認められなくなったときには，就労可能の診断書をもって復職の手続きに臨む．診断書を作成するにあたっては「手引き」に以下のような記載がある．参考として抜粋する．「主治医による診断書の内容は，病状の回復程度によって職場復帰の可能性を判断していることが多く，ただちに職場で求められる業務遂行能力まで回復しているか否かの判断とは限らない．また労働者や家族の希望が含まれている場合がある．主治医の判断と職場で

必要とされる業務遂行能力の内容を産業医等が精査した上で採るべき対応について判断し，意見を述べることが重要となる」．すなわち，診断書の提出をもって直ちに復職が決定するわけではなく，職場の状況などを勘案した産業医の意見具申をさらに事業主が参考にして可否の決定を下すのである．復職が直ちにはかなわないこともある．その場合，産業医と主治医の2者間，時として本人も交えた3者間の情報共有が解決の糸口となる．復職が可とされ復職がかなえば直ちに本人に即した復職支援プランが実行される．その進捗を主治医は復職した本人を通じ情報共有することで，症状の再燃と再休務を防ぐことに努める．なお，繰り返しとなるが復職がかなう前後においては，復職という前向きな状況にもかかわらず，本人の心情は不安定に陥りがちであり主治医は本人の不安定な心情や希死念慮などを看過しない．また，休職期間の満了が迫っているときは殊更に心がけたい．

**参考文献**

1) 笠原 嘉：うつ病臨床のエッセンス．みすず書房，2009
2) 五十嵐良雄，大木洋子：リワークプログラムの現状と今後の展望．産業ストレス研究 19：207-216，2012
3) 秋山 剛, 他：リワークプログラムを中心とするうつ病の早期発見から職場復帰に至る包括的治療に関する研究―職場復帰準備性評価シートの開発．「リワークプログラムを中心とするうつ病の早期発見から職場復帰に至る包括的治療に関する研究」平成20年度総括分担研究報告書．pp 119-146, 2009
4) 奥山真司，秋山 剛：双極性障害の復職に際して―双極II型障害を中心に．臨床精神医学 40：349-360, 2011

# 精神科リハビリテーションの展望
*overview on psychiatric rehabilitation*

池淵恵美　帝京大学教授・精神神経科学

## A. 精神科リハビリテーションとは

### 1. 3つの次元の機能障害

WHOでは，International Classification of Functioning, Disability and Health 分類（ICF分類）によって，1）臓器や形態レベルでの機能，2）日常生活活動，3）社会生活という3つの次元の障碍 disability を分けて記載している（図1）．これは疾患分類である ICD と対をなすものである．

例えば身体障害では，3つの次元は以下のようになる．
1) 脳血管の梗塞による半身まひ
2) 歩行，食事などの遂行障害
3) 就労や主婦としての役割への影響

精神障害では，
1) 注意維持機能などの認知機能障害
2) 表情や状況をよみとったりすることがうまくできない，自分の考えをうまく伝えられないなどのコミュニケーション障害
3) 職場で不安になりやすく，たびたび転職

ここで重要なのは，3つの次元は機能障害から社会的参加の障害に至る直線的な因果関係ではなく，相互の影響が想定されていることである．就労の機会が制限されることで，

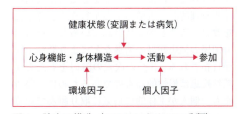

図1　障害の構造（WHOによるICF分類）

結果的に抑うつ症状や日常生活の障害がもたらされるなど，逆方向の影響もあるということである．また心身の疾患による機能への影響だけではなく，個体や環境要因も重視されているし，妊娠などによる機能への影響なども想定されている．このなかで，1)は狭義の医療の対象となり，2)と3)がリハビリテーションの対象となる．精神障害(科)リハビリテーションは，統合失調症などの精神障害があって，2)および3)に影響がある場合を対象としている．

### 2. 精神障害リハビリテーションの基本的な考え方

リハビリテーションでは，原因が十分解明されておらず生活への影響が大きな病態が対象となることが多いことや，現状で機能回復に十分な効果が得られるとは限らないことなどから，歴史的に単に医学的な機能回復にとどまらず，障害からの全人的な復権を目指す支援であることが求められてきた．精神障害においてはさらに，社会的な偏見がまだ根強いことから，社会に戻っていくことを支援し，障害をもつ人の基本的な権利を守ることや，暮らしやすい社会を目指すことがことに求められている．むしろ社会的な包摂 social inclusion や，当たり前の生活への復帰 normalization を支援することこそ，リハビリテーションの本来の役割だという考え方がある．

全人的復権の過程では，主体的な罹患者の取り組みが重視される．医療の発展した国々では共通して，感染症などよりも生活習慣病などが課題となっており，急性モデルから慢性モデルへの転換が行われている．そこでは疾患教育などによって，罹患した人が疾病や障害を理解し，生活の工夫を行うことで予後を改善することが期待されているし，そもそも国民の健康知識の増進などにより発症予防が目指される．3つの次元の障害をもたらす精神疾患は慢性的なものであるために，障害をもつ個人が主体的に病気に取り組んでいく支援は大きな意義がある．

## B. 精神障害リハビリテーションの実際

### 1. 精神障害リハビリテーションで用いられる技術

前項で述べた1)に対する治療の主力となるのは薬物療法である．また近年は，認知機能障害を改善するための認知機能リハビリテーションが開発されている．2)活動の障碍に対しては，社会生活技能訓練 social skills training，心理教育，認知行動療法，運動などの活動療法，作業療法などが行われる．デイケアでは包括的なリハビリテーションプログラムが提供される．3)社会参加の障碍に対しては，活動障碍と連動した職業リハビリテーションや，住居プログラム，雇用援助，障害年金などの福祉サービスの活用がある．

こうした3次元の障碍への介入を統合するものとして，障碍をもつ人の喪失感からの回復や現実的な目標をもつことを目指す個人精神療法が重要である．また本人の生活目標や現在もっている力をアセスメントし，さまざまなプログラムや福祉サービスを利用していくための，ケアマネジメントサービスも重要な役割をもっている．ケアマネジメントのなかでも，生活の場に赴いて包括的な生活支援を行う，assertive community treatment は重い日常生活の障害をもつ人の地域生活を支えていくうえで役立っている．

### 2. 精神障害リハビリテーションで用いられる技術に共通する特徴

a. 病院中心の治療から，地域での生活の重視への転換がある．これは薬物療法の発展や，精神保健福祉法の改正など医療・福祉制度の変化，ノーマライゼーションや人権擁護の重視などが背景にある．

b. 医療全般に共通して，「消費者(ユーザー)」を重視する流れがあり，きちんと医療情報を提供して，一緒に治療を選択できるようにすることが基本となってきた．

c. 狭義の治療から社会的な回復まで目配りするうえで，医師や看護師だけではない

多職種によるチームアプローチが必要であるが、これは多様なプログラムを提供するためにも必要である。
d. 社会生活支援という点でいえば、医療の場で行う治療よりはむしろ、学校や職場や家庭など、実際の生活の場で行う支援が役立つと考えられ、アウトリーチが重要視される。
e. リハビリテーションプログラムは多くグループで行われるために、集団を活用した治療技術や、仲間集団をサポートする技術が求められる。
f. 地域での生活支援が中心であるということは、家族の役割が大きいということにつながる。また家族は社会生活への影響が大きい疾患を家族のなかに抱えることにより、精神的な負担や経済的な負担が大きく、家族自身も支援を必要としている。したがって家族への支援プログラムも重要である。

### 3. 精神障害の回復経過とリハビリテーション

リハビリテーションは通常、慢性期の支援と考えられているし、精神障害の場合にも急性期後の回復過程での実施が主に行われている。特にわが国では、長期入院患者やその後の退院患者への支援に力が注がれている。しかし今後は、急性期の段階から社会生活を視野に入れた機能回復の支援が重要と考えられる。当たり前の生活になるべく近づくことができるように、そして十分な機能回復がはかれるようにするためである。さらには、特に統合失調症の発症前の危機状態についても、介入することで発症を防止しようとの試みが発展してきている。この時期には疾患特異的な精神症状はまだ明確ではなく、したがって疾患特異的な薬物療法などよりは、むしろ心理・社会的な危機にある人のサポートをすることが本人のニーズにもかなっているため、学校生活への支援など社会生活が破たんしないようにしていくことが有用である。

### 4. リカバリーの視点

多くの障碍をもつ当事者の人たちの体験から、障碍をもちつつも自分なりの価値ある人生を取り戻すことができること、すなわちリカバリーが証明され、近年先進国で、広くリハビリテーションの主要な目標と考えられるようになった。近年わが国でも、多くの当事者がリカバリーの体験について語るようになってきた。こうした自己価値や社会的存在の再編によって、新たな生き方に喜びや生きがいを見いだそうとすることがリカバリーの本質である。こうした当事者が中心のリカバリー運動で重要であるのは、当事者が主体であり、本人の価値観や意欲が尊重されるということである。具体的には当事者がやりたい、できたらよいと望んでいるような社会的な体験を重視し、地域生活のなかで就労支援などを通じて自分なりの生活を見いだしていくことを支援したり、その人のもてる力に合わせた仕事の場を用意しようとするなどの支援である。

### C. 今後、精神障害リハビリテーションはどのように変わっていくか

#### 1. 日常生活や社会生活が障碍されることについて、脳科学の視点でどこまで解明できるか

近年の脳科学の発展は目覚ましい。2000年代に入ってからは自己や自我が脳機能によってどう担われるかに関心が集まり、近年はさらに内発的な意欲や価値観や、行動し生活する主体を担う脳機能への関心へと広がっている。社会生活を支える脳の働きについては、社会脳の研究が進んでいる。

こうした領域は、社会学、心理学、神経生理学、神経化学、遺伝学などの広い領域で検討され学際的になったが、社会性や意欲や希望などに関心がもたれることになって、脳科学が日常生活や社会生活のリハビリテーションの領域に近づいてきた。

統合失調症などでは、青年期までに発達した社会性が発病によって障害され、社会脳の

障害がみられる．表情認知の障害（十分に目や口元を見ない，不快刺激に偏りがち，あいまいな刺激が苦手など），十分情報を吟味せず結論を急ぐ傾向，問題解決で選択肢が十分出せないなどが統合失調症の特徴であることがわかっており，介入プログラムが開発されてきている．

希望のなさ・意欲の乏しさ・社会的関心の乏しさに対して現在の薬物療法は無力であるので，リハビリテーションで関心を寄せながらかかわり，ゆっくり改善を引き出していくことや，環境への働きかけが役立つ．有効な治療手段の開発とともに，生物・心理・社会的活動プログラムが今後大きく発展する可能性をはらんでいるといえる．

### 2. 早期からの介入への期待

すでに触れたように，発症前の危機的状態や発症後間もなくの時期の早期介入が発展してきているが，今後統合失調症などの発症に至る脳機能の解明が進めば，症状が発現するより前に生活の破たんを防ぐ支援が開発される可能性があるだろう．また心の健康を守る予防的な精神保健の発展と早期介入はつながるだろう．カナダのトロントでは早くから早期介入が研究としても実践的にも取り組まれており，若い人たちの就学支援デイケアの運営などがみられている．

### 3. 多様な個性や生き方を支援することの重要性―本人の障碍の改善とノーマライゼーションの両立を目指す

リカバリーカレッジが英国などで運営されるようになっている．これはコミュニティカレッジに近いもので，精神障害をもつ人が有意義な社会生活をするための知識や技術を提供する「学校」である．個々人の価値観や人生のなかで発達・発展していくことを支援するために，狭く精神医療にとどまらない，社会のなかでの回復を支援する試みである．

認知機能リハビリテーションが発展してきているが，当事者にとって意味をもつとしたら，単に認知機能の改善にとどまらず，本人が仕事や学校といった目標を抱えるなかで，獲得した認知機能の改善を主体的に生かしていく姿勢が重要であるし，専門家の側からいえば認知機能の改善と社会生活をつなぐブリッジングの視点と技術が重要となる．こうした試みは，日常生活や社会生活の障碍の改善と本人自身のリカバリー体験をどう統合していくことができるか，ということでもある．

同時に，多様な生き方を許容できる社会であってこそ，社会のなかでリカバリーしていくことが可能となると考えられる．

### 4. 展望

今後求められているのは，脳機能という医学的な視座とリカバリーや幸福とを統合する技術であり，それによって生物・心理・社会的領域に存在する垣根を取り払うことである．自発的な意思や希望に基づいて，人生を生きていくこととはどういうことなのかは，脳の成熟・発展可能性や老化の過程としてもみることができる．こうした過程を損なう精神障害は，薬物療法などの医学的治療・リハビリテーション・環境・社会への介入を含む広範な支援が必要である．希望を目指すリハビリテーションの基軸のなかでこそ，こうした治療は役立つ．

**参考文献**

1) ロバート・P・リバーマン（著），西園昌久（総監修），池淵恵美（監訳），SST 普及協会（訳）：精神障害と回復．星和書店，2011
2) 池淵恵美：リカバリーにはたす希望の役割．臨床精神医学 43：535-543，2014
3) 池淵恵美：「陰性症状」再考―統合失調症のリカバリーにむけて．精神神経学雑誌 117：179-194，2015

24

# 身体合併症の治療とケア

精神科における身体合併症の問題点　904
精神科で注意すべき身体所見　905
合併症での身体管理の注意点　907
消化器疾患合併症　909
呼吸器疾患合併症　913
循環器疾患合併症　918
代謝疾患合併症　923
腎・泌尿器疾患合併症　927
外傷性疾患合併症　930

# 精神科における身体合併症の問題点

problems of treatment for psychiatric patients with physical complication

**黄野博勝** 東京武蔵野病院・副院長

## A. 精神症状と身体症状の相互の影響

精神症状のために身体症状に対して無関心である場合がある．このため守るべき生活習慣が守れなかったり，身体疾患の症状を進行させたりするケースがよくみられる．逆に身体症状の存在は抑うつや妄想，せん妄を惹起することがある．精神疾患と身体疾患双方の並行した治療が互いの症状によい影響をもたらすこともしばしばみられる．

## B. 身体所見把握の難しさ

統合失調症で残遺症状が前景にある患者，連合弛緩により疎通がとれない患者，興奮の著しい患者，うつ病や統合失調症の昏迷患者，認知症の失語や意欲低下がある患者，いずれも訴えがわかりにくい．疎通がよくても通常であれば訴えるであろう疼痛や下血，血尿などを教えてくれないこともある．転倒後に歩いているにもかかわらず実は大腿骨骨折を受傷していた，などというエピソードもありうるのである．よって患者のささいな身体変化を見落とさないことが重要である．

## C. 暴力に対応しながら身体管理を行う必要性

現実検討能力が低下した著しい興奮や，医師や看護師への被害妄想から暴力行為に及ぶ患者も多い．このような患者に処置や治療を行うときは，マンパワーと適度な鎮静が不可欠となる．特に身体管理を主とする病棟は男性スタッフが不足していることが多いので，対応にしばしば苦慮することがある．

## D. 身体拘束を行う機会が多い

チューブ類の自己抜去のおそれがある患者や，骨折の牽引中で安静が保てない患者，手術後の創部を汚染する可能性のある患者などに適応されるが，身体拘束には褥瘡，深部静脈血栓，四肢血行障害・神経障害，筋力低下などのリスクが存在する．このように身体合併症治療のための身体拘束が，新たに医原性の身体合併症を引き起こす可能性すらあるため，身体拘束の適応は一般の精神科医療より厳密に行ったほうがよい．

## E. 向精神薬の身体への影響

抗うつ薬，抗精神病薬，抗パーキンソン病薬のなかには抗コリン作用が強く麻痺性イレウスを惹起するものがある．抗うつ薬，抗精神病薬のなかには心電図上のQTを延長させるものがあり，不整脈を起こす危険がある．抗認知症薬，抗てんかん薬のなかには徐脈をきたすものがある．抗精神病薬のなかには高血糖や脂質異常症を引き起こすものがある．抗精神病薬は嚥下障害を引き起こし誤嚥性肺炎を発生させることがある．

このように向精神薬自体も身体合併症のリスクファクターとなってしまうため，日頃から薬剤の身体に対するリスクには熟知しておく必要がある．

## F. 病棟看護スタッフの質の確保

単科の精神科病院で身体合併症治療を行う場合は，看護スタッフの身体管理の質をどのように保つかが問題となる．ある程度身体看護を経験した看護スタッフをそろえないと，精神科を専門にしてきた看護スタッフへの身体看護教育は行えない．逆に総合病院で身体合併症を多く扱う精神科病棟では身体看護を経験したスタッフが充実している代わりに，精神科看護が手薄となる現象がしばしばみられる．精神科看護と身体看護の適切なバランスは施設ごとのニーズにより変わってくるものの，管理者がコントロールしないと偏ってしまう場合がある．

## G. 法的・社会的問題

合併症医療におけるインフォームド・コンセントは，その大前提となる意思決定能力が

問題となる．精神疾患を有するゆえに，意思決定能力がないと見なされたケースで，侵襲的な処置や検査，悪性疾患の化学療法や手術が必要とされる場合はどのように対応すればよいのか．残念ながら，それに対する法的な回答は，現時点では得られていない．

また，精神保健福祉法の枠内で考えた場合，医療保護入院であれば，本人の同意がなくても，保護者の同意で手術などの身体治療まで可能なのか．逆に，保護者からの同意が得られない場合，生命の危機が迫っている場合はどうするのか．

伝統的に身体合併症例を多く扱っている筆者の勤務していた立川病院（東京都立川市）では，緊急性のない場合，医療保護入院であっても，基本的に本人の同意がなければ，検査や身体治療は行わないことが多い．術前の検査は拒否なく行われても，明らかな幻覚妄想や思考障害のため，手術の同意が得られず，残念な思いをすることも多い．ましてや検査にしても，麻酔・手術にしても，本人の同意が得られ，同意書に署名していただかなければ，それらの処置を行わない方針の身体科の医師もいる．

現今の精神保健福祉法にしても，合併症医療を視野に入れているとはいえず，法的に未整備な部分を残して，合併症医療が進められているのが現状である．

# 精神科で注意すべき身体所見
*psychiatry patient's physical findings*

本田　明　東京武蔵野病院・内科医長

基本的な身体診察はすべての医師にとって必須の技術であるが，身体合併症では患者の訴えの乏しさや，興奮・拒否のなかで行わなければならない場面に遭遇する．

## 身体合併症での身体診察のポイント
### A. バイタルサイン
精神科病院でも簡便に行える．普段からバイタルサインの経過観察を看護師に任せきりにせず，熱型表などで随時確認をしておく．患者に何か変化が起きたらまずバイタルサインを測定する癖をつける．1回だけの測定だけでなく，経時的な変化も大切な情報である．

1. 体温
- 上昇：感染，腫瘍，膠原病のほか，悪性症候群，セロトニン症候群，アルコール・薬物離脱，緊張病など精神科領域に特徴的な発熱も注意する．
- 低下：急性薬物中毒では低体温がみられることがある．重篤な敗血症も低体温をきたすことがある．

2. 血圧
- 上昇：精神症状による興奮でも血圧は上昇するが，容易に断定するのは危険である．訴えの乏しい患者の場合，疼痛など何らかの身体症状が背景にあることがある．
- 低下：低血圧は慢性であれば向精神薬の影響も疑われる．ショックでは原因検索と対症療法を同時に行う必要がある．

3. 脈拍
- 上昇：頻脈は心疾患のほか，発熱，疼痛，興奮，脱水，出血などでも出現する．抗コリン作用やα受容体遮断作用のある向精神薬では頻脈をきたすことがある．ショックでは血圧が低下する前に脈拍が上がることが多い．甲状腺機能亢進症に伴う症状精神病でも頻脈をきたす．
- 低下：徐脈は高度なものであれば緊急性が高い．コリン作動性の抗認知症治療薬でも徐脈をきたすことがある．

4. 呼吸数
- 上昇：肺炎・喘息などで上昇するほか，精神科領域では興奮，過換気などで上昇する．
- 低下：睡眠薬の呼吸抑制により低下するこ

とがある．睡眠時無呼吸症候群でも低下する．

## B. 頭頸部の診察

### 1. 眼球突出の有無

側方から観察する．甲状腺機能亢進にて突出することがあるので，頸部腫脹の有無を確認して甲状腺機能測定を考慮する．

### 2. 眼球結膜

黄染は黄疸を疑いトランスアミナーゼ，胆道系酵素，血中アンモニア値測定を考慮する．向精神薬による肝障害や肝性脳症による精神症状を示唆してくれるときがある．

## C. 胸部の診察

### 1. 聴診

胸部聴診では精神科領域で多い誤嚥性肺炎による副雑音が，特に下肺で聴取されることがある．

## D. 腹部の診察

### 1. 聴診

精神科医はあまり聴診器を日常的に使用しないが，薬剤性の腸管運動機能低下やイレウスの早期発見のため，腹部の聴診程度は定期的に行うべきである．

### 2. 触診

圧痛がある場合，筋性防御や反跳痛を確認し，認められた場合は直ちに外科にコンサルトする．疼痛を訴えない患者でも，疼痛部位の触診で顔の表情が一瞬こわばったりと，ささいな変化をみせるときがあるので見逃さない．

## E. 神経の診察

### 1. 髄膜刺激症状

髄膜炎，くも膜下出血などで出現．異常があれば頭部 CT，腰椎穿刺を考慮する．精神科領域では髄膜脳炎などで精神症状が出現する．髄膜炎，髄膜脳炎は疑いの時点で腰椎穿刺を行い，確定診断を待たずに治療を開始する．

- Jolt Accentuation：立位か坐位で首を左右に素早く振ってもらう．髄膜炎に対して感度が高い．
  〈陽性〉頭痛の増強．髄膜炎の可能性がある．
  〈陰性〉頭痛の増強なし．髄膜炎の可能性は低い．

### 2. 深部反射

中枢性障害で亢進，末梢性障害で低下することが多い．脳梗塞を疑ったときは左右差をみる．初診時や入院時にきちんと所見をとっておかないと，その後に発生した異常所見を見落とす．

### 3. バレー徴候

主に中枢性の筋力低下をスクリーニングするテスト．軽度の麻痺を検出することができる．異常があれば頭部 CT・MRI などを考慮する．

- 上肢：両上肢の手のひらを上に向けて水平に伸ばしてもらい，閉眼させて 20 秒ほど観察する．片麻痺で麻痺側上肢が回内・下降する．
- 下肢：ベッド上で臥位になってもらい，膝関節を 90 度に曲げ 20 秒ほど観察する．片麻痺で麻痺側下肢が下降する．

### 4. 運動失調

主に小脳の病変でみられる．精神科領域ではアルコール飲酒後などの低栄養から，ウェルニッケ脳症となり運動失調がみられることがある．

- 失調歩行：狭い歩幅で開脚して千鳥足のごとくゆっくり歩く．
- 指鼻試験：患者の上肢を水平に伸ばしてもらい，次にその指先を自身の鼻に触ってもらう運動を繰り返す．小脳失調があると指先が震え，鼻にスムーズに触れることができない．

# 合併症での身体管理の注意点
managing physical complications

本田 明　東京武蔵野病院・内科医長

## 処置

### A. 末梢静脈ルート確保

　興奮や拒否の強い患者に静脈穿刺を行う場合は，針刺し事故のリスクが高いため，できれば3人以上の複数のスタッフで対応する．患者の上肢に注意が集中していると，下肢からの蹴りが入ることがあるので気をつける．スタッフの数が十分でない場合は身体拘束を行ってから静脈穿刺を行う．せん妄や認知症患者などで目の前にカテーテルがあると抜いてしまう場合は，ルートを袖の中を通して背部から出すと，自己抜去が防げるケースがある．点滴スタンドを頭より上または足より下など，患者の目の届かない位置に立てる．

　静脈留置針の留置下で身体拘束を行う場合，拘束帯の真下に留置すると針の基部（針基）が拘束帯で圧迫され，皮膚潰瘍をきたすことがあるのでできる限り避ける．頻度の高い上肢前腕の静脈確保の場合，拘束帯が当たることと，表在神経の損傷を防ぐ観点から，橈骨茎状突起より4-5横指中枢側は針の留置を避ける．

### B. 中心静脈ルート管理

　カテーテル挿入後の固定は刺入部の固定のほかに，ループ状にして数か所を固定し「遊び」の部分を作ることにより，患者が引っ張っても抜去のリスクを減らすことができる．自己抜去リスクが高い患者に上肢拘束を行っても，ルートの走行によっては口で引き抜くことがあるので，ルートの走行にも注意する．できる限りカテーテルは患者の目につかないよう配慮する．

### C. 導尿

　興奮が強い患者の場合，導尿の際に蹴りを受けやすい．術者と介助者のほかに下肢を押さえる要員を含め最低3人が必要である．

　留置する場合は常に自己抜去のリスクと隣り合わせとなる．自己抜去を予防するために身体拘束を実施することもあるが，身体拘束を最小限にするために発想を変え，自己抜去することを前提に考える．膀胱内留置バルーンの蒸留水の量を減らすことにより，自己抜去した際の尿道損傷リスクを軽減する．通常10 mL前後注入する蒸留水量を3-5 mLに減らす．この場合，自然に留置カテーテルが脱落することもあるので，カテーテルを引っ張ったりと力を加えないことが大事である．

## 検査

### A. 検査前の鎮静

　興奮，拒否，了解の悪さなどで，検査の際に安静が必要な場合は鎮静を行う．鎮静は使用する薬物の種類にもよるが，検査の15-45分ほど前から開始する（内服では30-45分ほど前，抗精神病薬筋注は30分ほど前，ベンゾジアゼピン系静注は15分ほど前を目安に）．検査までの間はバイタルサインの確認を頻回に行う．検査の直前に鎮静を行うと，バイタルサインの安定を待たずに病棟から検査室まで移動させなければならず，呼吸抑制，低血圧などの副作用に対応が遅れる．

### B. 上部消化管造影

　患者の協力が得られないと難しく，鎮静を行っての検査施行は基本的にしない．

　前日に禁飲食となることが多いが，内服の内容によっては（降圧薬など），直前まで許可される場合が多いので専門医に確認する．液剤は直前まで服用可能かも知れない．

### C. 注腸造影

　患者の協力が得られない場合は，鎮静を行っての施行は可能であるが，鎮静を要する場合は下部消化管内視鏡を初めから選択することが多い．

　前処置の服用が難しい患者の場合は，経鼻胃管を挿入しての注入が可能である．

### D. 上部消化管内視鏡

患者の協力が得られない場合は，鎮静しての検査も可能である．

内服に関して，降圧薬などは直前まで内服させることが多く，向精神薬に関しては検査施行医に確認する．

### E. 下部消化管内視鏡

患者の協力が得られない場合は，鎮静しての検査も可能である．前処置の服用が難しい患者の場合は，経鼻胃管を挿入しての注入が可能である．

内服に関しては上部消化管内視鏡同様，検査施行医に確認する．

### F. CT

患者の協力が得られなくとも，多くの場合鎮静下で施行できるが，ベンゾジアゼピン系で鎮静する場合はモニターを装着するか，目視下（X線防護服を着用）で患者を観察する必要がある．

意識障害などの理由で頭部CTを撮影する際，不穏であるが鎮静を行うことができないことがある．このようなときはX線防護服を着て片手で患者の下顎を押さえながら撮影する．この際，手をかまれないように気をつける．

### G. MRI

患者の協力が得られない場合でも，鎮静をして施行できる．鎮静時の注意点はCTと同様である．鎮静が行えず不穏の場合は施行できない．

### H. 超音波

患者の協力が得られない場合でも，鎮静して施行が可能．

膀胱を観察する際は，検査数時間前は排尿させないほうがよいが，了解が不十分な場合は守れない．排尿した場合は水分摂取を多めにしてもらう．

## 手術前後の身体合併症管理

### A. 手術前

全身麻酔下での手術前の内服薬は，執刀医・麻酔科医の特別な指示がない限り，手術前日の就寝前まで服用させることが多い．局所麻酔下での手術はさらに直前まで内服可能なことがあるので，執刀医・麻酔科医の指示に従う．SSRIは血小板凝集能に影響し，出血のリスクを高めるとの報告もあるため，精神症状が長期間寛解でかつ出血量の多い手術もしくは頭蓋内の手術の場合は，可能であれば1-2週間ほど前から漸減中止したほうが無難である．抗精神病薬は全身麻酔の覚醒を遅延させるといわれているが，手術前後の精神症状悪化のデメリットを考えると減量・中止は最小限にする．向精神薬の減量・中止は中断症候群の予防のため（特にSSRI），緊急手術でない限り一度に行わず漸減していく．

全身麻酔・局所麻酔の選択は麻酔科医・執刀医が行うが，精神症状が著しく安静を保てない場合は，一般的に局所麻酔で行われる手術も全身麻酔で行うよう麻酔科医に進言することがある．逆に精神症状に問題がなく安静が保てる患者でも，麻酔科医・執刀医が精神症状への過度な不安から，局所麻酔で可能な手術で全身麻酔を選択する場合があるので，全身麻酔により無用な身体的リスクを高めることがないよう進言する．

### B. 手術直前

患者の精神状態によっては，病棟から手術室までの移動の際，鎮静をかけることがあるが，これには事前に麻酔科医や執刀医との話し合いが必要である．病棟から手術室までの搬送途中，もしくは麻酔直前の手術室で興奮があった場合は，ストレッチャーや手術台からの転落の危険があり，手術前に骨折や頭蓋内出血という最悪の状況を回避しなければならない．鎮静には麻酔科医が扱いに慣れ，拮抗薬のあるフルニトラゼパムやミダゾラムなどベンゾジアゼピン系注射薬の単剤が望ましいが，興奮が強くベンゾジアゼピン系注射薬のみではコントロールが難しい場合は，ハロペリドールなど循環・呼吸器に影響の少ない抗精神病薬の注射薬を併用してもよい．また興奮はなくとも不安が強い患者には，精神科

主治医が手術室で麻酔導入まで付き添うと，患者と麻酔科医双方のストレスの軽減に寄与することができる．

### C. 手術後

手術後の向精神薬の再開に関しては，特に抗精神病薬は術後せん妄の重症化を抑制する観点からも早期に再開する．最終的に薬剤が投与された日より数日程度しか経過していなければ，前回投与と同じ量を投与する．経口内服薬中止後1-2週間経過してその間，経静脈的にも向精神薬が投与されていない場合は少量より開始し漸増していく．特に腹部術後は麻痺性イレウスになりやすいので，抗コリン作用の強い抗精神病薬や抗うつ薬は使用を控えるが，やむを得ず使用する場合は大建中湯などと併用する．

## 経口摂取不能時の向精神薬投与

### A. 手術前後のため経口摂取できないとき

全身麻酔手術では前日の就寝前まで服用させることが多いが，それ以降も精神症状の安定しない患者は向精神薬の経静脈的投与もしくは筋注を行う．ただし腹部手術後は前述のように抗コリン作用の強い向精神薬は避けるべきである．

### B. 嚥下障害のため経口摂取できないとき

身体合併症でも高齢者やパーキンソン症状，脳梗塞後の患者は嚥下障害をきたしやすい．特に抗精神病薬の使用は嚥下障害のリスクを高める．一時的な嚥下障害や薬剤性のものであれば，抗精神病薬の減量や中止を行うが，長期間持続する嚥下障害の場合は経鼻胃管，胃瘻造設，喉頭気管分離術などが必要となる．

### C. 身体疾患管理のため経口摂取できないとき

胃・十二指腸潰瘍，イレウス，膵炎，胆嚢炎など身体疾患のために，絶飲食となり薬剤の経口投与ができないことがある．この場合は向精神薬の経静脈的投与もしくは筋注が選択されるが，身体疾患の状況によっては身体担当医と協議のうえ，経口液剤の使用も可能なことがある．

### D. 拒薬・自発性低下のため経口摂取できないとき

精神症状のために自ら服用しない状態である．拒薬であればまずは服薬に対する理解を得ることが必要になるが，それでも難しい場合は強制的な投与と自ら服用する方法から選択させる．最終的に拒薬する場合は経鼻胃管が第一選択となる．

## 身体合併症の人工呼吸器管理

人工呼吸器装着下ではミダゾラムやプロポフォールによる薬物鎮静を行う場合が多いが，身体合併症においては通常量では鎮静効果が得られないことがしばしばある．薬剤を増量した場合，自発呼吸を完全に停止させたり，低血圧を起こしたりと，ウィーニング（人工呼吸器からの離脱）の失敗の原因ともなる．このような場合は併用薬として抗精神病薬を経静脈的に投与したり，液剤の経口投与，もしくは粉砕薬剤を経鼻胃管より投与するとほどよい鎮静が得られることがある．

鎮静を行わない場合で，患者が挿管チューブ自己抜去のリスクが高い場合は，自己抜管が死亡事故につながることがあるので，身体拘束を躊躇なく行う．バイトブロックを固定するテープなどが緩かったり汗で剝がれたりする場合は，患者がバイトブロックを吐き出して挿管チューブをかみ切ることがあるので，固定器具を定期的にチェックする．

# 消化器疾患合併症

*digestive disorders complications*

泉　正樹　東京武蔵野病院・副院長

## I. 腸閉塞（イレウス）

### 疾患概念

さまざまな要因で消化管内容物の通過障害

が起きる状態を指す．消化管の物理的な狭窄などにより起こる機械的イレウスと，消化管の蠕動低下などによって起こる機能的イレウス（麻酔性イレウス）に分類される．ほとんどは機械的イレウスであるが，精神科領域では向精神薬の影響で機能的イレウスの頻度も比較的多い．

### 診断のポイント

悪心・嘔吐，腹痛，腹部膨満，排便停止などが典型的な症状である．すべてそろわないことも多々あるし，イレウスであるが排便がみられることもある．また抗精神病薬などを服薬しているとその制吐作用により悪心・嘔吐がみられないこともある．反跳痛・筋性防御などの腹膜刺激症状が加わると重篤であることが多い．

腸音は機械的イレウスでは亢進し機能的イレウスでは減弱していることが多いが，機械的イレウスでも血行障害を伴う重篤なもの（複雑性イレウス）だと減弱していることがある．その際は発熱や腹膜刺激症状，著しい炎症反応の有無などが鑑別のポイントとなる．患者のなかには精神症状のため痛みを訴えない者もいる．この場合，腹部を丁寧に触診しながら痛みで患者の表情に変化がないか観察をしていく必要がある．

腹部単純X線写真で腸管内のニボー（鏡面像）や腸管の拡張（小腸およそ3cm以上，大腸およそ6cm以上）がみられる．ニボーは立位もしくは側臥位撮影で確認する．また腸管穿孔に伴う腹膜炎のため2次的にイレウスを起こすこともあるので，発熱や腹膜刺激症状などがあれば立位または坐位で胸部単純X線撮影を行い，横隔膜下のfree air（遊離ガス）の有無を確認する．立位・坐位がとれない場合は空気の移動時間を考慮し左側臥位を数分間保ったのちに撮影し，右横隔膜下-肝表面のfree airを確認する．

CT撮影が可能であれば閉塞起点の確認のため行う．また腹部CTを肺野条件でみると少量のfree airの観察が可能である．腫瘍を疑ったり腹膜刺激症状を伴ったりする場合は腎機能が良好であれば積極的に造影CTを行う．

### 治療方針

a) 絶飲食，点滴管理（体内水分のthird spaceへの移行を考慮し十分な補液を行う）．
b) 悪心・嘔吐の症状が強ければ経鼻胃管を考慮してよい．
c) 腹膜刺激症状があれば手術適応の可能性が高いので，直ちに外科にコンサルトする．
d) 全身状態が安定しており保存的に経過をみても，1週間以内に軽快しない場合は外科にコンサルトする．
e) 機能的イレウスで向精神薬などの影響が大きい場合：内服の整理を行う．抗コリン作用が強い薬剤の減量や中止を検討する．

**R 処方例** 機能的イレウスのみ，下記のいずれかを用いる．

1) パントール注（500 mg/2 mL/アンプル）
   1回1アンプル＋輸液 500 mL　1日3回　点滴静注
2) プロスタルモン・F注（1,000 μg/1 mL/アンプル）　1回1-2アンプル＋輸液 500 mL　1日2回　2時間かけて点滴静注

## II．便秘

### 疾患概念

精神科領域で高頻度にみられる．向精神薬の影響や加齢に伴う腸蠕動の低下によることが多い．

### 診断のポイント

最近の便秘の発症，血便を伴う場合があれば器質性疾患，特に悪性腫瘍を鑑別することが必要になる．患者のなかには自己の身体への無関心のため，血便があっても訴えないことがある．消化管内の器質的狭窄を疑う場合は最低でも直腸診を行い，便潜血反応，大腸内視鏡，注腸造影，造影CTなどの検査を考慮する．

### 治療方針

**℞ 処方例** 精神科領域で慢性の便秘をきたしている患者は，すでに多量の下剤が投与されている場合も多いが基本は便を軟らかくする浸透圧性下剤である．下記のいずれかを用いる．1)は安価で使用しやすいが，腎不全がある患者は高マグネシウム血症をきたしやすい．2)は1)同様に便を軟らかくするが，主に小腸に作用して水分調整をする点で作用機序が異なる．

> 1) 酸化マグネシウム　1日0.5-1.5gを1-3回に分けて投与
> 2) アミティーザカプセル(24μg)　1回1カプセル　1日2回　朝・夕食後

腸管蠕動を促進させる薬剤として以下のいずれかを追加してもよい．4)は精神科領域の薬剤性尿閉の治療でよく使用されるウブレチドと同じコリン作動薬なので，コリン作動性クリーゼ(悪心，嘔吐，下痢，発汗，流涎，徐脈，コリンエステラーゼ低値など)に注意して併用を避ける．もちろん単独でも発生するので臨床症状とコリンエステラーゼ値の経過を観察する．

> 3) パントシン錠(200 mg)　1回1錠　1日3回　毎食後
> 4) ベサコリン散(50 mg/g)　1回10 mg(成分量として)　1日3回　毎食後 (保外)
> 5) ツムラ大建中湯エキス顆粒(2.5g/包)　1回1-2包　1日3回　毎食前または食間

大腸刺激性下剤は長期連用で耐性をきたすことがあるので，できる限り頓用使用とする．特に精神科領域の患者では，向精神薬と大腸刺激性下剤の長期投与の影響による巨大結腸症がみられることがある．下記のいずれかを用いる．

> 6) ラキソベロン内用液　1回10-15滴　1日1回　就寝前　滴数は適宜増減
> 7) プルゼニド錠(12 mg)　1回1-4錠　1日1回　就寝前
> 8) アローゼン顆粒(0.5 g/包)　1回1-2包　1日1回　就寝前

## III. アルコール性肝障害

### 疾患概念

アルコール依存症は他の精神疾患との合併が多いことでも知られている．よって治療で依存を扱っていない精神科医でも，統合失調症やうつ病などでアルコール依存が潜在的にある患者を避けることはできない．その結果としての肝障害はしばしば身体的に入院が必要な状況にまで達する．例えば統合失調症患者の場合，アルコール性肝障害での病院における死亡リスクが非統合失調症患者と比べるかに高いことが報告されている．

### 診断のポイント

アルコール医学生物学研究会が「アルコール性」に関する定義の提案を行っている．概要としては以下の通りである．

a) 1日平均純エタノール60 g以上(例：ビール500 mL×3本以上，日本酒3合以上，焼酎1合以上，ワイン5杯以上など)の飲酒．女性やALDH欠損者の場合は40 gでも肝障害をきたす可能性あり．
b) 禁酒によるAST，ALT，γGTPの改善．
c) B型肝炎やC型肝炎などのウイルスマーカーの陰性，抗ミトコンドリア抗体(原発性胆汁性肝硬変マーカー)，抗核抗体(自己免疫性肝炎マーカー)の陰性．

上記を満たし，各病型(脂肪肝，肝炎，肝硬変)に当てはめることにより，アルコール性脂肪肝，アルコール性肝炎，アルコール性肝硬変となる．病型を確定させる病理診断は日常の臨床では実施が困難なことが多いので，通常腹部エコーや腹部CTによる画像診断と臨床症状で病型を推定していく．

### 治療方針

禁酒が基本的な治療である．最終的には断酒につなげる．

禁酒による離脱症状に注意していく．ベンゾジアゼピンを予防投与もしくは症状の初期

に投与する．肝障害が軽度の場合はホリゾンを投与，中等症以上の場合は代謝が単純なワイパックスが望ましい．

ウェルニッケ脳症やペラグラ脳症予防にビタミンB群を投与する．

アルコール性肝硬変で低アルブミン血症（血清アルブミン3.5 g/dL以下）がみられる患者では，肝不全の進行を防ぐために分岐鎖アミノ酸製剤（リーバクト）を投与する．

**R 処方例**

1) リーバクト配合顆粒（4.15 g/包）　1回1包　1日3回　毎食後

アルコール性肝硬変で腹水を認める場合は利尿薬を使用する．下記2），3）のいずれかもしくは併用．定期的に電解質のチェックが必要．

2) アルダクトンA錠（50 mg）　1回1錠　1日1回　朝食後（高カリウム血症に注意する）

3) ラシックス錠（20 mg）　1回2錠　1日1回　朝食後（低カリウム血症に注意する）

上記利尿薬でも腹水治療が困難な場合は入院したうえで，添付文書の《用法・用量に関連する使用上の注意》や〔使用上の注意〕に従って，電解質，脱水に注意しながら，バソプレシン$V_2$受容体拮抗薬である4)を併用投与する．

4) サムスカ錠（7.5 mg）　1回0.5錠より開始　1日1回　朝食後

## IV．非アルコール性脂肪肝炎（NASH）

### 疾患概念

アルコール飲酒によらない脂肪肝（非アルコール性脂肪肝疾患：NAFLD）のうち一部（約10%）が炎症をきたし肝炎となり，これをNASHという．NASHの一部はさらに肝硬変や肝癌に進展する．非アルコール性脂肪肝疾患は肥満や糖尿病，脂質異常症と関連が深く，これらの代謝異常は精神科領域において患者の生活習慣や向精神薬による影響も無視できない．このため精神科医自身も患者がNASHに至る前段階でできるだけそれらの要因を是正しNASHへの移行を予防する必要がある．

### 診断のポイント

厳密にはNASHの確定診断には肝生検を行う必要があるが，疑われる患者すべてに行うことは難しい．臨床上のポイントとしては以下の通りである．

a) 脂肪肝がある：腹部エコーや腹部CTで見つけることができる．
b) 肥満，糖尿病，脂質異常がある：BMIや血糖，コレステロール，中性脂肪の高値．
c) AST，ALTの上昇がみられる：単純な脂肪肝でも上昇するが，NASHに進展するとASTがALTより優位に上昇したり，体重の減量や血糖，脂質の是正でもあまり改善しなかったりする．
d) 血小板の減少がみられる：病態の進行とともに減少していく．

### 治療方針

できる限りNASHに進展する前の脂肪肝の段階でいわゆる生活習慣病を改善する．糖尿病，脂質異常症，高尿酸血症，高血圧があればそれらを治療する．いずれにしろ食事療法と運動療法も治療上重要な位置を占める．

大まかな必要エネルギー計算は下記の通りである（下記以外でもさまざまな必要エネルギー計算法がある）．

目標1日摂取カロリー＝25-35 kcal×標準体重kg（標準体重＝身長m×身長m×22）
※例：ほとんど動かない患者は25 kcal×標準体重，通常の活動量の患者であれば28 kcal×標準体重，活動量が多い患者は30 kcal×標準体重，重労働の患者は35 kcal×標準体重を目安に．

### 参考文献

1) Schoepf D, Uppal H, Potluri R, et al: Physical comorbidity and its relevance on mortality in schizophrenia: a naturalistic

12-year follow-up in general hospital admissions. Eur Arch Psychiatry Clin Neurosci 264: 3-28, 2014

# 呼吸器疾患合併症
respiratory complications

本田 明　東京武蔵野病院・内科医長

## Ⅰ．肺炎

### 疾患概念

　肺炎 pneumonia は臨床上, 市中肺炎, 医療・介護関連肺炎, 院内肺炎に分けられ, 日本呼吸器学会がそれぞれのガイドラインを発表している(詳細は各ガイドラインを参照). 市中肺炎は通常病院外で発症した肺炎を指すが, 精神科病棟入院中でも入院間もないもともと身体的に健康な患者で, 精神疾患の治療を主に目的として入院して, 最近抗菌薬が投与されていなければ市中肺炎と見なしてよい. 医療・介護関連肺炎は精神科慢性期病棟や認知症病棟などで発生する肺炎が当てはまる. 院内肺炎は入院48時間以降に新たに出現した肺炎を指し, 精神科病棟では合併症が多い病棟での発生が当てはまる.

### 診断のポイント

　発熱, 咳嗽, 喀痰, 呼吸困難, 胸痛などの臨床症状が出現する. バイタルサインでは呼吸数の増加が, 聴診上は断続性ラ音が認められる. また $SpO_2$ の低下も認められる. 血液検査所見では白血球数の増加, CRPの上昇, 赤沈の亢進が認められる. 胸部単純X線や胸部CTでは浸潤影がみられる. ウイルス性や非定型肺炎ではすりガラス状陰影がみられる. 細菌性の場合, 喀痰の培養同定が治療上重要であるが, グラム染色で起因菌の推定が可能である. インフルエンザウイルス, 肺炎球菌, レジオネラ, マイコプラズマなどでは迅速診断が可能である. 院内肺炎では免疫機能が低下している者が多いため真菌感染も考慮すべきであり, 真菌抗原である $\beta$-D-グルカンの測定も有用である.

　精神科領域では向精神薬に起因する誤嚥性肺炎の頻度は高い. また, 高熱と白血球増加は悪性症候群も鑑別に挙げる必要があるが, 悪性症候群の合併症としての肺炎も考慮する必要がある.

### 治療方針

　精神科病院での肺炎治療は医療体制にもよるが中等症の一部までで, それ以上になると一般病院への転院を考慮する必要がある.

#### A. 薬物療法

　まずは以下の経験的治療を行い, 起因菌が判明し次第, 感受性を考慮して抗菌薬を選択する. 治療開始前に痰や血液などの培養検体を採取しておく.

##### 1. 市中肺炎の薬物療法

　日本呼吸器学会ガイドライン「成人市中肺炎診療ガイドライン」では①男性70歳以上, 女性75歳以上, ②BUN 21 mg/dL 以上または脱水, ③$SpO_2$ 90％以下 ($PaO_2$ 60 mmHg 以下), ④意識障害, ⑤収縮期血圧 90 mmHg 以下のうち0個を軽症, 1-2個を中等症, 3個以上を重症としている.

a. 細菌性肺炎疑い軽症

🅁 処方例　下記1), 2)のいずれかを用いる.
1) オーグメンチン配合錠250RS　1回1錠　1日3回
2) ユナシン錠(375 mg)　1回1錠　1日3回

　3日間で改善しない場合は下記3)に変更する. 慢性呼吸器疾患や細菌抗菌薬を使用した経歴, ペニシリンアレルギーがある場合は最初から使用する.

3) クラビット錠(500 mg)　1回1錠　1日1回

b. 細菌性肺炎疑い中等症以上

🅁 処方例　下記1), 2)のいずれかを用いる.
1) ユナシン-S注(3 g/キット)　1回1

キット　1日2回　点滴静注
2) ペントシリン注（2g/バイアル）　1回1バイアル　1日2回　点滴静注

　65歳以上や糖尿病，腎疾患，肝疾患，心疾患がある場合は，上記いずれかもしくは下記3)も選択肢とする．

3) ロセフィン注（1g/バイアル）　1回1バイアル　1日1-2回　生食または5%ブドウ糖に溶解し点滴静注

　慢性呼吸器疾患がある場合，上記1)-3)に加えて下記4)，5)のいずれかも選択肢とする．

4) チエナム注（0.5g/バイアル）　1回1バイアル　1日2回　生食または5%ブドウ糖に溶解し点滴静注　バルプロ酸の血中濃度低下に注意
5) シプロキサン注（300mg/バッグ）　1回1バッグ　1日2回　点滴静注　腎障害で減量

c. 非定型肺炎疑い軽症

**R 処方例**

ジスロマック錠（250mg）　1回2錠　1日1回　3日間　トリアゾラム，カルバマゼピン，フェニトインの血中濃度上昇に注意

d. 非定型肺炎疑い中等症以上

**R 処方例**

シプロキサン注（300mg/バッグ）　1回1バッグ　1日2回　点滴静注　腎障害で減量

**2. 医療・介護関連肺炎の薬物療法**

a. 内服で治療を行う場合（軽症のみ）

**R 処方例** 下記のいずれかを用いる．

1) オーグメンチン配合錠250RS　1回1錠　1日3回　＋ジスロマック錠（250mg）　1回2錠　1日1回　（ジスロマックは3日間飲み切りで7日間の有効血中濃度が維持される）
2) クラビット錠（500mg）　1回1錠　1日1回

b. 注射で治療を行う場合（過去90日以内に抗菌薬投与がなく，経管栄養の投与もなく，過去のMRSAの分離もない患者）

**R 処方例** 下記のいずれかを用いる．

1) ユナシンS注（3g/キット）　1回1キット　1日2回　点滴静注
2) ロセフィン注（1g/バイアル）　1回1バイアル　1日1-2回　生食または5%ブドウ糖に溶解し点滴静注（誤嚥性肺炎が疑われるときは不適）
3) カルベニン注（0.5g/バイアル）　1回1バイアル　1日2回　生食または5%ブドウ糖に溶解し30分以上かけて点滴静注
4) クラビット注（500mg/100mL/バッグ）　1回1バッグ　1日1回　60分かけて点滴静注（誤嚥性肺炎が疑われるときは不適）

c. 注射で治療を行う場合（過去90日以内に抗菌薬投与があるか，経管栄養が投与されているか，過去にMRSAの分離があった患者）

**R 処方例** 下記のいずれかを用いる．

1) ゾシン注（4.5g/バイアル）　1回1バイアル　1日3回　生食または5%ブドウ糖に溶解し点滴静注
2) チエナム注（0.5g/バイアル）　1回1バイアル　1日2回　生食または5%ブドウ糖に溶解し点滴静注
3) マキシピーム注（1g/バイアル）　1回1バイアル　1日2回　生食または5%ブドウ糖に溶解し点滴静注
　＋ダラシンS注（600mg/アンプル）　1回1アンプル　1日2回　点滴静注

　過去にMRSAの分離があった場合は1)-3)に以下を併用する．

4) バンコマイシン注（0.5g/バイアル）　1回2バイアル　1日2回　生食または5%ブドウ糖に溶解し60分以上かけて点滴静注

## 3. 院内肺炎の薬物療法

日本呼吸器学会ガイドライン「成人院内肺炎診療ガイドライン」では①悪性腫瘍または免疫不全状態，②$SpO_2>90\%$ を維持するために $FiO_2>35\%$ を要する，③意識レベルの低下，④男性 70 歳以上，女性 75 歳以上，⑤乏尿または脱水のうち 3 項目以上で重症，2 項目以下でⓐ$CRP≧20\,mg/dL$，ⓑ胸部 X 線写真陰影の広がりが一側肺の 2/3 以上のいずれかに該当すると中等症，ⓐⓑいずれにも該当しないと軽症となる．

### a. 軽群

**処方例**
1) ロセフィン注（1 g/バイアル） 1回1バイアル 1日1-2回 点滴静注

誤嚥性肺炎を疑うときなどは下記 2）を考慮する．

2) ユナシン-S 注（3 g/キット） 1回1キット 1日2回 点滴静注

### b. 中等症群

**処方例** 緑膿菌をカバーする下記 1），2）のいずれかを用いる．

1) ゾシン注（4.5 g/バイアル） 1回1バイアル 1日3-4回 点滴静注
2) チエナム注（0.5 g/バイアル） 1回1-2バイアル 1日2回 点滴静注 バルプロ酸の血中濃度低下に注意

誤嚥性肺炎を疑うときは下記 3）を考慮する．

3) マキシピーム注（1 g/バイアル） 1回1-2バイアル 1日2回 点滴静注＋ダラシンS注（600 mg/アンプル） 1回1-2アンプル 1日2回 点滴静注

### c. 重症群

**処方例** 中等症群の抗菌薬に下記 1），2）のいずれかを併用する．

1) アミカシン硫酸塩注（100 mg/アンプル） 1回1-2アンプル 1日2回 点滴静注
2) シプロキサン注（300 mg/バッグ） 1回1バッグ 1日2回 点滴静注

### d. MRSA を疑うとき

**処方例** ①長期（2週間程度）の抗菌薬投与，②長期入院の既往，③MRSA 感染やコロニゼーションの既往がある場合は重症度に関係なく以下のいずれかの治療を行う．いずれも治療薬物モニタリング therapeutic drug monitoring（TDM）が必要である．

1) 塩酸バンコマイシン注（0.5 g/バイアル） 1回1-2バイアル 1日2回 60分以上かけて点滴静注
2) タゴシッド注（200 mg/バイアル） 初日1-2バイアルを12時間おきに2回投与，3回目の投与から2バイアルを24時間ごとに30分以上かけて点滴静注

## B. 身体拘束の適応

現実検討能力が著しく低下している患者で抗菌薬の点滴を拒絶する場合は身体拘束を考慮する．この際，拘束時間を最小限にしたい場合は1日1回の投与で可能なロセフィンなどを考慮する．

## C. 抗精神病薬の調整と嚥下障害の対策

抗精神病薬による誤嚥性肺炎はしばしば問題になる．特に高齢者への抗精神病薬投与は用量依存性に肺炎リスクを高めるといわれている．高齢者の残遺型統合失調症など，抗精神病薬が以前ほど多く必要ないことがあるが，肺炎を契機に減量を試みてみる．

# II. 気管支喘息

### 疾患概念

気管支喘息 bronchial asthma は慢性的な気道の炎症であり，気道の可逆的な狭窄と気道の過敏性を示す．症状のコントロールが不良な長期罹患患者では気道の不可逆的な変化をきたす．気管支喘息患者の3割以上が気分障害，パニック障害などの精神疾患に罹患しており，喘息症状コントロールの悪化やQOLの低下に関連があるとの報告がある．また統合失調症患者のなかには発作間欠期の薬物コントロールに対する理解が乏しいものもおり，長期的な喘息症状の難治化にもつな

がっている．このように精神疾患の存在が気管支喘息の症状に影響を及ぼしているケースがある．

> 診断のポイント

発作性の呼吸困難，喘鳴，咳などがみられる（特に夜間−明け方に多い）．ピークフローメータによるピークフローの可逆的な低下がみられる．胸部単純X線撮影やBNP測定などで，心不全を除外する．中高年以降で喫煙歴のある患者の，進行性持続性呼吸困難では慢性閉塞性肺疾患（COPD）も疑う．

> 治療方針

### A．長期管理

a．症状が週1回未満，症状が軽度，夜間発作月2回未満などの患者

**Rx 処方例** 症状が月1回未満のときは下記1)を用いる．
1) メプチンエアー(10 μg)　1回2吸入　発作時頓用

症状が月1回以上のときは下記2)を用いる．
2) フルタイド100ディスカス　1回1吸入　1日1-2回

b．症状が週1回以上だが毎日ではない，月1回以上日常生活や睡眠が妨げられる，夜間発作が月2回以上などの患者

**Rx 処方例** 下記1)，2)のいずれかを用いる．
1) フルタイド100ディスカス　1回1吸入　1日2回
2) アドエア100ディスカス　1回1吸入　1日2回

上記で不十分なときは，1)には下記3)-6)のいずれかを，2)には3)，4)のいずれかを追加する．

3) テオドール錠(200 mg)　1回1錠　1日2回
4) オノンカプセル(112.5 mg)　1回2カプセル　1日2回
5) セレベント50ディスカス　1回1吸入　1日2回
6) ホクナリンテープ(2 mg)　1日1回貼付

c．発作が毎日，週1回以上日常生活や睡眠が妨げられる，夜間発作が週1回以上の患者

**Rx 処方例** 下記1)，2)のいずれかを用いる．
1) フルタイド200ディスカス　1回1吸入　1日2回
2) アドエア250ディスカス　1回1吸入　1日2回

上記で不十分なときは，1)には上記A．長期管理のb．3)-6)のいずれかを，2)には3)，4)のいずれかを追加する．

d．発作が毎日で日常生活が制限，治療下でもしばしば増悪する患者

**Rx 処方例** 下記1)，2)のいずれかを用いる．
1) フルタイド200ディスカス　1回2吸入　1日2回
2) アドエア500ディスカス　1回1吸入　1日2回

上記で不十分なときは，1)にはb．の3)-6)のいずれかを，2)には3)，4)のいずれかを追加する．それでもコントロール不良の場合，下記3)を追加する．

3) プレドニン錠(5 mg)　1回6錠　1日1回　朝　3-7日間で漸減中止

### B．急性発作の管理

呼吸器感染を合併している場合があるので注意する．

まず1を行う．以下，2で効果ない場合3→4→5と追加していく．重症度に応じて4，5が先に来る場合もある．

1. 全例に酸素投与
2. β刺激薬吸入

**Rx 処方例**
ベネトリン吸入液(5 mg/mL)　0.3 mL＋生食2 mL〔＋ビソルボン吸入液(2 mg/mL)　2 mLを加えてもよい〕　吸入20分ごとに3回まで

3. 気管支拡張薬・ステロイド点滴

**Rx 処方例**
1) ネオフィリン注(250 mg/アンプル)　1

アンプル＋生食 200 mL　テオフィリン内服患者はネオフィリンを125 mgに減量　半量を15分で，残り半量を45分かけて点滴静注　頭痛，吐き気，動悸があれば中止
2) ソル・メドロール注（125 mg/バイアル）　1バイアル＋生食100 mL　30分かけて点滴静注

　コハク酸エステル型ステロイド（ソル・コーテフ，ソル・メドロールなど）はアスピリン喘息を悪化させるため，アスピリン喘息ではリン酸エステル型ステロイド（水溶性ハイドロコートン，リンデロンなど）を使用する．喘息のタイプが不明でコハク酸型ステロイドしかない場合は，ゆっくり点滴して増悪しないか経過観察が必要．

4. アドレナリン（ボスミン）の投与

Ｒ 処方例

ボスミン注（1 mg/1 mL/アンプル）　0.1-0.3 mL　皮下注・筋注　20分ごとに反復　脈拍130回/分以上，抗精神病薬内服，高齢者，不整脈には禁忌

　アドレナリンが無効もしくは禁忌の場合，マグネシウム1.2-2 gを20分かけて静注する方法も考慮する．ただし保険適用外．
　抗精神病薬を服用中の患者で，アドレナリンを投与しないと救命できない状況では，投与せざるを得ない場合もあるが，最終的に投与するか否かは医師個人としての判断となってしまう．

5. 気管挿管

　喘息発作重症例で抗精神病薬内服中などのためアドレナリンが禁忌の患者は，気管挿管も早めに考慮する．人工呼吸器の初期設定はI：E比を1：3と延長させ，呼気終末陽圧換気（PEEP）をゼロにする．

### C. 不眠の治療

　急性発作でコントロールが不良な場合は呼吸機能を悪化させるため，睡眠薬はできる限り中止する．不眠が著しい場合はクエチアピン，トラゾドンなど催眠作用のある抗精神病薬や抗うつ薬で代用するが，喀痰の多い患者は抗コリン作用による排痰機能の低下にも注意する．発作そのものによっても不眠をきたすが，ステロイド，β刺激薬，キサンチン誘導体などの抗喘息薬はいずれも不眠をきたしうる．不眠をもつ患者は喘息発作のコントロールがつき次第，可能であれば抗喘息薬の調整を行う必要がある．

### D. 定時吸入薬の工夫

　定時吸入薬は発作予防のキーとなる薬剤であるが，アドヒアランスが不良の場合，近年1日1回投与の吸入薬も発売されている．また精神症状などでドライパウダーの吸入がうまくできない患者は，エアゾールかエアゾールにスペーサーを付けて吸入するとうまくできることがある．

### E. 禁煙指導

　精神科病院入院患者での喫煙者は多いが，喘息の症状のコントロールが悪い患者には禁煙指導が必要である．

### F. 向精神薬との相互作用

　テオフィリン製剤とSSRIを併用している場合，SSRIにより代謝が阻害されテオフィリン血中濃度が上昇することがある．またカルバマゼピン，フェニトイン，フェノバルビタールは代謝酵素誘導によりテオフィリン血中濃度が低下する．よってこれらの薬剤と併用する必要がある場合はテオフィリン血中濃度測定を行う．

## III. 気道異物

病態

　高齢者認知症ではPTP誤飲や義歯の脱落が気道異物 foreign body in the airway の原因となる．統合失調症慢性期の患者のなかには，口腔内の衛生状態が悪い患者もおり歯の脱落が時々みられる．身体合併症では食事中の誤嚥による窒息がしばしばみられる．これは加齢や抗精神病薬，または合併する脳梗塞やパーキンソン病などによる嚥下障害に加えて，慢性期の統合失調症や高齢者で時々みら

れる食事の早食い，丸のみといった食事の際の習慣も影響しているものと思われる．会話をしながらの食事もリスクが高い．

### 診断のポイント

咳や吸気時喘鳴がみられる．完全に閉塞した窒息の場合 choking sign とよばれる，自身の首を両手で押さえる行動がみられ，咳，喘鳴はみられない．片側気管支の異物の場合，患側の呼吸音減弱や胸部単純X線撮影において，縦隔の吸気時患側，呼気時健側への偏移がみられる．

### 治療方針

- 周囲に機材がない状況：患者の意識がある場合はまず咳をさせる．上気道の閉塞の場合は患者の後ろに回り，拳で臍の上方を上背部に向かって圧迫する Heimlich 法，もしくは患者の背部を強く叩く背部叩打法を行う．
- 意識がない場合：心肺蘇生法（CPR）を開始する．この時点で心停止がなくても胸骨圧迫により，胸腔内圧が上昇し気道異物が排出されることを期待する．
- 吸引器がない場合：精神科病院などで吸引器がない場合，IMG 吸引ノズルなど掃除機に接続できるタイプのノズルが市販されている．
- 喉頭鏡の使用：喉頭展開を行いマギール鉗子で除去する．上気道を吸引する場合は，細い吸引カテーテルを接続せずに太いチューブを直接入れて吸引する．
- 気管挿管：気管にある異物で吸引ができない場合は，挿管チューブで異物を気管支まで押し入れて，その後挿管チューブを通常の固定位置まで引き戻し，片肺換気を行う．
- 気管支鏡：全身状態が安定したら異物除去に関して専門医にコンサルトする．
- 食事の工夫：リスクの高い患者には餅やパンなど，窒息を起こしやすい食材を避ける．米飯を粥にしたり刻み食などを考慮する（ただし粥や刻み食でも窒息は起こりうる）．
- 食事介助：食事の早食い，丸のみなどが極端な患者は，問題が解決するまで食事介助が必要な場合がある．
- 抗精神病薬の調整：誤嚥リスクを軽減する必要がある．

# 循環器疾患合併症
*cardiovascular complications*

本田　明　東京武蔵野病院・内科医長

## Ⅰ．心肺停止

### 疾患概念

精神科領域で心肺停止 cardiopulmonary arrest が起きる要因として，興奮中の身体拘束，向精神薬治療中（呼吸停止，不整脈，悪性症候群，横紋筋融解など），肺血栓塞栓症，誤嚥による窒息，自殺企図（過量服薬，縊頸，墜落・転落，切創），電気けいれん療法（ECT）施行中などが挙げられる．

### 治療方針

心肺停止に遭遇した場合はまず一次救命処置を行い，二次救命処置に移行する．二次救命処置を熟知していなくても一次救命処置を行い，応援を待つか高次医療施設に搬送する．

#### A．一次救命処置

一次救命処置では，質の高い胸骨圧迫が重視される．

1. circulation（心停止を確認し胸骨圧迫を行う）

- 肩を叩いて刺激しながらよびかけて，反応がないなら応援をよび人手を集め，除細動器・救急カートをもってきてもらう．
- 心停止の確認は主に頸動脈触知の有無で判断する．頸動脈が触知しない場合，有効な血液循環が保たれず心停止と判断し，心電

図モニター波形にかかわらず胸骨圧迫を開始する．頸動脈の触知があるか否か判断できない場合は，とりあえず胸骨圧迫を行う．
- 胸骨圧迫は1分間に100-120回のスピードで行う．胸骨の下半分に掌底を当て，肩と腕を真っすぐ直線上に押し，5cm以上6cm以下に胸郭が沈むくらい圧迫する．圧迫後は力を緩め，胸骨が元の位置に戻るまで圧迫を解除する．
- 胸骨圧迫と人工呼吸の比率は30対2で行う．
- 2分（5サイクル）ごとに脈拍をチェックする．
- 除細動器の到着まで繰り返し行う．

2. airway（気道確保する）
- 頭部後屈–顎先挙上，もしくは下顎挙上を行う．
- 胸郭の動きがないなら呼吸停止なので人工呼吸を行う．

3. breathing（呼吸停止を確認し人工呼吸を行う）
- 2回人工呼吸を行い（1回の人工呼吸は胸が上がるのが確認できる程度の1秒間の送気），その後胸骨圧迫を継続する．
- 人工呼吸に不慣れな場合は，人工呼吸はせずに胸骨圧迫を優先してよい．

4. defibrillation（除細動）
- モニター心電図を装着し，波形により心停止の種類を判断する．

表1　5H4Tでの鑑別

- hypovolemia（循環血液量不足）
- hypoxia（低酸素）
- hydrogen ion（アシドーシス）
- hyper/Hypo K$^+$（高K/低K）
- hypothermia（低体温）
- toxins（薬物中毒）
- tamponade cardiac（心タンポナーデ）
- tension pneumothorax（緊張性気胸）
- thrombosis coronary/pulmonary（急性心筋梗塞/肺塞栓）

- 心肺停止時に除細動の適応があるのは，心室細動（VF）と無脈性心室頻拍（pulseless VT）のみである．
- 単相性（直流）除細動器の場合，エネルギーは360ジュールでかける．二相性（交流）除細動器は120-200ジュール程度でよい（機器に最適エネルギー量の表示がない場合は200ジュールで行う）．
- AEDの場合は音声ガイダンスに従い，電極パッドをパッド自体や本体などに描かれているイラスト通りに装着して，心電図波形の解析結果により除細動を行う．
- 除細動をかけたあとは波形にかかわらず直ちに2分間の心肺蘇生（CPR）を行い，その後脈拍のチェックをする．

B. 二次救命処置
1) airway：高度な気道確保（気管挿管など）．
2) breathing：人工呼吸（胸骨圧迫と同期せず1分間10回）．
3) circulation：胸骨圧迫を継続し静脈ルートを確保，薬剤の投与．
4) different diagnosis：蘇生を継続しつつ心停止原因の鑑別を行う（表1）．

## II．ショック

### 疾患概念

ショックshockは急性の循環不全により重要臓器の機能維持に必要な血液循環が得られず，重要臓器の機能異常を起こす症候群である．一般的に収縮期血圧が90mmHg以下のときにショックを呈する場合が多い．精神科領域でショックを呈する場合として，飛び降り，転倒など外傷出血によるショック，向精神薬による起立性低血圧のショックのほか，体調変化を訴えないため見過ごされた敗血症からのショック，痛みを訴えない心筋梗塞からのショックなど，患者の訴えの乏しさのために進展してしまうショックがしばしばみられる．訴えの乏しい患者に血圧の低下がなくとも，冷汗，頻脈，頻回の便意などいつもと違った様子に敏感にならないといけない．

### 診断のポイント

症状は血圧低下，頻脈，乏尿，四肢冷感，冷汗など．ただしアナフィラキシーショックや敗血症性ショックは四肢が温かいことがあり，神経原性ショックは徐脈をきたすことがある．また脳神経系の血流障害による症状として，不穏を呈することもあり，精神科原疾患の悪化と間違えないよう注意が必要である．

ショックの分類として以下のものがある．
1) 血液分布異常性ショック：感染による敗血症性ショック，薬物などによるアナフィラキシーショック，脊髄損傷や迷走神経反射による神経原性ショックがあり，いずれも主に血管の拡張に起因するショック．
2) 循環血液量減少性ショック：出血や脱水，下痢などの循環血液量が低下したことによるショック．
3) 心原性ショック：心筋梗塞，心臓弁疾患，不整脈などによって心臓のポンプ機能が低下したことによるショック．
4) 閉塞性ショック：心タンポナーデ，肺血栓塞栓症，緊張性気胸など心臓の拡張不全，大血管閉塞などが原因となるショック．

### 治療方針

ショックは基本的に高度な医療を要する状態のため，精神科病院で発生した場合あまり単独で治療を行うことはない．よって高次医療機関に搬送するまでの間，以下の初期治療を行う．

#### A. 酸素投与

末梢循環不全となっているため，組織が低酸素の状態となっている．初期治療では100％濃度の酸素を目標に10 L/分の流量でリザーバー付き酸素マスクを装着する．$SpO_2$の低下や自発呼吸が弱い場合は，リザーバー付きのバッグバルブマスクで換気を補助する．

#### B. 輸液

すべてのショックは相対的・絶対的に容量が減少しており，肺うっ血を伴う心原性ショック以外は急速輸液が必要となる．特に循環血液量減少性ショックでは輸液のみで全身状態が安定することがある．

#### C. カテコールアミン

循環血液量減少性ショック以外はカテコールアミン（カコージン）を投与する．

**R 処方例**

1) カコージンD注（600 mg/200 mL/瓶・袋）　5-20 mL/時（体重50 kgで換算）

無効の場合，下記2)を追加する．敗血症性ショックの場合，当初より2)を開始して無効の場合1)を追加する．

2) ノルアドレナリン注（1 mg/アンプル）　5アンプル＋生食100 mL　3-12 mL/時　保外 用量

アナフィラキシーショックで喘鳴，呼吸困難などがみられた場合は，直ちにアドレナリン（ボスミン）の筋注を行う．

3) ボスミン注（1 mg/1 mL/アンプル）　0.2-0.5 mL　筋注

抗精神病薬などの内服患者でアドレナリンが禁忌の場合は，グルカゴン1 mgを筋注するか，9 mL生食を加えて10 mLを2分かけて静注．改善まで5分ごとに投与．抗精神病薬内服患者でもアドレナリンしか病院内にない場合は，緊急時であり医師の裁量で使用せざるを得ないこともある．

## III．不整脈

### 疾患概念

精神科領域で循環器系に注意を要する薬剤がいくつか存在する．抗精神病薬や抗うつ薬はα遮断作用，抗コリン作用，QT延長作用，キニジン様作用などをもち，抗認知症薬は副交感神経系を刺激する．このため不整脈 arrhythmia として抗精神病薬による torsades de pointes，抗精神病薬，抗うつ薬による頻脈，抗認知症薬による徐脈，心ブロックなどがみられる．

### 診断のポイント

脈拍変化（頻脈性不整脈：120回/分以上，

徐脈性不整脈：60回/分以下），胸痛，動悸，呼吸困難，意識障害，失神がみられる．12誘導心電図もしくはモニター心電図を装着し，波形を確認する．

### 治療方針
#### A．専門医へのコンサルト
頻脈（150回/分以上）または徐脈（50回/分未満）があり胸痛，呼吸困難，意識障害，収縮期90 mmHg以下の低血圧，ショック，肺水腫，心不全，急性冠症候群など重篤な症状が認められた場合は，静脈ルート確保，酸素投与，心電図モニターを装着したのち，直ちに循環器や救急専門医にコンサルトする．自施設に専門医が不在の場合は，可能な限り高次医療機関に搬送する．

## IV．本態性高血圧

### 疾患概念
精神科においても本態性高血圧 essential hypertension の治療は身体管理の一環として精神科医が日常的に行うことが多い．高血圧の治療は日本高血圧学会による「高血圧治療ガイドライン2014」を参考にする．降圧薬による治療の際は向精神薬との相互作用に注意する．難治の場合は二次性高血圧も念頭におく．

### 治療方針
#### A．降圧目標
140/90 mmHg未満を目標とする．糖尿病・腎不全など高リスク患者は130/80 mmHg未満とする．75歳以上の高齢者では150/90 mmHg未満をまず目標とする．

#### B．生活指導
1．減塩食
6 g/日未満が望ましいが，実際はかなり薄味であり，認知症患者などに厳密な食事指導を行うと食欲不振につながってしまう．もし行う場合でも長期間かけて段階的に減塩していく必要がある．

2．運動療法・減量
精神科入院中の患者であれば作業療法でのレクリエーションなどと連動して，患者が興味をもてるようなプログラムで行っていく．精神科外来患者に多い肥満では，減量による降圧効果も期待できる．著しい肥満患者の場合，まず4-5 kgの減量を目標とする．

#### C．内服降圧薬
それぞれ単独，もしくは併用する（合剤も多く市販されている）．例：アンジオテンシンⅡ受容体拮抗薬〔orアンジオテンシン変換酵素（ACE）阻害薬〕-Ca拮抗薬，ARB（orACE阻害薬）-利尿薬，Ca拮抗薬-利尿薬

1. Ca拮抗薬
・積極適応：脳血管障害慢性期，狭心症，左室肥大，頻脈，慢性腎臓病〔尿蛋白（−）〕
・禁忌：徐脈（非ジヒドロピリジン系Ca拮抗薬：ジルチアゼムなど）
・向精神薬との相互作用：カルバマゼピン，フェニトインの血中濃度上昇とCa拮抗薬の血中濃度低下，フルボキサミンとの併用によるCa拮抗薬の血中濃度低下に注意

℞ 処方例 下記1），2）のいずれかを用いる．
1）ノルバスク錠（2.5 mg）　1回1-2錠　1日1回
2）アダラートCR錠（20 mg）　1回1-2錠　1日1回

2. ARB
・積極適応：脳血管障害慢性期，心不全，心筋梗塞後，左室肥大，慢性腎臓病，糖尿病
・禁忌：妊娠，高K血症
・向精神薬との相互作用：リチウムの血中濃度上昇に注意

℞ 処方例 下記1），2）のいずれかを用いる．
1）ブロプレス錠（4 mg）　1回1-2錠　1日1回
2）ミカルディス錠（20 mg）　1回1-2錠　1日1回

3. ACE阻害薬
・積極適応：脳血管障害慢性期，心不全，心筋梗塞後，左室肥大，慢性腎臓病，糖尿病，認知症や向精神薬内服中で嚥下障害のリスクがある患者

- 禁忌：妊娠，高K血症，血管神経性浮腫
- 向精神薬との相互作用：リチウムの血中濃度上昇に注意

**処方例**
レニベース錠（5 mg）　1回1-2錠　1日1回

### 4. 利尿薬（サイアザイド系）
- 積極適応：脳血管障害慢性期，心不全，慢性腎臓病〔尿蛋白（−）〕，骨粗鬆症
- 禁忌：低K血症
- 向精神薬との相互作用：リチウムの血中濃度上昇に注意

**処方例** 下記1），2）のいずれかを用いる．
1) フルイトラン錠（2 mg）　1回0.5-1錠　1日1回
2) ラシックス錠（20 mg）　1回2-4錠　1日1回
   eGFRが30未満の場合は2）を使う

### 5. β遮断薬
- 積極適応：狭心症，心筋梗塞後，頻脈，心不全
- 禁忌：喘息，高度徐脈
- 向精神薬との相互作用：フルボキサミン，パロキセチン併用によるβ遮断薬の血中濃度上昇に注意

**処方例** 下記1），2）のいずれかを用いる．
1) テノーミン錠（50 mg）　1回1錠　1日1回
2) インデラル錠（10 mg）　1回1-2錠　1日3回

## V．急性肺血栓塞栓症

**疾患概念**

急性肺血栓塞栓症 acute pulmonary thromboembolism は精神科領域での突然死の原因の1つであり，身体拘束，薬物鎮静，悪性症候群などでリスクが高い．原因の多くは深部静脈血栓であるが，その予防に勝る治療はない．

**診断のポイント**

突然の呼吸困難・胸痛・血痰，$SpO_2$低下，頸静脈怒張，ショックを見逃さない．
バイタルサインが落ち着いている場合は各種検査を行う．
- 血液ガス採血：低酸素血症，低二酸化炭素血症
- 心電図：右脚ブロック，ST変化（上昇・下降），$V_1$-$V_3$陰性T波
- 胸部正面X線撮影：肺動脈拡大，血管影減少
- 胸部CT（造影）：右心・肺動脈の血栓像
- 心エコー：右室拡大，右室壁運動低下，心室中隔奇異運動，下大静脈呼吸性変動消失
- 採血：D-ダイマー高値

**治療方針**

### A. 専門医へのコンサルト
直ちに循環器科，心血管外科または呼吸器外科医にコンサルトする．

### B. 酸素投与
リザーバーマスク10 L/分で開始．

### C. ショック時
**処方例**
カコージンD注（600 mg/200 mL/瓶・袋）5-20 mL/時（体重50 kgで換算）

### D. 抗凝固治療
初期はヘパリンとワルファリンを併用，ワルファリン量が安定したらヘパリンを終了する．

#### 1. ヘパリン
ACT 200秒以上，APTT 1.5-2.5倍でコントロールする．

**処方例** 下記の1），2）のいずれかを用いる．
1) ヘパリンNa注（5,000単位/5 mL/バイアル または 10,000単位/10 mL/バイアル）　初回5,000単位　ゆっくり静注，以後10,000-20,000単位を24時間で点滴，適宜調節
2) ヘパリンCa皮下注（20,000単位/0.8 mL/バイアル）　初回15,000-

20,000単位　皮下注，以後10,000-15,000単位を12時間ごとに皮下注

## 2. ワルファリン

SSRI，NaSSA，抗てんかん薬，バルビツール酸系との相互作用でワルファリンの血中濃度が変化するので，注意深くPT-INRをモニタリングする．PT-INRを1.5-2.5にワルファリン量を調整する．

**℞ 処方例**

ワーファリン錠（0.5・1・5mg）　1回1-5mg　1日1回　適宜調整

### E. その他の専門療法

血栓溶解療法，下大静脈フィルター，手術適応に関しては専門医にコンサルトする．

### 参考文献

1) 日本救急医学会（監），日本救急医学会専門医認定委員会（編）：救急診療指針．改訂第4版，へるす出版，2011
2) 日本総合病院精神医学会教育・研究委員会（編）：静脈血栓塞栓症予防指針．星和書店，2006

# 代謝疾患合併症
### metabolic complications

高畑圭輔　慶應義塾大学・精神・神経科学

代謝疾患は，物質代謝の異常に基づく疾患をいう．糖質，蛋白質，脂質，核酸，水，電解質，微量元素，ビタミンなどの物質それぞれに対応した代謝異常があり，しばしば精神症状を伴うことがある．代謝疾患によって引き起こされた症状のうち，心理的反応によらないものは症状精神病に含まれ，急性期には疾患によらず，比較的共通した経過を示すことがある．精神症状をきたしうる代謝性疾患は多岐に及ぶが（表1），本項では精神科領

**表1　精神症状をきたす代謝疾患の症状とポイント**

**低血糖症**：血糖値が下がるにつれ，不安焦燥感，傾眠，せん妄，見当識障害などの軽度意識障害を示す症状から，昏睡などの重度意識障害，けいれんまで幅広い症状を示す．

**高血糖症**：重度の高血糖では，興奮，錯乱，意識障害などが出現する．また，糖尿病患者は，うつ病や認知症を発症するリスクが健常者よりも高い．

**ウィルソン病**：思春期から青年期にかけて，言語障害，不随意運動，知能低下，人格変化，抑うつなどの症状をもって発症する．カイザー-フライシャー輪は必発，特徴的なCT所見（基底核の低吸収性病変）を示す．

**肝性脳症**：軽微な見当識障害から重症化して深昏睡に至るものまで幅広く，グレード分類が考案されているが，血漿アンモニア濃度とは一致しない場合が多い．三相性脳波の出現率は25％程度．意識障害だけでなく，多幸，錯乱，興奮，幻覚などの精神症状も出現する．

**ビタミン欠乏症**：ニコチン酸欠乏症（ペラグラ）では，神経衰弱，抑うつ，せん妄，認知症などがみられる．ビタミン$B_{12}$欠乏症では，記憶障害，認知症が出現する．

**電解質異常**：高カルシウム血症では気分障害，情緒不安定，精神病，せん妄をきたす．低カルシウム血症では，抑うつ，認知症などを引き起こす．低ナトリウム血症では，傾眠，けいれん，意識障害など，高ナトリウム血症ではけいれん，意識障害などをきたす．

**急性ポルフィリン症**：若年から中年期にかけ，不穏，易刺激性亢進，人格変化，幻覚妄想，錯乱，せん妄などの症状が出現する．これらの症状は一過性に出現することが多い．

**ミトコンドリア病**：精神病，気分障害（うつ病，双極性障害），人格変化，高次脳機能障害，知能低下，意識障害など非常に多彩な症状を呈する．病型と症状の対応性は低い．

**透析脳症**：長期間の透析療法を受けている患者に，しばしば進行性の精神神経症状を認めることがある．言語障害，失行に始まり，種々の不随意運動が加わり，最終的には人格変化に至る．アルミニウムによる中毒性脳症と考えられているが，詳しい原因は不明な点も多い．

で特に注意すべき事項を取り上げる．また，リフィーディング症候群や，代謝疾患が精神疾患に合併した場合の処方上の注意点についても触れた．

## I．糖尿病

### A．特徴，診断

糖尿病は，インスリン作用不足による慢性高血糖状態を主徴とし，種々の特徴的な症候を伴う疾患群である．わが国では，700万人以上が糖尿病患者と診断されており，精神科でも日常的に遭遇する疾患である．現在，2010（平成22）年7月に改訂された診断基準が用いられている（表2）．

### B．精神科薬物療法の注意点

非定型抗精神病薬の一部（オランザピン，クエチアピン）は，糖尿病患者には禁忌である．また，クロザピンも糖尿病患者には，原則禁忌である．このように，語尾にpineのつく薬剤で糖代謝異常を引き起こすことが多い．重篤な場合は，糖尿病性ケトアシドーシスや糖尿病性昏睡などが発現するおそれがある．また，上記の2剤以外の抗精神病薬も，糖尿病患者，糖尿病の家族歴や危険因子をもつ患者では，慎重投与が必要である．糖尿病や耐糖能異常のある患者に抗精神病薬を処方する際は，開始前後で血糖値を測定し，処方後も定期的（1か月-半年に1回）に血糖値，HbA1c値，体重などをモニタリングする．

### C．食事療法，生活指導

不摂生な生活を送っている場合が少なくなく，運動療法や食事療法の指導を行う．毎日1回以上の外出を促し，30分-1時間程度のウォーキングを勧めるなどするとよい．

## II．リフィーディング症候群

### A．概念

リフィーディング症候群とは，長期の低栄養状態が続いたあとに，栄養投与を再開すること（リフィーディング）によって生じる，電解質異常，体液異常，代謝異常，その他の全身症状で特徴づけられる状態像をいう．精神

**表2　糖尿病の診断基準**

1) 初回検査で，①空腹時血糖値≧126 mg/dL，②75 g OGTT 2時間値≧20 mg/dL，③随時血糖値≧200 mg/dL，④HbA1c≧6.5%のうちいずれかを認めた場合は，「糖尿病型」と判定する．別の日に再検査を行い，再び「糖尿病型」が確認されれば糖尿病と診断する．但し，HbA1cのみの反復検査による診断は不可とする．また，血糖値とHbA1cが同一採血で糖尿病型を示すこと（①-③のいずれかと④）が確認されれば，初回検査だけでも糖尿病と診断してよい．
2) 血糖値が糖尿病型（①-③のいずれか）を示し，かつ次のいずれかの条件がみたされた場合は，初回検査だけでも糖尿病と診断できる．
   ・糖尿病の典型的症状（口渇，多飲，多尿，体重減少）の存在
   ・確実な糖尿病網膜症の存在
3) 過去において，上記1)ないしは2)の条件がみたされていたことが確認できる場合には，現在の検査値が上記の条件に合致しなくても，糖尿病と診断するか，糖尿病の疑いをもって対応する必要がある．
4) 上記1)-3)によっても糖尿病の判定が困難な場合には，糖尿病の疑いをもって患者を追跡し，時期をおいて再検査する．
5) 初回検査と再検査における判定方法の選択には，以下に留意する．
   ・初回検査の判定にHbA1cを用いた場合，再検査ではそれ以外の判定方法を含めることが診断に必須である．検査においては，原則として血糖値とHbA1cの双方を測定するものとする．
   ・初回検査の判定が随時血糖値≧200 mg/dLで行われた場合，再検査は他の検査方法によることが望ましい．
   ・HbA1cが見かけ上低値になり得る疾患・状況の場合には，必ず血糖値による診断を行う．

（糖尿病診断基準に関する調査検討委員会：糖尿病の分類と診断基準に関する委員会報告．糖尿病55：485-504, 2012より一部改変）

表3 精神科領域におけるリフィーディング症候群の原因疾患

- 長期の飢餓状態
- 神経性無食欲症
- うつ病による低栄養状態
- 長期の下痢や嘔吐
- 悪性腫瘍による食欲不振
- アルコール依存症による低栄養状態

科では表3のような状況下で急激に食事摂取を再開した場合に出現する．特に，神経性無食欲症の場合は，重症化しやすく，しばしば致命的となる．

## B．病態・病因

リフィーディング症候群でみられる代謝異常のなかで最も重要なのが，低リン血症である．身体内のリンは80％が骨に，20％が軟部組織や筋に存在し，細胞膜合成，核酸合成，解糖系，ATP合成，酵素系など，生体内のさまざまな代謝系統に関与している．栄養不良の状態が長期間続くと，インスリンの分泌が減少し，脂肪や蛋白質の異化が亢進してエネルギーが産生される．このような異化の亢進により，細胞内のリンの備蓄は減少するが，この時点では血清リン濃度は正常範囲内にとどまっていることが多い．しかし，長期の低栄養状態が続いていた患者が，経口，あるいは非経口的に炭水化物を摂取すると，インスリンの分泌が促進される．インスリンの分泌は，細胞外から細胞内へとリンを移動させることによって，血清リン値を低下させる．さらにさまざまな酵素合成に体内のリンが動員されることにより，リンの需要が急激に高まり，血清リン濃度が急速に低下する．リン酸の欠乏により，TCA回路が機能しなくなり，ATPの産生も滞り，結果として全身にさまざまな症状が出現する．

## C．症状

多くの例では，リフィーディング後3日以内に症状が出現する．神経性無食欲症など，低栄養期間が長期になるほど重症化しやすい．

### 1．代謝・内分泌系

低リン血症は必発であり，種々の身体症状の発現に関与している．血清リン濃度が1.5 mg/dL以下になると主要な症状が出現し，1.0 mg/dL以下になると重症化する．また，低カリウム血症，低マグネシウム血症などの電解質異常も出現する．低アルブミン血症もほとんどの例で出現し，心収縮力の低下も加わって，下腿浮腫や全身浮腫を引き起こす．また，耐糖能異常も多くみられ，高血糖が出現しやすい．しかし，時に低血糖が出現することもある．

### 2．心血管系

長期の飢餓状態や栄養不良状態と，急激なリフィーディングにより，代償機構が破綻し，うっ血性心不全を引き起こす．また，リフィーディングに伴う低カリウム血症，低リン血症，低マグネシウム血症は，不整脈の原因となる．

### 3．血液・免疫系

長期の飢餓状態により，骨髄萎縮による多系統の血球減少がみられる．これにリフィーディング症候群が重なると，溶血，血小板減少，白血球減少などが出現する．結果的に免疫不全状態となるため，感染症などを併発しやすく，しばしば敗血症やDIC（播種性血管内凝固）を引き起こすことがある．

### 4．筋骨格系

長期の飢餓状態により筋萎縮がみられる．これにリフィーディングが重なると，筋脱力，筋痛症，横紋筋融解症，呼吸筋低下などが出現する．呼吸筋低下はしばしば深刻となる．急性呼吸不全に陥った場合，低栄養状態によって人工呼吸器からの離脱が遷延する．

### 5．神経系

重症の低リン血症がみられる場合には，意識障害，せん妄，けいれんなどが出現する．ビタミン$B_1$欠乏によるウェルニッケ脳症にも注意する．

### 6. その他
肝障害もよくみられ，まれに劇症肝炎を呈することもある．

### D. 検査所見
血液検査にて，以下の異常値を示す．
- 末梢血分画：Hb 値低下，白血球減少，血小板減少
- 電解質：P↓（必発，重症度を反映），K↓，Mg↓，Na↓，Ca↓
- 血清生化学：低蛋白血症，特に低アルブミン血症，肝トランスアミナーゼ（AST，ALT）↑，しばしば CPK↑

### E. 治療方針
#### 1. 予防
リフィーディング症候群が起きるリスクを認識し，こまめに電解質モニタリングを行いながら予防に努めることが最重要である．絶食期間が1週間以上の場合には，リフィーディング症候群の予防が必要と考える．

#### 2. リフィーディング
通常，推定エネルギー所要量＝基礎代謝量×身体活動レベル（*）と計算されるが，絶食後は，推定必要量よりも少量で開始する．まずは，1/3-半量以下で開始し，3日-1週間ごとに150-300 kcal ずつ増量することが多いが，絶食期間と低栄養状態によっては，これよりも緩やかに増量することもある．初期の投与熱量が大きいほど，リフィーディング症候群をきたしやすい．また，静脈栄養よりも経口投与のほうがリフィーディング症候群を起こしにくい．リフィーディング症候群の徴候がみられれば，熱量を減量するか，リフィーディングをいったん中止する．

*：推定エネルギー所要量や基礎代謝量，身体活動レベルの算出方法は，厚生労働省の「2005年度版 日本人の食事摂取基準について」にて参照可能．
http://www.mhlw.go.jp/houdou/2004/11/h1122-2.html

#### 3. モニタリング
リフィーディングの前に，必ず血液検査を行う．また，リフィーディングを開始したあとも，最初は1-3日おきに血球分画，電解質（P, K, Na, Mg），生化学の血液モニタリングを行う．血清リン値が，リフィーディング症候群の重症度の最も鋭敏な指標である．

#### 4. リン酸の補充
経口あるいは経静脈的にリンの補充を行う．カリウム値の低下がみられる場合が多いため，リン酸ナトリウムよりもリン酸カリウムの投与のほうが有効である．1.0 mg/dL 以下の低リン血症がみられる場合には，経静脈的なリン酸投与が必要である．8時間で 0.08 mEq/kg のリン酸を投与し，必要ならこれを継続する．高カリウム血症やテタニーを避けるため急速投与は行わないよう注意する必要がある．

> **処方例** 下記を用いる．
> リン酸2カリウム注（20 mEq/キット） 1キット＋ソリタ-T3号注　500 mL（1回）6-8時間で点滴静注

#### 5. その他の栄養剤の補充
そのほかに，ウェルニッケ症候群の予防のために，ビタミン $B_1$（チアミン）を含むビタミンB複合体も必ず補充する．

> **処方例**
> ビタメジン注　1回1バイアル　1日1回静脈内注射または点滴静注

## Ⅲ．代謝疾患時の向精神薬治療

### A. 肝障害
抗不安薬，抗うつ薬，抗精神病薬などの精神疾患治療薬の多くは肝で代謝されるため，重篤な肝不全時には投与量を減らす必要がある．通常量の半量程度から開始し，慎重に増量する．また，ベンゾジアゼピン系薬などの感受性が亢進することも知られており，肝障害患者に対しては力価が低く，かつ作用時間の短い薬物を選択するのが望ましい．

### B. 腎障害
軽度の腎障害時には減量を必要としない薬物が多い．ベンゾジアゼピン系薬は，尿中へ

の未変化体排泄率は低いが，腎不全時には投与量を減らす必要がある．他の薬剤も，腎不全時には通常量の半量程度から開始し，慎重に増量する．活性代謝物が尿中に排泄されるために鎮静効果が延長あるいは増強しやすい．また，フェノチアジン系薬や三環系抗うつ薬の作用も増強しやすいため，腎障害時には慎重に投与する必要がある．

**参考文献**

1) Marinella MA: The refeeding syndrome and hypophosphatemia. Nutr Rev 61: 320-323, 2003

# 腎・泌尿器疾患合併症
*urological complication*

**本田真理子**　東京慈恵会医科大学・泌尿器科

## Ⅰ．尿閉

### 疾患概念

尿閉 urinary retention は尿が膀胱に充満しているが排出できない状態である．原因はさまざまであるが，精神科領域では向精神薬（特にフェノチアジン系抗精神病薬，三環系抗うつ薬）による薬剤性の頻度が高い．また精神疾患患者に多い重度の便秘も尿閉のリスクとなる．

### 診断のポイント

尿量減少，下腹部膨満，腹痛．残尿過多に起因する頻尿が先行することもある．腹部エコーで膀胱充満を確認することで，無尿との鑑別が可能である．腹部エコーが施行できない場合は，導尿により診断的治療を行う．

### 治療方針

#### A．導尿

・長期間の留置目的：バルーンカテーテル 14-20 F
・一時的な導尿目的：ネラトンカテーテル 6-12 F

挿入できない場合は尿道損傷のリスクがあるため，無理をせず泌尿器科医にコンサルトする．

#### B．前立腺肥大の治療

男性患者に多い前立腺肥大が尿閉のベースとなる場合は，前立腺肥大の治療を行う．

**R 処方例**）以下 1)-3) のいずれかを用いる．血圧低下に注意する．

1) ハルナール D 錠（0.2 mg）　1回1錠　1日1回
2) フリバス OD 錠（25・50・75 mg）　1回 25-75 mg　1日1回
3) ユリーフ錠（4 mg）　1回1錠　1日2回

#### C．向精神薬調整

減量や中止（特に抗コリン作用が強い三環系抗うつ薬，フェノチアジン系抗精神病薬，ノルアドレナリン再取り込み阻害作用の強い SNRI など）もしくは他剤への変更を行う．それでも改善がない場合，以下を処方する．

**R 処方例**）

ウブレチド錠（5 mg）　1回1錠　1日1回

コリン作動性クリーゼ（筋力低下，呼吸不全，発汗，下痢，コリンエステラーゼ低下，縮瞳）に注意する．クリーゼ出現時は硫酸アトロピン注（0.5 mg/アンプル）を症状改善まで静注．呼吸不全には人工呼吸管理とする．このため精神科病院で発生した場合は内科医もしくは救急科医のいる病院への搬送が必要である．

#### D．専門医へのコンサルト

向精神薬の減量や中止でも改善しない場合，血尿を伴う場合，導尿困難な場合は泌尿器科医に相談して重度の前立腺肥大，腫瘍，結石，尿道狭窄などを精査してもらう．

## Ⅱ．血液透析

### 疾患概念

慢性腎不全から血液透析 hemodialysis に

至る原因として糖尿病性腎症，慢性腎炎，多発性嚢胞症，腎硬化症などが挙げられるが，精神疾患患者においても今後高齢化とともに血液透析を導入する患者数が増加することが予想される．

### 診断のポイント

1992（平成4）年に旧厚生省が慢性腎不全の透析導入診断基準（表1）を作成したが，一応の目安であり精神疾患患者の透析導入には精神疾患の重症度や社会的状況も加味しなければならない．

### 治療方針

#### A. 不穏など精神症状の著しい患者の血液透析導入

慢性腎不全の透析導入は1回数時間を週2-3回，ほぼ一生行わなければならないため，不穏が著しい患者の適応については十分，本人・家族と話し合わなければならない．透析導入したとしても透析中の長時間，安静にできるかどうかは重大な問題である．透析中に安静が保てず穿刺針（特に返血側）が自己抜去された場合は大量出血をきたすため，発見が遅れると致死的となることがある．透析時間を短縮する方法も考えられるが，透析効率は悪く血行動態も不安定となり低血圧・ショックを起こしやすい．特に透析導入しても予後不良な場合は，単なる延命のための安易な導入は避けるべきである．

腎不全由来の尿毒症などからくる不穏は血液透析で改善する可能性があるため，適応があれば透析担当医と連携して導入を考慮する．

また精神疾患の診断がついているだけで，精神症状が落ち着いていても透析担当医が導入に及び腰になってしまうケースもあるので，その場合は精神科主治医から透析担当医への粘り強い説明が必要となる．

#### B. 透析中薬物鎮静を行う場合

持続的な $SpO_2$ モニターが必要である．

**処方例** 下記1）を用いる．長時間の透析の場合は持続鎮静が容易な2）を使用してもよいが，通常量より減量して開始する．

1) サイレース注（2 mg/1 mL/アンプル）0.5-2アンプル＋生理食塩液100 mL 入眠までゆっくり点滴静注 血圧低下に注意する
2) ドルミカム注（10 mg/2 mL/アンプル）3アンプル＋生理食塩液100 mL 入眠まで2-5 mL早送り，入眠後2-15 mL/時で持続点滴静注

上記1），2）には3）を加えるか，4）を経口投与してもよい．

3) セレネース注（5 mg/1 mL/アンプル）1-2アンプル 筋注・静注 （保外）
4) リスパダール内用液（1 mg/mL）1回0.5-2 mL 1日2回 （保外）

#### C. 透析中の身体拘束

拘束帯はシャント造設部より末梢側へかか

---

**表1 慢性腎不全透析導入基準**

Ⅰ．臨床症状
1. 体液貯留（全身浮腫，高度の低蛋白血症，肺水腫）
2. 体液異常（管理不能の電解質・酸塩基平衡異常）
3. 消化器症状（悪心，嘔吐，食欲不振，下痢など）
4. 循環器症状（重篤な高血圧，心不全，心包炎）
5. 神経症状（中枢・末梢神経障害，精神障害）
6. 血液障害（高度の貧血症状，出血傾向）
7. 視力障害（尿毒症性網膜症，糖尿病性網膜症）
これらのうち，3個以上30点，2個20点，1個10点とする．

Ⅱ．腎機能
血清クレアチニン（Cr）（mg/dL）またはクレアチニンクリアランス（CCr）（mL/min）
Cr 8以上またはCCr 10未満…30点
Cr 5-8またはCCr 10-20未満…20点
Cr 3-5またはCCr 20-30未満…10点

Ⅲ．日常生活障害度
尿毒症のため起床できないもの…30点
日常生活が著しく制限されるもの…20点
通勤，通学あるいは家庭内労働が困難となった場合…10点

Ⅰ，Ⅱ，Ⅲの総得点が60点以上を透析導入とする．
（厚生省科学研究・腎不全医療研究事業，1992より）

るように装着する．

透析中にやむを得ず上肢拘束を行う際は，拘束帯がシャント造設部やそれより中枢側にかからないよう気をつける．血行障害によりシャント閉塞や血栓のリスクを高める．

### D．向精神薬の変更

下記の薬剤は腎排泄性により，腎不全では中毒症状が出現しやすく透析で除去されやすい場合があるなど血中濃度が不安定になることがあるので使用を避ける．

- 抗うつ薬：スルピリド（ドグマチール），ミルナシプラン塩酸塩（トレドミン）
- 抗躁薬：リチウム（リーマス）
- 抗不安薬：ヒドロキシジンパモ酸塩（アタラックスP）
- 抗精神病薬：チアプリド（グラマリール）

## III．急性腎盂腎炎

### 疾患概念

精神疾患患者は向精神薬による排尿障害のため，急性腎盂腎炎 acute pyelonephritis をはじめとする尿路感染が出現しやすい．精神疾患患者に高熱が出現した場合は悪性症候群，肺炎とともに急性腎盂腎炎を鑑別に挙げる．

### 診断のポイント

発熱，腰背部痛，腹痛，悪心・嘔吐などの症状がある．打診にて肋骨脊柱角叩打痛 CVA tenderness がみられることがある．

検尿で膿尿〔白血球＞5/HPF（400倍視野）〕，細菌尿を認める．自覚症状の訴えの乏しい精神疾患患者の場合，腎盂腎炎は発熱のみで病巣がはっきりしないことがある．このような場合は鑑別診断の一環として検尿も必ず行う．

培養（尿，血液）は抗菌薬を開始する前にとっておく．

腹部エコーで尿管結石などの尿路閉塞による水腎症が確認できることがある．このような場合はドレナージが必要なことがあるため泌尿器科医の診察が必要である．

### 治療方針

#### A．薬物療法

**処方例** 全身状態が比較的良好な場合は下記1)を用いる．

1) クラビット錠（500 mg） 1回1錠 1日1回

敗血症など全身状態が悪化しているときは2)を用いる．

2) ロセフィン注 1 g＋生理食塩液 100 mL 1日2回 点滴静注 腎障害が高度である場合は投与量を減らすか，投与間隔を空ける必要がある

点滴で7日，解熱後さらに経口セフェムあるいはニューキノロンを7日程度内服点滴開始後3日間を過ぎても改善しない場合，抗菌薬の変更や追加を検討する．

#### B．全身状態が悪化している場合

重症敗血症やDICをきたす症例は，精神科病院入院中であれば管理が困難のため総合病院への搬送を行う．

## IV．尿路結石

### 疾患概念

長期臥床や排尿障害は尿路結石発生のリスクとなる．やせ目的の利尿薬乱用が尿路結石 urinary lithiasis のリスクを高めることがある．また同様に精神疾患患者でしばしばみられる下剤乱用が，酸性尿酸アンモニウム結石など特定の尿路結石と因果関係があるとの報告がある．

### 診断のポイント

- 血尿，下腹部違和感・頻尿（膀胱結石），腰部痛（腎・尿管結石），放散痛（上部尿管結石は陰部，中部は下腹部に放散する）．
- 腹部エコー：水腎症の有無をみる．
- KUB：X線透過性の結石も2割程度存在する．
- 腹部単純CT：小さい結石は見逃すこともあるが，KUBで写らない結石の診断に有用．腎梗塞，膵炎，大動脈解離などでも類似の症状を呈することがあるため，それら

を疑う場合は造影CTを施行する．
- 尿検査：血尿が大半の症例で存在する．
- その他：結石分析（尿・血液中の尿酸，Ca，Mg，P，シュウ酸，尿酸，クエン酸などの検査をし，原因を検索し治療する）．

### 治療方針
#### A. 急性期の疼痛治療

**処方例** 下記1），2）を併用する．

1) ボルタレン坐薬（50 mg） 1回25-50 mg 1日1-2回 腎機能障害に注意
2) ブスコパン注（20 mg/1 mL/アンプル） 1アンプル＋生理食塩液50 mL 点滴静注 頓用 1日3回まで 緑内障禁忌，心疾患合併時は注意．向精神薬との相互作用で尿閉をきたす場合は導尿を行う

上記で疼痛コントロールができない場合，3）を追加する．

3) ソセゴン注（15 mg/1 mL/アンプル） 1回1アンプル 筋注 または1アンプル＋生理食塩液100 mLを30分程度で点滴静注 依存傾向の強い患者にはできるだけ避ける

#### B. 疼痛時の輸液の注意点
水腎症を呈した場合，痛みの強い急性期に大量の輸液や飲水を行うと，かえって痛みは増悪し鎮痛薬が無効となるので，過剰な水分負荷は行わない．
急性期を過ぎたら1日1.5-2 L程度の飲水を勧める．

#### C. 専門医へのコンサルト
繰り返す例など，経過の長い症例では片側あるいは両側の腎萎縮をもたらし腎機能が悪化することもある．5-8 mm以上の結石は自然排石困難なため，体外衝撃波結石破砕などの治療を要する．小さくても症状の強い場合や発熱など腎盂腎炎を疑う所見などがある場合も泌尿器科医にコンサルトする．

# 外傷性疾患合併症
*traumatic disease complications*

大槻穣治　東京慈恵会医科大学附属第三病院救急部准教授
本田　明　東京武蔵野病院・内科医長

## I．多発外傷

### 疾患概念
多発外傷で精神科医がかかわる状況として，病院内高所からの墜落・転落が想定される．墜落・転落は自殺企図にしばしばみられる致死性の高い手段である．高所からの墜落・転落は高エネルギー外傷として扱い，精神科単科の病院での発生であれば高次医療機関への搬送が必要であるが，搬送までの間は以下のJATEC（Japan Advanced Trauma Evaluation and Care）に準じた高エネルギー外傷に対する初期診療を行う必要がある．

### 治療方針
外傷初期診療は第一印象 → primary survey → secondary survey の順に行われる．

#### A. 第一印象
患者の橈骨動脈を触れ（橈骨動脈が触れれば大ざっぱではあるが収縮期血圧は80 mmHg以上），皮膚が冷たく湿っていないか，脈は微弱で頻脈ではないかを，また患者の胸の高さに目をおき，呼吸による胸郭の挙上に左右差がないか（気胸の有無），頻呼吸や努力性の呼吸ではないかを確認し，患者によびかけ名前を尋ねてみる（声が出ていれば気道は開通，名前が言えれば意識状態もある程度よい）．以上のことで，その患者の重症度と緊急度を大まかに把握することができる．

#### B. primary survey
primary surveyは生理学的な異常から緊急を要する致死的な外傷を早期に発見する手順であり，同時に生命危機を回避する処置で

ある蘇生を行う．

### 1. 気道の評価と頸椎保護（airway）

気道閉塞・意識レベル低下があれば気管挿管などにより気道を確保し，高濃度酸素を投与する（リザーバー付きマスクで10-15 L/分）．

外傷患者は完全に否定できるまで，頸椎損傷があるものとして頸椎カラーによる固定を行う．

### 2. 呼吸状態の評価（breathing）

$SpO_2$ を確認する．

胸壁運動・呼吸音の左右差の確認．この時点で左右差を認め，ショック，頸静脈怒張を呈した場合は緊張性気胸を疑い，胸部X線撮影前でも直ちに，第4-5肋間腋窩中線より胸腔ドレナージを行う．もし胸腔ドレーンがすぐに準備できない場合は18G以上の静脈留置針を第2肋間鎖骨中線上に数本穿刺して応急的に脱気する．

### 3. 循環状態の評価（circulation）

なるべく太い径の留置針で2か所，静脈路を確保する．ショック時の初期輸液は細胞外液（生理食塩液，ヴィーンFなど）を1-2 L（小児では20 mL/kg）全開で投与し血圧の反応をみる．

ショックの鑑別を行う．外傷によるショックの90％が出血性ショックである．ショック初期は血管収縮，頻脈などの代償機構により血圧は保たれるため，ショックの徴候（皮膚湿潤，頻脈など）があれば急速輸液を行いつつ出血源を検索する．出血性ショックでは昇圧薬はさらなる末梢血管収縮をきたし，臓器の虚血をきたすため原則使用せず，輸液・輸血と同時に止血を優先する．外傷時のショックのその他の原因としては緊張性気胸，心タンポナーデなどの閉塞性ショックや頸髄損傷に伴う神経原性ショックなどがある．

体表からの外出血はガーゼなどで覆い，直接圧迫止血を行う．輸液に反応しない出血性ショックの場合は，直ちに手術か動脈塞栓術 transcatheter arterial embolization（TAE）による止血が必要である．

### 4. 中枢神経の評価（dysfunction of CNS）

Glasgow Coma Scale（GCS）8点以下もしくは Japan Coma Scale（JCS）で30以上，経過中GCSで2点以上の急速な低下，瞳孔不同，片麻痺などを認めるものは重症頭部外傷と見なし，primary survey 終了後に呼吸，循環の安定を再確認し，secondary survey の最初に頭部CTを行い脳神経外科医にコンサルトする．決して呼吸，循環が不安定な状態でCTを行ってはならない．

意識レベルの評価では，認知症などもともと見当識障害をもっている患者や，うつ病の思考制止，統合失調症の支離滅裂，発動性低下が前景にある患者では意識障害と誤診されることが多い．救急隊や身体科の医師へ引き継ぐときは普段の精神症状の情報も伝える必要がある．

### 5. 脱衣・体温管理（exposure and environment）

患者の着衣をすべて取り除き，体表面より観察が可能な損傷の有無を検索する．打撲痕や内出血を認めた場合はその内部に重篤な臓器損傷がある可能性を示唆する．

低体温は予後を悪化させるため観察後は積極的な保温を行う．輸液はできれば39℃に加温したものを使用する．

### 6. primary survey における画像検査

ショックをきたすような内出血は胸腔，腹腔，骨盤骨折による後腹膜の3か所を想定する．出血源の検索が可能であればエコー（腹腔・胸腔），胸部単純X線（胸腔），骨盤単純X線（後腹膜出血）を行い推定する．またエコーの際には心タンポナーデの有無も検索する．

## C. secondary survey

secondary survey は primary survey により生命の危機を回避したあとに，全身の損傷を系統的に検索し根本治療のための評価を行うことである．

1. **病歴を把握して情報を専門医に引き継ぐ（AMPLE history）**

A：allergy（アレルギー）
M：medication（内服薬）
P：past history・pregnancy（既往症・妊娠の有無）
L：last meal（最終食事摂取時間と内容）
E：event（受傷機転）

2. **全身の損傷部位の確認**

頭部から足の爪先に至るまで，漏れなく損傷部位の確認を行う．

頭部では特に頭蓋底骨折を疑う所見（パンダの眼徴候，Battle 徴候，髄液漏など）に注意し，これらを認めた場合は経鼻挿管や経鼻胃管挿入は感染や頭蓋内迷入の危険があり禁忌となる．画像では頭部単純Ｘ線3方向〔正面，側面，Towne（後頭部打撲時），またはWaters（顔面打撲時）〕，頭部CTを行う．

頸部では緊張性気胸や心タンポナーデを疑う頸静脈の怒張や頸椎・頸髄損傷を疑う圧痛，運動・感覚麻痺，腹式呼吸の有無などに注意し，緊張性気胸・心タンポナーデと診断したら直ちに穿刺など解除の処置を行う．画像では頸椎・頸髄損傷を疑う場合は頸椎CTを，CT撮影ができない場合は頸部単純Ｘ線3方向（正面，側面，開口位）を行う．

胸部では視診，触診，打診，聴診を行い，胸郭運動・呼吸音の左右差，フレイルチェスト，皮下気腫の有無などを検索する．画像では胸部単純Ｘ線，胸部CT，胸部エコーを行い，胸部単純Ｘ線で上縦隔8 cm以上の拡大は大動脈損傷を疑う．

腹部でも視診，触診，打診，聴診を行い，腹部膨隆や腹膜刺激症状（筋性防御，Blumberg 徴候）の有無などを検索する．画像では腹部エコー，腹部CTを行うが，胸・腹部の外傷の場合，単純CTでは臓器・血管損傷が明らかでなく造影CTで明らかとなることは多く，禁忌でなければ造影CTを行う．消化管穿孔や体表からの穿通などによる free air はCTの window を air 条件（肺野条件）に変え診断する．

骨盤では骨盤の動揺性，疼痛，血尿，直腸診による前立腺の位置異常，脚長差の有無などを検索する．画像では骨盤単純Ｘ線（正面），骨盤CTを行う．

四肢では変形，腫脹，疼痛，血流障害，感覚・運動麻痺，開放創，脱臼，脚長差の有無などを検索する．画像では単純Ｘ線（2方向）を行う．

### 精神症状と身体の管理

1. **不穏の見極めを行う**

身体的問題によるせん妄・錯乱などによる不穏か，精神科原疾患による不穏か判断が難しいことがあるが，低酸素，ショック，頭蓋内出血，疼痛など身体的問題による不穏は治療により改善する可能性があるので，不穏がある場合はまず身体的問題に起因するものとして検索を行う．原因不明のまま不用意な鎮静を行うと診断がより困難となることも多い．

2. **頸椎損傷の確認**

専門医により頸椎損傷が否定できるまで頸椎カラーによる固定を継続する．しかし頸椎カラーを装着していても完全な固定は難しい．頸椎損傷があるにもかかわらず，精神症状により興奮が著しく頸部の安静が保てない場合，二次的に脊髄損傷をきたすこともあり，高位頸髄の損傷であれば呼吸停止や神経原性ショックをきたす．

頸椎損傷や脊髄損傷が強く疑われるなら，持続的な鎮静が必要である．ただし鎮静により意識レベルの変化が確認できないと，頭蓋内出血やショックなどを見落とすリスクも生じるので十分注意して使用する．

**R 処方例**）鎮静を行う場合，下記1），2）のいずれかを用いる．

1) セレネース注（5 mg/アンプル）　1アンプル＋生食50 mL　1日3-5回　点滴静注
2) ドルミカム注（10 mg/アンプル）　3アンプル＋セレネース注（5 mg/アンプル）　3アンプル＋生食100 mL　入眠

まで3-10 mL早送り，5-30 mL/時で持続点滴

## II．四肢骨折

### 疾患概念
精神疾患患者は薬物などの影響による転倒や自殺企図などによる骨折がまれではない．部位によっては患者の訴えの乏しさも加わり重度の貧血やショックをきたして初めて明らかになることもある．また画像所見でも大腿骨頸部など骨折線がはっきりしないことも多く，このような場合は初期治療のみ行い，専門医にコンサルトする．

### 診断のポイント
疼痛，圧痛，腫脹，変形，歩行困難などの症状が認められる．特に血流障害，知覚・運動障害を認めた場合は早急な処置を必要とすることが多い．

画像診断は単純X線2方向（正面，側面）が基本である．

### 治療方針
- 固定：骨折部位の近位関節と遠位関節をまたいでシーネ（副子）で固定する．専門医に引き継ぐ場合は厳密に良肢位で固定しなくてもよいが，包帯での固定が強すぎると皮膚壊死や神経損傷，局所循環障害を招くので注意する．
- 開放性骨折：早急な洗浄などの処置を必要とするため清潔ガーゼで覆い，すみやかに専門医にコンサルトする．
- 薬剤の見直し：転倒が頻回の場合は，一度向精神薬の処方内容も検討する必要がある．

## III．熱傷

### 疾患概念
精神科領域での熱傷は自殺企図，タバコの不始末などが想定される．また興奮している患者の食事提供は汁物やお茶などを十分に冷ましてから行わないと，人に投げつけたり自身にかかり危険である．

1. 熱傷深度の判定
   - I度熱傷：紅斑・疼痛
   - II度熱傷（浅達性）：水疱，水疱底ピンク色・強い疼痛
   - II度熱傷（深達性）：水疱，水疱底蒼白・疼痛，知覚鈍麻
   - III度熱傷：蒼白時に黒色・無痛
2. 熱傷面積の算定
   手指を含めた患者の手掌（手首から指先まで）の面積がおよそ体表面積の1％であることから算定する．
3. 熱傷の重症度判定
   - 熱傷指数 burn index（BI）＝$1/2 ×$ II度熱傷面積＋III度熱傷面積
     BI＞10-15は重症
   - 予後熱傷指数 prognostic burn index（PBI）＝年齢＋熱傷指数
     PBI＞80-100は重症

### 治療方針
1. 冷却
   受傷直後であれば流水で10分以上冷却する．
2. 専門医の治療
   BI高値の場合や気道熱傷が疑われる場合（鼻毛の焼失，口腔内浮腫・ススの付着）は，高次医療機関へ搬送する．深達性II度，III度熱傷では感染や瘢痕が問題となるので特に顔面や手の熱傷の場合は早めに専門医にコンサルトする．
3. 局所治療
   - I度熱傷：リンデロン-VG軟膏またはエキザルベ軟膏をガーゼに塗り，患部に貼り付ける．
   - II度熱傷：水疱が破れていない場合は，そのまま水疱を保護する．水疱が破れている場合は創部洗浄＋ワセリンを基材とし抗菌薬，ステロイド軟膏をガーゼに塗り患部に貼り付ける．II度（浅在性）熱傷では創傷被覆材やフィブラストスプレーも使用可能である．

- Ⅲ度熱傷：創部洗浄＋ゲーベンクリームをガーゼに塗り患部に貼り付ける．Ⅲ度熱傷は植皮が必要である．

4. **身体拘束**

身体拘束を行う場合は熱傷部位に拘束帯がかからないよう注意する．どうしても熱傷部位に拘束帯が当たる場合は健側四肢のみを拘束，またはミトンを装着し，熱傷部位はガーゼの上から包帯を巻いて保護する．

**参考文献**

1) 日本外傷学会，日本救急医学会(監)，外傷初期診療ガイドライン第4版編集委員会(編)：外傷初期診療ガイドライン JATEC. 改訂第4版，へるす出版，2012

# 25 その他の臨床的諸問題

成人の自閉スペクトラム症　936
成人の注意欠如・多動症　940
自殺予防　943
職場のメンタルヘルス　948
家庭と学校のメンタルヘルス　951
サイコオンコロジー　955
コンサルテーション・リエゾン　958
予防・早期介入　961
地域精神科医療・地域精神保健　965
アンチスティグマ　969
精神科関連用語をめぐる最近の動向　972
医療観察法と精神鑑定　975
精神保健福祉法と入院形態　980
向精神薬の臨床試験　984
災害に伴う精神医学的問題　987
医療関係者の精神保健　990
レジリアンスの概念　991
日本に住む外国人のメンタルヘルス　992
精神保健における暴力のリスク・アセスメント　995
向精神薬と運転　999
病名告知　1000
強制治療　1002

# 成人の自閉スペクトラム症
*autism spectrum disorder in adults*

太田晴久　昭和大学発達障害医療研究所・講師
加藤進昌　昭和大学発達障害医療研究所・所長

## 概念

自閉スペクトラム症（ASD）は社会性の障害や常同性を主症状とする神経発達障害である．ASDは母親の愛情不足など子育てが原因とされていた時代もあったが，現在は先天的な脳機能の問題に由来すると考えられている．症状は幼少期より存在していることが原則であり，成人になり発達障害を発症するということはない．いわゆる「成人のASD」には大きく分けて2つのパターンがある．1つは幼少時からすでにASDの診断を受けており，そのまま成人となったケースである．もう1つは幼少時よりASDの特徴はみられていたものの障害に気がつかれず，成人になって初めて診断に至ったケースである．前者に関しては知的障害や言葉の遅れを伴う古典的な自閉症が多く，以前より医療や福祉につながっていた．後者については知的障害を伴わず，これまで見過ごされやすかったが，最近になりその存在に気がつかれるようになったものである．

その要因の1つとしてASDに関する情報の広まりがある．最近では家庭のみならず大学や会社においてもマスメディアなどを通じて成人期のASDに関する知識が広がりつつあるため，ASDに伴う問題点に気がつかれやすくなり，周囲に促されて受診に至るケースが増えている．また，診断する側の変化も成人のASD数の増加の要因に挙げられる．これまでは成人を対象とする精神医療において，発達障害を診断するという観点が欠けていたため，鑑別診断の候補にASDが挙がることもなかった．近年では診療をする側の意識の変化や診断概念の広がりにより，他の精神疾患にて受診している方の背景にあるASDなどの発達障害が見つけられやすくなってきている．雇用の流動性の増加などにより，環境の変化への対応や自己アピール能力が以前よりも求められる社会的背景も，ASDが不適応を起こし医療につながる要因になっている可能性もある．また，何らかの解明されていない要因によってASDの実数が近年になり増加している可能性も否定できない．これらの理由が複合的に重なり合うことで，成人期になりASDの診断を受ける人の数が増加していると考えられる．

成人期のASDが注目されている要因の1つは，その数の多さに加えて，社会性の障害という特徴があるからであろう．対人関係の悩みは誰もがもちうるものであり，その問題点を「障害」という形で単純化することで，苦悩から解放されたい，周囲の理解を得たいという意識が働きがちである．その結果，ASDの診断を期待するという通常の精神科診療では想定されない反応が，特に受診者がASDでない場合に強く出る傾向がある．ASDは基本的には生涯にわたって症状が持続する障害であり，他の精神疾患であった場合は適切な治療機会を奪うことにつながってしまう．成人期のASDの診断には幼少期の情報に客観性を欠くという構造的な問題点があるため，診断にはより慎重を期すことが求められ，そのことが適切な治療の選択につながる．

## 診断のポイント

### A. 診断の概略

近年はASDを疑い，受診する成人が増えてきている．その際の主訴としては社会性の障害に関係するものが多い．社会性の障害が認められてもASDのもう1つの主症状である常同性がみられない場合は，DSM-5では社会的（語用論的）コミュニケーション症 social (pragmatic) communication disorderの診断となるため，常同性の存在について確認することが必要である．ASDの診断を下す

ためには，障害の特徴が幼少期から持続してみられていることが必須である．しかし，本人の記憶のみではさまざまなバイアスがかかる可能性があり，養育者の記憶や通知表での教師からのコメントなど，より客観的な情報をできるだけ集めることが重要である．

　他の精神疾患で受診している場合は，ASDに関係する症状を自ら述べられることは少ないため，医師が積極的に疑っていくことが必要である．ASDには併存疾患がしばしば認められるため，受診の直接の動機が併存疾患の治療であることも多い．病歴や面接時の様子からASDが疑われる場合には，詳細に生育歴を聴取することはもちろん必要であるが，障害を見逃さないために簡単にでも全例に聴取することが推奨される．

### B. 面接時の様子

　表情変化はぎこちなく，面接者の笑顔や冗談に対する反応が乏しい．座る位置も適切な対人距離感がつかめず，妙に近かったり遠かったりする．ジェスチャーが少なく，会話は論理的であっても情感に欠けている．会話のトーンは抑揚に乏しく，状況に不釣り合いな声の大きさや小難しい単語を使用することもある．抽象的な質問にはうまく答えられず，具体的な問いかけを要し，話の深みや広がりに欠けることも多い．

### C. 生育歴・病歴の聴取

#### 1. 社会性の障害

　ASDでは幼少期では視線が合わない，抱っこを求めない，ごっこ遊びに乏しい，などといった特徴がある．また，言葉の発達の遅れがしばしば認められる．学童期以降では複雑な対人交流を要求されるようになるが，他者の感情や場の雰囲気を理解し，適切な行動や態度をとることが苦手であるため，いじめにあうことが多い．「友人がいた」と述べられた場合でも，実際に年齢相応の豊かさをもって他者とかかわっているのかを詳しく聴取する必要がある．

#### 2. 行動や興味の限局化と常同的反復

　興味の対象が狭く，特定の物への執着もみられる．電車の種類や時刻表，博物的な知識などの習得に没頭することもその例である．通常の趣味や収集とは異なり，それらを通して他者と交流しようという要求に乏しく，その興味の対象も独特なものであることが少なくない．また，こだわりが強く，ささいな変化も嫌がる傾向がある．感覚過敏（音，光，匂いなど）もしばしば認められる．

#### 3. その他の特徴的な症状

　前記の中核症状以外でASDに特徴的なものとして，協調運動の障害（不器用，歩行や姿勢がぎこちない，球技が苦手など），情報処理能力の偏り（視覚優位，細部にとらわれる，複数の情報を同時に処理できない）などが挙げられる．

### D. 検査（診断補助）

　わが国でASD特性を簡便に検査できる代表的なツールとしては，AQ-J（Autism-Spectrum Quotient Japanese version）とPARS（Pervasive Developmental Disorders Autism Society Japan Rating Scale）が挙げられる．AQ-Jは成人を対象とした自己評価式のスケールであり，PARSはわが国で開発され，養育者を対象にインタビュー形式で評価するものである．しかし，AQ-Jは自己評価式であるためさまざまなバイアスがかかりやすく，点数の解釈には注意を要する．また，PARSで正しく評価するためには，ASDに関する一定の経験を必要とする．

　知的能力を測る検査であるWAIS（Wechsler Adult Intelligence Scale）において，下位項目でのばらつきや特徴（積み木模様の成績良好，絵画配列の成績不良など）があり，成人のASDでは言語性IQが動作性IQよりも高いといわれている．しかし，それだけで診断が確定できるほどの一定の傾向や診断特異性はない．また，遺伝子や生化学的検査，脳画像検査での診断はまだ研究段階にとどまっている．

### E. 鑑別疾患

　ASDと鑑別すべき神経発達症や精神疾患はさまざまあるが，代表的なものとその注意点を以下に挙げる．また，ASDでは鑑別すべき疾患と併存しやすい疾患が重なり合っていることにも注意を要する．

　神経発達症群として知的発達症と注意欠如・多動症 attention-deficit/hyperactivity disorder（ADHD）は，ASDと鑑別すべき代表的なものである．知的発達症では対人コミュニケーションのみならず，能力の全般的な低さが認められる点がASDとは異なる．ADHDに関しては不注意や衝動性などで対人コミュニケーションなどの問題を引き起こしやすいことから，ASDとの鑑別を要することがしばしばある．社会性の問題がADHD特性によるものか否か，本人の主観や問題行動が出現した状況から判断していく必要がある．統合失調症，強迫性障害，気分障害，社会不安障害，パーソナリティ障害など他の精神疾患との鑑別を要することもあるが，ASDでは幼少時よりすでに特徴がみられる一方，ほとんどの精神疾患は思春期以降の発症であることが最も重要な鑑別点である．

## 治療方針

### A. 治療の概略

　成人期のASDの中核症状に対する根本的な治療法は現在のところ確立されておらず，薬物療法は存在しない．そのため，ASDの中核症状への治療的かかわりとしては，症状を消失させるという方向ではなく，適切な学習により社会適応能力を高めていくことに重点をおくべきである．本人や周囲の人がASDの特性を学ぶことで対処方法を見いだしていくことが，社会適応能力を高めるための方略となる．例えば，ASDは視覚優位の情報処理能力をもつ傾向があるため，情報のやりとりを電話ではなくメールですることが適応能力を高めることにつながることもある．また，ASDでは知識や経験を汎化できない傾向はあるものの，社会的状況の典型的なパターンを幾つか学習することにより，より適切な行動が選択しやすくなる．このような学習を継続していくためには，適切なフィードバックに加え，自己効力感を向上させる環境にあることが必要である．受診に至るような成人のASDはこれまでさまざまな失敗体験を重ねていることがほとんどであり，否定的なニュアンスを伴った声かけには非常に敏感である．また，支援者からの指摘よりも当事者同士でのアドバイスのほうが受け入れられやすいこともある．ASDの社会性の向上に焦点を当てた集団プログラムも近年行われており，今後の発展が期待される．

　中核症状への対処に加えて，ASDはその障害特性から幼少時よりイジメや虐待などを経験することが多いため，いわゆる二次障害という情動や行動の問題を引き起こしやすい．ASDでは軽微なストレス要因にも反応しやすいことから，二次障害は単に生育環境に由来する特徴ではなく，生育環境と脳の脆弱性の相互作用により出現すると考えることが妥当であろう．幼少時の早期発見と対処が二次障害を防ぐことにつながるが，成人となってからもASD特性について本人や周囲が理解することで過度な失敗体験を防ぐことができる．必要に応じて社会福祉サービスの導入も検討する．中核症状とは違い薬物療法や心理療法など治療方法が比較的確立しているものが多いことから，見逃さずに適切な対処や治療を行うことが重要である．

　成人期のASDにとって関心が高いのが職場適応や就労の問題である．職場不適応の要因としては，単に人間関係がうまくいかないというだけではなく，適切に仕事が遂行できないことによるものが多い．ASDは同僚や上司に適切に頼ったり聞いたりすることができないため，自身で処理できない案件を抱えたままにしてしまいがちで，危機的な状況になって初めて発覚することがしばしばある．最悪な状況を回避するために定期的に上司に

相談や連絡ができるよう，具体的にペースや日時も含めて指導する必要がある．ASDは本人の特性と職場環境が合っていれば能力を発揮することができ，実際に一般就労に適応し受診に至らないASDは相当数いるものと推察される．しかしながら，受診に至るケースでは背景に環境への不適応がきっかけとしてあり，一般就労が現実には困難なことが多い．その際は就労訓練や障害者雇用での就労を勧めることも必要である．

## B. 具体的な併存症状や問題行動への対処

### 1. 抑うつ，不安

ASDは自らの感情を適切に自覚し，それを表現することが不得手である．そのため，夜間の不眠，食欲の低下，活動量の減少，反応の遅延，落ち着きのなさ，身体不定愁訴などといった他覚的にも評価可能な症状を察知して積極的に抑うつや不安の存在を疑っていかなければならない．ASDでは生物学的な脆弱性をもとにして，ストレス負荷がかかりやすい環境要因への反応の結果によりうつ病や不安障害を発症すると考えられる．そのため，治療を行う際は環境要因の評価や調整が非常に重要である．それでも症状が改善されないときには薬物療法を検討する．ASDのうつ状態に特異的に有効である薬剤は明らかになっておらず，通常のうつ病診療に準ずる．

### 2. 幻覚妄想

ASDでは，学校でのイジメなどの実際の過去の心的外傷に基づいたフラッシュバックをしばしば体験する．その際に被害関係妄想などの病的体験を呈することもある．それらの多くは一過性で妄想内容も過去の体験から了解可能な範囲内であるが，時に持続的で奇異な妄想の広がりをもち，幻聴も伴い，統合失調症と鑑別が困難な症例を体験する．ストレス誘因を除去しても改善しない場合や緊急の対応を要するときは，抗精神病薬による治療が有効であるが，通常の統合失調症と比較して錐体外路症状や過鎮静などの副作用が出現しやすく，少量から開始することが望ましい．また，入院などの環境の変化で急速に改善しやすいことや，多くは陰性症状の経時的な進行が目立たないことから，統合失調症の併存という診断は経過をみて慎重に下すべきである．また，空想世界への没入という形でASDに幻覚妄想様の発言が時折みられるが，そのほとんどは抗精神病薬に反応が乏しい．

### 3. 不注意

ASDにはADHD症状を伴いやすいことが以前より知られており，成人期には主に注意の障害が認められ，仕事の遂行にも大きな支障をきたすことがある．DSM-5になりADHDの併存という概念が認められ，ADHDに適応となっている薬剤の併存例に対する有効性も報告されている．薬剤の使用はADHD単独症例への使用法に準ずる．しかし，不注意とみなされる症状がASD的特性ではなく，ADHD的特性から由来しているか鑑別したうえで使用していく．例えば「忘れ物が多い」といった問題に対して，持っていくべき物に関する抽象的な指示が理解できないといったASD的特性からきているのか，ADHDに由来する注意力の問題からきているのかを判断していく必要がある．

### 4. パニック

ASDはしばしば混乱してパニックを呈するが，本人はその原因をうまく言語化できないことが多い．そのため周りが推察して対処をする必要があるが，予想と違う出来事，感覚過敏，フラッシュバックなどが原因となりうる．いったんパニックになってしまうと，原因を除去しても混乱が続いてしまうことがあり，その場合は無理に説得せず静かな環境で落ち着くのを待つことも必要となる．抗不安薬や少量の抗精神病薬も有効である．パニックへの対処としては予防が最も重要である．前もって具体的に説明することで，不必要に混乱をすることを防げる．ASDでは感覚過敏（音，光，匂いなど）がしばしば認められ，特に聴覚過敏が多い．聴覚過敏に対して

耳栓，光線過敏に対してはサングラスなど，対症的に予防をしていく．フラッシュバックを起こしやすい場所やキーワードなどをあらかじめ把握して避けることも必要である．

### C. 社会資源の利用

病院を受診してくる成人の ASD の多くは，社会生活において不適応をきたしていることが多い．一般就労が困難である場合は，精神障害者保健福祉手帳をとり，就労支援を経て障害者雇用を目指すことがしばしばある．障害者年金も状態により検討していく．

### D. 家族への対処

成人しているとはいえ，受診に至るのは 20-30 歳代の若年者が中心で，両親に連れられて来院することも多い．両親の自責感や不安に配慮しつつ，障害について理解を深めていけるようサポートしていく．また，結婚している場合は遺伝性の問題についても正しい情報を伝えていく．

## 成人の注意欠如・多動症
attention deficit/hyperactivity disorder (ADHD) in adults

栗林理人　弘前大学大学院附属子どものこころの発達研究センター

### 疾患概念

【定義】　米国精神医学会の DSM-5 に従えば，注意欠如・多動症（ADHD）は，発達水準に不相応な不注意と多動性・衝動性の一方もしくは両方が学校や家庭など複数の場面で認められる病態であり，生来的な脳機能障害が発現の主要因であるものを中核とする症候群として「神経発達症群」に分類され，発達障害の一種である．

【疫学】　成人期 ADHD の有病率については，DSM-5 には Simon らのメタ解析の結果である 2.5％ のデータが掲載されている．わが国では，中村らによる有病率の推定値で男性 1.67％，女性 1.53％，全体で 1.65％ との報告がある．

【経過・予後】　ADHD は子どものときに生じる障害であるが，大人になっても一部症状が継続し，それを成人期の ADHD と称し，そのなかには社会生活や日常生活を送るうえで支障をきたす人が少なくないことがわかってきた．幼稚園や小学校で受診する ADHD は，多くは混合型で多動-衝動性が目立ち，男子に多い．また，成人になって初めて受診する場合は，男女差があまり目立たず，不注意症状が多く，素行障害や反社会的問題が少ない．また，ADHD の子どもが成人した際に出会う可能性の高い精神疾患として，物質乱用，不安障害，気分障害，反社会的パーソナリティ障害，境界性パーソナリティ障害が挙げられる．それらの併存疾患により背景にある ADHD が覆い隠され，注意深く観察しないと認めにくい場合が少なくない．

### 診断のポイント

DSM-5，ICD-10 などの診断基準の項目を具体例を挙げながら注意深く問診していくことが必要である．その際，ADHD の症状は 1 日を通した複数の場面で確認する必要があることから，本人や親だけでなく，職場関係者からの情報なども総合して評価する必要がある．なお，診察場面では患者が新奇な場面で普段の行動をある程度コントロールできるため，過度に診察場面の症候にとらわれることなく，縦断的な経過観察が重要となる．さらには頭部 MRI 検査，脳波検査といった医学的検査や心理発達検査を行ったうえで，ADHD の診断を行うべきである．また，成人で不適応を呈して受診した患者や通常の治療や支援に反応しにくい患者の場合には，その患者が ADHD をはじめとした発達障害である可能性を念頭において問診や治療にあたるべきである．

### 治療方針

【治療の概要】　成人の ADHD に対する治療は，本人への心理社会的アプローチ，薬物治

療に加えて，本人を取り巻く家族や職場の理解を得ての環境調整といった包括的な支援といえるものである．そして，それぞれの患者に対しては，柔軟であり個別的なかかわりを継続することにより，患者の自信回復とともに生活適応の改善をはかるものといえる．

成人のADHD患者で医療機関へ受診する場合，最近ではメディアなどの啓発により，成人自らが「自分はADHDではないか」と訴えて，受診する人が多くなってきている．

以下に診断の過程を通じて支援につなげていく流れを確認していくことにする．

### A. 問診

まずは，本人の問診においてADHDの基本症状を日常生活面でのつまずきから確認していくことになる．DSM-5の項目では，「不注意な過ちをおかす」「課題や活動を順序立てることが困難」「考えずに行動する傾向」などが確認されやすい．これらがかなり頻回に繰り返され，個人の努力では改善されない症状と理解することで，本人の「生きづらさ」の深刻さに気づかされる．診察者は，この「生きづらさ」「生きにくさ」を理解し共感することで，信頼関係，治療関係を成立させていく．

### B. 各種チェックリストの活用

自己記入式チェックリスト（CAARSなど）は侵襲性が少なく，診断の補助に活用できる．

ADHDの可能性があれば，コナーズ成人ADHD診断面接（CAADID），心理検査（WAIS-Ⅳなど）を実施する

検査結果より，患者自身の得意，不得意を客観化，視覚化することができる．

### C. 患者への特性の告知

患者自身の特性が明らかになるので，治療者はその結果を患者に伝える（特性の告知）と同時に十分な心理教育（ADHDを正しく理解してもらう）を行うことが必要である．薬物治療を必要としないと判断する場合には，特性の告知は治療上不可欠であるが，次に述べる病名の告知をあえてしない場合もありうる．

### D. 患者への病名の告知

その後も，面接を重ねるなかで，学童期からのつらい過去を聴き取り続けることにより，信頼関係は深まっていき，患者自身はさまざまな失敗の出来事がADHD特性により生じてきたものであることを知る．そのうえで，治療者から病名を患者に伝えること（患者への病名の告知）が望ましいと考える．病名の告知に関しては，患者や家族の受け止める力に配慮しながら慎重に行うべきである．どんなに「自分はADHDではないか」と受診した患者でも，低い自己評価に陥っている場合には丁寧に説明しても精神的ダメージを受けることがある．治療者は患者との治療関係を考慮しながら，時間をかけて丁寧に行う必要がある．患者のなかには，告知後にこれまで自分が感じてきた「生きづらさ」の背景に疾病があったことを知り，罪責感から解放されたり，これまでの経験に合点がいったと納得される人も少なくない．

### E. 病名告知後の治療的対応

病名を告知したあとは，患者への心理社会的治療，薬物療法，生活支援，障害受容の過程における教育と支援が重要となる．そのうえで，治療者は患者に対して提供可能な治療方法がどのようなものであるかを説明し，患者とともに治療の標的とする症状や障害を定めて，治療を進めていく．

#### 1. 行動療法・解決指向アプローチなど適応改善を志向する方法

患者との間で具体的に「今なにをするか」「どのようにするか」を明らかにして，「できたことへのプラスの注目（ほめられる）」によって，動機づけを増やしていくことが有効である．具体的には，日常生活上の優先順位や時間管理への助言，予定の書き出し方から実行へ移す指導，さらには達成レベルを確認評価することで常に前向きな思いが維持できるような働きかけである．患者に必要な生活

支援は，確実に身につくまで，根気強く丁寧に継続されなければならない．

## 2. 薬物療法

薬物治療については，現在，アトモキセチン（ストラテラ）とメチルフェニデート（MPH）徐放薬（コンサータ）の2剤が成人期ADHDの治療薬として使用可能である．ADHDでは，動機づけに関連する報酬系の障害が物質使用障害に罹患しやすい一因となっている．MPH徐放薬は依存のリスクを大幅に軽減しているが，内服による依存の可能性は全くないとはいえない．依存のリスクが少しでもあると考えられる際には，アトモキセチンなど他の薬剤選択を考慮する必要がある．

a. 薬物使用障害の可能性が否定できない場合

℞ 処方例 初回量として1)を用い，1週間以上あけて2)に増量する．

> 1) ストラテラカプセル（10 mg） 1回2カプセル 1日2回 朝・夕食後
> 2) ストラテラカプセル（40 mg） 1回1カプセル 1日2回 朝・夕食後

成人例では，その後は2週間以上あけて増量でき，1日120 mgを超えないこととなっている．最大の特徴は，効果が1日中持続することであるが，効果の発現が遅く，臨床上の効果出現まで4週間から8週間程度かかるため，効果が発現するまで規則正しく服薬できるように指導することが求められる．しかし，いったん薬理効果が現れれば，終日効果が持続し，薬理効果のオン・オフがない．副作用としては，悪心，食欲不振，傾眠，口渇，頭痛などがあるものの，軽微で少ない．

b. 薬物使用障害の可能性が否定できる場合

℞ 処方例 初回量として下記を用いる．

> コンサータ錠（18 mg） 1回1錠 1日1回 朝食後

増量が必要な場合には，1週間以上をあけて9 mgまたは18 mgの増量を行う．ただし，1日用量は72 mgを超えないこととなっている．最大の特徴は，効果発現の早さであり，特に小児の場合で多動性，衝動性が目立っている場合には第一選択薬にする場合が多い．しかしながら，成人の場合には，それまでの長年の経験のなかである程度の症状は代償化されてきている場合も多いため，小児ほど急いで対応を求められるケースが少ない．また，報酬系，特に側坐核は依存にも関与しているため，製剤として十分に工夫はされているものの，依存形成や依存症者の常用薬とならないよう十分な注意が必要である．副作用としては，食欲不振，動悸，体重減少，不眠症，悪心，口渇，頭痛などがある．

## 3. 環境調整

患者を支える人たちにADHD特性を理解するための治療教育を十分行い，患者本人の同意と家族や職場の受容度を吟味したうえで，周囲を巻き込んだ環境調整を行っていくことになる．家族から患者の生育歴などを聴取していくなかで，特に保護者自身の子どもに対する過去の育てにくさをねぎらい，親子関係の修復をはかるように心がけることも重要である．特に職場の環境調整については，患者が不利にならないように配慮しながら，職場の柔軟な対応力を見極めつつ，同僚の負担がなるべく少ない形で患者への配慮を可能とするための考え方や工夫が求められる．信頼関係のもとで1つひとつ成果を積み上げていく必要がある．しかしながら，患者がどうしても職場に適応できない場合には，職場内の異動，転職のほか，時には通院医療費公費負担制度，精神障害者保健福祉手帳の申請を行い，手帳を作成したうえで障害者職業センターを利用して障害者雇用を目指す場合もある．

## F. 背景にADHDが存在するも，併存疾患の症状を主訴に受診した患者の場合

患者が抑うつや不安など，併存疾患に関する主訴で受診した場合には，常に発達の問題が隠れていないかを丁寧に確認していく作業が欠かせない．一般的には，背景にADHD

が隠されていたとしても，まずは併存疾患の治療から開始する．また，併存疾患の治療経過中，通常の治療に反応しにくい場合には，積極的に何らかの発達障害の存在を疑ってみることが重要である．

**参考文献**
1) Barkley RA：Attention-Deficit Hyperactivity Disorder. Third Edition, The Guilford Press, New York, 2006
2) 中村和彦，大西将史，内山 敏，他：おとなのADHDの疫学調査．精神科治療学 28：155-162, 2013

# 自殺予防
*suicide prevention*

**高橋祥友** 筑波大学医学医療系教授・災害・地域精神医学

## 自殺の現状と自殺予防の基本概念

2015年のわが国の自殺者総数は24,025人であり，世界のなかでも高自殺率国の一角を占めている〔「自傷，自殺」(45頁)参照〕．わが国の自殺の深刻な現状を直視して，2006年6月に自殺対策基本法が成立し，自殺を社会全体の問題としてとらえて，幅広い取り組みが必要であることが宣言された．

まず自殺予防を理解するためのいくつかの基本概念から解説しよう．

### A. 事前予防，危機対応，事後対応

自殺予防は，事前予防 prevention，危機対応 intervention，事後対応 postvention に大別される．
・事前予防：現時点で直ちに危険が迫っているわけではないが，その原因などを事前に取り除いて，自殺が起きるのを予防する．自殺予防教育なども広い意味での事前予防に含まれる．
・危機対応：今まさに起こりつつある危機的状況に働きかけて，自殺を防ぐ．
・事後対応：不幸にして自殺が生じてしまった場合に，遺された人々に及ぼす影響を可能な限り少なくするためのケアを指す．

### B. 医学モデルと地域モデル

自殺予防は，医学モデル medical model と地域モデル community model が互いに緊密な関連を保ちながら，長期的な視野に立って実施しなければならない．
・医学モデル：自殺の背景にしばしば存在している精神障害に気づかず，適切な治療を受けることなく，自ら命を絶っている人が圧倒的に多い．そこで，自殺に直結しかねない精神障害を早期の段階で発見し，適切な治療に導入し，自殺を予防する．
・地域モデル：今，直ちに精神的な問題を抱えているわけではない，健康な人を対象に問題解決能力や援助希求的態度を高めるような教育を実施していく．

### C. ライフサイクルと自殺

一般に自殺といっても，子ども，若年成人，壮年期の人，高齢者では抱える問題にはそれぞれ特有のものがある．各ライフサイクルに特有な問題について自殺との関連を検討していくことは，自殺予防には欠かせない視点である．

## どのような人に自殺の危険が迫るのか

自殺というとしばしば，その直前のストレスばかりが注目されがちであるが，実際には単一の原因だけで理解できるほど単純な現象ではない．図1に示すように，さまざまな要因が複雑に関連し合って，自殺が起きやすい下地が形成されている．

### A. 自殺の危険因子

表1に挙げたような危険因子を数多く満たす症例は，自殺が生じる可能性が潜在的に高いと判断すべきである．

#### 1. 自殺未遂歴

これまでに自殺未遂に及んだことのある人は，その後，適切なケアを受けられないと，将来も同様の行動を繰り返して，結局，生命

**表1 自殺の危険因子**

| | | |
|---|---|---|
| ①自殺未遂歴 | 自殺未遂は最も重要な危険因子<br>自殺企図の状況，方法，意図，周囲からの反応などを検討 | |
| ②精神障害 | 気分障害(主にうつ病)，薬物乱用(主にアルコール依存症)，統合失調症，パーソナリティ障害 | |
| ③サポートの不足 | 未婚，離婚，配偶者との死別，職場での孤立 | |
| ④性別 | 自殺既遂者：男＞女　　自殺未遂者：女＞男 | |
| ⑤年齢 | 年齢が高くなるとともに自殺率も上昇 | |
| ⑥喪失体験 | 経済的損失，地位の失墜，病気や怪我，業績不振，予想外の失敗 | |
| ⑦他者の死の影響 | 精神的に重要なつながりのあった人が突然不幸な形で死亡 | |
| ⑧事故傾性 | 事故を防ぐのに必要な措置を不注意にもとらない．慢性疾患への予防や医学的な助言を無視 | |

(高橋祥友：自殺の危険―臨床的評価と危機介入．第3版，金剛出版，2014より)

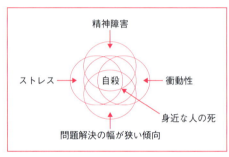

**図1 自殺の原因**
(高橋祥友：自殺の危険―臨床的評価と危機介入．第3版，金剛出版，2014より)

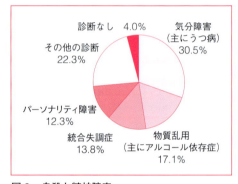

**図2 自殺と精神障害**
〔World Health Organization: Suicide Rates (per 100,000), by country, year, and gender より〕

を絶ってしまう率は，一般人口よりもはるかに高い．高所から飛び降りたり，電車に飛び込んだものの，奇跡的に助かった人が真剣に自殺を考えていたことを疑ったりはしないだろう．しかし，手首を浅く切る，薬を少し余分に服用するといった，直ちに死に至らないような方法で自傷行為に及んだ人の場合，「狂言自殺だ」「周囲を脅かそうとしただけだ」といったとらえられ方をしてしまいかねないので，注意すべきである．

## 2. 精神障害

精神障害に関しては他の章で解説されているので，詳しくはそちらを参照されたい．自殺者の大多数は最後の行動に及ぶ前に，気分障害(主にうつ病)，物質乱用(主にアルコール依存症)，統合失調症，パーソナリティ障害といった，何らかの精神障害に罹患していたことを多くの調査が明らかにしている．

図2は，WHO(世界保健機関)が実施した，自殺者に関する心理学的剖検の調査結果である．これによると，自殺前に精神障害の診断に該当していたと考えられる人は96%であり，「診断なし」はわずかに4%にすぎなかった．このように大多数の自殺者が生前に何らかの精神障害に罹患していたと推定されるのだが，適切な治療を受けていた人となると1-2割程度であった．そこで，うつ病，アルコール依存症，統合失調症に対しては今

では効果的な治療法があるので，早期に診断し，適切に治療することによって，自殺率を低下させる余地は十分にあると，WHOは強調している．

なお，アルコール依存症の診断に該当しないまでも，自殺行動を起こす際に酩酊状態にある人が多いという報告も注目される．飲酒すると，一時的に気分が晴れることを経験しているために，抑うつ状態で酒量が増えたり，飲酒によって熟睡感を得ようとしたりする人もいる．しかし，アルコールは中枢神経系の活動を抑制する作用があり，長期的にはうつ病の症状をかえって悪化させてしまう．また，酩酊状態で自己の行動をコントロールする力を失い，自殺行動に及ぶ人も多い．

### 3. 周囲からのサポートの不足

未婚の人，離婚した人，何らかの理由で配偶者と離別している人，近親者の死亡を最近経験した人の自殺率は，結婚し配偶者のいる人の自殺率よりも約3倍の高さを示す．また，家族が全員揃っていて，表面的には特に問題のないようにみえることがある．しかし，詳しく検討すると，そのなかでもある特定の人が疎外されていて，自殺の危険が高まっている状況が明らかになってくる場合も少なくない．

### 4. 性別

自殺者の男女比はごく一部の例外を除いて，ほとんどの国で男性のほうが高い．最近のわが国の既遂自殺者の男女比は約2.5対1である．対照的に自殺未遂者は女性が多い．

### 5. 年齢

第二次世界大戦直後は，わが国の自殺率は若年成人期と老年期に2つのピークを描いていた．しかし，近年では，わが国の若年層の自殺率は欧米に比較して際立って高いわけではない．特に男性でその傾向が強いが，40-50歳代に最初のピークがあり，高齢者層に第2のピークを認める．

### 6. 喪失体験

各種の喪失体験として，経済的損失，地位の失墜，失職，病気や怪我，近親者の死亡，訴訟を起こされることなどが挙げられる．これらの喪失体験が，すべての人にとって全く同じ意味をもつわけではない．自殺をはかろうとする人にとって，どのような意味をもつかを十分に理解する必要がある．

### 7. 他者の死の影響

同一家系に自殺が多発することがしばしば報告されており，遺伝が自殺にはたす役割さえ指摘されている．ただし，この点については異論も多く，近親者の自殺を経験することが一種の学習となって，自殺の危険を高めていると主張する研究者もいる．現段階では，遺伝か学習かそのどちらかが妥当な解釈であるか結論は出ていない．

他者の自殺が複数の自殺を誘発する群発自殺という現象が知られている．家族以外にも親しい人の自殺，事故死，不審死を最近経験したことはないか，また，著名人の自殺報道に接して影響を受けていないかといった点にも注意する．

### 8. 事故傾性

一般に自殺はある日突然に何の前触れもなく起きると考えられているが，実際には自殺に先行して自己の安全や健康を守れなくなることがしばしば認められる．自殺に先行するこのような現象は，事故傾性 accident proneness とよばれている．これまでにも多くの事故を認める，事故を防ぐのに必要な処置を不注意にもとらない，慢性の病気に対して当然の予防あるいは医学的な助言を無視するといった人については，自己破壊傾向の観点から検討する必要がある．

例えば，医療の現場では糖尿病の管理が十分にできていた人が，突然，食事療法も，薬物療法も，運動療法もやめてしまったりする例がある．そして，それから間もなく自殺をはかったりする．あるいは，逆にインスリンを指示以上に多量に注射するといったこともある．また，腎不全の患者が人工透析を突然受けなくなったりするといったことで，事故

傾性に気づかれる例もある．

一般の職場での例としては，これまでまじめな仕事ぶりだった会社員が借金をするようになる，何の連絡もなく失踪する，繰り返し交通事故を起こす，性的な問題行動を認める，酩酊状態で喧嘩に巻き込まれる，全財産を賭けるような株式投資に打って出るといった行動の変化を，自殺の前に認めることがある．抑うつ的であった人が失踪した場合には，自殺の代理行為として真剣にとらえる必要があり，本人の安全をまず確保したうえで，専門の精神科医の診察を受けるようにしなければならない．

自殺予防の第一歩は，自殺の危険を適切に評価することから始まる．生活史上に認められた自己破壊傾向を評価しながら，危険因子を総合的に検討すれば，得られた情報は，自殺の予防のためにさらに有用なものとなる．

### B． 自殺の危険の高い人の心理

自殺の危険の高い人は，「死んでしまいたい．今すぐに楽になりたい」という気持ちと「助けてほしい．生きていたい」という気持ちの間を，最後まで激しく揺れ動いている．このような両価性は自殺の危険の高まっている人の中核的心理である．さらに，次に挙げるような共通の心理が認められる．

1) 極度の孤立感：この孤立感は，最近発病した精神障害の影響で生じている場合もあるのだが，幼い頃から長年にわたって抱き続けてきた感情であることも少なくない．実際には家族もいるし，友人や知人も大勢いる．現実には周りから多くの救いの手を差し伸べられているのに，精神障害の影響で自尊感が極端に低くなってしまい，この世の中で自分は1人きりであり，誰も助けてくれるはずはないという深い孤立感を抱き，それに耐えられなくなっている．
2) 無価値感：「私は生きるに値しない」「生きていても仕方がない」「私などいないほうが皆は幸せだ」といった感情である．これは，うつ病をはじめとする精神障害のために，最近になって生じている場合もあれば，幼少期から強い絆のある人からのメッセージとして長年にわたって抱き続けている場合がある．最も不幸な例は，幼少期に心理的・身体的・性的虐待を経験してきたような人であり，「生きていることさえ許されない」「生きる意味を全く失った」という絶望感に圧倒されている．
3) 強度の怒り：自殺の危険の高い人は，絶望感とともに強烈な怒りを覚えている．これは社会や特定の人に向けられている場合もあれば，また，他者に対してそのような怒りを感じている自分を意識することで，かえって自分自身を責める結果になっている場合もある．
4) 窮状が永遠に続くという確信：自分がおかれている絶望的な状況に対して何の解決策もないし，どんなに努力をしたところで，それは報われず，この窮状が永遠に続いていくという揺るぎない確信を抱いていることがある．
5) 心理的視野狭窄：自殺の危険が迫っている人の思考法をトンネルの中にいる状態にたとえた心理療法家がいる．トンネルの中にいて周囲は真っ暗である．遠くから一条の光が差しこんでいて，それがこの闇から出る唯一の方法である．そしてそれが自殺であって，ほかには解決策は全く見当たらないという独特の心理的視野狭窄の状態に陥っている．
6) 諦め：自殺の危険の高い人は，同時にさまざまな感情に圧倒されているのだが，次第に，ありとあらゆる必死の闘いを試みたあとに独特の諦めが生じてくる．これは穏やかな諦めというよりは，「嵐の前の静けさ」「台風の目」といった不気味な感じを伴う諦めである．「疲れはてた」「もうどうでもよい」「何が起きてもかまわない」といった感覚を伴う．この段階に至ると，怒りも，抑うつや不安も，孤立感さえも薄れていく．このような諦めに圧倒されてしまう

と，周囲からはこれまでの不安焦燥感が薄れて，かえって穏やかになったととらえられてしまいかねない．
7) 全能の幻想：どんなに環境や能力に恵まれた人であっても，自分の抱えた問題を解決するには，時間も努力も，そして，他者からの助けも必要である．しかし，自殺の危険の高い人というのは，ある時点を超えると，唯一，今の自分の力だけでも直ちに変えられることがあると考え始める．そして，「自殺は自分が今できる唯一残された行為だ」といった全能の幻想を抱くようになる．この段階にまで至ると，自殺の危険はもはや直前にまで迫っているので，直ちに本人を保護するために必要な対策をとらなければならない．

### 自殺の危険の高い人への対応

#### A. TALK の原則

絶望感に圧倒されて，自殺を真剣に考えているほどの人は，これまでの関係から，この人ならば真剣に聞いてくれるはずだという人を選んで，打ち明けている．カナダで自殺予防活動を実施しているグループが，自殺の危険を感じた場合に，どのように対応すべきかを TALK の原則としてまとめている．TALK とは「Tell, Ask, Listen, Keep safe」の頭文字をとったものである．

T：相手のことをとても心配しているとはっきりと言葉に出して伝える．

A：自殺の危険を感じているならば，その点について質問する．真剣に対応するのであれば，自殺を話題にしても危険ではない．むしろそれは自殺予防の第一歩になる．

L：傾聴である．励まそう，助言しよう，叱ろうなどと考えたりするかもしれない．しかし，まずしなければならないのは徹底的に聴き役に徹することである．

K：危険だと思ったら，その人を1人にしてはならない．安全を確保したうえで，周りの人々からの協力も得て，必要な対応をする．自殺を口にしたり，自分の身体を傷つけたりする行為に及んだ人については，確実に精神科受診につなげる．

#### B. 治療の原則

問題解決の手段として自殺をはかろうとするパターンは繰り返される傾向が強いので，治療は長期にわたることを念頭において治療計画を立てる．最終的には，問題が生じた状況でも，自殺以外のより適応度の高い方法を用いて，本人が自分の力でその問題に対処できるような能力を身につけ，自立を援助することが治療の目標となる．自殺の危険の高い人に対しては，次のようなアプローチを中心として，治療を進めていく．

1) 心理療法：自殺の危険が極度に高まっているときには支持的アプローチが主体となる．ある程度安定した時期になってから，問題を抱えたときに，自殺以外の他の選択肢を試みるような心理療法的アプローチを始める．次の危機の際にはどのような対処ができるか，治療者と患者が協力して検討し，危機対処計画としてまとめておく．さらに，患者がこれまでに獲得できていなかったスキルを学習させるような働きかけも重要である．

2) 薬物療法：背景に精神障害が存在する場合には適切な薬物療法を実施する（あえて指摘するまでもないが，薬物療法で症状を緩和させるだけでは，自殺予防には十分ではない）．

3) 周囲の人々との絆の回復：自殺の危険の高い人は周囲の人々との絆を自ら断ち切って，孤立を招いているような状況がしばしば認められる．そこで，周囲の人々との絆を回復するように援助することも，自殺予防の重要なアプローチとなる．

以上の項目を3本の柱にすえて，長期的・総合的に治療を計画していく．チームアプローチをして，治療者と患者の間の絆を複数にしておくといった工夫も必要である．さらに，自殺の危険が1度限りで終わることはま

れで，しばしば危機的状況が現れてくる傾向があるので，長期的な視点に立った治療計画を立てる必要がある．

### 参考文献
1) 高橋祥友：群発自殺．中公新書，1998
2) 高橋祥友：自殺の危険―臨床的評価と危機介入．第3版，金剛出版，2014
3) World Health Organization: Suicide Rates (per 100,000), by country, year, and gender. http://www.who.int/mental_health/prevention/suicide/suiciderates/en/, 2004

# 職場のメンタルヘルス
mental health in workplace

田中克俊　北里大学大学院教授・産業精神保健学

## 定義と背景

　職域メンタルヘルス活動に従事する専門家には，事業者がはたすべき安全配慮義務を専門的な立場からサポートする役割が求められている．安全配慮義務とは，業務と関連した疾病の発症・増悪を予防するための予見義務（労働者の状況から疾病の発生・増悪を予見すべき義務）と結果回避義務（予見の可能性があることを前提に結果を回避する義務）のことを指す．つまり，安全配慮義務の趣旨目的は本質的に予防的であり，職場のメンタルヘルス活動では，自然と治療よりも予防が優先されることになる．予防には，診断だけでなく，労働者を取り巻く社会的要因についてのきちんとしたアセスメントが重要となる．予防的介入の成否は，アセスメントの正確さにかかっているといえるだろう．介入を行う際には，労働者だけでなく，管理者や人事労務担当者，他の産業保健スタッフとの連携が不可欠である．

## 労働者の精神不調のアセスメント

　まずは，労働者が抱えている健康上の問題が専門的な医療を要するものか否かの判断を行う．最近では，精神科医は安易に診断をつけて薬物治療を始めるとの批判が多いが，いまだ職場には，治療可能な症状に耐えながら働いている労働者がいることを忘れてはいけない．単なる疲労やストレス反応，未成熟なパーソナリティ，わがまま，職場不適応などと考えられているケースのなかには，統合失調症や双極性障害，アルコール使用障害，重篤な睡眠障害，強迫性障害，発達障害，神経疾患，甲状腺疾患などの疾患が見落とされている場合も少なくない．これらの疾患の診断と治療については他項に譲るが，職場では症状だけでなく背景にあるさまざまな問題を探り出すための時間が確保されやすく，入社時からの縦断的で客観的な情報を得られるという大きな利点がある．もともとの心理的特性や業務遂行能力，精神症状の経過や社会的機能の変化，健康診断結果や実際の職場環境についての情報が得られると，診断の正確性は格段に増すであろう．

　治療可能な疾患か否かのアセスメントを行ったあとには，より詳細な心理社会的要因に関するアセスメントを行わなければならない．下記に主なアセスメントのポイントを示す．

### A．業務に必要な能力（キャパシティ）の不足

　一見本人のやる気や性格，職場の人間関係の問題などのようにみえても，実は求められる能力と労働者本人の能力のギャップが大きな原因となっているケースが少なくない．発達障害と診断されるレベルではないものの，生来的にコミュニケーション能力が低く，総合的な判断能力や想像力などの不足からうまく仕事をこなせずパニックになっているケースもある．人はできないことを責められると，逃避するか，反発するかの二者択一的な行動をとりやすくなる．こうした逃避的・他罰的な態度や行動を，症状やその人の特性と

とらえてアセスメントを誤ってしまわないよう注意が必要である．

### B．職場の人間関係

職場の人間関係は，ストレッサーの認知やストレス反応の出方を左右する非常に重要な要因である．人間関係の問題については本人から言い出しにくい状況もあるため，慎重な問診が必要となる．最近では，職場の人間関係の問題がパワーハラスメントなどといった問題にまで発展することも少なくない．

### C．配置転換，異動，役割の変化

これらの変化は強制的に再適応が要求される状況であり，これまで慣れ親しんできた環境の喪失でもあるため，労働者の精神不調の大きなきっかけになることが多い．特に，配置転換時の不十分な引き継ぎは精神不調の大きな原因となる．

### D．作業環境や労働時間

与えられた作業環境への適応に必要な努力や困難さは労働者ごとに異なる．発達障害の傾向のある労働者などでは，聴覚過敏による職場のわずかな騒音が大きな背景要因になっていることもある．精神障害の労災認定基準にも抵触する80-100時間/月以上の労働時間が高リスクなのは当然であるが，それほどの労働時間でなくても，個人がおかれた状況によっては大きな負担になっている場合もある．

### E．交代勤務

夜勤を含む交代勤務者の約10％が交代勤務睡眠障害と推測され，交代勤務睡眠障害と診断された人はそうでない人に比べて，うつ病をはじめとする精神不調者の割合が有意に高いことが示されている．また，交代勤務者の多くは，適切な睡眠衛生指導も受けずに，リズム障害の是正や仮眠のために，不適切にアルコールや睡眠薬を使用しているケースがあることにも注意が必要である．

### F．その他の業務上のストレッサー

そのほか，業務に付随するストレッサーのなかでも，仕事の要求度（仕事の負荷やノルマ）に比べ自分の裁量権が低い状態，周囲からのサポートが受けにくい状況，今後の見通しが立たない状況などは，有意な精神不調をきたす可能性が高いことが示されている．

### G．個人生活や家庭環境

精神不調の影響は，家庭よりも，作業効率や結果が求められる職場で顕在化しやすい．また，職場では，職場の問題しか話題にならないことも多いため，精神不調の大きな要因が職場以外にある場合でも，職場の要因にのみ注目してしまう傾向があるので注意が必要である．ある程度の業務負荷であっても，これに長時間の通勤や家事・介護などの負荷が加わって不調に至っているケースも少なくない．

### H．個人の心理的特性

パーソナリティ障害や発達障害などと診断されるレベルではないものの，個人の特異な心理的特性によって，日常的なストレスに対して過度な不安や怒り，衝動的な行動を示すケースがある．このような特性は，上司や職場から過去のエピソードを詳しく聴くなかで明らかになることが多い．また，強迫性障害やPTSDなどの診断基準を満たすレベルではないものの，本人の強迫的心性やトラウマなどから，過剰なストレス反応を起こしている場合もあるのでこれらについてもチェックしておく必要がある．

### I．定期健康診断の結果

心理社会的要因には含まれないが，定期健康診断の問診や検査結果を参照することも重要である．中高年になってからの職場不適応ケースでは，アルコール使用障害の可能性は必ず頭におかなければならないが，そのためにもAST/ALT比やγ-GPT値は必ずチェックすべきである（有意な上昇を認めない場合も多いので要注意）．また甲状腺機能と関連して動くコレステロールの値もチェックすべきであろう．治療抵抗性の高血圧や糖尿病がある場合には，睡眠呼吸障害なども疑う必要がある．

### 対応

　対応は，上記のアセスメントの結果に基づき，何が本当の問題なのかをきちんと整理し，介入する優先順位を決定したうえで行う必要がある．職場のメンタルヘルス活動の目的は予防であることから，診断基準を満たすか否かにかかわらず，問題が生じた場合には，予防的措置も含めて実施可能な何らかの介入をはかるべきである．ここでは専門的な治療（薬物治療や精神療法）以外の介入について述べる．

　介入といっても，最初から配置転換や異動といった大掛かりなものが必要なわけではない．1人で悩んでいる状態にせず，話を聴いてしばらく様子をみているだけでも，そのうち問題は収束の方向に向かっていくことも少なくない．外来診療と違って実際に経過観察ができる職場では，「しばらく様子をみる」という処方箋は，安全で有効であることが少なくない．

　いろいろな現実的問題が重なりつらい状況に追い込まれていったケースでも，専門家が中に入って，たとえ一時的，部分的にでも当該労働者の負担を軽減させる働きかけを行うことが必要である．実質的なサポートが得られない場合には，今後の見通しや負担軽減のための方策について管理者と話し合うだけでもよい．労働者を最も苦しませるのは「もうどうにもならない」といった心理的な視野狭窄である．周囲がかかわることで，将来や自分に対する否定的な認知が緩み，「もしかしたらどうにかなるかもしれない」と思えると，落ち着いて現実的な問題解決に向かうきっかけになりうる．

　すでにある症状や本人の能力不足のために業務遂行困難に陥っている場合にも，「この仕事ならできる」と思える仕事から仕切り直してもらうよう職場に対して働きかけることが必要である．この際，専門家はできないことだけでなく，できることや得意なことを職場の上司や人事労務担当者と一緒になって細かく探していく作業を牽引すべきである．発達障害の傾向のある労働者などでは，耳から入った情報の把握が不十分なことがトラブルの原因になっていることも多く，その場合にはメールなどの視覚情報を中心としたコミュニケーションをはかるなどの工夫も必要になる．

　仕事や職場での適応の問題がはっきりしている場合には，配置転換や異動も含めた対応も考慮されることになる．人事労務担当者に配置転換や業務調整を判断させることは簡単ではないが，判例法理では，配転可能性があるにもかかわらず，それを一度も試みないで不利益措置（療養期間の延長や解雇など）を講じることはできないとされており，本人および本人を支える周囲の負担を考えると，早めに配転や業務調整について検討するほうが全体のマイナスは少なくて済むことが多い．環境調整という処方箋は外来からはなかなか職場に届きにくいが，職場のことを知っている専門家から出された節度あるアドバイスであれば人事労務担当者にも受け入れやすい．そして，一度それが奏効すると，その後の環境調整についての話し合いはスムーズにいくであろう．もちろん，ハラスメントや明らかな過重労働によって精神不調をきたしたケースにおいては，本人の希望に基づき，積極的に環境調整や負担軽減の措置を講じなければならない．

　特異なパーソナリティなどの問題によって生じる対応困難なケースでは，就業ルールに基づく関係者の冷静で毅然とした態度と，専門家によるサポーティブな対応の組み合わせが必要となる．ネガティブな感情をぶつけ合ってお互いに余計な不安や怒りを高めることは避け，会社を辞めるつもりはないという本人の気持ちがあるならそれをきちんと引き出し，排除ではなく今後の勤務継続のためにという目的を明確にする．そして，労働者自身を問題にするのではなく，何が問題なのかを確認し，会社ができることと労働者本人が

やるべきことを皆で冷静に話し合う機会をもつことが大事である．

### 復職支援

現在，薬物治療や休養によって解決しない長期休業者や再休職者の多さが問題となっているが，こうしたケースの多くは，精神疾患というよりも，本人の能力・特性と，人間関係を含めた職場環境との組み合わせの問題，いわゆる職場不適応状態である場合が多い．人事労務担当者は，休業初期の段階から業務調整や環境調整を提案することに抵抗を示すことが多く，何度かの休復職を経てはじめてこれらが考慮されることが多いが，この時期になると労働者のプライドやワークモチベーションも随分低下していて以前より再適応の可能性は下がってしまっている．筆者らがかかわるいくつかの企業や自治体では，重篤な精神症状が認められないケースでは，できるだけ早期に本人も入れて必要な環境調整について話し合いを行うことで，早期復職が可能になるケースが多く，同時に再発者の数も大幅に減少している．環境調整といっても，まだ心的エネルギーが残されている状態であれば，ちょっとした業務内容の変更などそれほど大げさなものでなくて済む場合が多い．復職支援においては，休業期間をできるだけ短くすることが最も重要と考える．

一方で，精神疾患の特性により復職後の経過をコントロールすることが難しいケースもある．この場合には，復職後のフォローアップが重要となる．復職後のフォローアップは，極力早めに短い間隔で行うほうがよく，定期的な面接以外にも何か不都合があった場合にはすぐに連絡できる仕組みを作っておく必要がある．復職困難例の多くは，復職後間もなく問題が生じながらもすぐにフォローされずに問題をさらに大きくしてしまったケースが多い．

### 一次予防（精神健康の保持・増進）

一次予防の中心は，職場の衛生管理者が中心になって行う作業環境や作業環境管理の改善による快適職場づくりであるが，その効果についていまだ十分なエビデンスは示されていない．筆者らが行った介入研究では，コミュニケーション教育や管理職向けフェアマネジメント研修（上司の態度・行動に関する公正性を高める研修），睡眠衛生教育や不眠の認知行動を用いた睡眠保健指導，CBTの原則を用いたストレスマネジメント教育の一次予防効果が示されているが，これらについてもさらなる工夫とより多くの専門家の関与が期待されている．

**参考文献**
1) 三柴丈典：裁判所は産業ストレスをどう考えたか―司法による過重負荷認定．労働調査会，2011
2) 島 悟：メンタルヘルス入門．日経文庫，2007
3) 田中克俊：認知行動療法を用いたメンタルヘルス対策．産業ストレス研究 19：309-312，2012

# 家庭と学校のメンタルヘルス
*family and school mental health*

**内田千代子** 福島大学人間発達文化学類教授/同大学子どものメンタルヘルス支援事業推進室

### 定義とその意義

メンタルヘルスを生活空間という視点から考えることは重要である．生活空間のなかでさまざまなメンタルヘルスの問題は「事例」として表面化する．狭義の精神疾患でさえ病院で発症するのではなく，必ず生活の場で発症して事例となり，「疾病」として，診断，治療の対象となる．

家庭と学校は，特に青少年にとっては，生活のほとんどの時間を費やす場所である．その家庭と学校において，不登校，ひきこもりなどの事例が生じたり，統合失調症や不安障害などの狭義の精神疾患が発症したりする．

精神疾患の予防はメンタルヘルスの重要な柱である．第一次予防（疾病発生予防），第二次予防（早期発見と早期治療），第三次予防（リハビリテーションと社会復帰，再発予防）があるが，発症の予防と再発予防には，家庭と学校は保護的な環境を作りうる大切な場であり，早期介入により軽症化の可能性もある．逆にすべてを悪化させる環境も形成しうる．

ICD-10 および DSM-5 操作診断においても家庭，学校に関与する項目は多数存在し，家庭と学校が「ストレス要因」として，また，臨床的関与の対象として重要であることは疑う余地がない．

## 分類

### A. 家庭のライフサイクル

個人のライフサイクルと同様に家庭のライフサイクルが存在し，それぞれの時期で課題達成が要求される．男女が営む家庭を想定した家庭ライフサイクルを事例との関連で見てみる．

「第1段階：夫婦のみの家庭」では，配偶者からの暴力（DV）および，原家族に依存し，独立できないことから生じる問題も析出する．「第2段階：幼い子どものいる家庭」では，産褥期のうつ病，育児不安，父親母親役割の面での葛藤が関連する問題が生じる．また，虐待の事例化が始まる．「第3段階：青年期の子どものいる家庭」は，学校との関連が強く，不登校，ひきこもり，いじめ，自殺関連行動，摂食障害，学校での暴力，非行，物質依存などが問題となり，ADHDや自閉スペクトラム症などの発達障害も事例となる．また，家庭内暴力もこの時期に現れる．「第4段階：子どもたちの自立と離脱」と「第5段階：老年期の家族」には老親の介護が必要となる時期で，高齢化社会での老老介護による疲労から自殺や殺人などの事例も多くなっている．

ところで，現代では，同性同士の結婚も認められている国や地域も存在し，またシングル家庭，事実婚家庭も実在する．

### B. 現代と家族

家庭は時代とともに変遷し，メンタルヘルスにどのように影響しているのだろうか？

高度産業社会，人口の都市集中現象に伴い，核家族化が進んだ．子どもの数も減少し，大家族から小家族となった．核家族化により，世代から世代へと伝統が引き継がれる傾向は薄れ，家族の外からの情報に頼る割合が増加した．それとともに，伝統的な役割によって安定していた家族の構造は崩れ，家族成員個人の問題が表面化しやすくなったといえる．さらに地域のつながりも薄れ家族を取り巻くサポートシステムは弱体化し，専門家に頼らざるを得なくなった．性別役割による分業規範は変化してきて，父親と母親は，相補性がより必要となったが，父親の子どもへの情緒的充足機能は他のアジア諸国と比べても十分でないといわれている．また，離婚率の上昇，母子世帯の増加は貧困家庭の問題や子どもの虐待にも関係している．

### C. 地域での相談機関や支援機関（発達障害支援を中心にして）

自治体の保健所および精神保健福祉センター・教育相談所・児童相談所・青少年補導センターなどの公的相談機関が存在する．ひきこもり支援施設やいのちの電話，子ども虐待ネグレクト防止などのNPO団体も存在する．保健師の家庭訪問も可能である．自傷他害のおそれありの場合，警察による保護を経て病院での入院治療に及ぶこともある．

2004（平成16）年に成立した「発達障害者支援法」によって，発達障害が新たに障害として位置づけられ，各都道府県，政令指定都市に発達障害者支援センターが必置となった．発達障害疑いの相談が増えている．また，二次障害としてのうつ病や行動化による相談も多い．

### D. 小中学校，高等学校における支援体制

学校保健法で定められた養護教諭が保健室を運営し，児童・生徒の心身の問題（含むいじ

めなど）を扱ってきた．

1995（平成7）年からスクールカウンセラーが，2008（平成20）年からスクールソーシャルワーカーが，公立の小中高校に導入された．増員されているとはいえ，いじめ，自殺，不登校，暴力，児童虐待などの問題行動の状況に対して十分とはいえず，今後全校配置が検討されている．

また，「通常学級を対象とした全国調査」〔文部科学省，2002（平成14）年，2012（平成24）年〕により，発達障害がありそうな児童が通常学級に約6％在籍しており，10年前と比べてやや増加が認められた．特別支援教育体制確立の重要性が通知されている．2007（平成19）年より，特別支援教育コーディネーターが学校内および関係機関との連携の要になって子どものニーズに応じた適切な教育を進めることが求められている．さらに，特別支援学校は，地域におけるセンター的機能をもって障害をもった子どもの援助に努めることとなった．

### E. 虐待について

児童虐待は，身体的虐待，保護の怠慢（ネグレクト），性的虐待，心理的虐待などに分けられるが，最近，日本においても報告数が増している．母子世帯，貧困世帯での身体的虐待，ネグレクトが多いこと，また，競争社会での孤独や，核家族化により育児経験者などのサポートのない状況での子育てなどが，社会的要因として議論されている．被虐待児はのちに，パーソナリティ障害，自殺企図，薬物乱用，アルコール乱用などの問題を呈する危険性が高く，虐待の防止，および危機介入などのサービスの充実が重要である．

虐待が疑われたときには，市町村の相談窓口または児童相談所に通告する．市町村には要保護児童対策地域協議会が組織され，調査と事例検討を行う．親の意に反しての調査（立ち入り調査）や，子どもの分離（一時保護）などの介入が必要なときには児童相談所に送致する．児童相談所は乳児院や児童養護施設への入所指示，里親委託も行う．親の同意が得られない場合は家庭裁判所の承認を得て施設入所の措置をとる．親に対しては，保健師・民生委員・児童委員などが家庭訪問を行って相談に応じる場合がある．

児童虐待防止等に関する法律は2007（平成19）年に改正され，解錠などを伴う立ち入り（臨検捜索）を可能とする立ち入り調査などの強化，保護者に対する面会・通信などの制限の強化，つきまといの禁止，指導に従わない場合の措置の明確化がなされた．

### F. いじめ被害者への働きかけ，いじめ自殺の予防−自己評価の向上

いじめを苦にした小中学生による自殺は，大きな社会問題である．特に最近は，ネットが関与したいじめが増えている．また，子どもの自殺はしばしば群発自殺を引き起こす．

WHOの手引においても子どもの自殺予防の1つとして生徒の自己評価を上げることを指摘しているが，自尊心を育てることは重要である．

いじめを受け続けると，怒りの感情や攻撃性が増し，さらには，攻撃性が自分に向かい，自責的，抑うつ的になって自殺関連行動を導く．自分を否定し自己評価は低くなっていく．死ぬ以外の方法はないと考えるのは，まさに認知の歪みである．認知の歪みに気づいて，他の選択肢を考えることは，治療の中心となる（認知行動療法⇒780頁）．その際，高い自己評価を獲得するためには，どんなに小さくてもよいので，過去の肯定的な経験（小さな成功）を思い出し，自分自身のよい点に気づくように指導することが大切である．

3.11東日本大震災の被災地では，地震や津波，原発による被害に加えて，頻回の引っ越し，家族の別居や転校など，その後の環境変化によるストレス要因が青少年のメンタルヘルスに大きく影響している．不適応行動が起こりやすく，メンタルヘルス支援は重要課題である．

## G. 動物を素材にした取り組み"Mutt-i-grees"

米国エール大学 Zigler センター子ども発達社会政策の Finn-Stevenson らによって開発された．動物を素材にして子どもの精神発達と社会性を育てようとするプログラムで，学校教育の場で使われている．

子ども1人に1つずつ種類の違う犬の人形を作製させる．他の生徒の犬と異なることを見せて，犬の種類はさまざまであることを知らせ，人種の違いについて話す．また，絵本の犬や猫がいじめられている場面において，この犬は何を考えているのか，どのような気持ちか，どうしたらよいかを問う．いじめ防止教育は，動物を題材にすることでより話しやすくなるという．

このように，動物を使ったプログラムで学校コミュニティのメンタルヘルスを向上させることは有意義であると考えられる．実証的な研究により効果の検討が行われている．

## H. キャンパスメンタルヘルス

1960年代より全国立大学および多くの公私立大学に保健管理センターや学生相談施設が設置され，メンタルヘルス支援にあたってきた．2004（平成16）年「発達障害者支援法」制定以降は，発達障害学生への支援機関も強化され，さらに2016（平成28）年4月には障害者差別解消法の合理的配慮規定等が施行され，精神障害，身体障害も含めた障害学生への支援が強化されている．

大学生の年代，青年期後期は，アイデンティティ確立の課題を達成する時期であり，勉学，就職，恋愛の悩みなどストレス要因は多い．18歳人口の低下にもかかわらず，大学進学率は上昇して大学が大衆化したこと，また，科学技術の進歩によって修業期間，あるいはモラトリアム期間を長くしたことにより，昔と比べて「大人」になるのが遅れた大学生が多いといわれる．さらに，IT革命ともいわれるほどのITの普及により，コミュニケーションのあり方にまで変化を及ぼしている．コミュニケーションが苦手な学生が多いともいわれる．また，景気悪化などの社会情勢は大学生のメンタルヘルスに影響を与えている．

大学入試では，AO入試，編入学など選抜方法も多様化し，これまでのような学力で競う「受験勉強」を経ずに入学する学生も以前よりも増えている．そのために特に新学期に勉強の悩みから抑うつ的になる学生を認める．メンタルヘルス支援のみでは不十分で，学習支援が必要となる．

この年代は統合失調症が発症しやすい時期である．また，留年休学を続けて（時に退学に至る）ひきこもるスチューデントアパシー（笠原嘉，1988）といわれる大学生の問題が議論されてきた．このなかには気分障害，不安障害，発達障害などの診断が該当する例も少なくない．本業の勝負（学業）からは逃げるが，副業（ボランティア，アルバイトなど）では活発なこともあり，いわゆる現代型うつ病の状態に近いといわれることもある．

摂食障害，リストカットなどの自殺関連行動もしばしば認められる．また，欧米では大学生の薬物乱用が多く，キャンパスメンタルヘルスにおける大きな問題であるが，日本においても危険ドラッグ使用が徐々に問題になっている．急性アルコール中毒による死亡事故もあとを絶たない．さらに近年は，ネット依存，ネットを介したトラブルも多い．なかでも大学生の自殺は最も深刻な問題である．

## I. 大学生の自殺について

1998（平成10）年に自殺者が3万人を超え，10年以上経って2012（平成24）年に自殺者は3万人を下ったものの，10代，20代，30代の若者の自殺は死因の1位を占めている．筆者らの調査によると，1996（平成8）年度からは，自殺が大学生の死因の第1位を占める深刻な状態が続いており，2006（平成18）年以降増加傾向にある．他の年代と同様に男子が有意に多く，留年休学による過年度生の自殺

率が高かった．また，保健管理センターが生前関与した例が 20% 以下で，診断を受けている例も 20% 以下であった（気分障害，統合失調症圏が多い）．

留年休学の過年度学生が自発的に援助を求めて行動することはまれである．うつ状態や発達障害その他の精神疾患罹患の可能性も高い．ひきこもりが長引くと，考えが閉塞化，狭窄化して自殺行動に走りやすくなる．履修届の未提出者，取得単位の少ない学生，長期欠席者などを事務レベルで検出し，本人および保護者に連絡する必要がある．自殺の危険や精神疾患についての，教職員や学生への教育も重要である．自分や友人の危険に気づいて援助希求行動を起こし，ピアサポーティブなかかわりができる学生が増えることが大学生の自殺予防につながる．

### J. キャンパスメンタルヘルス支援の要

薬物療法には全面的に頼れない．さらに，単に「休ませる」ことが治療にならないのはいうまでもない．少なくとも，カウンセリングに通うことを第一目標にして，本業に戻れるようにしなければならない．多面的な生活指導を行うことが必要である．特に日課表の記録は有効である．睡眠リズム，ネットゲームの時間などを記録させる．生活を振り返り，ネット時間の上限などの目標を定めて点検・評価していく．

精神療法では，悩みを受容するだけでなく，認知行動療法的アプローチにより，小さな目標，大きな目標を定めて，どんな小さな成果でもよい点を褒めて自己価値を上げるように導く．思考記録表を作成して，本人の考え方の癖や「自動思考」に気づいて，より適応的な考え方，行動ができるような練習を治療者とともに行うことが有効である．会社での不適応患者の治療やリハビリに，職場の上司や人事との連携が重要であるのと同様に，大学においては教職員との連携による環境調整が必須である．

### 参考文献

1) 河西千秋，平安良雄（監訳）：自殺予防―教師と学校関係者のための手引き WHO（日本語版第 2 版），2007
2) 内田千代子：21 年間の調査からみた大学生の自殺の特徴と危険因子―予防への手がかりを探る．精神神経学雑誌 112：543-560，2010
3) 内田千代子：大学における休・退学，留年学生に関する調査　第 34 報．第 35 回全国大学メンタルヘルス研究会報告書　pp 36-51，2014

## サイコオンコロジー
*psycho-oncology*

内富庸介　国立がん研究センター中央病院支持療法開発センター・センター長

### 定義

サイコオンコロジーとは，がん患者・家族の心理・社会的側面を扱い，その主な目的はがんが心に与える影響と心や行動ががんに与える影響を調べ，quality of life（QOL）の向上，がん罹患の減少，生存期間の延長をはかることにある．

精神科医は目の前のがん患者の身体的な臨床経過と心の軌跡をイメージしながら，精神医学の基本から，神経科学，臨床心理学，精神薬理学，疫学，倫理学，社会学の知識と技術を駆使して問題を検討し，身体および精神科治療法をいかに組み立て直すか，どうすれば患者・家族の意向を踏まえた最適の治療を提供できるかを検討する．サイコオンコロジーはきわめて高度かつ創造性を刺激する医療を提供している．

緩和ケアの定義（WHO）は，2002 年に変更された．すなわち，生命を脅かす疾患による問題に直面する患者とその家族に対して，痛みやその他の身体的，心理的，社会的な問題，さらにスピリチュアルな問題を早期に発

見し，的確な評価と処置を行うことによって，苦痛を予防・緩和することで，QOLを改善する行為である．サイコオンコロジーも緩和ケアも，まさに生命，生活や人生lifeに向き合う医学である．

### 適応ー対象は誰か

がんの全臨床経過，すなわち一次予防から三次予防と遺族ケアにおける心のケアを担う．対象のがん患者，家族，遺族，医療スタッフ，がんハイリスク者（喫煙，飲酒など）が，がんの臨床経過のどの時期に位置するのかを認識することは重要である（図1）．

### 分類

現在，がんの情報（検査結果，診断，再発，抗がん治療の中止など）開示により，患者・家族はまさにlife（生命，生活，人生）の危機に直面させられる．がん治療医は悪い知らせを伝えたあとに生じる落胆，孤立感，疎外感，絶望，再発不安などの通常の心理学的反応への対応から，急性ストレス反応，適応障害，PTSDやうつ病，せん妄や認知症などへの精神医学的対応まで，幅広く積極的に対応することが必要とされている．

### A．コンサルテーションconsultation（相談）型

精神科医が依頼を受けたがん患者・家族患者の評価を行い，助言や治療を行う．問題が顕在化しがん治療医が精神科医に依頼しないと始まらないので，精神科治療の開始が遅くなるという問題がついて回る（例：術後や終末期せん妄，がん告知後のうつ病など）．

### B．リエゾンliaison（連携）型

精神医学的問題が高頻度に起こると予想される場合（がんや再発の告知直後），連携して定期的にカンファレンスに参加したりして，予防や早期発見につながるようプライマリチーム（担当医と看護師）をサポートする．最近ではさらに進めて，積極的な緩和ケアチームでは身体医療と並行して行われる活動もある．精神疾患を未然に，もしくは軽症のうちにきめ細かい治療とケアが提供できる（例：せん妄やうつ病の予防的多職種協働スクリーニングプログラムなど）．

精神科医が病院全体という視点からがん患者の心の状態の評価と支援の体制構築を担う際，英国NHS-NICEで作成されたがん患者の支持・緩和ケアマニュアルは参考になる（表1）．心の負担を通常レベルから重度の精

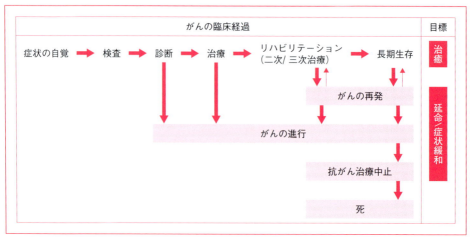

図1 がんの臨床経過と治療目標

表1　がん患者の心理学的評価とサポートの4段階

- 第1段階：すべての医療者
  評価：心理的ニードの認識（必要に応じて精神保健の専門家に紹介）
  介入：基本的なコミュニケーション（適切な情報提供，理解の確認，共感，敬意）
- 第2段階：心理的知識を有する医療者（医師，がん専門看護師，ソーシャルワーカーなど）
  評価：心理的苦痛のスクリーニング（がんの診断時，再発時，治療中止時などストレス時）
  介入：訓練が必要な心理技法（例：危機介入，コミュニケーション技術，問題解決療法など）
- 第3段階：訓練と認定を受けた専門家（心理職）
  評価：心理的苦痛の評価と精神疾患の診断（重症度を識別し必要に応じ精神科医に紹介）
  介入：カウンセリングと心理療法（不安マネジメント，解決志向的アプローチ）
- 第4段階：精神保健専門家（精神科医）
  評価：精神疾患の診断（重症の気分障害，人格障害，薬物乱用，精神病性障害を含む，複雑な精神的問題）
  介入：薬物療法と心理療法（認知行動療法）

（英国がん患者の支持・緩和ケアマニュアル．NHS-NICE，2004より一部改変）

神疾患まで大まかに4つの段階に分類し，各段階における医療提供者，評価方法とケアの内容を記している．担当医・看護師などが危機介入やコミュニケーション技術の訓練を受けてプライマリに心のケアを担当する第1・2段階と，心理職や精神科医が担当する第3・4段階に大別される．

## コンサルテーションの手順
### 患者の評価と対応

担当医，医療スタッフから，直接およびカルテを通して，以下の情報を得て診察に臨み，身体医学の問題，神経学の問題，精神医学の問題，経済・介護の問題，心理・社会的問題，スピリチュアルな問題の観点から順に整理して診察を行う（図2）．

1) 診察前に，依頼状から主訴，検査結果（血液・生化学・尿・培養・脳画像・脳波・神経心理）を含むカルテから身体疾患の経過を把握し，首尾一貫，担当医および医療スタッフと必ず話をして，意識的に良好な関係を構築する．
2) 身体的負担の少ない短時間の診察を心がける．①主訴，②疾患への適応，治療アドヒアランス，患者-医師関係，治療意欲など，③疾患の経過，予後，自立度，④精神状態（精神症状として適応障害，うつ病，せん妄，認知症，自殺，心理・社会的問題とし

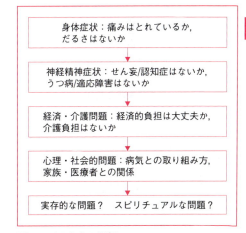

図2　がん患者の評価

ては再発不安，怒り，疎外感，終末期患者のQOL，治療場所の意向，家族の悲嘆プロセス，スタッフの燃え尽き），⑤薬剤の中毒，離脱，相互作用，過量など，⑥身体状態（特に痛みの評価は重要），⑦意思決定能力（治療，ケアの目標，生活の場），⑧虐待，⑨家族や担当医・スタッフの精神状態（適切な支援を患者に提供できる状態か），に留意して進める．
3) 診察後に，追加の検査，頭部CT・MRI，脳波検査の必要性や精神科診断を含む治療

目標，内容，見通しを説明する．多職種チームの目標を示して包括的治療を担当医に提案し，チーム医療を実践する．依頼状への返書と同時に，口頭でも医師およびスタッフに，精神科専門用語を避けて簡潔明瞭に説明しカルテに記載する．
4) 診察後の定期的フォロー：入院中は定期的に（可能なら入院中は毎日）患者・家族・医療スタッフを含めコミュニケーションをはかりながら，治療目標の達成度を確認する．
5) 緩和ケアの場面で，死にたいという患者の依頼がしばしばある．うつ病による希死念慮に次いで，せん妄（低活動型）による精神機能の脱抑制から生じている場合があるので，鑑別診断は重要である．
6) 延命治療が尽きた途端に，医師のみならず患者・家族も目標を見失う場合がしばしばある．見捨てられたと感じる患者は少なくない．コミュニケーションをはかって，患者・家族とがんの治療経過を振り返りながら闘病の努力を労い，life（生活，人生）の意向を尋ね，QOL に沿って目標を再設定するとよい（表2）．

複雑な状況下で，意図的に患者・家族だけでなく，各科医師，スタッフなど多職種でのコミュニケーションをはかりながら，精神科専門用語を避けて治療目標や見通しを明快に説明していく力量が問われる．

**参考文献**
1) 内富庸介，大西秀樹，藤澤大介（監訳）：がん患者心理療法ハンドブック．医学書院，2013
2) 日本サイコオンコロジー学会教育委員会（監修），小川朝生，内富庸介（編）：緩和ケアチームのための精神腫瘍学入門．医薬ジャーナル社，2009
3) 内富庸介，小川朝生（編）：精神腫瘍学．医学書院，2011

表2　日本における終末期の QOL

- ●共通性が高い QOL の要素
  - ・身体的・心理的苦痛がないこと
  - ・望んだ場所で過ごすこと
  - ・医療スタッフとの良好な関係
  - ・希望をもって生きること
  - ・他者の負担にならないこと
  - ・家族との良好な関係
  - ・自立していること
  - ・落ち着いた環境で過ごすこと
  - ・人として尊重されること
  - ・人生を全うしたと感じられること
  - ・自然な形で亡くなること
  - ・他人に感謝し，心の準備ができること
  - ・役割を果たせること
  - ・死を意識しないで過ごすこと
- ●共通性が低い QOL の要素
  - ・納得するまでがんと闘うこと
  - ・自尊心を保つこと
  - ・残された時間を知り，準備をすること
  - ・信仰をもつこと

（対象：4都道府県の無作為抽出した一般人口2,548名，12緩和ケア病棟の遺族513名）
（Miyashita M, Sanjo M, Morita T, et al: Good death in cancer care: a nationwide quantitative study. Ann Oncol 18: 1090-1097, 2007 より）

# コンサルテーション・リエゾン
*consultation-liaison*

藤原雅樹　岡山大学病院・精神科神経科
稲垣正俊　岡山大学病院講師・精神科神経科

## 概念

コンサルテーション・リエゾン（CL）精神医学は，身体科領域において，精神科医療スタッフが主体となって行う診断，治療，教育，研究である．身体科と精神科が互いの専門性をもって協力し，患者の身体症状だけではなく心理・社会的問題も包括した医療を実施する．

CL 精神医学を実践するうえでは，以下の2つの活動モデルを理解し，紹介された症例に対してどのような立場でかかわるかを判断することが基本である．

## A. コンサルテーションモデル

　身体科主治医（コンサルティ）からの，患者の精神科的問題についての相談に対して精神科医（コンサルタント）が適切な対応，助言を行うモデルである．症例によっては患者・家族に接触せず，コンサルティの相談に応じ，助言する場合もある．多くの症例では患者・家族と直接接して評価ないし治療の介入が行われるが，主治医の主体的治療の援助にとどめるのが基本であり，精神科医の助言，提案を採用するかどうかは主治医の判断，責任となる．コンサルテーションモデルはその性質上，身体科主治医からのコンサルトに依存しているため，精神科的問題の発見が遅れるという問題がある．

## B. リエゾンモデル

　リエゾンはフランス語で連携，連絡を意味し，精神科医が身体疾患の治療の場でチーム医療の一員として参加し，その場で生じる精神科的問題の予防や早期対応に関与するモデルである．患者の精神症状だけではなく，患者家族，医療スタッフなど患者を取り巻く対人関係や，そのメンタルヘルスにも介入することがある．受動的に関わるコンサルテーションモデルとは異なり，精神科医が病棟に常駐し，回診したりカンファレンスに出席したりすることで，病棟内での精神医学的問題の評価を行って早期に対処する活動である．しかし，人的資源の点から，理想的なリエゾンモデルを実施できる病院は限られている．わが国では特に，緩和ケア，救命救急センターにおいて実践がなされており，診療報酬加算により評価されている．

　実臨床を上記のモデルで二分できるわけではなく，両者の概念はオーバーラップする部分がある．平成24（2012）年度診療報酬改定において，精神科リエゾンチーム加算が新設された．一般病棟に入院したせん妄や抑うつを有する患者，精神疾患を有する患者，自殺企図で入院した患者に対して，精神科医，専門性の高い看護師，薬剤師，作業療法士，精神保健福祉士，臨床心理技術者など多職種からなるチームの診療に対して加算される．おのおのの専門性を生かした質の高い精神医療の提供が可能であるとともに，コメディカルスタッフがチームにいることで，精神科医だけでは介入しづらい患者や，身体科スタッフとのコミュニケーションが円滑となる効果も期待できる．身体科部門における精神医療の提供に加え，教育的活動，外部医療機関との連携，職員のメンタルヘルス支援など幅広い役割が期待される．

# コンサルテーション・リエゾン精神医学の対象となる状況

## A. 対象となるケース

### 1. 精神疾患のある患者が身体科入院になった場合

　精神症状が身体疾患の治療に影響していない場合は，身体科スタッフへ患者に関してのガイダンスを行い，適宜入院中に再診する．精神症状が治療アドヒアランスや病棟適応に影響している場合には，面接による介入や環境調整，薬剤調整を行う．精神症状の結果として身体的問題が生じて身体科入院になった症例では，初期から今後の精神科治療に向けた評価，治療，連携を行う．

### 2. 身体疾患の治療経過中に精神症状を生じた場合

　身体疾患としての症状・治療に関連する精神症状と，疾患に対する心理的反応が含まれる．前者は，精神症状と病態の評価を行い，診断や治療方針の決定に必要な検査や対処を助言する．後者は，抑うつや絶望，怒りなどの心理的反応や心理機制の評価，精神科的診断を行い，必要な介入のレベルを判断する．さまざまな主訴で患者は紹介されるが，身体科医師によって記載された"抑うつ"や"認知症"などの精神症状が実際にはどうなのか，また，病態を評価することが必要である．

## B. 頻繁に経験する具体的な診断，状況

### 1. 器質性精神障害，症状性精神障害

せん妄への対処の重要性が認識され始め，認知機能低下のある高齢者などせん妄ハイリスク症例は術前に紹介されることも増えている．また，高齢者が入院を機に在宅生活が困難となり，認知症診断や今後のケアに関して相談されるケースも多い．せん妄ないし通過症候群と，認知症の鑑別を要するが，入院前の認知機能に関する情報が不十分な場合があり，必要に応じて家族から情報を得る必要がある．そのほかには，身体疾患，治療薬剤による精神症状があるが，詳細は別章を参照とする．

せん妄や抑うつ，幻覚妄想，易怒性など生じている精神症状への対処が求められるが，身体因の検索が不十分な場合もあり，病歴や検査歴を確認し，必要に応じて原因検索について助言，協議することが重要である．

### 2. 抑うつ（うつ病・うつ状態），不安症

身体疾患を有する患者は，一般人口に比べて抑うつを合併する割合が高く，抑うつの合併が身体疾患の予後に悪影響を与える研究結果が多く報告されている．抑うつ以外にも，パニック症，全般不安症の有病率も高い．抑うつ，不安症の合併は予後への影響だけでなく，在院日数の長期化，救急外来利用や入院率の上昇など医療経済的な影響も大きい．

多くは，状況に反応した抑うつや不安，身体疾患悪化に対する予期不安，身体感覚への過敏さなどであることが多い．患者が適切に状況を理解し適応できるように支持，保証するなど，支持的精神療法を主体としたかかわりで改善することも多いが，抗うつ薬，抗不安薬の適応となることもある．時に重症化する症例があり，適切なタイミングで精神科的な治療介入を強化する．

### 3. 身体症状症（身体化障害，心気症，疼痛性障害）

身体症状症の診療においてCL精神医学は重要な役割をはたす．身体症状症の患者は精神科受診には否定的，拒否的な場合が多く，また，症状を訴えつつも身体科診療のなかで一定の安定を得ている場合も多い．そのような場合は，必ずしも精神科治療につなぐ必要はなく，身体科医や看護師に対してスーパーバイザー的役割をはたし，プライマリチームの主治医機能を支援する．患者の問題行動が顕著となった場合は精神科的治療介入を要するが，患者の医療に対する不信感や拒否感に配慮してアプローチする必要がある．

### 4. 物質関連障害

アルコール使用障害は頻度が高い．身体疾患が問題化したときは治療導入機会の1つであり，身体科医と協力して治療に向けた動機づけを行う．また，入院によるアルコール離脱症状に関する予防，啓発も重要である．

### 5. 移植医療

レシピエントの精神科的評価だけではなく，生体臓器移植においては，精神科医は中立な第三者の立場として，生体臓器移植ドナー候補者の意思確認にもかかわる．倫理的な側面において重要な役割を担っているが，移植医療を適切に受けていけるかどうかの評価，周術期・その後の経過のなかで生じる精神医学的問題への対処も重要である．

### 6. 緩和ケア

詳細については「サイコオンコロジー」（⇒955頁）を参照．

### 7. 精神科救急医療

身体疾患に伴う精神症状が問題となった症例，自殺関連行動が問題となった症例は総合病院の救急医療対象となり，救急医療におけるCL精神医学へのニーズは高い．患者の病態，病状，身体科の事情，地域の精神科医療事情を理解した介入が必要である．詳細は別章を参照．

### 8. 周産期

周産期に発症する精神症状への対処，または精神疾患を合併した妊婦の周産期の管理においては，産科医，精神科医，その他のスタッフとの連携がきわめて重要である．周産

期精神医学の知識をもった精神科医が，地域CL，アウトリーチも含め周産期医療におけるニーズに応えていくことが望まれる．

## CL精神医学の実施

### A. 診察前

カルテを読んで経過を把握し，どのような患者で何が問題となっているか，どのような病態かについて予測を立てておく．精神症状を引き起こす可能性のある薬剤，血液生化学的異常の有無は必ず確認する．そして，依頼した身体科医や担当看護師に主科のニーズを確認し，不足している情報があれば尋ねる．その際，患者もしくは家族の精神科受診同意の有無も確認する．

### B. 診察

状況に応じて最大限プライバシーに配慮して診察する．渋々精神科受診を受け入れている患者も少なくないが，現在患者が一番困っていることから確認し，主訴や現在問題となっている状況を把握し，また患者の原疾患への理解を確認する．患者の心理・社会的要因，治療環境や医療者との治療関係上の問題などさまざまな問題が影響していることがあり，必要に応じて主治医，看護師，家族からも情報を収集し，評価する．

### C. 診察後

明確な評価，治療方針を立て，身体科スタッフに説明する．カルテ上の返書だけでなく，必要時には直接依頼医と協議する．患者・家族には，精神医学的問題に関する見立てと治療方針を説明する．定期的なフォローは依頼医と患者の安心感，信頼感につながる．身体科で必要な治療を患者が受けられるよう支援し，その後必要な精神科的治療に関しては地域事情に合わせてコーディネートする．

注意点として，プライマリチームの医療を非難するようなことは避けるべきである．精神科のかかりつけ医がある場合も同様で，安易な処方調整や，主治医の批判は慎む．多剤併用による合併症や過量服用が問題化した症例，精神症状による問題行動がみられる症例では，適切な調整とかかりつけ医への情報提供を行う．

CL精神医学の実施においては，単に患者の精神症状を評価，対処するだけではなく，医療スタッフとの関係性やスタッフのもつ不安などにも配慮していく必要があり，コミュニケーション能力と精神科的問題に対して明確な助言，対処を行う能力が求められる．

**参考文献**

1) 黒澤 尚, 山脇成人(責任編集)：臨床精神医学講座17　リエゾン精神医学・精神科救急医療．中山書店，2002
2) 西山 詮(編)：最新リエゾン精神医学．新興医学出版社，1999

# 予防・早期介入
*prevention and early intervention*

水野雅文　東邦大学教授・精神神経医学

医療費の膨大化の後押しもあり，多くの医療分野において予防や早期発見・早期治療や支援などの早期介入に対する取り組みが盛んである．精神科領域においても予防や早期介入に対する関心は高まりをみせているものの，現段階ではいわゆる一次予防については可能性を示唆するエビデンスさえ乏しい状況にある．それでも近年では，わが国から糸川，新井らの研究（Arai, et al, 2010）により，統合失調症の酸化ストレス解毒酵素であるGLO1の機能低下症例におけるビタミン$B_6$補充がカルボニルストレス処理系の正常化をもたらし，発症予防につながる可能性が示唆されるなど，明るい兆しもみられている．海外では後述するように，発症危険症例に対して$\omega 3$系不飽和脂肪酸の大量投与により，顕在発症への移行率の低下が示され，諸

外国で共同研究が進められている．しかしながら発症危険状態そのものが，症候学的にも不安定で脆弱な対象であり，アドヒアランスの問題もあって大規模研究の精度は高くない．本項執筆時点で，明らかなエビデンスとして挙げられるほどの研究成果はみられない．

一方，わが国の精神科医療サービス体制は，入院中心型から地域ケア中心型へと大きく姿を変えつつある．そのなかで，重症化，慢性化させず，地域のなかで社会包摂しながら支える早期介入の重要性が次第に認識されてきている．2014（平成26）年11月にTo the New Horizon をテーマに東京で開催された第9回国際早期精神病学会では，統合失調症モデルを脱し，双極性障害，不安障害なども含めたさまざまなより早期の病態研究と臨床実践の重要性，さらにその方法論が議論された．長期追跡研究などのエビデンスの蓄積により，早期介入の確かな有効性の検証を受けて，世界では，メンタルヘルス・プロモーションの地域における広がりに向けて，大きな力が注がれようとしている．

そこで本項では，いわゆる（一次）予防よりも，精神疾患の特性を考えると，より実現性の高い早期介入を中心に論を進める．初回エピソード統合失調症の治療や治験については，別項（82頁）を参照されたい．

### 定義

図1に示すように，精神疾患に対する早期介入は，いわゆる早期精神病（early psychosis）とよばれる at risk mental state（ARMS）あるいは ultra high risk（UHR）など研究グループにより若干定義の違いはあるものの，いわゆる精神病症状としては閾値下ながらも発症間際の状態を見いだし，その状態における介入を目指す動きが活発化している．すなわち，統合失調症などのいわゆる診断分類上

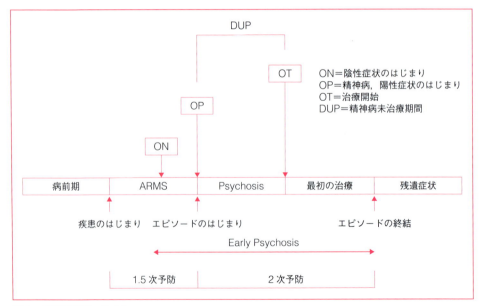

**図1 早期精神病への介入**
〔水野雅文，山澤涼子：初回エピソード分裂病の未治療期間（DUP）と治療予後．Schizophrenia Frontier 3: 35-39, 2002 より〕

の特徴的な症状を欠きながらも，閾値下の症状が観察され，その状態からの進行あるいは顕在発症を妨げるためのアプローチである．公衆衛生上の二次予防とは，明らかな疾患で早期受診をすることを指すので，前述のような接近は1.5次予防とでもよぶべき介入である．

なお2013年に改訂されたDSM-5では，減弱精神病症候群 attenuated psychosis syndrome（APS）を，本文ではなく第3部で今後の研究のための病態として位置づけた．APSの詳細については，「減弱精神病症候群」の項（82頁）を参照されたい．

### 診断

#### A. 精神病発症危険状態 at risk mental state（ARMS）

統合失調症の早期症状あるいは前駆症状は古くから知られていたが，臨床症状から，統合失調症などの精神病性障害を発症するリスクを評価することの重要性が広く認識されるようになったのは，早期介入研究が活発になったこの20-30年ほどのことである．そのような前方視的視点を強調するために臨床的ハイリスク状態はARMSとよばれることが多い．まず，オーストラリア（メルボルン）の研究グループが，初回エピソード患者の前駆症研究から，①閾値下の弱い精神病症状，②一過性で自然軽快する精神病症状，③遺伝的素因に機能低下を伴う，のいずれかを示す場合は精神病発症リスクが高まっているとするultra high risk（UHR）の基準を開発した．UHRを診断するための構造化面接としては，イェール大学で開発されたStructured Interview for Prodromal Symptoms/Scale of Prodromal Symptoms（SIPS/SOPS）とメルボルン大学で開発されたComprehensive Assessment of At Risk Mental State（CAARMS）が代表的である．一方，ドイツの研究グループは，基底症状 basic symptoms（BS）のうち知覚障害や認知障害の存在がのちの顕在発症に高率につながっていることを見いだし，上記のUHR基準により早期から自覚されるBS基準を加えて，臨床的ハイリスクの評価に用いている．

援助希求（help seeking）をするARMS症例が，1-2年の間に明らかな精神病を発症する率（移行率）は，当初30-40%と報告されていたが，研究の進展とともに徐々に低下している．約2,500例のARMSのメタ解析によると，移行率は6か月で18%，1年で22%，2年で29%，3年で32%，それ以上で36%と，ARMS診断後6-12か月の間に移行する例が多い．移行例のうち統合失調症を発症するのは約60%であり，ほかは統合失調症様障害や短期精神病性障害，統合失調感情障害，精神病症状を伴う双極性障害やうつ病など多様である．

援助希求するARMSには，精神病を発症するほかにもさまざまな精神医学的問題が併存する．すなわち，深刻な社会生活機能の障害を示し，多くが併存症として不安障害やうつ病などを有し，自殺も高率である．ARMSにおいてすでに，脳灰白質減少などの神経生物学的変化が認められ，移行例では進行性変化も報告されている．ARMSのなかでより発症リスクの高い者を同定するための研究では，臨床症状のみならず，認知機能や脳画像についても検討され，有望な結果が得られつつある．

### 治療

#### A. 認知行動療法（cognitive behavioral therapy）

精神疾患の早期介入において，心理的介入は重要な構成要素の1つである．初回エピソード精神病に対する専門的介入では当事者の機能的回復に加えて，心理的回復に焦点を当てることが重視されている．顕在発症後早期の精神病性障害に対する特異的な心理的介入として，認知行動療法（CBT）が検討されてきた．

上述のAPSのほかに，抑うつや不安などの症状を呈したり，現実的な問題をさまざま

に抱えていることも多く，心理的治療の役割は大きい．これまでARMSに対してはCBTを用いたRCTが行われてきたが，最近のメタ解析によればCBTによる治療を行った場合，12か月後の精神状態への移行リスクは通常治療と比べておよそ48％低下することが明らかとなっている．一方，支持的精神療法などの非特異的な心理的介入にも一定の治療効果が認められることが知られており，RCTでCBTと支持的精神療法の差を見いだすことは難しい．したがって現時点の方法では，ARMSに対する治療介入において，心理的介入が重要な役割を担うことは間違いないが，必ずしも構造化されたCBTを必要とするわけではない．治療者が積極的な関心を示しつつ，必要に応じて問題解決に関与するという一般的なかかわりであっても，治療効果は期待できる．

### B．ARMSに対する薬物・栄養療法

ARMSに対して薬物療法を行う倫理的問題として，特別な介入なしでも顕在発症に至らない偽陽性例の問題がある．最近のメタ解析でも移行率は，前述のように6か月で18％，3年間で36％と報告され，偽陽性例は少ないとはいいがたい割合を占めている．抗精神病薬を用いる最大の課題は副作用の問題であり，最近の第二世代抗精神病薬では不可逆的な錐体外路系の副作用は少ないとはいえ，体重増加，糖尿病，性機能障害などが出現するリスクがあり，ARMSの段階で抗精神病薬を投与することは，大きな議論のあるところである．

少量の第二世代抗精神病薬が精神病の発症を遅延あるいは予防する可能性を示した報告に対し，抗精神病薬の発症予防，遅延効果に対して否定的な報告もみられる．11の研究，1,246名の患者を対象としたメタ解析でも，発症予防，遅延に関して抗精神病薬が有効であるというエビデンスは得られず，CBTを含めた心理社会的介入の重要性が述べられた．また，このメタ解析では副作用の問題を考慮し，ARMSに対して今後さらに抗精神病薬を用いた介入研究を行うこと自体に対して否定的に締めくくられている．また抗うつ薬の発症予防に対する有用性が示唆された(Cornblatt, et al, 2007)が，比較対象となった抗精神病薬投与群の大半が服薬アドヒアランス不良であったため，結果の解釈には注意を要する．

そもそもARMSは前駆期のような後方視概念とは異なり，サイコーシスへの必然的移行を前提とする概念ではないため，顕在発症後のサイコーシスとは異なり，抗精神病薬使用が第一選択とはならない．実臨床場面では，国際早期精神病協会 International Early Psychosis Association (IEPA)のガイドラインで述べられているように，急速に症状が悪化した場合，抑うつに対する治療が無効で自殺の危険性がある場合，または攻撃性，敵意，他害がある場合に，低用量の抗精神病薬の投与が考慮されるべきである．

上述のごとくARMSに抗精神病薬を用いる場合の適切な用量や投薬期間などに関して検討していく必要がある一方で，魚油に含まれるω3不飽和脂肪酸がARMS患者の精神病移行率を低下させるという報告があり，注目を集めている．Ammingerらの研究(2010)ではUHR者をω3不飽和脂肪酸(DHA=480 mg/日，EPA=700 mg/日)投与群(41名)と，プラセボ群(40名)とに無作為に割り付け，12週間の投与を行った．12か月追跡した結果，プラセボ群と比較してω3投与群で精神病移行率が有意に低下した．また，最近のシステマティックレビュー(Schlogelhofer, et al, 2014)で比較的高用量でも安全性が示されたように，ω3不飽和脂肪酸は，抗精神病薬と比較して有害事象が少なく，効果を確認できた場合には今後実践的な治療法として期待できる．

### C．治療システム，教育環境の整備

シンガポールでは2008年にはARMSと診断された16-30歳の若者を対象とした心理

社会的治療を中心としたサービスを提供する Support for Wellness Achievement Programme (SWAP) を開始し，2009年には若者の一般的な心理的問題にも対応する Community Health Assessment Team (CHAT) によるサービスも始まっている．CHAT は，若者をターゲットとした店舗が並ぶビルの一角に CHAT-Hub と称するコミュニティスペースを設置し，若者が抵抗なく立ち寄って，精神保健に関する情報を得たり専門スタッフに気楽に相談できるよう工夫がされている．必要に応じて，CHAT から EPIP もしくは SWAP に紹介されるという仕組みである．

### まとめ

精神病の予防は，統合失調症など特定の精神疾患の早期症状を指標にした介入のみに注力していても，その実効は上がらない．国際的な早期精神病研究団体である IEPA においても，より裾野の広いメンタルヘルス全般における早期介入の道を探るべく，医療経済も含めた幅広い論証により施策につなげるべきとの考えが広がり，本年度より IEPA Early Intervention in Mental Health Inc. と改名した．

わが国においては，本年度より労働安全衛生法の改正に伴うストレスチェックが実施されるが，精神疾患の予防につながるものであるかは，本項執筆の時点では明らかになっていない．

#### 参考文献
1) 水野雅文，鈴木道雄，松本和紀，他：地域ケアの時代における精神疾患―早期発見・早期支援の課題と可能性．精神医学 57：89-103, 2015

# 地域精神科医療・地域精神保健
*community psychiatry/community mental health*

山口創生　国立精神・神経医療研究センター精神保健研究所・社会復帰研究部援助技術研究室長
伊藤順一郎　メンタルヘルス診療所しっぽふぁーれ・院長（千葉）

### 定義

地域精神科医療の定義はさまざまであるが，一般的には入院治療以外の精神科医療サービスを意味する．近年では，医療サービスのほかに，社会サービス（福祉サービス，その他公的機関などによるサービス）などを含めた地域精神保健 community mental health という言葉を用いることが国際的には主流である．地域精神保健とは，精神疾患をもつ患者を含む地域住民の精神保健の向上を目的とし，①誰もが利用できるサービスによって，地域住民の精神保健ニーズに対応すること，②精神疾患をもつ者の治療や支援のゴールを明確にし，彼らのストレングス（長所）に焦点をあてたサービスを提供すること，③精神科を含む各種の医療サービスや社会サービス，家族や地域住民によるインフォーマルサービスを含むさまざまな地域サポート，その他の社会資源などをつなぐ支援ネットワークを構築すること，④精神疾患の症状の改善だけでなく社会参加を促すリカバリー志向のサービスを展開すること，そして⑤根拠に基づく実践 evidence-based practice (EBP) を推し進めることと定義される．また，地域精神保健サービスをごく簡易な言葉で表現するなら，患者の自宅や居住地の近くで行う医療的，社会的あるいはインフォーマルなサービスである．

### 適応

重症度に関係なく，精神疾患をもつ人すべてが地域精神科医療および地域精神保健の対象となる．例えば，ケアマネジメントは軽い

症状の患者と重い症状の患者の双方に実施される．特に，重い症状の患者や退院後の地域生活を控える入院患者にはより集中的なケアマネジメントが提供される．

### アウトカム

精神疾患をもつ患者のアウトカムは多様である．近年，精神疾患をもった患者の治療や支援のゴールとして「リカバリー」が掲げられている．リカバリーの定義はさまざまであるが，精神症状や機能的な回復だけを意味せず，自身の社会的価値を見いだす独自のプロセスや社会的役割を取得する個別のプロセスとして表現されることが多い．より具体的には，①他者との良好なかかわり，②将来への希望，③アイデンティティ（の確立），④生活の意義（雇用を含む），⑤エンパワメントから構築される概念である．すなわち，患者にとってのリカバリーは症状の程度にかかわらず，意味のある人生を得るためのプロセスである一方で，治療者にとっては治療や支援のアウトカムであるという両側面をもつ．リカバリーに関連する具体的なアウトカムとしては，地域滞在日数，就学，就労，社会参加，生活スキル，社会的ネットワーク，セルフエスティームなどが挙げられる．

### 分類

#### A．ケアマネジメント

地域精神科医療や地域精神保健における中核的なサービスは，ケアマネジメント care management（ケースマネジメント case management と同義）である．ケアマネジメントは利用者の個別ニーズのアセスメント，ニーズの充足に向けた計画立案，計画遂行のモニタリングおよび再アセスメントのサイクルで構成される支援技法であり，利用者のニーズに沿ったサービスの展開やネットワークの構築をはかることを目的とする．日本では介護保険法や障害者総合支援法のもと仲介型ケアマネジメントが主であるが，特に重い精神疾患をもった患者にはアウトリーチを伴う個別化されたサービスを提供するインテンシブ・ケアマネジメントや，24時間365日対応で集中的なサービスを提供する包括型地域生活支援プログラム assertive community

表1　ケアマネジメントの分類

| | モデル | | |
|---|---|---|---|
| | 仲介型ケアマネジメント<br>(brokering care management) | 集中的ケアマネジメント<br>(intensive care management) | 包括型地域生活支援<br>(assertive community treatment) |
| タイプ | ブローカリング型 | インテンシブ型，アウトリーチ型 | インテンシブ型，アウトリーチ型 |
| 目的 | 必要とする人へのサービスの紹介 | 安定した地域生活<br>生活の質の向上<br>地域生活の継続 | 集中的なサービスの提供<br>生活の質の向上<br>地域生活の継続 |
| サービスの特徴 | ケアマネジャーのサービス提供なし<br>日本 介護保険・総合支援法 | 多職種で構成される地域精神保健チーム-アウトリーチ型のサービス | 多職種で構成される地域精神保健チーム<br>頻繁なアウトリーチ型のサービス<br>365日24時間の対応 |
| 治療者の役割 | サービス仲介者 | サービス仲介者<br>サービス提供者/治療者 | サービス提供者/治療者 |
| 対象者 | 全般 | 全般<br>※重症の人を中心にアウトリーチ支援を提供 | 重症の精神障害をもつ人 |
| ケース数 | 50人以上が珍しくない | 20-35人が目安 | 10人以下が望ましい |

treatment(ACT)が有効であるとされている(表1).

## B. 効果的なサービス

その他の治療や支援では，家族心理教育family psycho-education(FPE)や援助付き雇用/個別就労支援プログラムIndividual Placement and Support(IPS)，認知行動療法cognitive behavioural therapy(CBT)などの個別サービスが，リカバリーに関連するアウトカムに対しての効果が認められている．特に家族心理教育と援助付き雇用は，再入院率の低下や就労率の向上といった目に見えやすい効果をもたらすことから，過去20年間に大きく発展した実践手法である．また集団サービスとしては，illness management and recovery(IMR)やwellness recovery action plan(WRAP)，社会技能訓練social skills training(SST)，集団家族心理教育group family psycho-education(GFPE)に代表される疾病管理・心理教育が効果を期待できるサービスとして挙げられる(表2).また，居住サービスとして援助付き住居などの有用性も報告されているが，援助付き住居から卒業できないという新たな問題も起きる可能性があることから，その運用は計画を立てて行う必要がある．さらに，近年では初発の精神疾患患者への早期治療や，精神病未治療期間duration of untreated psychosis(DUP)を短くする目的で行われる精神病罹病危険状態at risk mental state(ARMS)の患者に対する早期介入が，地域精神保健の枠組みに入るようになってきている．

### 国内の分類

わが国は地域精神科医療および地域精神保健の発展が，先進国のなかで最も遅れている国の1つである．他方，厚生労働省の指針，診療報酬の改正，障害者総合支援法の成立などを通して，緩やかにシステムの構築が進んでいる．表3はわが国における地域精神科医療および地域精神保健サービスの概要をまとめている．

## A. 住居サービス

わが国における住居サービスは，障害者総合支援法下のグループホームやショートステ

表2　効果的な地域精神科医療と地域精神保健サービスと特徴

| 実践 | 個別サービス | 集団サービス | アウトリーチ | エビデンス[1] | 日本でのRCT[2] |
|---|---|---|---|---|---|
| 仲介型ケアマネジメント | ✓ |  | ✓ | × |  |
| インテンシブ・ケアマネジメント | ✓ |  | ✓ | ◎ |  |
| 包括型地域生活支援(ACT) | ✓ |  | ✓ | ◎ | ✓ |
| 家族心理教育(FPE) | ✓ | ✓ | ✓ | ◎ | ✓ |
| 援助付き雇用/個別就労支援(IPS) | ✓ |  | ✓ | ◎ | ✓ |
| 認知行動療法(CBT) | ✓ |  |  | ○ | ✓ |
| 社会技能訓練(SST) |  | ✓ |  | ○ | ✓ |
| illness management and recovery(IMR) |  | ✓ |  | ○ |  |
| wellness recovery action plan(WRAP) |  | ✓ |  | △ |  |
| 早期介入 | ✓ | ✓ | ✓ | ○ | ✓ |

1. エビデンス
   ◎：Cochrane reviewで効果を示されている，○：1つ以上のシステマティックレビュー/メタ分析で効果が示されている，△：システマティックレビュー/メタ分析はないが，無作為化比較臨床試験で効果が示されている，×：無作為化比較臨床試験で効果が示されていない
2. RCT：randomised controlled trial(無作為化比較臨床試験)

表3 わが国における地域精神科医療・地域精神保健サービス

| 分野 | 住居サービス[1] | 通所サービス | 訪問サービス |
|---|---|---|---|
| 医療 | 急性期治療病棟<br>精神科一般病棟<br>司法病棟 | 外来<br>デイケア<br>ショートケア | 訪問看護ステーション<br>医師による往診 |
| 福祉(生活) | グループホーム<br>ショートステイ<br>旧援護寮 | 地域活動支援センター<br>通所型生活訓練事業所 | ホームヘルプ<br>訪問型生活訓練事業 |
| 福祉(就労) | | 就労移行支援事業<br>就労継続支援事業A型・B型<br>障害者就業・生活支援センター | 援助付き雇用[2]<br>ジョブコーチ |
| 医療＋福祉 | 援助付き住居[2]<br>クライシスハウス[2] | 通所型早期介入[2] | 包括型地域生活支援プログラム(ACT)[2]<br>訪問型早期介入[2]<br>個別就労支援プログラム(IPS)[2] |

1. 便宜上，医療における病棟を住居サービスに分類した．
2. 現在の制度ではサービスに対する報酬が保証されないため，一部で取り組まれている効果的実践．

イなどが該当する．これらのサービスは重い症状をもった患者が利用することもあるが，症状が安定した患者を対象とすることが多い．援助付き住居やクライシスハウスのように，比較的陽性症状の強い人や精神疾患を発症したマイノリティ集団（例：女性）にも対応できるサービスが求められている．これらのサービスの整備が病棟からの地域移行の推進には不可欠である．

### B. 通所サービス

通所サービスについては，日中の居場所を提供するデイケアやショートケア，障害者総合支援法下の地域活動支援センター，生活スキルや就労の支援をする生活訓練事業，就労継続支援事業，就労移行支援事業などがある．多くのデイケアや地域福祉事業が前述の効果的なサービス（IMRやWRAP，SST）を自らのサービスプログラムに盛り込んでいる．しかしながら，効果が不明瞭な長期の施設内トレーニングや曖昧なアセスメントに依拠せず，患者の一般就労を第1目的として，個別の求職サービスおよび就労継続サービスを提供する援助付き雇用を実施している事業所はごく一部である．

### C. 訪問サービス

わが国の訪問サービスは各サービスに一定の区別がある．訪問看護ステーションは医療的な支援を行い，ホームヘルプ（居宅介護事業）は家事手伝いを行う．訪問型生活訓練事業は利用者の生活スキルや生活範囲，余暇活動の上手な過ごし方などについての同行サービスや教育的サービスを提供する．他方，実際の治療場面では，医療と生活の双方のアプローチが必要であることが珍しくない．包括型地域生活支援プログラム（ACT）や個別就労支援プログラム（IPS）を実施する訪問看護ステーションや生活訓練事業所，就労移行支援事業所などでは，医療的サービスと生活的サービス（あるいは就労サービス）の両方を提供し，患者の地域生活と就労を支えている．

### 課題と展望

効果的な地域精神保健サービスのわが国における普及率は必ずしも高くない．わが国では診療報酬や既存の治療文化などの影響で，病院や施設内で行われる集団サービスは比較的取り組まれやすいが，アウトリーチや個別性の高い治療あるいは家族に対する治療は広まらない傾向にある．しかしながら，実際に明確な効果が実証されている実践はインテン

シブ・ケースマネジメント，ACTやIPSなどのアウトリーチを伴う個別サービスである．また，社会性の獲得という目的において集団によるグループダイナミックスの効果と重要性は否定することはないが，個別サービスと比較し，集団サービスのリカバリーに関するアウトカムへの効果は小さいことが珍しくなく，研究によってはその効果を疑問視する知見もある．治療者は，個別サービスと集団サービスの特徴と患者のニーズを把握し，サービスを展開する必要がある．

加えて，エビデンスのある地域精神保健サービスは医療と福祉の双方のアプローチを必要とする半面（表3），現在のわが国の制度は医療サービスと福祉サービスとの間に制度的な隔たりが存在する．すなわち，そのようなサービスに対しては報酬が保証されておらず，21世紀のわが国における地域精神科医療や地域精神保健における最も大きな課題といえる．実際，既存の制度下で，ACT，個別のFPE，IPSなどに取り組む事業所は，訪問看護ステーションにおける精神保健福祉士による訪問サービスや，訪問による家族支援，デイケアにおけるアウトリーチ活動など報酬を得られないサービスを提供している．

わが国においても患者，家族，治療者の枠を超え，リカバリー運動は近年になって目覚ましい躍進を遂げている．これらの運動が理念的なものに終わるのではなく，医療と福祉の制度的な乖離を解消させ，患者のリカバリーを効率的に支える個別かつアウトリーチ型サービスの制度化と普及につながることが望まれる．

### 参考文献

1) Drake RE, Szmukler G, Mueser K, et al: Introduction to community mental health care. Thornicroft G, Szmukler G, Mueser K, et al (ed): Oxford textbook of community mental health. Oxford University Press, Oxford, 2011
2) Leamy M, Bird V, Le Boutillier C, et al: Conceptual framework for personal recovery in mental health: systematic review and narrative synthesis. Br J Psychiatry 199: 445-452, 2011
3) Thornicroft G, Tansella M: Better mental health care. Cambridge University Press, Cambridge, 2009

## アンチスティグマ
*anti-stigma*

小山明日香　熊本大学大学院・神経精神医学
竹島　正　川崎市精神保健福祉センター・所長

### 定義

スティグマstigmaは烙印や偏見と訳される場合が多い．もともとはギリシャ語で奴隷や犯罪者の身体に刻印された徴（しるし）を意味し，これをつけることによって汚れた者，卑しむべき者であることを世間に知らしめたものである．スティグマの対象となった人々や集団は，拒絶や差別，さらには排除や迫害の対象にすらなる．

### 国際的な流れ

1975（昭和50）年，世界保健機関（WHO）の協力のもとに，「うつ病の予防と治療のための国際委員会 International Committee for Prevention and Treatment of Depression (ICPTD)」が発足した．ICPTDはその後，世界精神医学会 World Psychiatric Association（WPA）が同活動を引き継ぎ，WPA/PTDとして継続的に啓発活動を行っている．また，1996年にはWPAが「The Global Programme against Stigma and Discrimination Because of Schizophrenia（統合失調症に対するスティグマおよび差別と闘う世界的プログラム）」を開始した．Open the Doors（こころの扉を開く）とよばれるこのプログラムには，日本を含む19か国が参加している．

このプログラムの目的は以下の通りである．
- 統合失調症の特徴と治療オプションについての認識と知識を高めること
- 統合失調症に罹患している，または罹患していた人々とその家族についての地域住民の意識を向上させること
- 差別と偏見を取り除くための行動を起こすこと

また，2005年には，WPAにスティグマと精神保健に関するセクションが設立された．

## 国内における流れ

日本においては，上述したICPTDの発足に伴い，1979（昭和54）年に一般診療科におけるうつ病の予防と治療のための委員会Japan Committee for Prevention and Treatment of Depression（JCPTD）が設立された．JCPTDは2015（平成27）年に「日本うつ病センターJapan Depression Center（JDC）」と名称を変更し，高度かつ包括的なうつ病医療支援，メンタルヘルス全般の維持・改善の取り組みを開始した．学術団体の取り組みとしては，日本精神神経学会がアンチスティグマ委員会を設置している．また，上記のWPAプログラムに呼応して，同学会において2002（平成14）年に「精神分裂病」から「統合失調症」へと呼称変更することを決定した．これは患者・家族からの要望を受けて実現したものであり，同年に横浜で開催された世界精神医学会では，海外に向けて呼称変更の意義をアピールした．日本における呼称変更の取り組みとコンセプトの刷新のプロセスと波及効果は国際的にも高い関心をよんでいる．さらに，2003（平成15）年には，日本学術会議が「こころのバリアフリーを目指して―精神疾患・精神障害の正しい知識の普及のために」を公表し，日本における精神障害へのスティグマ克服に向けた提言を行った．

さて，厚生労働省は2002年に「こころのバリアフリー宣言―精神疾患を正しく理解し，新しい一歩を踏み出すための指針」を公表した．さらに，2004（平成16）年に厚生労働省がとりまとめた「精神保健医療福祉の改革ビジョン」のなかでも，重点施策の1つとして「国民意識の変革」が挙げられ，精神疾患の正しい理解に基づく態度の変容や適切な行動を促進するという基本的な方向性が示された．2016（平成28）年4月に公表された「良質かつ適切な精神障害者に対する医療の提供を確保するための指針」では，「その他良質かつ適切な精神障害者に対する医療の提供の確保に関する重要事項」のなかに，「心の健康づくりの推進及び知識の普及啓発」が挙げられている．

## アンチスティグマに向けた課題

2007（平成19）年に筆者らが一般地域住民を対象に実施した調査では，「精神疾患は生活習慣病と同じく誰もがかかりうる病気だと思う」という項目に「そう思う」「ややそう思う」と回答した人の割合はそれぞれ46.4％，36.0％であり，多数の人が精神疾患は特別な病気ではないという認識をもっていた．しかしその一方で，統合失調症の事例を読んだあとにその事例のような人の隣に住みたくないと回答した人の割合は，「とても思う」「ある程度思う」でそれぞれ10.4％，29.8％と高率であり，精神障害に対するスティグマは依然として解消されていないことが示された．実際の生活場面においても，住居の確保や婚姻，仕事など日常生活のさまざまな側面において，患者・家族がスティグマを経験する場面は少なくないと思われる．しかし，地域への受け入れの拒否などには，地域住民や不動産業者などの経験してきた困難に起因するものもあり，これらへの丁寧な対応がスティグマの除去にもつながるだろう．

### A．メディアとの連携

精神障害に対する社会のイメージ形成においてメディアの与える影響は大きく，国民啓発にはメディアとの連携が重要とされ，①幅広いメディアを対象としたメディアカンファレンスの開催，②メディアの疑問に中立的な立場から情報を提供し，より深く確かな報道

を促していく取り組みの実施，③メディアの関心やニーズを把握するための調査を実施することの必要性が指摘されている．国立精神・神経医療研究センターにおいては，自殺予防総合対策センターを中心に，自殺と関連の深い精神保健の問題について，学術研究の成果をふまえたメディアカンファレンスを開催し，精神保健医療専門家とメディアとの双方向的な意見交換を行ってきたが，その発展と各地への普及が望まれる．

### B. 学校教育における普及啓発活動

日本においては，これまで学校の授業のなかで精神保健の問題が取り上げられることは少なかった．学校教育法に基づく高等学校の学習指導要領の普通教育の保健には，精神の健康として「人間の欲求と適応機制には様々な種類があること及び精神と身体には密接な関連があること．また，精神の健康を保持増進するためには，欲求やストレスに適切に対処するとともに，自己実現を図るよう努力していくことが重要であること」とある．学校におけるメンタルヘルスリテラシー教育は，早期介入に有効であると同時に，アンチスティグマという観点からも重要であり，精神障害に関する正しい知識の教育が望まれる．

### C. 当事者活動

当事者が自身の経験を語ることは，地域住民の精神障害に対する理解を深めるうえで重要な意味をもつ．当事者による講演や文章は聞き手や読み手の理解や共感を促す．また，当事者との直接的な交流機会の拡大も，スティグマ軽減に効果的である．近年は，障害者基本法に基づく障害者政策委員会をはじめとする政府の検討会，都道府県などの精神保健福祉審議会，障害者総合支援法に基づく障害者自立支援協議会などに当事者や家族が参加する機会も増加しているが，当事者の声を政策に反映させ，当事者とともに政策を実現する社会を目指すことは，共生社会の実現を目指すうえできわめて重要である．

### D. 当事者のエンパワメント

スティグマを経験する当事者は，「継続して否定的な評価を受けることによりパワーが欠如した状態」にある．当事者がもつ力を最大限に引き出すための支援，すなわちエンパワメントが重要である．エンパワメントされた当事者の姿は，地域住民の精神障害に対する理解を深めることになる．その一方，セルフスティグマ（社会に共有されているであろう精神障害者への固定的な観念ないしイメージを当事者が取り入れてしまうこと）は，差別されると思って社会との交流を制限し，仕事や住居を得る機会を失うことになる．エンパワメントにおいては，当事者の中にあるかもしれないセルフスティグマにも注意することが望まれる．

### E. 芸術作品を通した啓発教育

全国精神保健福祉連絡協議会では，精神障害者の芸術作品を通した普及啓発の今後あるべき方向性の示唆を得ることを目的として，展覧会「心の世界―作品を多角的にとらえる」を開催し，来場者のアンケートの分析を行った．その結果，作品展について，「大変興味深かった」「興味深かった」という回答を合わせると全体の87％が興味深いと回答していた．また，自由記述回答についてテキストマイニングを行ったところ，全般的にポジティブな態度が示された．このように精神障害者の芸術作品は，その作者，作品，来場者を尊重した展示を行うことによって，スティグマの軽減に役立てることができる可能性がある．

ダックス・センターは，1950年代から1980年代にかけてエリック・カニンガム・ダックス博士によって収集された精神疾患または情緒的なトラウマを経験した人々の作品を含めた1万5,000点のコレクションを中核にしており，芸術と創造性を通じて，心についての理解を深めること，精神疾患とトラウマについての理解を深めることに取り組んできた歴史をもつ．コレクションは，美学的な

品質よりも，精神保健，芸術そして教育が交わるところを重視している．コレクションでは，十分な協議をもとに，作品の展示のガイドラインを開発している．日本におけるアートを通しての啓発の発展にも参考になると思われるので紹介する．

1) 精神疾患を経験した人々の作品には複数の側面がある：複数の側面とは芸術的，心理学的，社会学的，医学的，歴史的，倫理的な側面などである．
2) 作者を尊重する：作品展示方法についての意思決定を行う際には，作者の意図，その作品が制作された背景を考慮し，作者の意向の明確化をはかる．
3) 制作者から展示する同意が得られなかった作品の展示：これらを展示するのは，代替可能な作品が存在しない場合に限定し，作品を展示することにより得られる公益が，制作者へ及ぼしうる潜在的な損害よりも，明確に上回っていなければならない．
4) 観覧者を尊重する：観覧者に，作品とのかかわり方，および重視する側面を選ぶ自由を与える．
5) 信頼の構築に努める：展覧会の準備期間を通じて，制作者と定期的に協議することを検討する．観覧者に，展示団体の法的・倫理的責任について情報を提供する．展覧会は営利を目的とすべきではなく，またスポンサーシップによって展覧会の目的に妥協があると受け取られてはならない．

### F. 調査研究

精神障害への理解やスティグマについての調査は，これまでに一般地域住民や医療従事者，学生などを対象にして国内外でいくつか実施されてきた．今後さらに重要となると考えられる研究の1つは，アンチスティグマ活動の効果を測定する介入研究であろう．メンタルヘルスプロモーションの観点からは，特定の領域などにターゲットを絞った介入も効果的かもしれない．精神障害への認識を測定する尺度もさらなる検討の余地があろう．

**参考文献**

1) 竹島 正，小山明日香，小山智典，他：こころとからだの健康についての国民意識の実態に関する調査結果まとめ．平成18年度厚生労働科学研究費補助金(こころの健康科学研究事業), pp 1-51, 2007
2) Yamauchi T, Takeshima T, Koh E, et al: A preliminary study on the attitude of the Japanese public towards creative artwork by people with mental illness. Int J Soc Psychiatry 58: 350-354, 2012
3) Jones K, Koh E, Veis N, et al: Framing marginalised art. The Cunningham Dax Collection, 2010

# 精神科関連用語をめぐる最近の動向

*recent problems of Japanese medical terminology in psychiatry*

**太田敏男** 埼玉医科大学教授・神経精神科・心療内科

## 用語法の重要性の高まりとその背景

精神科において，用語法 terminology が重要になってきている．そうさせた要因はいろいろあるが，精神医学用語の使用者が広がったことは特に大きい．

かつて，精神医学用語は精神科医が独占していた．その時代には，用語が少々複雑でも曖昧でも，文脈や発言者（著者）の学問的背景などを考慮すれば，なんとか互いに理解し合えた．むしろ，原語の連想，つまり逆翻訳 back translation が容易であることのほうが重要という面もあった．

しかし，時代は変わり，精神医学用語は精神科医だけのものではなくなった．まず，自殺，犯罪，企業内不適応などの増加とともに，うつ病をはじめ，統合失調症，パニック障害，心的外傷後ストレス障害，アスペルガー障害など，さまざまな精神医学用語が

ジャーナリズムやインターネットに登場するようになった．その結果，患者・家族や一般人が容易に情報にアクセスできるようになり，用語を用いる機会も増加した．一方，精神疾患の対策や治療において，精神科医以外の職域の人たちのはたす役割も増加した．例えば，プライマリ・ケア医がうつ病や不眠症などの初期対応を担うようになった．企業や地域の精神保健担当者が精神科的問題を扱う機会も格段に増加した．

こうした変化のなかで，用語法の重要性が高まるのは必然であった．拡大した使用者の目線を意識し，広い視野と現実的な熟慮をもって，精神医学用語を整理する必要性が生じたのである．

## 近年行われた用語法における配慮と対策

配慮と対策にはいろいろな側面がある．第1に，スティグマ問題への配慮が挙げられる．第2に，非専門家にも理解しやすくする配慮が必要である．

### A. 配慮1：スティグマ対策という側面

スティグマ対策という面では，これまで多くの対処が行われた．古くは，「白痴・痴愚・魯鈍」という用語が「精神（発達）遅滞：重度，中等度，軽度」と変更された（「白痴」は文学作品のタイトルなどに歴史的な用語としてのみ残存）．「痴呆→認知症」「精神分裂病→統合失調症」「人格障害→パーソナリティ障害」も同じ流れである．最近，「障害者」を「障碍者」「障がい者」と記載する場合があるが，これも同様である．さらに，病名に「…障害」という用語が使われてきたが，一部の領域で「障害」使用に反対する動きもある．

これらの変更の議論の際，多かれ少なかれ専門家内には「言葉狩りだ，際限がない」という消極論が登場する．言葉の形式的変更よりも当事者の病状や生活について啓発を進めるほうが本筋だという意見である．これは一面，非常に重要な指摘である．しかし，実態として，そうした活動には限界がある．「広い視野と現実的な熟慮をもって」考えるならば，並行して用語を工夫することも必要であろう．

### B. 配慮2：伝達の正確さという側面

配慮のもう1つは，内容伝達の正確さの問題である．

これまで，用語は個々の翻訳者の努力で作られてきた．古くは先達によってドイツ精神医学の導入時に多くの用語が作られた．近年，国際的診断分類システムの普及とともに，英語圏の書籍の翻訳時に用語（特に病名）が追加された．その際，各分野の学会が関与することも多くなった．これについては，後述する．

最近，こうして一度流布した用語のうち，「外傷後ストレス障害」「社会恐怖」「行為障害」などについて，一般人に対する内容伝達の正確さという見地から，見直しの意見が出された．

外傷後ストレス障害：DSM-Ⅲのときには「心的外傷後ストレス障害」だったが，その後「心的」が外され，「外傷後ストレス障害」となっていた．しかし，この用語では，自身が外傷を負わずに身近に目撃して強いショックを受けて発症したときのことは連想しにくい．そこで「心的」を復活する提案がなされた．

社会恐怖：「社交障害」への変更が提案された．理由として，一般人には社会を恐怖し引きこもる障害のように思えてしまうこと，そもそも辞書に掲載されている語義からみても不正確であること，などが挙げられた．

行為障害：「素行障害」が提案された．これも，正しい内容を連想させにくいこと，語義からみて正しくないと思われること，などが理由であった．

さて，最後に，うつ病・うつ関連の用語についてやや詳しく述べる．冒頭で述べた時代的背景の問題が最も集約されているのが，この用語だからである．近年，ジャーナリズムや多職種による治療・対処活動を通じ，当事

者・家族，一般人，プライマリ・ケア医，精神保健担当諸職種などがうつ病・うつ関連用語を使う機会が増えた．その結果起こった変化が，まるですべてを飲み込んだかのように膨れ上がった曖昧な用語「うつ」の多用と，それに引きずられた用語「うつ病」の曖昧化であった．この混乱は，さまざまな立場の人のコミュニケーションにすれ違いを引き起こし，診療やリハビリテーション活動を阻害する要因となり始めた．

筆者はこの混乱を縦と横に整理した．縦の混乱とは，抑うつ気分（症状名），抑うつ状態（状態像名），うつ病（病名）という用語の水準が無視される混乱をいう．「うつ」の2文字だけでは，精神科医であれば文脈からどの水準を指しているのかを推測できるが，一般人にはそれは不可能である．横の混乱とは，病名「うつ病」の範囲が不明確になっていることをいう．筆者は下記を提案した．①症状名，状態像名，病相名，病名という区別を明確に意識する．②「うつ病」は病名として用い，ほかの用語としては「抑うつ」を使う．③病名「うつ病」が表す範囲を国際的診断分類システムを参照して明確に取り決める．

その後，日本うつ病学会や日本精神神経学会でもこの問題が議論された（後述）．

## 最近の各学会における用語問題検討活動について

各学会内部で以前より用語決定の地道な努力が行われていたことはすでに指摘した．しかし，冒頭で述べたような問題意識をもったうえでの作業は，日本うつ病学会における議論が最初だった．ここではそれ以後の流れに限定して紹介する．

### A. うつ病用語検討委員会（日本うつ病学会内，臨時）

日本うつ病学会理事会は2008（平成20）年7月24日，「用語検討委員会」の設置を正式決定した．筆者も当初から委員に加わった．まもなく，2009（平成21）年3月14日，第1回の会合を開催した．その後，委員の1人がたたき台（提案第1版）を作成したうえで，2009（平成21）年7月30日にその検討を行った．以後も議論を積み重ねた．2011（平成23）年7月の日本うつ病学会総会では用語検討委員会企画シンポジウムを行った．事前に委員会ガイドライン案について全評議員に対してアンケートを行い，その集計結果も発表した．こうしたプロセスを踏まえ，少数意見を主文のなかに掲載したうえで，多数意見を採用した案を別添として添付する形をとることにした．これを日本うつ病学会のホームページに掲載し（http://www.secretariat.ne.jp/jsmd/term/index.html），パブリックコメントを募った．そして，2013（平成25）年2月9日付で，最終版の「うつ病関連用語に関する日本うつ病学会用語検討委員会多数意見案（略称「委員会多数意見案」）」を作成した．

### B. 気分障害に関する病名用語検討委員会（日本精神神経学会内，臨時）

次に，日本うつ病学会の議論をより一般化するべく，日本精神神経学会（以下，精神神経学会）に検討の舞台を移した．具体的には，①精神神経学会の正式な常設の委員会である「精神科用語検討委員会」の代表若干名，②日本うつ病学会のうつ病用語検討委員会代表若干名，および③ゲストメンバー（随時出席要請）が集まり，精神神経学会内の非公式な懇談会として，連絡会を開くことになった．第1回は2012（平成24）年2月19日に開催され，以後，ほぼ月に1回のペースで精力的に会合をもった．最初の4回は，「日本精神神経学会・日本うつ病学会合同『用語検討委員会』」といった仮称を用いたが，同年6月21日の第5回から会の名称を「精神科病名検討連絡会」と決定した．会の目標も，すべての分野の精神科用語（特に病名）をカバーすること，近々発表されるDSM-5の病名翻訳に間に合わせること，などと合意した．

### C. 精神科病名検討連絡会(精神神経学会内，臨時)

　同年(2012年)の8月23日，通算第7回から，他の学会の代表者も連絡会に加わった．これまでのうつ病関連用語の検討をモデルケースとし，DSM-5翻訳への反映という当面の目標や，社会的背景を踏まえた病名翻訳の原則を確認したうえで，それぞれの分野で当該学会がまず用語を検討し，その結果を連絡会に持ち寄ることにした．検討は以後もほぼ月1回のペースで行った．2013(平成25)年10月には，一応まとまった案(version 7)ができたため，精神神経学会代議員に送付してアンケートを行い，学会ホームページにも掲載してパブリックコメントを求めた．こうして通算17回の連絡会での検討の末，2014(平成26)年に「DSM-5病名・用語翻訳ガイドライン(初版)」を完成した．これはDSM-5の邦訳に実際に使用された．ガイドライン(初版)は精神神経学雑誌に発表した．

### D. 精神科用語検討委員会(精神神経学会内，常設)

　連絡会は，当面の目標を達したため，いったん休会とし，検討の舞台は常設の委員会である精神科用語検討委員会に移った．検討の目標は，用語集第7版に向けての改訂作業とし，「DSM-5病名・用語翻訳ガイドライン(初版)」の病名用語を最大限取り入れることとした．検討は現在も続いている．

### 今後について

　病名検討については，今回の病名検討連絡会がモデルになると思われる．今後，ICD-11が発表されるが，その際も同様な形での作業が行われるであろう．日常的には，精神科用語検討委員会(精神神経学会内，常設)が用語検討の役割を担う．

　今後も精神医学用語のユーザーの拡大は止まらないだろう．われわれは常に，受け取る側の気持ち，理解内容などをモニターしつつ，広い視野と現実的な熟慮をもって，用語の妥当性の検討を継続しなければならない．そこでは，深い専門性と広い開放性とのバランスが重要であることを強調しておきたい．

#### 参考文献

1) 日本精神神経学会精神科病名検討連絡会：DSM-5病名・用語翻訳ガイドライン(初版)．精神神経学雑誌 116：429-457, 2014
2) 太田敏男, 豊嶋良一：「うつ病」はどの範囲を指すのか―「うつ」と「うつ病」をめぐる混乱．精神神経学雑誌 110：829-834, 2008
3) 豊嶋良一：英語から翻訳された病名呼称用語は妥当だったか―「社会恐怖(社会不安障害)，行為障害，外傷後ストレス障害」の場合．精神神経学雑誌 110：825-828, 2008

# 医療観察法と精神鑑定

*act on medical care and treatment for patients who have caused serious cases under the condition of insanity/psychiatric examination*

永田貴子　国立精神・神経医療研究センター病院・第二精神診療部

平林直次　国立精神・神経医療研究センター病院・第二精神診療部長

## 医療観察法

### 概要

　「心神喪失等の状態で重大な他害行為を行った者の医療及び観察等に関する法律」(以下，医療観察法)は，「心神喪失または心神耗弱の状態で，殺人，放火等の重大な他害行為を行った者に対し，適切かつ継続的な医療を実施することによりその病状を改善させ，以て同様の行為の再発の防止を図り，社会復帰を促進すること」(1条1項)を目的として，2005(平成17)年7月15日に施行された．

　この法律の対象となる精神障害者は「対象

者」，また，法の対象となる他害行為は，殺人，放火，強盗，強制わいせつ，強姦，および傷害（傷害致死を含む）の6種であり，「対象行為」とよばれる．

## 成立の背景

従来，わが国において重大な他害行為を行った精神障害者の医療に関する法律は存在せず，「精神保健及び精神障害者福祉に関する法律」（以下，精神保健福祉法）で規定された措置入院により医療が行われていた．しかし，措置入院には看過できない問題が指摘されてきた．1つは，措置入院に関する入退院決定を行う精神保健指定に過度の責任が求められていたことである．また，措置入院の医療内容，入院期間，行動制限の実施状況などには少なからぬ地域間格差や施設間格差が存在していた．さらに，精神保健福祉法には退院後の通院医療に関する規定がなく，しばしば治療中断が起こり，継続的な医療が確保されていなかった．

これらの事情により，触法精神障害者に対する，司法機関と医療機関の連携による継続的な専門的医療の提供と，適切な処遇システムの整備が期待されていた．

## 処遇システム（図1）

### A．開始の手続き

医療観察法の手続きは，以下に述べる対象者について，検察官が地方裁判所（以下，裁判所）に対し申し立てを行うこと（法33条1項）により開始される．

① 対象行為を行い，心神喪失もしくは心神耗弱者であることが認められ，不起訴処分となった者

② 対象行為について，心神喪失者であることを理由に無罪判決を受けた者，もしくは心神耗弱者であることを理由に刑を減刑する旨の判決を受けた者（懲役または禁錮の刑を言い渡し執行猶予の言い渡しをしない裁判であって，執行すべき刑期があるものを除く）

検察官による申し立てがなされると，裁判所は，医療観察法による医療の必要性に関する鑑定および医療的観察のため対象者を入院させるように命ずる（医療観察法による鑑定入院命令）．鑑定入院は原則として2か月以内（1か月を超えない範囲で延長可能）である．

対象者の処遇を決定する審判は，裁判官に加え，医師である「精神保健審判員」各1名による「合議体」により行われる．精神保健審判員は，一定の学識経験をもつ医師（精神保健判定医）のなかから，対象者ごとに裁判所により選任される．合議体は，精神保健審判員とは別の鑑定医により行われた鑑定結果を基礎に，保護観察所による生活環境調査や精神保健参与員（多くの場合，精神保健福祉士）の意見を参考にしながら，対象者の処遇を決定する．

審判の結果，対象者は原則として，①「本法による医療を受けさせるために入院させる旨の決定」（入院決定），②「入院によらない医療を受けさせる旨の決定」（通院決定），③「本法による医療を行わない旨の決定」（不処遇），のいずれかの決定を受ける．これらの決定に対し不服がある場合，検察官，対象者，保護者または付添人は2週間以内に抗告することが可能である．

### B．入院処遇

入院決定がなされると，厚生労働大臣の定める「指定入院医療機関」において医療を受ける．指定入院医療機関は2015（平成27）年3月9日現在，全国に31施設（計808床）設置されている．指定入院医療機関では，医師，看護師，作業療法士，精神保健福祉士，臨床心理技術者などにより編成される多職種チーム multiple disciplinary team（MDT）により医療が実施される．対象者自身が疾病，および疾病と対象行為との関連を理解し，自ら必要な医療および援助を求め，同様の行為を未然に防ぎ，安全な地域社会生活を営み社会復帰することを目的に，疾病心理教育，SST（社会生活技能訓練），作業療法，認知行

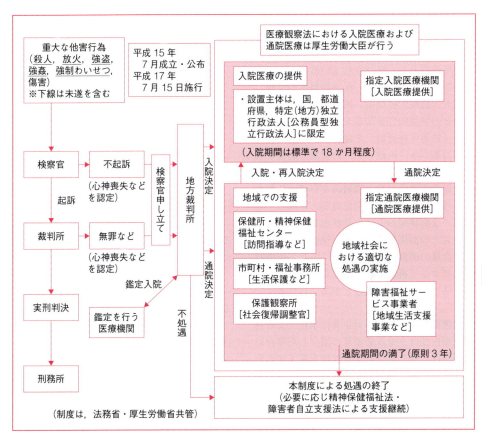

**図1 医療観察法の仕組み**
(厚生労働省ホームページ：心神喪失者等医療鑑察法より一部改変.
http://www.mhlw.go.jp/bunya/shougaihoken/sinsin/gaiyo.html)

動療法，内省プログラムなど，種々の心理・社会的治療としての治療プログラムが開発，実践されている．

　指定入院医療機関の管理者は，本法による入院医療の必要性が消失した場合，すみやかに裁判所に対し退院の許可の申し立てを行い，他方，入院治療を継続すべき場合には入院決定あるいは最後に入院継続決定がなされてから6か月以内に裁判所に入院継続の申し立てをしなければならない．申し立てを受けた裁判所に設けられた合議体は，①入院を継続すべき旨の決定（入院継続決定），②退院を許可するとともに入院によらない医療を受けさせる決定（退院許可決定），③本法による医療を終了する決定（処遇終了決定），のいずれかを行う．最長6か月ごとに合議体が審判を行うことにより，本法による医療の透明性や客観性が確保されている．

### C. 通院処遇

　当初審判における通院決定や，退院の申し立てに対し退院許可決定に加え通院決定がなされると，対象者は厚生労働大臣の定める「指定通院医療機関」において通院医療を受ける義務が生じる．通院期間は原則3年であ

るが，必要に応じて2年間の延長が可能である．2014（平成26）年12月31日時点で，全国に3,106か所の病院および診療所が指定通院医療機関として登録されている．

通院処遇に際しては，保護観察所の長が，指定入・通院医療機関，地域精神保健関係機関などの協議内容を踏まえ，対象者ごとに個別の「処遇実施計画」を定める．処遇実施計画書に基づき，医療・ケアの提供，危機介入および精神保健観察が行われる．精神保健観察は保護観察所の社会復帰調整官により行われ，社会復帰調整官は関係機関と連携し，対象者の受療状況および生活状況を観察する．対象者との面接相談や精神保健的指導，地域ケア会議の開催のほか，必要に応じて医療観察法による「再入院」の申し立てや精神保健福祉法による入院処遇などが講じられる．

### D. 処遇終了・再入院

保護観察所の長は，対象者に本法による通院医療を受けさせる必要性が消失した場合には裁判所に対し本法による医療を終了する申し立てをする．他方，精神症状の改善が不十分であるなど，通院期間を延長して本法による医療を継続する必要があると認められる場合には2年を超えない範囲で通院期間を延長する申し立てをする．また本法による再入院を受ける必要性があると認められる場合には再入院の申し立てをすることが決められている．

## 精神鑑定

### 精神鑑定の種類

精神鑑定 psychiatric examination には，表1のように，司法鑑定として，刑法・刑事訴訟法による起訴前簡易鑑定，起訴前嘱託鑑定，公判鑑定，民法による法定後見人制度のための鑑定，民事訴訟法に基づく行為能力，証言能力に関する鑑定，また前述の医療観察法による鑑定などがある．また，行政鑑定として精神保健福祉法による措置入院の要否を判断する精神保健指定医の診察がある．

表1 精神鑑定の種類

| I．司法鑑定 | 1. 刑事鑑定 | 1) 起訴前鑑定<br>①簡易鑑定<br>②嘱託鑑定<br>2) 公判鑑定 |
|---|---|---|
| | 2. 医療観察法による鑑定 | |
| | 3. 民事鑑定 | 1) 成年後見鑑定<br>2) その他の鑑定 |
| II．行政鑑定 | 措置診察 | |

### 責任能力とは

刑事精神鑑定の多くは責任能力鑑定である．まず，わが国における責任能力の考え方について触れる．

刑法39条は，「心神喪失者の行為は罰しない，心神耗弱者の行為は，その刑を軽減する」と規定している．心神喪失，心神耗弱については，1931（昭和6）年の大審院判例における基準が現在まで通用している．すなわち，「心神喪失とは，精神の障害により物事の是非善悪を弁別する能力またはその弁別に従って行動する能力の欠如した状態をいい，心神耗弱とは，精神の状態がまだその能力が完全に失われたとは言えないが著しく減退したもの」である．こうした行為の善悪を認識・判断（弁識能力）し，それに従って自らの行為を制御する能力（制御能力）を，責任能力とよぶ．

責任能力の規定の仕方には，①精神病などの生物学的要素を基準とする生物学的方法，②行為時の自由意思（弁識，制御能力）の排除といった心理学的要因に着眼する方法，③両者を併用する方法があり，わが国をはじめ現代の立法はほとんど，③混合的方法を採用している．

心理学的要因を巡っては，従来，精神障害が人の意思や行動に与える影響を他人が判定することはそもそも不可能であるとする立場（不可知論）と，可能であるとする立場（可知論）とが存在してきた．不可知論は，自由意

思である弁識・制御能力は，哲学的，形而上学的な問題であるから何人にも判断し得ないとする考え方で，例えば統合失調症の診断であれば常に責任無能力とするというように，診断と責任能力判定との間にあらかじめ形成された合意（慣例 Konvention）に基づき責任能力を判断するものである．

従来，わが国では不可知論が支持されていたが，精神医療の進歩に伴い，同じ診断名でも軽症例を含むさまざまな精神症状を呈する精神障害者が存在すること，精神障害者も地域社会の一員として生活する権利をもつとするノーマライゼーションの理念から，診断名のみで一律に責任能力を規定する考え方に矛盾が生じること，さらに，現行の ICD-10 や DSM-Ⅳ-TR の操作的診断基準が，病因ではなく症候学，すなわち経時的に変化する症状を前提としていることからも，不可知論一辺倒の考え方は現状に即していない．

1984（昭和59）年の最高裁判例においても，「被告人が当時精神分裂病に罹患していたからといって，そのことだけで直ちに被告人が心神喪失の状態にあったとされるものではなく，その責任能力の有無・程度は，被告人の犯行当時の病状，犯行の動機・様態等を総合して判定すべきである」と不可知論的立場が明確に否定された．

可知論は，弁識・制御能力をより実体的な能力とみなし，他者による経験科学的な証明が可能であるとする考え方である．他人の行動のすべてを理解し予測することはもちろん不可能であるが，上記のことを総合すると，現代のわが国における刑事精神鑑定は，可知論的立場にのっとって行われるべきであり，診断のみならず，症状の質や重症度，それらと行為との間の関連性を個別具体的に検討する必要があるといえる．

**起訴前簡易鑑定**　（刑事訴訟法第223条）

簡易鑑定は，捜査の段階において被疑者の刑事責任能力に疑義がある場合に行われる．犯行時の刑事責任能力と現在の訴訟能力を評価することを目的に，年間2,000件以上行われている．起訴前に行われる鑑定のほとんどは簡易鑑定である．鑑定結果は，検察官が公訴を提起するか否か決定する際の判断材料となる．

実務上，簡易鑑定では，捜査関係書類の通読，数時間の面接，精神衛生診断書の作成が行われる．心理検査や医学的検査は鑑定医の判断で，必要に応じ最低限のものが行われる．

従来，個人差や着目点の相違が相当にあった鑑定内容を均霑化すべく厚生労働科学研究班による簡易鑑定書式モデルが提示，実用化されているので参照されたい．ここでは，診断とともに，犯行の動機の了解可能性や計画性，犯行時の精神状態の平素との質的懸隔など，責任能力を評価する際に着眼すべき点が挙げられている．

鑑定留置を伴わず短時間で施行される簡易鑑定では，迅速な判断が求められるがゆえに時間内には判断し難い事例も認められる．このような場合，および，被疑者が昏迷や錯乱状態にあり鑑定そのものに同意できない場合，あるいは同意を拒否している場合には，強制処分として次の嘱託精神鑑定（本鑑定）が行われる．

**起訴前嘱託鑑定（本鑑定）**　（刑事訴訟法第167，168，223-225条）

鑑定留置を伴う正式の精神鑑定で，いわゆる精神鑑定とはこれを指す場合が多い．

鑑定留置は，裁判所が発行する鑑定処分許可状に基づいて行われる．この間，被疑者の勾留執行は停止される．鑑定は被疑者の様態により拘置所および精神科病院のいずれで行うことも可能である．期間に法的規定はなく，おおむね2-3か月程度で行われている．

鑑定事項は検察官からの鑑定嘱託書に記載されている．犯行時および現在の精神状態とともに刑事責任能力について意見を求められる場合が多い．鑑定医は，一件記録（事件に関するすべての記録を綴じたもの）を精読し，

情報収集のための面接，観察，検査（理学的所見，血液学的・生化学的・血清学的検査，生理学的検査，画像検査，心理検査）などを行う．生活歴，現病歴の捕捉のため，検察官を通じて学業成績表を参照したり，家族や知人の面接から側面情報を得たりする．鑑定書の書式に決まりはないが，家族歴，生活歴，現病歴，現在症，犯行前後の精神状態，診断，鑑別診断，責任能力，処遇に関する意見などについて鑑定事項に対応させ詳細かつ過不足なく記載することが必要である．

2009（平成21）年5月に裁判員制度が開始された．一般市民が参加する裁判員裁判では，精神医学的知識のない裁判員が公判期日内によんで理解可能な鑑定書を作成することが求められるようになっている．

### 公判鑑定　（刑事訴訟法第165条）

刑事事件の公判中に被告人の責任能力に疑義が生じた場合に，裁判所の命令により行われる．検察官，弁護人のいずれも鑑定を申請しうるが，最終的な鑑定命令は裁判官の判断により下される．鑑定人は証人として裁判所に出頭し宣誓しなければならない．また，鑑定書の内容について法廷によばれ尋問されることがある．鑑定内容は，「犯行時および現在の精神状態」であることが多い．責任能力の判断はもっぱら裁判所の決定事項であるという認識があるため文書に示されることは少ないが，証人尋問のなかでは言及されることが多い．

### 医療観察法鑑定　（医療観察法第34，37条）

医療観察法の項で述べた鑑定入院命令により行われる．医療観察法における鑑定の目的は，対象者が精神障害者であるか否か，この法律による医療の必要性があるか否かに関して判断する際の情報を提供することである．医療観察法医療の必要性の判断では，「疾病性」（対象者の精神医学的診断とその重症度，対象行為との関連性），「治療反応性」（精神医学的治療に対し対象者の精神状態がいかに改善しうるか），「社会復帰要因」（対象者の社会復帰を促進あるいは阻害する社会的要因があるか）の3軸から評価を行い，すべてが一定基準を上回る場合に医療観察法による医療が必要であると判断される．最高裁平成19年7月25日判例では，「本法による医療が必要な対象者について措置入院等の医療で足りるとして同法による医療を行わない旨の決定をすることは許されない」とされた．クロザピンなど新しい治療が広まるなか，「治療反応性」の程度については，何をもって判断の基準とするか，まだ議論が重ねられている．

#### 参考文献

1) 心神喪失等の状態で重大な他害行為を行った者の医療及び観察等に関する法律
2) 厚生労働省ホームページ：心神喪失等の状態で重大な他害行為を行った者の医療及び観察等に関する法律の規定の施行の状況に関する報告について．http://www.mhlw.go.jp/stf/houdou/2r9852000000wvym.html
3) 「他害行為を行った者の責任能力鑑定に関する研究」班（分担研究者：岡田幸之）：刑事責任能力に関する精神鑑定書作成の手引き．平成18-20年度厚生労働科学研究費補助金（こころの健康科学）．http://www.ncnp.go.jp/nimh/shihou/tebiki40_100108.pdf

## 精神保健福祉法と入院形態
act on mental health and welfare for the mentally disabled, and a form of admission

永田貴子　国立精神・神経医療研究センター病院・第二精神診療部
平林直次　国立精神・神経医療研究センター病院・第二精神診療部長

### 精神保健福祉法

精神保健福祉法は，精神障害者の医療およ

び保護，社会復帰の促進，自立と社会経済活動への参加，国民の精神保健の向上などを目的とした法律である．

## 成立の歴史

現行の「精神保健及び精神障害者福祉に関する法律」(以下，精神保健福祉法)は，戦後の精神衛生法，さらに精神保健法を改正して制定された．以下に成立の歴史と各改正における変更点を挙げる．

1900(明治33)年に精神障害者に関する初めての法律として「精神病者監護法」が制定された．これにより，それまで行われていた精神障害者を許可なく監禁することは禁止されたが，一定の手続きをとれば精神障害者を自宅に監置する「私宅監置」は認められていた．

1919(大正8)年，「精神病院法」が制定され，公共の責任で精神病院が設立されることになった．しかし，予算の関係から私立の代用病院が作られることも多く，私宅監置も残されたままであった．

### 精神衛生法　1950(昭和25)年制定

第二次世界大戦後，欧米の精神衛生の考えが導入され，「精神衛生法」が成立した．この法律は，以前の「精神病者監護法」「精神病院法」を廃止して継承したものであり，現在の精神保健福祉法はこの精神衛生法の制定に始まる．

精神衛生法では，私宅監置を禁止し，都道府県に公立精神病院の設置を義務づけた．精神衛生相談所，訪問指導規定が明示され，自傷他害のおそれのある精神障害者の措置入院，保護義務者の同意による同意入院の制度が制定された．

1964(昭和39)年，ライシャワー事件(ライシャワー駐日大使が統合失調症の少年に刺されて負傷した事件)を機に，精神障害者の不十分な医療の現状が社会問題となり，通院・社会復帰対策の充実を目的とした改正の動きが生じた．

1965(昭和40)年，精神衛生法の一部が改正され，保健所を地域精神保健行政の第一線機関として位置づけ，訪問・相談事業を強化すること，通院医療費の1/2を公費負担とすることなどが定められた．

1984(昭和59)年のいわゆる宇都宮病院事件(医療従事者が不足するなか，無資格者による医療行為が行われたり暴行により患者が死亡したりした事件)を契機に，精神障害者の人権に配慮した適切な医療の実施と社会復帰促進の観点から精神衛生法が改正されることになった．

### 精神保健法　1987(昭和62)年制定

精神衛生法の一部がさらに改正され，名称も「精神保健法」に変更された．ここでは，任意入院，医療保護入院，措置入院の設定や，精神科医療において患者の行動制限にかかわる精神保健指定医の設置，強制入院の要否を審査する精神医療審査会の設置などが定められた．

1993(平成5)年，同法の見直しが行われ，主に以下の点が改正された．

1) 精神障害者の社会復帰を促進するため，国，地方公共団体，医療施設，社会復帰施設などが連携すべきことを明記し，精神障害者地域生活援助事業(グループホーム)を法定化し，新たに精神障害者社会復帰促進センターの指定を認めたこと
2) 精神障害者の適切な医療および保護の実施のために，保護義務者を「保護者」と呼称しその負担軽減と支援をはかること，また，仮入院期間を3週間から1週間に短縮すること
3) 従来，やや不明確であった「精神障害者」の定義を「精神分裂病，中毒性精神病，精神薄弱，精神病質その他の精神疾患を有する者」に改め，精神疾患の定義はICD-10によるとしたこと
4) 今日の治療法の進展等を踏まえ，精神障害者を栄養士，調理師，製菓衛生師，診療放射線技師などの絶対的欠格事由から相対的

欠格事由に改めたこと

1993(平成5)年12月,「心身障害者対策基本法」が改定され「障害者基本法」が成立した．これにより，これまで対象にされていなかった精神障害者も基本法の対象として障害者の範囲に明確に位置づけられた．これを契機に，精神障害者の福祉対策を充実することを目的に，1995(平成7)年，精神保健法の一部改正が行われた．

## 精神保健及び精神障害者福祉に関する法律(精神保健福祉法)　1995(平成7)年7月制定

精神保健法の一部が改正され，名称も現行の「精神保健及び精神障害者福祉に関する法律」に改められた．法律の目的および責務に「精神障害者の自立と社会経済活動への参加の促進」が明記された．次に改正点の概要を挙げる．

1) 精神保健福祉手帳制度の創設
2) 精神障害者社会復帰施設の4類型の規定の明記：精神障害者生活訓練施設(援護寮)，精神障害者授産施設，精神障害者福祉ホーム，精神障害者福祉工場
3) 通所患者リハビリテーション事業の法定化(社会適応訓練事業)
4) 医療保護入院などを行う精神病院に常勤精神保健指定医をおくこと
5) 医療保護入院の際の告知義務の徹底

1999(平成11)年4月改正では，さらに以下の内容が改正された．概要を記す．

1) 精神障害者の人権に配慮した医療の確保：医療審査会および精神保健指定医の機能が強化された
2) 移送制度：緊急に入院が必要であるにもかかわらず本人の同意が得られない精神障害者を，都道府県知事の責任により適切な病院に移送する制度を創設した(仮入院は廃止された)
3) 保護者の負担軽減：従来，保護者に課せられていた患者が自傷他害を行わないよう監督する義務が保護者の過重な負担となっていたため削除された
4) 障害者の保健福祉の充実：精神保健福祉センターの機能が強化され，精神障害者地域生活支援センターが精神障害者社会復帰施設として法定化された

2005(平成17)年10月31日に障害者自立支援法が成立し，精神保健福祉法の改正はその附則において行われた．そこでは，精神障害者に対する通院医療を自立支援医療として位置づけること，「精神分裂病」を「統合失調症」に呼称変更すること，特定措置制度を創設することなどが決められた．特定措置とは，医籍登録後4年かつ精神科臨床2年以上の「特定医師」の配置を条件に特定病院を都道府県が認定するもので，特定医師は緊急時などに限り，精神保健指定医でなくとも医療保護入院，応急入院，12時間以内の退院制限を行うことができるとされた．

2014(平成26)年4月1日には，「精神保健及び精神障害者福祉に関する法律(精神保健福祉法)の一部を改正する法律」が「精神医療審査会委員の規定」(平成28年4月1日施行)を除き施行された．この改正では，精神障害者の地域生活への移行を促進する医療の推進のため，精神障害者に治療を受けさせるなどの義務を保護者に課す仕組みの廃止，医療保護入院における入院手続きの整備，医療保護入院により入院した者の退院を促進するための措置の充実，厚生労働大臣による精神障害の医療の提供の確保に関する指針の策定などが行われた．

## 精神保健福祉法における精神障害者の入院形態

精神保健福祉法では，精神障害者の人権に配慮した適切な医療と保護を目的に，精神障害者の状態に応じて入院形態を以下のように規定している(表1)．

### 任意入院(第20条，第21条)

任意入院は本人の同意に基づく入院であり，精神障害者の入院の基本形態である．任意入院にあたっては，この旨を含む任意入院

表1 精神保健福祉法による入院制度

| | 患者および周囲の状態 | 入院決定者 | 家族などの同意 | 入院期間の制限 | 退院の制限 |
|---|---|---|---|---|---|
| 任意入院 | 本人の同意 | 非指定医で可 | 不要 | なし | 制限なし(ただし,72時間に限り指定医による退院制限が可) |
| 医療保護入院 | 医療および保護が必要 | 指定医*1名 | 必要 | なし | |
| 措置入院 | 自傷・他害のおそれ | 指定医2名 | 不要 | なし | |
| 緊急措置入院 | 自傷・他害のおそれが認められるが,指定医2名による診察が実施できない | 指定医1名 | 不要 | 72時間 | |
| 応急入院 | 急速の医療が必要かつ家族などの同意が得られない | 指定医1名 | 得ることができない | 72時間 | |

\* 指定医:精神保健指定医の略

に関する事項を書面で告知し,本人から入院同意書を得る必要がある.

任意入院では,患者本人から退院の申し出があった場合には退院させなければならない.ただし,精神保健指定医の診察の結果,本人の医療および保護のために入院を継続する必要があると認められる場合には,72時間に限り退院を制限することができる.この間に必要があれば次項の医療保護入院などに切り替える.

医療保護入院(第33-35条)

精神保健福祉法第33条による入院で,精神保健指定医による診察の結果,精神障害者であり,かつ,医療および保護のため入院の必要がある者で,家族などのうちいずれかの者の同意がある場合には本人の同意がなくてもその者を入院させることができる,というものである.家族などとは,本人の配偶者,親権者,扶養義務者および後見人または保佐人をいう(第33条2項).また,家族などがない場合,または家族など全員がその意思を表示できない場合は,本人の居住する市町村長の同意により入院させることができる(第33条3項).

医療保護入院をした場合および医療保護入院を退院した場合は,10日以内に入院届または退院届を最寄りの保健所長を経て都道府県知事に提出することが義務づけられている.なお,入院時は同意者の同意書を添える必要がある.また,精神病院の管理者は,これらの入院に関係する事項を退院の請求も含め患者に書面で通知しなければならない.

措置入院(第29条)

精神保健福祉法第29条に規定された都道府県知事による入院措置である.「精神障害者であり,かつ,医療および保護のために入院させなければ精神障害のために自身を傷つけ又は他人に害を及ぼすと認めたときは,その者を国若しくは都道府県の設置した精神病院又は指定病院に入院させることができる」と定められている強制入院である.この場合,2人以上の精神保健指定医の診察(措置診察)を経て,上記について診察結果が一致することが必要である.

また,措置入院に相当する症例であるが,急速を要し,精神保健指定医2名の診察を行うことができない状況では,精神保健指定医1名の判定で72時間を超えない範囲で措置入院をさせることができる.これを,緊急措置入院という.緊急措置入院では,72時間

以内に通常の措置診察を行い，措置入院とするか否かを決定しなければならない．

また，医療保護入院者および措置入院者を入院させている精神病院の管理者は，医療保護入院では12か月ごと，措置入院では6か月ごとに，厚生労働省令の定める規定事項を指定医による診察の結果に基づき，都道府県知事に報告する必要がある．

## 応急入院（第33条の7）

精神病院の管理者は，医療および保護の依頼があった者について，急速を要し，その家族などの同意が得られない場合には，本人の同意がなくても72時間に限り入院させることができる．これを応急入院という．適応となるのは，自傷他害のおそれはないが，意識障害や昏迷状態，単身者で身寄りがすぐには判明しない場合などである．

## 精神保健指定医と行動制限

精神保健福祉法では，精神保健指定医について，①5年以上診断または治療に従事した経験を有すること，②3年以上精神障害の診断または治療に従事した経験を有すること，③厚生労働大臣の定める精神障害について診断又は治療に従事した経験を有すること，④厚生労働大臣の定める一定の研修を修了していること，などを規定している．

医療保護入院，措置入院，応急入院などの入院の必要性の判断，12時間を超える隔離室への収容や身体的拘束などを含む行動制限は，精神保健指定医にしか行えないことになっている．

なお，入院患者の通信・面会に関しては，患者の医療または保護に欠くことができない限度において制限を行うことができるとされているが，信書の発受，都道府県および地方法務局その他の人権擁護に関する行政機関の職員，患者の代理人である弁護士との電話・面会については，いかなる場合でも制限してはならない．また，閉鎖病棟内にも公衆電話などを設置し，人権擁護に関する機関等の電話番号を掲示しておくことが必要である．

## 参考文献

1) 精神保健福祉研究会（監修）：三訂 精神保健福祉法詳解．中央法規，2007
2) 厚生労働省ホームページ：「精神保健及び精神障害者福祉に関する法律の一部を改正する法律」の施行について

# 向精神薬の臨床試験
clinical investigation of medicinal product in the treatment of mental disorders

**中林哲夫** 医薬品医療機器総合機構新薬審査第三部・スペシャリスト（臨床医学担当）
**猿田克年** 医薬品医療機器総合機構・審議役

## 定義

臨床試験とは，介入結果を評価するための前向き研究であり，医薬品，医薬品としての候補物質，心理療法，医療機器や手術などの特定の介入について，治療，診断，または予防の観点からその効果を評価することが目的である．

わが国の臨床試験は，「人を対象とする医学系研究に関する倫理指針」（平成26年12月22日付告示第三号，文部科学省・厚生労働省）に基づく「臨床研究」と，医薬品医療機器等法のもとに行われる「治験」に区別されている．しかし欧米では，原則的にすべての臨床試験がGCP（Guideline for Good Clinical Practice）に準拠して実施され，「治験」という概念は存在しない．GCPが担保されない臨床研究の成績は，医薬品や医療機器の承認申請のための評価資料として用いることができないため，その目的に応じて試験計画や実施体制を設定する必要がある．以下では，治験として実施される臨床試験を中心に解説するが，臨床研究の実施においても参考となる事項を扱う．なお，本項は筆者個人の意見に基づいた概説であり，医薬品医療機器総合機構 Pharmaceuticals and Medical Devices Agency(PMDA)の見解を示すものではない.

## 精神神経疾患を対象とした臨床試験の特徴
### A. 試験デザインの特徴

医薬品や医療機器の開発では,よく計画され適切に実施された臨床試験により,有効性を検証し安全性が示される必要がある.そして薬剤では,臨床試験により有効用量とその用量範囲を明確にする必要がある.医薬品開発および臨床試験の実施計画に関する基本的考え方は,医薬品規制調和国際会議International Council for Harmonisation of Technical Requirements for Pharmaceuticals for Human Use(ICH)によりガイドラインとして総論的にとりまとめられている.そして,臨床試験での有効性および安全性の評価には疾患に特有な課題もあり,各規制当局が臨床評価ガイドラインとしてとりまとめている.

わが国の精神神経領域の臨床評価ガイドラインには,「抗うつ薬の臨床評価方法に関するガイドライン」(平成22年11月16日付薬食審査発1116第1号 厚生労働省医薬食品局審査管理課長通知)および「睡眠薬の臨床評価方法に関するガイドライン」(平成23年12月13日付薬食審査発1213第1号 厚生労働省医薬食品局審査管理課長通知)などがあるが,これらのガイドラインでは医薬品開発および臨床試験の実施計画に関する基本的考え方だけでなく,実施上の留意点についても説明されているため参照されたい.

精神神経疾患を対象とした臨床試験のデザインは,以下が国際的にも共通する.
- プラセボ対照試験が基本である.
- 対象疾患は,選択基準でDSM(Diagnostic and Statistical Manual of Mental Disorders)分類を用いて規定されることが多い.
- 主要な有効性評価には,信頼性および妥当性が検討され国際的に普及した症状評価尺度が用いられる.例えば,統合失調症の試験ではPANSS(Positive and Negative Syndrome Scale)が,大うつ病性障害の試験ではHAM-D(Hamilton Depression Rating Scale)またはMADRS(Montgomery-Åsberg Depression Rating Scale)が一般的に使用される.
- 主要評価項目として,症状評価尺度の合計スコアのベースラインからの変化量が検討される.副次評価項目として,レスポンダー解析(反応率,寛解率など)が設定されることが多い.
- 抗不安薬や催眠鎮静薬は併用制限薬として設定され,用法・用量の変更が制限される.
- 各用量の位置づけを明確にするために,複数用量での固定用量並行群間比較法の試験が行われる.

### B. 試験デザインや実施方法が試験結果に及ぼす影響

臨床試験の成否(成功・失敗)は,被験薬の薬効のみに基づくものではなく,試験デザインや実施方法が影響する(図1).このため,臨床試験の計画や実施では,事前に有効性や安全性評価に影響を及ぼす要因を精査し,その影響を最小限となるように規定することが重要である.精神神経疾患を対象とした臨床試験には以下の特徴がある.
- プラセボ反応性は小さくなく,そしてこの反応性は一定しない.このため,実薬対照非劣性試験(または同等性試験)では無効同等の可能性が排除できない.
- ベースラインの重症度は,群間差(被験薬とプラセボとの有効性の差)に影響する可能性がある.
- ベンゾジアゼピン系薬剤の併用は,有効性評価および安全性評価に影響する可能性がある.
- プラセボ対照試験での被験者の中止・脱落の割合は,実薬対照試験と比較して高い傾向がある.早期脱落は,臨床試験の分析感度に影響することもある.
- 症状評価の偏りやばらつきが影響することがある.

## 臨床試験の進め方

臨床試験の成功割合は高いとはいえず，期待した結果が得られないことの主な原因は有効性の証明の失敗であることが多い．つまり，プラセボに対する優越性を示すことだけでも容易ではない．臨床試験の成否は，試験デザインや実施上の問題など方法論的問題も影響する（図1）ため，有効性評価などに影響を及ぼす要因は試験実施計画で規定するだけでなく，臨床試験を担当する医師も実施上の問題を理解し共有することが重要である．担当医師が関係する実施上の具体的問題には以下がある．

### A. 診断と症状評価に関する問題

#### 1. 診断と被験者の選択

臨床試験の目的を十分に把握し，薬効評価に適した患者集団を対象とする．試験全体の患者集団の重症度分布が軽度に偏ると有効性評価に影響を及ぼす可能性がある．

#### 2. 症状評価

評価方法を統一し評価者間のばらつきを最小限とするために，症状評価トレーニングを行う必要がある．臨床試験への組み入れを急ぐことなどで実際の重症度より高めに評価される，いわゆるbaseline inflationなどがみられることもあることにも注意を要する．

### B. 症例集積性に関する問題

#### 1. 施設単位の被験者数

わが国で実施される臨床試験は，欧米と比較して参加する実施医療機関の数が多く，施設単位の被験者数が少ないことがこれまでにも指摘されてきた．ICH E9 ガイドライン（「臨床試験のための統計的原則」について：平成10年11月30日付医薬審第1047号 厚生省医薬安全局審査管理課長通知）でも説明されているが，各施設が一定以上の被験者を確保できるよう努める必要がある．

#### 2. 症例集積性

国際共同治験における日本人集団の被験者数は「国際共同治験に関する基本的考え方について」（平成22年11月16日付薬食審査発1116第1号厚生労働省医薬食品局審査管理課長通知）に基づいて設計される．参加国間で競争的に被験者の組み入れが行われることも多いため，日本人集団の評価を行うには一定の被験者数の確保が必要であり，症例集積性を保つよう努める必要がある．

## 医師主導治験のための留意事項

2003（平成15）年7月より，医師主導治験として医師自らが治験を計画および運営し実施できるようになっている．医師主導治験の実施に必要な事項は表1に示したが，企業が行う治験と必要な体制や承認に関する要件に差異はない．重要なことは，対象とする医薬品の候補物質の承認に必要な要件を十分に検討したうえで，申請時の臨床データパッケージの構成を計画し，開発ストラテジーと臨床試験の目的を明確にすることである．PMDAでは，薬事戦略相談として，医薬品，医療機器または再生医療等製品の候補選定の最終段階から臨床開発初期〔POC（Proof of Concept）試験まで〕に至るまでに必要な試験・治験計画策定などに関する相談への指導・助言

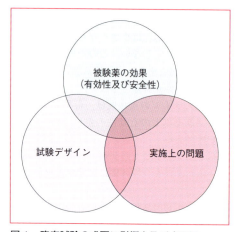

図1 臨床試験の成否に影響を及ぼす要因

〔中林哲夫：向精神薬の治験の進め方－抗うつ薬の臨床試験を中心に．樋口輝彦，不安・抑うつ臨床研究会（編）：向精神薬の現状と課題．pp 41-52，日本評論社，2010 を引用改変〕

表1 医師主導治験の実施に必要な事項

1. 計画段階
・治験薬提供者との協議(治験薬および安全性情報の提供方法など)
・実施体制の整備
・治験実施計画書の作成
・補償・賠償に関する保険会社との契約
・治験審査委員会(IRB)での審議
・治験計画届書の提出
2. 治験実施中
・安全性情報の伝達
・モニタリング
・監査
・データマネジメントおよび統計解析
・総括報告書作成
3. 治験終了後
・承認申請
・資料適合性調査
・資料保存

を行っている.医師主導治験の計画にあたっては当該相談の利用を勧める.

**参考文献**
1) 臨床研究に係る制度の在り方に関する検討会:臨床研究に係る制度の在り方に関する報告書.平成26年12月11日
2) 中林哲夫:向精神薬の治験の進め方—抗うつ薬の臨床試験を中心に.樋口輝彦,不安・抑うつ臨床研究会(編):向精神薬の現状と課題.pp 41-52,日本評論社,2010
3) 医薬品医療機器総合機構:薬事戦略相談に関する実施要綱.平成26年11月21日一部改正

# 災害に伴う精神医学的問題
mental health issues in disaster

鈴木友理子　国立精神・神経医療研究センター精神保健研究所・成人精神保健研究部災害等支援研究室長

## 問題の定義

災害disaster後の人々の心理的反応は,①適応的反応,②異常な事態に対して通常みられる反応,③精神医学的問題に分けられる.精神医学的問題としては,うつ病などの気分障害,パニック発作,心的外傷後ストレス障害(PTSD)などの不安障害,適応障害,アルコールなどの物質依存などがある.精神医学的問題は,災害時には平常時の2倍程度に増加するといわれており,さらに,災害時には,生活基盤や医療体制の崩壊,情報の錯綜,外部からの支援者の派遣など混乱した状態で医療を提供するところに困難がある.

## 疫学

災害時の疫学調査から,一般的に,精神医学的な配慮が必要と思われる被災者の割合は15-20%程度と推計されている.しかし,災害後に生じる精神疾患の出現頻度は,災害の種類によって異なる.人為災害では,PTSDをはじめとするトラウマティック反応の発生率は高率であるが,自然災害ではそれほど頻度は高くない.むしろ,気分障害や,物質依存など,その地域の平常時に有病率が高い疾患に配慮する必要がある.また避難所や生活環境の変化から,高齢者ではせん妄が問題となることがある.PTSDなどの特定の疾患に偏ることなく,幅広い精神医学・保健的な対応が求められる.

災害後の精神医学的問題のリスクファクターとしては,災害前の要因としては,性別(女性では気分障害,PTSD,男性では物質依存がそれぞれ多い),トラウマ体験・精神疾患・身体疾患の既往,災害に関連する要因としては,被災の程度,生命の危機や負傷,喪失体験,災害時のパニック発作,災害後の要因としては,社会経済的に不利な状態,転居の経験,二次的生活ストレス,ソーシャルサポートの欠如などが指摘されている.これらのリスクを見極め,保護的な要因の促進に努めることが必要である.

## 災害時の精神医療・保健的アプローチ

災害時には,精神疾患の治療だけではなく,保健活動やコミュニケーションの場面で心理的な配慮が求められる.災害後の精神医

療・保健活動として求められることとして，①被災地域の精神医療体制の再開・支援，②ハイリスクアプローチとして，医療チームや保健師らからのケースの紹介・治療，③ポピュレーションアプローチとして，災害時の精神的反応に関する情報提供や健康調査，そして④支援者のストレス管理や，⑤マスコミ対応などが挙げられる．

以下では，災害初期の混乱のなかで被災者に対応する際の留意点について述べる．中長期的には，その地域の既存の保健医療資源に移行していくことを意識しながら，初期対応にあたる必要がある．各疾患の治療の詳細については，本書の各章を参照されたい．

### 初期対応

災害直後には，救急・救命や保健・衛生活動が優先されるが，災害初期においても，精神医療保健関係者のバックアップの体制を整えておくことは，地域住民や医療保健従事者に安心感を添えるだろう．特に，精神保健専門家のかかわりが求められる場合としては，①精神科医療機関が壊滅している場合（治療中断者のフォローなど），②自殺のリスクのある人への対応，③緊急な精神医療の必要なケース（急性ストレス反応，アルコール離脱，精神運動興奮など），④遺族への対応などが挙げられる．一般の被災者に対しては，精神保健の専門性を前面に出すことはあまり必要なく，医療活動や地域保健活動との連携確立に努めるとよい．発災直後には，災害を乗り越えようと気分が高揚する時期があったり，被災者のなかには「災害で心傷ついた弱い人間と思われたくない」という気持ちが強いこともあるので，被災者の心情に配慮して対応することが求められる．

かつては，災害直後に，被災者がそれぞれの体験を詳細に語るよう勧める「デブリーフィング」の手法がとられていたが，近年ではこの治療効果は否定されている．国際機関などによる統一的な見解としては，被災者，支援者いずれに対してもデブリーフィングはすべきではないと結論づけられている．

また，現在のところ，災害後の精神疾患の発症を予防する専門的な治療介入は同定されておらず，災害後の精神疾患の発症予防を目指した介入は行われるべきではない．先述のリスクファクターを重複してもつ人，特にトラウマ体験，精神・身体疾患の既往をもった人に対して，慎重な見守り watchful waiting ができるような地域の支援体制を構築することが重要である．

リスクが高いと判断される人には，心理的応急処置 psychological first aid（PFA）モデルで対応することが勧められる．これは，被災者が抱える問題や心配事に対して，心理的状態に配慮しつつ具体的な解決につながる対応をすることで，精神的な安定を目指すものである．必要があれば精神科的問題や資源に関する情報提供を行い，精神科受診へ導入をはかることもある．つまり，これは被災者の回復力を高めることを目指す一般的な対応であり，PTSD などの特定の精神疾患に関する積極的な予防的介入ではない．

### 初期対応の留意点

被災者が精神的な不調で精神科を受診することはあまりなく，むしろ精神医療・保健担当者がアウトリーチしてニーズのある人に対応することが多い．以下は，わが国の災害対応者らとのフォーカスグループや合意形成の過程を経てまとめた，被災地でのアウトリーチの留意点である．

#### A. 初回の声のかけ方

可能であれば，紹介者などから得られる情報は把握しておき，所属，氏名，職種，自分の役割を簡単に説明して，自己紹介をする．一般的には，いきなり精神的な面について問いかけるのではなく，まずは当面の心配事，身体の状況，被災の状況などから問いかけていくことが勧められる．被災者の精神面の問題の多くは当面の心配や体のことと関連していることが多いからである．また，実際に話しかける場合には，本人の状況を把握してそれに

合わせて対応することが必要である．

### B. 話の整理，状態の評価

　被災者の状況を把握するためには，被災の状況（本人の負傷，家族や知人の安否や負傷），喪失体験，悲惨な光景の目撃，安全状況などについて客観的な情報を確認する．同時に，身体的・精神的な問題の有無や医療の必要性，特に自殺の危険性について注意を払う．既往症がある人については，継続的な服薬の必要性について確認する．生活リズム，パターンの変化（不眠の継続）などにも注意する．

　不安や恐怖に圧倒されていたり，呆然としている被災者には，言語化させるより，そばに寄り添うなど共感的に安心感を与える接し方をすることが望ましい．安心につながる接し方の具体例としては，優しい言葉を使う，「今ここ」は安全であることを丁寧に伝える，現在困っていることなど現実的問題に焦点を当てる，などの工夫が考えられる．また，圧倒されるような感情に言葉を添える，そばに行って，背をさする・手を握るなどによって共感するといったことも概して助けになるが，身体接触については，驚いたり不快に思う被災者もいるので，事前に同意を得るなどの注意が必要である．必要に応じて薬物療法も検討する．

　災害後には，十分な精神科的なアセスメントを行うことができず，介入をしながらアセスメントをする状況も生じる．包括的なアセスメントを心がけながらも，緊急時には走りながら考えるのが現実的な対応であろう．

### C. 具体的な問題に関する支援

　災害時の精神的な問題には，災害による生活の変化や適応などの二次的ストレスによるものも多い．ソーシャルワーカーや保健師らと連携して，行政サービスなど生活上の情報を提供することが，これらの問題の解決につながり，精神的安定につながることが多い．同時に，これらの生活上の諸問題を抱える人は精神健康上のリスクを抱えているので，心の健康にも配慮した対応が求められる．

　精神的な問題については，一般的な被災者の反応の説明，相談窓口や講演会などの情報が提供されることが望ましい．あとで読み返せるパンフレットを用いたり，口頭で伝えるなどの情報の提供方法や伝達に工夫が必要である．

### 被災者への説明のポイント

　災害初期には不正確な情報や流言が多く，これにより被災者の不安が増すので，正確な情報提供が求められる．被災者の疑問に対して不正確な情報を伝えないための情報提供の仕方でいくつかのポイントがある．

　伝達すべき情報の確認としては，支援に入る前に十分に現地の情報収集を行う，被災地域での災害対策本部や地域の担当者らに情報の確認を行う，外部からの応援支援者がいる場合は特に，活動前のミーティングなどで情報の確認を行う，事前に問われると思われる内容を調べて，関連機関と連携をとって確認するなどの工夫が求められる．

　伝達の仕方としては，被災地では通常の伝達機能が働かないことを想定して対応する（例：被災現場では確認している間に被災者と会えなくなるため伝えられない可能性がある），嘘のない範囲でできるだけ先延ばしせずに伝える，必ずしも正確でない場合には，その旨も伝える，いつの情報と断ったうえで提供する，などの点に留意するとよい．

　災害後の心理的反応について伝える心理教育の行い方については，状況に合わせて集団や個別に柔軟に行うことが大切である．内容は，「異常な事態に対する通常の反応」というメッセージになるが，必ずこうなるという予見を与えるのではなく，災害後の反応は，通常みられる反応の1つで時間が経つと治まってくることが多いこと，その人が安心できるような情報や対処法について伝えることが必要である．また，一般の被災者向けには，心理的反応をノーマライズさせるメッセージでよいが，事前確率の高い臨床の場面

では個別のリスクを慎重にアセスメントする必要がある．

## 参考文献

1) Rose S, Bisson J, Churchill R, et al: Psychological debriefing for preventing post traumatic stress disorder (PTSD). Cochrane Database Syst Rev (2): CD 000560, 2002
2) IASC Guidelines on Mental Health and Psychosocial Support in Emergency Settings. IASC, 2007
   http://www.who.int/hac/network/interagency/news/iasc_110423.pdf?ua=1
3) Roberts NP, Kitchiner NJ, Kenardy J, et al: Systematic review and meta-analysis of multiple-session early interventions following traumatic events. Am J Psychiatry 166: 293-301, 2009

# 医療関係者の精神保健
*mental health of medical worker*

野村総一郎　六番町メンタルクリニック・所長（東京）

## 概念

いうまでもなく，あらゆる職域で精神保健の問題は発生しうる．医療現場においても例外ではない．特に近年の医療界は，先端技術の習得や医療安全の実施を当然のように要求される一方で，医療費には削減の波が押し寄せ，さらに患者要求のはてしないエスカレート，訴訟リスクの増大などのストレス要因を強く受けており，そこで働く従業員への心理的，身体的な負担には過大なものがある．米国政府の調査でも，医療従事者においては心の問題の発生率が他の職種に比べて高いとされ，日本でも同様の傾向があると推察される．特に燃え尽き症候群，うつ病，自殺の問題は深刻である．

しかし，これらへの対策となると世界的に整備されているとはいい難く，特にわが国では大きく遅れているといわざるを得ない．換言すれば，施策的，学問的に今後の進展が大きく期待される分野であろう．

## 生じやすい問題

### A. 燃え尽き症候群

「他者を援助する仕事に就いている使命感の強い人が，長期にわたる過剰な要求にさらされた結果，心身疲弊，感情の枯渇，自己卑下，職務への嫌悪，思いやりの喪失などの状態に陥る現象」と定義される．もともと医療・福祉職で報告され，個人が苦しむことはもちろん，有為の人材が潰れてしまうことで社会的な喪失が大きい点が問題とされる．わが国における調査でも特に研修医や看護職の燃え尽き率が高く，離職に結びつくことが多いことが裏づけられている．要因としては，患者との関係にとどまらず，職場内人間関係や，裁量権のなさなどが関係していると思われる．臨床的には不安障害，うつ病，アルコール依存，過食症などと併存しうる現象である．

### B. うつ病

米国の調査では医師のうつ病罹患率は一般人口より高いことが古くから指摘されており，最近の米国政府統計でも医療従事者の9.6％がうつ病に罹患しているともされる．特に研修医においては高率であり，30％余りが有意の抑うつ状態を経験しているとの報告もある．わが国でも研修医の20％がうつ状態であり，それが投薬ミスなどのインシデントと関連しているという指摘もある．これらの背景には，要求されるものが高くなっているのに，それへのコントロール度は低下し，努力と報酬の不均衡があると思われる．

### C. 自殺

米国の統計では，一般人口に比し，男性医師は1.5倍，女性医師は3倍余り自殺既遂率が高いとされる．わが国の警察庁統計では，2006年1年間で90人の医師が自殺死してお

り，公務災害認定をめぐる裁判などに発展することも増えている．

### 対策

医師や看護師の精神保健を守る活動が学会や医師会レベルで行われるようになったのは，欧米でも比較的最近のことである．日本医師会も2008年に「勤務医の健康支援委員会」を発足させ，調査，相談，啓発活動を開始している．病院内に相談室を設けたり，メンタルヘルスを守るための職場講習会を行うことは有効な手段である．医療界に限定した組織ではないが，地域の都道府県産業保健推進センターに相談して，院内組織作りのノウハウを学ぶのも一法かもしれない．

燃え尽き症候群は職場環境や管理的な課題，個人の心理的要因など，複雑な要素を含むものだが，仲間作りや休息のとり方などの次元で解決がはかれることも多い．「燃え尽き」という概念を周知したうえで，院内の衛生委員会や相談室など対応部署を定めておくことも必要である．

うつ病については，通常の医療対応が重要である．自殺に結びつくリスクを考えると早期の対応が必要だが，医師や看護師は一般人よりも精神科を受診することには抵抗があるといわれ，個人情報の扱いを含め，当初はある程度特別の配慮をせざるを得ないこともある．ただ診療が軌道に乗ってからは，いわゆる「特別患者」となり，治療構造が定まりにくくなるリスクも高い．その点で，当初から勤務先以外の医療機関に紹介して対応したほうがうまくいく場合も多い．

### 参考文献

1) 佐野信也, 野村総一郎：燃えつき症候群とは何か. 総合病院精神医学 12：117-125, 2000
2) Levine RE, Bryant SG: The depressed physician: a different kind of impairment. Hospital Physician 2: 67-74, 2000
3) 織田 進：医師のメンタルヘルス. 産業精神保健 17：4-8, 2009

# レジリアンスの概念
*concept of resilience*

**大塚公一郎** 自治医科大学看護学部教授
**加藤 敏** 小山富士見台病院・院長（栃木）

### 定義

レジリアンス résilience, resilience とは，元来，「外力による歪みを跳ね返す力」という物理学的意味をもつ言葉で，今日では心理学，社会学，教育学，神経科学，遺伝学，分子生物学，医学など広範な科学領域でのキーワードになっている．レジリアンスという用語は多様な意味で使われるようになっているが，次の定義については，およそのコンセンサスが得られている．すなわち，①レジリアンスは，危険因子や困難な状況にさらされて，病気や適応不全に陥ることへの防御因子を意味する．この意味でのレジリアンスは，ⓐ生物学的次元とパーソナリティの次元からなる個人特性の防御因子，ⓑ家族，社会などの集団特性としての防御因子に分類される．②レジリアンスは，困難な状況，または病気に対する跳ね返し・回復の力動的過程を意味する．最近の研究者は，「防御因子」の意味ではレジリアンシー resiliency ないしレジリアンス因子の術語を用い，跳ね返し・回復の「力動的過程」にはレジリアンスの術語を勧めている．

### 概念の歴史と精神医学の諸分野における用法

レジリアンスという語の科学的使用は，1950年代からの米国の疫学的研究にさかのぼる．Werner E は，貧困や親の精神病といった逆境や困難な状況に直面した約700名の子どもを30年間追跡したところ，その1/3が能力のある思いやりのある成人に成長したと報告し，彼らを表現するのに「レジリエンス resilience」という言葉を用いた．その後，Garmezy N や児童精神科医の Rutter M によっても同様の疫学的事実が報告され

た．さらに，レジリアンスは，困難を乗り越える人格の特性や能力を意味するようになり，このような人格特性や能力をもつ人をレジリアント resilient とよぶようになった．また，レジリアンス因子として，個人の内的特性だけでなく，対人関係も含めた外的環境や資源も強調されるようになった．さらに，トラウマへの抵抗能力としてのレジリアンスは，Bowlby らによって提唱された愛着 attachment の形成と獲得過程によって促進されることが注目され，レジリアンス研究は，愛着研究の今日的形態であるともされる．認知行動主義の立場では，レジリアンス概念はある種の coping の戦略として発展させられた．レジリアンス概念はこれまで，精神分析学派からは批判的に評価されてきたが，近年，トラウマ理論からこの概念を再評価する動きもある．

　生物学的精神医学の関連領域では，遺伝子や分子，脳神経の振る舞いや変化が，レジリアンスとよばれることがある．遺伝子-環境の相互作用を明らかにするエピジェノミクス研究は，レジリアンス因子だけではなく，レジリアンス過程を明らかにしようとする試みと考えられ，その成果が期待される．神経科学のトピックになっている可塑性 plasticity という用語は，ニューロンレベルでのレジリアンスとほぼ同義語として用いられる．

　社会精神医学や多文化間精神医学の分野でも，レジリアンス概念は，災害，戦争，テロなど集団的トラウマへの対応を論じる際のキーワードになっている．とりわけ，個人や集団のレジリアンス過程を支える資源としての多次元的，多層的な社会的システム間のダイナミックスに注目する社会的エコロジカルアプローチでは，「文化的レジリエンス cultural resilience」ないし「社会的レジリエンス social resilience」という言葉も用いられている．

　さらに最近では，熱帯雨林，サンゴの消滅や漁業資源の枯渇などの環境問題や代替エネルギーの獲得がもたらす国境を超えた食糧不足と価格高騰，アルカイダなどの国際テロ組織の暗躍，リーマンショックなどの国際金融危機，世界中の大都市に生じている貧困・犯罪の増加など，人類の危機ともいうべきグローバルな諸問題の解決の道を，レジリアンスというキーコンセプトのもとに，人文・社会科学，自然科学など多様な分野の研究者を連携させることによって探ろうとする多くの試みがなされており，注目される．

### 参考文献

1) 加藤敏：現代精神医学におけるレジリアンスの概念の意義．加藤敏，八木剛平（編）：レジリアンス-現代精神医学の新しいパラダイム．pp1-23，金原出版，2009
2) Tisseron S: La résilience. PUF, Paris, 2007
3) 大塚公一郎：文化の諸相とレジリアンス．加藤敏（編）：レジリアンス・文化・創造．pp16-29，金原出版，2012

## 日本に住む外国人のメンタルヘルス

*mental health of foreign residents in Japan*

秋山　剛　　NTT 東日本関東病院・精神神経科部長（東京）
Peter Bernick　　長崎大学障がい学生支援室

### 外国人の分類

　外国人は一般に，渡航目的によって，「旅行群」「一時滞在群」「定住群」に分けられる．

#### A. 旅行群

　旅行群は，勉学，就職といった重要な活動には従事せず，滞在期間も通常は1か月以内といったごく短いものである．

#### B. 一時滞在群

　一時滞在群とは，帰国する予定があって，数年間外国に滞在し，勉学，就職といった重要な活動に従事する人たちを指す．さらに一

時滞在群は，所属組織によって，本国型，滞在国型，自立型に分けられる．

### 1. 本国型

本国型とは，本国の組織に所属したまま海外に渡航する人，いわゆる「海外駐在員」を指す．海外滞在中の生活基盤については，本国の組織が保証しており，海外での活動は，基本的には，本国組織の指示に基づいて行われる．この群における海外渡航は，本国組織における「昇進」の過程の1つであることが多く，渡航後も，あまり滞在国の文化に触れないまま生活していることもある（例：日本人社会だけで生活している海外駐在員など）．

### 2. 滞在国型

滞在国型とは，帰国を予定しているが，外国渡航後，滞在国の組織に所属して（雇用されて），活動する人たちを指す．生活基盤は滞在国の組織が保障しているが，代わりに所属組織における滞在国の文化に適合しないと，活動できない．

### 3. 自立型

自立型とは，所属組織がなく，自営業者やフリーランスで活動している人たちを指す．活動が組織に縛られないだけでなく，複数の文化にまたがって行われるために，どのように活動するかについて，自由度が高い．生活は非常に創造的ともいえるし，不安定ともいえる．本国型，滞在国型のどちらにも属さず，独自の文化的な同一性をもっている人もいる．

### C. 定住群

定住群は，帰国を予定せずに外国に滞在する．定住群はさらに，政治的迫害，極度の経済的困窮のために，渡航を余儀なくされた難民群と，一般定住群に分かれる．また，定住群の子孫は，「外国人」から「少数民族」の範疇へと移行していく．

### D. 受動渡航

上に述べた分類とは別に，他者が企図した渡航に受動的に随行する場合を受動渡航とよぶ．受動渡航は，渡航本人の配偶者，子どもが多いが，受動渡航者は，本人と比べて渡航動機が弱く，渡航後の仲間集団にも乏しいので，適応がやや難しいといわれている．

本項では，上記のうちB，C，Dに焦点を合わせる．

### 文化的同一性―短期適応と長期適応

「自分は××人だ」「自分は××文化に属している」という感じ方を，文化的同一性という．人間が本国にのみ滞在していれば，文化的同一性が変化することはないが，本国にとどまらず，「外国人」という立場を選択する場合は，一部変化する場合がある．もう少し詳しく分類別に述べると，旅行群，一時滞在群の本国型では，文化的同一性の変化はほぼない．一時滞在群の滞在国型は多少文化的同一性に変化があることがあり，自立型では独自の文化的同一性を築いている場合がある．定住群は，定住国の文化に同化することを前提としており，特に，定住群の子孫は，世代を経るごとに滞在国の文化的同一性を獲得していく．

一方，人間には文化的同一性ほど深くはないが，物事を解釈し，あるアクションをとろうとする「認知行動の枠組み」がある．人間が，他国に移動するとき，本国文化で培った「認知行動の枠組み」を，そのまま外国文化に当てはめると，不適合が起きてしまう．これが「カルチャーショック」とよばれる現象である．ただ，認知行動の枠組みは，比較的変化しやすいので，カルチャーショックは，渡航後数か月から遅くとも2年くらいすると，解決されるといわれる．筆者はこれを「短期適応」とよんでいる．一方，一時滞在群滞在国型，自立型，定住群などでは，渡航後5年くらいから，より深いレベルである「ものの考え方や価値観の変化」，つまり文化的同一性の変化が起きるようになる．筆者はこれを「長期適応」とよんでいる．

### 治療外の要因―支援資源

本国ではごく自然に存在している，家族，親族，友人，仲間，会社の同僚，上司，困っ

たときに相談や支援を受けられる社会資源が，外国では限定されてしまう．精神科の治療は，診察室における医師の診断や投薬だけでなされているわけではなく，実は，上記のさまざまな治療外の要因，支援資源の影響を受けている．本国で治療が行われる際には，これらの要因に誰かが対応してくれることが多く，医師自らが，こういった要因を意識したり，対応しなければならないことはあまりない．

一方，外国人の治療を行う際には，こういった資源からの援助が十分でなく，そのことが治療に影響を及ぼす．外国人の治療を進めるためには，治療者自身が，これらの要因の影響について一般的な理解をもち，個々の事例について，各要因の評価，対応を進めなければならない．

### 研修

外国人への治療を有効に進めるためには，次の項目について，ある程度の研修が必要である．

① 異文化心理学
② 心理カウンセリング一般
③ 家族関係に関する基礎的な理解
④ ソーシャルワークの基礎
⑤ 該当の外国人が話している言語
⑥ 該当の外国人の出自文化についての知識

特に⑤，⑥については，多少知識があることが大切であるが，それより，「よりよく知ろうとしている」という姿勢を示すことが重要である．

### 治療の実際

日本で外国人の治療を行う場合，治療者が外国語を話せるかどうか，治療が外来か入院か，で異なってくる．治療者が外国語を話せることが望ましいが，話せない場合は，通訳を介して治療を行うことになる．この場合，通訳が家族，友人などアマチュアであると十分な通訳ができないことがある．一方，プロの医療通訳を依頼する場合には，費用のほかに，通訳が支援資源としても患者を支えることが求められたりする．いずれの場合も，精神症状の内容が聞き慣れないものであると，通訳自身が心理的ストレスを被ることがある．

外来では，外国語が話せる医師1人の意欲で治療することが，ある程度可能であるが，入院では状況がより困難である．患者と長い時間を過ごすのは看護師であり，担当の医師が病棟にいなければ，他の医師が対応しなければならない．入院治療を行う際には，患者とスタッフの間のコミュニケーションを確保するために，最小限の会話の対訳を用意したり，通訳を依頼するなどの工夫が必要である．また，入院治療にかかわる制限など，通常は主治医でないスタッフが説明することを，主治医が詳しく説明しなければならないこともある．

一般に，治療はすべて，説明同意に基づいて行われる．外国人に治療を行う際には，提供できる治療の内容や質がより制限されるので，これについては治療開始前によく説明しておく．患者が治療内容について，現実より高い期待をもつことはよくあるが，外国人の場合は文化的背景が異なるために，患者の期待と治療の現実の間にさらに大きなギャップが生じやすい．

### ネットワークづくり

上に述べた問題の解決は，主治医の努力だけでは困難である．これを解決するには，外国人への治療，支援について，ネットワークをつくり，お互いに助け合うことが望ましい．

外国人の治療については，最も専門的な情報を提供しているのは多文化間精神医学会である（http://jstp.net/）．多文化間精神医学会のホームページでは，精神科面接の対訳，入院時に必要な書類の英語訳，災害時の対応資料などが提供されている．

また，多文化間精神医学会では，多文化間こころの支援協議会を組織している．この協議会の目的は，日本人，外国人それぞれによ

表1　外国人紹介情報フォーマット

1. 年齢
2. 性別
3. 国籍
4. 話せる言語（日本語による会話の可否含む）
5. 住所
6. 正式なビザの有無
7. 医療費の支払い能力
8. 日本の健康保険の有無
9. 日本語が話せる支援者の有無
10. 医師の診察日に合わせて来診できるか
11. 必要時には，通訳できる人がいるか
12. 主訴，主な症状
13. これまでの経過
14. これまでに受けたカウンセリング，診療

る，外国人のメンタルヘルスを支援している団体が集まって，ネットワークを作ることである．外国人は，多少なりとも，お互いを助け合うための自助的な資源をもっている．一方，滞在国（日本）の側においても，外国人を支援するための資源を用意している．これらの資源の数や内容が十分ではないということもあるが，さらに支援を困難にするのは，どこにどういう資源があるか，どんな団体がどんな活動をしているかという情報が共有されにくいことである．そこで，この協議会を通して，相互の情報共有をはかっているわけである．

多文化間精神医学会では，この協議会を通じて，外国人の患者が発生した場合の，専門医の紹介も行っている．この際には，患者を支援している人から，適切な情報を伝えてもらう必要があるので，表1の項目について，情報を伝達してもらっている．

### 帰国の調整

外国人への治療に関する特殊な援助として，本国への帰国の調整がある．明らかな精神症状が存在する場合，航空会社は航空機への搭乗を拒否する．患者に強い精神症状が存在し，日本で治療を続けることが困難な場合には，精神症状の緩和をはかりながら，付き添いによる本国帰国をアレンジしなければならない．付き添いは，本国から家族が迎えに来る場合もあるし，日本にいる家族，友人らが付き添う場合もある．まれには，保険会社などを通じて，医療従事者が付き添うこともある．

主治医は，搭乗を予定している航空会社に連絡し，状況を説明する．これに応じて，航空会社は，患者の病状，航空機への搭乗の可否を問うフォームを送付してくる．主治医が，フォームに記入し，「付き添いにて，航空機への搭乗可」と書けば，航空会社は搭乗を許可するのみならず，搭乗手続き，飛行中のサポートをしてくれる．患者が日本への渡航に際して，「旅行保険」に入っており，疾患が日本渡航後に発生したものであるか，既往があっても旅行保険加入時に告知していれば，付き添いなどに関する費用は保険から支払われることが多い．

外国人への治療には，言語をはじめとして，さまざまな困難が伴うことは事実である．しかし，日本に在住している外国人の数は増加しており，こういった人たちが医療を受ける権利を保障することは，日本の責務でもある．この章における記載などを参考にして，外国人の治療にあたっていただければ幸いである．

# 精神保健における暴力のリスク・アセスメント

*assessing risk for violence in mental health*

吉川和男　吉川クリニック・院長（東京）

### 定義

本項では，主として HCR-20 [V3]（Historical Clinical Risk management-20, Version3）を用いた精神保健における暴力のリスク・アセ

スメントについて述べる．HCR-20 $^{V3}$ に従って，暴力は「他者に対する苦痛を伴う身体的危害の既遂，未遂，あるいは脅迫」と定義し，身体的危害には，個人の健康あるいは幸福に実質的な害を及ぼすような物理的危害と深刻な心理的危害の両者が含まれる．心理的危害には物理的傷害に対する恐怖感，さらに当該行為によってもたらされる情緒的，精神的あるいは認知的な障害が含まれる．

## リスク・アセスメントの手順

以下には，HCR-20 $^{V3}$ を用いてリスク・アセスメントを行ううえでの注意点について簡潔に述べる．HCR-20 $^{V3}$ では，ヒストリカル（過去），クリニカル（現在），リスク・マネジメント（未来）の3つの柱から暴力のリスクをアセスメントする．

### A．ヒストリカル

HCR-20 $^{V3}$ の半分を占める最も重要な項目である．この10項目を正確にアセスメントすることで患者の行動様式の全体像が理解できるようになる．

**H1 暴力に関する問題の既往**：その人が過去にどのような状況でどのような暴力を行ってきたのか，本人だけではなく，家族や知人からの面接，警察・司法関係機関からの報告書など可能な限り客観的な情報をもとに，暴力が発生したときの状況を正確に再現し，記述する．一般的に，早期に暴力を行うとその後の暴力の発生の危険性は高くなることは種々の研究でも明らかである．さらに，発達段階にわたって暴力は広範なパターンを示すことも知られている．以上のことから，HCR-20 $^{V3}$ では12歳以下，13-17歳，18歳以上と3つの年齢区分に分けて暴力の有無と性質について注意深く検討することが推奨されている．

**H2 他の反社会的行動に関する問題の既往**：暴力以外の反社会的行動をH1と同様に評価する．反社会的行動には財産の獲得や性欲に動機づけられた行為，違法薬物の所持・製造・売買，反社会的集団に所属することなどが含まれる．H1同様，早期に反社会的行動を行うとその後の反社会的行動の危険性は高まることが知られており，反社会的行動が生じたときの年齢を考慮する必要がある．したがってH1と同様の年齢区分ごとに評価を行う．

**H3 関係性の問題の既往**：安定した対人関係を確立したり，維持したりすることに深刻な問題がないか，その結果，社会的ないし情緒的な支援を受けることができなくなっていないかを評価する．関係性の問題は，他者への無関心，社会的スキルや対人関係スキルの乏しさ，葛藤を引き起こしやすい対人関係スタイルなどによって引き起こされる．

**H4 雇用に関する問題の既往**：仕事（自営も含む）を探し，維持継続することに問題がないかを評価する．ここでは，教育や就労訓練などの参加も含める．長期間定職に就かず，頻回に職を変えたり，経済面で困難を抱えたり，衣食住を賄えなかったり，何度も解雇されたり，仕事の能力が乏しかったり，無断欠勤したり，指示に従わなかったり，同僚や上司と深刻な衝突がみられたりしていないかを評価する．

**H5 物質使用に関する問題の既往**：心理・社会的機能や精神・身体の健康を損なう可能性のあるアルコール，違法薬物，処方薬，一般用医薬品，シンナーなどの使用，乱用，依存による問題の既往を評価する．物質使用の問題が暴力行為と関連する理由としては，中毒により抑制が解除され行動が衝動的になること，暴力に関連した人格特性（敵意など）が露わになること，物質の製造や売買に巻き込まれること，保護的機能となるはずの家庭，仕事，支援的な対人関係が慢性的に崩壊することなどが挙げられる．

**H6 主要精神疾患に関する問題の既往**：主要精神疾患は思考，認知，感情面に重大かつ持続的な障害をもたらし，職業，社会性，教育，家族，家計，健康などの人生の重要な領域における機能にも弊害をもたらす障害を指

す．統合失調症をはじめとする幻覚，妄想，思考障害，行動上の異常を伴う精神病性障害，抑うつ気分，多幸感，気分変動，不安焦燥感，希死念慮を伴う主要な気分障害，知性，認知，社会性，対人関係の機能に広範な障害を及ぼすような他の主要な精神障害が含まれる．

**H7 パーソナリティ障害に関する問題の既往**：対人関係，行動制御，情緒，認知スタイル，自我に関係する，永続的かつ不適応的なパーソナリティ特性のために引き起こされた深刻な問題の既往を評価する．社会的な関係性の破綻や社会的な役割や義務の不履行の問題も含まれる．問題は慢性的かつ広範な性質のものでなければならず，一時的あるいは機会的な混乱ではなく，その人の日常的な機能を反映するものでなければならない．パーソナリティ障害全般が暴力のリスクを高めることには合理的な理由があるが，特に反社会性パーソナリティ障害やサイコパスの暴力における役割に関しては無数のエビデンスがある．そのため，評価者は，反社会的なタイプのパーソナリティ障害（反社会性パーソナリティ障害，サイコパス，非社会性パーソナリティ障害等）とその他のパーソナリティ障害とに分けて検討する必要がある．反社会的タイプのパーソナリティ障害については，評価者は支配力，対立，不安定性，敵意などの特徴に注意を払う必要がある．

**H8 心的外傷体験に関する問題の既往**：正常な発育，愛着形成，社会性，問題解決スキルの獲得を阻害するような，生涯にわたる心的外傷体験の既往を評価する．身体的虐待，心理的虐待，性的虐待を受けるなどのトラウマ的な側面，身体的暴力，性的暴行を受け事件の被害者となるなどの被害的な側面だけでなく，愛着形成に支障をきたす威圧的あるいはネグレクト的な環境で養育されるなど逆境的な養育体験の側面をも考慮する．

**H9 暴力的な態度に関する問題の既往**：人の権利を侵害するような暴力的な態度，信念，価値観，思考を評価する．個人的あるいは物欲的な目標を達成するため，暴力の行使を正当化したり，暴力を支持したり，許容する信念も同様である．

**H10 治療や監督の反応性に関する問題の既往**：対象者の心理・社会的な適応能力や精神状態を改善し，暴力を減らすために計画された，司法，精神保健，矯正関係での治療，リハビリテーション，監督計画を遵守し，それに反応していたかどうかを評価する．治療を受けたり，服薬したり，監督を遵守したりする際に，モチベーションが乏しかったり，やる気がなかったり，拒否することはなかったか，治療や薬物療法の反応性が悪くなかったかなどを評価する．

### B. クリニカル

ここでは個人の現在の機能に焦点を当てる．動的あるいは変化可能な項目であり，介入やマネジメントの対象となりうる構成概念である．

**C1 洞察に関する最近の問題**：その人の暴力的な性質やその人の暴力のリスクを高める要因や過程を認識・理解できない現在の問題を評価する．洞察は，精神障害，暴力のリスク，治療の必要性の3つの視点から評価する．自らが精神障害に罹患していること，どのような治療が必要で，治療を受けないとどのような結果を招くのか，あるいは自らの暴力のリスクがどのような状況で高まり，それを防止するためにどのような治療を受けなければならないのかなどについて，どの程度認識・理解しているかについて評価する．このような認識や理解が不十分な場合，十分な洞察を得られるまで心理学的介入が必要である．

**C2 暴力的な観念あるいは意思に関する最近の問題**：他人に害を及ぼすような考え，計画，欲求，空想，衝動などの暴力的な観念あるいは意思に関係した現在の深刻な問題について評価する．

**C3 主要精神疾患の症状に関する最近の問**

題：H6 で定義された主要精神疾患の現在の症状の活動性について評価する．統合失調症などの精神病性障害では，特に精神的な苦痛をもたらす被害的，易怒的，暴力的，虚無的な内容の幻覚・妄想や興奮などの行動上の問題に注意を払う必要がある．主要な気分障害では，高揚気分，易刺激性，興奮，希死念慮，自殺企図などに注意を払う必要がある．他の主要精神疾患では，固執的な思考，コミュニケーション上の問題，共感性や社会スキルの問題に注意を払う必要がある．

**C4 不安定性に関する最近の問題**：感情，行動，認知の側面において安定して適応できているかどうかを評価する．感情面で不安定な人は，苦痛，不安，いらいら，怒りを突然表出するなど深刻な情緒的障害や混乱をきたし，行動面で不安定な人は，他の選択肢や結果を考慮することなく行動し，自身や他人を危険にさらすような行動をとる．認知的に不安定な人は，否定的ないし不安定な自己概念を有したり，歪んだ原因帰属をしたり，注意力が散漫であったり，疑い深かったり，敵意ある考えを抱くなど思考内容や思考過程に深刻な障害を有する．

**C5 治療や監督の反応性に関する最近の問題**：H10 の現在の状況について，遵守性と反応性の2つの視点から評価する．遵守性に問題があるということは，必要とされる介入や管理や保護観察の計画に従わないことであり，予定されている治療，約束，会合に出席しなかったり，治療プログラムの宿題をやってこなかったり，保護観察の指示に従わなかったり，精神科の治療薬を服用しなかったりする．反応性に問題があるということは，たとえ遵守性に問題がない場合でも，介入，管理，保護観察から得られるものがないことを意味し，薬物療法に反応しなかったり，心理・社会的，精神科的，司法的，矯正的介入の到達目標に達することができなかったりする．ただし，治療反応性は被治療者のみならず治療者側のモチベーションにも大きく依拠するので注意が必要である．

## C. リスク・マネジメント

個人の将来の状況，環境，それに対する適応を予測することに焦点を当てる．退院計画，治療，対人関係，コーピングの側面が含まれる．クリニカルと同様，要因は潜在的に変化可能(動的)で，それゆえ推定的な介入の標的となる．

**R1 専門的サービスと計画に関する将来の問題**：対象者に専門的サービスやプログラムを適切に活用させるための一般的な計画の進捗に将来問題がないかどうかを評価する．専門的サービスとは観察，評価，治療を通して暴力のリスクを管理するよう計画された医療，社会福祉，教育，職業，刑事司法のプログラムのことである．専門的サービスの計画が実行されなかったり，不完全なものであったり，過去の評価の知見や勧告に従っていなかったり，重要なリスク・ファクターを標的にしていなかったり，適切な専門的サービスを活用していなかったり，不適切な専門的サービスに頼っていると不十分なものとなる．

**R2 生活状況に関する将来の問題**：住環境，雇用，家族関係，近隣などの状況，凶器や薬物などリスクを高める要因への曝露など，対象者の施設や地域社会における生活状況に関する将来の問題について評価する．重要なことは，対象者のリスクに関連する機能(精神疾患，感情，認知，行動，対人関係など)を不安定にしたり，潜在的にリスクを高める要因(凶器，薬物，特定の被害者集団など)に曝露されたりするような状況があるかどうかを考慮する．例えば，幼稚園や小学校の近くに住むことは小児性愛者にとってきわめて大きな不安定化要因となる．

**R3 個人的支援に関する将来の問題**：個人的支援があると，対象者の社会的ネットワークにおける人たちとの日常的な対人的接触が増え，対象者の心理社会的適応が促進され，それによって暴力のリスクが軽減されること

が期待される．個人的支援は，その計画がなされなかったり，他者とコミュニケーションがもてなかったり，不明確であったり，不備があったり，適切な社会的ネットワークを活用していなかったり，不適切な社会的ネットワークに頼っていたり，個人的支援を提供してくれる人がいない場合，不十分なものとなる．このような問題は，計画を作成したり，実行する際の能力や動機づけが乏しかったり，施設や地域社会に適切な社会的ネットワークが不足していることによっても生じる．

**R4 治療や監督の反応性に関する将来の問題**：C5と同様であるが，ここでは将来の問題を遵守性と反応性の2つの視点から評価する．

**R5 ストレスや対処に関する将来の問題**：ストレスの多い生活環境や人生の出来事への対処能力に問題がないかを評価する．これまでの人生で経験したことがないような大きなストレスを受けた結果，その人の対処能力の限界を超えたという場合もあるし，あるいは，その人にもともと日常の雑事や生活上の問題に対処するのに十分な対処スキルが備わっていないという場合もある．

臨床判断

HCR-20のコーディングについては成書を参考にしていただきたい．以上の20項目をアセスメントしていくと，おのずとその個人の暴力を防止するうえで必要とされるリスク・マネジメント・プランが具体的にみえてくるであろう．また，20項目のリスクのすべてが改善されなくとも，いくつかの項目が改善されることで，全体的にリスクが減ることは少なくない．重要なことは，20項目のうち優先的に介入しなければならないのがどの項目であるかを判断することである．例えば，C1の洞察やC2の暴力的な観念に対する介入には抵抗を示すことは少なくない．このような場合，この項目にかかりきりにならずに，より効果が見込まれる項目（例えば，R3の個人的支援やR5のストレス）に焦点を移すことで，リスク・マネジメントの突破口を見いだすことが可能となる場合は少なくない．

**参考文献**

1) Douglas KS, Hart SD, Webster CD, et al: HCR-20$^{V3}$ Assessing Risk for Violence. Mental Health, Law, and Policy Institute, Simon Fraser University, 2013

# 向精神薬と運転
*psychotropics and driving*

岩本邦弘　名古屋大学大学院講師・精神医学
尾崎紀夫　名古屋大学大学院教授・精神医学

向精神薬と運転に関する諸問題

一部の例外を除いて向精神薬の添付文書では，服用中の運転中止を明記しており，2013（平成25）年5月には，厚生労働省からも周知徹底を求める通達が発表されている．これは，向精神薬が処方されているほぼすべての患者に運転中止を求めることにほかならない．添付文書は必ずしも証左に基づいておらず，海外の同じ薬剤とも記載内容が異なるが，医師の説明責任により無視できるものではなく，判例ではしばしば引用される現実もある．なお抗うつ薬であるセルトラリン，パロキセチン，エスシタロプラムは，服用中の運転への注意喚起にとどまっている．

さらに，2014（平成26）年5月には，「自動車運転死傷行為処罰法」が施行され，薬物（治療薬も含まれる可能性がある）の影響下，および一定の病気（一部の精神疾患を含む）の影響下にある交通事故が厳罰の対象となることが規定された．この薬物の影響については，いかなる判断となるのか，まだ明確にはなっていない．一部の大都市を除けば，自動車運転は日常生活に不可欠であり，こうした

わが国の特殊事情が際立った一連の流れは，臨床現場に混乱をもたらし，患者の社会生活にとって大きな支障となっている．

##### これまでの研究報告

疫学研究では，向精神薬使用と交通事故との関連が検討されている．ベンゾジアゼピン系薬剤（BZD）使用は交通事故のオッズ比が1.5程度に増加し，特に，半減期の長さや高用量でリスクが高まることが指摘されている．三環系抗うつ薬（TCA）使用は交通事故のリスク比を2程度に増加させるが，最近では，新規抗うつ薬を含めた抗うつ薬全般においてもオッズ比1.3と有意な関連があり，特に，処方開始直後および変更後のリスクが指摘されている．抗精神病薬と気分安定薬については，交通事故との有意な関連は報告されていない．疫学研究では，疾患の影響やアルコール飲用などの交絡因子も考慮する必要があり，解釈には慎重を要する．

実験的研究では，向精神薬が実車やシミュレータで評価される運転技能に与える影響が検討されている．健常者を対象とした研究がほとんどであるが，BZDの多くがプラセボと比較して有意に運転時の横揺れを増加させ，投与時間，用量，半減期も関与するが，不眠症患者ではその影響は必ずしも明確ではない．TCAは，新規抗うつ薬と異なり，プラセボと比較して有意に運転時の横揺れを増加させることが報告されている．うつ病患者を対象とした検討では，抗うつ薬は運転技能を改善し，さらに，服用する抗うつ薬の種類により運転技能の評価は異なることが示唆されている．統合失調症患者を対象とした検討では，新規抗精神病薬が運転適性評価に好ましいことが示されている．気分安定薬に関する検討はほとんどなく，ごく少数の双極性障害患者を対象とした検討では，リチウムよりもラモトリギンが運転適性に好ましいことが示されている．疾患群を対象とした証左は乏しく，個体差が生じる観点での検討も必要である．

##### 具体的対応

現状では，「この薬を飲んでいる間は，眠気やめまいなどを引き起こすことがあるので，車の運転はやめてください」といった説明を行い，カルテに記載する必要がある．運転に関して添付文書記載が服用中の運転への注意喚起にとどまっている向精神薬は，抗うつ薬であるパロキセチン，セルトラリン，エスシタロプラムのみであり，処方の際は念頭におく．また，これまでの証左から考えれば，BZDとTCAの影響が大きく，さらに用量依存性のリスク増加を認識すべきであり，処方の適正化に努め，投与初期および変薬時は慎重を要する．

##### 今後の課題

向精神薬の運転への影響は一様かつ持続的ではなく，法律や添付文書のような一律なとらえ方は現実的ではない．病期や病状，薬剤の種類・用量や開始・変更など複合的な要因に配慮して，証左に基づいた法制度の改定や添付文書の改訂が強く望まれる．そのためには，運転に与える疾患の影響と向精神薬の影響，その交絡についての実証的データの蓄積が不可欠である．

## 病名告知
*disease notification*

下寺信次　高知大学准教授・神経精神科学教室

##### 定義

病名告知には特定の形式はなく，通常はインフォームド・コンセントの一環として行われる．精神疾患の特殊性としては，より重症な精神疾患の場合に病名や病態そのものの基礎的知識を有しないケースも多く，特に入院治療を行う際に精神保健福祉法に規定された本人の意思によらない入院形態をとらざるを得ない場合もある．

正しい病名と病態を伝え，良好な治療関係を築き，継続的な治療を展開するために，病名告知はきわめて重要である．

### 適応

病名告知の対象はすべての患者と，必要によってその家族あるいは関係者である．重症度が高い場合や認知症などの進行性の疾患の場合は，家族やケアの提供者と早急に連絡をとり，その後のデイケアなどの心理社会的なサービスを進めていく必要がある．

### 現在の傾向

うつ病やパニック障害などでは告知をする側も受ける側も比較的きちんとした説明がなされれば，あまり抵抗なく受け入れられる場合が多い．しかしながら，統合失調症 schizophrenia そのものの理解や偏見の問題はいまだ解決していない．病名告知後の本人や家族の受けるダメージについて十分配慮する必要がある．統合失調症の場合は，家族を巻き込んだ治療計画を立てなければ半数近くが治療の脱落を起こす．服薬のアドヒアランスも，われわれが考えているよりもはるかに悪いという報告が多い．

### 病名告知の流れ

#### A. 治療者そのものの病名告知の習慣を上げること

治療への導入にあたり病名告知は本来不可欠なものである．しかしながら，精神疾患では病識の欠如などにより患者本人の理解が得られないことは少なくない．また，家族への病名告知においても偏見等による否認などのため，告知することで時には治療者との関係性を崩すこともありうる．治療への同意能力の不十分な患者の治療への導入にあたっては，通常は少なくとも家族への告知は不可欠である（医療保護入院などへの導入のため）．また，病名告知のあとに展開される病状などの説明も心理教育的視点からみて，家族を治療のパートナーとするほうが患者の再発予後もよくなる．

病名の告知率は，2002年8月に「精神分裂病」が「統合失調症」に呼称が変更されてから，それまで36.7%であったものが変更後2年で69.7%まで促進されている．また，統合失調症という病名の使用頻度も91%に上っている．ただ，統合失調症という名称も含めて schizophrenia そのものの一般人の認識は十分ではない．この点は学校教育への導入などの解決策をはかる必要があるが，告知後には認知が十分されていないことを認識して丁寧に説明をする必要がある．

#### B. 実際の患者に合わせた症状を列挙し，診断の納得を得る

操作的な診断基準の普及は病名変更ほどの影響をもたらしてはいないが，症状を列挙することで診断を確定し伝えることができるという点で便利である．ただ，1997（平成9）年当時の schizophrenia（精神分裂病）は20%弱しか告知されていなかった．統合失調症への呼称の変更と情報を開示していくという時代の変遷の影響が大きく関与している．

#### C. 患者の同意能力を改めて判定していく

患者本人に病名告知をして治療を進めていく際には，同意能力について考慮する必要がある．十分に経験を積んだ治療者が適宜判断をしていくことが重要であるが，一定した判定をするためには補助的なツールとして the University of California, San Diego Brief Assessment of Capacity to Consent (UBACC) など，本人の同意能力を簡便に判定する簡易テストなどの導入が将来的には必要と思われる．

#### D. 病名告知後の患者や家族の精神的なケア

病名の告知はその先に続いていく治療への入り口であるが，告知後は患者のみでなく家族も精神的なダメージを受ける可能性が高く，十分な配慮が必要である．病名告知直後の患者の反応としては「自分の内面でのマイナス反応」「社会に受け入れられない恐怖」「将来への不安」などがみられる．治療者は不安を軽減していくべく，障害に対して受容的な態度で接していく必要がある．病名告知

を何よりも成功させるためには，治療を受けるメリットを最大限伝えるべきである．

**参考文献**
1) 西村由貴：病名呼称変更がもたらした影響．Schizophrenia Frontier 9：102-105，2008
2) Jeste DV, Palmer BW, Appelbaum PS, et al：A new brief instrument for assessing decisional capacity for clinical research. Arch Gen Psychiatry 64：966-974，2007

# 強制治療
*involuntary treatment*

分島　徹　陽和病院・院長（東京）

## 定義

　治療とは，患者の病態を改善し，健康にするため施す医療行為である．しかし，治療行為によってはある程度の身体的な侵襲が予測される場合があり，治療には一定のリスクがつきまとう．こうした場合に患者が治療を受けるかどうかは最終的に患者に自己決定権があるとされている．また，患者が自己決定権を行使できるようにするためには，医療者側が治療に対する情報をわかりやすく伝え，患者が十分に理解したうえで治療に対する意思を決定してもらう，いわゆるインフォームド・コンセントが基本にある．これは患者側に同意能力が備わっていることが前提にあり，こうした条件が整わない場合は法的な代諾者の同意に基づいて治療が行われているのが現状である．しかし，同意のない治療行為がすべて強制治療に当たるわけではない．強制治療とは患者本人の意思に反し，他者の意見を優先して導入するのが本来の強制治療といえる．患者の不利益を防ぐためといったパターナリズムによって開始された旧来の精神科治療には強制治療的な側面があった．

## 精神科治療の特殊性

　精神医療以外にも強制治療は存在する．感染症予防法では，バイオテロなどを想定し，知事は，一類感染症の蔓延を防止するため必要があると認めたときは，特定の医療機関へ入院する必要があることを患者に説明し，理解が得られるように努力する．もしこの勧告に従わなければ，入院させることができるとされている．これは公権力を行使した強制的な入院であり強制治療である．

　この場合，患者は感染症に罹患したことは自覚できるし，判断能力がありさえすれば勧告に同意できるであろう．ところが精神疾患では自らの精神的不調に気づきにくく，病気という認識をもちにくいという特徴がある．したがって本人の同意によって治療を導入することが困難な場合があり，しばしば非自発的入院から治療がスタートする．しかも患者本人の自由な行動を制限せざるを得ない場合や，やむを得ず本人の意に沿わない薬物療法や身体的治療を行わなければならない場合がある．

　入院外医療では本人の意思により容易に治療を中断することが可能であるが，入院治療，特に本人の意思によらない非自発的な入院治療では提案された治療を断る権利はあっても実際にそれを行使することは難しい．患者からみれば強制的な治療ということになる．

## 法制度

　1991年に国連で採択された「精神疾患を有する者の保護及びメンタルヘルスケアの改善のための諸原則」は精神医療を行ううえでの国際的な指針になるもので，当然わが国の法規もこの原則に沿っていなければならない．この原則では基本的には患者のインフォームド・コンセントなしにいかなる精神科的治療もしてはならないし，精神科入院治療が行われる場合も患者本人の同意による自発的入院が基本であり，非自発的入院は避け

るように努力しなくてはならないとされている．ただ強制的な入院治療を排除しているわけではなく，国内法によって定められ，患者の人権を担保する手続きや治療の導入過程が明確にされている必要があり，これを具現したのが現行の精神保健福祉法であり，医療観察法である．後者は特に司法精神医療に関する法律で心神喪失の状態で重大な他害行為を行った者に対して適切な医療や必要な観察および指導を行い，同様の行為の再発を防止して社会復帰させることを目的としている．両法の詳細については他項（「医療観察法と精神鑑定」⇒975頁，「精神保健福祉法と入院形態」⇒980頁）を参照されたい．

### 治療の同意が得られにくい状態像

精神科救急医療の現場で日常的に遭遇する．いわゆる狭義の精神疾患（統合失調症，感情障害，中毒性精神病，脳器質性ないし症状精神病）で精神病状態にあり，しかも病状によって現実検討能力や判断能力，行動の制御能力がともに損なわれている場合は治療同意が得られにくい．具体的な状態像としては幻覚妄想状態，精神運動興奮状態，昏迷状態，滅裂状態，重度の躁およびうつ状態，せん妄状態などがこれに当たる．しかし，こうした状態があったとしてもすべてが強制治療の対象となるわけではない．いわゆる自傷や他害といった行為が存在するか切迫した状況があること，早急な治療を導入しなければ患者に不利益が生ずること，治療的な利益が期待できることなどが入院治療導入の要件になる．

上記のような状態像では，外来治療を維持するのは難しく入院治療が選択されるのであろうが，まずは外来治療の可能性が検討されてしかるべきである．入院形態は非自発的入院となるが，現行の精神保健福祉法では措置入院，緊急措置入院，応急入院，医療保護入院がこれに当たる．措置・緊急措置入院は都道府県知事および政令指定都市市長の命令に基づく行政的な処分であり，本人の同意の有無にかかわらず精神保健指定医の診察で自傷他害という要件があれば首長の判断で入院させることができる．医療保護入院は家族などの同意による入院，応急入院は急を要していて家族などの同意が得られない場合の入院である．いずれも病院管理者は精神保健指定医の判断に基づき入院させることができるというものである．ただし，入院を認めるということであって入院期間中のすべての治療および処置を強制的に行いうるわけではない．薬物療法にせよその他の治療的な処置にせよ，それぞれ患者や家族などの同意を得るよう努力しなければならない．一方，精神科病院の管理者は必要な限度内で行動の制限を行うことができるとされている．これも患者本人からみれば到底受け入れ難い強制的な処遇である．この処遇を決めた精神保健指定医は告知する義務があり，当座了解はできないであろうができるだけ丁寧な説明をする必要がある．これは後々の治療にも影響する．

強制力のより強い医療観察法では，検察官の申し立てから始まる審判手続きを経て最終的には地方裁判所の審判で決定され，治療処遇と判断されれば，この法律の対象者（患者）は入院，通院のいずれかの治療を受けなければならない．国による一段と強制力の強い治療である．しかし，こうした強制的な治療場面であっても個別の治療や処置は人権上の配慮から患者の同意を得ることが原則になっており，個人に対する行動制限が必要な場合なども精神保健福祉法より厳格で当該病棟の倫理会議でコンセンサスを得るという仕組みになっている．

### 具体的な対応方針

精神疾患の特徴でもある病識の得られにくさから，治療の同意が得られないことは多い．特に精神病の急性期では上記のような状態像をとることが多く，行動の制限を行う必要があり，同意を得た薬物療法が困難な場合がある．特に精神科救急治療が必要な急性期精神病ではさまざまな身体的症状を併せもつ

可能性があり，そのための身体的ケアも必要になる．厳密にいうと強制的な治療は精神科治療に認められるのであって，すべての身体的なケアを同意なしで行いうるわけではない．しかし，現実には医療と保護を必要とする患者に対して何らかの手段を講じなければならず，それぞれ臨床医が工夫を凝らすところである．ここでいくつかの状態を取り上げ対応方針を示す．

### A. 拒絶症（拒食・拒薬）

具体的に拒絶症が強く，拒食や拒薬といった行動に対しては経管栄養が必要であるし，または静脈ルートを確保したうえで栄養や水分の補給をせざるを得ない．迅速な改善が必要であればm-ECT（修正型電気けいれん療法）といった対応も考慮される．

拒薬がある場合には，内服あるいは注射による投与法などを提示して選択させるのも1つの方法である．

### B. 昏迷状態

患者からの同意は得られないが潜在する身体疾患に関する精査と全身状態の管理を優先する．身体的な問題がなければベンゾジアゼピン系薬剤を用いた診断的治療法も考慮されるが，一方では麻酔分析として倫理上の問題があるとの意見もある．

### C. 精神運動興奮・攻撃性

顕著な場合，治療的な同意が得られることはまず期待できない．患者自身や周囲の者，医療スタッフの安全を最優先にしながら心理的な介入や服薬の勧めなどが試みられるべきである．そのうえで非経口的な薬物投与によって鎮静化をはかり，必要に応じ行動制限（身体拘束，隔離）を行うが，特に身体拘束は身体的にも心理的にも侵襲を与えるものであり，期間は最小限にとどめるべきである．

攻撃性や暴力への介入方法として，医療観察法における入院医療では心理的介入（ディエスカレーション）が採り入れられている．これは言語的・非言語的なコミュニケーション技法によって怒りや衝動性，攻撃性を和らげるもので，医療スタッフ全員が身につけるべき技法である．また，より制限の緩い行動制限手法として，隔離・身体拘束に代替するタイムアウトといった対処法がとられる．自室や刺激の少ない部屋を用意して一定の時間そこで過ごし，興奮を静め，回復や休息，鎮静化を促進する方法である．

こうした方法は一時的でもあるので治療には薬物療法が必要になる．薬物投与は患者の同意に基づき治療者との共同作業として行われるべきであり経口投与が基本であるが，同意が得られない場合は筋注あるいは静注といった方法がとられる．また薬物治療のアドヒアランスを上げるために持効性抗精神病薬の筋注も利用される．これらの投与法であっても同意を得る努力が必要になる．

### 今後の方向性

精神疾患は不調に気づき医療を受けるまでに時間を要し，治療が開始されてもその導入の段階から強制に近い治療を経験した患者にとって，その後の精神医療に対する不信感が根強く残り，これが医療中断を招き結果として予後に悪い影響を与え，それが精神障害のスティグマへとつながる．こうした悪循環を断ち切るため，治療の導入が自発的に行われるようなメンタルケアに関する社会的支援システムが求められるところである．だが，現実には精神疾患のすべてに自発的な治療を求めるわけにはいかない．たとえ強制的な治療から出発したとしても，心理的な侵襲とならないよう工夫し努力することがメンタルケアにかかわる者の責務である．

# 和文索引

※→は治療対象疾患・症状などを示す．
※ページ数のゴシック体は主要説明箇所を示す．

## あ

アカシジア 140, 865
アクアポリン 4(AQP4) 458
アクションメソッド 810
アクチグラフ 16
アクチグラム 566
アクチベーション 747
アクチベーションシンドローム 249
アサーション 780
アジソン病 682, 860
アスピリン→血管性認知症 363
アスペルガー症候群 339
アセスメント 892
アセチルコリンエステラーゼ(AChE)阻害薬 364, 479
アタッチメント喪失体験 215
アディクション 658
アテローム血栓性脳梗塞の予防 363
アドヒアランス 413
アトモキセチン 777
アドレナリン 917
アパシー 147, 396
—，脳卒中後の 434
アミオダロン 498
アミロイド仮説 356
アメンチア 510
アモキサピン→うつ病・大うつ病性障害 117
アリセプト→レビー小体型認知症 367
アリピプラゾール 742
—，双極性障害の維持療法 129
—→BPD 226
—→抗精神病薬による精神症状 468
アルカロイド薬の副作用 491
アルコール依存(症) 626, 764
——との併存，双極性障害と 152
——との併存，抑うつ障害群と 151
アルコール関連障害でのパニック発作 37
アルコール関連性発作 610
アルコール幻覚症 6, 635
アルコール使用障害 626
アルコール性肝障害 911
アルコール性せん妄 5
アルコール性認知症 382
アルコールによる離脱症状 845

アルコール誘発性精神病性障害 635
アルコール乱用 626
アルコール離脱 632, 861
アルコール離脱けいれん 632
アルツハイマー病(アルツハイマー型認知症) 356, 386, 509, 766
アルツハイマー病行動病理学尺度 710
アレキシサイミア 664
アレキシサイミアパニック 36
アロディニア 687
アンジオテンシンⅡ受容体拮抗薬(ARB) 497, 921
アンジオテンシン変換酵素(ACE)阻害薬 364, 921
アンチスティグマ 969
アンフェタミンによる離脱症状 846
アンヘドニア 42
愛着障害 308
悪性関節リウマチ 685
悪性緊張病 93
悪性腫瘍に伴う精神症状 524
悪性症候群 742
悪夢障害 578
安静時振戦 418
安全配慮義務，職場のメンタルヘルス 948
安全保障行動 175
暗黙的支持，いじめの 334

## い

イソニアジド 501
イホスファミドの神経毒性 492
イライラ，気分変調症の 139
インスリノーマに伴う精神症状 514
インスリン抵抗性 509
インターネット使用障害 659
——，児童・青年期の 347
インターフェロンによる精神症状 486
インテーク 696
インテグラーゼ阻害薬(INSTI) 441
インフォームド・コンセント 1002
インフルエンザ菌 443
いじめ 332, 953
医学的情報提供プログラム 621
医療関係者の精神保健 990
医療観察法 1003
——と精神鑑定 975
——の仕組み 977

医療観察法鑑定 980
医療保護入院 905, 983
——，児童・青年期の 308
医療面接 700
依存症
——，覚醒剤・リタリンの 646
——，有機溶剤の 649
易転倒性 426
胃食道逆流症 670
胃毛石 190
異常体温，急性薬物中毒の合併症 856
異常体験反応 160
異食症 303
移植医療 960
移動型ポリサージェリー 211
意思・意欲の障害 67
意識混濁 2
意識障害 2
意識消失発作 590
——，脳腫瘍術後の 457
意図的自傷 47
意味記憶 9, 723
意味性認知症 368
意欲低下(制止) 43
維持事例定式化 892
維持療法
——，うつ病の 114
——，難治性うつ病の 122
——，非定型精神病の 87
遺伝カウンセリング，ハンチントン病の 424
遺伝性プリオン病 381
遺尿症 745
域外幻覚 6
一次救命処置，心肺停止時の 918
一次性精神疾患，皮膚の心身症 682
一次妄想 24
一過性全健忘 11
一級(統合失調)症状，Schneiderの 89
逸脱行動，若い女性の 232
院内肺炎 913
陰性幻覚 6
陰性症状群，統合失調症の 66

## う

ウェクスラー記憶検査改訂版(WMS-R) 10, 723

(う〜か)

ウェクスラー成人知能検査(第3版) 726
ウェスト症候群 606
ウェルニッケ-コルサコフ症候群 383, 637
ウェルニッケ失語 20
ウェルニッケ脳症 517, 637, 862
ウェルニッケ-リヒトハイムの図式 19
ウシ海綿状脳症 381
ヴェコルディア・ディスチミア 141
うつ 670
うつ気分 146
うつ状態 436
　——，インターフェロンによる 488
　——，喘息に伴う 676
　——，副腎皮質ステロイドによる 489
　——の治療，救急現場での 841
　——の入院適応 840
うつ病 110, 404, 748, 990
　——，2型糖尿病と 509
　——，幻覚妄想を伴う 115
　——，子どもの 341
　——，抗うつ薬の適応 744
　——，高齢期の 395
　——との鑑別，適応障害と 274
　——における抑うつ気分 37
　——に対する急性期治療，対人関係療法による 786
　——に対するマインドフルネス 805
　——の強迫症状 30
　——の復職支援プログラム 896
　——を伴う心筋梗塞 672
うつ病者の睡眠障害 551
うつ病性仮性認知症 396
うつ病性昏迷 43
うつ病用語検討委員会 974
迂遠(思路障害) 22
麗しき無関心 201
運動失調，身体合併症での身体診察 906
運動症群/運動障害群 326
運動症状
　——，パーキンソン病の 418
　——，変換症/転換性障害の 200
運動チック 327

## え

エール-ブラウン強迫尺度 710
エソメプラゾール 499
エタンブトール 501
エチオナミド 502
エチゾラム依存 232
エップワース眠気尺度 17
エトスクシミド(ESM) 760
エピソード記憶 9, 723
エブスタイン奇形 127
エンカウンターグループ 796

エンパワメント，当事者の 971
栄養管理，肝性脳症の 523
栄養剤の使用 287
栄養補給 287
円形脱毛症との鑑別，抜毛症 190
遠隔記憶 9

## お

オピオイド 494
　——による離脱症状 846
オピオイドローテーション 495
オメプラゾール 499
オランザピン
　——→BPD 226
　——→抗精神病薬による精神症状 468
　——→児童・青年期の統合失調症 340
　——→遅発性統合失調症 90
オリーブ橋小脳萎縮症 432
オレキシン 556
オレキシン受容体拮抗薬 540, 757
嘔吐症状 294
大井の分類，選択性緘黙 194
親面接・家族療法，抜毛症に対する 191
音韻性錯語 21
音韻ループ 723
音楽療法 392, 808
音声チック 327

## か

カゼインキナーゼ1イプシロン 565
カタレプシー 44
カテコラミン(カテコールアミン) 920
カプグラ症候群 26
カルシウム拮抗薬 497
カルシトニン，悪性腫瘍に伴う精神症状 525
カルチャーショック 993
カルバマゼピン(CBZ) 750, 760, 774
　——→抗てんかん薬による精神症状 473
　——→児童・青年期の統合失調症 339
　——→双極性障害，躁病エピソード 127
ガバペンチン(GBP) 760
　——→抗てんかん薬による精神症状 474
ガムテープブロック入院 302
ガランタミン 479, 766, 769
　——→アルツハイマー病 357
ガンザー症候群 4
ガンダンソン 231
からかい 332
がんの臨床経過と治療目標 956
下肢静止不能症候群 15

下部消化管内視鏡 908
加害行為，養育者の 329
可逆性後白質脳症 492
仮性認知症 112, 120
仮面うつ病 395
仮面不安 36
仮面様顔貌 426
家族ガイダンス，ひきこもりに対する 338
家族ケア，認知症の 388
家族心理教育 967
家族性アルツハイマー病 356
家族療法 798
　——，アルコール依存症の 631
　——，身体症状症に対する 208
　——，疼痛性障害に対する 207
　——の適応基準 799
家族歴，予診での確認 697
家庭と学校のメンタルヘルス 951
過換気症候群 676, 859
過換気発作 676, 677
過剰診断，境界性パーソナリティ障害の 230
過食エピソード 290
過食嘔吐への対応，神経性やせ症の 288
過食症状 294
過食性障害 236, 290
過食・排出型 288
過敏性腸症候群 668
過眠，精神疾患に伴う 549
過眠症 15, 548, 556
過量服薬 292
課題領域別モジュール，SSTの種類 790
画像検査，低酸素脳症の 520
回想法 360, 392
回避性パーソナリティ障害 242
回復・安定期，統合失調症の 73
回復の3段階，Hermannの 212
改訂長谷川式簡易知能評価スケール (HDS-R) 711, 723
解離 31
　——，ASDの 271
解離症 294
　——，DSM-5での 32
　——の鑑別，統合失調症との 33
解離症状 201
解離性健忘 212
解離性昏迷 44
解離性障害 215, 332
　——，児童・青年期の 307
解離性同一症 33, 212, 213
解離性遁走 212
解離性もうろう状態 4
外因性勃起障害 258
外因反応型 6
　——，Bonhoefferの 510
外国人の治療 994
外傷後健忘 9
外傷性疾患合併症 930

外傷性精神障害の治療　212
外傷性脳損傷　455
　──による認知症　456
外側側頭葉てんかん　604
外的体験反応　160
外来心理教育，認知症の　390
外来森田療法　802
概日リズム　563
概日リズム睡眠-覚醒障害　16, 568
概日リズム睡眠障害
　──，時差症候群や交代勤務による　562
　──への光療法　825
核酸系逆転写酵素阻害薬（NRTI）　441
核上性眼球運動障害　426
覚醒維持検査　16
覚醒剤　646
覚醒剤依存　646
覚醒剤精神病　646
　──，救急診療　834
覚醒障害　575
隔日法，睡眠薬　540
獲得性プリオン病　381
学習性疼痛　206
笠原・木村の分類　107, 141
活性炭の投与，急性薬物中毒の治療　857
合併症
　──，外傷性疾患　930
　──，呼吸器疾患　913
　──，循環器疾患　918
　──，消化器疾患　909
　──，腎・泌尿器疾患　927
　──，代謝疾患　923
　──，での身体管理の注意点　907
肝障害　926
肝性口臭　522
肝性脳症　383, 521, 860
冠動脈疾患　672
患者・家族合同面接　233
間欠性爆発性障害　55
間欠的陽圧呼吸　549
間欠爆発症　253
感覚の症状，変換症/転換性障害の　200
感覚統合療法　814
感覚欠如感　43
感情荒廃　41
感情症状群，統合失調症の　66
感情倒錯　41
感情鈍麻　41
感情表出　74
感染後 CFS　208
感染症予防法　1002
感応性妄想性障害　277
関係構築，CBTp における　892
関係念慮　890
関係妄想　26
関節リウマチの診断基準　686
緘黙児　195

環境調整
　──，広汎性発達障害の　235
　──，成人の ADHD の　942
　──，ASD の　316
　──，レストレスレッグス症候群（むずむず脚症候群）の　582
簡易精神症状評価尺度　708
簡易無呼吸検査法（簡易モニタ）　560
観念運動失行　19
観念奔逸　21
眼窩前頭皮質回路　428
眼球運動による脱感作と再処理（法）　270, 345, 815
眼球運動回路　428
眼球結膜　906
眼球突出　906
癌性疼痛での不眠　543

### き

キャンパスメンタルヘルス　954
ギャンブル嗜癖（障害）　658
気管支喘息　674, 915
気管挿管　917
気道異物　917
気道確保　919
気道の評価　931
気分安定薬　126, 232, 749, 839
気分循環性障害　141
　──における抑うつ気分　37
気分障害　106, 839
　──，抗精神病薬の適応　739
　──，高齢期の　395
　──，児童・思春期の　340
　──，衝動行為を主とする　54
　──，女性の　148
　──，パーソナリティ障害と　230
　──に関する病名用語検討委員会　974
　──に伴う不眠　550
　──の評価尺度　709
　──の併存疾患　151
気分の易変性　146
気分変調症　137
気分変調障害　107, 109, 785
気分変動，ATPD における　280
希死念慮　72
　──，インターフェロンによる　487
奇異反応　477
季節性うつ病　550
季節性感情障害　135
祈祷性精神病　282
記憶錯誤　10
記憶障害　8
　──の原因疾患　10
記憶の検査，神経心理学的な　723
起訴前簡易鑑定　979
起訴前嘱託鑑定（本鑑定）　979
起立性低血圧　673
起立性不耐症　673
基準電極導出法　716

基礎律動　717
基本訓練モデル，SST の種類　788
器官選択説　665
器質性幻覚症　6
器質性精神疾患　859
器質性脳障害，高齢者の　408
機能幻覚　6
機能性身体症候群　686
機能性ディスペプシア　668
偽幻覚　5
偽神経学的症状　198
偽性クッシング病　682
偽性単極性うつ病　119
蟻走感　5
虐待　329
逆向性記憶の検査　724
逆説性不眠症　538
逆説反応　477
逆転移　229, 241, 791, 870
逆向性健忘（逆向健忘）　9, 723
逆行性同調　563
求心路遮断性疼痛　461
急性アカシジア　865
急性一過性精神病性障害　278
急性外因反応型　510
急性間欠性ポルフィリン症　860
急性期治療，非定型精神病の　87
急性期，統合失調症の　66
急性血液浄化法，急性薬物中毒の治療　858
急性症候性発作　610
急性腎盂腎炎　929
急性ストレス障害　271
急性精神病　830
急性代謝障害　610
急性中毒　641
　──，覚醒剤の　646
　──，有機溶剤の　650
　──，リタリンの　647
　──の治療，有機溶剤の　651
急性統合失調症様精神病性障害　279
急性脳症型，橋本脳症の　446
急性の精神症状，糖尿病による　508
急性肺血栓塞栓症　922
急性不眠　537
急性薬物中毒，精神科領域の　855
急性離脱，アルコールの　632
急速交代型（ラピッドサイクラー）　136
急速漸減法　653
救急対応
　──，症状精神病に対する　853
　──，認知症に対する　848
拒食症　286
拒絶症（拒食・拒薬）　1004
虚血性脳症　518
虚無妄想　26
共感覚幻覚　7
共生の緘黙　195
協同的経験主義　781
狭心症　672

1008　（き～こ）

恐怖(症)　33
　――，児童・青年期の　344
　――，特定の　170
　――を伴わないパニック発作　36
胸骨圧迫，一次救命処置　918
胸部の診察，身体合併症での身体診察　906
胸・腹部症状を伴う精神症状　859
強制治療　1002
強直間代発作　592
強迫　28
強迫観念　28, 184
強迫行為　28, 184
強迫症/強迫性障害　28, 184, 327
　――，児童・青年期の　306, 344
　――および関連障害群　162
　――との併存，双極性障害と　153
　――との併存，抑うつ障害群と　152
強迫スペクトラム障害　30
強迫性パーソナリティ障害　237
教育入院　302
教育歴，予診での確認　698
境界性パーソナリティ障害　132, 224, 291, 696
　――，悪夢障害と　578
　――，気分障害と　230
　――，摂食障害と　237
　――との併存，双極性障害と　153
　――との併存，抑うつ障害群と　152
　――の過剰診断　230
　――の診断基準　224
　――の薬物療法　242
局在病変型梗塞認知症　361
局所性ジストニア　684
近時記憶　9
近赤外線スペクトロスコピー　60
筋萎縮性側索硬化症　438
筋強剛　418
筋ジストロフィー　546
筋痛性脳脊髄炎　686
禁煙指導　656, 917
緊急反応，Cannon の　665
緊張型頭痛　689
緊張病(カタトニア)　91, 116
緊張病性昏迷(状態)　43, 71
緊張病性精神病　86

## く

クエチアピン　553
　――→抗精神病薬による精神症状　468
　――→抗パーキンソン病薬による精神症状　484
　――→レビー小体型認知症　367
　――，双極性障害の維持療法　
　――，双極性，抑うつエピソード　123
クッシング症候群　682

クライシスプラン　75
クライネ-レヴィン症候群　15
クリニカル，HCR-20$^{V3}$ の　997
クリプトコックス脳髄膜炎　444
クリューヴァー-ビューシー症候群　45
クレペリン　704
クレランボー症候群　79
クロイツフェルト-ヤコブ病　381
クロザピン　739
　――→抗パーキンソン病薬による精神症状　484
　――→治療抵抗性統合失調症　94
　――→非定型精神病　87
クロザピン抵抗性患者　94
クロナゼパム(CZP)　760
クロニジン　497
　――，離脱の治療(精神科救急)　846
クロピドグレル→血管性認知症　363
クロミプラミン→ナルコレプシー　558
クロルプロマジン　739
グループ回想法　392
グルタミン酸仮説，統合失調症の　59
屈辱のおそれ　229

## け

ケースマネジメント(ケアマネジメント)　884, 966
　――，自殺企図　873
　――，退院促進・地域移行支援　887
ケースワーク　838, 849
ケアマネジメント　966
けいれん重積　593
けいれん重積発作　643
けいれん症状
　――，変換症/転換性障害の　200
　――，精神科救急　863
けいれん発作　642
　――の治療　453
　――の薬物療法　593
下痢型過敏性腸症候群　670
外科的治療，てんかんの　619
解毒薬・拮抗薬，急性薬物中毒の治療　858
系統的健忘　212
経口摂取不能時の向精神薬投与　909
経口避妊薬　508
経頭蓋磁気刺激　822
経鼻的持続陽圧呼吸　549
軽症うつ病　141
軽躁病　131
軽躁病エピソード　106, 109
軽度外傷性脳損傷　456
軽度神経認知障害　439
軽度認知障害　353, 547
軽蔑，治療者を　229
傾眠　2
頸椎保護　931
芸術療法　360

血圧，身体合併症での身体診察　905
血液透析　928
血液分布異常性ショック　920
欠神発作　595
欠神発作重積　612
欠損症状　713
血管障害　546
血管性アパシー　435
血管性うつ病　146
血管性認知症　361, 379, 435, 546, 672
　――，糖尿病に伴う　509
血管性パーキンソニズム　436
血管性パーキンソン症候群　758
月経前症候群　149, 507
月経前不快気分障害　148, 745
　――における抑うつ気分　38
見当識障害　10
健忘　8
健忘症候群　641
顕在記憶　9
幻覚　5, 67, 71
　――，ATPD における　279
幻覚症　6
幻覚・妄想　643
　――，成人の ASD の　939
幻覚・妄想症状に対する認知行動療法　888
幻覚・妄想状態　67
　――，高齢者のパーソナリティ障害　410
　――，副腎皮質ステロイドによる　489
幻肢　6
幻視　5, 635
幻臭　6, 590
幻触　5
幻聴　5, 635
幻味　6, 590
言語症　319
限局性学習症　318
限局性健忘　212
原発性甲状腺機能低下症　504, 680
現実エクスポージャー　817
現実感喪失　32
現実心身症　664
現病歴，予診での確認　697
減弱精神病症候群　82

## こ

コーピング，身体化障害に対する　199
コールドターキー法　653
コカインによる離脱症状　846
コタール症候群　6, 26
コナーズ成人 ADHD 診断面接　941
コプロラリア　327
コミュニケーション症　319
コミュニティ・ミーティング　797
コリンエステラーゼ阻害薬　364, 484, 766

和文索引(こ) 1009

コルサコフ症候群 11, 637
コンサータ 765
コンサルテーション(相談)型，サイコオンコロジー 956
コンサルテーション・リエゾン 958
コンドーム・マス法 258
コンピュータ支援型認知行動療法 783
こだわり行動 438
子ども
── の行動チェックリスト，アッヘンバッハによる 322
── の様子，虐待における 330
古典的躁病 128
呼吸器系の心身症 674
呼吸器疾患合併症 913
呼吸状態の評価 931
呼吸数，身体合併症での身体診察 905
固執型ポリサージェリー 211
孤独，高齢者の 404
孤発性 CJD 381
個人回想法 392
個別就労支援プログラム 967
誇大型，妄想性障害の 79
誇大妄想 26
五苓散→硬膜下血腫 455
語音症 319
語性錯語 21
誤嚥性肺炎 915
──，急性薬物中毒の合併症 856
──，抗精神病薬による 915
口腔内装置 561
口唇傾向 303
公判鑑定 980
広範囲脳損傷候群，低酸素脳症の 519
広汎性発達障害 30, 307, 313
── のスクリーニングツール 234
──，パーソナリティ障害と 234
甲状腺機能亢進症 678, 862
──，不安症との鑑別 32
── に伴う精神症状 503
甲状腺機能低下症 680, 863
── に伴う精神症状 504
交感神経亢進状態 859
交代勤務型の概日リズム睡眠障害 564
交代人格，解離性同一症の 213
交代性精神病 473, 615
向精神薬
── と運転 999
── の身体への影響 904
── の変更，透析中の 929
── の臨床試験 984
向精神薬使用の注意点 855
向精神薬治療，代謝疾患時の 926
向反応 591
好訴型の妄想性障害 79
考想化声 5
考想吹入 27

行為および情緒の混合性障害 249
行為障害 249
行動活性化 780
行動嗜癖，衝動制御困難な習慣的行動を主とする 54
行動障害型の前頭側頭型認知症 368
行動障害，高齢者のパーソナリティ障害 409
行動・心理症状(BPSD) 366
行動制限 984
──，救命現場での 840
──，統合失調症急性期の 72
行動調整 75
行動分析 360
行動誘発性睡眠不足症候群 536
行動抑制傾向 192
行動療法，抜毛症に対する 191
行動療法的家族指導(BFM)，SST の種類 788
抗 LGI 1 抗体陽性辺縁系脳炎 448
抗 NMDA 受容体抗体 529
抗 NMDA 受容体抗体陽性脳炎(抗 NMDA 受容体脳炎) 448
抗 NMDA 受容体脳炎 450
抗アクアポリン 4 抗体陽性の視神経脊髄炎 546
抗ウイルス薬→単純ヘルペス脳炎 453
抗うつ障害の疾患概念 106
抗うつ補助薬 747
抗うつ薬 207, 744
── →神経・筋肉系の心身症 684
── と交通事故 1000
── と躁転 131
── による精神症状 469
── の種類と適応疾患 746
抗うつ薬治療 113
抗がん剤による精神症状 490
抗がん性抗悪性薬の副作用 491
抗潰瘍薬による精神症状 498
抗凝固治療 922
抗凝固薬 363
抗菌薬 523
抗血小板薬 363
抗結核薬による精神症状 500
抗コリン薬 101, 758
抗コリン薬起因性精神症状 480
抗酒薬 631, 764
抗酒薬(ジスルフィラム)による精神症状 485
抗精神病薬 114, 739, 751, 755
──，吸収と効果発現の早い 836
──，今後期待される 771
── による誤嚥性肺炎 915
── による精神症状 466
── の減量 96
── のスイッチング 96
── の副作用 837
抗てんかん 596
抗てんかん薬 591, 755, 759
── による精神症状 472

抗ドーパミン薬 500
抗認知症薬 766
── による精神症状 479
抗パーキンソン病薬 757
── による精神症状 480
抗不安・睡眠薬による精神症状 476
抗不安薬 752
抗不安薬依存 643
抗不整脈薬 497
抗利尿ホルモン(ADH) 527
拘禁反応 281
後シナプス電位 715
後天性免疫不全症候群 439
恒常性維持機構 571
降圧薬 363, 496
高カルシウム血症，悪性腫瘍に伴う 525
高カロリー輸液 287
高機能広汎性発達障害 339
高機能・露出型タイプ，NPD 227
高強度認知行動療法 781
高血圧 672
高血糖 509, 864
高血糖高浸透圧昏睡(HHNC) 509
高次脳機能障害 456, 722
高照度光(自然光) 563
高照度光療法 135, 567, 570, 573, 825
高齢期
── の気分障害 395
── の身体表現性障害 398
── の睡眠障害 404
── の統合失調症 411
── の不安症/不安障害 402
高齢者のパーソナリティ障害 408
硬膜下血腫 454
項部ジストニー 425
鉤回発作 6
構成概念妥当性 727
構成失行 725
構成的動作 725
構造化，幼児期・児童期 ASD の 316
興奮 643
── →悪性腫瘍に伴う精神症状 526
興奮状態 71
── への対応 703
合理的な多剤併用 763
告知
──，広汎性発達障害の 235
──，認知症の 389
国際発作型分類 595
昏睡 2
昏睡状態 67, 1004
混合型，統合失調感情障害 77
混合性うつ病 114
混合性結合組織病 685
混合性の特徴 155
混合性病相 133
混合性不安抑うつ障害 181
混合性抑うつ状態 133

## さ

サイクル型複雑部分発作重積　612
サイクロセリン　502
サイコオンコロジー　955
サイコドラマ　797, 810
させられ体験　26
作業記憶　9, 723
作業所　879
詐病　210
　——との鑑別，拘禁反応と　282
再栄養症候群　287, 301
再発性うつ病　135
再発予防　893
　——，統合失調症の　74
災害に伴う精神医学的問題　987
猜疑心／迫害感　66
猜疑性（妄想性）パーソナリティ障害
　27, 80
細菌性感染症　442
細菌性肺炎　913
最小意識状態　2
最遅発性統合失調症様精神病　88
罪業（罪責）妄想　26
作為症／虚偽性障害　209, 212
作話　10
錯語　21
錯乱性覚醒　575
三環系抗うつ薬　207, 745, 754
　——と交通事故　1000
酸素投与　920
酸素飽和度　560
残遺性障害　641, 643
残遺性不眠　554

## し

シアナミド　764
シェーグレン症候群　685
シェロング試験　673
シクロホスファミド→抗 NMDA 受容
　体脳炎　530
シゾイド（スキゾイド）パーソナリティ
　障害　339
シヌクレイノパシー　577
シメチジン　499
シャイ-ドレーガー症候群　432
シャルル-ボネ症候群　5
シュナイダー　704
ショートケア　877
ショック　919
　——の鑑別　931
シロスタゾール　364
　——→血管性認知症　363
ジアゼパム→強直間代発作　594
ジエノゲスト　490
ジェンダー　260
ジェンダー・アイデンティティ　52
ジギタリス　497
ジクロフェナク　494
ジストニア　429, 864
ジスルフィラム　764
ジスルフィラム-アルコール反応　485
ジスルフィラム誘発性脳症　636
ジャクソン発作　591
子癇　610
支持的精神療法　183
　——，児童・青年期の統合失調症にお
　ける　340
支離滅裂状態　67
市中肺炎　913
　——の薬物療法　913
四肢骨折　933
刺激装置植込み術　620
肢節運動失行　19, 430
姿勢反射障害　418
姿勢発作　591
思考　21
　——，言語およびコミュニケーション
　障害評価尺度（TLC）　23
思考散乱　22
思考障害指標（TDI）　23
思考制止（思考抑制）　22
思考途絶　22
思路障害　21, 67
視覚失認　18, 725
視空間スケッチパッド　723
視床下部調節系　457
視神経脊髄炎　458
歯状核赤核淡蒼球ルイ体萎縮症　422
嗜癖　658
嗜癖性障害，児童・青年期の　346
字性錯語　21
自我障害　26
自我非親和性　28
自記式 ADHD 評価スケール（ADHD-
　RS）　322
自己愛性パーソナリティ障害　226
自己愛的ひきこもり　658
自己監視記録　297
自己抗体介在性急性可逆性辺縁系脳炎
　450
自己臭症　6
自己臭妄想　26
自己免疫性辺縁系脳炎　448
自殺　45, 990
　——，抗うつ薬服用中の　470
　——，子どもの　953
　——，大学生の　954
　——と精神障害　944
　——の危険因子　871, 943
　——の原因　944
　——のポストベンション　868
自殺企図　67
　——への精神科的対応　870
自殺衝動，救急診療　834
自殺未遂　47
自殺予防　943
　——，治療の原則　947
自助グループ
　——，アルコール依存症の　631

——，ギャンブル問題の　659
自傷　45
　——，過量服薬　292
自傷行為　47
　——，境界性パーソナリティ障害患者
　の　851
自伝的記憶　723
自動思考　780, 890
自動詞的動作　725
自閉症，抗精神病薬の適応　740
自閉状態　67
自閉スペクトラム症（ASD）
　313, 345, 812, 814
　——，成人の　936
　——，変換症，転換性障害との合併
　201
自閉スペクトラム症患者の面接　700
自律訓練法　671, 693, 813
自律神経症状，軽症うつ病，メランコ
　リー親和型うつ病における　142
自律性解放　813
自律療法の体系　814
児童虐待　953
児童・思春期
　——の気分障害　340
　——への対応　702
児童・青年期
　——にみられる精神疾患　306
　——の嗜癖性障害　346
　——の統合失調症　338
　——の不安症・強迫症・心的外傷後
　ストレス障害　344
事故傾性　945
事象関連電位　717
事例定式化　892
持続エクスポージャー療法
　270, 273, 817
持続型複雑部分発作重積　612
持続性健忘　212
持続性前兆　611
持続性部分てんかん　611
持続性妄想性障害　279
持続性抑うつ障害における抑うつ気分
　38
持続陽圧呼吸（療法）　561, 859
時間療法　569
時差障害　562
時差症候群や交代勤務による概日リズ
　ム睡眠障害　562
磁気共鳴機能画像法　250
失感情表出症　664
失語　18
　——の検査，神経心理学的な　724
失語発作　590
失認　18
　——の検査，神経心理学的な　725
失行　18, 430
　——の検査，神経心理学的な　724
失調型パーソナリティ障害　242
疾患修飾性抗リウマチ薬（DMARDs）
　687

和文索引(し) 1011

疾患診断　704
疾病教育，アルコール依存症の　630
疾病自己管理技能　787
社会資源の活用，児童・青年期の統合失調症における　340
社会生活技能訓練(SST)
　　　　　　　　623,787,797
社会性の障害　937
社会的(語用論的)コミュニケーション症　319,936
社会的包摂　900
社会的問題，認知症に伴いやすい
　　　　　　　　　　　　　847
社会脳　901
社交不安症/社交不安障害　174
　── との併存，双極性障害と　153
　── の併存，抑うつ障害群と　152
射精遅延　258
若年欠神てんかん　595
若年(性)周期性精神病　88,136
若年ミオクロニーてんかん　590
主観的副作用　466
主訴，予診での確認　697
受診のいきさつ，予診での確認　699
受容的音楽療法　808
周期性傾眠症　15
周期性四肢運動　406
周期性四肢運動障害　14,582
周トラウマ期解離　271
周波数スペクトル圧縮連続記録脳波
　　　　　　　　　　　　　520
修正型電気けいれん療法(mECT)
　　　　　　　　　　　　　147
執着性格　108
終末期への対応　703
終夜睡眠ポリグラフ検査
　　　　　　　　16,560,731
習慣逆転法　191
就寝前のリラックス法　538
集団精神療法　795
集団認知行動療法　797
集団療法の治療的因子，ヤーロムの
　　　　　　　　　　　　　796
集中内観　805
醜形恐怖症　189,203
醜形妄想(症)　26,189
重金属中毒　860
重症精神障害　886
重篤気分調節症，子どもの　341
従来診断　704
熟眠障害　12
熟眠障害型の不眠　544
瞬間記憶　8
純粋健忘症候群　10
循環器系症状，抗うつ薬の副作用
　　　　　　　　　　　　　747
循環器疾患合併症　918
循環器疾患による精神症状　496
循環血液量減少性ショック　920
準感情病性気分変調症　138
準精神病症候群　82

初期対応
　──，災害時の　988
　── の留意点，災害時の　988
初期治療反応性　64
女性ホルモン製剤　489
徐波　716
除細動，一次救命処置　919
小血管病(白質病変，ラクナ梗塞，微小出血)の予防　363
小血管病変性認知症　362
小児
　── の向精神薬の治験状況　777
　── の統合失調症　338
小児期発症流暢症(吃音)　319
小児欠神てんかん　596
小児自己免疫性溶連菌関連性精神神経障害　345
消化器系の心身症　667
消化器疾患合併症　909
消化器症状，抗うつ薬の副作用　748
症候性LGS　608
症候性ウェスト症候群　606
症候性低血圧　673
症状限定発作　36
症状性精神病　510
症状精神疾患　859
症状増強現象，レストレスレッグス症候群(むずむず脚症候群)　582
症状評価　986
症例集積性　986
症例の概念化　780
焦燥，気分変調症の　139
焦燥・興奮に対する薬物療法　837
焦点性てんかん　589
焦点(性)発作　601,604
焦点切除術　619
証言の整合性，虐待における　331
障害者就業・生活支援センター　882
衝動行為　53
衝動性　146
衝動制御不能障害，児童・青年期の
　　　　　　　　　　　　　307
上行性網様体賦活系　457
上部消化管造影　907
冗長(思路障害)　22
状況関連性発作　610
常同運動症　326
常同行動　438
常同性　936
情意鈍麻　41
情性欠如　42
情動易変性，若い女性の　232
情動脱力発作　558
情動不安定　67
食事での改善，神経性やせ症の　287
食欲減退・亢進　44
食欲低下，軽症うつ病，メランコリー親和型うつ病における　142
植物状態　2
植物神経症　665
職場のメンタルヘルス　948

職場不適応，ASDの　938
心因性非てんかん性発作　591,618
心気症(病気不安症)　203,400
心気障害　203
心気妄想　26
心筋梗塞　672
心血管系の心身症　672
心原性ショック　920
心原性脳塞栓症の予防　363
心身医学的配慮が必要な代表的疾患
　　　　　　　　　　　　　664
心身症
　──，呼吸器系の　674
　──，消化器系の　667
　──，心血管系の　672
　──，神経・筋肉系の　684
　──，内分泌系の　678
　── の定義，日本心身医学会の
　　　　　　　　　　664,669
　──，皮膚の　682
心身症喘息　675
心身症総論　664
心身相関　665
心臓神経症　674
心的外傷後ストレス障害(PTSD)
　　　　　　30,266,332,817
　──，児童・青年期の　344
心的決定論　792
心肺停止　918
心理アセスメント　727
心理教育
　──，SADに対する　177
　──，境界性パーソナリティ障害に対する　233
　──，災害後の　989
　──，児童・青年期の統合失調症における　340
　──，神経性過食症に対する　291
心理教育的家族療法　800
　──，統合失調症の　73
　──，パーソナリティ障害　241
心理劇　810
心理検査　727
心理社会的リハビリテーション，退院促進・地域移行支援　886
心理・社会的療法
　──，てんかんの　620
　──，アルコール依存症の　630
　──，精神疾患に伴う不眠　554
　──，分離不安症に対する　194
　──，内科疾患による不眠　545
心理的応急処置　272,988
心理的介入(ディエスカレーション)
　　　　　　　　　　　　1004
心理的・環境的・状況的要因に基づく精神症状，透析患者の　506
心理的虐待　329
身体化　398
身体化障害(身体症状症)
　　　　　　50,198,206,906
　── および関連症群　49

1012　（し〜せ）

身体合併症
　──，救急医療　834
　──，高齢者の　405
　──の人工呼吸器管理　909
　──の問題点，精神科における
　　　　　　904
身体合併症トリアージ　871
身体管理，緊張病の　92
身体系薬剤による精神症状　867
身体拘束　904
　──，透析中の　929
　──，熱傷での　934
　──，肺炎での　915
身体疾患
　──，症状精神病を起こす　853
　──によるパニック発作　35, 36
身体愁訴　48
身体醜形障害　189
身体所見　48
　──，精神科で注意すべき　905
身体症状　48
　──，認知症にみられる　847
　──に関する与薬や処置　51
身体性症候群　110
身体損傷　293
身体的虐待　329
身体の疾患による抑うつ障害における抑うつ気分　38
身体的被影響体験　27
身体表現性障害　48
　──，高齢期の　398
　──，児童・青年期の　307
身体発作　36
身体妄想　26
信頼性，心理検査の　727
侵害受容性疼痛　206, 461
神経栄養因子　125
神経学的検査，低酸素脳症の　519
神経・筋肉系の心身症　684
神経原線維変化型老年期認知症　378
神経質性不眠症　554
神経疾患による睡眠障害　545
神経循環無力症　674
神経症　160
神経障害性疼痛　206
神経症状を伴う精神症状　861
神経症性抑うつ　138
神経症的障害　160
神経心理学検査　722
神経性過食症　236, 290, 295
　──との併存，抑うつ障害群と
　　　　　　152
神経性食欲不振症　286
神経性大食症
　──との併存，うつ病性障害と
　　　　　　153
　──との併存，双極性障害と　153
神経性無食欲症　286
神経性やせ症　236, 286, 290, 295
神経調節性失神　673
神経伝達物質，統合失調症の　59

神経認知機能，統合失調症の　64
神経認知障害群　350
神経の診察，身体合併症での身体診察　906
神経梅毒　445
神経発達障害　73
神経発達症群　318
神経発達症群仮説　339
　──，統合失調症の　61
神経ベーチェット病　515
振戦せん妄　632, 842
真菌性感染症　442
真性幻覚　5
真正妄想　24
深部体温リズム　569
深部脳波　717
深部反射，身体合併症での身体診察　906
進行性核上性麻痺　425, 428
進行性皮質下血管性脳症　362
進行性皮質下膠症　433
進行性非流暢性失語　368, 437
診療手順，SDM の　715
診療保険点数の課題，心理検査の　729
人格変化　408
　──，高齢者の　408
人権擁護，法に基づく　844
人工呼吸，一次救命処置　919
腎障害　927
腎・泌尿器系疾患合併症　927
腎不全・人工透析に伴う精神症状　504

## す

スキーマ
　──の修正　782
　──の変化への対応，CBT による
　　　　　　889
スチューデントアパシー　954
スティーブンス-ジョンソン症候群
　　　　　　127
スティグマ　75, 969
ステロイド精神病　511
ステロイドパルス療法→多発性硬化症
　　　　　　460
ストラテラ　765
ストレス　665
ストレス要因の除去・緩和，適応障害
　　　　　　275
ストレンジ・シチュエーション法
　　　　　　265
スパズム　607
スプレキュア　490
スルピリド　500, 741, 747
頭蓋咽頭腫　546
頭痛　689
遂行機能障害症候群の行動評価　726
遂行機能の検査，神経心理学的な
　　　　　　726

睡眠位相前進　825
睡眠衛生教育（指導）　405, 538, 567
睡眠覚醒障害の基本的な治療姿勢
　　　　　　534
睡眠覚醒スイッチの不安定化　556
睡眠覚醒相後退障害　565
睡眠・覚醒リズム　563, 556
睡眠覚醒リズム障害の治療　572
睡眠関連運動障害　14, 536
睡眠関連呼吸障害　14, 535
睡眠関連食行動障害　579
睡眠関連喘息での不眠　543
睡眠関連低換気　562
睡眠関連律動性運動障害　14
睡眠時驚愕症　576
睡眠（時）呼吸障害　545, 547
睡眠時随伴症　15, 536, 575
　──，通常レム睡眠に伴って起こる
　　　　　　577
睡眠時低換気症候群　562
睡眠時無呼吸症候群
　　　　　　14, 547, 554, 559
　──，高齢者の　408
睡眠時遊行症　576
睡眠障害
　──，軽症うつ病，メランコリー親和型うつ病における　142
　──，更年期に随伴した　543
　──，高齢期の　404
　──，高齢期の統合失調症の　413
　──，時差による　562
　──，神経疾患による　545
　──に対して使用され得る薬物
　　　　　　552
睡眠障害国際分類第 3 版（ICSD-3）
　　　　　　12
睡眠潜時反復検査　731
睡眠相前進症候群（概日リズム睡眠-覚醒障害群・睡眠前進型）　568
睡眠相分断化に伴う夜間熟眠障害
　　　　　　559
睡眠日誌　566, 572
睡眠の異常　12
睡眠パターン，非 24 時間睡眠覚醒症候群の　571
睡眠ポリグラフィ　563, 731
睡眠麻痺　15, 558
睡眠薬　563, 574, 755
　──のやめ方　540
睡眠薬依存　643
錐体外路症状　742, 759
髄液シャント術　377
髄液所見，細菌性髄膜炎での　443
髄液排除試験　374
髄膜炎菌　443
髄膜刺激症状，身体合併症での身体診察　906

## せ

セネストパチー　6

セルトラリン→性周期に伴う精神症状
　　　508
セレコキシブ　494
セロトニン受容体部分作動薬　754
セロトニン症候群，抗うつ薬の副作用
　　　748
セロトニン・ノルアドレナリン再取り
　込み阻害薬（SNRI）　754
せん妄　2, 842, 853, 861
── →悪性腫瘍に伴う精神症状
　　　526
──，インターフェロンによる　488
──，オピオイド使用中の　495
──，抗精神病薬の適応　740
──，腎不全による　505
──，鎮痛薬，鎮咳薬依存による
　　　641
──，副腎皮質ステロイドによる
　　　489
── との併存，認知症と　847
正常圧水頭症　372
正常体重過食症　291
生育歴，予診での確認　698
生活機能障害，大麻使用による　654
生活指導　570
── ，本態性高血圧の　921
生活歴，予診での確認　698
生気のうつ病　142
生気の制止　142
生物学的要因，不安症・強迫症の
　　　165
生物製剤　687
成人
── の自閉スペクトラム症　936
── の注意欠如・多動症　940
成人てんかんの精神医学的合併症に関
　する診断・治療ガイドライン　616
性格心身症　664
性格スペクトラム障害　138
性器・骨盤痛・挿入障害　258
性機能障害，抗うつ薬の副作用　748
性機能不全　52
性機能不全群　258
性嫌悪症　259
性行動の異常　52
性嗜好障害　52, 256
性周期に伴う精神症状　507
性的虐待　329
性同一性障害　52, 260
── ，児童・青年期の　307
性分化疾患　260
性別違和　52, 260
精神医学的問題，災害に伴う　987
精神運動興奮　67, 1004
精神衛生法　981
精神科
── で注意すべき身体所見　905
── における身体合併症の問題点
　　　904
精神科関連用語をめぐる最近の動向
　　　972

精神科救急
── でのせん妄診断　843
── で遭遇する精神病様状態　861
── の診療　830
精神科救急医療　960, 1003
── の実践，パーソナリティ障害に
　対する　849
精神科デイケア　876
精神科トリアージ　871
精神科病名検討連絡会　975
精神科面接　700
精神科用語検討委員会　975
精神科リハビリテーション　876
── の展望　899
精神科領域の急性薬物中毒　855
精神鑑定
──，医療観察法と　975
── の種類　978
精神・行動症状　357
精神刺激薬　559
精神疾患に伴う不眠　549
精神障害者の入院形態，精神保健福祉
　法における　982
精神症状
──，悪性腫瘍に伴う　524
──，インスリノーマに伴う　514
──，インターフェロンによる　486
──，胸・腹部症状を伴う　859
──，抗うつ薬による　469
──，抗潰瘍薬による　498
──，抗がん剤による　490
──，抗結核薬による　500
──，抗酒薬（ジスルフィラム）による
　　　485
──，抗精神病薬による　466
──，抗てんかん薬による　472
──，抗認知症薬による　479
──，抗パーキンソン薬による　480
──，抗不安・睡眠薬による　476
──，循環器用薬による　496
──，症状精神病の　853
──，神経症状を伴う　861
──，身体系薬剤による　867
──，腎不全・人工透析に伴う　504
──，性周期に伴う　507
──，全身感染症に伴う　510
──，全身性エリテマトーデスに伴う
　　　511
──，代謝障害（糖尿病）に伴う　508
──，鎮痛薬による　494
──，内分泌疾患に伴う　503
──，ハンチントン病の　423
──，ビタミン欠乏症に伴う　517
──，ホルモン剤による　489
精神症状出現の可能性のある薬剤
　　　868
精神症状発現の原因となる医家用薬剤
　例　642
精神症状評価尺度　708
精神心理的介入，統合失調症急性期の
　　　68

精神性複視　613
精神性不眠　545
精神生理性不眠症　537
精神病性うつ病　111, 115
精神病性障害
──，抗不安薬・睡眠薬依存による
　　　643
──，鎮痛薬・鎮咳薬依存による
　　　641
精神病発症危険状態　963
精神病未治療期間　62
── の短縮　64
精神不調のアセスメント，労働者の
　　　948
精神分析的グループ，集団精神療法に
　おける　796
精神分析的精神療法，NPD　228
精神分析的発達論　791
精神保健における暴力のリスク・アセ
　スメント　995
精神保健福祉法　831, 982, 1003
── と入院形態　980
精神保健法　981
精神療法
──，アルツハイマー病に対する
　　　360
──，解離性同一症に対する　214
──，摂食障害における　298
──，選択性緘黙に対する　195
──，パーソナリティ障害の　239
静坐不能症　865
脆弱性・ストレス・対処モデル　73
責任能力　978
窃盗症　248
窃盗癖，衝動制御困難な習慣的行動を
　主とする　55
接触性後追い現象　430
摂食障害　290
── ，1型糖尿病と　509
── ，児童・青年期の　307
── ，衝動制御困難な習慣的行動を主
　とする　55
── ，パーソナリティ障害と　236
── における食欲の異常　45
── における精神療法　298
── における認知行動療法　295
── の関連症状　292
摂食障害患者の身体管理・入院治療，
　重症　299
摂食障害専門病棟，欧米での　300
宣言的記憶　9
穿頭血腫洗浄ドレナージ術　455
潜因性LGS　608
潜因性ウェスト症候群　606
潜在記憶　9
潜在性甲状腺機能低下症　395
── ，リチウムによる　136
潜伏分裂病　339
線維筋痛症　745
── の合併，CFS　209
線条体　421

線条体黒質変性症　432
選択性緘黙　194, 308
選択的海馬扁桃体切除術　606
選択的健忘　212
選択的セロトニン再取り込み阻害薬（SSRI）　745, 754
遷延性意識障害　2
遷延性退薬徴候　384
遷延性離脱，アルコール　634
全身感染症に伴う精神症状　510
全身管理（AB＆3Cs），急性薬物中毒の治療　856
全身性エリテマトーデス（SLE）　685, 860, 863
―― に伴う精神症状　511
全生活史健忘　212
全断眠　824
全般性強直間代けいれん　592
全般性強直間代発作（GTCS）　592, 596
全般性健忘　212
全般性多棘徐波複合　599
全般性不安障害　178
―― との併存，うつ病性障害と　152, 153
―― との併存，双極性障害と　153
―― との併存，抑うつ障害群と　152
全般てんかん　589
全般不安症　178
前向性健忘（前向健忘）　9, 477
前側頭葉切除術　606
前頭前野損傷　457
前頭側頭型認知症　90, 368, 387
前頭側頭葉変性症　368, 428
前頭葉機能障害，アルコール性認知症　384
前頭葉てんかん　590, 604
前立腺肥大　927
喘息 COPD オーバーラップ症候群　676
漸減法，睡眠薬　540

## そ

ソーシャルスキル　787
ソクラテス的問答　781
ソシオメトリー　811
ゾテピン　741
ゾニサミド　760
―― →強直間代発作　594
―― →抗てんかん薬による精神症状　473
素行症（素行障害）　249, 253
措置入院　983
双極Ⅰ型障害　106, 125
――，児童・青年期の　339
双極Ⅱ型障害　106, 230
―― との鑑別，NPD　228
―― との鑑別，境界性パーソナリティ障害と　225

―― の睡眠日誌　555
双極スペクトラム（障害）　110, 154
―― の診断基準案　154
双極（性）うつ病　122
――，抗うつ薬の適応　744
双極性障害　109
―― ，うつ病との鑑別　112
―― および関連障害群　106, 151
―― ，精神科救急　839
―― ，子どもの　341
―― ，躁病エピソード　125
―― ，抑うつエピソード　122
―― における抑うつ気分　37
―― の混合性病相　133
―― の維持療法　128
―― の疾患概念　106
―― の治療選択　751
―― の併存疾患　151
双極性障害／うつ病における食欲の異常　45
双極性導出法　716
早朝精神病　962
早朝覚醒　12, 540
早朝覚醒型の不眠　544
早発認知症　423
早漏　259
相貌失認　18
喪失体験　395, 402
喪失への反応における抑うつ気分　38
想像エクスポージャー　817
操作的診断基準　704
躁状態
―― ，副腎皮質ステロイドによる　489
―― の治療，救急現場での　840
―― の入院適応　840
躁転，抗うつ薬と　131
躁病　131
―― ／軽躁病状，抑うつエピソードにおける混合性の特徴における　156
躁病エピソード　106, 109
――，双極性障害における　125
躁病型，統合失調感情障害　77
即時記憶　8, 723
即時退薬法　653
速波　716
側頭葉てんかん　590, 604
続発性 RLS　581
尊大・悪性タイプ，NPD　227

## た

タイプA行動　672
タウオパチー　425
タップテスト　374
タバコ依存症スクリーニングテスト　657
タンドスピロン
―― →高齢期の不安障害　403
ためこみ症　186

他動詞的動作　725
他人の手徴候　429
多系統萎縮症　431, 546
多幸　40
多剤併用療法　439
多発外傷　930
多発梗塞性認知症　361
多発性硬化症　458, 546, 864
多発性ラクナ梗塞　362
多文化間精神医学会　994
妥当性，心理検査の　727
大麻依存　654
代謝系への副作用　743
代謝疾患合併症　923
代謝障害（糖尿病）に伴う精神症状　508
代謝阻害薬の副作用　491
体温，身体合併症での身体診察　905
体温リズム　563
体感幻覚　6
体感症　6
体重増加，抗うつ薬の副作用　747
対処戦略増強法，幻覚・妄想症状に対する　890
対人関係・社会リズム療法　784
対人関係上の役割をめぐる不和　785
対人関係の欠如　785
対人関係療法　783
――，児童・思春期の気分障害　342
対人技能訓練，青年期・成人期 ASD の　316
耐容性不良統合失調症　93
退院支援，認知症（救急）　849
退院促進・地域移行支援　885
退薬症候
―― ，抗不安薬・睡眠薬　477, 644
―― ，睡眠薬　540
―― ，ニコチンの　655
退薬症候群　469
大うつ病　107
大うつ病エピソード，双極Ⅱ型障害の　106
大うつ病性障害　108, 784
大脳半球離断術　619
大脳皮質基底核変性症　427
大脳誘発電位　717
代替 DSM-5 モデル，パーソナリティ障害の　218, 221
代理ミュンヒハウゼン症候群　210
第1（第2）世代抗精神病薬　339, 739
戦うか逃げるか反応　31
脱衣・体温管理　931
脱抑制型対人交流障害　264
脱抑制状態，高齢者のパーソナリティ障害　410
担がん患者の精神症状　524
単剤治療，抗精神病薬の　743
単純型分裂病，ブロイラーの　339
単純部分運動発作　591
単純部分発作　601
単純ヘルペスウイルス　452

和文索引(た〜と)　1015

単純ヘルペス脳炎　452
炭酸リチウム
　──→児童・青年期の統合失調症　339
　──，双極スペクトラム　156
　──，双極性障害，抑うつエピソード　123
短期記憶　8
短期精神病性障害　278
男性の性欲低下障害　259
断眠療法　824

## ち

チアプリド　740
　──→アルツハイマー病　360
チアミン治療→ウェルニッケ-コルサコフ症候群　639
チェーン-ストークス呼吸　561
チクロチミー　141
チック症(障害)　30, 308, 327
地域精神科医療・地域精神保健　965
治療抵抗性統合失調症　93
治療薬物モニタリング(TDM)　773
治療予測因子，統合失調症の　62
知的障害　310
知的能力障害　310
知的発達症　938
遅延再生　9
遅発緊張病　89
遅発性アカシジア　865
遅発性ジスキネジア　100
遅発性精神病性障害，鎮痛薬，鎮咳薬依存　641, 643
遅発性統合失調症　88
遅発パラフレニー　89
置換漸減法　653
腟内射精障害　258
着衣失行　725
中核症状　364
中間型の精神病　86
中止後症候群，抗うつ薬　469, 747
中心静脈栄養　287
中心静脈ルート管理　907
中心脳性てんかん　598
中枢刺激薬　765
中枢神経系疾患　527
中枢神経病変，NPSLEの　511
中枢性過眠症　536
中枢性過眠症群　12
中枢性甲状腺機能低下症　504, 680
中枢性睡眠時無呼吸症候群　561
中断症候群，抗うつ薬　469
中途覚醒　12, 540
中途覚醒型の不眠　544
中脳幻覚症　7
注意機能の検査，神経心理学的　722
注意欠如・多動症/注意欠如・多動性障害　321
　──，広汎性発達障害との併存　234

　──，成人の　940
　──，ASDとの鑑別　938
　──，反抗挑発症との併存　254
注意集中困難　67
注意焦点付け訓練，SSTの種類　788
注腸造影　907
長期記憶　9, 723
　──の分類　8
長時間ビデオ脳波同時記録　717
重複性記憶錯誤　10
超皮質性感覚失語　20
腸管蠕動　860
腸洗浄，急性薬物中毒の治療　857
腸閉塞(イレウス)　909
直感像　6
陳述記憶　9
鎮静　855
　──，救急現場での　840
　──，検査前の　907
　──，対症療法としての　844
鎮痛補助薬　494
鎮痛薬
　──，鎮咳薬依存　640
　──による精神症状　494

## つ

通院処遇，医療観察法の　977
通過症候群　4
通告，虐待の　331
通所サービス，地域精神科医療における　968
通常幻聴　279

## て

ティーチプログラム　811
デイケアの施設基準　877
デイナイトケア　877
ディスカルキュリア(計算障害)　318
ディスグラフィア(書字障害)　318
ディスレクシア(読字障害)　318
ディメンション式，パーソナリティ障害の評価の　223
デタッチメント体験　216
てんかん
　──の基本的な治療姿勢　588
　──の外科的治療　619
　──の心理・社会的治療　620
　──の薬物治療　762
　──，脳波検査，脳磁図　716
てんかん症候群分類　596
てんかん性ミオクロニー発作　598
てんかん発作　588
手続き記憶　9
出来事インパクト尺度　268
低栄養　287
低灌流性VaD　362
低強度認知行動療法　783
低血圧　673
低血糖　508, 515, 864

低酸素脳症(低酸素性虚血脳症)　518
　──，低体温療法　520
低ナトリウム血症，異所性ADH産生腫瘍による　527
低リン血症　925
定型うつ病　144
定型欠神発作　595
定型抗精神病薬　739, 740
定型的認知行動療法　781
抵抗，力動的・分析的精神療法　792
適応障害　107, 109, 274
　──，うつ病との鑑別　112
　──，児童・青年期の　307
適応的思考　890
展望記憶　9, 724
転移　791
転換型ヒステリー　49
転換性障害　50
伝統的診断　704
伝導失語　20
電気けいれん療法　818
　──，うつ病に対する　114
　──，緊張病に対する　93, 116
　──，遅発緊張病に対する　90
　──，難治性うつ病に対する　121
　──，慢性疼痛に対する　462

## と

トゥレット症　30, 308, 327
トピラマート(TPM)　760
　──→抗てんかん薬による精神症状　474
トラウマ　816
トラウマ焦点化認知行動療法　269
トラゾドン→前頭側頭型認知症　371
トリアゾロピリジン系　746
ドクター・ショッピング　200, 203, 207
ドネペジル　766, 769
　──による精神症状　479
　──→VaD　364
　──→アルツハイマー病　357
　──→レビー小体型認知症　367
ドパミンβヒドロキシラーゼ作用　765
ドパミン$D_2$受容体遮断作用　741
ドパミン・アゴニスト　367
ドパミン仮説，統合失調症の　59
ドパミン作動性精神障害　480
ドパミン作動薬　364, 747
ドパミン受容体刺激薬　758
　──→パーキンソン病　419
ドパミン受容体遮断特性　742
ドパミン受容体部分作動薬　742
ドパミン調節障害症候群　485
ドパミン・ノルアドレナリン再取り込み阻害薬　746
ドライラン，SSTの　789
ドレナージ法　374
時計遺伝子　565

土食症　303
冬季うつ病への光療法　825
冬季季節型，季節性感情障害　135
投影同一化　231, 299
疼痛時の輸液　930
疼痛性障害　206, 400, 745
疼痛治療，急性期の　930
統覚型視覚失認　18
統覚型失認　725
統合失調型パーソナリティ障害　339
統合失調感情障害　76
統合失調症
──，抗精神病薬の適応　739
──，高齢期の　411
──，児童・青年期の　338
──，衝動行為を主とする　54
──，精神科救急　835
──，治療抵抗性　93, 94
──と解離症との鑑別　33
──と自閉スペクトラム症　99
──との鑑別，アルコール幻覚症と　636
──との鑑別，定型の　86
──における感情鈍麻　41
──における感情の障害　41
──における物質・アルコール使用障害　97
──に対するACT　883
──に対するスティグマおよび差別と闘う世界的プログラム　969
──に伴う不眠　550
──の回復・安定期　73
──の寛解に関する基準　737
──の急性期　66
──の疾患概念　58
──の診断基準　58
──の治療予測因子　62
──の評価尺度　708
──の予後，成人の　339
──，病名告知　1001
統合失調症患者の睡眠　553
統合失調症症状を伴う/伴わない急性多形性精神病性障害　279
統合失調症認知機能簡易評価尺度　709
糖尿病　860, 924
──，非定型抗精神病薬と　509
糖尿病性ケアシアドーシス（DKA）　509
頭部の診察，身体合併症での身体診察　906
闘争か逃避か反応　665
同一性障害　225
同時失認　725
動機づけ面接法，アルコール依存症の　630
動物型，恐怖症　34
動揺性の高血圧　672
導尿　907, 927
特異的発達障害　307
特殊症候群　610

特性ドメイン，パーソナリティ障害　221
特定の恐怖症（限局性恐怖症）　170
特定不能のコミュニケーション症　319
特発性RBD　577
特発性過眠症　17
特発性正常圧水頭症　372
特発性中枢性睡眠時無呼吸　561
特発性不眠　538
特別な配慮が必要な患者との接し方　702
突発波　717

## な

ナルコレプシー　15, 556
ナルシシズム　226
内因性うつ病　107, 142
内因性オピオイド　293
内科疾患による不眠　542
内観療法　805
内側前頭回路　428
内側側頭葉てんかん　604
内的抗争反応　160
内分泌系の心身症　678
内分泌疾患に伴う精神症状　503
軟膜下皮質多切（開）術　606, 619
難消化性二糖類　523
難治性うつ病　119
難治性てんかん　762

## に

ニコチン依存　655
ニコチンガム　656
ニコチン酸欠乏症　518
ニコチン置換法（NRT）　656
ニコチンパッチ　656
ニューキノロン系抗菌薬　502
二次救命処置，心肺停止時の　919
二次障害，ASDの　938
二次性低血圧　673
二次妄想　24
日本に住む外国人のメンタルヘルス　992
日常生活の改善を目指した認知行動療法　891
日常内観　805
入院，精神科救急の　844
入院処遇，医療観察法の　976
入院治療
──，アルコール依存症の　629
──，パーソナリティ障害の　243
──，森田療法の　802
入眠困難　12, 539
入眠困難型の不眠　544
入眠時幻覚　6, 15, 558
乳汁分泌　742
尿毒性脳症　523
尿毒症による精神症状　505

尿閉　927
尿路結石　929
任意入院　982
妊娠高血圧症候群　610
妊娠での不眠　543
認知機能障害　893
──に対する治療　364
認知機能症状群，統合失調症の　66
認知機能・知能の検査，神経心理学的　726
認知機能リハビリテーション　893
認知矯正療法　893
認知行動対処技能療法，アルコール依存症の　631
認知行動の枠組み　993
認知行動療法（CBT）　554, 780
──，OCDの　188
──，SADに対する　176
──，アルコール依存症の　630
──，気分変調症　140
──，幻覚・妄想症状に対する　888
──，児童・思春期の気分障害　342
──，児童・青年期の不安症・強迫症・心的外傷後ストレス障害　345
──，神経性過食症に対する　291
──，摂食障害における　295
──，日常生活の改善を目指した　891
──，パニック症に対する　170
──，不眠障害の　538
──，予防・早期介入　963
認知再構成法　781, 889
──，SADに対する　177
認知処理療法　270
認知症　3, 350
──，PSPに合併する　426
──，抗精神病薬の適応　740
──，睡眠障害　546
──，精神科救急　847
──，糖尿病に伴う　509
──における食欲の異常　45
──に伴う多幸　40
──の家族ケア　388
──の行動・心理症状（BPSD）　353, 847
──の非薬物療法　391
──の評価尺度　710
──，パーソナリティ障害を伴う　409
──，ハンチントン病の　422
──を伴うパーキンソン病　365
認知障害，NPHの症状　373
認知症状，精神科救急　864
認知症前駆状態　353
認知リハビリテーション　893
──，青年期・成人期ASDの　316

## ね

ネグレクト　329, 953
ネトゲ廃人　658

熱性けいれん 610
熱傷 933
眠気, 日中の過剰な 558
粘液水腫性昏睡 681

## の

ノーマライジング 892
ノルアドレナリン作動性・特異的セロトニン作動性抗うつ薬 746
ノルトリプチン→軽症うつ病, メランコリー親和型うつ病 143
ノン・エレクト法 259
能動的音楽療法 808
脳
── の機能レベルの変化, 統合失調症の 60
── の形態学的変化, 統合失調症の 60
脳炎 861, 863
脳画像検査 718
脳器質性疾患, 衝動行為を主とする 54
脳脚幻覚症 7
脳血管障害 361
脳血管性うつ 672
脳梗塞 436
脳磁図 715
脳室周囲高信号域 380
脳室周囲低吸収域 380
脳出血性 VaD 362
脳出血の予防 364
脳腫瘍 864
脳腫瘍術後 457
脳症, 抗がん剤による 492
脳脊髄液マーカー 379
脳卒中後うつ病 146
脳卒中後認知症 362
脳卒中後のアパシー 434
脳波 715
──, 低酸素脳症の 520
脳波検査 715
脳浮腫 102
── の治療 453
脳葉切除術 606
脳梁離断術 609, 619

## は

ハチドリ徴候 426
ハビットリバーサル 328
ハミルトンうつ病評価尺度 709
ハミルトン不安尺度 710
ハロペリドール, 総合失調症(救急) 836
ハンチントン病 421
バイタルサイン, 身体合併症での身体診察 905
バセドウ病 678
バルビツール系睡眠薬 477
バルビツール酸離脱 846

バルプロ酸(VPA) 750, 760, 774
── →アルツハイマー病 360
── →抗てんかん薬による精神症状 473
── →双極性障害, 躁病エピソード 127
── →ミオクロニー発作 599
──, 双極スペクトラム 156
──, 双極性障害の維持療法 130
バレー徴候, 身体合併症での身体診察 906
バレニクリン 657
パーキンソニズム
──, CBD による 429
──, PSP による 425
──, 脳卒中後の 436
パーキンソン症候群 758
パーキンソン病 418, 546
──, 抗パーキンソン病薬 757
── による認知症 546
── の精神障害 480
──, レビー小体型認知症と 365
パーソナリティ 218
パーソナリティ機能 220
パーソナリティ機能レベル尺度(LPFS) 220
パーソナリティ・行動特性 615
パーソナリティ障害
──, 気分障害の併存疾患 151
──, 高齢者の 408
──, 作為症/虚偽性障害の原因 210
──, 身体化障害 198
──, 衝動行為を主とする 54
── と気分障害 230
── と広汎性発達障害 234
── と摂食障害 236
── に対する精神科救急医療の実践 849
── の概念 218
── の精神療法 239
── の入院治療 243
── の評価スケール 222
── の薬物療法 241
パーソナリティ特性 220
パニック, 成人の ASD の 939
パニック症(広場恐怖症) 166
パニック障害
── との併存, うつ病性障害と 152, 153
── との併存, 双極性障害と 153
── との併存, 抑うつ障害群と 152
パニック障害重症度評価尺度 710
パニック性不安うつ病 167, 169
パニック発作 34, 166
パフォーマンス限局型(社交不安症) 174
パラ自殺 47
パラノイア 89
パラフィリア障害群 256
パルスオキシメータ 560, 677

パロキセチン
── →神経性過食症 291
── →前頭側頭型認知症 371
羽ばたき振戦 522
長谷川式簡易知能評価スケール改訂版(HDS-R) 10
破壊性甲状腺中毒症 678
破局型てんかん 620
背部叩打法 918
肺炎 913
肺疾患 527
排泄の促進, 急性薬物中毒の治療 857
排尿障害
──, NPH の症状 373
──, 抗うつ薬の副作用 747
廃用性認知症 435
曝露反応妨害法 188
曝露法 172
──, SAD に対する 177
箱庭療法 809
橋本脳症 446, 862
橋本病 680
発達障害 730
──, 衝動行為を主とする 54
──, 成人の 698
── との鑑別, NPD 228
発達性協調運動症 326
抜毛症 190
──, 衝動制御困難な習慣的行動を主とする 55
麦角系ドパミン作動薬 757
母と子の一体性, 箱庭療法における 809
反抗挑発症 253
反射幻覚 6
反射性ミオクローヌス 429
反跳現象 477
──, レストレスレッグス症候群(むずむず脚症候群) 582
反応性アタッチメント障害 264
反応性うつ病 107
反応性不良統合失調症 93
反復強迫 140
反復睡眠潜時検査 16, 548, 557
汎適応症候群, Selye の 665

## ひ

ヒストリカル, HCR-20$^{V3}$ の 996
ヒストリカル事例定式化 892
ヒプスアリスミア 607
ヒポコンドリー性基調 203
ビスホスホネート, 悪性腫瘍に伴う精神症状 525
ビタミン B$_1$ 欠乏症 517
ビタミン B$_6$ 大量療法 607
ビタミン B$_{12}$ 574
ビタミン B$_{12}$ 欠乏症 518
ビタミン欠乏症に伴う精神症状 517
ビタミン補給, 離脱の治療 846

ビンスワンガー病　362,379
ピック病　249,433
ピッツバーグ睡眠質問票　17
ピモジド　740,777
ビリドキサール→ウェスト症候群
　　607
ひきこもり　335
びまん性レビー小体病　365
日和見感染症　441
皮質下性 VaD　362
皮質脳波　717
皮膚寄生虫妄想　5
皮膚筋炎　685
皮膚粘膜感覚異常症　683
皮膚の心身症　682
否定妄想　26
肥満低換気症候群　562
非24時間睡眠覚醒症候群　571
非アルコール性脂肪肝炎（NASH）
　　912
非運動症状，パーキンソン病の　418
非外傷性挫滅症候群・コンパートメント症候群，急性薬物中毒の合併症　856
非核酸系逆転写酵素阻害薬（NNRTI）
　　441
非器質性睡眠障害，児童・青年期の
　　307
非器質性非症状性精神病エピソード
　　278
非機能的思考記録表　782
非ケトン性高グリシン血症　610
非けいれん性てんかん重積　611
非けいれん発作重積状態　862
非ステロイド性消炎鎮痛薬（NSAIDs）
　　494
非宣言的記憶　9
非陳述記憶　9
非てんかん性のけいれん発作　593
非定型うつ病　111,144,550
―― との鑑別，境界性パーソナリティ障害と　225
非定型欠神発作　596
非定型抗精神病薬　740
―― →摂食障害の関連症状　294
―― →双極性障害，躁病エピソード　127
―― →統合失調症，急性期　69
―― ，双極スペクトラム　156
―― ，副作用が少ない　837
―― と糖尿病　509
非定型精神病　85
非定型肺炎　914
非認知的発作　36
非麦角系のドパミン作動薬　758
非ベンゾジアゼピン系睡眠薬
　　405,539
非薬物療法
―― ，総合失調症（救急）の　838
―― ，ナルコレプシーの　557
―― ，認知症の　391

――，不眠障害の　538
非流暢型失語　20,724
非臨床的発作　36
飛行機恐怖症　34
被愛型，妄想性障害　79
被影響体験　26
被害型，妄想性障害　79
被害関係妄想　99
被害妄想　26
被通電感　5
悲哀，対人関係の問題　784
尾状核頭部病変　435
微小妄想　26
光過敏性てんかん　599
光駆動　717
光トポグラフィ　111
光療法　825
―― ，概日リズム睡眠障害に対する
　　563
―― ，季節性感情障害　135
―― ，睡眠相前進症候群に対する
　　569
―― ，非24時間睡眠覚醒症候群　573
氷食症　303
表現精神病理学　807
表現促進現象　421
表情倒錯　42
標準高次視知覚検査　725
標準高次動作性検査　725
標準失語症検査　21,724
標準注意検査法　722
病院依存症　209
病気不安症　203
病識
――，統合失調症の　63
―― の改善　65
病前性格，予診での確認　698
病的自己愛　226
病的窃盗　247
病的放火　246
病名告知　1000
――，境界性パーソナリティ障害の
　　225
描画テスト　807
描画療法　806
広場恐怖症を伴うパニック症　37
貧困妄想　26
敏感関係妄想　25

## ふ

ファモチジン　499
フェニトイン（PHT）　759
―― →抗てんかん薬による精神症状
　　473
フェノバルビタール（PB）　759
―― →抗てんかん薬による精神症状
　　473
フェンタニル　494
フルボキサミン
―― →ギャンブル障害　659

―― →神経性過食症　291
―― →病的賭博　659
フルマゼニル，総合失調症（救急）
　　837
フレゴリ症候群　26
ブタンガスの乱用・依存　652
ブチロフェノン系抗精神病薬　495
ブローカ失語　20
ブロイラー E　704
プラダー–ウィリー症候群　44
プラチナ製剤の副作用　491
プリオン病　381
プレドニゾロン経口投与療法→多発性硬化症　460
プロテアーゼ阻害薬（PI）　441
プロトンポンプ阻害薬　499
プロベラ　490
不安　31
――，気分変調症の　139
――，成人の ASD の　939
――，喘息に伴う　676
――，統合失調症の急性期　71
不安階層表　172
不安緊張状態　67
不安症（不安障害）
――，DSM-5 での　32
――，気分障害の併存疾患　151
――，抗うつ薬の適応　744,749
――，抗精神病薬の適応　740
――，高齢期の　402
――，児童・青年期の　306,344
―― でのパニック発作　36
―― に伴う不眠　550
―― の生涯有病率　168
―― の評価尺度　710
不安症・強迫症の疾患概念　160
不安障害併存，難治性うつ病と　119
不安信号　791
不安定状態，高齢者のパーソナリティ障害　410
不安・抑うつ状態，精神科救急　862
不快躁病　128
不随意運動との鑑別，チック症と
　　327
不整脈　920
不登校　335
不眠
――，ATPD における　280
――，精神疾患に伴う　549
――，内科疾患による　542
―― の治療　917
――，三山病による　438
―― を伴うパニック障害　554
不眠症　16,536,548
――，うつ病との鑑別　112
――，高齢期の　405
不眠障害　537
浮動性不安　31,33
賦活症候群　469
部分起始性全般化けいれん　592
舞踏運動　422

―― の薬物療法　423
夫婦療法　799
服薬コンプライアンス　774
副交感神経亢進状態　859
副甲状腺疾患　682
副作用
　――，抗うつ薬の　747
　――，抗精神病薬の　742
　――，抗てんかん薬の　592
　――，抗認知症薬の　770
　――，面接の　701
副作用情報　735
副作用疾患　682
副腎皮質刺激ホルモン(ACTH)　527
副腎皮質刺激ホルモン(ACTH)分泌低下症　682
副腎皮質ステロイド　489
復職支援，職場のメンタルヘルス　951
復職準備性　897
腹部の診察，身体合併症での身体診察　906
複合幻覚　5
複雑部分発作　590, 604
複雑部分発作重積　612
複数脳葉切除・離断　619
物質・アルコール使用障害，統合失調症における　97
物質・医薬品誘発性双極性障害および関連障害　132
物質・医薬品誘発性抑うつ障害における抑うつ気分　38
物質関連障害
　――，気分障害の併存疾患　151
　――，身体化障害　198
　――における多幸　40
物質使用障害，衝動制御困難な習慣的の行動を主とする　54
物質離脱　640
　――，精神科救急　845
分岐鎖アミノ酸製剤　523
分子遺伝学的要因，統合失調症の　61
分子標的薬　687
　―― の副作用　491
分析的精神療法　790
分離不安症/分離不安障害　192, 308
文化的同一性　993

## へ

ヘパリン　922
ヘルピングスキルズでベストな結果を導く「SDM 診療手順」　713
ヘロイン依存　652
ベーチェット病　515
ベンゾジアゼピン(BZ)受容体作動薬　752
ベンゾジアゼピン依存　644
ベンゾジアゼピン系睡眠薬　114, 756
ベンゾジアゼピン系薬剤(BZD)　114, 476

　―― →全般不安症　179
　―― と交通事故　1000
　―― →パニック症　169
ベンゾジアゼピン系薬剤離脱　845, 863
ペアレント・トレーニング　325
ペチジン　494
ペニシリン感受性肺炎球菌　443
ペニシリン耐性肺炎球菌　443
ペラグラ　518
ペラグラ脳症　383
閉所恐怖症　34
閉塞性ショック　920
閉塞性睡眠時無呼吸症候群　12, 547, 560, 859
閉塞性睡眠時無呼吸低呼吸　560
片頭痛　689, 693
辺縁系神経原線維変化認知症　378
変換症/転換性障害　200
変性性パーキンソン症候群　758
便秘　910
便秘型過敏性腸症候群　670

## ほ

ホームワーク，CBT　892
ホメオスタシス　665
ホルモン剤
　―― による精神症状　489
　―― の副作用　491
ボツリヌス毒素の局注→神経・筋肉系の心身症　684
ポストベンション，自殺の　868
ポリサージェリー　211
ポリソムノグラフィ　548
保続(思路障害)　22
補中益気湯→CFS　209
包括型地域生活支援　883, 888, 966
放火症(放火癖)　246
　――，衝動制御困難な習慣的の行動を主とする　55
訪問サービス，地域精神科医療における　968
傍腫瘍性辺縁系脳炎　448
暴力　904
　―― のリスク，抗不安薬・睡眠薬依存による　645
発作間欠期精神症状，てんかん　615
発作間欠期不快気分症，てんかん　615
発作間欠時，過換気症候群の　677
発作後精神症状，てんかん　613
発作時，過換気症候群の　677
発作時恐怖，てんかん　611
発作時精神症状，てんかん　611
発作時パニック，てんかん　611
発作周辺期精神症状，てんかん　611
発作に直接関連した精神症状，てんかん　611
勃起障害　258
本態性高血圧　921

本態性低血圧　673

## ま

マインドフルネス　804
マクロ救急　835
マルキアファーヴァ-ビニャミ病　383
マンチョーゼン症候群　209
麻薬性鎮痛薬　494
末梢静脈ルート確保　907
慢性アカシジア　865
慢性うつ病との鑑別，NPD　228
慢性甲状腺炎　680
慢性硬膜下血腫　454, 864
慢性腎不全透析導入基準　928
慢性中毒
　――，覚醒剤の　646
　――，有機溶剤の　650
　――，リタリンの　647
　―― の治療，薬物誘発性障害の　647
　―― の治療，有機溶剤の　651
慢性疼痛に対する電気けいれん療法　461
慢性動脈閉塞症　437
慢性疲労症候群　208
慢性閉塞性肺疾患(COPD)での不眠　542

## み

ミオクロニー失立発作てんかん　608
ミオクロニー発作　590, 598
ミクロ救急　835
ミニメンタルステート検査　711
ミュンヒハウゼン症候群　209, 212
ミルタザピン　553
三山病　437
見せかけの過眠　550
満ち足りた無関心　201
水中毒　101, 864
耳鳴り　590
脈拍，身体合併症での身体診察　905

## む

無月経　742
　―― への対応，神経性やせ症の　288
無呼吸低呼吸指数　560
無症候性神経認知障害　439
無動・寡動　418

## め

メキシレチン　498
メサドン漸減療法　653
メチルドパ　497
メチルフェニデート　559, 777
　―― →ADHD　322
　―― →ナルコレプシー　558

## め

メチルフェニデート（リタリン）依存症　646
メマンチン　766, 769
　──，副作用　479
　──→アルツハイマー病　357
メラトニン／メラトニン受容体作動薬
　──→時差症候群や交代勤務による概日リズム睡眠障害　564
　──→睡眠覚醒相後退障害　567
　──→睡眠相前進症候群　570
　──→非24時間睡眠覚醒症候群　572
メラトニン分泌　404
メランコリー（親和）型うつ病
　　　　　　　　108, 110, 141
メランコリー親和型性格　108
メンタルヘルス
　──，家庭と学校の　951
　──，日本に住む外国人の　992
命令性幻聴　294
明識困難状態　2
迷走神経刺激　609
迷走神経刺激療法，てんかん　606, 619
瞑想　804
滅裂思考　22
面接
　──，身体化障害患者との　199
　──の方法　700
　──への導入　696

## も

モーゼス　617
モジュール，SSTの種類　790
モダフィニル→ナルコレプシー　558
モデリング，SSTの　789
モノアミン酸化酵素阻害薬　745
モルヒネ　494, 652
モルヒネ拮抗薬　293
モレル病　383
モンゴメリ・アスベルグうつ病評価尺度　709
もうろう状態　4
持ち越し効果　476
燃え尽き症候群　990
毛食症　303
妄覚　5
妄想　24
　──，ATPDにおける　279
　──，統合失調症の急性期　67
妄想型統合失調症　80
妄想気分　25
妄想性障害　79
妄想性人物誤認　26
目的論的姿勢　851
物盗られ妄想　386
森田療法　801
問診
　──，認知症の　389
　──，不眠症診断の　543
問題解決技能訓練，SSTの種類　789
問題解決技法　782

## や

ヤング躁病評価尺度　710
夜間後半部分断眠　824
夜間熟眠障害　558
夜間前半部分断眠　824
夜間せん妄　407
夜間発作，パニック　36, 550
夜尿症　745
役割の変化，対人関係の問題　785
薬原性錐体外路症状　757
薬原性錐体外路症状評価尺度　708
薬剤
　──による時差調整法　563
　──による食欲の異常　44
　──による誘発　863
薬剤起因性精神障害　480
薬剤性SIADH　527
薬剤性パーキンソニズム　419, 758
薬剤抵抗性てんかん　763
薬物依存　640
薬物依存症患者への対応　648
薬物渇望期　648
薬物血中濃度　773
薬物中毒　610
薬物誘発性障害　646, 650
薬物乱用　640
薬物乱用頭痛　691
薬物療法　135
　──，ウェスト症候群の　607
　──，回復・安定期の統合失調症　74
　──，欠神発作の　597
　──，周期性四肢運動障害の　584
　──，小児の　776
　──，身体症状に関する　51
　──，神経疾患による睡眠障害の　548
　──，睡眠覚醒相後退障害　567
　──，精神疾患に伴う不眠の　551
　──，成人のADHDの　942
　──，てんかんに併存する精神症状に対する　616
　──，統合失調症急性期の　69
　──，内科疾患による不眠の　543
　──，ナルコレプシーの　558
　──，パーソナリティ障害の　241
　──，非24時間睡眠覚醒症候群の　573
　──，不眠障害の　539
　──，ミオクロニー発作の　599
　──，レストレスレッグス症候群（むずむず脚症候群）の　581
　──，レム睡眠行動障害（PBD）の　578
　──の基本　734
薬物療法抵抗性への対応，CBTによる　889

## ゆ

輸液　920
有機溶剤依存症　649
有棘赤血球舞踏病　423
遊戯療法，抜毛症に対する　191
誘発電位，低酸素脳症の　520
優格観念（支配観念）　27

## よ

予期不安，パニック症　33
予期憂慮　178
予後熱傷指数　933
予診　696
予定記憶　9
予防・早期介入　961
予防的休息法　813
要素（性）幻視　5, 590
葉酸欠乏症　518
陽性・陰性症状評価尺度　708
陽性思考障害の包括的指標（CIPTD）　23
陽性症状群，統合失調症の　66
養育者のミュンヒハウゼン症候群，代理人による　329
抑うつ
　──，成人のASDの　939
　──，気分変調症の　139
　──，抗てんかん薬による　475
　──，統合失調症の急性期　71
抑うつエピソード　106
　──，双極性障害における　122
抑うつ気分　37
　──の鑑別　39
　──を伴う適応障害　39
抑うつ障害（群）　107, 151, 839
抑肝散　387
　──→抗パーキンソン病薬による精神症状　484
　──→疼痛性障害　207
　──→レビー小体型認知症　367
抑肝散加陳皮半夏→レビー小体型認知症　367
四環系抗うつ薬　745

## ら

ラピッドサイクラー　126, 136
ラピッドサイクリング　110
ラメルテオン　567, 570, 574
　──，高齢期の睡眠障害　406
ラモトリギン（LTG）
　──，気分安定薬　751
　──，抗てんかん薬　761
　──→抗てんかん薬による精神症状　474
　──，双極スペクトラム　156
　──，双極性障害の維持療法　129
卵巣奇形腫　450, 529

## り

リーボヴィッツ社交不安尺度 710
リウマチ性疾患(関節リウマチ・線維筋痛症) 685
リエゾン，認知症(救急) 849
リエゾン(連携)型，サイコオンコロジー 956
リカバリー 966
　——の視点 901
リカバリー支援 886
リケッチア感染症 510
リステリア菌 443
リストカット 292
リスペリドン
　——→児童・青年期の統合失調症 340
　——→神経性過食症 291
　——→遅発性統合失調症 90
　——→レビー小体型認知症 367
リズム同調の強化 569
リタリン 646
リチウム
　——，気分安定薬 750
　——→双極性障害，躁病エピソード 126
　——，双極性障害の維持療法 129
　——，薬物血中濃度 773
リチウム反応性の双極性障害 123
リドカイン 498
リネゾリド 502
リハビリテーション，アルツハイマー病の 360
リバーミード行動記憶検査(RBMT) 10, 724

リバスチグミン 766, 769
　——→アルツハイマー病 357
リファンピシン 501
リフィーディング症候群 924
リラクセーション法 813
リワークプログラム 896
利尿薬 922
離人感・現実感消失症 215
離人・現実感喪失症候群 215
離人症 31, 32, 215
離人症性障害 215
離人体験 66
離脱，依存状態からの 641
離脱症状，アルコールの 628
離脱性アカシジア 865
力動的精神療法 790
流暢性失語 20, 724
良性小児てんかん，中心側頭部に棘波をもつ 602
療育，幼児期・児童期ASDの 316
臨床試験
　——，向精神薬の 984
　——の進め方 986
臨床心理検査 729
臨床用量依存 477

## る・れ

ループス精神病 511
レジリアンスの概念 991
レストレスレッグス症候群(むずむず脚症候群) 14, 556, 579
　——，アカシジアとの鑑別 866
　——，高齢者の 406
　——，治療抵抗型 582
レセルピン 497

レビー小体型認知症(DLB) 365
　——，アルツハイマー病との鑑別 361
　——，抗認知症薬 766, 770
　——，遅発性統合失調症との鑑別 89
レビー小体病 365
レベチラセタム(LEV) 761
　——→抗てんかん薬による精神症状 474
レボドパ
　——→レビー小体型認知症 367
　——→パーキンソン病 757
レボドパ起因性精神障害 480
レボメプロマジン 739
レム関連症状 556
レム睡眠行動障害(RBD)
　——，高齢者の 407
　——，神経疾患による 546
　——，睡眠時随伴症 577
レンノックス-ガストー症候群 608
恋愛妄想 79
連合型視覚失認 18
連合弛緩 22

## ろ

ロールトレーニング 811
ロラゼパム
　——→高齢期の不安症/不安障害 403

## わ

ワーキングメモリー 723
ワルファリン 923
　——→血管性認知症 363

# 欧文索引

## 数字・ギリシャ文字

1型糖尿病と摂食障害　509
2型糖尿病とうつ病　509
4リピートタウオパチー　428
5-HT$_{2A}$受容体遮断作用　742
Δ9-テトラヒドロカンナビノール（Δ9-THC）　654
α-シヌクレイノパチー　546
α-シヌクレイン　546
β遮断薬　496, 755, 922
μオピオイド受容体　494

## A

A群β溶血レンサ球菌感染症関連小児自己免疫性神経精神障害　30
absence seizure　595
accident proneness　945
ACE阻害薬　497
AChE-I薬　479
acquired immunodeficiency syndrome（AIDS）　439
ACTH療法　607
action methods　810
activation syndrome　139, 469, 866
act on medical care and treatment for patients who have caused serious cases under the condition of insanity　975
act on mental health and welfare for the mentally disabled, and a form of admission　980
acute phase of schizophrenia　66
acute poisoning of psychotropic drugs　855
acute psychosis　830
acute pulmonary thromboembolism　922
acute pyelonephritis　929
acute stress disorder（ASD）　271
acute symptomatic seizure　610
acute transient psychotic disorder（ATPD）　278
addiction　658
addictive disorder in children and adolescents　346
ADH不適切分泌症候群　527
ADHD治療薬　765
ADHDとの併存，ASDと　321

adjustment disorders　274
advanced sleep phase syndrome　568
advanced sleep phase type　568
agnosia　18
airway，一次救命処置　919
akathisia, drug-induced　865
alcoholic dementia　382
alcoholic hallucinosis　635
alcohol use disorder　626
alcohol withdrawal　632
alexithymia　664
alexithymic panic　36
allgemeine Amnesie　212
allodynia　461, 687
Alzheimer's disease（AD）　356, 386, 766
──の診断　767
amnesia　8
amphetamine/methamphetamine dependence syndrome, methylphenidate（Ritalin）dependence syndrome　646
analgesic　494
analgesic/antitussive dependence　640
angina pectoris　672
anorexia nervosa（AN）　236, 286, 290, 295
anticipation　421
anti dementia drugs　766
antidepressant　744
antidepressant-associated mood-switching　131
antidepressant-induced mania or hypomania　131
antiepileptic drug（AED）　472, 598, 759
antiglutamatergic　473
anti-NMDA receptor encephalitis　528
antiparkinsonian drug　757
antipsychotics　739
──, reduction and switching of　96
antipsychotics-induced psychiatric symptoms　466
anti-stigma　969
anxiety　31
anxiety disorders in children and adolescents　344

anxiety disorders in the elderly　402
anxiolytic dependence　643
anxiolytics　752
apathy, post-stroke　434
aphasia　18, 19
apnea hypopnea index（AHI）　560
apperceptive visual agnosia　18
approaching patients with special needs　702
apraxia　18
arrhythmia　920
art therapy　806
assertive community treatment（ACT）　883, 888, 900, 966
assessing risk for violence in mental health　995
associative visual agnosia　18
asymptomatic neurocognitive impairment（ANI）　439
at risk mental state（ARMS）　82, 963
attention-deficit/hyperactivity disorder（ADHD）　249, 254, 321, 938
──　in adults　940
attenuated psychosis syndrome（APS）　82
atypical antipsychotics　739
atypical depression　144
atypical psychosis　85
augmentation，レストレスレッグス症候群（むずむず脚症候群）　582
aura continua　611
autism spectrum disorder（ASD）　313
──　in adults　936
Autism-Spectrum Quotient Japanese version（AQ-J）　937
autoantibody-mediated acute reversible limbic encephalitis（AMED-ARLE）　450
autogenic training（AT）　813
autoimmune limbic encephalitis（ALE）　448
automated external defibrillator（AED）　521
aversive treatment for alcohol dependence　764

## B

bacterial infection　442

behavioral and psychological symptoms of dementia(BPSD) 353, 357, 847
―― と漢方 386
―― に対する治療 364
behavioral inhibition to the unfamiliar 192
behavioral pathology in Alzheimer's disease(behave-AD) 710
behavioral tailoring 75
behavioral variant FTD(bvFTD) 368
Behavioural Assessment of Dysexecutive Syndrome(BADS) 726
benign epilepsy with centro-temporal spikes(BECT) 602
Bi-level PAP 562
binge-eating disorder(BED) 236, 290
Binswanger disease 362, 379
bipolar I disorder, 児童・青年期の 339
bipolar and depressive disorders, 精神科救急 839
bipolar derivation 716
bipolar disorder(BP) 133
――, depressive episode 122
――, maintenance treatment of 128
――, manic episode 125
bipolar spectrum 154
Bleuler 58
blunted affect 41
body dysmorphic disorder 189
borderline personality disorder(BPD) 224, 230, 291
―― の過剰診断 230
bovine spongiform encephalopathy(BSE) 381
brain-derived neurotrophic factor(BDNF) 125
breathing, 一次救命処置 919
Brief Assessment of Cognition in Schizophrenia(BACS) 709
Brief Psychiatric Rating Scale(BPRS) 708
bright light therapy 825
Broca aphasia 20
bronchial asthma 674, 915
bulimia nervosa(BN) 236, 290, 295
bullying 332
burden of normality 615
burn index(BI) 933

## C

Ca 拮抗薬 921
CAADID 941
cannabis dependence 654
Capgras syndrome 26
cardiac neurosis 674
cardiopulmonary arrest 918
cardiovascular complications 918
care management 966
Carlsson 739
case management 884, 966
catastrophic epilepsies 620
catatonia 91
CBT for Psychosis(CBTp) 891
CCR5 阻害薬 441
CDLB ガイドライン改訂版 366
central nervous system reactions associated with antiulcer drugs 498
centrencephalic epilepsy 598
cerebrovascular disorder(CVD) 361
character spectrum disorder 138
child abuse 329
child behavior checklist(CBCL) 322
childhood-onset fluency disorder(stuttering) 319
choking sign 918
chorea-acanthocytosis 423
chronic fatigue syndrome(CFS) 208
chronic subdural hematoma 454
circadian rhythm sleep disorder 562
circadian rhythm sleep-wake disorder 568
circulation, 一次救命処置 918
CK1 epsilon 565
clinical diagnosis 704
clinical investigation of medicinal product in the treatment of mental disorders 984
Clinician-Administered PTSD Scale(CAPS) 268
CNS ループス 511
cognitive behavioral coping skills therapy, アルコール依存症の 631
cognitive behavioral therapy(CBT) 554, 780, 963
―― in eating disorder 295
―― for hallucinations and delusions 888
―― for improvement of daily life 891
―― の適応 889
Cognitive Behavioral Therapy-Enhancement(CBT-E) 295
Cognitive Enhancement Therapy(CET) 894
cognitive processing therapy(CPT) 270
cognitive rehabilitation 893
collaborative empiricism 781
combination antiretroviral therapy(ART) 439
communication disorders 319
community psychiatry/community mental health 965
community reinforcement and family training(CRAFT) 347, 652
comorbidities of mood disorders 151
complex partial seizure 604
Comprehensive Assessment of At Risk Mental State(CAARMS) 963
Comprehensive Index of Positive Thought Disorder(CIPTD) 23
compulsion 28
concept of bipolar disorders 106
concept of depressive disorders 106
concept of personality disorders 218
concept of resilience 991
concept of schizophrenia 58
conduct disorder(CD) 249, 253
conduction aphasia 20
confabulation 10
consciousness disturbance 2
constricted affect 41
construct validity 727
consultation 956
consultation-liaison 958
continuous amnesia 212
continuous positive airway pressure(CPAP) 549, 561, 859
conversion disorder 200
coronary artery disease 672
corticobasal degeneration(CBD) 427
corticoreticular epilepsy 598
Cotard syndrome 26
Creutzfeldt-Jakob disease(CJD) 381
CT 718, 908
Cushing 症候群, 異所性 ACTH 産生腫瘍による 527
Cyclothymie 141

## D

day-care 876
deafferentation pain 461
declarative memory 9
defibrillation, 一次救命処置 919
delayed sleep-wake phase disorder(DSWPD) 565
deliberate self-harm(DSH) 47
delirium, 精神科救急 842
delirium tremens 842
delusion 24
delusional disorders 79
delusional misidentification 26
delusional mood 25

delusions of control of thought　27
dementia　350
──，精神科救急　847
dementia with Lewy bodies(DLB)
　　　365, 387
de novo 精神病　615
dentatorubral-palli-doluysian atrophy
　(DRPLA)　422
depersonalization　31, 32, 215
depersonalization-derealization
　syndrome　215
depersonalization disorder　215
depressed mood　37
derealization　32
dermatomyositis(DM)　685
developmental coordination disorder
　326
diffuse Lewy body disease(DLB)
　　　365, 766
digestive disorders complications
　909
dim light melatonin onset time
　(DLMO)　569
disaster　987
discontinuation syndrome　469
disease notification　1000
disinhibited social engagement
　disorder(DSED)　264
disorder of train of thought　21
disproportionately enlarged
　subarachnoid-space
　hydrocephalus(DESH)　374
dissociation　31
dissociative amnesia　212
dissociative identity disorder　213
disulfiram-ethanol reaction(DER)
　485
DNA のアルキル化薬の副作用　491
dopamine dysregulation syndrome
　485
drop attack　608
drug-induced extrapyramidal
　symptoms(EPS)　757
Drug Induced Extra-Pyramidal
　Symptoms Scale(DIEPSS)　708
drug-resistant epilepsy　763
DSM-5　706
──，限局性恐怖症のタイプ　171
──におけるアルツハイマー病によ
　る認知症または軽度認知障害の診断
　基準　359
──における診断基準，軽度認知障
　害の　354
──における診断基準，認知症の
　351
──における認知症関連の疾患分類
　359
──による定義，統合失調感情障害
　の　76
──による分類，せん妄の　843
DSM-Ⅲ　704

DSM-Ⅳによる神経症関連項目　161
DSWPD の薬物療法　567
duration of untreated psychosis
　(DUP)　62, 705
dynamic psychotherapy　790
dysmorphic delusion　26
dysmorphophobia　189
dysthymia　137
dysthymic disorder　109
dystonia, drug-induced　864

## E

early psychosis　962
eating disorder, cognitive
　behavioral therapy in　295
eating disorder-related symptoms
　292
eating disorders, personality
　disorders and　236
Ebstein 奇形　127
ego-dystonicity　28
electroconvulsive therapy(ECT)
　　　90, 818
electrocorticogram(ECoG)　717
electroencephalogram(EEG)　715
electroencephalography　715
emergency psychiatry　830
emergency reaction　665
employment and livelihood support
　centers for persons with
　disabilities　882
endocrinological psychosomatic
　diseases　678
envy　229
epilepsia partialis continua　611
episodic memory　9
Epworth sleepiness scale(ESS)
　　　17, 548
erotomania　79
erotomanic type, 妄想性障害　79
essential hypertension　921
euphoria　40
Evans index　373
event related potential(ERP)　717
evoked potential(EP)　717
expecting new antipsychotics　771
explicit memory　9
expressed emotion(EE)　74
extra pyramidal sign(EPS)　742
extreme delta-brush　529
eye movement desensitization and
　reprocessing(EMDR)
　　　270, 345, 815

## F

factitious disorder(FD)　209
Fairburn　295
Fajans の基準　515

family and school mental health
　951
family psycho-education(FPE)　967
family therapy　798
fast wave　716
fear　33
fibromyalgia(FM)　685
fight or flight response　31, 665
foreign body in the airway　917
free-floating anxiety　31
Fregoli syndrome　26
frontotemporal dementia(FTD)
　　　368, 387
frontotemporal lobar degeneration
　(FTLD)　368, 428
frontotemporal lobar degeneration
　with motor neuron disease(FTLD-
　MND)　437
FTLD-FUS　369
FTLD-tau　369, 428
FTLD-TDP　369
functional magnetic resonance
　imaging(fMRI)　250, 719
functional somatic syndrome　686
fungal infection　442

## G

$GABA_A$ 受容体・複合体　845
GABA-BZ-Cl イオンチャネル受容体
　複合体　753
GABA-ergic　473
gambling disorder　658
gender　260
gender dysphoria　260
general adaptation syndrome　665
generalized amnesia　212
generalized anxiety disorder(GAD)
　178
generalized tonic-clonic convulsion
　(GTC)　592
generalized tonic-clonic seizure
　(GTCS)　592
geophagia　303
Geschwind 症候群　615
grandiose delusion　26
grandiose type, 妄想性障害　79
group psychotherapy　795
Gunderson　231

## H

$H_2$ 受容体拮抗薬　499
habit reversal　191
half-age 法，ECT の　820
hallucination　5
Hamilton Anxiety Rating Scale　402
Hamilton Anxiety Scale(HAM-A)
　710
Hamilton Depression Rating Scale
　(HAM-D)　709, 985

hand drop test 201
Hashimoto encephalopathy 446
headache 689
head-up tilt 試験 673
Heimlich 法 918
helping skills 715
hemodialysis 928
hepatic encephalopathy 383, 521
heroin dependence 652
herpes simplex encephalitis(HSE) 452
herpes simplex virus(HSV) 452
Historical Clinical Risk management-20, Version3 (HCR-20$^{V3}$) 995
HIV 感染症 438
HIV 関連神経認知障害 439
HIV 関連認知症 439
HIV-associated dementia(HAD) 439
HIV-associated neurocognitive dysfunction(HAND) 439
HIV infection 438
hoarding disorder 186
hospital addiction 209
Hounsfield Unit 721
HPA axis 267
humming bird sign 426
humoral hypercalcemia of malignancy(HHM) 525
Huntington's disease 421
hypertension 672
hyperventilation syndrome 676
hypnotic dependence 643
hypnotic drugs 755
hypochondriacal delusion 26
hypochondriacal disorder 203
hypochondriacal(somatic)type, 妄想性障害 79
hypochondriasis(HYP), illness anxiety disorder 203
hypotension 673
hypothalamo-pituitary-adrenal axis (HPA-axis) 549
hypoxic encephalopathy 518

## I

ICD-9 704
ICD-10
―― における診断基準, アルツハイマー病の 358
―― による定義, 統合失調感情障害の 76
ICSD-3 12, 547, 557, 566
ictal, postictal and peri-ictal psychiatric symptoms 611
ideational apraxia 19
ideomotor apraxia 19
idiopathic NPH(iNPH) 372
illness management skill 787

imaginary exposure 817
immediate memory 8
Impact of Event Scale-Revised(IES-R) 268
implicit memory 9
impulsive behavior 53
individual placement and support (IPS) 883, 967
individual treatment team(ITT) 883
induced delusional disorder 277
inhibition 43
initial treatment response to antipsychotics 64
inpatient treatment for severe anorexic patient 299
inpatient treatment of patients with personality disorders 243
insight 63
insomnia associated with psychiatric disorders 549
insomnia disorder 537
insomnia due to medical condition 542
insulinoma 514
intake interview 696
integrated psychological treatment (IPT) 894
intellectual disability, intellectual developmental disorder 310
interferon(IFN/peg-IFN) 486
interictal dysphoric disorder(IDD) 615
interictal psychopathology 615
internalized stigma 75
internet use disorder 659
interpersonal and social rhythm therapy(IPSRT) 784
interpersonal psychotherapy(IPT) 783
introduction of pharmacotherapy for mental disorders 734
Inventory of Depressive Symptomatology-Clinician Rating(IDS-C) 709
in vivo amplified skills training (IVAST) 790
in vivo exposure 817
invocation psychosis(Invokationspsychose) 282
involuntary treatment 1002

## J

Japan Coma Scale(JCS) 3
Jarisch-Herxheimer 反応 445
Jaspers 59
jealous type, 妄想性障害 79
jitteriness/anxiety syndrome 469
jolt accentuation 906
―― of the headache 442

## K

Kahl-baum の緊張病 91
Kampo therapy 386
kleptomania 247
Klüver-Bucy 症候群 452
Kraepelin 58

## L

language disorder 319
late catatonia 89
latent schizophrenia 339
late onset schizophrenia 88
late paraphrenia 88
L-dopa
―― →パーキンソン病 419
―― →レビー小体型認知症 367
Lennox-Gastaut syndrome(LGS) 608
Lewy body disease 365
liaison 956
Liebowitz Social Anxiety Scale(L-SAS) 710
limb-kinetic apraxia 19
limited-symptom attack 36
litigious type, 妄想性障害 79
localized amnesia 212
local osteolytic hypercalcemia(LOH) 525
long-term memory 9
loss of appetite/increase in appetite 44

## M

MacLeod 症候群 423
magnetoencephalogram(MEG) 715
maintenance of wakefulness test (MWT) 16
maintenance treatment of bipolar disorder 128
Major depression 110
major depressive disorder 108
―― with psychotic features 115
Major Neurocognitive Disorder 350, 637
malignant RA 685
managing physical complications 907
mania associated with antidepressant treatment 131
MAOB 阻害薬 367
Marchiafava-Bignami disease 383
masked anxiety 36
measures to prompt discharge from mental hospital to community 885
medical treatment in child psychiatry 776

medication for treatment of ADHD 765
memory impairment 8
menstrual cycle-related psychiatric symptoms 507
mental disorder induced by hormone drugs 489
mental disorders due to anticancer drugs 490
mental disorders due to antituberculosis 500
mental health in workplace 948
mental health issues in disaster 987
mental health of foreign residents in Japan 992
mental health of medical worker 990
mental manifestation induced by psychotropics 476
metabolic complications 923
method of correspondence of symptomatic psychosis 852
mild cognitive impairment (MCI) 353, 547
mild endogenous depression 141
mild neurocognitive disorder (MND) 353, 439
mild traumatic brain injury (MTBI) 456
mindfulness 804
minimally conscious state (MCS) 2
Mini-Mental State Examination (MMSE) 10, 711, 723
Mitsuyama's disease 437
mixed anxiety and depressive disorder (MAD) 181
mixed connective tissue disease (MCTD) 685
mixed states 133
Modulares Schulungsprogramm Epilepsie (MOSES) 617, 622
monoamine oxidase inhibitor (MAOI) 745
Montgomery-Åsberg Depression Rating Scale (MADRS) 709, 985
mood disorders in children and adolescents 340
mood disorders in late life 395
mood disorders, personality disorders and 230
mood stabilizer 749
Morel disease 383
Morita therapy 801
MOS 36-Item Short-Form Health Survey (SF-36v2) 712
motor disorders 326
MRA 719
MRI 718, 908
MRI-defined VD 146
MRSA 915
multi-disciplinary approach 300

multiple sclerosis (MS) 458
multiple sleep latency test (MSLT) 16, 548, 557, 731
multiple spike & slow wave complex 599
multiple subpial transection 606
multiple system atrophy (MSA) 431
Münchhausen syndrome 209
Münchhausen syndrome by proxy 210
music therapy 808
Mutt-i-grees 954
myalgic encephalomyelitis (ME) 686
myocardial infarction 672
myoclonic seizure 598

## N

Naikan therapy 805
narcissism 226
narcissistic personality disorder (NPD) 226
narcolepsy 556
near-infrared spectroscopy (NIRS) 60
neurally mediated syncope 673
neuro-Behcet disease 515
neurocirculatory asthenia 674
neurocognitive disorder 350, 722
Neurocognitive Enhancement Therapy (NET) 894
neurocognitive function 64
neuroimaging 718
neuromyelitis optica (NMO) 458
neuropsychiatric systemic lupus erythematosus (NPSLE) 511
Neuropsychological and Educational Approach to Cognitive Remediation (NEAR) 894
neuropsychological test 722
neurosyphilis 445
NFT型老年期認知症 378
nicotine dependence 655
nihilistic delusion 26
NINDS-AIREN 361, 363
NINDS-SPSP 診断基準 425
NIPPV 549
NIRS 719
NMDA受容体阻害薬 357
NMDA (N-methyl-D-aspartate) 受容体拮抗薬 479
nociceptive pain 461
nocturnal attack 36
non-24-hour sleep-wake disorder 571
nonclinical attack 36
noncognitive attack 36
nonconvulsive status epilepticus (NCSE) 611

non-declarative memory 9
nonfearful panic attack 36
nonpharmacologic therapy for individuals with dementia 391
non-REM 関連 parasomnia 579
noradrenaline-dopamine reuptake inhibitor (NDRI) 746
noradrenergic and specific serotonergic antidepressant (NaSSA) 746
normalization 900
normal pressure hydrocephalus (NPH) 372
nuclear magnetic resonance (NMR) 719

## O

obsession 28
obsessive-compulsive disorder (OCD) 184, 327
—— in children and adolescents 344
obstructive sleep apnea syndrome (OSAS) 547
oppositional defiant disorder 253
oral appliance (OA) 561
oral contraceptives (OC) 508
oral tendency 303
orbitofrontal cortex (OFC) 428
organic solvent dependence syndrome 649
orthostatic hypotension 673
orthostatic intolerance 673
outline of mental disorder in children and adolescents 306
outline of psychosomatic diseases 664
ovarian teratoma (OT) 450
over-engagement 817
overnight PSG 731
overvalued idea 27
overview on psychiatric rehabilitation 899

## P

P糖蛋白 775
pagophagia 303
pain disorder 206
panic attack 34
panic disorder (agoraphobia) 166
Panic Disorder Severity Scale (PDSS) 710
paramimia 42
paramnesia 10
paraneoplastic limbic encephalitis (PLE) 448
paranoid personality disorder 27, 80
paranoid schizophrenia 80
paraphasia 21

paraphilias 256
parasomnia 575
parasuicide 47
parathymia 42
parent management training(PMT) 252
Parkinson disease(PD) 418, 757
—— with dementia(PDD) 365
paroxysmal wave 717
PARS-TR(Parent-interview ASD Rating Scale-Text Revision) 234
partial-onset generalized tonic-clonic convulsion(pGTC) 592
passivity experiences 26
pathological fire-setting 246
Payne の式 525
pediatric autoimmune neuropsychiatric disorders associated with streptococcal infection(PANDAS) 30, 345
pellagra encephalopathy 383
PER3 565
periodic limb movement disorder(PLMD) 582
periodic limb movement(PLM) 582
peritraumatic dissociation 271
periventricular hyperintensity(PVH) 380
periventricular lucency(PVL) 380
persecutory delusion 26
persecutory type, 妄想性障害 79
persistent vegetative state(PVS) 2
personality disorders
——, inpatient treatment of patients with 243
——, pharmacotherapy of 241
——, psychotherapy for 239
——, rating scale of 222
—— and eating disorders 236
—— and mood disorders 230
—— and pervasive developmental disorders 234
—— in the elderly 408
personality functioning 220
personality trait 220
pervasive developmental disorders(PDD) 313
——, personality disorders and 234
Pervasive Developmental Disorders Autism Society Japan Rating Scale(PARS) 937
PET 719
pharmacotherapy of personality disorders 241
phobia 33
photic driving 717
photosensitive epilepsy 599
photosensitivity 599
physical symptom 48
pica 303

Pittsburgh sleep quality index(PSQI) 17
Place-Train モデル 883
plasma drug concentration and therapeutic drug monitoring(TDM) 773
PLM の運動形態 583
PLM index(PLMI) 583
pneumonia 913
polysomnography(PSG) 16, 548, 560, 731
polysurgery 211
Positive and Negative Syndrome Scale(PANSS) 708, 985
post-operative state, brain tumors 457
post-stroke apathy 434
post-stroke dementia 362
post stroke depression(PSD) 146
post-stroke syndrome 364
postsynaptic potential(PSP) 715
posttraumatic amnesia(PTA) 9
posttraumatic stress disorder(PTSD) 266, 271, 332, 550
—— in children and adolescents 344
postvention 868
predictive factors for treatment outcome in schizophrenia 62
premenstrual dysphoric disorder(PMDD) 148
premenstrual syndrome(PMS) 507
prevention and early intervention 961
primary delusion 24
primary survey, 多発外傷 931
prison reaction 281
probable vascular dementia(VaD) の診断基準 363
problems of treatment for psychiatric patients with physical complication 904
procedural memory 9
progressive non-fluent aphasia(PNFA) 368, 437
progressive subcortical gliosis 433
progressive supranuclear palsy(PSP) 425, 428
prolonged exposure therapy(PE) 270, 273, 817
prosopagnosia 18
prospective memory 9
psychiatric approaches to suicide attempts 870
psychiatric disorders due to infectious diseases 510
psychiatric emergency to personality disorder 849
psychiatric examination 975
psychiatric interview 700
psychiatric rating scales 708

psychiatric symptoms
—— induced by analgesic 494
—— induced by non-psychotropic drugs 867
—— associated with vitamin deficiency 517
—— caused by anti-dementia drugs 479
—— due to antidepressants 469
—— due to cardiovascular drugs 496
—— due to insulinoma 514
—— due to malignant tumor 524
—— due to SLE 511
—— induced by alcoholphobic 485
—— induced by antiparkinsonian medicine 480
—— in renal failure and dialysis therapy 504
—— of antiepileptic drugs 472
—— of endocrine dysfunction 503
—— of metabolic disease 508
—— related to interferon 486
—— with chest/abdominal symptoms 859
—— with neurological abnormalities 861
psychiatry patient's physical findings 905
psychoanalytic psychotherapy 790
psychoanalytic understanding and its therapeutic approach toward eating disorder 298
psychodrama 810
psychogenic nonepileptic seizure(PNES) 618
psychological assessment 727
psychological first aid(PFA) 272, 988
psychological test(testing) 727
psycho-oncology 955
psychosocial treatment of epilepsy 620
psychosomatic care of pulmonary disease 674
psychosomatic diseases in cardiovascular system 672
psychosomatic diseases of skin 682
psychosomatic diseases of the digestive system 667
psychosomatic diseases of the neuromuscular system 684
psychotherapy for personality disorders 239
psychotropics and driving 999
PTSD 尺度 268
punding 480
pure autonomic failure 365
pyromania 246

## Q

QOL diagnosis 711
Quality of Life Scale(QLS) 713

## R

rapid cycler(RC) 136
rating scale of personality disorders 222
rational polytherapy 763
reactive attachment disorder(RAD) 264
recent memory 9
recent problems of Japanese medical terminology in psychiatry 972
recovery/stabilizing phase in schizophrenia 73
reduction and switching of antipsychotics 96
reduplicative paramnesia 10
refeeding syndrome 301
referential derivation 716
refractory epilepsy 763
remote memory 9
REM sleep behavior disorder(RBD) 407, 546, 548, 577
repetitive transcranial magnetic stimulation(rTMS) 822
Research Domain Criteria(RDoC) 707
resilience 991
respiratory complications 913
restless legs syndrome(RLS) 406, 548, 556, 579, 866
Re-Work program for affective disorders 896
Rey-Osterrieth complex figure (ROCF) 723
rheumatic disease 685
rheumatoid arthritis(RA) 685
Rivermead behavioral memory test (RBMT) 724
ROME Ⅳ診断基準
——, 過敏性腸症候群の 669
——, 機能性ディスペプシアの 669

## S

sandplay therapy 809
Scale for the Assessment for Thought, Language and Communication Disorders (TLC) 23
Scale of Prodromal Symptoms (SOPS) 963
SCAP(safety correction of antipsychotic polypharmacy and high-dose) 96
Schellong test 673
schizoaffective disorders 76
schizoid personality disorder 339
schizophrenia
——, 精神科救急 835
——, acute phase of 66
——, concept of 58
——, predictive for treatment outcome in 62
——, recovery/stabilizing phase in 73
——, substance use disorders in 97
——, treatment-resistant 93, 94
—— and autism spectrum disorder 99
—— in children and adolescents 338
—— in the elderly 411
schizotypal personality disorder 339
Schneider 59
——の一級統合失調症状 25
school absentee 335
seasonal affective disorder(SAD) 135
secondary delusion 24
secondary survey 932
second-generation antipsychotics 339
selective amnesia 212
selective mutism 194
selective serotonin reuptake inhibitor(SSRI) 745, 754
self-injury, overdosing 292
self-mutilation 45
self stigma 75
semantic dementia(SD) 368
semantic memory 9
semi-structured interview method for shared decision making in psychiatry 713
senile dementia of the neurofibrillary tangle type (SD-NFT) 378
sensory integrative therapy 814
separation anxiety disorder 192
serotonin-noradrenaline reuptake inhibitor(SNRI) 207, 746
severe mental illness(SMI) 886
sexual and gender identity disorders 52
sexual dysfunctions 258
sheltered workshop 879
shock 919
short-term memory 8
silent area 457
simple partial seizure(SPS) 601
simple schizophrenia 339
situationally bounded panic attack 35
situationally predisposed panic attack 35
situation-related seizures 610
sleep apnea syndrome(SAS) 407, 554, 559
sleep deprivation therapy 824
sleep disorder 12
—— in neurological diseases 545
—— in the elderly 404
sleep log 572
sleep related eating disorder(SRED) 579
slow wave 716
SLTA 21
social anxiety disorder(SAD) 174
social inclusion 900
social (pragmatic)communication disorder(SCD) 319, 936
social problem-solving(SPS)プログラム 252
social skills training(SST) 623, 787
social withdrawal 335
somatic attack 36
somatic delusion 26
somatic passivity 27
Somatic Symptom and Related Disorders 49
somatic symptom disorder with predominant pain 206
somatization 398
somatization disorder〔somatic symptom disorder(SSD)〕 198
somatoform disorder 48
—— in late life 398
Spätkatatonie 89
Spätschizophrenie 88
specific learning disorder 318
specific phobia(SP) 170
SPECT 719
speech sound disorder 319
spike-wave stupor 612
$SpO_2$ 560
SQUID 716
stage REM without atonia 556
Standard Language Test of Aphasia (SLTA) 724
State-Trait Anxiety Inventory (STAI) 402
stereotypic movement disorder 326
Stevens-Johnson syndrome 127
stiffening of affect 42
stigma 969
strategic single infarct dementia 361
stress 665
Structured Interview for Prodromal Symptoms(SIPS) 963
subaffective dysthymia 138
subdural hematoma 454
subjective units of disturbance (SUD) 172

substance/medication-induced major or mild neurocognitive disorder　637
substance use disorders in schizophrenia　97
substance withdrawal，精神科救急　845
suicide　45
suicide prevention　943
support(care) for family caregiver of dementia patients　388
surgical treatment of epilepsy　619
symptomatic psychosis　852, 859
syndrome of inappropriate secretion of antidiuretic hormone(SIADH)　527
systematized amnesia　212
systemic lupus erythematosus(SLE)　511, 685

# T

tactile mitgehen　430
TALK の原則，自殺予防　947
tangle only dementia　378
tardive dyskinesia(TD)　100
tauopathy　425
teasing　332
therapeutic attitude to treatment of epilepsy　588
thought broadcast　27
Thought Disorder Index(TDI)　23
thought insertion　27
thought transference　27
thought withdrawal　27
tic disorders　326
time-of-flight(TOF)法　719
Tobacco Dependence Screener(TDS)　657
tonic-clonic seizure　592
Train-Place モデル　882
trait domain，パーソナリティ障害　221
transcortical sensory aphasia　20
transcranial magnetic stimulation(TMS)　822

transient global amnesia(TGA)　11
trauma focused cognitive behavioral therapy(TF-CBT)　269
traumatic brain injury(TBI)　455
traumatic disease complications　930
treatable dementia　504
treatment and education of autistic and related communication handicapped children(TEACCH)　811
treatment of sleep-wake disorders　534
treatment-resistant major depressive disorder　119
treatment-resistant schizophrenia　93
treponema pallidum　445
trichobezoar　190
trichophagia　303
trichotillomania　190
true delusion　24
Turner の基準　515
type A behavior pattern(TABP)　672

# U

ultra high risk(UHR)　963
ultra-rapid cycling　136
under-engagement　817
unexpected panic attack　35
University of California, San Diego Brief Assessment of Capacity to Consent(UBACC)　1001
unspecified communication disorder　319
uremic encephalopathy　523
urinary lithiasis　929
urinary retention　927
urological complication　927

# V

vascular cognitive impairment(VCI)　362

vascular dementia(VaD)　361, 379, 672
vascular depression　146, 672
Vecordia dysthymia　141
vegetative neurosis　665
very late onset schizophrenia-like psychosis　88
Vineland-Ⅱ適応行動尺度　312
visual agnosia　18
Visual Perception Test for Agnosia(VPTA)　725
vitale Hemmung　142
vulnerability-stress-coping model　73

# W

WAB失語症検査日本語版　724
WAIS-Ⅳ　941
water intoxication　101
Wechsler Adult Intelligence Scale(WAIS)　937
Wechsler Adult Intelligence Scale-Ⅲ(WAIS-Ⅲ)　726
Wechsler memory scale-revised(WMS-R)　723
Wernicke aphasia　20
Wernicke-Korsakoff syndrome(WKS)　383, 637
Wernicke-Lichtheim の図式　19
Western Aphasia Battery　724
West syndrome　606
WHOQOL-26　712
WHO-SUBI　712
working memory　9

# Y・Z

Yale-Brown Obsessive Compulsive Scale(Y-BOCS)　710
Young Mania Rating Scale(YMRS)　710
Yung　82
Zung Self-rating Depression Scale(SDS)　710

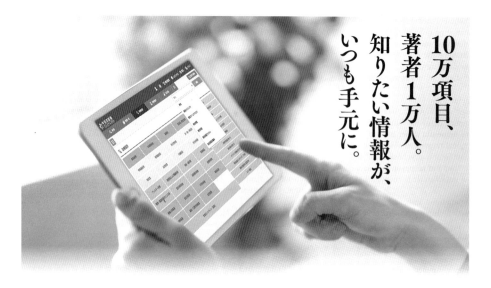

10万項目、著者1万人。
知りたい情報が、いつも手元に。

# 今日の診療

▶ プレミアムWEB　▶ ベーシックWEB

- ☑ 現場ですぐ役立つ総合診療データベース
- ☑ PC・タブレット・スマートフォンで、いつでもどこでも。さらに、オフライン※でも
- ☑ 高機能な検索システム
- ☑ 常に最新情報にアクセス―収録コンテンツの改訂に伴い、データをアップデート
- ☑ 3,080円/月・34,320円/年から。目的と使用環境に応じた多様なプランをご用意

※「Windowsインストールオプション付」プランのご契約が必要です

### 収録コンテンツ一覧　★は『今日の診療プレミアムWEB』でのみご利用いただけます。

- ● 今日の治療指針(2年分収載)
- ● 治療薬マニュアル
- ● 臨床検査データブック
- ● 今日の診断指針
- ● 今日の救急治療指針
- ● 今日の小児治療指針
- ● 今日の整形外科治療指針
- ● 今日の皮膚疾患治療指針 ★
- ● 今日の精神疾患治療指針 ★
- ● 新臨床内科学 ★
- ● 内科診断学 ★
- ● ジェネラリストのための内科診断リファレンス ★
- ● 急性中毒診療レジデントマニュアル ★
- ● 医学書院 医学大辞典 ★
- ● 患者説明資料　その場で印刷して患者さんに渡せます
- ● 診療報酬点数

料金等詳細は　🔍 今日の診療　個人向け　https://www.igaku-shoin.co.jp/todaysdtp

 **医学書院**　〒113-8719　東京都文京区本郷1-28-23　[WEBサイト]https://www.igaku-shoin.co.jp
[販売・PR部]TEL:03-3817-5650　FAX:03-3815-7804　E-mail:sd@igaku-shoin.co.jp